美容整形外科学
Aesthetic Plastic Surgery

(平装版)

注 意

医学在不断进步。虽然标准安全措施必须遵守,但是由于新的研究和临床实践在不断拓展我们的知识,在治疗和用药方面做出某些改变也许是必需或适宜的。建议读者核对本书所提供的每种药品的生产厂商的最新产品信息,确认药物的推荐剂量,服用方法、时间及相关禁忌证。确定诊断、决定患者的最佳服药剂量和最佳治疗方法以及采取适当的安全措施是经治医师的责任,这有赖于他(她)们的个人经验和对每一位患者的了解。在法律允许的范围内,出版商和编著者对于因与本书所包含的资料相关而引起的任何个人损伤或财产损失,均不承担任何责任。

出版者

美容整形外科学
Aesthetic Plastic Surgery

原　著　Sherrell J. Aston
　　　　Douglas S. Steinbrech
　　　　Jennifer L. Walden
主　译　李健宁　代金荣　仇侃敏
副主译　尤维涛　张　洁　年方国　邵文辉　刘成胜
审　校　李　东　马勇光

北京大学医学出版社
Peking University Medical Press

图书在版编目（CIP）数据

美容整形外科学／（美）阿斯顿（Aston, S. J.），（美）施坦布里希（Steinbrech, D. S.），（美）瓦尔登（Walden, J. L.）原著；李健宁等译．—北京：北京大学医学出版社，2012.1（2017.11重印）
书名原文：Aesthetic Plastic Surgery
ISBN 978-7-5659-0303-8

Ⅰ.①美⋯ Ⅱ.①阿⋯ ②施⋯ ③瓦⋯ ④李⋯ Ⅲ.①美容-整形外科学 Ⅳ.①R622

中国版本图书馆CIP数据核字 (2011) 第231581号

北京市版权局著作权合同登记号：图字：01-2011-6649

ELSEVIER

Elsevier (Singapore) Pte Ltd.
3 Killiney Road, #08-01 Winsland House I, Singapore 239519
Tel: (65) 6349-0200; Fax: (65) 6733-1817

Aesthetic Plastic Surgery
Copyright © 2009, Elsevier Limited. All rights reserved.
First published 2009
© Robert S. Flowers – Chapter 33 artwork
The right of Sherrell J Aston, Douglas Steinbrech and Jennifer Walden to be identified as author/s of this work has been asserted by him/her/them in accordance with the Copyright, Designs and Patents Act 1988.
ISBN-13: 9780702031687

This translation of Aesthetic Plastic Surgery by Sherrell J Aston, Douglas Steinbrech and Jennifer Walden was undertaken by Peking University Medical Press and is published by arrangement with Elsevier (Singapore) Pte Ltd.

Aesthetic Plastic Surgery by Sherrell J Aston, Douglas Steinbrech and Jennifer Walden 由北京大学医学出版社进行翻译，并根据北京大学医学出版社与爱思唯尔（新加坡）私人有限公司的协议约定出版。

《美容整形外科学》（李健宁、代金荣、仇侃敏 主译）
ISBN:9787565903038

Copyright © 2012 by Elsevier (Singapore) Pte Ltd. and Peking University Medical Press.
All rights reserved. No part of this publication may be reproduced or transmitted in any form or by any means, electronic or mechanical, including photocopying, recording, or any information storage and retrieval system, without permission in writing from Elsevier (Singapore) Pte Ltd. Details on how to seek permission, further information about the Elsevier's permissions policies and arrangements with organizations such as the Copyright Clearance Center and the Copyright Licensing Agency, can be found at our website: www.elsevier.com/permissions.
This book and the individual contributions contained in it are protected under copyright by Elsevier (Singapore) Pte Ltd. and Peking University Medical Press (other than as may be noted herein).

注 意

本译本由 Elsevier (Singapore) Pte Ltd. 和北京大学医学出版社完成。相关从业及研究人员必须凭借其自身经验和知识对文中描述的信息数据、方法策略、搭配组合、实验操作进行评估和使用。由于医学科学发展迅速，临床诊断和给药剂量尤其需要经过独立验证。在法律允许的最大范围内，爱思唯尔、译文的原文作者、原文编辑及原文内容提供者均不对译文或因产品责任、疏忽或其他操作造成的人身及/或财产伤害及/或损失承担责任，亦不对由于使用文中提到的方法、产品、说明或思想而导致的人身及/或财产伤害及/或损失承担责任。

Published in China by Peking University Medical Press under special arrangement with Elsevier (Singapore) Pte Ltd. This edition is authorized for sale in the People's Republic of China only, excluding Hong Kong SAR, Macau SAR and Taiwan. Unauthorized export of this edition is a violation of the contract.

美容整形外科学

主　　译：李健宁　代金荣　仇侃敏
出版发行：北京大学医学出版社
地　　址：（100191）北京市海淀区学院路 38 号 北京大学医学部院内
电　　话：发行部 010-82802230；图书邮购 010-82802495
网　　址：http://www.pumpress.com.cn
E － mail：booksale@bjmu.edu.cn
印　　刷：北京圣彩虹制版印刷技术有限公司
经　　销：新华书店
责任编辑：王　霞　马联华　杨　杰　宋建君　　责任校对：金彤文　　责任印制：张京生
开　　本：889 mm ×1194 mm　1/16　印张：55.5　字数：1827 千字
版　　次：2012 年 1 月第 1 版　　2017 年 11 月第 2 次印刷
书　　号：ISBN 978-7-5659-0303-8
定　　价：698.00 元
版权所有，违者必究
（凡属质量问题请与本社发行部联系退换）

译者前言

由美国纽约大学曼哈顿眼耳鼻喉医院整形外科主任 Sherrell J. Aston 等主编的《美容整形外科学》一书，是集合国际著名的整形专家，根据不同的专业方向撰写而成的。其内容涵盖美容整形的全部领域，全面介绍了各专家的临床经验。除了传统的各层次的面部除皱术、眼睑成形术、脂肪雕塑、躯干及四肢整形外，本书还介绍了近年来开展的微整形术，如缝线悬吊术、短瘢痕除皱术、应用内镜美容、注射美容、脂肪注射及应用激光美容等，甚至还介绍了美容诊所的开业和经营、整形医生的素质提升、患者的选择等相关内容。书中包含大量实例图片，还附有DVD光盘以提供大量视频作为手术示范，使读者更容易理解并吸收相关知识，对临床也有很好的指导意义。

在某种意义上，整形外科，尤其是美容外科，既是一种手术，也是一门艺术。它需要医师在应用手术技巧的同时，发挥审美潜能，以求达到最佳的美容效果，这就需要医师对业务精心钻研。一方面，对于手术部位的解剖层次、手术操作步骤和技巧，我们一般都是非常注意的——这些也确实是极为重要的内容，在书中已有详细介绍；而另一方面，书中各章节前关于体格检查和术前评估要求这些内容，却常被我们所忽略。美容外科工作者永远不应忘记自己是医生，而不是手术匠；我们的工作对象是人，其全身情况、心理因素、种族文化乃至周围环境都是必须加以考虑的因素。安全而有效是我们的宗旨。例如，需要进行组织移植时，我们主要考虑自体组织移植，如脂肪、骨、软骨、真皮等。但由于组织量不足，或需避免在供区遗留畸形，整形外科常较多地使用组织代用品，这就需要我们遵循这样一个原则，即必须使用组织相容性好、无毒副作用、易进易出，或可降解的代用品。

东西方的文化存在差异，不同人种间的某些人体组织结构也有区别（如眼睑筋膜与睑板的关系，鼻骨、鼻软骨的结合和强度等均有明显的差异）。例如，就鼻整形而言，从审美文化的要求看，中国人似乎更偏爱略向下的鼻尖，以改善鼻子较短的尴尬，而不是西方人追求的那种向头侧高翘的弧形。从本书的翻译情况来看，每个人对语言表达的理解不尽相同，例如"low-to-low 截骨"这样的表达，就很难让译者准确地翻译出来。从上下文来推断，这个词组应该是指是从鼻骨后上颌骨额突低位开始，继续向更靠后侧的方向作截骨，而从字面上直译就只能是"从低到低方式截骨"。因此，本书译文可能存在一些偏差或不通畅之处。希望各位同道能够结合书中的图解、后附的DVD光盘，以及自己的知识和经验，对本书内容作更深一步的分析，即"批判地接受"，以免产生误会，并赐予指正。

北京大学第三医院成形外科
李健宁

原书序言

经过努力，本书的编者终于完成了这样一部真正属于21世纪的整形外科学著作。它不仅条理清晰地涵盖了整形外科领域的各类专题，使内容具有高度的可读性，还由于互联网及电脑的蓬勃发展，使众多读者能阅读到持续更新的电子版图书[*]，而不用为了新版纸制书籍的出版而等待数年之久——往往等到纸书再版之时，第一版可能早已过时，所阐述的技术和知识也远远落后于时代的前沿。

应用DVD光盘可以实时记录手术的操作过程，而本书的另一大亮点恰恰是增加了大量的视频。之前，对于在专业论坛上发布的各种影音资料，我与Aston医生所能做到的至多是将其集结成专题论文发表，再把与会者展示的手术过程制作成磁带和DVD光盘。但是，这些出版物是彼此割裂、不成体系的，也与这些来自世界各地的顶级专家的努力不成正比。这种从学术会议和论坛中产生的专题论文难有较好的收效。由于专家们大多公务繁忙，鲜有时间将演讲准备成专题论文的形式，所以，如果要求他们将这些材料重新编排成统一的格式，不但难度很大，也略显冒昧。本书合著者们所面临的挑战是需要不断对本书的内容进行更新，当然这也是本书的特色之一；本书的另一特点就是随书附赠DVD光盘和视频，这使得编者写书的努力得以栩栩如生地呈现，并且避免了书籍再版时繁复冗杂的重写工作。

我认为，本书最具吸引力的地方是每章编写的格式整齐划一；便于读者阅读则是其第二大特色；删除了过多的历史介绍和个人观点等冗余繁复的赘述是第三大亮点。仅靠纸上谈兵无法培养出一位整形外科医生，真正的整形外科专家是在实践中历练出来的。在"美容整形外科"一词背后，医师所付出的努力不亚于建设一个真正的手术室。但至少，本书是整形技术的真实写照，对于读者大有裨益。

Thomas D. Rees, MD, FACS

---

[*] 此处指英文版。——译者注

原书前言

在过去的 29 年中，Thomas D. Rees 医生和我共同主持了曼哈顿眼耳鼻喉医院（Manhattan Eye, Ear & Throat Hospital, MEETH）的整形论坛。这一论坛将整形外科各领域的专家集合起来，形成了一个众多学科汇聚一堂的工作组。来自世界各地的与会者和患者都从论坛的演讲中受益匪浅，因为这些涉及整形技术的核心及最新进展的演讲都是精心准备的。由于会议的组织高度有序，演讲时间严格控制，工作人员只能把最精华的内容呈现给听众。在会议过程中，与会者没有时间去对某一专题进行历史性回顾或深入讨论。多年来，与会听众对这种形式给予高度评价。而对于这一议程长达四五天的会议，如何整理其所公布的大量资料（如历年的专题论文、录像、CD 光盘或录音带），我和 Rees 医生已有过多次探讨，但由于种种原因此项工作一直未能完成。不过，我和 Rees 已出版三部教科书，并且得到了世界范围内的认同：（1）1973 年，我与 Thomas D. Rees 医生和 Donald Wood-Smith 医生合著的 *Cosmetic Facial Surgery*；（2）1980 年，我参与编写的 *Aesthetic Plastic Surgery*；（3）1994 年，我与 Thomas D. Rees 医生和 Gregory S. Latrenta 医生合著的 *Aesthetic Plastic Surgery*。

2005 年的 MEETH 论坛举办之后不久，我的合著者，主编之一 Douglas S. Steinbrech 医生建议编写一部专著，把近期在各大会议上所发布的演讲内容加以总结。但这仅仅覆盖了整个整形外科领域一半的内容。开始，我对此提议略显踌躇，但两周之后，Steinbrech 医生再次来到我的办公室，把此书的大纲和基本轮廓拿到我的面前，向我详述如何高效率地出版此书。我的同事 Jennifer L. Walden 医生则对这个规划热情高涨，报名要加入编写组。经过几次商讨，我们确定了本书的内容（与 2005 年论坛讨论的内容迥异）、形式、风格、编写者和其他具体细节。当时提出的大纲就是现在这本书的雏形。

Douglas S. Steinbrech 和 Jennifer L. Walden 都是既有远见，又兼具智慧和能力的人，远远领先于同时代的其他人。他们不停地出版专著、发表演讲、进行手术。与这部专著相关的很多好的建议都是他们智慧的结晶。Steinbrech 是由纽约大学"普通外科和整形外科计划"培养出的医生。他是 MEETH 最为活跃的成员，也是 Lenox Hill 医院整形外科的住院总，同时还是外科学的教授。Jennifer L. Walden 来自德克萨斯州，在德州医学院接受了整形外科的训练和磨砺，并在 2003 年加入 MEETH，成为整形外科医生。她利用业余时间磨炼自己的外科技巧，并身兼数职，比如她是我们 MEETH 住院医生培训计划的主任；见过她的人对她的第一印象就是她具有天生的领导才能，是一位实至名归的领导者。

这本书由多位作者合力编著而成，涵盖了整形外科中大部分的手术技巧。因此，本书可作为整形手术技术的百科全书，但它不是简单地罗列手术，而是将众多术者常用的现行手术操作加以浓缩、聚集，取其精华，去其糟粕。而上述的"术者"均为业内有名的专家，或在其专业内有所建树、经验丰富的人。我们要感谢所有的编者，因为他们付出了大量的时间和努力来出版本书。也愿他们能因参与本书的编写，并把自己的经验和知识与读者分享而倍感骄傲。

通过我们为本书所设计的软件，本书的各章节都已上传到网络上。编者已经把各自的章节按照同一模板进行编排，以期把最核心的资源呈献给读者，这一模板均体现了如下的要求：

1) 2 段文字简要介绍手术操作历史。
2) 体格检查介绍。
3) 3～5 段文字介绍与手术操作相关的解剖知识。
4) 7～12 段文字来描述手术操作的技术步骤。

5) 1段文字介绍术后护理。
6) 1段简短语言来叙述手术相关并发症及其处理措施。
7) 采用重点突出的格式来介绍至少5种手术心得及教训。
8) 10～12个精简步骤来对手术加以总结。
9) 列出不超过10个重要的参考文献。

由于互联网和电脑技术的发展，我们又出版了本书的增值内容，包括在线练习册，这是每月都进行更新的；超文本链接，可以在各个题目之间跳转，只需你轻击鼠标就可实现；还包括一个完整版本的DVD和可下载的视频资料，以便读者在电脑上阅读。

我们希望这本书能与Cameron主编的 *Current Surgical Therapy* 一书一样，成为一部方便随身携带，在临床诊察工作中随时参考的工具书。

任何一个对整形外科感兴趣的医生都可以阅读本书。我们希望年轻的外科医生可以在阅读时发现此书编排的规律，这样可以更加精确地施行手术操作，完善相关的知识结构。对于那些还在接受训练的医生，这本书可使其熟悉某些手术的技术细节。我们还可以非常自信地说，这本书对于经验丰富的临床医生，也是值得一读和大有裨益的。所有的外科医生都应对自己的现行手术技术的知识不断进行更新，让其产生实际的效果。我们希望这本书能够对广大外科医生提升手术技艺有所帮助。

Sherrell J. Aston, MD, FACS

献 辞

谨将本书献给我的妻子 Muffie，她给予了我最多的耐心和支持；还要献给我们的女儿 Ashleigh 和 Bracie，因为我完成这本书所花费的时间，本该用来陪伴她们。

Sherrell J. Aston, MD, FACS

谨将本书献给 Edward 和 Narge Steinbrech，以及 Jeffrey Sharp，感谢他们的支持。

Douglas S. Steinbrech, MD, FACS

谨将本书献给我的父母 Richard 医生和 Shirley Walden，他们从未质疑过我的梦想和努力。

Jennifer L. Walden, MD, FACS

致 谢

我们首先要感谢 Thomas D. Rees 医生为本书作序。他本人为整形外科的教学树立了标杆，当代的整形外科医师及后继的年轻一代都应该感谢他。我们也为能够邀请到他撰写本书的第一页而深感荣幸。

我们还要感谢 Walter Lampeter 先生，他是一位持有执照的整形助理医师，同时也是本书的技术编辑，并在此职位上兢兢业业地工作。在这本书还处于初期阶段时，Steinbrech 医生、Walden 医生和本人就已意识到，由于日常工作的安排已经很紧张，我们中的任何一人都不可能夜以继日地在线接收稿件。更不用说，大部分章节在交付 Elsevier 出版社之前，都需要花费很大精力进行修改，理清各部分的条理，再通过网络传过来，由我们进行初审。Walter 在这本书的出版过程中起到了至关重要的作用。我们对他所付出的辛苦努力致以最高的敬意，也对他平易近人的性格及在压力之下的从容不迫表示钦佩。

我们还要感谢 Sue Hodgson 女士，她是 Elsevier 出版社的出版主任。正是通过她的帮助，才使得这部专著的出版成为现实。她提出了很多非常有见地的建议和指导。通过她的努力协调，使我们这部专著得以按照我们所希冀的方式出版，令人感到鼓舞和赞赏。能拥有 Sue 来主管外科图书出版部，Elsevier 出版社是非常幸运的。

——Sherrell J. Aston, MD, FACS

我要感谢我的父母，Edward 和 Narge Steinbrech，以及所有的家庭成员。感谢他们对我的不懈支持，帮助我度过多年不停求学和进行专业训练的日子。

我还要感谢我的导师们，是他们影响了我职业生涯的发展，他们是纽约大学的 Frank C. Spencer 医生，他是普通外科的名誉主任；Steven A. Rosenberg 医生，他是美国国立卫生研究院的癌症研究所外科部主任；以及 Michael T. Longaker 医生。他们都在我的实习和研究生涯中给予了我莫大的支持和鼓励。

我还要感谢一个人，Joseph G. McCarthy 医生。他是我在纽约大学面部重建整形外科学院的院长，也是学术界的精英。他总是告诉我，对于一名外科医生而言，做研究和写文章只能在深夜或周末才有时间进行。我们用编写本著作的经历验证了这句话。

我还必须感谢 Jeffrey W. Sharp 先生和 W. Rodney Sharp 医生，正是他们的鼓励才促使这部著作从无到有、呱呱坠地。还要感谢我的同事兼好友 Pierre B. Saadeh 医生，他也为此书的出版和问世发挥了举足轻重的作用。

当然，还要特别感谢孜孜不倦的 Sherrell J. Aston 医生，他的才智熠熠生辉，既奋进努力又干劲十足。他本来不必花费经历和时间再来编写教科书，但他依旧热情高涨，全心全意地投入到了新一轮挑战中。

——Douglas S. Steinbrech, MD, FACS

我要感谢我的恩师，是他们帮助我成为了一名大家今天所见到的整形医生。特别要感谢的是 Linda Phillips 医生，对于我而言，在过去的 20 多年时间里，她一直是我努力的目标；除此之外，她还身兼数职，包括担任美国整形外科委员会主席、医学院院长、整形外科主任，同时还是四个孩子的母亲。

最后要感谢 Sherrell J. Aston 医生，他是这本专著的第一主编，也是我的合著者。他是一位才华横溢的外科医生，在我的职业生涯及在纽约开创私人诊所的事业中，不断给予我有力的支持和鼓励。没有他们，我就不会有今日的成就。

——Jennifer L. Walden, MD, FACS

********** 集体致谢 **********

Aston、Steinbrech 和 Walden 医生还要感谢本书的所有作者及编者，感谢他们为各自章节所奉献的大量的时间和精力，本书的成功离不开他们的真知灼见和辛勤劳动。

著者名单

William P. Adams Jr. MD
Associate Clinical Professor
Department of Plastic Surgery
UT Southwestern Medical Center
Dallas, TX
USA

Alexander C. Allori MD, MPH
Post-Doctoral Research Fellow
Institute of Reconstructive Plastic Surgery Laboratories
New York University Medical Center
New York, NY
USA

Al S. Aly MD
Assistant Professor of Surgery
University of Iowa College of Medicine
Coralville, IA
USA

Sherrell J. Aston MD, FACS
Professor of Surgery (Plastic)
New York University School of Medicine
Chairman of the Department of Plastic Surgery
Manhattan Eye, Ear & Throat Hospital
Past President
American Society for Aesthetic Plastic Surgery
New York, NY
USA

Bruce W. Ayers BA, CCRA
Clinical Research Coordinator
Minimally Invasive Aesthetics, LLC
Beverly Hills, CA
USA

Daniel C. Baker MD
Professor of Plastic Surgery
New York University
Institute of Reconstructive Plastic Surgery
New York, NY
USA

Thomas J. Baker MD
Clinical Professor of Plastic Surgery at the University of Texas Medical Branch
Educational Foundation Professor for the International Society of Aesthetic Plastic Surgery (ISAPS)
Voluntary Professor of Plastic Surgery
University of Miami School of Medicine
Miami, FL
USA

Fritz E. Barton Jr. MD, FACS
Clinical Professor, Department of Plastic Surgery
University of Texas Southwestern Medical Center
Past President of the American Society for Aesthetic Plastic Surgery
Dallas Plastic Surgery Institute
Dallas Day Surgery Center
Dallas, TX
USA

Louis C. Benelli MD
Plastic and Reconstructive Surgery
Department of Surgery
Bichat Hospital
University of Paris
Paris
France

Thomas M. Biggs MD
Clinical Profesor of Plastic Surgery
Baylor College of Medicine
Houston, TX
USA

Michael A. Bogdan MD
Private Practice
Southlake, TX
USA

Ewaldo Bolivar de Souza Pinto MD, PhD
Santa Celília University
Santos, São Paulo
Brazil

Fredric S. Brandt MD
Private Practice Coral Gables, FL and Manhattan, NY
Principal Investigator
Dermatology Research Institute, LLC
Coral Gables, FL
USA

Kevin Brenner MD
Roxbury Clinic and Surgery Center
Beverley Hills, CA
USA

A. Jay Burns MD
Clinical Assistant Professor
Department of Plastic Surgery
University of Texas Southwestern Medical Center
Dallas, TX
USA

xiii

John L. Burns MD
Clinical Instructor
Department of Plastic Surgery
University of Texas Southwestern Medical Center
Dallas, TX
USA

Steven Byrd MD
Professor of Plastic Surgery, The University of Texas Southwestern Medical Center
Chief of Plastic Surgery Department, Children's Hospital
Director/Managing Partner, Dallas Day Surgery Center
Partner
Dallas Plastic Surgery Institute
Dallas, TX
USA

Claudio Cardoso de Castro MD
Chief & Professor
Plastic Surgery Service
University of the State of Rio de Janeiro
Rio de Janeiro
Brazil

Paulo Roberto Gomes Carneiro MD
Resident Doctor
Dr. Ewaldo Bolivar de Souza Pinto Plastic Surgery Service
Santos, São Paulo
Brazil

Alex Cazzaniga BS, MBA
Director of Clinical Research
Dermatology Research Institute, LLC
Coral Gables, FL
USA

Daniel J. Ceradini MD
Resident
Department of Plastic Surgery
New York University Medical Center
New York, NY
USA

Mark A. Checcone MD
Assistant Professor
Head & Neck Surgery: Division of Facial Plastic Surgery
Washington University West County Office
Creve Coeur, MO
USA

Ernest S. Chiu MD, FACS
Associate Professor of Surgery
Director of Plastic Surgery Research
Division of Plastic and Reconstructive Surgery
School of Medicine
Tulane University
New Orleans, LA
USA

C. Spencer Cochran MD
Clinical Assistant Professor
Department of Otolaryngology-Head & Neck Surgery
University of Texas Southwestern Medical Center at Dallas
Gunter Center for Aesthetics & Cosmetic Surgery
Dallas, TX
USA

Mark A. Codner MD
Clinical Assistant Professor
Department of Plastic Surgery
Emory University,
Private Practice
Paces Plastic Surgery
Atlanta, GA
USA

Sydney R. Coleman MD
Assistant Clinical Professor
New York University Medical Center,
Director
TriBeCa Plastic Surgery
New York, NY
USA

Gustavo A. Colon MD
Clinical Professor
Tulane University
Metairie, LA
USA

Albert E. Cram MD, FACS
Iowa City Plastic Surgery
Coralville, IA
USA

Court Cutting MD
Professor of Surgery (Plastic Surgery)
New York University Medical Center
New York, NY
USA

Rollin K. Daniel MD, FACS
Clinical Professor of Plastic Surgery, University of California Irvine
Professor of Surgery, McGill University
Chief of Plastic Surgery
Royal Victoria Hospital
Newport Beach, CA
USA

Leonora d'Ascensão Mansur MD
Member of the Brazilian Society of Plastic Surgery
Santa Helena, MG
Brazil

Wojciech Dec MD
Resident
Department of Plastic Surgery
New York University Medical Center
New York, NY
USA

José Abel de la Peña MD
Hospital Angeles de las Lomas
Mexico City
Mexico

José Luis Martín del Yerro Coca MD
Head of the Departament of Plastic, Reconstructive and Asthetic Surgery
Hospital Quirón
Madrid
Spain

Maurício Doi MD
Titular member of the Brazilian College of Surgeons
Associated Aspirant Member of the Brazilian Society of Plastic Surgery
Resident Doctor,
"Dr. Ewaldo Bolivar de Souza Pinto" Plastic Surgery Service
Unisanta, São Paulo
Brazil

Michael Edwards PhD
Plastic Surgery Insitute of Southern California
Thousand Oaks, CA
USA

Rodrigo Federico MD
Resident Doctor
Dr. Ewaldo Bolivar de Souza Pinto Plastic Surgery Service
Rio de Janeiro, RJ
Brazil

Roberto L. Flores M.D.
Assistant Professor of Surgery
Riley Hospital for Children
Indiana Univeristy Medical Center
Indianapolis, IN
USA

Robert S. Flowers MD
The Flowers Clinic
Honolulu, HI
USA

Peter Fodor MD, FACS
Past President, American Society for Aesthetic Plastic Surgery
Associate Clinical Professor
Dept of Plastic Surgery
UCLA Medical Center
Los Angeles, CA
USA

Brandon Freeman MD
Aesthetic Fellow
Department of Plastic Surgery
University of Texas-Southwestern
Dallas, TX
USA

Jack A. Friedland MD, FACS
Associate Professor of Plastic Surgery
Department of Plastic Surgery
Mayo Medical School
Past President
American Society for Aesthetic Plastic Surgery
Scottsdale, AZ
USA

Allen Gabriel MD
Staff Physician, Clinical Research Director
Department of Plastic Surgery
Loma Linda University School of Medicine
Loma Linda, CA
USA

Roy G. Geronemus MD
Clinical Professor of Dermatology, New York University
Director
Laser & Skin Surgery Center of NY
New York, NY
USA

Ashkan Ghavami MD
Private Practice
Beverly Hills, CA
USA

Mary K. Gingrass MD
Assistant Clinical Professor, Vanderbilt University School of Medicine
The Plastic Surgery Center of Nashville
Nashville, TN
USA

Ronald P. Gruber MD
Clinical Assistant Professor, University of California
Adjunct Clinical Assistant Professor, Stanford University
East Bay Aesthetic Plastic Surgery Center
Oakland, CA
USA

Jack P. Gunter MD
Clinical Professor, Department of Plastic Surgery &
Clinical Professor, Department of Otorhinolaryngology
The University of Texas Southwestern Medical Center
Dallas, TX
USA

Bahman Guyuron MD, FACS
Kiehn-DesPrez Professor and Chair
Department of Plastic Surgery
Case Western Reserve University/University Hospitals Case Medical Center
Lyndhurst, OH
USA

Elizabeth J. Hall-Findlay MD, FRCSC
Plastic Surgeon
Banff Plastic Surgery
Banff, Alberta
Canada

Haideh Hirmand MD, FACS
Clinical Assistant Professor of Surgery
Cornell Medical College
New York, NY
USA

Erik A. Hoy MD
Resident
Department of Plastic Surgery
Brown University
Providence, RI
USA

Dennis J. Hurwitz MD, FACS
Director
Hurwitz Center for Plastic Surgery,
Clinical Professor of Plastic Surgery, University of Pittsburgh
Pittsburgh, PA
USA

Nicanor G. Isse MD
The Isse Institute of Cosmetic Surgery, Inc.
Newport Beach, CA
USA

Elizabeth B. Jelks MD
Department of Ophthalmology
New York University School of Medicine
New York, NY
USA

Glenn W. Jelks MD, FACS
Associate Professor of Surgery (Plastic Surgery)
Associate Professor of Ophthalmology
New York University School of Medicine
New York, NY
USA

Mark Jewell
Past President, American Society for Aesthetic Plastic Surgery
Assistant Clinical Professor Oregon Health Science University
Portland, OR
USA

Nolan S. Karp MD
Associate Professor of Plastic Surgery
New York University School of Medicine,
Chief
Plastic Surgery Service
Tisch Hospital
New York, NY
USA

Arnold W. Klein MD
Professor of Medicine and Dermatology
David Geffen School of Medicine
University of California, Los Angeles
Los Angeles, CA
USA

Gil Kryger MD
Kryger Institute of Plastic Surgery
Thousand Oaks, CA
USA

Val Lambros MD, FACS
Clinical Instructor in Surgery
University of California, Irvine
Newport Beach, CA
USA

Walter Lampeter CSA, RNFA
Surgical Assistant
Department of Plastic Surgery
Manhattan Eye, Ear & Throat Hospital
New York, NY
USA

Gary J. Lelli Jr. MD
Assistant Professor of Oculoplastic Surgery
Department of Ophthalmology
New York Presbyterian Hospital
Weill Cornell Medical Center
New York, NY
USA

Oren Z. Lerman MD
Resident
The Institute of Reconstructive Plastic Surgery
New York University Medical Center
New York, NY
USA

Richard D. Lisman MD, FACS
Clinical Professor of Ophthalmology, New York University School of Medicine
Director of Ophthalmic Plastic Surgery Services
New York University Medical Center and Manhattan Eye, Ear & Throat Hospital
New York, NY
USA

Montien Lueprapai MD
Plastic Surgeon
Lerdsin Hospital
Bangkok
Thailand

Vincent P. Marin MD
Clinical Instructor, Department of Plastic Surgery
University of Texas Southwestern Medical Center
Dallas, TX
USA

W. Jason Martin MD
Director, Aspen Institute of Plastic and Reconstructive Surgery
Aspen Valley Hospital
Aspen, CO
USA

G. Patrick Maxwell MD, FACS
Clinical Professor of Surgery
Department Plastic Surgery
Loma Linda University Medical Center
Loma Linda, CA
USA

Joseph G. McCarthy MD
Professor of Surgery (Plastic)
Institute of Reconstructive Plastic Surgery
New York University Medical Center
New York, NY
USA

Ricardo A. Meade MD
Clinical Instructor, University of Texas Southwestern Medical Center
Private Practice
Dallas Plastic Surgery Institute
Dallas, TX
USA

Bryan Mendelson FRCSE, FRACS, FACS
President of the International Society of Aesthetic Plastic Surgery
Toorak, Victoria
Australia

Joseph Michaels V MD
Body Contouring Fellow
Clinical Professor of Surgery
Division of Plastic Surgery
University of Pittsburgh Medical Centre
Pittsburgh, PA
USA

Colin M. Morrison MSc, FRCS(Plast)
Department of Plastic Surgery
Addenbrooke's Hospital
Cambridge University Hospitals NHS Foundation Trust
Cambridge
UK

Newton Moscoe MD
Private Practice
Austin, TX
USA

Foad Nahai MD, FACS
Paces Plastic Surgery
Atlanta, GA
USA

Timothy Neavin MD
Aesthetic Surgery Fellow of Richard Ellenbogen
Los Angeles, CA
USA

Carlos G. L. Neves MD
Specialist Member of the Brazilian Society of Plastic Surgery, SBCP
Titular Member of the Brazilian College of Surgeons, TCBC
Rio de Janeiro, RJ
Brazil

Michael K. Newman MD
Clinical Instructor
Department of Plastic Surgery
Georgetown University Hospital
Washington, DC
USA

Ferdinand A. Ofodile MD, FACS
Clinical Professor of Surgery
Columbia University
Chief of Plastic Surgery
Harlem Hospital Center
New York, NY
USA

Sheldon Opperman MD
Site Director
Department of Anesthesiology
Manhattan Eye, Ear & Throat Hospital
New York, NY
USA

Salvatore Pacella MD, MBA
Attending Surgeon
Division of Plastic Surgery
Scripps Clinic Medical Group
La Jolla, CA
USA

Keyian Paydar MD
Resident
Division of Plastic and Reconstructive Surgery
University of California, Irvine
Irvine, CA
USA

John A. Perrotti MD
Clinical Assistant Professor of Surgery, New York Medical College
Attending Surgeon
Manhattan Eye, Ear & Throat Hospital
New York, NY
USA

Ivo Pitanguy MD
Professor of Plastic Surgery
Pontifical Catholic University of Rio de Janeiro and the Carlos Chagas Institute of Post-Graduate Medical Studies
Rio de Janeiro, RJ
Brazil

Gerald H. Pitman MD
Clinical Professor of Surgery (Plastic Surgery)
Institute for Reconstructive Plastic Surgery
New York University School of Medicine
New York, NY
USA

Ronaldo Pontes MD
Chairman of the Clinic
Professor of Surgery
Fluminense Federal University
Niterói, RJ
Brazil

Henrique N. Radwanski MD
Assistant Professor of Plastic Surgery
The Pontifical Catholic University of Rio de Janeiro and the Carlos Chagas Post-Graduate Medical Institute
Rio de Janeiro, RJ
Brazil

Oscar M. Ramirez MD
Director of Esthetique Internationale
"The Center for Cosmetic Plastic Surgery Enhancement"
Clinical Assistant Professor
Plastic Surgery
The Johns Hopkins University
Timonium, MD
USA

Emily Ridgway
Resident
Harvard Division of Plastic Surgery
Boston, MA
USA

Rod Rohrich MD, FACS
Professor and Chairman; Crystal Charity Ball Distinguished Chair in Plastic Surgery and the Betty and Warren Chair in Plastic and Reconstructive Surgery
Department of Plastic Surgery
The University of Texas Southwestern Medical Center
Dallas, TX
USA

David J. Rowe MD
Assistant Professor of Plastic Surgery
Department of Plastic Surgery
University Hospitals Case Medical Center
Cleveland, OH
USA

Gregory L. Ruff MD
Private Practice
Chapel Hill, NC
USA

Pierre Saadeh MD
Program Director
Plastic Surgery
New York University School of Medicine
New York, NY
USA

Alesia P. Saboeiro MD
Private Practice
Tribeca Plastic Surgery
New York, NY
USA

Osvaldo Saldanha MD
Head of Plastic Surgery Service – UNISANTA
Santos, São Paulo
Brazil

Narayana Pauline Serpa MD
Clinica Fluminense
Rio de Janeiro, RJ
Brazil

David Michael Shafer MD
Aesthetic Surgery Fellow
Manhattan Eye, Ear & Throat Hospital
New York, NY
USA

John W. Siebert MD
Professor of Surgery
University of Wisconsin School of Medicine Madison, WI
Adjunct Professor (Plastic Surgery)
New York University Medical Center
New York, NY
USA

Scott Lawrence Spear MD
Chairman and Professor
Deparment of Plastic Surgery
Georgetown Universtiy Hospital
Washington, DC
USA

Douglas S. Steinbrech MD, FACS
Clinical Associate Professor of Surgery (Plastic)
New York University School of Medicine
Attending Physician
Plastic Surgery
Manhattan Eye, Ear & Throat Hospital
New York, NY
USA

David Stoker MD, FACS
Clinical Assistant Professor of Surgery
Division of Plastic and Reconstructive Surgery
Keck School of Medicine of the University of Southern California
Marina del Rey, CA
USA

James M. Stuzin MD
Assistant Professor of Surgery
Department of Plastic Surgery
University of Miami
School of Medicine
Miami, FL
USA

Sean A. Sukal MD, PhD
Director
Sukal Skin Institute
Boca Raton, FL
USA

Patrick K. Sullivan MD
Associate Professor
Plastic Surgery
Brown University
Providence, RI
USA

Nicolas Tabbal MD, FACS
Clinical Associate Professor of Surgery
Institute for Reconstructive Plastic Surgery
New York University School of Medicine
New York, NY
USA

Michèle Tardif
Chirurgie plastique
Hôpital Maisonneuve-Rosemont
Montréal, QC
Canada

Steven Teitelbaum MD, FACS
Assistant Clinical Professor of Plastic Surgery
David Geffen School of Medicine at UCLA
Los Angeles, CA
USA

Oren M. Tepper MD
Resident
The Institute of Reconstructive Plastic Surgery
New York University Medical Center
New York, NY
USA

Edward O. Terino MD
Medical Director
Plastic Surgery Institute of Southern California
Thousand Oaks, CA
USA

Charles H. Thorne MD
Associate Attending Surgeon, Manhattan Eye, Ear & Throat Hospital
Associate Professor of Plastic Surgery
New York University School of Medicine
New York, NY
USA

Patrick L. Tonnard MD
Coupure Centrum Voor Plastische Chirurgie
Ghent
Belgium

Dean M. Toriumi MD
Professor
Division of Facial Plastic and Reconstructive Surgery
Department of Otolaryngology – Head and Neck Surgery
University of Illinois at Chicago
Chicago, IL
USA

Andrew P. Trussler MD
Assistant Professor
Department of Plastic Surgery
University of Texas – Southwestern
Dallas, TX
USA

Andrey Van Ass Malheiros MD
Resident Doctor
Dr. Ewaldo Bolivar de Souza Pinto Plastic Surgery Service
Rio de Janeiro, RJ
Brazil

Alexis M. Verpaele MD
Coupure Centrum Voor Plastische Chirurgie
Ghent
Belgium

Jennifer Walden MD, FACS
Attending Surgeon and Program Director
Plastic Surgery
Manhattan Eye, Ear & Throat Hospital
New York, NY
USA

Richard Warren MD, FRCS(C)
Clinical Professor
Division of Plastic Surgery
University of British Columbia
Vancouver, BC
Canada

Stephen M. Warren MD
Associate Professor of Surgery (Plastic)
Institute of Reconstructive Plastic Surgery
New York University Medical Center
New York, NY
USA

Adam Bryce Weinfeld MD
Attending Plastic Surgeon
University Medical Center
Brackenridge Dell Children's Medical Center of Central Texas
Temple, TX
USA

Michael Zelman
Anesthesiologist
Lennox Hill Anesthesiology
New York, NY
USA

译者名单

主　译　李健宁　代金荣　仇侃敏
副主译　尤维涛　张　洁　牟方国　邵文辉　刘成胜
译　者（按姓名汉语拼音排序）

毕洪森	北京大学第三医院
曹燕芬	北京大学第三医院
陈敏亮	中国人民解放军总医院第一附属医院
陈育哲	北京大学第三医院
代金荣	河北唐山金荣医院
樊　昕	北京军区总医院
谷廷敏	北京军区总医院
韩雪峰	中国医学科学院整形外科医院
韩新鸣	首都医科大学附属同仁医院
李　比	北京大学第三医院
李　东	北京大学第三医院
李　民	北京大学第三医院
李传荣	湖北宜昌前卫美容整形医院
李健宁	北京大学第三医院
李文志	首都医科大学附属北京安贞医院
李晓东	中国人民解放军白求恩国际和平医院
李新华	广西桂林新华医疗美容整形机构
梁秀影	澳门梁秀影医务所
刘成胜	北京京美医疗美容诊所
刘慧丽	北京大学第三医院
罗东升	四川省皮肤病性病研究所
马菲研	河北医科大学
马勇光	北京大学第三医院
牟方国	湖北宜昌亚太整形美容医院
潘柏林	北京大学第三医院
仇侃敏	韩国心美眼美容外科医院
戎玉兰	北京大学第三医院
邵文辉	四川成都西婵整形美容医院
宋慧锋	中国人民解放军总医院第一附属医院
隋志甫	北京军区总医院
王　历	河北美生堂医疗美容门诊部
伍鸿飞	北京大学第三医院

夏有辰　北京大学第三医院
谢　祥　北京大学第三医院
谢宏彬　北京大学第三医院
薛红宇　北京大学第三医院
牙祖蒙　重庆当代整形美容医院
闫爱萍　北京大学第三医院
闫保程　厦门华美医疗美容门诊部
颜彤彤　中国人民解放军总医院第一附属医院
杨　杰　中国人民解放军总后勤部军需装备研究所
杨　欣　北京大学第三医院
尤维涛　北京大学第三医院
曾　高　中日友好医院
翟晓梅　郑州大学第一附属医院
张　洁　北京大学第三医院
张松林　河北省联合大学口腔医院
郑永生　首都医科大学附属北京同仁医院
朱　力　北京大学第三医院

审　校　李　东　马勇光

目 录

第1部分： 美容整形外科的组织机构

第1章　整形外科开业实务　　3
第2章　美容患者的临床摄影　　15

第2部分： 麻　　醉

第3章　美容手术的麻醉　　27
第4章　术后恶心、呕吐　　36
第5章　美容手术中的患者安全　　41

第3部分： 除皱术

第6章　除皱术的解剖学、浅表肌肉腱膜系统、支持韧带和面部间隙　　51
第7章　SMAS技术和FAME除皱术　　69
第8章　SMAS除皱——在面部提升术中重塑脸型　　81
第9章　短瘢痕除皱术　　93
第10章　深层除皱术　　107
第11章　高位SMAS除皱技术　　121
第12章　MACS除皱术　　128
第13章　多方位除皱术　　139
第14章　男性面部除皱术　　145
第15章　内镜行中下面部年轻化　　157
第16章　内镜面部年轻化技术　　164
第17章　非高加索人种的面部年轻化技术　　178
第18章　面部显微外科美容手术　　195
第19章　中面部提升　　202

第4部分： 颈　　部

第20章　颈部深层整形术　　215
第21章　男性颈部整形术　　227
第22章　颌下腺的处理　　234

第 5 部分： 眉成形术

第 23 章	非内镜小切口眉提升术	245
第 24 章	冠状眉提升术	256
第 25 章	使用内固定的内镜眉提升术	261
第 26 章	经睑成形术的眉提升术	267

第 6 部分： 缝线悬吊术

第 27 章	面颈部缝线悬吊术	273
第 28 章	眉及上面部缝线悬吊术	283

第 7 部分： 眼睑成形术

第 29 章	常规眼睑成形术	297
第 30 章	外眦悬吊技术	304
第 31 章	睑颊连接部：泪沟畸形	318
第 32 章	睑板条眦成形术	329
第 33 章	亚洲人的眼睑成形术	338
第 34 章	眼睑成形术并发症的治疗	363

第 8 部分： 颧骨、颏和下颌的塑形

第 35 章	下面部自体组织移植重塑	379
第 36 章	假体隆下颏术	390

第 9 部分： 鼻成形术

第 37 章	闭合式一期鼻成形术	405
第 38 章	开放式一期鼻成形术	439
第 39 章	二期鼻成形术	445
第 40 章	用"解剖型鼻尖植入物"行鼻尖植入成形术	458
第 41 章	鼻尖问题的解剖学处理	469
第 42 章	鼻中隔偏曲矫正术	483
第 43 章	不同人种的鼻成形术	491
第 44 章	亚洲人鼻成形术	515
第 45 章	唇裂鼻畸形矫正	532

第 10 部分：	耳	
第 46 章	基本耳成形与重建术	545

第 11 部分：	乳 房	
第 47 章	传统倒"T"形乳房缩小成形术	553
第 48 章	结合假体或无假体充填的乳房上提固定术	558
第 49 章	Pitanguy 乳房缩小成形术	565
第 50 章	垂直内侧双蒂乳房缩小成形术	576
第 51 章	乳晕外周 Benelli 乳房固定和缩小成形术："环形闭合"	584
第 52 章	乳房假体：背景，安全性及注意事项	599
第 53 章	隆乳术	615
第 54 章	双平面隆乳术	627
第 55 章	凝胶假体隆乳术	640
第 56 章	疑难隆乳术	647
第 57 章	乳房再造术	653
第 58 章	乳头乳晕再造术	667

第 12 部分：	体形塑造 / 大面积减肥	
第 59 章	单纯吸脂成形术	677
第 60 章	脂肪成形术的并发症及其处理措施	690
第 61 章	脂肪移植术的新概念	697
第 62 章	吸脂腹壁成形术：Saldanha 技术	703
第 63 章	腹部抽脂成形术：先进的技术	711
第 64 章	非手术超声吸脂术	720
第 65 章	超声辅助吸脂术	725
第 66 章	腹壁成形术	734
第 67 章	手臂成形术	747
第 68 章	腹部脂肪切除术：下部躯干提升术	753
第 69 章	腰区紧致性腹壁成形术	762
第 70 章	隆臀术	776

第 13 部分：	皮肤和面部舒平	
第 71 章	肉毒杆菌素用于面、颈和额部	787

章节	标题	页码
第72章	丰唇	794
第73章	面部和手部的结构脂肪填充	800
第74章	注射用透明质酸填充剂	804
第75章	非透明质酸类面部填充材料	814
第76章	激光皮肤舒平术	821
第77章	点阵激光皮肤舒平术	827
第78章	相容性材料全颜面填充术	836
第79章	化学剥脱术和磨削术	855

DVD 光盘目录

第3部分　除皱术

7.1 应用SMAS技术和FAME的标准除皱术
　　　Sherrell J. Aston

8.1 扩展的SMAS除皱术
　　　James M. Stuzin

9.1 短瘢痕除皱术
　　　Daniel C. Baker

10.1 深层除皱术
　　　Gerald H. Pitman

11.1 高位SMAS除皱术
　　　Fritz E. Barton, Jr

12.1 MACS除皱术
　　　Patrick L. Tonnard

14.1 男性面部除皱术
　　　Douglas S. Steinbrech

第4部分　颈部

20.1 颈阔肌的操作
　　　Sherrell J. Aston

21.1 男性颈部Z成形术
　　　Thomas M. Biggs

第5部分　眉成形术

23.1 非内镜小切口眉提升术
　　　Richard J. Warren

24.1 前额眉提升术
　　　Sherrell J. Aston

25.1 使用内固定的内镜眉提升术
　　　Sherrell J. Aston

26.1 经上睑眉固定术
　　　John W. Siebert

第6部分　缝线悬吊术

27.1 微除皱术
　　　Gregory Lloyd Ruff

28.1 Sihouette缝线
　　　Nicanor G. Isse

第7部分　眼睑成形术

29.1 经结膜上眼睑成形术
　　　Sherrell J. Aston

31.1 外眦韧带下眼睑成形术
　　　Mark A. Codner

32.1 采取Fasanella法和睑板条眦韧带整形行眼睑成形术
　　　Richard D. Lisman

33.1 亚洲人的眼睑成形术
　　　Rorbert S. Flowers

第9部分　鼻成形术

37.1 闭合式一期鼻成形术
　　　Sherrell J. Aston

38.1 开放式一期鼻成形术
　　　Nicolas Tabbal & Michael A. Bogdan

39.1 复合型二期鼻成形术
　　　Vincent P. Marin, C. Spencer Cochran & Jack P. Gunter

第11部分　乳房

47.1 传统倒"T"形乳房缩小成形术
　　　Claudio Cardoso de Castro

48.1 筒状乳房畸形环乳晕增大固定术
　　　Jennifer L. Walden

49.1 Pitanguy乳房缩小成形术
　　　Henrique N. Radwanski & Ivo Pitanguy

50.1 垂直内侧双蒂乳房缩小成形术的标记
　　　Elizabeth J. Hall-Findlay

50.2 垂直内侧双蒂乳房缩小成形术
　　　Elizabeth J. Hall-Findlay

55.1 凝胶假体隆乳术
　　　William P. Adams

第12部分　体形塑造/大面积减肥

59.1 单纯吸脂成形术
　　　Gerald H. Pitman

59.2 标准腓踝部吸脂成形术
　　　Gerald H. Pitman

- **62.1** 选择性剥离性吸脂腹壁成形术
  Osvaldo Saldanha

- **65.1** 超声辅助吸脂术
  Mary K. Gingrass, Melissa Poh & Shawn Birchenough

- **66.1** 腹壁成形术
  Ronaldo Pontes

- **67.1** 手臂提升术
  Dennis J. Hurwitz

- **68.1** 下部躯干提升术
  Dennis J. Hurwitz

- **68.2** 隆臀术
  Ronaldo Pontes

- **70.1** 臀部成形术
  José Abel de la Peña

第13部分　皮肤和面部舒平

- **71.1** 肉毒杆菌素注射
  Douglas S. Steinbrech

- **74.1** 透明质酸填充剂注射
  Jennifer L. Walden

- **78.1** 相容性材料填充术
  Edward O. Terino

- **79.1** 磨削术和化学剥脱术
  John A. Perrotti

- **79.2** 缓和苯酚化学剥脱术
  Sherrell J. Aston

第 1 部分
美容整形外科的组织机构

第1部分：美容整形外科的组织机构

第1章

整形外科开业实务

Gustavo A. Colon

第1节 整形外科开业的必备条件

起步阶段

在开业之前，医师需要确定诊所的营业地点。而决定在城区、郊区还是农村开业是需要深思熟虑一番的。首先要评估的是在这一社区内有多少家整形外科诊所开业。如果一个社区已经有多家开业的诊所，而且它们都已经有了适合的转诊来源，新诊所的开业将会变得非常困难。最好能够找到一个对整形外科医师有明确需求的社区，这样，新人既可以加入到整形外科医师的群体中，也可以独自开业，甚至在医学院校里任职。

选址

在整形医师的专业训练结束之前，就应着手对感兴趣的地区进行调研。调研的内容包括人口统计资料、人口增长情况、人均收入、城市和（或）社区的发展速度，并且评估该地区中心地段的数据资料，尤其是整形外科医师较多的区域。尝试与社区内的整形外科医师交流，听取他们的意见、观点和想法，但有时可能收不到预期的效果，因为这些医师可能不会欢迎一位年轻且受过良好培训的整形外科新人。可以从美国医学会（American Medical Association）获得具有开业潜力的地区的相关资料，该机构可提供市场区域概况（market area profile，MAPS），其中包括医师所感兴趣的地区的社区人口资料或地方商会的情况。该地区的医院对于获取相关数据或进行相关解释大有裨益，例如，医院的工作人员可以提供该地区整形外科医师的数目，这样就可以评估哪些整形外科医师正服务于这一健康社区，转诊来源是哪些，以及是否需要年轻的整形外科医师。

开业

接下来，应对工作类型做出选择，比如可以选择在包含不同学科的多专业团体中工作，如Mayo医疗中心或Cleveland医疗中心这类医疗机构，它们通常都由一支整形外科团队进行协作；另一种选择是同其他整形外科医师合作，既帮助他们分担日常开销，也可以充分利用其既成的专业工作团队。还可以在教学机构谋得一个学术职位，或在一家允许所雇医师私人开诊的医院供职或接受其赞助，但这一职位取决于该诊所患者就诊和转诊的情况。最后一种选择则是自行建立一家私营诊所。

首先来讨论一下在医疗中心供职或独立开诊。当然，在医疗中心供职能提供有保障的收入和患者来源。这类工作通常都有假期和周末休息，并且可以在一个良好的氛围中与其他整形外科医师一起讨论病例，使用适合的设备，还有机会钻研自己感兴趣的专业领域。此外，在一个较为知名的地区，与一个成熟的团队一起工作，新手医师也可以很快形成一些知名度。

然而，这种团队协作也有不尽如人意的地方，医师可能会有失去自主权的挫败感，因无法独立做出决定而感到不满，还可能与同事发生冲突，或者因为在当初面试和签署合同时没有明确薪资待遇而发生纠纷。

在加入某一医疗中心之前，还要明确这几点：
- 确保这个团队与自己的理念一致，不仅包括临床实践中的伦理观念，还应在成本承担、结算和酬劳分配方面达成一致意见。
- 与将来会在一起工作的所有医师会面，确保和睦相处的氛围；了解可能在工作中存在的分歧和竞争。
- 和团队中最年轻或最后一个加入的医师交流，因为他们可以介绍在这里经历过的挫折和（或）获得的收获是什么。
- 了解一下该中心在社区的声誉,确保其生机勃勃、有发展潜力,而且确实需要一位整形外科医师。
- 确保配偶(或其他重要的人)能与团体中其他成员的配偶等人和睦相处。如果配偶也在同一单位工作,确保其不会成为自己的主管,否则可能导致职业生涯和人际关系过于复杂。
- 所有的书面合同应由与自己利益一致的律师和(或)顾问来审查。签署书面合同前不要开始工作,而且书面合同必须经过上述审查。确保合同符合自己的行医理念,而且它应对双方有利,是一项双赢的协议。

单独开办诊所

如果医师已经着手准备独立开业,则需要获得相应的国家职业资格;而且需要提前向其所希望任职的专科医院提出申请,以便取得相关的授权。

如果医师已决定去某一社区开业,则先要在该地区找好办公场地,决定购买还是租赁。笔者认为,在开业伊始,租赁比购买合适,也能避免过多的支出。在社区寻找一处适合家人和子女生活的住处。尽管医师的配偶和子女会跟随其到任何地方,但仍应为其选择一个舒适并容易融入的社区。

确定开业地点之后,应着手进行收支预算,以便借贷到作为开业启动和初始几个月收入的资金。选择社区中管理妥当的卫生机构和(或)保险公司,安排好相关债权责任、营业保险、日常开支、债务、破产保险、员工忠实保证保险,开业者及其员工的主要医疗保险、残疾保险、生命保险及汽车保险。选择一项即时应答服务,使用寻呼机、手机,印制名片和诊所相关公告,并在诊所中设置可接受信用卡的收款方式。以一种更为社会化和专业化的角度来看,开业者需要提前和转诊医师会面,对即将来诊所工作的清洁工和办公人员进行面试。根据诊所的 CPT 代码,选择适当的账单服务方式。

顾问

应聘请各类顾问来辅助医师成功地开展职业生涯。首先,应请到会计师或注册会计师(CPA)来帮助医师处理各种财务事宜,包括在工作中设立会计制度、办理税务事宜、准备每月的收入和支出报表,以及提供投资建议。如果医师筹备独自执业,应聘请律师来帮助审查所有的合同;请银行家来负责开业之初所需的贷款或批准信用额度;还需要请到保险经纪人来制订责任保险;并请房地产经纪人来帮助医师找到新的住所或办公场所。最后,还有可能需要请管理顾问来评估和管理诊所的执业情况,但这非开始营业时所必需。一般在开业一段时间之后,诊所需要进行调整或重新安排时才需要向管理顾问咨询。

办公环境

在寻找办公地点及设计办公环境的时候,应遵循一些原则。开业者应遵守 HIPPA 规程,即开业诊所必须保证任何进入诊所的患者享有绝对的隐私权。

候诊室应宽敞、舒适,以便患者在候诊时有座位,感到舒服。管理人员应对候诊室有较为合适的视野,以便能够随时接待来到诊所的患者,同时观察到候诊室的各种情况。他们也应防止发生任何不恰当的行为,包括候诊区的财物及(或)家具被盗。谨记,候诊室是患者对办公环境的第一印象,装修风格应呈现出医师在诊室中想要表达的态度,因此应选择适合诊所并能反映出其相应特点的风格。检查室应当实用、适于临床、功能便利,使患者感到舒适,使医师感到得心应手。

请记住,第一印象的树立只需要 7 秒钟,而且只有一次机会。所以,医师的办公室传递给患者的第一印象应是值得信任。

有些仪器设备较难评估,应购置较为适合诊所的。无需购买在某次会展上见到的所有参展仪器,但是必须装配好可以处理各种紧急情况的设备。笔者建议每个诊所都应安装心肺复苏仪,并尽早实现办公计算机化。计算机可以使工作更为简便易行。有很多专门为整形外科手术设计的电脑程序,能使医师和员工的工作更为轻松,而且在某种程度上还能实现无纸化办公。

预算

成立一个诊所的费用是多少?同样,这仍取决于开业医师的思路、想要达到的标准和成本预算;而从中找到折中点往往是最好的方法。如前所述,医师需要预先借款来维持数月,因此需要与银行建立信用额度和信任关系。那么,这一步骤是否会因为医师身份而获得更好的交易结果?答案是,不会的。过去,医师是备受优待的银行客户,能获得低利息、条款易于变通的贷款。但是现在情况不同了。当医师从银行得到某一信用额度时,必须清楚,银行希望其成为长期客户。当医师去银行办理借贷时,有些东西是必须准备的:医师本人之前的纳税记录和商业计划书,后者可以作为一个声明,来保证医师具有在未来短期内可获得收入的来源,以及其有能力在一定期限内偿还贷款。与此同时,它还会对预计的外科手术费用及在未来的几个月内的预期收入作一规划。此外,银行还需要医师的开支预算和财务报表。

牢记向银行贷款的五个要素:贷款抵押物、偿还贷款能力、可用资产数额、借款者性格特点及任何贷款所需的其他条件。

小结

如果新手医师选择在医院的整形外科供职,最好保持低调而专业的形象,不要急于表现或"垄断市场",因为这可能会造成新人和高年资同事之间的对立,他们会认为这位新同事只是一个经验不足还很自负的年轻人,进而不会在其有困难时给予援手。

如果医师已经建立了自己的私人诊所,并开始营业,在初期最好维持较小的规模。保持诊所成员的小规模、高质量、可信任,并确保其遵守开业者的原则和理念。在医疗设备方面,依据需要而购置。保证诊所在适当的时间开放,并且运转良好。

确保医师成功的三大要素是业务能力、承受能力,而最重要的是随时待命。同时,要确保患者能够支付相关的医疗费用。应做到及时付账;记住便宜的往往不是最好的。如果只是要成为一名好医师,而诊所不盈利,则相应的经济危机将随之而来。不要有欺诈的行为,不要欺骗保险公司,坦诚地表现自己的素质和能力,提交真实的账单,这样有助于事业的长久和成功。

不做不必要的手术。尤其是医师在开始执业之后,应诚实面对患者和自我;对患者承认自己仍在学习中,但已经受到良好的训练,可以处理任何培训过的外科手术。阅读并理解所有管理式医疗合同。不要与患者谈判,记住,维护好诊所有赖于三点:知名度、美誉度和声誉度。诊所的维持依赖于转诊医师、患者、专业领域、良好的治疗效果和不断的督促。不要为了引起患者的注意去招摇撞骗;做好医师的本职工作,成为领域内的专家,自然会患者盈门。

员工管理

对员工的激励与授权

诊所的工作人员应该对其工作富有热情,具有团队精神和荣誉感,对于诊所开业者,及员工所在的组织结构负责。如果开业者能提供给患者专业化、价格适中的手术方案,并且患者对诊所及其员工富有好感,他们是会选择该诊所来做手术的。工作人员必须以规范化、个性化的护理和服务来满足患者的需求,应遵循以下几个简单的信条:

1. 专注于细节的到位。
2. 多付出一些努力。
3. 永远超出客户的期望。

工作人员的目标是激发潜在患者的期望,并帮助其从希望变为现实,提供能扩大诊所市场的服务。因此,当尝试将一项新的整形外科技术引入某一社区时,其目标应是市场的扩大和收入的增加。

整形外科服务的市场拓展

开业者应使用商业手段来实现扩大业务的目标:
1. 开发一种新产品或服务项目(整形外科方面的服务)。
2. 提高或降低价格以获得更多的可用资金。
3. 创建一种新的内部营销方式,或通过广告进行促销。
4. 通过工作人员的努力建立一种明确的公共关系。
5. 通过自己的患者或其他服务(如护肤系列产品),拓展新的销售渠道。
6. 制订计划和时间表以便进行评估和跟踪服务。

因此,开业者必须分析市场发展的情况,包括:
- 分析目前已引入的市场趋势和服务需求。
- 判断目前本地、国内和国际的服务需求。
- 研究新的服务需求的发展动向(该需求会长久存在,还是昙花一现?)。
- 衡量该产品或服务是否具有盈利的可能(该项产品或服务尚很稀缺,只有该开业者可以提供,还是已经随处可见,很多诊所都可以进行了?)。
- 评估竞争对手。这些诊所都提供何种整形外科服务,以及如何进行营销?
- 评估投资风险。

服务必须是可见而便利的,而且易于组织,在友好且专业化的辅助之下即可安排。这些服务应价格合理,始终如一,保持恒定。牢记,在整形外科领域,医师不是在销售某种产品,而是提供一项生物学技术服务,而这项服务是无法退换的,也无法提供担保,因为其中存在很多变数。除此之外,整形外科还有其他三个服务准则(three Ps):
- 定位(Positioning),取决于医师的知名度。
- 价格(Price),从来就不是问题,因为消费者会把"昂贵"和"好"画上等号,认为价格便宜代表缺乏经验。

- 不断的提升是唯一能向公众展示整形外科的方式。

维持诊所的运作取决于三个方面：知名度、美誉度和声誉度。

因此，在任何时候，医师都应对患者关怀、关心和关爱。如果医师能将患者潜在的求诊需求转变为他们的需要和愿望，他就可能成为这些患者的整形医师。建立一个声誉良好、顾客盈门的整形外科诊所，大约需要10年的时间，但这都是要通过良好的口碑和声誉来实现的。

成功运营诊所的诀窍

1. 对所有的患者合理计费；患者应该明确了解其都获得了哪些服务，即使有些服务是免费的。当存在这种免费项目时，应在患者的账单上注明已经给了他们合理的折扣，使其了解诊所对手术操作费用的折扣或减免情况。
2. 好好治疗患者，成为他们的知己和可以信任的医师，但不要和患者做朋友；和患者保持距离并不意味着医师的朋友不能是患者，而是不要试图进入患者的社交圈子。
3. 患者会在三种情况下起诉医师：他们不喜欢这位医师；他们对手术的费用不满；他们对手术的治疗方案不满，或三者结合。不要惊讶，所有的整形外科医师都经历过这类事情，如实记录即可。
4. 不要欺骗患者，医师可能会因此失去行医执照，这种行为无论在伦理还是道德上都是不适合的。
5. 诊室要完全保护患者的隐私，医师或诊所工作人员不得在办公室外谈论患者的任何事情。
6. 医师的专长是整形和重塑外科，而不是美容外科，后者只是我们专业的一部分。
7. 不要把自己看得过重。不要虚度年华。没有人是不可或缺的，而整形外科只是维持生活的一个手段，并不是生活的目的所在。

医患沟通——方式、内容和技巧

对于整形外科诊所而言，真正能吸引和留住患者的，不仅是医师的外科专业技能，还应包括沟通能力。所以，当医师与患者交流时，必须具有亲和力、诚信力、专业性和真诚感。换句话说，患者想要医师做手术，从根本上来说是对医师的信任。

可通过如下方式来提高沟通技巧：
1. 用心倾听。
2. 坐下来，与患者进行眼神接触，交谈时应以目光平视。
3. 谈话时要有表现出自信，但一定要以实情相告。不要让交流处于戒备状态，一旦医师与患者之间产生戒备，无论在术前还是术后，医师都将陷入一个备受责难、充满敌意和傲慢自大的恶性循环。
4. 向患者提供有价值的信息，应坦诚、简洁、正面、真实、可靠，令人难忘但实事求是，并始终让语言简明易懂。
5. 医师的言谈举止应令人感到愉快，比较坦诚，并适时而真诚地对患者微笑。
6. 应保持面容的友好和开朗，不要皱眉或冷漠地凝视患者。
7. 应对患者提出的问题表现出兴趣，并在倾听时全情投入。不要匆忙离开，而是使患者感到医师和他们交流的一刻，注意力完全集中在他们身上。
8. 医师应通过适当的手势使肢体语言充满亲和力。在问诊过程中，坐下来，以一种专业的态度与患者接触，从肢体、情绪和心理等各方面努力增进和患者之间的交流。
9. 应着装整齐，与患者交流时应保持镇定，语调应温和、清晰、不慌不忙，语言通俗易懂。永远不要居高临下或态度傲慢，记住，沟通是一种基于关爱的理智的行为。

第2节　市场营销和诊所经营的提升

如何进行美容诊所的营销

营销可能会增强诊所的影响力，但是真正拉大诊所间差距的依然是口碑。在笔者进行诊所经营的过程中，始终把自己的家庭生活放在首位，时刻牢记整形外科只是一种职业，而不是一种生活方式，做事情必须有先后顺序，明白孰轻孰重。同时，还要明白你就是你，不要试图去模仿，或成为其他的整形外科医师。简单来说，如果医师对自己的专业感到满意，不断成熟，经济方面稳定，事业方面在做自己想做的事情，那么，为何还要寻求改变呢？

笔者从几年前开始对自己的诊所进行评估，总结其发展过程，并分析推动诊所发展到目前这一领先位置的内外因素，有几点值得关注。针对员工和患者群体的问卷调查表明，笔者是一位有风度、关心患者，并且在整形外科领域小有声望的医师，但是对患者的处理总是有些"太快"，好像有太多的事情要做，因此，笔者确实需要在患者身上花更多的时间。因此，笔者开始在诊所内制订一个更加以患者为中心的计划，通过这个计划，患者不但从医师那里，还是从其他工作人员那里都可以获得更多关于美容外科的信息。诊所还聘用了一位患者协调员，来对患者进行评估和跟踪治疗结果。我们对患者进行分析，调查为何一些患者需要被安排在诊疗日程中，并将这些患者的数量，与新近来门诊的患者之间的数量进行比对。我们开始延长患者初次问诊的时间，提供给他们相关的录像、宣传册等大量信息。然后对诊所按季度进行评估。

所有这些投入诊所的精力，都使得诊所的运转更具有商业性，更为高效和有组织性。本书中提到的这些理念并非事先规划好的，而是对这些年本人所奉行的人生准则的一个延伸和提炼。

经营理念

1. 确定个人的职业目标并持续保持在能够有所成就的水平。
2. 在诊所的经营中，不断强调积极的方面。
3. 认识到自己的局限性，并且为自己正在做和已经取得的成绩，以及为未来所做的计划感到欣慰。
4. 要记住，没有人是不可或缺的。

下面的章节将讲述笔者在整形外科诊所的建设中取得的成功经验，包括经营理念和处世哲学等。

患者来诊所就诊的原因

首先，患者来此就诊因为诊所新近开张，可供选择，他们认为在此可以获得更优惠的价格，而并非基于医师的专业技术。不过，对医师外科手术水平的评估依据的是全国范围内整形外科的统一标准，而并非社区范围内的。

- 评价：这些评价可以来自医生、患者、家人、朋友，以及诊所的员工，但他们通常对整形外科没有多少了解。所以要使患者对医师感觉满意且有信任感。
- 不要推销手术：患者前来就诊的原因是需要进行某项手术，因此不要建议他们做额外的手术，因为医师需要积累更多的经验。有时，两个手术可以一起进行，如下颌的假体植入和隆鼻术，但绝不是隆胸术，因为此时患者可能需要进行乳房固定。不要向患者推荐他们没有提出的手术。患者需要感受到医师的真诚、可信和可靠。
- 诚信并自信：虽然诊所是新开业的，但医师训练有素，有能力胜任。
- 接诊其他医师的患者前需要做的工作：应该在接受转诊患者之前和他们的医生沟通，充分了解该患者就诊的过程而不能只听信患者的一面之辞。很重要的一点是，患者对医师讲述的关于其他医师的事情并不一定是事实的全部。

初诊

美容患者通常比较紧张，有内疚感，有时候会认为他们正占用医师的时间问一些愚蠢的问题，而医师本可以做其他更"重要"的手术。和医师交谈时，患者通常会手足失措。第一次和整形外科医师见面就诊往往是最困难的一次，应帮助患者放松。

- 首先向患者诚实地介绍自己，你是谁，你的主要工作是什么。对患者讲话要简洁，并表示尊重。
- 应告知患者，自己擅长以及不够擅长的领域是什么。如果表现得不诚实，就会给自己带来麻烦。如果该手术是医师第一次接触，要告诉患者这是医师第一次进行这种手术，但也要强调自己是一位训练有素的外科医师，要做的外科手术则是一种常规手术，并不难，或者说诊所会邀请到一位更有经验的专家在旁边来帮助、指导手术。
- 永远不要说"不用担心"，因为患者总是会担心和焦虑的，诚恳的交谈和安抚患者就足够了。
- 永远不要说"一切都会好起来"，因为有可能不会好转，或者结果可能不尽如人意。
- 彻底仔细地检查患者并告知所发现的全部情况。
- 向他们讲解手术方案，并告知这只是一个计划，而不是一个设计图纸和最终结果，而且手术操作过程中，很多的情况可能发生改变。
- 客观、真实地告诉患者常见的并发症和其他可能出现的问题，甚至也可以向其交代一些不常见的并发症。
- 在当今这个时代，和患者进行详尽耐心的讨论是非常重要的。
- 不要讨论或者进行没必要的手术。
- 不要说"钱不是问题"，因为对患者来说很可能就是问题。如果手术方面出了问题，钱正是他们诉诸法律要求赔偿的。
- 不要在社交场合谈论手术。不要做没有准备的诊治。

第一印象

- 第一印象的形成只需7秒。
- 医师和诊所都会被患者评价，自己和员工一言一行都被他们感知和判断。
- 到位的服务会产生持久而良好的印象，并形成好的声誉。

患者的性格

- 主宰者（driver）：对于这些患者，咨询时间通常较短，他们会很快做出决定。他们无法花费很多时间来诊所咨询，因此希望可以速战速决。这些患者决定做与不做手术常一样迅速。花些时间对这类患者进行评估非常重要。这类患者通常是企业高管或者社交名媛，确实没有时间和医师沟通。对于他们来说，医师只是他们的服务人员而已。
- 沟通者（talker）：此类患者前来诊所，期望医师在第一时间尽可能多提供一些诊断意见。他们通常会准备好大量的问题与医师讨论，因此必须立即评估这些患者所需要的项目，并且花时间和他们一起讨论，确定他们的期望是现实可行的。
- 计划者（planner）：这类患者已经对自己的手术进行了计划，包括如何进行手术，哪些是需要的，哪些是不需要的，他们想确定医师和该手术是否适合他们的计划。
- 思考者（thinker）：这类患者通常提出几个问题，期望医师来做出决定，在咨询期间通常话语很少。他们对这个手术已经有过深思熟虑，现在就是来考察一下，听听医师都会说些什么。这些患者通常会说："您是医师，请告诉我需要做什么手术！"
- 讨价还价者（shopper）：这类患者已经在多处诊所咨询并对收费、外科工作人员以及其他方面进行过比较。医师只需要做好自己的工作，不要与其他外科医师恶性竞争。谨慎对待此类患者，无需报太大期望。

患者术后处理

请记住，事情都是要到最后才见分晓的。只要医师还在业内发展，患者就永远是一切。医师永远不会停止对他们的服务。如果失去了一名患者，或其选择了其他诊所就诊，原因一定他在原来的诊所有令其不快的经历。

术后处理患者的技巧和手术本身一样重要。如果出现了并发症或者其他问题，应安抚患者说："我将和你一起战胜它们。"

必须做的工作

1. 换敷料，或拆除缝线时，医师最好在场。如果医师不在场，工作人员应向患者解释原因。确保患者见到其主治医师，了解医师是关心他们的术后处理的，如同术前一样。
2. 无论患者是否需要，都要尽可能多多回访。患者在术后更需要关心，因为大部分患者术后都易发生情绪压抑的症状。
3. 如果希望被所有的患者支持，就应诚实、迅速、彻底地回答他们提出的问题。他们中许多人都是第一次经历手术，虽然对医师来说可能只是一种常规术后情况，但对他们来说并非如此。
4. 要诚实。如果医师发现问题，要耐心解释。告诉患者，哪里存在问题或并发症，并讲述自己的计划。记住，哪怕只是一个"很小的水肿"也可能会带来很多麻烦。不要因并发症而责怪患者。大多数医患之间的问题可以在术后护理期间得到很好的解决。这是处理医患关系的黄金期。患者对医师的态度往往取决术后那一瞬的感觉。

难于沟通和心情不佳的患者

患者可能是下列情况之一：

- 不停提要求的患者：我希望我来决定手术时间和手术方式。因为我已经付了钱，如果医师不按照我的想法去做的话，我将拒绝付款。
- 不断道歉的患者：这种患者任何时候都在不停道歉，以致于严重打扰医师的工作。当医师有很多其他重要患者需要检查，或有生病的患者需要照顾时，不断地道歉会占用大量的时间。对于这种患者要加以严格控制。他们需要得到保证，因为他们对自己的状况没有安全感。如果医师让他们失望，他们可能会变得偏执。
- 煽情的患者：他们会不停地说"我听说了很多您的事迹。您是世界上最了不起的医师"，但通常的目的是通过恭维而降低费用。
- 不友善的患者：他们常会说，"我对手术不满意"，"我对您和您的收费不满意"。医师往往会从工作人员那里得到这样的反馈，此类患者在对医师态度不友好前，已经对一些员工态度恶劣了。
- 愤怒的患者：对手术感到不满意的患者。"我不打算支付费用"，"如果你想开账单给我，我会起诉你。"通常在此之前已经有人告诉他们，手术并不适合，也很难做好。
- 讨价还价的患者：他们通常会说，"我有很多朋友等待接受手术。他们想看看我的变化。能否请你给我一个折扣。"请记住，不要打折；医师应为其服务收取适当的费用。
- 欺诈性的患者：一般说，"我们能不能换个手术名称，否则我的保险是不会支付的？"

复杂情况的处理

在诊治过程中时常发生复杂的情况。
1. 尝试分辨出手术风险高和情绪化的患者。
2. 比较患者计划整形部位的畸形程度和患者对这一整容手术的关注程度，如果这两者之间完全不成比例，医师需要有充分的准备，重新对这位患者进行评估，应与其详细交流，了解其对自身的确切感受，如何看待自我及进行自我形象设计。他们有可能患有躯体强迫改变综合征（body dysmorphic syndrome）。
3. 已经在多个外科诊所咨询过，或进行过多次手术的患者时常很棘手。该患者做过多种手术，并且在很多外科医师处就诊和治疗。首先要和给这位患者做过手术的每位医师沟通，获得他们的手术记录。记住，永远不要接收这样的患者：他们拒绝医师在术前和原来的外科医师接触（这一咨询需要得到相应的许可）。任何事物都有两面性，很可能这位医师所要提供的正是现任医师所需要的信息，从而避免将此位患者当做疑难病例处置。不要试图成为"问题手术"的最后一位术者。
4. 如果患者已经有实际的或心目中的手术需求，医师应进行解答，并把握其方向。医师必须是患者的定心石，让他们认识到，问题其实很小，并不需要手术。否则，他们将去其他诊所咨询。应诚实的前提下提供支持和鼓励。
5. 谈及患者和其家庭，医师应谨言慎行。此外，当医师和其他任何人谈论到患者的情况时，请确认得到了患者的许可。如果不这样做，医师可能会违反医患关系中的隐私保护。
6. 不要带着焦虑或恐惧心理处理患者的问题。所有的问题都会得到解决的。问题解决与否，常取决于医师对患者的态度。

要避免罪恶感－敌对情绪－傲慢情绪－对抗情绪这样的恶性循环！如果医师和患者陷入这样的循环中，医师可能真的失去了自己的患者，因为患者会令医师感到不舒服，医师则会对患者对待问题的反应产生敌意、傲慢自大的情绪甚至停止回复他们的电话咨询。最终，医师会使患者对自己产生敌意，而这通常会导致诉诸法律，对簿公堂。

有效的整形外科内部营销技巧

当今的整形外科是最吸引眼球，也最为媒体所关注的医学专业。就整形外科而言，即使没有进行营销，信誉度也是最为脆弱和难以维护的；但如今，随着外部营销的与日盛行，即使要维护整形外科领域在医学界的专业地位似乎也变得更为困难了。

让我们来探究以下这些可行的内部营销方式，这些方式可以有效促进整形外科的发展；同时也关注一下有些貌似无效、适得其反、成本高昂的方法。对整形外科医师来说，最好的营销策略是维护患者的忠诚度，并确保患者对整形外科保持这一种专业认知。

概述

与其他专业不同，整形外科是一个正在成长和服务需求不断增加的专业。从20世纪70年代起，美国的整形外科手术量就呈现出快速增长的趋势；然而，与此同时，其他专业的医师也在进行整形外科手术，其增长速度不可小窥，已经逐渐形成竞争。竞争的焦点主要集中在高收入的中青年群体，他们拥有大量可支配收入，愿意在整形手术上消费，但是会进行比较和选择。

如何面对竞争

美容外科的竞争日趋激烈。商业化美容院、医院和一些所谓的"美容外科中心"等机构一直在加强对美容整形外科的宣传营销。它们都采取媒体营销和客户推广的方式。然而，这种高调的营销是为了吸引中高收入阶层的患者来进行选择，未必会盈利，因为这种推广的成本很高，而且这些费用是没有第三方支付的。因此，在患者身上投入的成本大幅增加，产生高额的费用，但对必需的门诊设施投入却减少了。

许多市场化运作的营销方案，试图通过惯常的营销手段来向患者推荐整形医师或"美容医师"，这种做法其实已经使整形外科的形象和口碑打了折扣，甚至可能会导致与营销公司合作的医师承担相应的法律责任。

营销的概念

营销和广告是两个不能互相替代的概念。营销是一个过程，通过这一过程，来了解和研究营销所针对的受众是哪些，这些受众的需求，以及他们希望从营业者的经营中获得什么。营业者通过这些信息（或研究成果）来制订相关的策略、服务内容和职业决策（或计划）；或者实施新的策略，服务内容和计划。然后需要向受众提供反馈信息（或测试、跟踪），让这些受众（对于开业医师而言是患者）知道医师对于他们的需求和关注有所回应（即沟通）。使受众满意是一切营销方案的最终目标。营销是商业行为的灵魂，它是商业活动的基本原则，这一点已成为美国健康管理系统的共识。

市场营销的定义

从根本上讲，市场营销是一种经营行为，即将某一产品（本书中为医疗服务、外科手术或其他相关内容）的生产者（本书中为医师）推荐给和其具有互惠关系的该种产品的潜在用户（本书中为患者）。传统的营销概念有以下四个核心要素：

1. 所要销售的是产品还是服务。
2. 该产品或服务在市场上的定位。
3. 该产品或服务的价位。
4. 该产品的推广情况。

开业医师需要关注的是最后一个要素，即采取适当的、符合伦理道德和经济有效的方式推广自己的产品，也就是整形外科服务。

外部营销和广告

因为广告与市场战略的创意相结合，所以广告投入非常重视投入产出比。因此，有偿广告需要掌握信息传播的时间点和内容，并希望通过详尽规划和曝光度，创造广泛的识别度，并最终增加医疗机构的患者流量。凭借良好的广告宣传活动，整形外科医师可以完成成功的公关计划，会提高公众认识，进行科普教育，使患者对此产生兴趣，并提高医师的个人声誉。

不过，此类外部运作的广告策划与营销常耗资巨大。而此类操作所取得的效果与那些医药公司进行的营销往往不能相提并论。进行过此类广告宣传的整形外科医师常有这种感觉，做广告不但成本高，收益也不能达到预期的最低标准。但这种公共广告只是常规营销的一部分，并非吸引患者前来就诊的唯一方式。那么，是否有更为有效的营销方式来帮助整形医师吸引并留住新患者，并促成其他医师的转诊呢？

内部营销

如果内部策略应用得当，吸引新患者到诊所就诊的宣传费用将会大大减小。简单来说，这种方式就是引导患者及其亲朋好友，以及有潜在转诊意向的医师对诊所进行了解。在内部营销过程中，拥有一个数量可观且不断增长的患者群体至关重要，他们对该诊所的整形外科手术有兴趣，同时，也可以通过媒体广告之外的，高效的外部市场营销手段来进行营销，使这一群体对诊所保持关注。

因此，需要对开业诊所进行评估：

- 评估诊所对目前的市场份额是否满意。
- 确定最有希望在该诊所选择整形手术服务的潜在消费者，并且开发一些患者可能认可的新的整容项目（如增设美容外科、小儿整形外科门诊、皮肤护理等）。
- 医师可以学习新的治疗方法，这样诊所就可以向患者提供新的服务项目（如显微外科、颅面外科和手外科）。

评估的基本步骤是：

- 对诊所进行彻底的审视。
- 了解诊所的的强项和弱点。
- 确定诊所的服务定位。
- 继续寻找合适的雇员来提供相关服务。
- 关注竞争对手，注意观察其正确以及错误的决策，这些诊所的经营背景，及其取得成败背后的原因。

开业者应对自己做过的营销工作进行回顾。如果还没有进行过营销，可以从机构内部着手进行。应建立一个制度来提升开业医师的形象，包括良好的医德风尚，高超的整形外科手术技术，并维护这种专业的氛围，进而吸引患者。当然必须保证开业医师能够提供这些整形外科服务，并且术后效果良好。无论进行了多少营销，开业医师必须成为一位德才兼备的整形外科医师，否则将无法生存。记住，信誉才是生存的关键。

迅速提升诊所营业水平的方法

训练有素的工作人员

最好的内部营销是让员工更加训练有素。接听患者电话的工作人员会给患者留下第一印象。笔者注意到，显而易见，很多医师并不知道他们的员工是如何应答打入诊所的电话的。从患者打入诊所的第一个电话开始，他们就希望自己受到足够的重视。同时也应让患者感觉到，诊所的时间安排和办公室的管理都处于高效率的状态之下。如果员工在接电话的过程中言语恰当、语气愉快，可以很容易地将这一状态传递给患者。笔者建议在工作时间内不要使用自动的电话接听服务，其中应包括午餐时间。如果需要在午餐时间使用自动声讯服务，请确保该服务处理来电的方式是妥当的，能够明确给出诊所的相关信息，而不要只是说："这是医师办公室。"还应注意采用真人的声音，而不是机器声音应答。

患者首次来诊所咨询

下一步就是给来到诊所的初访者留下一个美好的印象。诊所装修应使诊疗机构的专业环境和舒适性相一致。装修应避免过于豪华，因为这可能对患者造成负面的心理影响，使他们感到承担不起医疗费用。

患者在诊所的活动

患者在诊所的活动应平稳进行；尽量把术后患者和预约患者分开。营业者都会经历患者因为费用或其他原因和医师发生争执的情况，应尽量控制住这种情形，因为这肯定会让新来诊所的患者感到不安。记住，从心理学因素考虑，患者希望医师的办公室干净、整洁，并且方便使用。毕竟，开业医师一定都不希望患者心里有这样的想法——诊所混乱不堪，医师的手术水平一定令人不敢恭维。

笔者在经营当中做过的最明智的事情，或许是雇佣了一位患者协调员来帮助管理这些事务。通常情况下，这位患者协调员会在患者的预约前（后）与之见面，并向患者展示各种和治疗有关的录像、照片或电脑图片，和患者讨论病史和他们的期望目标，并和回答他们的问题，使患者放松。同时，这种方式还可以帮助医师收集完整的患者资料，比常规的患者定时预约咨询更为有效。请记住，所有的工作人员，无论谁接待患者态度都应始终如一，这是至关重要的。开业者应负责对员工进行充分全面的培训。诊所的工作人员所传达的应是开业者的行医理念、诊疗计划和手术程序，而不是他们个人的想法。

细节制胜

在细节中体现人性化的关怀是很重要的。在笔者的诊所，每位到访过的患者都会在第二日收到一封感谢信，同样对转诊过来的患者和其转诊医师也会表示感谢。与以往的患者保持联系，哪怕只是一年一次的电子邮件、诊所的宣传册或患者问卷也是有效的方式。人们乐于获得新的美容手术信息或了解诊所中有哪些新举措。如果经营者计划进行某一类型的宣传，应投入足够的资金和时间，以使这个行动更具吸引力。如果简报或小册子设计不佳，往往适得其反。

可利用计算机的系统来进行患者的随访活动。以月为单位，估算潜在手术患者在新患者中的比例，每年应对这一统计数据进行1~2次的整理和测算。如果该比例≤50%，则说明诊所的业务经营陷入停顿并分析原因。查阅各相关记录并寻找线索。这种回顾分析可以作为一种监督指标，来指导营业者调整管理方法、工作方式和（或）员工对患者的态度。相对于做广告来在社区中树立个人形象，尽可能利用个人的社会关系是更好的选择，而且可以降低成本。可以举办美容外科研讨会，或在诊所举办开放日。特别当开业诊所设有外科手术中心时，则应让员工为在诊所内外举行的专业或社交活动做好充分的准备。

个人交流

应与所有的患者进行个人交流。通过眼神和简短接触让患者感受到医师对他们的尊重。随时记下患者透露的任何信息，如提到换了新工作，即将度假，儿女要举行婚礼等。这样，在下次患者来就诊时，可以与其寒暄问及新工作或度假的情况怎样。患者会对医师的记忆或询问表示惊奇，而且这将帮助医师表达他对于患者的关注。这种友好的专业精神，能帮助医师赢得患者的信任，证明其医者仁心。

快乐和传递

记住，患者是医师最好的听众，应在让患者感到快乐的同时，传递出医师要传达的信息。请记住，一般来说，如果一位患者就诊经历很愉快，他可以将信息传播开来，并带来3~4名新的患者；但如果有患者在就诊中发生了令其不快的事情，他会把这种负面的信息告诉给20个甚至更多的人。请记住，职业素养和道德信誉是关键。

建立内部营销计划的步骤

概述

在诊疗机构的创建过程中，必须：
1. 评估诊所的需要。
2. 做好预算计划。
3. 对诊所做仔细的审视。
4. 观察诊所的外部情况。
5. 制订个性化的计划和流程。

让我们对这些领域分别进行评估：

1. 评估诊所的需要

    A. 是否对诊所经营现状感到满意？
    B. 诊所的财政是否运转良好？
    C. 诊所的患者组成比例是否合理？
    D. 诊所的业务是否稳步增长？
    E. 诊所的发展规划是怎样的？

    如果题目 A~D 的答案是"是"，那么营业者可以考虑继续扩大业务了，但如果其中任何一项的答案是"否"，则需要制订一个专门的营销方案，来使诊所的经营达到营业者的预期。

2. 做好预算计划

    A. 10%~15% 的收入作为启动资金。
    B. 5%~7% 的收入用于扩大经营规模。
    C. 7%~10% 的收入用于新的投资计划。
    D. 3%~5% 的收入用于在进行新规划之后维持原有的经营水平。

    按照这一比例进行估算，可以得出诊所能够承担的费用。

3. 对诊所进行仔细的审视

    A. 诊所的患者是哪些人群？
    B. 诊所的转诊医师都是哪些人？
    C. 诊所的员工的工作水准是怎样的？
    D. 开业医师的口碑如何？

    针对诊所经营现状进行的这一评估应实事求是地进行，这样才可以找出诊所在哪些方面需要进行调整。

4. 观察诊所的外部情况

    A. 诊所的竞争对手有哪些？
    B. 诊所的地点如何？
    C. 开业医师是否需要自我提升？
    D. 和社区中的其他诊所相比有何优势？

    这一对诊所的整合从本质上是诊所的自我提升过程；在制订这一方案后，以季度为周期的财务评估和跟踪就愈加重要了。诊所只能负担各种计划中的费用。任何营销方式从投入到有所收获至少需要 6~12 个月的时间。这些结果不会直接显现出来，但会体现在新患者的数量上，以及诊所财政损益状况的明显变化方面。记住，要尽可能自力更生，减少对外部推广方式的依赖。因为营业者对自己的诊所和整形外科专业比其他人都更为了解，只需多花心力经营。请记住，做广告好像毒品，一旦开始，就很难停下来，因为这可能是给诊所带来新患者的方式。最后牢记，千万不要让高额的开支毁掉诊所的正常运转！

经营战略规划

概述

战略规划，即建立在各种事实和概念基础上的有远见的计划。记住，没人能预测未来，所有的概念和想法都源自梦想。因此，要认清自己所处的位置，确定未来的方向，期待梦想的实现。通过有组织的规划，在发展中少走弯路，顺利实现目标。

但是，要实现一个战略规划，就必须仔细制订一个总体规划，并且在制订之前搞清如下问题。

问题

1. 你想做什么？（使命）。
2. 你是谁？（当前状态）。
3. 你想成为什么样的人？（愿景/未来状态）。
4. 有哪些工作是必须做的？（应专注的领域）。
5. 如何达到目标？（策略）
6. 如何对任务完成情况进行评估？（追踪）。

    然后创建一个分阶段实施的方案，并高效地组织分步实施。

概述

第 1 步：项目组织。（决定诊所的经营方向）

第 2 步：信息收集。

第 3 步：情境评估。（需要做哪些改进来实现这些目标）

第 4 步：战略发展。（如果需要，在专业人士的帮助下建立一个战略方案）

第 5 步：实现目标。（以一种适合的、可实现的方式来进行）

实现目标的各类计划

第1阶段

1. 评估诊所。
2. 评估患者群体。
3. 评估整形外科诊所的软硬件情况。

4. 创制图像标示（或商标）。
5. 优化患者就诊系统。
6. 和员工讨论新患者的情况。
7. 制作宣传册并更为高效地加以利用。
8. 制作即时简报（可能不会带来直接的效果，有时价格昂贵且宣传过火）。
9. 制作给患者的感谢信、卡片和表达谢意的便签。
10. 制作患者随访信。
11. 针对诊所内外的潜在患者，制订具有代表性的整形外科方案以进行宣传。
12. 制作目录式广告（除非是非常知名的整形外科专家，否则这种方式只是又一种黄页类广告而已）。
13. 制订在诊所内对患者进行协调的方案。
14. 使用医院市场总监的运营方式来经营整形外科诊所。
15. 直接在媒体做广告。
16. 患者追踪系统。
17. 评估所有营销方案的花费和诊所在这一方面的投入底线。
18. 放弃所有得不偿失的方案。

第2阶段

1. 制作涵盖相关治疗信息的小册子，包括术前和术后治疗全过程的指导。
2. 提供有个人标识的整形美容外科百科全书。
3. 制作风格考究、式样新颖的诊所宣传手册。
4. 提供有个人标识的操作录像。
5. 提供有个人标识的知情同意书和手册。
6. 建立诊所的网站（非常重要）。
7. 进行门诊手术。
8. 进行术后护理措施。

第3阶段

1. 为患者、公众和其他医师举办诊所开放日。
2. 与医疗管理机构[如健康维护组织方案（HMO）、优化选择方案（PPO）等]合作。
3. 为各类外科手术服务筹资。
4. 为转诊患者的资源提供的感谢不仅仅是一封感谢信和一份圣诞礼物：
    a. 对患者；提供折扣。
    b. 对转诊医师，给他们介绍的患者打折和（或）提供免费咨询。
5. 为患者准备礼物，如鲜花、罩衫、围巾、小日历簿、化妆品等。

6. 投其所好：面部护理、身体按摩或享受一天"奢侈生活"。
7. 提供护肤/水疗保健，或用知名化妆品（如面霜、乳液、抗皱霜等，这是一项花费较为昂贵的投资）进行美容服务。

结论

市场营销就像一棵树。在期望这棵树结出果实之前，必须将它种好，让其生根、长叶。在开始实行任何营销方案之前，营业者应详尽彻底地对自己的定位和需求进行研究。应制订职业生涯的长远目标，评估自身的优缺点，找出还需完善的方面。除了评估临床实践领域之外，还应考虑个人生活层面，考察自己的性格和生活实际是否适合于开展这类营销活动，且是否与自己的财务策略相匹配。诊所的成功经营有赖于有效的沟通，既满足患者的需求，也满足自我的需要。因此，无论是作为整形外科医师，还是一个独立的个人，开业医师都必须选择与自身价值观一致、适合自己的沟通方式。

（牟方国　李传荣　译）

拓展阅读

Albrecht K, Zemks R. Service American – doing business in the new economy. Homewood, IL: Dow Jones-Irwin, 1989

Antin HB, Antin A. Secrets from the lost art of marketing. New Orleans: The Antin Marketing Group, 1992

Baum N. Marketing your clinical practice. Gaithersburg, MD, 1992

Beckaham JD. Marketing your practice – a practical guide for physicians. Arlington Heights, IL: Health Market, Inc., 1993

Brown S, Nelson AM, Branhesh S, Wood S. Patient satisfaction pays. Gaithersburg, MD: Aspen Publications, 1995

Brown SW, Morley AP. Marketing strategies for physicians. A guide to practice growth. Oradell, NJ: Medical Economics Books, 1996

Colon GA, Church JM. Office surgery – old concept modernized. J Louisiana State Med Soc 1982;134(5):7–9.

Colon GA. Office surgery. Current Therapy in Plastic and Reconstructive Surgery. J Louisiana State Med Soc 1988; 416–419.

Hillestad SG, Berkowitz E. Health care marketing plans: from strategy to action. Homewood, IL: Dow Jones-Irwin.

Jewell M, Jewell M. Practice management. Newport Beach, CA: ASAPS, 1998.

LeBoeuf M. How to get and keep the customer for life. New York: Putnam, 1997

McCormack M. What they Don't Teach Your at the Harvard Business School. New York, NY: Bantam Books, 1997.

Naisbitt J. Megatrends – ten new directions transforming our lives. New York, NY: Warner Books, 1997.

Nelson AM, Wood S, Brown S, Branhesh S. Improving patient satisfaction. Gaithersburg, MD: Aspen Publications.

Office management and practice management. Chicago, IL: ASPRS,

1987.

Poppe F. 50 Rules to keep a client happy. New York: Harper and Row, 1988.

Portnoy S, Stromberg E, et al. Acquiring and enhancing physician's practices. New York: American Hospital Publishing, 1993.

Practice development for residents. Chicago, IL: ASPRS, 1992.

Quick J. A short book on the subject of speaking. New York, NY: McGraw Hill.

Ramirez LD, Lowder JD, Lowder BL. Practice growth through effective patient relations (proven techniques for plastic surgeons to increase cosmetic surgery). Salt Lake City, UT: Medical Marketing Service, Inc., 1999.

Sachs L. Do-it-yourself marketing for the professional practice. Englewood Cliffs, NJ: Prentice-Hall.

Starr P. The social transformation of American medicine. New York, NY: Basic Books, 1985.

第1部分：美容整形外科的组织机构

第 2 章

美容患者的临床摄影

Val Lambros

这个世界充满了各种可见的物、人和其他事物，在看到它们的同时，我们对其加以鉴别、欣赏、定义和判断。从物理学的角度讲，我们看到的实际上并不是事物本身，而是光在这些事物上发生折射和反射的影像。

"摄影"一词的本意是"对光的记录"。古语所说的"一张图片胜千言"（a pictures is worth a thousand words）并不完全正确；往往一张图片所包含的某些信息远非言语可以描述。临床摄影的目的就是观察并记录这些对象的形态及变化。这些记录可以说明大量的问题，但对于整形外科医师来说，我们通常是用拍照来判断治疗前后的状态，并以此来说明变化的过程。不管对外科医师还是对患者来说，图片都是非常宝贵的病历资料。患者的每一次随访都可以拿其作对比参照。照片可以展示出成功的手术的每一个步骤。在最糟糕的情况下，它们还能在法庭上为我们提供有利的证据。

人体可呈现出高度复杂的曲线和形状。虽然我们不是知觉心理学家，但仍惊奇地发现视觉记忆是如此这样具有选择性，有限且短暂。临床实践中，经常遇到患者这样说，"我新长出了一条皱纹"，但事实上，通过我们对着镜子观察发现，典型的皱纹需要几年才能形成。举个例子，许多患者声称他们熟悉自己脸上的每一个毛孔，但当向他们指出一个明显的特征时，他们时常大吃一惊。有时术后短短几日，患者就忘记了他们以前的样子，速度惊人。外科医师的视觉记忆通常也不佳。

外科医师关注的焦点可能是在特定的结构，而会忽略仅距毫厘的地方，某种结构或形态可能在治疗前就已存在，但直到事后才发现。而后一种情况，对患者和外科医师来说同样令人沮丧，因为患者相信，是手术导致了一个"新"问题出现。这时，如果没有高质量的影像记录，外科医师无法证明自己的清白。同样，非术区也可能事前存在问题，但因为没有好的影像资料而无法对其进行分析。

临床摄影的必要条件很简单，必须能使图像清晰地显示在打印纸或屏幕上，并且在一段时间后也能如此。随时间推移，这些图像在光线和形态上保持一致。说起来虽然简单但在实际操作中却并不容易做到。

数码相机在很短的时间内就成为整形外科医师在临床使用的主流工具。除了备份保存稍有些麻烦，数码摄影比传统的胶片摄影更为经济、灵活和容易操作。图像的分辨率一直在提高。在数码相机发展的初期，傻瓜式数字相机很受欢迎，但是因其变焦镜头和成像传感器均较小，使得这些相机拍摄的图像质量差强人意[1]。

整形外科对影像资料的保存要求是很高的。我们推荐使用单反数码相机（单镜头反光相机），这种相机使用更为先进的闪烁可互换镜头。尽管对于 CCD 传感器、像素尺寸、打印尺寸和像素等内容的详细叙述超出了本章所讨论的范围，我们还是要说明，在实践中，常用水平分辨率（对某一个图像宽度的像素数）乘以垂直分辨率（解释同前）的数值来描述一个图像的分辨率大小，单位通常为百万像素。大多数商用打印机可打印的照片质量为每英寸（1 英寸 =2.54 厘米）300 像素。因此，一台有 800 万像素分辨率的相机所拍摄的照片可以打印成大小约为 8×10 英寸照片。如果打印成更大的尺寸则可能影响打印的效果。400 万～ 500 万像素是专业性成像应用的最低标准。

数字技术的应用使我们可以在不增加成本的前提下保存更多的影像资料。如今这种记忆存储设备的价格已经大大降低，使得存储和备份的费用比几年以前要降低很多。患者的图片资料可以存储在一个特殊的程序中，这种程序可以提供很多其他的功能，例如镜像系统的应用（Mirror System from Canfield Scientific）。

光线

数码摄影是传统摄影方式的一种延续，而在摄影对象的显现、光线的使用和对比度的设置中，这种摄影方式与过去 170 年的应用是一样的。对光、影、形态和位置的探索一直是西方艺术成就的典范之一。有很多天才为之奉献终身，也有大量的关于摄影的专业书籍。临床摄影与肖像摄影不同。肖像摄影的目的是为了捕捉讨喜的面容或者姿态，或者是通过人、物去揭示重要事实，临床摄影的目标不是艺术。我们要做的则是对事物进行客观的描述。这是一个视觉上的转录过程[2]。

生活中，光线勾勒出面部和躯体的轮廓，更确切地说是光和影的结合给予它们视觉上的定义。侧光比正面的强光或柔和的弱光更能清楚地显示皱纹、轮廓和形状，强光或弱光都淡化它们，减少层次感（图 2.1）。

在患者的照片中经常发生的问题是，某些细节和轮廓被光线冲淡了或"夷为平地"，使其不可见。身体脂肪或某些面部皱纹在正面光线照射时往往不可见，但在日常的垂直光却清晰可辨。通常，切线方向的光线能最好地显示皮肤的不规则，如乳房形状或身体的轮廓在微阴影光中最清晰。不同的光线显示不同的事物，没有任何单一的光线能显示一切，所以必须调和不同光线。灯光设置让人看起来越迷人，就越不可能真实清晰地显示皮肤和形态的问题，而这才是患者和外科医师感兴趣的[1]。

照明方案

整形外科的照明设备已经有许多进展，从不同复杂程度的相机闪光灯，到不同配置的外部光源均有包括。人像照明通常是不对称的，即通过不同的亮度展示面部或身体的不同侧面，以利于对其特征的描述[2]。通常，在临床应用的照明应该是对称的。如果时间、空间及外科医师的习惯允许，我们推荐使用小银双伞，将其安装在高于患者眼睛水平的平面上。这种照明能够较好地显示皮肤的细节，而且通过灯光的上下移动，

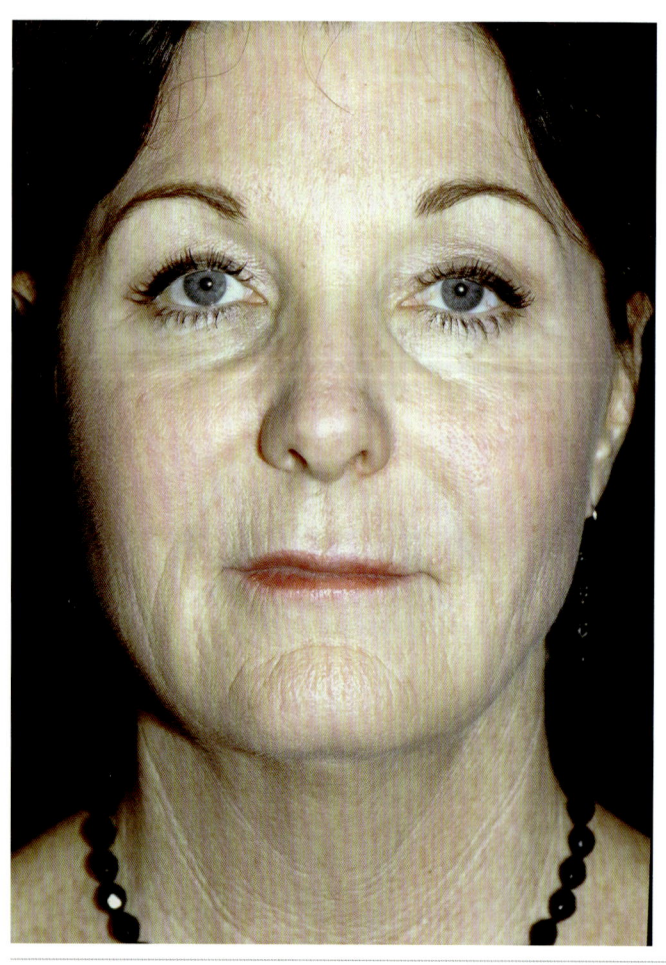 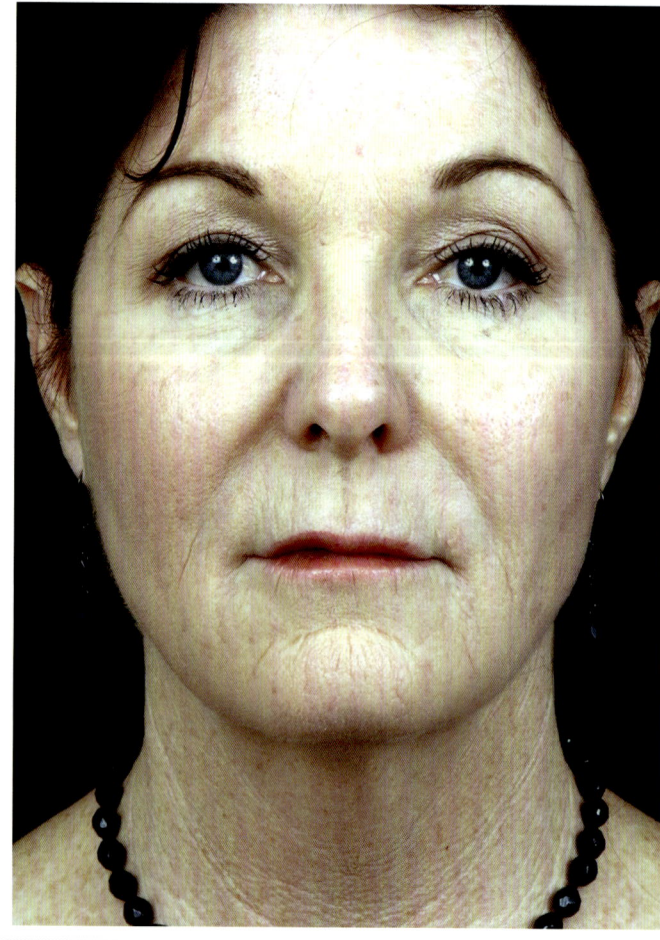

图 2.1 左边的照片是相机自带的闪光灯，右边的照片有两侧补光。这些都是常用的光源。相机自带的闪光灯曝光比较粗糙、脸两侧都没有得到很好的曝光，但泪槽暴露得要明显一些。这是已经采取谨慎措施稍微曝光不足的影像。如果两个图像被过度曝光将会使皮肤无阴影而显得不够真实。

可以更大程度地显示皮肤的细节。这种照明的缺点是它在鼻唇沟处打了阴影，而且往往使泪槽过度曝光（图2.1）。

然而，这种照明用途广泛，可很好地显示身体的轮廓。即使没有一个专门的摄像间，也可以在普通房间的墙壁上安装有小型散流器的闪光灯。垂直光更多的话，可以使全身皮肤得以准确再现，所以拍摄形体时，可以抬高光线或通过天花板反射光线来显示人体皮肤的不规则。尽管我们发现灯箱的光线常过强，但仍可使用这种光源。这些光源都被成功地用在不同的摄影间，并且每种都有其追随者。这里展示的临床实例使用了双伞照明[1]。

本章的内容基于这样的假设，即大部分外科医师没有专门的摄影棚或设置外部灯光，多使用相机上的闪光灯。

我们倾向于使用分离式的相机闪光灯。这种闪光灯从镜头分散光线补足其切线光（许多数码相机的内置闪光灯太接近镜头的轴线，以致光线平直，取景框中心的细节常被冲淡）。

如果将相机转为垂直方向，拍摄对象相对于闪光灯那侧的光线就会被削弱，稍微变暗。虽然可能丢失阴暗面的细节，但不会造成很大影响。当在垂直方向上使用镜头和闪光灯时，很重要的一点是让闪光灯从前面照射，如在斜位或侧位摄影时，闪光灯应该在鼻所指向的那一侧面部，否则面部会被打上阴影。

在闪光灯上安装一小的偏光片，可以消除这种光线造成粗糙感和差异性。为配合临床各方面的应用，可在正式拍摄之前进行一些调试。用此方法很容易得到重复性高的照明，因为所有图片都采取同样的方式拍摄。虽然这种照明方式并不一定能得到最漂亮的图像，但可以做到非常准确（如图所示）。

相机上的其他照明系统也都有专门的用途[3]。在临床摄影中，不论是对身体部位还是其皮肤拍摄特写镜头，环形灯的用途均不大。环形灯的光线是与镜头共轴的，设计为平直的无影光。这些属性使环形灯在时装摄影中大有作为，但它隐藏了很多临床摄影所需要的皮肤轮廓，不能显示皮肤上的凹凸、皱褶，以及一些皮肤病学方面的摄影需要。

当将某三维对象描绘成二维时，视角会发生变化。在整形外科中经典的例子是用广角镜头（主体到相机的距离很近）和长镜头（相机到主体的距离较远）做面部的满框拍摄。在第一种情况下，面部中央靠近镜头的部位似乎变得突出，而耳部向后退了。在第二种情况下，面部看起来更为平坦，鼻部会变得更小，而耳部则变大（图2.2）。一般认为这种视觉效果为镜头造成，但实际上，这只是因相机镜头距离而产生的一个功能。拍摄身体和面部时，4~6英尺（1英尺=0.3048米）的距离是比较合适的。我们一般在5英尺左右的距离使用105mm的镜头（大部分数码相机使用105mm）拍摄面部，使用50mm的镜头拍摄身体[4]。

虽然，现代高科技相机的广泛应用可以提供精确的测光，但对于在专门房间里进行的已知距离的拍摄，我们推荐使用手动曝光。闪光灯和快门速度通常是一样的，距离也是恒定的。我们认为，F指数至少为11~16才能提供足够的景深，以确保主体的前后都达到清晰的效果。在拍摄面部时，应在眼部聚焦。

位置

就曝光时间和相机的拍摄距离来说，做到标准化较为容易。但达到标准化的体位是非常困难的。尽管困难重重，我们还是想了很多办法以得到体位相同的照片。我们发现，对于大多数临床需求，密切关注术前定位和仔细对比照片并使患者与其相匹配，就能在典型的临床条件下获得良好的效果。在试图将患者和一张照片匹配时，则推荐加大旋转患者的力度。旋转通常比垂直位置更容易获得配合。

应采取固定的模式，并始终采用相同的方式来拍摄临床照片。我们让患者坐在旋转椅上，进行正面拍照时，开始旋转患者，但保持患者颈部不转动。在面部和身体摄影中，我们都发现，在患者面对墙壁45°的位置放编号牌或标记，能有效帮助患者面朝向适当的方向[5]。

面部照片

通常采用5种位置来拍摄面部的照片：正面照、左右两侧的斜位片和侧位片。这些位置涵盖了面部的大部分信息。我们也采用同样的位置拍摄治疗后的对比照片。因为面部是一个移动的结构，患者会在镜前活动并很快遗忘术前的容貌状况，所以在这五个位置我们均采用微笑的表情状态拍摄。一般来说，微笑的状态下可以显示出下颏的下垂。我们将拍摄尽可能多的动态图像以显示术前的神经功能状况。

也可以采用正面仰位来显示颈阔肌收缩和放松时的状态，以及病例所需的其他任何特殊的视角（图2.3）。

眼睑的图片应包括面部，需要正位、侧位的凝视状态的特写（图2.4）。

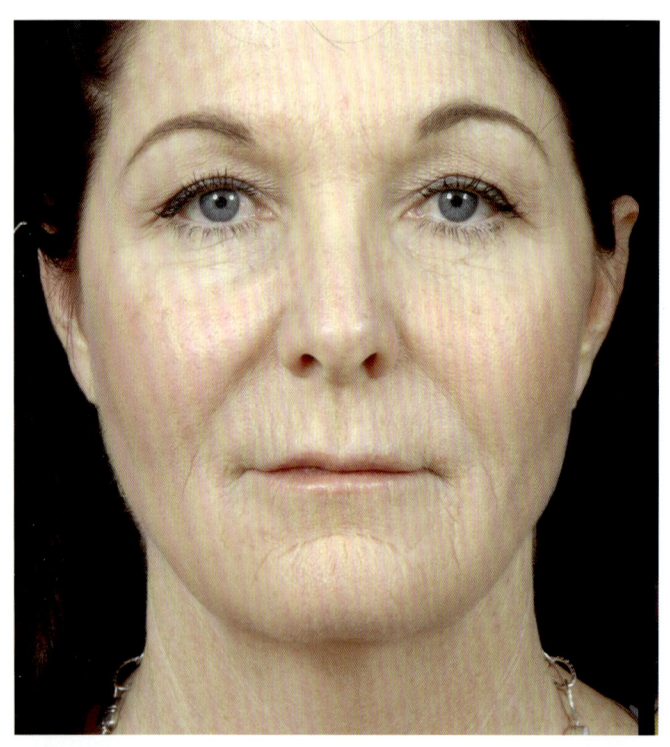
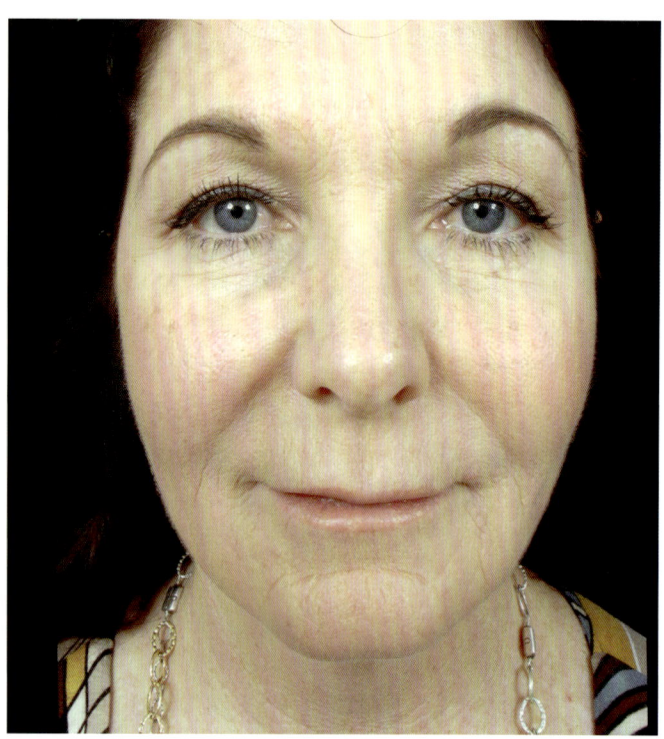
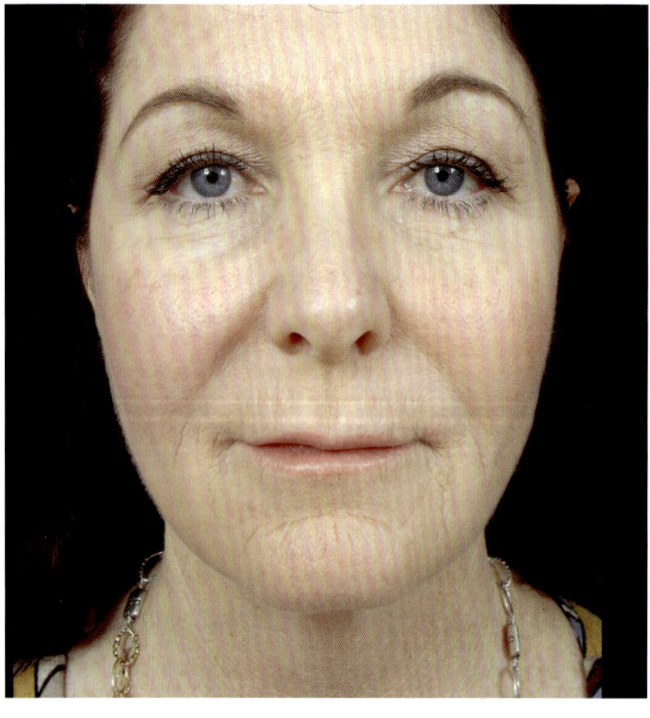

图 2.2 视角的变化在此很明显。左上的图像摄于 5 英尺的距离，下面的图像摄于 2 英尺的距离，右边的图片则摄于 14 英寸的距离。调节镜头的焦距是在这种特定距离下到达全景拍摄的唯一方式。如果从距离类似的镜子中看自己时会发现这种明显的效果。

鼻部的拍摄也包含在面部系列拍摄之内。采取正面（需确保两只耳同等显露以控制旋转）、侧面和斜位图像。也要拍摄微笑状态下的正侧位照片，以显示唇对鼻的影响。此外，鼻基底的影像也很重要，应拍摄一张仰视显示鼻背和一张头上抬直接看到鼻基底部的照片[3, 6-8]。带有网格状线的相机取景器很实用，可以使眼或者耳的位置相同呈一直线（图 2.5）。

乳房照片

图示乳房的正位、斜位和侧位照片。如果乳房内置入了假体，我们还要拍摄松弛位照片，以及胸肌收缩时的照片（如将双手用力压于双侧髋部）。有时候，需要拍摄前倾位照片以显示双侧乳房的不对称（图 2.6A ~ D）。

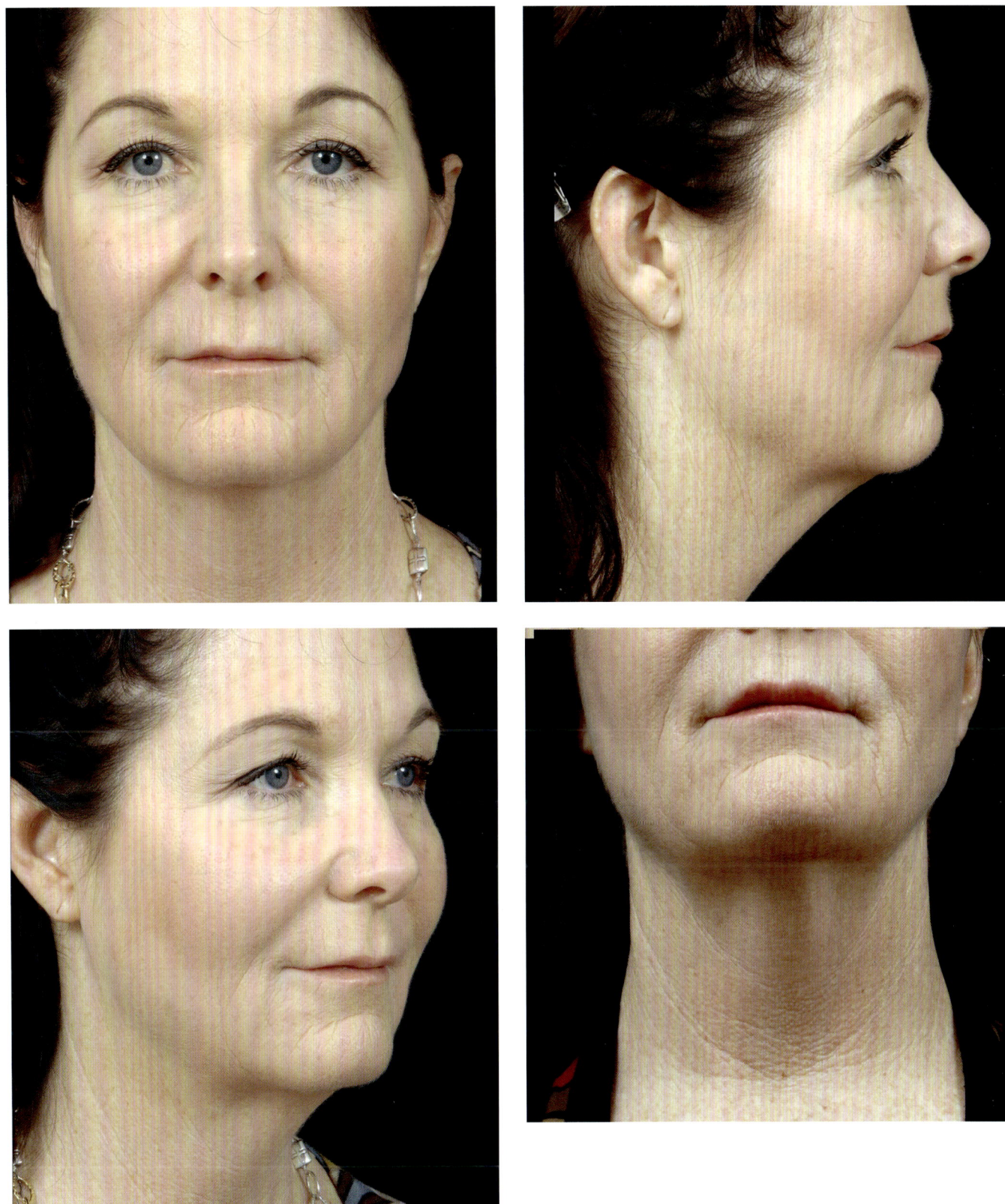

图 2.3 图示面部系列拍摄的一部分。倾向于采取鼻尖在瞳孔中央连线水平的倾斜位拍摄。在各主要位置均采取微笑状态进行拍摄。采用收缩和放松两种状态拍摄颈阔肌。任何需要强调的部位都可以拍摄近照。在治疗前后的照片中，必须显露出耳朵。尽管说服患者卸妆常较为困难，但说服其把头发向后拢较易做到。在这些照片中，患者应保持固定的体位。

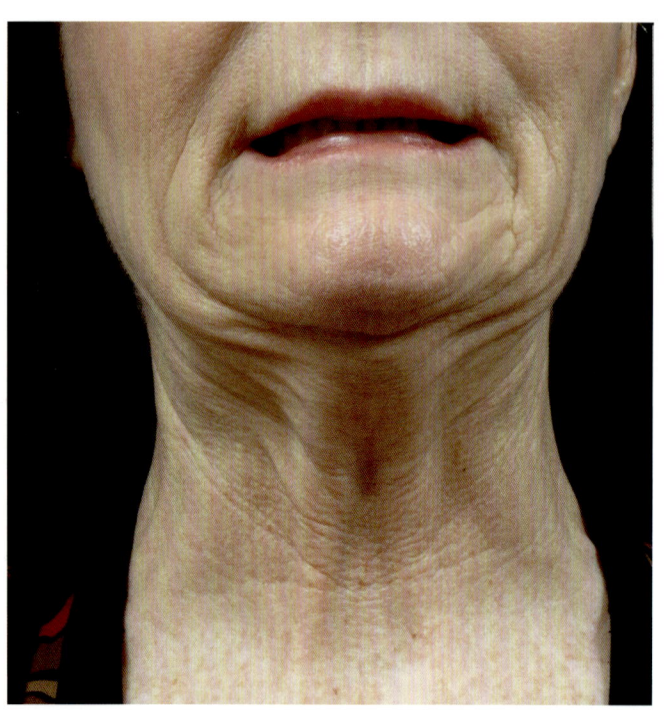
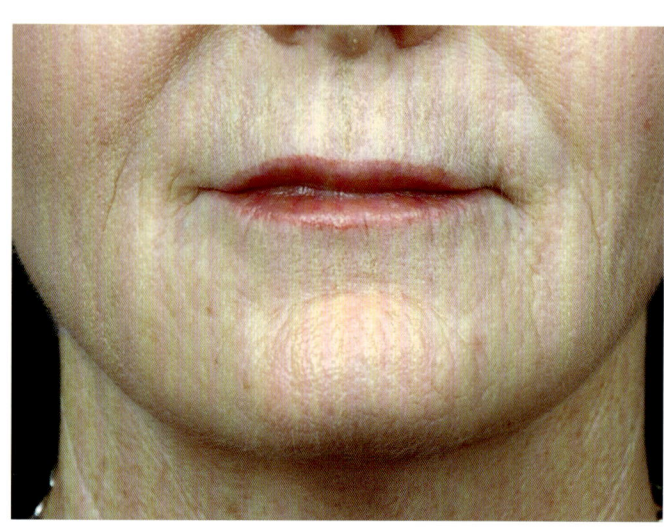

图 2.3 续

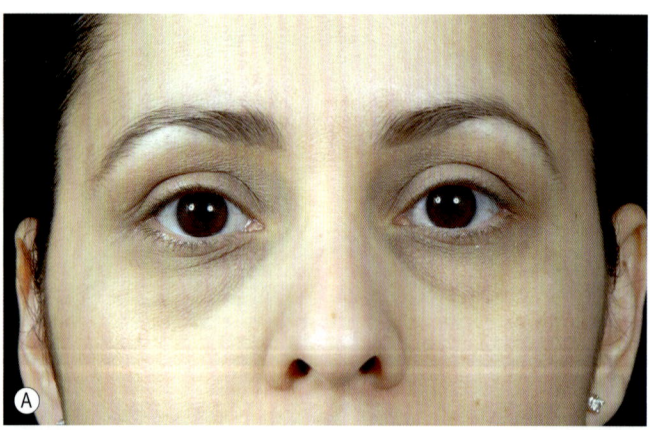
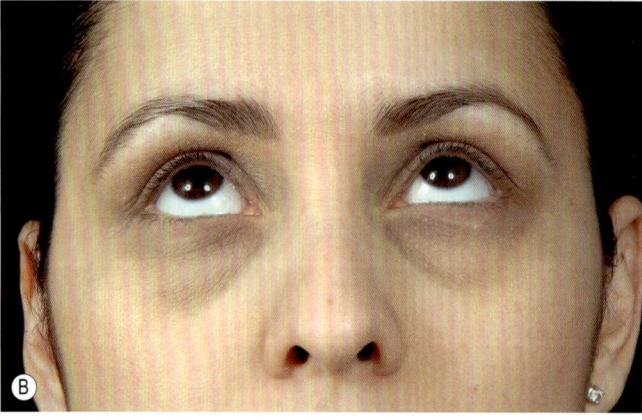
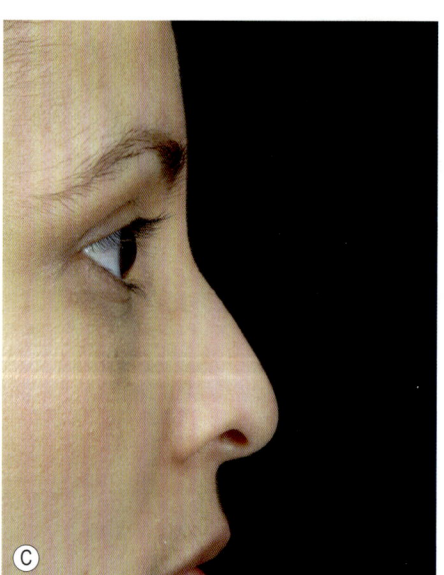

图 2.4 A～图 2.4 C　眼睑特写。

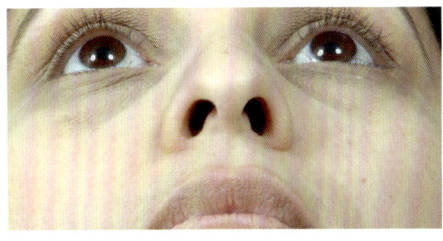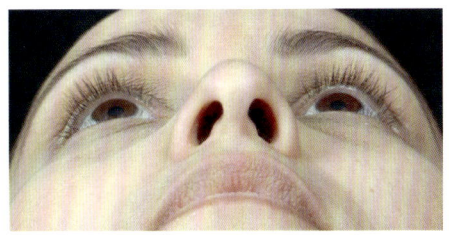

图2.5 鼻部的拍摄是面部系列的拍摄之一，包括正位和侧位照，以及微笑状态下的正侧位照。唯一不同的是鼻基底部的两个拍摄体位，一个是仰位以显示鼻背的状态，另一个角度应更大一些以完全显示鼻的基底部。

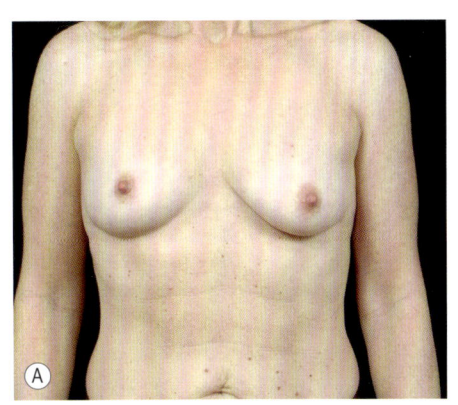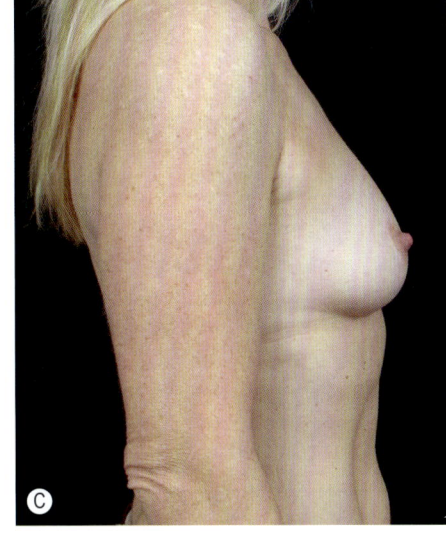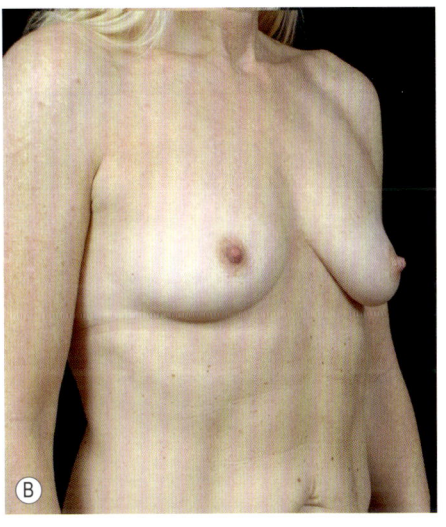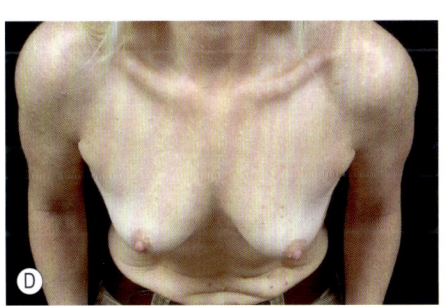

图2.6 A～图2.6D 显示了乳房系列照片中的一部分。前倾位可以帮助显示两侧的不对称性。

身体轮廓照片

柔和的灯光对全身摄影而言非常重要。拍摄身体的整体形状，平行光最佳；而要显示皮肤的质地，最好采用更多的垂直光线。这时带有频闪灯的伞就很有用了，它们可以调高或降低以显示拍摄所需的轮廓。

正位照片

如需要，可拍摄更多膝盖、大腿内侧和手臂的细节照片。让患者站在一个指定地点，看着墙上的标志来保持体位。对于一些皮肤过多的患者，"潜水员的视角"能帮助他们看到多余的皮肤。我们认为，图片应包含手臂，因为手臂的位置会影响躯干上皮肤的外观，如果手臂抬高到图片区域外，躯体则会看起来更完美（图2.7）。

拍摄手臂时应使肘部垂直弯曲。拍摄正面像时，上臂应外展，肘关节弯曲，前臂向上抬起。此时，就可以明显地看到上臂冗余的皮肤。应聚焦在上臂中部（图2.8）。

数码相机很难获得标准的色彩。即使正确曝光的图像也可能失真，因为这些图像是从相机下载的。

如果我们要将图片用于出版或展示，就必须修改

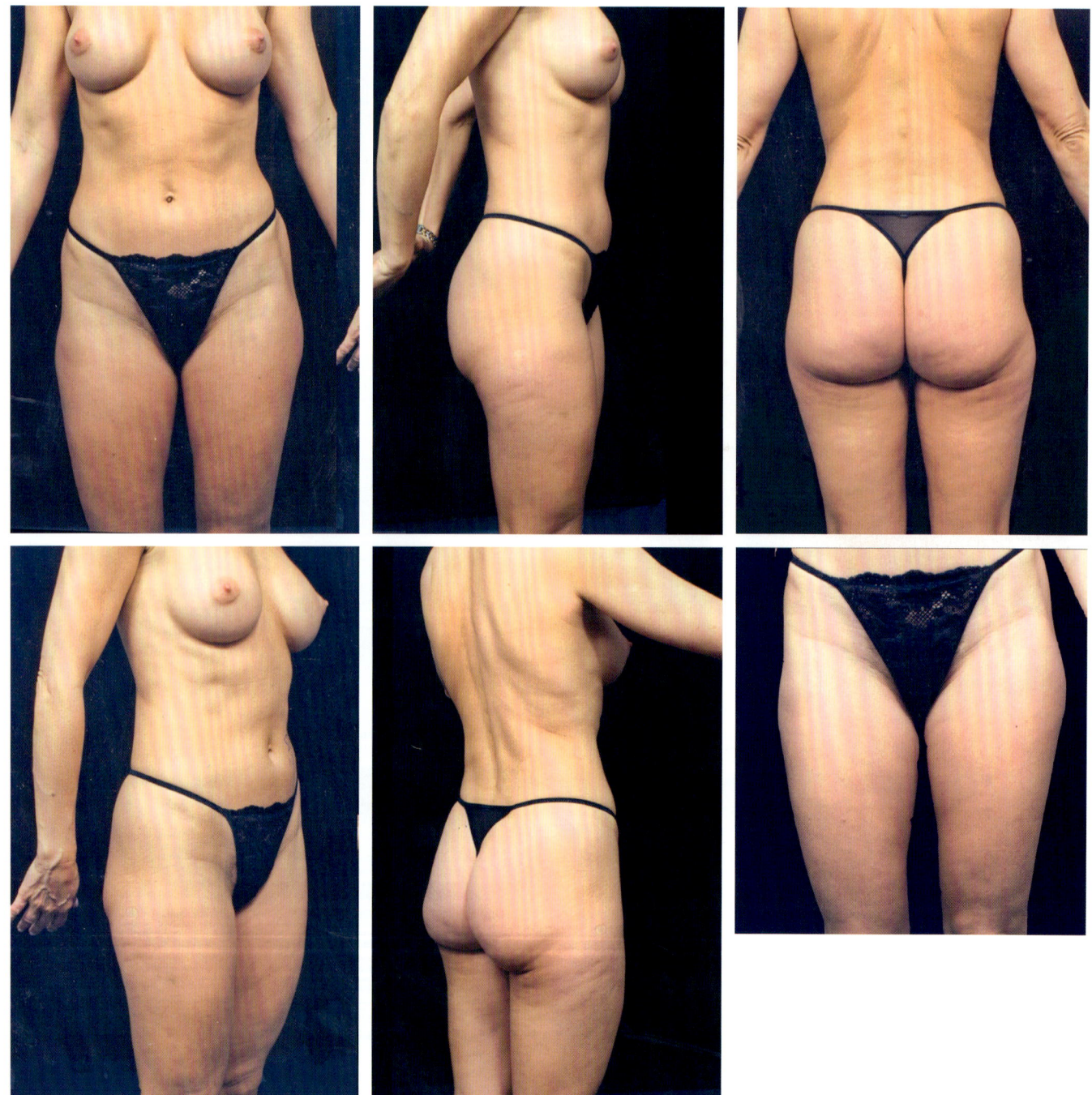

图 2.7 如按此系列的要求一样提升灯光,可以更为准确地判断皮肤的轮廓。拍摄这些照片时,要求患者保持以 45°角看对面房间墙壁上标记的状态。在此病例中,同时拍摄了乳房和身体的影像。将膝盖和大腿内侧的影像分开拍摄会收到较好的效果。在此图像中应表现出手臂的位置。

颜色和对比度,使图像看起来与实际相一致。作为外科医师,我们通常更加关注轮廓而不是色彩,尽可能地展现皮肤本来面目。不对照片加以修改是我们摄影的一个基本原则。

目前有大量的图片编辑工具,Adobe 公司的 Adobe Photoshop(Adobe Systems, San Jose, CA)是其中的代表。在写这篇文章时我们也用到 Adobe Photoshop,这是一款价格经济、功能完备的日常图片编辑工具。

摄影的真实性

在整容外科竞争日益激烈的环境下,医师因试图对那些潜在的患者施加影响,在同行面前有更好的表现,或因其他原因,而对照片加以修饰,使之看起来比实际上更加漂亮一些。但是要知道,临床摄影的目的不是为了讨好患者(或医师)。它是一个具有法律效力的文件,旨在成为我们医疗记录的一部分,客观真实的记录某一点、某一时刻的真实情况。

光线不同，物体显示的状况不同。面部和身体的皱纹、凹陷及其他缺陷被它们投下的阴影所暴露。如果没有阴影，皱纹就消失了，效果很奇妙。通过改变光线的方向、质量和亮度，很可能使皮肤和其他的轮廓看起来比实际好得多。在图书、期刊和讲座中，有时会提到影像图片与临床结果相去甚远的情况。这有时可能是一个"天真的错误"，但实际上大部分的术前照片是真实的，而术后照是经过加工的。

在眼睑手术中，术前照会使用垂直光突出上睑的阴影和泪道，而术后照则使用正面光淡化这些阴影，这种情况并不少见[9]。奇怪的是，患者和医师仍在被这样的小把戏所愚弄，并对这些刻意的结果印象深刻。灯光和体位应保持一致。照片处理软件改变图像的能力，是数字化的"美丽新世界"中可怕的一部分。

美容外科仍然是属于外科的范畴，我们的开业者也是要在医学院校学习，经过住院医师和专科医师的培训的。他们应该遵守他们所学到的传统的医学伦理标准。术前和术后拍照使用的灯光应一致。而且对照片的修改不应该涉及任何形象的改变。

未来的临床摄影

未来会出现将数码图片、计算机和患者病情融合在一起的三维相机。这些先进的设备可以捕获构成物体表面的点，在任何体位或方向进行成像；还可以改变透视角度，使三维图像与二维图像相匹配。目前，这种相机表面图像的精确度大约是 1mm。可以沿图像的表面或点到点进行测量。在某些应用中还可以测量到体积差异。显然，记录结果的质量和范围将非常可观。

（牟方国　李传荣　曹燕芬　译）

参考文献

1. Galdino GM, Vogel JE, Vander K, Craig A. Standardizing digital photography: it's not all in the eye of the beholder. Plast Reconstr Surg 2001;108(5):1334–1344.
2. Upton B, Upton J. Photography. Boston: Scott, Foresman and Company, 1989.
3. Galdino GM, DaSilva D, Gunter JP. Digital photography for rhinoplasty. Plast Reconstr Surg 2002;109(4): 1421–1434.

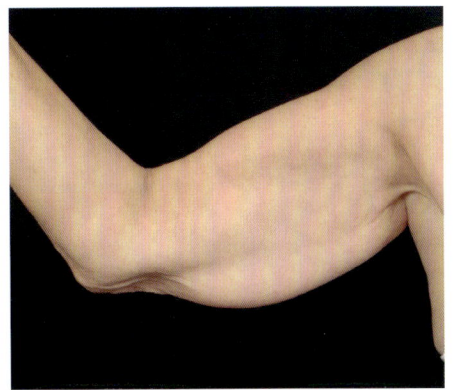

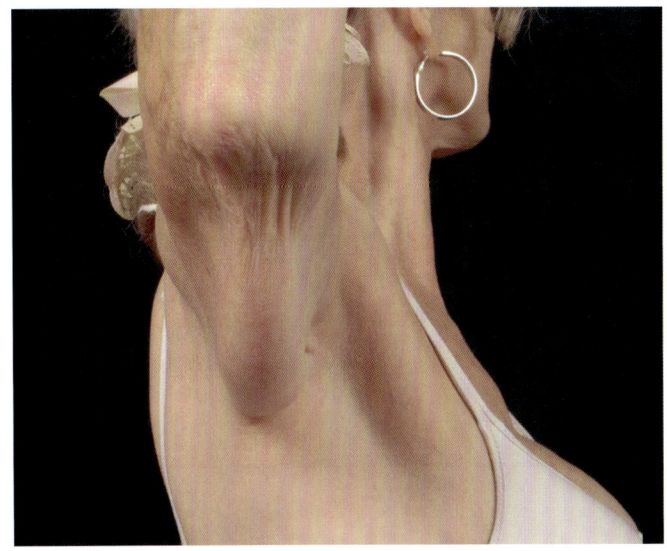

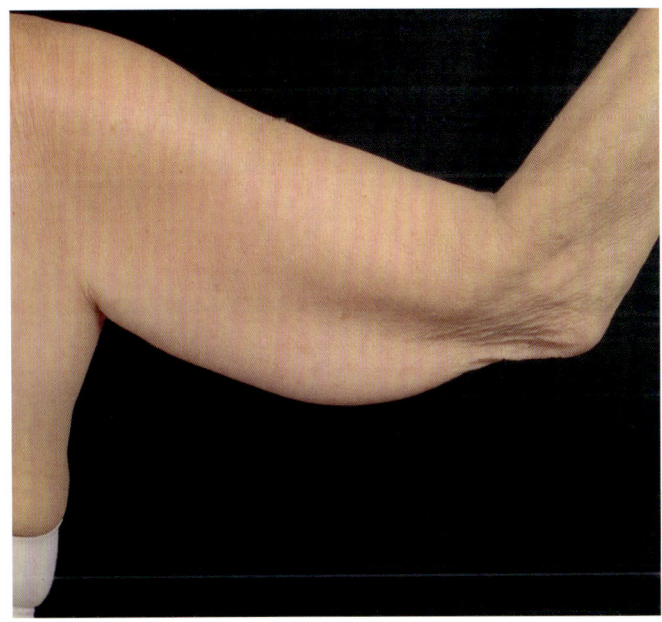

图 2.8　上臂的正面和背面照。非标准的侧面照片可以更加明晰地显示皮肤多余的程度。

4. Dickason WL, Hanna DC. Pitfalls of comparative photography in plastic and reconstructive surgery. Plast Reconstr Surg 1976;58:166.
5. DiBernardo BE, Adams RL, Krause J, et al. Photographic standards in plastic surgery. Plast Reconstr Surg 1998;102(2):559–568.
6. Rohrich R, personal communication, February 2008.
7. Daniel R, personal communication, February 2008.
8. Guyuron B, personal communication, February 2008.
9. Sommer DD, Mendelsohn MMD. Pitfalls of nonstandardized photography in facial plastic surgery patients. Plast Reconstr Surg 2004;114(1):10–14.

第 2 部分

麻 醉

第2部分：麻　　醉

第 3 章

美容手术的麻醉

Michael Zelman 和 Daniel J. Ceradini

日间手术麻醉的历史

19世纪中期的一系列事件开启了麻醉学的先河。在纽约受训期间，Crawford Long 在同学聚会中使用乙醚和笑气（氧化亚氮）作为娱乐：即所谓的"乙醚嬉戏"。1842年，他开始执业后，应用乙醚为一个需在颈部切除两个小肿瘤的患者实施了麻醉，但直到1849年他才将这一方法发表。而在此之前 Horace Wells 已经报道了笑气的应用。1846年，William T.G. Morton 也首次公开演示了笑气的应用。这些前驱者的工作使麻醉与手术操作得以迅速融合，并推动了19世纪后叶麻醉学事业的发展。

第一次世界大战后不久，随着诊所内手术的流行，1919年，Ralph Waters 首次提出在手术间内设立专业麻醉医师。他描述了自己在外科医师的诊所实施麻醉的经历，其职责范围包括了手术间、恢复室和私人医师的"休息间"。他认为诊所对他的雇佣有助于节约开支，其工作是否成功运行取决于手术医师的满意度[1]。

20世纪中后期，因为住院治疗的费用高昂、效率低下，导致住院床位相对不足，所以日间手术逐渐流行。1969年，为了尽量加快患者周转，降低医疗费用并尽量减少索赔，John Ford 和 Wallace Reed 在亚利桑那州的凤凰城开设了第一个独立的日间手术中心。该中心的大部分手术均在全身麻醉下完成。追求高效推动了允许患者尽快离院的麻醉方案和术后用药的发展。这些技术至今仍在不断改进。

在美国，超过60%的手术操作在日间手术室内完成。绝大多数美容手术是在门诊或日间手术室内完成的。了解麻醉学实用知识和如何将其用于美容外科实践是执业成功的关键。

术前评估——患者的安全

日间手术麻醉已经发展成为一种便捷、高效并可减少手术相关医疗费用的方法。但是，发挥以上优势的决定因素是选择合适的患者并保证其安全。术前评估的目的是进行风险管理，即识别低危的患者，并降低手术相关风险。有时麻醉的风险可能等同甚至大于实施手术操作的风险。尽管目前还没有关于术前风险的一致性分类，但仍应特别关注患者的病史、体格检查和其他筛选检查，以明确是否应该关注患者已有的内科疾病而推迟手术。

麻醉的目的是维持手术应激下患者的生理稳态。患者对手术的生理反应与其他生物面对威胁时的反应类似：血液由非重要器官转运至大脑和心脏。为了保持生理稳态，术前必须明确患者的心供血功能储备情况和氧交换能力，还应清楚可能对上述过程产生负面影响的患者相关因素。因此，采用"三步法"可简化术前评估的过程，使得麻醉医师将注意力集中于可能影响患者预后的相关病史和体格检查（表3.1）[2]。可通过代谢当量（MET）对运动耐量进行大体估计，后者可评估心功能储备。几项研究证实如果患者的代谢当量≥4，则患者的预后显著改善。4个代谢当量表示患者可以在不需要暂停休息的前提下能步行5个街区以上，上两层楼，短距离奔跑，或能参加中等强度的娱乐活动（跳舞或打高尔夫球）。

对术前风险评估没有可靠的分级系统，因此在术前进行标准化的数据收集工作将有益于整个围术期的决策过程。在外科医师决定手术后不久就应该进行初步的资料收集。除了与手术相关的病史，患者还应回答专门设计的标准化问卷，如术前和操作前评估门诊（PPAC）表[2]。体格检查也应标准化并留有备注增项。应在患者最大程度伸舌后观察其口腔结构，根据

表3.1	"三步法"风险评估
急性病史	1. 运动耐量
	2. 现病史及其治疗
	3. 患者最近一次到初级医疗机构就诊的时间
慢性病史	1. 用药及用药原因和过敏史
	2. 社会史,包括药物滥用、酗酒、吸烟史和戒烟情况
	3. 家族史和既往疾病、手术史
体格检查	1. 气管
	2. 心血管
	3. 肺脏,以及其他与患者疾病或手术相关的方面

From Miller RD. Miller's anesthesia, 6th edn. New York: Elsevier/Churchill Livingstone, 2005.

Mallampati 评分进行气道评估,以预测气管插管的难易程度(表3.2)。影响气道显露的其他因素还包括短颈、颈椎活动度受限、下颌活动度小或后移等。

表3.2	Mallampati气道评估
I	可见咽腭弓、软腭、悬雍垂和舌根
II	可见咽腭弓、软腭和悬雍垂
III	可见软腭和悬雍垂根部
IV	只见软腭

根据病史和体格检查,可对患者的健康状况进行大体分类。目前,美国麻醉医师协会(ASA)认可的分级系统是由20世纪40年代制订的Saklad评分修改而来。ASA 分级系统是根据患者有无内科疾病进行评分,是一个通用的术前状态分级,而不是风险评估系统(表3.3)。

进行有重点的病史采集和体格检查后,术者应决定患者是否需要进行其他的术前筛选实验。通常,术者倾向于安排大量可能并非必需的辅助检查,以便麻醉医师在术日早晨获得其能想到的任何检查结果。但这可能带来几个问题。首先,不适于患者的检查可能导致过度医疗,反而增加患者的痛苦。而且,大部分术前的异常情况在病历中没有记录,未能对异常结果进行进一步调查分析的司法责任显著大于未能发现异常问题的责任。因此,应按照根据美国麻醉医师协会指南所概括的术前筛选检查指南(表3.4),决定患者

表3.3	ASA分级系统	
ASA分级	健康状况	常见病例
I	健康,没有并存疾病	
II	轻微系统性疾病,日常生活不受限	哮喘、高血压、轻度肥胖、(控制良好的)糖尿病
III	严重系统性疾病,日常生活受限	(控制不良的)糖尿病、稳定型心绞痛、冠心病
IV	严重系统性疾病,可能危及患者生命	心力衰竭、不稳定型心绞痛
V	24h内可能死亡	

是否需要进行其他术前筛选实验。而且,术前评估应包括与拟施手术类型相关的检查。例如,如果患者术中和术后出血的风险较大,则术前应有血细胞比容的基础值。

目前麻醉医师通常在手术日晨才对患者进行评估。对大部分没有明显合并症或风险因素的患者,这样做是合适的,但仍有部分存在显著健康问题或术前风险的患者可以从全面的术前评估中获益。术者的职责是识别这些患者并确保麻醉医师能够对其进行重点评估,以在手术之前将手术风险降至最低(表3.5)。否则可能导致临时取消手术,而这会令所有人员的感到沮丧。

最后,应根据麻醉医师采用的麻醉方法做出决定。其他一些影响决策的因素包括病史、操作、手术时间、设备资源、术者技术、麻醉师技术,以及患者的意见。

本章后面将讨论每种麻醉方法各自的特点。

术前用药

术前用药管理是在患者进入手术间之前尽量优化其生理状态的重要步骤。在概念上可将其视为一个治疗时机,以降低可预防的风险并改善患者预后。应特别强调的是,处理合并症、减轻患者焦虑及可预计的手术和(或)麻醉药相关副作用可确保围术期患者的舒适度,并最大程度上降低可防治的并发症。

继续用药

通常,对于应用药物治疗相关疾病的患者,为保持生理稳态,在手术日晨应继续服用大部分治疗药物。这些药物包括抗高血压药、甲状腺素、治疗有症状的胃食管反流的药物和优化肺功能的药物(如肾上腺皮质激素)。值得注意的是,由于抗凝药和抗血小板剂增

表3.4 术前筛选检查指南（根据ASA标准）

术前检查	适应证	相对适应证
心电图	年龄超过50岁且有心血管危险因素	年龄超过50岁但没有心血管危险因素
	以前患有心脏或外周血管疾病	
	高血压	
	糖尿病	
	代谢性疾病	
胸片	以前患有心脏或呼吸系统疾病	吸烟、高龄、稳定型心脏病、稳定型COPD、近期URI
	COPD或反应性气道疾病	
全血细胞计数	贫血史	不推荐常规检查
	出血性疾病	
	肝脏疾病	
	创伤较大的手术	
凝血功能检查	出血性疾病病史	不推荐常规检查
	抗凝治疗	区域阻滞（证据不足）
	肝脏疾病	
血生化	内分泌疾病	不推荐常规检查
	肾脏或肝脏疾病	
	服用可能影响血/尿电解质的药物时	
尿液分析	某些手术（如泌尿生殖系统的手术）	不推荐常规检查
孕检	所有育龄期妇女	
	可疑孕史	

Adapted from American Society of Anesthesiologists. Practice advisory for preanesthesia evaluation: a report by the American Society of Anesthesiologists Task Force on Preanesthesia Evaluation. Anesthesiology 2002;96:485–496.

加出血的风险，所以应停用；而且应根据血糖值调整口服降糖药和胰岛素的用量。对于患有更复杂健康疾病的患者，建议咨询其家庭医师，以满足患者的个性化需求。中草药可能影响血小板功能，因此术前几天就应停用含有中草药成分的药物。除了单胺氧化酶抑制剂（如苯乙肼）外，可继续应用其他抗抑郁药和抗焦虑药。

抗焦虑药

术前应格外重视患者的焦虑情绪，原因如下。首先是生理影响，对手术的预期、注射局部麻醉药和手术时知晓外周环境等因素导致的焦虑均可产生显著的血流动力学影响，而这可能对术中麻醉给药产生影响，从而可能增加术后并发症，尤其是恶心、呕吐和血压控制不利等并发症的发生率。其次是心理影响，因为外貌改变、以往的创伤经历、对手术效果不现实的希望，以及害怕疼痛和不适等有关手术的预期，常能引起心理学症状。术前一晚，术者或麻醉医师给患者打一个简短的电话可显著减轻这种焦虑。麻醉后出现精神紊乱的情况并非罕见，如果术前存在精神方面的问题，则可预计其术后出现相关并发症（如焦虑症、创伤后应激反应和惊恐发作）的风险。此时，术前应用适量抗焦虑药有助于使患者在整个围术期的心理状态更加平稳。尤其是并存心理紊乱的患者，术后常需继续应用抗焦虑药。最常用的术前抗焦虑药是术晨口服地西泮（10～20mg）或进入手术间前静脉或肌内注射咪达唑仑（2～4mg）。

止吐药

术后恶心呕吐是影响约30%麻醉后患者的重要问题，可导致延迟出院、意外住院并增加医疗费用。更

表3.5 在手术当日之前进行麻醉评估的适应证（根据ASA标准）

一般情况	身体状况限制日常活动或需要他人扶助
	2个月内因急性病或慢性疾病恶化入院
	肥胖（BMI＞30）
心血管系统	心绞痛、冠心病、心肌梗死病史
	有症状的心律失常
	高血压控制不佳（DBP＞110mmHg，SBP＞160mmHg）
	充血性心力衰竭
呼吸系统	COPD或需要长期用药治疗的气道反应性疾病
	COPD或气道反应性疾病近期恶化
	气道手术史或气道的解剖结构异常
内分泌系统	糖尿病
	肾上腺疾病
	甲状腺疾病
	胆管疾病
神经系统	癫痫发作
	中枢神经系统疾病

Adapted from American Society of Anesthesiologists. Practice advisory for preanesthesia evaluation: a report by the American Society of Anesthesiologists Task Force on Preanesthesia Evaluation. Anesthesiology 2002;96:485–496 and Pasternak LR. Preoperative screening for ambulatory patients. Anesthesiol Clin North America 2003;21:229–242, vii.

严重的患者可能导致伤口裂开、误吸、血肿和严重电解质紊乱。降低术后恶心呕吐风险的预防措施包括应用 5-羟色胺（5-HT）受体拮抗剂（昂丹司琼）、肾上腺皮质激素、抗胆碱药、酰苯胺类（甲氧氯普胺）和丁酰苯类（氟哌利多）。后面的章节将专门讨论"术后恶心呕吐"，本章不再讨论。

抗高血压药

许多种类的手术都希望采用控制性降压，而美容外科手术选择控制性降压尤其重要。由于此类手术需要择期，手术目的即为美容，所以"血肿"对于大部分操作来说是一种可怕的并发症，而血肿通常与术前、术中和术后高血压有关。手术应激、浸润麻醉以及患者具有意识这些都会使得血压显著升高，应事先应用抗高血压药。此时可乐定非常有效，可乐定可减少中枢神经系统的交感神经兴奋传出、抑制外周传出交感神经兴奋，降低外周血管阻力并具有镇静效应。可乐定透皮贴剂可有效防止健康患者术后出现高血压。氯丙嗪是一种强镇静剂，具有镇静作用的同时因其受体拮抗作用而发挥降压作用。

麻醉方法

应根据安全、高效、费用低、患者意愿、手术技术、是否具备区域阻滞或局部麻醉条件、麻醉医师技巧和设备能力等多方面因素选择麻醉方法。理想的麻醉方法应起效相对快速、为安全实施手术操作提供足够催眠和镇痛、恢复期相对短暂而安全。尽管全身麻醉仍然是最常用的方法之一，但日间手术室内局麻和神经阻滞复合静脉镇静（监护麻醉）的比例逐渐增加。

全身麻醉

全身麻醉是通过应用静脉和吸入药物使患者达到意识消失和镇痛状态，但必须保证确切的气道管理。全身麻醉不能简单地定义为插入气管内导管。在日间手术室内使用全身麻醉必须具备高效且高性价比的特点。尽管全身麻醉与其他麻醉方式相比具有较高的麻醉相关并发症发生率，但全身麻醉仍然是使用最广泛的麻醉方法。实施全身麻醉需要诊所内配备专门的设备、麻醉机和麻醉药。

全身麻醉时可以应用气管内插管或喉罩进行气道管理。气管内插管是有创操作，可最有效地控制气道，对于术中可能改变体位的患者尤其如此。除了这些特殊情况以外，气管插管的适应证包括气道保护（如有误吸风险的患者），保证气道开放、肺灌洗和特别需要保证氧合（正压通气、呼气末正压）的情况等。气管内插管可能导致较高的术后并发症，如咽喉痛、咳嗽和声音嘶哑。

另一个选择是喉罩。喉罩介于气管内插管和面罩麻醉之间，其特点是置入时导致的心血管反应最小、容易耐受、提供相对安全的气道，术后气道相关并发症较小等。喉罩可重复使用，在日间手术室是一种性价比较高的气道解决方法。但是，喉罩不能保护有误吸、胃食管反流和上呼吸道出血风险的气道，因此慎用于有此类风险的患者。许多麻醉医师在鼻成形术中使用喉罩，因为喉罩可成为出血的机械屏障，防止术中血液进入胃内而导致术后的恶心呕吐。

麻醉监护

麻醉监护的定义是对局部麻醉下实施手术操作的患者，由麻醉医师在场对其生命体征进行监护或给予辅助药物。高达50%的日间手术操作可在监护麻醉下完成。与全身麻醉相比，围术期费用可节省80%。因为有少数患者可能需要紧急气管插管，所以监护麻醉的术前准备应像全身麻醉一样严格。通常，适用于监护麻醉的患者必须是理解并能在手术中保持清醒的合作患者。患者必须易于进行气道管理，而且手术相对短小（<3h）。同时术者应提供良好的局部麻醉或区域阻滞或神经阻滞。监护麻醉导致的麻醉相关副作用较少，恢复和离院更加迅速。监护麻醉的主要不足是在气道控制方面，需要麻醉医师精确调整用药以保证患者的舒适，以及保留自主呼吸。

局部麻醉

局部麻醉可能是最强效的麻醉方法，对于操作熟练的医师来说通常是唯一的麻醉方法。局部麻醉药通过改变神经元的钠离子传导而阻断神经传导。决定麻醉效果的重要因素是准确的定位（神经阻滞）和控制药物总量（区域阻滞和浸润）。局部麻醉药最常见的严重不良反应是中枢神经系统和心血管系统毒性，与给药剂量和循环中的血浆药物水平直接相关。表3.6列出了常用的局部麻醉药及其临床特性。

由于大量美容手术在面部操作，因此掌握面部的局部麻醉将有助于在诊所进行手术的患者保持舒适。Zide于1998年对此进行了详尽描述[3]，如果定位准确，可应用最小量的麻醉药完成面部8个部位的神经阻滞，达到面部完全感觉神经阻滞（图3.1）。

1. 眶下神经

目视前方时，眶下孔位于矢状面内缘的眼眶下缘内侧约5～9mm，开口向下、向内。可从口腔内或皮下完成这一阻滞。穿刺针指向内侧缘进针，直接进入眶下孔或碰到骨质时停止进针，穿刺针沿上颌骨探查，发现眶下孔后在此点注射局部麻醉药。只需1～2ml局部麻醉药即可阻滞眶下神经。该方法可麻醉鼻侧壁、下眼睑、颊部和上唇（直至但通常不包括嘴角）。

2. 颏神经

颏神经下颌骨第二磨牙下方的颏孔发出，形成2～3束，迅速分支支配下唇、嘴唇暗红的区域和下颌。通常用手翻开双唇，露出第二磨牙，在口腔前庭沟水平可显露颏神经的黏膜下部分，口内注射1～2ml局部麻醉药即可。该方法可麻醉下唇和上颚，但颏神经的下支和下颌舌骨肌神经的感觉支走行较深，因此通常不能完全阻滞下颚。为完善阻滞下颚，应在退针后，与面部下颌骨前缘平行重新进针，直至超过下颌角下缘，注射2～3ml局部麻醉药，即可麻醉下颚。在患者头部后方进行操作更有利。

3. 眶上和滑车上神经

由于眶上和滑车上神经的解剖位置非常相近，所以可用同一方法阻滞。用一个手指扪及眶上切迹，用拇指向外侧分开眉，从中内1/3处进针，指向皱眉肌下的眶上切迹。在切迹上方1cm处注射局部麻醉药，并在鼻骨内侧阻滞滑车下神经。可麻醉从颞线到近中线的前额、额顶骨头皮及上眼睑皮肤的中半部。最重要的是，要事先提醒患者眼眶周围可能出现一定程度的淤斑。

4. 鼻背神经

鼻背神经是支配前间隔黏膜、鼻腔外侧壁、鼻翼、鼻前庭和鼻尖的鼻睫神经的筛前分支的终末支。鼻背神经在鼻骨下缘，从位于中线外侧5～10mm的鼻穹窿处穿出。用示指和拇指摸到鼻骨远端，在鼻正中线外侧5～10mm注射1～2ml局部麻醉药。

5. 颧神经颧颞支

颧神经颧颞支是颧神经的两个远端分支之一，从

表3.6　局部麻醉药

局部麻醉药	最大剂量及作用时间（不添加肾上腺素）*	最大剂量及作用时间（添加肾上腺素）*	药物商品名
普鲁卡因（1%～2%）	400mg，10～30min	600mg，30～40min	Novocaine
利多卡因（1%～2%）	300mg，30～60min	500mg，60～120min	Xylocaine
甲哌卡因（1%～2%）	300mg，30～90min	500mg，60～120min	Carbocaine，Polocaine
丁哌卡因（0.25%～0.5%）	175mg，120～140min	225mg，140～180min	Marcaine，Sensorcaine

*针对体重70kg成人患者。

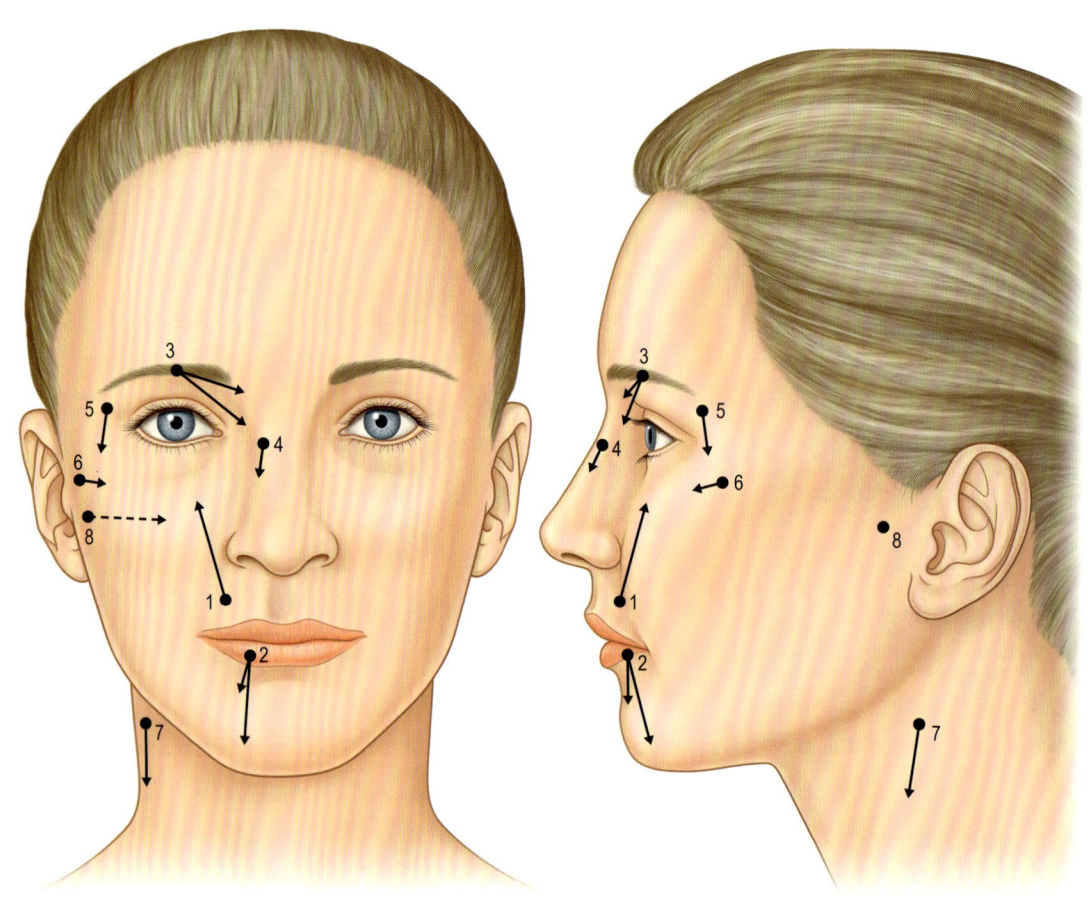

图 3.1 面部区域神经阻滞。应用 8 个精确定位的神经阻滞，面部可被完全麻醉。圆点表示进针点，箭头表示进针和浸润的方向。

位于外眦或外眦下方的眼眶外缘的后孔发出，支配外眦上方至发际线和颞线的眶外侧壁后区。扪触到颧额缝后，穿刺针在此体表标志下向眶外侧后方进针约 5mm，到达外眦下方 10mm 处注射局部麻醉药。

6. 颧神经颧面支

颧神经的第二个远端分支就是颧神经颧面支，从颧弓的前表面的一个或几个小孔穿出。扪及前眶和外侧眶缘的交点后，在此点外侧面 1~2cm 处注射局部麻醉药 2ml，麻醉颊突三角区和下颌骨前支下缘的顶端。

7. 耳大神经

耳大神经从胸锁乳突肌后方发出，沿其表面继续前进，支配耳的下半部、耳后皮肤及下颌角到耳屏的区域。阻滞的体表标志是外耳道下方 6.5cm 与胸锁乳突肌的交点。在肌肉的浅筋膜表面注射局部麻醉药。

8. 三叉神经的下颌支

三叉神经的下颌支支配颊部和耳屏前大部分区域，应用硬膜外穿刺针穿过翼状突后部的下颌切迹。当患者不断张口、闭口时，可在耳屏前约 2.5cm 的区域扪及下颌切迹。使用较粗大的穿刺针前先注射少量表面麻醉剂。然后，用 22 号硬膜外穿刺针通过被麻醉的区域，垂直于面部进针，直至碰到翼状突，此时应记住进针的深度（通常是 4cm 左右，此时可用一塑料滑尺做标记）。然后几乎完全退出穿刺针，在上次进针点后方 1cm 处重新进针，直至相同的进针深度，回抽后注射 3~4ml 局部麻醉药可使颊部麻木。

诊所内手术的麻醉

早在几十年前，外科医师就已经开始在诊所内常规开展手术，但承认"诊所内手术的麻醉（office-based anesthesia，OBA）"为麻醉的一个亚专业却是最近的事情。OBA 在学术上的定义就是在未批准为日间手术中心的机构提供麻醉服务，其工作已经融入外科医师诊所的日常手术中。事实上，从极小的手术操作到创伤更大的手术，已经有大量的手术操作应用了 OBA，而诊所中可以实施的手术，其复杂程度很大程度上取决于外科医师的技术和设备水平。但患者的意愿也是决定诊所内手术的效率、便捷程度和性价比的重要因素，其专业标准可查阅美国整形医师协会的声明[4]。可用"POSEMED"概述安全实施 OBA 的基本临床需要（表 3.7）[5]。

根据美国整形医师协会的要求，除了服用少量镇静剂后注射少量局麻即可进行的整形外科手术之外，只要在麻醉下实施整形外科手术，必须在经过国家或州政府认证的机构［（如美国日间手术机构认证联合会（AAAASF）、日间卫生保健认证联合会（AAAHC）或医疗保健组织机构联合委员会（JCAHO）] 内进行，这些机构需要参加条款XVIII医疗照顾方案，或经过诊所所在州政府的许可[6]。OBA 的认证对于手术者具有几项优势，包括易于获得资助、易于管理，并且有助于吸引熟悉门诊手术的患者。为了适应 OBA 的不断增加，每个认证机构都开始调整标准以便较小诊所减少认证的费用和管理负担。

术中注意事项

体位

在手术间内忙碌时，医护人员常常忽视了摆体位和放置衬垫的细节。麻醉后的患者对压力导致的损伤缺乏正常的保护机制，因此存在神经、血管、关节和皮肤损伤的风险。尤其是进行体型雕塑和乳腺手术的患者，术中需要变换几次体位，因此需要格外注意患者的方向和衬垫。根据 ASA 提供的内部索赔数据库（1970～1995 年）的数据，定性为责任事故的索赔中，神经损伤（16%）的发生率仅次于死亡（32%），最常见的是尺神经病变和臂丛神经损伤[7]。因此，ASA 发布了关于防止围术期神经损伤的执业建议，详细提出

了上肢、下肢和放置衬垫的专门建议（《Miller 麻醉学》一书中有概述[2]）。

体温管理

保持体温的稳定状态需要维持产热和散热之间的平衡。手术过程中，散热较多，而热量从中心向外周组织的再分布使得机体易于出现低体温。即使轻度的低体温（降低 3℃）也可能显著影响手术预后，增加心血管事件的发病率、降低对手术伤口感染的抵抗力、影响凝血并影响术后舒适度。前瞻性随机研究表明，轻度围术期低体温可能导致伤口延迟愈合、延长住院时间，并使伤口感染的概率增加 3 倍[8]。

因此，为了维持手术中体温的稳定，必须严密监测核心体温以识别低体温，同时尽量减少体温丧失并补充产热。加温的措施包括应用加温气道湿化器、空气加温装置或加温毯、或被动体温湿化交换器等。对于手术时间短于 60～90 分钟的手术，应用加温装置的性价比可能并不高。

液体平衡管理

围术期液体管理的主要目标是优化心功能和氧输送，同时保持电解质平衡。对于许多美容手术，液体平衡管理相对容易，只需要维持并补充原有丢失量、手术和不显性丢失量。但有几种手术的液体平衡管理相对复杂。例如脂肪抽吸手术，此时皮下组织灌注了大量液体，造成组织肿胀，然后将皮下脂肪和部分液体一起抽吸出来。根据专门的液体复苏指南可指导外科医师根据抽吸的容量维持围术期的体液平衡。

术后注意事项

术后恢复可以定义为三个相互重叠的阶段：早期、中期和晚期恢复。早期恢复（阶段Ⅰ）是麻醉苏醒期，从停止麻醉药物开始。此时患者开始恢复保护性气道反射和运动功能。经过早期恢复后，根据 Aldrete 评分判断患者是否达到离开麻醉后恢复室的标准。Aldrete 评分结合了患者随意运动、呼吸、循环、意识和氧合等各方面因素[9]。符合 Aldrete 评分的标准后，患者可转出麻醉后恢复室，进入中期恢复（阶段Ⅱ），以准备离院。随着短效麻醉药物的研发，"快通道"概念已经成为高性价比的麻醉恢复方式。例如，一进入麻醉后恢复室就达到了足够 Aldrete 评分的患者，可安全地转运至阶段Ⅱ，以节约宝贵的恢复室资源。但是 Aldrete 评分并没有对术后恶心呕吐和疼痛这两个主要的延迟

表3.7 安全实施诊所内手术的麻醉的要求

正压通气（Positive pressure ventilation）	小型麻醉机或简易呼吸器
氧气（Oxygen）	气源或管道
吸引（Suction）	一套备用吸引装置
急救设备（Emergency equipment）	急症气道装置、除颤器、急救车
监护（Monitors）	心电图、血压、脉搏血氧饱和度
药物（Drugs）	ACLS/复苏药物、麻醉药、丹曲林

出院的因素进行评定，因此，White 修正了评分系统，以适合快通道时患者的评定[10]。晚期恢复（阶段Ⅲ）是指患者离院后到恢复到术前生理状态的阶段。

在阶段Ⅱ，评估患者是否适合离院通常由诊所的执业医师，而不是由麻醉医师完成。制订离院标准是为了确保患者的安全，而且使患者确定回家的意愿。标准包括生命体征、能否行走、恶心呕吐、疼痛和手术出血等方面。通常，术后 1～2 小时患者可达到离院标准[11]。可以进食并非离院的要求之一，术后不应强迫患者喝水，也未见进食对术后恶心呕吐的发生率有何影响。除非空腹是手术要求的一部分，应避免常规要求患者术后空腹。

并发症

最常见的麻醉后并发症是恶心、呕吐、疼痛和心血管系统不稳定，应预想到以上并发症，并在术前和术中加以注意，以降低患者在恢复阶段出现这些问题的风险。其他与气道刺激相关的常见并发症（咽喉痛、咳嗽）非常轻微，可自行缓解。

恶性高热是一种可能危及生命的麻醉并发症，需要备有治疗这一严重危象的特效药物。恶性高热是一种由吸入麻醉药或琥珀酰胆碱诱发的亚临床肌病，表现为心动过速、高碳酸血症、酸中毒、强直和发热等高代谢状态。遗传上可能与 RYRI 基因突变有关。恶性高热可出现在有或无家族史的患者，该病出现迅速，可在术中或术后出现，应迅速识别并用丹曲林进行治疗。恶性高热可能出现致命后果，因此所有应用吸入麻醉药和琥珀酰胆碱的诊所或日间手术中心都应备有足量的丹曲林以应对突然出现的恶性高热危象。

手术心得及教训

心得

- 麻醉的目的是维持手术应激下患者的生理稳态。
- 研究证实，活动耐量在 4 个代谢当量（MET）以上的患者围术期预后较好。
- 与许多外科亚专业一样，控制性降压在美容外科尤其重要。
- 尽管全身麻醉是最常用的技术，但日间手术室内，局部麻醉和神经阻滞结合静脉镇静（监护麻醉）的比例也逐渐增加。
- 局部麻醉可能是最有效的麻醉方法，对于熟练的外科医师通常是唯一的麻醉方法。
- 如果定位准确，可应用最小量的麻醉药完成面部 8 个部位的神经阻滞，达到面部完全感觉神经阻滞。
- 近年来，日间手术麻醉作为麻醉学的亚专业获得承认并得以发展。

教训

- 术前评估是为了规避风险：识别低危的患者，并降低手术时的相关风险。一些患者的麻醉风险可能等同于甚至大于将实施手术操作的风险。
- 不根据病史安排术前检查可能导致过度医疗，增加患者的不适和痛苦。
- 许多有显著健康问题或术前风险的患者能从完善的术前评估中获益。
- 术后恶心呕吐是影响约 30% 麻醉后患者的重要问题。
- 在出现误吸、GERD 和上呼吸道出血时，喉罩不能保护气道，因此对于有以上风险的患者应慎用。
- 恶性高热是一种可能危及生命的麻醉并发症，需要备有治疗这一危象的特效药物。

（刘慧丽 李民 译）

参考文献

1. Waters R. The downtown anesthesia clinic. Am J Surg 1919;(Suppl)33:71–73.
2. Miller RD. Miller's anesthesia, 6th edn. New York: Elsevier/Churchill Livingstone, 2005.
3. Zide BM, Swift R. How to block and tackle the face. Plast Reconstr Surg 1998;101:840–851.
4. Iverson RE, Lynch DJ. Patient safety in office-based surgery facilities: II. Patient selection. Plast Reconstr Surg 2002;110:1785–1790; discussion 1791–1792.
5. Koch ME, Dayan S, Barinholtz D. Office-based anesthesia: an overview. Anesthesiol Clin North America 2003;21:417–443.
6. Iverson RE. Patient safety in office-based surgery facilities: I. Procedures in the office-based surgery setting. Plast Reconstr Surg 2002;110:1337–1342; discussion 1343–1346.
7. Cheney FW, Domino KB, Caplan RA, Posner KL. Nerve injury associated with anesthesia: a closed claims analysis. Anesthesiology 1999;90:1062–1069.
8. Kurz A, Sessler DI, Lenhardt R. Perioperative normothermia to reduce the incidence of surgical-wound infection and shorten hospitalization. Study of Wound Infection and Temperature

Group. N Engl J Med 1996;334:1209–1215.
9. Aldrete JA. The post-anesthesia recovery score revisited. J Clin Anesth 1995;7:89–91.
10. White PF, Song D. New criteria for fast-tracking after outpatient anesthesia: a comparison with the modified Aldrete's scoring system. Anesth Analg 1999;88:1069–1072.
11. Chung F, Chan VW, Ong D. A post-anesthetic discharge scoring system for home readiness after ambulatory surgery. J Clin Anesth 1995;7:500–506.
12. American Society of Anesthesiologists. Practice advisory for preanesthesia evaluation: a report by the American Society of Anesthesiologists Task Force on Preanesthesia Evaluation. Anesthesiology 2002;96:485–496.
13. Pasternak LR. Preoperative screening for ambulatory patients. Anesthesiol Clin North America 2003;21:229–42, vii.

第4章

术后恶心、呕吐

David M. Shafer 和 Sheldon Opperman

一个"重要的小问题"

据估测，术后恶心、呕吐（postoperative nausea and vomiting, PONV）的发生率在20%~30%，而高危患者的发生率在70%~80%。这导致医疗费用明显增加（住院时间延长），并显著增加了并发症的发生率（卧床时间延长）。实际上，许多患者把PONV归类为住院期间最令人沮丧的经历，报道称患者对PONV的担忧要高于术后疼痛。最近的一项调查显示，患者宁愿承担更多的医疗费用以减少或预防PONV。

PONV是一种重要但又常被忽视的外科手术并发症。整形手术PONV的发生率最高（表4.1）。实际上，隆胸手术的PONV发生率是其他整形手术的8~10倍，术后早期PONV的发生率为42%，术后24小时后PONV的发生率为43%。其原因包括身体的（如血压增高会增加术后潜在出血、淤血和水肿）和心理的（患者不愉快、不舒适的体验）。PONV是可以预防的计划外入院的原因，它可以导致人力和物力资源的增加，使得本来就拥挤不堪的医疗机构不堪重负。由于择期门诊手术量的持续增多，任何能够减少或避免非预期支出的努力都是非常重要的。

PONV的危险因素

有针对性地预防PONV

- 评价患者的危险因素（表4.2）。
  – 患者特点。
  – 麻醉类型。
  – 手术类型和持续时间（表4.1和图4.1）。
- 减少风险因素。
- 强化预防/联合治疗（图4.2）。
  – 中度风险的成人：1~2种治疗措施。
  – 高度风险的成人：2种以上的治疗措施。
  – 儿童：联合治疗。
- 一旦预防失败则行补救措施。

预防疗法

恶心和继发的呕吐是由大脑中的两个中心控制的，催吐化学感受区（chemoreceptor trigger zone, CTZ）和催吐中枢（emetic center, EC）。CTZ位于极后区，由5个不同的能够被激活的受体构成。这些受体也是镇吐药物的作用位点。神经通路连接CTZ区和EC区，EC区位于网状结构区。EC区由CTZ区通过神经传导通路激活，或者是在胃扩张时由迷走神经直接激活。

已知危险因素是预防PONV的主要指征。随着危险因素数量的增加，PONV的风险增高。实际上，没有危险因素的患者，其PONV的发生率为10%，每增加一个危险因素PONV的发生率增高20%（图4.3）。

许多危险因素是不能被改变的（如女性、PONV病史），可以通过一些措施来改变其他一些危险因素以减少PONV的风险。尤其是如果可以不使用全麻，而在局麻或区域组织下实施手术，那么PONV的可能性会显著减少。另外，选择不同的全麻方法也会显著减少PONV，如吸入麻醉药和氧化亚氮是导致PONV的主要因素，应尽量减少其使用。另一方面，使用丙泊酚（得普利麻，Astra Zeneca公司）行全凭静脉麻醉（TIVA）可以减少25%的PONV。此外，术中和术后使用阿片类药物也是导致PONV的主要危险因素。可以使用非阿片类镇痛药作为替代，如非甾体类抗炎药（NSAID）有助于防止PONV。最后，大量使用新斯的明可加剧PONV，不过这种作用是剂量依赖性的，使用最低剂量可降低PONV的风险。

表4.1 手术种类是PONV的相关危险因素之一。整形手术PONV的发生率最高。

手术种类	比例 (%)	可信区间/P值	风险
整形手术	6.86	3.5～12.6/0.0001	风险增高6倍
骨科手术（肩）	5.91	3.4～10.3/0.0001	
眼科手术	5.85	3.8～9.0/0.0001	
耳鼻喉手术	4.39	2.1～9.2/0.0001	风险增高2～4倍
妇科手术（非剖宫产手术）	3.31	2.3～4.8/0.0001	
骨科手术（膝）	2.82	1.9～4.2/0.0001	
骨科手术（其他）	2.57	1.5～4.4/0.0006	

表 4.2 PONV的危险因素

患者因素	麻醉剂因素	外科手术因素
年龄 女性 不吸烟者 PONV病史 晕动症病史 年轻患者 偏头痛	吸入麻醉剂 氧化亚氮 术中阿片类药物 术后阿片类药物	手术的持续时间 手术的类型

危险因素被分成患者相关、麻醉剂相关和外科手术相关三类。

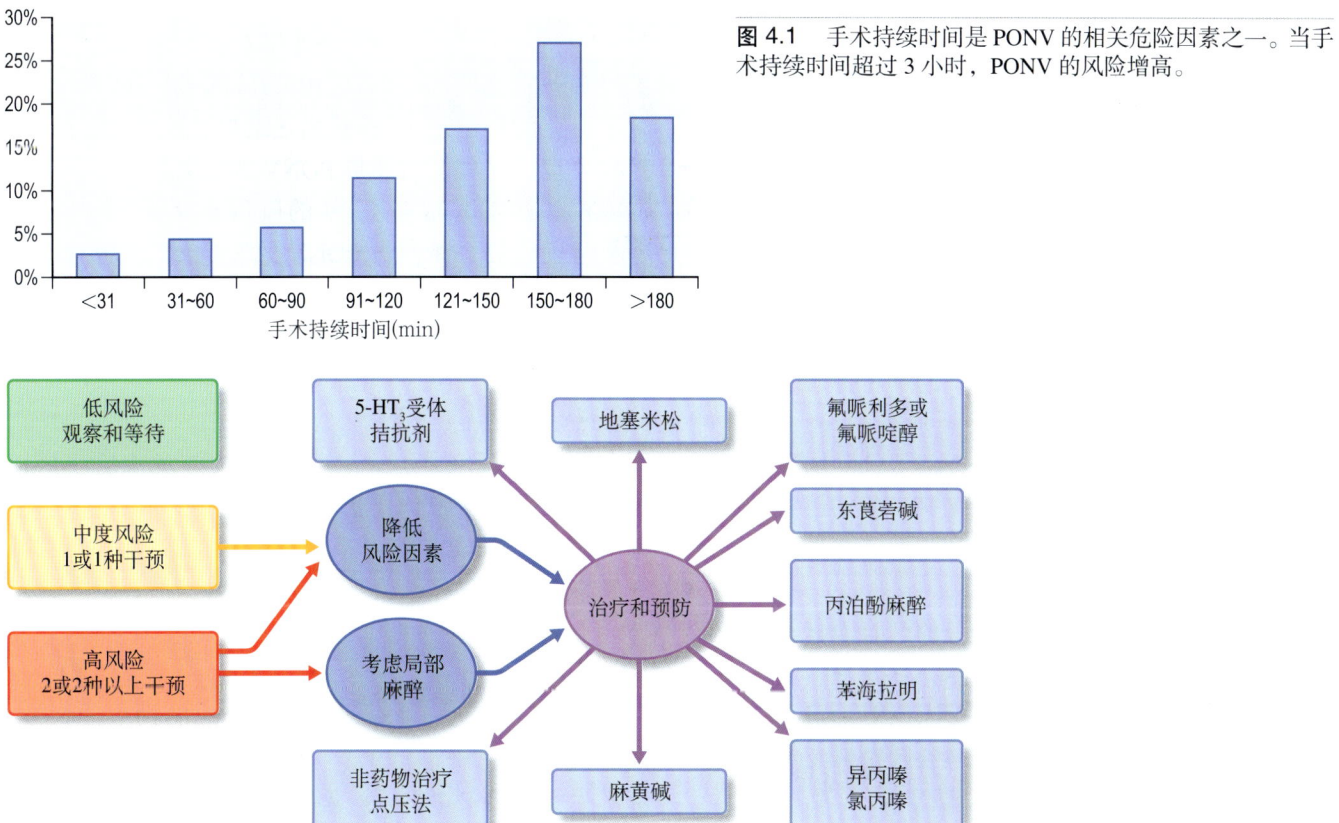

图 4.1 手术持续时间是PONV的相关危险因素之一。当手术持续时间超过3小时，PONV的风险增高。

图 4.2 PONV的患者处理方案，根据危险因素数目采取一种或多种措施。

表 4.3 PONV的药物治疗

药物治疗	种类/机制
昂丹司琼（Zofran，GlaxoSmithKline） 多拉司琼（Anzemet，Sanofi-Aventis） 格雷司琼（Kytril，Roche） 托烷司琼（Navoban，Novartis）	5-HT$_3$受体拮抗剂
地塞米松（Decadron，Merck）	糖皮质激素
氟哌利多（Inapsine，Akorn Inc） 氟哌啶醇（Haldol，Ortho-McNeil Pharmaceutical）	丁酰苯类、抗多巴胺和α肾上腺素能受体
苯海拉明（Dramamine，Pfizer）	抗胆碱能
东莨菪碱（Transderm-Scop，Baxter）	抗胆碱能药
阿瑞匹坦（Emend，Merck）	P物质/NK$_1$受体拮抗剂
异丙嗪（Phenergan，Baxter）	外周H$_1$受体拮抗剂

用药依据种类和机制进行分类，通用名称后包含商品名及生产厂商。

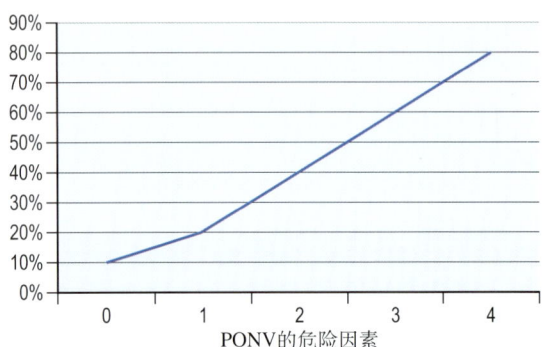

图 4.3 PONV 的复合危险因素。PONV 的风险直接取决于有多少种危险因素。

在制订治疗方案时要考虑到患者个体的风险因素。低风险患者不需要使用预防措施（<1 个风险因素），中度风险的患者（1～2 个风险因素）需要有目的地进行预防。预防是从不同种类的治疗药物中挑选一种或几种药物来使用（表 4.3）。

联合治疗要优于单一疗法。中等危险因素的患者应该使用不同种类的药物以优化 PONV 的治疗。常用的联合治疗包括使用氟哌利多和地塞米松，或者是昂丹司琼和地塞米松。

高风险患者（具有两个以上的危险因素）可能需要同时使用三种治疗药物，包括昂丹司琼、氟哌利多和地塞米松。此外，应尽一切努力来尽量减少麻醉相关（用区域阻滞或静脉内全麻醉替代全麻）和外科手术相关的（手术持续时间）风险因素。

众所周知，因为最常见的止吐药都较便宜（昂丹司琼、氟哌利多和地塞米松）、高效和安全，许多医师提倡无论患者是否有风险因素均使用这些药物进行积极预防。

常用药物

常用药物见图 4.2。

5-HT$_3$受体拮抗剂

这类药物包括昂丹司琼、多拉司琼、格雷司琼和托烷司琼，这类药物阻断血清 5-HT$_3$ 受体。这种作用在中枢和外周均可发生，主要作用于延髓。这类药物是非常安全的，在预防与化疗引起的恶心、呕吐时使用的剂量要大得多。推荐使用预防剂量的昂丹司琼为 4mg，在手术结束时通过静脉给予。

H$_1$-受体拮抗剂

异丙嗪是一种吩噻嗪衍生物，能够竞争性抑制 H$_1$ 受体，产生抗组胺和止吐的效果。异丙嗪的剂量范围是：12.5～25mg，每 4～6 小时一次，口服、肌内注射或静脉注射。

地塞米松

地塞米松是一种高效能的、合成的糖皮质激素，具有抗炎和免疫抑制的作用。在手术开始时给予地塞米松能够抑制 PONV。地塞米松的初始推荐剂量为 4～5mg。一项研究显示，4mg 地塞米松与 4mg 昂丹司琼疗效相仿。这两种药常用于联合治疗。

丁酰苯类

这类药物被作为抗精神病或止吐药使用，可以用于拮抗多巴胺和 α 肾上腺素能受体。氟哌利多、氟哌啶醇是最常使用的药物。氟哌利多通常在手术结束时静脉给予 0.625～1.25mg。但是，由于 FDA 对于其大剂量使用时有潜在心血管系统风险的警示，最近对这种药的担心有所增加。氟哌利多和昂丹斯琼具有相似的疗效。氟哌啶醇使用剂量为 0.5～2mg 静脉给药，预防 PONV 也同样有效，且在大剂量使用时没有精神并发症。氟哌啶醇确实有导致 QT 间期延长的风险，所以不作为一线推荐用药。

苯海拉明

这类药物通过抑制前庭刺激而表现其抗胆碱能作用。苯海拉明的推荐剂量为 1mg/kg 静脉给药，最佳给药时间尚未确定。

东莨菪碱透皮制剂

东莨菪碱是通过透皮贴剂给药的一种抗胆碱能药物。由于其起效很慢，理想给药时间为手术前 4 小时。每帖含有 1.5mg 东莨菪碱。

P物质/NK$_1$受体拮抗剂

P 物质是一种中枢或外周神经系统初级神经末梢释放的重要的神经肽。它属于神经递质中的速激肽家族，对脑干呕吐中枢中高浓度的 NK$_1$ 受体有很强的亲和力。阿瑞匹坦（Emend，Merck）是一种既可以口服（在麻醉诱导前给予 40mg）又可以静脉给药（Fosaprepitant，Merck）的 P 物质/NK$_1$ 受体拮抗剂。

无效的药物

一些药对于治疗 PONV 是无效的。这包括甲氧氯普胺（Reglan，Baxter）、姜根及大麻酚类如大麻隆（Cesamet，Valeant Pharmaceuticals International），以及四氢大麻酚。

非药物治疗

虽然这章主要着重于使用药物手段来治疗和预防 PONV，但同样也要重视非药物的替代疗法。术前的咨询指导应包括对患者进行 PONV 方面的宣教。另外，其他方法包括点压法（使用 Sea-Band 或 Relief-Band）及冥想，可能对那些能够被非常规手段激活的患者起效。

顽固的恶心和呕吐

如果预防 PONV 的手段失败（使用镇吐药 6 小时之内出现 PONV 或没有使用预防措施而出现的 PONV），应开始使用积极的补充疗法以防止 PONV 恶化。初始的药物应避免使用曾在预防用药中使用过的药物。如果没有使用 PONV 预防用药，那么 5-HT$_3$ 受体拮抗剂（昂丹司琼/枢复宁）将作为一线治疗用药。低剂量用药可能同样有效（昂丹司琼 1mg 静脉给药与 4mg 静脉给药相比）。接下来的处理方法包括静脉给予 2～4mg 地塞米松、0.625mg 氟哌利多和 6.25mg 异丙嗪。最后，在监测状态下，静脉给予 20mg 异丙酚（Diprivan，AstraZeneca）可用于补救治疗。如果在首次治疗后 6 小时以上再次出现 PONV，则可选用同一类的止吐药重复使用。在术后 24 小时之内吸入异丙醇是治疗恶心的有效手段。

离院后恶心呕吐

对 PONV 的主要关注在于住院患者以及在有监测的条件下，离院后恶心呕吐（PDNV）也是一个值得关注的问题。大约 80% 的 PONV 发生在术后 48 小时之内。但是 65% 的患者是在离开恢复室以后才开始出现 PONV 症状的。随着日间或门诊患者和诊所手术量的不断增加，预防和治疗 PDNV 需要得到更大的关注。在术前、术中和术后进行预防和联合治疗是最有效的方法。另外，口服的昂丹司琼分散片（Zofran ODT，GlaxoSmithKline）4mg 或 8mg，术后给予，以及东莨菪碱贴剂（Transderm-Scop，Baxter）都是有效的术后持续治疗的手段。

手术心得及教训

心得

- 识别患者发生 PONV 的风险因素。
- 减少基础危险因素。
- 预防措施是有效的。
- 利用联合治疗。
- 吸入异丙醇是一种有效的术后措施。

教训

- 谨慎识别危险因素。
- 识别失败的预防措施。
- 如果一类药物不起效则改用其他类型药物。
- 如果需要则使用积极的补救疗法。
- 意识到存在延迟的或离院后的恶心呕吐。

小结

1. PONV 是一种常见但却可以预防的术后并发症。
2. 首先要发现 PONV 的高危患者（女性、不抽烟者和有 PONV 既往史）并积极采取预防措施。
3. 对于无风险因素或存在单一风险因素的患者，使用一种预防药物就足够了。
4. 对于高风险患者，使用不同种类的多种药物联合治疗要优于单一治疗方法。
5. 挽救疗法要使用其他种类的化学药物。

（伍鸿飞　李民　译）

拓展阅读

American Society of PeriAnesthesia Nurses. ASPAN's Evidence-Based Clinical Practice Guideline for the Prevention and/or Management of PONV/PDNV. J PeriAnesthes Nurs 2006;21(4);230–250.

Apfel C. Postdischarge nausea and vomiting: risk assessment and treatment strategies. Anesthesiology News January 2008;1–7.

Cotton JW, Rowell LR, Hood RR, et al. A comparative analysis of isopropyl alcohol and ondansetron in the treatment of postoperative nausea and vomiting from the hospital setting to the home. AANA 2007;75(1);21–26.

Gan TJ. Consensus Guidelines for the Management of PONV. Littleton, CO: Medical Education Resources and Applied Clinic Education, 1 January 2008.

Glass PS. Practice Guidelines for the Management of Postoperative Nausea and Vomiting: Past, Present, and Future. Internat Aesthes Res Soc 2007;105(6);1228–1529.

Gan TJ, Meyer TA, Apfel CC, et al. Society for Ambulatory Anesthesia Guidelines for the Management of Postoperative Nausea and Vomiting. Ambulat Anesthesiol 2007;105(6);1615–1628.

Gan TJ, Sloan F, Dear Gde, et al. How much are patients willing to pay to avoid postoperative nausea and vomiting? Anesth Analg 2001;92:393–400.

Sinclair DR, Chung F, Mezei G. Can postoperative nausea and vomiting be predicted? Anesthesiology 1999;91:109–118.

第2部分：麻醉

第 5 章

美容手术中的患者安全

Mark Jewell

笔者之所以介绍有关患者安全的问题是受到了 Lucian Leape 博士的启发，他是笔者在堪萨斯州立大学时的小儿外科教授。Leape 教授最终离开堪萨斯来到哈佛大学公共卫生学院，致力于患者安全及如何将医疗服务中的失误降至最低的研究。Leape 教授同时也是 Crossing the Quality Chasm（《跨域质量的沟壑》）一书[1]的作者之一，这本书讲述了关于保健服务的一些关键问题。Steve Spear 医生和 Mark Graban 也影响了笔者的思想，他们超越了 Leape 教授的 Institute of Medicine（《内科学》）一书，将丰田生产系统和精益生产的"是人就会犯错"[2]的观点应用到了卫生保健中[3, 4]。尽管目前我们已经开始关注卫生保健中的安全问题，但是在保证患者的尊严、舒适度、满意度等其他很多方面都存在缺陷，并且存在浪费珍贵资源的现象，而改进这些缺点需较长时间。

在编写此章时，笔者也关注了其他领域，这些领域在安全方面已经取得了显著进步，并且有精细的流程以达到预期的安全目标。阅读资料可以发现，截至 2009 年 1 月，美国本土航空公司在过去的 24 个月里没有发生任何一起恶性事件。这个成就与机组人员资源管理（crew resource management，CRM）安全流程的实施有关。它的核心内容包括飞行前简要报告/总结报告、携带核查表工作，以及正确处理错误。CRM 的效力在最近一起全美航空公司 1549 班机迫降于纽约哈德逊河的事件中得到了证实。在这起事件中所有乘客和机组人员都幸免于难，很大程度上归功于飞行员和机组人员成功地处理了起飞过程中，飞机与飞鸟相撞造成的发动机熄火的问题。

制造业和航空业的安全管理有所不同，但都非常有效，可以被借鉴以制订提高患者安全的流程，这样做会改变门诊和手术工作的效果。

患者安全流程

当我们关注医疗工作中对患者造成伤害的严重事件时，有效的补救措施并不是迫使医疗服务提供者保证提供更安全的服务。正如书中所提到的，我们需要的是从根本上重新设计提高质量和安全保证的流程和路径，以跨越本书所说的"质量沟壑"。

在美国，如果想寻找与医院具有可比性的其他领域的话，大型医院应该与美国通用和福特这样的公司类似。通用、福特公司和大型医院的质量提高是一种间断的行为，以目标为导向，但常常是缺乏员工支持的"特殊战役"。尽管某些领域已经取得了进步，但是有时人们更关注展示工作业绩，而不是工作效果的提升。当外科中心出现一个带着评估夹板的陌生人，经常预示着出现了另一项计划不周的质量或安全行动。

不同的方法可以提高医疗系统的质量和患者安全。在医院工作的个人都存在明显的"JCAHO 思维"（JCAHO 即卫生保健组织鉴定联合委员会），"JCAHO 思维"涉及与患者安全相关的政策、流程及规程，这些似乎妨碍外科医师工作，以及员工对于在现实中手术室应如何运作的认识。对于在医院外工作的个人，包括诊所的手术室，似乎较少有"JCAHO 权威"的观念，更多的是关注怎样通过与每个患者的互动，来提高患者安全和医疗质量。目前，大部分医疗工作是在"JCAHO 管辖"之外的工作场所完成的。大量文献报道隶属于其他组织[5]的院外外科机构中患者的转归与医院内患者的转归相似，甚至更好。

在 JCAHO 系统中，旨在解决患者安全的办法却经常忽略安全和质量中的很多重要内容。例如，手术前"暂停"进行核查的程序仅仅涉及外科方面，即检查要实施的手术及手术部位，而忽视了真正重要的方面，例如检查患者的状态是否已经"适合手术"。笔者认为，在手术开始前，外科医师（如同飞机起飞前的机长）接到下属给出患者状况的报告（包括是否已经给予必需的预防性抗生素、预防深静脉血栓措施、预防低体温的保温毯、手术间内是否已经备好的植入体内的装置）时，他们是不会因此不快的。否则，在以团队形式工作[6]的环境下"暂停"程序会妨碍有效的沟通。

在大医院中，一旦一个错误程序开始运行，实际上是没有办法能够阻止的。另一方面，我们也依赖"变通"来弥补错误。我们都曾经在手术过程中遇到过一些尴尬的情况，发现需要的物品如待植入的装置无论如何也找不到，或者患者没有接受预防性抗生素治疗。如果这种情况发生在日本工厂，工人一旦发现缺陷就会拉住"安全绳"，停下生产线，以免出现瑕疵品。

所有整形外科医师都希望避免逐渐加重的并发症、损伤、残疾、再次手术、情绪压力、对专业能力的质疑以及管理方面的疏忽。如果我们注意一下其他产业，例如航空业和丰田汽车业，就会发现他们已经创造出非常有效的流程来提高品质、降低失误和改变工人的观念。

一次成功的手术之后，应该立刻思索究竟哪些做法是正确的、避免了什么错误，这种反思是一种学习，学会如何使成功的结果不断重现。相反，当发生失败，不能科学分析，或者采取幼稚的调查、报复或"秘密行动"，就会阻碍进步，这些在大学所属机构中常见[7]。

例如，深静脉血栓以及接踵而至的肺动脉栓塞对所有外科患者都是一个令人烦恼的问题，但是国家行政机关采取简单的办法限制基于诊室的手术，并不能防止此类问题的发生或降低发病率/死亡率。我们需要的是通过科学调查解决这个实际问题。由整形外科组织牵头的直接调查应是解决问题的良好开端。

关注患者安全的各种组织已经提出关于减少患者损伤、改善预后及减少医疗费用的各种方法。其中一些不过是头痛医痛、脚痛医脚，其他的如认真洗手和确认手术部位都是尽人皆知的常识。提高患者安全的规划如果设计不当，反而会削弱一些明明有效的安全策略实施的可信度。

直到现在，临床上仍缺乏有效的知识管理方案，而这些方案是用来提炼和总结外科议案的经验教训的。如果整形外科医师组织决定提高标准以改善患者安全，则迫切需要确立研究和教育的基本框架，为我们的医疗工作者提供一个全面的课程。如这些议案能够充分利用网络技术和其他电子信息资源的优势则会更加理想，就可以快速、方便地总结有意义的信息和数据。

如何创建注重安全和品质的文化（医护人员一起实施的步骤）

1. 确定需要提高的方面，如降低隆胸手术的再手术率。
2. 确定目标，例如通过降低再手术率使择期手术更安全。
3. 规划需要改进的流程。
4. 制订文件和工具以使患者和员工更清楚地理解改进流程（cycle of care，医护周期）。
5. 将改进流程中的失误和错误降至最低。
6. 避免随意更改改进流程中的内容。
7. 根据基础值衡量进步。
8. 使改进制度化，并将其作为开始改进其他医疗质量和安全方案的起点。

下面是如何系统提高手术安全的其他建议。

- 把患者作为流程的中心。
  - 增强患者对自身安全和临床决策的意识和责任。
- 安全是管理层应优先考虑的问题。
  - 允许同事解决问题和进行创新。
  - 交流和验证安全举措。
  - 互相帮助获得安全方面的收益。
- 员工责任感。
  - 意识到并纠正同事的失误。
  - 非惩罚性失误上报。

以上措施的出色执行需要消除变通以及计划、护理和患者管理等决策方面的含糊之处。正如 Steven Spear 在 *Harvard Business Review*（《哈佛商业综述》）一书[3]中所指出的，"如果人们很多年来每天都在面对同一个问题，就会变得愤怒、效率低下，这甚至会成为灾难"。设计低劣的流程必定失败，且试图避开问题并不是解决问题的正确途径。只能通过所有人的努力，才能做出更好的设计以避免有缺陷的工作方法和不安全的医疗行为。与由上至下的管理方式相比，当医务工作者参与解决问题的时候，通常会取得进步。

在 ASAPS，由 James Matas 博士领导的一支敬业的医师团队，承担了制订"医疗周期"项目的任务[8]。这是首次从第一次接触患者，直到医疗周期结束患者病案被放回至病案室，对整个医疗周期进行审视。通过明确流程和关键点，医疗工作就能够得到改善。从信息系统的角度出发，如果有足够信息证明患者达到了安全手术的要求，就可以使决策成为简单的"是"或"不是"。表格和核查表对于手术准备非常必要，应该记录术前已经完成的各项准备工作（框5.1）。伤口、引流、恶心和危险标记等术后内容也同样重要。

医疗周期应是"骨架",使用者最终可量身定做出适合自身的,指引各种涉及患者的医疗工作的路径图。这是一种很有效的方法,可以帮助大家了解已完成的术前准备和记录医疗质量,也有助于将手术计划、术后护理和用药方面的失误降至最低(图5.1)。

除了医疗周期理念,也需要关注有关患者安全的其他方面。在这些方面采取改进措施就可以防止大部分问题的发生。

1. 术前及时给予静脉抗生素。
2. 术中和术后避免低体温。
3. 预防深静脉血栓(下肢抗栓泵和低分子量肝素)。
4. 避免深度镇静或全麻过程中的眼部干燥。
5. 合理使用含利多卡因的浸润液,同时要考虑脂肪抽吸术中脂肪内的利多卡因容量。
6. 术前准备时需要记录过敏反应、目前用的处方药和非处方药、草药/营养补充剂以及吸烟情况。
7. 通过增强患者对自身的安全与临床决策的意识,将患者置于流程的中心。

患者安全方面的特殊问题

耐药金黄色葡萄球菌(MRSA)

无论是社区获得性还是医院获得性MRSA都是一个重要的问题,即使对于以美容手术为主的机构也是如此[9]。所有医护人员都要改变观念,做到仔细清洁双手,应用酒精或酒精-氯已定消毒剂,带防护性手套,正确处理医疗废物,保证患者术区和体表清洁。MRSA常被无意带到办公区域,包括缝线脓肿或随父母看病的有脓包的患儿。患者中可疑感染的应该进行细菌培养,并给予MRSA敏感抗生素,如果是革兰阳性球菌,等到培养和敏感性试验结果出来后应确认MRSA感染。

吸烟和尼古丁用量

吸烟仍然是美容手术的风险因素。1984年,Rees[10]描述吸烟患者行除皱术后皮肤坏死率增加13倍。其他报道也显示会增加其他涉及皮瓣手术的风险。尼古丁仍然是一个有很大成瘾性药物,试图戒烟的人群复吸率很高。术前应给患者充足的时间戒烟,应至少在术前6周开始。对于防止尼古丁导致的皮肤坏死,需要患者完全不吸烟的最短时间仍没有统一意见。很有必要在术前检查时让患者确认其吸烟和摄入尼古丁的状况。如果担心患者的依从性,可以进行尿试纸测试。笔者发现在手术当日进行测试是没有帮助的,应该在术前两星期进行测试,如果结果阳性则不能进行手术[11]。

深静脉血栓

美容手术也可能发生深静脉血栓。Reinisch研究了除皱术的深静脉血栓问题,发现84%的深静脉血栓和肺动脉栓塞与全麻有关[12]。需要注意的是必须使用有效的措施,包括下肢抗栓泵和序贯弹力袜以降低风险。应用低分子肝素进行化学预防却会使发生血肿的风险增加16%。

与其他美容手术相比,腹壁成形术依然是深静脉血栓发生率和死亡率较高的手术。令人惊讶的是,对于腹壁成形术是皮下脂肪去除术致死率的20倍这一现象并无研究[14]。预防深静脉血栓、早期活动、避免使用导尿管和床上使用便盆,似乎可以降低并发症发生的风险[15]。

关于围术期补充雌激素和口服避孕药的处理方法尚缺乏统一意见。如果选择让手术患者停止使用口服避孕药来降低深静脉血栓风险,就必须向患者推荐节育的替代办法。

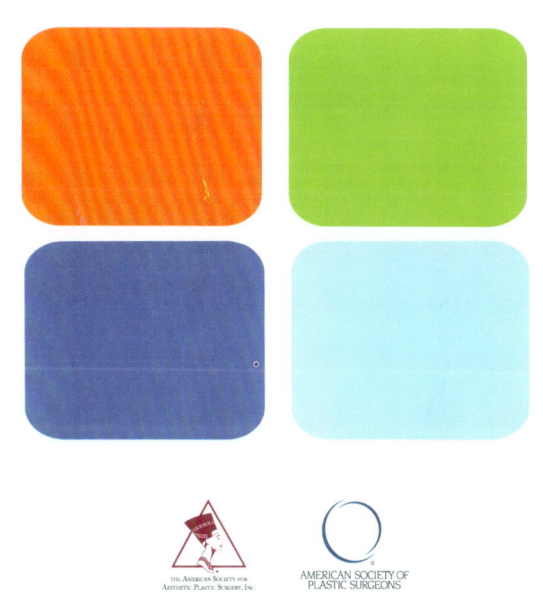

图5.1　ASAPS医疗周期。

框 5.1　外科计划表和核对单

Mark Jewell 医师：术前访视

监护人姓名 ＿＿＿＿＿＿
电　　话 ＿＿＿＿＿＿

姓名 ＿＿＿＿＿＿＿＿＿＿

是否陪伴：是/否　　家/旅馆
今日日期 ＿＿＿＿＿＿

过敏史 ＿＿＿＿＿＿＿＿＿

手术日期 ＿＿＿＿＿＿
血压 ＿＿＿　心率 ＿＿＿　双肺 ＿＿＿　体重 ＿＿＿

患者
　　MWH ＿＿＿＿
　　SHH ＿＿＿＿
　　HSSC ＿＿＿＿
　　OSC ＿＿＿＿

术前教育
　　禁食水 ＿＿＿＿
　　药物 ＿＿＿＿　处方 ＿＿＿＿
　　须知 ＿＿＿＿
　　签署知情同意书 ＿＿＿＿
　　术后APPT ＿＿＿＿

实验室检查
　　医院 ＿＿＿＿
　　抽血 ＿＿＿＿ /部位 ＿＿＿＿
　　无需化验 ＿＿＿＿
　　孕检 ＿＿＿＿
　　其他 ＿＿＿＿

吸烟者：
是 ＿＿＿　否 ＿＿＿　已戒 ＿＿＿

知情同意
　　特殊 ＿＿＿＿＿＿＿＿＿＿＿＿＿＿＿＿＿＿＿＿＿＿＿＿＿＿＿＿

您已经阅读了手术知情同意书，您理解这些风险并已经得到了充分的解释。

术前签字 ＿＿＿＿＿＿＿＿＿＿＿＿＿＿＿＿

植入物规格 ＿＿＿＿＿＿＿＿
照片 ＿＿＿＿＿＿
数字 ＿＿＿＿
宝丽来 ＿＿＿＿

类型 ＿＿＿＿＿＿　序列号 ＿＿＿＿＿＿
测量 ＿＿＿＿＿＿＿＿＿＿＿＿＿＿＿
SAL表 ＿＿＿＿＿＿＿＿＿＿＿＿＿＿
选择的病号服
＿＿＿＿＿＿ /序列号 ＿＿＿＿＿＿＿＿

术后电话联系　　日期 ＿＿＿＿＿＿　时间 ＿＿＿＿＿＿

进食：是/否　　　　　导尿 ＿＿＿＿　　评论 ＿＿＿＿
恶心：是/否　　　　　抗生素 ＿＿＿＿
镇痛药：是/否　　　　明天APPT ＿＿＿＿
瘙痒：是/否

疼痛水平
1　　2　　3　　4　　5　　6　　7　　8　　9　　10
　　轻度　　　　　　　中度　　　　　　　剧痛

术后第一天访视

日期 ＿＿＿＿＿＿＿＿　　　　　时间 ＿＿＿＿＿＿＿＿
敷料 ＿＿＿＿＿＿＿＿　　　　　恶心 ＿＿＿＿＿＿＿＿
导尿 ＿＿＿＿＿＿＿＿　　　　　无感染 ＿＿＿＿＿＿＿＿
缝线 ＿＿＿＿＿＿＿＿　　　　　皮肤完整性 ＿＿＿＿＿＿
感觉 ＿＿＿＿＿＿＿＿　　　　　肿胀 ＿＿＿＿＿＿＿＿
无受伤 ＿＿＿＿＿＿　　　　　　R.T.W. ＿＿＿＿＿＿
术后教育
参与修复患者 ＿＿＿＿＿＿＿＿＿＿＿＿＿＿＿＿
其他评论 ＿＿＿＿＿＿＿＿＿＿＿＿＿＿＿＿＿＿
药物

疼痛水平
1　　2　　3　　4　　5　　6　　7　　8　　9　　10
　　轻度　　　　　　　中度　　　　　　　剧痛

怀孕和择期手术

择期手术但意外怀孕对患者很不利。

Jewell医师要求所有存在怀孕可能的女性患者在术前访视时，均进行检查以排除怀孕的可能。唯一的例外是已永久节育的患者（如已行子宫切除术、输卵管结扎术，或伴侣已输精管切除术的患者），或已处于绝经期患者。

建议存在怀孕可能的女性采取合适且安全可靠的避孕方式，避免无防护的性生活或意外怀孕。避孕套和非处方阴道避孕胶不是可靠的避孕方式。

请填写以下空格

- 我目前使用_____进行避孕。

- 我不进行任何避孕。

我不会怀孕，因为（请选择一项）

- 我已经进行了输卵管结扎。

- 我已经进行了子宫切除术。

- 我的伴侣已经进行了输精管切除术。

- 我已经处于绝经期。

患者签名_____

日　　期_____

MARK L. JEWELL, M.D.P.C.

术前用药情况

术前请填写以下信息：

药物反应／过敏／对乳胶敏感

　　因为过敏反应，一些患者不能服用某些药物如青霉素。另一些患者服用麻醉性镇痛药（可待因、吗啡、杜冷丁、vicodin（含氢可酮）、precocet（含羟考酮）等）会出现恶心/呕吐等不良反应。请在下面列出任何已知的药物过敏、反应或敏感情况。

　　药物名称　　　　　药物不良反应类型/过敏
1.
2.

_____我没有药物不良反应、过敏或对乳胶敏感的情况。

处方药

请列出你现在正服用的处方药

1.
2.
3.

_____我现在没有服用任何处方药

非处方药／膳食添加剂／维生素／中草药／微量元素

　　很多患者服用非处方药，例如阿司匹林、消炎药（布洛芬、萘普生）以及其他一些不需要处方即可买到的制剂，例如膳食添加剂、中草药和维生素。很多这些药物都会增加术中或术后出血的风险，甚至还会和处方药相互作用。如果你正在服用这些种类的药物，请在下面列出。请停止继续服用一切非处方药、膳食添加剂、中草药和维生素，至少要在术前3天停药，术后3天才可继续服用。

1.
2.

_____ 我目前没有服用任何非处方药、膳食添加剂、中草药和维生素。

吸烟、吸二手烟、尼古丁产品（贴剂、口胶、喷鼻制剂）

　　吸烟、使用烟草制品或尼古丁制品（贴剂、口胶、喷鼻制剂）的患者面临着严重的外科并发症，如皮肤坏死、延迟愈合等。由于被动摄入尼古丁，吸二手烟的患者同样存在潜在的风险。关于以下这些条款，请指出你的现状。

_____我不吸烟，也不使用尼古丁制品。我理解吸二手烟的潜在风险。

_____我吸烟或使用烟草/尼古丁制品。

日期：_____　　　　签字：_____

治疗利多卡因/丁哌卡因中毒的脂肪乳剂

静脉给予脂肪乳剂，用于心搏骤停和中枢神经系统中毒患者的复苏，是一种治疗利多卡因和丁哌卡因中毒的新方法[16]。更多的信息可以登录网址 www.lipidrescue.org。

择期手术患者使用β受体阻滞剂

已经证明患有冠状动脉疾病的患者应用β受体阻滞剂可以降低死亡率。虽然大部分美容手术患者是 ASA Ⅰ/Ⅱ级，也有个别的是 ASA Ⅲ级，患有高血压、冠心病等稳定的系统性疾病，并准备进行美容手术或重建手术。应该考虑应用β受体阻滞剂以减少围术期心肌梗死和心律失常[17]。

心脏支架患者停用氯比格雷/阿司匹林

应用支架治疗冠状动脉疾病很普遍。除了应用药物洗脱支架减少再狭窄之外，还需要应用抗血小板药物如氯比格雷和阿司匹林。是否停用支架患者的抗血小板药物需要事先认真考虑并与患者的心脏病医生商量。与放置了支架的患者签署知情同意时很有必要谈及潜在心肌梗死和支架堵塞的风险。放置了支架的患者在完成了推荐的12个月抗血小板治疗后也能出现迟发性支架内血栓形成[18]。

小结

作为一名外科医师，无论是在办公室还是在手术中心，都处在改进安全与质量的最佳位置。如果关注医疗周期并且找出需要提高的地方，那么在安全与质量方面就能够取得很大进步。如果发生了问题，应花些时间进行分析，并采取改进措施，而不是让同样的问题再次发生。ASAPS 医疗周期是制订安全和质量流程的一个良好起点。

（戎玉兰　李民 译）

参考文献

1. Institute of Medicine. Crossing the quality chasm. National Academies Press, July 2001, 337 pp.
2. Corrigan J, Kohn L, Donaldson M. To err is human: building a safer health system. National Academies Press, 1st edn, 15 April 2000, 287 pp.
3. Spear S. Fixing healthcare from the inside, today. Harvard Business Review, September 2005.
4. Graban M. Lean Hospitals: Improving quality, patient safety, and employee satisfaction, 1st edn, Productivity Press, University Park, IL.
5. Jewell M. Medical errors in aesthetic plastic surgery. Aesthet Plast Surg 2003;23:2:108–109.
6. Keyes G, Singer R, Iverson R, McGuire M, Yates J, Gold, Thompson D. Analysis of outpatient surgery center safety using an internet-based quality improvement and peer review program. Plastic Reconstr Surg 2004;113(6):1760–1770.
7. Jewell M. Patient safety data: how it can improve our performance. Aesthet Surg J 2004;24:4:346–348.
8. The American Society for Aesthetic Plastic Surgery. Cycle of Care Workbook. ASAPS, 2006.
9. Chambers H. Community acquired MRSA-resistance and virulence converge. NEJM 2005;352:1485–1487.
10. Rees T, Liverett D, Guy C. The effect of cigarette smoking on skin-flap survival in the face lift patient. Plastic Reconstr Surg 1984;73(6):911–915.
11. Jewell M. Smoking in plastic surgery. In: ASPS Patient Consultation Resource Book. The American Society of Plastic Surgeons, 2006.
12. Reinisch J, Bresnick S, Walker J, Rosso R. Deep venous thrombosis and pulmonary embolus after face lift: a study of incidence and prophylaxis. Plastic Reconstr Surg 2001;107(6):1570–1575.
13. Durnig P, Jungwirth W. Low-molecular-weight heparin and postoperative bleeding in rhytidectomy. Plast Reconstr Surg 2006;118(2):502–507.
14. Hughes C. Reduction of lipoplasty risks and mortality: An ASAPS survey. Aesthet Surg J 2001;21:120–127.
15. Stevens WG, Vath S, Stoker D. "Extreme" cosmetic surgery: a retrospective study of morbidity in patients undergoing combined procedures. Aesthet Surg J 2004; 24: 314–318.
16. Weinberg G. Lipid rescue resuscitation from local anaesthetic cardiac toxicity. Toxicol Rev 2006;25(3):139–145 [Review].
17. Poldermans D, Boermsa E. Beta-blocker therapy in non-cardiac Surgery. NEJM Editorial 2005; 353:412–414.
18. Vaknin-Assa H, Assali A, Ukabi S, Lev EI, Kornowski R. Stent thrombosis following drug-eluting stent implantation. A single-center experience. Cardiovasc Revasc Med 2007;8(4):243–247.

第 3 部分
除皱术

第3部分：除 皱 术

第 6 章

除皱术的解剖学、浅表肌肉腱膜系统、支持韧带和面部间隙

Bryan Mendelson

解剖学上的准确性是进行除皱术、获得自然的面部外形和持久效果的基础。面部，特别是颊中部解剖学的复杂性，提示面部整形难度很大。因此，很多整形外科医师在设计其面部年轻化手术流程时，都会尽可能避开复杂的解剖结构，把目标放在对老化进行掩饰之上。

本章的目的是通过对面部结构进行合理的描述，从而确立一些明晰的基本原则，来建立提升面部年轻化手术效果的基础。

在面部年轻化手术中，正确的解剖学认识是手术取得较好效果的根本。在解剖学的基础上，对面部老化的发生机制，尤其是个体的变化进行诠释，并制订合理的计划来对这种老化进行修正，以作为术前评估的基础。解剖学可以阐明外科所采用的许多手术流程与结果之间的差别。对外科医师而言，准确的术中解剖图是降低并发症的发生率，安全有效进行操作而不损伤面神经的基本保证。

面部功能的演化

当从演化和功能的角度对面部构成进行分析时，更容易理解面部的解剖学（图6.1）。面部位于头部的前面，在胚胎前肠的入口处，生成口、咀嚼器，以及特殊的感觉器官，如眼、鼻和耳。面部骨骼的四个骨腔皆由多块骨互相结合构成。这些骨腔使特殊感觉器官具有明确的骨性边缘，这与由唇颊覆盖并有关节连接的颌骨宽大的开口形成对比。面部的软组织对面部的美观和吸引力而言不可或缺，实际上，也是完全为其功能服务的。

软组织覆盖各个骨腔，经组合形成面颊部，包括唇、眼睑、鼻和耳。每个骨腔均由全层软组织环绕在其周围，其中浅表的面部肌肉控制这些功能结构开闭口径的大小。这在人的眼睑及唇部表现得最为明显。

这些具有括约功能的可关启结构的主要效用是保护骨腔的内容物，并进一步起到表达感情、传递信息的作用。这一重要的功能要求肌肉具有更好的协调力，在运动与稳定这两种相反的功能之间取得平衡。老化引起了年轻面容平衡的变化，导致在静止或活动时表情的改变。需要通过面部年轻化手术使衰老的面容修复还原至年轻时的平衡状态，并拥有正常外表的生机，对外科手术而言具有巨大挑战。

原则

组织不断完成持续运动和精细固定相结合的动作是导致韧带松弛、老化，面部出现下垂性改变的基础。

面部的区域

在临床应用中，通常将面部分为三部分（上部、中部和下部），但这种区分方式不是以逐步演化形成的结构为基础的，因此过于概念化。具有重要的面部表情功能的肌肉都位于面部的前面（前方），主要在眼周和口周，其作用在人进行沟通交流时得以表现。由于这些功能，面前部存在很多微妙的富于表情的区域，也是易于引发衰老变化的部位（图6.2）。

相反，面侧部活动相对较少，这是因为负责咀嚼功能的组织结构都在其所覆盖的深筋膜的深侧。在颧弓的两侧是颞肌和咬肌，与腮腺及其导管在一起。在面侧部唯一表浅的肌肉是在其下1/3区内的颈阔肌，它的延伸范围最高不超过口角。在内侧，存在一清楚的边界，将面侧部与前面富于活动、易变的面前部分开。垂直方向呈线形的支持韧带附着在面部的骨骼上而形成这一边界（图6.2）。

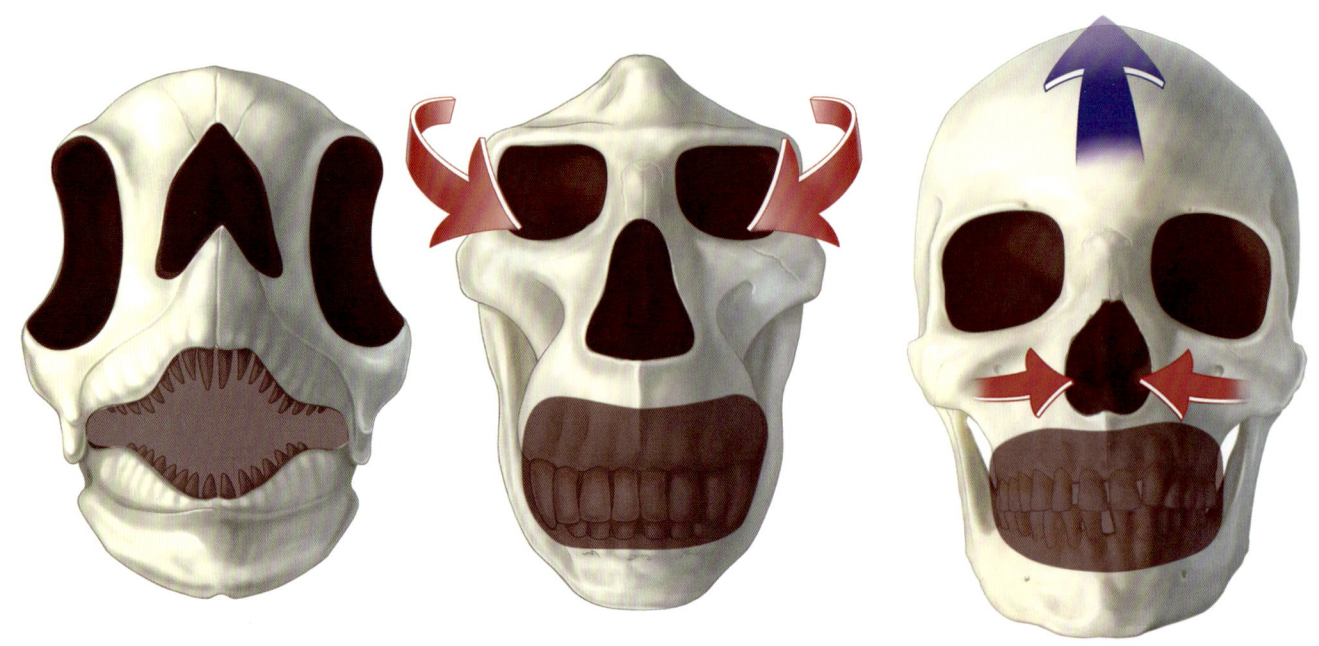

图 6.1 面部骨骼功能的演化，图示从原生脊椎动物（如鱼），到灵长类动物中的黑猩猩（中间图），再到人类的演化过程。面部的骨骼支撑着四个多骨的骨腔，它们的大小与位置与其特殊的功能有关。眼睛作为具有立体双目视觉功能的器官被移到前面，而由于嗅觉的重要性较小，鼻孔被降低，耳朵保持在它原先的位置上，即位于在面部的后面。随着颅骨的发育，眼眶的位置跟着发生变化，形成了新的上 1/3 的面部。

原理

面部的前方是需要行年轻化手术的区域。

从面部年轻化手术应优先考虑的方面来看，面颊中部是最重要的一个区域，这是因为其位于面部表情的两个中心，即眼和口之间的中央核心区。眶周部和口周部在面颊中部重叠（图 6.2）。眶周部覆盖颧骨体及其眶突；而口周部覆盖生长着牙的上颌骨。功能部分是固有的活动部分，与相对固定的边界汇合在面颊中部斜行的边界线处，这是颧弓韧带向皮肤延伸而形成的面颊中沟（图 6.3）[1]。

面前部的软组织按其为覆盖骨骼或由多骨构成的骨腔而被进一步细分。构成眼睑或面颊区的软组织容易活动，是因为此处没有深筋膜。面颊区中覆盖颧骨的部分被确定为过渡区；而易于活动区（下睑、易动的面颊及鼻唇部分），年轻时鲜见衰老的变化，这是由于年轻时面颊中部的形状结实圆润。以后随着时间的推移，由于面颊中部老化松弛，这些转化逐步可见。

面部区域相关的面神经

面神经分支的分布平面与面部区域有关（图 6.4）。在面侧部颧弓以下部分，面神经分支分布在深筋膜深面。在面前部（包括颧弓下界以上部分），面神经分支更表浅地分布到肌肉。在支持韧带界面存在－过渡区，为转变到易活动的面前部之前最后的稳定部位。面神经在向外走行至其位置终点前，在此处受到保护。

面部的层次

面部结构的要素可以被很简单地概括成以下几方面：

1. 头皮是理解面部解剖的基本原型，这是因为在面部这一部分出现的变化最少。
2. 面部由同心圆状轴心的软组织层构建在骨骼上。
3. 头皮的 5 个层次是：①皮肤层；②皮下层；③肌肉腱膜层；④细小间隙组织；⑤深筋膜。
4. 这些层次在面部并不是均匀一致的，这是因为在相应功能区层次会改变。
5. 相应功能的关键区域覆盖在骨腔上面，尤其是在眼睑、面颊和口部。
6. 一个多链交织的纤维支持系统将皮肤与骨骼支撑在一起（图 6.5）。这一系统的组成成分穿过全部

第6章 除皱术的解剖学、浅表肌肉腱膜系统、支持韧带和面部间隙

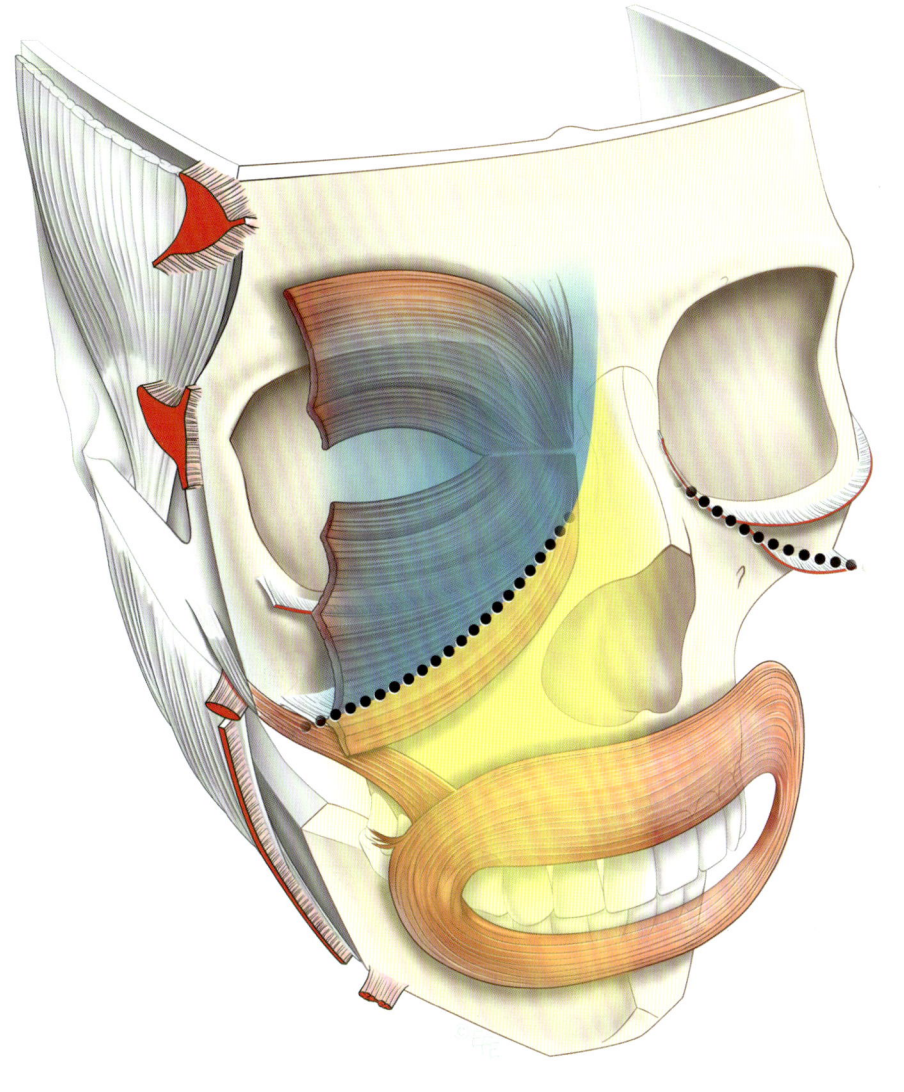

图6.2 面部的区域。变化较少的面侧部（阴影部分）由咀嚼肌覆盖，由面部韧带的垂直线（红色）将其与面前易动的肌群分开。这些韧带从上往下依次是：颞部韧带、眶侧部韧带、颧弓韧带、咬肌韧带和下颌骨韧带。面部的表情肌位于前部。面颊中部被斜裂分成与邻近骨腔相关的两个独立的功能部分。上方的眶周部（蓝色），以及下方的口周部（黄色），共同构成面颊中部，两部分相接于颊中沟（斜的虚线）。

层次[2]。

7. 从越过骨骼到覆盖那些骨腔的组织（眼睑和口唇）之间的过渡区具有解剖学的变化。
8. 面部结构的复杂性起因于活动与稳定（韧带的支持）两者之间平衡的需要。

应该认识到，面部结构的复杂性完全是由多块骨构成的骨腔及其功能的需要而致。过渡区的解剖学变化可在骨腔的边界处发现，如头皮，其解剖学变化发生在眉间，在那里前额邻接眶腔和鼻腔。此处有深方的面部肌肉和相关的支持韧带附着在骨骼上。

各分层的详述
第1层 皮肤

皮肤结构中的胶原是纤维支持系统最外面的部分，从胚胎学和解剖结构上看，其均与深层胶原组织相连接。皮肤的胶原厚度与其功能有关，并且有与其活动性呈反比关系的倾向。真皮在眼睑部最薄，而在前额和鼻顶尖部最厚。较薄而活动较多的皮肤更易出现老化。

第2层 皮下层

皮下层有两个组成部分：①皮下脂肪提供体积和活动性，由皮肤纤维支持韧带给予支持。②皮肤纤维支持韧带连接真皮与其下面的浅表肌肉腱膜系统（superficial musculoaponeurotic system, SMAS）。根据面部具体区域的不同，两个组成部分在数量、比例和排列方面有所不同。

在头皮，皮下层有相同的厚度，并与覆盖的真皮有坚实的固着，而在面部，皮下层在厚度与附着方面有很多的变化。在接近骨腔具有高度活动功能的区域，如眼睑的睑板前部和唇部，皮下层紧密结合，不存在

53

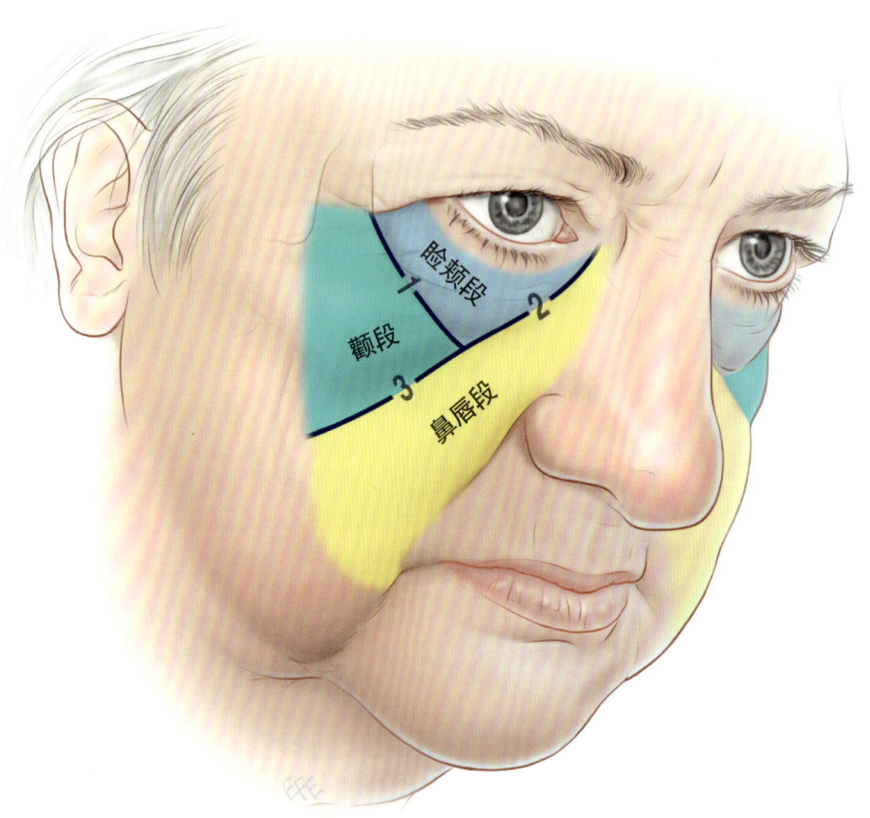

图6.3 当老化出现时,表面解剖学揭示了面颊中部的内部结构。面颊中部的两个功能区与其下面的骨腔有关,并且由覆盖在骨骼上的面颊中沟(3)斜线分开。面颊中部有三个部分:睑颊段(蓝色)和在眶周部里的颧段(绿色),以及在口周部内靠近鼻唇的鼻唇段(黄色),它覆盖口腔前庭。这三部分的边界由三条沟划定,互相连接起来像斜体的字母Y。睑颧沟(1)覆盖在外下眶缘,鼻颧沟(2)覆盖在内下眶缘,续接颊中沟。(Mendelson BC, Jacobson SR. Surgical anatomy of the midcheek: facial layers, spaces, and the midcheek segments Clin Plast Surg 2008; 35:395 – 404.)

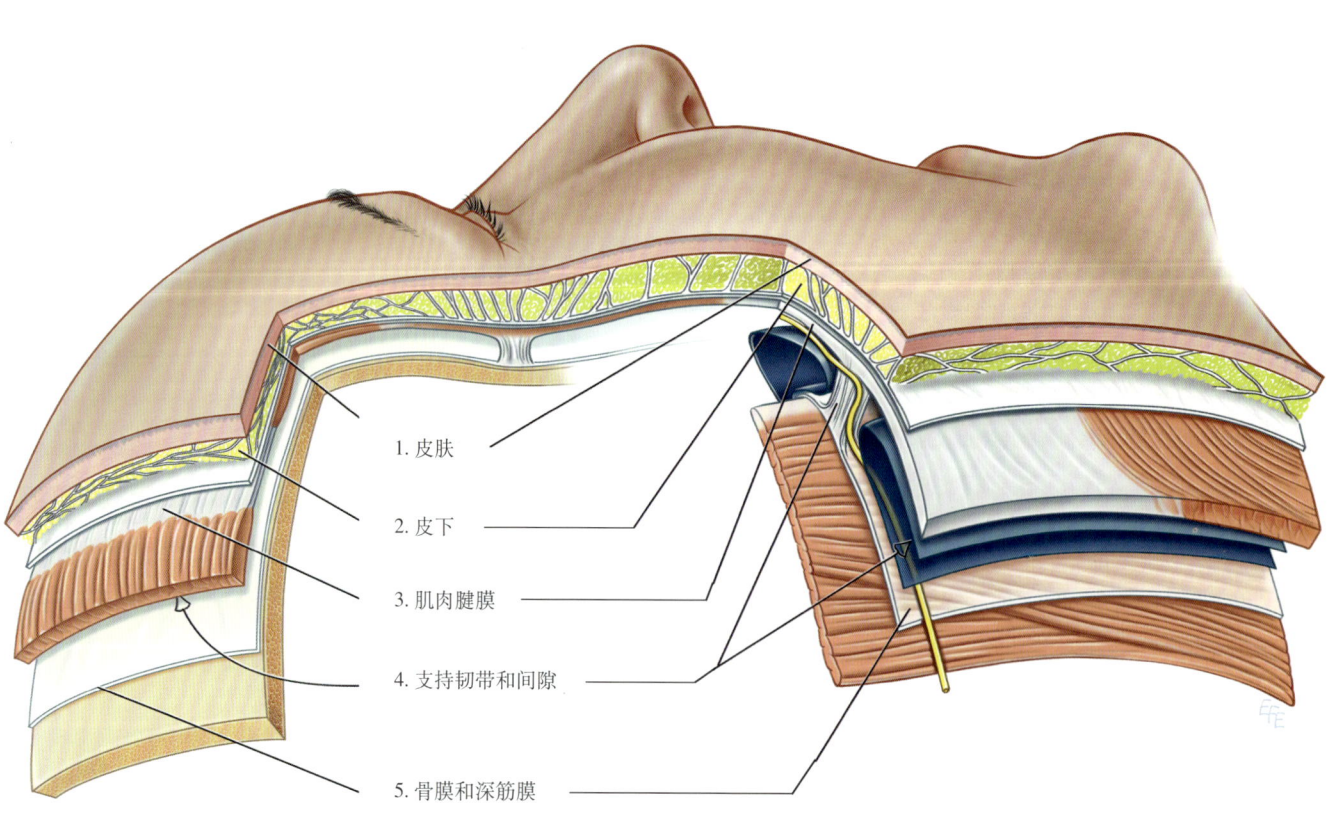

图6.4 面部的层次。头皮的5个层次是面部解剖层次的原型,也是面部其他部位复杂结构的最简单的基础。其中第4层是变化最大的层次,由交替的间隙和韧带组成。面神经走行的层次在韧带的边界处出现变化,从面侧部转变到面前部。(Mendelson BC, Jacobson SR. Surgical anatomy of the midcheek: facial layers, spaces, and the midcheek segments; Clin in Plast Surg 2008; 35:395 – 404.)

第6章 除皱术的解剖学、浅表肌肉腱膜系统、支持韧带和面部间隙

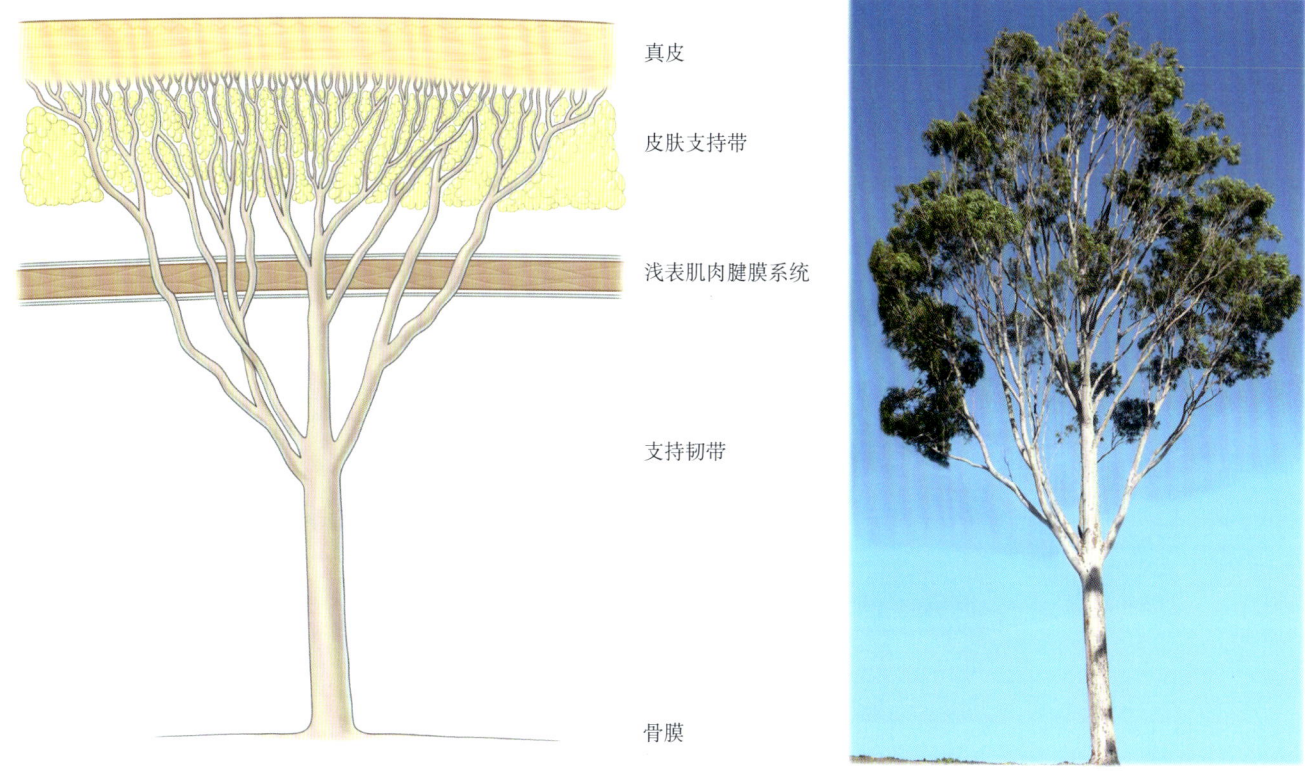

图6.5 可将面部多链交织的纤维支持韧带系统比做一棵树。这一系统将软组织附着到面部骨骼；它连接面部的各层。支持韧带附着到骨膜及深肌层，并且进入和通过SMAS，以一系列树枝状分支呈扇形展开。在外部的皮下层内，支持韧带纤维数量、质量逐渐增加，稳固附着、牵拉住真皮。

皮下脂肪，以致于这层看起来似乎是不存在的。

面颊中部的三段中，每一部分皮下脂肪的厚度都有明显的不同。在睑颊段靠近眼睑部分的皮下层最薄；在颧颊段皮下层厚度适中而均匀；鼻唇段则显著增厚，在面部其厚度是最厚的，这里皮下脂肪变厚，支持纤维被延长，更容易使其强度变弱和扩张。在鼻唇段增厚的皮下脂肪称为颊脂垫，这是一个模糊的专有名词，其位置在面颊中部、口周部分颧骨突起的内侧（图6.2）[3, 4]。

在皮下层内，与真皮的附着比它的深面更坚实，这是由于在浅表存在树枝状排列的皮支持韧带样纤维，行皮下层的剥离时，可遇到许多更为纤细的皮支持韧带纤维，而在与下面第3层接触的界面处，则有相对少但较粗大的纤维，皮下脂肪较少；而纤细的韧带样纤维看来还没有完全下降到浅表肌肉表面，如眼轮匝肌和颈阔肌表面。

这就解释了为何与其他部分的第3层相比，外科手术时，其皮下层更容易从下面的肌肉（如眼轮匝肌、颈阔肌）表面剥离。

皮支持韧带纤维穿过面部时不是均匀一致的，根据区域不同，其分布的方向和排列是不同的。这个变化反映在下面的第4层的解剖中。当讨论第4层时，

这将更明显。皮支持韧带呈线状连续垂直穿过皮下层形成隔，这些隔可在更易活动的区间予以分界[5]。然而由于没有垂直走向的皮支持韧带穿过，皮下层覆盖在间隙处（在第4层）。相反，支持韧带纤维则走行在间隙表面，主要呈水平状分布，如层状，对其下面的运动限制较少。

临床的相互关系 皮支持韧带纤维分布的变化解释了在面部不同部位行皮下剥离难易程度的差异。行皮下剥离时，在间隙的表面，皮支持韧带纤维更多为水平走向，皮下层相对容易分离，经常采用简单的钝性分离。直接在面韧带处行皮下分离的区域，垂直地隔在SMAS和皮肤之间，起到更牢固的连接黏着作用，在这里通常需要锐性剥离。

第3层 肌腱膜层

面部的软组织结构内含有骨骼肌可履行其功能作用。这些面部固有的表情肌与在深筋膜下拉动骨骼运动的骨骼肌完全不同，因为它们带动软组织运动，并作为其组成的一部分。面部的全部肌肉均在这一层内，不同程度地包绕有筋膜，覆盖其表面及衬里。全部肌肉发育自胚胎的第二鳃弓。肌肉的前体在一系列层板

55

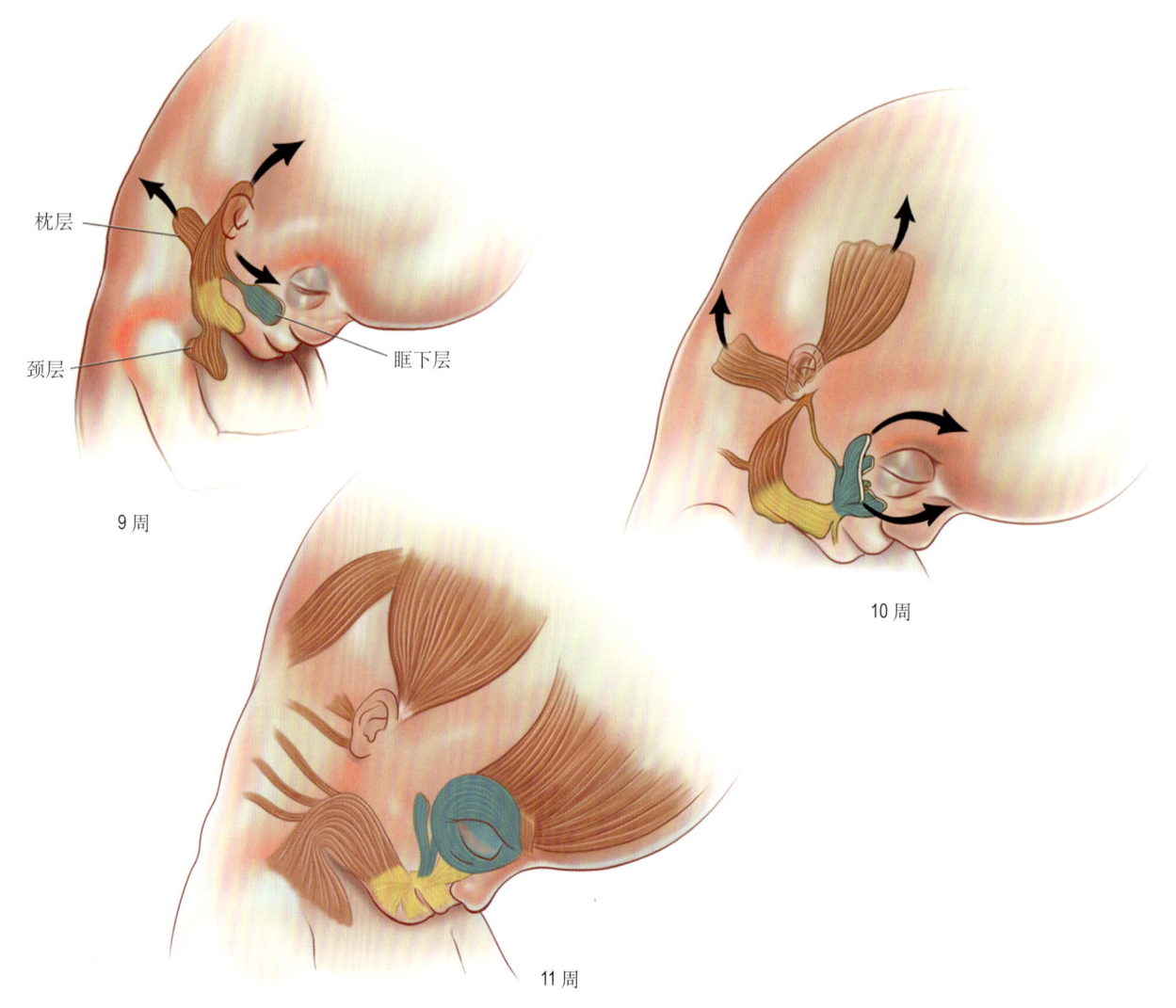

图 6.6　面部肌肉的演化。演化肌肉迁移的路径，包括其连接和肌肉的多重层次，解释了面神经分支最终的位置。下颌层在口腔周围分成两支。当下颌层继续进入面下 1/3 部时，上支的眶下层从发育的面颊中部较早分离出来。两层随后在以口角为轴部区域再融合，可解释为何形成面神经的两个颊支。眶下层依次分开而分布在眼眶周围，同样面神经也分支并分布到不同深度的平面。

上移行进面部的软组织，每一层板上的肌肉均由其独自的面神经分支支配。当移行的肌肉随后与它们的起点失去连续性时，面神经支仍得以保留，就像飞机的尾迹云一样，可作为迁移路径的指示标。

在面前部，移行的肌肉团主要定位于眶腔和口腔周围。皱眉肌由双重神经支配，证明从眶上及眶下移行来的肌肉团均为双起源。

在典型的头皮结构中，第 3 层的肌肉揭示了面部肌肉分布的主要原则。表浅的肌肉如枕额肌，所移动的软组织包括头皮及前额的皮肤。此肌肉起于上项线以上小范围的骨性起点，但是附着的软组织范围广阔。

围绕额肌和枕肌的纤维鞘继续越过整个头皮，两肌间并不直接相连，而是以筋膜相接，其间没有肌肉插入，即鞘的表层和深层筋膜在此融合而形成帽状筋膜，这是第 3 层腱膜部分的基础。披覆在肌肉表面的浅筋膜层很薄，而且在一些区域如前额，肌纤维延伸进皮下层。相反，在筋膜的深层较厚，支撑作用更多，并在与其下面的第 4 层界面处形成一滑动面。1976 年首次对浅表肌肉腱膜系统（SMAS）进行描述，是对第 3 层的一个基本说明，这适用于中和下 1/3 的面部[6]。在第 3 层的某些区域浅表的扁平肌肉为主要成分，而在没有肌肉的区域腱膜成分则占优势。

当掀起一个头皮瓣时，由于头皮第 4 层的附着很少，皮瓣与骨膜间很容易自然分离。头皮瓣作为外表三个层次自然融合的复合结构，在解剖学与功能上是一个整体。三个层次的纤维成分是面部的浅筋膜。SMAS 是第 3 层复合体的最深部分。在中、下面部，这一复合结构也同样出现，虽然不那么明显。

原则

复合皮瓣是一种自然结合的解剖结构。

第3层是面部一个连续的基本层次，根据描述的目的，在浅筋膜的特殊区域有不同的命名。帽状腱膜是在头皮区的命名；颞顶筋膜因这一层延伸覆盖在颞部而得名；而覆盖在眶缘和面颊上部则是眼轮匝肌及其筋膜。

在第3层发育完成的肌肉呈层状排列。宽阔的扁肌所形成的浅层披盖在面前部；如额肌覆盖在面上部1/3，而眼轮匝肌分布在面中部1/3。颈阔肌覆盖面下部1/3，可能与颌运动有关，其功能主要作用在面侧部下1/3。浅表肌肉与深层结构相比，与皮下层有更紧密的关系。浅表的扁肌一般很少直接与骨附着，而是通过位于肌肉侧方边界的韧带间接与骨连接固定。额肌由沿颞上线走行的颞上韧带固定；眼轮匝肌由其外下边的颧弓韧带固定；而颈阔肌则由上面的咬肌上韧带固定（图6.15）。

面部的复合三层结构提示，用浅表肌肉腱膜系统作为覆盖在软组织层上的"外科手术运载工具"，并不亚于头皮瓣。

在第3层内的深部肌肉只集中于需要有更多功能的区域，例如在骨腔处。在上1/3面部，为皱眉肌和降眉肌。在口周，深部肌肉有起提升作用的颧大、小肌，上唇提肌，口角提肌；起下降作用的口角降肌、下唇降肌；以及口括约肌。与浅表肌肉相比，深部肌肉起自范围相对较广而接近目标软组织的骨骼，而且以一较短路径穿过第4层，集中于止端区。有趣的是，眼睑深部的固有肌肉、提肌和眼睑包被的筋膜并不从这些面部肌肉发出，而是从眼眶起源。

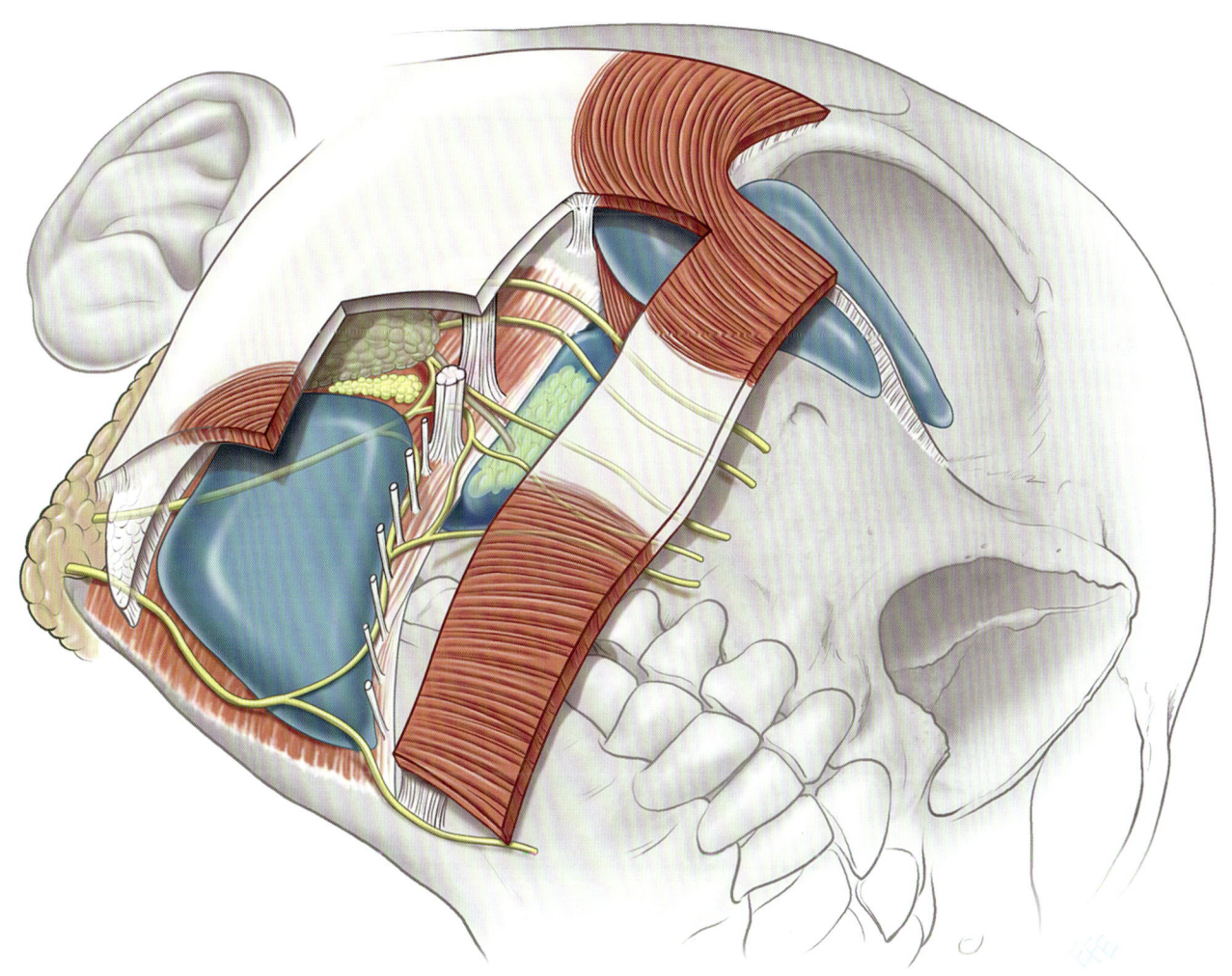

图 6.7　肌肉和下面间隙的关系。在第3层有肌肉的区域和第4层相关间隙处发生运动。从上往下的间隙包括下眼睑的隔前间隙、颧骨前间隙、包含有颊脂肪垫的咀嚼间隙和咬肌前间隙。

第4层

头皮的第4层是一可滑动的平面,除疏松结缔组织以外,并没有其他结构,随着枕额肌的收缩允许覆盖的复合浅筋膜移动。这里并无组织结构穿过这一层而妨碍其运动。然而,头皮沿颞上线边界附着在颞部,并经过眶上缘,而以韧带形式附着。这一解剖安排展示了第4层的基本模式。

头皮第4层的解剖对外科手术而言非常简单、安全,帽状腱膜下头皮瓣这一自然的层次很容易被剥离。相反,第4层在面部则是最为复杂和危险的剥离层面。这复杂性在脊椎动物演化期间由面颊中部组成成分的紧密贴合所致;同样骨腔周围结构的动力活动与它们覆盖的组织极为接近有关。此外,第4层是稳定与活动之间较力的场所。

下列结构包含在第4层内,但每一结构分布在不同区域:
1. 面部支持韧带。
2. 固有肌肉的深层。
3. 软组织间隙。
4. 重要解剖结构的非活动区。
5. 面神经分支。

当理解了这些结构如何排列分布,第4层结构解剖学的复杂性就变得简化了。下列原则可帮助理解。
- 覆盖在面骨上,第4层基本上由一系列"间隙"和重要解剖学的非活动区组成。
- 间隙是能活动的功能区。每个间隙有一明确的范围和最少的固定。
- 边界趋向于软组织的最少活动的部分。
- 支持韧带位于间隙边界内并对其有一加强作用,并分开不同功能区。
- 深层固有肌肉在其边界内附着到骨。
- 在浅表最大的活动区,肌肉在第3层插入到活动的软组织内。
- 所有深方具有临床意义的肌肉均附着于口腔骨性边界。
- 支持韧带和肌肉起源在边界处共同具有骨性起端。
- 一排韧带附着围绕在骨腔周围。

> **原则**
>
> 在整形外科中,应该考虑到5个层次的软组织解剖学具有两种类型:
> 1. 覆盖在骨骼上的类型。
> 2. 覆盖在骨腔上的类型。

浅表肌肉收缩后,允许覆盖在硬骨组织上方的软组织出现运动,面部的软组织以一系列间隙的形式结合成了独特的解剖分布。因为在肌肉下面有间隙的存在,运动是可能的。间隙位于两稳定固定区域之间。面部的间隙有两种形式:
1. 间隙由骨腔提供:如眶腔的眶隔前间隙和结膜间隙;口腔前庭在唇及面颊的鼻唇段内。
2. 软组织间隙在骨腔之间,覆盖于面部骨骼上,在第3层和第5层之间的一系列组织间隙由附着于深方骨组织的可活动的软组织构成。

> **原则**
>
> 在面部,有肌肉的地方就常会有相关的间隙。

间隙的作用越发重要。间隙的存在不仅对功能完成是必要的,而且还可解释许多随着面部的老化而发生的变化。随着老化,颧部突出、唇下颌皱襞的出现完全是由于先前未被认识到的面部软组织间隙所致[7]。

面部支持韧带 该韧带位于特殊的位置[8, 9]。这些支持韧带分布在运动区域(间隙)之间。韧带的干支通过第4层作为多链路纤维支持系统的一部分[2, 10]。最初不认为这些结构是韧带,因为它们不是肌肉骨骼系统的一部分,也没有如十字韧带那样典型的韧带形状。不过,从定义上说,韧带是束缚联结邻近结构的纤维样组织。软组织的韧带有各种各样的形状以适应面部功能的需要。

紧邻耳前的面侧部不是一类容易活动的区域,这区域从耳软骨向前25～30mm,重要而不太被注意,它是颈阔肌耳筋膜(platysma auricular fascia,PAF)[11]韧带附着所在,PAF是很独特的结构,因为它由两层所组成。它是第4层韧带的扩散区域,融接了SMAS及其下方的腮腺咬肌筋膜和腮腺囊。覆盖在PAF上的皮肤支持带是密集的,因为它未覆盖在间隙上面。PAF前缘以前的颈阔肌,其软组织层则是可活动的。

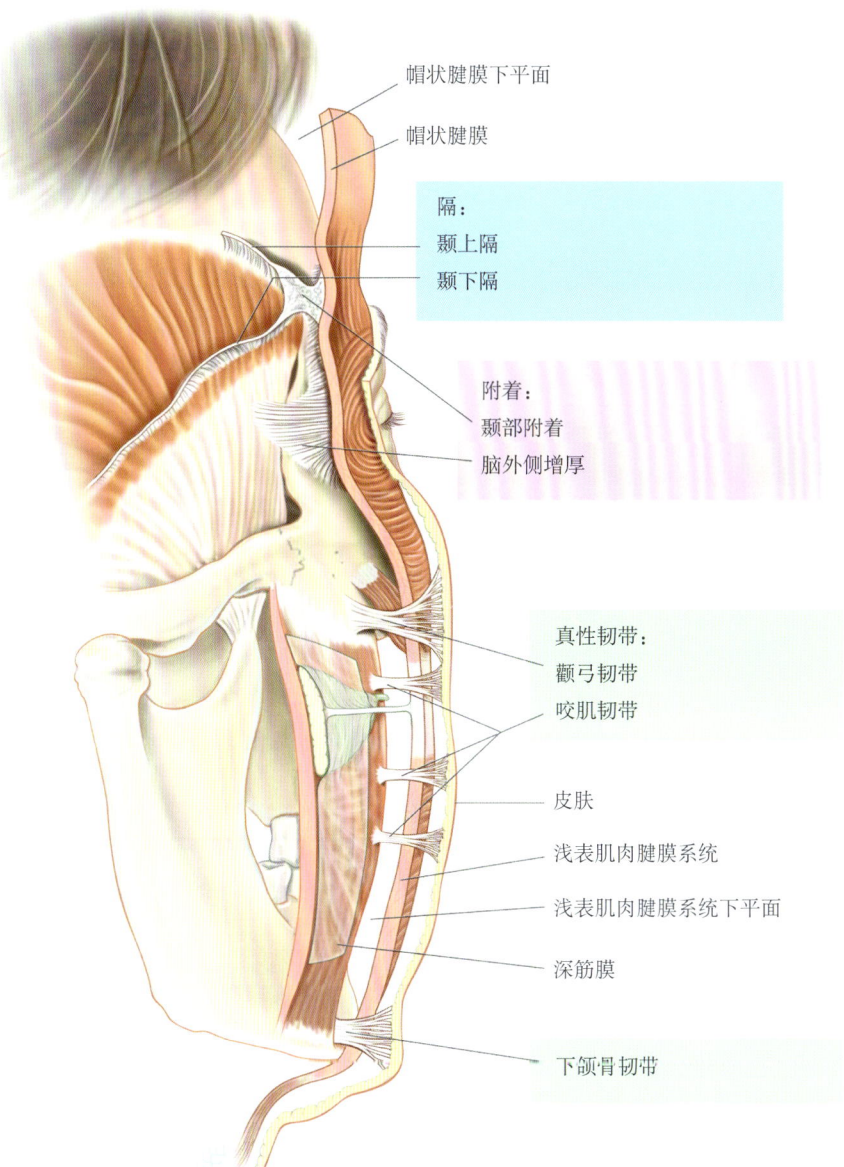

图6.8 面部韧带形态学上的三种形状。（Moss CJ, Mendelson BC, and Taylor GI. Surgical anatomy of the ligamentous attachments in the temple and periorbital regions. Plast Reconstr Surg 2000; 105:1475.）

临床的相互关系 对面部除皱术而言，PAF的特性是很重要的。当进行传统的SMAS除皱整形术时，提拉耳前的SMAS不是一件容易的事（因为这要分开融合在一起的PAF结构）。与掀起覆盖在间隙处的SMAS不同，这个区域没有一自然可供分离的平面，因而剥离是困难的。但融合的PAF却给组织提供了强度，利于缝合固定活动的SMAS和后方的颈阔肌。

当通过面侧部进行手术时，如果希望面前部获得提紧的效果，必须绕过支持韧带的垂直线，因为它们的强韧有力会抵抗任何牵引效果（图6.10）。

在面前部，韧带环绕在每一骨腔的入口处。由于没有支持韧带从骨腔里对活动的眼睑和上下唇开合提供支持，因而此处有韧带代偿性聚集以提供骨性支持。

SMAS下的面部间隙 SMAS层下的第4层主要是由"间隙"组成[7]。这些间隙有确定的边界，并且在边界分布着支持韧带。这些间隙被称为安全间隙，这是因为其内没有任何结构，也没有相应组织结构穿过。这对于外科医师很重要，提示所有的面神经分支是在间隙之外的。因为间隙允许运动，相对于边界韧带，松弛更容易发生在间隙处。这种不同的松弛可以说明了老化的大部分特性。

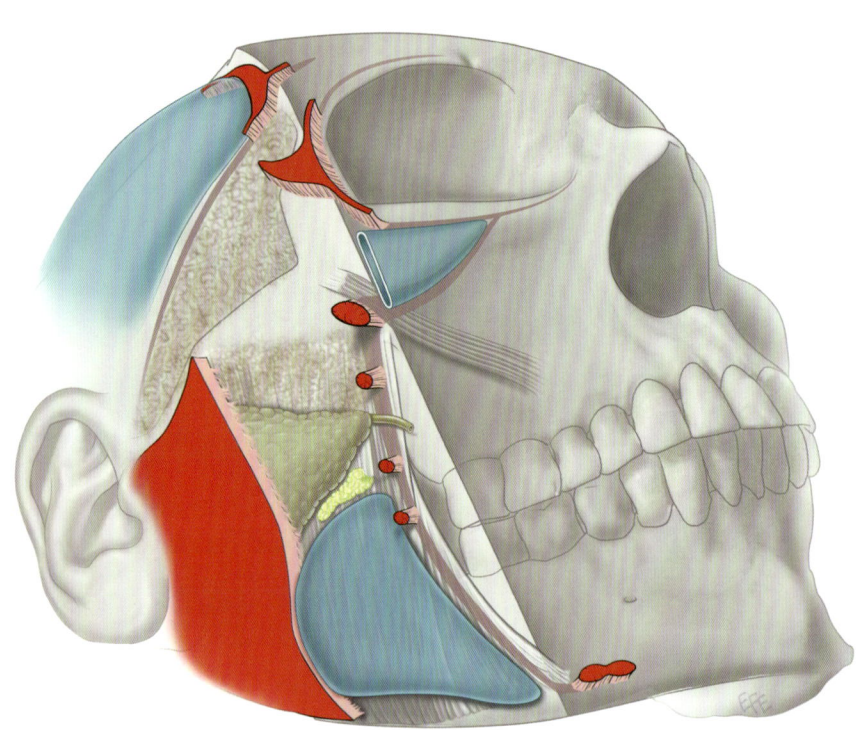

图6.9　越过面侧部的第4层的局部解剖学。韧带（红色）、间隙（蓝色）以及重要的解剖区域（斑点状的）。最大的韧带区域，即PAF，占优势的第4层后部是面部活动最少的部分。在支持韧带的垂直线处从面侧部过渡到面前部。在颧弓的上下是三角形区域，相当于从面侧部到面前部的重要解剖区。

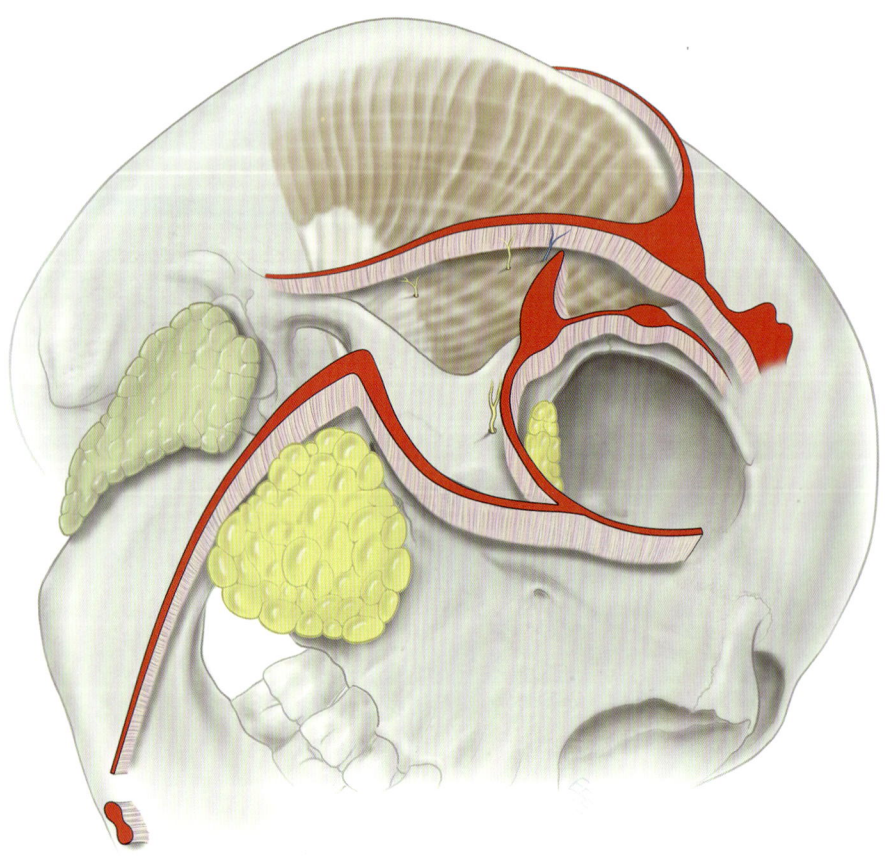

图6.10　面前部第4层的概念。注意韧带性边界环绕在两个骨腔的入口处和强化的韧带区。

原则

这些软组织间隙为外科医师提供了"预分开"剥离区域，这可避免盲目的解剖分离。这就意味着减少出血，降低误伤面神经的危险。

当在颞上间隙进行手术时，在颞浅筋膜（颞顶）与其深方颞深筋膜（颞肌）之间，仅用钝性分离就能有效地分开疏松结缔组织，将一潜在的间隙转变成真正的间隙。当韧带边界松解时，需要采取不同的手术方法，这是因为面神经颞支就在附近。将额前间隙与颞上间隙分开的韧带边界是颞上隔，它沿颞上线起始（融合区），在颞部还有另一个纤维膜性韧带结构，即颞下隔，越过颞深筋膜表面将颞上间隙与下方三角形区域分开（详述见颞部解剖学）。颞上隔与颞下隔在三角形颞韧带（也称眶韧带）[12]处汇合，这一韧带区与其深方的骨膜附着，并与颞深筋膜毗邻（图6.11）。[13]

如在前额和颞部的典型结构所示，第4层是由包含着面韧带、深方的面肌和面神经分支的边界分隔而成的一系列间隙组成。这是因为面中部和面下部具有大量的运动，需要更多的软组织间隙。

颧前间隙覆盖在颧骨体突出部位，允许眼轮匝肌眶部在间隙顶部移动（图6.12）。[14]

三角形的间隙与骨构成的平台的形状有关，并且由眼轮匝肌支持韧带构成其上界，颧弓韧带构成其内下界。覆盖在其表面的肌肉收缩导致可见位于水平鱼尾纹下方的颧部皱纹。随着面部老化的发展，间隙顶部进一步松弛，出现了更明显、最终在静止状态下也存在的颧部皱纹。进一步松弛可导致间隙顶部在静止

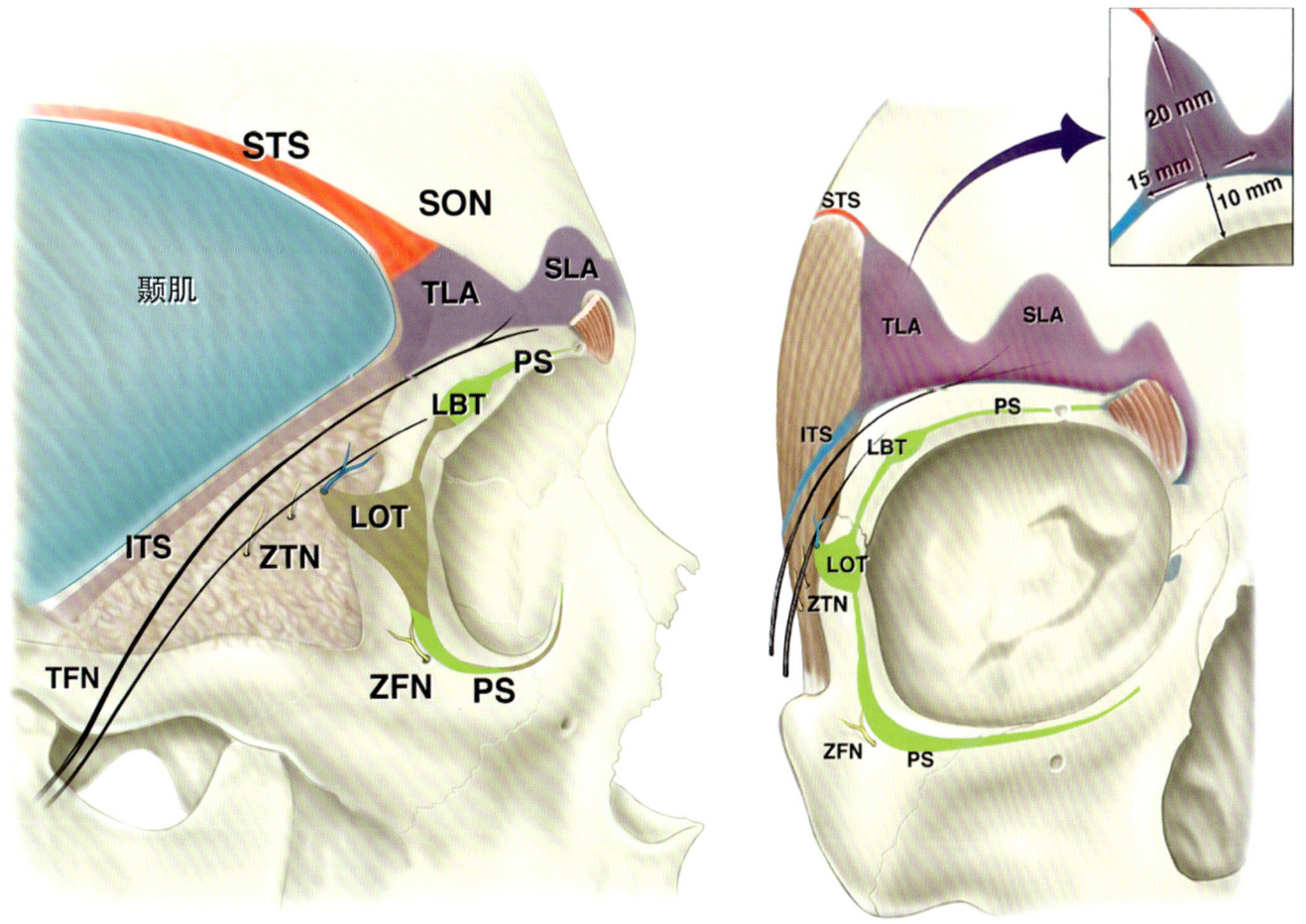

图 6.11　颞部韧带的解剖和颞上间隙。间隙的边界是颞上隔（STS）和颞下隔（ITS），它们延伸汇合形成颞韧带附着（TLA）。没有组织结构经过颞间隙。TLA 延续向内是眶上韧带附着（SLA）。颞间隙的下方（详述见颞部解剖学）是三角形区域（呈斑点状的区域）。在这一部位穿过第4层的是颧颞神经的内侧支和外侧支（ZTN）和"哨兵"静脉。面神经的颞支（TFN）走行在颞顶（浅）筋膜下面，越过的区域恰在颞下隔的下方。眶周隔（PS，绿色）是在眶腔边界的眶缘上。眶外侧方增厚区（LOT）及侧上方增厚区（LBT）是眶周隔的一部分。（Moss CJ, Mendelson BC, Taylor GI. Surgical anatomy of the ligamentous attachments in the temple and periorbital regions. Plast Reconstr Surg 2000; 105:1475.）

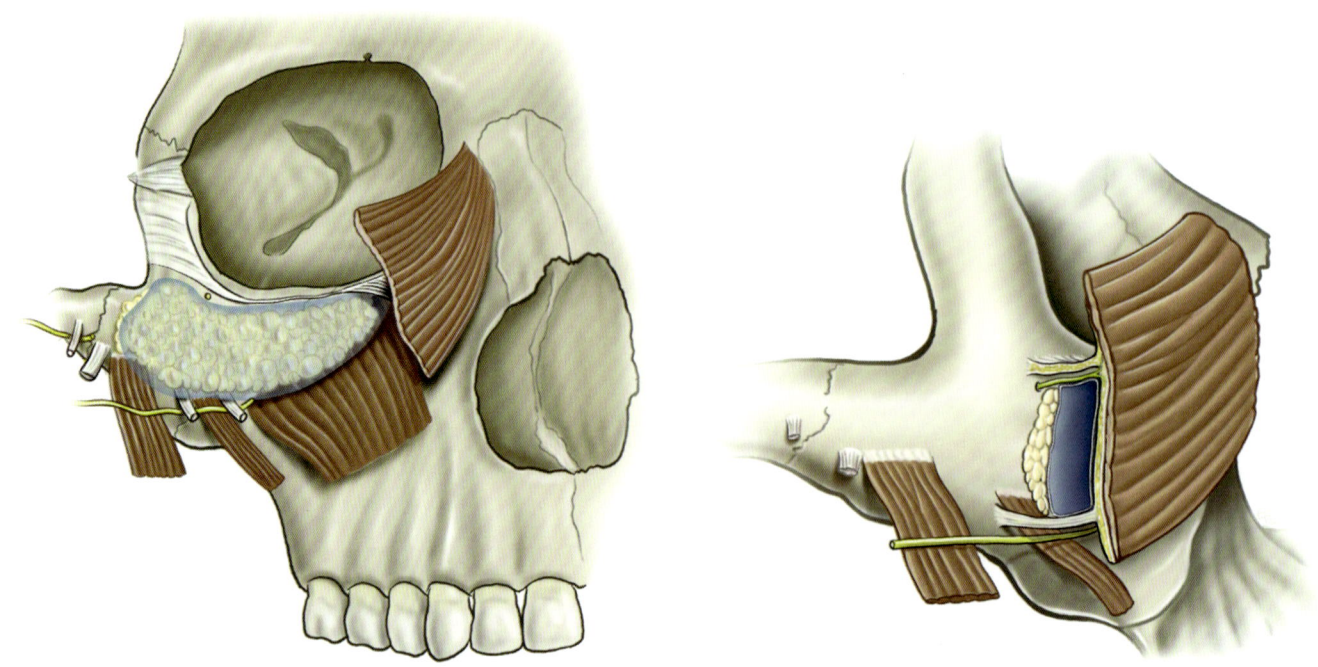

图6.12 覆盖在颧骨体上的颧前间隙。颧肌的起始部延伸在间隙下方。间隙顶部由眼轮匝肌下脂肪作为衬里（SOOF）的眼轮匝肌形成。由眼轮匝肌支持韧带构成间隙上方的韧带边界，但其强度不如由颧弓韧带构成而增强的下方边界那么大。（Mendelson BC, Muzaffar AR, and Adams WP, Jr. Surgical anatomy of the midcheek and malar mounds. Plast Reconstr Surg 2002; 110:885.）

时就存在鼓胀，即所谓的颧颊部的耸起，或称颧颊袋（也称为颧颊部月牙）。这些变化的出现提示眼轮匝肌松弛，需要进行手术作绷紧治疗。当在颧前间隙进行手术操作时，用一适合的外科器械或直接用手指行钝性分离，合乎内在逻辑，并且是安全的[15]。

在面侧部下1/3的咬肌前间隙是类似于颞间隙，覆盖在咀嚼肌的深筋膜[10]。若要使下颌的开口运动不被覆盖其上的软组织限制，则要求咬肌前间隙为这些软组织提供可运动的基础。最终，老化松弛发生于间隙的颈阔肌顶部，和它的前方和下方边界的附着处，导致膨胀形成颊和唇下颌皱襞（图6.13）。

在面前部的咀嚼间隙（因其内容物是颊脂垫，也称颊间隙），在面前部具有不同的特点（图6.7和图6.13）。它在面颊中部的下方咬肌的内侧。类似于口腔，咀嚼间隙促使覆盖在面颊中部的鼻唇段的运动更容易。老化时，特别归因于咬肌韧带的磨损导致间隙边界和顶部支撑力减弱。结果颈阔肌远离并更少束缚咬肌，使咀嚼间隙在面下部口角水平以下鼓胀（图6.15）。随着间隙较多地下降，颊脂垫覆盖在咬肌下部的前缘，众多移位的脂肪增加了唇下颌部皱襞的鼓胀。

通过邻近间隙，例如咬肌前间隙、口腔或颧骨下部的骨膜等薄弱的边缘，可以经外科手术进入咀嚼间隙。

重要的解剖学区域 越过面侧部，在颧弓两侧的是包含有重要解剖学内容相似的两个区域（图6.9）。这些在以往的外科文献中未曾特别提到，为了描述它们，就命名为具有重要解剖学意义的颞下区和咀嚼上区，尽管它们既不是间隙也不是韧带。按定义，它们并非间隙，包含有解剖结构，也没有膜作为衬里。两个区域的内容物都有软性脂肪予以保护，可以被柔和地打开，类似于间隙那样采取精确的操作。

具有重要解剖学意义的颞下间隙，在颞上间隙和颧弓之间，是从面侧部进入上1/3面部的通道（图6.11）。面神经颞支悬浮在顶部像薄饼一样的脂肪保护层内，恰在颞下隔的下方，其内容物包括颧颞神经支和哨兵静脉，从深部至浅层穿过这一区域。

具有重要解剖学意义的咬肌上区，在颧弓下界和咬肌前间隙之间，是从面侧部进入面颊中部和上颌骨区的径路。在这里，解剖结构走行并非由深至浅，包括向前延伸的腮腺、腮腺副叶和腮腺导管。面神经颧支在导管上方，而上颊支在导管的下方。

在这个区域需要接近颧弓外侧韧带和咬肌上韧带时，手术剥离需谨慎小心。

面神经分支 进行面部手术而不损伤面神经，这一信心来自对面神经分支行程的熟悉和理解，熟知前述的面部解剖层次是基础。面神经分支在下2/3的面侧

第6章 除皱术的解剖学、浅表肌肉腱膜系统、支持韧带和面部间隙

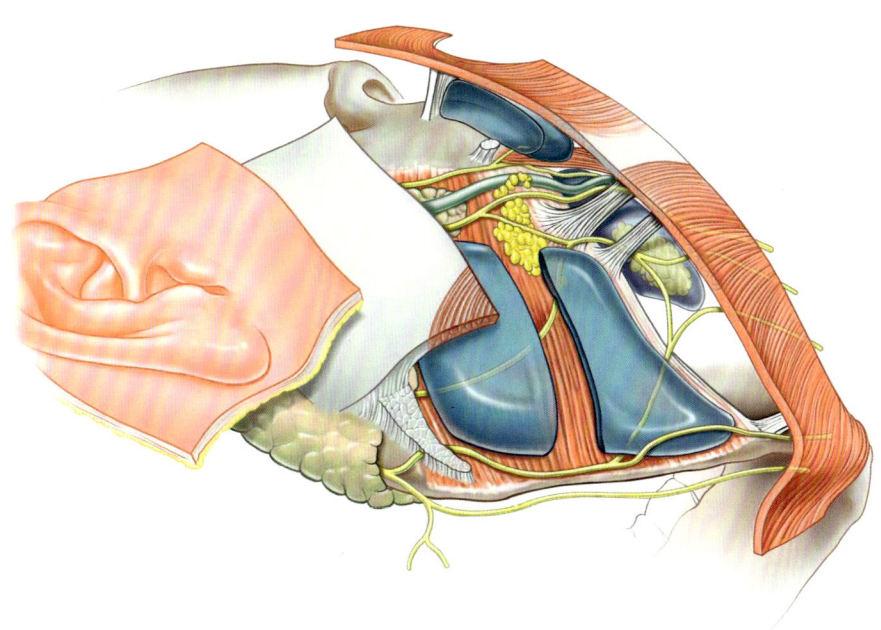

图6.13 长斜方形的咬肌前间隙覆盖在咬肌的下半部。间隙顶部由SMAS内的颈阔肌构成；强韧的PAF的前缘为间隙的后界；前界是在咬肌前缘附近强化的咬肌韧带；间隙下界是系膜样组织，不包含任何韧带。在下界处颈阔肌构成薄弱的顶部，直接导致构成颊部，在后面有强壮的下颌韧带。包含颊脂垫的咀嚼间隙是在上咬肌韧带的前方。所有面神经分支走行在这一间隙的周围和外边。对外科手术很重要的面神经下颌支，离开位置固着的PAF后，在间隙下界的下方走行，而后在到达下颌韧带之前，上升至具有高度活动性的系膜样下界的外表面。（With kind permission from Springer Science + Business Media: Surgical anatomy of the lower face; the premasseter space, the jowl, and the labiomandibular fold. Aesth Plast Surg 2008; 32（2），185 – 195，Mendelson, Freeman et al., Figure 3[10].）

部是保持走行在第5层的深方。在面前部，面神经最后的路径在第3层肌肉的下方。

临床的相互关系 面神经分支被损伤的最危险区域在其由第4层转至第3层的地方。面神经在可预知的位置穿过这一层次，这一相关位置是指垂直韧带线划分面侧部与面前部之处，在支持韧带保护下的过渡区（图6.4和图6.7）。

就手术风险而言，面神经颞支和下颌支是最重要的并应避免损伤的面神经分支。面神经颞支恰在第3层下面、颧弓下方即离开腮腺。这些分支走行在颞部SMAS下、被纤维包裹像薄饼样的脂肪层内，其路径越过了颧弓和颞下三角区，恰在颞下隔下方（图6.11）。应避免剥离的平面在颞深筋膜的浅面，并避免拉钩牵拉挤压神经，面神经颞支则能保证安全。

面神经下颌支在与其密切相关的韧带固定区域，面临被损伤的风险。起初，其走行在PAF内，随后沿着下颌骨韧带行至前方（图6.13）。在它走行的大部路径中，与咬肌前间隙相邻，在PAF和下颌骨韧带之间沿着缺乏支持韧带的下颌骨走行，允许组织具有自然的活动性。因为这一原因，为矫正覆盖在下颌骨及下颌三角的颈阔肌松弛时，没有必要直接解剖下颌支附近的组织。

第5层

面部最深的软组织层是深筋膜。其以骨膜的形式覆盖在骨骼上，多数有可活动的骨膜前脂肪覆盖，通过它与其面部深方的肌肉和韧带沟通和连接。覆盖骨腔可开闭活动的软组织处没有骨膜，其第5层不是一结构层，而是由骨腔延伸而来的可活动的衬里层，即结膜或口腔黏膜。

越过面侧部的咀嚼肌已将骨骼大部掩盖，在这个区域的深筋膜就是颞深筋膜和咬肌筋膜，它们是支持韧带的附着处。颈筋膜深层是第5层在颈部的相应层次。对美容外科而言，深筋膜在传统上是术者喜好进行操作的深部界面。但是，在这一层面操作的观点违背了近来骨膜下除皱术的理论。在颈部，颈深筋膜可供切开以接近深在的下颌下腺。

当在面上1/3部或面中部骨膜下行面部除皱术时，骨膜对于所有覆盖在其上面的组织结构而言是一个搬运载体。其搬运移位的作用通过各层多韧带支持系统而产生。

骨膜按固有的解剖学概念而言具有其局限性，需要有特别的外科考虑：

1. 需要过度矫正来弥补提拉的滞后现象。这是为了

抵消对抗韧带支持系统对皮肤累积的老化，为了在外形与皮肤张力上获得期望达到的效果。

2. 从有紧密附着并覆盖着软组织层的骨膜下进行除皱提升有更多的益处。这一操作是在骨表面，但很少越过骨腔，因为在眼睑和面颊活动的部分没有骨膜。

3. 因为骨膜有坚韧的属性，超过预期的矫正区域扩大的剥离是需要的。继而将进行骨膜松解术，就是在边界切割松解骨膜。这种边界松解释放术通常是沿着眶上缘进行的，很少沿着面侧部边界操作。

第6层

第 6 层是一自然的平面，即进入骨膜下剥离而产生的间隙。在头皮，额骨的骨膜很容易分离，外科医师必须小心避免无意中将骨膜剥脱；然而在周边沿着颞上线及眶上缘有韧带的区域，骨膜附着牢固。

在面部，骨膜遵循着同样的附着模式，和其他层次类似，没有一致的附着形式。从第 4 层的解剖特征中能反映出这点。覆盖第 4 层的肌肉和韧带在边界处连接到骨，与骨膜牢固地附着，同样在骨缝和骨孔处也是如此。但在别处，骨膜并非皆牢固附着。

越过骨腔区域的解剖学

层状解剖学，与描述越过面侧部结构时一样，越过面前部结构，由于眼眶和口腔存在原分层的解剖结构出现了改变（图 6.1）。在骨表面的裂孔，由于骨腔的存在，占去面部骨表面积的一半，其层状组织结构的调整成为必然。

面部的大多数运动都是由于覆盖在间隙上和眼眶周围软组织的肌肉活动引起的。面侧部发生的运动基本是被动的。而继发于面前部的眼、口周围和下颌的肌肉活动则是主动运动。

支持韧带是骨骼解剖的一个特征，但于间隙并不存在。因为越过骨腔时并不存在第 5 层的深筋膜，那里没有韧带附着的基础。因为越过骨腔部分没有韧带，所以这里也没有垂直的皮肤支持带加以强化。

骨腔的边缘，在相对稳定的骨性附着固定区和具有高度活动性越过骨腔并可开闭的软组织之间，存在解剖学和功能上的过渡区。这主要在第 4 层环绕骨腔周边有韧带的集中，最终有利于在骨腔前的软组织韧带的固定（图 6.14）。

一般的 5 个层次的概念也阐明了覆盖骨腔的软组织解剖学。下眼睑的肌下间隙，存在于眶隔与覆盖其表面的眶隔前眼轮匝肌之间，让眼睑可以活动。这一间隙也导致老化变化的出现，特别发生下眼睑袋。口腔是面部最大的间隙，并允许大部分面颊中部及唇的运动成为可能。

当面部组织离开骨表面而继续延展到骨腔孔时，

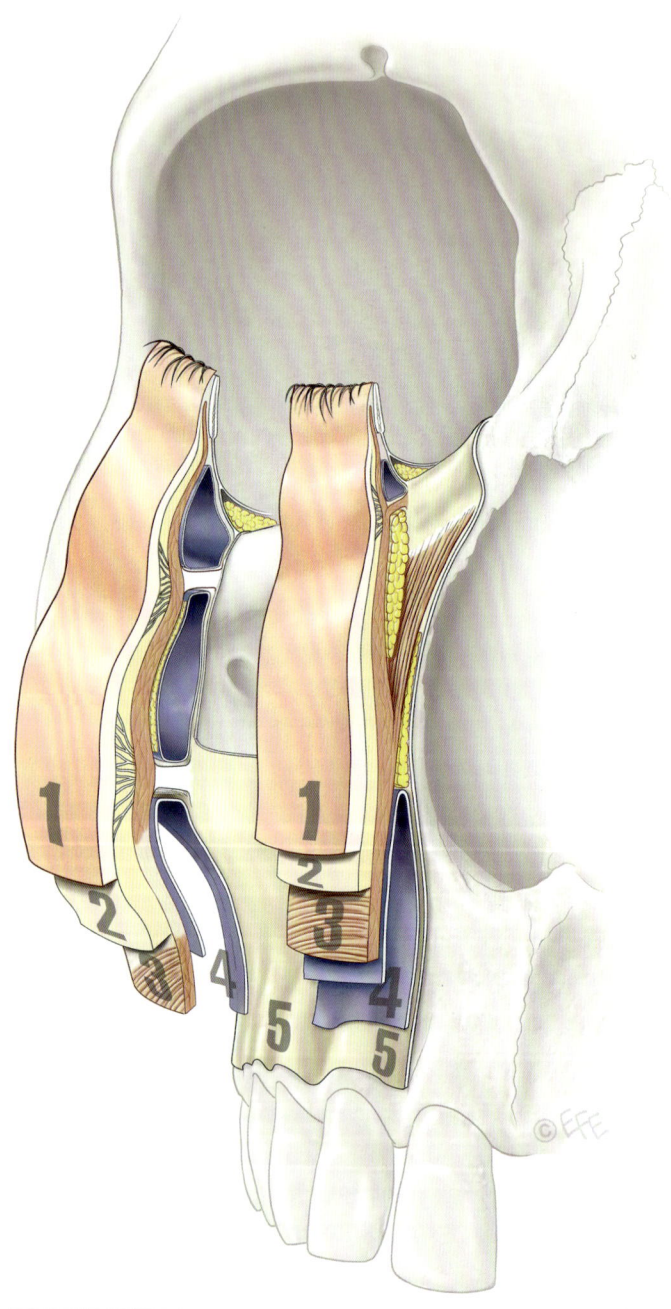

图 6.14 覆盖面颊中部骨骼和毗邻骨腔的解剖，显示软组织隙与骨腔间隙的关系。沿着骨腔，如眶腔和口腔，其边缘是软组织过渡区。由眼轮匝肌支持韧带将颧骨前间隙与下睑隔前间隙分开；由颧弓韧带将其与口腔前庭分开。韧带继续通过软组织层与皮肤附着，在皮肤表面会显现皮肤沟纹。颧前间隙允许覆盖在颧骨表层的面颊活动，但其不能向内延伸到上颌骨表面。由于骨膜前软组织（第 4 层）和脂肪的存在，可使内侧面颊运动成为可能。

层次结构出现了显著调整。只有外表三层的复合浅筋膜构成这些软组织的延续，形成了复合皮瓣，SMAS 层包含在延展的皮瓣内，具有括约功能的轮匝肌环绕在眼睑和口唇软组织开口的游离缘。在第 4 层内的面韧带通常支持可开闭复合的软组织结构，但并不越过骨腔；它们相隔很远，仅在骨腔的边缘聚集，这就是眶周韧带环绕眶缘的基础。在下眼睑部分则是眼轮匝肌支持韧带，使覆盖的眼轮匝肌固定在眶缘的骨膜上（图 6.11）。眼轮匝肌与眶隔没有任何附着，深筋膜就在其下方，与眼轮匝肌腱附着到眼内、外眦以及附近的眶缘骨膜有所不同。

具有开闭功能的复合组织的衬里层分别来自眶腔内的结合膜或来自口腔内的口腔黏膜。

口腔的范围对面部的结构和老化有较大的影响。口腔前庭覆盖了上、下颌骨表面的大部分（图 6.14），为部分骨骼下的一个间隙，它不能用来对越过大部分区域的软组织提供韧带支持。因此，覆盖口腔而没有附着的面颊，是面部获得最小支持并且最易活动的部分。以上提示面部除皱术主要是要矫正发生在唇周围缺乏支持的面颊的老化。

解剖学和面部老化

年轻人的面部有圆润丰满的外形。伴随着不断反复的表情和下颌功能性的运动，面部的松弛渐渐在间隙的边界发展。松弛发展最显著的部分是间隙的顶部（第 3 层）。间隙膜性的衬里随着附近支持韧带松弛不同比例地发展而膨胀，虽然其所受到的松弛的影响并不是完全均匀一致的。例如，面下部咬肌前间隙的前边界的咬肌下韧带遭遇磨损松弛，而其近旁的下颌骨韧带仍能保持强壮有力，并可对抗松弛（图 6.15）。

因为老化变化的发展，在间隙上方膨胀松弛与边界韧带加强限制形成对比。这些并不突出的膨胀形成了皮肤的沟纹（图 6.3）。

> **原则**
>
> 在间隙顶部和侧壁松弛的模式是决定外貌老化特征的主要因素。

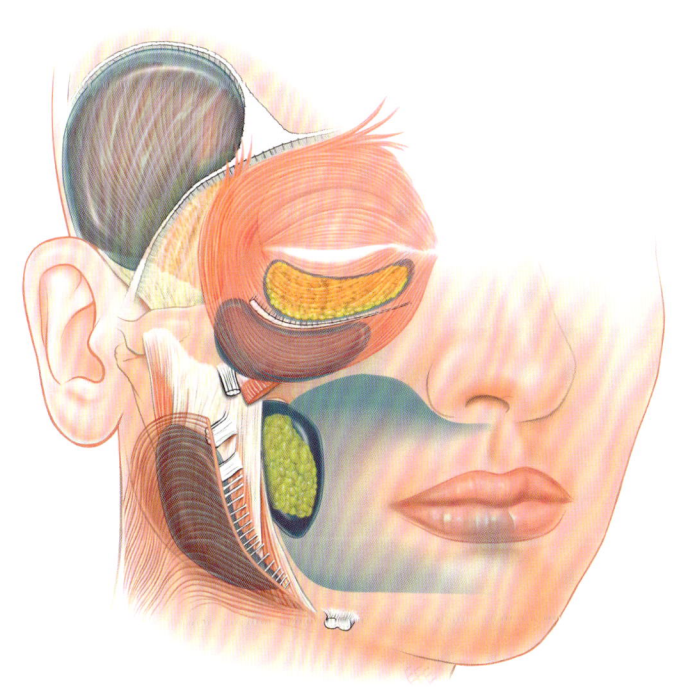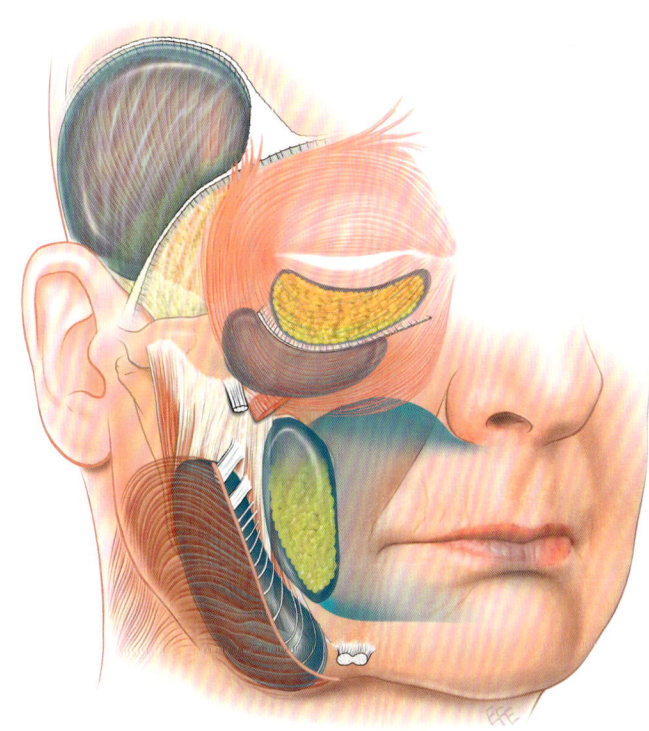

图 6.15　面部间隙及其在面部老化中的作用。年轻的面部（左侧）及老化的面部（右侧）。面部间隙膨胀松弛继发于其边界韧带的松弛。这一过程在间隙的顶部最显著：如下眼睑袋（下眼睑隔前间隙）、颧部耸起（颧前间隙）、鼻唇皱襞（口腔前庭）、颊（咬肌前间隙）、唇下颌皱襞（咀嚼间隙）。在面下部间隙出现更多的松弛是由于下颌的运动所致。咬肌韧带（图示）沿着咬肌的前界，随着老化膨胀而出现磨损松弛，以致于覆盖在咬肌和下颌骨的颈阔肌也因失去了其紧张度而松弛，从而导致了颊和下颌皱襞的发展。

外科技术的应用解剖学

许多除皱技术均可带来类似的效果。然而，经过缜密的分析以寻找其差别，方可协调面部外形，并在皮肤紧张度与形状两者之间达到平衡。过大的张力将造成自然外形的过度紧绷。在哪一层次进行剥离，以及用哪一层进行覆盖都尤其需要在解剖学上予以确定（图 6.16）[16]。

通过剥离以进入面前部的松弛组织。从已剥离的平面的上表面层直接前移。可能应用于牵拉的有三个层次：皮肤层（第1层）、SMAS（第3层）和骨膜层（第5层），而骨膜层可作为所覆盖组织（未剥离的）的载体。当进行皮下剥离时，仍可选择绷紧在深方的SMAS层（这是因为覆盖在间隙上的SMAS层不需要剥离）。在这里的SMAS层具有自然的活动性，其松弛可以通过折叠缩短术予以绷紧。

对于覆盖松弛软组织更为浅表的载体层次，最直接而有效的是在第1层和第2层上进行牵拉悬吊。因此，对于大部分的皮肤和皮下组织的松弛很少采用骨膜的牵拉悬吊。

面部除皱术的应用，剥离的层次

当开始在面侧部行除皱术时，剥离的平面可以在向面前部过渡时予以改变。例如，在面侧部行皮下剥离，而延伸至面前部时，剥离层次可变为SMAS下，反之亦然。因为手术的目标是矫正活动的面前部的松弛，用于面侧部的剥离平面的重要性，则是居其次的。

第4层：SMAS下层

了解第4层的解剖，允许以积极的方式利用SMAS下剥离技术。这会带来很多优点，基于间隙是一个可以向前方自然进行剥离的区域，因此外科剥离可迅速、容易和无创地进行。这一外科操作是从皮下剥离开始的，随后向前延伸，直到越过相应间隙顶的后部，然后进入此间隙，在第3层顶部进行牵引。一旦进入间隙内，钝性剥离只是被用来确定其边界。

如果需要在间隙的前方进行剥离，对在边界内韧带和神经所在位置应有认知。采用精确的剥离，用来确定残留支持韧带产生限制的所在位置，如有必要可松解这些韧带。对年轻患者采用这个步骤较为困难，

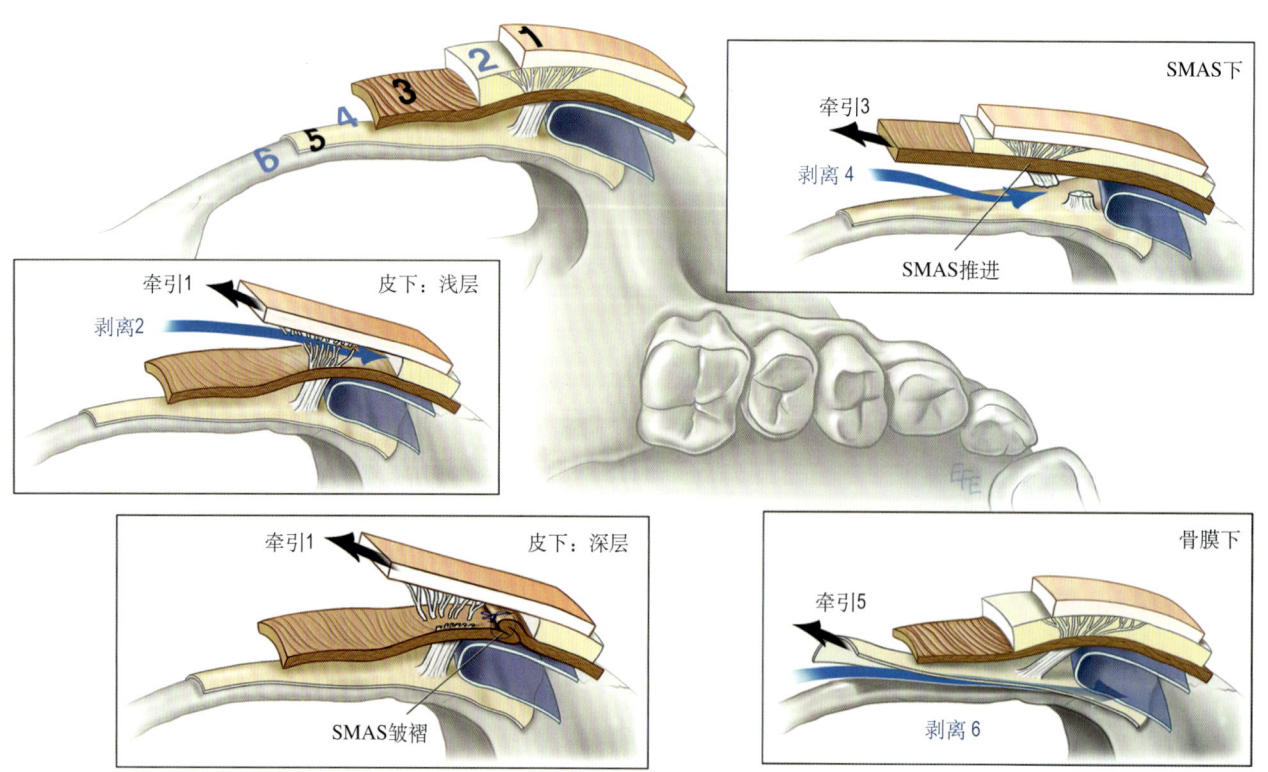

图 6.16 在面部除皱术剥离与复位悬吊层次之间的选择。除皱术时剥离的平面，可以通过三个不同层次中的任何一个选择进行，即皮下层（第2层）、SMAS下层（第4层）和骨膜下层（第6层）（针对中上 2/3 面部来说）。依照剥离的平面，在可活动的层面完成复位悬吊。这些是皮肤（第1层）、SMAS（第3层）和骨膜（第5层）。皮下剥离（第2层）不仅将可活动的皮肤层再拉紧悬吊，而且也使显露的深层表面紧固提拉，将 SMAS 复位悬吊在间隙上。

这是因为韧带较多，且老化磨损程度较轻，韧带更紧。

描述韧带与神经关系的解剖学为这一技术操作提供了指南。因为面神经分支紧邻韧带，此时必须准确进行解剖剥离。用头部钝圆的剪刀垂直向外缓和地进行剥离。这种方法对韧带有较大影响，同时要避免神经损伤。分离周围网状排列的疏松纤维结缔组织和脂肪组织，清楚地显示韧带和相关的神经。这时，韧带受到组织张力的影响，而神经并不是很紧固，在直视下，沿着倾斜牵拉方向有很大的活动性，用这种方法可以将其逐渐与组织韧带分离，同时神经不受损伤。

可以利用间隙，在面部一步步安全地进行剥离操作。实际上，在面部除皱术中，利用间隙进行操作已经有很长的历史了，只是在这些名词概念中没有被考虑。包括下述的一些例子：
- 经结合膜（间隙）到达下眼睑隔前间隙。
- 从颞上间隙行颞深部提升剥离；在眶侧缘附近进入颧前间隙。
- 从咬肌前进入咀嚼间隙，用来减少移位的颊脂肪垫并且紧固口角外侧松弛的浅筋膜。

原则

进入覆盖在间隙表面的 SMAS，比进入被韧带固定的区域更为安全容易。

当推荐采用"深平面除皱术"时，此处的深平面指的是在第 4 平面，即 SMAS 的深方[17]。虽然在那时还不十分清楚，深部剥离只是在越过面侧部[18]过渡区时，剥离层次从较浅表的皮下深层（第 2 层）改变到面前部第 3 层肌肉，如轮匝肌和颧大肌[3, 4]。随后深平面技术改进为"复合面部除皱术"[18]，差别是在面前部也采用 SMAS 平面下剥离。面颊中部 SMAS 下剥离可以通过面侧部入路（通过 SMAS 延伸）[19]或直接通过面前部经下眼睑（颧眼轮匝肌剥离）而到达[18, 20]。

第2层：皮下层

皮下层具有一定的厚度，这为在皮下层不同平面完成手术剥离提供了多种选择。

原则

在皮下层内不同平面进行剥离是较容易的。

当进行皮下剥离时，了解有关在第 4 层内的间隙知识，有助于解释为什么在覆盖浅表肌肉（特别是眼轮匝肌和颈阔肌）的皮下层进行剥离操作更为容易。由于此处支持韧带纤维的方向是水平地覆盖在外科操作间隙表面（在肌肉下），在这一界面，肌肉进行运动与皮下层存在较少的附着有关。

原则

在皮下层的任何一点，皮肤支持韧带纤维的方向均反映了其下方第 4 层的解剖结构。

在面部年轻化手术中，皮肤支持韧带纤维的预期作用，是用来决定在皮下哪一层进行剥离。如果皮瓣被用做复位悬吊，应通过在皮下深平面剥离将支持韧带纤维保留在皮瓣内。如果希望拉紧面前部的 SMAS，也需要在皮下深层进行剥离[21, 22]。这一皮下深部剥离层次在第 3 层界面被命名为以下几个名称：浅表肌肉腱膜平面（SMAP）[11]和延展的颈阔肌浅层（ESP）[23]。

当应用"单独的"SMAS 瓣时，保持大部分的皮肤支持韧带在 SMAS 上的附着是有益的，因为这能增加较薄的 SMAS 瓣的强度。这样仅进行皮下浅层的剥离的皮瓣，即称为"薄皮瓣"[24, 25]。

原则

面部的外形是由面部骨骼的形态及其表面附着的软组织性质所决定的。

小结

这一章目的是帮助读者形成对面部解剖的概念。文献中有关详细的解剖资料是缺少的,现在则可以从这一章节得到帮助。一旦领会,这些解剖资料就会变为临床应用所需要的知识,再通过外科经验的积累,将成为面部年轻化矫正手术品质提高的关键。

(夏有辰 邵文辉 译)

参考文献

1. Mendelson BC, Jacobson SR. Surgical anatomy of the midcheek; facial layers, spaces, and the midcheek segments. Clin Plast Surg 35:395–404, 2008.
2. Mendelson BC. Chapter: Extended sub-SMAS dissection and cheek elevation. Clin Plast Surg 22:325–339, 1995.
3. Owsley JQ. Lifting the malar pad for correction of prominent nasolabial folds. Plast Reconstr Surg 1993;91:463.
4. Owsley JQ, Fiala TG. Update lifting the malar fat pad for correction of prominent nasolabial folds. Plast Reconstr Surg 1997;100:715.
5. Rohrich RJ, Pessa JE. The fat compartments of the face: anatomy and clinical implications for cosmetic surgery. Plast Reconstr Surg 2007;119:2219–2227.
6. Mitz V, Peyronie M. The superficial musculo-aponeurotic system (SMAS) in the parotid and cheek area. Plast Reconstr Surg 1976; 58:80.
7. Mendelson BC. Advances in understanding the surgical anatomy of the face. In: Eisenmann-Klein M, Neuhann-Lorenz C, eds. Innovations in plastic and aesthetic surgery, Chapter 18. New York: Springer Verlag. 2007, pp. 141–145.
8. Furnas DW. The retaining ligaments of the cheek. Plast Reconstr Surg 1989;83:11.
9. Stuzin JM, Baker TJ, Gordon HL. The relationship of the superficial and deep facial fascias: Relevance to rhytidectomy and aging. Plast Reconstr Surg 1992; 89:441.
10. Mendelson BC, Freeman ME, Woffles W, Huggins RJ. Surgical anatomy of the lower face; the premasseter space, the jowl and the labiomandibular fold. Aesth Plast Surg 2008; 32:185.
11. Furnas D. The superficial musculoaponeurotic plane and the retaining ligaments of the face. In: Psillakis JM. Deep face – lifting techniques. New York, NY: Thieme Medical Publishers, 1994.
12. Knize DM, ed. The forehead and temporal fossa. Philadelphia: Lippincott Williams and Wilkins, 2001.
13. Moss CJ, Mendelson BC, Taylor GI. Surgical anatomy of the ligamentous attachments in the temple and periorbital regions. Plast Reconstr Surg 2000; 105:1475.
14. Mendelson BC, Muzaffar AR, Adams WP, Jr. Surgical anatomy of the midcheek and malar mounds. Plast Reconstr Surg 2002; 110:885.
15. Aston SJ. The FAME Procedure. Presented at the Annual Meeting of the American Society of Plastic and Reconstructive Surgeons, Dallas, Texas, November 9–13, 1996.
16. Mendelson BC. Surgery of the superficial musculoaponeurotic system: principles of release, vectors, and fixation. Plast Reconstr Surg 2002;109:824–825.
17. Hamra ST. Deep-plane rhytidectomy. Plast Reconstr Surg 1990; 86:53.
18. Hamra ST. Composite Rhytidectomy. Plast Reconstr Surg 1992; 90:1.
19. Stuzin JM, Baker TJ, Gordan HL, Baker TM. Extended SMAS dissection as an approach to midface rejuvenation. Clin Plast Surg 1995; 22(2):295–311.
20. Hamra ST. The zygorbicular dissection in composite rhytidectomy: An ideal midface plane. Plast Reconstr Surg 1998;102:1646.
21. Robbins LB, Brothers DB, Marshall DM. Anterior SMAS plication for the treatment of prominent nasolabial folds and restoration of normal cheek contour. Plast Reconstr Surg 1995;96:1279.
22. Trepsat F, Cornette de Saint-Cyr B, Delmar H, Goin J.-L, Thion A. Les nouveaux liftings. Ann Chir Plast Esthet 1994;39:597.
23. Hoefflin S. The extended supraplatysmal plane (ESP) facelift. Plast Reconstr Surg 1998;101:494.
24. Connell BF, Gaon A. Surgical correction of aesthetic contour problems of the neck. Clin Plast Surg 1983;10:491.
25. Connell BF. Neck contour deformities. The art, engineering, anatomic diagnosis, architectural planning, and aesthetics of surgical correction. Clin Plast Surg 1987;14:683.

第3部分：除 皱 术

第 7 章

SMAS 技术和 FAME 除皱术

见DVD

Sherrell J.Aston 和 Jennifer Walden

历史

处理面颈部深层组织已经是目前除皱手术的固定步骤，但如何处理面中部及其相关的鼻唇沟，仍未达成共识。Skoog 于 20 世纪 60 年代后期介绍了悬吊面中部浅筋膜和颈阔肌的方法，后来 Mitz 和 Peyronie 于 1976 年证实了浅表肌肉筋膜系统（superficial musculoaponeurotic system, SMAS）的解剖结构。面中部除皱术随后发展为对面颊部皮肤固有韧带的研究，面部年轻化的重点聚焦在矫正鼻唇沟。只有对咬肌-皮肤韧带和外侧颧骨-皮肤韧带进行松解，才能通过提升 SMAS 来矫正颧下面部肌肉的松弛。为了达到面上部和面下部的谐调，剥离颧前 SMAS 的入路也得到了改进。现在有两种不同的入路：

1. 皮下广泛剥离后再进行 SMAS 颈阔肌瓣的剥离。
2. 在颊部皮下比较局限的剥离后再进行皮肤-SMAS 整体层下的剥离。

进行深层除皱术时，在面外部首先剥离的层面是 SMAS 下平面，越向前剥离，贴着颧肌表面，层面越浅。这样，颊部脂肪垫与所剥离的皮瓣相连。这种复合除皱术（该技术后来被 Hamra 改进为颧眶部的剥离）沿着颧部脂肪垫内侧的深方进行持续的 SMAS 下剥离，携带着颧前 SMAS、眼轮匝肌及其筋膜。Mendelson 医师指出颧前区是比较安全的区域，恰好位于面神经颧支和颞支之间，可以通过 FAME 技术（手指协助的颧部剥离）从下睑或其外侧面进入该区域。

体格检查

- 对整个面部的骨性结构做总体评估，包括前额、眼眶、颧骨体、颧骨弓、上颌骨、下颌骨、下颏，还包括唇、鼻、齿。
- 评估面颈部皮肤的质量和松弛度，脂肪的堆积和（或）膨出。
- 评估面中部厚度、松弛度和指触时的活动度。
- 评估鼻唇沟和唇颊沟。
- 评估颈部包括脂肪的堆积、颈阔肌解剖、舌骨位置、甲状软骨的外形、下颌下腺的位置。
- 评估颧部骨性结构的轮廓和颧大肌内侧软组织的厚度。
- 评估下睑的完整性和眼轮匝肌的功能。
- 评估下睑疝出脂肪的膨出度、眶骨缘的突出度、睑颧沟和鼻颊沟。
- 确定患者的主要关注点。
- 详细照相。

解剖

颊中部可被理解为面中部的一部分，它是指面颊的一部分，内侧线范围从颧骨额突延伸到口角联合，且从下眼睑下部直到鼻唇沟的上部。如 Mendelson 所述（第 6 章），它由两个功能截然不同的部分组成，包括颧骨体的颧骨前部，以及下颌骨与颧下嵴以下的部分。面中部形状的主要决定因素即为基本骨架，因为其连接着眼眶和口腔，并为它们的骨骼附件及每块肌肉的支持韧带提供骨平台。颊中部的衰老极大程度地反映了松弛度和与基本骨架相关的软组织的下垂所带来的影响。通过暴露眼眶骨缘下方、眶颊沟外侧和鼻颊沟内侧来显示眼眶的解剖，以对上面部产生影响。移位的软组织使鼻唇沟更加明显，并暴露出下眼睑的脂肪膨出。随着软组织的下垂，包括其最主要的眼眶支持韧带及其最上部（眶部眼轮匝肌）在内的颧骨前区的面部结构松弛度被下方的颧骨皮肤韧带所抵制。当这一区域明显扩大，便形成了临床上所说的颧骨笀起,也称为颧骨袋(新月形)。应注意,Pessa 和 Garza 曾对颧骨隔膜的存在进行过描述。Pessa 等人解释了黑眼圈的临床表现,并解释了颧部隆起和颧部水肿的解剖基础。颧部隆起要跟颧脂肪垫分开。由于颧脂肪垫也可被简单地称为颧脂肪,所以关于这一区域的解剖词汇有些让人迷惑。

特别需要指出的是,颧脂肪垫是用来描述内侧面颊皮下脂肪的术语,它对鼻唇沟的说法有些言过其实。颧脂肪垫(图 7.1)是皮下脂肪的局域增厚。年轻时期,颧脂肪垫达到最大厚度,在鼻唇褶皱处有很清晰的界线,但到了面上部便不那么清晰了,其在眶缘和颧骨处的厚度逐渐变薄,并渐与下眼睑融合在一起。脂肪垫由上中下3个部分组成。鼻唇沟外侧的丰满很大程度上是由于内侧颧大肌(主要是颧脂肪垫)软组织向内与向下迁移造成的。它的形状是一个三角形,底边沿着鼻唇褶皱,顶点附在颧骨体上。颧脂肪垫紧紧黏在皮肤上。它很容易和下面的筋膜分开,而且在衰老的过程中,颧脂肪垫向前且垂直向下移动至鼻唇褶皱处。

颧骨前区覆在颧骨体和提上唇肌的起点上。它扩大至颧骨体的后缘,并可从下眼睑部和下颞部进入。其底层是厚厚的骨膜前脂肪层,被一层覆盖在提上唇肌肌腹起点处的薄膜所覆盖。该区域的上缘由眼轮匝肌的支持韧带构成,其将睑板前和颧骨前区相分离,并在下外侧眶缘与覆在颧骨额突处的宽大的外侧眶骨增厚相融合。如 Mendelson 已阐明的那样,颧骨皮肤血管神经蒂是穿过该区域的唯一组织。该区域的顶部是眼轮匝肌和其包埋的筋膜,其与颞筋膜连续横向相连。颧骨前区的下壁内衬是由连续的前骨膜和最头侧的颧骨皮肤韧带组成,它们在提上唇肌中延伸,并穿过皮下脂肪到达真皮。与 FAME 过程一样,经过该区域内的钝性剥离,这一薄膜的光滑表面将保持完好,且骨膜前脂肪仍附着在底层面部骨骼上。Mendelson 已指出,可通过下列途径进入颧骨前区:①下眼睑;②颞区;③如 FAME 技术中进入颧骨前区那样,从面神经分支中间横向穿过(图 7.2)。

手术步骤

资深医师(SJA)于 20 世纪 90 年代早期便开始

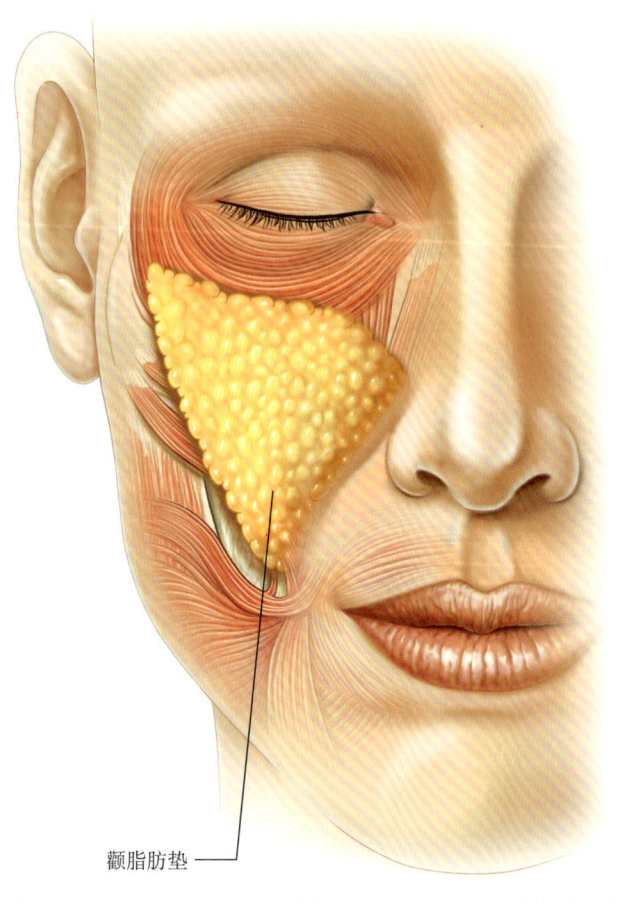

图 7.1　颧脂肪垫是皮下脂肪的局域增厚。

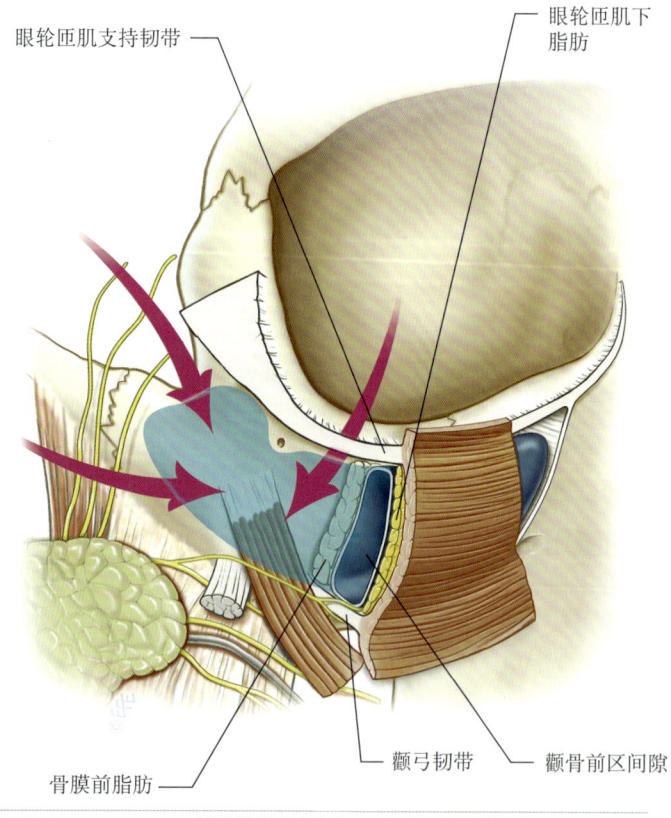

图 7.2　Menelson 对颧骨前区及其三条入路的描述,下睑、颞部和外侧入路。(Reproduced with permission from Mendelson BC, Muzaffar AR, Adams WP, Jr. Surgical anatomy of the midcheek and malar mounds. Plast Reconstr Surg 2002;110:885–896.)

使用 FAME 技术，将其作为与标准 SMAS- 颈阔肌面部提升相结合的规程，共同用以提升面中部和鼻唇沟。FAME 技术（手指辅助进行颧部提升）是一项复合技术，旨在提高皮肤与眼轮匝肌外侧，并使颧脂肪垫复位。该技术与皮肤切除术、SMAS/ 颈阔肌皮瓣相结合，以修复面部和颈部松弛的皮肤。这里所进行的描述已有约 14 年的历史。2006 年 2 月进行的最近一次修改将在下文中进行阐述。

对颞区的皮肤实施大幅度剥离，直至耳朵和外眦中间一半的距离处。右手示指向内侧及下方旋转，以将眼轮匝肌和颞筋膜分开；而后可很容易进入外眦区（图 7.3）。

接下来根据各个患者的不同情况来完成面部及颈部皮瓣的剥离。面中部的皮肤大致沿着颧大肌走行进行剥离。若下面部的皮肤松弛下垂，可向内侧至唇颌沟进行剥离。大多数患者的下颌韧带都被分开。每一项颈阔肌前方的手术程序都需完成。经常需要进行下颌下与颏下皮肤的完全剥离以及颈阔肌前的手术过程。在进行颈阔肌侧方和面颊手术前，需先完成颈阔肌前方的必要手术程序。

接下来继续将关注点转回到外眦上。用示指指腹表面向下压直到进入眼轮匝肌下方，压力向下且向内侧，而后从内侧穿过颧骨突起处（图 7.4A 和 B）。眼轮匝肌和颧脂肪垫可很容易地与覆在前骨膜脂肪上的底层筋膜分开，从而进入颧骨前区（图 7.4C）。用示指将整个经剥离的颧脂肪垫放入鼻翼附近。将示指反过来，指腹表面向上，以使颧脂肪垫得到足够的活动性。在"深层平面"使用示指的双手触诊法有助于对颧脂肪垫的厚度与活动性进行评估。

此时，已建立了各剥离平面：①皮下；②颧脂肪垫和眼轮匝肌下方（在深层平面和复合组织瓣中）。皮下软组织桥将颧骨突起处下方 1/4 处的两个平面分割开来。复合瓣须垂直地向头后方向重新覆盖，这表示颧脂肪垫复位至覆在颧骨突起处。若复位的颧脂肪垫需更多的活动性，那么需对皮下桥接体进行剥离，直到复合瓣活动性达到期望值为止。

接下来将关注点直接转向 SMAS- 颈阔肌皮瓣的形成上。在胸锁乳突肌的前缘将颈阔肌外缘切开，并延至下颌角下方 7~8cm 处。颈阔肌深方向内侧的剥离范围在 4~7cm，这取决于各个患者所需的颈阔肌活动量。用指尖对颧弓进行触诊以确定其具体位置，从耳屏底部前方约 5mm 的地方直到距分离深层面和皮下平面的皮下桥接体约 1cm 处，沿着颧弓下缘切开 SMAS。

SMAS 瓣形成后，向下方移动，与颈阔肌下的剥离相结合，并沿腮腺前缘向内侧剥离，直至达到所需的 SMAS 瓣活动度为止。直到 SMAS 颈阔肌皮瓣及颈阔肌前操作能够独立控制下面部和颈部的轮廓。根据患者的解剖结构与其期望的面部轮廓，顺着提升与复位方向，SMAS - 颈阔肌瓣得以提升，并向头后方旋转。

沿着水平的 SMAS 切口线将多余的 SMAS 切除并缝合至 SMAS 切口边缘。接着，在耳前区垂直切割 SMAS，以生成小块 SMAS 瓣，而后将该皮瓣被置于耳后，并缝合至胸锁乳突肌乳突筋膜来帮助塑造下颌

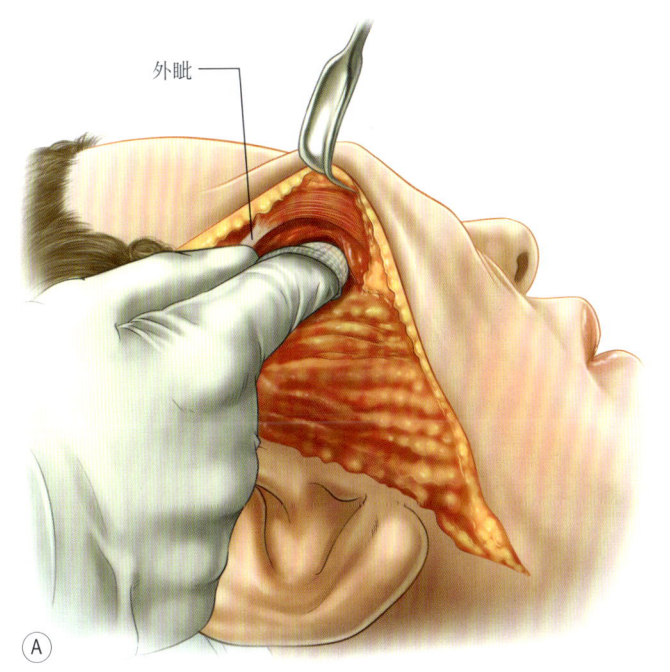

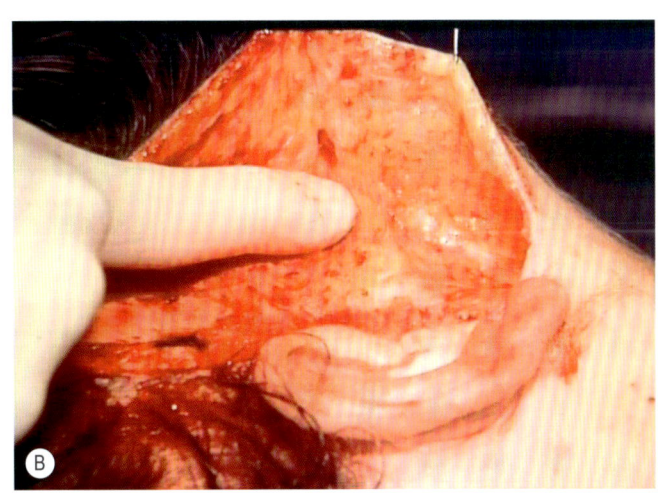

图 7.3　右手示指经过颞区从颞筋膜表面分离眼轮匝肌。

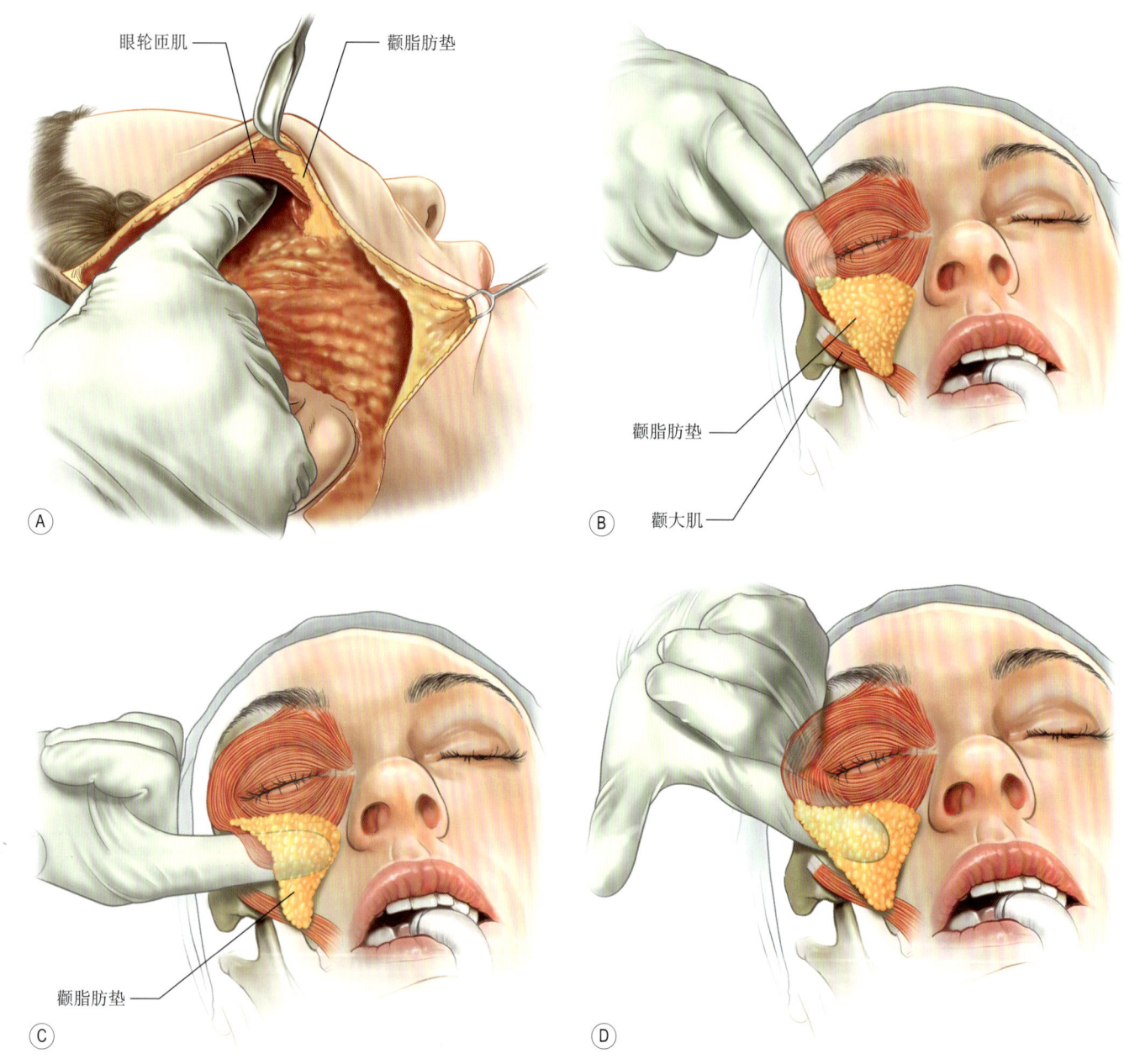

图 7.4　A，示指从外侧眼轮匝肌下通过；B，示指从眼轮匝肌下通过并转向进入颧骨前区；C，示指在眼轮匝肌和颧脂肪垫下进入颧骨前区；D，示指进入颧骨前区的基底。

的轮廓。横向颈阔肌被缝合至胸锁乳突肌筋膜。通过吸脂或脂肪切除来完成下颌脂肪轮廓的塑造。

　　有资深医师报道已经利用以上的技术进行了约 15 年的手术操作。大多数手术均没有将颧脂肪垫固定在颧骨上。然而，一些病例的颧脂肪垫被缝合至颧骨的骨膜处来帮助维持垂直向量保持固定不变。2006 年 2 月，该医师通过将 SMAS 瓣进行延展，使其穿过位于深层平面与皮下平面之间的皮下桥而对这一技术进行了改进。现在连接 FAME 复合深层平面皮瓣的是一个扩展的 SMAS 瓣，因此可以为颧骨软组织提供更多的活动性（图 7.6A 和 B）。SMAS 瓣并没有被摘除，而是被缝合至颞筋膜（高位固定）处，这便可以使面中部复位的垂直向量达到最大限度（图 7.7A）。被提升的颧脂肪垫沿垂直方向被缝合至颧骨的骨膜处（图 7.7B）。对于 SMAS 较薄而且质量较差的患者而言，可以采用 FAME 技术与 SMAS 折叠术。同样，对于希望切除面部脂肪的患者，可使用 SMAS 切除术与 FAME 技术。

　　头后方向皮瓣的重新覆盖将颧脂肪垫与眼轮匝肌重新定位。总体来说，需要在垂直方向的提升力量达到极限，才能使颧骨软组织复位至颧骨突起处。在颧

第7章 SMAS技术和FAME除皱术

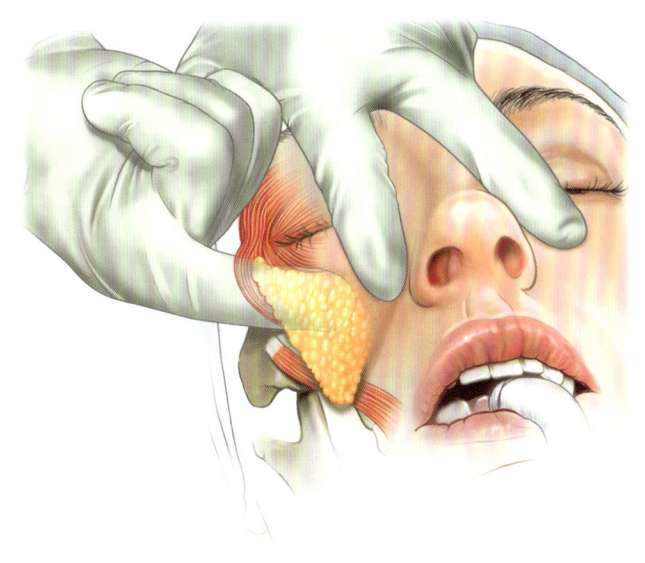

图 7.5 双手触诊以确定颧脂肪垫的厚度和活动度。

免沿发际前切口。当发际下方横切口的末端出现"猫耳"(dog ear)时,那么发际前(5~7mm)的小切口可将其消除,并恢复鬓角的形状与位置。修整皮瓣的剩余部分,并按照常规的方式进行缝合。可通过短小瘢痕的面部提升术或传统的瘢痕技术来实施FAME手术。使用这两种方法,后面的弯曲瘢痕隐匿在乳突区的头发中,所以几乎难以察觉。采用FAME技术进行面部提升的患者术前及术后的照片对比在下文中有所展示(图7.C1 ~ C5)。

术后护理

采用规范的术后护理。在手术室进行面部提升的包扎,手术后第1日取掉敷料。重点是高血压(血压过高)的治疗与血压的维持,尤其是围术期间及术后拔掉引流管的第一日。以下是给面部提升手术患者的一些提示信息。

面部提升患者的示例说明
一般忠告
- 遵医嘱服止疼药。
- 禁服阿司匹林、布洛芬或包含这两种药物的药品,

部发际下方切口,以免缩小鬓角的面积或使其位置提升。只切开一个三角形的小口,以对提升及旋转的皮瓣施加最小的拉力。过度的拉伸将只能造成瘢痕的移位,并对面部提升毫无益处。大多数患者中,完全避

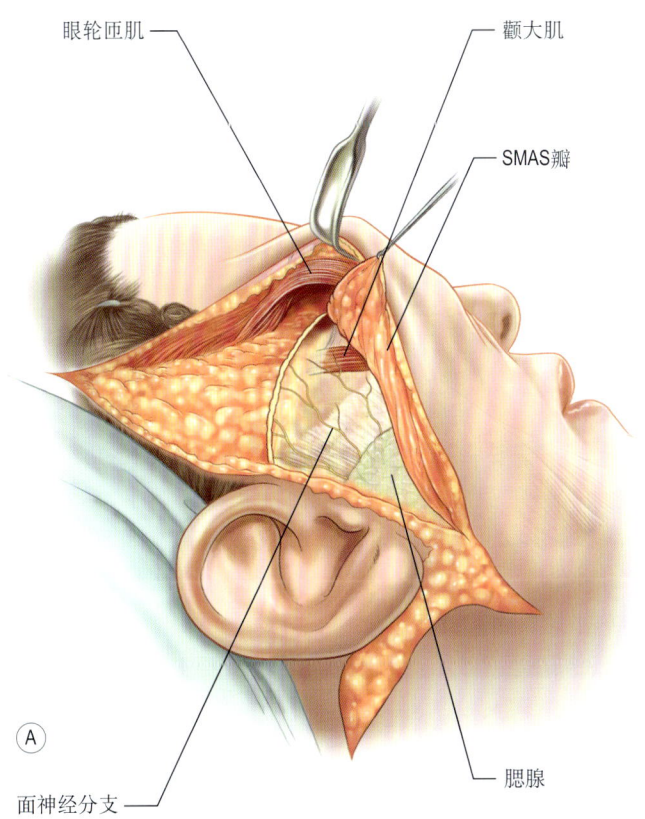

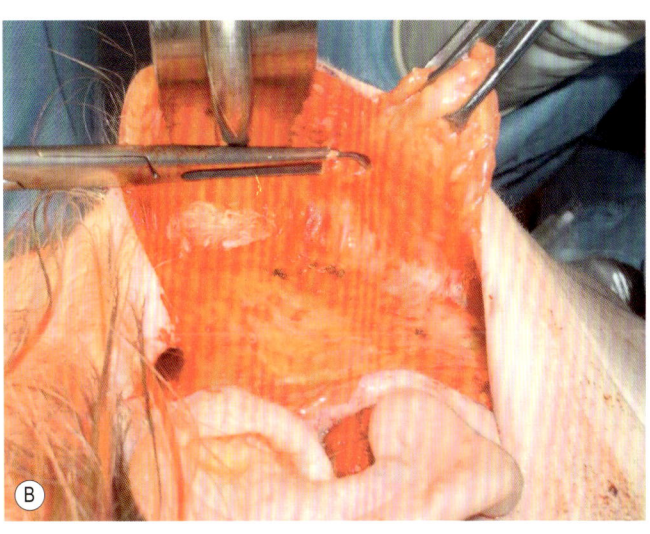

图 7.6 A,扩展的SMAS瓣显示其内侧剥离到剂颧大肌,并与FAME技术相延续。B,术中照片显示颧大肌和颧骨前区的网状结构。

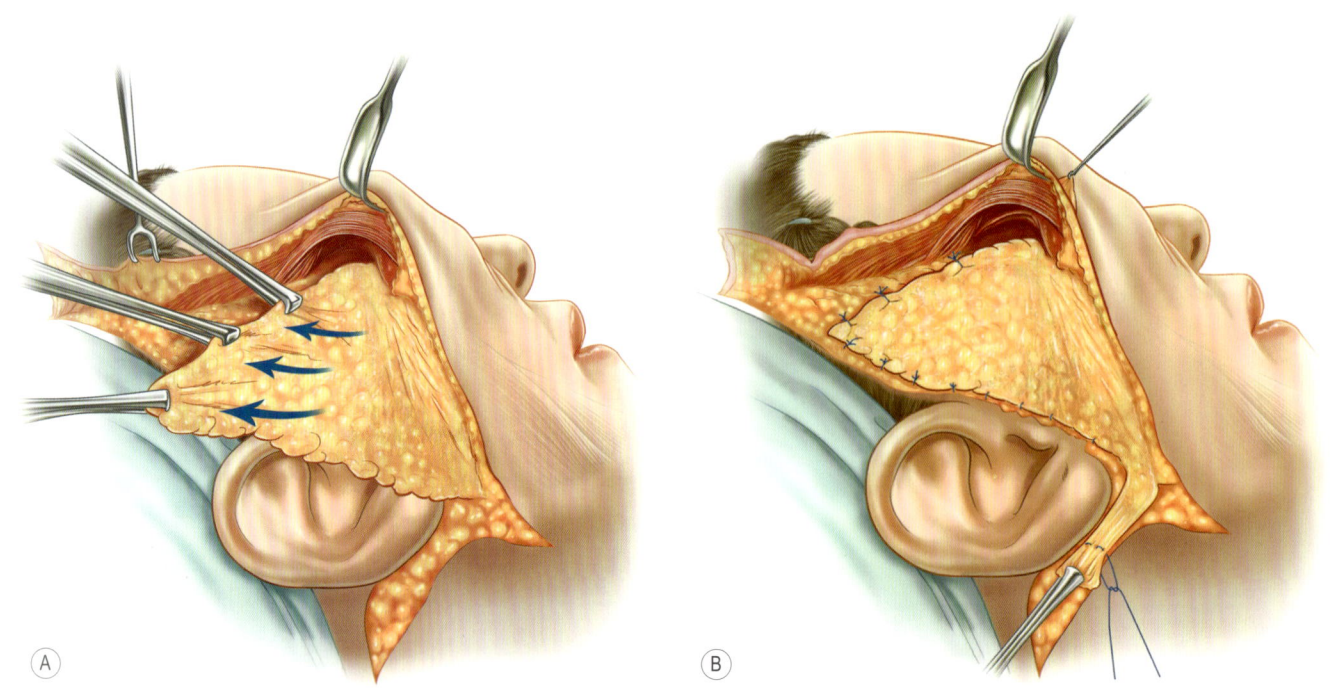

图7.7 A，扩展的SMAS瓣和颧脂肪垫垂直向量的提升。B，将组织瓣于外眦处缝合在颞筋膜和颧骨上。耳前多余的SMAS瓣转位并缝合在胸锁乳突肌筋膜上。

因为其会导致术后出血。可以服用泰诺（酚麻美敏）。也不要服用维生素E或含维生素E的食物。停用草药与顺势疗法药物，因为同样可能会导致术后出血。
- 术后至少7日禁止喝酒，服用止痛药时也不能饮酒。
- 禁止吸烟，因为吸烟会导致愈合延迟，也会增加手术并发症。
- 术后2周需仰卧，睡觉时枕2个枕头。
- 拔掉引流管24小时后可以洗头。通常在术后第2日可正常洗头，术后2周内应每日洗头。在吹风机上使用冷却装置。术后一周内请勿使用卷发器。术后2周内请勿烫头发，勿染色或使用有刺激性的化学制品。
- 建议吃松软且易消化的食物。
- 无法避免日光时建议用强效的防晒霜（SPF>30）。
- 可以使用冷敷来镇痛和消肿。

活动
- 尽早进行活动，有助于减少肿胀，并降低腿部血凝的可能性。
- 在停止服用镇痛药（麻醉药）并能灵活转动颈部前，请勿驾驶车辆。
- 至少2周内勿从事重体力劳动，包括性生活和繁重的家务，可以走路和做轻微的伸展运动。

伤口护理
- 需轻轻地将缝合区全面清洗干净。
- 保持伤口洁净，每日检查，看有无发炎和红肿。
- 拆线后可以用化妆品遮盖淤青，但在拆线后48小时内不能沾染伤口，卸妆一定要轻柔。

术后可能性
- 术后的淤青、肿胀及麻木属正常情况。
- 面颈部会有紧致上提的感觉，转头的时候感觉尤为明显。
- 由于会有肿胀，所以面部看起来会有些奇怪或变形。
- 男性需要将耳后的胡子刮掉，因为生长胡须的皮肤被移位到该处。
- 7~14日内面部会感到肿胀，但有些患者并无此种情况。戴围巾、穿毛衣或高领衣服均能够遮挡肿胀及面部变色。
- 3周后会有好转，达到最终效果需3个月的时间。

后期护理
- 3~5日拆掉耳前缝线。
- 8日拆掉其余缝线并去掉金属夹子。
- 1~2日后拔掉引流管。

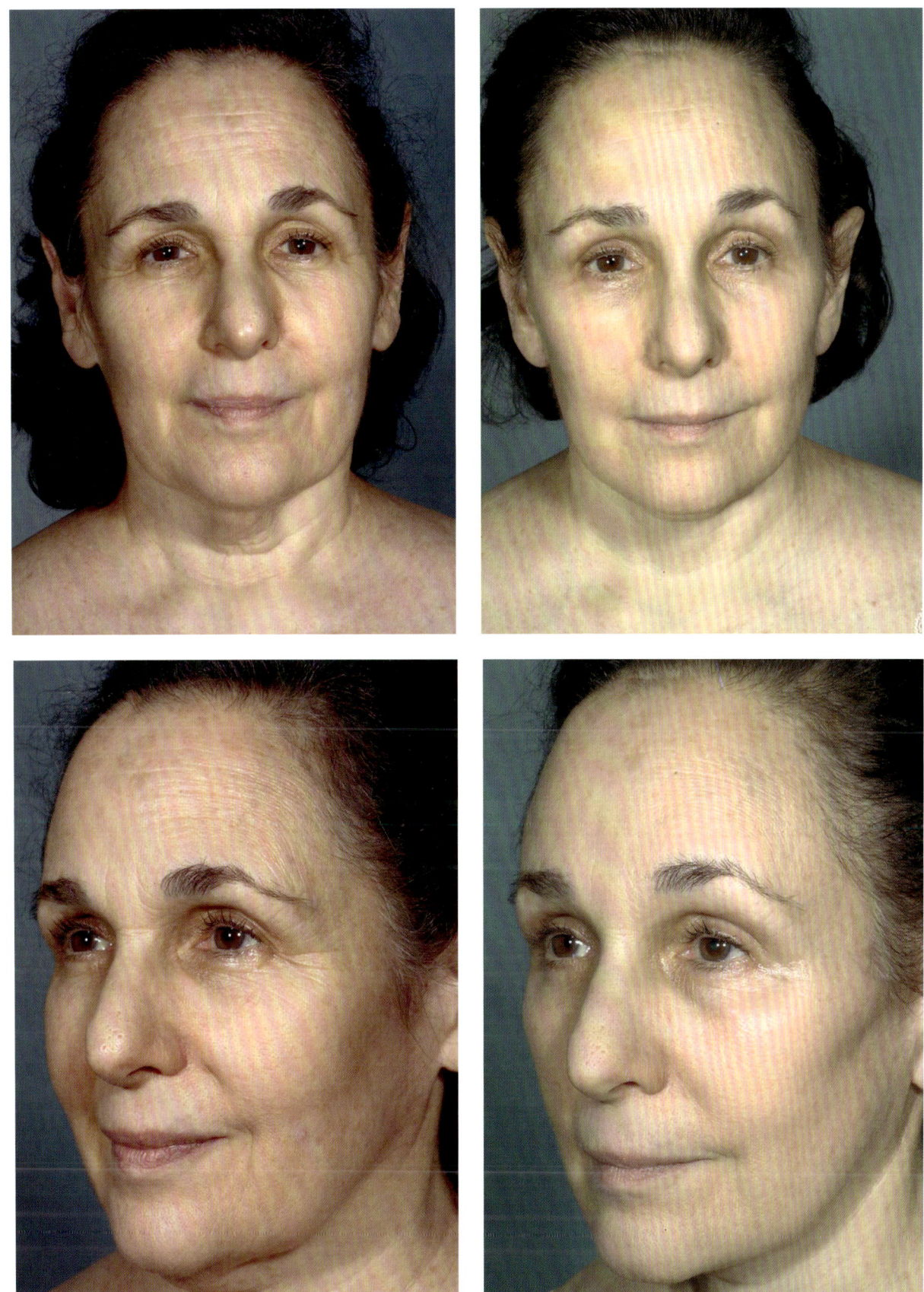

图 7.C1　一名 58 岁患者经过面部整形术（利用 FAME 技术，扩展 SMAS- 颈阔肌瓣悬吊技术，内镜提眉术）和下睑成形术。术后照片显示中下面部重新定位及外侧轮匝肌被提紧。

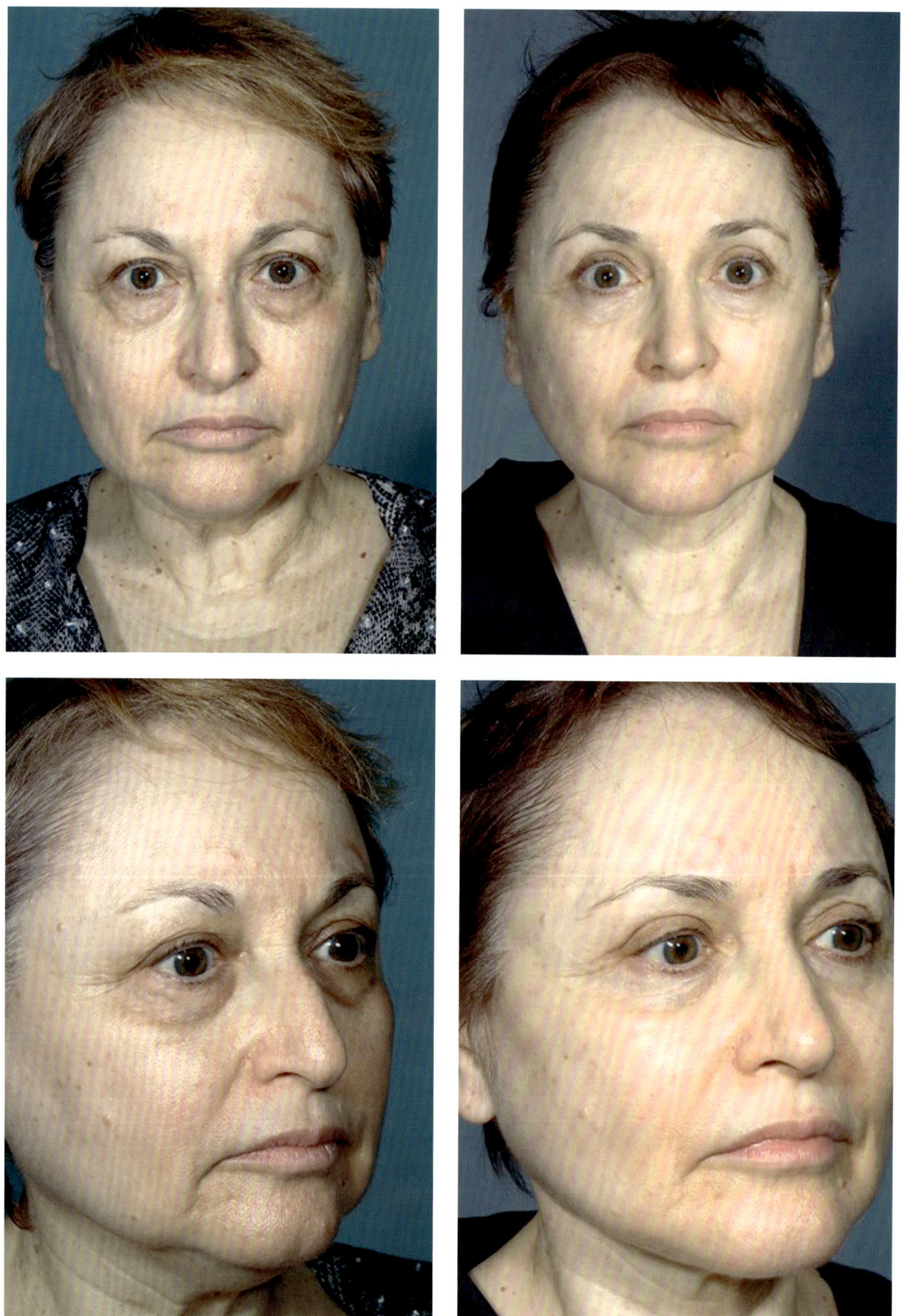

图7.C2 一59岁患者,面部整形术后10个月的照片对比(经FAME技术,扩展SMAS,外侧颈阔肌剥离,高位固定,隆颏,上下睑成形,铒激光下睑磨削和鼻成形术)。术后照片显示中下面部软组织对重新定位和外侧轮匝肌被提紧。

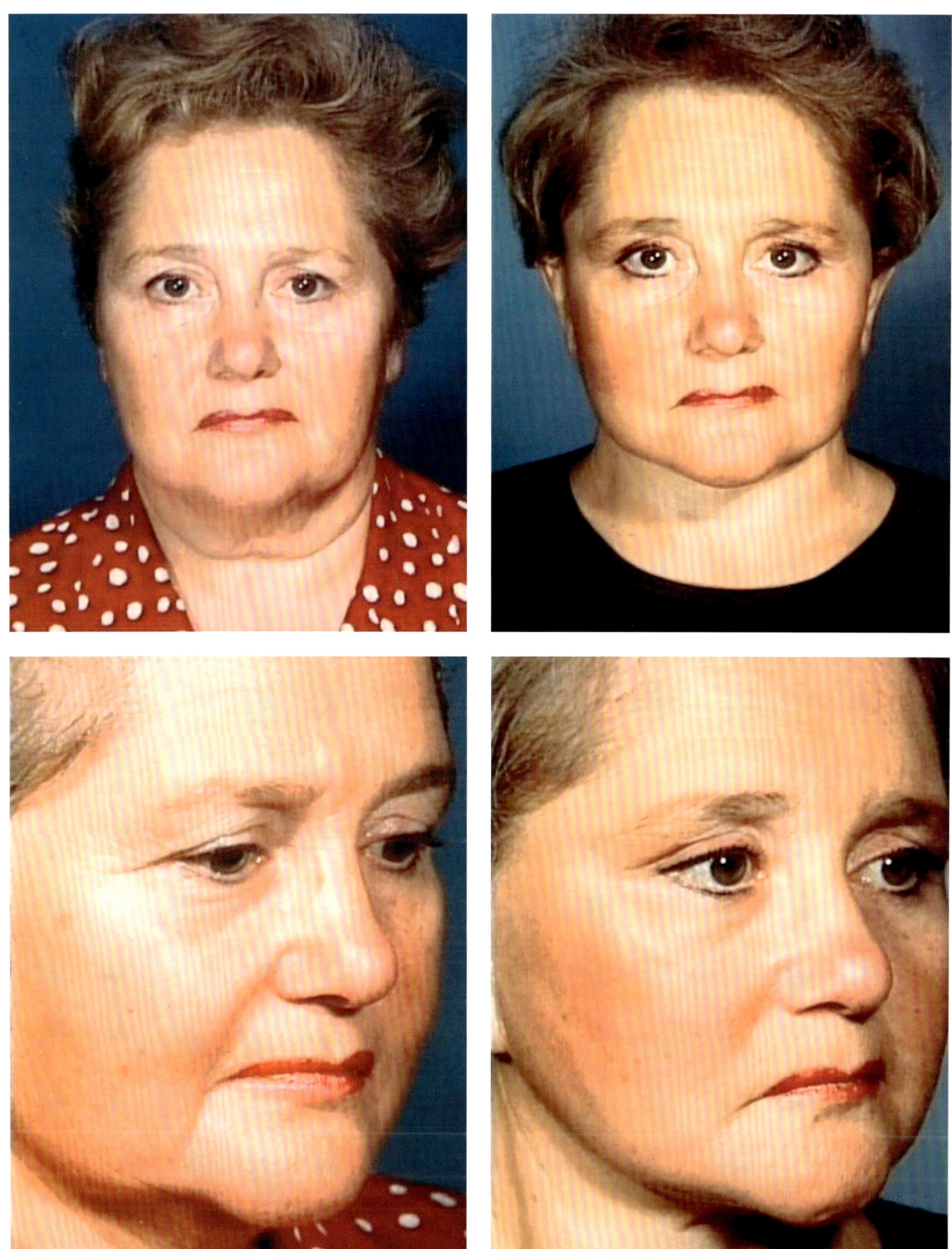

图 7.C3　一 58 岁患者，面部整形术后 1 年的对比照片（经 FAME 技术，SMAS-颈阔肌瓣悬吊和上下睑成形术）。术后照片显示厚重的中面部被重新定位和外侧轮匝肌被提紧。

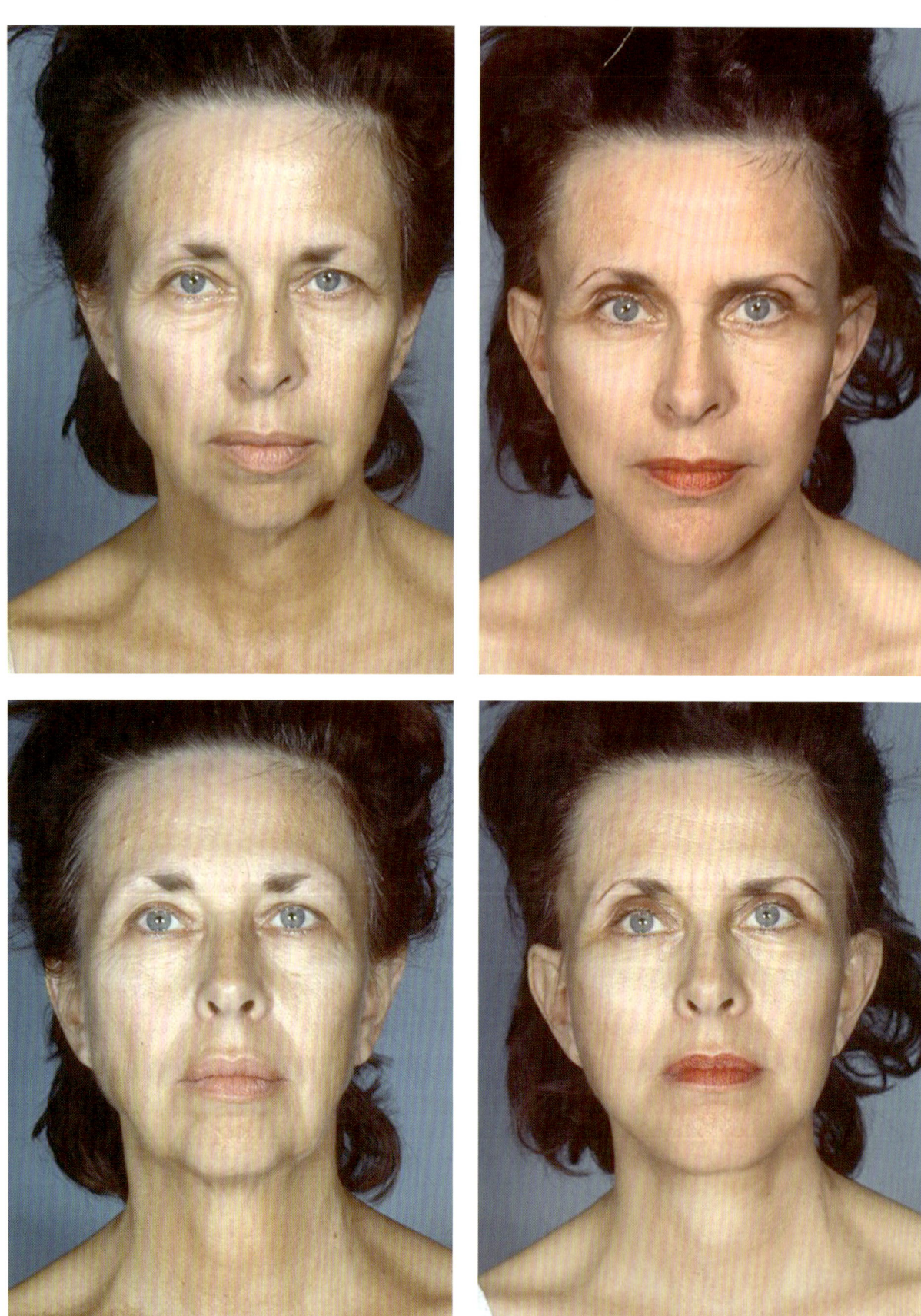

图 7.C4 一55 岁患者，面部整形术后 2 年的对比照片（经 FAME 技术，SMAS、颈阔肌瓣悬吊技术，上下睑成形术和隆颏术）。术后照片显示中下面部的改善和外侧眼轮匝肌收紧。

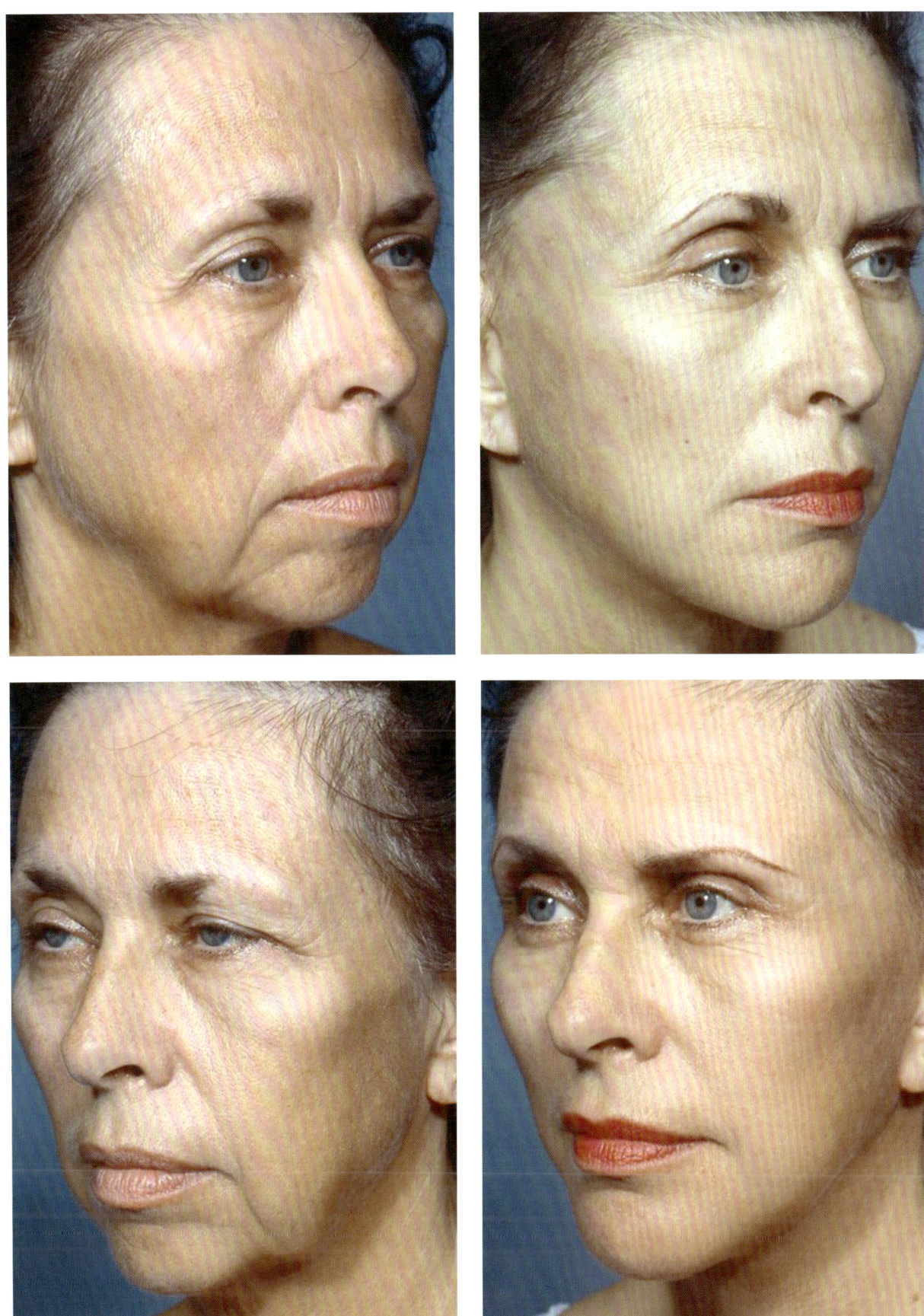

图 7.C4 续。

并发症

对于做标准的面部提升术的患者而言，可能会出现并发症，但由于除皱手术带来的严重并发症并不常见，且如果由经验丰富的医师来手术的话，可以最大限度减少并发症的发生。并发症可能会包括出血（血肿）、感染、伤口增生或变宽、脱发或神经损伤。对于做 FAME 面部提升术的患者而言，尤其要注意术后中面部的水肿，通常需要 2～3 个月来消肿。所有的除皱术在这段时间都会出现水肿现象。

手术心得及教训

心得

- 当解剖颧区以达到眼轮匝肌下方时，需用力用手指向下按压。这样就建立起了可以进入的平面。
- 在垂直于颧骨的面部注射麻醉止血剂，以便渗入颧前区。
- 用指尖向下按压颧骨，以便进入颧脂肪垫下方。
- 完全解剖颧前区，使整个颧部脂肪垫变得松动。
- 使用可吸收缝合线（PDS、Vicryl 与 Monacry）将颧脂肪垫固定在骨膜上。

教训

- 未完成眼轮匝肌下方的横向剥离，因此肌肉受损，延缓下眼睑功能的恢复。
- 未在最高点完成颧脂肪垫的剥离，因此可能不会在颧前区进行剥离，导致脂肪垫撕裂。
- 损伤了穿过上部颧大肌的面神经小分支，造成外侧眼轮匝肌失去神经支配。
- 在颧大肌内侧进行皮下剥离。
- 对于颧脂肪垫较薄的患者，也采用相同的步骤。

手术步骤小结

1. 使用麻醉止血溶液浸润面颈部。
2. 浸润颧前区。
3. 如有必要，通过颏下切口来剥离颈前区的皮肤，并通过该切口实施颈阔肌前的手术步骤。
4. 锐性剥离耳前区的皮下平面和颧区至距外眦一半的距离。
5. 示指向下旋转，并向内侧伸入，达到眼轮匝肌外侧下方。
6. 根据需要，完成颈部皮肤的剥离。
7. 完成皮下平面到颧大肌外侧边缘处的中颊部剥离。
8. 把示指放在眼轮匝肌外侧下发，然后将颧骨向下推，以便达到颧脂肪垫的顶部下方。
9. 示指推入颧前区，而后松解开整个颧脂肪垫。
10. 对颧脂肪垫使用双手触诊，以判断颧脂肪垫的厚度。
11. 考察复合瓣的活动性。
12. 根据各患者的不同情况，实施颈阔肌侧方和 SMAS 的手术过程（SMAS、扩展的 SMAS、折叠术或切除术）。
13. 旋转并提升扩展的 SMAS 瓣（最常使用的技术），而且将其固定至颞筋膜上（高位固定）。
14. 重新提拉复合皮瓣，以决定颧脂肪垫在垂直方向应该提升到的位置。
15. 使用 4-0 PDS 将颧脂肪垫固定在距外眦约 1cm 的颧骨处。
16. 重新提拉并修剪皮瓣，缝合皮肤并放置引流管。
17. 使用敷料包扎。

（薛红宇　译）

拓展阅读

Aston SJ. The FAME technique, presented at the Aging Face Symposium. Waldorf Astoria Hotel, New York, NY, 1993.

Aston SJ. Platysma-SMAS cervicofacial rhytidoplasty. Clin Plast Surg 1983;10(3):507.

Barton FE, Jr. The aging face: rhytidectomy and adjunctive procedures. Select Read Plast Surg 2001;9(19)22.

Barton FE, Jr. Rhytidectomy and the nasolabial fold. Plast Reconstr Surg 1992;90:601.

Hamra ST. The zygorbicular dissection in composite rhytidectomy: an ideal midface plane. Plast Reconstr Surg 1998;102:1646.

Mendelson BC. Discussion; A study of long-term effect of malar fat repositioning in face lift surgery: short term success but long-term failure, by Sam T. Hamra, MD. Plast Reconstr Surg 2002; 110(3):952.

Mendelson BC. Surgical anatomy of the midcheek and malar mounds. Plast Reconstr Surg 2002;110(3)885.

Owsley JQ. Lifting the malar fat pad for correction of prominent nasolabial folds. Plast Reconstr Surg 1993;91:463.

Skoog T. Rhytidectomy – A personal experience and technique, presented at the Seventh Annual Symposium of Cosmetic Surgery. Cedars of Lebanon Hospital, Miami, FL. 1973.

Stuzin JM, Baker TJ, Baker TM. Extended SMAS dissection as an approach to midface rejuvenation. Clin Plast Surg 1995; 22:295.

第3部分：除 皱 术

第 8 章

SMAS 除皱——在面部提升术中重塑脸型

见DVD

James M. Stuzin

引言

Skoog、Mitz 和 Peyronie 的著作启发了整形外科医师，将下垂的面部脂肪重置到年轻时期的解剖位置上，其方法为拉紧皮肤层，以增强衰老面部的塑形。对SMAS 下剥离以恢复面部年轻化提供了技术解决方案，并催生了多项解剖研究来描述对面部软组织剥离的精确理解。这引发了进一步的研究，更加清晰地对衰老面部的解剖与形态的改变进行了界定，这又促使多种恢复面部年轻化的方法出现。在文献的回顾中，可以看到，通常是采用不同寻常的技术手段才可达到良好的效果。在现实中，这些看似不同的技术程序都有一个共同的主题，即通过面部脂肪的再提升而非进行皮肤层的拉紧来修复面部轮廓，这点是很重要的。虽然通过各种技术都可能会达到良好的效果，但所有方法都有优势，同时也有劣势和局限性，其最终结果经常是依赖于不同患者的基本骨骼的支撑及面部软组织的质量。从笔者的角度，取得面部提升术一致结果的关键点并非使用特殊的技术，而是术前美学分析及如何根据不同患者的美学需要来制订不同的手术计划。

为了在面部提升术中持久地改善脸型，需要外科医师准确了解面部解剖学与出现在特定的衰老患者身上的组织结构变化，此外，在制订治疗方案时，还需理解基础骨骼支撑的重要性，而且还需将个人的美学视角与适合特定患者的外科手术的目的结合起来。

历史

所有早期的面部除皱手术程序都局限在皮肤的切除与伤口的闭合上，不做皮下剥离。Bames 描述了皮下的面颈剥离、皮肤的重新提拉及多余皮肤的切除。Bettman 描述的连续切口与 Bames 建议的皮下剥离基本确立了其后 40 年面部提升的基本程序。

Skoog 描述了与颈部的颈阔肌相连的面部浅筋膜层的解剖技术，以及肌筋膜单元向头后侧的提升。这标志着现代除皱术的开始。Mitz 和 Peyronie 用尸体解剖来确定面部表浅肌肉筋膜系统的范围，并指出该层的紧致对除皱术有益。SMAS-颈阔肌的除皱术，切除多余皮肤以及消除多余脂肪很快便风靡全球。面颈部皮肤深层组织的手术目前已是面颈部除皱术的核心。很多外科医师都已对不同的 SMAS-颈阔肌技术进行了描述，以改善面颈部区域，并弥补传统除皱术中没有更正的问题。

Furnas 在 1989 年对面中部的支持韧带进行了描述。这便于更好地理解这一结构组织区域。在该区域中，面部软组织得以支撑，同时，也使得人们理解了，随着年龄的增大，这些韧带也可导致结构组织的变化。其他学者对这些韧带进行了进一步的研究，他们认为，随着年龄增大，失去支持韧带系统的支撑使面部脂肪下垂，这便加深了鼻唇沟并形成了面部的下颌垂肉。支持韧带的重要性与其位置促使对这些手术程序进行修改，使其涉及 SMAS 下剥离中的支持韧带松解。这些程序的主要目标即为将下垂的面部脂肪恢复至其年轻时期组织结构的位置。对于重新定位脂肪，另外一些医师更倾向于采用骨膜下的解剖而非 SMAS 下的解剖。这些医师创立了手术过程，他们通过使用骨膜下平面，达到将下垂的颧骨脂肪再悬吊至颧骨隆起处的相似目的。也有学者对骨膜下和皮下提升的联合方法进行了描述。

体格检查——患者计划

- 皮肤质量和松弛度。
- 年龄。

- 皮下脂肪堆积。
- 由于深层支持的衰减而导致轮廓的改变，如下颌垂肉、深鼻唇沟，以及颈部倾斜时出现的颈阔肌束。
- 面部萎缩的程度。
- 骨骼支撑的程度 - 颧骨突出度，下颌骨升支的高度及下颌骨体的长度。
- 颏突和下颌凹的关系。

组织结构考虑因素

可以安全实施除皱的人体结构组织基础为面部软组织是以同心层的方式进行排列的。这些同心的排列可使一个解剖平面内的剥离完全与另一解剖平面内的结构分离操作。面部的同心层包括①皮肤；②皮下脂肪；③SMAS（面部浅表肌肉筋膜系统）；④表情肌；⑤腮腺咬肌筋膜（面部深筋膜）；⑥面部神经平面、腮腺导管、颊脂肪垫及面部动脉与静脉。

了解面部软组织结构的组成部分对于欲掌握SMAS下分离的外科医师而言是必需的，它包括以下几点：

1. 虽然不同患者的各层面厚度不同，但每层内的解剖学结构是固定的。在二维基础上，面神经显现出了各种分支模式，但在三维基础上，面神经始终处于特定的结构平面内。只要是在面部神经的浅层平面上进行切割，那么该结构组织即可使外科医师安全实施SMAS下分离。
2. 面部浅筋膜（SMAS）层的厚度存在着很大差异。每个患者的SMAS的厚度差异也是很明显的。而且，SMAS在每个患者各自面部区域的厚度也有所差异。覆在腮腺表面、颞区（颞筋膜）内及头皮（帽状腱膜）内的浅筋膜代表的是一个实际存在的分离层。由于浅筋膜在面部向前走行，其覆盖在咬肌、颊脂肪垫上，并进入颧区内，在这一过程中，SMAS变得越来越薄，而且越来越脆弱。为了使这些区域内的浅筋膜得以提升，就需要非常精确地进行分离，以使皮瓣的厚度足够能适用于面部轮廓塑形。
3. 面部表情肌以交叠的方式排列成4个结构层面。在除皱术中会看到的各块肌肉，其中包括颈阔肌、眼轮匝肌、颧大肌、颧小肌和笑肌，这些都是浅层表情肌。它们与包括颊肌与颏肌在内的深层表情肌形成对比。大部分面部表情肌位于面部神经的浅层。这些肌肉位于面部神经的浅层，接收深面的神经支配。位于面部神经平面深层的面部软组织结构中的肌肉分别是颏肌、颊肌、提口角肌。由于这些肌肉位于面神经平面深层，而接收浅层表面的神经支配。
4. 表情肌位于面部软组织表层，并参与面部皮肤的运动。表情肌被覆在肌肉浅层与深层表面上的浅筋膜所披盖。由于这些肌肉被浅筋膜所包围，该SMAS-表情肌复合体形成了一个单一的结构与功能单元，其组成部分共同协作来使面部皮肤得以运动。
5. 深筋膜存在于SMAS-表情肌复合体的深层。这一深筋膜表示的是颈深筋膜的浅层向头部延续而后进入面部。有特定的术语来对这一筋膜层进行鉴别。腮腺上深筋膜被称为"腮腺筋膜"或"腮腺囊"；咬肌上的被称为"咬肌筋膜"；颞区内的被称为"颞深筋膜"。面部深筋膜的重要性在于，所有的颊内面部神经分支都位于面部深筋膜的深层。通常情况下，这些神经分支进入深筋膜的深层，止于它们所支配的面部表情肌，这时，它们沿着深层表面，穿透深筋膜来支配这些表情肌（图8.1）。

综观面部软组织的结构组织，需掌握的要素是面部软组织的浅层组织成分是由面部浅筋膜进行界定的，包括SMAS与那些可移动面部皮肤的结构组织成分（包括由SMAS覆盖的浅层表情肌、皮下脂肪与皮肤）。这是与面部软组织的深层组织成分相对而言的，深层组织成分由面部深筋膜进行界定，且那些组织构造与深筋膜相关联（包括相对固定的面部结构，如腮腺、咬肌、面部骨骼的骨膜及面神经分支）（图8.2）。当人的面部开始衰老时，可以明显看到面部出现很多特征，这与发生在面部浅筋膜与深筋膜之间的结构组织关系的变化是密切相关的。

扩展的SMAS技术

除了相对较年轻的除皱患者，大部分除皱术的患者都可从浅筋膜层的拉紧中受益。恢复面部深层软组织的支持力已成为使衰老的面部恢复活力的最主要手段。若SMAS薄且脆弱，那么对该层进行折叠术的效果要优于常规的SMAS提升术。然而，在笔者看来，较好的塑形和较持久的效果是通过浅层筋膜的常规剥离而获得的。

皮下剥离时应形成一个完整的皮瓣，这在皮瓣剥离中是很重要的，还应注意，需沿着SMAS的浅层表

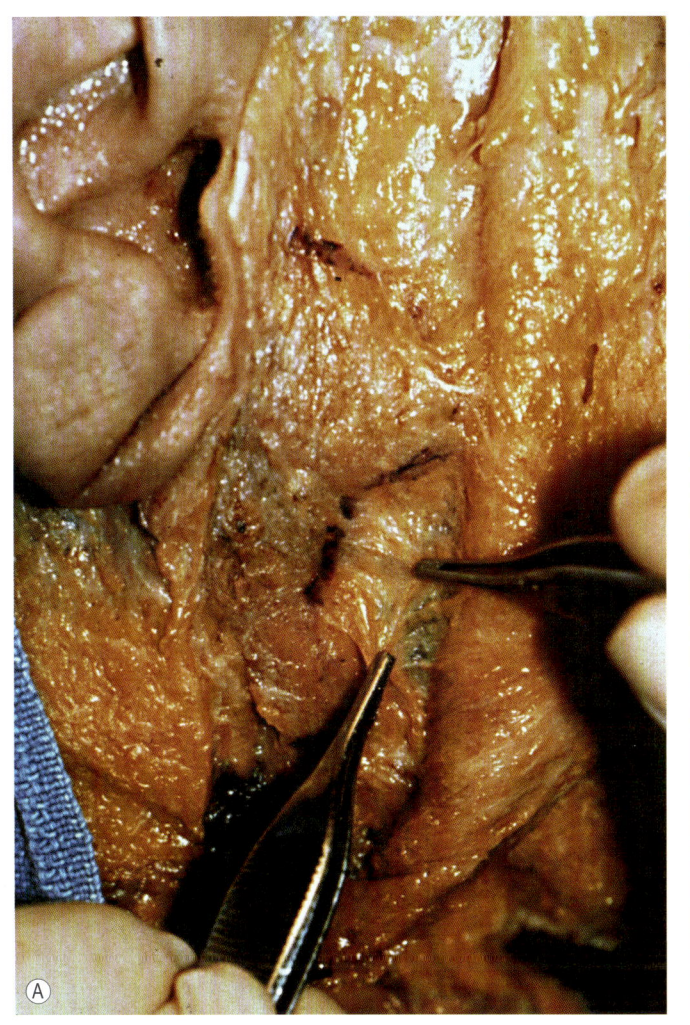 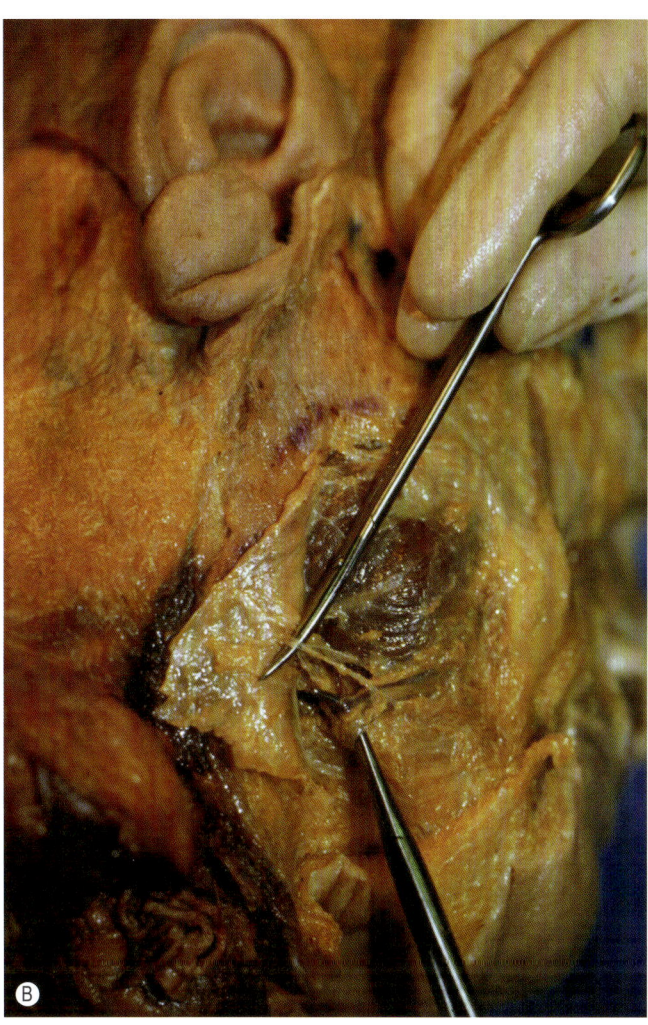

图 8.1　A，尸体解剖图，掀起颊部 SMAS- 颈阔肌后。暴露了深层的腮腺、腮腺前缘（墨水标明的部分）及腮腺 - 咬肌筋膜（钳中固定的部分）。由于颊部的面神经分支总是位于该解剖层的深处，所以外科手术中腮腺 - 咬肌筋膜是极其重要的。B，尸体解剖图，掀起腮腺 - 咬肌筋膜后。暴露了底层的咬肌肌肉和穿过面部动脉静脉的面神经下颌缘支。（From Stuzin JM, Baker TJ, Gordon HL. The relationship of the superficial and deep facial fascias: relevance to rhytidectomy and aging. Plast Reconstr Surg 1992; 89:441.）

面留下一些完整的脂肪。若皮瓣被剥起后，SMAS 的浅层表面上没有任何脂肪，那么 SMAS 很薄、很脆弱且容易被撕裂，则很难进行提升。笔者做的除皱术中有很多都是要做 SMAS 层的剥离与固定才能重塑脸型的。SMAS 瓣越厚，面部重塑就能收到更好、更持久的效果。做皮下剥离时，透光技术是非常有效的，它可使皮瓣得以精确地剥离。

通常在做皮瓣的皮下剥离时，剥离直至颧区内，且覆盖在颧突侧面 2/3 的皮肤都要被剥起。我更倾向于在鼻唇沟外侧几厘米处停止皮下剥离，而并不剥到该面部标界。限制颊内侧皮瓣的剥离是为了保持 SMAS 与面部皮肤的连续性。通过面部浅筋膜的适当剥离来对这些连续性进行保护，可使医师通过 SMAS 的旋转来重新提升面部皮肤，而不是单纯对完全独立于面部皮肤的浅筋膜进行重塑。笔者认为，通过 SMAS 的旋转来重新提升和悬吊面部皮肤的技术不仅为大多数患者创造了一个更令人满意的美学效果，还保护了面部皮瓣的周围血供。

SMAS 的提升

浅筋膜的剥离使外科医师可重新提升下颌线，并使下垂的颧脂肪重新上提至它们以前正常的解剖位置。对于有明显鼻唇沟及明显颧垫下垂的患者而言，笔者认为 SMAS 的剥离需进一步扩展到颧区，这是为了向后上方提升颧脂肪垫，使其覆在颧突处。实施 SMAS 向前范围较广剥离的另一好处是可将该层从颧韧带与咬肌韧带的限制中松解出来，这一向前方的松解使口部连合纤维组织以下、沿下颌骨前部分布的面部脂肪得以彻底提升。

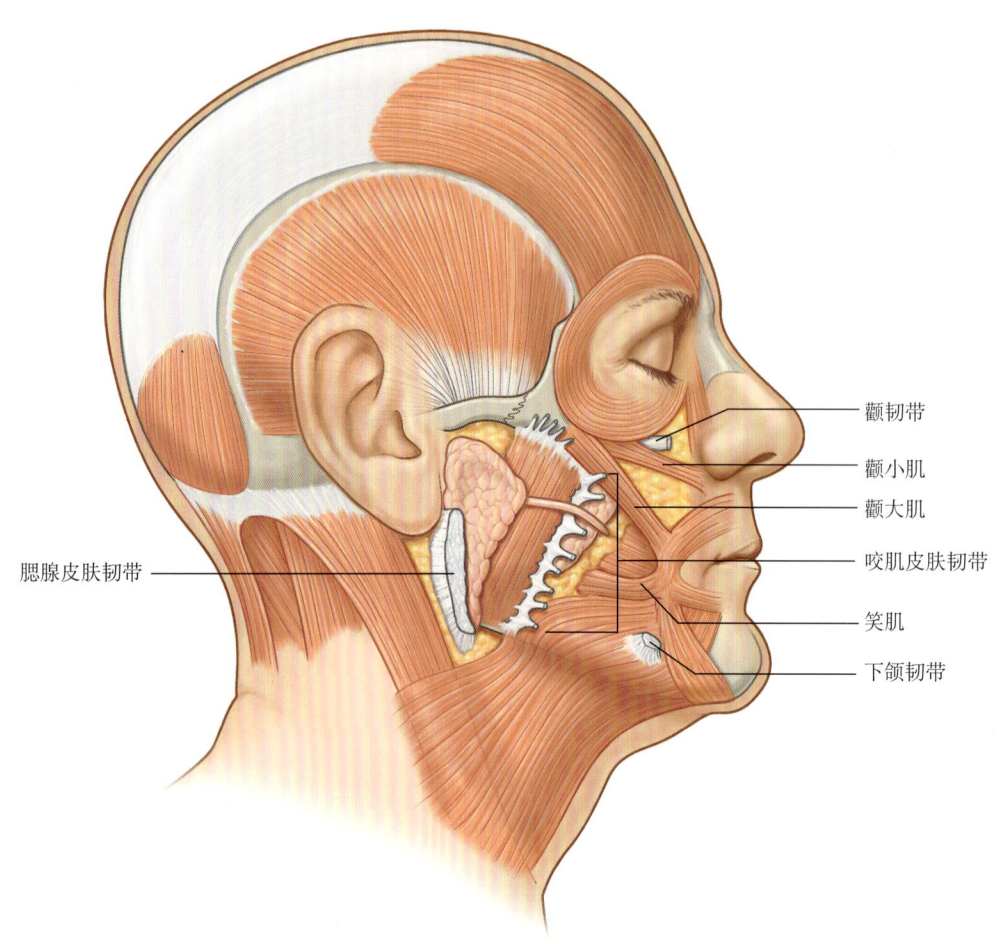

图 8.2 由于一系列支持韧带的存在，使面部软组织保持在一个正常的解剖位置。颧韧带与下颌韧带均属于骨皮肤韧带的范畴，而骨皮肤韧带来自于骨膜，并直接插入真皮中。咬肌皮肤韧带与腮腺皮肤韧带贯通于面部浅筋膜与深筋膜之间。这些韧带并非来自于骨膜，而是来自于相对固定的面部组织结构，如腮腺和咬肌前缘。支持韧带支持作用的衰减是在面部形成衰老特征的主要原因。（From Stuzin JM, Baker TJ, Gordon HL. The relationship of the superficial and deep facial fascias: relevance to rhytidectomy and aging. Plast Reconstr Surg 1992; 89:441.）

为了保护额支，扩展 SMAS 剥离术的切口在颧弓下 1cm 处（图 8.3）。该横切口向前延伸几厘米，至颧弓和颧体结合处。此时，颧部 SMAS 的剥离范围从颧突上方的切口斜向外眦方向延伸 3～4cm。当到达外眦区皮瓣的皮下边缘时，切口朝鼻唇沟上缘的方向向下倾斜 90°。沿耳前区垂直切开一个小口，沿颈阔肌后缘一直延展至下颌边界以下 5～6cm 处。从本质上说，颧部的扩展 SMAS 技术仅仅是标准 SMAS 剥离至颧区的延伸，这也是为了获得更完整形式的深层支持（图 8.3）。

颧区的 SMAS 得以剥离，并与颊区的 SMAS 相连。当这一组织瓣被剥起时，眼轮匝肌和颧大肌及颧小肌的肌纤维通常都会很明显，组织瓣是直接沿着这些肌肉的浅层表面进行剥离的。重要的一点是，要在这些肌肉纤维的浅层直接进行剥离，而这些纤维表面存在着天然固有的层面。需要记住，面神经分支位于这些肌纤维的深层。而后，提拉颧部 SMAS，直到该组织瓣从其深层的颧突上松解出来，这对于获得必要的颧骨软组织向上提升的活动性而言，是一个很重要的技术要点。为了获得这一活动性，通常情况下，还需切断咬肌皮肤韧带的上部纤维，暴露出颊脂肪垫体。颊部 SMAS 的剥离直接从腮腺表面开始，然后向咬肌前缘的方向进行锐性和钝性剥离，将剥离延伸至腮腺前方（图 8.4）。

在采用颊区与颧区扩展的 SMAS 剥离术的大部分患者中，若不继续向内侧剥离，位于鼻唇沟外侧的软组织的活动度仍然受到限制。由于未经分离的支持韧带而导致了活动受限，这些支持韧带源于颧小肌内侧。为了提高活动度，我通常将颧垫继续向内侧剥离至没有进行皮肤皮下剥离的区域。该剥离是直接在颧脂肪与上唇提肌的浅层之间的平面进行的。通常，在颧部 SMAS 剥离完成后，很容易就能界定这一剥离层，且

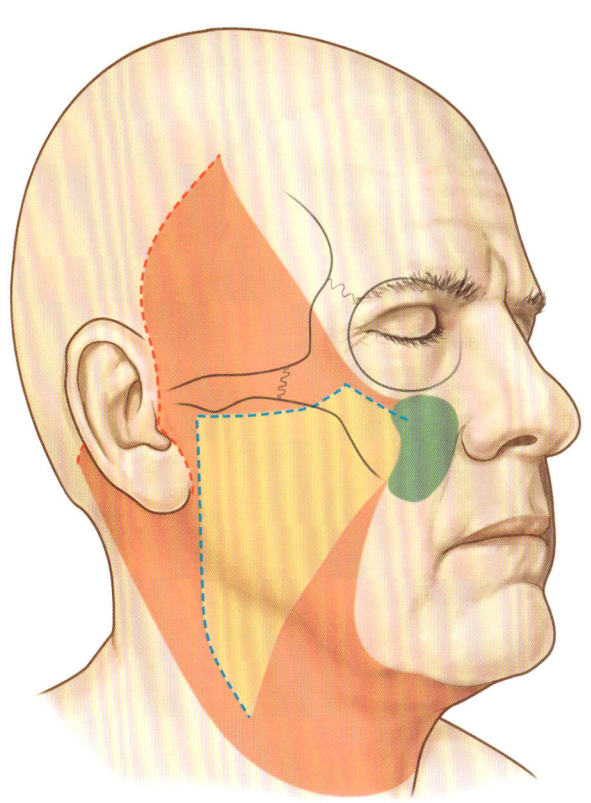

图 8.3 对有明显鼻唇沟的患者,实施"扩展的 SMAS 剥离术"。也就是将 SMAS 剥离延伸至颧区内,试图将下垂的颧脂肪重新向上提升至颧突处。切口由颧弓颧体结合处开始沿外侧眶缘向外眦方向向上倾斜,SMAS 的切口继而顺着所剥离皮瓣范围的周边向内下方,而后又转向鼻唇沟的最上部(皮下剥离区用粉红色阴影表示,而 SMAS 剥离区用黄色阴影表示)。(From Baker TJ, Gordon HL, Stuzin JM. Surgical rejuvenation of the face, 2nd edn. St. Louis:Mosby-Year Book,1996,pp. 254 – 255.)

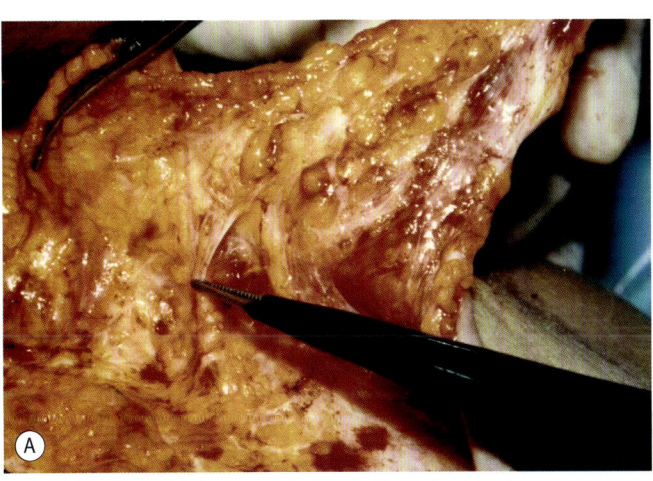

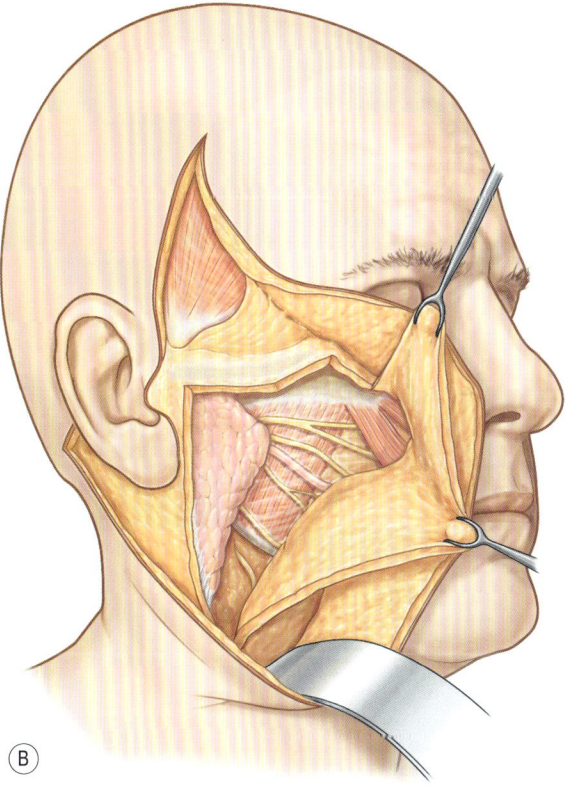

图 8.4 A 和 B,连续进行颧部 SMAS 剥离与颊部 SMAS 剥离。颧区的剥离是直接沿颧大肌的浅表面进行的,且通常会将颧小肌的外侧暴露出来。为了获得充分的活动性,有必要从颧突彻底剥离颧区 SMAS 部分,然后将其从颧韧带中松解出来。SMAS 充分的活动性可以影响下颌重塑的效果,为此通常需要将其从咬肌皮肤韧带的最上部分离出来,特别是分离它们与颧区的颧骨韧带融合之处。如果这些纤维没有被分开,将限制下颌脂肪的向上悬吊。此图与术中照片演示了扩展的 SMAS 剥离术后的特征性的活动度。(From Baker TJ, Gordon HL, Stuzin JM. Surgical rejuvenation of the face, 2nd edn. St. Louis: Mosby-Year Book, 1996, pp. 254 – 255.)

可直观地看到上唇提肌的浅表面。然后，将剪刀直接插入上唇提肌的浅表面，通过将剪刀缓慢地推入一系列朝向鼻唇沟的隧道后，立即进行钝性剥离。我们发现，将剪刀插入正确的平面时，剥离时可以快速滑过颧部软组织，而当穿过其余的支持韧带进行剥离时，通常会感到"戛然而止"。一旦这些组织结构被分离开，当向颧部的 SMAS 瓣进行牵拉时，人们会注意到其增强的活动度转化成了沿鼻唇沟最上部更大幅的活动（图 8.5）。

接下来，进行 SMAS 的重置与缝合。以与鼻唇沟垂直的方向，向上且向外侧提升颧部 SMAS 瓣，使其覆至颧突处，通常情况下，与颧大肌平行。经过向上与向外侧的提升后，若不想让颧骨增大，可切除多余的组织，并且通过间断缝合的方法，使组织瓣牢固地覆在颧骨骨膜处。笔者对很多患者使用了 Vicryl 网线（一种可吸收的网线），使其并入 SMAS 的固定中，以增加 SMAS 闭合的张力。（图 8.6 和图 8.7）

若存在明显的颈阔肌束带，就需要通过颏下切口来做颈阔肌成形术。笔者通常在接近颈阔肌的内侧缘，从颏下缘开始直到颈部底处实施手术。随后，在颈下部沿颈阔肌闭合处完成横向颈阔肌切开术，以减少张力（图 8.8 ~ 图 8.12）。

术后护理

通常为患者提供一些术后护理的具体说明。一些医师是为患者提供护理手册，而有些则给予患者口头说明。

如果患者在一周或 10 日内恢复较好，建议其 2 ~ 3 周进行一次常规术后复查，且 6 周后再进行一次复查。患者需根据医师的指示重返医院，或如有任何关于术后的问题，均可随时拨打电话。

第一周时，患者可下地行走，且在条件允许的前提下，鼓励其尽量多走动。5 ~ 6 周内避免剧烈运动，如网球、滑雪和高尔夫。基本原则是：若伤口疼痛就不要运动。

已证明下列术后建议对大多数人而言是很有帮助的：

- 勿使用压敷，术后 24 小时内使用少量的除皱术后包扎。
- 始终将患者的床头抬高，但勿使患者的颈部弯曲，因为这可能会不利于颈部皮瓣的血液循环。
- 适当服用镇痛和安眠类药，一般无需药效强的麻醉药品。
- 术后第一日患者可能需要其他人帮助才能去洗手

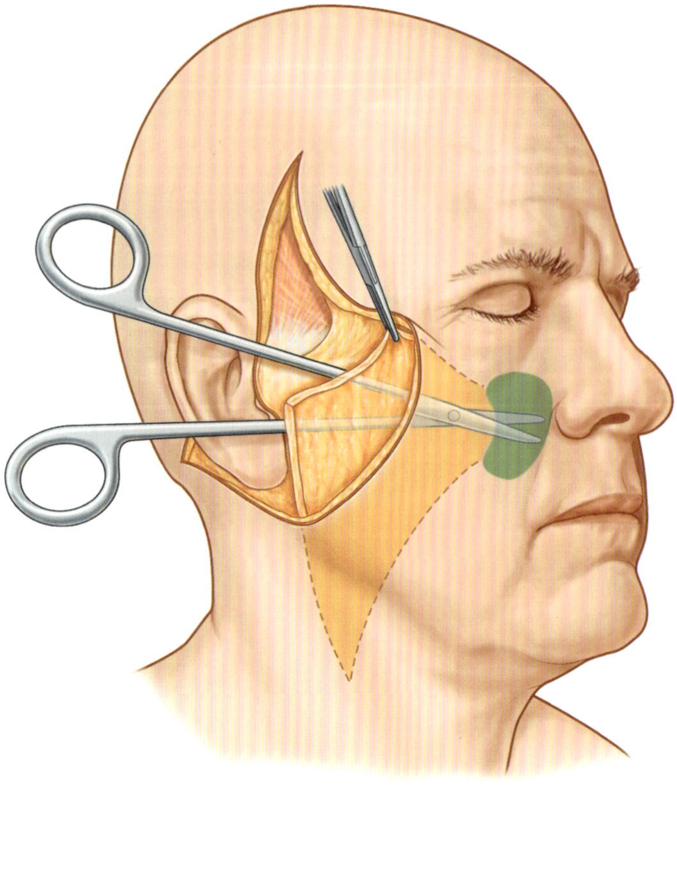

图 8.5 与皮下剥离相比，颧部 SMAS 剥离通常需要向外围延伸，以便使鼻唇沟外侧的软组织具备充分的皮瓣活动性。该部分的剥离是很容易的，仅需将剪刀插入上唇提肌的浅层表面与覆在其上的皮下脂肪之间的平面即可。一旦剪子插入正确的平面，医师需缓慢地在一系列越过鼻唇沟的隧道中进行剥离（标绿色的区域）。只要剪刀仍在上唇提肌的浅表面，就不会损伤运动神经。通常需要 2 ~ 3 个通道，以使皮瓣有充分的活动性。（From Baker TJ, Gordon HL, Stuzin JM. Surgical rejuvenation of the face, 2nd edn. St. Louis: Mosby-Year Book, 1996, p. 257.）

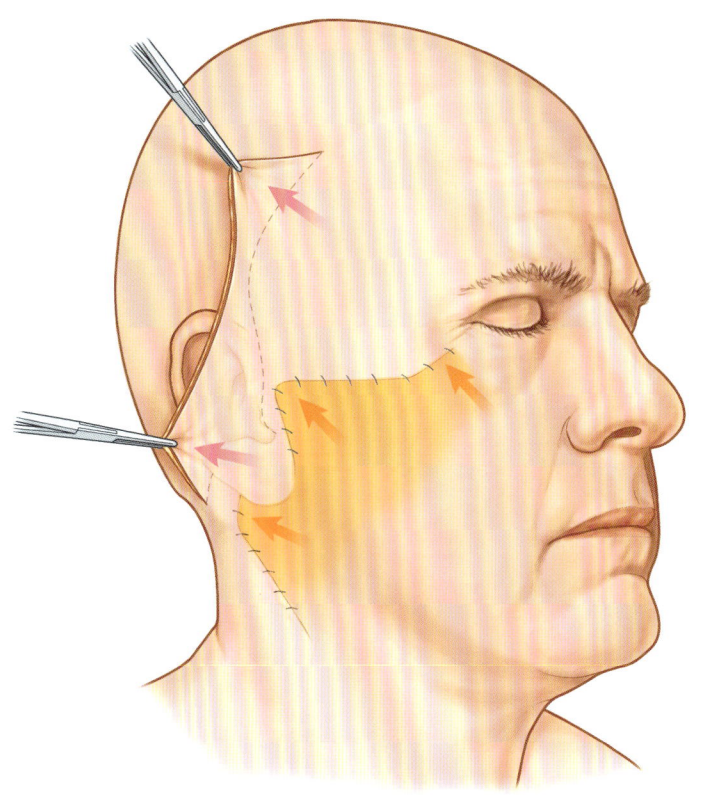

图 8.6 根据术前对患者的评估来确定延伸的 SMAS 瓣的悬吊向量，在通常情况下，其比皮瓣悬吊更向头侧方向。（From Baker TJ, Gordon HL, Stuzin JM. Surgical rejuvenation of the face, 2nd edn. St. Louis: Mosby-Year Book, 1996, p. 259.）

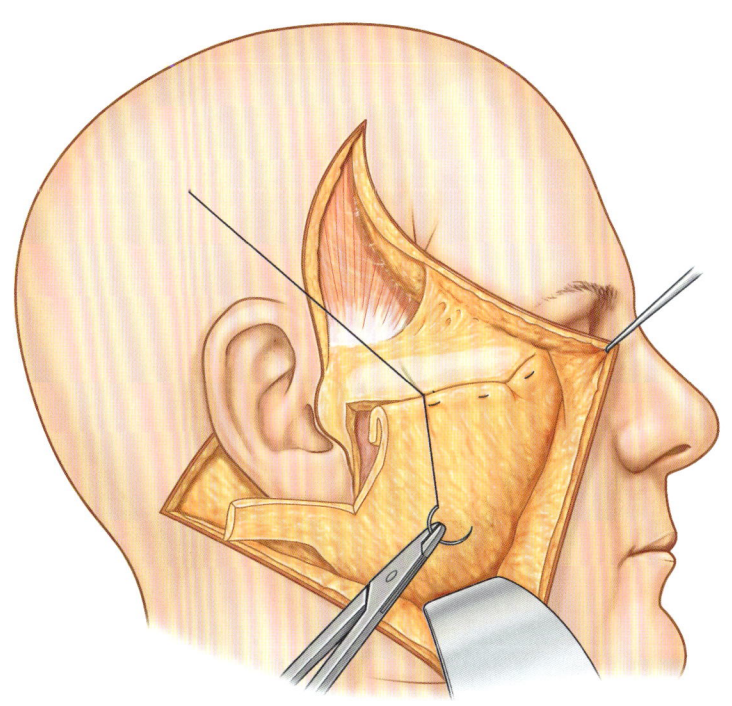

图 8.7 该图说明了多余的 SMAS 不是被切除，而是被翻卷至其上方（形成一个双层厚度的 SMAS 瓣）。一旦形成卷状物，便应使用不可吸收线缝合，将其固定在颧骨骨膜处。重要的是要采取安全的外科固定术，并强调这一固定与 SMAS 的充分活动度是同等重要的。通常情况下，一小片 Vicryl 网线被并入在 SMAS 卷状物中，以增加其张力。（From Baker TJ, Gordon HL, Stuzin JM. Surgical rejuvenation of the face, 2nd edn. St. Louis：Mosby-Year Book, 1996, p. 263.）

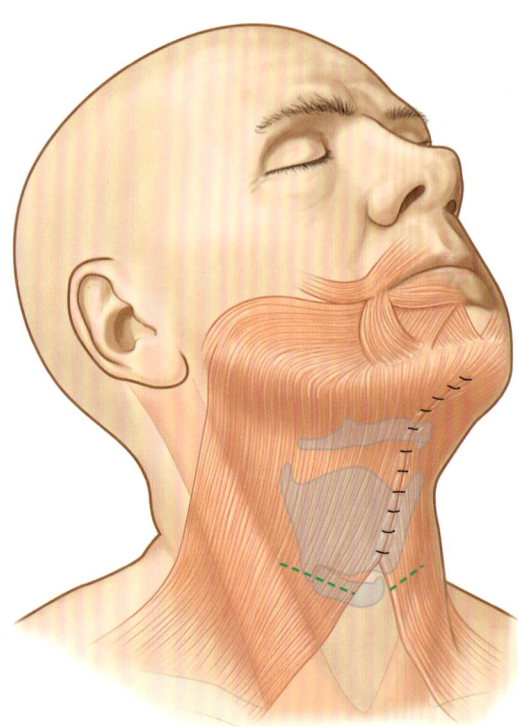

图 8.8 从颏部到环状软骨，通过边对边缝合拉拢颈阔肌，而后对一些肌肉进行松解。通常会有一个从中线延展到胸锁乳突肌前缘的水平切口。横断颈阔肌的关键主要在颈部低处进行手术操作。

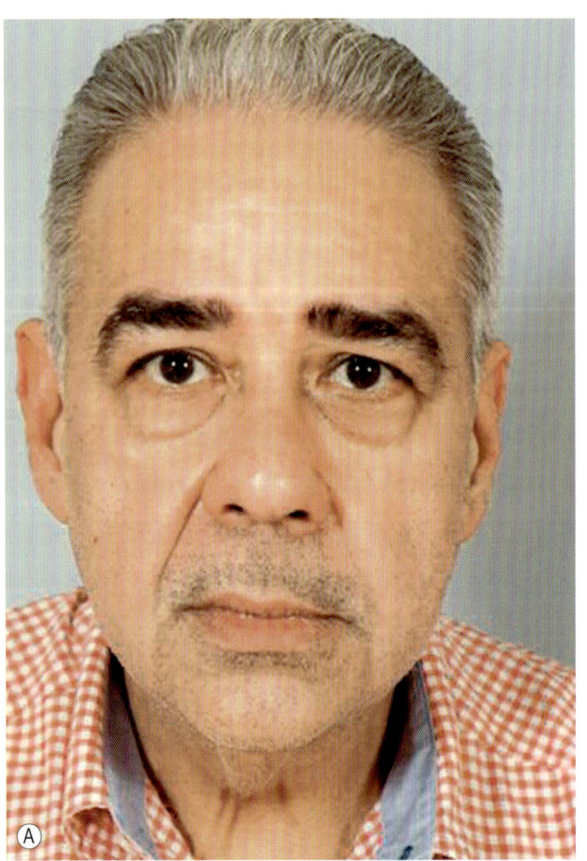
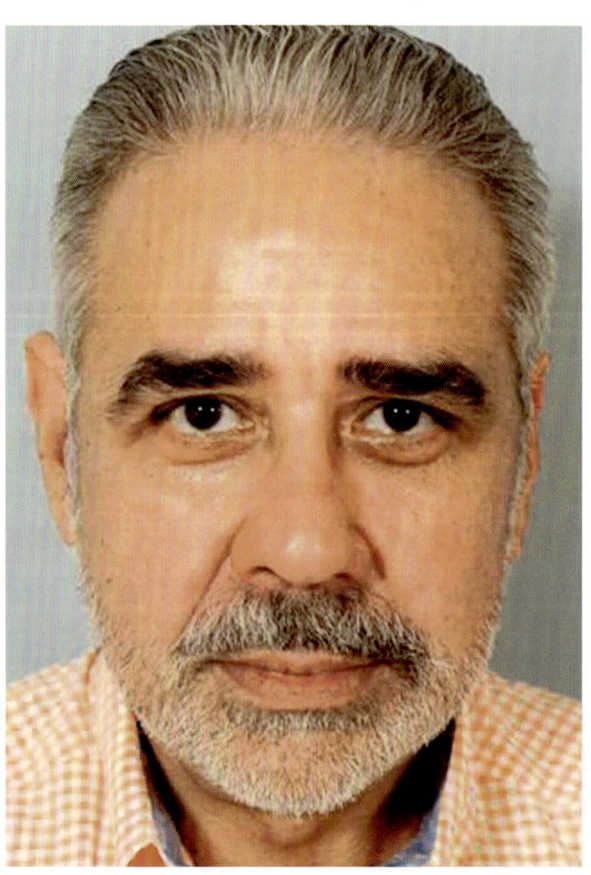

图 8.9 A, Preoperative appearance of a 59-year-old male following a 90 pound weight loss from a gastric bypass procedure. Notice the significant areas of facial deflation along the infraorbital rim, lateral orbital rim and malar region. Also notice the radial expansion of skin and fat lateral to the nasolabial fold, most marked on the right side. Not only does malar fat descend, but attenuation of the retinacular connections among skin, fat and deep facial fascia lateral to the nasolabial line allows prolapse of soft tissue, which accentuates nasolabial prominence.

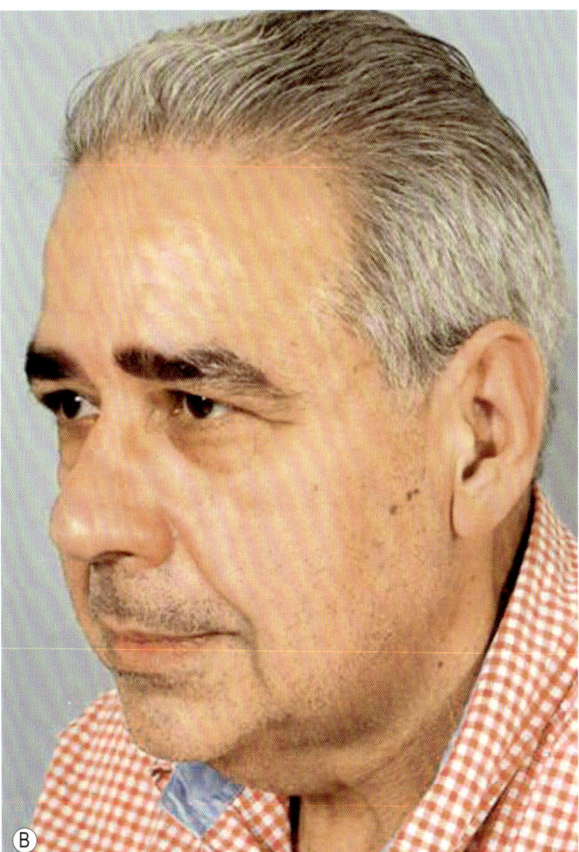 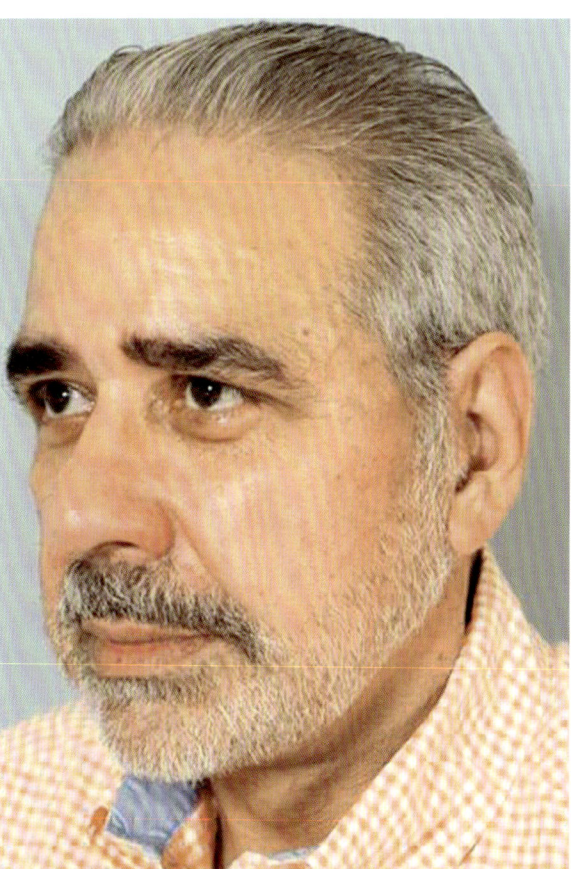

图 8.9 续 B, Postoperatively, the areas of deflation along the infraorbital rim, lateral orbital rim, and malar region are improved as facial fat has been repositioned into these regions. The nasolabial folds are somewhat improved after malar pad repositioning, but correction is incomplete, especially on the right. Malar pad elevation helps to flatten the prominent nasolabial fold, but does little to correct radial expansion, with the skin lateral to the nasolabial line remaining prolapsed from its attachments to the facial skeleton. From Stuzin JM. Restoring facial shape in facelifting: The role of skeletal support in facial analysis and midface soft-tissue repositioning. Plast Reconstr Surg 2007;119:362-376.

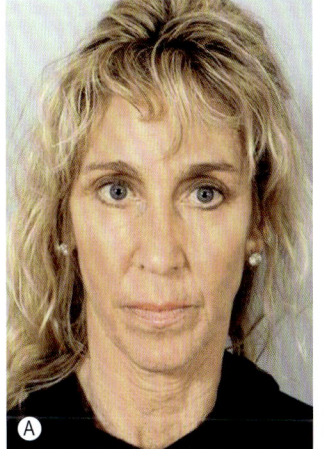 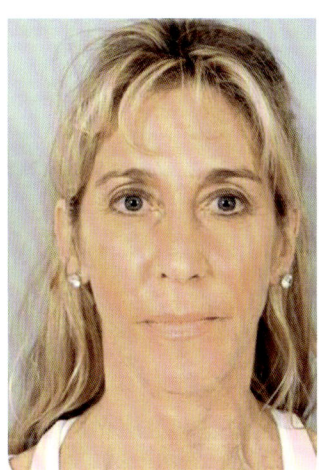 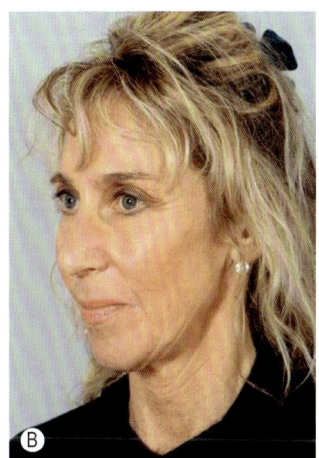 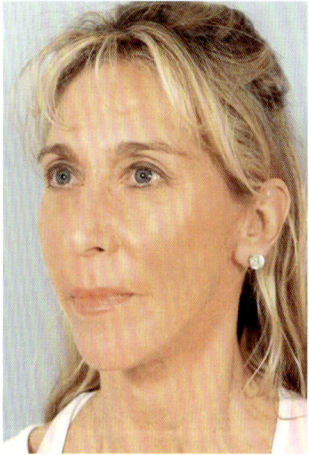

图 8.10 A & B, Long, thin faces often benefit from an enhancement of malar volume. SMAS dissection and facial fat repositioning carried anteriorly over the zygomatic eminence allows the surgeon to restore malar volume, thereby increasing bizygomatic diameter. When malar volume is enhanced, the face appears wider, detracting from the relatively excessive facial length. From Stuzin JM. Restoring facial shape in facelifting: The role of skeletal support in facial analysis and midface soft-tissue repositioning. Plast Reconstr Surg 2007;119:362-376.

注：根据相关版权要求，图8.9及图8.10图片说明保留英文原文。

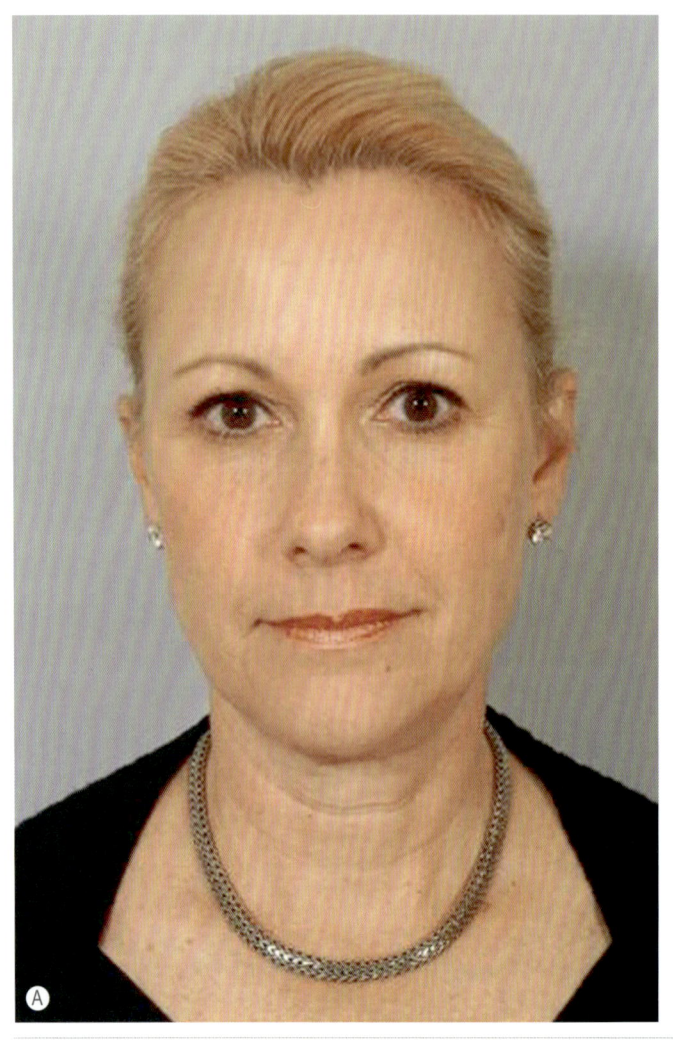 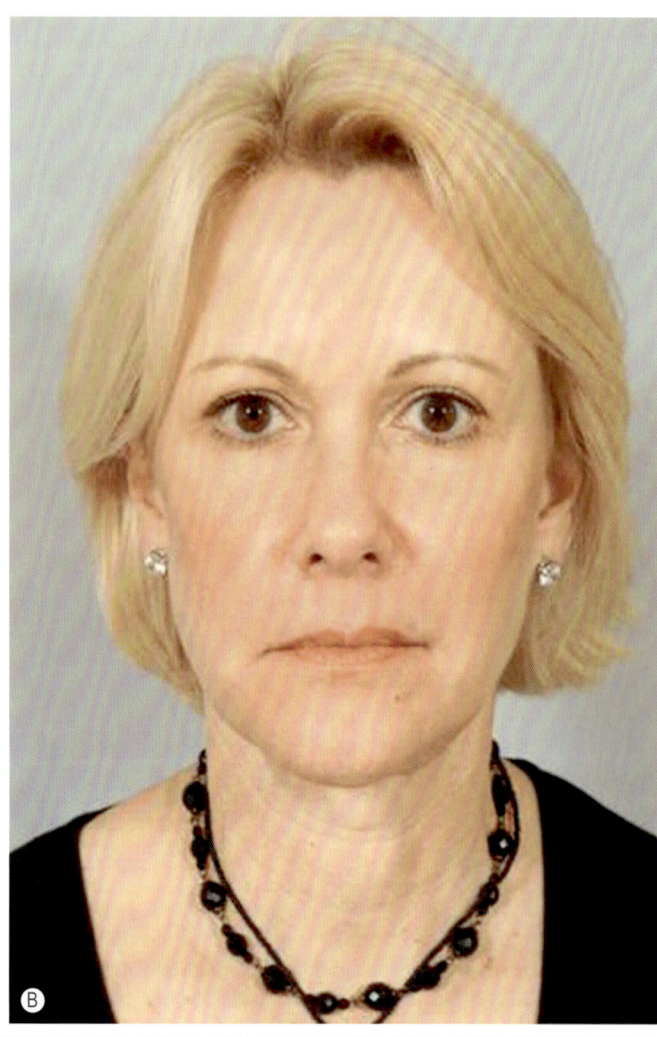

图 8.11　A，术前的样貌。注意，其脸型是椭圆形的，其次，她的颧骨较平，且颧下区较丰满。B，术后，经过颧垫的提升，增加了颧骨的体积，且与颧下凹面的重塑相结合，使面部外观看起来更加有棱角。

间，此后根据需要而定。
- 在 24 小时后第一次更换敷料。此时，需进行伤口检查，无需再行包扎。
- 术后 5～6 日拆除耳前缝线。
- 术后 10 日拆除所有缝线。
- 术前和术后 5 日常规使用抗生素。笔者目前使用的是左氧氟沙星（levaquin），500mg，一日一次，需从术前一日的晚上开始使用。
- 若结痂或有分泌物，则用过氧化氢来清洗伤口，且局部用抗生素药膏涂抹。

并发症

所有手术都会伴有并发症。医师必须能识别并及时处理这些问题。除皱术后最常见的并发症有：
- 血肿（占除皱并发症的 70%）。
- 术后水肿。
- 瘀斑。
- 神经损伤。
- 无法接受的瘢痕（增生）。
- 蜕皮。
- 血清肿。
- 轮廓不规则。
- 感染。
- 患者不满意。

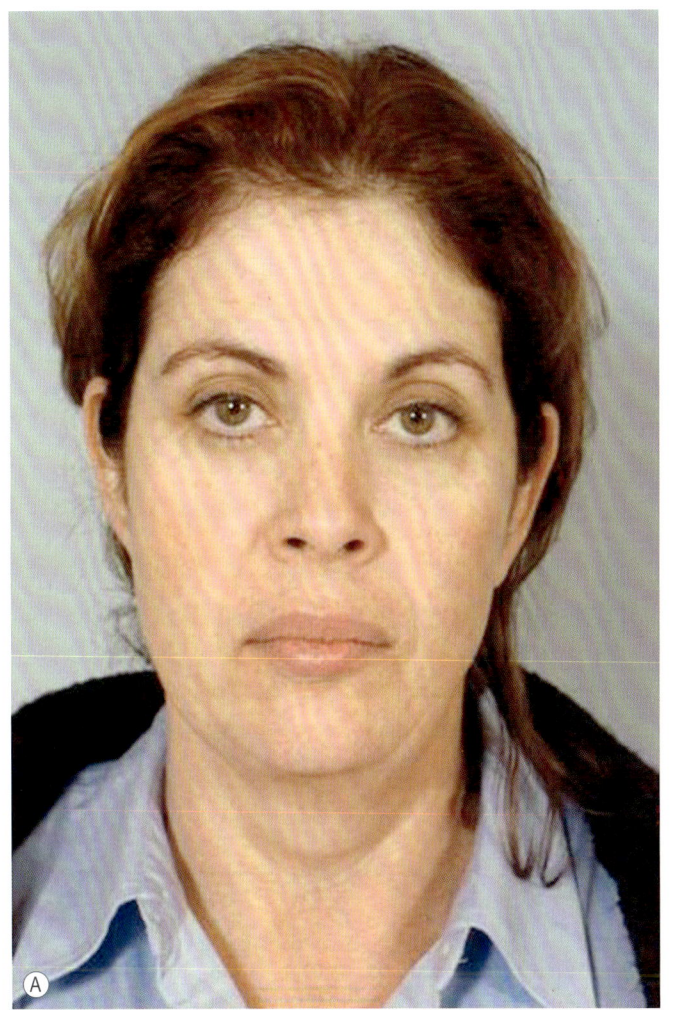 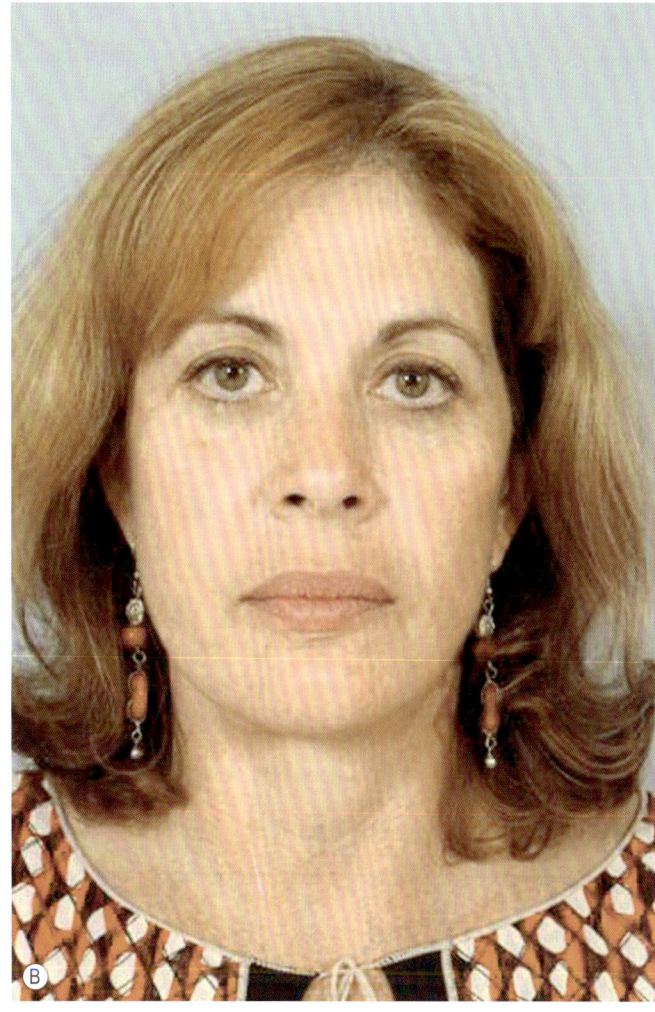

图 8.12　A，术前，患者的颧区和颧下区是相似的钝化关系。B，术后的样貌。增加了颧骨容积（及两颧宽度），并重塑了颧下区的凹面，使面部看起来更有棱角，也缩短了垂直方向的距离。

手术心得及教训

心得

- 通过重塑面部浅筋膜与颈阔肌的轮廓来强化技术控制，这使得术后相貌更加自然，看起来更加美观。
- 患者的选择或许是美容手术成功的最关键因素。
- 虽然衰老是一个复杂的过程，但衰老的面部出现的许多特征是面部浅筋膜与深筋膜间的关系变化造成的——与面部固定的深层结构比，面部软组织的浅层单元下垂。
- 实施独立于 SMAS 剥离的皮肤切除的主要优点是，可使这两层沿各自方向进行重新覆盖。
- 一定要再三强调切口质量对于减少患者经历外科手术所留下的瘢痕的重要性。

教训

- 不精确的皮瓣的皮下剥离可导致留在 SMAS 浅层表面的脂肪缺乏，这很难或不可能使其成为独立的解剖层，并限制了其在面部轮廓重塑中的作用。
- 未将 SMAS 的释放扩展到支持韧带的前方，这限制了该层的运动，从而限制了脸型重塑中的手术控制。
- 垂直的皮肤张力来使拉紧面部皮肤的术后结果即为经常造成不自然的手术外观，其可通过利用浅筋膜垂直定位面部脂肪来避免。
- 不精确的切口设计与皮瓣的嵌入可导致明显的瘢痕、发际线的移位、耳屏及耳垂的变形。通过使用 SMAS 来限制皮肤张力以重塑面部形状，更利于医师控制瘢痕。
- 与通过颏下切口从前方实施颈阔肌整形术来改善颈部轮廓相比，通过侧方颈阔肌施张和颈部的密闭式抽脂得到的是不一致的结果。

扩展的SMAS手术步骤小结

1. 尊重耳屏的美学分区并保全耳屏切迹的耳屏缘切口设计。
2. 透射光的使用使皮瓣剥离更加精确,这保留了SMAS前表面的脂肪,更有利于SMAS瓣提升的一致性。
3. 通过可更好地控制颏下塑形与下颌矫正的SMAS旋转法,限制性的面颊凹陷处与颊肌的皮下剥离使颊区被重新定位。
4. 扩展的SMAS剥离的切口线与颧弓平行,而后延伸至颧弓与颧体汇合处的颧突上方。
5. 将SMAS从支持韧带的束缚中松解出来,直到SMAS可自由移动,这要求医师需进入SMAS移动区进行剥离,而该移动区位于颧突与腮腺上的支持韧带的前方。
6. SMAS定向要依患者而定,且在术前应与处于直立位的患者共同确定。面部右侧与左侧之间的向量差异是很常见的。
7. SMAS的安全固定,经常采用Vicryl网线来进行缝合,提高了塑形与术后效果的一致性。
8. 通过颏下切口及从颏到颈底部的颈阔肌缝合来进行颈阔肌成形术,更好地控制了颈部轮廓。
9. 精细地进行止血可降低血肿发生率,并更有利于缩短术后的恢复时间。
10. 在缝合前,沿颈部底部放置引流管以促进术后恢复。
11. 精确的皮瓣插入及以最小张力进行伤口缝合,尤其是沿耳屏和耳垂进行缝合,可控制瘢痕。

(薛红宇 译)

拓展阅读

Baker TJ, Gordon HL, Stuzin JM. Surgical rejuvenation of the face, 2nd edn. St. Louis: Mosby, 1996.

Bames H. Truth and fallacies of face peeling and facelifting. Plast Reconstr Surg 1927;126:86.

Barton FE, Jr. Rhytidectomy and the nasolabial fold. Plast Reconstr Surg 1992;90:601.

Connell BF. Neck contour deformities: The art, engineering, anatomic diagnosis, architectural planning, and aesthetics of surgical correction. Clin Plast Surg 1987;14:683.

Feldman JJ. Corset platysmaplasty. Plast Reconstr Surg 1990;85:333.

Furnas D. The retaining ligaments of the cheek. Plast Reconstr Surg 1989;83:11.

Mitz V, Peyronie M. The superficial musculoaponeurotic system (SMAS) in the parotid and cheek area. Plast Reconstr Surg 1976;58:80.

Owsley JQ, Jr. Lifting the malar fat pad for correction of prominent nasolabial folds. Plast Reconstr Surg 1993;91:463.

Skoog T. Plastic surgery – New methods and refinements. Philadelphia: W.B. Saunders, 1974.

Stuzin JM. Restoring facial shape in facelifting: The role of skeletal support in facial analysis and midface soft-tissue repositioning. Plast Reconstr Surg 2007;119:362.

Stuzin JM, Baker TJ, Baker TM. Refinements in facelifting: Enhanced facial contour using Vicryl mesh incorporated into SMAS fixation. Plast Reconstr Surg 2000;105:290.

Stuzin JM, Baker TJ, Gordon HL, Baker TM. Extended SMAS dissection as an approach to midface rejuvenation. Clin Plast Surg 1995; 22:295–311.

Stuzin JM, Baker TJ, Gordon HL. The relationship of the superficial and deep facial fascias: Relevance to rhytidectomy and aging. Plast Reconstr Surg 1992;89:441.

第3部分：除 皱 术

第 9 章

短瘢痕除皱术

见DVD

Daniel C. Baker

历史

大部分40岁左右的女性在追求面部肌肤返老还童的同时，却坚决反对任何耳后留下瘢痕的手术。由此，应用侧面SMAS分离手段的短瘢痕除皱术应运而生。

这些女患者不希望发际线变形、瘢痕增生、色素脱失等经常发生在自己朋友或母亲身上的手术后遗症也发生在自己身上。要是她们也遇到这些问题，就再也不敢把头发束成马尾了。

我在1990年做了第一台短瘢痕除皱手术。那是一个年轻的女患者。她下颏、下颌脂肪堆积过多，下颊有轻度垂肉，不过颈部皮肤弹性还不错。我给她做了一个颈部和下颌的吸脂术，在面部进行广泛剥离，同时分离颧骨和咀嚼肌之间的韧带。这样的"拉皮手术"根本没有留下任何耳后瘢痕。手术很成功，本人开始将这样的技术推广到其他情况差不多的年轻女患者身上。

1992年，我开始用侧面SMAS分离技术给40多岁的女性患者做面部除皱术。在这个过程中，我发现垂直拉抬面部对拉紧颈部皮肤有良好的效果，因为面部和颈部的软组织是相连接的。在1990～1998年，我一共为204位年轻女患者实施了这样的"不留瘢痕"手术，使这些爱美的年轻女性在术后仍然可以随心所欲地将头发高高束起。

体格检查

见图9.1～图9.8。

I型：完全适合

见图9.1和图9.2。
- 年龄在40～50（少数50多岁的人也适用）。
- 面部肌肤老化明显。
- 轻度下颊垂肉。
- 颈部皮肤轻度松弛。
- 可能会有颌下脂肪堆积。
- 可能会有小颏畸形。
- 颈部皮肤弹性较好。
- 身体功能正常，习惯束发或扎马尾。

II型：较为适合

见图9.3和图9.4。
- 年龄45～59岁。
- 中度下颊垂肉。
- 颈部皮肤中度松弛。
- 颌下及颏下脂肪堆积。
- 可能有小颏畸形。
- 无颈阔肌带。

III型：勉强适合

见图9.5和图9.6。
- 年龄：55～75岁。
- 重度下颊垂肉。
- 颈部皮肤中度松弛。
- 下颏、下颌脂肪堆积。
- 颈阔肌带明显。
- 可能有小颏畸形。
- 曾做过除皱手术。

IV型：不太适合

见图9.7和图9.8。
- 年龄：65～79岁。
- 重度下颊垂肉。
- 颈部皮肤重度松弛。
- 颈部皮肤出现沿环状软骨褶皱。

图 9.1　完全适合短瘢痕除皱术的 I 型患者。

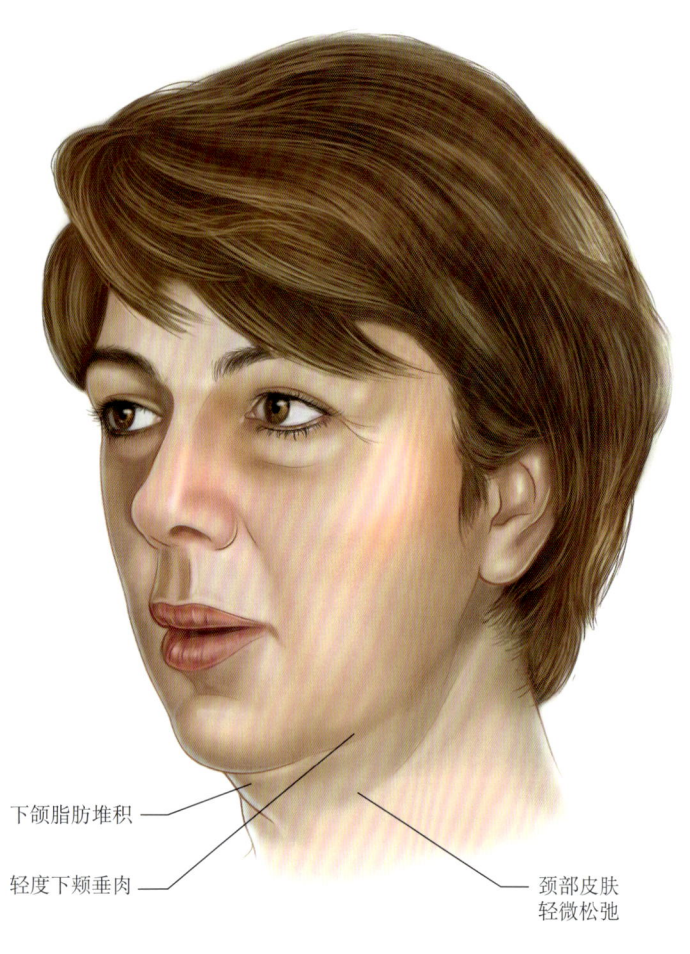

下颌脂肪堆积
轻度下颊垂肉
颈部皮肤轻微松弛

- 颈阔肌束带明显。
- 颈部深度褶皱。

手术步骤

切口位置

如果术前评估颞部发际线位移的距离较少时,切口最好隐藏在颞部发迹内。因此,往往需要将颞部发际线与耳轮上根延长线之间的三角形区域内的皮肤切除(图 9.9)。

然而,如果需要较大面积的皮肤移位,或者眼角和颞部发际线距离超出 5cm,则切口应在颞部发际线内几毫米处。尽管这是一个次优方案,但如果切口处理得当,术后几乎看不出伤口。而且,若不这样操作,就会造成颞部发际线后移,女性患者一般难以接受这样的结果。

皮瓣提升

所有皮瓣的剥离都是在直视下完成的,采用剪刀分离以尽量减少对真皮下血管网的损伤,同时在皮瓣底层表面保留较厚皮下脂肪。我更倾向于在颞部进行皮下剥离,因为这部分皮肤在剥离后更容易被提拉。笔者认为术后脱发主要是由皮肤拉伸过紧造成的,而不是皮下剥离导致。在颞部进行皮下分离必须极其小心,以避免损伤对面部神经分支起保护作用的颞浅筋膜。同时,所有连接眼轮匝肌与表皮的附着区都必须分离到外眼角侧面(图 9.10)。

分离皮下的范围要超过颧骨并停止于距离鼻唇褶皱部位几厘米的地方,以释放颧骨部位的韧带。按照笔者的经验,如果分离超过这个范围,不仅没有任何好处,反而会造成更多出血。在颊部,皮下分离可以释放咀嚼肌韧带和下颌骨韧带,后者视情而定。

进行皮下分离的部位在经过下颌骨角和胸锁乳突肌后,向颈侧继续延伸 5~6cm。这样可以将颈阔肌的后半部暴露出来。如果颌下也有切口,则可以把面部及侧颈部的皮肤分离部分一直延伸到该切口处。

颌下开放性切口处理内侧颈阔肌

多年来,除了特殊情况,笔者在手术时几乎不再

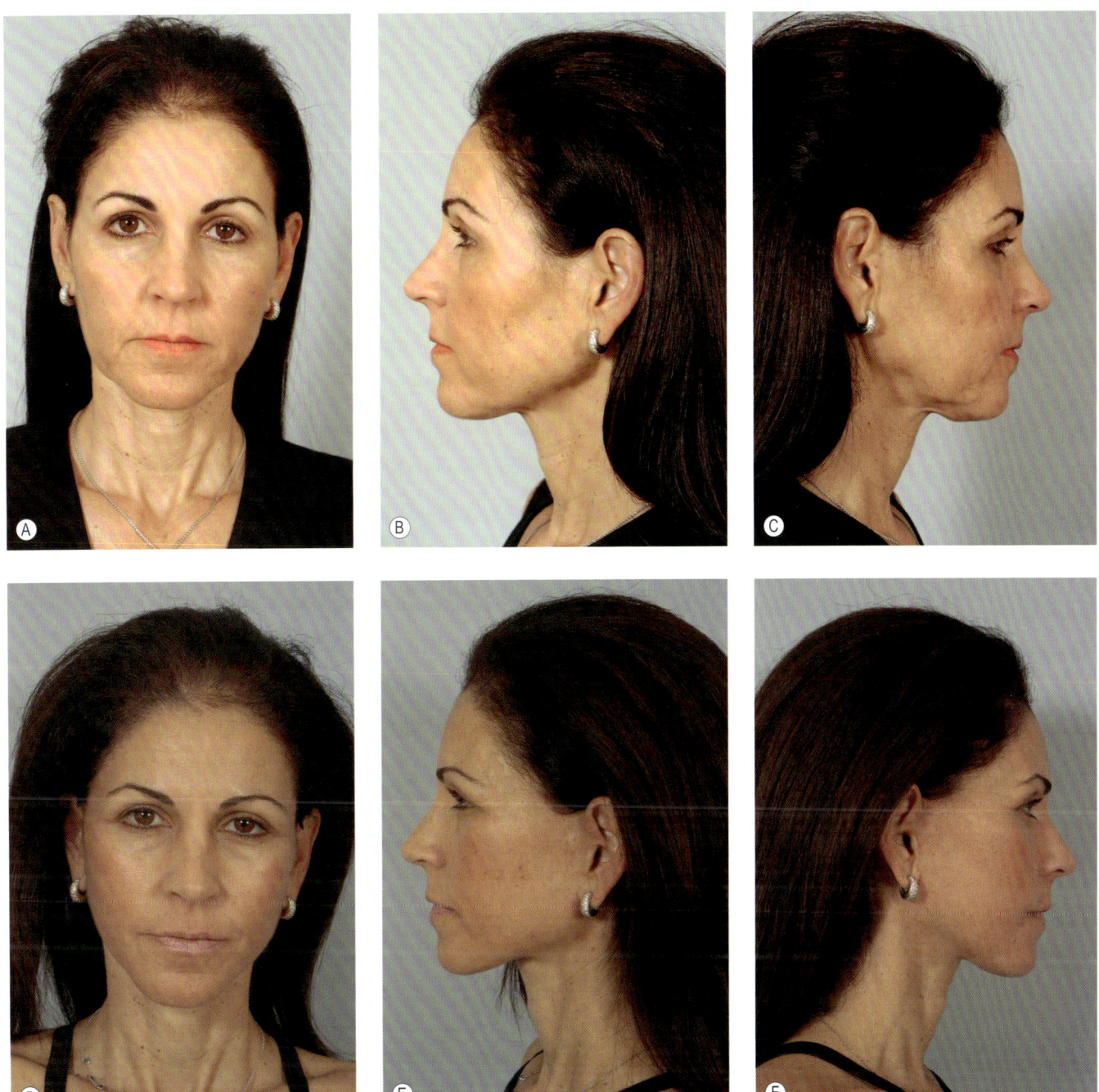

图 9.2　Ⅰ型患者仅采用了折叠缝合技术的短瘢痕除皱术。A~C，术前；D~F，术后1年。

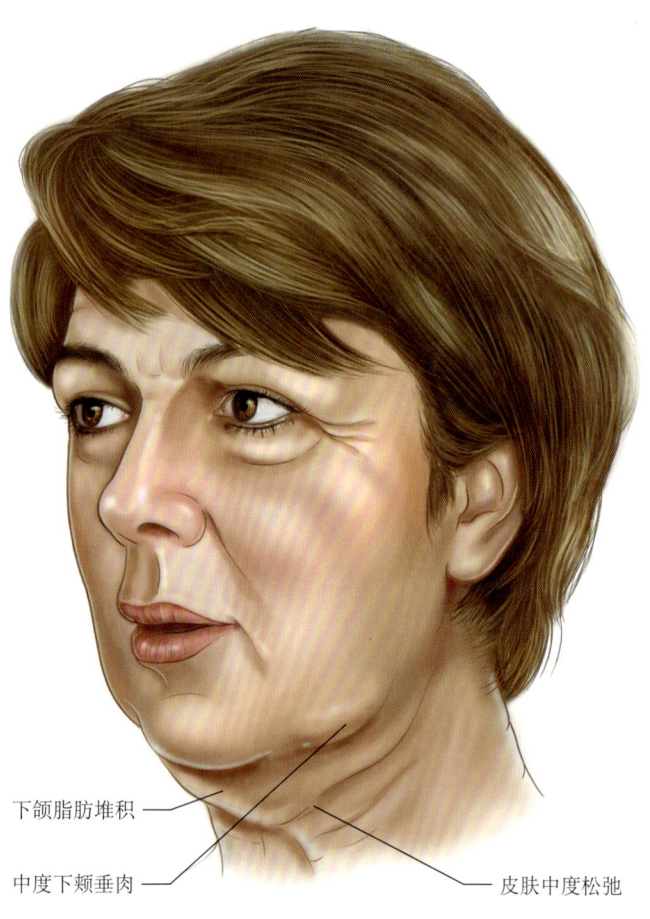

下颌脂肪堆积

中度下颊垂肉

皮肤中度松弛

图 9.3 比较适合短瘢痕除皱术的 II 型患者。

打开颈部，因为在经验中发现通过闭合性脂肪成形术及侧方颈阔肌的强力悬吊术，能达到很好的手术效果。而对于那些颈阔肌带很明显的患者而言，采取靠近内侧颈阔肌的切口可加强颈颌部轮廓整形的效果。

颏下切口应在颏下褶皱处进行。分离皮下时，必须拉伸患者颈部皮肤。剥离面积要抵达甲状软骨和下颌骨角的水平。然后，在直视下，采用大号单孔插管进行持续负压的脂肪抽吸成形术。必要时可直接切除脂肪，但要注意为了避免造成凹陷，颈阔肌下面的脂肪必须保留（图 9.11）。

判别颈阔肌内侧缘，并将其剥起几厘米。以舌骨位置为基准线，去除一块楔形肌肉以打断连续的束带。使用 4-0 PDS（ETHICON 公司生产，Somerville NJ）间断缝合颈阔肌内侧缘。

包含颈阔肌切除的侧方SMAS分离术

SMAS-颈阔肌分离术的剥离平面位于腮腺咀嚼肌筋膜表层，其下是面神经分支。SMAS 分离需要沿着颧骨侧面凸起部分进行到下颌骨角的切线，并在腮腺前缘的区域内。对于大多数患者而言，手术切口从颧骨侧面凸起处一直延伸到腮腺尾部。眼轮匝肌纤维经常裸露于剥离区的上缘。通常的做法是切除 2～4cm 的 SMAS，具体长度视 SMAS-颈阔肌松弛程度而定。

在 SMAS 切除术中，笔者通常会把腮腺尾部区域内的 SMAS 掀起，以可控的方式把切口从下外侧扩展至上内侧。在剥离时，重要的是控制在深筋膜的表层，避免损伤腮腺组织。值得注意的是，腮腺的大小因人而异；因此，对面神经采取何种程度的保护也是因人而异的。尽管如此，只要将剥离控制在深筋膜表面，保证只有表层筋膜被剥起，面部神经和腮腺就不可能受到损伤。实际上，由于在行浅筋膜的切除通常需要先掀起 SMAS 瓣，所以切除与剥离是在同一平面上。

悬吊方向

下图中标示了两组悬吊方向：① SMAS-颈阔肌提升方向；② 颈阔肌上外侧提升方向；以及在舌骨上方下颏区域向内拉伸颈阔肌的方向。不同向量的综合作用可矫正颈前部、下巴与下颌的角度、下颊以及鼻唇褶皱。第一个关键的缝合点要从下颌角处钳住颈阔肌，向后上方拉伸；用 2-0 Maxon 缝线（Davis & Geck 公司生产，丹伯里，康涅狄格州）按"8"字缝合法，把拉伸的颈阔肌固定在位于腮腺浅方的相对固定的侧方

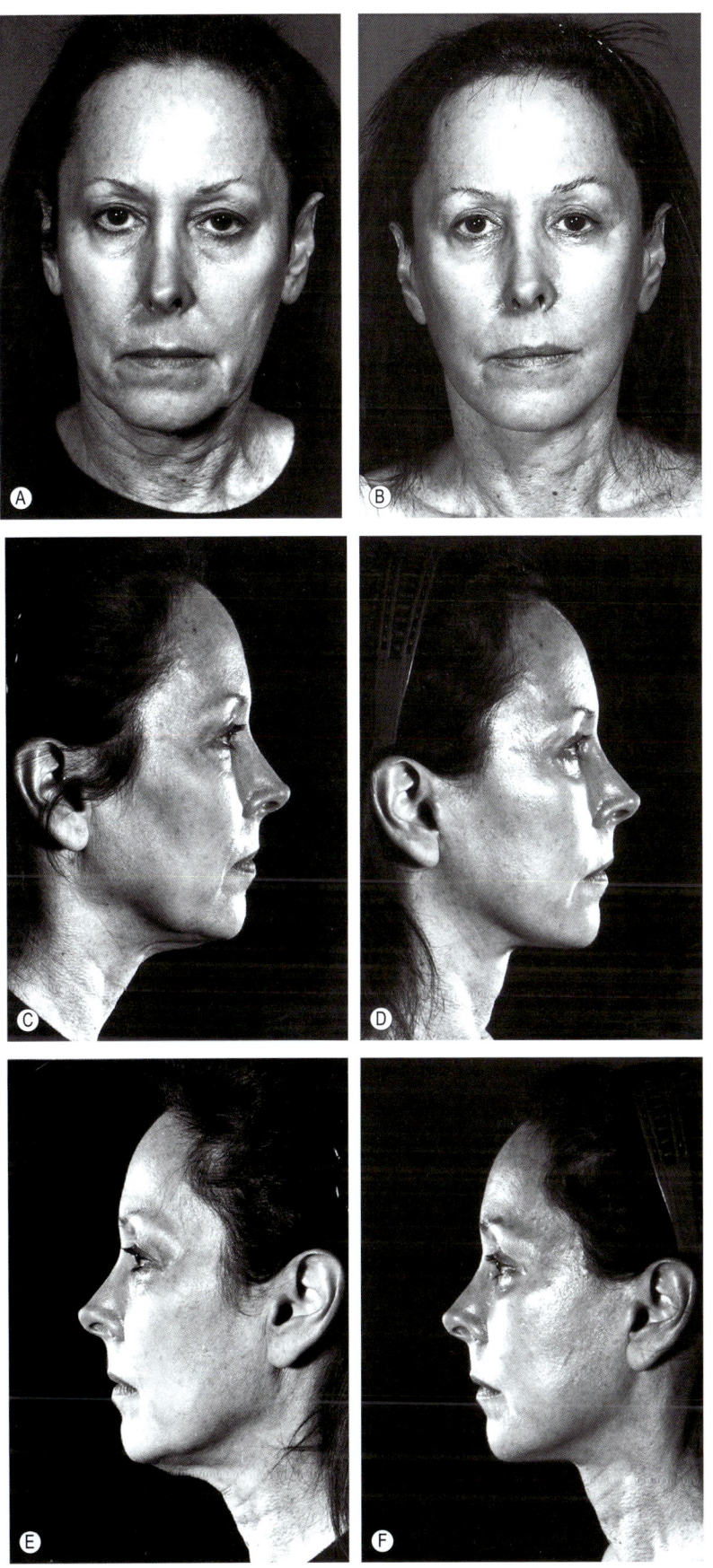

图 9.4　Ⅱ型患者仅采用了折叠缝合技术的短瘢痕除皱术。A～C，术前；D～F，术后1年。

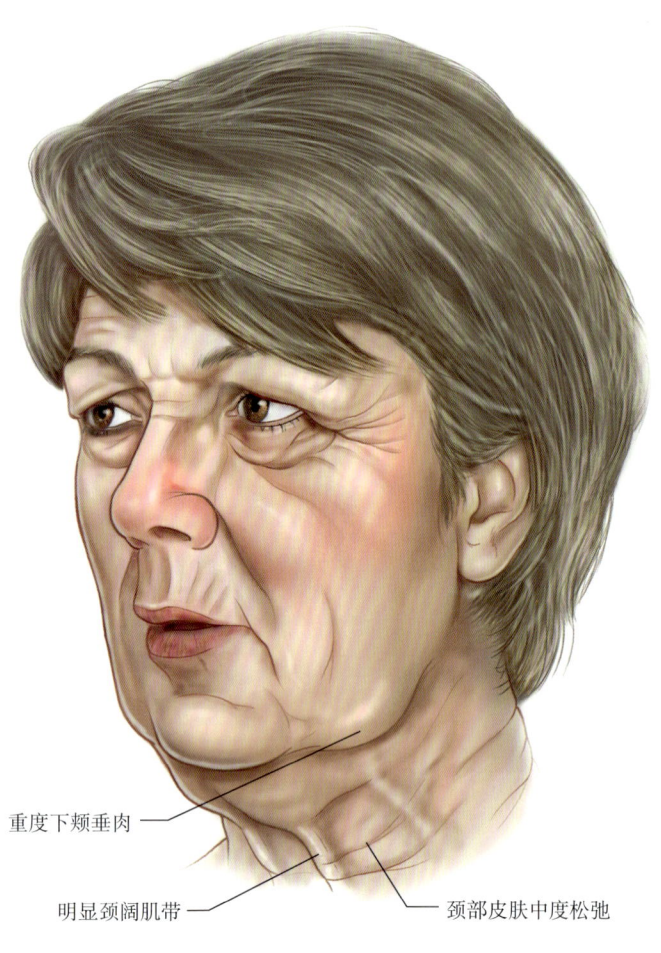

图 9.5 勉强适合短瘢痕除皱术的Ⅲ型患者。

重度下颏垂肉

明显颈阔肌带

颈部皮肤中度松弛

SMAS 上。这样可拉紧颈阔肌以及颈部皮肤,便于重塑下颌外形,也有利于改善下颌下区域的轮廓。

图中画出了面颊侧面的 SMAS-颈阔肌及颏下区内侧颈阔肌的缝合方向。吸去耳后乳突和下颌区域多余的脂肪。在切除 SMAS 后,采用 3-0PDS 间断缝合,把相对较固定的侧方 SMAS 均匀地与相对活动的浅表筋膜缝合,方向与鼻唇褶皱垂直。最后一针要提起颧脂肪垫,并把它固定在颞部筋膜上。采用稳妥的固定方式能有效地防止术后伤口开裂,确保面部塑形效果。(图 9.12 和图 9.13)。

皮肤缝合,颞部筋膜以及耳垂猫耳朵的处理

SMAS 与颈阔肌固定后,由于深层的 SMAS 被拉伸,在剥离区域的前缘可能会造成皮肤紧绷。随着颧脂肪垫被上提,同样的情况也可能出现在下眼睑部分。此时,为松解这部分皮肤,有必要行范围更广泛的剥离,直到紧绷的皮肤被重新塑形。

缝合皮肤时,第一个关键点需要将面部皮瓣垂直向后旋转,以上提中面部、下颌及下颌下的皮肤。这一针要固定在耳轮上部切口的水平线上。我会用 3-0PDS 缝线,将皮瓣真皮缝合于颞区筋膜。缝合时应保持轻中度的张力。发迹内的切口都需要用钉皮器闭合。为了保存原有的发际线,需要切除鬓角的一小块楔形皮肤。如果发际线前有切口,笔者习惯用 5-0Monocryl 缝线(Ethicon 公司)及 5-0 尼龙线缝合。在缝合时一定要多花时间和精力,避免耳垂出现"猫耳",同时尽量美化瘢痕。

修剪皮瓣上多余的皮肤,这样耳前的缝合才不会有张力。伤口要在不使用外缝线的情况下已经吻合。修整耳垂时也要注意无张力,皮瓣要用 4-0PDS 缝线固定到耳垂下面,通过缝合耳垂真皮、面颊皮瓣真皮及耳廓软骨膜的方式将张力降到最低。如果耳垂后面可能会出现轻度"猫耳",在耳后沟处少量延长切口就能轻而易举地解决问题。通常在耳后沟处放置一根封闭引流管(图 9.14)。

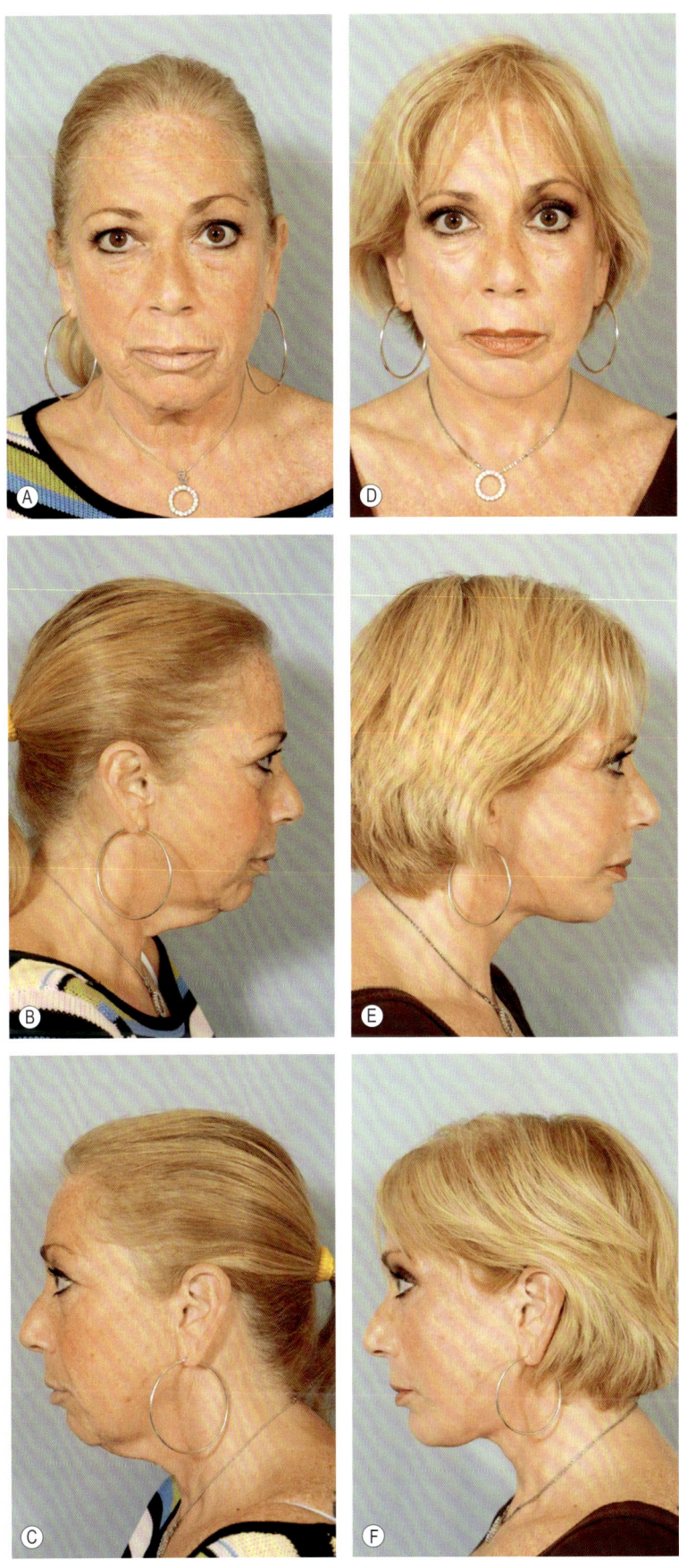

图9.6 Ⅲ型患者采用了颏下外切口的负压辅助的脂肪成形术、吸脂术、颈阔肌成形术和侧方 SMAS 切除术的短瘢痕除皱术。A~C，术前；D~F，术后1年。

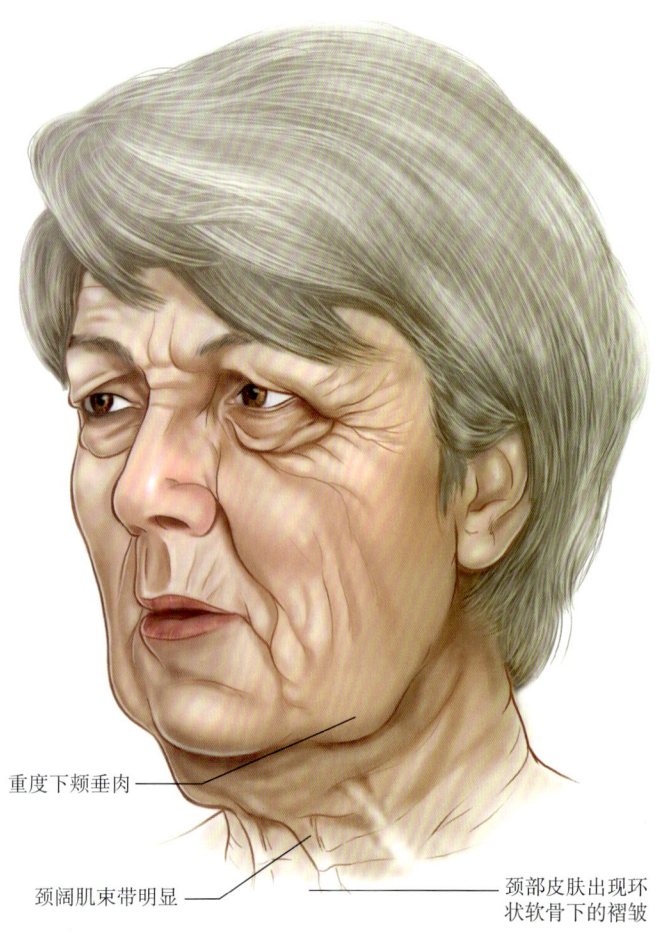

图9.7 不太适合短瘢痕除皱术的Ⅳ型患者。

重度下颊垂肉

颈阔肌束带明显

颈部皮肤出现环状软骨下的褶皱

术后护理

- 引流管保留48小时。
- 48小时内用厚软型材料包扎伤口。
- 术后72小时内严格监控血压。
- 对于进行颈部完全剥离的患者,术后佩戴弹性下颏套一周。
- 术后一周内,禁止提举重物或弯腰,软食;两周内不得运动。

短瘢痕除皱的并发症

- 血肿:1.5%。
- 面部麻痹(两个月内麻痹感将全部消失):0.3%。
- 感染(脓肿):0.8%。
- 蜕皮(少量):1.0%。
- 瘢痕增生:2.0%。
- 缝线肉芽肿(PDS):3.5%。
- 耳垂变形:0.8%。
- 耳后皱褶:2.0%。
- 颞部发迹线瘢痕明显:3.0%。
- 颈部过紧(多现于不太适合行短瘢痕除皱术的患者):2.0%。

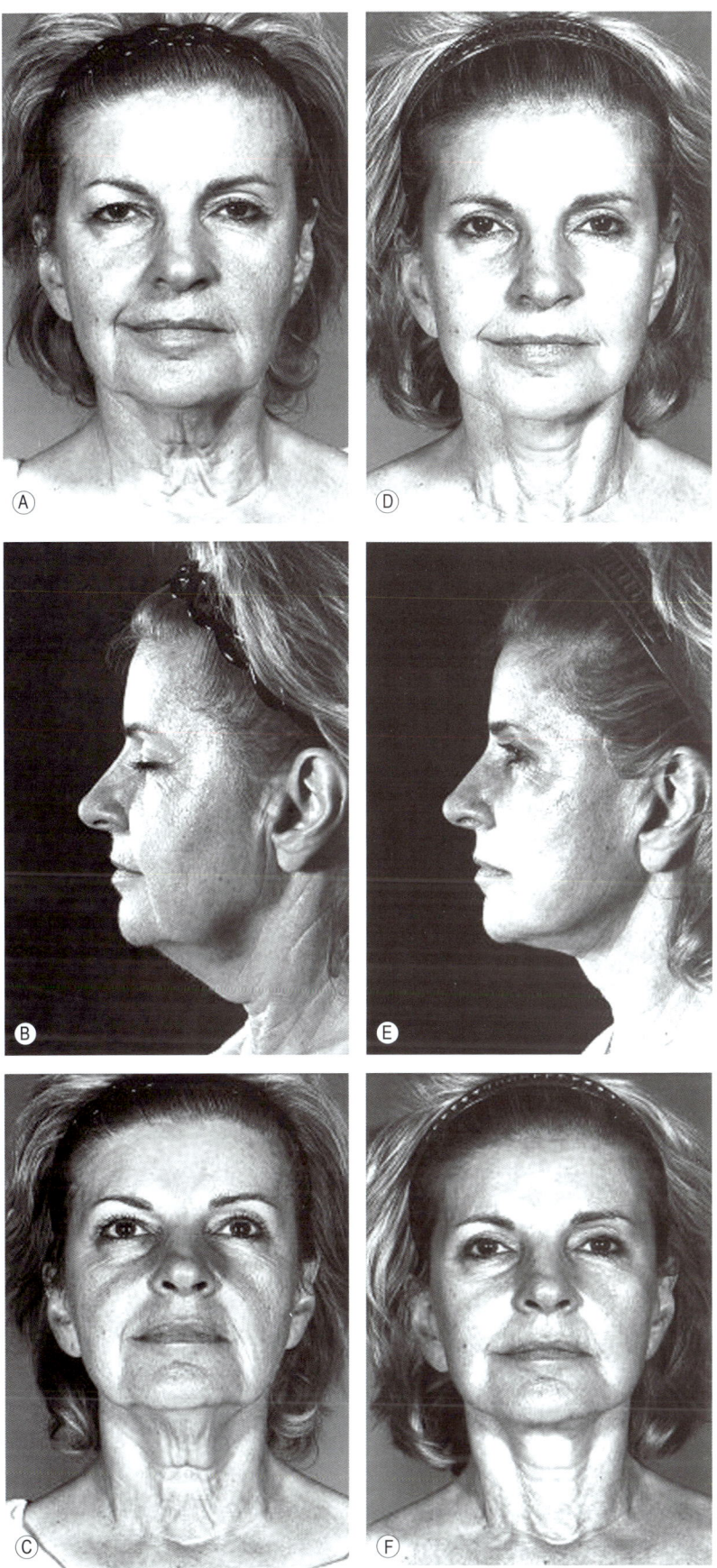

图 9.8 A～F，虽然该患者在经短瘢痕除皱术后改观很大，但在术后 1 年的结果显示延伸到胸骨上窝的颈部皮肤松弛仍然存在，患者对手术效果并不满意，需要行经典的耳后切口的颈部修复术。颈部过于松弛的皮肤只有通过耳后及枕部切口行广泛彻底的剥离和切除多余的赘皮才能矫正。

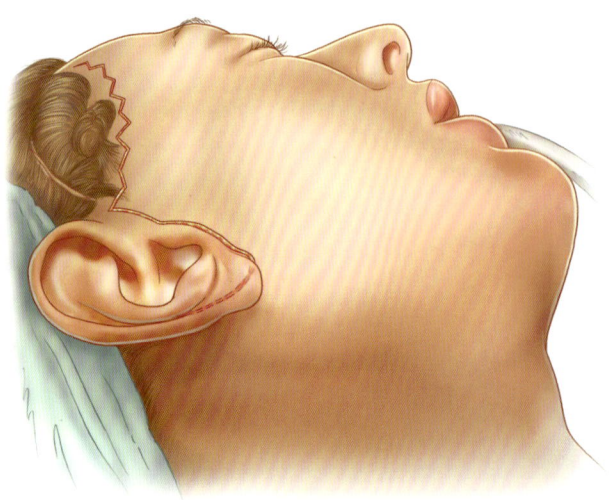

图 9.9　短瘢痕除皱术的首选切口。

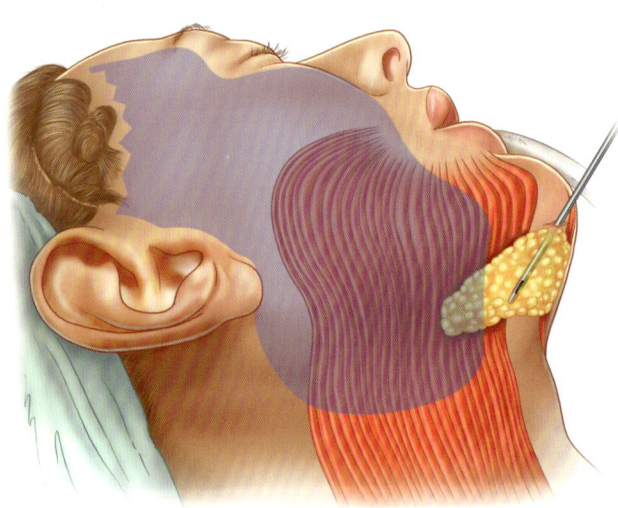

图 9.10　颞区、颊和侧颈部的皮下剥离范围。如伴随颏下和下颌缘下的脂肪堆积，可以在颈阔肌的浅层行开放或闭合性的吸脂术，必要时可通过颏下的切口行内侧颈阔肌拉拢缝合术。

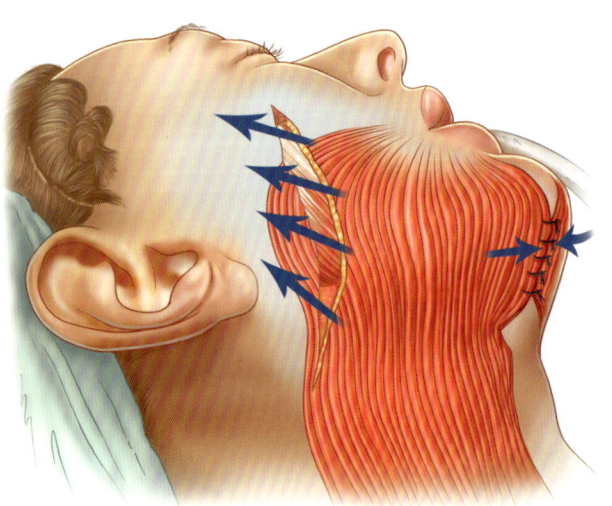

图 9.11　SMAS-颈阔肌向外上方悬吊，位于颏下、舌骨上的颈阔肌前缘向内侧拉拢缝合。

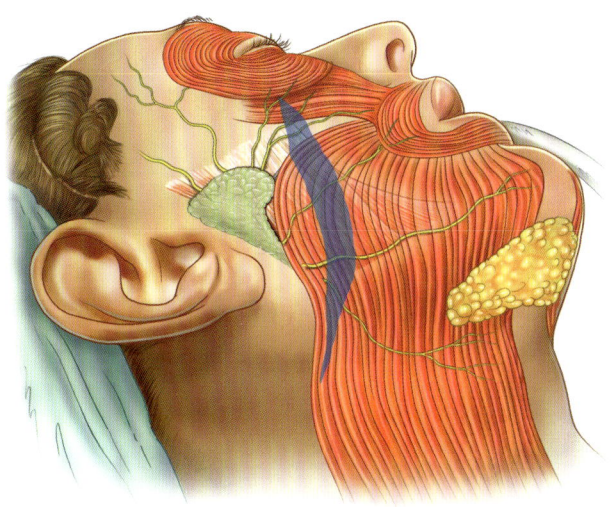

图 9.12　切除部分 SMAS-颈阔肌的设计图。切除的层次位于覆盖面神经的腮腺筋膜的浅层。

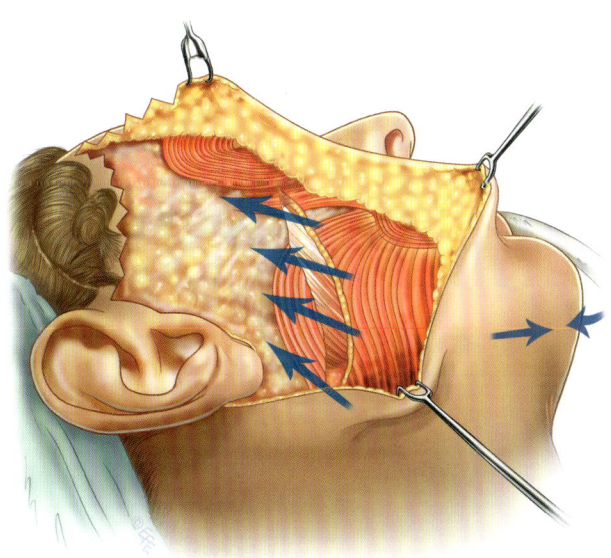

图 9.13　悬吊 SMAS-颈阔肌的方向。

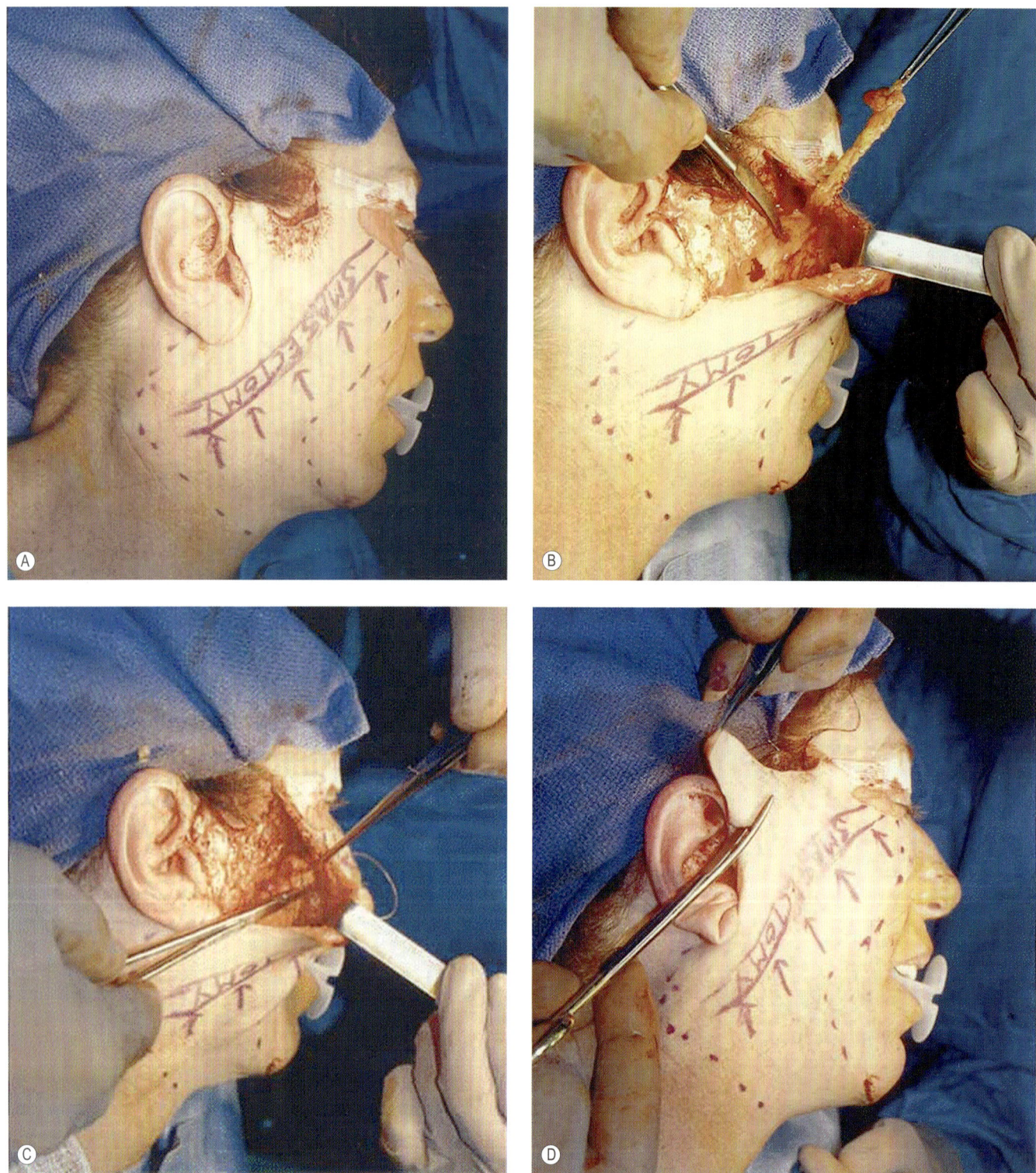

图9.14 照片所示为64岁老年女性进行侧方SMAS切除的发迹前小切口除皱术的术中和术后即刻的情况。A,标记SMAS-颈阔肌切除区和颞区发迹切口;B,切除SMAS的区域,血管钳夹持的组织为切除下的SMAS;C,SMAS的再缝合;D,血管钳提拉皮肤的方向,切除多余皮肤。

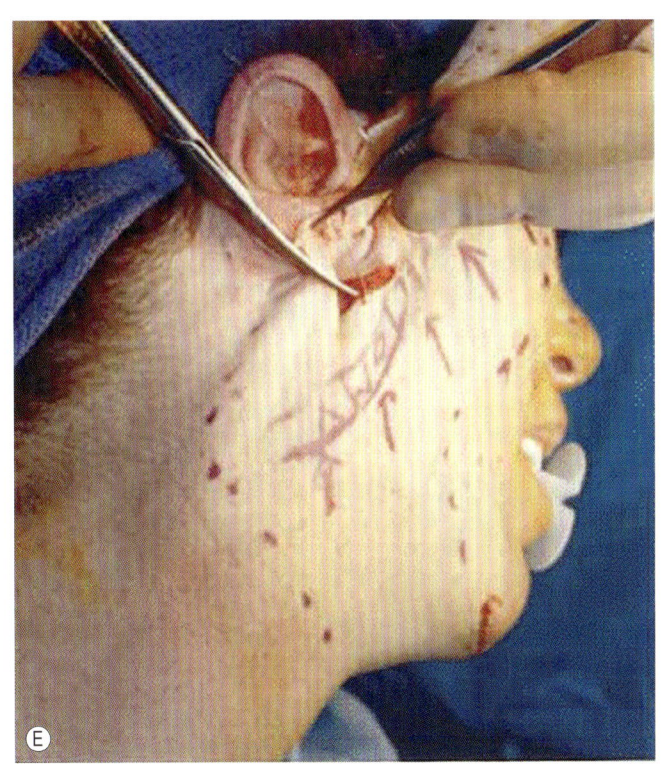
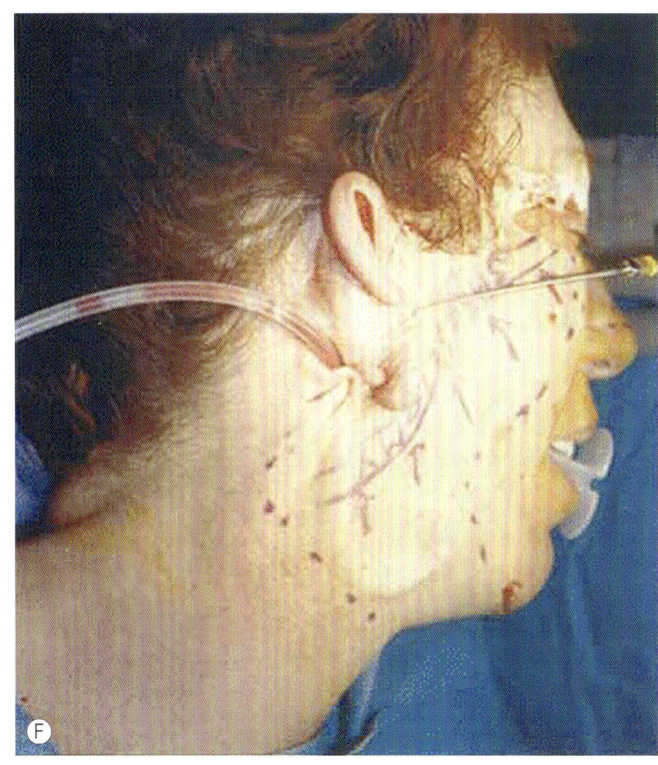

图9.14 续 E，修剪皮瓣缘与耳垂吻合，通过耳后沟的切口切除"猫耳"；F，关闭伤口并在颈部留置引流。

手术心得及教训

心得（短瘢痕除皱术的优点）

- 切除量少。
- 手术损伤小。
- 瘢痕较短。
- 避免发际线后移变形。
- 血肿更易消退。
- 恢复后仍然可以扎"马尾辫"。

教训（短瘢痕除皱术的缺点）

- 需较多的皮肤垂直提升。
- 颞部出现的"猫耳"可能会比较难以解决。
- 颞部发际线上的瘢痕平复需要时间。
- 耳后沟和耳垂切口瘢痕平复需要时间。
- 颈部皮肤不易平整。
- 偶尔会使耳垂底部出现褶皱。
- 不适用于颈部重度松弛的患者。

手术步骤小结

1. 较年轻、皮肤较有弹性、颈部皮肤不太松弛的患者最适合采用短瘢痕除皱手术。
2. 如果估计颞部发际线移位较小,切口最好隐藏在发迹内。
3. 在掀起皮瓣前先行脂肪抽吸术,应避免过度抽吸。在颈部和下颌处,尽可能采用闭合的 SAL 术。
4. 如果出现明显的颈阔肌束带,则应在颈部切开皮肤、剥离,将内侧颈阔肌拉拢缝合。
5. 对于脸型较瘦的患者最好使用 SMAS 折叠术。
6. 如果缩小面部组织的体积有助于改善外形,可以采用外侧 SMAS 切除术。
7. 要对中面部进行最大限度的矫正,应该在颧凸,而不是在侧面联合的位置实施扩展的 SMAS 折叠术或者是 SMAS 切除术。
8. 做外侧 SMAS 切除术时,只在深筋膜浅层进行剥离以避开腮腺和面神经。
9. SMAS 折叠术或切除后,最后一针要上提颧脂肪垫并将其固定在颞部筋膜上。
10. 不是每个患者都适合短瘢痕技术;有些更适合传统的耳后及冠状切口的方式。
11. 不要刻意追求最小瘢痕而影响手术效果。

(薛红宇 译)

参考文献

1. Baker DC, Conley J. Avoiding facial nerve injuries in rhytidectomy. Plast Reconstr Surg 1979;64:781–795.
2. Baker DC. Complications of cervical rhytidectomy. Clin Plast Surg 1983;10:543–562.
3. Baker DC. Deep dissection rhytidectomy: A plea for caution. Plast Reconstr Surg 1994;93:1498–1499.
4. Baker DC. Lateral SMASectomy. Plast Reconstr Surg 1997; 100:509–513.
5. Baker DC. Lateral SMASectomy. Semin Plast Surg 2002; 16:417–422.
6. Baker DC. Minimal incision rhytidectomy (short scar face lift) with lateral SMASectomy: Evolution and application. Aesthetic Surg J 2001;21:14–26.
7. Baker DC. Minimal incision rhytidectomy (short scar face lift) with lateral SMASectomy: Operating Strategies. Aesthetic Surg J 2001;21:68–80.
8. Baker DC, Conley J. Avoiding facial nerve injuries in rhytidectomy: Anatomical variations and pitfalls. Plast Reconstr Surg 1979; 64:781–795.
9. Baker DC, Hamra ST, Owsley JQ, et al. Ten year follow-up on the twin study. Presented at the Annual Meeting of the American Society for Aesthetic Plastic Surgery, New Orleans, LA, April 2005.
10. Baker DC, Chiu, ES. Reducing the incidence of hematoma requiring surgical evacuation following male rhytidectomy: A 30-year review of 985 cases. Plast Reconstr Surg 2005; 116(7):1973–1985.

第3部分：除皱术

第10章

深层除皱术

见DVD

Gerald H.Pitman

历史

深层（基底层）除皱术，早先被称做深层次拉皮，其特点是提拉由面部和上颈部软组织组成的复合表浅肌肉筋膜系统皮瓣。肌筋膜皮瓣向上外侧翻转后，肌肉组织的松弛问题就能得到极大改善，面部皮肤由此得以恢复青春。深层除皱术对平复鼻唇沟尤其有效。由于所使用的皮瓣有足够的厚度和血供，术后效果持久、自然。

Skoog 在其里程碑式的教科书中（出版于1974年），描述了用复合型皮瓣完成面部除皱的方法。1980年，Lemmon 和 Hamra 详细介绍了他们应用 Skoog 技术的经验。Hamra 随后将经眼睑入路的中面部垂直提升手段应用于深层除皱术，并将这种新式方法命名为双重复合除皱手术。Pina 在 1997 年报告了他使用这种复合除皱术的情况。Pitman 在 2000 年制作了一段视频，从应用解剖学的角度清楚地演示了复合肌皮瓣的临床应用。

适用范围

深层除皱术对以下几类患者尤其有效。

- 曾经做过 SMAS-颈阔肌手术的，存留的 SMAS-颈阔肌比较薄弱而且（或）受过损伤，但皮下组织和皮肤仍然黏附于 SMAS-颈阔肌上，这样的皮瓣仍然极富活力。
- 由于深层除皱术中使用的皮瓣是典型的、供血充足的肌皮瓣，这种手术还适合吸烟者或皮瓣供血情况较为不足的患者。
- 位于 SMAS-颈阔肌深层的切割平面没有血管，在这个平面上进行的所有操作也不会导致出血，避免了出现血肿的情况。因此，深层除皱术对术后易失血的患者而言也是不错的选择。
- 由于手术使用的皮瓣较厚且血液供应充足，即便被强力拉扯至鼻唇褶甚至嘴唇部位，也不会造成皮瓣坏死。因此深层除皱术是平复鼻唇褶的最佳技术。

以上分类针对适合深层除皱术的病理情况做了分析。但有些患者可能更适用于其他治疗方式。具体判断步骤如下。

- 分析患者面部、颈部以及皮下软组织的松弛程度和弹性状况。松弛程度大小以多余皮肤量为标准；弹性缺失状况主要看皮肤被拉扯变形后是否容易复原。如果患者皮肤松弛程度较重且缺乏弹性，医师应该提醒她们必须在早期做第二次手术。
- 患者严重晒伤的：具体表现为脱皮、皮肤变薄、色素改变，应该被告知深层除皱术很难解决这类由光引起的问题。皮肤被晒伤后，手术效果也会打折。
- 患者颈阔肌下垂的：表现为前颈部出现垂直肌束带，几乎都需要外加前颈阔肌折叠的矫正手术。
- 注意颈部多余的脂肪。只有将其全部去除，才能打造年轻的颈部皮肤和完美的下颌曲线。
- 注意下颊脂肪的堆积和较深的鼻唇沟，这是面部皮肤老化的标志。深层除皱术能有效解决这类问题。
- 颧部脂肪垫下垂也是皮肤老化的主要标志之一。只有将脂肪垫和皮肤垂直向上提升才能矫正。
- 不论男女，都要注意患者耳前皮肤的质量和厚度，以及鬓角头发的质量。因为如果移行到耳屏部位的皮肤较厚且带毛发，会显得比较奇怪，所以如果患者耳前是这类皮肤，则不适合选择在耳屏后的入路。

解剖

颈阔肌从颈根部一直延伸到下面颊，覆盖了部分下腮腺，在嘴角处与口周肌肉交汇（图10.1）。与浅表肌肉筋膜系统（SMAS）一样，筋膜包覆住颈阔肌后继续向面颊延伸。SMAS覆盖在咀嚼肌和面颊脂肪垫表层，然后向上延伸至颧大、颧小肌的浅层及深层。

深层除皱术的标志性特点是将SMAS-颈阔肌、皮下脂肪及上面覆盖的皮肤作为一个复合皮瓣进行整体提升。而SMAS-颈阔肌则是这个复合肌皮瓣的构成基础。在上颈部和下面颊处，颈阔肌位于皮瓣底层（图10.2）；在中上面颊部位，则由位于颈阔肌下面的SMAS作为皮瓣底层（图10.3）。

要想安全顺利地完成深层面部除皱手术，要求主刀医师必须熟记面神经的三维走行，要清楚地知道神经束穿过颊肌筋膜以及上颈部筋膜的具体部位。

神经束在经过腮腺后，深埋在两个筋膜平面下：
- 较浅较厚的是SMAS-颈阔肌平面。
- 其下方更深处，覆盖在神经束表面的则是较薄的一层筋膜。
  – 在中下部面颊的咬肌筋膜比较容易辨识。面颊处神经被咬肌筋膜包裹，走行于咬肌的外表面（图10.2和图10.3）。
  – 部分面神经颊支向上延伸，在面颊脂肪垫处被一层非常薄的颊筋膜包裹住。而颊筋膜外面又覆盖了一层SMAS（图10.3）。在中上面颊区域，颧支和颊支的神经则是被颊筋膜所包裹。
- 颧支和颊支继续向上走行，最终被颧大、小肌所覆盖（图10.3和图10.4）。
- 通过学习所剥离皮瓣的解剖示意图，可以更清晰、全面地掌握深层除皱术的操作手法（图10.5）。下颈部的颈阔肌连同皮下脂肪和皮肤一起被向上提拉。在中上面颊，颈阔肌延伸为SMAS，则是提拉SMAS、皮下脂肪和皮肤。随着上面颊部的皮肤被剥离并重新定位，颧部脂肪垫要保持附着在皮肤上。要注意从前腮腺前缘穿出的面神经束，保护覆盖其上的咬肌筋膜、颊筋膜及颧大肌。

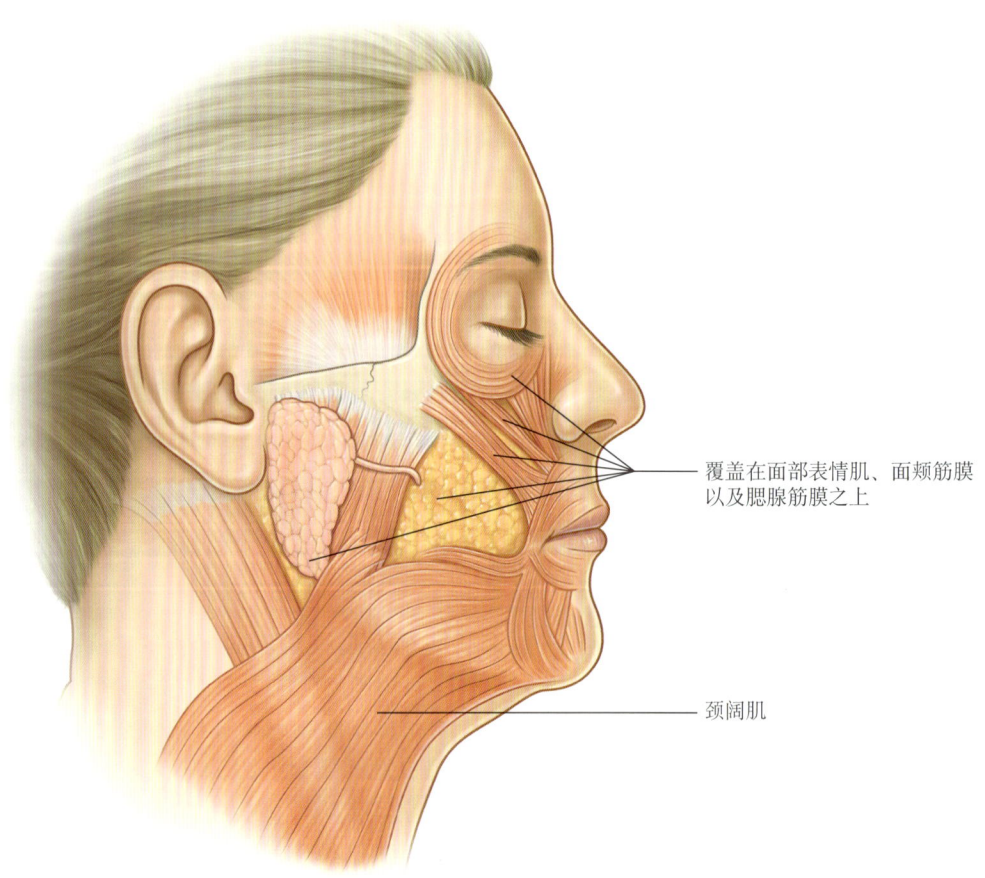

图10.1　上颈及颊部SMAS-颈阔肌的分布范围。

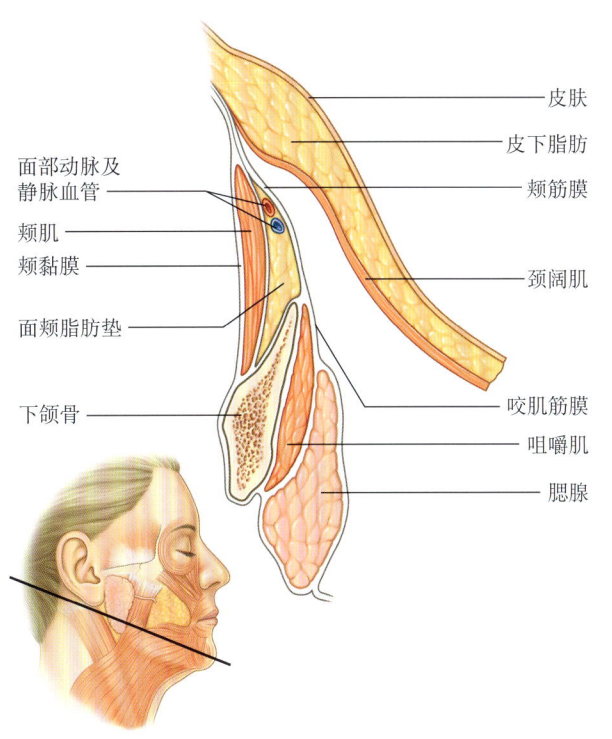

图 10.2 深层除皱术中皮瓣在下唇部位的截面图。面神经为黄色，动脉为红色，静脉为蓝色。

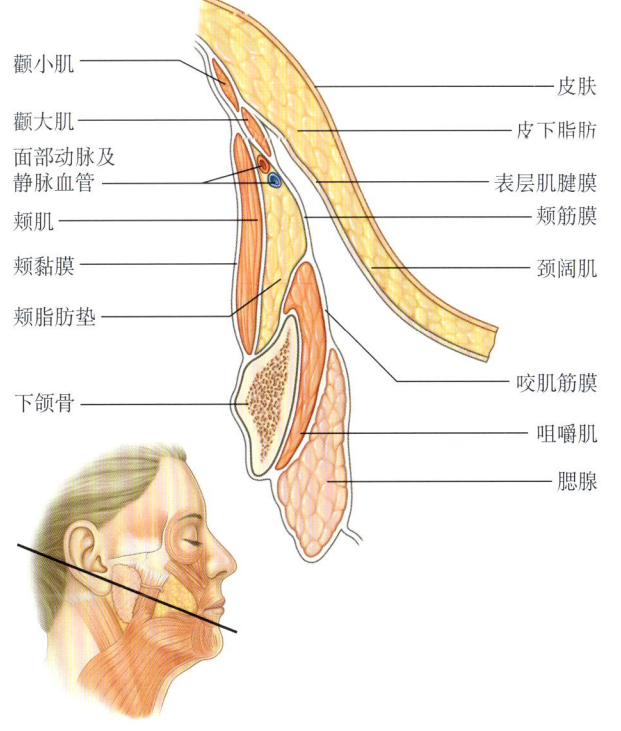

图 10.3 深层除皱术中皮瓣在上唇部位的截面图。

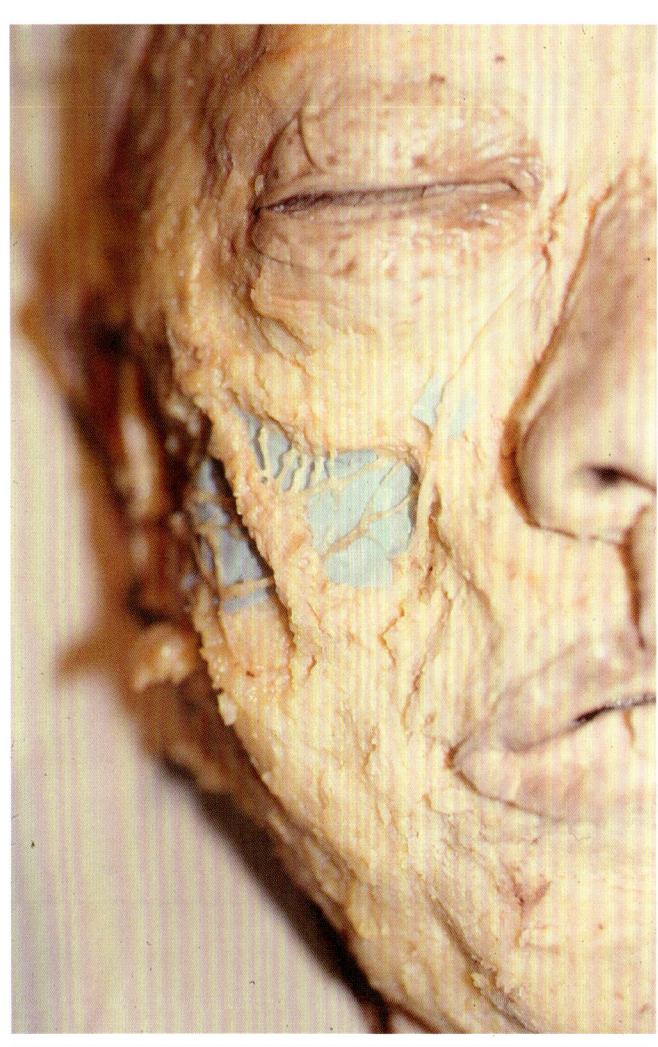

图 10.4 尸解显示颧支及颊支位于颧大肌的深层。Cadaver dissection by David A. Stoker, M.D., from Pitman GH. Foundation facelift. In: Nahai F. The art of aesthetic surgery. Principles and techniques. St. Louis: Quality Medical Publishing, 2005.（With permission.）

手术步骤

体位

患者仰卧在手术台上。在进行诱导麻醉之前，将间歇加压装置固定在患者小腿及脚踝处。手术台在患者髋关节及膝关节处稍微弯曲。患者头部保持中立位置，只在颈部操作时向下垂，以便拉伸颈部，让医师看到颈窝深处。

麻醉

如果只有面部和上颈部需要处理，局部麻醉即可。但如果在处理面部的同时还要处理眼睑、眉、下颈部等部分，手术时长超过两小时，为患者安全舒适着想，

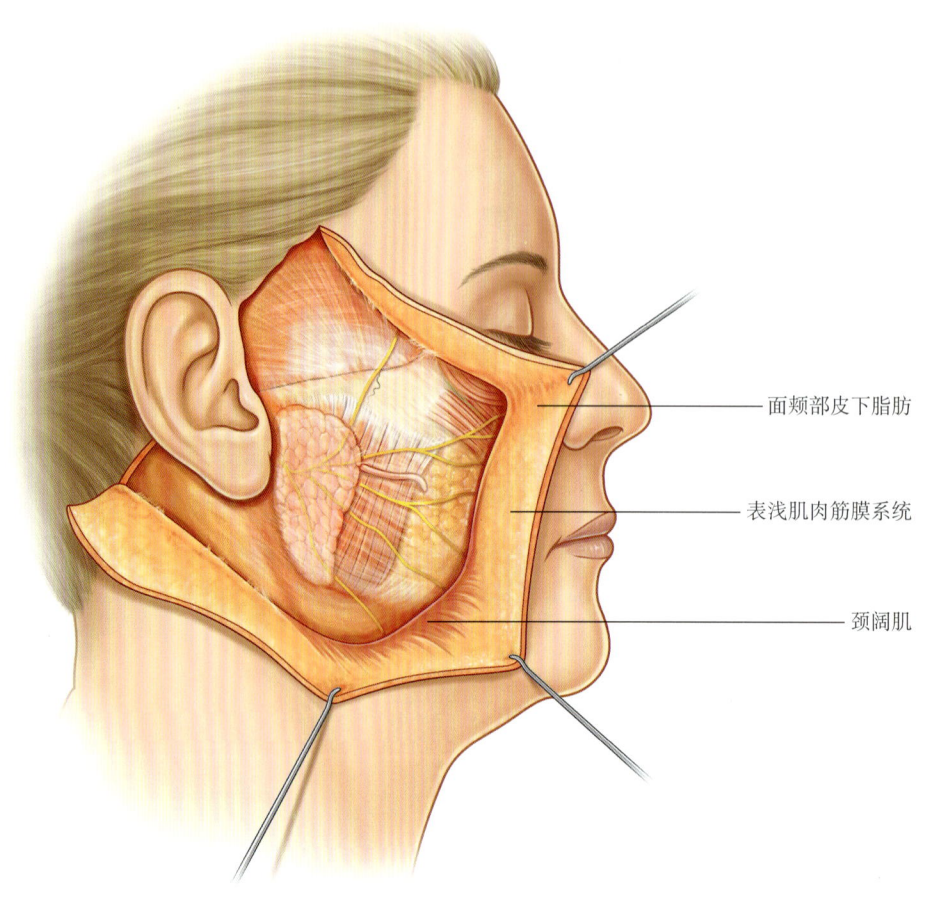

图 10.5 外科医师对于深层除皱手术中组织瓣的认识。面神经起始于腮腺下,走行于腮腺前缘后分布于咬肌筋膜、颊筋膜和颧大肌的深方。面神经被阴影化表示,分布于前述结构的深方。(David A. Stoker, M.D., from Pitman GH. Foundation facelift. In: Nahai F. The art of aesthetic surgery: Principles and techniques. St. Louis: Quality Medical Publishing, 2005.With permission.)

面颊部皮下脂肪

表浅肌肉筋膜系统

颈阔肌

需要进行全身麻醉。采取口腔气管插管的方式进行麻醉,不仅能保证患者有一个安全通畅的呼吸道,还可以使麻醉师在监控患者呼吸情况及二氧化碳呼出量的同时有更自由的活动空间,而不必始终留在手术台的一端。

将气管插管与一颗上门齿缝合,并用消毒纱布裹住。这样麻醉通道可随着手术中患者头部的移动随时调整位置。

术前标记

进行手术之前,要在患者站立的状态下(图10.6),面对患者,在其面部和颈部标注解剖标志,包括:

- 颧大、小肌的起点和走行。
- 鼻唇沟及唇颏沟。
- 腮腺前缘。
- 颈部颈阔肌的侧缘:大部分患者的颈阔肌侧缘正对着腮腺的前缘。
- 下颌骨的下缘。
- 下颈部剥离的界限。

下颏切口位置也要在术前患者站立的状态下标注出来。因为该位置比较隐蔽,预先标记便于医师操作(图10.7)。

切口线要在插管之后标注。耳廓附近的切口起自颞部区域。如果需要提拉颞部及(或)眉,则需要3~4cm的垂直切口,延伸至耳轮上方的发际线处。刀口沿着耳轮弧线继续向下切至耳屏位置。对大部分患者而言,切口要沿着耳屏边缘直到耳垂前褶皱处(图10.6),然后再绕过耳垂至耳后褶皱(图10.8)。切口要沿着耳后褶皱向上延伸,穿过耳后皮肤,然后继续沿着枕部发际线向前1cm,再向后转进入枕部发际内。

如果不需要提拉颞部及(或)眉,则需要在颞部发际线前端、耳轮角与面部皮肤相接处首先做一个水平切口(图10.9)。沿颞部发际线竖直方向延长切口,以便去除多余的皮肤。如果耳前皮肤非常厚,用于覆盖耳屏有可能减弱其精细度,那么需要在耳前做切口。

最后,如果颈部没有多余皮肤,耳后切口大小则可以控制在耳后褶皱范围内(图10.10)。

第10章 深层除皱术

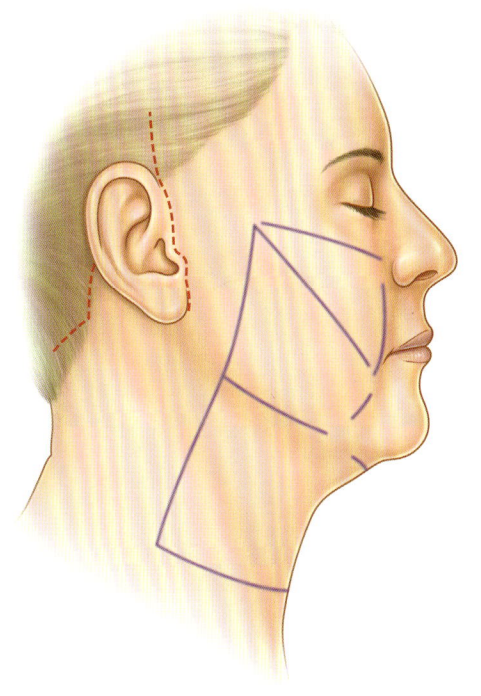

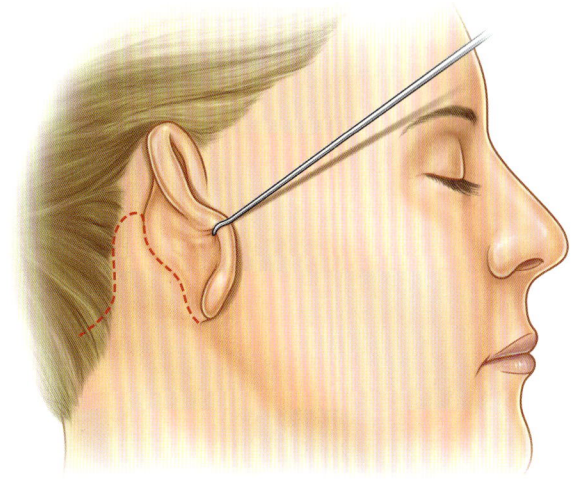

图 10.8 耳后及枕部的切口。

图 10.6 患者在诱导麻醉前进行标记。嘱患者保持站立位，标注解剖学标志及颏下的切口线。标记线包括颧大肌、颧小肌的起点及走行、鼻唇沟及唇颏沟、下颌骨下缘、腮腺前缘，以及颈部颈阔肌的侧缘。最后一条线大致是面部腮腺前缘的延长线。下颈部的一条水平线指示颈部剥离的下界。

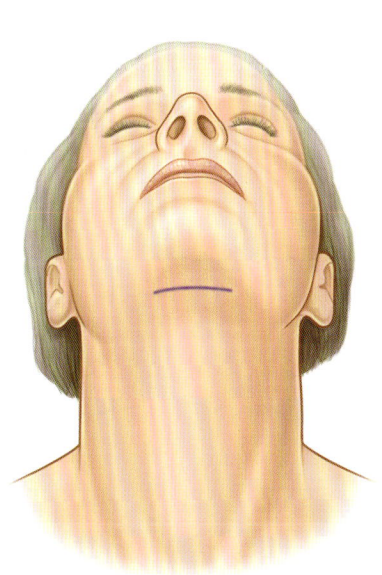

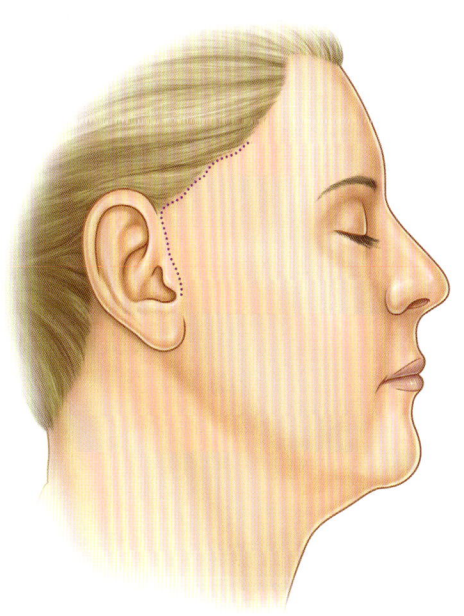

图 10.7 颏下切口横向约4cm长，位于邻近并平行于颏下折痕的最隐蔽部位。切口可以恰恰在折痕上，或者如图所示略低于折痕。总之，切口应处于最隐蔽的位置。

图 10.9 虚线表示位于颞部发际线和耳前折痕的另一种可供选择的切口。

111

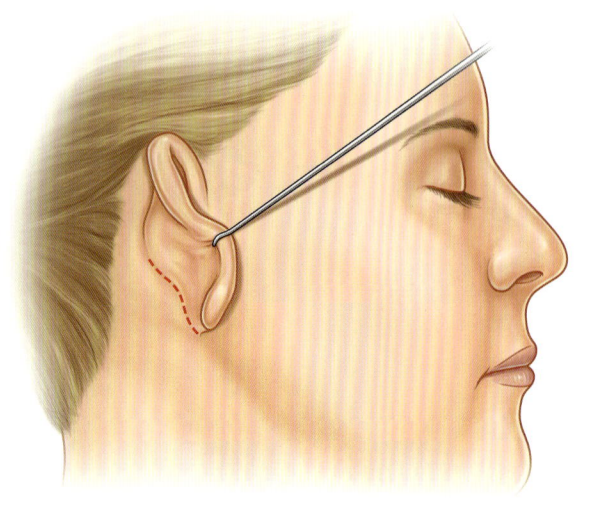

图 10.10　设计的耳后切口限于耳后沟内。

手术步骤

用浓度为 0.25% 的利多卡因与肾上腺素按照 1 ∶ 200 000 的比例配成混合液体。分别用大约 100ml 浸润左面、右面和整个颈部。

术前用聚乙烯吡啶酮碘溶液对头部和颈部进行消毒。

局部麻醉 20 分钟以后进行手术。通过耳前切口，在腮腺筋膜浅层进行剥离，形成较厚的皮瓣，至腮腺前缘停止（图 10.11）。

用手术刀将携带薄层皮下脂肪的皮瓣从耳后及枕部沿术前做好的标记剥起，至颈部颈阔肌的侧缘。这一切口与下面颊的切口相连（图 10.12）。

用一把长弯的 Mayo 剪剥离覆盖在颈阔肌上面的皮肤。皮下保留 2～3mm 厚度的脂肪。使用剪刀或电刀去除颈阔肌浅层多余的脂肪。通过剥离，使颈阔肌由下颌缘至颈根部都剥离出来。如果颈部皮肤重度松弛，剥离可以到锁骨处（图 10.13A 和 B）。

对面颊部皮瓣进行皮下分离，通过颞浅筋膜的浅层延伸到颞部区域，一直到眼轮匝肌侧边和颧大、小肌处停止（图 10.14）。

腮腺前缘靠后 1cm 处画一条线，与边缘平行。沿此线，穿过 SMAS-颈阔肌平面，用手术刀进入深层进行剥离（图 10.15）。钳住颈阔肌的边缘，用 Steven 剪把它与其深方的腮腺筋膜分离出来（图 10.16）。一旦向前剥到腮腺上方，颈阔肌与其深方的咬肌筋膜的连接就没那么紧密了。把剪刀在分离平面的垂直面上剥离，即可轻松地将颈阔肌与咬肌筋膜及与之相连的颊筋膜分离开来。分离既快速也不会导致出血，直至口

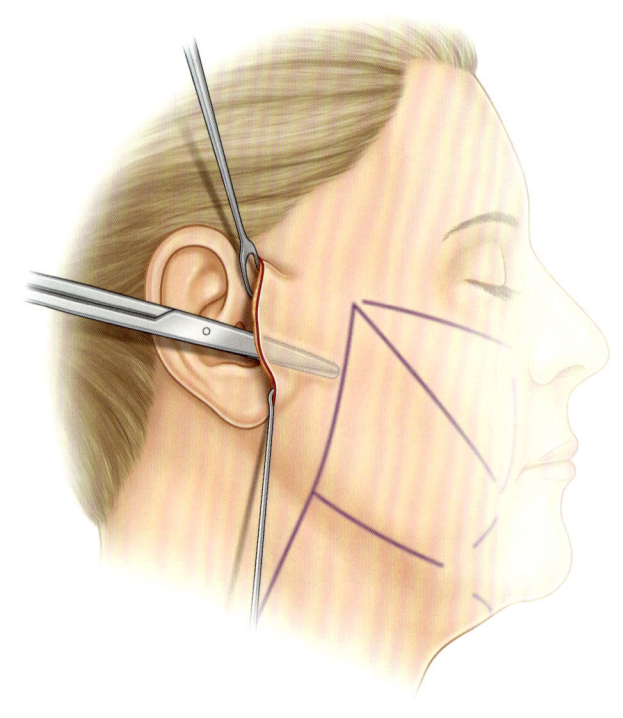

图 10.11　最初耳前剥离的界限范围。皮瓣应包括大部分分布于腮腺筋膜浅层的脂肪。

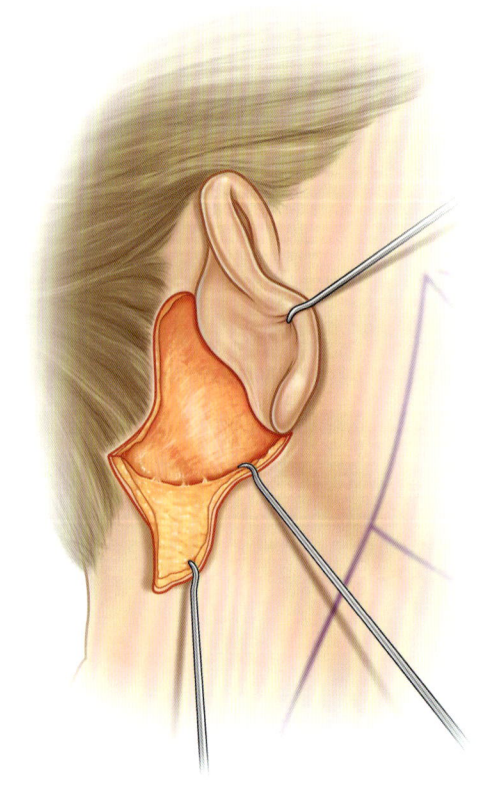

图 10.12　耳后及枕区的剥离。皮瓣包括皮肤及 2～3mm 的皮下脂肪。最初的剥离应到达皮肤所标记的颈阔肌的外侧缘。

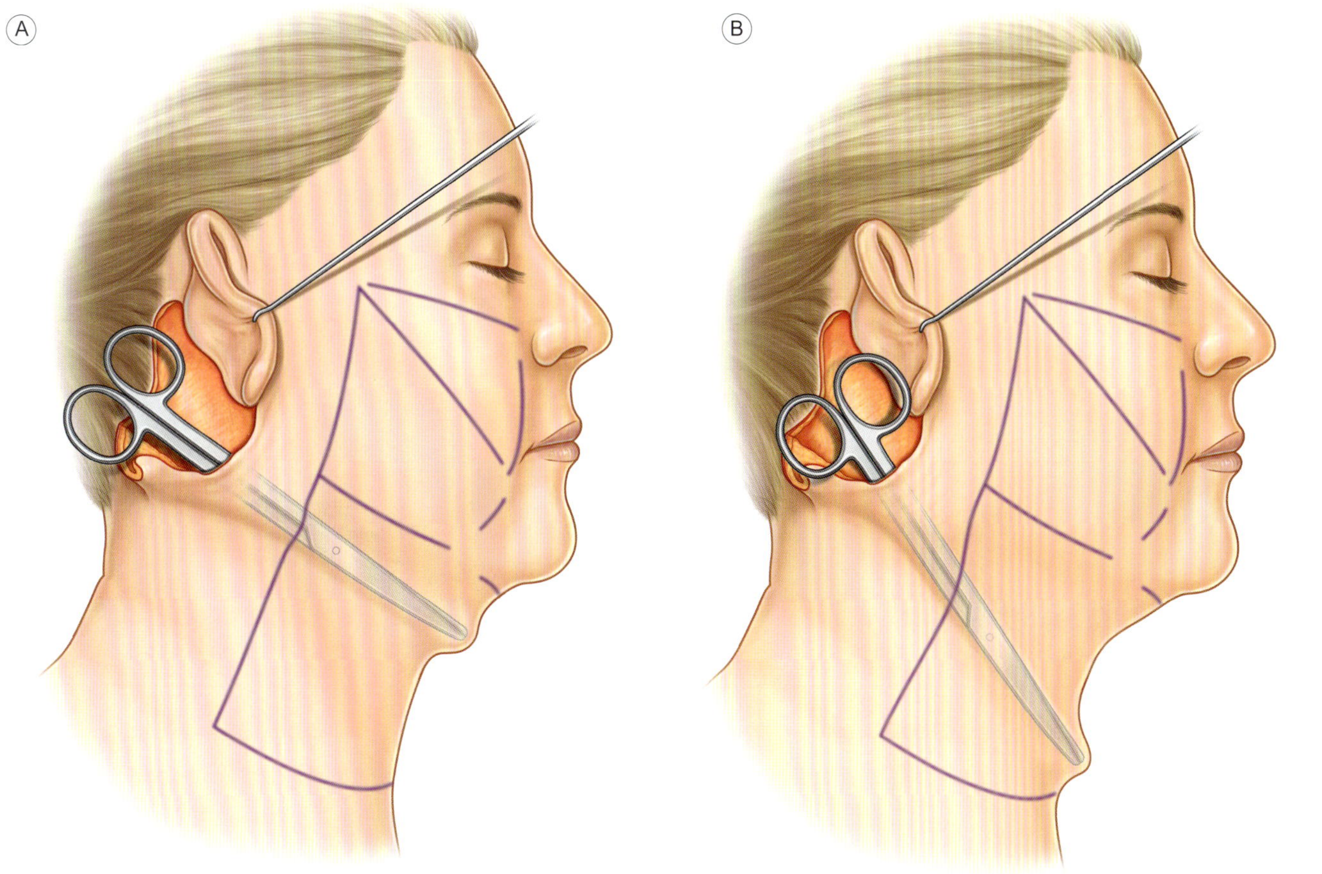

第10章 深层除皱术

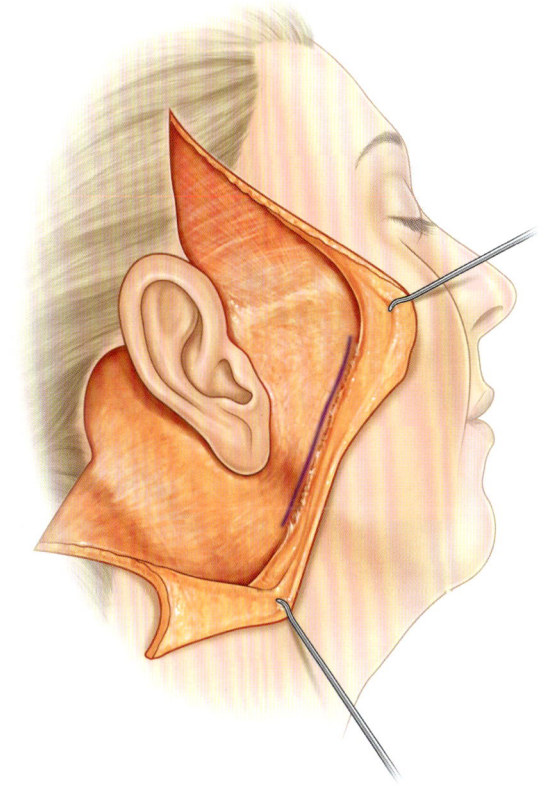

图 10.13 在颈阔肌浅层剥离上颈部（A）和下颈部（B）的区域。皮瓣上应携带 2～3mm 的脂肪。颈阔肌上剩余的脂肪应使用剪刀或电刀去除。

图 10.14 颊部浅层的皮瓣剥离完毕。浅层平面的剥离范围终止于腮腺前缘的外侧 1cm 左右。皮瓣深方的标记线位于腮腺的浅层，上界接近颧大肌的起点，下界接近腮腺的尾端。该标记线将是进入深层平面的界限。

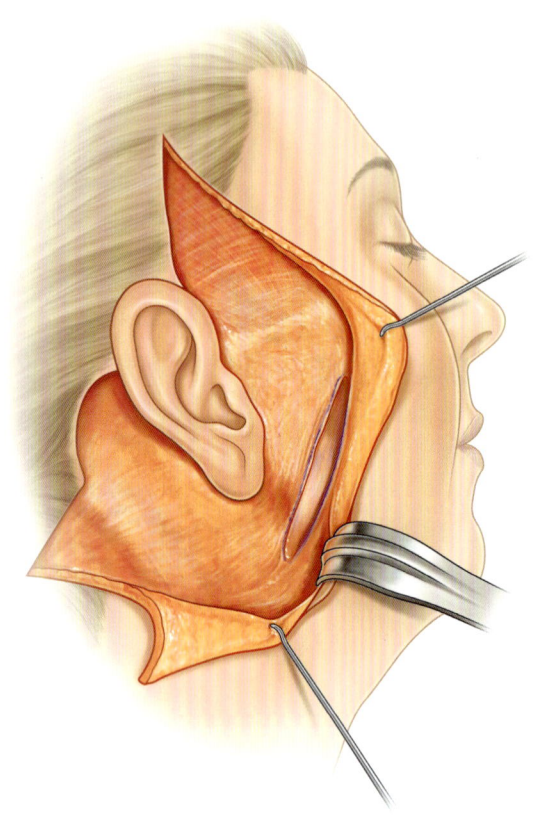 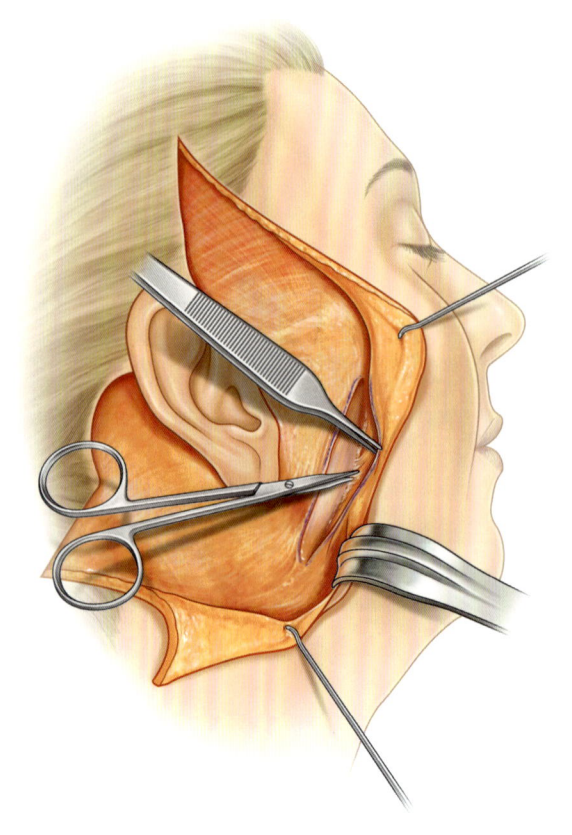

图 10.15　在 SMAS-颈阔肌平面上沿腮腺前缘向后 1cm 处做切口，注意沿该切口做 SMAS-颈阔肌的分离。切口的尾端深方可暴露出腮腺筋膜。

图 10.16　在腮腺筋膜浅层上行颈阔肌的锐、钝性分离。

角及唇颏线的区域（图 10.17）。

上面颊部位的分离过程如下：首先在颧骨凸起部位附近找到颧大肌的起端，然后沿颧大肌浅层进行分离，直到鼻唇沟处（图 10.18）。皮肤上保留颧部脂肪垫，连同其浅层的上面颊部皮瓣一起拉提。通过钝性分离颧大肌与皮肤之间的粘连，使上面颊与下面颊的剥离区相通。

右半面和颈部的分离完成后，将患者头向右转，然后在左半面重复同样的程序。如果颈部软组织已经松弛，或者下颌部位有多余脂肪，则可以在颈前部下颌处横向开一个 4cm 切口（图 10.7）。分离下颌皮肤与下面的颈阔肌，在皮肤底面保留 2~3mm 厚的脂肪。此区的剥离要与左右侧面的剥离分别相通。这样一来，整个下颌与下颌部位就完全暴露出来了，同时所有覆盖在颈阔肌上面的多余脂肪都通过下颌中部以及左右两边的切口切除。如有必要，可用 3-0Monocryl 缝线以连续缝合的方法把两侧颈阔肌缝在中线的位置（参考 www.ethicon.com）。

把患者头转向左边，提拉右面的 SMAS-颈阔肌皮瓣，使下面颊及上颈部的组织得以绷紧（图 10.19）。用 2-0Maxon 缝线将颈阔肌的深层和覆盖其上的上颈部、上面颊皮下组织固定到耳垂外侧腮腺筋膜的地方，缝合两针（参考 www.ussurgical.com）（图 10.20）。

钳住面颊皮瓣的上部，向上外侧提拉以增加露齿程度，张力不要过大（图 10.21）。然后用 3-0Monocryl 将上面颊皮瓣与耳轮前的皮肤进行缝合（图 10.22）。为防止耳廓向前移位，在缝合时要深达颞深筋膜。

在轻微拉扯颈部皮肤的情况下，标记并去除耳后多余的皮肤（图 10.23）。在颈部皮瓣底部放置一根引流管，在枕侧穿孔拉出。枕侧发际线附近的切口用钉皮机闭合（图 10.24）。耳后褶皱处的皮瓣在无张力的情况下用 4-0 可吸收线缝合至耳部。

标记并修剪耳前多余的皮肤，使其边缘与耳部完全对接。覆盖耳屏的皮肤要用 Stevens 剪刀去除皮下脂肪做削薄处理。面颊皮瓣用 5-0 尼龙线间断缝合到耳部。新的耳屏处的皮肤则用 5-0 快吸收线缝合（参考 www.ethicon.com）（图 10.25）。

去除颞部多余皮肤。然后从之前标记的颞部发际

第10章 深层除皱术

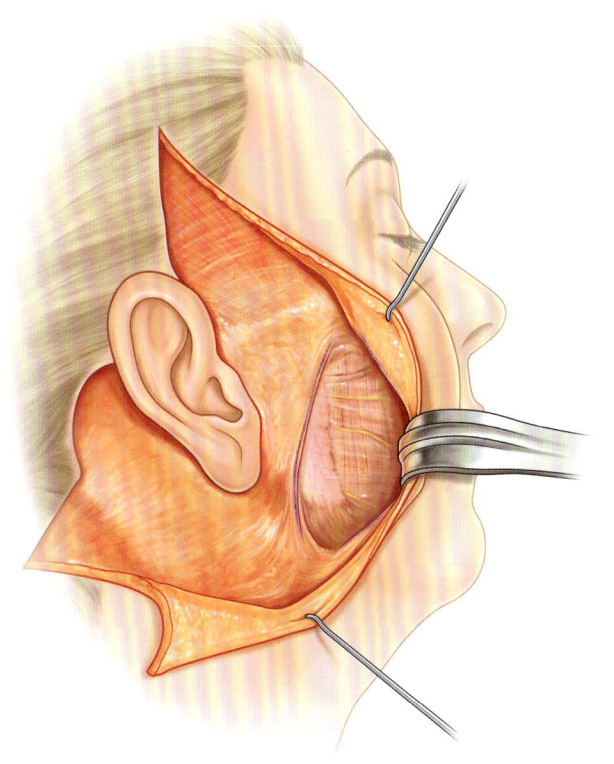

图 10.17　下颊区的完全剥离，拉钩拉起的是颈阔肌。从切开深层平面的切口线（紫色标记线）起，可以看到腮腺筋膜和咬肌筋膜覆盖着面神经的分支。

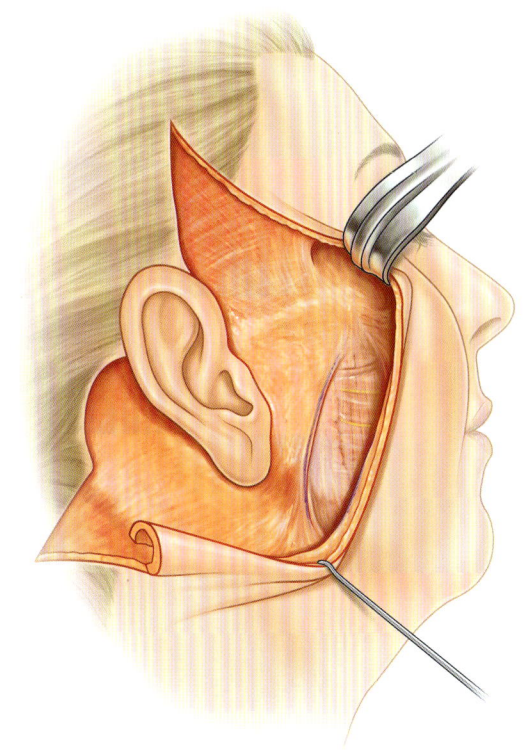

图 10.18　拉钩牵拉的是上颊部的浅层组织，包括颧脂肪垫。颧大肌表面是深层剥离的限定深度。中下颊部的紫色标记线是进入该区深层平面的切缘。

图 10.19　SMAS-颈阔肌及其表面附着的皮肤被 Bonney 钳提紧。

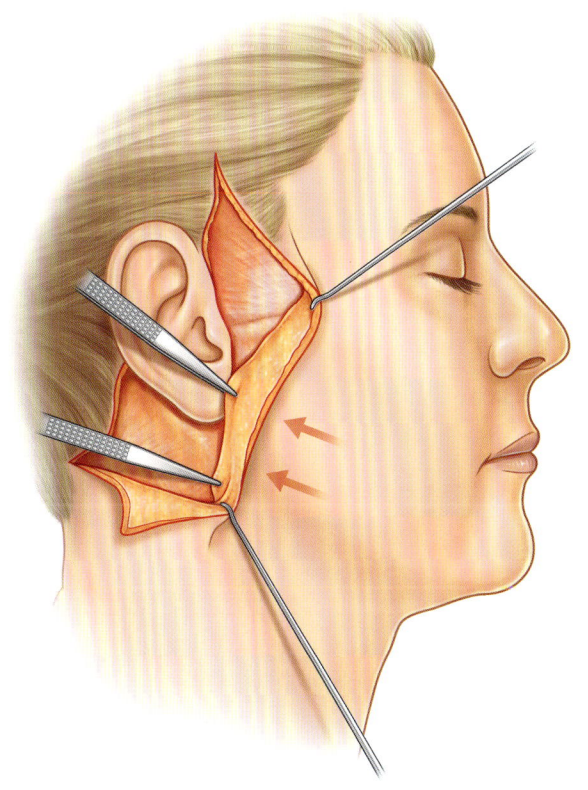

115

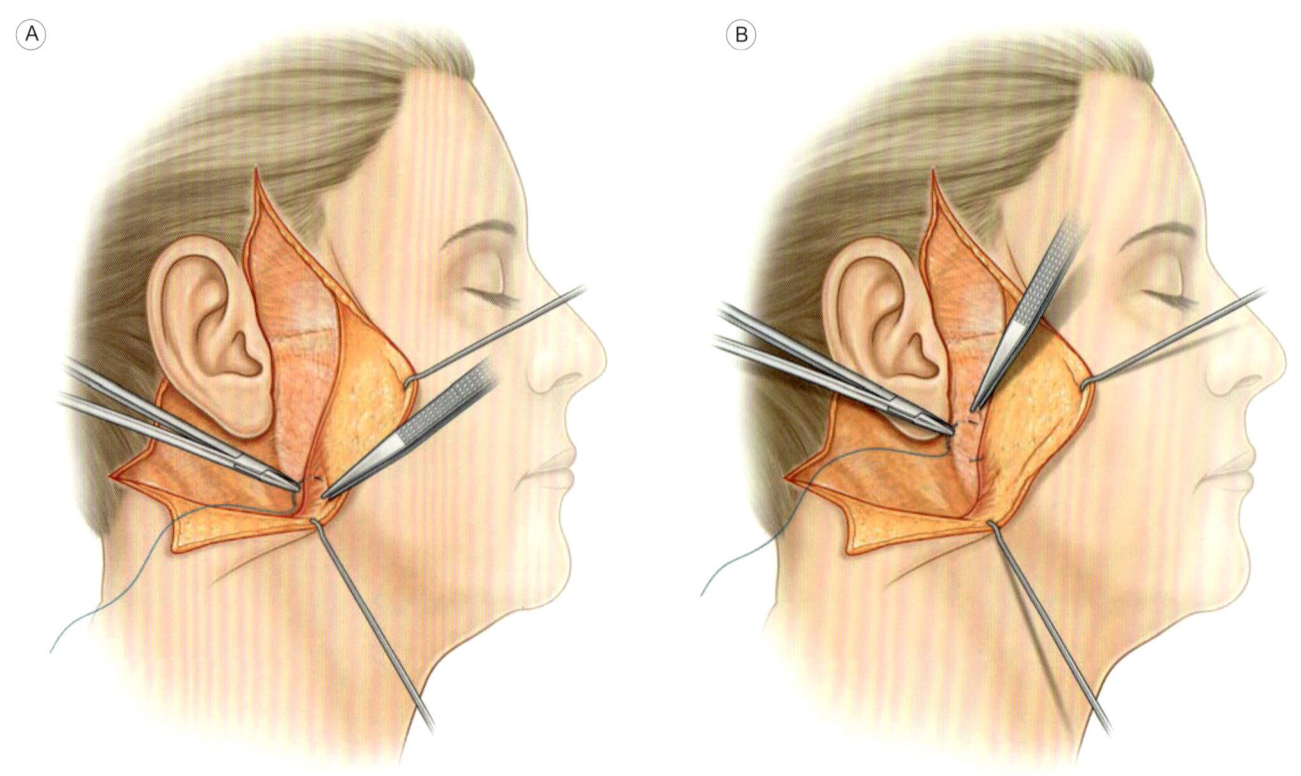

图 10.20　A，在颈阔肌深方用一根 2-0 的 Maxon 缝线缝合。B，缝合固定在右侧耳垂前缘的腮腺筋膜上。在该缝合点上方再固定一针。当缝合线打结时皮肤即被提紧。

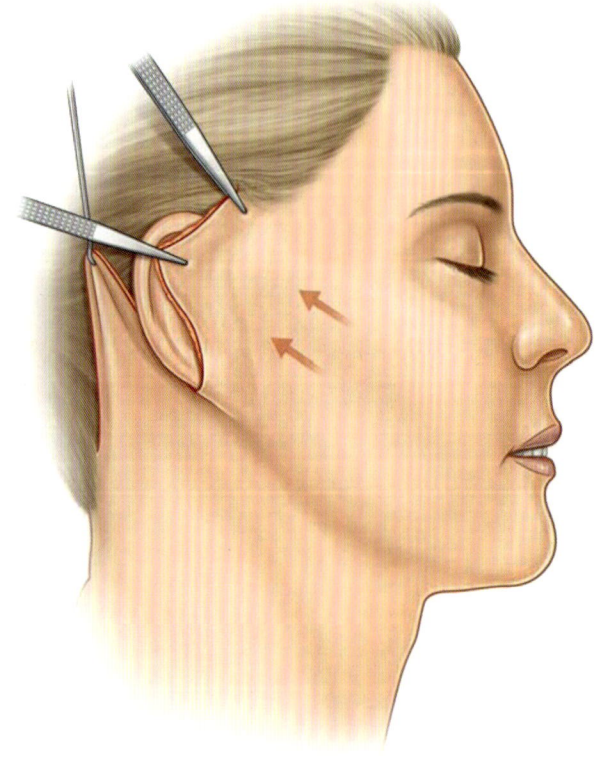

图 10.21　向上外侧提拉上颊部的皮肤，注意会增加露齿度。

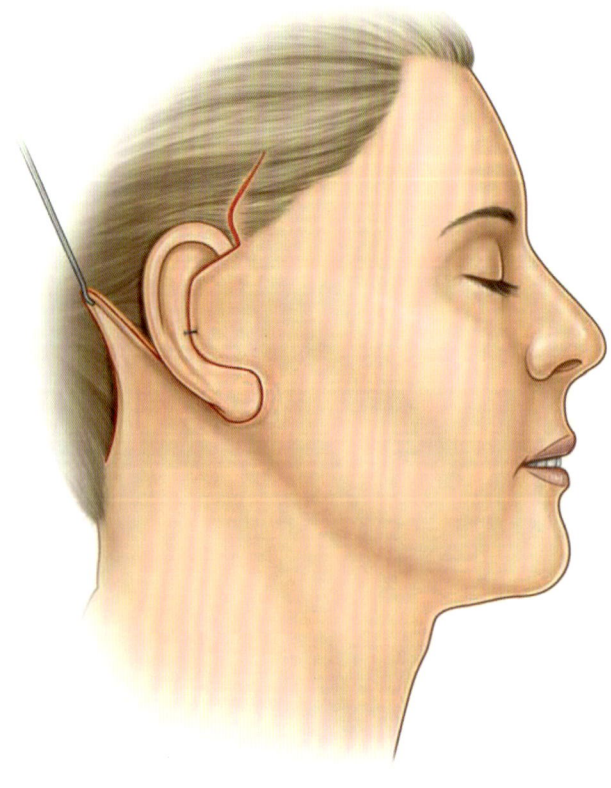

图 10.22　将上部颈阔肌缝合至腮腺筋膜并将皮瓣的皮缘临时固定于耳轮前皮肤后的颊部外观。

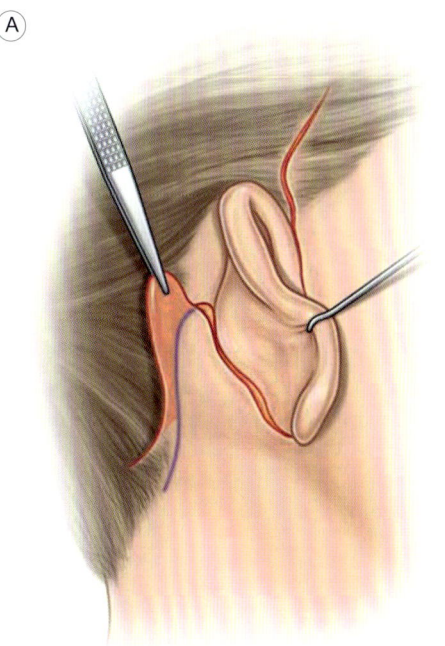
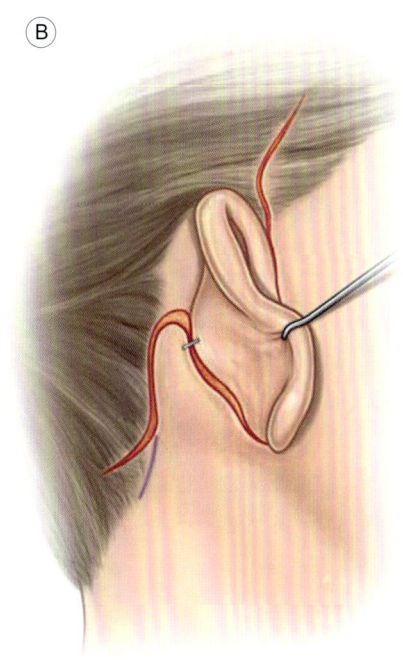

图 10.23 A，耳后皮肤在无张力下将多余的部分标记出来。B，切除多余皮肤后使用钉皮机将枕部皮瓣固定一点，注意应保持无张力和枕部正常的发际线。

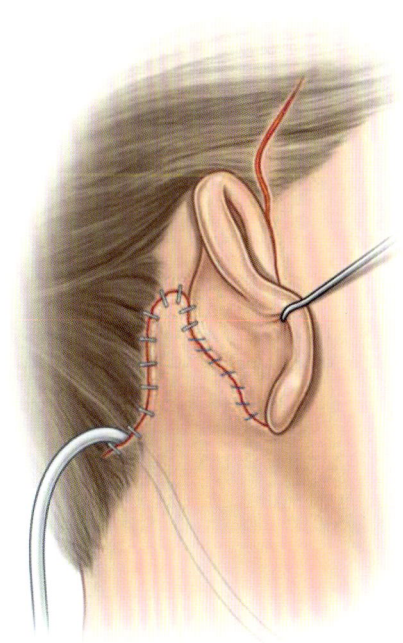

图 10.24 缝合枕部发际线伤口，留置 Jackson–Pratt 引流管。

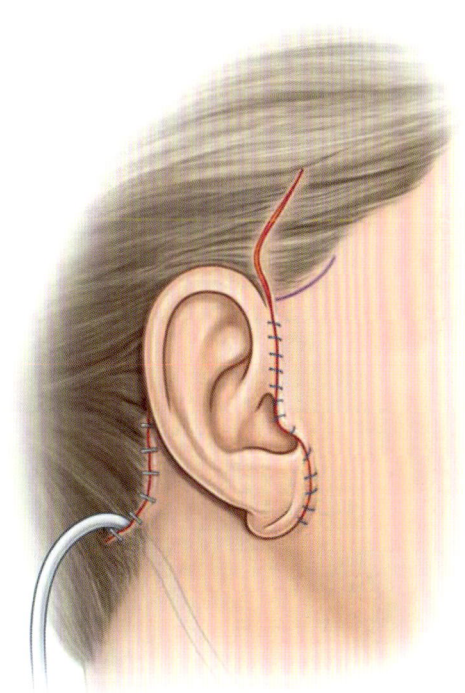

图 10.25 使用 5-0 单股可吸收线将皮缘固定于耳屏的位置。剩余的耳前切口使用 5-0 尼龙线缝合，注意耳垂应该向后方倾斜 30°。为不提高发迹缘，画出颞部发迹缘向尾侧走行的横向标记线。

缘横向切口切开，下移颞部发际线（图10.25）。在耳轮和颊部连接处标出多余的三角形皮肤并予切除（图10.26）。之后，将颞部带发皮瓣往下拉，与耳前皮肤相连，达到发际线下移的效果（图10.27）。

手术效果

术后，皮肤显得非常年轻而且效果持久、自然。深层除皱术对鼻唇沟和中面部松弛尤为有效。在过去，由于剥离层面在颊部，是在颈阔肌下，而在颈部是在颈阔肌上，只能从侧方切口入路的方法不能很好地拉紧颈部颈阔肌，因此，有时候深层除皱术对颈部的处理效果不太明显。但深层除皱术结合采用专门矫正颈阔肌松弛的技术可以不再影响医师的发挥（图10.28）。

术后护理

手术完成后，对患者的头部和颈部进行轻薄的包扎。术后第一晚，将患者安排在医院附近的旅馆休息，并且由一名受过整形护理专业培训的护士全程陪伴。

良好的休息和静养有利于患者康复。术后第二日，嘱其复诊并拆除引流管和包扎。如果患者颈部进行了大面积剥离，则需要保留引流管直到拆线。

术后4~5日，患者留置的引流和缝线可以全部拆除。术后三周可以开始进行轻微运动。6周后可加大运动量。尽管面部有可能还未消肿，但理论上患者在两周后即可出院工作。一般来说，术后3周之内即可消肿，但大部分患者都会等到6周后再出席重要的社会活动。

并发症

面部除皱术最严重的并发症就是术后出血，经常发生于高血压患者，而且男性比例高于女性。因此，所有患者在术前都需要进行体检和高血压病史追查。只要患者出现临界高血压，或者血压不稳，就需要接受降压治疗和再评估。考虑到可能出现的副作用，一些内科医师不愿意对轻度高血压患者进行临床干预也是可以理解的。我经常向内科医师解释高血压对手术可能产生的影响，帮助他们理解在术前降压并监控血压的重要性。

尽管深静脉血栓和肺栓塞相对而言比较少见，但有可能带来极其严重的后果。对体重严重超标或者有其他危险系数的患者一般不予手术，除非他们减肥或降低危险系数。在手术过程中，患者将维持佩戴间歇加压装置。

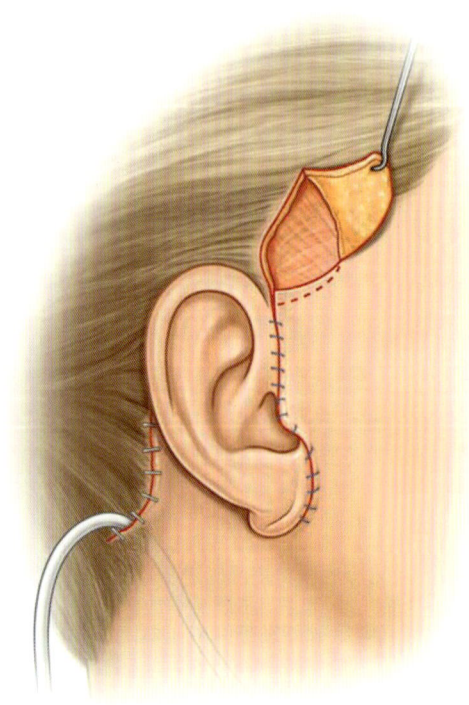

图10.26　在颞部发际线底部切开，用拉钩将颞部携带毛发的皮瓣拉起，标记出多余的无毛发区的皮肤，以便切除。

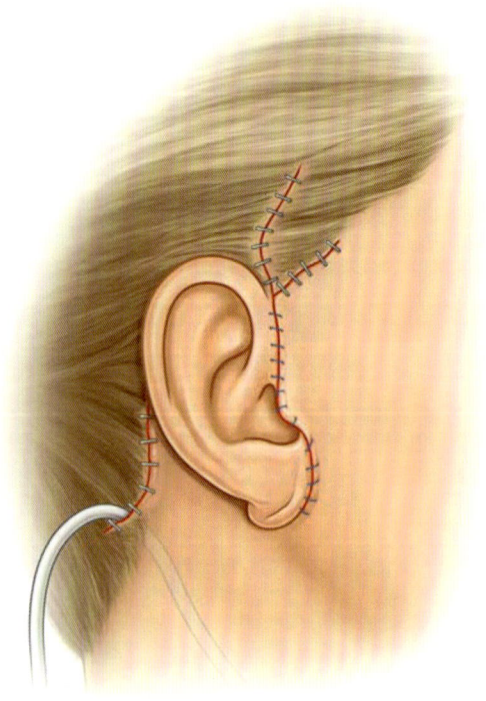

图10.27　切除多余的耳前无毛发皮肤，使用钉皮机将颞部携带毛发的皮瓣固定于正常位置，发迹缘得到降低，接近正常。

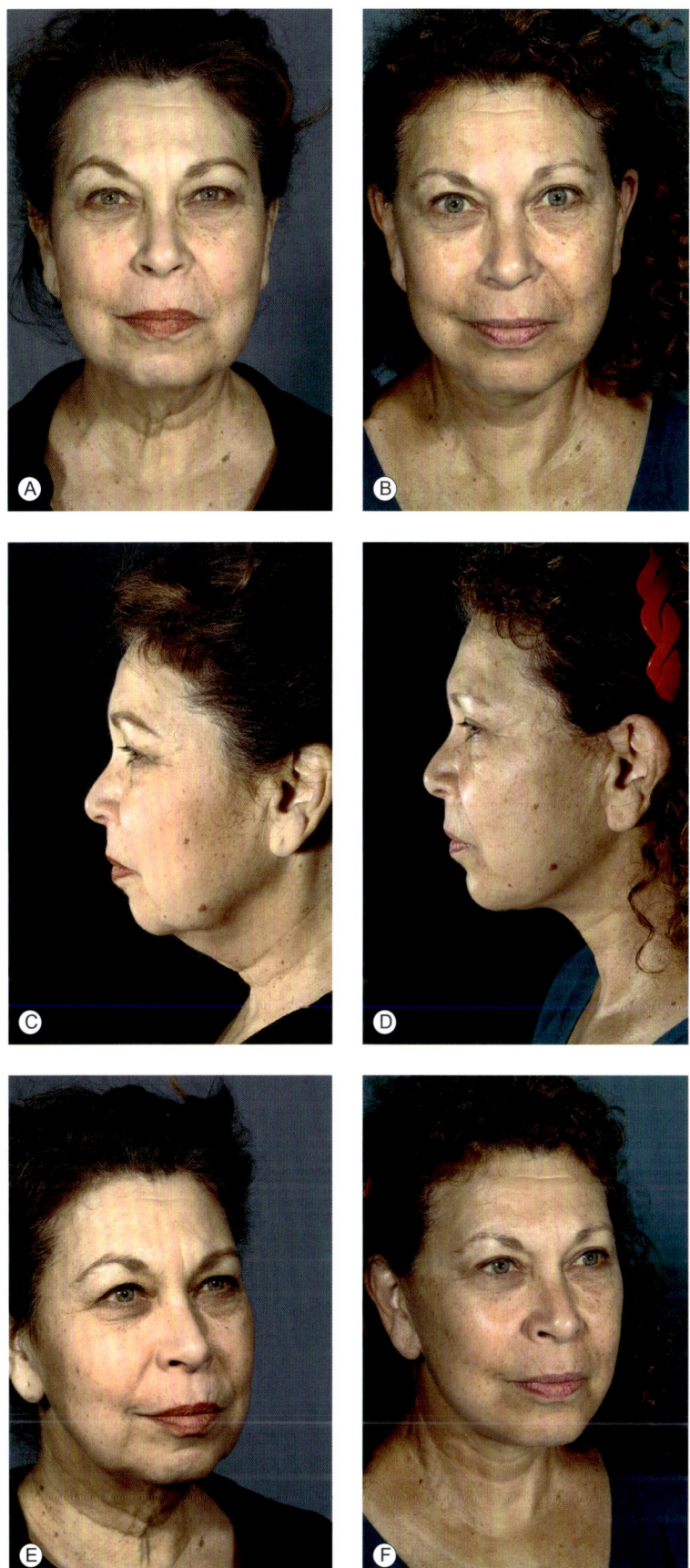

图 10.28 64 岁女性的术前观（A，C，E）和在接受深层除皱、隆颏术和颈阔肌拉拢成形术的术后半年观（B，D，F）。患者同时还进行了上、下睑成形术，她拒绝行下睑的化学剥脱术。

皮肤坏死、脱发以及大面积留瘢痕一般都是技术问题造成的，比如把皮瓣处理得过薄，或者缝合时拉得过紧。避免术后留瘢痕和脱发的最好办法是在手术过程中避免过度拉扯组织。

不管在术前是否使用抗生素，术后通常都不会出现感染。需要做的就是休息，抬高患区，使用抗生素，必要时行外科引流。

手术心得及教训

心得

- 通过尸解可以熟悉面部神经的三维解剖，了解面部神经如何走行于不同的肌肉-筋膜层面。
- 在缝合时，尤其注意避免张力过大。
- 使用微创技术以避免对真皮下血管网造成损伤。
- 术后立即询问患者是否感到疼痛。因为疼痛感是血肿的重要标志。
- 适合所有患者的"最佳技术"是不存在的，要根据患者需求适度调整方法。

教训

- 对肥胖患者不予手术。因为手术效果一般不理想，而且出现并发症的频率较高。
- 注意与患者的内科医师经常沟通，以优化患者术前各项身体指标，避免术后出现严重并发症。
- 不要低估手术的范围。需要处理的面积越大，需要恢复的时间越久。
- 术前注意观察各种可能影响手术效果的因素，诸如皮肤松弛程度、是否晒伤等。使用剥脱、激光等辅助手段缓解皮肤松弛或晒伤造成的不良影响。
- 不要对患者过度承诺。

（薛红宇 译）

拓展阅读

Hamra ST. Composite rhytidectomy. Plast Reconstr Surg 1992; 90:1–13.

Hamra ST. The deep-plane rhytidectomy. Plast Reconstr Surg 1990; 86:53–63.

Gosain AK, Yousif NJ, Madiedo G, et al. Surgical anatomy of the SMAS: A reinvestigation. Plast Reconstr Surg 1993; 92: 1254–1263.

Lemmon ML, Hamra ST. Skoog rhytidectomy: A five-year experience with 577 patients. Plast Reconstr Surg 1980;65:283–292.

Mendelson MC, Freeman ME, Wu W, et al. Surgical anatomy of the lower face: the premasseter space, the jowl, and the labiomandibular fold. Aesth Plast Surg 2008;32:185–195.

Mitz V, Peyronie M. The superficial musculo-aponeuric system (SMAS) in the parotid and cheek area. Plast Reconstr Surg 1976;58:80–88.

Pina DP. Asthetic and safety considerations in composite rhytidectomy: A review of 145 patients over a 3-year period. Plast Reconstr Surg 1997;99:670–678.

Pitman GH. The deep-plane demystified. Videotape. St Louis: Quality Medical Publishing, 2000.

Rudolph R. Depth of the facial nerve in face lift dissections. Plast Reconstr Surg 1990;85:537–544.

Skoog T. Plastic Surgery: New Methods and Refinements. Philadelphia: WB Saunders, 1974.

第3部分：除皱术

第 11 章

高位 SMAS 除皱技术

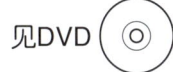

Fritz E. Barton, Jr 和 Ricardo A. Meade

历史

20 世纪 80 年代，高位浅表肌肉筋膜系统（SMAS）除皱技术，由 Skoog 1974 年所描述的技术改进发展而来。解剖学的研究证明在面部年轻化手术时将皮肤皮下组织及 SMAS 一起提拉会有很大帮助。

手术的根本目的是能确切地提拉颊部的组织；其次是将颧部和下颌部的组织作为一个整体，通过 SMAS 进行悬吊提升。没有哪种复位技术会使皮肤的提升力量如此之大。

体格检查

- 评估整体软组织的质量和体积。
- 检查面部骨骼的比例（颧骨的高度、双侧颧骨的距离、下颌的突度等）。
- 评估面部的皮下脂肪层，尤其是其体积外形及位置的变化。颧部软组织会下垂到上颊区，前颊面部软组织会下垂至鼻唇沟，颊脂垫的堆积会形成"下颌纹"，卵圆形的脸形也会变成方形。这种容积的改变在不做容积充填情况下会影响到术后改善的效果，也会影响到手术的先后顺序。
- 注意是否有眼轮匝肌缘降至颧突形成月牙形组织带。
- 评估鼻唇沟的深度和其上方的突度以了解颊部软组织下垂的程度。
- 分析并了解颊部脂肪组织在下颌缘处形成的下颌纹。可以在患者坐位时向上推移颊部组织以了解下颌脂肪的厚度。还应了解此处下颌皮肤韧带的情况。
- 通过测试患者皮肤的弹性来了解皮肤的强度。光辐射及吸烟会损害皮肤质量，比如在口周就很容易形成明显的皱纹。
- 最后，还应了解以前手术的瘢痕情况。

解剖

可以将颊部看成两个组织成分，下 2/3 的颊部皮下脂肪层和上 1/3 的对应于下眼睑的松弛下垂组织。由于这两部分密不可分，颊部提升时通常也需要合并下睑的提升。颧弓及以上部分 SMAS 下的分离采用钝性分离，可以确保从颧弓跨过在 SMAS 下走行的面神经额支的安全。腮腺前采用锐性分离是安全的。在腮腺前缘则采用钝性分离以保证面神经颊支的安全。分离至面中间部分时应保持分离的层次在颧大小肌的浅面以避免损伤到周围面神经支。

手术步骤

分离皮瓣先从耳前开始，仅分离出 4~5cm 预计切除的皮肤部分。颧弓上方眶外侧做皮下分离，分开鱼尾纹部的皮肤与深方的附着，使颞部皮肤能容易上提复位。使上部 SMAS 的浅面显露出来，随后加以分离（图 11.1）。

乳突部位在皮下分离，向下经过下颌缘至颈前。颈部的皮肤和颈阔肌要分开处理，因为皮肤的上提幅度要远比颈阔肌大。如果需要颏下去脂或颈阔肌中线的折叠缝合，还应另加颏下切口（图 11.2）。

自耳屏缘开始分离 SMAS，需保留一点 SMAS 的边缘以利缝合。耳轮脚的上外侧也要保留一小部分 SMAS 作为随后固定时使用。在此处，很容易确定 SMAS 的安全分离深度，因为面神经还在腮腺实质的深面。解剖学上 SMAS 筋膜和腮腺包膜交织融合。

要从外科的角度确定正确的分离层次，可以将腮

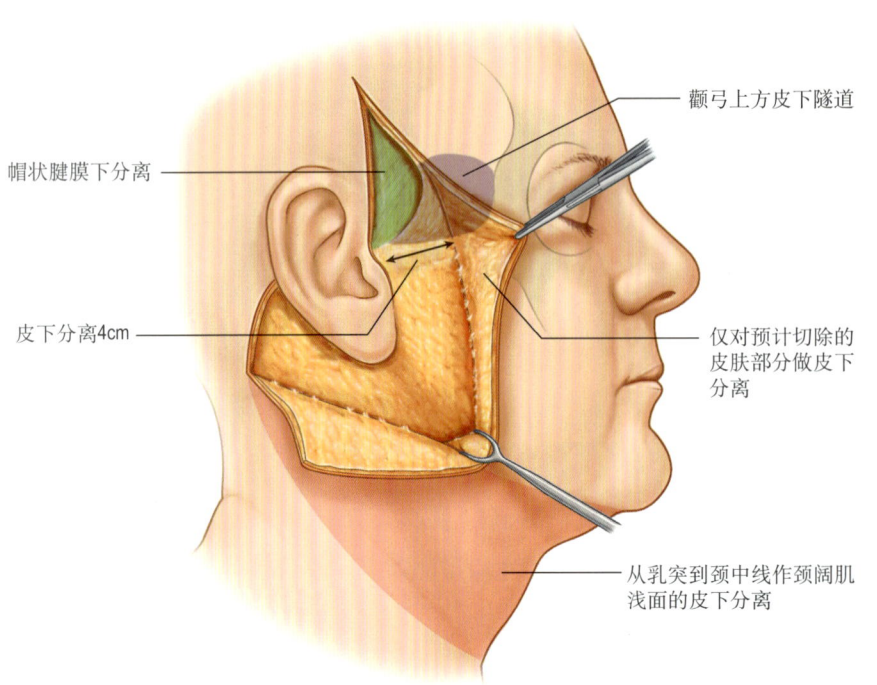

图 11.1 皮下分离的范围。(Aesthetic Surgery 2002; 22(5):481–486, with permission of Elsevier.)

- 帽状腱膜下分离
- 皮下分离4cm
- 颧弓上方皮下隧道
- 仅对预计切除的皮肤部分做皮下分离
- 从乳突到颈中线作颈阔肌浅面的皮下分离

腺包膜掀起，仅留下一薄层的筋膜（图 11.3）。SMAS 层掀起以后，就可以朝腮腺前缘方向分离。面神经在腮腺前缘位置从腮腺浅出，此处的分离应由锐性分离改为钝性分离。钝性的垂直分离可以分开残余的致密纤维即所谓的皮肤-咬肌韧带，显露出覆盖面神经的菲薄的咬肌筋膜。确认这层筋膜非常重要，只有这样才能保证颊部分离的层次是在面神经的浅面。

接着往下沿胸锁乳突肌表面分离，向前向舌骨方向水平分离出 3cm，走向类似冰球棍的形状，使得颊部和 SMAS 筋膜能够向上推移。分离需在直视下进行，小心此处的下颌缘神经。颈阔肌后缘和腮腺包膜相连，从颈阔肌后缘切开损伤下颌缘支的风险很大，安全分离的方式是分离颊部的 SMAS 筋膜后，接着其分离层次再掀起颈阔肌。

至此，SMAS 筋膜可以轻松上提，而颊部皮肤的移动仍被颧弓处的紧密附着所限。一般的外科指导只是说接着颊部的分离层次向上越过这一区域。但 SMAS 筋膜作为固有筋膜包饶颧部主要肌肉，上述的操作会分离掀起肌肉，可能造成表情肌深方的运动神经支的损伤。

为避免损伤神经，开始耳前的 SMAS 分离时可以用剪刀作分离，向上越过颧弓上缘。与绝大多数解剖学所描述的不同，SMAS 筋膜其实不直接交织会合在颧弓上，而是越过颧弓与其上方的颞顶筋膜（即颞浅筋膜）交织一起。面神经位于分离层次的深面、骨膜的浅面，分离的层次是安全的。

由于该项技术强调的高位上提颊部组织，在耳轮脚的前侧保留 SMAS 筋膜的上外角，以便皮瓣的随后固定悬吊非常重要。可将这种分离沿着颧弓上缘向前至眶外侧缘，准确分离 SMAS 筋膜部分可减少面神经损伤的风险，切记，掀起颧弓前面的 SMAS 筋膜时应避免过于牵扯深面的筋膜。

分离 SMAS 筋膜与颧大肌之间的附着时，以眼轮匝肌外侧作为分离深度的参照。从颧肌的起点处开始在 SMAS 深面分离，向上越过颧肌外缘，掀起颧肌表面的筋膜，然后进入皮下组织层。必要时甚至可以越过鼻唇沟直到上唇。向前分离的范围可在术前根据鼻唇沟深度决定。

颧肌表面的筋膜掀起以后，分离的层次较浅表，位于皮下组织层。至此，颧部下颌部的皮下组织作为独立单位已可以被自由提拉（图 11.4）。通过保留高位外侧部的 SMAS，可以充分上提颧颊部组织。

主要是在垂直方向上提颊部组织，注意悬吊力量的协调以避免下睑的扭曲变形。将 SMAS 筋膜瓣有力地缝合锚定在颞肌筋膜上（图 11.5），确立了悬吊的力度。剪裁 SMAS 筋膜，分离出一条 SMAS 饶过耳垂缝合固定在耳后的乳突筋膜上，作为第二个悬吊固定点。注意牵拉颈阔肌的着力点位置应低于下颌缘。确切可靠地缝合 SMAS 筋膜与耳前原先保留的 SMAS 边缘，避免只靠两个点固定承受所有颊部组织的重量。

SMAS 筋膜缝合以后，再缝合皮肤时就没有了张力。剪裁多余的皮肤，使之恰当地紧贴耳缘。注意保

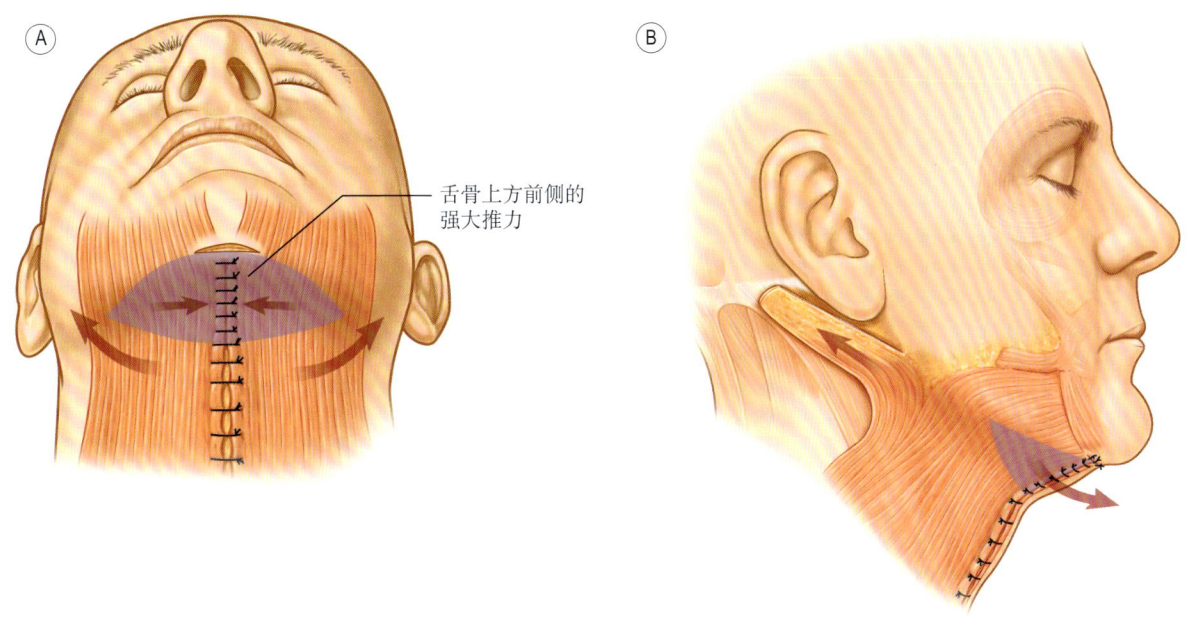

图 11.2　舌骨上方内侧的高张力和下方的低张力。（Aesthetic Surgery 2002; 22(5):481–486, with permission of Elsevier.）

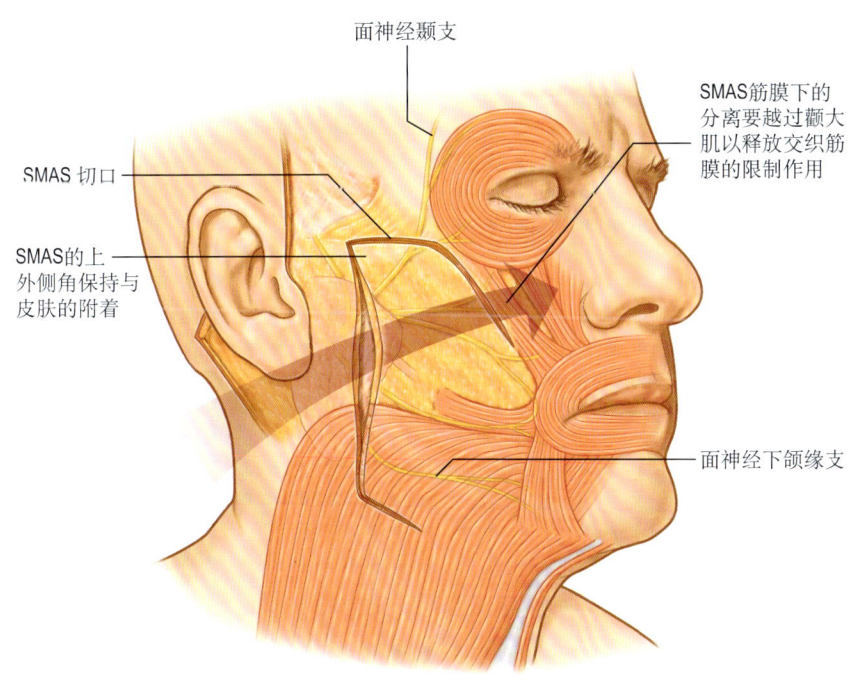

图 11.3　SMAS 分离层次的过渡。（Aesthetic Surgery 2002; 22(5): 481–486, with permission of Elsevier.）

留发际线并避免局部牵拉皮肤的线形痕迹。至此面部颊部的手术宣告完成。颊部组织被确切悬吊以后，就可以通过上睑外侧切口及下睑切口进行下垂的眼轮匝肌的悬吊（图 11.6）。无需利用眼睑切口进行颧脂垫的悬吊，因为高位 SMAS 筋膜的悬吊步骤已解决了这个问题。下睑部位成束的眼轮匝肌会加强颧部提升的力度。而高位 SMAS 筋膜的悬吊也给下睑眼轮匝肌的悬

吊提供了额外的支撑，也就消除了术后巩膜暴露的原因。

最终皮肤的缝合在无张力下进行，所有的张力都放在了 SMAS 筋膜上，SMAS 筋膜对皮下脂肪的悬吊力量远超过皮肤层。皮肤缝合时张力不会超过正常皮肤的张力。见图 11.7 示该手术术后效果。

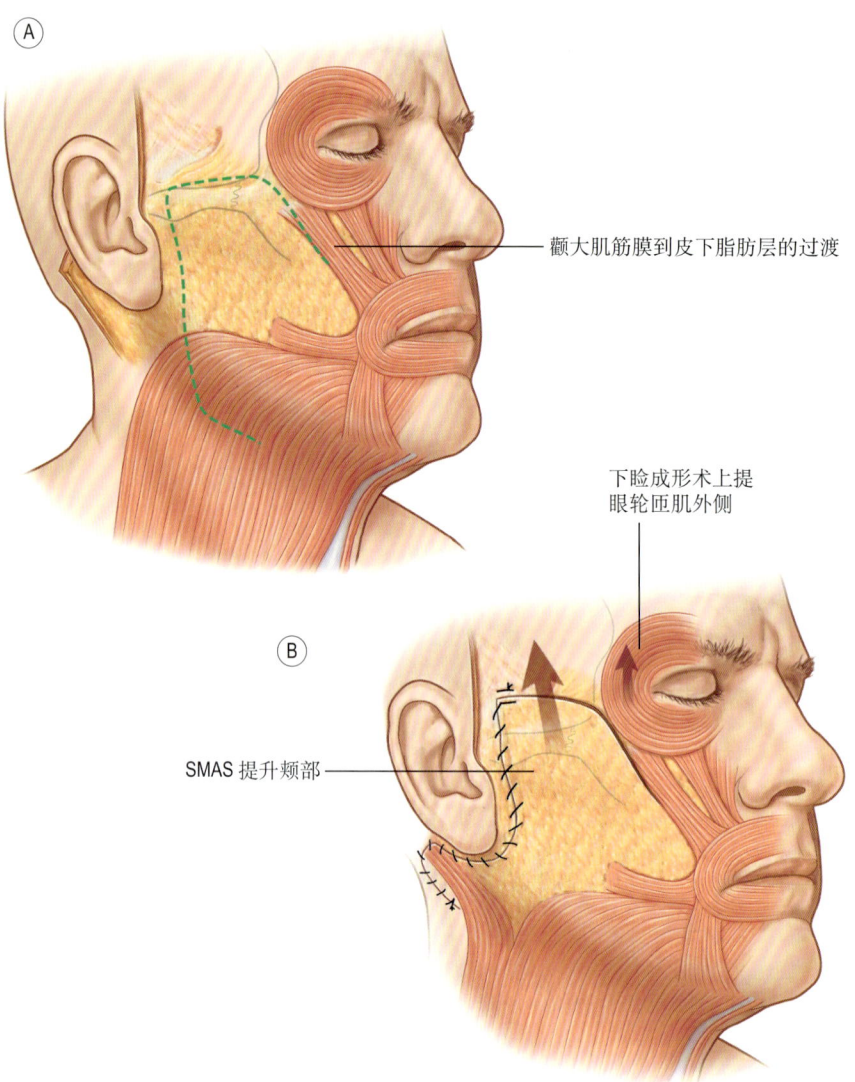

图 11.4 SMAS 提升颊部,眼轮匝肌悬吊矫正下眼睑。(Aesthetic Surgery 2002; 22(5):481–486, with permission of Elsevier.)

颧大肌筋膜到皮下脂肪层的过渡

下睑成形术上提眼轮匝肌外侧

SMAS 提升颊部

术后护理

建议术后留院观察一晚,头部加压包扎但颈部暴露以便直视检查。颈部引流自耳后引出,第二日拔除。

随后的 4~6 周时间内建议减少盐和水的摄入量以减轻水肿,另外会出现典型的除皱术后反应和恢复进程。

并发症

- 术后会有短暂的皮肤神经功能丧失,笔者的病例中没有发生永久神经损伤的情况,笔者或在训练住院医时都没有发生此种情况。
- 血肿发生率在女性为 3%,在男性和高血压患者则为 8%。

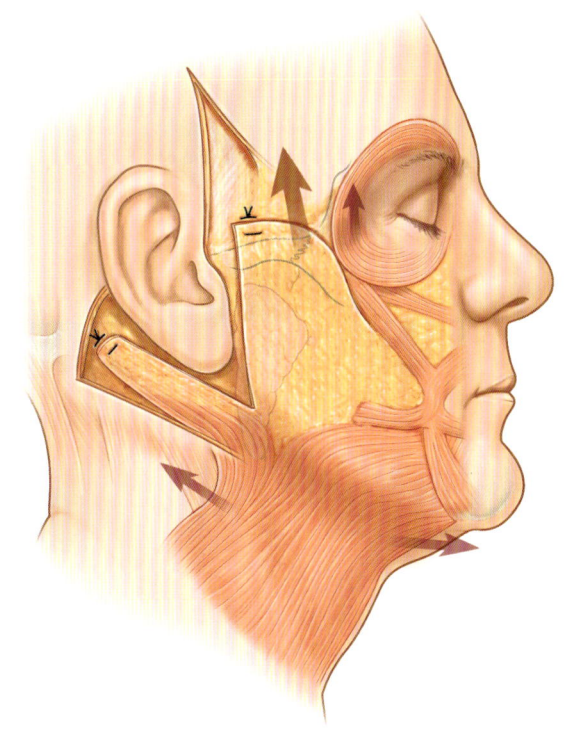 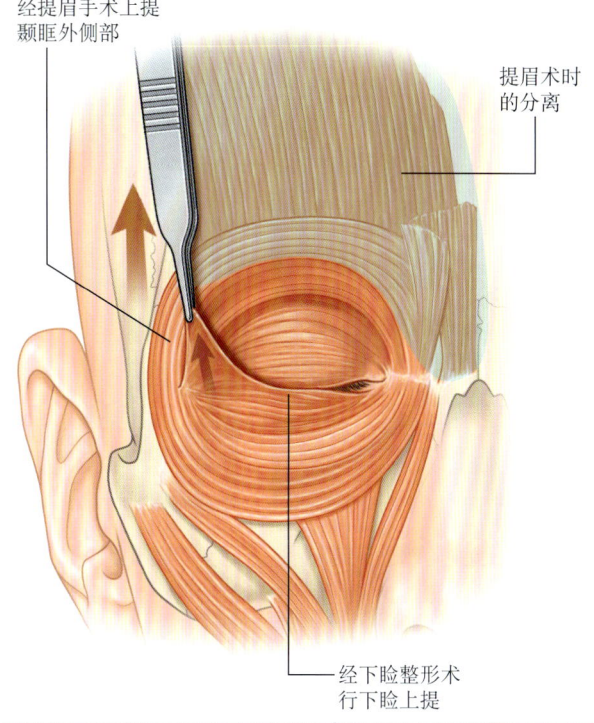

图 11.5 颊部悬吊。

图 11.6 下睑缘切口眼轮匝肌瓣上提。（Aesthetic Surgery 2002; 22(5)481–486, with permission of Elsevier.）

手术心得及教训

- 手术应在麻醉性低血压下进行，以便能清楚看见解剖结构。
- 如进行紧身衣状颈阔肌成形术，在颏下进行中线位置的颈阔肌折叠缝合术。
- 颊部垂直方向的提升需要同时做下垂的眼轮匝肌的悬吊术。
- 行高位 SMAS 上提手术时如不进行下垂眼轮匝肌悬吊术，颊部的重力作用就会落在下眼睑而导致巩膜外露的问题。

手术步骤小结

1. 高位 SMAS 筋膜上提不依靠皮肤的拉力。
2. 应保持皮肤皮下组织和 SMAS 筋膜的附着形成一个整体。
3. 颊部组织分离后可以进行垂直的提升。
4. 需强调的是需在高位进行颊部的上提。
5. 颊部上提后下睑的悬吊是必要的。
6. 很多患者需接受颏下修复整形（通常是紧身衣式）。
7. 如有适应证，额部的上提手术也有必要进行。
8. 相比于传统术式，将面部各功能单位作为一个整体提拉，力量协调均匀是本术式的关键点。

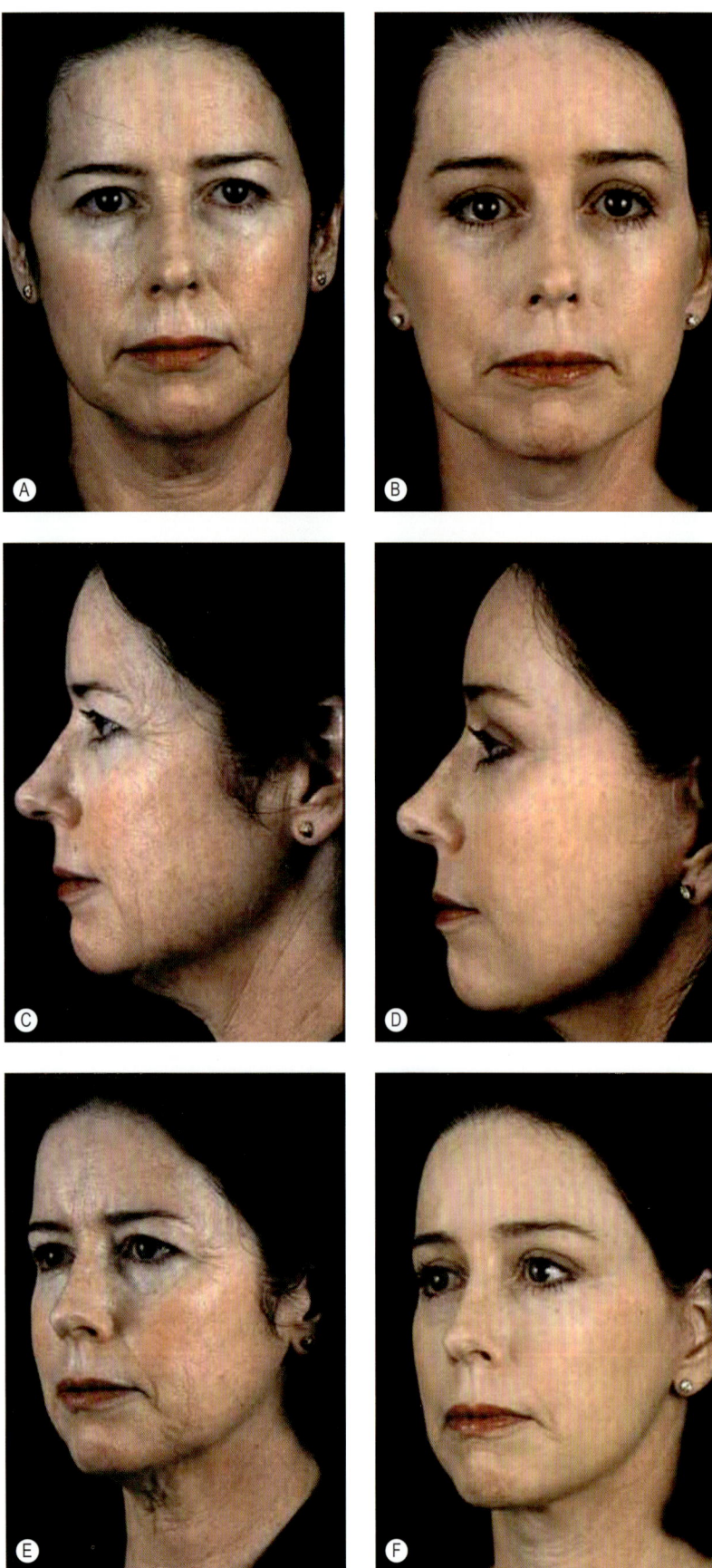

图 11.7 A～F，左列为术前，右列为术后患者形象（内镜提眉术，双侧上下睑成形术，高位 SMAS 皱纹去除术，颏下脂肪吸除术，口周、眉间皮肤磨削术）。（Fritz E. Barton Jr., The "high SMAS" face lift technique. Aesthetic Surgery 2002; 22(5):481–486, with permission of Elsevier. ）

（谢宏彬 译）

参考文献

1. Skoog T. Plastic surgery – new methods. Philadelphia: WB Saunders: 1974, pp. 300–330.
2. Zilmer ME, Barton FE, Jr. The sub-SMAS cervicofacial flap I: Anatomic investigation. Presented at the 1982 Plastic Surgery Chief Residents Conference, Washington DC.
3. Barton FE, Jr. The SMAS and the nasolabial fold. Plast Reconstr Surg 1992;89:1054–1057.
4. Barton FE, Jr. Rhytidectomy and the nasolabial fold. Plast Reconstr Surg 1992;90:601–607.

第3部分：除 皱 术

第 12 章

MACS 除皱术

见DVD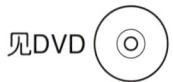

Patrick L.Tonnard，Alexis M.Verpaele 和 Colin M.Morrison

引言及要点

- 诸多的现代除皱技术中，有一项皮肤无张力上提的面部雕塑技术。雕塑技术包括精细的缝合和吸脂以及通过自体脂肪移植补充体积。
- 我们喜欢采用被称为"小切口面部悬吊提升术"（minimal access cranial suspension Lift, MACS-Lift）的技术（简称 MACS 除皱）进行微创的面部年轻化。
- 所谓的"短疤除皱术"并不等同于瘢痕较短的传统的除皱术。
- 面颈部的垂直方向是面部年轻化要解决的问题所在。
- 垂直提升的技术包括一个防止鬓角上提的颞部发际切口。
- 皮肤过于松弛时，耳后的切口需要延长，以便更好地剪裁和对合皮肤。
- 尽可能不分离颈部。

术前评估

越来越多的不同年龄、不同社会背景的男性和女性在考虑做面部年轻化手术了。以我们的经验，年轻患者30岁左右就已经开始寻求预防和治疗面部老化的问题，包括皮肤护理、肉毒素注射、微创外科手术等。适合手术的患者一般也不喜欢手术太大，风险太高，而是倾向于轻微改善老化体征又不会发生很大变化且恢复较快的手段，尤其对老年患者，这种倾向更为明显。

选择短疤除皱术还是传统切口的除皱术取决于皮肤的松弛程度，颈部的老化也在考虑的因素之列。我们的经验是绝大部分患者都可采用短疤除皱术。如果颈部改善程度不够，还可附加一个微创手术，如颈前和颈后的颈部整形术（详见手术心得及教训）。既可以达到预期效果，恢复时间又短。

适应证

MACS 除皱的优点在于年轻化的效果可靠自然，手术简单，时间短仅 2～2.5 小时，可在门诊局麻下进行。相对于传统除皱术，其术后瘢痕更短，并发症更少，恢复更快。

MACS 除皱总的原则是通过耳前和颞部的发际切口，用可吸收或不可吸收缝线，以荷包缝合的方式垂直上提悬吊面部下垂的组织，锚状固定在颞深筋膜上。

手术有两种不同的形式：
1. 单纯 MACS 除皱术（S-MACS），用两个荷包缝合提升改善面颈部下 1/3 的老化（下颌纹、木偶纹、颈颏角）。
2. 扩大的 MACS 除皱术（X-MACS），增加第三个荷包缝合以悬吊颧脂垫，也可提升下睑、中面部及鼻唇沟。

单纯MACS除皱术

放置两个荷包缝合以矫正下颌纹、木偶纹及颈纹，最后，在颧弓上、耳前1cm处锚定在颞深筋膜上。第一个较窄的 U 形荷包线走行在下颌角部位颈阔肌后缘处。完成颈部吸脂后，尽量收紧荷包线，垂直提升颈阔肌的外侧部，矫正颈颏角。第二个荷包呈较宽的 O 形环，起于颧弓上同一锚定点，斜向到达面颊部，收紧后可矫正颊纹、木偶纹，以及下垂的嘴角（图 12.1）。

扩大的MACS除皱术

患者坐位下标记外眦下方 2cm 的一个点，作为第三个荷包缝合线的下界，皮下分离应到该位置。第三个荷包线也起于颞深筋膜，但稍靠前位于眶外缘外侧。它的作用是用力提升鼻唇沟、颧部组织及中面部，并缩短下睑的垂直高度（图 12.1）。

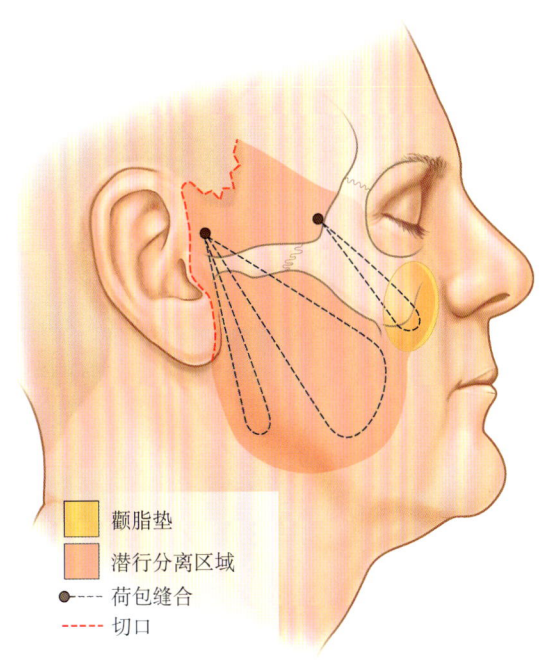

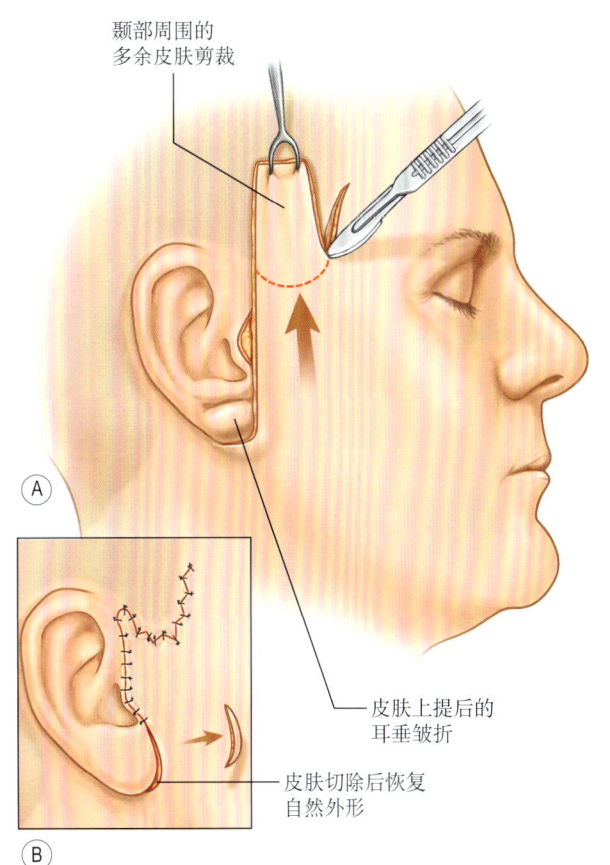

图12.1 MACS除皱术示意图。图示皮肤潜行分离的范围及荷包缝合环的位置。皮肤切口用红线表示，皮肤潜行分离范围粉色表示，荷包缝合环黑色虚线表示。

无论是单纯MACS除皱术还是扩大的MACS除皱术，皮肤都会以完全垂直的方向向上提拉，高出颞部发际线部分的多余皮肤会被切除。因为基本上没有向外侧方向的牵拉作用，耳垂水平不会形成"猫耳"。切口也就不必向耳后延伸（图12.2）。

在扩大的MACS除皱术中，颧脂垫的悬吊会引起下睑外侧及外眦旁皮肤的堆积，必须在此处另外作一切口行适当的皮肤切除。由于第三个荷包缝合线对下睑有足够的支持作用，皮肤的切除不会造成下睑的问题。通过用镊子钳夹皮肤判断其皮肤多余的量，经下睑并适当向外眦延长的切口，将多余皮肤切除。切除的皮肤量可达4～8mm。此种术式被称为钳夹式下睑成形术。

MACS除皱术明显改善颏下及上颈部的皮肤松弛，颈颏角变锐，下颌曲线流畅，恢复了中面部的正常体积，同时改善了鼻唇沟。

采用单纯MACS除皱术还是扩大的MACS除皱术，取决于是否需要矫正上半鼻唇沟及面中部。第三个荷包缝合线悬吊颧脂垫，明显改善了上述的症状，同时也恢复了面中部的体积，为下睑结构提供了支持。这也表明第三个荷包缝合线也适合于颧部扁平及下睑松弛的患者。

只有无重要内科疾病、无心血管风险的患者才适合于在门诊做MACS除皱术。采用全身麻醉还是局部

图12.2 MACS除皱术时皮肤垂直上提及切除多余脂肪。切口无须向耳后延伸。

麻醉取决于医师和患者的喜好。

在典型的术前宣教中，吸烟是除皱术的绝对禁忌证。但在MACS除皱术中，因为皮下分离的范围有限，没有多平面的广泛分离，吸烟只是一个相对禁忌证。

手术步骤

术前镇静

根据患者体重及焦虑程度不同术前注射咪达唑仑2.5～3mg。

术前标记

患者取坐位，颈部放松，显示出双下颏。标记双下颏部分及下颌下半部。这两部分都行吸脂术。在行扩大的MACS除皱术时，外眦下2cm的点也做标记，用以表示皮下分离的下界。

麻醉药物注射

注射麻醉药物应先从下睑开始，然后是下颏，最

后是颊部（麻醉液配方见表12.1）。

下颌颈阔肌前的脂肪可注射 30～40ml 麻醉药物，直至中度的肿胀效果。

表 12.1　MACS 除皱术的局麻药配方

0.9% NaCl 溶液 100ml
2% 利多卡因溶液 20ml
10mg/ml 罗哌卡因溶液 10ml
8.4% 碳酸氢钠溶液 2ml
1mg/ml 肾上腺素 0.2ml
去炎松（曲安西龙）10mg

术前切口标记

标记见图 12.1 中红线。

先从耳垂下方开始标记，向上沿耳前皱折走行，在耳屏间切迹处向后转向 90°，以保留耳屏这一标志，经耳屏后缘继续向上至耳轮脚。

继续走行在鬓角与耳廓间的凹陷处，向下走行在鬓角下缘，向下的长度在男性一般为 1.5cm 左右，然后继续转向前缘。

往上的部分在鬓角下缘和前缘发际线内 2mm 采用锯齿形切口，此处切开时，手术刀呈几乎以平行皮肤的角度斜向切开，几乎垂直切断毛发（图 12.3），使得毛发可以穿过瘢痕生长，瘢痕得以隐藏几乎看不见。锯齿的目的是为了增加颞切迹的长度，使其与颊瓣侧对合更好，减少产生"猫耳"的机会。

单纯 MACS 除皱术时切口到外眦水平，扩大的 MACS 除皱术时切口延至眉尾水平。

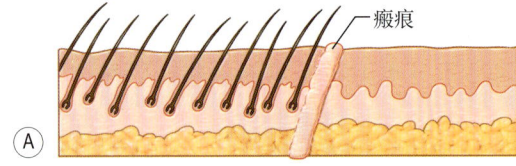
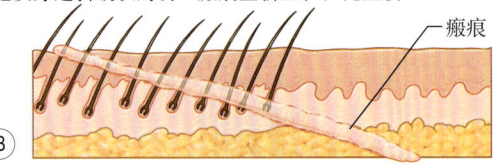

图 12.3　鬓角处的横行切开及颞部切口。
A，如果切口平行于发根，切口瘢痕通常位于发际线前面。
B，在发际内做一个斜坡样的切口，发根切断，毛囊保留，毛囊 6～8 周后就会新长出毛根，掩盖住瘢痕。

术前分离范围标记

标记见图 12.1 中粉线。

以示指触摸到下颌角并以此作标志，分离范围自耳垂最下方开始直到下颌角，向前分离出 5～6cm。扩大的 MACS 除皱术还需分离到颧突。

吸脂脂肪切除术

可使用直径为 3mm 的单孔吸管进行吸脂，吸脂时单孔应避免朝向皮肤以免损伤真皮。颈阔肌前的吸脂应在另一只手的感觉引导下进行。吸脂完成时应该可以看到吸管正好位于皮肤深面。

颈阔肌前和（或）颈阔肌下的脂肪皆可通过颏下的 2～3cm 长的切口切除。颈部的皮下分离宜广泛，以便皮肤能够被容易地上提悬吊。

如果准备做脂肪移植，可以用一种特殊的"ToVer 吸管"进行脂肪收集（图 12.4），这种吸管仅通过合适大小（1mm）的脂肪颗粒。如果下颌部吸出的脂肪不够，还可以从腹部或其他适当的部位吸取脂肪，收集脂肪时可以采用另一种开口直径为 1mm 的 Becker Grater Round 管。

脂肪颗粒移植

收集脂肪后应尽快注射。我们用滤网筛选过滤掉血和油，用 18 号注射管进行脂肪移植（图 12.6）。

脂肪移植最为多见的部位是颧部（5～15ml/ 侧）、鼻颧沟（0.5～2ml/ 侧）、鼻唇沟（2～4ml/ 侧）、木偶纹（2～4ml/ 侧），以及隆唇。

用 16 号粉针作皮肤穿刺，术后不需要缝合。

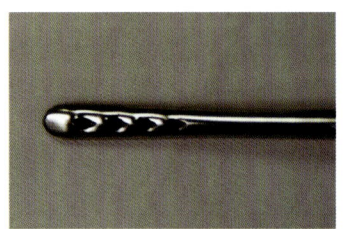

图 12.4　Tover 吸管。

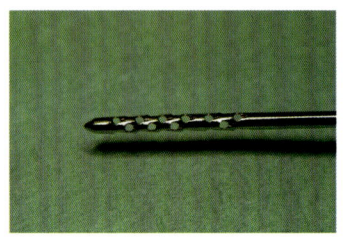

图 12.5　带 1mm 小孔的 Becker 圆形吸管。

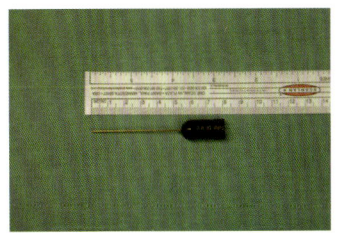

图 12.6 脂肪移植管。

鼻唇沟或木偶纹很深的患者还需脂肪注射后用 V 形分离导管做进一步的皮下潜行分离。

掀起皮瓣

用 Goney 型除皱剪刀进行盲视下的皮下潜行分离。剪刀尖朝上以便凭视觉和触觉能控制分离的皮瓣厚度。需特别注意分离的皮瓣厚度,避免皮瓣组织的轻度不规则。

锚定点

面部松弛的皮肤用走行在未被掀起的 SMAS 筋膜层里的荷包缝合线进行悬吊。缝线的锚定点位于颧弓上方的颞深筋膜,离面神经颞支保持安全距离(图 12.7)。

第一个荷包缝合线:垂直环

具体见图 12.1 点状黑线。

在颧弓上 1cm 耳轮前 1cm 处用虹膜剪分开一个 0.5cm 的皮下组织窗,显露颞深筋膜。准备 1-0 PDS 线及 CT3 针头。

先从开窗的颞深筋膜处进针,向下至颧骨。进针方向应朝向耳屏以免损伤面神经额支。荷包线带上 SMAS 筋膜 1cm 长、0.5cm 深,包括上 2/3 的腮腺筋膜和下部的颈阔肌。应确定缝针一定要穿过适当的 SMAS 筋膜,防止缝线上提时脱落。继续向下缝合到皮肤分离范围的下界,并在此点的颈阔肌上缘缝挂 2~3 针荷包线(图 12.8A)。然后缝合方向转向上方,回到起点。至此,1cm 左右宽度的窄的荷包缝合环就完成了,尽量打紧线结。

第二个荷包缝合线:斜环

具体见图 12.1 点状黑线。

第二个荷包缝合同样起于颞深筋膜,形成一个较宽的环,斜向面颊部,两条垂直线形成近 30° 的夹角。这个环更近似 O 形而非 U 形,以防形成肉眼可见的皮肤牵拉痕迹。在颊部皮肤潜行分离的前缘位置,荷包线应带上 1cm 左右的 SMAS 筋膜,然后尽量打紧线结。

第三个荷包缝合线:颧环

具体见图 12.1 点状黑线。

第三个荷包缝合线独立地锚定在眶外缘的颞深筋膜上,该点的前方即为面神经额支的走行。此处需在眼轮匝肌上开一小窗以分离开颞深筋膜。

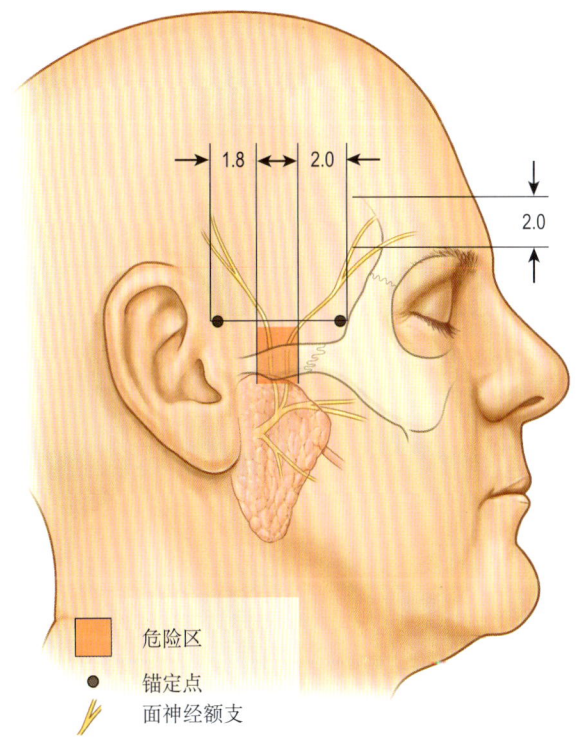

图 12.7 第 1~2 个荷包缝合环的锚定点在面神经额支后面 1.8cm(后面黑点),第 3 个环的锚定点在其前面 2cm(前面黑点)。

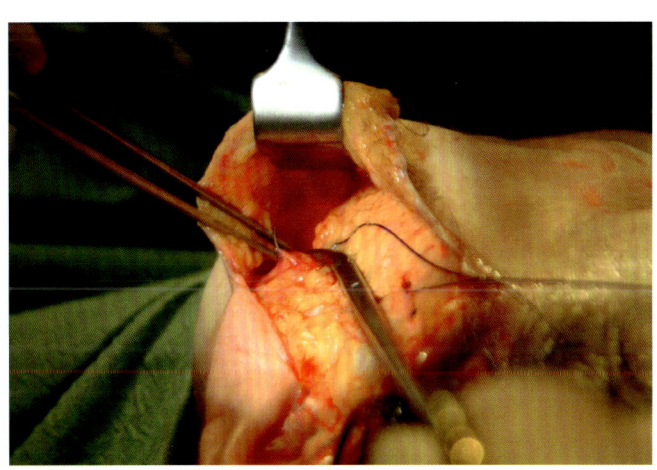

图 12.8 术中图示,左侧,0-PDS 缝线至少 1~2 针缝挂住颈阔肌前缘。

在颞深筋膜上深挂一针,然后斜向下到颧脂垫。比起周围的皮下脂肪组织,颧脂垫的纤维成分居多,其位置大概在外眦下方2cm,术前先在皮肤上做好标记。缝线在此点向上外侧方向反转,形成一个窄的U形环回到起点处。也以最大力量打结缝线。

荷包缝合完成以后,用4-0微乔(Vicryl®)线缝合颞深筋膜及眼轮匝肌上的开口,避免深方线结在皮肤外被触摸到。如果皮肤表面有些不规则,可以重做荷包缝合线或用剪刀修整。有时皮肤边缘的小凹坑也需修整一下。

皮肤的复位和切除

这种除皱术的最重要特点是皮肤的垂直提升复位。由于SMAS筋膜的悬吊方向几乎完全垂直,同样垂直方向的皮肤的切除及提升加强了面部皮下脂肪层的塑型效果。

传统的除皱术都有一个水平方向的皮肤复位提拉,往往带来耳垂部位的皮肤多余堆积,切口需向耳后延长(图12.9和图12.10B)。

切口皮下通常用4-0微乔线间断缝合。

皮肤切口水平段用5-0尼龙线水平褥式缝合,使双侧的切口缘能对合良好。

切口最低位置放引流管,引流到耳后的敷料上,24小时后拔除引流管,更换纱布,系紧6-0尼龙线关闭引流口。

在某些病例还必须增加颞部的除皱,切口还需延长。颞部除皱主要提升外眦旁的皮肤,减少发际切口处的"猫耳"。

短疤颞部除皱

绝大多数垂直除皱术包括中面部除皱术都会在外眦处有皮肤多余堆积。这会加重原先业已存在的颞部

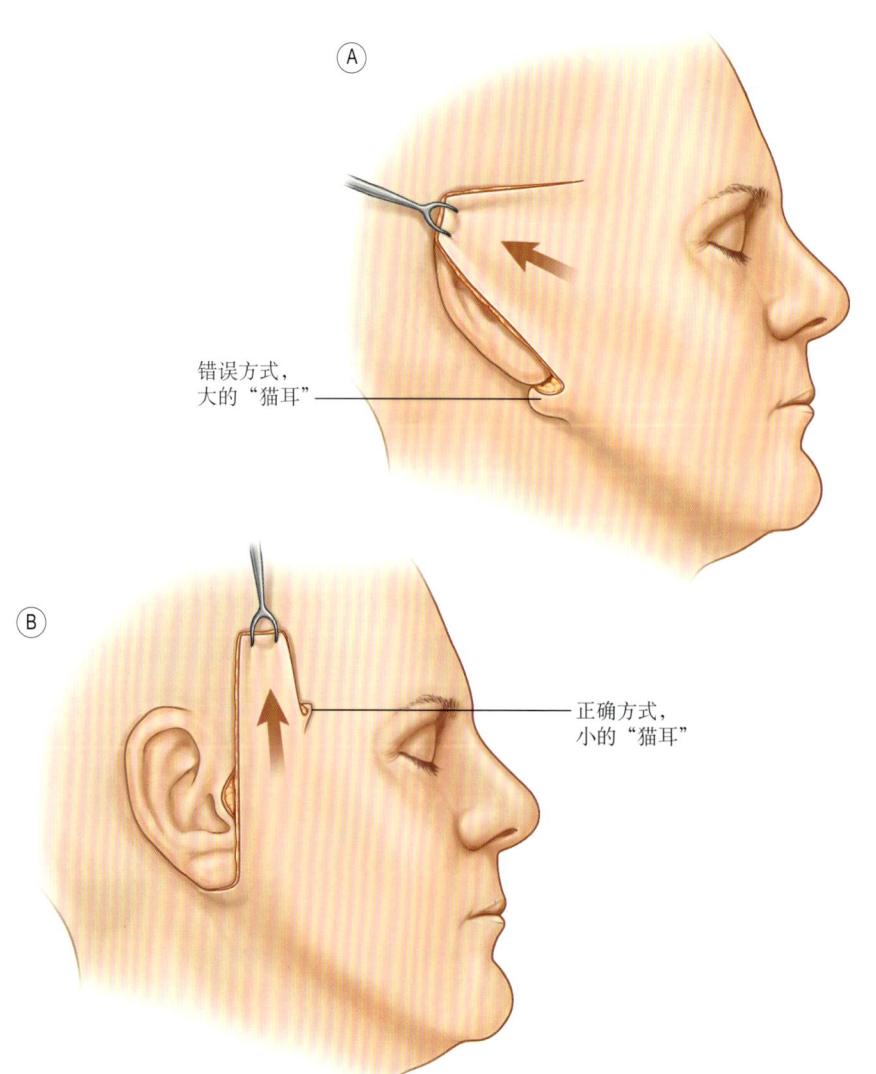

图12.9　电脑示意图。两种不同的皮肤提拉方法。向后上提拉(左),耳垂部出现明显"猫耳",必须向耳后延长切口;垂直上提(右),耳垂无"猫耳",仅在颞部有个小耳朵,容易去除。

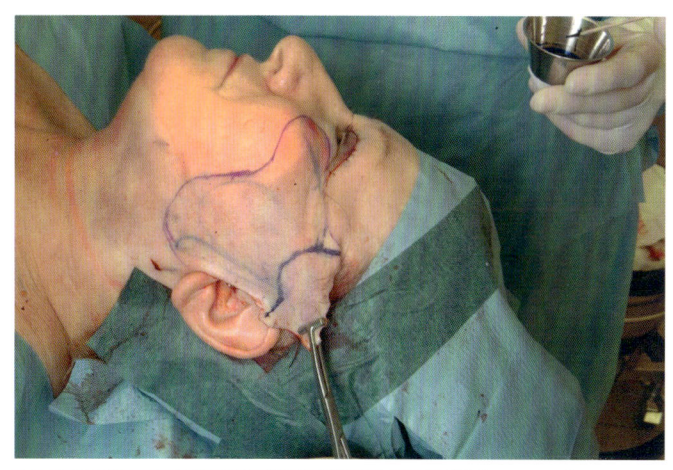

图12.10 术中图示，皮肤垂直上提。皮肤主要垂直方向上有富余，水平方向少量富余。耳垂处没有"猫耳"，切口无须沿向耳后，也不必作耳后皮肤切除。

皮肤的堆积。增加颞部除皱术可以解决这个问题。

我们采用这种短疤除皱术，结合分离平面和皮肤复位方向的改进，取得很好的效果。

提升的原理包括眉外侧的皮下组织的提升；利用帽状腱膜提升和锚定额部皮瓣。靠近头部在帽状腱膜下分离，皮瓣末端在皮下分离。从帽状腱膜到皮下层分离的过渡位置至少高于眉尾2cm，以免损伤面神经额支。

技术

利用除皱切口行皮下潜行分离。在眉外1/3上方的鬓角上方水平切开4cm，然后继续在帽状腱膜下分离直至过渡线。剪刀头部朝向皮肤面，在另一只手的中指指引下横行切开帽状腱膜，电凝出血点。切开线上部的帽状腱膜以2-0微乔线悬吊于头皮切口处的帽状腱膜。需切除几毫米的皮肤以减少切口远端的皮肤皱褶。但也不必完全抚平此处的皮肤。轻微的皱褶会随着微乔线的吸收自动变平。皮肤用3-0尼龙线连续缝合，术后6日拆线。

钳夹式下睑成形术

扩大的MACS除皱术完成以后，颧部皮肤的垂直上移会造成下睑皮肤的堆积。用镊子夹捏皮肤估计皮肤多余程度，并用亚甲蓝做皮肤标志。经下睑缘切口行眼袋成形术，在眼轮匝肌浅面分离皮肤，上提，切除多余部分。5-0尼龙线连续皮内缝合伤口。

包扎

切口敷以消毒油纱，外加非弹力绷带。术后4小时内外敷冰袋可减少肿胀和淤血。

1日后打开包扎，清洗伤口及头发，不再继续包扎伤口，可以开始沐浴。

结果

病例1（前位和侧位）

女性，45岁，主要对其眼部的"严厉瞪视"感、下面部的凹陷、上颈部及下颌的轻度松弛不满意。检查发现有中度颊部下垂和下颌皮肤松弛，没有颈部条索、木偶纹；中面部有空虚感；下睑眶脂肪疝出；上睑皮肤松弛，松垂的皮肤盖住睫毛，内侧的脂肪袋疝出。眉位置尚合适，可见眉间纵纹。

治疗措施包括：
- 皱眉肌、降眉肌肉毒素注射。
- 下颌吸脂。
- 结膜入路下睑去脂。

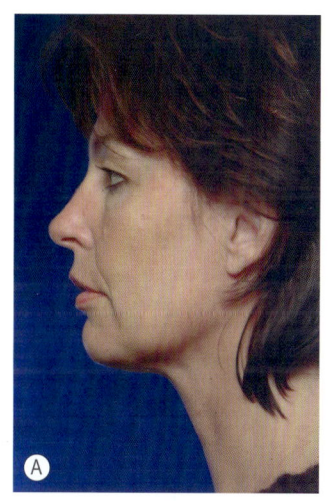
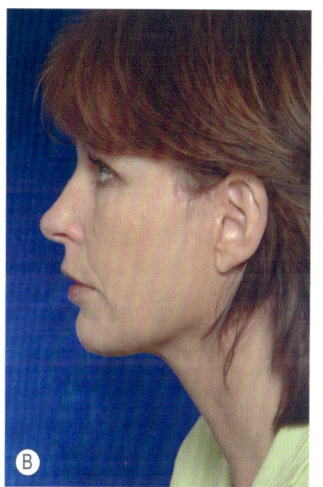
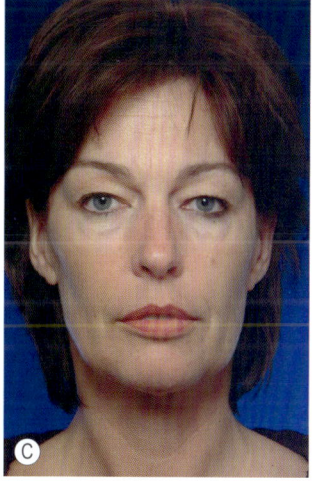
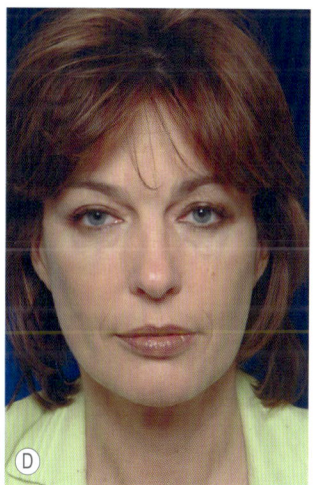

图12.C1 病例1，A及C，术前；B及D，术后。

- 单纯 MACS 除皱术。
- 上睑成形术，作皮肤及眼轮匝肌切除，适当保守切除内侧眶脂肪。

手术在局麻加 3mg 咪达唑仑肌内注射下进行。时间约为 2 小时。术后 2 小时患者可以出院。

一年后的术后效果显示，下面部外形明显恢复年轻，下颌缘轮廓清晰，中面部下垂木偶纹得到纠正；颊部的体积得到补充；下睑眶脂肪疝出被纠正。还可以注意到上睑皮肤松弛消失，眉间皱纹变平滑。

侧面看，下颏区域平滑，下颌缘清晰，颈颌角锐利，瘢痕轻微，颞部发际线自然。

病例2（前位及3/4斜位）

女性，56 岁，要求做中下 1/3 的面部年轻化。她存在的问题有颈阔肌条索，下颏及上颈部皮肤松弛，中面部下垂，木偶纹，口角斜向下，上唇松弛，明显的鼻唇沟，中面部下陷，下眼睑凹陷，上睑也有凹陷，眉位置尚可。3/4 斜位看颧下方凹陷。

治疗措施包括：
- 扩大的 MACS 除皱术。
- 上唇铒激光去皱。
- 下睑成形术。

手术在局麻加 2.5mg 咪达唑仑肌内注射镇静下进行，用时 2 小时 10 分钟。术后两小时出院。

术后一年的效果显示颈阔肌条索，颏部颈部的松弛得到矫正；颈颌角和下颌缘锐利清晰；中面部松弛下垂，木偶纹，口角下垂等均得到矫正。口周松弛鼻唇沟面中部下陷等都得到矫正。颧部隆起，面部显得年轻，尤其在 3/4 斜位观察。唇颊部衔接更好，下睑垂直高度降低。

病例3（侧面和正面）

女性，58 岁，胃肠减容术后体重减轻 60kg，面部明显老化，呈现出明显的面部皮肤下垂，包括中面部下垂，颈阔肌条索，口周皮肤松弛。手术在局麻加咪达唑仑肌内注射镇静下进行，内容包括：

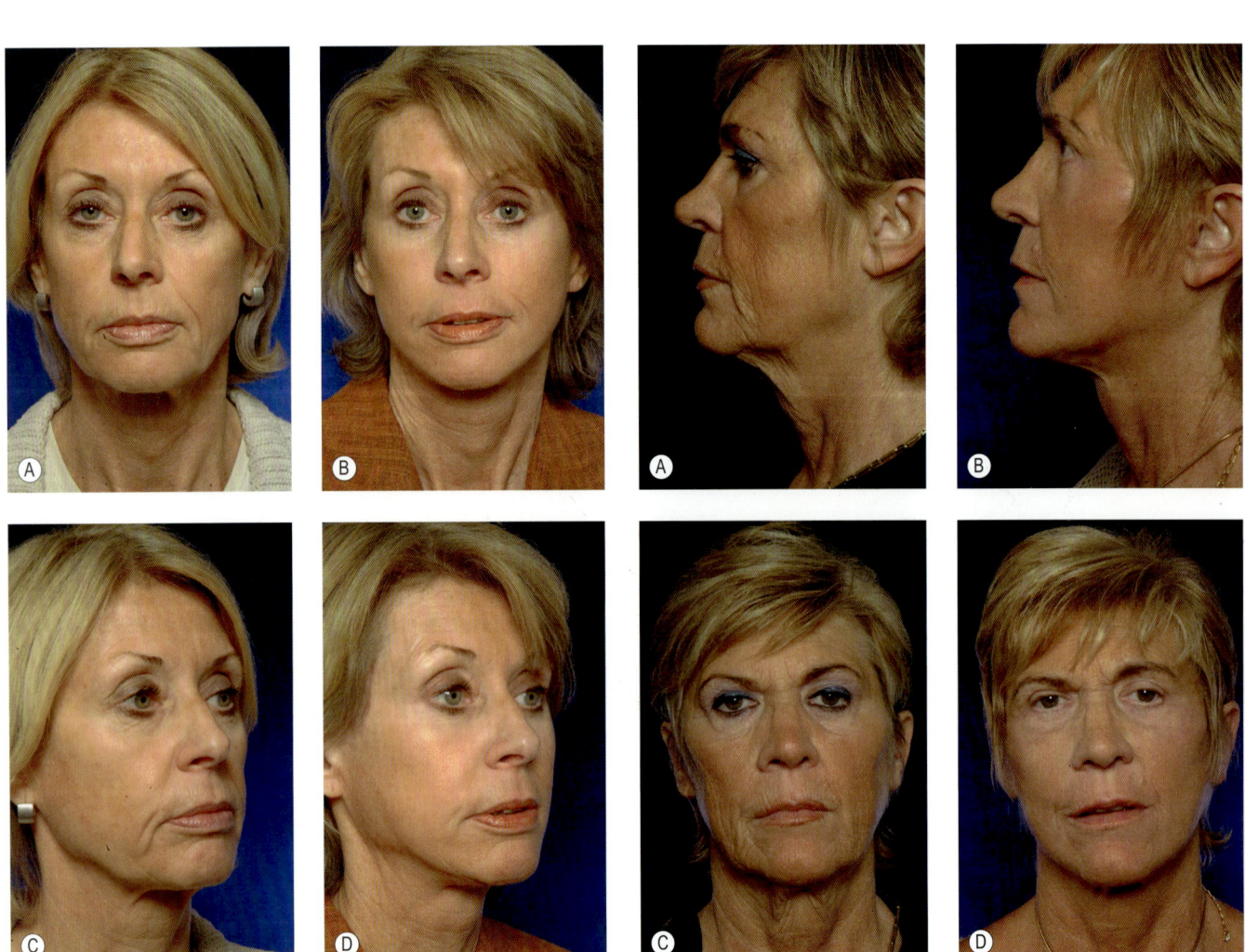

图 12.C2　病例 2，A 及 C，术前；B 及 D，术后。

图 12.C3　病例 3，A 及 C，术前；B 及 D，术后。

- 下颏吸脂。
- 扩大的 MACS 除皱术。
- 口周激光去皱。
- 颈后成形术。

术后一年的效果如图示。证明面部的老化特征明显改善。在没有行颈部开放手术的情况下下颏及颈颏角明显得到改善。

为了去除皮肤皱褶，需做一耳后的延长切口。

病例4（正位及3/4斜位）

男性，49岁。面部皮肤厚，明显下垂。下颏脂肪堆积，中面部皮肤下垂。鼻唇沟深中面部组织下垂导致下睑与颊部之间形成一道沟，从睫毛直到下眶缘。上睑凹陷，眉下垂。眉尾下垂导致眼睑外侧形成 2~3 道皱褶。额纹也较深。

手术包括：

- 下颏吸脂。
- 扩大的 MACS 除皱术。
- 下睑成形术加结膜入路眶脂肪去除。
- 带有腱膜上提的短疤颞部除皱术。

手术在局麻加 4.5mg 咪达唑仑肌内注射镇静下进行，用时 2 小时 40 分钟。术后 2 小时出院回家。

术后 9 个月后效果显示，颈颏角明显得到改善，下颌缘清晰，线条流畅；通过颈阔肌垂直紧缩及颌下腺悬吊，中面部松弛得到改善；鼻唇沟变浅，下睑及颊部交接处的沟变的不明显。颧部体积增加，在 1/4 斜位片上看得最明显。眉尾上抬 1cm。注意颞部除皱 4cm 长的水平瘢痕。

病例5（正位及3/4斜位）

女性，53岁，希望用微创方法使面部年轻化。喜欢留短发不得在耳后留下任何瘢痕。临床检查显示颈部松弛，颈阔肌条索，中面部皮肤松弛，木偶纹，口周皮肤松弛，唇薄，鼻唇沟深，面中部凹陷，下睑 - 颊沟明显同时希望矫正鹰钩鼻和鼻小柱。

手术包括：

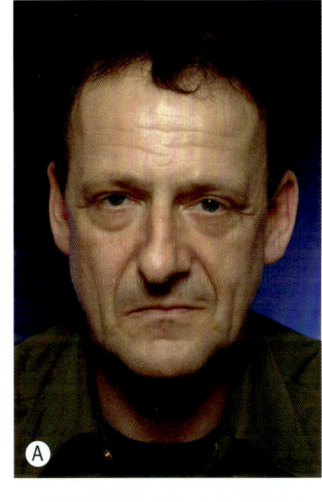
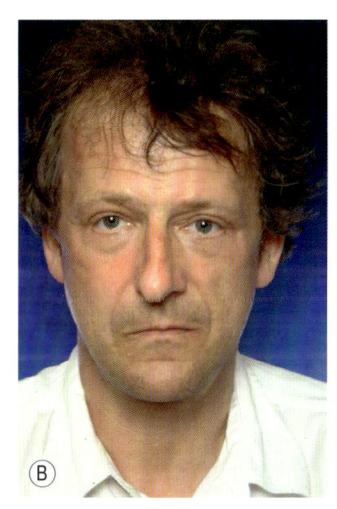
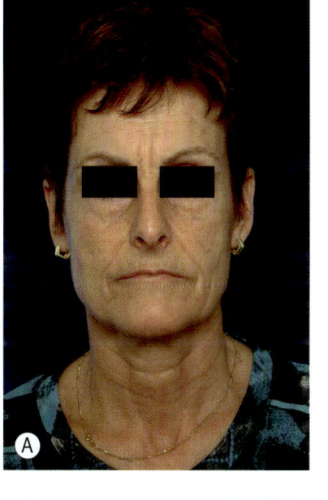
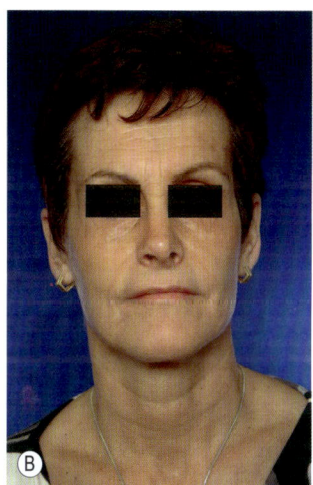
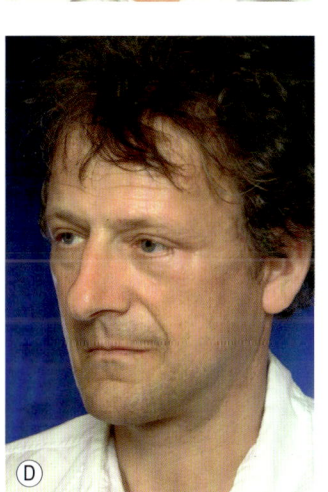
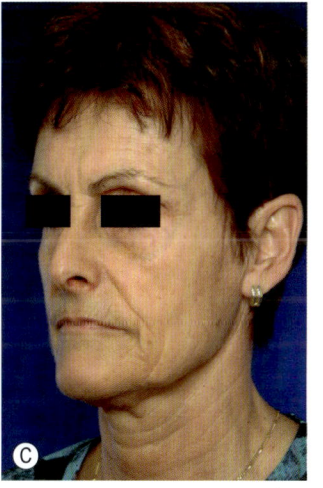
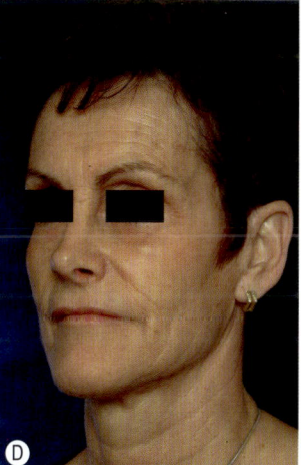

图 12.C4　病例 4，A~D。

图 12.C5　病例 5，A~D。

- 下颏吸脂。
- 扩大的 MACS 除皱术。
- 下睑成形术。
- 带有腱膜上提的短疤颞部除皱术。
- 自体脂肪注射。鼻颧沟（1ml/侧）颧弓区域（9ml/侧），上唇（5ml），下唇（1ml/侧），鼻唇沟和口角（1.5ml/侧）。
- 上唇铒激光除皱。
- 开放式鼻整形去除鹰钩，加强鼻尖，改善鼻小柱和鼻翼关系。

手术在全麻下进行，手术时间 3 小时，住院一晚，第二日出院。

2 年半的手术效果显示，颈颏角、中面部松弛、鼻唇沟、木偶纹明显得到改善；中面部得到改善，3/4 斜位下看最明显，颧部饱满显得年轻。下睑颊部交接处变的不明显。上下唇增厚；皱纹已经激光处理而变浅。鼻整形对年轻化手术起辅助作用。脂肪移植对于这位较瘦的患者起必需的填充作用。这些都是单纯的传统除皱术所不能达到的。

术后护理

术后 24 小时即可去掉敷料，不必进一步包扎或戴弹力带。术后可适当应用止痛药。很多患者反映根本不需要用药，因为长效作用的局麻药罗哌卡因能使止痛效应维持 12～18 小时之久。需要提醒患者由于颊部绷的较紧，切勿张嘴过度。最初的 5 日建议进软食。术后 6 日拆线，2～3 周后方可参加社会活动。

小结和结论

MACS 除皱术是一项简单安全切口瘢痕较短的除皱术，适合于中下面部除皱。因其垂直提升的作用及切口的无张力，手术创伤小，效果自然。局部麻醉下就可以完成手术，手术时间平均在 2～2.5 小时。通过结合其他的微创手术如短疤的颞部除皱术激光去皱及脂肪移植手术，除皱的效果可以大大加强。相比于其他大切口的传统除皱术，恢复时间短，并发症少，效果也同样稳定。

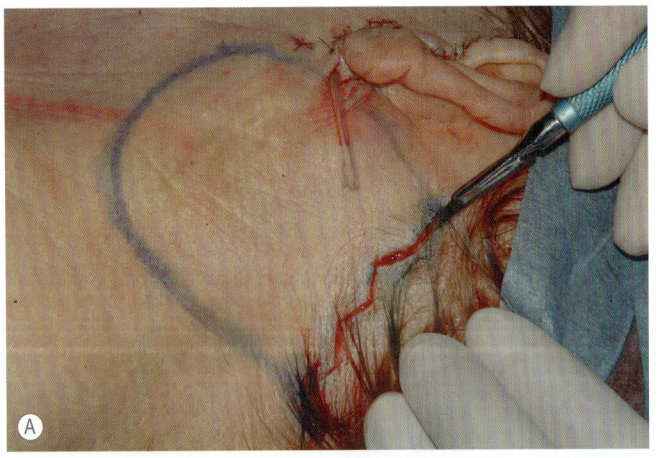
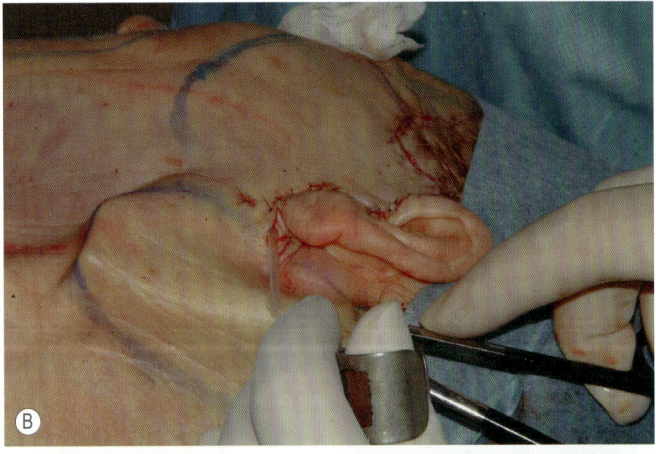
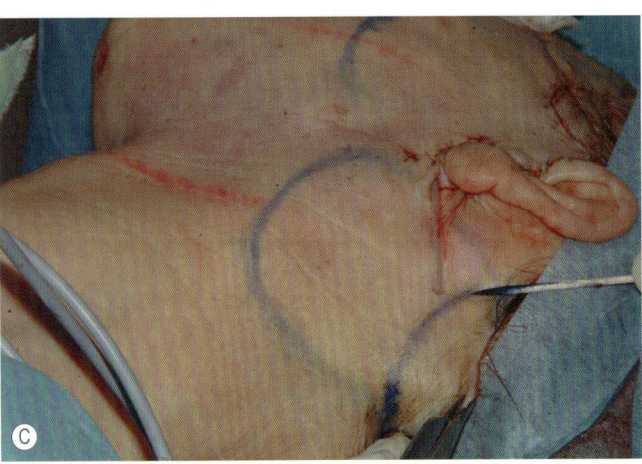
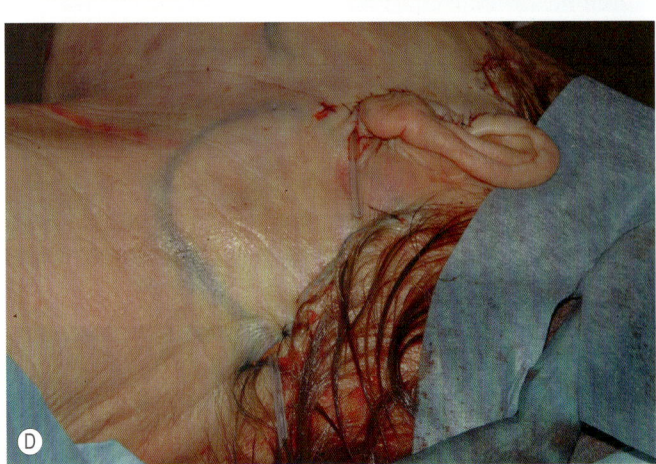

图 12.11　颈后成形术。A，颈部发际线锯齿状切口。与 MACS 除皱切口并不相接；B，用除皱剪做皮下分离，分离仅到需要矫正的垂直皮肤皱折处；C，用 d'Asumpcao 镊夹住皮肤确定并标记切除的范围；D，用 4-0 微乔线和 5-0 Ethilon® 缝线缝合切口，置中空硅胶管引流。

手术心得及教训

- 短疤除皱术最大的局限是对颈部的提升力度不够。但由于进行了垂直的提升，95%以上的患者没有上述可担心的问题。
- 少部分颈部皮肤较松的患者在作垂直提升后耳垂位置会有局部堆积现象，解决的办法是采用颈后成形术。
- 眶外发际缘采用锯齿状切口，利用其做皮下的潜行分离。
- 皮肤上提悬吊复位，多余皮肤切除。
- 4-0微乔线及5-0尼龙线分层缝合切口（图12.11A～D）。
- 少部分患者的颈部显得厚重（图12.12），此时应另外采用颏下切口去除颈阔肌前面或深面的脂肪，并在两耳之间作颈部的贯穿潜行分离。
- 手术完皮肤垂直上提悬吊后，耳后皮肤不必切除。

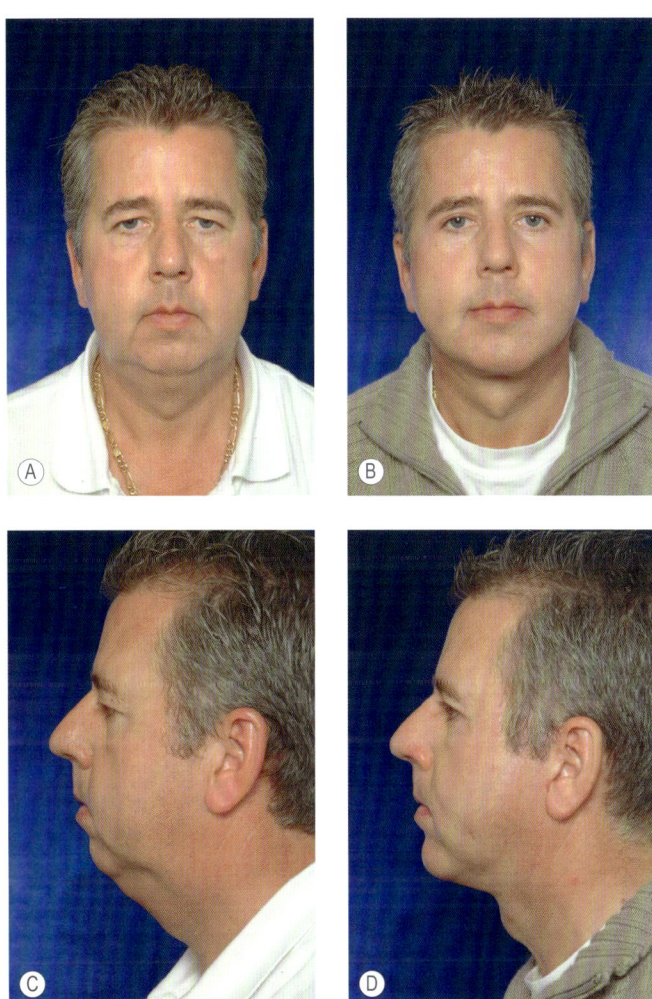

图12.12 示开放式颈部脂肪切除术。A和C，术前正侧位，面部上中下部均有皮肤松垂，颈部明显脂肪堆积；B和D，术后正侧位，扩大的MACS除皱术，短疤颞部除皱术，颏下切口颈部脂肪切除术。

手术步骤小结

1. 浸润麻醉。
2. 颏下抽脂。
3. 如果有相关指征,可行微粒脂肪移植。
4. 皮下剥离。
5. 放置 2 或 3-0 PDS 荷包缝合线锚定颧弓上部的颞深筋膜深层。
6. 如有相关指征,可行短瘢痕颞部除皱。
7. 皮肤再悬吊和切除术。
8. 闭合(伤口)。
9. 下睑修剪成形。
10. 辅助操作(上眼睑成形术、皮肤除皱、唇上提或提升等)。

(谢宏彬 译)

拓展阅读

Aston SJ, Bernard RW, Casson PR, Klatsky SA. Secondary face lift. Panel Discussion. Aesthet Surg J 2002;22:277–283.

Baker D, Massiha H, Nahai F, Tonnard PL. Short scar face lift. Panel Discussion. Aesthet Surg J 2005;25:607–617.

Baker DC, Hamra ST, Owsley JQ, Ramirez OM. Ten year follow-up on the twin study. Panel presented at Annual Meeting of the American Society for Aesthetic Plastic Surgery; April 2005, New Orleans, Louisiana.

Besins T. The "RARE" technique (reverse and repositioning effect): The renaissance of the aging face and neck. Aesthet Plast Surg 2004;28(3):127–142.

Camirand A, Doucet J. A comparison between parallel hairline incisions and perpendicular incisions when performing a face lift. Plast Reconstr Surg 1997;99:10–15.

Coleman SR. Structural fat grafting: more than permanent filler. Plast Reconstr Surg 2006;118:108S–120S.

Coleman SR. Structural fat grafting. St Louis: Quality Medical Publishing 2004;29–57.

Connell BF, Semlacher RA. Contemporary deep layer facial rejuvenation. Plast Reconstr Surg 1997;100:1513–1523.

Feldman JJ. Neck lift. St Louis: Quality Medical Publishing, 2006.

Fogli A. Temporal lift by galeopexy. A review of 270 cases. Aesthet Plast Surg 2003;27(3):159–165.

Gonzàlez-Ulloa M, Flores ES. Senility of the face: Basic study to understand its causes and effects. Plast Reconstr Surg 1965; 36:239–246.

Isse NG. Endoscopic forehead lift: Evolution and update. Clin Plast Surg 1995;22:661.

Labbé D, Franco RG, Nicolas J. Platysma suspension and platysmaplasty during neck lift: Anatomical study and analysis of thirty cases. Plast Reconstr Surg 2006;117:2001–2009.

Matarasso A, Hutchinson O. Evaluating rejuvenation of the forehead and brow: An algorithm for selecting the appropriate technique (follow up). Plast Reconstr Surg 2003;112:1467.

Paul MD, Calvert JW, Evans G. The evolution of the midface lift in aesthetic plastic surgery. Plast Reconstr Surg 2006; 117:1809–1827.

Pessa JE. An algorithm of facial aging: Verification of Lambros' theory by three-dimensional stereolithography, with reference to the pathogenesis of midfacial aging, scleral show, and the lateral suborbital trough deformity. Plast Reconstr Surg 2000; 106(2):479–488.

Singer D, Sullivan P. Submandibular gland I: An anatomic evaluation and surgical approach to submandibular gland resection for facial rejuvenation. Plast Reconstr Surg 2003;112:1150–1154.

Tonnard PL, Verpaele A, et al. 300 MACS-lift short scar rhytidectomies: Analysis of results and complications. Eur J Plast Surg 2005; 28:198–205.

Tonnard PL, Verpaele A, Optimizing results from minimal access cranial suspension lifting (MACS-lift). Aesthet Plast Surg 2005; 29:213–220.

Tonnard PL, Verpaele A. The MACS-lift short scar rhytidectomy. St Louis: Quality Medical Publishing, 2004.

Verpaele A, Tonnard PL, Pirayesh A, Guerao FP, Gaia S. The third suture in MACS-lifting: Making midface lifting simple and safe. JPRAS 2007;60:1287–1295.

第3部分：除 皱 术

第13章

多方位除皱术

Jack A. Friedland

面部老化的常见特征包括皮肤弹性下降、颊部松弛、下颌纹形成、口周皱纹、颈阔肌条索、颈部皮肤松弛等。这些特征可以是其中的一种或几种并存，必须加以细致的分析以便制订治疗计划。而整形外科医师面临的挑战是如何创造面部及相邻部位的均衡和协调的效果。了解患者年轻时候的长相非常重要。整形外科医师需想到几个问题。患者还记得自己以前的样子吗？我们要恢复其年轻时的样子吗？手术后，他们是和以前不一样了呢还是会更好？同时也要记住，并不是所有的患者都要求纠正所有的老化特征的！

笔者选择面部年轻化手术的原则是：
- 手术的方法和效果可被他人重复。
- 手术的技术必须容易掌握。
- 手术的时间和费用必须合理。
- 手术必须能达到患者的要求。
- 手术必须适合于初次的手术和第二次的手术。

面部的外层类似于舞台前面的大幕，幕帘由外层（相当于皮肤）和内层（相当于皮下组织）组成。两层紧密相连。幕布通过顶端的绳索的拉动从上外方向拉开。面部组织与幕布又有所不同，外层组织通过几处结实有力的骨骼-皮肤间韧带，紧贴于面部骨骼上。面部表情肌插入皮肤层并使之沿着与肌肉长轴垂直的方向移动。随着面部的老化，皮肤变薄和弹性下降，肌肉的反复收缩会引起皮肤在肌肉收缩垂直的方向产生皱纹。为了矫正这个问题，必须将皮肤和皮下组织与其深面的SMAS筋膜分离开，释放与骨骼-皮肤间韧带的附着作用，把每层组织作为各自独立的单位提拉复位。如果不这样做，手术矫正的效果就不会理想，效果也不会持久。

如果在整体的面部年轻化手术方案也有额部整形的内容，从顺序上应该先做额部，其次是眼睑整形，然后是面部整形。患者可以采用局部麻醉镇静，但更多的是采用喉罩或气管插管的全身麻醉，由麻醉师来管理。面部手术开始前，先在面颈两侧注射0.5%的利多卡因溶液及1：200 000的肾上腺素。

面颈部的皮下分离先从左侧后右侧；颏下及颈的前外侧也作分离。颈下的条索做垂直的切除或横向的切断，紧缩颊颈部SMAS筋膜，然后复位悬吊颊颈部皮瓣，关闭颏下切口。必须小心缝合处理切口瘢痕，使之尽量隐蔽不易发现。瘢痕不在乎有多长，而在乎瘢痕的位置及痕迹（图13.1）。

由于SMAS筋膜的支持作用消失，尤其是除了骨骼-皮肤间韧带所在位置外皮肤与深层组织之间的附着作用消失，下面部及颏下方的组织出现松垂。面部韧带不会随时间推移而松弛，这会造成面部软组织下垂的老化畸形，如口外侧的唇颌沟、颊纹等。所以术中切断骨骼-皮肤间韧带非常重要（图13.2和图13.4）。

过去笔者认为，为了减轻鼻唇沟纹SMAS以上组织的分离必须向内直到鼻唇沟纹（图13.5）。现在我倾向于在鼻唇沟侧保持皮肤皮下组织和其下方SMAS附着在一起，然后向上悬吊复位，从而消除鼻唇沟纹。仅作SMAS深方的剥离不利于中下面颊部的脂肪塑形，尤其对于过于肥胖者。颈部脂肪的去除可以明显改善局部轮廓，对肥胖者尤其要做广泛脂肪去除。但面颊部脂肪的去除则要尽量适中，尤其是较瘦的年轻人。毕竟皮下脂肪的萎缩也是老化的表现（图13.5）。

为了最终的颈部塑形，使颈颌角更为锐利，颈部必须进行胸衣式的紧缩塑形。在颏下及颈前方，将分离的颈阔肌对位缝合，从而轻度紧缩颈部的外后侧组织，包括下垂的下颌下腺。颏下方区域应避免切除这些组织（图13.7、图13.8和图13.9）。

手术的主要目的是双侧多方位提紧复位皮肤皮下组织及SMAS瓣，各层组织处于不同张力，使面部外形年轻（图13.10和图13.11）。这在复合除皱或深层除

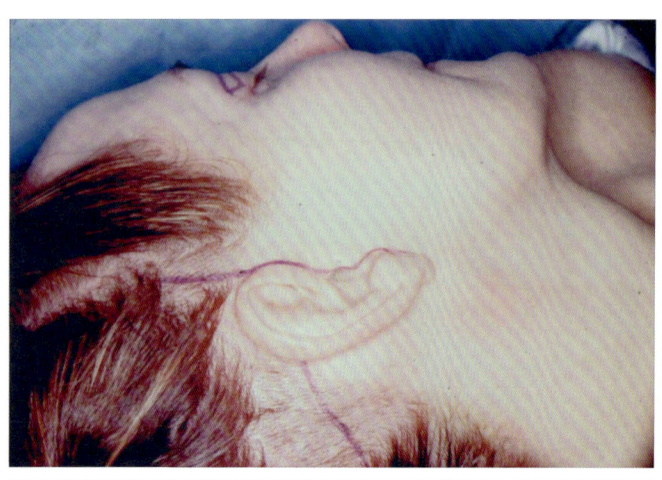

图 13.1　切口位置。

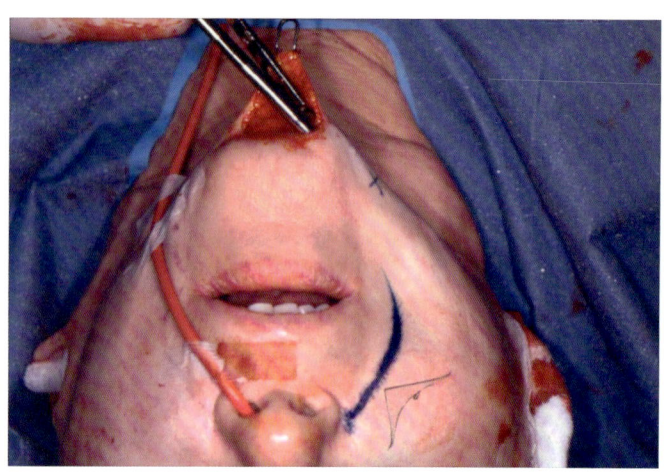

图 13.4　从下方切断皮肤 - 下颌韧带。

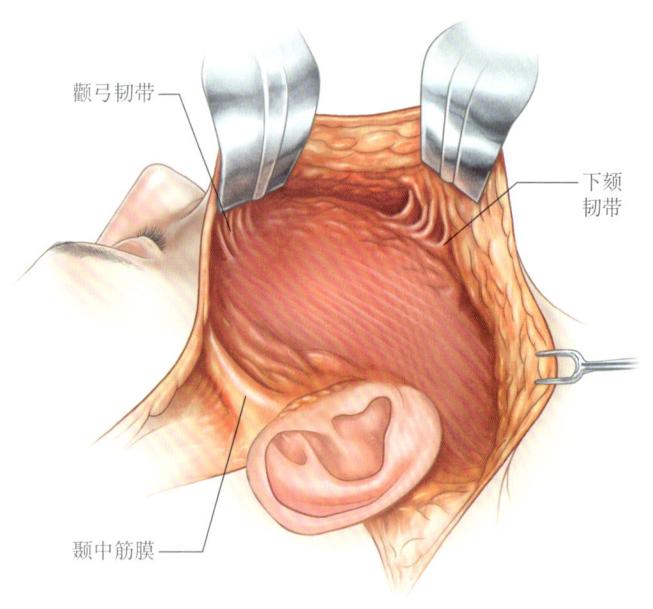

颧弓韧带

下颌韧带

颞中筋膜

图 13.2　皮肤 - 骨韧带位置。

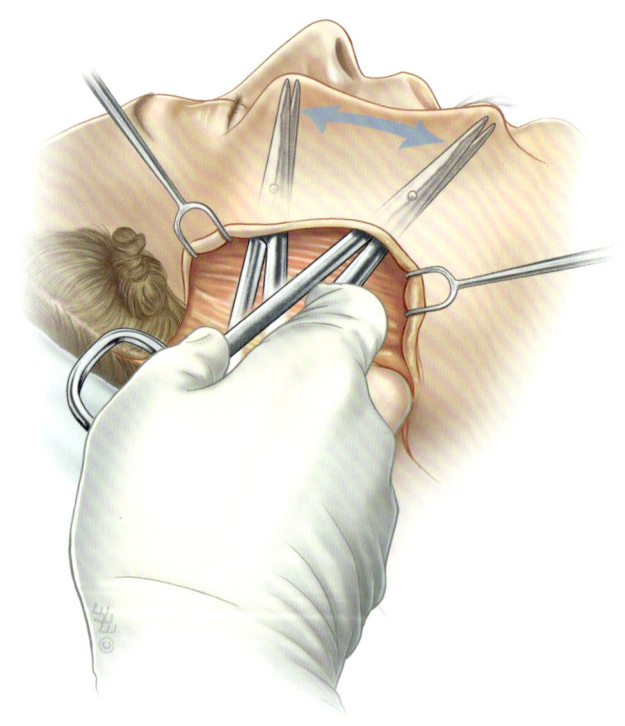

图 13.5　上部的 SMAS 筋膜向内分离到鼻唇沟。

皱中是不可能的，因为所有的组织被当做一个单位来提升。

　　SMAS 的处理方法已被广泛认可，但对哪种方法最佳仍有争议。笔者选择的方法是 SMAS 的折叠，外侧部分切除及包括或不包括耳后分离广泛的 SMAS 瓣。缝合可采用 3-0 的 Mersilene 不可吸收线，必要时采用分层缝合。SMAS 缝合的张力放在上外侧，皮肤的缝合垂直于鼻唇沟的方向。耳后的缝合应该处于无张力状态。面颈部的关键缝合悬吊点应放在耳前上方及耳后，而非耳垂部位（图 13.14 和图 13.15）。耳后颅耳沟处采用 4-0 尼龙线缝合可减轻术后瘢痕痕迹。需调整乳

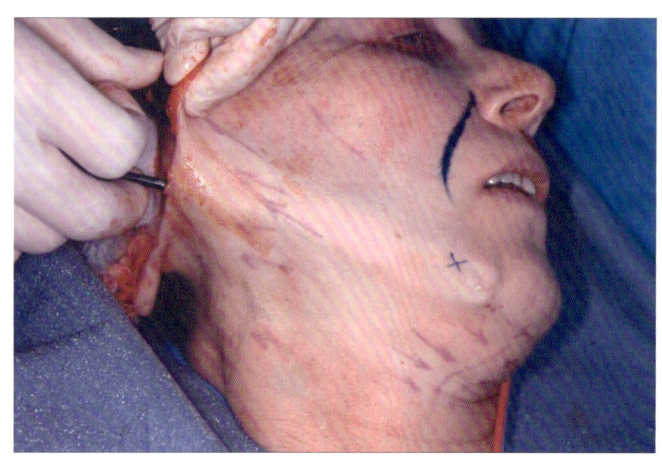

图 13.3　从上方切断皮肤 - 下颌韧带。

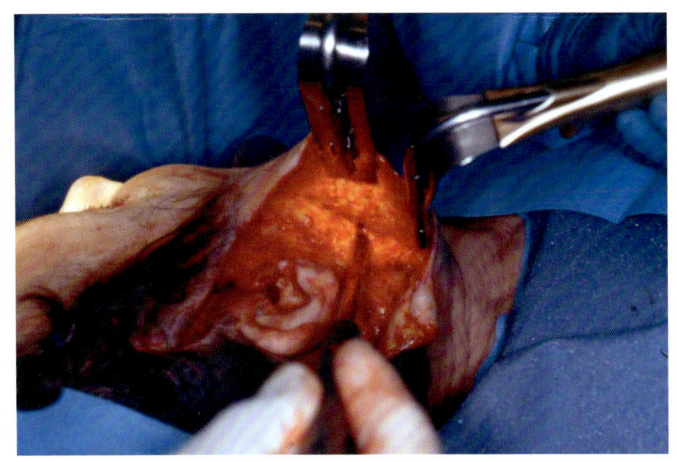

图 13.6　颈部开放性吸脂。

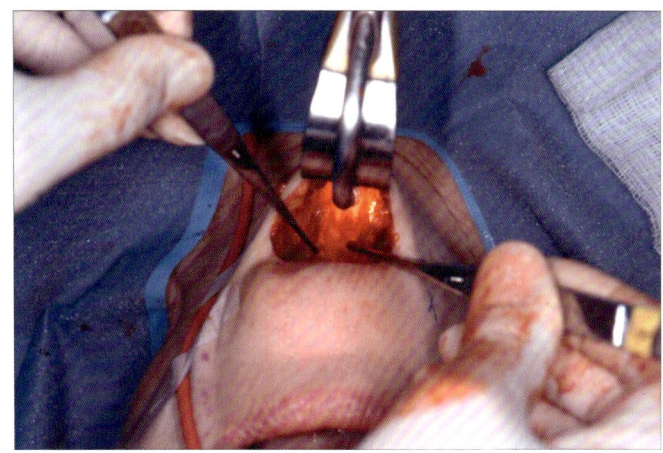

图 13.8　外侧颈阔肌条索。

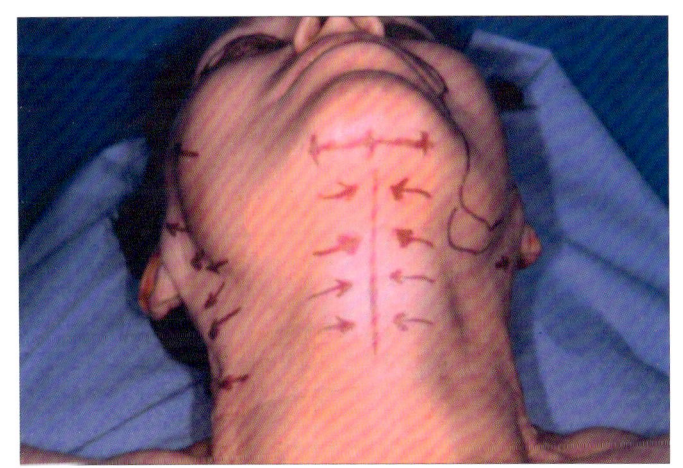

图 13.7　颏下和颈前的颈阔肌折叠术。

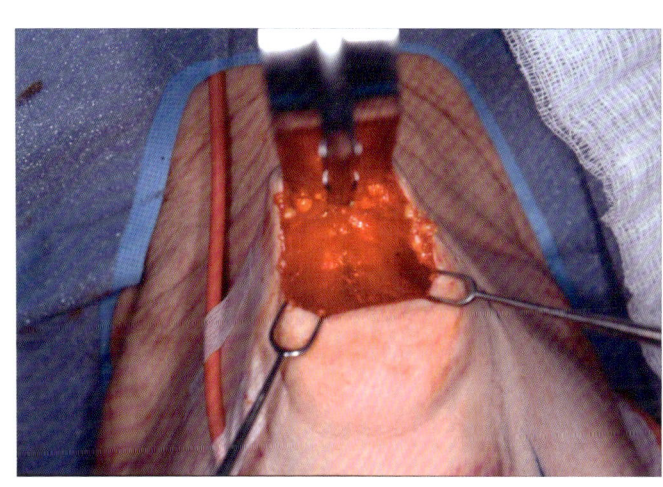

图 13.9　颈阔肌前的折叠，从颏下到甲状软骨上缘。

突后方的发际线防止台阶样畸形。耳垂应重新固定于深方的组织以防下移（图 13.16、图 13.17 和图 13.8）。笔者倾向于分离和悬吊较浅层的组织而不是深层组织，始终认为骨膜或附着在其上方的深层组织不会随着年龄增加而松弛。基于此，没有理由进行骨膜下深层复合组织的分离来解决更浅表层组织的松弛。

以下是笔者关于面部年轻化方面的新观点。通过填充脂肪或注射材料来增加面部外层组织体积并非面部年轻化长效永久的解决方案。最初的改善效果只是暂时的。必须重复应用才能维持这种效果，因此应考虑采用其他辅助性的手术。

内镜辅助手术损伤小，能满足患者的要求。但不能提供开放性手术所能达到的长久效果。笔者认为开放性手术是金标准。从已做过的手术的效果来看，内

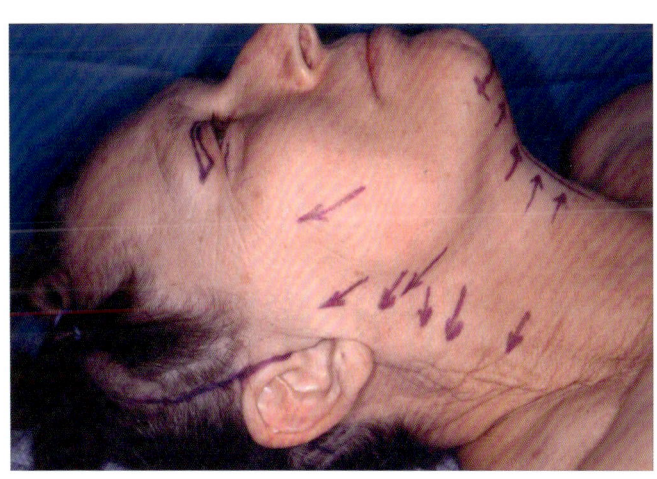

图 13.10　SMAS 与皮肤提升方向一致。

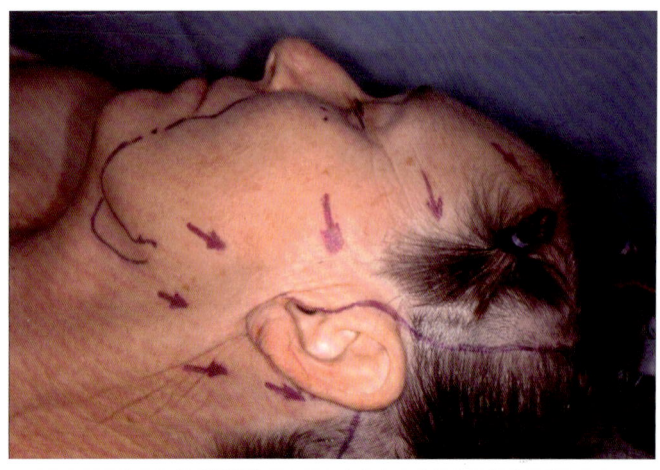

图 13.11　皮肤提升方向。

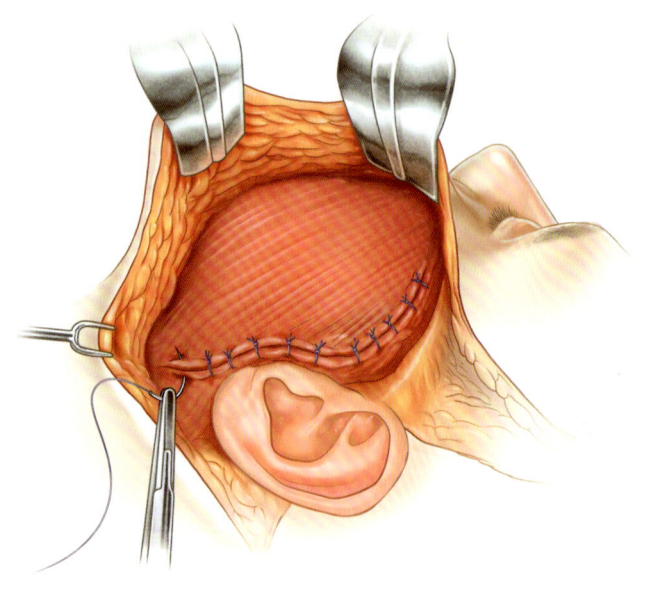

图 13.12　SMAS 折叠或皮瓣掀起后修复的缝合线。

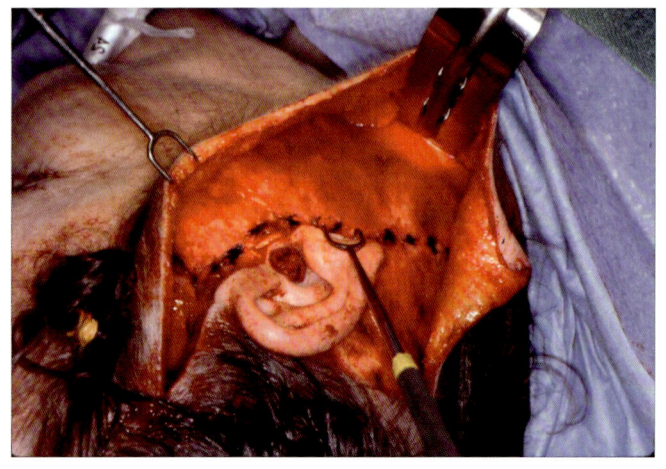

图 13.13　SMAS 折叠或皮瓣掀起后修复的缝合线。

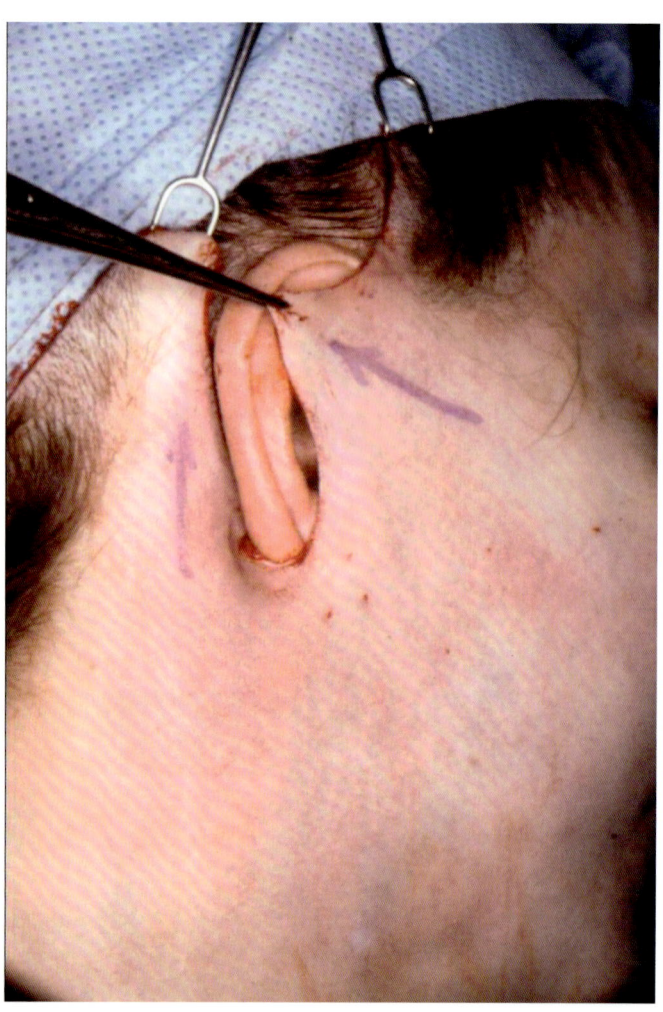

图 13.14　耳前皮肤悬吊及张力缝合线的放置。

镜手术既没有缩短手术时间也没有如其支持者所宣称的那样，损伤小而恢复快。锯齿线植入提升现在看来也是暂时有效的，证明已是失败的方法。腮腺导管和面神经损伤的并发症也有报道，尤其是没有接受过良好训练的医师，操作时这些并发症的发生率会增加。这些手术的价值经过很长时间的实践已得到证明。将眼眶与下颌之间的面部分成中面部和下面部以便于应用不同的技术分层处理各自的畸形，这比起将这一区域作为一个整体单位提升会有较差的效果。同样，也不能将颊部和颈部分开来处理。SMAS 和颈阔肌作为一个整体处理也要比分开处理效果好。

　　总之，多方位面颈部除皱术既能满足患者的要求也能达到医师的目标。技术容易掌握并可被重复，手术安全。如果没有并发症，手术的效果将会是持久的。如果是训练有素、精通解剖的医师进行小心谨慎的操作，每一次的手术效果都会令人满意。

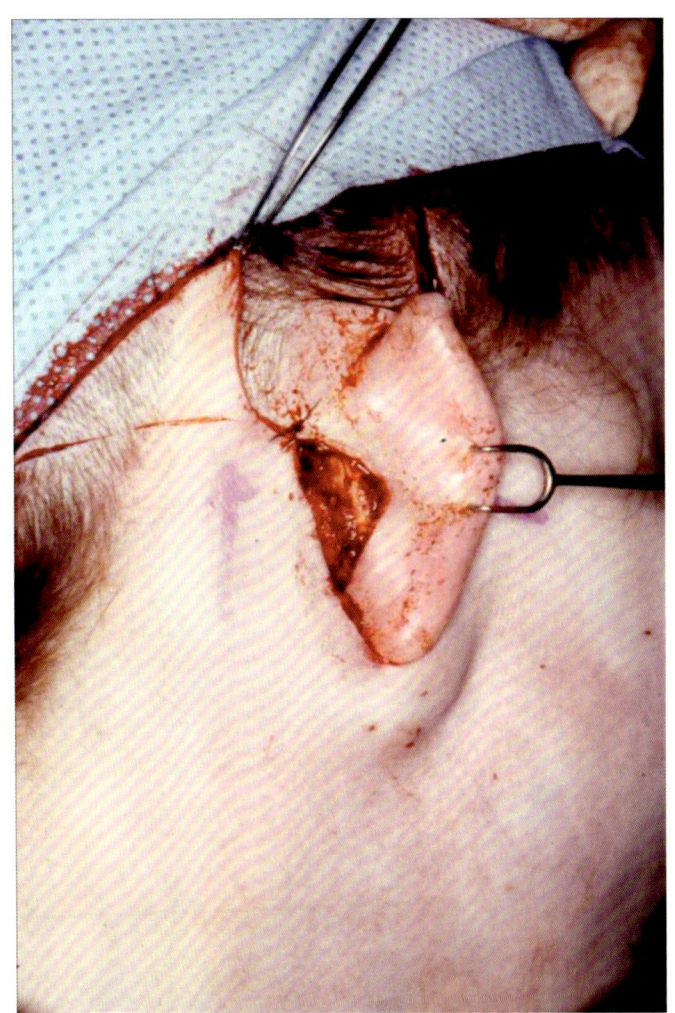

图 13.15　耳后皮肤悬吊及张力缝合线的放置。

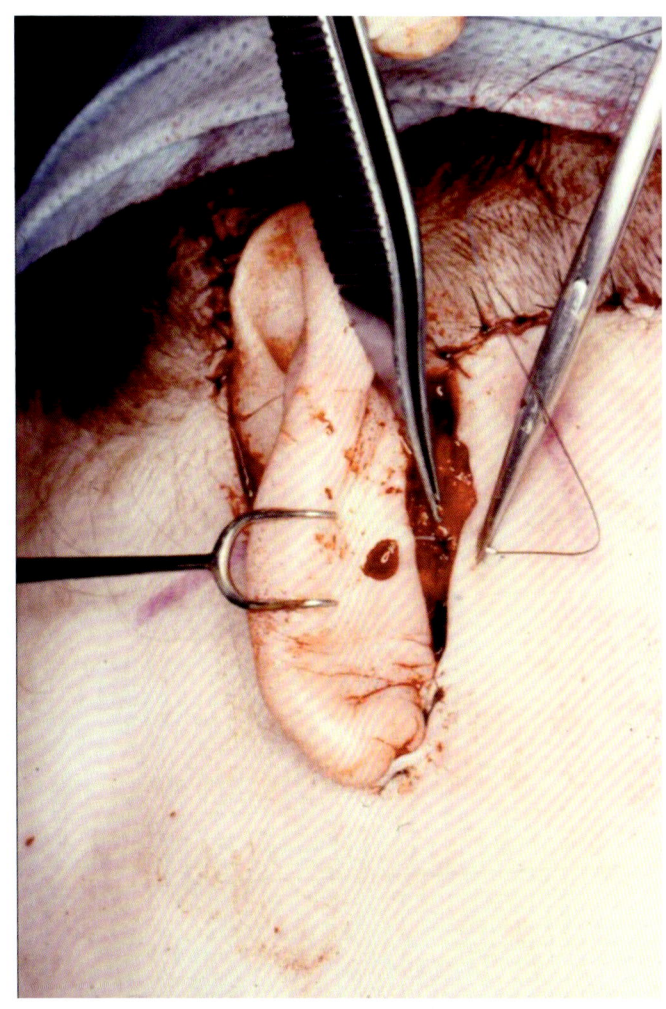

图 13.16　耳后修复。

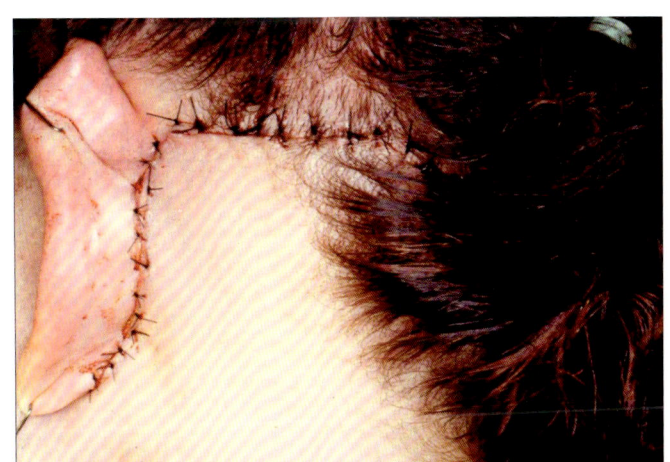

图 13.17　耳后及乳突区缝合后，没有台阶样的改变。

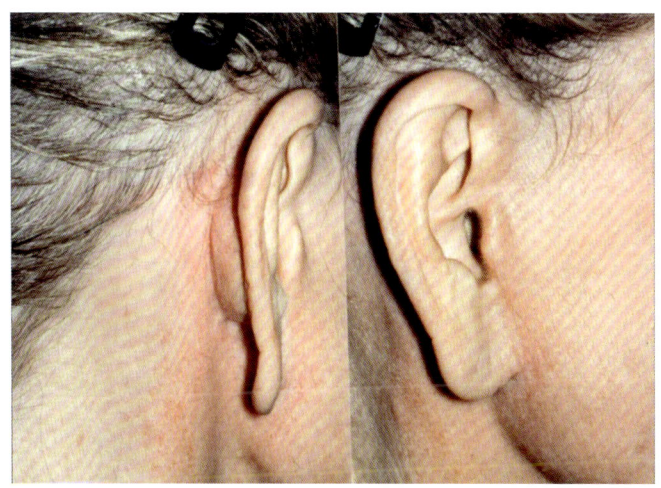

图 13.18　认真仔细护理后术后一年愈合良好的例子。

（谢宏彬　译）

拓展阅读

Duffy MJ, Friedland JA. The superficial plane rhytidectomy revisited. Plast Reconstr Surg 1994;93:1392.

Friedland JA, Jacobsen WM, TerKonda S. The safety and efficacy of combined upper blepharoplasties and open coronal browlift: a consecutive series of 600 patients. Aesth Plast Surg 1996; 20:453–462.

Friedland JA. Superficial/skin level rhytidectomy provides safe, superior facial contouring. Aesth Surg J 1998;18:226.

Friedland JA. The cutaneous rhytidectomy. In: Bernard R, ed. Surgical restoration of the aging face. Oxford: Butterworth-Heinemann, 1996.

Friedland JA. Rhytidectomy: the superficial plane. Operat Tech Plast Surg 1995;2:89.

Friedland JA, Smith JW. Evaluation of the aging face. In: Weinzweig J, ed. Plastic surgery secrets, 2nd edn. Philadelphia, PA: Hanley & Belfus, 1999.

第3部分：除 皱 术

第 14 章

男性面部除皱术

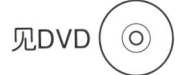见DVD

Douglas S. Steinbrech

历史

因为各种显而易见的原因，男性患者的面部年轻化，一直备受挑战：男性不化妆，他们避开任何会导致外貌被过度修饰的可能性，而根据不同的手术方案，发际线和胡须的改变便足以带来诸多差异（表14.1）。在这个将年轻的外表与活力和创造力相等同的世界里，求医的男性人群中，希望借此以帮助在竞争激烈的环境中立足的比例已经超过了单纯追求外表好看的比例。他们可能来自工商界、演艺界、电视传媒界，甚至政界。随着社会对美容技术的逐渐认可，也使得这类需求日渐旺盛。

男性面部年轻化手术中所采用的技术和审美目标与女性患者一致（表14.2A和表14.2B）：切开皮肤，分离浅表肌肉腱膜系统（SMAS）下的各层组织，重新定位SMAS及SMAS上面的脂肪，重建一个垂直空间，避免横向牵拉，使皮肤因循自然的方式复位。也就是说，外科医师除了必须了解男性患者和女性患者之间的差异之外，还一定要系统掌握男性的解剖特点和手术技术，才能够以一种浑然天成的方式完成手术目标。

皮肤老化的过程是由于重力作用、萎缩和晒伤等各项因素综合作用所致，如图14.1和图14.2中所示的

表14.1 男性面部年轻化面临的特别挑战

男性面部皮肤的血管旺盛
血肿形成概率增加
"（周末参加锻炼或劳动的）周末战士"导致的晒伤
不化妆
发际线的变化
短发
不可避免的脱发区域
胡须
男性社会对自然、粗犷外表的偏爱

表14.2A 达成男性面部年轻化的一般目标

大多数男性关心的"火鸡颈"
恢复原貌
消除双下巴，塑造一个流线型的下颌
使下巴颈部角度呈锐角

表14.2B 男性面部年轻化中立即可以达到的目标

耳垂位置正常，外观自然
发际线无变化
鬓角的长度和形状自然
避免出现毛茸茸的耳屏
避免出现血肿
避免手术性脱发

典型变化。本章节将概述面部老化过程、相关的外科解剖和通常使用的男性面部提升技术。

体格检查

术前咨询

术前咨询的主要目的包括进一步确定患者的意愿和期望，以及合理、适当的美容目的。可使用计算机图像处理程序协助完成。

知情同意书必须包括可能出现血肿、感染、皮肤脱落、神经损伤、瘢痕增生、不对称的风险性，以及可能需要作修正手术。必须向男性患者说明修饰过度的外表并不具有吸引力，只会显得不自然、女性化且怪异。应着重于保持一种具有男子气的、自然轻松的面貌，仍然保留了一两处原来的外表特点，而不是一种"拉过皮"的不自然结果。

应该避开整形外科文献中所描述的典型患者，即"SIMON"（表14.3），以及躯体强迫改变患者。根据精

表 14.3 患者 "SIMON"

S (single)：单身
I (immature)：不成熟
M (male)：男性
O (overexpectations)：过高期望
N (narcissistic)：自恋

神心理鉴定，对这些患者的辨认、筛选并不困难。

男性患者通常都不化妆，因此在切口位置的选择上，这个问题显得尤为重要。小瘢痕技术可以尽量减小耳后的切口瘢痕，同时避免瘢痕延伸到耳后的头皮或颞部区域，因此被广泛采用。

男性发际线

必须谨记要事先向患者告知出现手术性脱发的可能。一般而言，只要患者已被告知可能发生的情况以及相应的术后治疗选择，都会表示理解并愿意承受预期结果。同时，患者也必须意识到瘢痕在持续脱发的区域会变得很明显。那些可能在二十几岁时就开始脱发的男性，随着程度的进展，其脱发区域很可能会将颞部包括在内。所以要考虑到颞部区域的头发继续稀疏的问题，这一点必须要重视起来，要尽可能使耳前的切口做到最小。对于绝大多数男性而言，偶然的，这片毛发生长区域又被称做"修道士的补丁"，在以后的岁月里一直保留完好。

这种想法也延续到了耳后切口的选择上，采取的小瘢痕切口不会延伸至枕部的发际线，对于男性患者而言，更多选择这种方式，特别是那些希望保留平头发型，或是脱发状况正在向这个区域发展的患者。

胡须

外科医师必须在术前对不同的切口选择做周密的利弊考量。一般而言，可选择一种让耳廓周围皮肤不生长毛发的模式。可以通过术中烧灼毛囊，或针对皮肤菲薄或有近期吸烟史的患者采用术后激光分阶段方式，将有毛发生长区域转变为非毛发生长区域。这要求技术必须精确，以免损害该皮瓣的血管分布，或对真皮造成热损伤。如果患者是深色头发，可以耐受激光脱毛或电针永久性脱毛，他可能适合采用耳屏上的方式。如果患者皮肤白皙，头发金色，则不适用于激光除毛，而且患者会觉得每次刮胡子时都要照顾到这个部位很麻烦，那么就强烈推荐耳前切口。通常，术者都会优先选择耳前切口，原因如下：①这样就避免了将粗厚的、生长着毛发的男性皮肤移到了耳屏上；

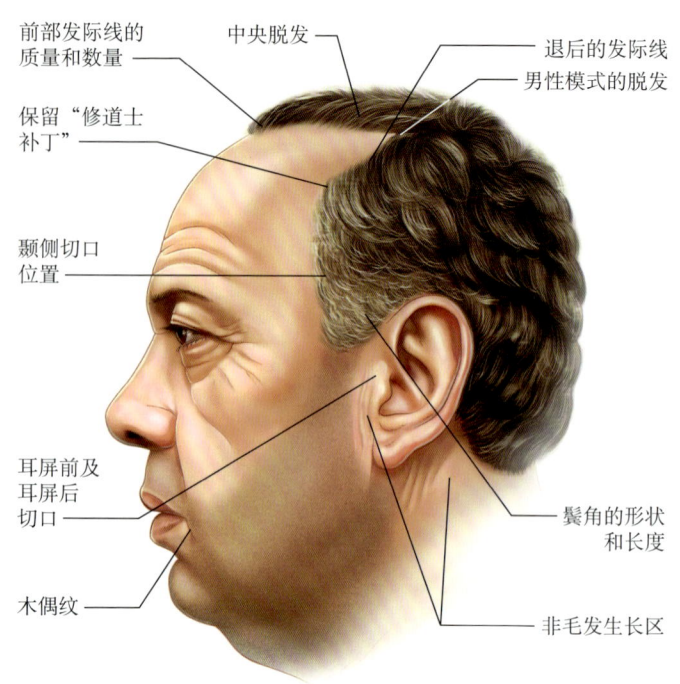

图 14.1 老化男性面容的术前评估。

②避免了耳屏钝化的可能性；③大多数男性患者的耳前都有皱褶，很容易掩饰切口。

要鼓励患者将自己的鬓角长度留至耳前，这样就可以用适当的方式重新调整放置皮瓣，从而不会使得在术后早期阶段被提升后的鬓角显得很不自然。

手术步骤

术前准备

高血压患者术前 45 分钟服用 0.1～0.2mg 可乐定。术前 10 分钟患者局部对称注射膨胀液体（0.5% 利多卡因溶液，1：200 000 肾上腺素）。上述两个步骤有助于术中和术后的血压控制。对于血运丰富易发血肿的男性毛囊性皮肤而言，维持手术区域少出血尤其重要。

男性的切口选择如图 14.3 所示。耳前发际线切口的选择取决于皮肤的松弛度、皮肤质量和先前的切口位置。一开始所作的颞侧头皮的切口靠近耳轮的前面及下缘，如果需要，可以横向延伸至鬓角，紧贴前面的颞侧发际线（图 14.4）。如之前所探讨过的，耳前切口可以延伸至耳屏前区域，如果该部位有自然的皮肤皱褶而且不存在晒伤的话。手术刀应与（毛）发干平行，斜向切入。或者，对于已经做过减脂和毛囊烧灼的患者采取耳后切口，在小瘢痕拉皮术中，切口绕耳垂下方延伸至耳后沟，在耳廓上距沟 2mm 位置所

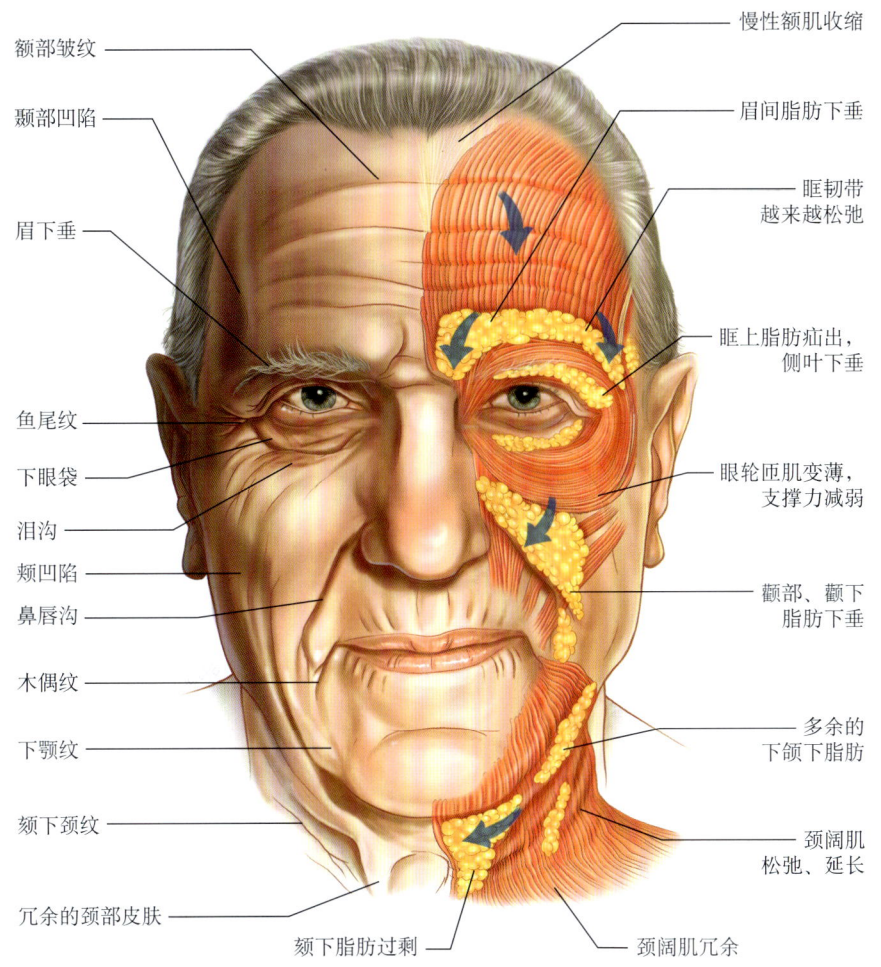

图 14.2 男性老化面容的解剖学基础。

以如果发生瘢痕迁移,瘢痕也只可能沿着耳后沟生长。若颈部皮肤严重松弛,可以在耳后没有毛发的皮肤区域,作 3~5mm 长的横向切口,如果患者选择短发,切口则要升高至可以隐藏的位置。最后的效果并不简单拘泥于仅仅为了一更小的耳后切口。如果颈部松弛过度,外科医师必须将切口延伸入头发中。切口呈 S 形延伸入耳后头皮,而不是作枕后发际线切口,更适用于希望保留该部位头发的男性患者,而且既能保证患者可以留浓密的短发,又不会被看到切口。

不考虑技术原因的话,还要使切口尽可能隐藏起来,而且不会导致发际线、耳朵、面颊、耳后沟,或脑后发际线等变形。如果切口适当,而且患者伤口愈合顺利,即便外科医师、朋友,抑或理发师也很难找得到切口。

颏下切开及潜行剥离

对于颏下皮肤明显松弛的患者,在颏下作 1.5~2.5cm 长的切口,做颏下抽脂(图 14.5)并行皮下剥离。只是略有松弛,或刚刚出现老化的年纪较轻的患者,可以不作该切口,只行颏下中间区域吸脂,或可以经由耳后切口的下端行侧面的皮下剥离。笔者倾向于在颏下皱褶处做切口,然后沿皱褶行逆向剥离。偶尔可见皮肤皱褶较深的患者,可将皱褶完全切除。但在切除时保留一段皮下脂肪尤为重要,可以避免颏下皱褶的加深。

可以在直视下施行颈阔肌的减脂,颈阔肌内侧缘的解剖明晰(图 14.5)。有时可以将颈阔肌下的脂肪直接切除。在此类手术中不需要切除颌下腺,以免增大发生血肿的风险。此外,腺体切除可能会导致颈部显得瘦骨嶙峋、修整过度、女性化的"棒冰"脖子。在中线部位用 3-0PDS(普迪思)线包埋折叠缝合颈阔肌。双侧对称楔形切除颈阔肌,并折叠,从而打断颈阔肌的条带(图 14.6)。

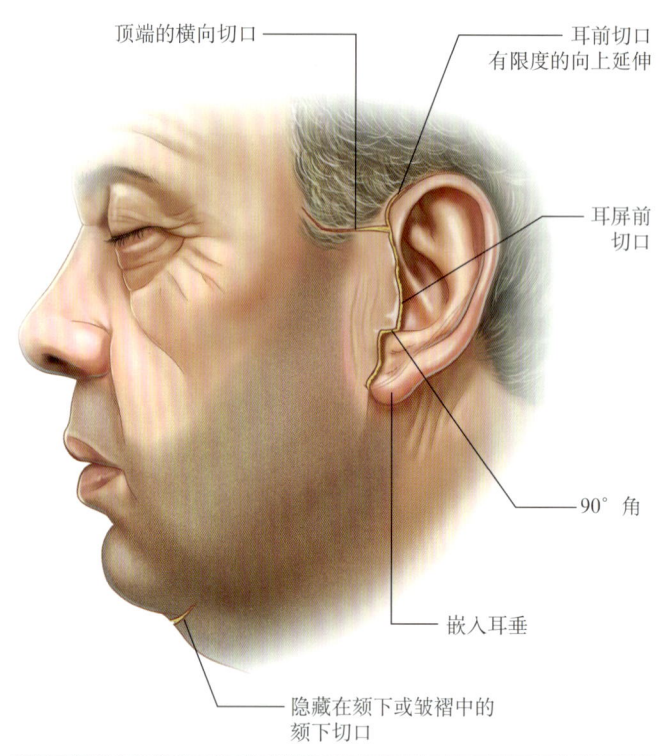

图 14.3 男性患者的标准切口。

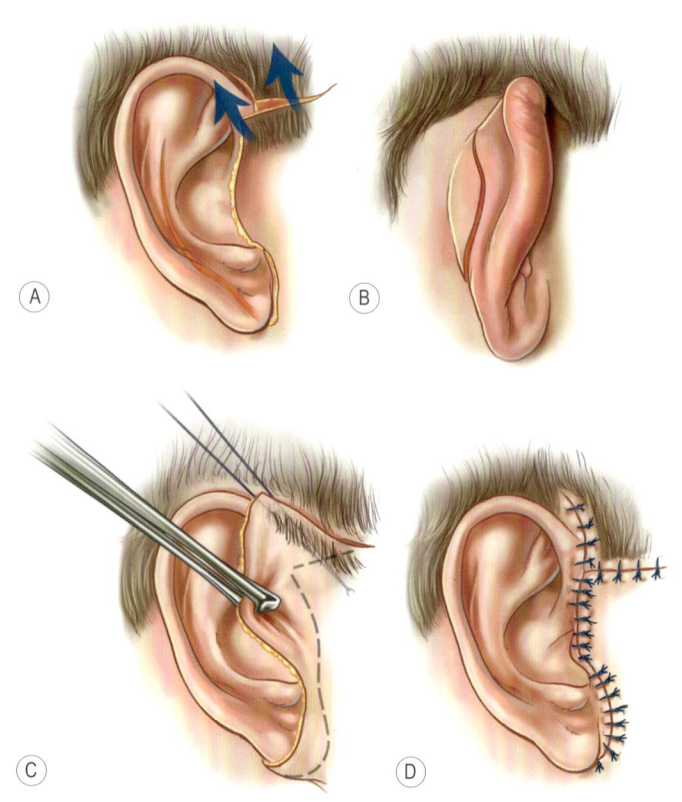

图 14.4 耳周切口具体步骤。A, 切口可选在耳屏的前侧或上端, 如需要可向上或横向延伸入鬓角; B, 耳后切口位于外耳的上部以避免切口因术后瘢痕迁移而被看到。切口可以稍稍延伸至有毛发生长的头皮内; C, 中面皮瓣旋转到位, 置于耳轮根部前侧; D, 使用皮肤钉或尼龙线缝合颞部切口。耳前切口采用 5-0 和 6-0 的尼龙缝合线。5-0 平肠线缝合耳屏。

表浅肌肉腱膜系统 - 颈阔肌皮瓣

根据中面和颈部的松弛程度,有三种方式可以增强表浅肌肉腱膜系统 (SMAS) 的牵张力: ①单独的表浅肌肉腱膜系统折叠; ② SMAS 侧切及折叠 (D. Baker); 或③全部 SMAS 剥离 (S. Aston)。

单独的 SMAS 折叠多用于二次拉皮术或只有轻微松弛、身材瘦削且 SMAS 菲薄的患者。可被叠覆的区域从耳垂下 1cm 至眼角侧面及下面 1cm 处 (图 14.7D 和图 14.7E)。因这种折叠而形成的医学上所谓的"猫耳"折角, 会塑造出充满活力、丰满的颧骨。极其重要的是要确保颧骨的隆起是对称的。

与 SMAS 折叠相似, SMAS 侧切术中所使用的标记相同,只是又增加了 2cm 的椭圆形 SMAS 切除, 然后将下面可移动的 SMAS 部分固定在上面不可移动的 SMAS 上。

全部的 SMAS 剥离, 沿眼眶下缘水平, 在颧弓上缘 SMAS 上作横向切口。在耳前区域的 SMAS 上作垂直交叉切口, 并将切口延伸至胸锁乳突肌前缘。SMAS 和颈阔肌被一直提升, 推进越过腮腺前缘, 然后放开, 随后是中面结构的提升。将 SMAS 向脑后方向旋转; 切除多余部分, 将皮瓣缝合在颞筋膜上。然后低于下颌骨角度, 将颈阔肌缝合固定在胸锁乳突肌上。可将一条多余的舌状 SMAS 组织转至耳后, 以加固颈阔肌。

最后沿着整个缝合线路再缝合一次以加固手术效果。

在选择患者时,中面部下垂的矫正, 因为无须广泛分离中线皮瓣, 深层平面或基本的面部提升技术可能会很有吸引力。通过这种方式, 术后血肿发生的风险显著减小, 而且术后效果良好, 对于有轻度出血倾向的患者更是如此。缺点是皮肤和 SMAS 都不是完全独立悬吊的, 有时会导致皮肤的过度垂直悬吊。

在 SMAS- 颈阔肌旋转后, 将下颌骨下缘下的颈阔肌减脂、用光纤拉钩和电凝止血。

皮肤悬吊

利用矢量器做皮肤悬吊, 其角度较 SMAS 的垂直提升角度稍小。在面部, 矢量器为斜向, 而在颈部, 则稍偏横向。需要强调的是, 不可将颈部的横纹悬吊至面部。

所有皮瓣的支撑张力均来自于两个固定点。第一个位于耳后切口顶端的后方, 第二点 (张力较小) 位于耳轮的底部。其他的皮肤平整, 边缘对接严密, 因此缝合处无张力。在耳垂下方的皮肤平整, 所以切口

术后护理

术后，术后第 1 日拔除引流管，拆除伤口包扎。耳前切口的尼龙缝线可在术后第 5 日拆除，耳后和颞侧的皮肤钉可在术后第 8 日拆除，耳后的缝合线会自行吸收。

并发症

血肿

血肿是男性面部提升术后最常见的并发症，而且严重程度不同，从大量血液蓄积以致危及皮瓣的存活，到等到面部消肿后才明显看到的小的血肿都有发生，程度不一。文献报道男性血肿的发生率（7.9% ~ 12.9%）为女性的 2 倍。大多数的血肿主要发生在术后的 10 ~ 12 个小时内。

导致血肿发生的原因是多方面的，但与之关联最紧密的是围术期内的高血压。高血压患者的血肿发生率是血压正常者的 2.6 倍。任何影响到凝血链的药品或物质（含有阿司匹林的药物、草药茶及其他助剂），必须在手术前 2 周停止服用。

Baker 等人在建立了一个严格而积极的围术期血压控制制度后，再对血肿的产生作进一步分析。在这项研究中，需要外科穿刺引流的血肿从 8.7% 降至 3.97%。

血肿最常见的表现就是患者焦虑不安、疼痛超出预期，且局限于一侧面部或颈部。关于这些病例，在能够证明有其他因素之前，医师必须将其视为发生血肿的迹象，不能只是给予镇痛药缓解疼痛，必须拆除伤口包扎进行检查。除了导致皮瓣局部缺血，扩大至颈部的血肿有可能会引起呼吸困难。

扩大的血肿的治疗首先包括拆除缝合线，解除皮瓣受到的压力。医师必须决定是需要返回手术室还是进行床边治疗。近年来，床边引流，以及用含有肾上腺素的低温液体冲洗技术应用日益频繁，该治疗趋势效果理想，已经受到了普遍欢迎。该选择可以避免额外的麻醉、费用，以及因为重返手术室给患者及其家庭，还有医师带来的精神上的打击。如果床边引流效果不佳或是血肿的形成范围一直扩大，医师必须在治疗早期就考虑直接重回手术室。在完成术前准备并铺无菌巾后，拆除剩余的缝合线，将皮瓣稍提起以方便直视，彻底清除血肿。极少情况下，会发现仍在出血的血管。

在水肿消退后才被发现的小血肿，可用 11 号手术

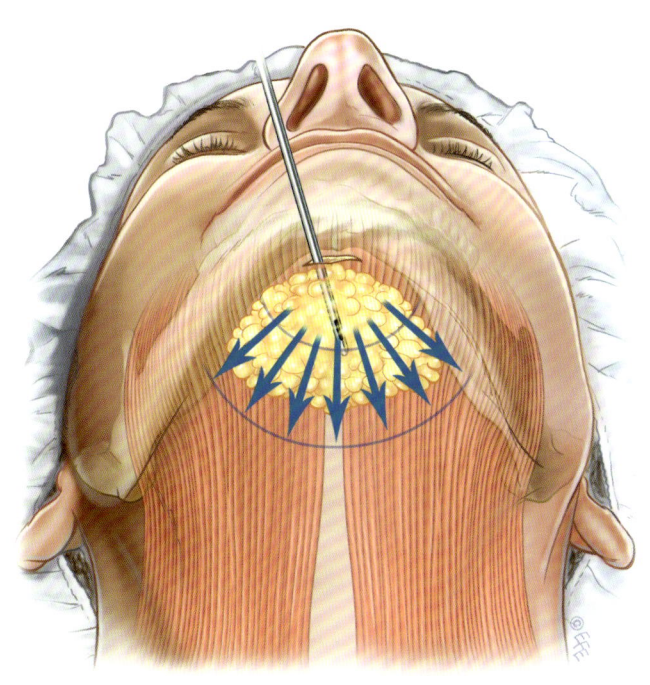

图 14.5　可经由一个微小切口行颏下抽脂。正确适度的局部剥离可以减少手术血肿的发生概率。

可定位于耳垂下方，增大了耳垂与面颊间的距离。耳垂周边的皮肤切除需十分谨慎，以防止出现那种"精灵耳朵"。

对于那些采取在颞部发际线内作小切口的患者，通常会在鬓角部位作横向的楔形切除，以便耳轮的底部不会被提升。假使切口已经延伸到了前面的发际线，并沿切口切除了多余的皮肤，那么一定要确保缝合处没有张力。在毛发生长区域的任何切口都可以使用皮肤钉缝合。

耳屏

对于切口选择在耳前区域的患者，面部皮瓣都被修剪平整，皮肤边缘对合严密。对于切口选择在耳屏后缘的患者，建立的耳屏皮瓣要远大于所需的面积。这样就不会使耳屏因不可避免的皮肤收缩而变形或"变钝"。皮瓣事先都做了准确的减脂，并经过毛囊烧灼。

引流

将闭合的吸引器或引流管安置在颈部两侧，通过位于毛发生长区域的头皮上的一个单独的穿刺口引流出来。如果男性患者在这片头皮区域有很高的脱发可能性，那就通过耳后的小切口的最上端进行引流。

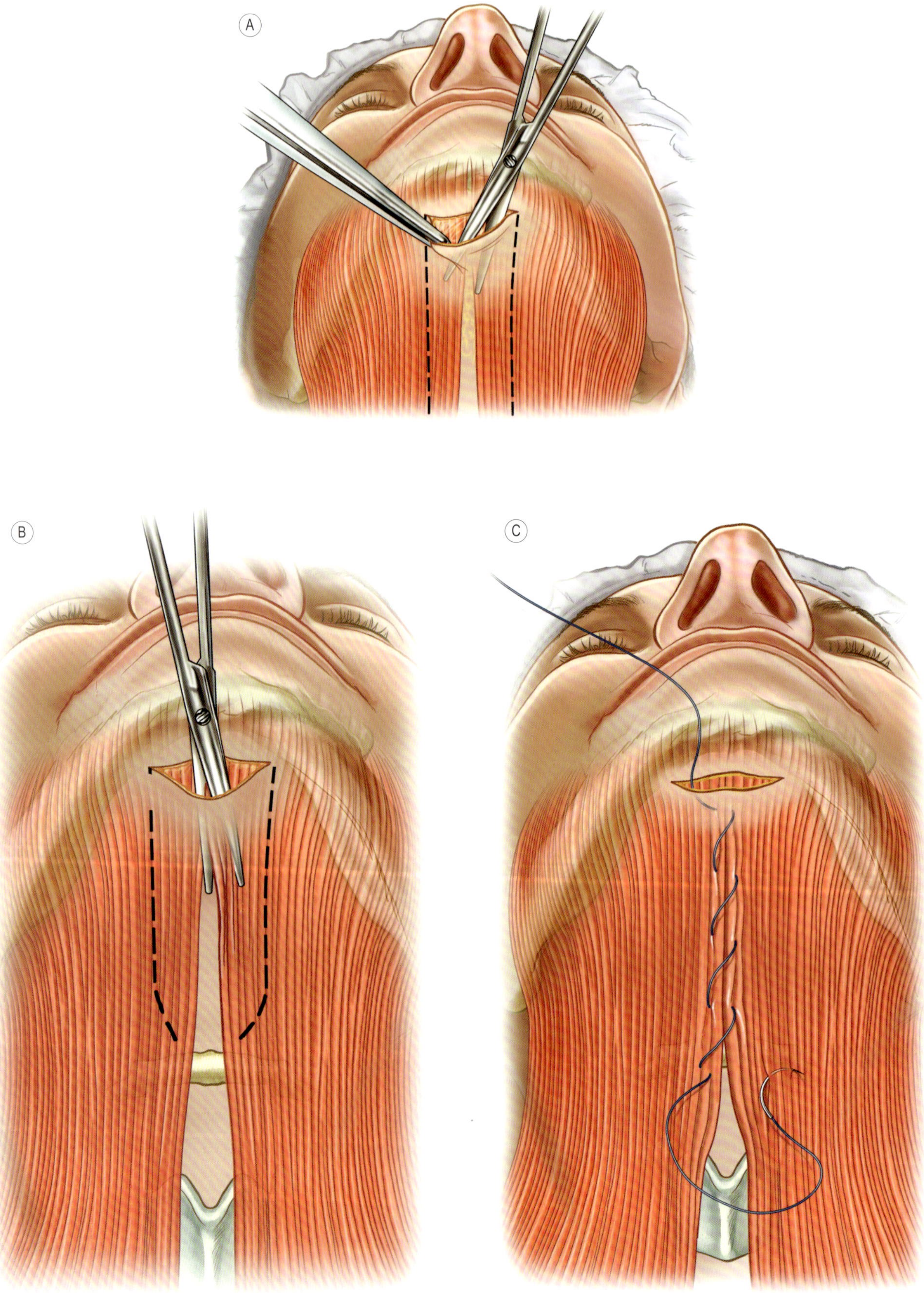

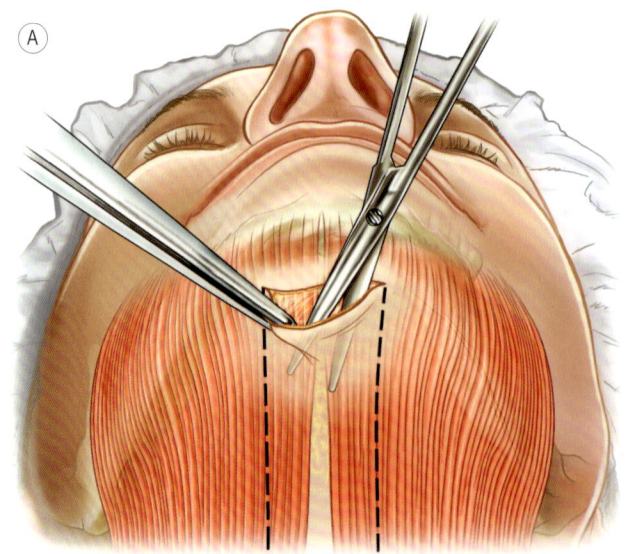

图 14.6 颈阔肌的中线切除和折叠。A，直接切除脂肪；B，中线切除多余的颈阔肌；C，3-0 PDS（普迪思）缝合线缝合切口。

刀轻轻划开皮肤彻底引流血肿，愈合良好。在液化期间未被发现并引流的血肿，会导致皮肤坚硬、不平整，以及含铁血黄素沉着。热敷，每日轻柔按摩，以及局部的类固醇注射有时候会有所帮助。

皮肤脱落

全层的皮肤脱落可以导致某种程度上的永久性瘢痕形成。耳后及乳突区域因为皮肤菲薄，且远离血循环干支，所以最常发生，但可以被耳和头发所掩饰。皮肤脱落的发生率是1%～3%，绝大多数是由于①未诊断出的血肿；②皮瓣过薄，或在皮瓣解剖中因医师或其助手操作中过度牵引而受损；③伤口缝合过紧；④吸烟（相关危险度增加12倍）。因此，患者会被要求在围术期的2周内戒烟。

发生皮肤脱落的部位会上皮化并显著收缩。由此产生的瘢痕一般都会好于初期伤口出现时的预期。根据所脱落的面积，可以切除瘢痕，重新促进皮肤的修复，但这往往需要花费数年才能使皮肤拥有足够的松弛度来施行二次拉皮。

面部神经损伤

面部的皮下整形损伤到面部神经非常少见（0.9%），而该比例在扩大SMAS和复合性手术中要高一点。多数患者在面部神经的某个分支受损后，完全恢复其运动功能需要几周到一年，不过有时所需时间还会更长一些。术中如面神经被切断，医师必然会立即行显微外科修补。而最常见的情况是，在术中未察觉到神经的损伤，医师和患者都在忐忑不安地等待功能的恢复。术后2～6周会感到耳朵下2/3、耳前区域和面颊一过性的麻木，这是术中无可避免的感觉神经末梢受损的结果。面部整形中一般可以预防损伤到的是耳大神经，这种损伤往往发生在解剖位置过深，穿透了覆盖在胸锁乳突肌上面的筋膜，如果术中发现有耳大神经受损，应即刻做精细修补。

脱发

根据文献报道，有1%～3%的患者出现脱发。在与患者的术前讨论中，必须提及脱发的可能性以及包括毛发移植在内的相应治疗。

瘢痕形成

面部提升后的瘢痕形成，一般是由于皮瓣中的血管退化和缝合张力过大导致。承受最大皮肤张力的两个点分别为耳轮根部及耳后切口顶端的颞侧头皮。耳前及耳垂周围区域的修整要特别谨慎，只要有极小的张力便可使瘢痕增宽，令耳垂变形。

增生性瘢痕很少见，最常出现在耳后的伤口缝合。小剂量注射稀释过的不溶于水的类固醇常常有助于使这些瘢痕变平。尽可能缩小颏下的切口，避免当推进皮瓣最终完成推进时，向前移动的切口会"跑到了脸上"。椭圆形的颏下皮肤切除会导致"猫耳"折角，应尽量避免。

色素沉着过度

色素沉着过度是由真皮层的含血铁黄素沉积引起。水肿消退后出现小的、未经引流的血肿经常会成为色素过度沉着的区域。这类色素沉着有时很难解决，有的需要6～8个月；也有极少数情况下，变为永久性色素沉着。

手术心得及教训

心得

- 在解剖剥离表浅肌肉腱膜系统（SMAS）时，聪明的外科医师一定会高度小心有一定选择度的腮腺筋膜，以避免面部神经和腮腺导管损伤。
- 在满足患者需要的前提下尽可能作最小的切口。
- 在处理血供丰富的男性皮肤时，尽可能将剥离范围缩小，可以降低发生血肿的概率。
- 不要将所有皱纹都消除掉，在术前就跟患者沟通好，有一两条纹路会显得更加自然。对这类过度贪心的患者或者避开或者加以教育引导。
- 剥离颏下的皮下组织时，在靠近切口的地方留出一段皮下脂肪，以避免术后发生所谓的切口错位。
- 作所有的切口时，将手术刀斜向，平行于毛干，避免造成脱发。
- 在高血压患者术后治疗中，可乐定贴片或肼屈嗪是医师的"好伙伴"。

教训

- 在剥离皮肤和SMAS时，避免过度牵拉皮瓣，防止可能导致术后皮肤坏死脱落的不当损伤。
- 对面神经的解剖了解是绝对需要的，低年资的外科医师应该熟悉或重新回顾那些危险点，从而避免造成损伤。
- 当使用电烧灼器止血时，要口述："神经"或"皮瓣"，这样助手可以根据"抽动"和"烧灼"监测面部（分别表示神经抽动或皮瓣热损伤），以防止电烧灼器可能带来的两大伤害。
- 颏下切口不要过长，以避免皮瓣在作脑后悬吊时瘢痕暴露。
- 关注提升方向，尽可能让误差发生在垂直方向而不是横向，以免产生"横向拉伸"的外观。
- 在作耳后缝合时，不要只是依赖于一根连续缝合的可吸收缝合线，多加上两根间断缝合缝线，可避免在凌晨3点钟突然接到患者的电话和术后瘢痕变宽。

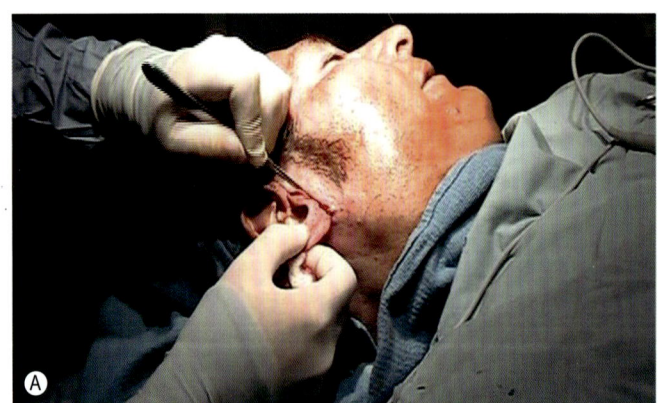 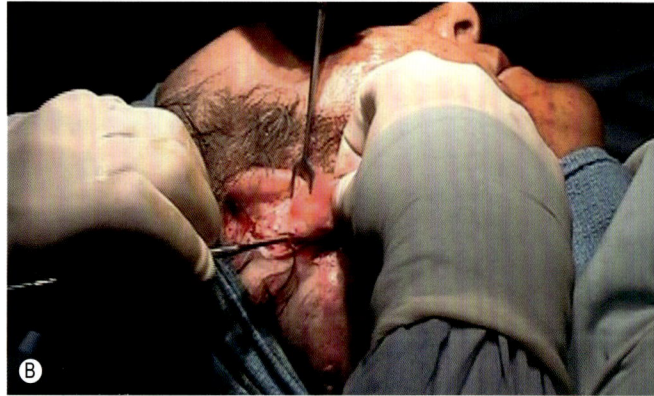

图14.7 一位56岁患者作男性面部提升术的术中照片。A，作前侧切口，该项病例选择了耳屏前切口；B，耳后切口，外耳的上端。

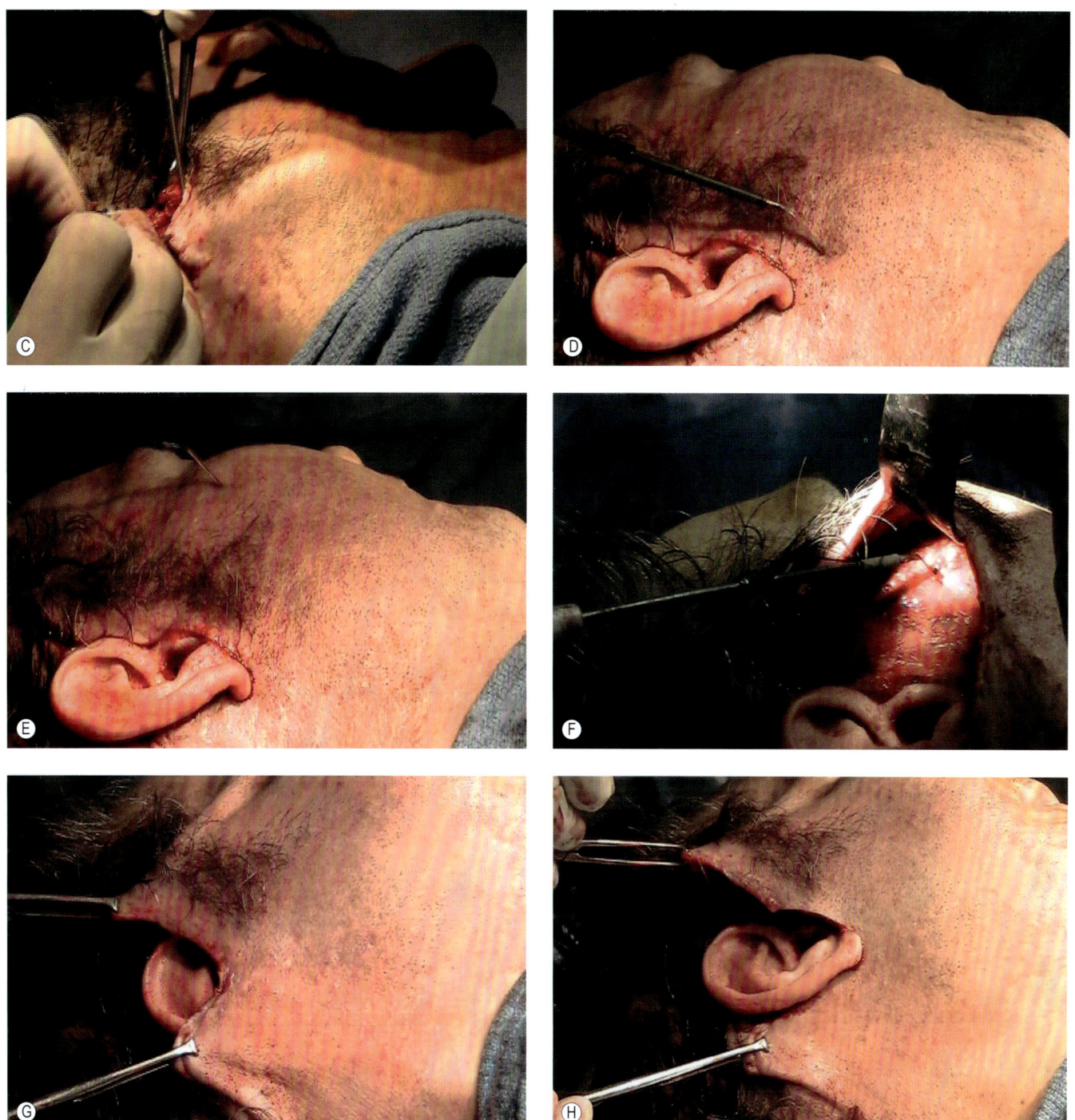

图 14.7 续 C，术中剪刀分离皮下组织；D，显示侧面 SMAS 切除的侧边末端在低于耳垂 1cm 处；E，显示侧面 SMAS 切除的中间部分的末端分别距眼角一侧的下面和旁边 1cm 处；F，显示侧面 SMAS 切除；G，两把 Alice 钳向外上方向提升，应将重点放在垂直提升，避免形成横向拉伸的外观；H，谨慎修整皮瓣，使耳垂自然嵌入其中。

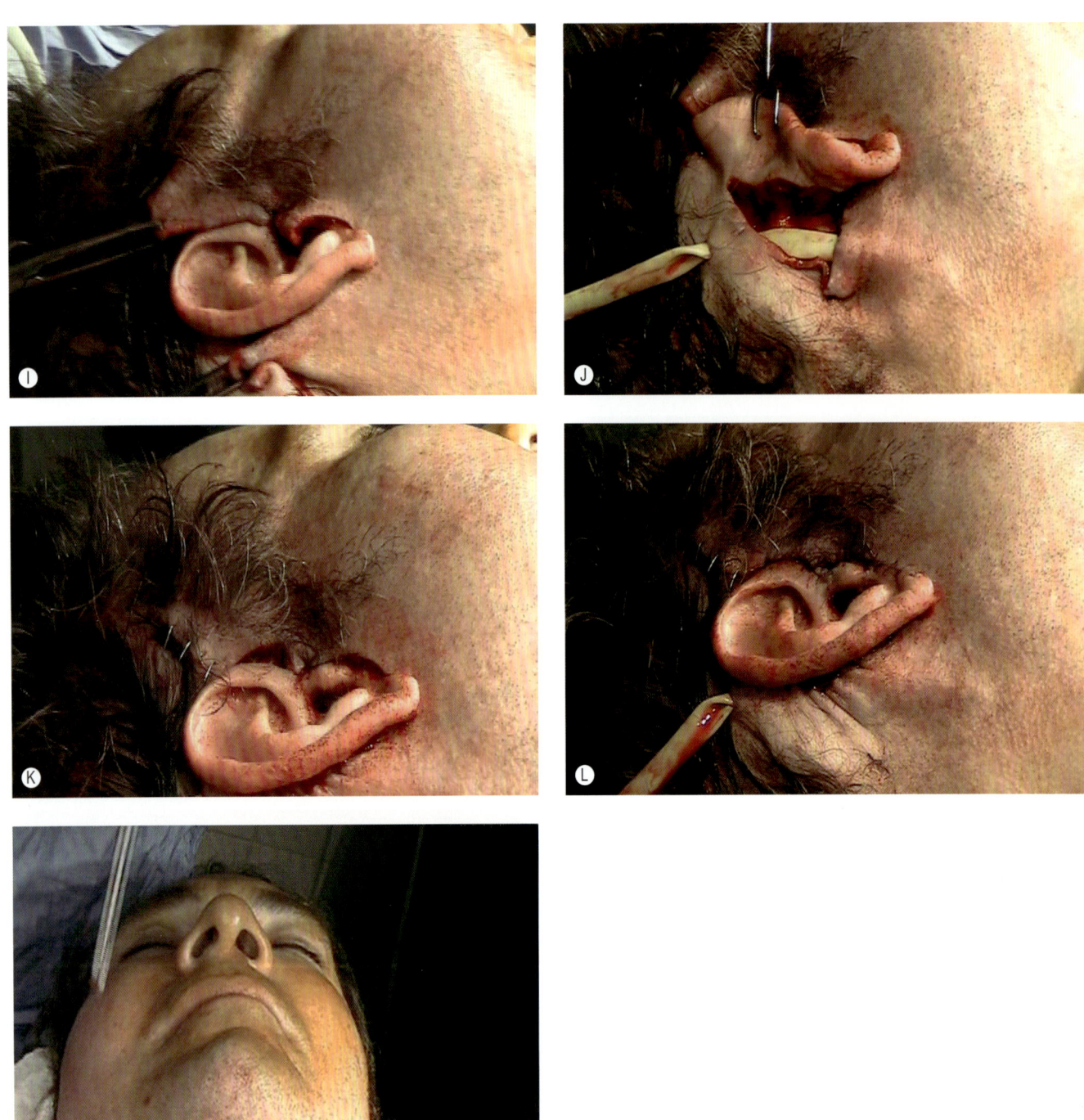

图 14.7 续 I，将中面皮瓣的前侧嵌入耳轮根部；J，后侧沿小瘢痕切口长度将多余的皮肤稍作修整。放置 #7 封闭式吸引器引流，或开放型引流管。既可通过单独的引流切口，也可通过耳后伤口缝合处；K，皮肤钉缝合嵌入颞部皮瓣（"欺骗"原位的组织，从而避免在这种情况下横向切断鬓角）；L，嵌入前侧皮瓣，5-0 尼龙线耳屏间间断缝合，及 6-0 尼龙线（5-0 平肠线连续缝合耳屏上切口）连续缝合。耳后部分小切口周围有限的收拢缝合，会在术后发生伤口重塑；M，显示了被提升的颧骨位置，中面下部的凹陷，得到改善的颈部和下颌的正面。

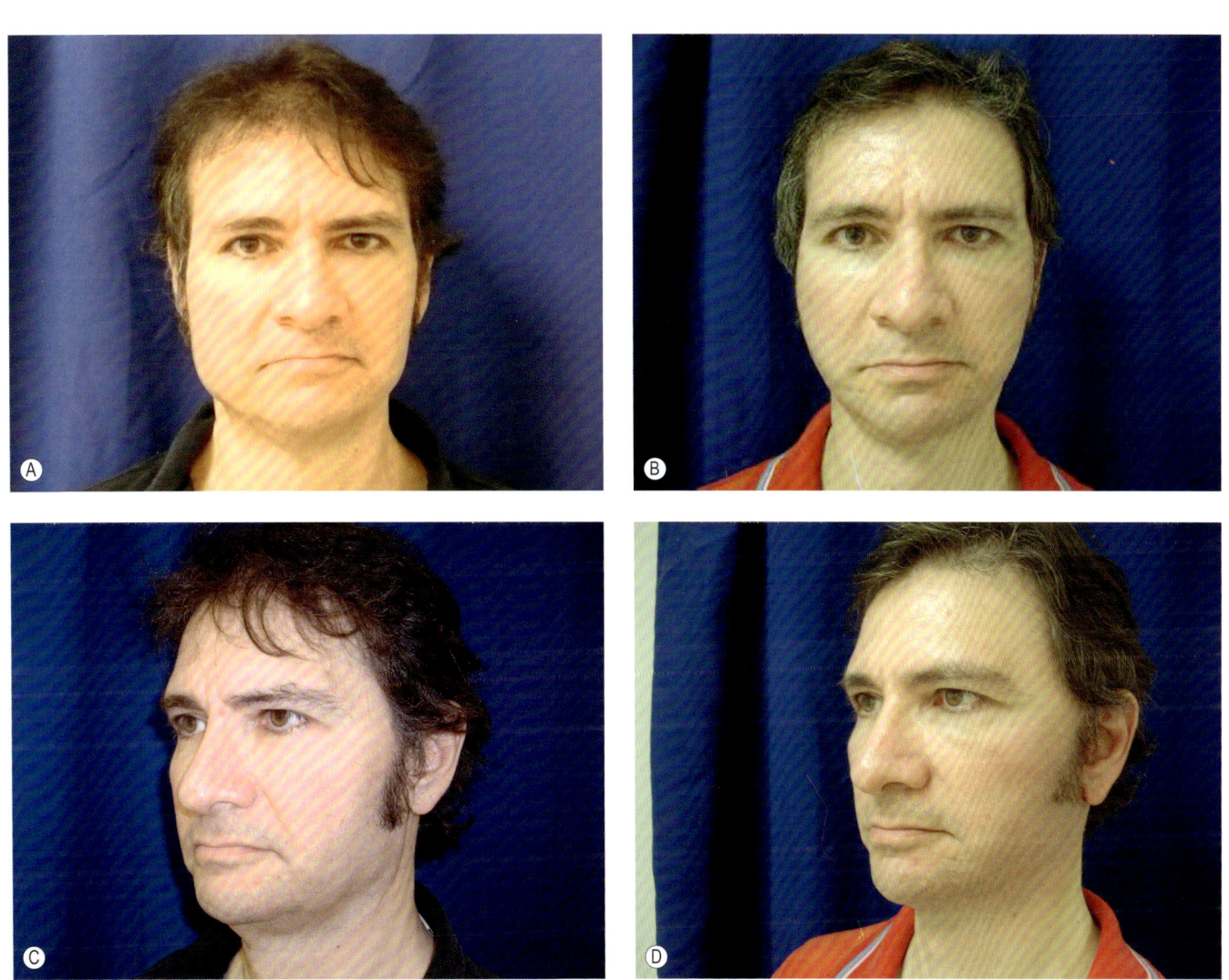

图 14.8 56 岁的男性患者。A，术前正面照片；B，术后正面照片；C，术前侧面照片；D，术后侧面照片。

手术步骤小结

1. 术前服用可乐定 0.1 ~ 0.2mg。
2. 注射 0.5% 利多卡因溶液，1 : 200 000 肾上腺素。
3. 术前准备及铺巾。
4. 颏下集中抽脂。
5. 如必要，中线缝合颈阔肌，改善垂直条带。
6. 10 号手术刀和 Adson 有齿镊分离皮下组织。行耳屏前或耳屏上切口或耳前切口（图 14.7A）。
7. 拇指套入钩圈，中指和无名指控制力度。
8. 耳后作切口，于外耳廓距耳后沟 2mm（图 14.7B）；只在必需时才带入头皮。
9. 牵拉耳垂然后放松。
10. 用手指帮助颧部的提升（FAME Aston）。从眼眶边缘开始，将骨膜与所有中面的深层结构包括皮肤，肌肉和脂肪分离开。
11. 助手用皮肤钩牵拉耳朵。使用双钩，带状牵开器，用 10 号手术刀解剖分离耳后组织。
12. 回到耳前，对侧助手用两个皮肤钩作牵引，剪开皮下组织（图 14.7C）。皮瓣的厚度取决于用剪刀剪切组织时的感觉和对侧助手配合得当的牵张力。
13. 用剪刀连续分离至颈部。助手拉紧耳朵。
14. 要确认脊髓副神经可能会从 SCM 侧缘的松弛筋膜间隙中"翘出来"。
15. 外科医师用牵开器轻轻抬起皮瓣，助用两个手指加以轻柔协助。
16. 保留鬓角的位置。在耳轮根部切割皮瓣。助手用两个皮肤钉固定横切口。
17. 表浅肌肉腱膜系统（SMAS）的解剖剥离：保留 SMAS 的下方组织；重视发亮的腮腺筋膜，避免腮腺导管和面神经的损伤。
18. 处理表浅肌肉腱膜系统（SMAS）的可能方式：（将移动的部分组织固定在不可移动的 SMAS 组织上；考虑使用带钩的缝线）（图 14.7D ~ F）：
    a. 严重松弛：扩大 SMAS 的剥离范围。在耳轮根部位置，沿颧骨弓水平，用 10 号手术刀横向切开。沿颈阔肌外侧缘连续提升 SMAS。使用头部矢量器与 Alice 钳进行提升。切除多余部分，用 3-0 PDS（普迪思）或 Maxon（单股聚甘醇碳酸）缝线连续缝合。将 SMAS 皮瓣固定在 SCM 筋膜上。
    b. 中度松弛：SMAS 侧切。切除及折叠（Baker）。
    c. 轻微松弛：SMAS 折叠。不用切除。
19. 在结束下颌轮廓的塑形时，用真空吸引器进行最后的成形。
20. 止血。
21. 用两把 Alice 钳旋转皮瓣（图 14.7G）。用 3-0 平肠线固定后侧皮瓣。
22. 切除 S 形枕部头皮切口的多余部分，皮肤钉对合固定；在这个区域头皮的边缘一定会有轻微出血。
23. 修整耳前无毛发生长的皮肤区域。
24. 谨慎修整耳垂周围皮肤（图 14.7H），对耳垂皮肤，皮瓣皮肤和乳突筋膜进行无张力的三次缝合，5-0 尼龙线缝合耳垂，然后 6-0 尼龙线向头部连续缝合。
25. 用"8"字缝合法将皮瓣前侧固定在耳轮根部（图 14.7I）。
26. 修整耳后（图 14.7J），5-0 平肠线精细连续缝合。
27. 助手横向牵拉皮瓣，切除鬓角的 Burrow 三角，皮肤钉固定在上端的颞侧毛发生长区域（图 14.7K）。
28. 通过单独的穿刺口或耳后切口上端放置引流管。
29. 对新的耳屏区域进行大范围的去脂和毛囊烧灼（过度会收缩）。
30. 用 5-0 快吸收肠线缝合菲薄的耳屏。
31. 用 5-0 尼龙线缝合屏间前。
32. 用 6-0 尼龙线全层，连续缝合关闭其余伤口（图 14.7L）。
33. 观察术前和术后的差异点（图 14.7M）。

（毕洪森 译）

拓展阅读

Aston SJ. FAME dissection in rhytidectomy. Personal Communication, 3 March 2008.

Aston SJ. Platysma muscle in rhytidoplasty. Ann Plast Surg 1979; 3(6):529–539.

Baker D, Conley J. Avoiding facial nerve injuries in rhytidectomy: Anatomic variations and pitfalls. Plast Reconstr Surg 1979; 64:781.

Baker DC, Aston SJ, Guy CL, Rees TD. The male rhytidectomy. Plast Reconstr Surg 1977;4:514.

Baker DC. Complications of cervicofacial rhytidectomy. Clin Plast Surg 1983;10:543.

Connell BF. Eyebrow, face, and neck lifts for males. Clin Plast Surg 1978;5(1):15–28.

Cremone J, Courtiss EH, Baker JL, Jr. Male rhytidectomy incisions. Plast Reconstr Surg 1983;71(3):423–426.

Ellenbogen R. Transcoronal eyebrow lift with concomitant upper blepharoplasty. Plast Reconstr Surg 1983;71:490.

Furnas D. The retaining ligaments of the cheek. Plast Reconstr Surg 1989;83:11.

Gosain A, et al. Surgical anatomy of the SMAS: A reinvestigation. Plast Reconstr Surg 1993;92:1254.

LaTrent G. Atlas of Aesthetic Face & Neck Surgery. Philadelphia PA. Saunders 2004.

Mitz V, Peyronie M. The superficial musculoaponeurotic system (SMAS) in the parotid and cheek area. Plast Reconstr Surg 1976;58:80.

Rees TD, Aston SJ. Complications of rhytidectomy. Clin Plast Surg 1978;5:1.

Stuzin J, et al. Anatomy of the frontal branch of the facial nerve: The significance of the temporal fat pad. Plast Reconstr Surg 1989; 83:265.

第3部分：除皱术

第 15 章

内镜行中下面部年轻化

Steven Byrd 和 Andrew P. Trussler

历史

内镜中下面部手术操作的概念和原理开始于 20 世纪 80 年代，随着颧弓骨折后金属板内固定的产生而开始。使用金属板固定就要求行骨膜下广泛剥离后内固定。术后，患者出现面部软组织的下垂，原因是颧部广泛剥离后未行软组织悬吊固定。由于固定物需要二期手术取出，届时可以再行骨膜下剥离后进行软组织悬吊。令人不解的是，通过此类方法往往也不能还原术前的美学形态。有些时候还会出现下眼睑部位束状组织堆积和臃肿，从而不得不切除部分下眼睑的皮肤和眼轮匝肌，进而使下眼睑形态不可预知。最后，接受手术的一侧最终很少能达到和未手术侧一致的美学对称。

正是这种不令人满意的结果促使利用新鲜尸体标本研究经骨膜途径剥离的解剖学研究，保留颧大肌上和眼轮匝肌下的区域。经此途径的优点在于使眼轮匝肌、颧脂肪垫和高位表浅腱膜肌肉系统（SMAS）成为一个复合体，避免把颧大肌起点从骨面上剥开后的下移力量。这种解剖路径操作被认做是美学操作，在 20 世纪 90 年代报道，并被称为颞部提升的延伸。到 20 世纪 90 年代后期，内镜技术应用后更加明确了下眼睑运动神经的支配情况，确定了通过精确缝合固定眼轮匝肌来解决大部分下眼睑问题的方法，这样就极具美学意义了。随着面部美容外科学的进步，同时认识到中面部提升的同时需要进行下面部年轻化调整，尤其着重颈部和下颌缘，并消除脸侧面的曲线变形。

体格检查

大多数患者在 40 岁左右出现面部衰老，通常出现在眼睛周围。衰老发生的原因是由于重力作用及眼轮匝肌的活动。患者最常抱怨的是尽管休息得已经很好，可是看起来仍然很疲倦；当然，在老年患者中也是如此。集中关注在脸颊、下颌缘及颈部的松弛。要取得均衡的面部年轻化效果，就不能忽视上面部和中面部的衰老，并在进行下面部年轻化手术时要对 SMAS 上提固定。评价的关键点如下：

- 眉下垂程度。
- 通过眉复位，观察上眼睑臃肿的矫正程度。
- 颧脂肪垫下垂。
- 扩大的颧部环形新月体样改变。
- 加深的泪沟和颧骨沟。
- 加重的唇颊沟。
- 眉提升和颧复合体提升后美学效果的改善。

解剖

额部和中面部手术的关键是使眼轮匝肌可以移动，并且将眼轮匝肌从眶骨上松解。松解从骨膜上进行，而不是经骨膜下。我们感觉这种方法可以有效地改善眉形及将上眼睑眼轮匝肌上提，因而不用行上眼睑肌肉切除术。使眼轮匝肌获得活动度的关键是松解其在眶骨缘上的附着。在下眼睑，附着点被称为颧眶韧带（zygo-orbicular ligament）；在侧方附着在眶缘的表面，成为外眦韧带的浅头。在上眼睑眼轮匝肌和眶缘之间的融合类似于对下眼睑的描述。该融合区是眉的防卫结构。选择性地释放、使获得移动性及适当固定这些眼轮匝肌结构对获得满意的眶周的美容效果非常重要。眼轮匝肌四个目标区域的精确缝合固定可以使下眼睑形态根据需要进行形态上的改变和控制（图 15.3）。

在下眼睑和中面部之间要得到满意的美学关系，第二个关键点在于松解颧韧带。该韧带包含一角硬币美元大小范围的纤维结构，起于颧弓突起的骨膜表面，

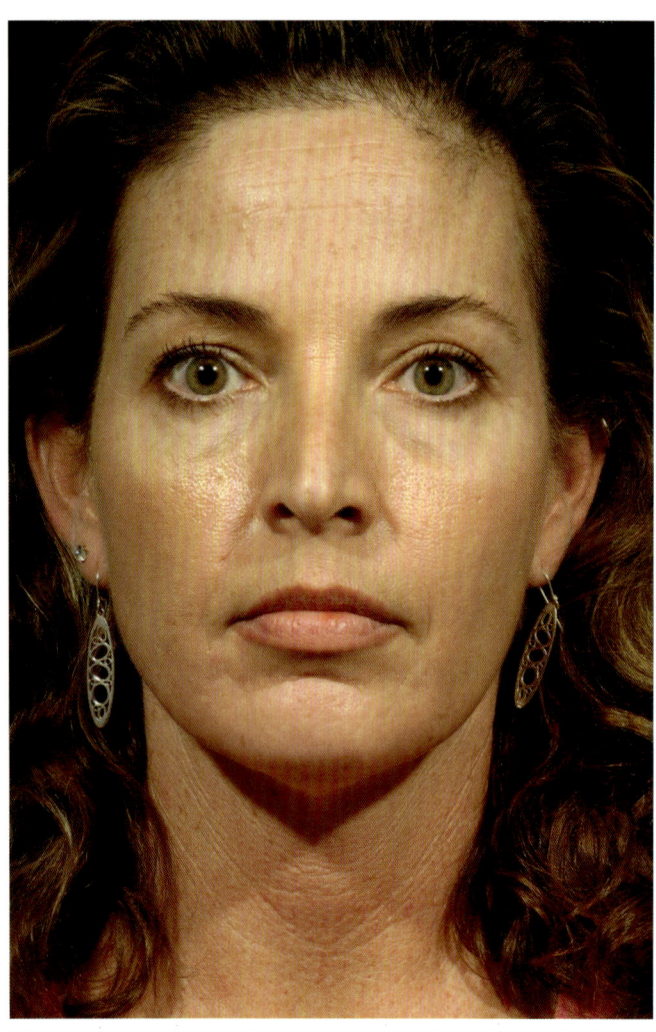

图 15.1 术前照片显示典型的上中面部衰老性变化：眉横向下垂，上眼睑臃肿，通过上提眉后可以部分恢复；颧脂肪垫下移；扩大的颧部环形新月形改变；泪沟和颧骨沟加深；唇颊沟加深。

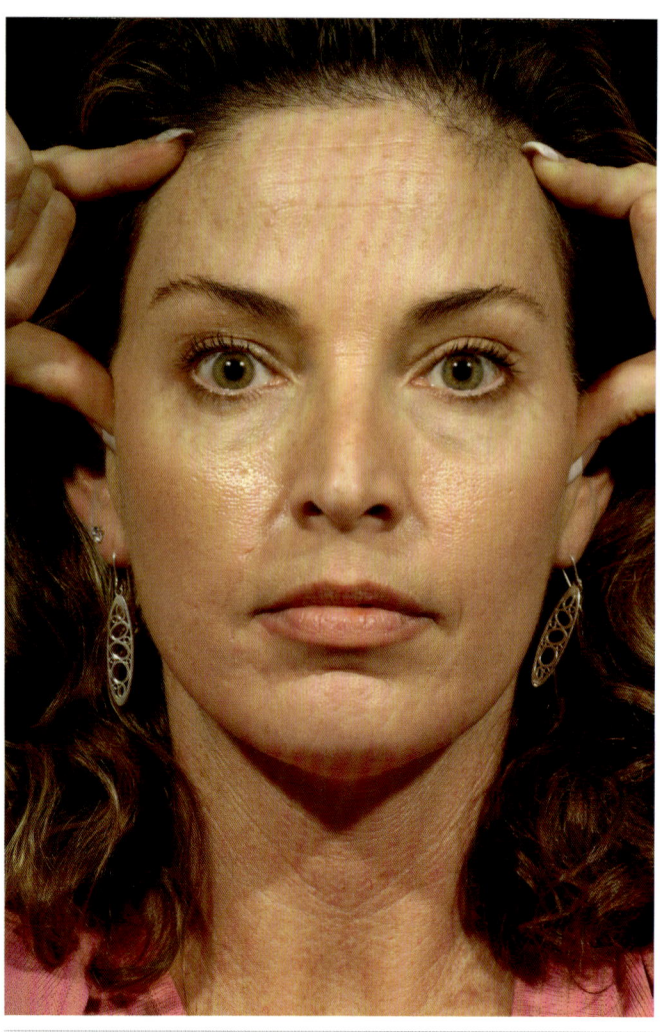

图 15.2 和图 15.1 所示为同一个患者，用两个手指模拟眉上提和颊部上提后的改善效果。

止于颊部皮下组织。韧带侧方最密集的部分起于颧骨凸起的外缘，也是咬肌的附着点。纤维继续穿过颧大肌的起点向浅面经过颧脂肪垫及眼轮匝肌外缘（图15.4）。通过松解颧大肌上的纤维，中面部可以垂直上提，消除了由骨膜下剥离途径引起的颧部肌肉向下的力量。中面部可提升移动的解剖组合包括眼轮匝肌眶部、颧脂肪垫和高位 SMAS。

眼睑和中面部解剖中第三个关键是要重视眼轮匝肌。所以应避免肌肉分离、切除及肌肉失神经支配。下眼睑眼轮匝肌的运动神经不只是来源于内侧从颧大肌深面穿行的面神经颧支，还来源于外侧面在面神经颧支进入到颧大肌深面前（图15.5）。这些来源于外侧方的神经分支经眼轮匝肌下部外侧进入支配。来自内侧的神经支配参与瞬目反射，而外侧来源的神经同样重要，司下睑板前轮匝肌的张力。因此，当需要分离到脂肪或眶隔时，避免经眼睑的眼轮匝肌分离操作，可以经结膜途径来操作。

下面部年轻化的相关解剖关键在于要使前面提到的这些结构获得可移动性并加以固定。最重要的公认要素是要上提上部分 SMAS，下面部提升时可以只提升皮肤或做 SMAS 及皮肤的提升都是可以的。下面部 SMAS 或皮肤的提升方向是沿下颌缘方向向两侧提紧。强调沿下颌缘方向提紧的同时，避免对高位 SMAS 再行向侧方提紧，避免颧下剩余组织由于颧下产生的提紧带样改变而变得过紧和过平。对待绝大多数下面部松弛的患者，笔者倾向于对 SMAS 和皮肤组织分别提紧处理。SMAS 颈阔肌瓣侧向提紧产生的张力不能给从下颌骨到舌骨之间的颏下区域带来合适的提紧的力量。在此区域常常需要整合中线部位颈阔肌折叠手术，只有在颈部弧度很钝需要行颈阔肌束带样成形时才切割颈阔肌。

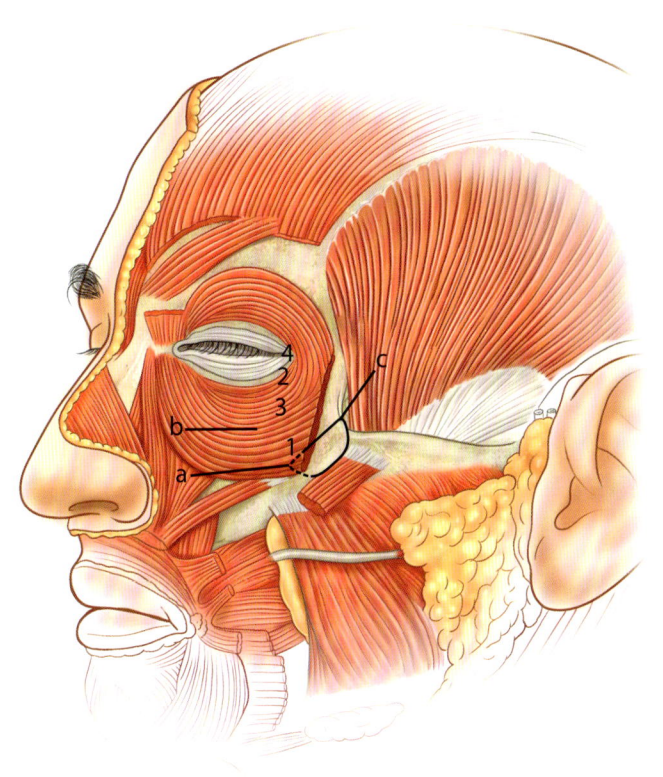

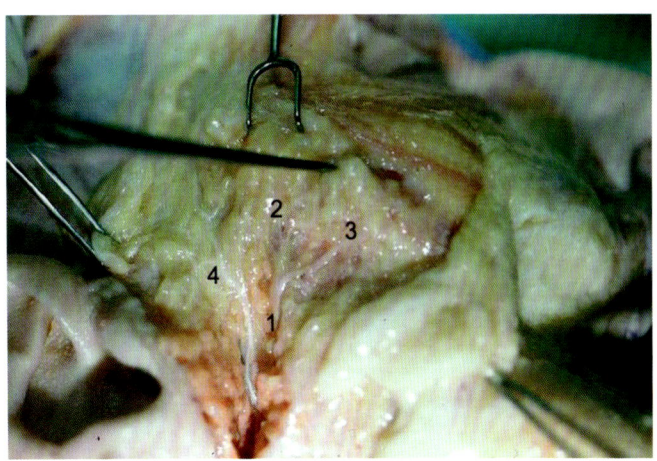

图 15.5　面神经的颧支。1，颧支近端；2，支配眼轮匝肌的颧支外侧支；3，传经颧大肌下方的颧支中间群；4，面神经额支。

此方向向头顶方向倾斜。颧部和中面部提升的方向的标记是从鼻唇沟开始通过颧弓的凸起的方向。要标出泪沟和颧骨的槽状凹陷，还要标记出颊部胀满区域、颏下胀满区域及颈阔肌束带样成形区域。经颞部提升眉及中面部的切口设计，位于颞部发际线内 2cm 位置，冠状切口方向 4cm 长。对于需要处理额肌并松解皱眉肌的患者，还需要做发际内正中线切口长度 4cm。提升下面部和颈部需要行耳周围沿耳屏向下折返至耳后头皮的切口。颏下需要切口时延颏下区的褶皱做切口。

眉部的解剖分离

眉部的解剖分离从颞部发际内切口入路，经过帽状腱膜下骨膜上层次进行。需要行额肌处理及皱眉肌松解手术时，就要行正中发际内切口。眉部的解剖分离在骨膜上将额肌和眼轮匝肌从眉和上眼睑韧带上松解。如果同时行上睑成形术，那么眉限制韧带的松解就要谨慎，避免松解上眼睑限制韧带后引起眼轮匝肌过度上移发生"兔眼"畸形。沿眉上提作用力方向向上在发际内穿刺做切口，经该切口穿入一个直径 3mm 的自攻螺丝，螺丝穿透 2mm 宽的 Gortex 补片固定在颅骨上作为悬吊的锚着点，用 3-0 尼龙线贯穿缝合 Gortex 补片后经头皮下缝合到之前描述的提眉时需要提升受力的额肌部位。通常只需要固定一个额肌提升点。需要注意的是要先剥离并提升中面部后再提升固定额肌点。

图 15.3　中面部缝合固定点。1，颧韧带，常用作中面部提升固定；2，眶隔前眼轮匝肌，常用在巩膜暴露和眼睑松弛情况下；3，眶隔前眼轮匝肌，用在凸眼情况；4，外眦韧带深头，用于眦角错位的情况。

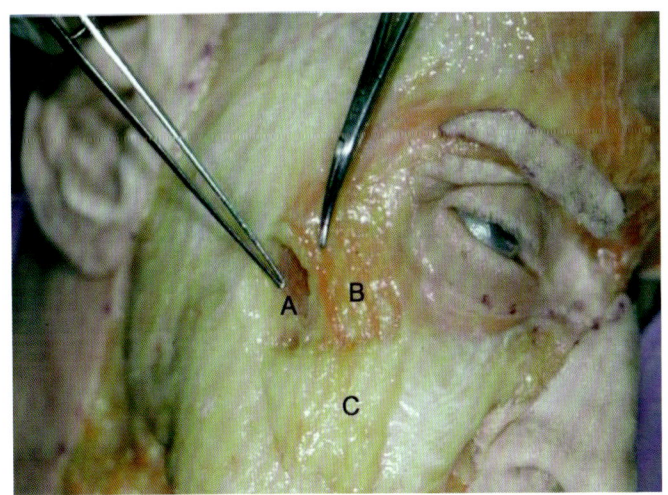

图 15.4　颧韧带。A，颧大肌；B，眼轮匝肌；C，颧脂肪垫（已翻下）。

手术步骤

标记和切口

额部标记包括眉的垂直提升的方向，额内 2/3，外 1/3。沿提升方向标记额肌的固定点，垂直的额头会沿

中面部的解剖分离

中面部的解剖分离路径沿眉提升层次延伸扩展，越过颞肌筋膜、深入颞顶筋膜和无名筋膜。在"哨兵

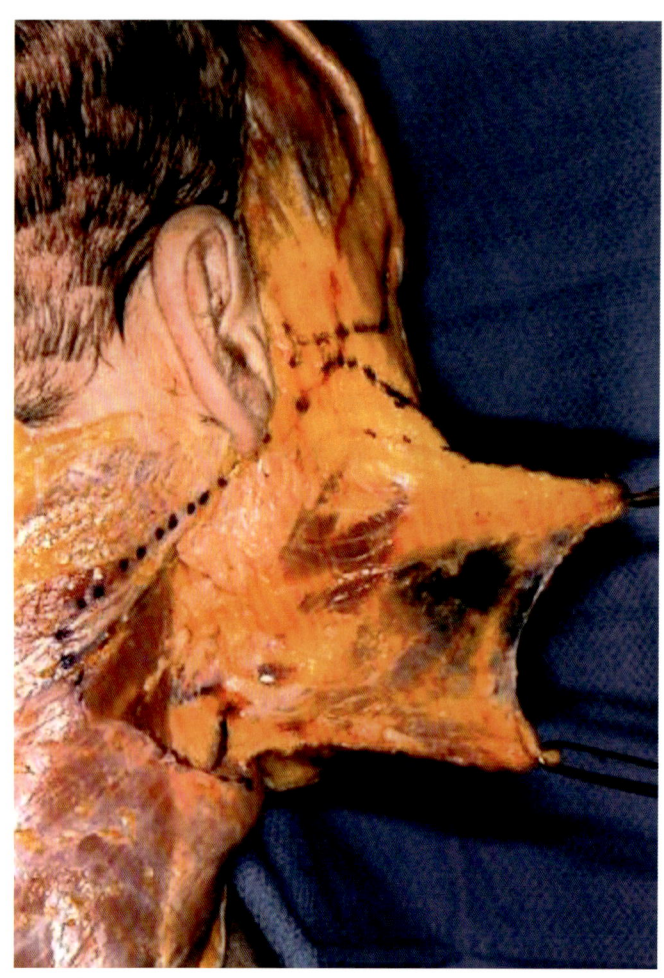

图 15.6 SMAS-颈阔肌瓣。尸体标本示 SMAS-颈阔肌复合组织瓣。

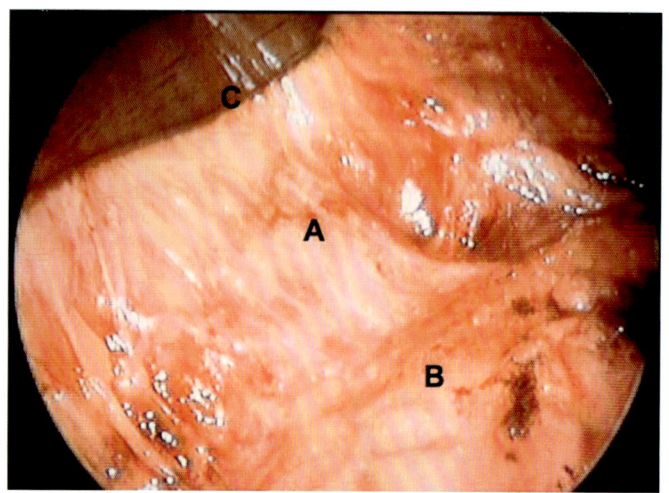

图 15.7 内镜下颧眶韧带（下眼睑韧带）。A，颧眶韧带。B，眼轮匝肌下脂肪（SOOF）。C，眶前眼轮匝肌。

数在颧大肌外侧可见到。当颧韧带被彻底松解后，中面部就有很大的移动性。可移动的结构包括眼轮匝肌外侧部分、颧脂肪垫和高位 SMAS。要固定这些结构，需要用一根 4-0 尼龙线穿过颧韧带的头侧，固定在眶缘外侧的颞浅筋膜上。这在大多数患者都需要。需要下眼睑成形时，可以另外做眼轮匝肌的缝合。如果巩膜暴露且下眼睑松弛，用 5-0 尼龙线缝合睑板前肌，固定在外眦韧带深头。如果有凸眼或颧骨向前凸出，直接缝合眶部眼轮匝肌并沿下眶缘向头侧缝合。眼轮匝肌的这种垂直移动提升了眼睑，消除了行传统眦成形术出现的眼睑"衣服衬里"（clothes lining）状况。最

静脉"水平划开颞肌筋膜，随之分叉进入到颧弓平面。从外侧缘开始跨过颞筋膜由内侧到外侧切割开。切割从外侧缘沿颧弓上缘进行。在颧弓的外 1/3 和内 2/3 的交界处，在颧弓表面做 1cm 宽的骨膜下隧道。横向切开骨膜，然后沿颧弓向内侧继续在骨膜上切割，直到眶下缘。做骨膜下切口的原因是需要做一个锚着点，避免沿面神经走行方向向上提升中面部时牵拉损伤面神经颧支。在眼轮匝肌下沿眶缘向眼轮匝肌下脂肪（SOOF）继续切割，暴露松解联接眶隔前眼轮匝肌和眶下缘之间的颧眶韧带。松解范围 8~10mm，彻底将眼轮匝肌从睑颊结合处松解开。如果眶脂肪过多或眶隔松弛，需要经结膜行眶隔前解剖剥离，与中面部提升的剥离平面相延续，中面部的移动性易于暴露脂肪间隔和眶隔，去除多余的眶隔脂肪或必要时眶隔复位。在颧大肌浅面，经过颧韧带继续剥离组织，用切腱剪垂直扩大剥离，突破这些坚固的结缔组织附着，并避开（spare）从面神经颧支分出后垂直向上发出到眼轮匝肌外侧的面神经支（图 15.8）。这些神经中绝大多

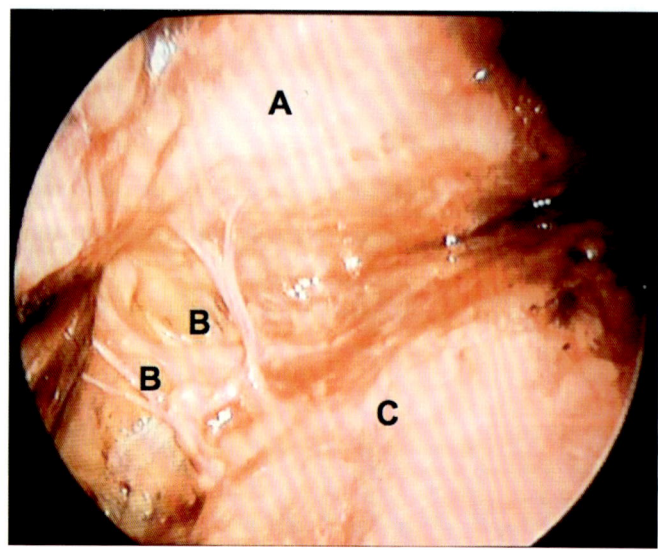

图 15.8 内镜下面神经颧支到眼轮匝肌的分支。A，眶前眼轮匝肌。B，到眼轮匝肌的颧神经支。C，眼轮匝肌下脂肪（SOOF）。

后缝合时还可以灵活变化,包括直接松解外眦韧带深头后重新向头侧固定,这种操作只有在真正的存在眦角错位的情况时才用,真正需要的患者只有3%。如果提紧作用明显,下眼睑皮肤多出2~3mm的情况下要去除多余的下眼睑皮肤,如果只是下眼睑皮肤轻度多余或者皮肤皱纹较多的话,可以应用巴豆油剥削治疗。此时,通常自腹壁某处取脂肪,对颧沟、鼻唇沟、颊侧低陷处作微粒脂肪移植,为中面部的垂直提升辅以某些创造性的雕塑效果。大约0.5~1ml的脂肪注射移植到颧骨凹陷处,2~3ml到外侧颊部区,2ml到鼻唇沟。经颞部切口放置7mm直径的带孔引流管,深度到颧颊部死腔位置。

下面部和颈部

内镜下行眉额中面部提升对下颌缘的提升作用有限,而对颈部则无作用。在中面部提升手术的同时提升颈部,需要做耳前切口环耳廓到耳后沟耳屏高度后折返,曲线拐入发际线内。分别提紧SMAS和皮肤组织瓣(图15.6)。皮下剥离范围可变化,但通常要到颊中部和下颌缘区域,在颈部要过中线。SMAS与颈阔肌一同上提,跨越腮腺直到与可移动的SMAS汇合。颈阔肌提升到大约甲状软骨水平就停止,SMAS折质起的最高点只能到耳屏。避免解剖SMAS越过颧弓而到达高位SMAS水平。这样是为避免先前中面部解剖

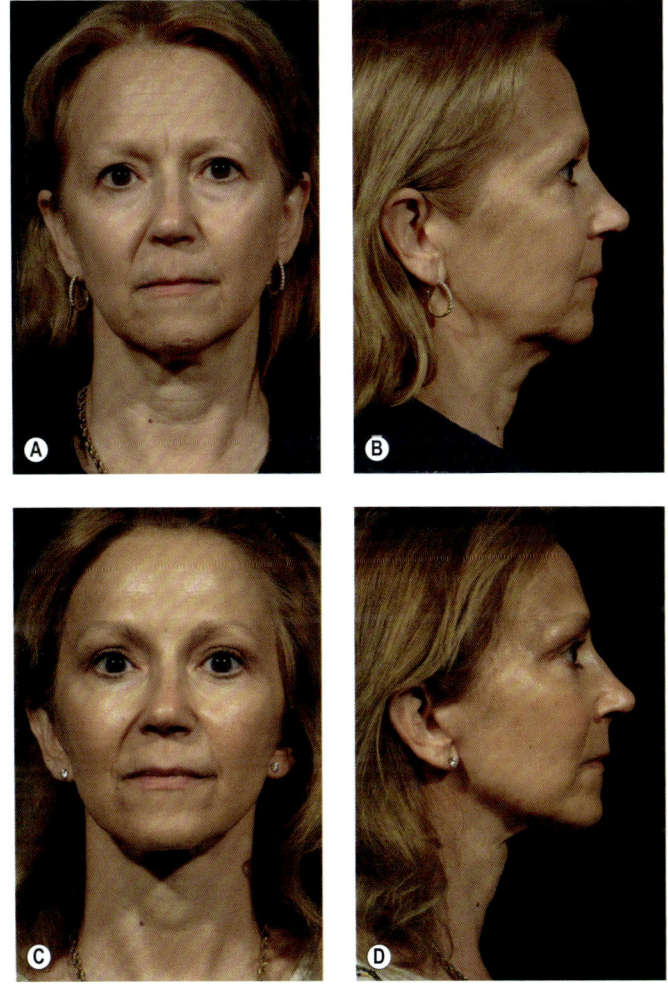

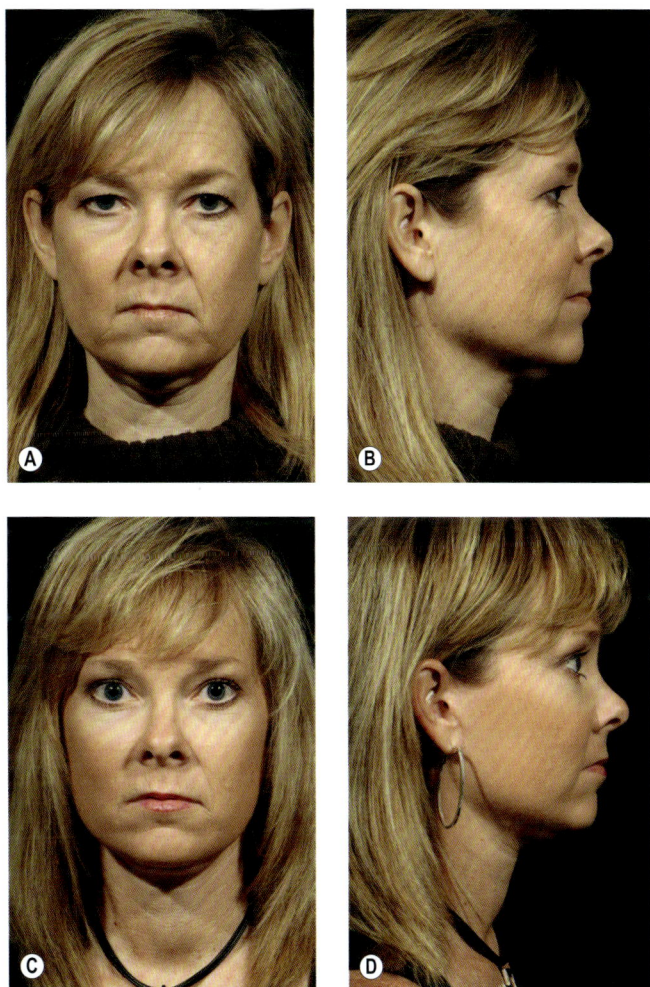

图15.C1 A和B,实例1(术前)。49岁,女性,面部呈现典型的上、中面改变,包括外侧眉松弛并伴有深额纹、上睑肿胀、颧脂肪垫下移、深泪沟和颧骨槽,以及突出的眼袋。下面部和颈部呈现软组织松垂,松垂软组织位于下颌缘及下颌和颈阔肌交界处。C和D,实例1(术后)。该患者接受了内镜中面部及眉部提升、双侧上睑睑整形、双侧下睑袋和结膜眶隔复位,低位的SMAS颈部提升及颏颈阔肌折叠术。这些照片显示了老化的额部中面及颈部经校正和重塑后的样子。

图15.C2 A和B,实例2(术前)。39岁,女性,表现为上、中面部的老化,包括外侧眉松弛并伴有额纹加深、上眼睑肿胀、颧脂肪垫下移、颧骨变宽、泪沟加深和眼袋突出。下面部和颈部呈现软组织松垂,松垂软组织堆积于下颌缘。显著的口周皱纹并伴有体积损失和颈阔肌袋。C和D,实例2(术后)。该患者接受了内镜中面部和额部提升,去除部分帽状腱膜,上睑整形,低位SMAS颈部提升及颏下颈阔肌折叠术和唇部微量脂肪注射。额部的提升使得眼眶周围组织年轻化,并使下眼睑和颊部的连接沟变得模糊。在面中部软组织已被重塑,口周体积得到扩充,改善了颈部轮廓。

分离时已经上提移动的 SMAS 发生断裂。提紧下颌缘水平的 SMAS 和颈阔肌以及解剖的 SMAS 上缘，并向外侧提拉，通常切除 1～2cm 多余的 SMAS。在下颌缘水平，切除后的颈阔肌缘用 4-0 慕丝线缝合固定在乳突部。同样，上部的 SMAS 游离缘缝合固定在耳屏前 SMAS 的固定区域。这两点固定后，剩余的 SMAS 和颈阔肌组织用 4-0 慕丝线从底边到 SMAS 上缘连续缝合。

如果颈部环颈带明显或颈部角度过钝，那么颈阔肌下缘在甲状软骨水平就需要向外侧分离，再将其重新对拢。这种对颈阔肌的重新拉拢对合，将颈部下方和侧方垂直上提。当颈中部存在明显的环颈带和组织松弛冗余时，在颈部环颈带下 2mm 位置行 3cm 长切口，在颈阔肌表面广泛剥离，与侧方皮瓣延续。在颈中部颏下缘到舌骨区域内用 4-0 Mersiline® 线行颈阔肌缘折叠缝合，去除过多的颈阔肌前脂肪，非常小心地去除颈阔肌下脂肪，避免过度强调脖子形态以致于暴露二腹肌和颌下腺。在男性和高血压患者，局部可喷纤维蛋白胶。缝合伤口时，把张力全部放到耳后切口，耳前切口无张力对合。通过延长耳后切口到后发际，切口成弧状，颈部皮肤得以向后上方提紧，发际缘向上移位，颈侧方皮肤上提。这种方法最大程度减少了提紧颈侧方皮肤时后颈部皮肤折叠出皱程度。在颈后部头皮切口处置放 10mm 粗细的引流管一日，引流颈部。

术后护理

内镜额部中面部除皱成为独立的手术操作，前额部的弹性包扎给术区适当压力，并保证切口处的引流通畅。当与低位 SMAS 颈部除皱同时进行时，则需要进行传统的面部提升包扎使得颈部和面颊得到良好遮盖。手术开始时给予所有患者 8mg 的 Decadron® IV (Abraxis Pharmaceutical Products, Schaumburg, IL, USA)，并在 5 日内逐渐减少剂。所有患者进行预防性抗生素治疗 3～5 日。引流在放置 12～24 小时后拔出。更换包扎压迫颈部/下颌。术后 5～7 日拆除缝线同时打开包扎。拆线后每晚佩戴弹力颈套 5 日或佩戴到淤青消失。术后 10 日可以开始化妆。大部分患者在术后 2 周开始工作，但眼外眦的过度紧绷会维持 3 周以上。

如果患者还需接受眼整形手术，建议佩戴瑞士眼罩和积极应用润滑眼睛从而在手术前后对角膜进行保护。眶隔膜重塑的患者推荐使用典必殊®滴眼液 (Alcon Laboratories Inc, Fort Worth, TX, USA)。

并发症

内镜中面部除皱最常见的并发症是双侧不对称。我们不建议术后 3 周之内通过按摩进行调整或松解，因为术后 3 周是靠缝线固定位置。由于术中没有去除头皮，头皮过紧可以通过局部按摩缝合固定点进行松解。重要的是如果术前就存在眉毛和眼睑不对称，就要术前指出来，因为这些不对称会在术后被注意到。不承诺手术能改善术前存在的眉眼不对称，因为过度提升侧会使表情不对称。即时额部固定缝线脱落率为 3%。这需要立即更换缝线。中面部缝线的脱落仅发生在一例老年患者上。下睑退缩、外翻，以及眦错位已得到纠正，但不是之前描述的在中面部提升手术中做眼仑匝肌折叠的结果。中面部提升与血肿发生无关联。下面部提升的最常见并发症是木偶纹和赘颊的矫正不完全。颈部血肿的发生率为 2%且局限为男性并伴高血压。没有发生神经损伤或皮肤的缺少。

难点和不足

这一过程的主要难点在于解剖复杂，就像在内镜下看到的那样。中面部 SMAS 下平面的立体感以及触感在使用这种方法过程中都体会不到。在组织剥离过程中，必须依赖解剖关系和骨性标志进行。高年资医师习惯了内镜操作，能够在狭小的空间里进行操作。必须具备熟练的内镜操作技术才能进行灵巧的操作，进行面部剥离和固定。然而，尽管高年资医师相信直接松解眉及其韧带并加以悬吊固定后能有长久眉上提的效果，但还是有人怀疑内镜提升效果的长久性。

手术心得及教训

心得

- 在骨膜及骨膜上解剖分离，能更好地对上、中面部塑形、复位及提升固定。
- 上中面部提升需要内镜下松解多重解剖区域组织，才能矫正面部老化。
- 做到区域松解后，需要对上中面部适当固定。
- 颧眶韧带是下眼睑固定韧带。
- 在颧大肌浅面松解颧韧带。
- SMAS 和颈阔肌作为复合组织瓣进行提紧，向侧方提紧可矫正下面部和颈部老化。

教训

- 在颞部侧面行表浅的解剖分离时，易损伤面神经的颞支，因此在哨兵静脉处分叉，切开颞深筋膜，保持一个较深的分离平面。
- 对于手术前做过上眼睑手术的患者或者术前存在干眼症的患者，术中彻底松解眉固定韧带后，会导致兔眼畸形或干眼症加重。
- 剥离眶周外侧时可能会把外眦韧带深头弄断，因此一定要在术中辨认清楚并加以保留。
- 在松解颧韧带时，从颧大肌内、外侧上行发出到眼轮匝肌的运动神经支，应该保留。
- 高位 SMAS 切开分离会破坏中面部垂直方向上的固定，因此，在同时行眉提升、中面部和颈部提升时，仅需要行低位 SMAS 的游离。

手术步骤小结

1. 颞部眉提升切口。
2. 内镜下颞深筋膜切开：辨认哨兵静脉、颞筋膜跨层次剥离。
3. 松解颧部眼轮匝肌韧带和颧韧带。
4. 中面部游离固定。
5. 在骨膜上平面眉额部，并考虑松解眉保留韧带，烧灼皱眉肌或划破帽状腱膜。
6. 利用帽状腱膜锚定、皮肤重新配置或颞部组织瓣作眉提升固定。
7. 微粒脂肪移植。
8. 选择性下眼睑处理。
9. 环耳切口，在 SMAS 下和颈阔肌剥离，行面颈部皮下游离。
10. 低位 SMAS 瓣横向外提紧。
11. 分离颈阔肌并复位。
12. 选择性行颏下颈阔肌中部折叠术。

(毕洪森 译)

参考文献

1. Byrd HS, Andochick SE. The deep temporal lift: a multi-linear lateral brow, temporal and upper face lift. Plast Reconstr Surg 1996;97(5):928.
2. Byrd HS, Salomon, J. Endoscopic midface rejuvenation. In: Culbertson JH. Operative techniques in plastic surgery. Philadelphia: WG Saunders, 1998, Vol. 5 (2), pp.138–144.
3. Byrd HS. Achieving aesthetic balance in the brow, eyelids and midface. Plast Reconstr Surg 2002;110(3):926.
4. Sullivan PK, Salomon JA, Woo AS, Freeman MB. The importance of the retaining ligamentous attachments of the forehead for selective eyebrow reshaping and forehead rejuvenation. Plast Reconstr Surg 2006;117(1):95–104.
5. Mendelson BC, Muzaffar Arshad R, Adams WP Jr. surgical anatomy of the midcheek and malar mounds. Plast Reconstr Surg 2002;110(3):885–896.
6. Lowe JB III, Cohen M, Hunter D, Mackinnon SE. Analysis of the nerve branches to the orbicularis oculi muscle of the lower eyelid in fresh cadavers. Plast Reconstr Surg 2005; 116(6):1743–1749.
7. Hamra ST. Frequent face lift sequelae. Hollow eyes and the lateral sweep: cause and repair. Plast Reconstr Surg 1998; 102(5):1658–1666.

第3部分：除 皱 术

第 16 章

内镜面部年轻化技术

Oscar M. Ramirez

历史

内镜下面部年轻化这一项针对前额的新兴技术，始于 20 世纪 90 年代早期，由 Luis Vasconez 及其同事率先使用[1]。我们的许多同行都处于独立的工作环境，并几乎同时在上面部技术方面不断摸索出了自己的方法[2-4]。笔者有幸完成了有记录以来的第一例完全的，包括前额、中面和颈部在内的内镜面部提升术[5]，尽管在 1992 年的 4 月，在马里兰州巴尔的摩的第 1 届面部年轻化国际研讨会上，Oscar Ramirez 和 Robert Oneal 已经通过电视，播放了两例在 Hopkins 医院施行的内镜协助下，开放式骨膜下面部提升术示范（录像）。在对手术技术的自我改进过程中，笔者还发表了关于三维方式在中面部年轻化中的应用的第一篇论文[6]。随后在 2000 年和 2001 年，有更多的相关报道[3-8]。

体格检查

对求诊患者的术前评估应基本遵循下列顺序。
- 请患者坐在一张放有两面镜子的椅子上，镜子分别位于左右 45°角，以便对面部作立体评估，并对面部手术进行数码模拟观察。这两面镜子有助于从包括侧面在内的不同角度来察看面部。
- 评估皮肤的质地、纹理和松弛度以及皮下组织量和脂肪垫数量。查找被晒伤的皮肤、皮下脂肪萎缩面积和脂肪堆积面积。
- 评估患者面部表情：眉的位置、眼角侧面区域、下眼睑松弛度（牵拉试验）。接下来，检查嘴角的位置、面颊的下垂，以及下颌的形状构成。
- 评估面部骨架支撑：眼眶支撑（上部和下部）、颧骨的突起、梨状肌区域、颏突度及高度、下颌角突度及高度。
- 从各个角度检查颈部：重点是观察皮下和（或）颈阔肌下的脂肪过度堆积程度。单纯的数码模拟和直视观察可能带有欺骗性，不一定可靠。可能要一直等到手术时，才能明确评估出脂肪的堆积位置。
- 检查确定是否存在二腹肌凸出和（或）唾液腺下垂和（或）扩大。
- 然后通过数码模拟，提升眉、眼角侧面区域、下眼睑、面颊、嘴角及下颌等处的软组织。一般向垂直方向或更大的斜度方向提升，并询问患者更喜欢哪种方式。这将决定术中牵拉的方向。一般而言，我会向更加垂直的方向提升面部中央的椭圆区，而向一个倾斜/水平方向提升周边的半圆区。随着周边半圆区的提拉方向从上转到下，牵拉也由倾斜转为水平方向。越是位于上部的结构，牵拉的方向越倾斜（如太阳穴）。越是位于下部的结构，牵拉的方向越水平（下颌轮廓和颈部）（图 16.1）。通过之前所做的腹背透视摄影，比较并评估牵拉和提升效果。可以利用数码技术修剪和叠覆眉及面颊；提升下颏；还可以按照我们说过的不同方向牵拉松弛的软组织，了解可能会达到的预期效果。
- 通过数码立视图将眉调整至所预定位置，将有助于进一步评估是否需要行上眼睑成形术。同样，也可以通过面颊部的数码立视图决定能够从下眼睑处安全切除的皮肤范围。
- 在前、侧 3/4 角度的位置检查面部。从一个真实的倾斜位置观察可以清晰地看到两个眼角的内侧。可以从这个位置评估面部多曲线交互的美丽线条（"双 S 形"曲线），以及是否需要重建这条美丽而年轻的曲线[9]。

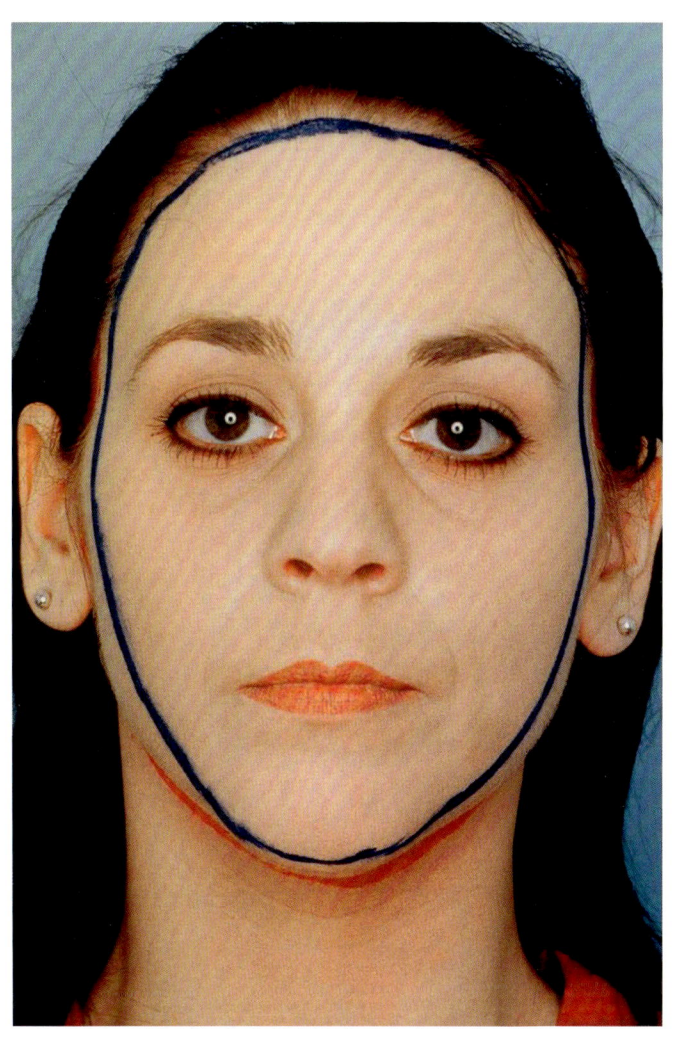 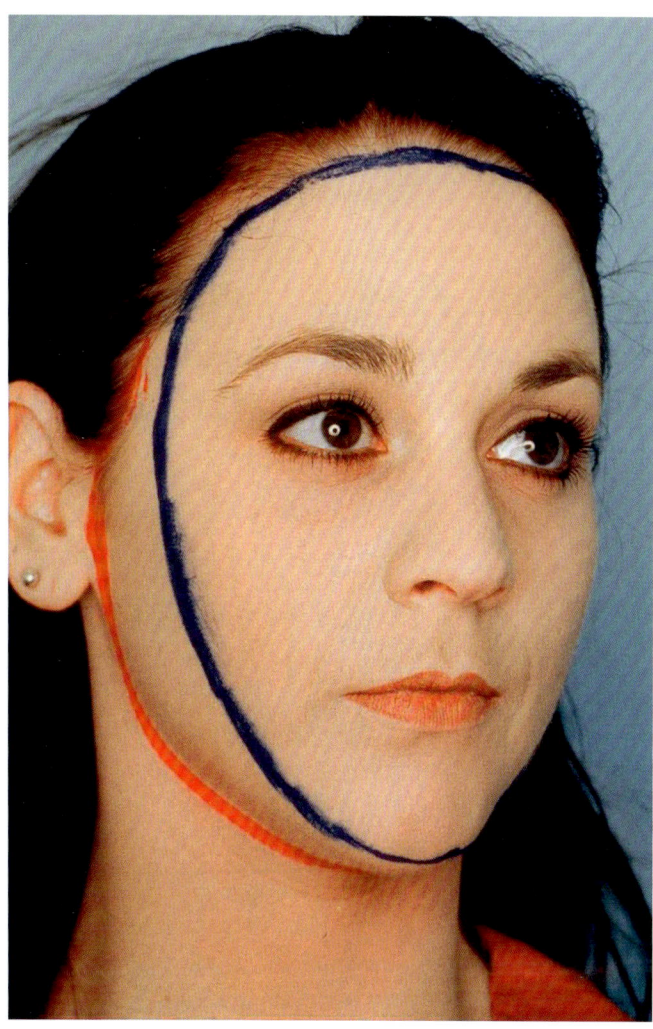

图 16.1 以这位女性志愿者为例：面部年轻化术中的软组织重新定位的矢量变化如图所示。垂直提升中央椭圆区，而周边半圆区则逐渐由从颞部向中线方向倾斜牵拉，转向颈部水平牵拉。

解剖

为了更好地评估及制订手术计划，面部被大体分割成不同的解剖区域和审美区域：中央椭圆区域和周边半圆区域。中央椭圆区域介于左右侧"双S形"曲线之间。周边半圆区域则是这条曲线的后方及下方，包括颏下和下颌下部分在内的所有区域。

中央椭圆区是眼、鼻和口腔所在位置。因此，它们也是面部最具有机动性和功能性的部分。是面部表情肌所在区域，中央椭圆区与周边半圆区之间的过渡部位是面部运动神经的分支最容易受损的区域。如果手术中，从周边半圆区的表浅组织层一直解剖分离至中央椭圆区的中间层组织，神经和肌肉受损的可能性将进一步增加（图 16.2）。

我们在研究中一个重要的发现就是支配眼轮匝肌下部的面神经颧支和颊支，不是如以前所想象的从侧面肌穿过，而是从肌肉深面穿透过来[10]。因此，在常规的下眼睑成形术（麦金杜法）中，将睑板前部分从眶隔前肌肉中切断或分离时，将会切断睑板前肌肉的支配神经（图 16.3）。去神经程度取决于组织分离程度。有限度的分离可以保留部分神经支配。同样，在眦固定术或眼轮匝肌悬吊中，在靠近去神经的睑板前部分，或位于其上方提升眶隔前部分时，有利于神经的快速修复。

另一个与笔者的手术技术相关的解剖学特征是，眼轮匝肌附着于眼眶边缘，需要把肌肉从该处的骨骼附着点上分离出来，才能更好地重新悬吊和提升。眼轮匝肌下脂肪（SOOF）是位于眼轮匝肌下深层的脂肪组织团。也是另一个可称之为"眶颧深层脂肪"（DOMF）的脂肪组织团的延续部分。这两者支撑着眼眶和中面部。这些脂肪组织团大量存在于纤维组织中，这种纤维脂肪特征令其可以通过缝合加以支撑和提升。

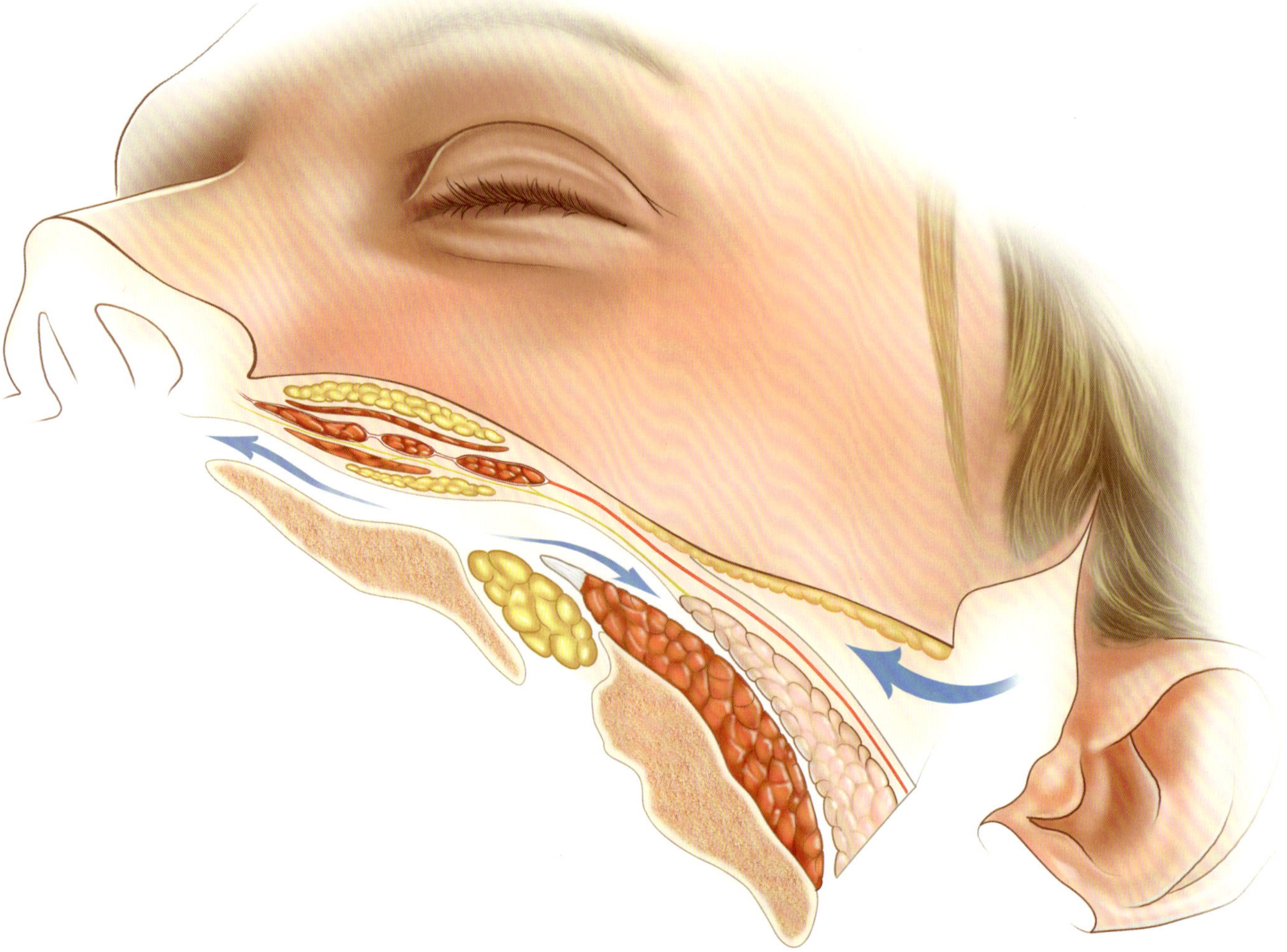

图 16.2 中央椭圆区的骨膜下剥离加上周边半圆区的皮下剥离是最安全的层面。从周边半圆区的表浅层开始,一直剥离至中央椭圆区的深层组织,神经和(或)肌肉损伤的概率会很高。

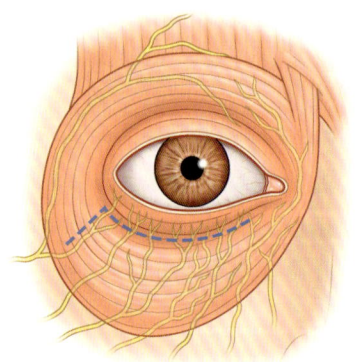

图 16.3 支配着眼轮匝肌的颧颊支神经丛,是从出发点垂直发出。标准的下眼睑成形术中使用的皮肤-皮肤/肌肉皮瓣,正好横切过通向睑板前肌肉的神经。其去神经程度和最终的神经再生效果取决于肌肉切断的长度。

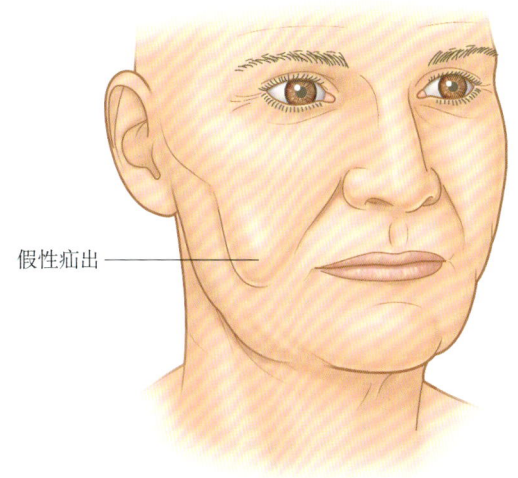

图 16.4 纯脂肪垫的滑动性使其容易形成假性凸出,比如这个部位的颊脂垫。

假性疝出

这些深层脂肪组织团与更加表浅的,位于面部表情肌上方的脂肪组织团,并没有分隔开来。它们通过肌间隙相互延续,为局部的表情肌、运动和感觉神经,以及血管提供一个软组织网状支撑结构。似乎这种深层脂肪的萎缩对于苍老面部的老化表现更为重要。含有较少纤维的浅表脂肪更容易发生松垂,造成鼻唇沟和下颌的弛垂,使人显得苍老。

眼睑脂肪垫和颊脂垫(Bichat 脂肪垫)分别是眼部运动肌肉和咀嚼肌的滑动机制的基础。同时因为相关肌肉的肌肉活动性,以及这些脂肪垫外面缺乏支撑,也使得该部位容易凸出。它们被包裹在菲薄的筋膜囊鞘内,易于滑动,但同时也令其容易从原来的解剖位置脱出。临床表现即为假性凸出(图 16.4)。Bichat 脂肪垫是上颌部的重要组成部分,位于口腔接合处的侧面。在这里形成典型的老化性凸出。结构上而言,一些年轻的个体在这个区域也会显得很饱满。因此切除抑或复原这个结构都有助于改善该处面部的美观。

另外一个面部重要的解剖和审美构成是平面及曲线。面部是多平面的,与之前描述过的鼻部的平面相似。通过可看到两侧内眼角的 3/4 角度位置能看到面部最重要的曲线。笔者称之为"多曲线交互美丽线条"或"双 S 形曲线"[9]。面颊的单反弧形,亦被称为"西格玛",William Little 曾经对此有过描述;但笔者认为"双 S 形"曲线是对面部轮廓更加完整的观察(图 16.5)。

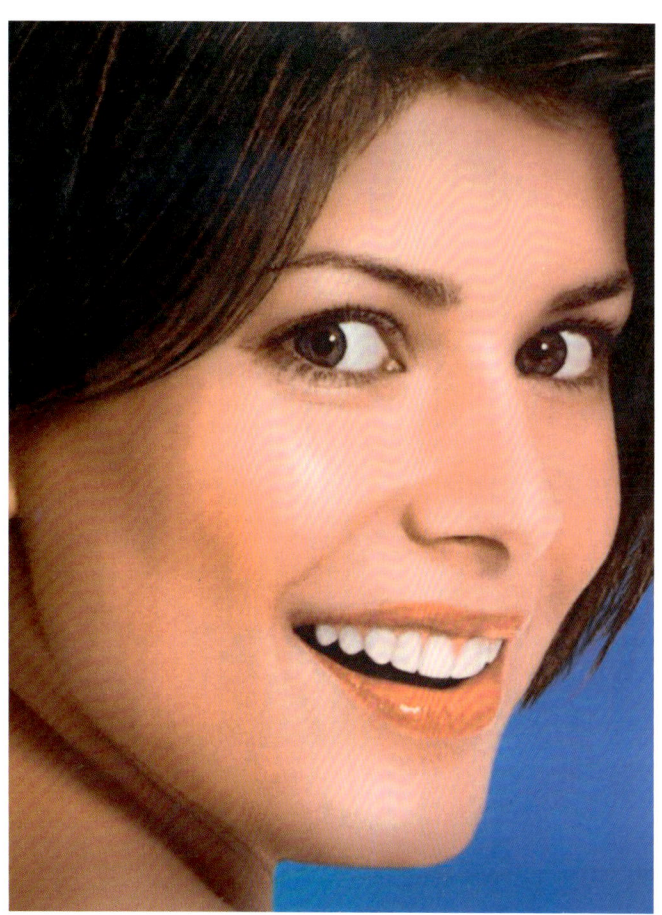

图 16.5 这位魅力杂志上的模特展示了从 3/4 角度表现出的典型的"双 S 形"轮廓。这条曲线的存在就代表着年轻与美丽。

手术步骤

内镜面部年轻化包括前额、中面部和颈部。在手术过程中,无需切除头皮的皮肤或耳廓周皮肤。完全行内镜手术的患者年龄限于 50 岁,但也曾有 20 岁的年轻患者接受了这种手术。对于后者,是出于面部美容或使容貌更加精致的目的。而作为二维或三维的面部年轻化,面部中央椭圆区的内镜手术也是必不可少的一部分。笔者仅在此说明不需切除皮肤的单纯内镜手术方式。该手术应尽量采用全身麻醉。

- 在手术过程中注射配有 1 : 200 000 肾上腺素的 0.5% 利多卡因溶液。笔者习惯在前额处使用 60ml,在中面部使用 60ml,在颈部使用 120ml。
- 标记前额从 1A 到 4 区。在内镜下精确切开分离 1B 区和 4 区。然后盲视下分离 1A 区、2 区和 3 区。
- 在内镜下前额手术,作 4 个切口:两个旁正中切口,每个距中线 2cm,在两侧颞侧头皮处各作一处切口。每个切口长约 1.8cm。广泛彻底剥离颞侧

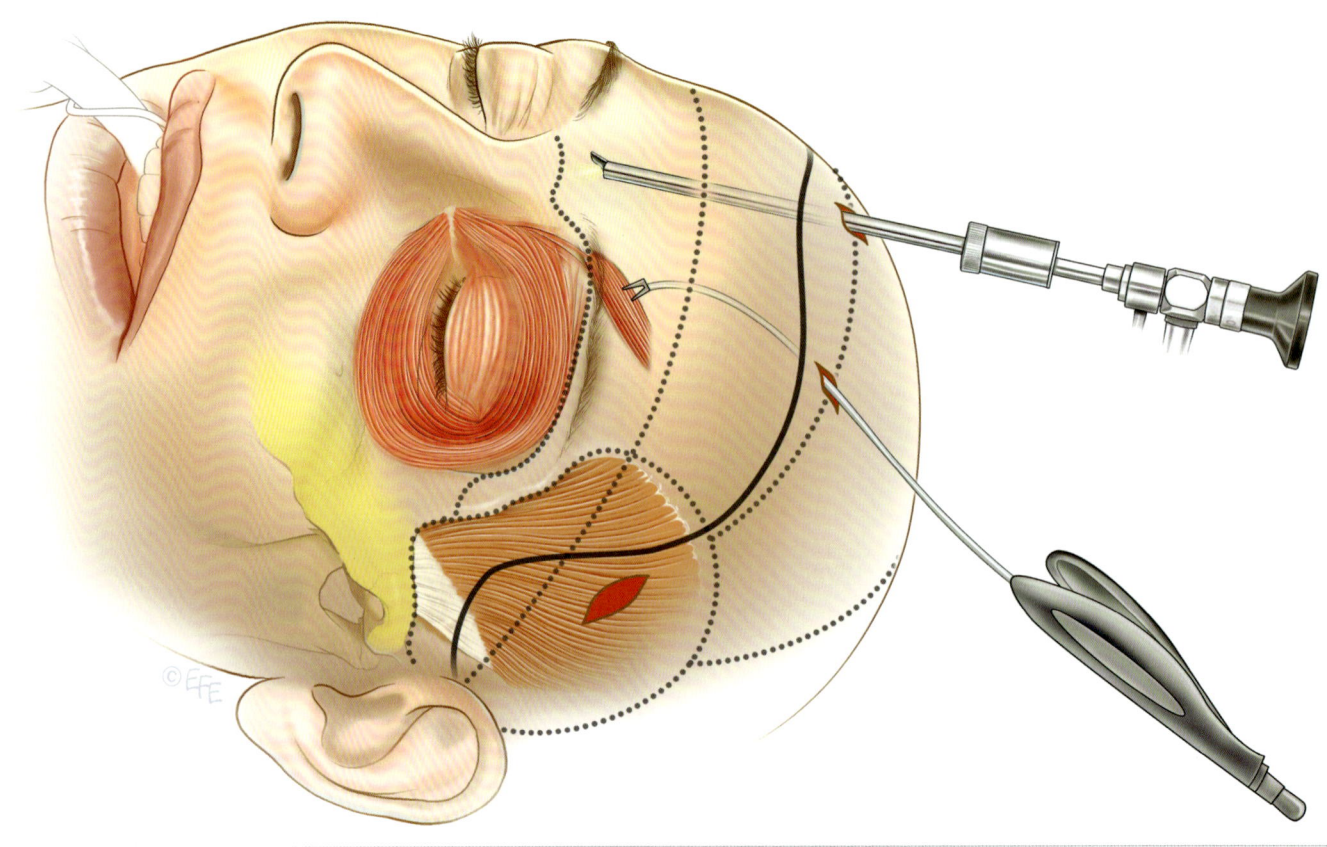

图 16.6 在前额头皮作旁正中切口，利用三角测量技术，内镜切除皱眉肌。完整的仪器设备至关重要。

的颞顶肌筋膜下组织及前额的额骨骨膜下组织。
- 切除 80% 的皱眉肌，并在鼻眉间角度横切断降眉间肌（图 16.6 和图 16.7）。在弓缘处松解骨膜。保护好眶上及滑车上神经。通过前额高处的头皮，在眉间放置蝴蝶状引流。4-0 普迪思（PDS）缝合固定。
- 在尖牙位置，颊龈沟处作一垂直或斜向切口，长约 2cm。在行上颌骨和颧骨骨膜下分离时，注意保护眶下神经。连续剥离至弓缘和颧骨弓下，以及咬肌筋膜下。内镜下切开剥离中面部的上半部分，通过颧骨弓前 2/3 区域与颞侧剥离区相连接。
- 在瞳孔垂直线水平，用 4-0 普迪思（PDS）缝线将中央的眼轮匝肌下脂肪垫（SOOF）（眼眶下 1.5cm）固定在弓缘上。3-0 普迪思（PDS）缝线缝合固定侧面的 SOOF（外眦韧带下 2.5cm），4-0 普迪思（PDS）缝线缝合固定口角轴脂肪。打开颊间隙，调整颊脂垫，4-0 普迪思（PDS）缝合该结构（图 16.8 和图 16.9）。将所有的缝线都穿过颞侧头皮切口。
- 从内侧横向至外侧，准确地将中面部与颞筋膜缝合固定，其顺序如下：首先是颊脂垫，接下来是耳蜗轴，最后是侧面的眼轮匝肌脂肪垫（SOOF）（图 16.10）。固定之前，现在中面部放置蝴蝶引流，通过颞侧头皮，4-0 普迪思（PDS）缝线固定。
- 用 3-0 普迪思（PDS）缝线从上内侧方向，将颞顶肌筋膜牵拉并准确固定于颞筋膜上。用皮肤钉或 5-0 普理灵（prolene）缝线缝合皮肤。然后，分两层缝合旁正中切口：4-0 普迪思（PDS）缝合帽状腱膜层，皮肤钉或 5-0 普理灵缝线缝合皮肤。向上内侧适度牵拉额部头皮，提升眉末端；在额部头皮的上部作一约 2～3mm 的穿刺口。分别在旁正中切口两端的侧面稍上方经皮放置经皮固定柱行自我固定。
- 根据面部存在问题的程度决定颈部的处理方式。轻微的颈部缺陷只需做抽脂术和颈部缝合悬吊即

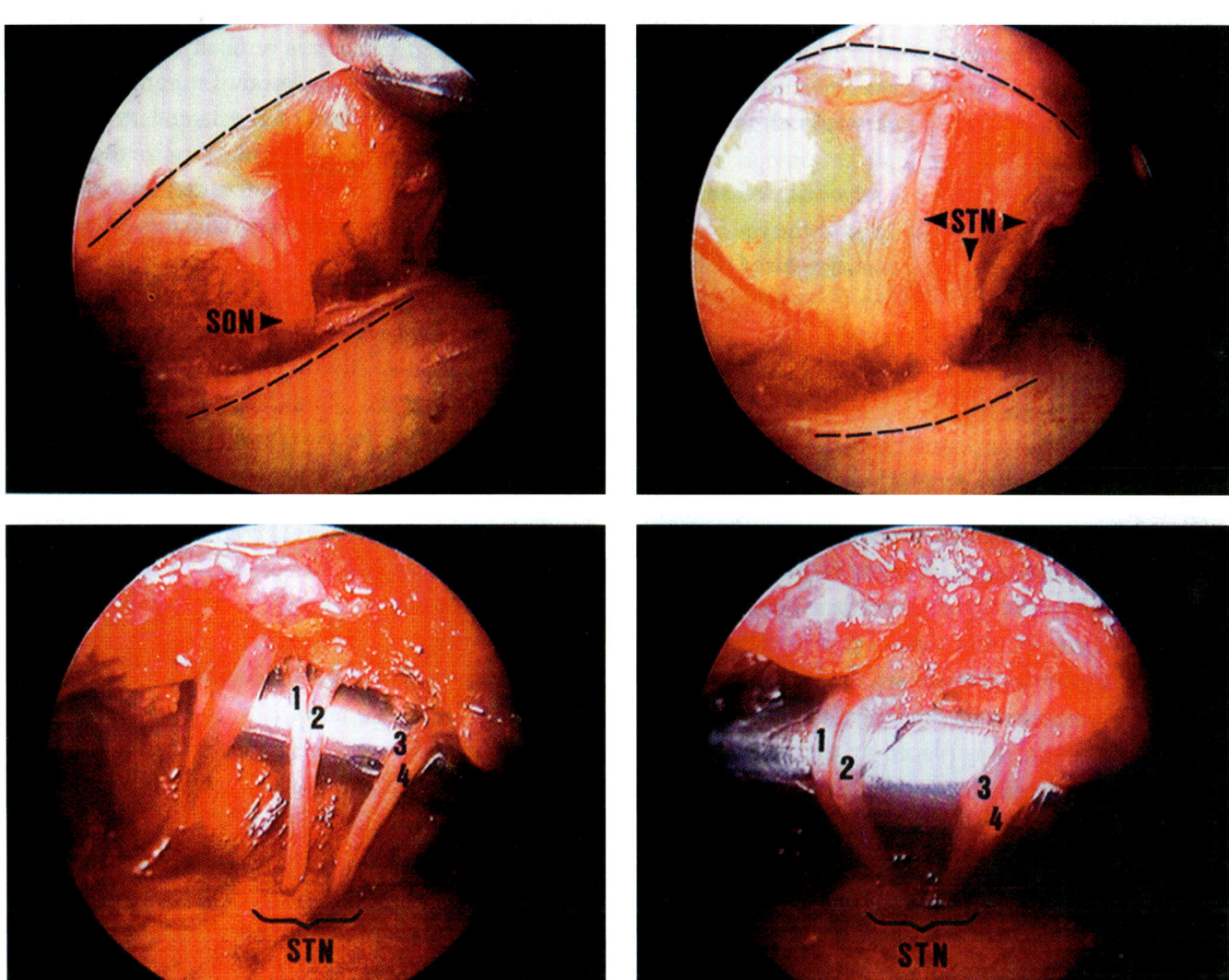

图 16.7 该内镜下的多视角显示。右上方,游离弓缘和嵌入在皱眉肌中的滑车上神经(STN);左上方,位于皱眉肌后方的眶上神经(SON);左下方,在切除肌肉前,将四束滑车上神经(STN)从皱眉肌中分离出来;右下方,彻底切除皱眉肌,保留 STN 神经束。

可。肤质良好且骨骼支撑正常的轻中度颈部缺陷,可以采用这里介绍的方式。若是严重形态改变,且伴有肤质差,骨骼支撑弱的情况,则需要做传统的颈面部手术,切除皮肤。颈部的内镜辅助手术方式,需在颏下皱褶后方 1.5cm 处,作一个长约 3cm 的切口。另外两个切口:分别位于乳突后,发际线内的枕部两侧头皮。从颏下切口开始作广泛的皮下剥离。使用纤维光导牵开器,在直视下剥离至胸锁乳突肌前缘。先用剪刀从耳后(枕部)切口处开始解剖剥离,然后用一把 4 号 Ramirez 骨膜内层起子(Snowden-Pencer 公司,佐治亚州,塔克)进一步剥离。这种内镜下的操作能够有效保留耳大神经的完整性,并通过吸引电凝器精确止血(图 16.11)。从后路剥离至与前路剥离区相通。后路剥离区的面积与开放性手术的剥离面积基本一致,而且不必作长切口(图 16.12)。

- 使用"真空吸尘器"技术在直视下抽脂。直视吸脂使皮瓣变薄,吸引电凝器止血。
- 根据需要行深层颈阔肌下颈部成形术(该手术过程的详细说明并不包括在本章节范围中)。施行围

第3部分：除皱术
美容整形外科学

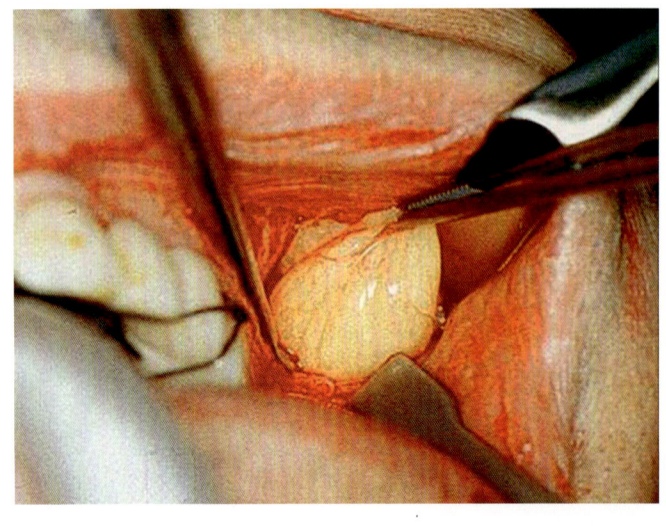
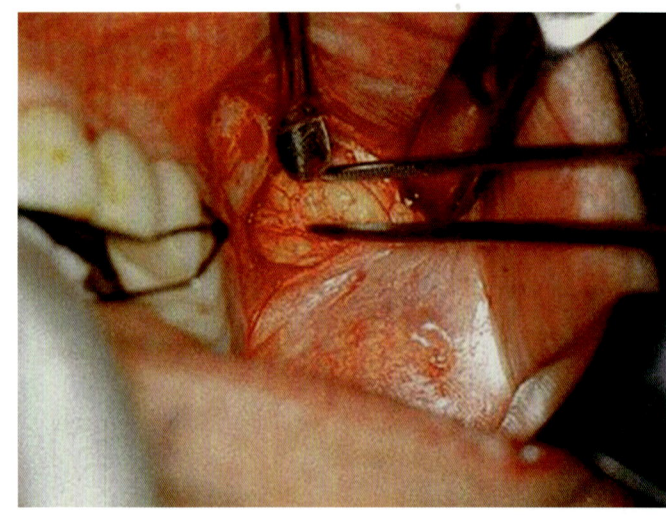
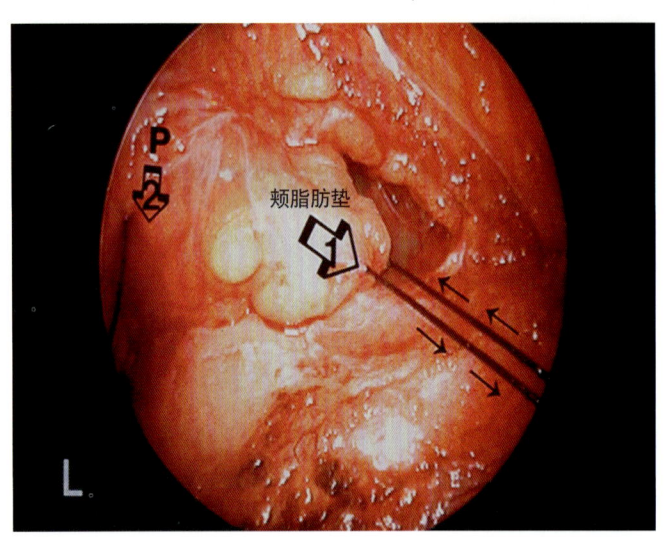
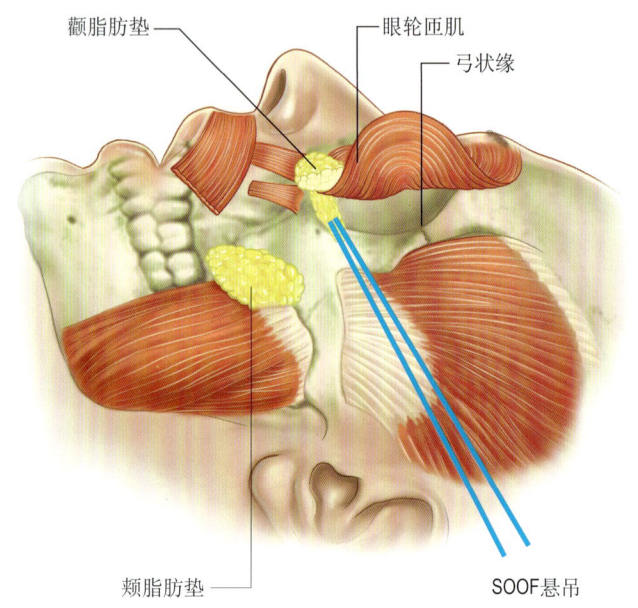

图 16.8　上述照片依序显示为分离出位于咬肌肌腱内侧的颊间隙（右上方），从颊间隙中提出颊脂垫（左上方）。颊脂垫或称 Bichat 脂肪垫被移至颧骨上方（左下方）。解剖图标明了脂肪垫悬吊后的新位置。也显示了眼轮匝肌脂肪垫（SOOF）向颞筋膜侧的适当悬吊（DTF）。

腰形颈阔肌成形术，3-0 尼龙线逆向缝合。

- 然后行"颈部缝合悬吊"。在舌骨水平，2-0 尼龙线缝合颈阔肌两内侧缘。两根缝线行十字交叉缝合，并分别在枕部切口的对侧打结。在该过程中，要以编织状方式缝合颈阔肌，特别是颌下腺区域。在枕部切口水平前方约 0.5cm 处，切开筋膜。将尼龙缝合线的两端穿过筋膜深层，固定于深筋膜/骨膜。适当张力维持颏下/下颚沟。4-0 普理灵反向包埋缝合尼龙缝线打结端。颈部两侧蝴蝶引流。5-0 普理灵缝线分层缝合切口。

- 用 0.5 英寸（1 英寸 =2.54 厘米）宽的棕色微孔胶稳定和"夹板固定"前额和中面部。使用相同的微孔胶带，将颈部皮瓣"提升"至耳后区域。这样，多余的颏下/下颌下的皮肤则被移至皮肤绷紧的耳后区域（图 16.13）。

- 实施完成塑型良好的头形和颈部轮廓。

第16章 内镜面部年轻化技术

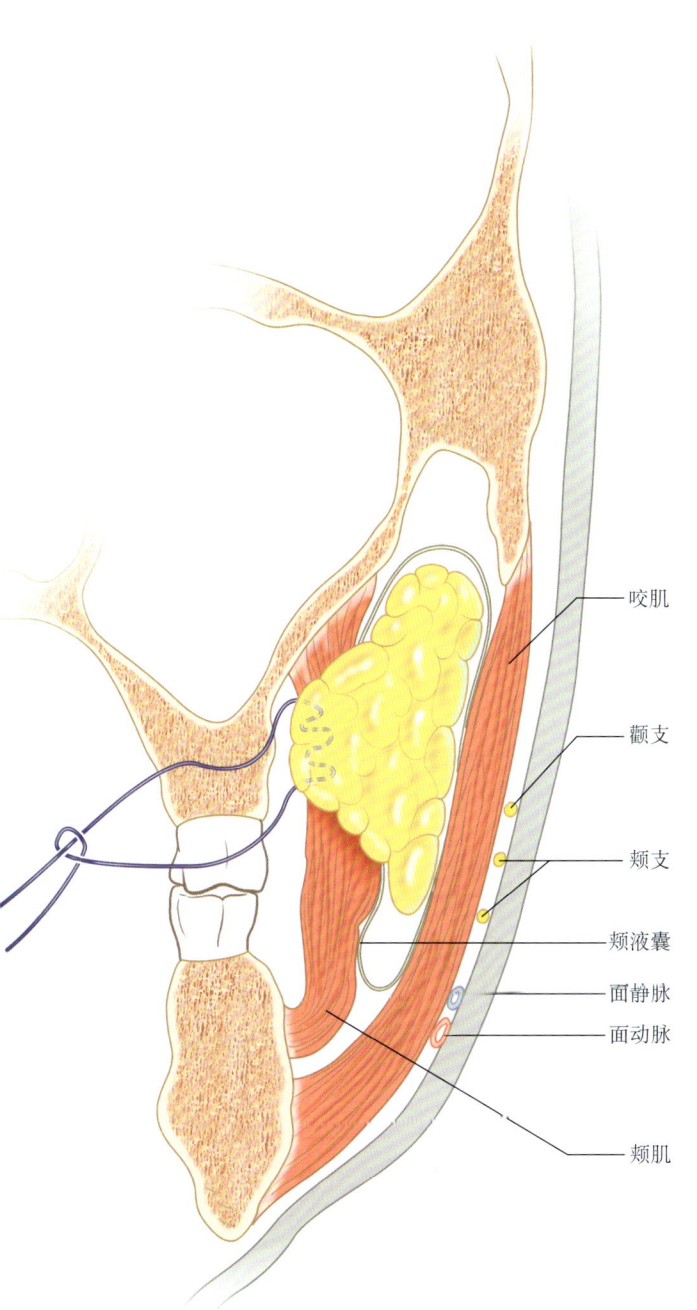

图 16.9 用一根 PDS 缝线将 Bichat 脂肪垫从颊间隙中提出。该脂肪垫容易从咬肌和唇降肌之间凸出。

标注：咬肌、颧支、颊支、颊液囊、面静脉、面动脉、颊肌

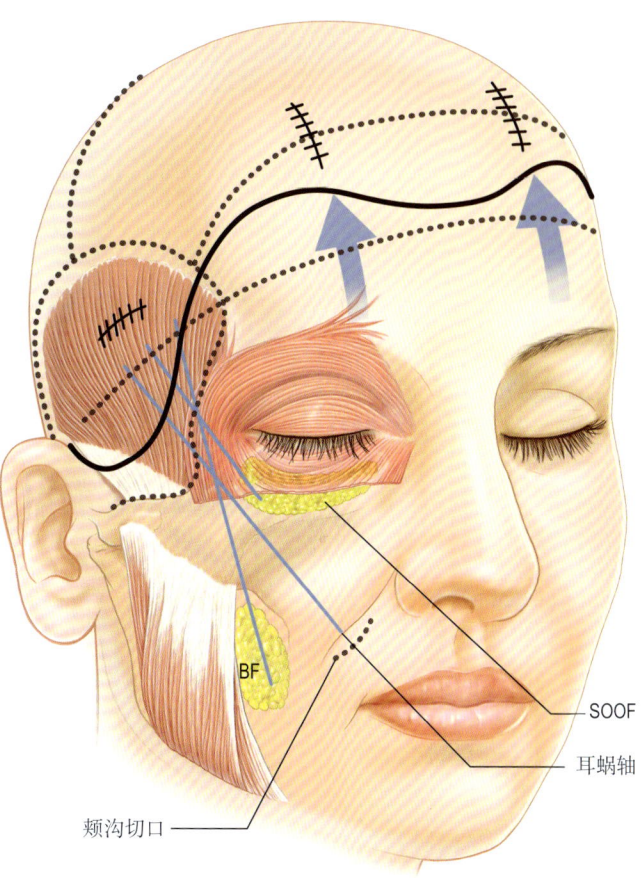

图 16.10 中面部结构固定结束之后，是前额的固定。中央眼轮匝肌脂肪垫（SOOF）的提升改善了沟槽畸形。颊脂垫，口角轴脂肪，和侧面的 SOOF 皆正确固定于颞筋膜上。从上内侧方向将颞顶肌筋膜与颞筋膜正确固定。同方向提升侧面的眉。无需提升眉的中段。

标注：BF、SOOF、耳蜗轴、颊沟切口

171

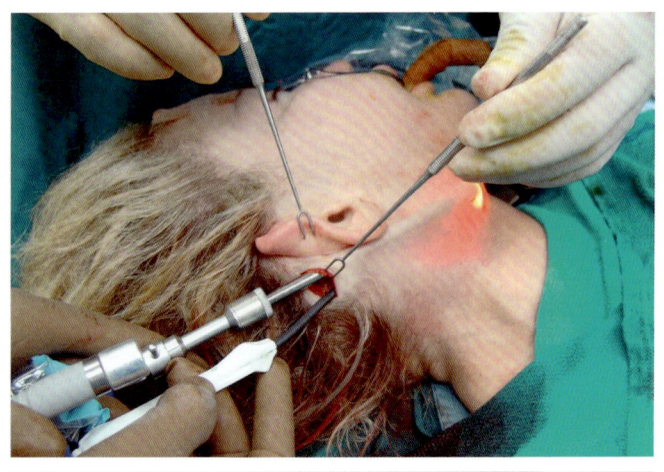

图 16.11　在枕部头皮发际线内做长约 2cm 的切口，行内镜下颈部后路剥离。保留颈阔肌的完整及保护其下缘的下颌神经和耳大神经不受损伤至关重要。用吸引器电凝进行内镜下止血。

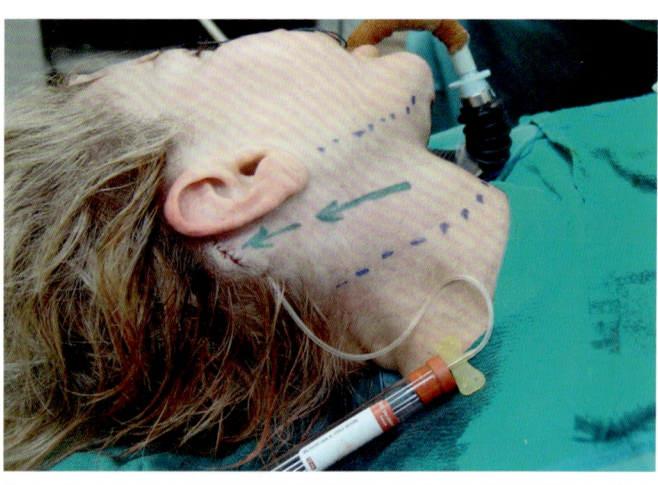

图 16.12　通过颈中线做广泛潜行剥离。将多余的皮肤重新悬吊至耳后区。用吸引器帮助皮肤的附着。

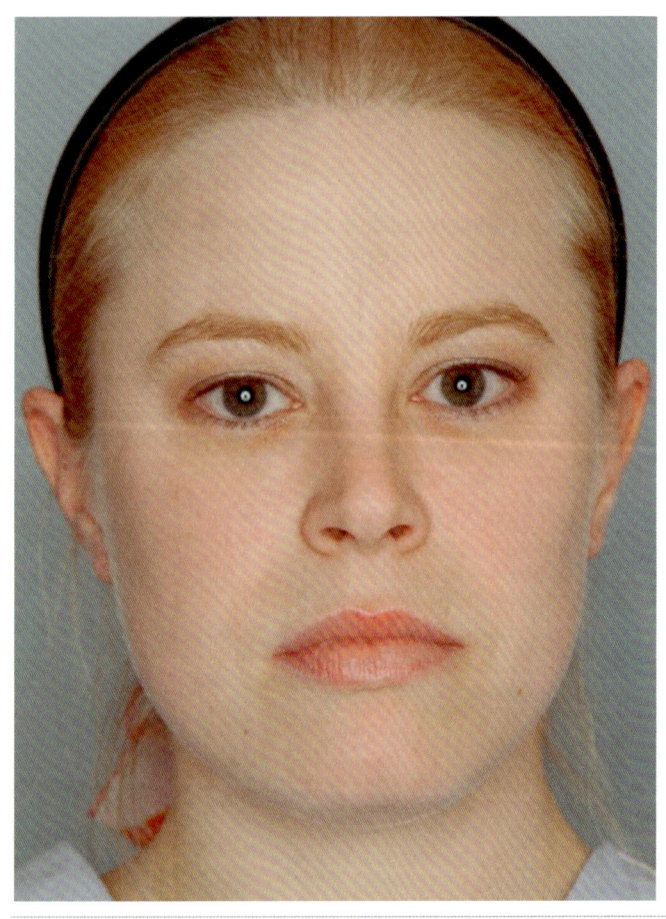
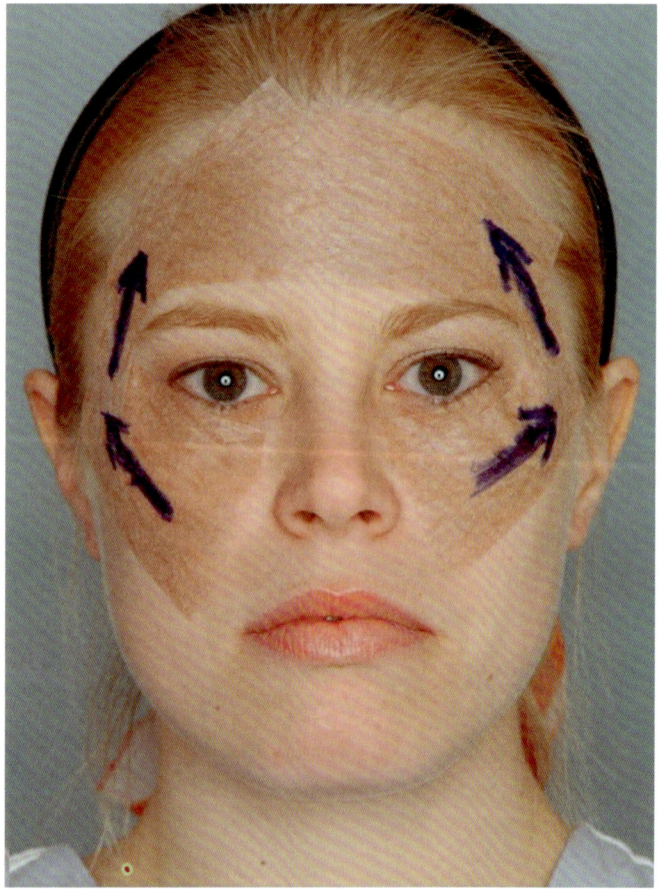

图 16.13　用微孔胶带支撑前额、中面及颈部，以稳定和"夹板固定"被提升的复合皮瓣。还可以减轻瘀斑。

术后护理

冰敷 24～48 小时，特别是眼眶周围区域。服用抗生素 5～7 日。保持头部 45°仰角 5～7 日。吸引器接皮下引流管，术后 48 小时后拆除。在术后第 5 日拆除面部胶带，可以再额外使用 3～4 日。用棉棒蘸取稀释一半浓度的碘伏溶液，每日清洁口腔伤口 3 次。流质饮食 3～4 日，然后改软质饮食 4 日。第 5 日拆除颏下缝合线，术后 7～8 日拆除头皮皮肤钉和（或）缝线。术后 10 日拆除经皮固定柱（根据组织恢复情况 10～14 日内均可）。患者在第二周可恢复正常工作。

并发症

罕见严重并发症。暂时性的额神经失用症发生率大约为 3%。中面部暂时性的面神经分支失用症发生率不到 2%。下颌缘支神经失用症发生率小于 1%。如果不作相关的下巴/下颌或深层颈部手术，我们还没有发现永久性的神经损伤。在 400 多病例仅发现一例中面部血肿。需要行引流术的颈部大血肿的发生率为 1/200。需要通过枕部切口或经由皮下引流挤压排出的小血肿或液体潴留更为常见（约 5%）。尽管也可以让其自然吸收，但为了避免出现局部硬化，还是采用了积极治疗方式。

临床案例

一位 47 岁女性术前和术后的照片，她分别接受了内镜额部上提术，内镜中面上提术，内镜颈成形术和颏前固定。此外，她还做了单纯的下眼睑成形术，和眉间，眉下区域，鼻唇皱褶及嘴唇的脂肪移植，共 14ml。这里展示的是术后 12 个月的照片（图 16.14～图 16.18）。

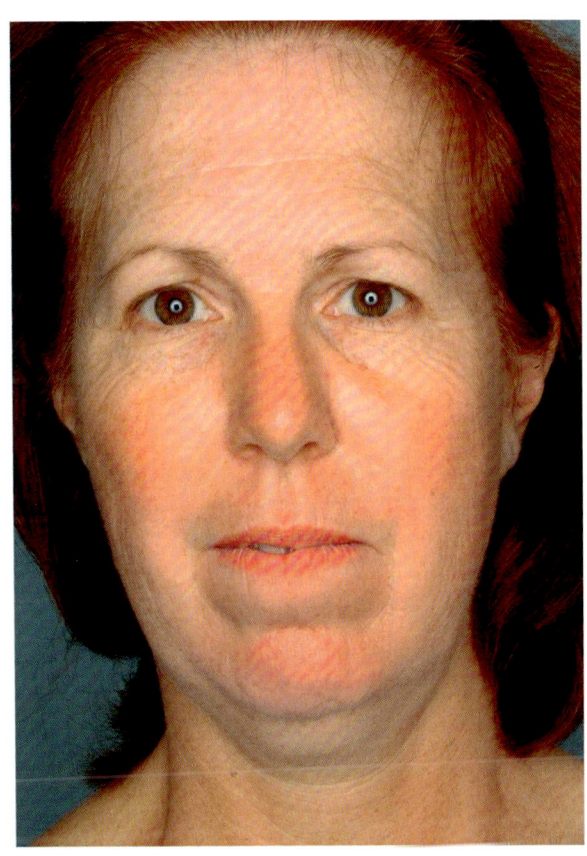 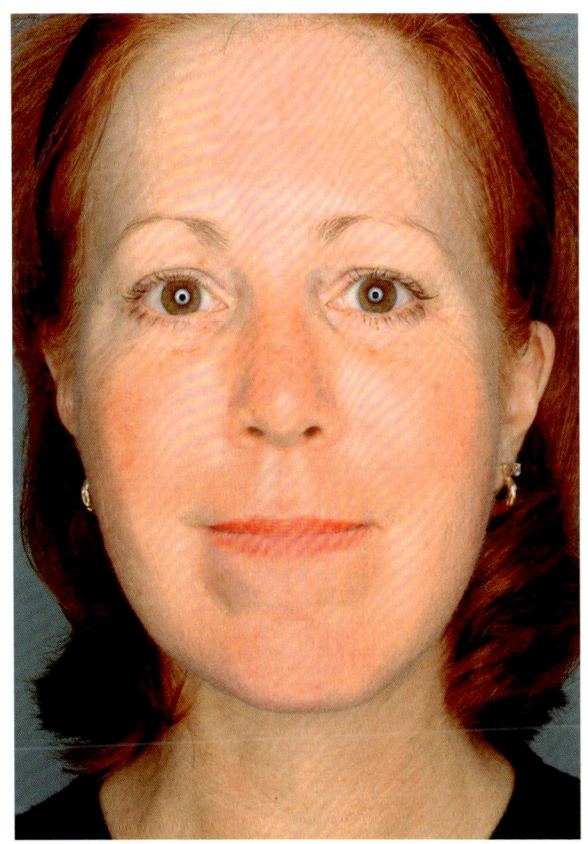

图 16.14　如上述介绍，一位 47 岁女性术前及术后的正面照片。年轻化的效果明显。

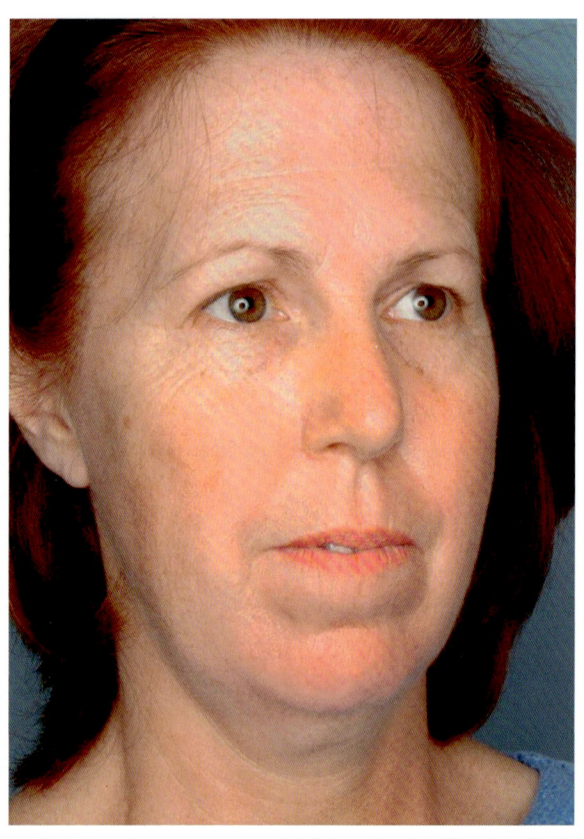 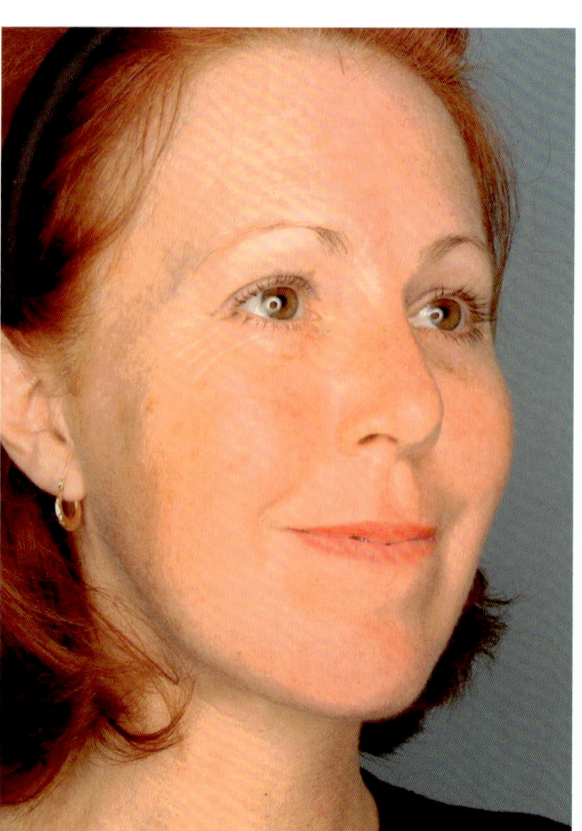

图 16.15　3/4 角度（右侧），增强双反弧形曲线之前和之后。

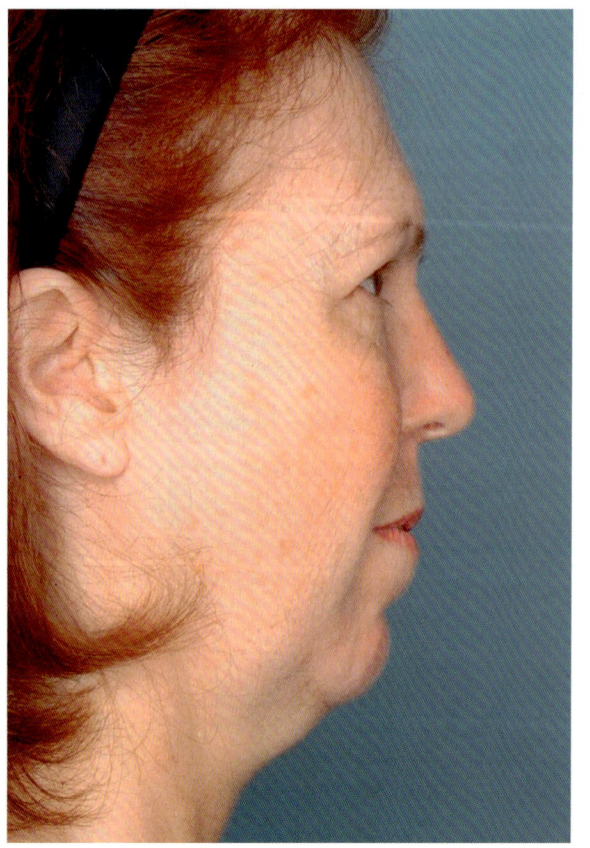 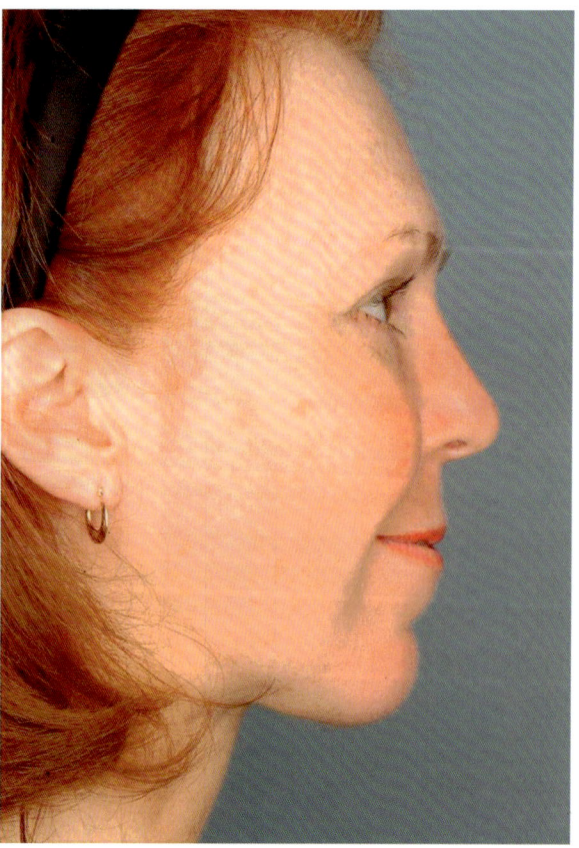

图 16.16　侧面角度（右侧）显示显著改善，且无需皮肤切除的颈部。对于提升弛垂的下巴，颏前固定是一种出色的辅助手段。

第16章 内镜面部年轻化技术

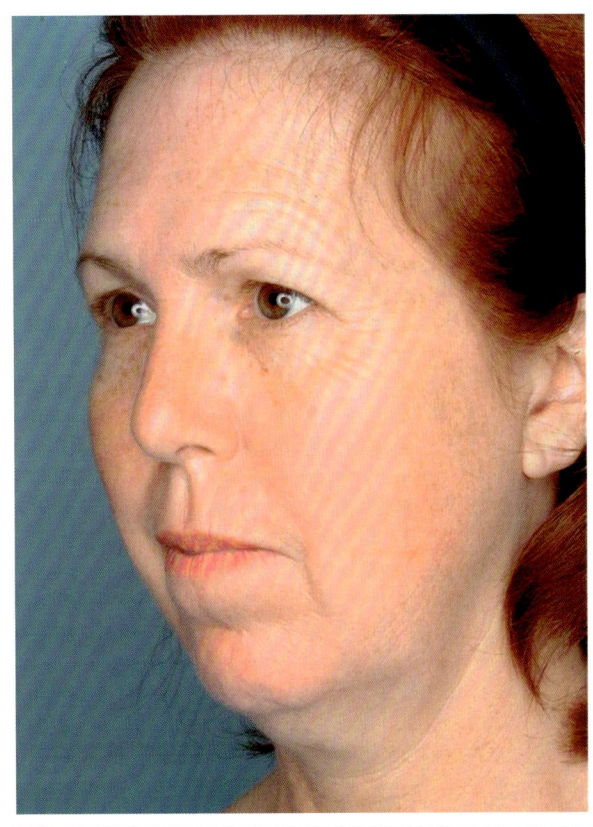
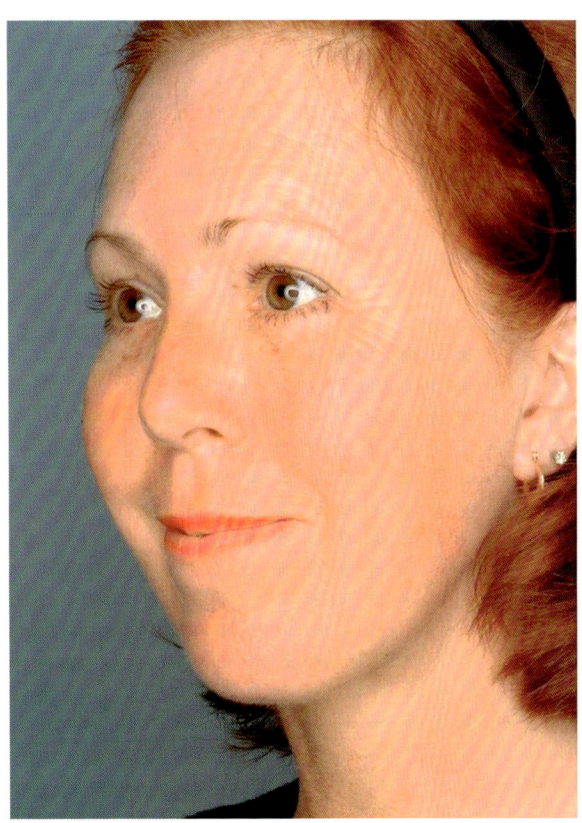

图 16.17　3/4 角度（左侧）展示了优美的双反弧形曲线以及患者重新焕发年轻和美丽的面容。

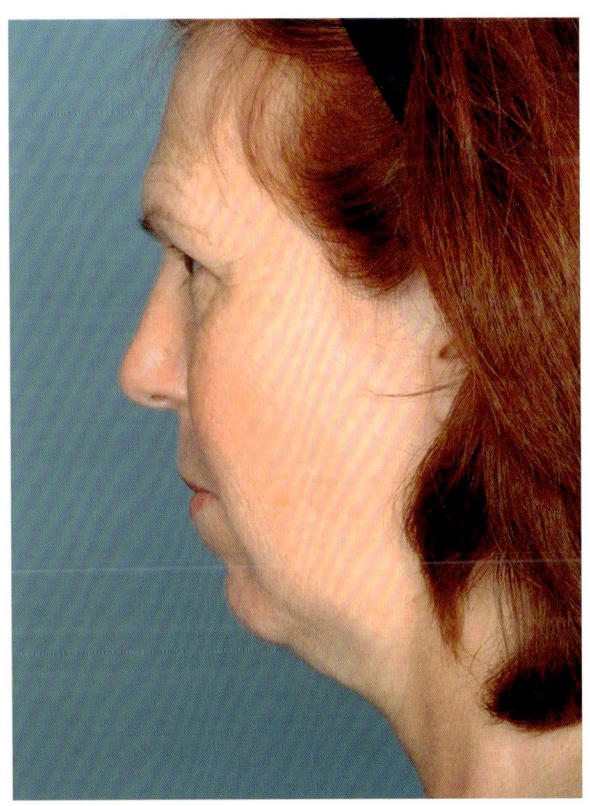
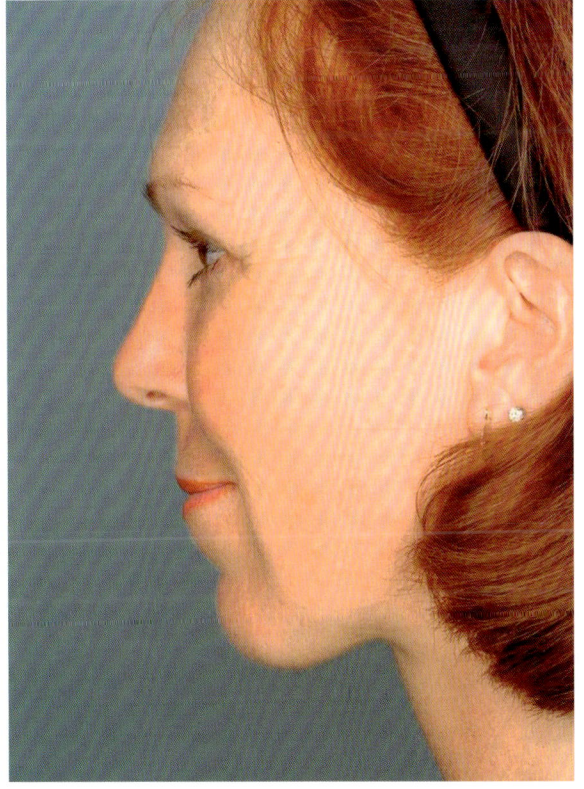

图 16.18　左侧侧面再次显示了漂亮的颈部和颏前固定的效果。患者没有做颏骨植入。

手术心得及教训

心得

- 经由内镜前额除皱术提升眉间和眉，容易让这些组织结构变得扁平。通过注射进行的脂肪移植术的补充使用，可以增强立体感，塑造一个更加年轻化的形象。
- 放置在眉间、中面部和颈部的引流，每一处的引流液大概在 10～15ml。这些引流量足亦明显降低眶周的瘀斑和水肿、中面部急性及慢性水肿和颈部皮肤硬结的发生。
- 因为颈阔肌上脂肪导致颈部臃肿的患者，附以不会产生明显掏空效果的吸脂切除术，就足以使颈部轮廓清晰，但如果只是颏下皮肤轻度松弛且不伴有明显的脂肪堆积，则需要做广泛的皮下潜行剥离，才能将颏下多余的皮肤重新悬吊至绷紧的耳后区域。耳后区域可以接纳少量的多余皮肤；无论如何，如果存在较多甚至大量多余皮肤，还是需要作传统的皮肤切除。
- 若骨膜下平面已经根据面颊部的情况而作出改变，如需要，可行面颊部植入。同样，颈成形术中，可通过同一个颏下切口做额外的下巴和下颌缘处广泛的骨膜下剥离，如需要，也可行颏部假体植入。另一种办法是，颏前固定，即将下巴的脂肪固定在颏前，帮助提升弛垂的下巴，并重新分配颏下区域松弛的皮肤（参见病例）。这种骨膜松解术还有助于下颌区域进一步的塑形，并在内镜下中面部手术时，通过上提口角轴，使两侧嘴角得到提升。达到该效果后，游离下巴和下颌处骨膜，然后固定中面部。
- 胶带固定前额、中面部和颈部是一种极好的辅助稳定手法，并能明显减轻瘀斑和水肿。

教训

- 在内镜下额部上提术中，首先分离 I A 区和 B 区，沿颞线游离骨膜，然后切开 2～4 区。如果首先从前额向颞侧分离，你可能想要适当地提升颞筋膜，但往往事与愿违，发现解剖错了层面。
- 在中面部的解剖分离中，通常包括尽可能多的横向分离咬肌筋膜上附着的组织。用这种方式，牵拉组织，使其产生叠盖效果和（或）局部脂肪移位，将达到颊部组织体积变化，实现"反 S 形曲线"，改变之前颊前组织少侧方多的分布。
- 在缝合侧面的眼轮匝肌下脂肪（SOOF）时，缝合足量的组织易于充分的提升，但不要缝合过深（直接从骨膜下到皮肤），否则，术后会出现难看的凹陷。
- 用钝头镊子将颊脂垫从颊间隙中剥离提出。尖锐的镊子会撕破包裹颊脂垫的菲薄的囊壁，也就无法将其用作蒂状皮瓣。同样，在固定时，也要非常小心，尽可能减小张力，以免撕裂脂肪垫。
- 面颊的上提会使下眼睑处产生多余的皮肤。为此，需要做一个单纯的下眼睑成形术。这时要保守一点，因为你可能高估了皮肤的多余程度。

手术步骤小结

1. 在手术过程中用滴定方式注射配有 1:200 000 肾上腺素的 0.5% 利多卡因溶液。
2. 根据注射和切开的顺序在前额上标记区域。
3. 开始切开，并解剖分离。
4. 切除 80% 的皱眉肌，并在鼻眉间角度横切断降眉间肌。通过前额高处的头皮，在眉间放置蝴蝶状引流。4-0 普迪思（PDS）缝合固定。
5. 剥离中面部，并通过颧骨弓上 2/3 区域与颞侧剥离区相连接。
6. 在瞳孔垂直线水平，用 4-0 普迪思（PDS）缝线将中央的眼轮匝肌下脂肪垫（SOOF）（眼眶下 1.5cm）固定在弓缘上。
7. 从内侧横向至外侧，准确地将中面部与颞筋膜缝合固定。
8. 用 3-0 普迪思（PDS）缝线从上内侧方向，将颞顶肌筋膜牵拉并准确固定于颞筋膜上。用皮肤钉或 5-0 普理灵（Prolene）缝线缝合皮肤。
9. 轻微的颈部缺陷只需做抽脂术和颈部缝合悬吊即可。肤质良好且骨骼支撑正常的轻中度颈部缺陷，可以采用上述介绍的方式。
10. 使用"吸尘器"技术在直视下抽脂。
11. 行"颈部缝合悬吊"。
12. 用半英寸宽的棕色微孔胶带来稳定和"夹板固定"前额和中面部。
13. 实施完成塑型良好的头形和颈部轮廓。

（毕洪森 译）

参考文献

1. Vasconez LO, Core GB, Gamboa-Bobadilla M, et al. endoscopic techniques in coronal brow lifting. Plast Reconstr Surg 1994; 94:788–793.
2. Isse NG. Endoscopic facial rejuvenation: Endoforehead, the functional lift. Aesthet Plast Surg 1994;18:21–29.
3. Ramirez OM. Endoscopic techniques and facial rejuvenation: I. An overview. Aesthet Plast Surg 1994;18:141–147.
4. Ramirez OM. Endoscopic full facelift. Aesthet Plast Surg 1994;18:363–371.
5. Ramirez OM. Endoscopy in plastic surgery: Myth or reality? Advances in Plastic and Reconstructive Surgery 1997;14:1–38.
6. Ramirez OM. Fourth generation subperiosteal approach to the midface: The tridimensional functional cheek lift. Aesthet Surg J 1998;18:133–135.
7. Ramirez OM. The central oval of the face: Tridimensional endoscopic rejuvenation. Facial Plast Surg 2000;16:280–298.
8. Ramirez OM. Full face rejuvenation in three dimensions: A "face lifting" for the new millennium. Aesthet Plast Surg 2001; 25:152–164.
9. Ramirez OM, Volpe CR. Double ogee facial rejuvenation. In: Panfilov DE, ed. Aesthetic surgery of the facial mosaic, Chapter 43, pp. 288–299. Berlin: Heibelber; New York: Springer Verlag, 2007.
10. Ramirez OM, Santamarina R. Spatial orientation of motor innervation to the lower orbicularis oculi muscle. Aesthet Surg J 2000;20:1007–1013.

第3部分：除 皱 术

第 17 章

非高加索人种的面部年轻化技术

Ferdinand Ofodile

历史

美学的文化是具有普遍性且不断变化着的。在不同的历史时期以及不同的国家，美的表现形式多种多样。我们既无法对"美"这一概念进行精确的定义，也无法将其量化。通常，公开发表的面部标准比例划分都代表了"希腊-罗马式"的审美，并不适用于非高加索人种（即非白种人）。所以为取得非白种人的最佳美容效果，就不必严格遵循这一美学标准。

对于老化的观点因文化而异，也随年代不同而发生变化。非洲和亚洲的很多地区都有尊老的习俗，因此对"返老还童"的追求还不成大气候。但是随着全球化程度的加深、西方媒体和崇尚年轻与美的西方审美文化的影响日益增强，这些民族对于美的价值观和态度发生了巨大的转变。正是这些认知和态度的变化形成了非白种人整形手术需求日益增加的推动力。

人口普查统计显示，美国的少数民族人口保持明显且持续的增长趋势。预计到2050年，少数民族将会成为美国人口的主要组成部分[1]。随着人口的增长，接受整形手术的受众越来越多，少数民族在整形手术未来数年的蓬勃发展中将起到重要作用，因此，整形外科对这一人群应该足够重视。在2006年，少数民族人口接受的美容整形手术和非手术操作的数量已经占总体接受治疗人口的22%[2]。

不过，时至今日，依然有很多人对整形手术存在着各种疑虑或排斥情绪，包括对形成萎缩瘢痕及对色素沉着的担心。相关领域对深肤色人种和白种人之间老化时发生的解剖结构和生理变化的差异，以及不同民族和文化背景审美观的差异的认识还不够完善。

因此，整形医师要对这些文化背景、解剖结构以及生理异同有深厚的认识，才能为该人群提供最佳的整形手术治疗。

面部老化的解剖学及生理学变化

面部老化的大多表现和特征是由于紫外线照射所导致的，但是老化的病理生理过程却由许多因素促成。这些因素包括了遗传因素、激素水平的变化、面部肌腱的松弛、皮肤和脂肪肌肉的重力性下垂、腺体组织功能减退及成分组成的变化，以及骨质的吸收。表皮和真皮的进行性光损伤首先导致皮肤光泽改变，进而导致皮肤干燥，之后是皮肤细纹的形成以及皮肤颜色的改变。组织学上发生改变时真皮组织变薄。胶原纤维越来越易断裂、结构越来越紊乱，进而导致皮肤弹性成分和成纤维细胞所占比例的下降[3]。

女性患者还涉及30岁后激素水平开始缓缓降低的情况以及皮肤细胞新陈代谢开始减缓的双重因素。这一变化在停经后大大加速。这些影响因素最终可导致皱纹的形成和皮肤松弛的出现。老化过程在面部不同部位的表现是不一样的。

少数民族和白种人在老化过程中有诸多共同点，但作为整形医师要对其差异有更深入的认识和更透彻的理解。

非裔美国人和西班牙裔美国人的老化

为了进一步认识非裔美国人的老化过程，需要了解其基因起源。

非裔美国人起源于三个族群[4]：西部和中部非洲人、北欧高加索人，以及美洲和加勒比地区的印第安人。将这三个群组各自的特点进行排列组合就是非裔美国人所具备的特点。因此，具有这些因老化而形成的面部特征的人群，既包括一些与高加索人种差别不大的非裔美国人（图17.1），也有面容和非洲人或印安人更为近似的非裔美国人。在美国，还有比例较小的西班牙裔人口呈现出类似的容貌特征。因此非裔美国人的老化和西班牙裔人的老化过程并不相同，需要仔细区分。在对比时不仅要考虑到种族的差异，而且要考虑重力影响、骨骼吸收、腺体萎缩和激素水平变化，这些因素都因种族不同而有差异。

非裔美国人和西班牙裔美国人的肤色偏深、偏黑，能阻挡一部分紫外线照射，所以在临床上发现其皮肤的光化学损害程度小。因此这些人的面部皮肤更光滑、显得更年轻。但是持续的日光照射还是最终会导致明显的光损害。

另一方面，这个群体中黑色素细胞对于创伤和炎性刺激的异常反应常导致色素沉着的异常，这种异常可能是暂时的，也可能是永久的。

也有报道[5]指出黑种人和其他民族的毛发结构的差异[5]。这些差异包括了毛囊的形状近扁椭圆形，以及毛干更为纤细并呈螺旋状。这种螺旋状结构导致发结的形成，且头发更脆，因为头发的脂质不易沿着发干扩散。而椭圆形的毛囊更易导致假性毛囊炎，这让非裔和西班牙裔男性很是苦恼。

上面部

上面部是人类最具有代表性和特征性的部位，是各种感情表达和流露的地方。由于多年的肌肉收缩和老化本身的影响导致了额纹、眉间皱纹的形成以及眉的脱落。长期光损害还导致皮肤干燥和皮肤质地结构的改变、皮肤颜色的变化、皮肤的角化和皮肤乳头瘤

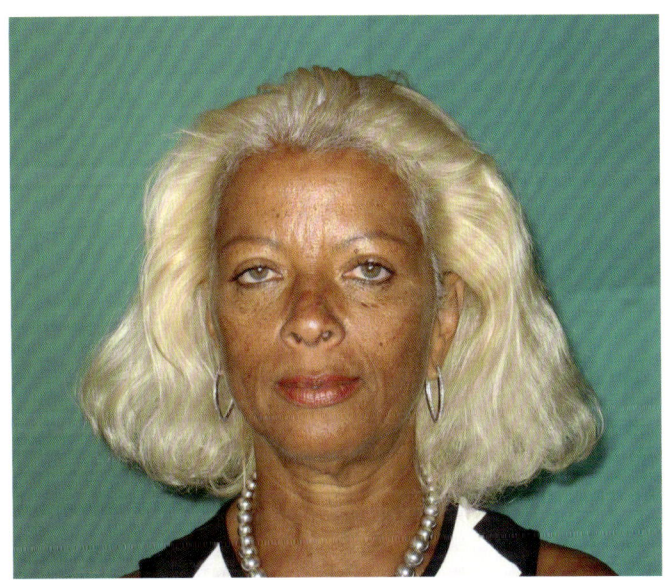

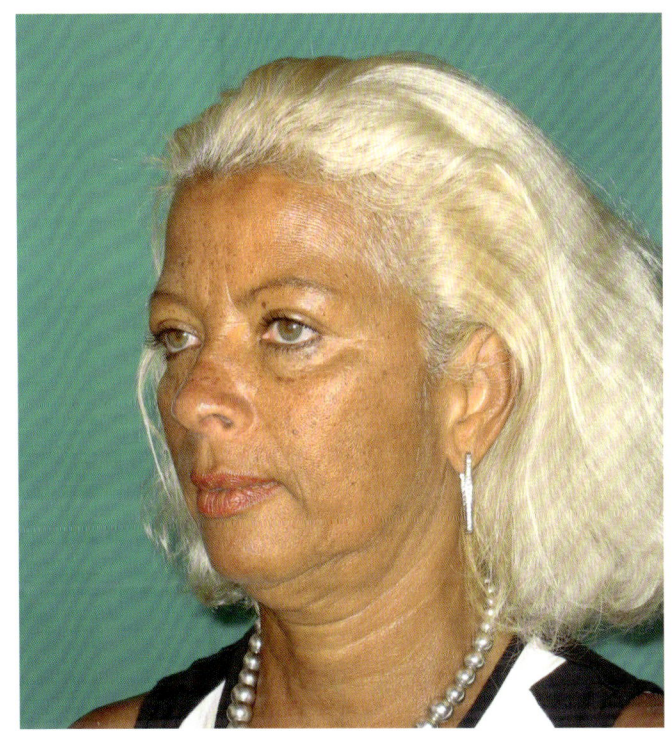

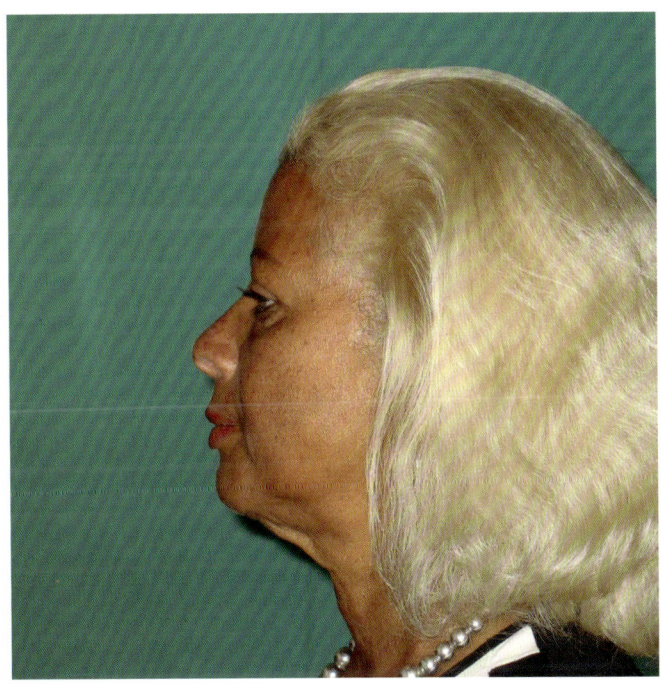

图17.1 高加索型老化。

的出现。

非裔和西班牙裔美国人老化的最初征象是额头和颞部的毛发脱落,即所谓的秃头症,有人30多岁就开始出现这一现象[6]。非裔男性的这一现象比女性更为普遍(图17.2)。西班牙裔比非裔的表现轻微。这一现象由于编发辫(一种流行的发型)而进一步加重。

但是还是眉和眶周的老化更易引起其注意,也是促使患者找整形医师寻求解决的主要问题。眉的脱落是老化的突出表现,其发生比白种人晚10年左右。眉的下垂常常导致上睑假性毛囊炎[7]。眉的脱落和颜色变灰白更让人显得苍老。

对于肤色偏深的非裔和西班牙裔人,其前额皱纹和眉间纹出现较晚,大约在其五六十岁后。

中面部

眶周老化包括缀余皮肤、上下睑假性脂肪疝、下睑细纹的形成和眶周色素沉着。由于泪腺"疝"导致的上睑外侧肿胀饱满也常常发生。非裔人上睑的睑板短,大约为5～8mm[6]。上睑重睑的位置一般距离睑缘6～8mm,这使得上睑看起来更臃肿。

眼睑突出和外露在非裔和西班牙裔人中很常见,尤其是年老之后。促发因素包括颧部萎缩性改变和下睑睑缘位置下垂,而后者并不少见[6]。随着眶周的老化,上下睑将进一步松弛,外眦也会失去棱角。眶下凹陷和泪沟加深也是常见的,而眶下皮肤色素沉着也是老化的征象。

重力性下垂和颧部、颧部下脂肪萎缩将导致鼻唇沟的加深、颧部扁平及颧部下凹陷。外侧皮肤的缀余一般并不明显。中面部皮肤的改变从最初的皮肤干燥和皮肤结构纹理的改变开始,会最终演化到皮肤颜色改变,比如黑斑病变,甚至发展成角质化皮肤和乳头瘤样变。

下面部

皮肤松弛和下垂并不是非白种人面部老化的早期特点,其出现的时间也比白种人要晚得多。但是下颌缘脂肪堆积并伴随下颌越来越不明显这一老化现象使得其脸型偏圆或方形。

下颌的"消失"或称"萎缩"会进一步导致下颌皱纹的出现、木偶纹的形成和口角联合的下垂(图17.3)。双下颌并伴下颌突出的现象在南美洲人中更为常见[8]。随着软组织的萎缩,这个特点更为明显。上唇或者下唇突出和下唇外翻在老年南美洲人群中和深色皮肤的西班牙裔人中并不少见。随着老化,口周皱纹开始出现。

颈部

下颌下脂肪堆积在南美洲人群中的早期并不常见,最早也是在30多岁到40岁之后才出现(图17.4)。皮肤松弛和颈阔肌横纹出现的时间更晚,大约在五六十岁。

体格检查

对于患者的评估要从与患者初次与其见面时即开始。在初次见面时,整形医师要注意患者的行为举止、情绪、习惯、面部静止和运动时的对称性。

病史的询问要包括针对南美洲人群和西班牙裔人群的易发病或特发病,比如镰刀状红细胞贫血症、镰刀状红细胞贫血体质、G-6P-D缺乏症、结节症、高血压、糖尿病、瘢痕体质和色素沉着异常症。文化差异与手术方式的设计也是息息相关的,整形医师需要对此进行深入的理解。

查体时应该考虑这个群体所特有的老化现象和方式。用Fitzpatrick法(表17.1)或者Glogau法(表17.2)进行皮肤分级,来分析患者的皮肤类型以及光损害的程度,这点很重要。

查体应按照一定顺序来进行,并重点检查患者所关注的部位。对于这类人群,尤其需要注意以下事项:

- 皮肤:类型、厚度、弹性。光损害迹象,如皮肤变色、皮肤角质层增厚,以及皮肤乳头状瘤。
- 头发:质地、质量、发型。

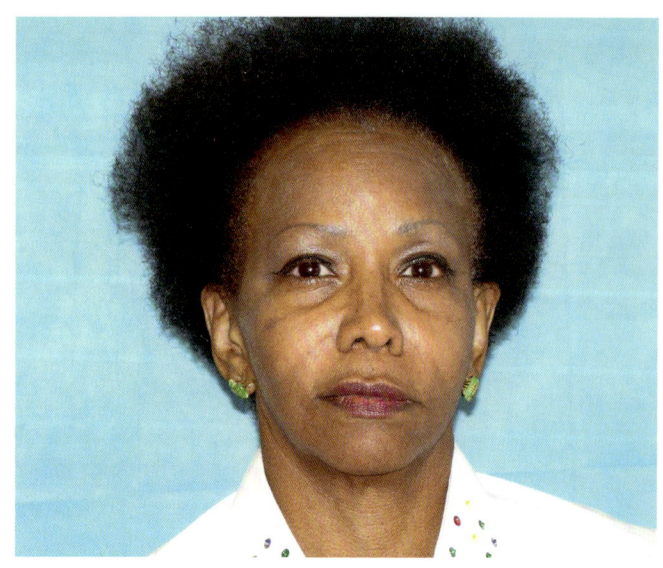

图17.2　非裔美国人前额秃发,50余岁。

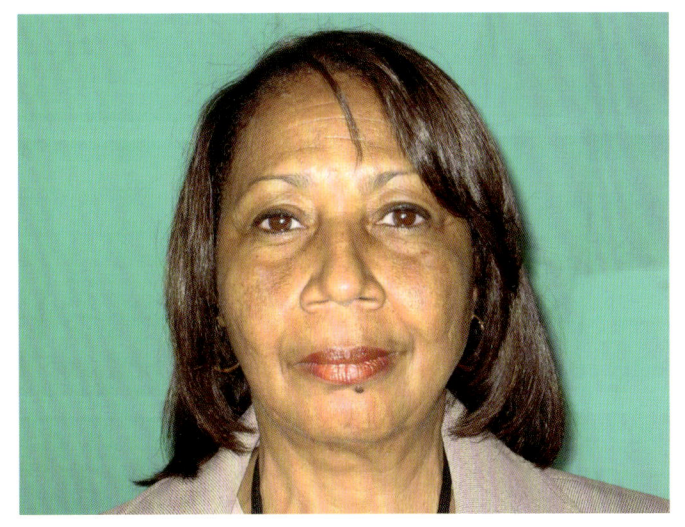
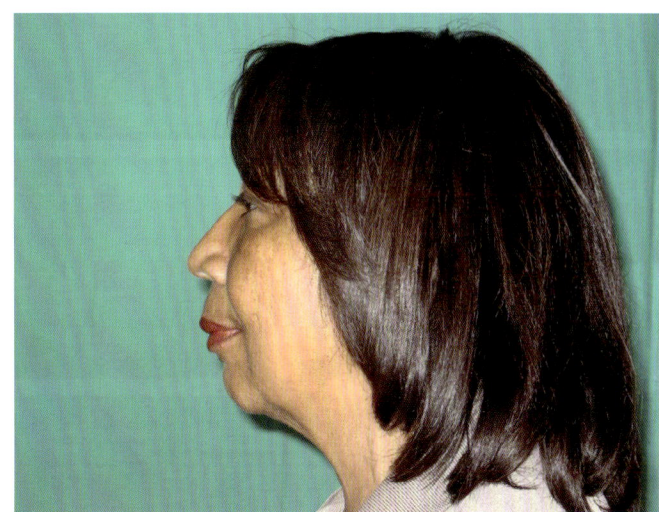
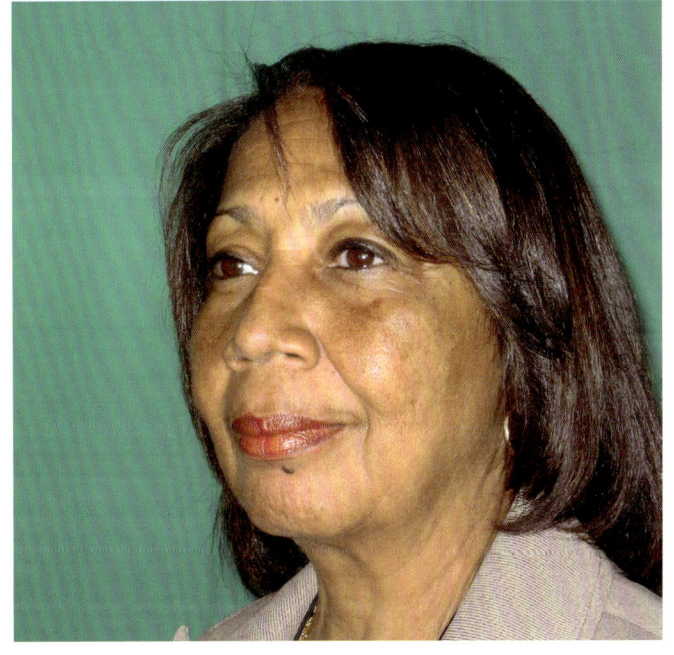

图 17.3 下颌萎缩/黑斑。

上面部

- 额部及颞部头发脱落。
- 眉脱落。

表 17.1 Fitzpatrick 皮肤分级

皮肤分级	对日晒的反应	皮肤颜色
1	总是晒伤	很白，有雀斑
2	通常会晒伤，但不易晒黑	白
3	可晒黑，有时晒伤	白或橄榄色
4	易晒黑，不易晒伤	橄榄色至棕色
5	很少晒伤	深棕色
6	从不晒伤	黑

中面部

- 上睑重睑下垂。
- 上睑的假性皮肤松弛下垂。
- 泪腺疝，泪腺突出。
- 上睑突出。
- 巩膜外露。
- 眶周色素沉着。
- 颧部扁平及颧部下凹陷形成、鼻唇沟加深。

鼻

- 鼻形（分类）[9]。
- 鼻子与面部的整体协调性。

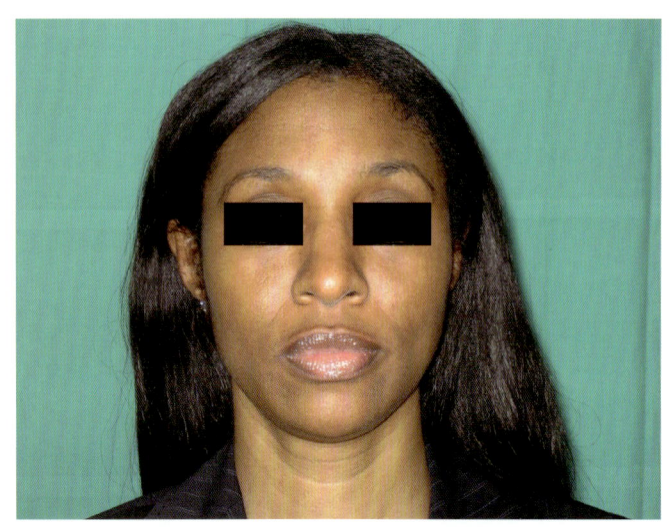
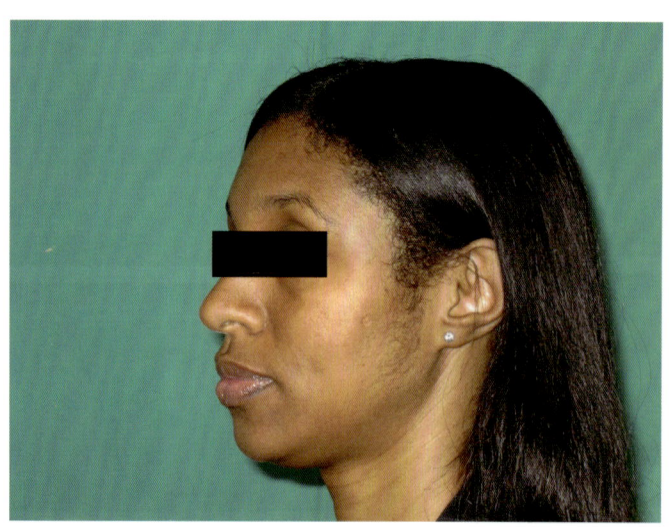
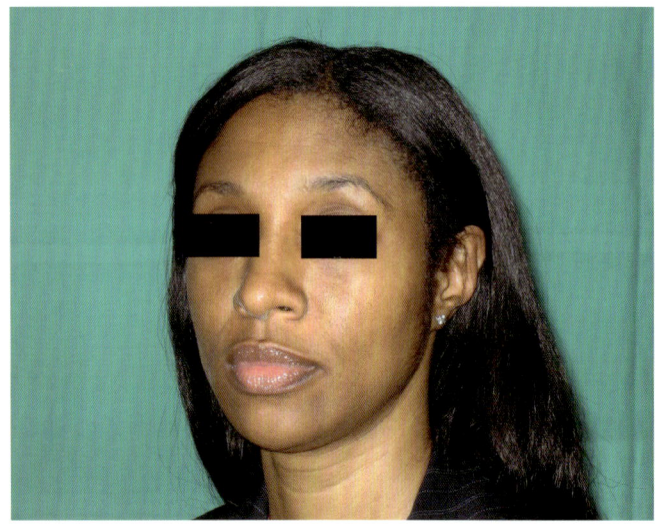

图 17.4 非裔美国人下颌脂肪，30 余岁。

表 17.2 Glogau 光老化群体分类

组别	光老化程度	年龄范围	表现
1	轻度	25～35 岁	无角质化，无瘢痕或皱纹；几乎无需化妆
2	中度	35～50 岁	呈现早期皱纹，轻度瘢痕和（或）皮肤颜色改变。只需轻微化妆
3	中重度	50～65 岁	皮肤角质化，出现皱纹，肤色改变，毛细血管扩张。离不开化妆品
4	重度	65～75 岁	皮肤角质化，深大皱纹，皮肤松弛，颜色改变，易形成瘢痕。需要涂厚厚的一层化妆品

下面部

- 唇部：厚度、长度、外翻情况、唇内侧黏膜外露情况。
- 双上颌突出。
- 下颌缘脂肪堆积。
- 下颌萎缩，皱纹以及木偶纹的出现。

颈部

- 颏下脂肪堆积。
- 下颌下腺体下垂。

面部年轻化

近些年来随着对于老化过程认识的加深，我们对于面部年轻化的方法已经从纯粹手术发展到综合治疗和综合处理（表 17.3）。我们认为，手术整形医师不仅要为患者提供最为合适的外科治疗，而且要向患者宣传光老化的病理改变，并进行相应的预防应对措施等知识的教育，尤其是要告诉黑色肤色患者要打破深色皮肤可以防止光损害这一错误观念。

在询问病史、进行体格检查的过程中，医师应首先在头脑中将手术及非手术操作预习一遍，这些操作不仅要解决患者所关心的问题，而且要在尊重患者的民族风俗文化习惯和个人观念的基础上争取达到最佳的手术效果。外科医师在探讨患者主诉时应着重强调这些症状之下的病理基础。要向患者指出光损害的程度或者其他的病理变化以及造成这些问题的相应生活习惯有哪些。

治疗计划应以三个大标题的形式呈现给患者（即三部分）：
1. 非手术方式。
2. 手术方式。
3. 预防措施。

非手术方案包括：
1. 皮肤颜色改变的处理。
2. 皮肤干燥、质地改变及细纹出现的情况。
3. 皮肤表面及深层脱皮屑。
4. 填充剂。
5. 肉毒素注射。
6. 激光、高脉冲光（intense pulsed lights, IPL）、射频，以及皮肤磨削术。

做外科手术规划要以患者所关心的问题作为核心点。术前及术后辅助处理措施，比如化学药物类化妆品的使用、皮肤磨削、激光嫩肤和高频光处理等，应该在这个时候向患者提出。

最后，预防措施和生活方式的改变"多管齐下"才能达到最佳手术效果，并且减少未来的光损害事件发生的概率甚至完全防止，这点需要向患者说明。

非手术方法
皮肤年轻化以及用外用药物和激光进行皮肤颜色改变的处理

现在，采取非手术治疗措施及微创操作来达到面部年轻化的目的越来越受到重视。药物性美容品已经在非裔美国人和西班牙裔人的面部光化学损害修复中起到领军作用。

许多非裔和西班牙裔患者虽然只有 30～40 岁，但是已经出现了光损害早期改变，以及其他不同程度的皮肤颜色改变。皮肤色素的改变也可以以黑斑病的形式出现，主要表现为累及面部不同区域的大小不等的色素沉着斑，尤其是面颊部，很多也累及前额，也可见于面部其他区域。色素可以仅仅位于表皮限制于浅层，也可以深达真皮层。因此治疗方案要与色素所在的不同深度及层次而因人而异、因斑而异。伍德灯光检查可以有助于判断色素所在的深度。在 Fitzpatrick 和 Glogau 分类方法对患者的皮肤进行分级分类，这点对于手术成败至关重要（表 17.3）。

防止光损害及最终逆转光损害需要减少 A 型及 B 型紫外线对于皮肤的损伤。这需要进行适当的日光隔离，并联合使用防晒品。防晒品包括化学性防晒剂，如对氨基苯甲酸（PABA）、水杨酸和肉桂酸盐等。这些成分可有效对抗 B 型紫外线（UVB）损害。邻氨基苯甲酸酯、二苯甲酮和阿伏苯宗可有效防止 A 型紫外线（UVA）的损伤。物理防晒剂如氧化锌可以同时防止 UVA 和 UVB 的损伤[10]。

已有若干皮肤防晒剂用于光损害皮肤的治疗。这些产品包括 α- 羟基酸、曲酸、氢醌、维生素 C 和日光隔离成分。

为了能控制日光对皮肤光损害的程度，需要了解现在市场上皮肤防晒霜所含成分以及其优劣之处。

很多防晒剂具有腐蚀性，导致皮肤部分或全层坏死。只有等到上皮组织重新生长到受损区域并修复受损结构之后才能使皮肤重新焕发青春。

只影响表皮尤其是角质层的皮肤外用药物治疗表层色素沉着和早期光损害的效果最佳。作用层次更深的药物在治疗皱纹和重度光损害方面更有效。抗皱成分如维 A 酸或 0.01%～0.05% 维 A 酸混合剂可以单独或联合其他药剂使用以达到去除细纹或改善肤色及皮肤质地等效果。美白制剂包括 2%～4% 氢醌、20% 壬二酸霜剂及 2%～10% 曲酸。这些药物也可以单独使用或联合其他药物使用。

局部使用含 10%～15% 维生素 C 的快速吸收软膏可以作为抗氧化剂来使用[12]。它可以与保湿剂以及隔离霜、防晒霜联合使用。

这些局部药物常常与包含有表皮剥脱成分、美白成分、维 A 酸和防晒成分的药物一起使用。大多数系列产品都包含 2%～4% 对苯二酚、0.01%～0.05% 维 A 酸、0.1% 地塞米松和其他成分。

产品的选择取决于医师。在临床中我们发现 Nu-Derm（Obagi Medical, Long Beach, CA）在治疗 Ⅲ～Ⅴ 型皮肤的颜色改变和光损害方面很有效。认真遵循医疗治疗方案并及时随访对于预防并发症大有裨益，并发症包括接触性皮炎、色素沉着，和长期使用高浓度对苯二酚[11] 所导致的黄褐斑。

表17.3 非裔美国人和西班牙裔人的面部年轻化治疗，皮肤分型Ⅳ～Ⅵ级

级别	特征	非手术治疗	手术治疗
早期 25～45岁	Glogau Ⅰ级	注意防晒 非处方美容药物制剂 植物制剂 维生素 ±2% 对苯二酚	
	Glogau Ⅱ级	处方医学美容药物加4%对苯二酚 0.01%～0.05% 维A酸 表皮磨削术	
	颏下脂肪堆积		颏下吸脂术
中期 40岁末～50岁末	Glogau Ⅲ级	同早期处理 +三氯乙酸磨皮术 非损伤性激光治疗，IPLS，RF	
	颏下脂肪堆积，下颌线脂肪堆积		吸脂
	中度颧部脂肪垫下级，中度颧脂肪、颧部下方脂肪萎缩	填充剂	颧/颧部下方移植，中面部埋线提升术
	鼻唇沟加深	填充剂	
	中度泪沟压痕	填充剂	
	眉间皱纹、前额皱纹、鱼尾纹	肉毒素	
	眶周肤色改变	强效处方美容药物制剂	
	眶周老化		眼睑成形术
	眉下垂	肉毒素	微创介入眉提升术
	唇拉长、外翻		唇成形术
晚期 60～70岁	Glogau Ⅳ级	与中期等级别的治疗相似 ±激光磨皮术，激光设定在低能量低通道水平 术前及术后长期使用4%对苯二酚和 0.1%维A酸 +防晒方案	
	下颌皮肤低垂		除皱术
	显著的颧部脂肪下垂，颧部扁平，颧骨下区凹陷	填充剂	中面部提升 颧或颧骨下区移植
	下颌吸收		延伸性下颌假体法
	嘴角纹 下颌和下颌前纹	填充剂	垫下颌
	嘴角下垂	填充剂 肉毒素	
	颈部皮肤松弛±颈阔肌条索，颏下脂肪堆积，下颌线脂肪堆积		除皱±颈阔肌折叠+下颌/下颌线吸脂
	唇拉长、外翻		唇部成形术

RF，射频；IPLS，脉冲光。

化学磨皮成分

更深层次的皮肤化学剥脱剂包含 α-羟基酸、Jessner 溶液、三氯乙酸和苯酚。最常用的 α-羟基酸是羟基乙酸，当制成浓度为 5% ~ 15% 的制剂时用于表皮剥脱，浓度为 30% ~ 70% 时用于更深层皮肤的剥脱。羟基乙酸对于 Fitzpatrick Ⅰ型和Ⅱ型皮肤很有效，对于Ⅳ ~ Ⅵ型皮肤发生并发症的可能性较高。Jessner 溶液包含水杨酸、乳酸、间苯二酚和乙醇。它是一种有效的表皮剥脱剂，在一定浓度下可以治疗非裔和西班牙裔人的皮肤颜色改变。苯酚不应用于这两种人群中的Ⅲ ~ Ⅵ型皮肤患者。

含 15% ~ 35% 三氯乙酰酸的制剂可用于浅层或深层皮肤剥脱。应对剥脱的深度加以观测和控制，方法是观测药物的层次数、成霜的程度及用药的持续时间。用在浅层皮肤时，可以有效治疗皮肤变色和早期光损害引起的病变。如果药物渗透层次较深，可以治疗深层皱纹。推荐非裔和西班牙裔人群使用低浓度 TCA。

在使用本药物时，如果在紧密观察下控制在浅层皮肤，反而会有治疗Ⅴ型和Ⅵ型皮肤色素改变中。但是如果预先用 4% 对苯二酚和 0.05% ~ 0.1% 维 A 酸进行为期 6 周到数月的预处理，则可以避免色素问题。术后还要小心防止日光损害，这点至关重要。Obagi 蓝色脱皮剂是一种蓝色的霜剂，对于肤色偏重的患者更容易加以观察。

激光、高脉冲光、射频装置仪器

表皮腐蚀气化性及非表皮腐蚀气化性激光、脉冲光及射频消融设施等新技术，已经使得此项技术在治疗非裔和西班牙裔患者的光损害和色素改变等病变中具有更高的安全性和实用性。

皮肤剥脱性换肤术可以使得处理区域的皮肤产生深层表皮脱落的变化，进而导致上皮从皮肤边缘重新爬到受损区域达到愈合效果。二氧化碳和铒-YAG 激光是这类治疗中最为常用的材料，也是可以进行深层治疗的有效工具。但是需要注意的是随着治疗深度的增加其并发症发生的可能性增高，比如瘢痕形成和皮肤色素沉着[13]，这种现象是Ⅳ ~ Ⅴ型皮肤的非裔和西班牙裔人所独具的显著问题。

在激光治疗中黑色皮肤比白色皮肤多吸收大约 40% 的能量，进而更有并发热灼伤的可能性[14]。因此治疗深色皮肤的非裔和西班牙裔人群[13]时，推荐设定低能量小通道。我们推荐用含 4% 对苯二酚和 0.1% 维 A 酸的药物进行 6 ~ 8 周的预处理以及术后愈合期处理[13]。对于此类人群的非剥脱性激光治疗也推荐用此方法来护理。

非剥脱性点阵激光换肤（NFR）治疗和 IPLS 不会产生表面创伤。因此瘢痕形成和色素沉着的可能性较小，也更适合于 Fitzpatrick Ⅳ ~ Ⅵ型皮肤的治疗。若要治疗效果较为理想，需要使药物有效地到达深层皮肤并渗入到治疗的皮肤层次。对于浅层的皮肤病变治疗很有效，比如浅层黑斑病。通常需要几种治疗方法多管齐下，相互间隔一周。激光治疗和 IPLS 可作为初级治疗，也可作为手术治疗的辅助治疗。

其他可用于面部年轻化治疗的方式包括射频仪和微晶磨皮术，前者可以紧致皮肤[14]，后者可用于治疗浅层皮肤皱纹和肌肤护理。

脂溢性皮肤角化症以及皮肤乳头瘤是此类人群中的老年患者比较常见的问题。这些病变如果范围过大，则需要电灼烧或激光灼烧，可以作为初级治疗，也可以作为手术的辅助治疗。

肉毒素A

肉毒素 A 可以治疗前额皱纹、眉间皱纹和鱼尾纹，也可以用于眉提升术，这对于非裔和西班牙裔美国人而言是一个好消息。它可以显著减少手术的必要性，而患者形成瘢痕和色素异常的可能性很小，所以已经成为这一人群面对上述老化问题时的首选治疗方法。

使用肉毒素前需要了解面部的三维解剖结构以及产生各种老化问题时所对应的肌肉有哪些[15]。额肌、皱眉肌、降眉间肌以及眼轮匝肌的运动随着时间的推移可以产生额纹、眉间皱纹、水平鼻根纹和眶外侧皱纹（鱼尾纹）。

选择性对产生皱纹的肌肉进行麻痹可以使面部看起来更年轻、表情更欣喜。其效果持续约 6 个月。

眉是弓形的，其最高点在外眦之上，且眉内侧和外侧在同一水平线上[16]。

眉的下垂是由于前额及颞部软组织重力性下降以及降眉肌造成的。其中降眉肌由眼轮匝肌眶部、降眉肌、皱眉肌和降眉间肌组成[17]。外侧眉的下垂是最先发生的，而且更明显，主要原因是肌肉力量失衡。

选择性地将降眉肌进行瘫痪麻痹，额肌的运动无对抗力，进而会产生外侧眉提升的效果。注射技术要准确无误，切忌将其注射到眼眶内。方法是向眼轮匝肌的上外侧，即位于眉下和眶外侧壁的上外方处，注射 7 ~ 10U 的肉毒杆菌[16]。

内侧眉提升术也是通过向皱眉肌和降眉间肌注射肉毒杆菌来达到的。但是我们发现肉毒素在外侧眉提

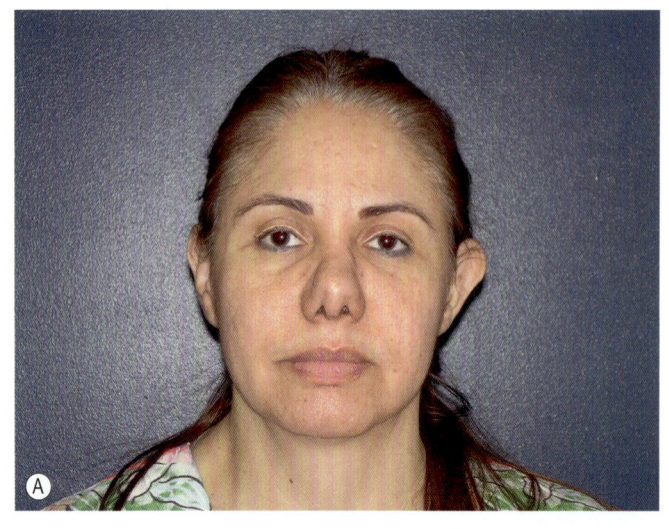 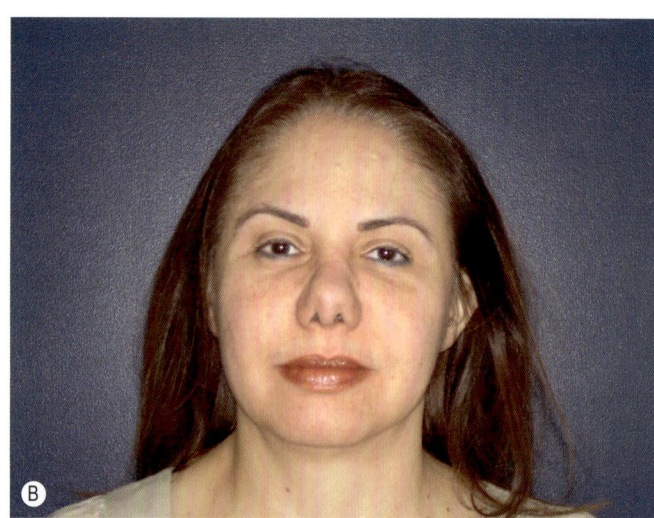

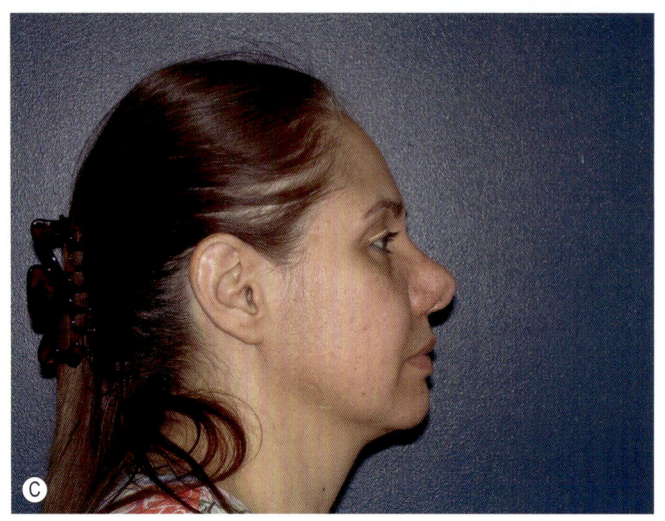 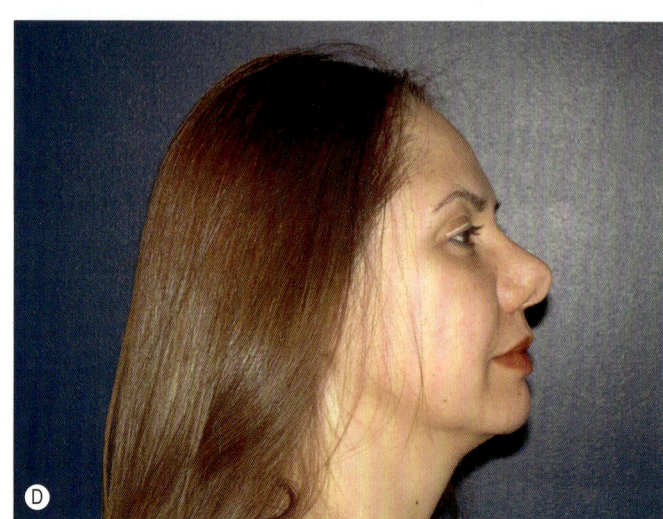

图 17.5　A 和 C，鼻／泪沟，在注射玻尿酸前；眉弓，在注射肉毒素前；B 和 D，注射后。

升术中效果最佳，尤其是对于西班牙裔人群。这群人中高挑的眉是较为理想的形象特点。用此技术仅仅可以获得中等程度的眉提升（约 4mm）。

填充剂

对于非裔和西班牙裔美国人群而言，整形市场上出现的新型填充剂远远超过了几年前的传统填充剂，拥有很多后者所不具备的特点。这些填充剂不仅为推迟传统手术提供了契机，也为年轻化手术增加了手术操作手段。

非裔和西班牙裔美国人群已经表现出软组织体积萎缩以及脂肪重新分布的现象，其出现时间比皮肤下垂早出现 10 多年。软组织体积萎缩主要出现在上面部的眉下、颧骨下中面部的眶下区域。颧部脂肪垫的下移导致鼻唇褶更加明显，鼻唇沟更深。颏部和颧部下

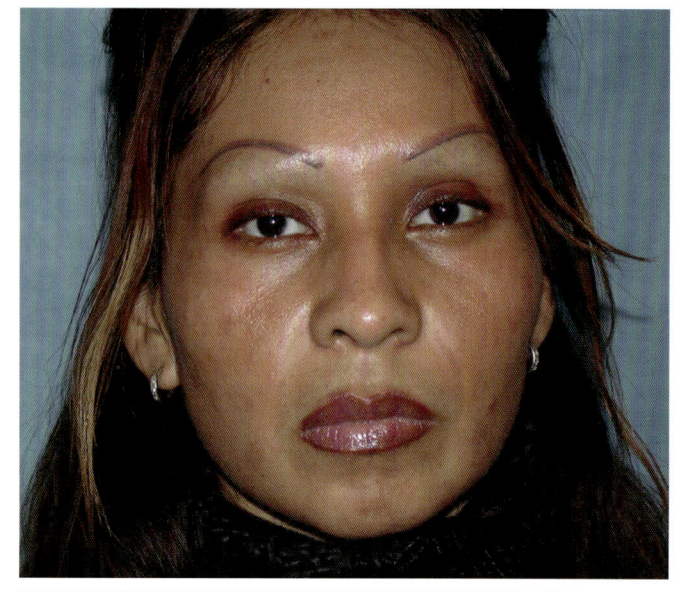

图 17.6　眉脱失／永久性文身。

脂肪垫萎缩会导致颧部扁平以及颧骨下凹陷，给人一种精神紧张或憔悴之感。

下颌萎缩会导致皱纹和嘴角纹的形成。下颌的堆积导致下颌前沟的加深。大多面部提升术并不能处理这些问题。填充剂可以作为这些老化现象的初级治疗方式，尤其是伴有皮肤下垂时；或者当皮肤松弛或下垂十分显著，在采取面部提升术时，将填充物注射术作为辅助措施。

现在很多填充物，包括胶原，都已投入临床使用。Restylane（瑞蓝，Medicis Aesthetics，Scottsdale, A2）以及Juvederm（Juvederm Allergan, Irvine, CA）是非动物提取的稳定性较强的透明质酸填充剂。Restylane制成浓度为20mg/ml剂型，而Juvederm为24mg/ml，两者的效果均可持续9个月，都可以有效地改善轻中度皮肤缺损。注射技术为向中深层皮肤注射，使用30号针头。

Radiesse（Bioform Medical，Franksville，WI）是含30%羟磷灰石的微球，可以用来治疗中重度凹陷。用27号针头注射到真皮深层以及皮下层面。浅层注射可导致结节形成及皮肤白斑。其效果持续1年。我们发现Radiesse在治疗非裔和西班牙裔美国人颧部扁平、泪沟凹陷、深鼻唇沟和下颌前凹陷方面十分有效。

Sculptra由多左旋乳酸组成，并经FDA批准使用于HIV相关性面部萎缩的治疗中。它还是尚未被临床试验认可的用于面部年轻化的整形药物。扩容效果取决于机体对异物的反应程度。用25号针头注射于皮下层面。为了达到最为理想的效果，一般需要3次或3次以上的注射。

Artefill（爱贝芙）是一种永久性填充剂，它包含聚甲基丙烯酸甲酯微球。但现在很多医师更喜欢使用非永久性填充剂。

侵入性手术操作

美国非裔和西班牙裔人出现增生性瘢痕、瘢痕疙瘩和色素沉着异常等无法预知，这就要求整形外科医师用侵入性手术方法来诊治这些人群，并且整个过程需要谨慎——选取具有手术适应证的患者、制订周密的计划、选取伤口及瘢痕的位置。幸运的是，近年来发展起来的新技术和新技巧使得整形外科医师扩大了手术方法的适用人群。新的外科医疗技术设施包括微创法、内镜眉提升术和中面部提升术、丝线提升术、新一代面部植入技术等。

面部年轻化手术的类型和时机的选择是基于面部老化的特殊性，以及文化和民族习惯。为了达到美容和手术目的，上、中、下面部可以分别作为治疗单元来进行单独处理。

上面部

光损害加上长期的肌肉活动的累积作用导致前额皱纹、眉间皱纹的形成和眉下垂。其中眉下垂是上面部老化的最显著的特征。直到近期，面部年轻化手术对于这部分面部区域的治疗主要使用了双冠或前发际前额眉提升术。由于这种手术方式很有可能导致非裔和西班牙裔美国人前额和颞部头发脱落、瘢痕形成和色素沉着异常，所以对外科医师而言，能够为这类人群提供上面部年轻化手术是一大挑战。除此之外，这类人群头发毛囊与高加索人不同，所以导致其容易在沿切口处发生毛发脱落。局限性切口技术和内镜下眉提升术为这些问题提供了解决之道。这两种手术都需要在正中或颞侧发际线或发际线之后作一切口。一直行骨膜下组织分离至鼻根或眶外侧缘。眶外侧缘的骨膜下组织分离对于皮肤悬吊和眉提升等手术的成功至关重要。使用内镜可以切除皱眉肌和降眉间肌。术前仔细标记出眶上神经和滑车神经的大概位置可以防止这些神经的损害。现报道有若干方法都可以将悬吊皮肤进行固定。用这些技术只能获得有限的手术效果，达到少量至中度眉提升。

但是掌握此技术需要的学习时间长是个极大弊端。并发症有螺丝钉和固定装置在皮肤表面的触及性以及神经损伤。

中面部

对于很多非裔和西班牙裔美国人而言，中面部是最早暴露老化的地方，也是手术进行老化干预最为频繁的地方。中面部年轻化手术若要取得好的效果需要注意以下关注点（图17.7）。

1. 眼睑是容易形成瘢痕疙瘩的地方。但是对于非裔和西班牙裔美国人而言，眼睑成形术后并发瘢痕的概率很小，无论是短暂的还是长达数月的瘢痕都不易形成。上睑瘢痕可能会导致上睑内侧皮肤假性缀皮形成。术后频繁轻柔的按摩可以促进增生性瘢痕的吸收速度。
2. 如果切口过长、超过眶缘，可能会导致外侧区色素异常的瘢痕。
3. 有两个概念需要区分：假性皮肤松弛和真性皮肤松弛。假性皮肤松弛可以用眉提升术来进行处理。
4. 上睑外侧区的臃肿感常常是由于泪腺下垂导致的[16]。
5. 我们必须清楚的是这些人群有发生眼球突出以及

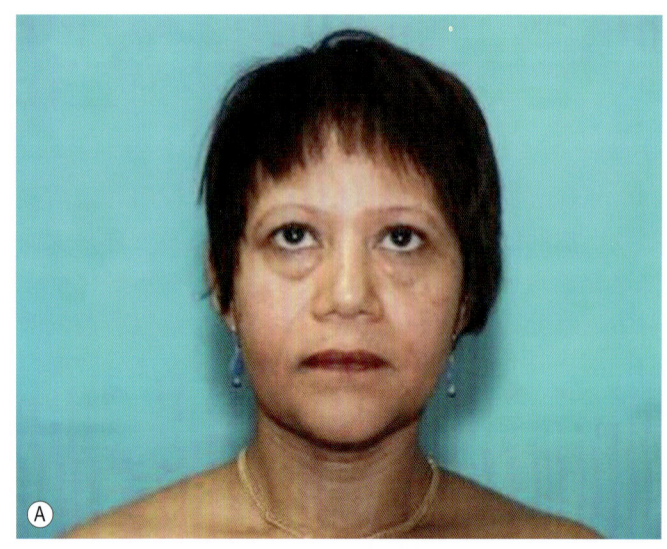

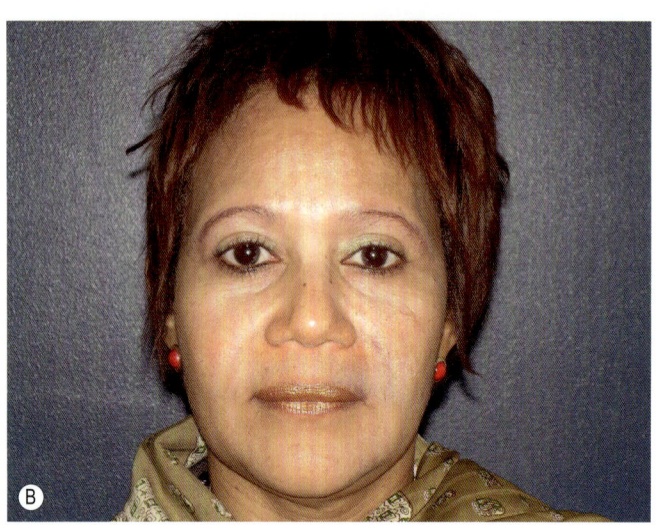

图17.7 眼睑成形。A，术前；B，术后。

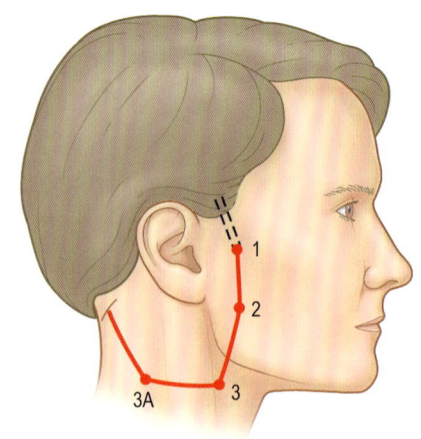

图17.8 标记最大移位。

巩膜暴露等并发症的风险。

6. 眦内侧色素沉着异常（眼影）较为常见。应在术前与患者交流，防止术后一些不必要的误解（防止患者认为是手术造成）。患者的整体治疗也应该包括这部分病变的治疗[11]。
7. 这些人群的睑板比高加索人短。因此上睑重睑褶距离睑缘6～8mm（高加索人为8～10mm）。在作皮肤切口时要谨记这点。
8. 如果下睑并没有皮肤缀余，则可以在下睑的睑结膜作一横行切口。
9. 在切除眶下缘突出的疝样脂肪应该小心。有可能时应该进行脂肪的重新分布，并进行眶下缘凹陷的填充。
10. 下睑松弛以及外眦的钝化同时出现时应该用外眦成形术来处理治疗。

除皱术

随着老化程度的加深，非手术和微创伤性操作等方法已经达不到足够的治疗效果来处理面部皮肤松弛和下方软组织松弛等问题。诸如皱纹切除术和面部植入术等侵入性更大的方法才能真正解决患者关心的问题。

现已经有很多文章来报道皱纹切除术的方式。最为患者所接受的方式包括：仅仅针对皮肤的手术，皮肤和SMAS联合提升术，SMAS切除术[17]，深层组织提升术[18]和微创冠状悬吊提升术（MACS提升术）[19]。

整形医师应该熟练使用若干除皱方法，这样才能处理不同患者的不同情况和问题。

我们在临床操作中最好的方法是几种技术联合使用。我们所使用的标记技术代表了近期所描述的最佳活动度技术[20]（图17.8及图17.9）。但是我们的组织分离范围要超过标记线1cm之外。在皮肤拉伸时我们不使用重叠缝线或褥式缝合，而是使用各种SMAS或SMAS切除术的改良术。下颌下和下颌缘吸脂术是这些患者常常需要做的手术，因为这些区域是脂肪容易堆积的地方（图17.10及图17.11）。在颈阔肌出现带状皱纹时，可以行颈阔肌内侧皱纹去除术。

我们更偏爱使用耳屏后切口和高位耳后切口（图17.12）。耳后切口区域常常并发色素异常及增生性瘢痕形成，尤其是在乳突区和环耳垂区（图17.13）。这些区域的切口应采取无张力或低张缝合来降低瘢痕形成的概率。在瘢痕形成概率较大的地方应该在术中预防性地沿切口注射氟羟泼尼松龙，联合术后注射硅胶。但是，对于要进行这一手术的非裔和西班牙裔美国人，应该提前告知有发生增生性瘢痕或色素性瘢痕的可能性，无论患者是否为瘢痕体质或有瘢痕形成病史，都

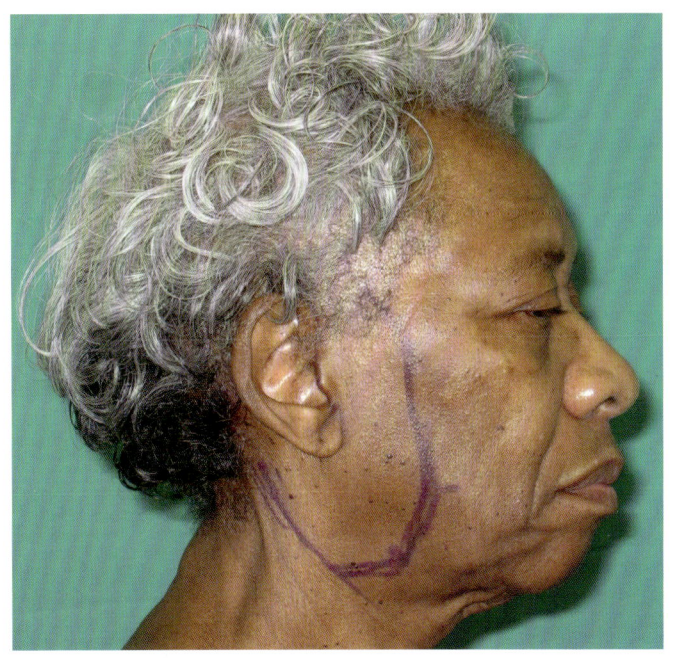
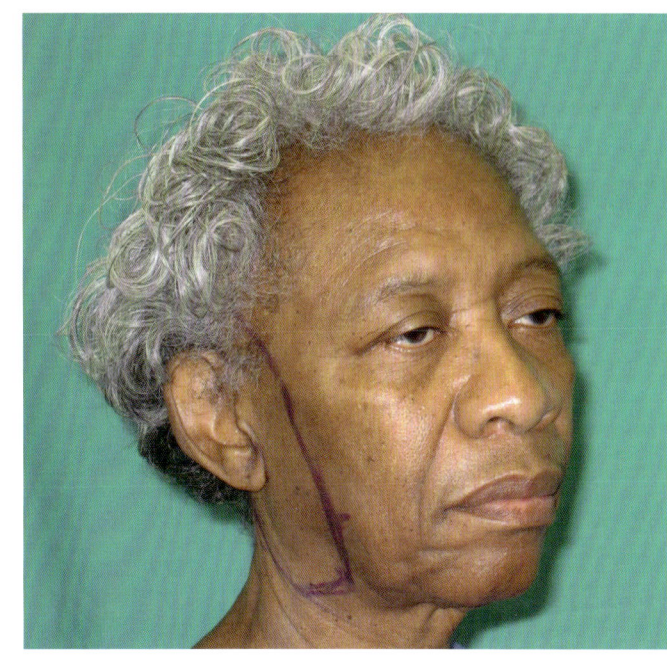

图 17.9　除皱标记。

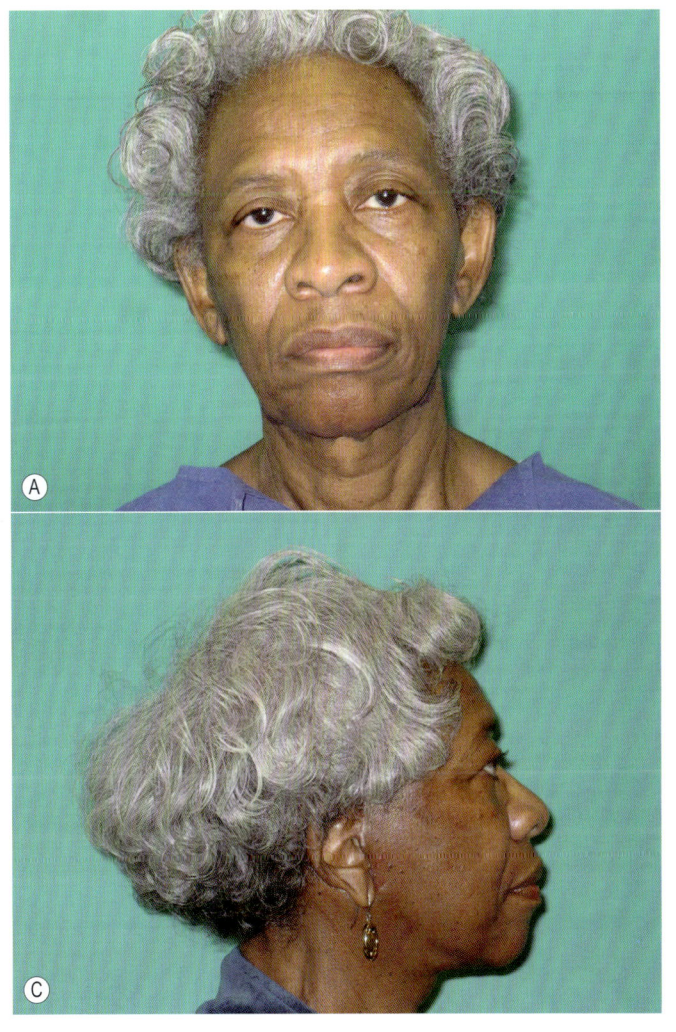
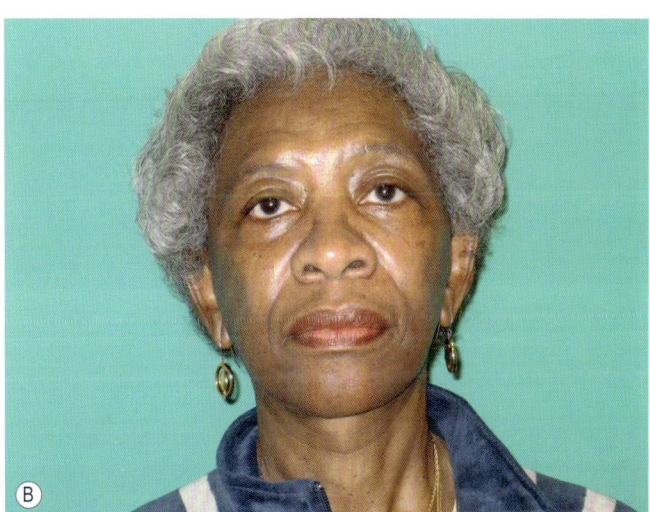

图 17.10　非裔美国人面部上提。A，术前；B 和 C，术后。

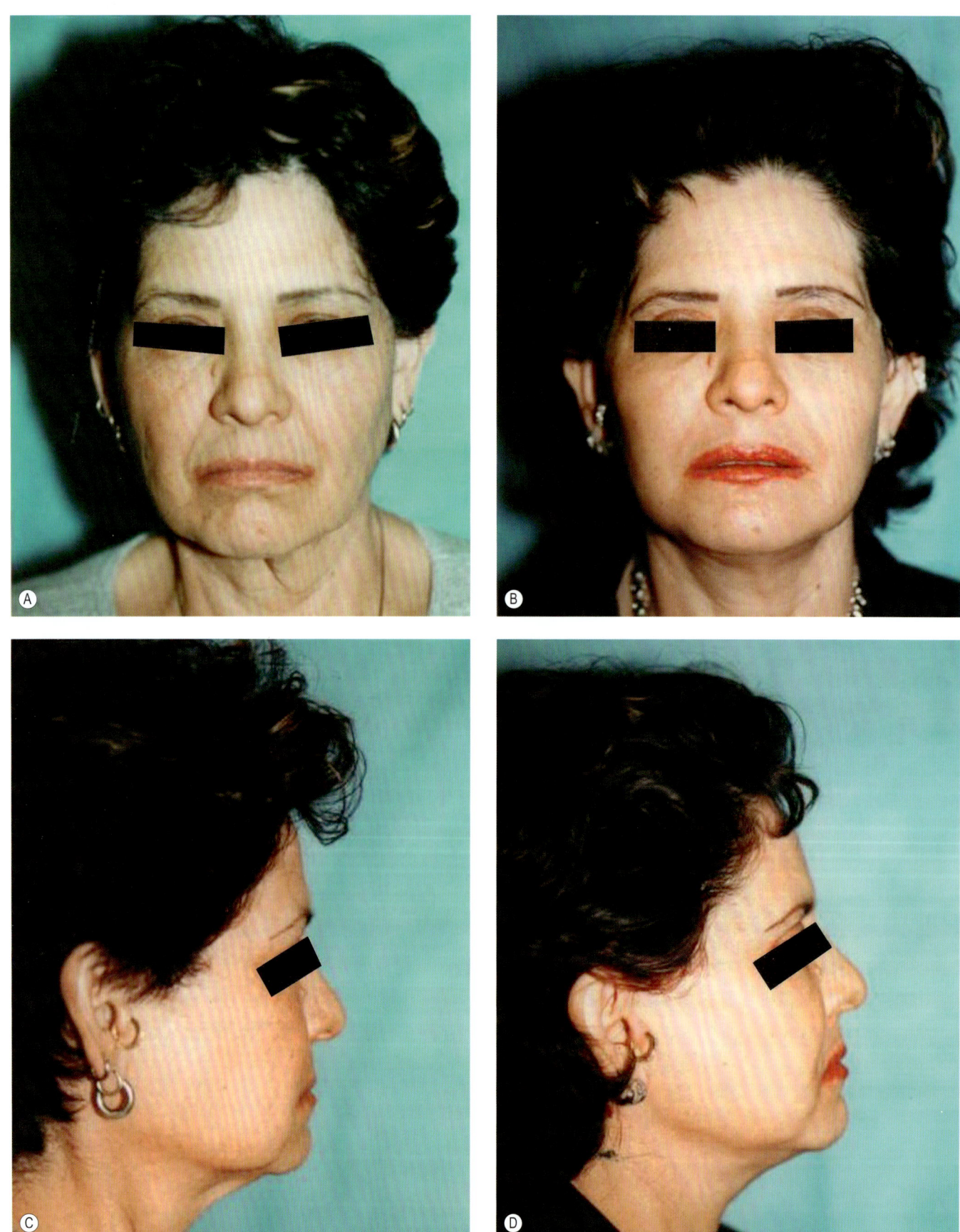

图17.11 拉丁美洲裔患者，60多岁。A和C，术前；除皱，眼睑整形，颧骨/颊部假体和皮肤年轻化；B和D，术后。

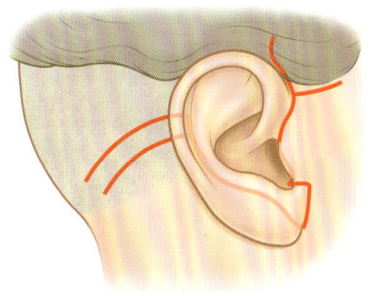

图 17.12　切口。

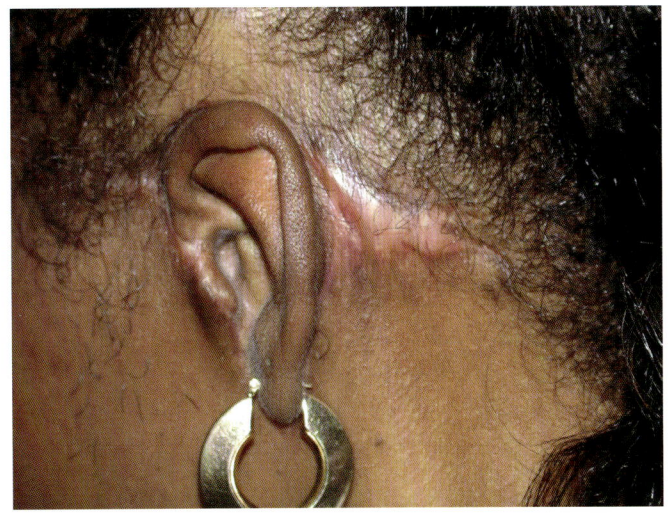

图 17.13　增生瘢痕，乳突区。

有这种可能性。

对于皮肤松弛度较小的年轻患者，做一局限性切口来达到面部提升的目的也是可行的。这样就可以避开乳突区切口或头皮切口。耳后皮肤发生（瘢痕收缩性）皱褶成束，可以二期手术时处理。

在过去的几年内，已经报道带钩缝线应用于中面部提升术的技术[21]。远期效果参差不齐。但是对于只有轻微皮肤松弛的年轻患者，尤其是容易发生增生性或色素异常性瘢痕的患者，此技术是另一恰当的选择。其并发症包括皮肤凹陷、缝线突出、皮肤收缩性下降、感染和面神经受损[22]。

当非裔和西班牙裔患者有行皱纹切除术的指征时，其光老化现象（主要表现为皮肤干燥、皮肤色斑和肤色苍白等）已经很显著了。术前及术后伤口达到愈合时行皮肤年轻化治疗，可以大大提高手术效果（图17.11）。对于大多患者都可以用4%对苯二酚和0.5%维A酸进行术前预处理。除此之外，手术常常需要填充剂注射来进行补充治疗，来达到最佳整形效果，其原因在于颧骨和颧骨下常存在脂肪垫下垂和萎缩。

面部移植术

现在我们对面部美学的理解加深，而且面部假体的设计更加精良，这就为使用假体更加精细地进行面部老化的治疗方面奠定了基础，从而达到面部年轻化的效果。

软组织的流失、下垂以及骨质的吸收导致了颧骨突扁平、颧骨下凹陷、泪沟形成、鼻唇沟的凸显、双下颌以及口角联合下垂等问题。下颌的萎缩导致了口角纹和下颌前沟的形成。

如果上述老化畸形程度较轻微，面部行单纯的假体植入术就可以获得较为理想的效果（图17.14及图17.15）。但如果上述老化症状较严重，则需要通过传统的手术方法联合新型的人工植入法和填充剂法来治疗（图17.11）。对于非裔和西班牙裔美国人而言，随着时间流逝，颧骨和颧骨下的软组织流失和异位常常易导致皮肤松弛。所以这些年轻患者非常适合行面部假体植入术。现假体包括颧骨假体、颧骨下假体泪沟凹陷假体、下颌假体（延伸性、结构性、传统式三种）（Implantech Associates Inc. Ventura, CA）以及下颌前假体。

只有通过严谨的分析才能精确界定凹陷的情况并选择最为恰当的假体。我们需要深刻理解 Terino[23] 所描述的"区域"的概念，这样才能加深对于新型假体的结构设计以及功能的认识。

这类患者群宜采用口内切口入路。但是在联合皱纹切除术时，假体可通过皱纹的纹理之内的切口植入。切口要逐层缝合，以避免假体突出。

并发症包括假体突出、假体异位、感染和神经损伤。

唇部

对于许多非裔及西班牙裔美国人而言，上下唇的突出、下唇的外翻及所导致的唇内侧黏膜外露是一种从心理上难以接受的衰老标志（图17.16）。要准确评估唇部萎缩老化的程度，考虑患者的期望值并尽量协调一致，这点对于避免术后的失望很必要。设计的手术切口最好位于唇部皮肤和黏膜的交界处，通常位于上下唇的相接之处。切口应偏向于内侧的颊黏膜处。在预行手术的唇部做楔形切口，包含部分口轮匝肌，这点对于唇部外翻的矫形至关重要。切忌损伤唇部动脉，用可吸收缝线进行缝合。

术后护理包括了抗感染漱口水和抗生素软膏的外敷。冰袋可以减轻水肿。在6～12个月之后矫形效果才明显。

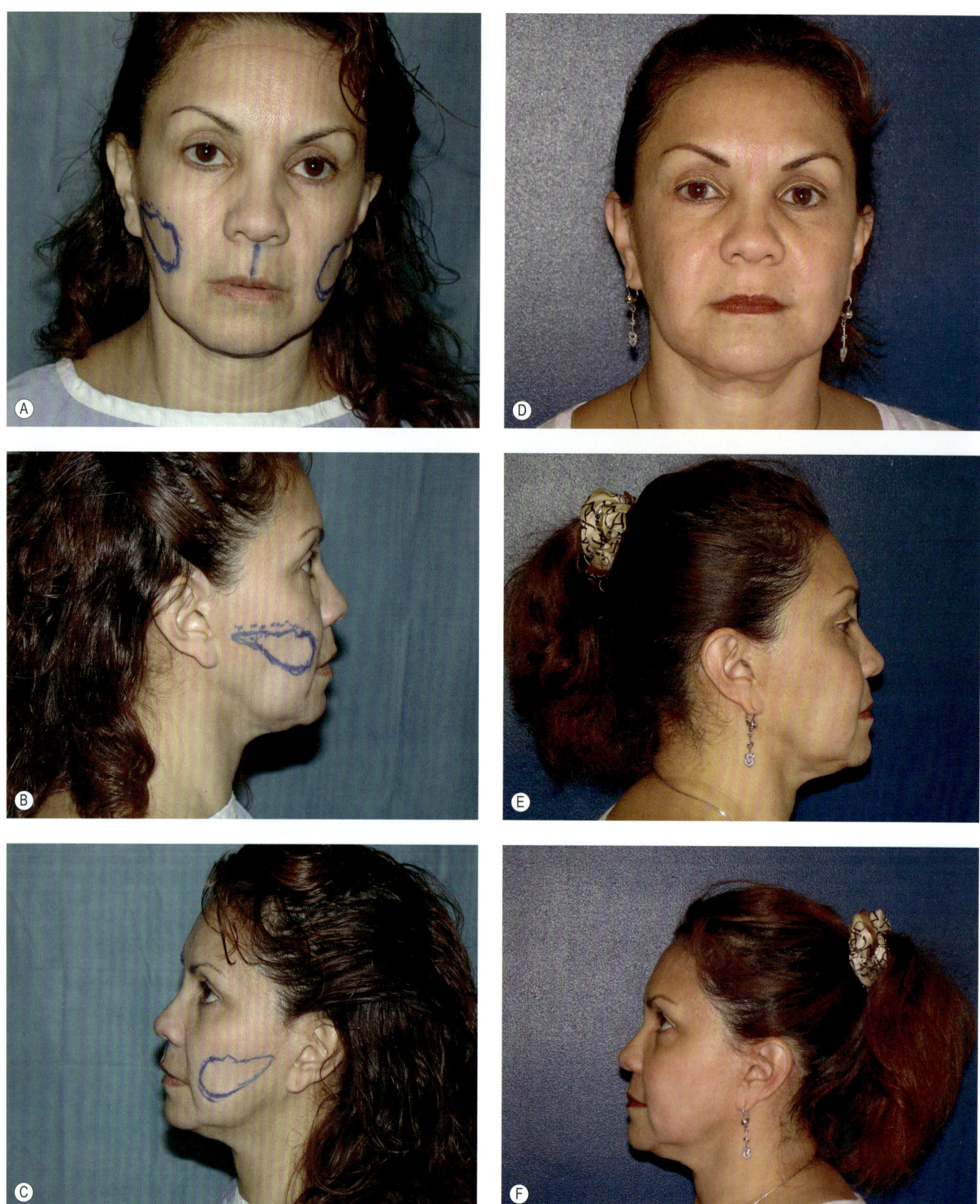

图 17.14 颧部假体。A ~ C,术前和术后随访;D ~ F,6 年后。

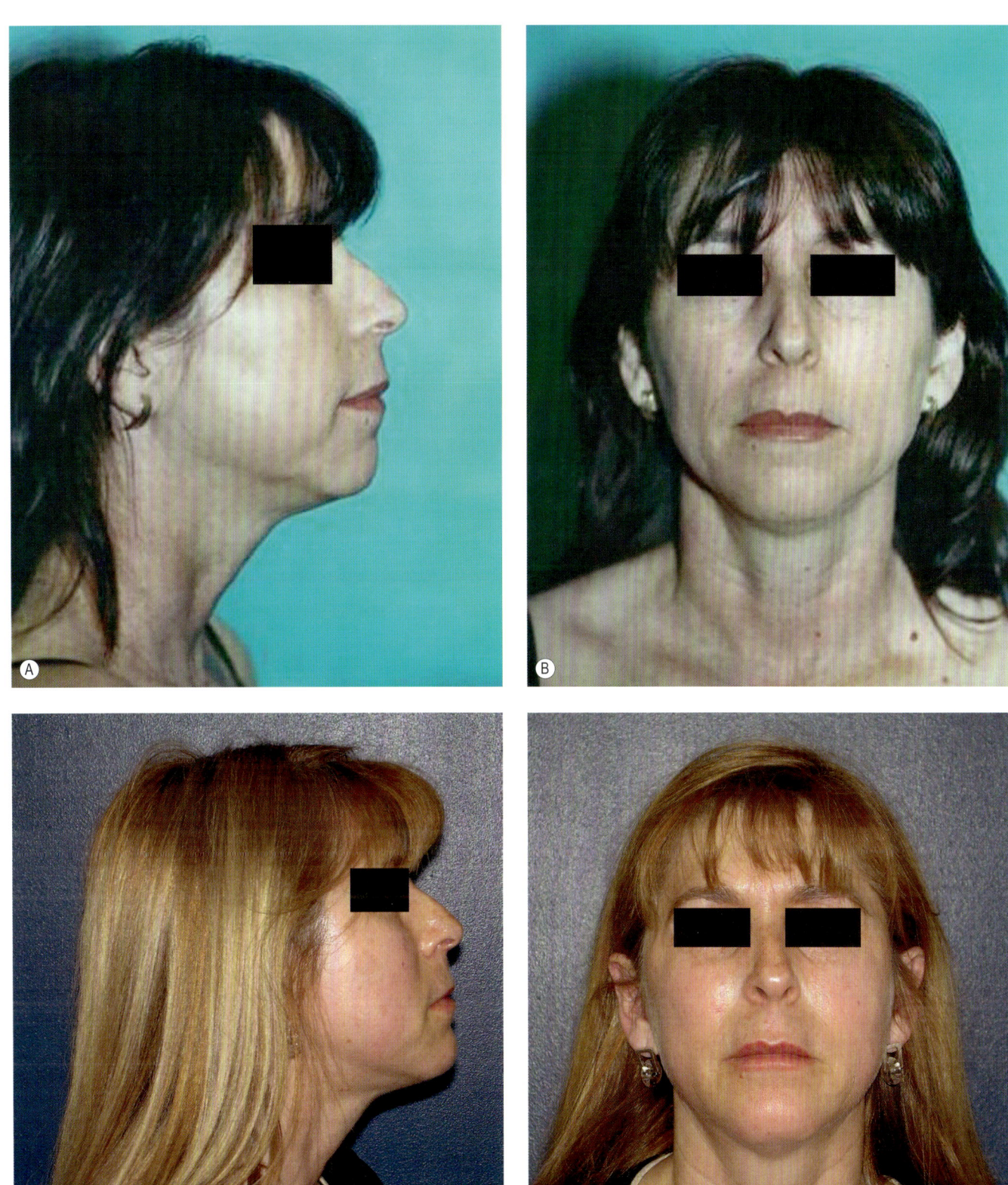

图17.15 下颌颏骨/颧部/假体。A和B，术前；C和D，术后5年6个月。

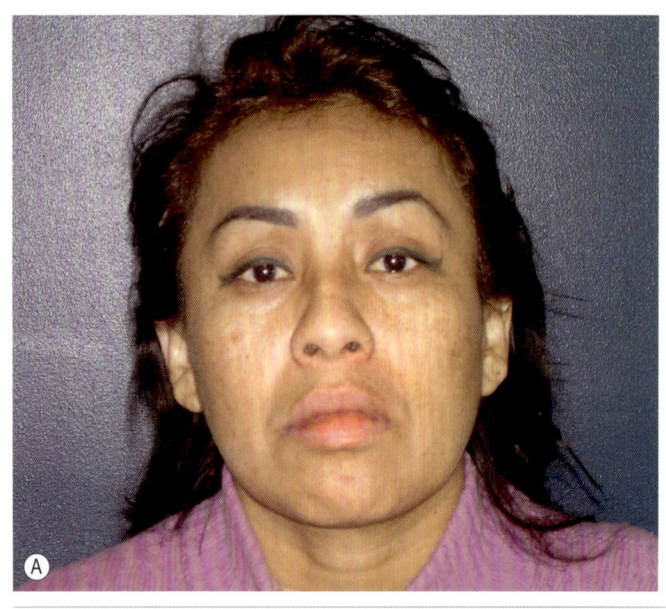 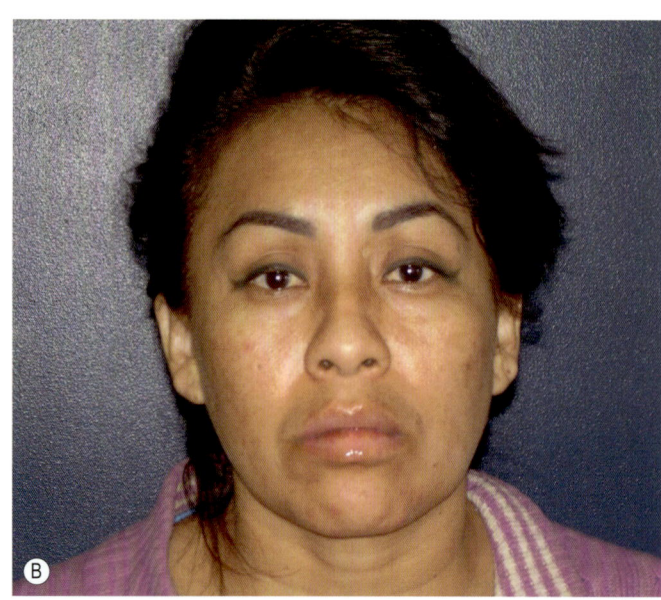

图 17.16　女性唇部成形，患者年龄将近 50 岁。A，术前；B，术后。

(陈育哲 译)

参考文献

1. American Society of Aesthetic Plastic Surgery. Statistics on Cosmetic Surgery, 2006.
2. US Bureau of Census 2000. Projections of the Resident Population by Race, Hispanic Origin and Nativity: Middle Series 2006 to 210. Washington, DC. Populations and Projections Program, Population Division, US Census Bureau, 2006.
3. Boyd C. Approaches to the aging face in African American patients. Facial Plast Surg Clin North Am 2002;10:377–380.
4. Herskovits M. The American Negro: A Study in Racial Crossing. New York: Knopf, 1998.
5. Grimes P, Hunt S. Considerations for the cosmetic surgery in the black population. Clin Plast Surg 1993;20:27–34.
6. Matory WE. Ethnic considerations in facial aesthetic surgery. Philadelphia PA: Lippincott-Raven, 1998.
7. Harris MO. The aging face in patients of color. Minimally invasive surgical facial rejuvenation – a targeted approach. Dermatol Ther 2004;17:206–211.
8. Farrow AL, Zarrinia K, Azizi K. Bimaxillary protrusion in Black Americans: An aesthetic evaluation and treatment considerations. Am J Ortho Dentifacial Orthop 1993;104:240–250.
9. Ofodile FA, Bokhari FJ, Ellis C. The Black American nose. Ann Plast Surg 1993;31:209–218.
10. Clark C. Office-based skin care and superficial peels: The Scientific rationale. Plast Reconstr Surg 1999;104:854–863.
11. Gendler EC. Treatment of periorbital hyperpigmentation. Aesthetic Surg J 2005;25:618–624.
12. Griffin AC. Laser resurfacing procedures in dark-skinned patients. Aesthet Surg 2005;25:625–627.
13. Ruiz-Esparza J, Lipton JR. Laser resurfacing of darkly pigmented patients. Dermatol Clin 2002;20:113–121.
14. Burns J. Thermage: Monopolar radio frequency. Aesthet Surg J 2005;25:638–642.
15. Rohrich RJ, Javis JE. Botox for the treatment of dynamic and hyperkinetic facial lines and furrows: adjunctive use in facial aesthetic surgery. Plast Resconstr Surg 2003;112:530–545.
16. Min SA, Catten M, Mass CS. Temporal brow lift using botulinum toxin-A. Plast Reconstr Surg 2003;112:98–103.
17. Baker DC. Lateral SMASectomy. Plast Reconstr Surg 1997;100:509–513.
18. Hamra ST. Composite rhytidectomy. Plast Reconstr Surg 1992;90:1–13.
19. Tounard P, Verpaele A. The MACS-lift short scar rhytidectomy. Aesthet Surg J 2007;27:188–198.
20. Fanaous N, Karsan N, Zachary K, Tawile C. "Optimum mobility" face lift, Part 2: The technique. Can J Plast Surg 2006; 14:75–87.
21. Isse NG. Elevating the midface with barbed polypropylene sutures. Aesthet Surg J 2005;25:301–303.
22. Helling E, Okpaku A, Wang PTH, Levine RA. Complications of facial suspension sutures. Aesthet Surg J 2007;27:155–161.
23. Terino EO. Alloplastic facial contouring by zonal principles of skeletal anatomy. Clin Plast Surg 1992;19:487–510.

第3部分：除 皱 术

第 18 章

面部显微外科美容手术

John W. Siebert 和 Joseph Michaels V.

历史

尽管过去显微外科方法在整形手术中一直充当面部重建的角色，但是现在它已渐渐发展成为解决疑难美学问题的重要手段和方法。纠正面部不对称性的手术目标是重建骨骼框架并进行软组织的填充。或许较于显微外科手术，患者更愿意优先选择单纯通过骨或者软骨移植、局部组织填充、真皮脂肪移植、对称或者自体填充物移植来达到矫形的目的，可一次手术完成，也可以多次手术逐步完成。但基于吻合血管游离皮瓣移植这一技术的应用，使得大块包含骨组织（如果需要的话）的软组织移植到面部，可靠性高而且只需要一次手术。

很多使用吻合血管游离皮瓣技术都可以进行面部对称性的重建。1980年，Upton 等人就已经记载了使用大网膜游离皮瓣来重建面部轮廓。其他人也记载了腹股沟游离皮瓣、肩胛骨区皮瓣、肩胛旁区皮瓣和下腹壁浅血管皮瓣。肩胛旁区皮瓣与其他皮瓣相比有几个优点。皮瓣的蒂长、不易断，皮瓣的可延展性利于面部凹陷畸形的修复。皮瓣中可包含骨组织块，供区继发损伤小。

体格检查

- 我们需要进行全面的病史调查以保证任何疾病、创伤及外伤史、手术瘢痕的状况都处于稳定状态而不发生病变。
- 嘱患者处于直立位来准确评估软组织缺损的分布和范围。
- 将缺损部位作一二维平面的标记，来指导哪里需要进行组织的扩增，哪里需要皮瓣的修整。
- 准确评估面部骨骼的缺损和缺陷。

- 评估颞浅静脉的大致位置，作为游离皮瓣的潜在受区血管。
- 评估肩胛旁区域的条件以确保供区继发缺损能够缝合关闭，还是需要术前组织扩张。

解剖

肩胛旁皮瓣属筋膜皮瓣，其供血血管为来自于肩胛下区的旋肩胛血管。旋肩胛血管穿过一个三角区，该三角区上界为小圆肌，下界为大圆肌，外界为肱三头肌的长头（图 18.1A）。穿过这一三角区域后，分出一支动脉来作为肩胛骨外侧缘的血供，这也是肩胛旁皮瓣可以带有骨组织的解剖学基础。旋肩胛动脉最终分为两支终末血管，分别为水平支和供应皮肤的降支。与动脉伴行的有两条静脉。用两条静脉或者仅用偏粗大的静脉都可以作为皮瓣的回流血管。

皮瓣主体可以垂直也可以斜行设计，主要依据患者皮肤的松弛程度以及患者要达到的整形效果（图18.1B）。传统肩胛皮瓣主体的皮肤界限为：上为三角区，内侧为脊椎骨，外侧为腋窝，下方为肩胛下角和髂后上棘连线中点的水平。为了保证供区缺损能够直接缝合，皮瓣宽度一般不超过 10cm，我们已经使用了延伸乳房下皮瓣来矫正面部畸形的问题，因为供皮区域所形成的瘢痕方向与皮纹的自然生理方向最为接近。这些皮瓣的唯一要求就是皮瓣蒂部应携带旋肩胛动脉作为其血供。

颞浅血管是血管吻合中最常用的受区血管。颞浅动脉是颈外动脉的终末分支血管，分支的起始端位于腮腺内。它走行于耳屏前约 1cm。在颧弓平面之上，颞浅动脉仅位于颞浅筋膜之下。通过耳前切口很容易暴露此血管，同时也可以暴露面部皮瓣受体区域的位置。如果腮腺上方的血管长度不够，则需要沿着血管

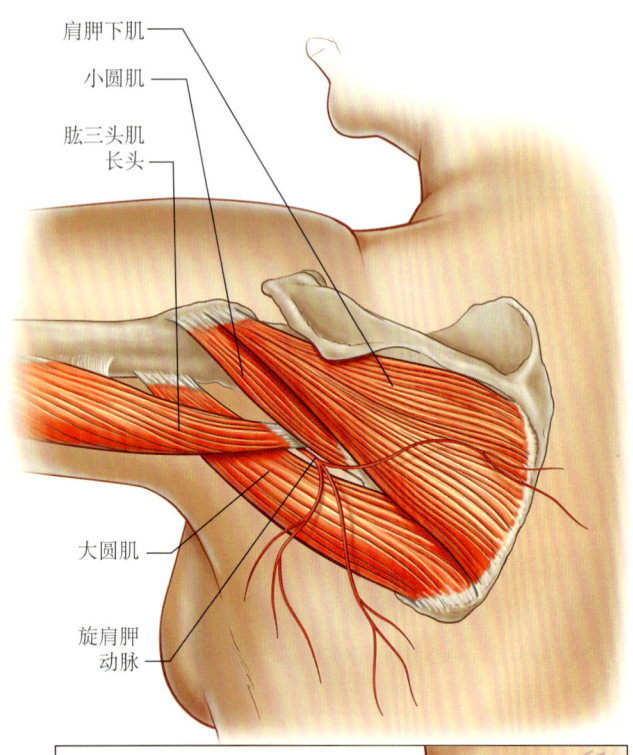

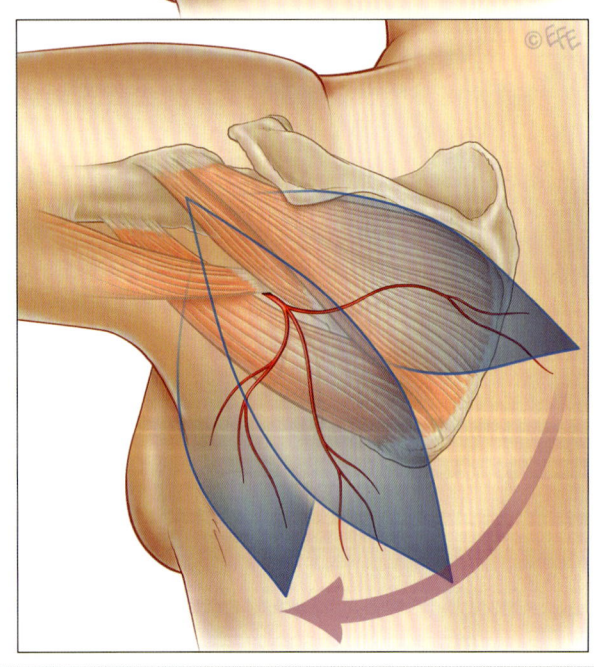

图 18.1　肩胛旁皮瓣的解剖。A，旋肩胛血管穿过一个三角区，该三角区上界为小圆肌，下界为大圆肌，外界为肱三头肌的长头。动脉又分出水平支和下降支两支。B，皮瓣可设计成水平、垂直或其他方向，基本要求就是包含旋肩胛动脉。（Redrawn from Siebert JW, Longaker MT, Angrigiani C. The inframammary extended circumfl exscapular flap: an aesthetic improvement of the parascapular flap. Plast Reconstr Surg 1997;99(1):70–77.）

走行分离至腮腺之内。如果仍然不够，则需要延长耳前切口直至颈部，甚至在颈部作另一横向附加切口。

手术步骤

患者直立，标记出面部缺陷区域。同时认真标记出需要增加的区域或者需要将修整皮瓣的区域（图 18.2）。面部软组织缺损最宽之处要与皮瓣的宽度相适应。

手术时患者处于侧斜体位，这个体位可以同时暴露手术的面部区域和身体同侧皮瓣供区，两个手术组可以同时进行操作。耳前切口的上缘位于耳屏的延伸线上。软组织缺损的区域用 0.5% 利多卡因溶液和 1：200 000 单位肾上腺素注射。皮瓣在皮下层次进行剥离，与标准的面部提升术相同。分离操作需松解所有需要扩张的组织，并将范围扩大到标记范围外 1cm。除此之外，操作中可能还需要在鼻翼基底以及耳屏之下进行组织分离，来达到矫正组织层次之间的错位问题。在皮瓣受体部位充分进行组织分离形成"囊袋样"结构之后，此时面部宜用大量止血海绵来止血。

颞浅血管常位于耳屏前 1cm。这些血管可以用耳前切口来暴露出来，此切口与分离面部皮瓣受体区域所做的切口相同。正如我们之前所提到的，动脉的分离也许需要分离至腮腺之内，而且如果此时动脉的长度依然不够，可能就需要在颈部作另一切口来寻找受区血管。

分离肩胛旁皮瓣的手术操作可以与此同时进行。辨认三角间隙，用多普勒探头找到旋肩胛动脉的分支起点，并辨认出水平分支和垂直走向分支的位置。椭圆形状的皮瓣用垂直线或斜向线加以标示，这是依照所选取皮瓣的长度而定的，通常皮瓣的最大宽度不超过 10cm，以保证供区得以缝合关闭。如果需要特殊加长的皮瓣，皮瓣可以截取直至乳房下区，其解剖学基础是肩胛旋动脉有向前的动脉分支以及分布到肩部的分支。当组织扩充需求量上下方都超出吻合血管水平时，这样的皮瓣延伸是必要的。

截取这些皮瓣是沿着从尾端到头端的方向进行的。切开皮肤，分离到深筋膜。为获得形态更为满意的皮瓣，必要时可以行胸背筋膜下的扩大分离。筋膜下分离需要从远端开始，小心地逆行分离。组织深层的血管蒂先仔细辨认，再进行组织分离直至胸背动脉分支之处。肩胛旋动静脉分别加以分离和结扎、充分止血、逐层缝合、放置负压引流。

皮瓣送至面部区域，根据需要适当摆置。旋肩胛血管与颞浅血管相吻合。适当去表皮，并根据受区形态将皮瓣塑形至合适。取出填充在面部皮瓣囊袋中止血海绵，并将皮瓣在"囊袋"中充分展开（图 18.3）。皮瓣固定良好保证充足的血管吻合平台，并且用缝线固定于颧骨和眶内缘的骨膜上，目的是防止皮瓣向下的移动。筋膜之延展部分用尼龙线固定于其上的皮肤（图18.4）。皮瓣最终的插入形状和轮廓是以患者直坐位来衡量确定的。皮瓣的成活状态是以多普勒监测血管吻合状态的分析来进行临床观测的。面部皮瓣在放置皮下闭合引流之处进行缝合。

术后护理

患者应在恢复室或配有游离皮瓣术后护理相关经验护士的专区。应给予患者肠溶阿司匹林，且应继续口服1～3个月。给予患者足量水保证尿量至少保持在1ml/(kg·h)。血压要保持在平均动脉压＞60mmHg的水平上。收缩压下降时可以用补液法或升压药物予以纠正。一般情况下避免使用血管收缩剂。这点同时需要提醒麻醉师。在我们的临床实践中，我们无需过分关注皮瓣的情况。如果确实需要检测皮瓣，可以15分钟检测一次，检测两个小时；之后减为半小时一次，共两个小时；再之后改为每小时一次。患者的平均住院日为2～3日。面部引流管在出院之前撤掉，供片区引流管在手术后7日撤掉，并拆线。为了重塑皮瓣之轮廓，常常需要一些辅助操作。但大多辅助操作较为微不足道，且大多患者待到术后5个月后才意识到辅助操作的必要性才予以接受（图18.5及图18.6）。

并发症

此手术最严重的并发症是微血栓的形成和皮瓣未成活。多普勒无信号时需要立即行皮瓣探查并在必要时行血管修复。若有血肿，则需立即负压引流。所有皮瓣、血肿都有可能引发吻合静脉阻塞。一旦皮瓣未成活，只能局部创面换药处理。还可并发面神经损伤，但发生率极低。除了在术中已确定了神经的损伤的情况外，其他情况可在术后6个月或更久慢慢恢复，可

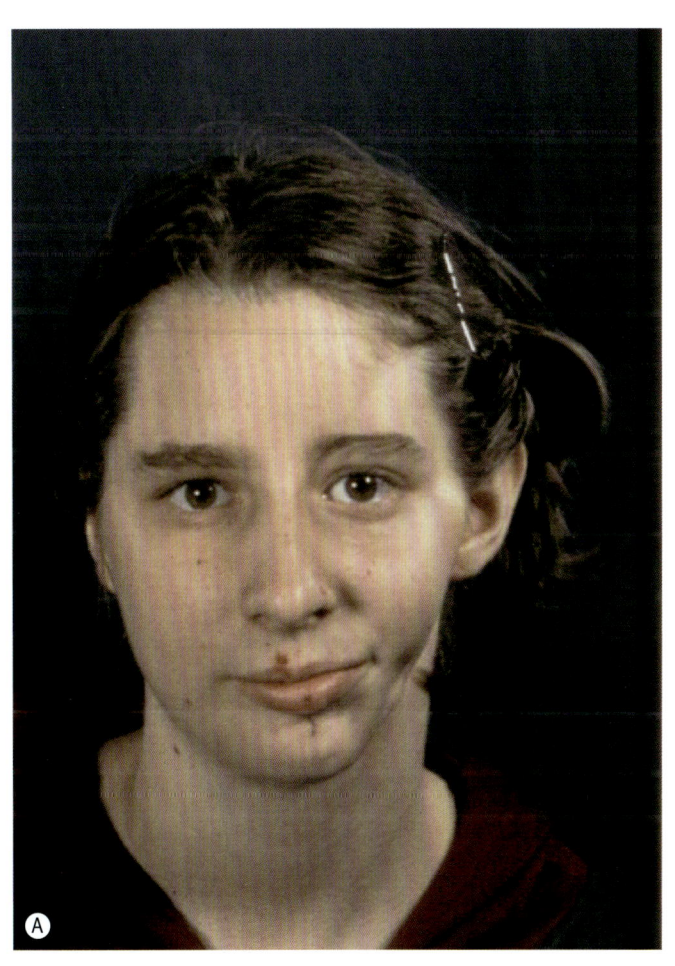 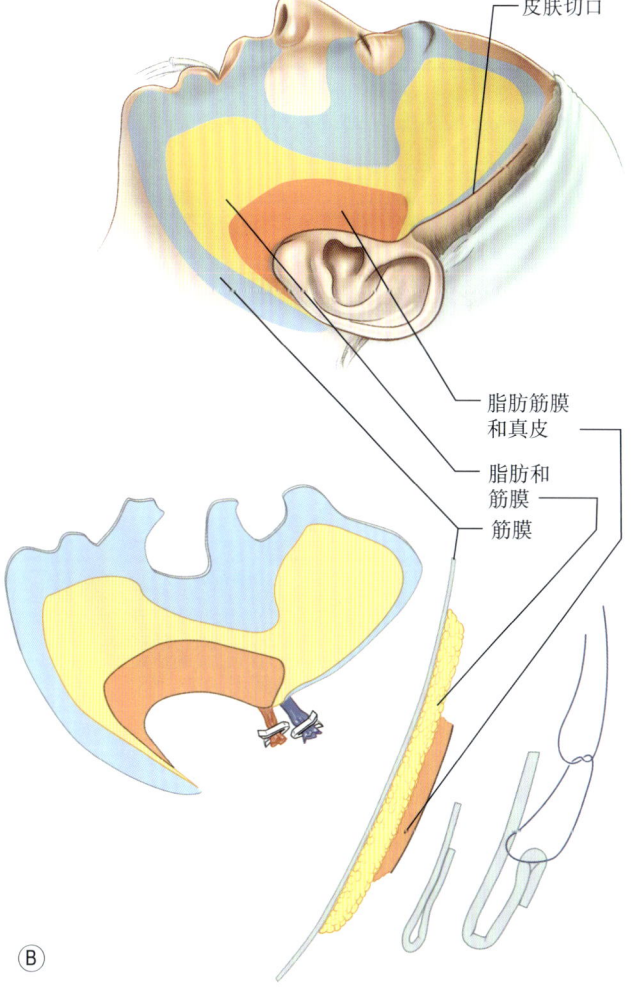

图18.2　A，患者，女性，18岁。左半侧颜面萎缩术前照片；B，图示软组织缺损延伸范围，以及预期需要补充的复合组织。

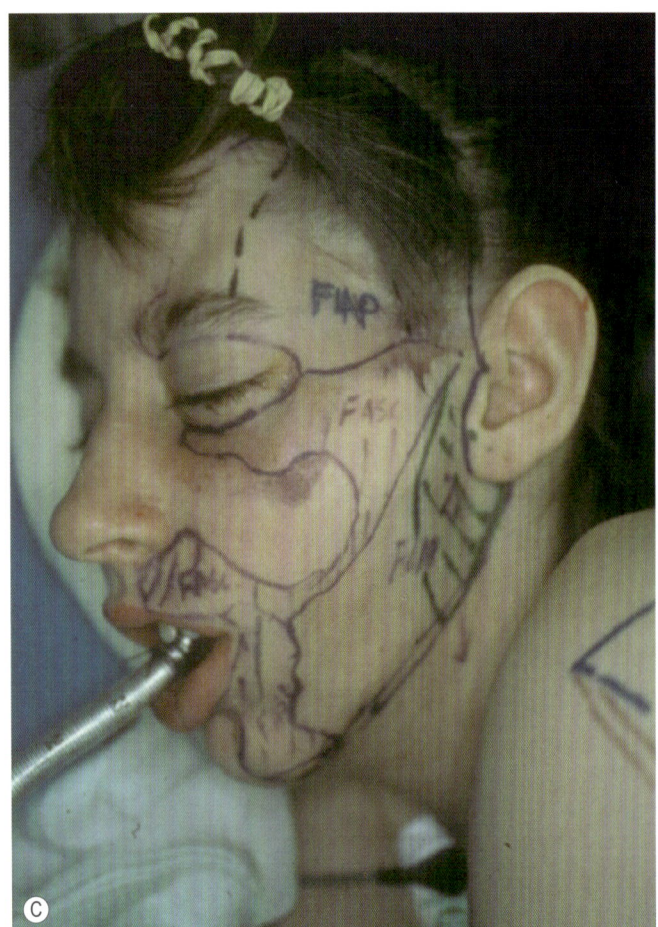
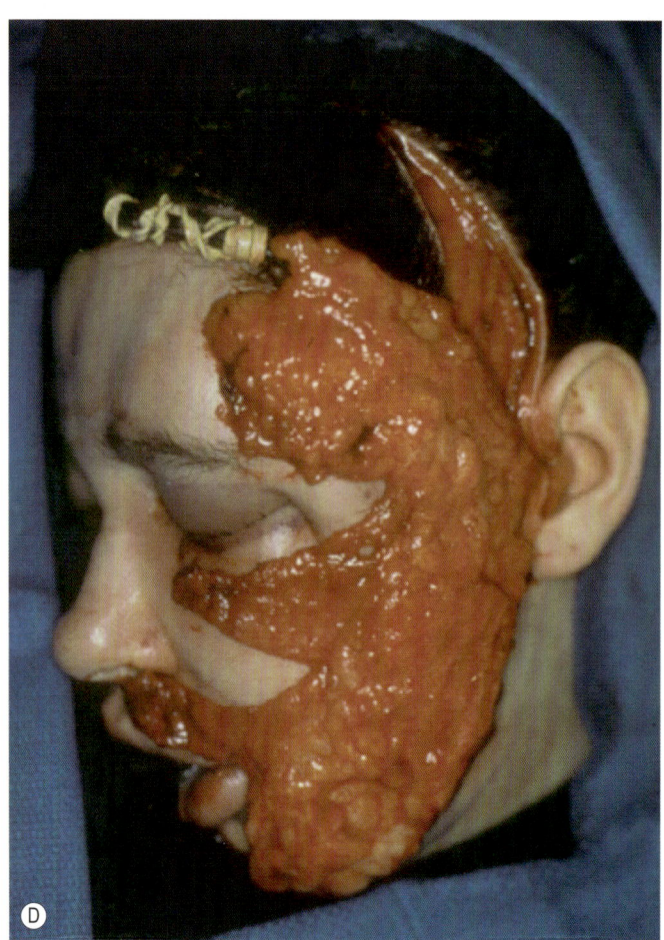

图 18.2 续　C，术前标记软组织缺损以及需要扩充的范围；D，肩胛旁组织瓣与颞浅筋膜血管的吻合，图为皮瓣填充之前，皮瓣形状可以通过修剪组织或筋膜折叠重塑。（B ~ D, Reproduced with permission from Longaker MT, Siebert JW. Microvascular free-flap correction of severe hemifacial atrophy. Plast Reconstr Surg 1995;96(4):800–809.）

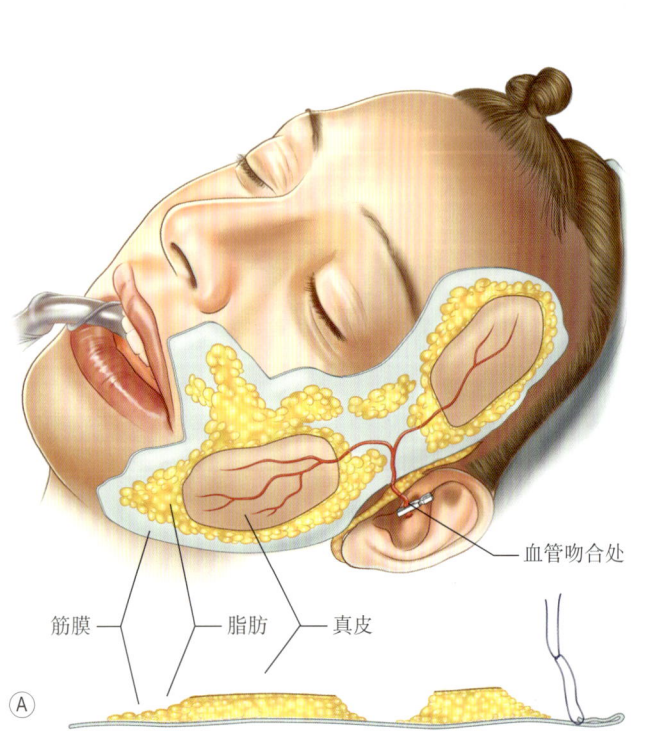
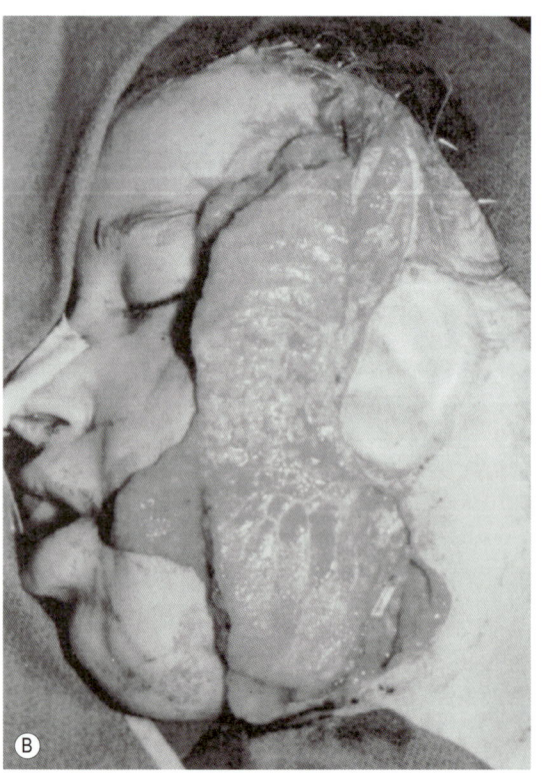

图 18.3　A，常规肩胛旁皮瓣模式图。皮瓣的皮肤、脂肪、筋膜通常用于各种状况的组织缺损修复；B，术中所见，较典型的皮瓣去表皮和塑形。（A, Redrawn from Longaker MT, Siebert JW. Microsurgical correction of facial contour in congenital craniofacial malformations: the marriage of hard and soft tissue. Plast Reconstr Surg 1996;98(6):942 – 950. B, Reproduced from Longaker MT, Siebert JW. Microsurgical correction of facial contour in congenital craniofacial malformations: the marriage of hard and soft tissue. Plast Reconstr Surg 1996;98(6):942–950.）

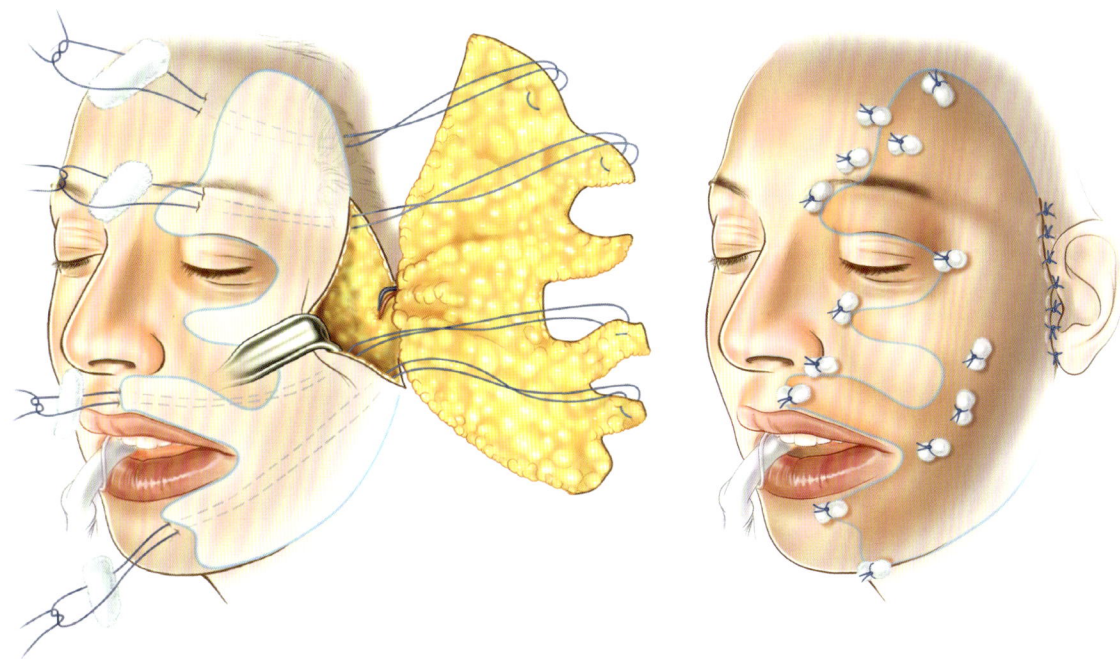

图 18.4 图示皮瓣置入面部缺损区域，用小纱布卷缝合固定于皮肤罩防止滑脱。（Redrawn from Longaker MT, Siebert JW. Microvascular free-flap correction of severe hemifacial atrophy. Plast Reconstr Surg 1995;96(4):800–809.）

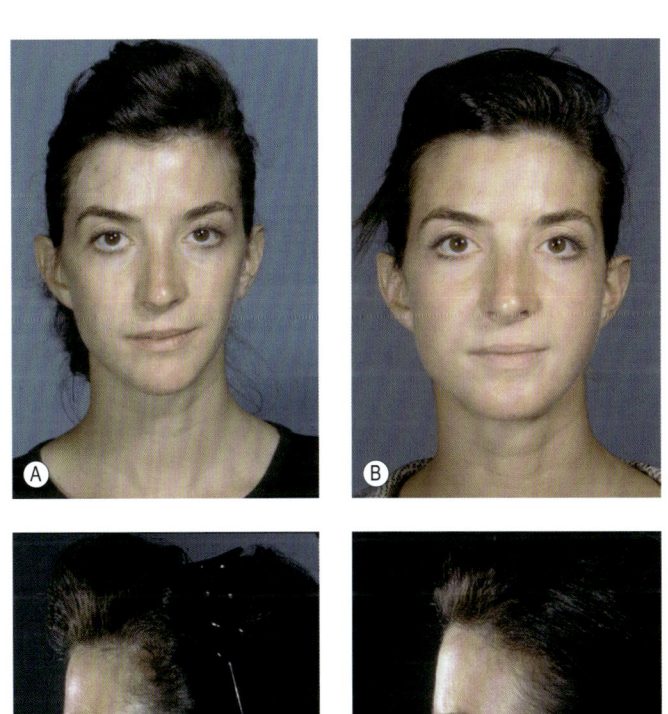

图 18.5 A 和 C，26 岁半侧颜面萎缩女性术前照片；B 和 D，肩胛旁皮瓣移植术后两年照片。（Reproduced with permission from Saadeh PB, Chang CC, Warren SM, et al. Microsurgical correction of facial contour deformities in patients with craniofacial malformations: a 15-year experience. Plast Reconstr Surg 2008;121(6):368e–378e.）

暂予观察。面神经修复的最佳时机是在手术中发现损伤时。远期并发症还包括了组织填充失当以及萎缩复发。局部皮瓣可以用来填充小面积组织凹陷；但是在面部萎缩复发的情况下很少用皮瓣行二次修复术（如下腹壁浅皮瓣）。

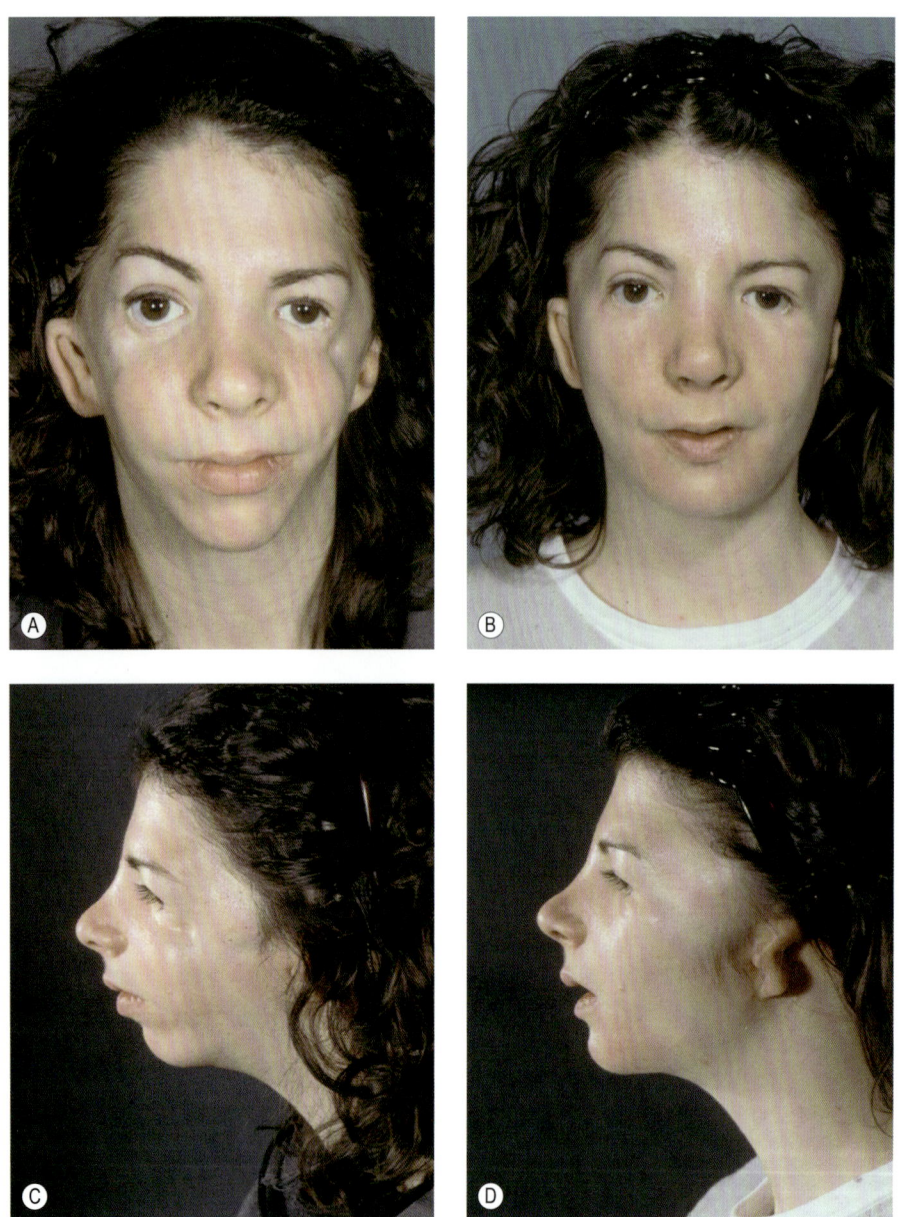

图18.6　A和C，19岁患者术前照片，红斑狼疮引起双侧颜面萎缩，接受分期扩大肩胛旁皮瓣修复术；B和D，术后7年照片。（Reproduced with permission from Saadeh PB, Chang CC, Warren SM, et al. Microsurgical correction of facial contour deformities in patients with craniofacial malformations: a 15-year experience. Plast Reconstr Surg 2008;121(6):368e – 378e.）

手术心得及教训

心得

- 患者坐位时准确辨认患者的缺陷畸形的三维形态。
- 在设计肩胛旁皮瓣时,要确保旋肩胛动脉保留于皮瓣之中。
- 筋膜的切取面积可大于皮肤层。这些多出的筋膜可以自我折叠之后填充小组织凹陷缺损达到组织修复的目的。
- 皮瓣修剪以及其他辅助操作要不断重复进行以保证最佳的整形效果。这需要在术前与患者进行沟通交流。
- 切记要在颧部填充足量的组织。此区域的过矫正几乎很难发生(故宁可填充稍多)。

教训

- 支持性骨结构的缺损不能仅仅通过软组织填充扩增来矫正。所以术前应进行充分而理性的估计和分析,在必要时可以在皮瓣中带少量包含血供的肩胛骨来移植。
- 如果涉及的皮瓣宽度大于10cm,可能会导致供皮区缝合困难甚至于导致难看的瘢痕形成。
- 如果没有在缺损区域的皮下层进行四周扩大1cm的分离,则可能会导致此面部缺陷区域与移植区之间的边界过于明显而不自然。
- 如果没有将皮瓣充分延展开,则可能导致皮瓣自动下滑、进而导致整个皮瓣似乎下坠的现象。
- 如果颞浅动静脉作为受体血管长度不够的话,需要加作一颈部切口。这时不要将两切口贯通,否则会导致明显的瘢痕形成。作一条与颈部自然纹理相平行的切口。

手术步骤小结

- 患者坐位,标记出缺损畸形的三维轮廓。
- 皮瓣的设计要包含旋肩胛动脉,皮瓣的宽度要小于10cm。
- 皮瓣的切开和分离要达到深筋膜的层次。掀起皮瓣时遵循从尾端到头端的方向进行。
- 在必要时可以扩大切取胸背筋膜层和(或)带血管的肩胛骨进行移植。
- 作耳前的局部切口,辨别颞浅动静脉。如果血管长度不够,则需要在颈部作一额外切口,来寻找其他受区血管。
- 面部皮瓣囊袋的分离是在皮下进行的,而且要超出畸形区域1cm。
- 固定皮瓣,吻合血管。
- 皮瓣去表皮。皮瓣在面部所分离的"囊袋"区域之内充分铺开展平。
- 皮瓣固定于颧骨骨膜和眶外侧缘上,防止软组织下垂、下移。
- 必要时折叠部分筋膜多余之部分以扩增薄弱的区域以及边缘过渡区域。
- 皮瓣固定于上方的皮肤,使用的是4-0尼龙线,线打在小纱布卷上。
- 患者坐位观察效果以利于最终皮瓣的塑形。
- 背部及面部皮瓣在缝合前放置负压引流。

(潘柏林 陈育哲 译)

拓展阅读

dos Santos LF. The vascular anatomy and dissection of the free scapular flap. Plast Reconstr Surg 1984;73:599–603.

Longaker MT, Flynn A, Siebert JW. Microsurgical correction of bilateral facial contour deformities. Plast Reconstr Surg 1996; 98:951–957.

Longaker MT, Siebert JW. Microsurgical correction of facial contour in congenital craniofacial malformations: the marriage of hard and soft tissue. Plast Reconstr Surg 1996;98:942–950.

Longaker MT, Siebert JW. Microvascular free-flap correction of severe hemifacial atrophy. Plast Reconstr Surg 1995;96:800–809.

Nassif TM, Vidal L, Bovet JL, Baudet J. The parascapular flap: a new cutaneous microsurgical free flap. Plast Reconstr Surg 1982; 69:591–600.

Saadeh PB, Chang CC, Warren SM, Reavey P, McCarthy JG, Siebert JW. Microsurgical correction of facial contour deformities in patients with craniofacial malformations: a 15-year experience. Plast Reconstr Surg 2008;121:368e–378e.

Siebert JW, Anson G, Longaker MT. Microsurgical correction of facial asymmetry in 60 consecutive cases. Plast Reconstr Surg 1996; 97(2):354–363.

Siebert JW, Longaker MT, Angrigiani C. The inframammary extended circumflex scapular flap: an aesthetic improvement of the parascapular flap. Plast Reconstr Surg 1997; 99:70–77.

Siebert JW, Longaker MT. Aesthetic facial contour reconstruction with microvascular free flaps. Clin Plast Surg 2001;28:361–366, ix.

第19章

中面部提升

Salvatore J. Pacella 和 Mark A. Codner

历史

中面部年轻化的手术方法在面部美容整形手术中一直是具有挑战性的概念。对于中面部年龄相关的老化现象的认识加深使得外科医师得以使用综合性手术方案来重建年轻、轮廓分明的中面部。中面部老化的标志将包括了眼睑-面颊连接处的下垂、鼻颧沟的形成以及鼻唇沟的加深（图 19-1）。这些老化现象是多种原因造成的。最为主要的原因是结构支持性的韧带松弛、软组织下垂、颧脂肪垫下垂和全面部萎缩性退缩。随着这些解剖结构的变化机制越来越清楚，我们的外科医师已经发展出若干手术技术来处理中面部软组织的松弛来达到重新悬吊的效果。

在20世纪90年代初期，很多专家，如 Ramirez、Dempsey 和 Fuente del Campo 等人描述了一种技术，就是利用内镜来扩大中面部骨膜下分离的范围，一般是通过中面部外侧入路或者颞部入路。之后，Hester 等报道，这些技术的改良使用了中面部中部入路法。除此之外，Paul、McCord 和 Moelleken 等描述了包括中面部、眼轮匝肌和脂肪垫下垂等因素，作组织剥离，向垂直和上外侧方向牵引钉进行骨膜固定的技术。随着技术的发展，外眦锚定技术、皮瓣固定缝合技术和自体脂肪移植技术正在发挥越来越重要的作用，以避免各种并发症和保证远期手术效果。

在我们的临床实践中，中面部老化的问题可以通过重睑成形术、下睑睫毛下入路来有效得以解决。这个切口不仅仅更易通过眶部入路来处理眶周老化问题，而且使得中面部以及其支撑性软组织结构更易充分暴露。将组织分离限定于中部骨膜下水平可以减少面神经损伤的可能性，也能减少对面部软组织血供的影响，进而使得深部组织松解分离更佳充分彻底。中面部复合皮瓣是由颧脂肪垫、肌肉筋膜系统、眼轮匝肌和骨膜组成，可以有效显著的提升，并使得颊部皮肤重新定位，重获颧突的饱满感，去除泪沟凹陷以及弱化鼻唇沟。除此之外，将此方法联合其他切口（如需要进行眉提升或颈部提升手术治疗时所做的切口），使得整个面部老化的综合治疗得以实现。

健康评估

- 下眼睑形态：患者的评估包括了内眦到外眦的倾斜度以及眼睑与角巩膜缘之间的位置关系。
- 下眼睑张力：随着老化的加深，睑板韧带的松弛会进一步导致眼睑张力的下降和丧失。眼睑回退凹陷，松弛实验有助于这项评估（图 19-2）。
- 体积分析：对于眶部多余脂肪、皮肤和肌肉以及它们与睑-面颊连接区的位置关系的评估可以作为我们治疗眶周韧带、脂肪切除以及脂肪重新固定位置等相关治疗提供重要指导。
- 泪沟：对于内侧韧带连接和鼻-颊沟的观察评价非常之重要，尤其是在设计内侧切除皮肤量和（或）调整脂肪位置时。
- 中面部下垂或膨出：对于眼轮匝肌下脂肪（suborbicularis oculi fat, SOOF）的下垂、颧脂肪垫的下垂和眼袋形成的分析将会直接决定骨膜上或骨膜下组织分离的程度及范围。
- 鼻唇沟或中面沟：鼻唇沟的加深是伴随着面颊部软组织的下垂并覆盖鼻唇连接韧带之上而产生的。口角联合随着上唇提肌的松弛可能下移。
- 皮肤分析：对于光老化的评估包括了皮肤弹性、皱纹和色素沉着等方面，此项评估将进一步指导皮肤切除的多少以及辅助治疗是否需要，诸如削皮术或激光嫩肤术。

第19章 中面部提升

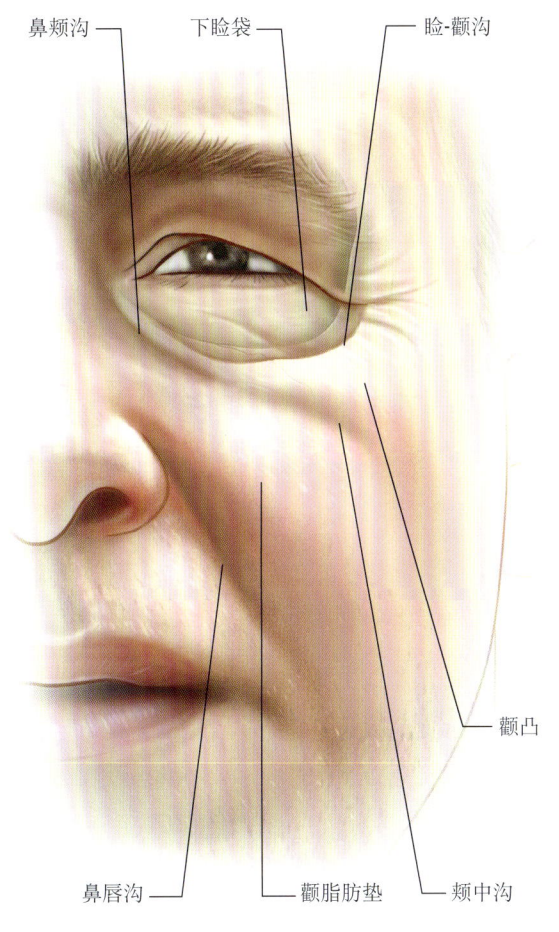

图 19.1 中面部老化的特征。面部老化的印记包括眶缘性睑颊连接处，泪槽的加深，颧脂垫下垂，颧部花彩样变化和鼻唇沟的加深。

（标注：鼻颊沟、下睑袋、睑-颧沟、鼻唇沟、颧脂肪垫、颊中沟、颧凸）

- 面部形态变化的分类：依据中面部老化程度进行的分级可以为手术提供指导，来决定泪沟下组织分离的程度以及骨膜上和骨膜下分离的程度。关于皮肤分级的描述可见图 19-3。一般而言，皮肤下垂程度较小的患者（Ⅰ或Ⅱ型）可能仅仅需要下睑成形术（眼袋切除术）。老化程度更深的情况，比如睑-面颊凹陷或鼻唇沟过深（Ⅲ型）等，比较有效的处理方法为中面部/面颊提升术。老化程度进一步加深者，比如颧部的眼袋和显著沟痕（Ⅳ型）等，行之有效的方法为骨膜下组织分离和软组织重新定位覆盖。在我们下述手术描述中，我们将继续着重于Ⅲ型和Ⅳ型老化的处理问题。

解剖

下睑和中面部是独特的解剖结构单元，具有自身的一些复杂性。从矢状面和冠状面角度来对此结构进行透彻的理解，是我们处理睑-面颊连接处和重建年轻有型的面容的重要环节和步骤。

中面部主要的支持韧带是眶颧韧带（图 19-4），是骨皮韧带，它起自眶内缘颧弓处，组织学上可以看出它向前穿过眼轮匝肌并进入真皮层（图 19-5）。眶颧韧带的松弛促使颧部的下垂和颧部眼袋的形成，此现象对于中年老化很常见。除此之外，眶颧韧带是睑颊沟的成因。此韧带以及附带肌肉的起点导致了泪沟的形成，因此我们可以通过在骨膜下行组织分离来处理这个问题。

深层的面部表情肌起点位于骨膜层次，为面部的运动提供锚定点（图 19-6）。除眶周脂肪之外，中面部还存在两团脂肪层。与上睑的眼轮匝肌后部脂肪类似，它们位于下睑和中面部的眼轮匝肌的深部。此层

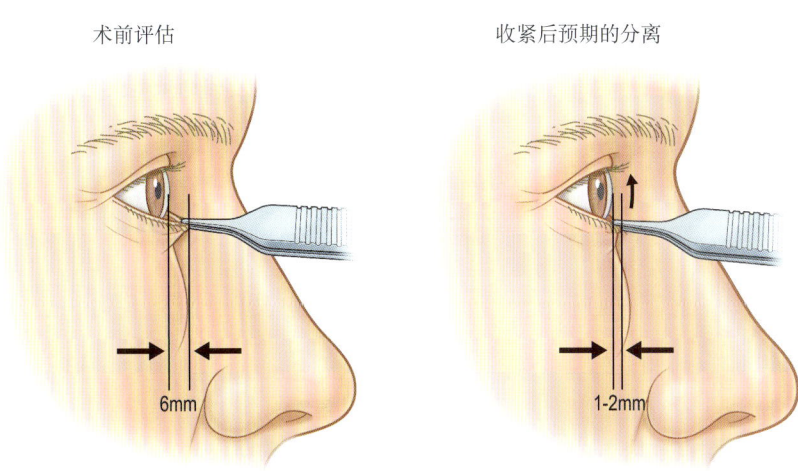

图 19.2 睑分离测试。术前评估，睑分离大于 6mm 是作眦成形和外眦韧带锚定的指征。固定后睑分离应是 1 ~ 2mm。

（标注：术前评估 6mm；收紧后预期的分离 1-2mm）

203

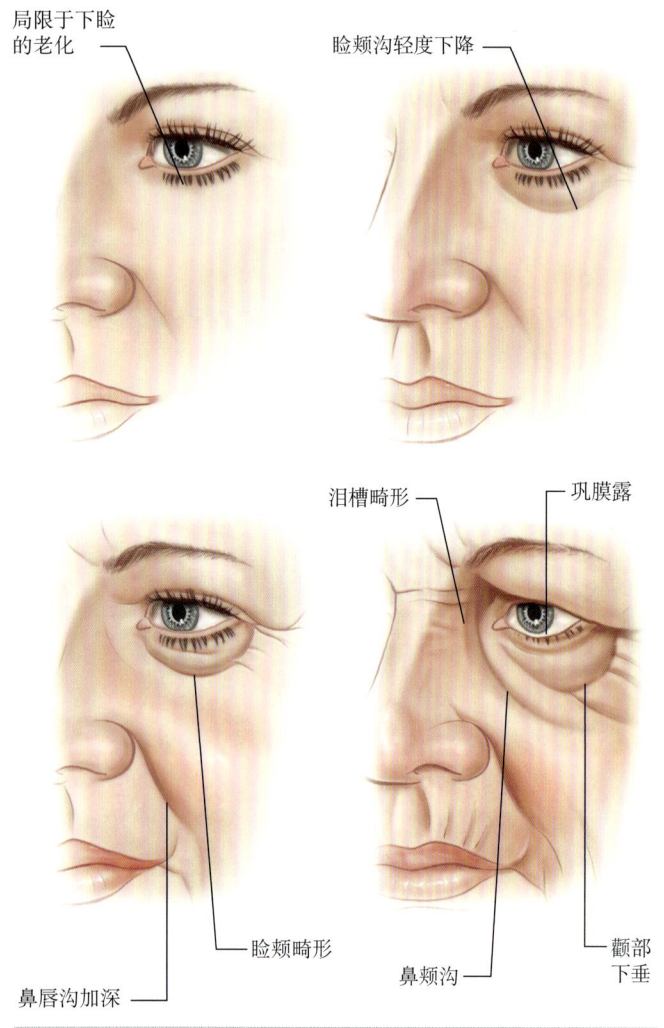

图 19.3 中面部老化的形态学。较小程度的面部伴有更进一步老化的患者（如Ⅰ和Ⅱ型）仅需行外侧切开和肌皮瓣方面的下睑成形患者（如Ⅲ和Ⅳ型）则相应要做中面部更大范围的整形。

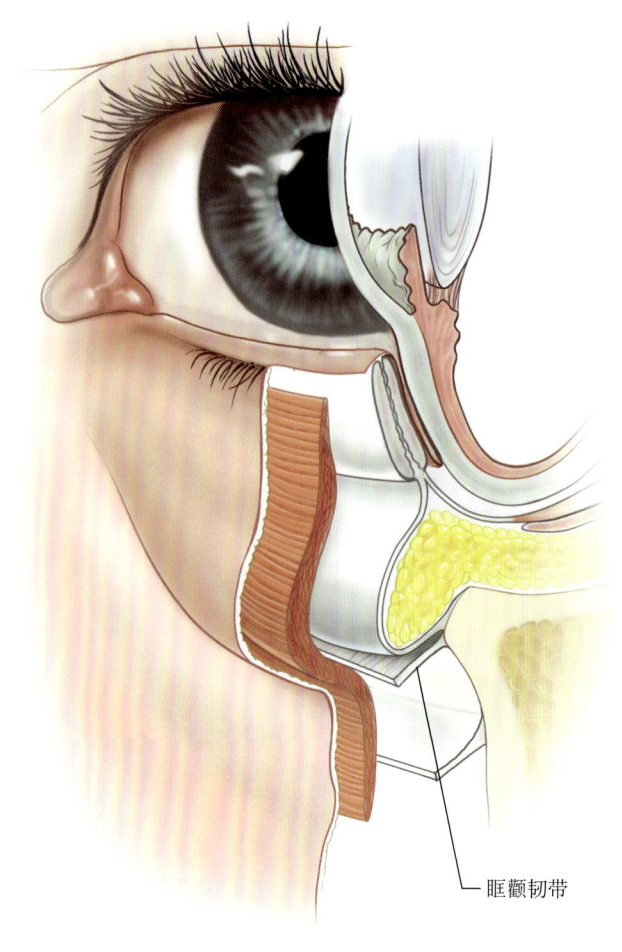

图 19.4 颧眶韧带附着于颧弓，是中面部的主要支持韧带。其松弛形成，颧部月牙形改变松解该结构以求重新悬挂住整个中面部。

在眼轮匝肌分离之后很容易看到，位于眶下缘的深层。识别出颧弓的下部组成之后，通过它与眶缘前部的韧带附着连接即眶颧韧带之处可以进行组织分离。SOOF 是位于眼轮匝肌眶部与下方中面部软组织之间的结构。随着老化，SOOF 的下垂进一步带动上方的软组织弹性下降，进而导致老化的加重。通过分离鼻翼的起始端并重新固定眶前脂肪是最常用的舒平鼻颊沟的方法。从眶隔前间隙在颧骨面分离眶支持韧带以使 SOOF 充分松动，并将颧骨前间隙与眶隔前间隙分离开。这一操作在外侧中面部提升术来治疗颧部下垂的问题中尤为重要。

浅表肌肉筋膜系统（SMAS）中眶部的筋膜也为中面部提供了重要支撑作用。SMAS 的松弛往往导致了中面部下垂（图 19-7）。颧部脂肪垫是中面部一块三角形脂肪垫，它位于 SMAS 上层的皮下组织层之内。

由于颧部脂肪垫下垂而导致衰老面容的形成往往伴有显示出眶周脂肪垫从眶下缘异位移动以及其上层组织的薄弱化。

手术步骤

术前准备

患者处仰卧位，行全麻之后，固定头部于橡胶或泡沫环形头座，作术前标记线。辅助标记线，其位置在外眦外侧 10～12mm，其方向沿着自然的横向皮纹。鼻唇沟也应加以标记，作为手术提升程度的指标和参考系（图 19-8）。使用角膜保护片用来保护眼球。在切口区域和分离区域用 0.5% 利多卡因和肾上腺素溶液行浸润麻醉。

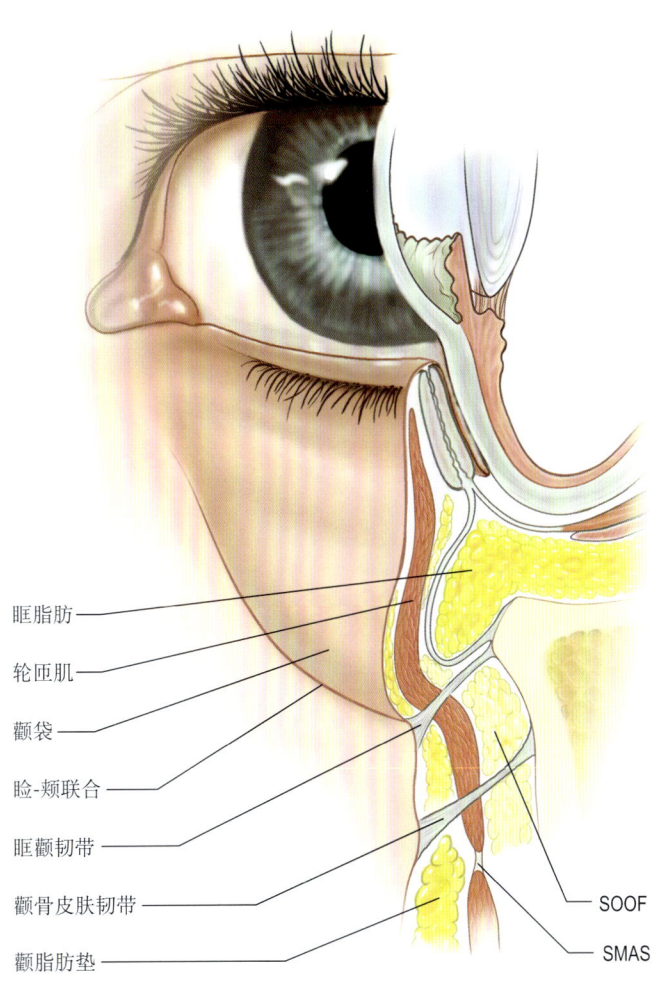
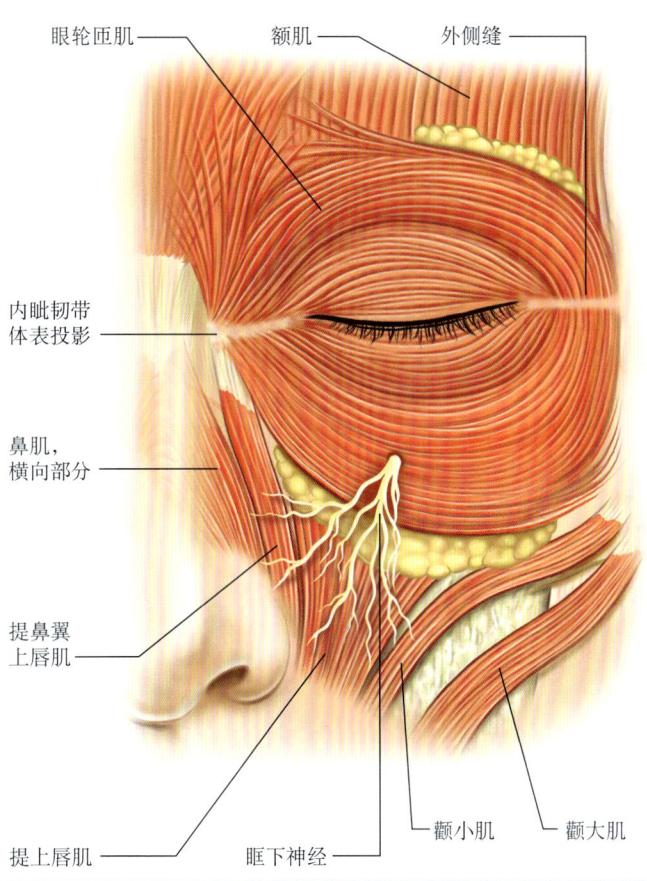

图 19.5　中面部主要的矢状解剖结构。要移动中面部常需着重松解开颧眶韧带和颧骨皮肤韧带。

图 19.6　中面部的肌肉和深部脂肪层：SOOF 的解剖，它位于眼轮匝肌和面深部肌层。

手术技术

辅助切口的位置在外眦外侧区。可以用电凝灼烧来做眼轮匝肌到覆盖眶外侧缘的骨膜的切口。在眶外缘之上向上外方分离出一组织腔隙暴露出骨膜和上方的颞深筋膜（图 19-9）。用直剪刀再向切口内侧的下睑睫毛下区域分离组织。鼻中隔前/眼轮匝肌下间隙向内继续扩大直至眼轮匝肌在睑板下缘分离出 4cm 自由段，这样做可以保留住下部的弓形结构（图 19-10）。

在颧部行组织分离，主要分离颧弓和眶颧韧带，继续向外扩大分离直至外眦水平。眶内侧缘之下的骨膜也可以用电凝来切割。行骨膜下组织分离。使用的是骨膜起子或电凝头。为了充分松动 SOOF，首先需要充分松动以下韧带或连接：眶颧韧带之处的骨膜下组织，颧面韧带以及眶外侧缘之处的骨膜前组织。分离的目的是为外侧锚定提供固定点（图 19-11）。需要注意：面神经的颧支一般要加以保护并保留下来。但在颧突外侧部位容易损伤。结果可能会导致相应区域的轻微感觉损伤。中面部老化程度较小的病例（Ⅰ或Ⅱ型老化），建议在骨膜浅面进行分离。

如骨膜下分离可继续分至鼻上颌缝。谨慎操作，要保护眶内侧神经。继续向内侧分离，直至颧骨的内缘；向外侧可分离至颧-上颌缝。避免在颧弓上分离。向下分离的范围取决于垂直向上要做的提升的程度。可以用内镜分离内侧区域组织。做出骨膜下分离间隙之后，骨膜连同周围组织用电凝或反向骨膜起子，或者直接用指头一并挑起来。向内侧的骨膜下分离则需要将两块肌肉的起始端松解开：提上唇肌和提口角肌，针对的就是泪沟和深鼻唇沟。眶内侧缘的组织分离要有度。如果需要剥离眶缘内下，必须在骨膜下间隙分离，才能大大减少损伤面神经颊支的概率和风险（图 19-12）。颧部软组织得到松解分离后便可自由向后移动

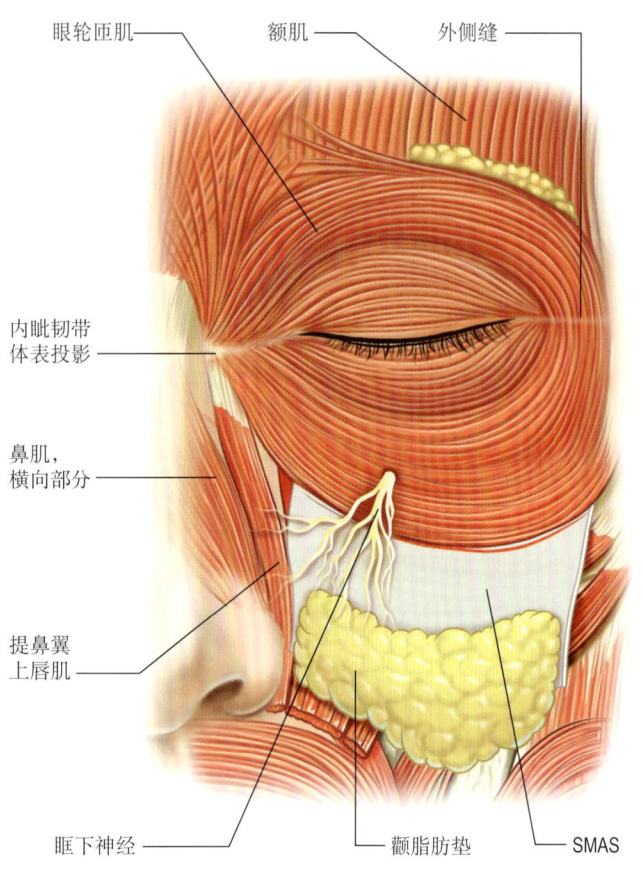

图 19.7　SMAS 和颧脂肪垫的解剖。它位于轮匝肌的浅面。SMAS 颧脂肪垫和轮匝肌使整个中面部提升。

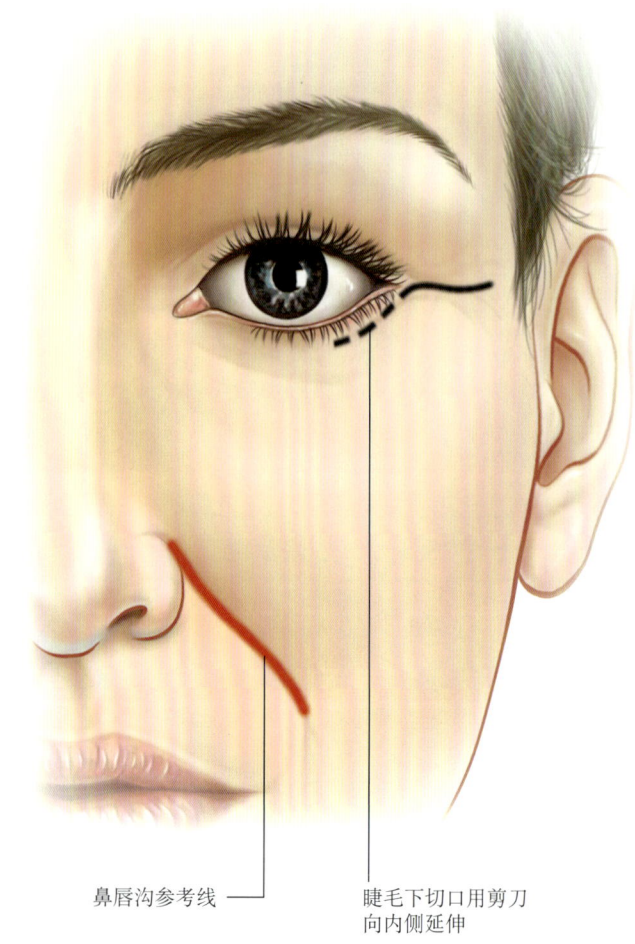

图 19.8　术前标记。睫毛下切口标志，从外眼角向外延伸。标志鼻唇沟作参考。

离开其原来的骨性限制。这使得它可以作为复合皮瓣中的一部分进行相应的竖直向上提升和固定。此操作的目的是调整颧脂肪垫和 SOOF 的上缘的位置，在眶下缘和眶下外侧缘的睑 - 颊连接得到提升，重建眶下缘区域的饱满感和充实感（图 19-13）。

此时骨膜下组织分离已完成。下一步是眶内侧脂肪垫的处理。其中包括切除眶隔、去除或重新调整眶内侧缘脂肪在骨膜下间隙的位置，目的就是有效地重塑内侧泪沟的形态。多余及缀余的脂肪垫，尤其是鼻侧的脂肪垫，可以用电凝切除。切除的脂肪可以移植到泪沟，即眼轮匝肌和提上唇肌之间的区域。

外眦的支撑、水平眼睑松弛的矫正及中面部固定这三者可以有效地避免眼睑综合征（如巩膜外露和眼睑外翻）和眼睑下垂的复发。依据眼睑的松弛度既可以选择眦固定术也可以选择眦成形术。眦固定术使用的是双股 4-0 慕丝线双向水平褥式缝合，固定缝合于外

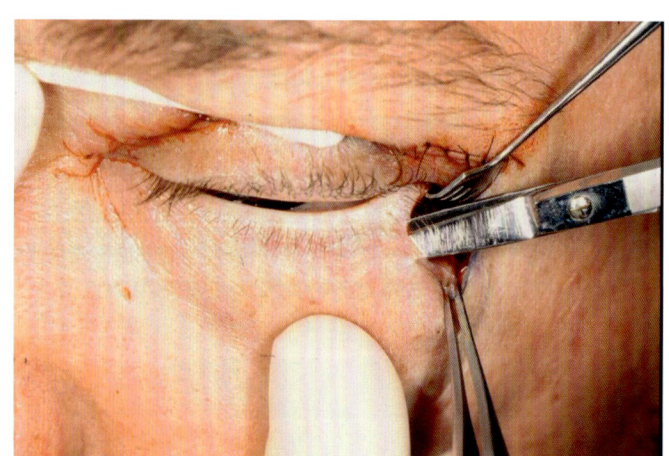

图 19.9　睫毛下缘切口约 2～30mm，用直平剪由外眼角向内侧剥离。

第19章 中面部提升

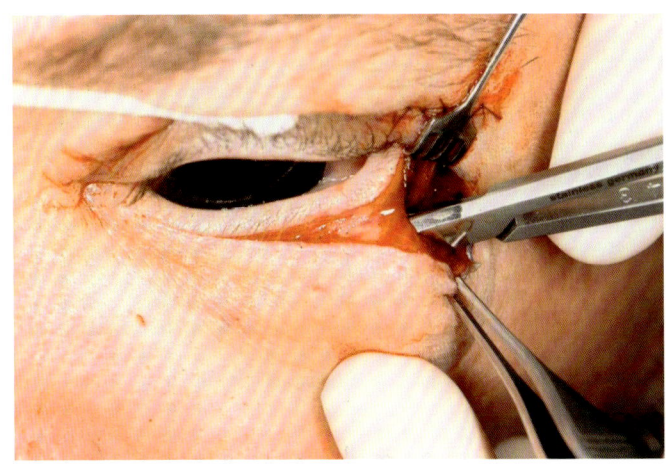

图 19.10 阶梯样切口入路作前眶隔切开以保护睑板前的轮匝肌。

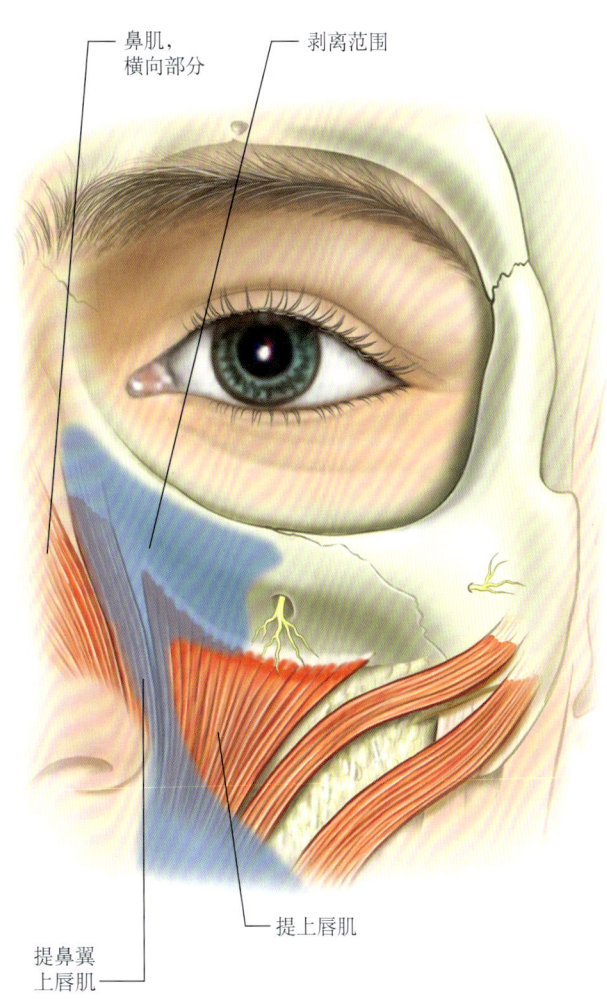

图 19.12 中面部内侧的剥离。在松解形成泪槽沟部畸形附近的鼻翼区时，在骨膜下操作会使面神经颊支的损伤达到最低限度。

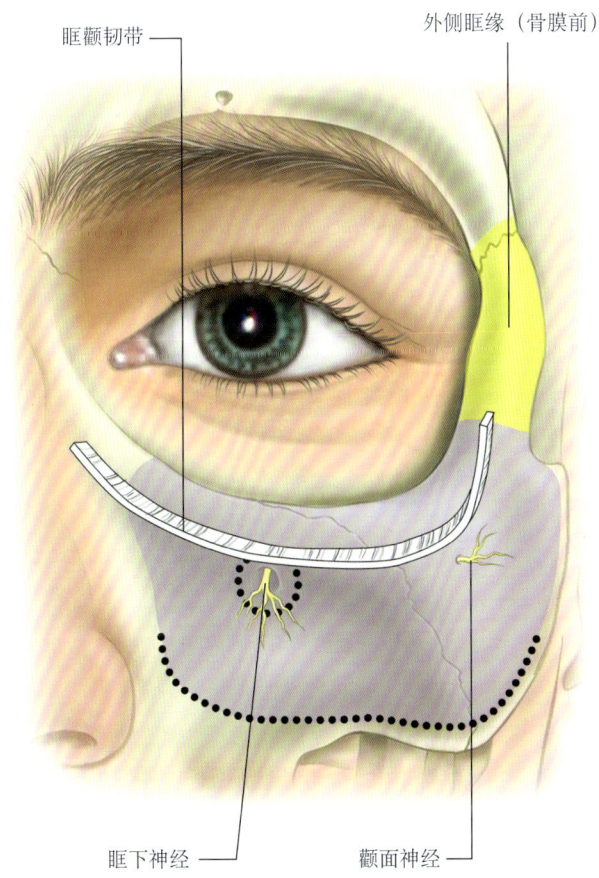

图 19.11 移动中面部需要在骨膜下剥离。除了能松解颧眶韧带，而颧韧带外还可以松解开骨膜。在眶外侧缘，则在骨膜浅层操作，以求缝合固定悬吊骨膜复合组织。

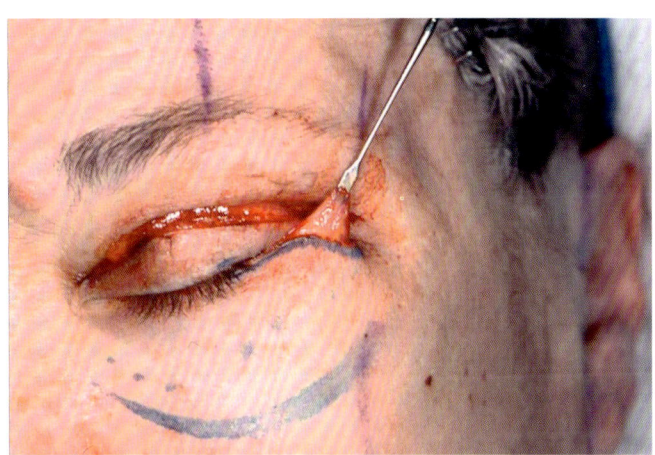

图 19.13 中面部复合组织瓣的移动。移动中面部复合组织瓣使更符合解剖复位更年轻化的位置。

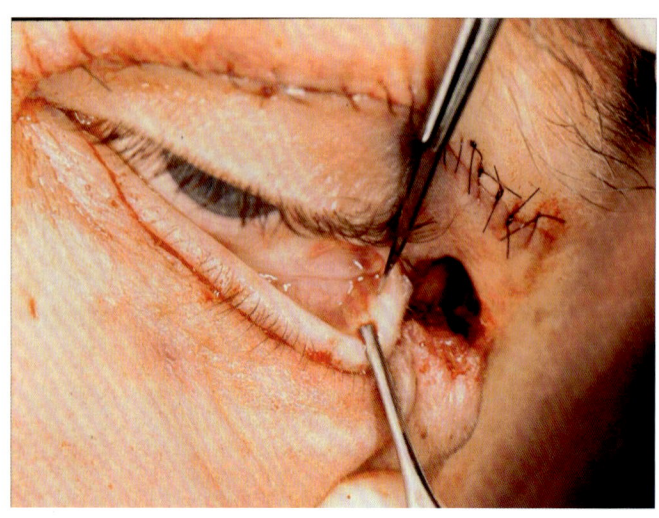

图 19.14 外眦成形。外眦切开成形决定于术前评估时睑分离的测试,外眦固定的位置依据巩膜点而定。

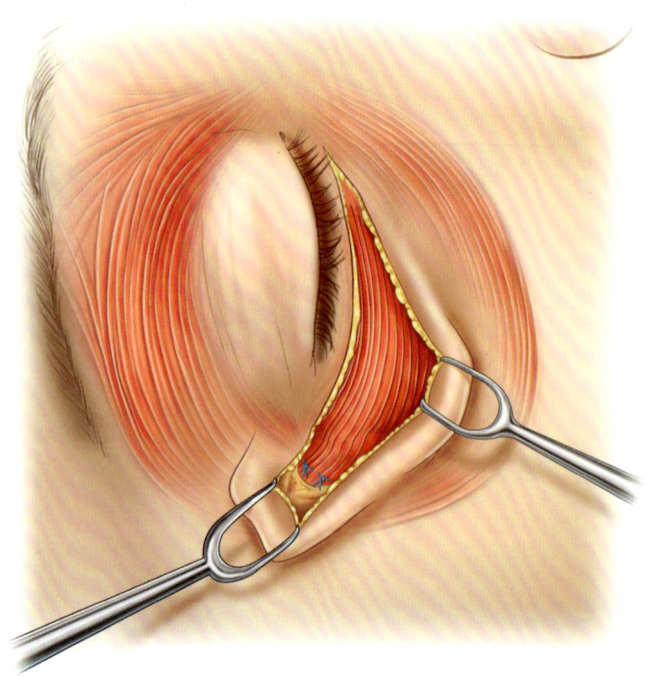

图 19.15 面中部外侧悬吊。中面部复合组织瓣牢靠向外上方向固定于颞浅筋膜。

侧睑板。为避免缝线将睑板勒豁口(如同用丝线切割奶酪一样),需要在睑板前表面和慕丝线周围预置 6-0 可吸收缝线作为"锁定缝线"。进而以由深至浅的方式将慕丝线置于眶外侧壁的内面。这个操作使得外眦向后向上得到提升。

需要行内眦成形术的指征是患者的眼睑可拉伸 6mm。眦切开成形术可用电刀在结膜囊筋膜外将结膜外侧区进行分离,进而使得下睑的活动度加大(图 19-14)。下睑需要切除的皮肤量取决于将下睑平铺后下睑边缘到外侧骨膜区之间的皮肤量。切除多余的下睑外侧皮肤,通常为 3~4mm,之后处理睑板。外眦成形术的最后一步是用双股 4-0 慕丝线由下向上缝合固定下睑切缘,以避免睑板卷曲。而后此缝线挂在眶外侧壁的内侧面骨膜,与瞳孔正中水平线相齐平。用 6-0 尼龙线将上下睑缘的灰线准确对合缝合,并要确保内眦外眦的眼睑是对称的。眦固定后,眼睑可拉伸的程度应在距眼球 1~2mm 之内。

将我们的关注点重新回到先前所分离出来的复合型中面部皮瓣上。由于眼轮匝肌与周围组织的连结、SMAS 与颊脂肪垫和 SOOF 的连结仍然保留着,故这些肌肉适合于直接缝合在眶外侧缘的骨膜上以及颞筋膜上,其固定性和安全性要高于将纤维脂肪组织缝合于眶内侧缘。从眶下弓掀起外侧下眼睑皮肤暴露出一个小楔形区域作缝合固定,眼轮匝肌和 SMAS 都应作缝合固定(图 19-15)。若颧部出现皱褶,可能需要向颧骨区方向多剥离一些。

将皮瓣沿着外上矢量方向进行位置调整,切除一块多余的楔形皮肤肌肉组织(图 9-16)。颞肌筋膜与眶外侧缘骨膜的连接处适于做固定,中面部皮瓣缝线的锚定点,用的是 4-0 慕丝线。三个不同的缝合常常用于固定皮瓣:一是上述的外眦缝合,二是眼轮匝肌-SMAS 缝合,特别是外侧缝合固定,皮肤、眼轮匝肌和骨膜缝合于眶外侧缘(图 19-17)。在将皮瓣最终固定于面颊部之前,需要将眼轮匝肌皮瓣向外轻拉,以确定眼睑脂肪移植到颧部的骨膜下间隙中的位置,若位置不理想则进行位置调整。自体脂肪移植还可以应用于中面部年轻化软组织悬吊后的组织体积重整填充术中。

很多情况下,眼轮匝肌向上提升后可能会导致外缘肌肉出现缀余现象。可以通过切除来去除。并把切下来的肌肉组织用于颧部填充。可以用弯剪沿着睫毛下区域行保守性皮肤和肌肉切除,确保缝合口无张力,否则会导致下睑受到过大的向下牵拉力。用 6-0 尼龙线缝合。

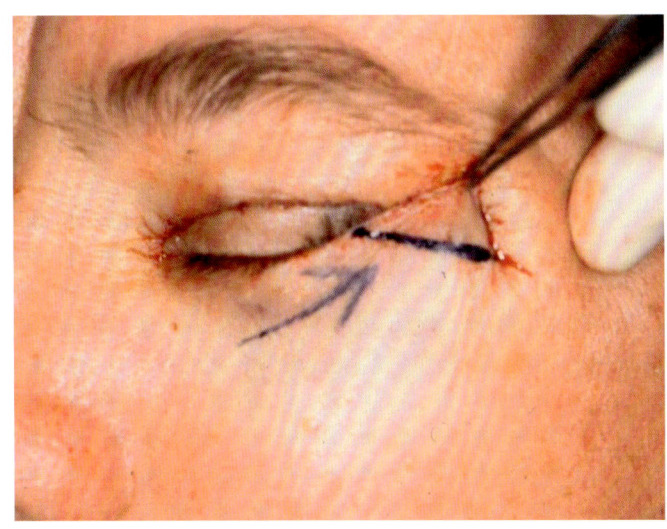

图 19.16 切除外眼角多余的皮肤。切除的皮肤多在外侧,为防止下睑异位必须避免切除过多内侧皮肤。

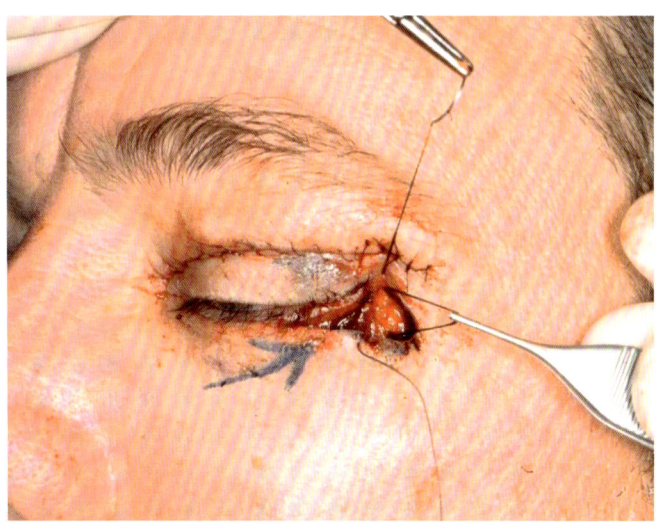

图 19.17 皮肤、肌肉和骨膜协同缝合固定于外侧。这种缝合固定外眦并起到使中面部复合组织瓣维持在外上方向。

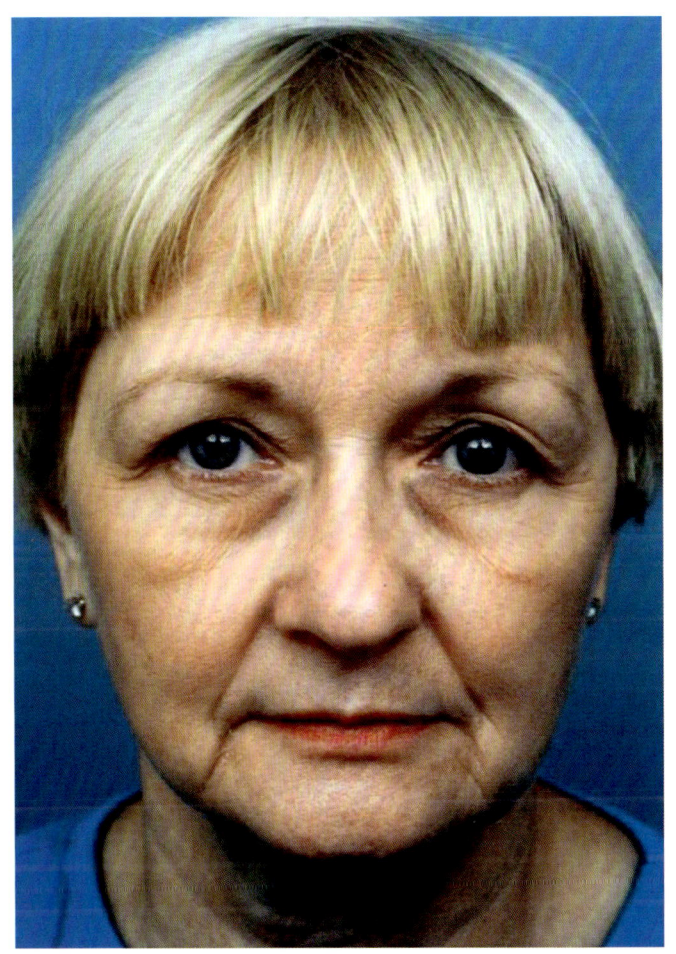

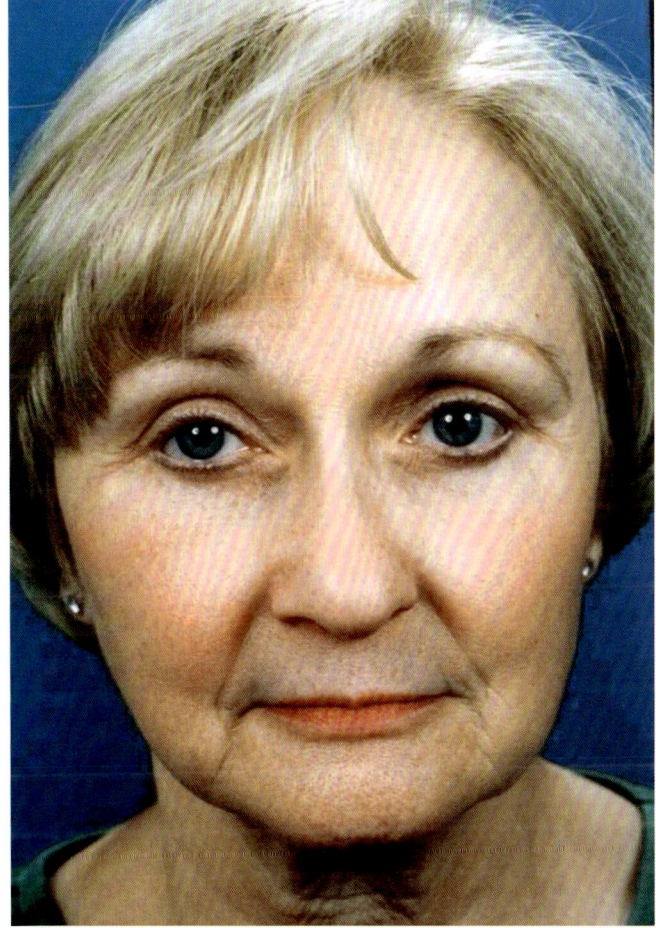

图 19.18 中面部提升后(患者1)。58岁,女性,下眼袋和眉垂,内镜下行眉、上下睑成形及中面部骨膜下除皱。术后一年照片显示颧部袋状畸形舒平,面中部年轻化。

术后护理

所有患者要使用润滑剂,术后1~2周内坚持夜间使用软膏。若术后结膜水肿较重,使用典必殊。需要注意的是,眶周和中面部水肿在骨膜下组织分离后一般会比较重,可能持续达数周或数月之久。使用冰块和口服糖皮质类激素(小剂量)可有效的处理水肿。嘱患者术后2~3周内避免卷曲或牵拉手术区域,必要时术后2周使用遮瑕化妆。除此之外,3点固定术的使用(见上文)以及筋膜-筋膜缝合也有助于减少皮瓣异位的风险,避免下垂的复发率(图19-18~图19-20)。

并发症

下睑位置异常仍然是最严重的并发症,幸运的是,术前患者风险评估以及术中技术的修正可以最大限度地减少不到位的风险。眼球突出的患者(如术前测量用 Hertel 外眼测量仪所测值为 19mm 的情况下),手术时其方法应加以改良,其眦成形术中眦的位置宜设计得更高,适当的放松下睑拉钩并以最小限度去除下睑皮肤和肌肉。其他并发症可能有持续肿胀(尤其是骨膜下大面积组织分离的情况下),结膜水肿,缝合线导致的异物性肉芽肿或感染性肉芽肿。不仅如此,眶外侧壁皮肤切除、内眦外眦蹼化或瘢痕性畸形等问题可以用局麻下瘢痕修复术的方法来解决。

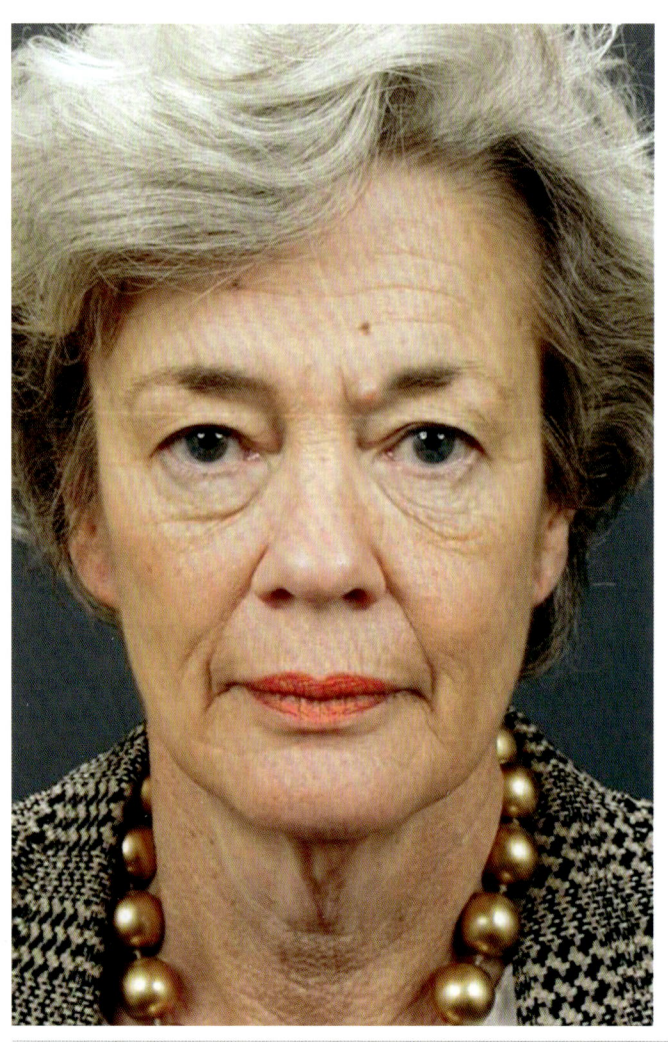
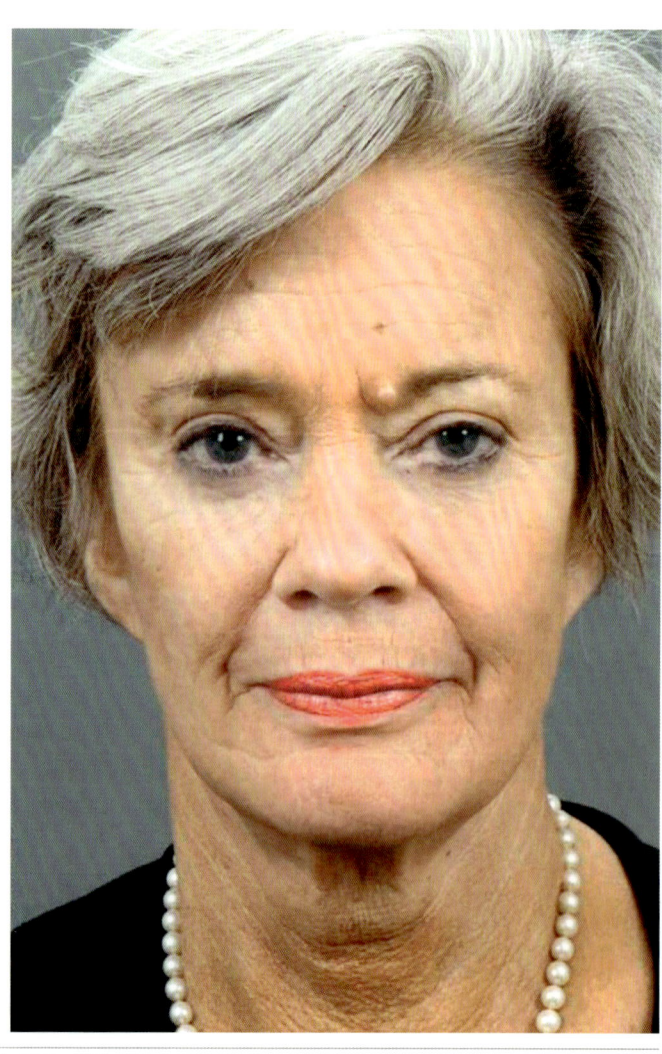

图 19.19　中面部提升术后(患者2)。63岁,女性,面部老化和上下睑皮肤杂乱。行上下睑成形及中面部提升连同 SMAS 筋膜除皱术,还有眉内侧固定术,术后6个月照片。

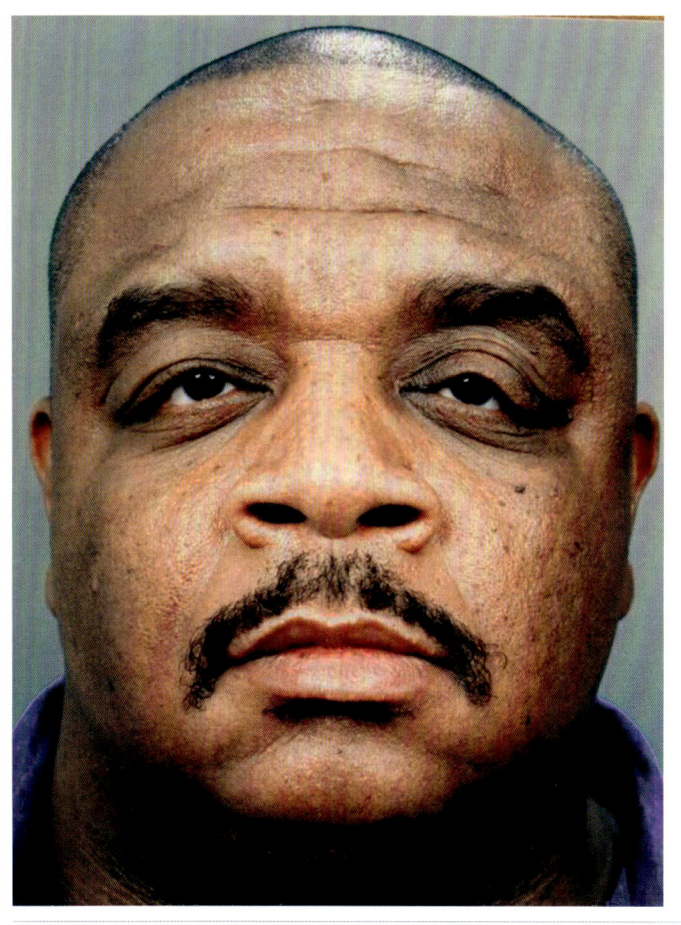
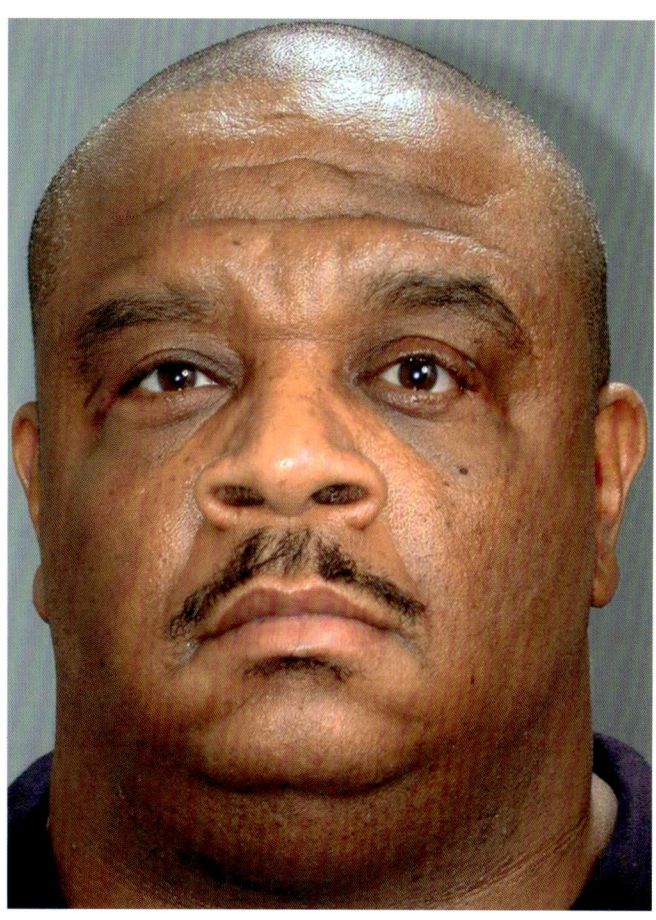

图 19.20　中面部提升术后（患者 3）。39 岁，男性，患上睑松软综合征、下睑外翻和上睑下垂。双侧提上睑肌前徙，上下睑外眦切开成形异体真皮充填，并作中面部提升。术后 8 个月。

手术心得及教训

心得

- 骨膜下组织分离的程度，依据手术所要达到的治疗变化程度进行"量体裁衣"，这样可以减少持续性水肿和（或）面神经损伤的风险和危险性。
- 眶外侧壁进行局限性骨膜下组织分离可以为外侧缝合锚定术和面部固定术提供足够的支架位点。若骨膜分离区域较小，可以行钻洞式内眦形成术。
- 处理泪沟凹陷时，应小心操作来充分松解分离肌肉和眶隔连接，尤其是在眶缘内侧和与鼻子连接的眶壁。眶周脂肪的提升或自体游离脂肪的移植应在直视下观测其皮肤表面的手术效果，以便达到最佳的外观形态矫正效果。
- 外眦灰线准确对合以及外眦成形术 / 外眦固定术后外侧巩膜三角的评估非常之重要，因为它们可以减少外眦瘢痕形成或创伤性畸形形成的概率。
- 三个独立的固定位点包括外眦固定点、眼轮匝肌-SMAS 固定于颞肌筋膜之位点及外侧固定缝线位点，第三个位点可以将皮肤、眼轮匝肌和骨膜一并固定起来并与眶外侧缘齐平。此三个固定点可以减少下睑位置异常和术后中面部结构下垂的可能性。

教训

- 若并发下睑外翻，可以用前层皮瓣再提升法或中面部重悬吊法来处理。在严重的下睑外翻病例中，可能需要分区皮肤移植来处理。
- 常见的错误是将外眦缝在眶外侧壁过于偏前的位置上，这样可能导致外侧巩膜和下睑的结膜面分离。这个缝线可以沿着向后的矢量方向来固定，并且依照角膜下缘为参照物来检查位置。
- 在眶内侧近鼻翼起始段作过多的骨膜浅层的剥离，会导致损伤颊部面神经颊支。所以推荐此区域的分离在骨膜下层次进行。
- 下睑手术时并发结膜水肿应予以积极处理。若术前结膜水肿已较为明显，那么应该使用睑裂缝合术。术后应使用辅助处理措施，比如典必殊滴眼液（妥布霉素-地塞米松滴眼液），新福林或部分结膜切除术。
- 骨膜下组织分离后，肿胀可能比较明显。肿胀的持续时间以及处理措施应该在术前评估中充分予以讨论。

手术步骤小结

1. 术前应充分评估手术前后外形的变化以及手术中要做的组织分离的程度。
2. 外眦和睫毛下入路可以将肌皮瓣向眶下缘提升。
3. 松解分离颧弓和眶支持韧带。
4. 骨膜下分离的程度和范围可以依据中面部下垂的程度和（或）颧部眼袋的状况进行调整。
5. 泪沟凹陷畸形需松解分离内侧肌肉起始段。
6. 切开下眶隔切除和（或）重整眶脂肪垫
7. 外眦切开，眦固定术和（或）眦成形术。
8. 外眦固定于眶外侧缘的内侧。
9. 中面部复合皮瓣的重新固定，其牵拉固定方向为上外侧向。
10. 皮瓣固定采用筋膜-筋膜缝合。
11. 多余肌肉切除时，皮肤的切除要相对保守。
12. 皮肤、肌肉和骨膜固定缝合要适当。
13. 皮肤缝合。

（陈育哲 译）

拓展阅读

Codner MA, Wolfli JN, Anzarut A. Primary transcutaneous lower blepharoplasty with routine lateral canthal support: a comprehensive 10-year review. Plast Reconstr Surg 2008; 121(1):241–250.

Dempsey P, Oneal RM, Izenberg PH. Subperiosteal brow and midface lifts. Aesthetic Plast Surg 1995;19:59.

Finger ER. A 5-year study of the transmalar subperiosteal midface lift with minimal skin and superficial musculoaponeurotic system dissection: a durable, natural appearing lift with less surgery and recovery time. Plast Reconstr Surg 2001;107:1273.

Fuente del Campo A. Ritidectomia subperiostica endoscopia. Cirugia Plastica Ibero-Latino Americana 1994;20:393.

Gunter JP, Hackney FL. A simplified transblepharoplasty subperiosteal cheek lift. Plast Reconstr Surg 1999;103(7):2029.

Hester TR, Codner MA, McCord CD, et al. Evolution of technique of the direct transblepharoplasty approach for the correction of lower lid and midfacial aging: maximizing results and minimizing complications in a five year experience. Plast Reconstr Surg 2000;105:393.

Hester TR, Codner MA, McCord CD. The "centrofacial" approach for correction of facial aging using the transblepharoplasty subperiosteal cheek lift. Aesthet Surg Q 1996; 16:51.

Hester TR. Evolution of lower lid support following lower/midface rejuvenation: the pretarsal orbicularis lateral canthopexy. Clin Plast Surg 2001;28:639.

Hester TR, Codner MA, McCord CD, Nahai, F, Giannopoulos A. Evolution of technique of the direct transblepharoplasty approach for the correction of lower lid and midfacial aging: Maximizing results and minimizing complications in a 5-year experience. Plast Reconstr Surg 2000;105:393.

Hester TR, Codner MA, McCord, Nahai F. Trans orbital lower-lid and midface rejuvenation. Oper Tech Plast Surg 1998;5:163.

LaFerriere KA, Kilpatrick JK. Transblepharoplasty: subperiosteal approach to rejuvenation of the aging midface. Facial Plast Surg 2003;19:157.

McCord JCD, Codner MA, Hester TR. Redraping the inferior orbicularis arc. Plast Reconstr Surg 1998;102:2471.

Moelleken B. The superficial subciliary cheek lift, a technique for rejuvenating the infraorbital region and nasojugal groove: A clinical series of 71 patients. Plast Reconstr Surg 1999; 104:1863.

Paul MD. The periosteal hinge flap in the subperiosteal cheek-lift. Oper Tech Plast Reconstr Surg 1997;5:145.

Paul MD, Calvert JW, Evans GR. The evolution of the midface lift in aesthetic plastic surgery. Plast Reconstr Surg 2006; 117(6):1809–1827.

Pontius AT, Williams EF. The evolution of midface rejuvenation: combining the midface-lift and fat transfer. Arch Facial Plast Surg 2006;8:300.

Ramirez OM. Endoscopic facial rejuvenation. Perspect Plast Surg 1995;9:22.

第4部分

颈 部

第4部分：颈　　部

第20章

颈部深层整形术

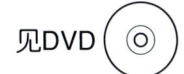

Adam Bryce Weinfeld 和 Foad Nahai

引言

　　颈颏角和颈部轮廓是面部美观非常重要的决定因素，在面部年轻化手术中可以方便地对其加以改善。为了获得清晰的颈颏角和平滑的表面轮廓这样的美观效果，经常需要在颈部的深层进行整形手术，这种手术会改变四个解剖结构：颈阔肌、颈阔肌下脂肪、二腹肌前腹及颌下腺。在与其他涉及颈部、面部浅层结构的年轻化手术相结合时，这些深层操作是最为有效的。基于这一考虑，本章专门论述颈部深层结构的整形术式及如何在颈面部年轻化手术中将这些术式结合起来整体运用。

历史

　　Skoog 是最早提倡在面部年轻化手术中进行深层次剥离的医师之一。Mitz 和 Pyronie 提出和描述了表浅肌肉筋膜系统（SMAS）的概念和特点，并认定了 SMAS 与颈阔肌的连续性，后者是颈部主要的包被支持结构。基于此解剖特点，Hamra、Owsley、Connell、Aston 和其他医师提倡将颈阔肌与 SMAS 系统作为一个连续的瓣进行提升，同时在另一个单独的层次剥离表面的皮肤进行提升（或不同时进行此步骤）。

　　Aston 描述了 8 种最常见的颈阔肌畸形，Ellenbogen 建立了颈部年轻化手术的目测评价标准。de Souza Pinto、Souther 和后来的 Feldman 证明了颈阔肌中线紧缩的重要性。Connell 提倡通过下部肌肉切开术矫正颈阔肌短小和颈阔肌"条带样"畸形，而颈阔肌短小是使得颈颏角呈圆钝的原因之一。此外，Connell 推广了掀起颈阔肌中部以显露、到达颏下部及下颌下部深部结构的方法，并提倡将二腹肌前腹全部或次全部切除。Guyuron 观察到这种切除会引起舌骨后缩，从而使得颈颏角变得更深更美观。de Pina 和 Connell 讨论过颌下腺切除的问题，Guerrerosantos 和 Feldman 则讨论过颌下腺悬吊的问题。

体格检查

- 颈部评估的第一步是目测检查。正位检查有助于识别颈阔肌"条带样"畸形，侧位检查可以评估颈颏角的轮廓（图 20.1）。
- 进行望诊和触诊以评估皮肤的质量以及皮肤是否多余。被日光损伤的皮肤、没有弹性的皮肤以及皱褶较多的皮肤可能需要在耳后部位进行更多的切除以利于表面的重置收紧（图 20.2）。
- 让患者屈曲、收紧其颈阔肌以利于识别颈阔肌"条带"（图 20.3）。在颈阔肌松弛及上述运动时，医师用拇指、示指及中指相对，触诊捏合颏下部位，区分是颈阔肌深面膨隆团块（二腹肌前腹及脂肪）还是颈阔肌前（浅面）脂肪（图 20.4）。
- 头颅中立位［法兰克福（Frankfont）平面，即眼耳平面，平行于地面］时，目测及触诊二腹肌前腹所在位置的膨隆团块。
- 观察甲状软骨的位置及凸起程度，这对计划进行颈阔肌切断术的女性患者很重要。计划进行肌肉切断的水平应足够低（甲状软骨下 2cm），这样甲状软骨隆起不会成为无遮蔽区，避免形成男性化外观。
- 触诊检查下颌三角，抵住下颌骨内侧和（或）尾端骨表面，经常会发现一个孤立的包块，如果是这样，则可诊断颌下腺肥大和（或）脱垂，为了改善颈部轮廓，可考虑切除颌下腺。

第4部分：颈部
美容整形外科学

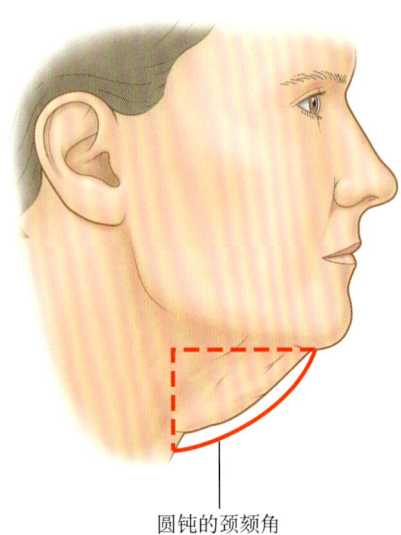
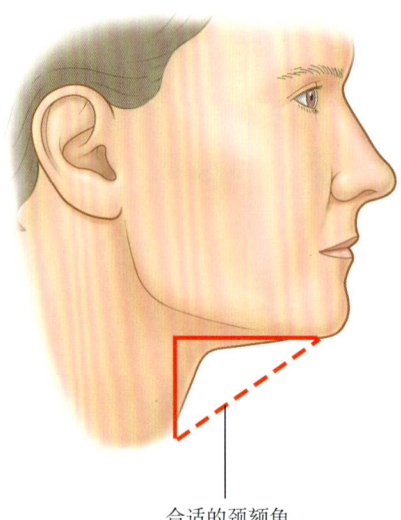

圆钝的颈颏角　　　　　合适的颈颏角

图 20.1　某位患者的颈部侧位像，颈颏角圆钝。

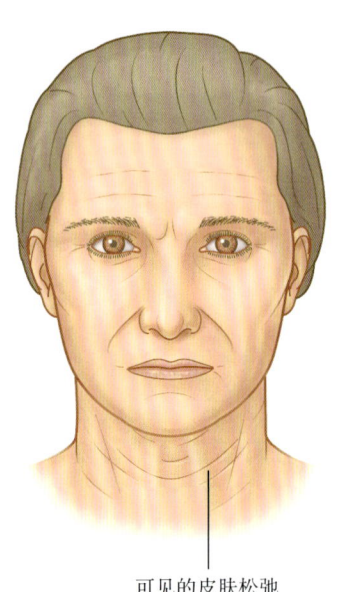
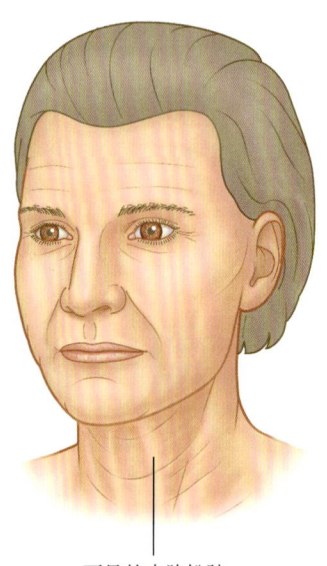

可见的皮肤松弛　　　　可见的皮肤松弛

图 20.2　体检。患者处于休息位，显示多余的皮肤。

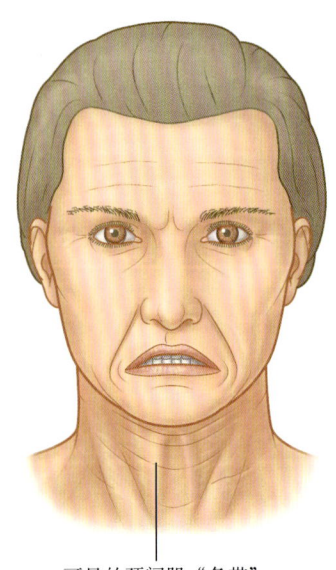
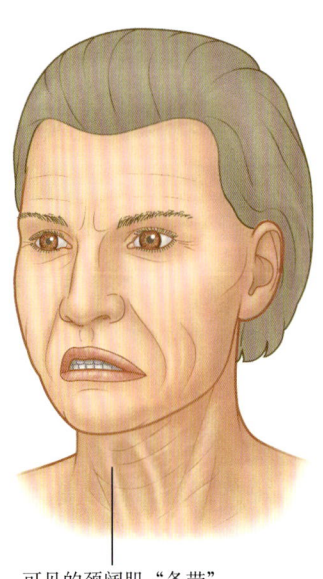

可见的颈阔肌"条带"　　可见的颈阔肌"条带"

图 20.3　体检。颈部运动时显示颈阔肌"条带"。

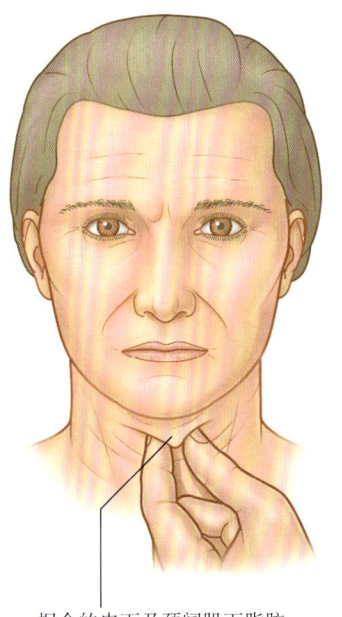
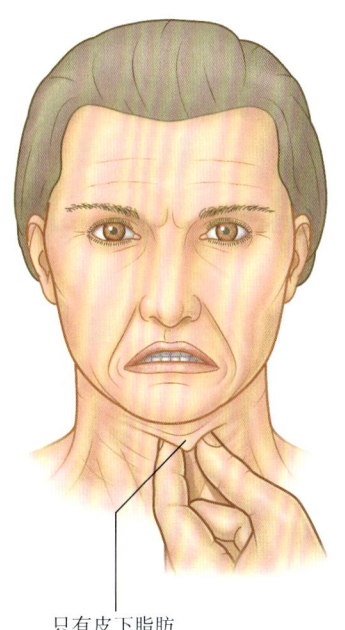

捏合的皮下及颈阔肌下脂肪　　　只有皮下脂肪

图 20.4　体检。在休息位和肌肉收缩时捏合软组织，区分颈阔肌浅面脂肪形成的膨隆团块和颈阔肌深方结构形成的膨隆团块。颈阔肌深方结构形成的膨隆团块在肌肉收缩时会在捏合时"逃逸"。

解剖

颈部的整形术式旨在通过减少和（或）重置组织量来改善颏下/下颌下区域及颈颏角部位的外形。多余的组织量位于三个层面：皮肤与颈阔肌之间的浅层；中层由颈阔肌及位于两侧颈阔肌内缘之间的颈阔肌间脂肪组成；深层位于颈阔肌下方，包括颈阔肌下脂肪、二腹肌前腹和颌下腺。

颈阔肌是一个薄的双侧结构，从面部的 SMAS 延续至锁骨。颏下部位的颈阔肌在解剖上有三个不同类型（图 20.5）：

Ⅰ型（75%）：两侧颈阔肌交错部分延续至下颌骨联合部尾侧 1～2cm。

Ⅱ型（15%）：两侧颈阔肌交错部分自下颌骨联合部延续至甲状软骨。

Ⅲ型（10%）：两侧颈阔肌无交错部分。

因此，显然大部分患者并不存在较广范围的颈阔肌内侧交错部位。随着年龄增大，维持游离的颈阔肌内缘附着于深层颈部筋膜的支持韧带变得薄弱，因此，颈阔肌内缘变短且从深层结构上松垂下来，导致颈阔

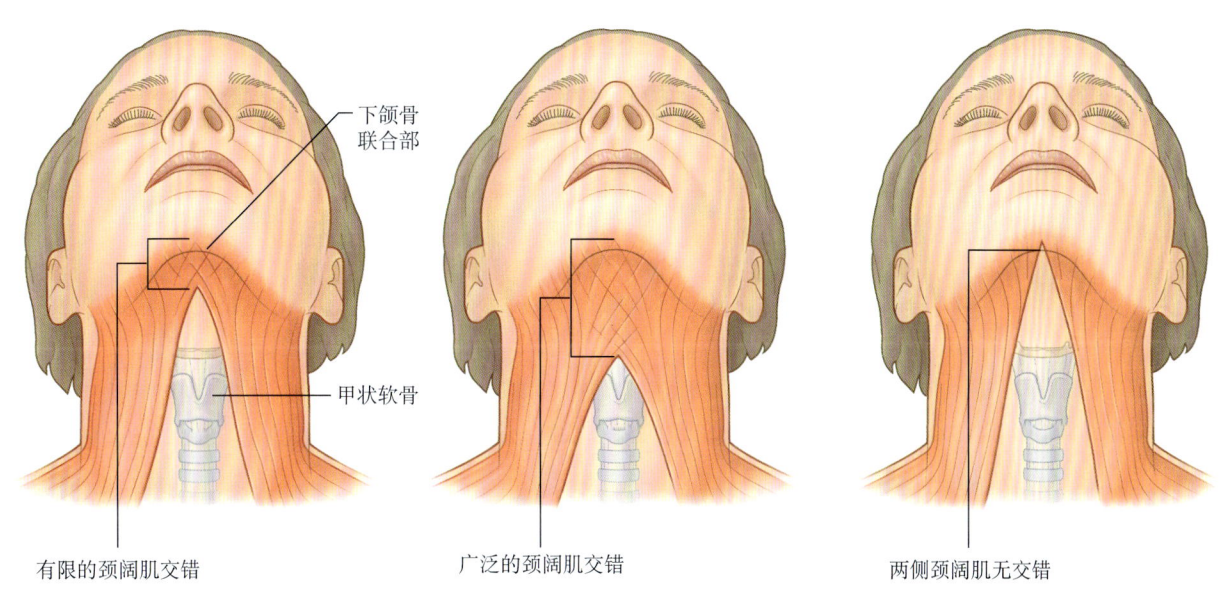

有限的颈阔肌交错　　　广泛的颈阔肌交错　　　两侧颈阔肌无交错

图 20.5　颈阔肌解剖上的三种类型。

肌"条带"的形成。

在那些颈阔肌交错范围较小至缺如的患者，颈阔肌间脂肪位于颏下部位、两侧颈阔肌内缘之间。颈阔肌间脂肪被认为是一个中层结构，但是与颈阔肌下脂肪相连续。在那些颈阔肌完全融合的患者，不存在颈阔肌间脂肪，被称为"颈阔肌下脂肪"的脂肪位于颈阔肌深面，二腹肌前腹的浅面、之间和外侧。

在一些患者，其双侧二腹肌的前腹可能肥大或者更显眼，导致颏下部位多余的膨隆。二腹肌前腹是双侧成对的结构，从舌骨小角分别延续至下颌骨联合部后表面的两侧（图20.6）。每条二腹肌前腹构成了双侧下颌下三角的一个边，下颌下三角的另外两个边分别是二腹肌的后腹和下颌骨的下缘。下颌下三角内包含颌下腺、面动脉、面静脉、舌神经和面神经的下颌缘支。二腹肌前腹的运动神经支配来自三叉神经下颌骨支的一个分支。二腹肌前腹的作用是下颌骨的降肌，切除它们不会有明显的功能影响。

颌下腺是一个唾液腺，当它肥大和（或）脱垂时可以在下颌下三角部位引起可见的膨隆外观（图20.7和图20.8），这种膨隆破坏了周边的平坦表面，而这种平坦表面是颈部年轻平滑轮廓的特征。面动脉和面静脉从颌下腺后部的上面斜行穿过，面神经下颌缘支在面动、静脉的浅面水平穿过腺体的上部。舌神经和舌下神经均在腺体的深面。这些血管和神经结构均位于腺体包膜外，所以自包膜内切除腺体是一个安全的策略，可以减少多余的出血和神经损伤。

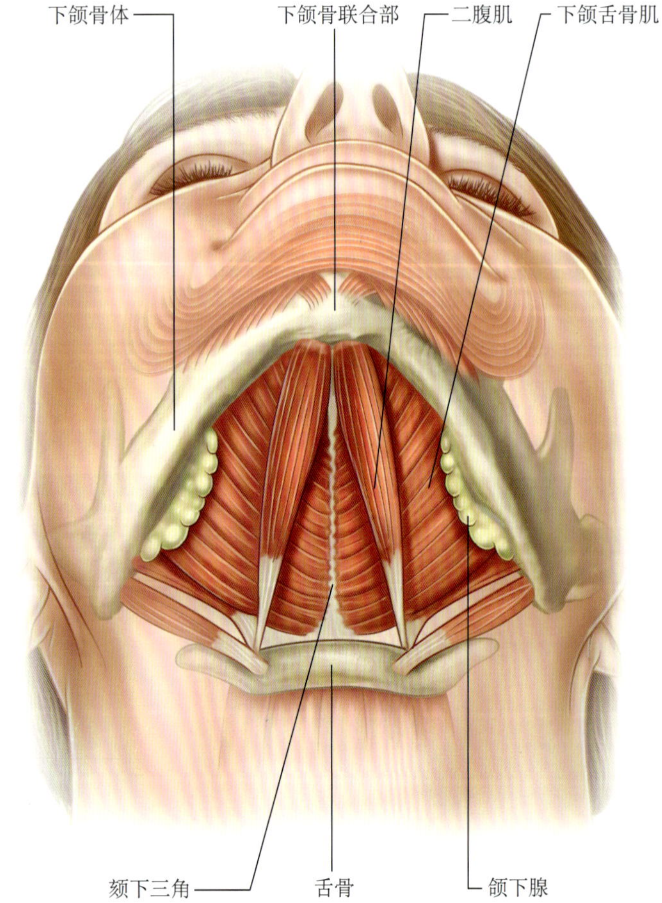

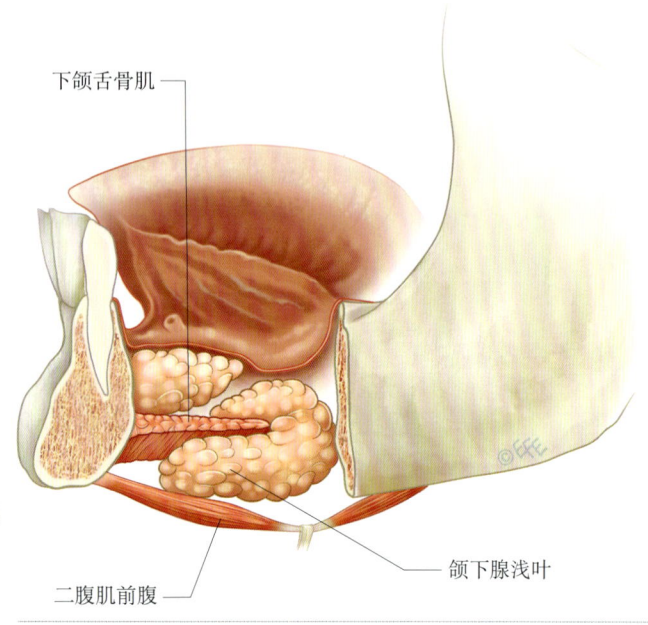

图 20.7　颌下腺侧面观。

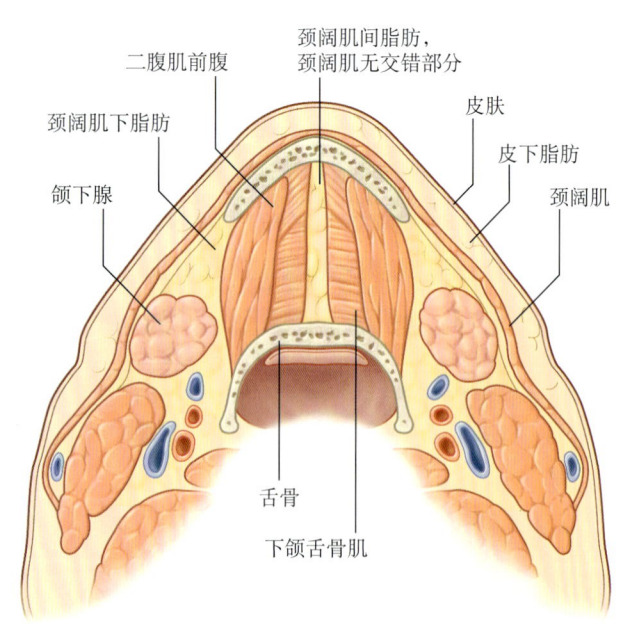

图 20.8　颌下腺下面观：二腹肌与下颌舌骨肌之间的颈阔肌下脂肪已被切除。

图 20.6　二腹肌及颌下腺解剖。

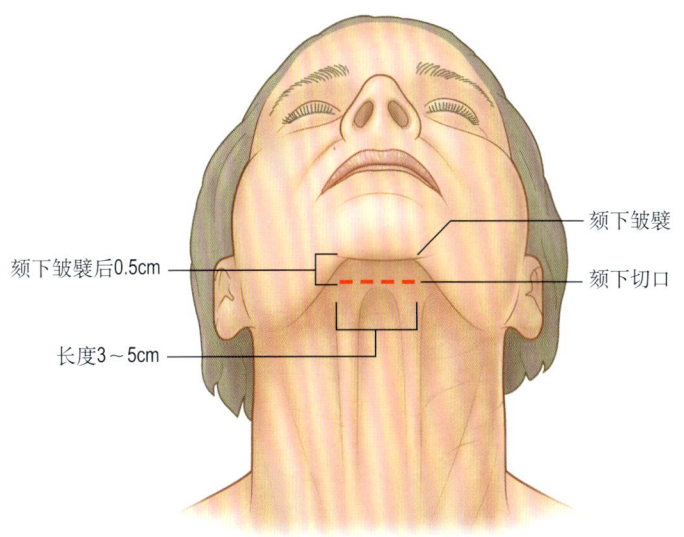

图 20.9 颏下切口位置，颏下皱襞后 2mm。

手术步骤

大部分的深层操作均先于颈部浅层脂肪的切除。使用含有肾上腺素的局麻药进行皮下浸润麻醉，当肾上腺素收缩血管的作用起效后，平行于颏下皱襞并刚好在其后部作一个 3～5cm 的切口（图 20.9）。在头部光源的辅助下，掀起颏下皮瓣，皮下深面保留至少 5mm 厚的脂肪。剥离范围根据每个患者的情况而定。在绝大多数患者，剥离范围至少到甲状软骨水平。向前及向侧面剥离，松解下颌骨支持韧带。这会使得在覆盖表面皮肤后，下颌骨边缘易于达到轮廓分明。也可以考虑在 SMAS 及颈阔肌提升拉紧后再进行下颌骨下区（下颌骨体下方）颈阔肌前脂肪的修薄，因为在调整了那些深层结构的位置后，拟去除修薄的颈阔肌前脂肪的位置也会改变。

当含有适量皮下脂肪组织（5mm）的皮瓣被拉起后，进行开放的浅层脂肪切除术最为有效。去除留在颈阔肌上（颈阔肌前）的脂肪和颈阔肌之间（颈阔肌间，图 20.8）的脂肪，可以使用剪刀直接剪除，或使用 Bovie 电刀，也可以采用负压吸脂术（SAL）。使用单孔细吸脂管（3mm 或更细），从颈阔肌表面吸脂，而不是从皮肤深面吸脂。

通过一个由内侧（中部）向外侧的入路到达颈阔肌下（深面）层次。对于呈Ⅲ型颈阔肌解剖类型（两侧颈阔肌无交错部分）的患者，使用剪刀剥离掀起颈阔肌内缘；对于两侧颈阔肌呈某种程度交错部分（Ⅰ型和Ⅱ型）的患者，使用电凝刀在颈阔肌中线作切口，形成两个"内侧缘"。将颈阔肌掀起至甲状软骨水平，并向外侧掀起足够，以暴露颈阔肌下脂肪、二腹肌前腹及颌下腺（图 20.10）。直接切除或电刀切除颈阔肌下脂肪。如果不准备处理二腹肌前腹，则仅将颈阔肌间脂肪和颈阔肌下脂肪切除至二腹肌前腹的尾端表面以免在颏下部位形成凹陷畸形；如果进行二腹肌前腹缩小术，则需要将脂肪切除至计划切除肌肉的水平（图 20.11）。

根据术前及术中的评估，将肥大的二腹肌前腹进行全部切除或次全切除。进行肌肉次全切除时，术者的非优势手使用止血钳帮助决定切除肌肉的量（图

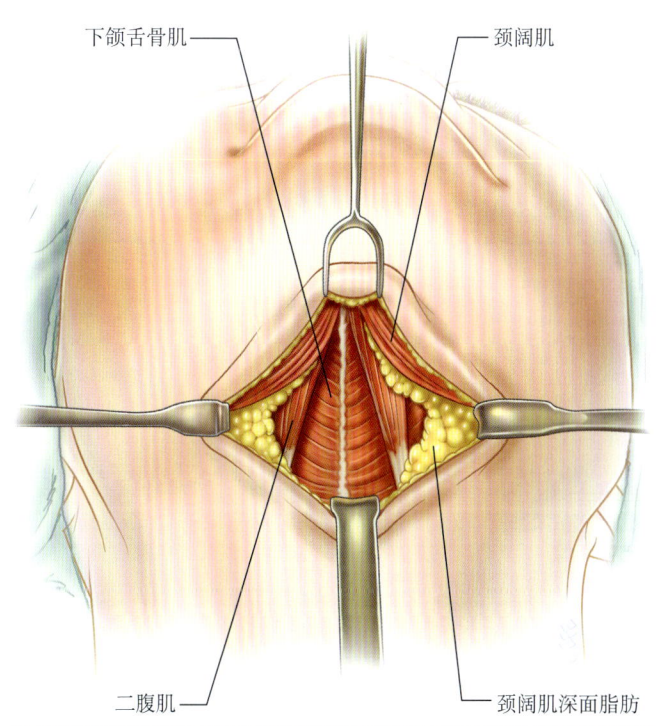

图 20.10 经由颏下切口暴露颈阔肌下脂肪，二腹肌前腹及颌下腺。

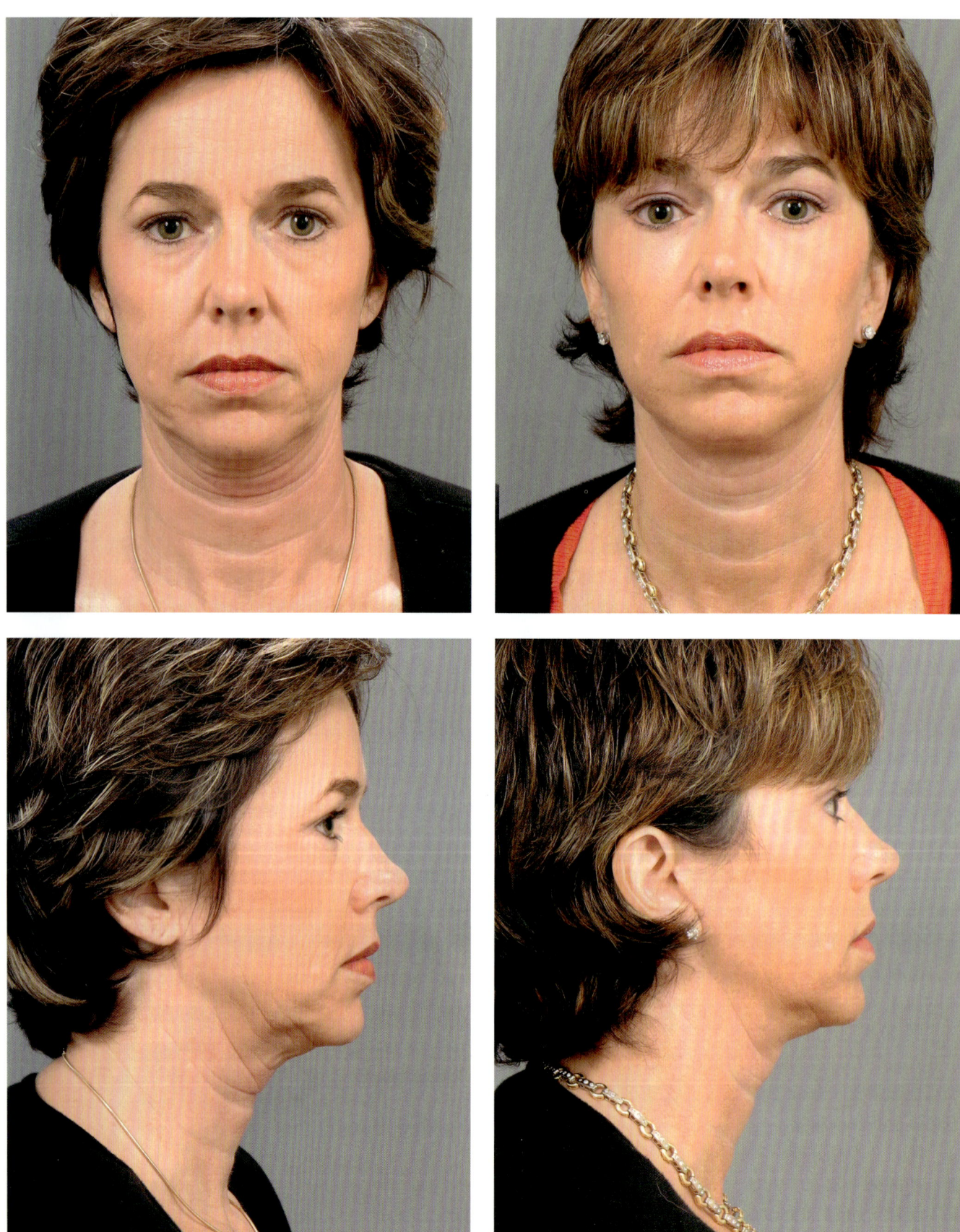

图 20.11 术前及术后照片。患者行颈部提拉术,术中行颈阔肌下脂肪切除术(F.N. 提供照片)。

20.12），将止血钳的尖端穿过肌肉纤维，将计划切除的肌肉纤维从准备保留的肌肉上分离下来，使用电刀在紧贴下颌骨后和紧贴舌骨前将肌肉横断；如果计划进行肌肉全部切除，手术步骤相似，止血钳在上述次全切除术同样的部位穿过肌肉全厚（图 20.13）。

处理完肥大的二腹肌前腹后，可以直接检视，再次评估颌下腺。为了避免术后局部膨隆，有时需要进行颌下腺次全切除，比较安全的手术方式是在腺体包膜内，逐块切除腺体实质（图 20.14）。通过缝线或使用 Allice 钳将腺体提拉暴露于视野，在腺体浅叶尾端部分的包膜上做一个切口，避免损伤面动静脉及面神经下颌缘支（与腺体头端部分关系密切），进入包膜内空间后，使用电刀逐步切除腺体实质，其间定时屈曲颈部并将皮瓣复位后再次评估，以免出现过度切除（图 20.15）。

处理完导致颈部深层膨隆的颈阔肌下脂肪、肥大的二腹肌前腹以及下垂和（或）肥大的颌下腺后，必须注意颈部中层结构（颈阔肌）的修复，恢复对颈阔肌的支持。颈阔肌修复的目标是减小改善圆钝的颈颏角。要达到这一点，需要将颈阔肌置于张力状态，在垂直于肌肉纤维的方向上向外侧及内侧对其施加力量，方法如下所述。

很多时候颈部深层整形操作是与面部除皱术一起进行的，在这种情况下，一些医师（包括 Stuzin 和其他人）推荐，SMAS 瓣提升、固定和折叠术一般应先于外侧的颈阔肌成形术，并且先于颈阔肌中线的成形术，这样可以在对颈阔肌施加张力之前将颊脂肪垫和颊部组织向头侧提拉并固定，否则对颈阔肌施加张力会影响这些中面部组织的活动度，将它们"锁定"在局部。但是其他的医师包括本章节的主编（Nahai）以及 Feldman 认为这不是至关重要的。

外侧颈阔肌成形术可通过提拉、固定或折叠的方法进行（图 20.16）。拉力的方向和位置比用来形成拉力的方法更重要（图 20.17）。这个拉力应该施于下颌角下方的颈阔肌并垂直于颈部中线，最大的力量应该施加于希望形成的颈颏角的顶点，也就是舌骨的水平，这样可以形成锐利的颈颏角并有助于形成明晰的下颌骨轮廓。

最后进行中线颈阔肌成形术，修复中线部位颈阔肌的内缘，从颏部至甲状软骨下缘。调整头部位置使颈颏角呈 90°或小于 90°以减小张力，进行中线上的折叠后，在折叠部分的尾端进行颈阔肌内缘横向上的肌肉切开，两侧分别切开 3cm 长度。肌肉横行切开的目的有二：第一，使得颈阔肌在中央和外侧重置形成

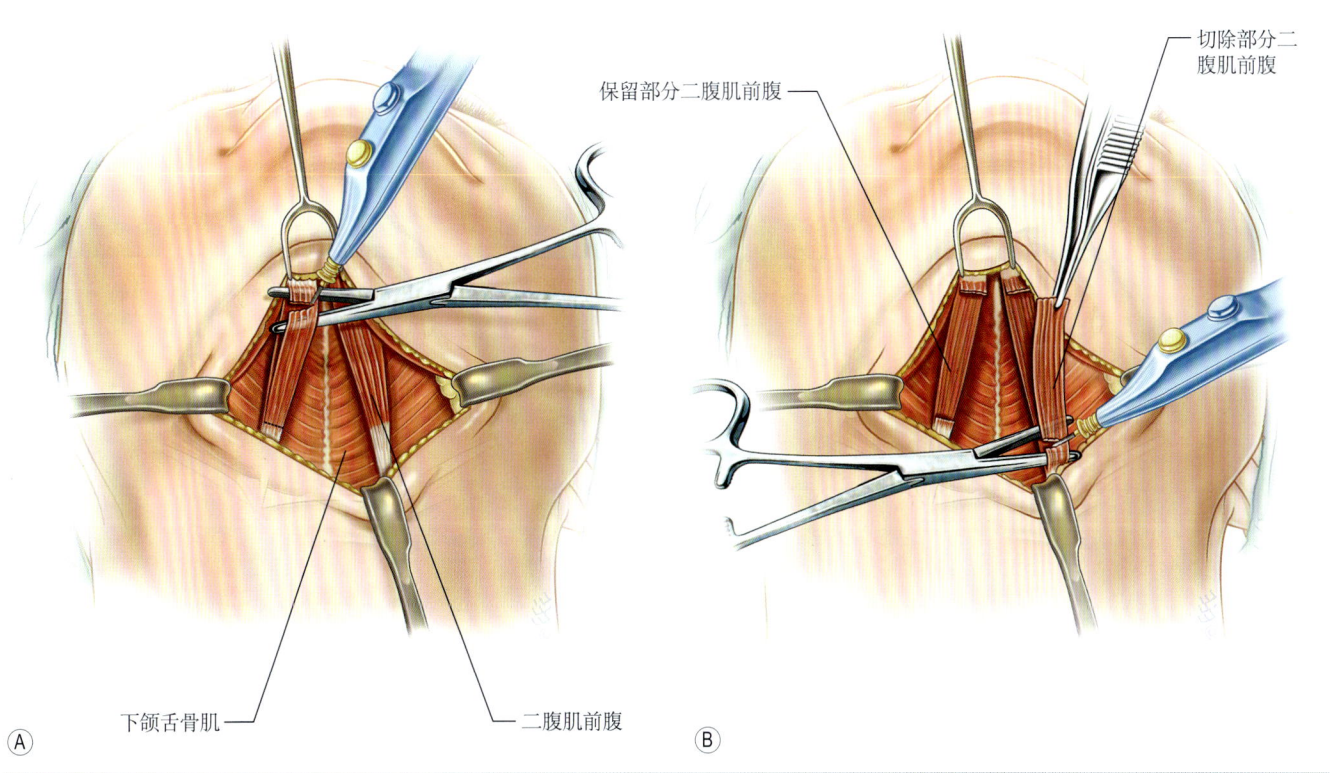

图 20.12　二腹肌前腹次全切除。

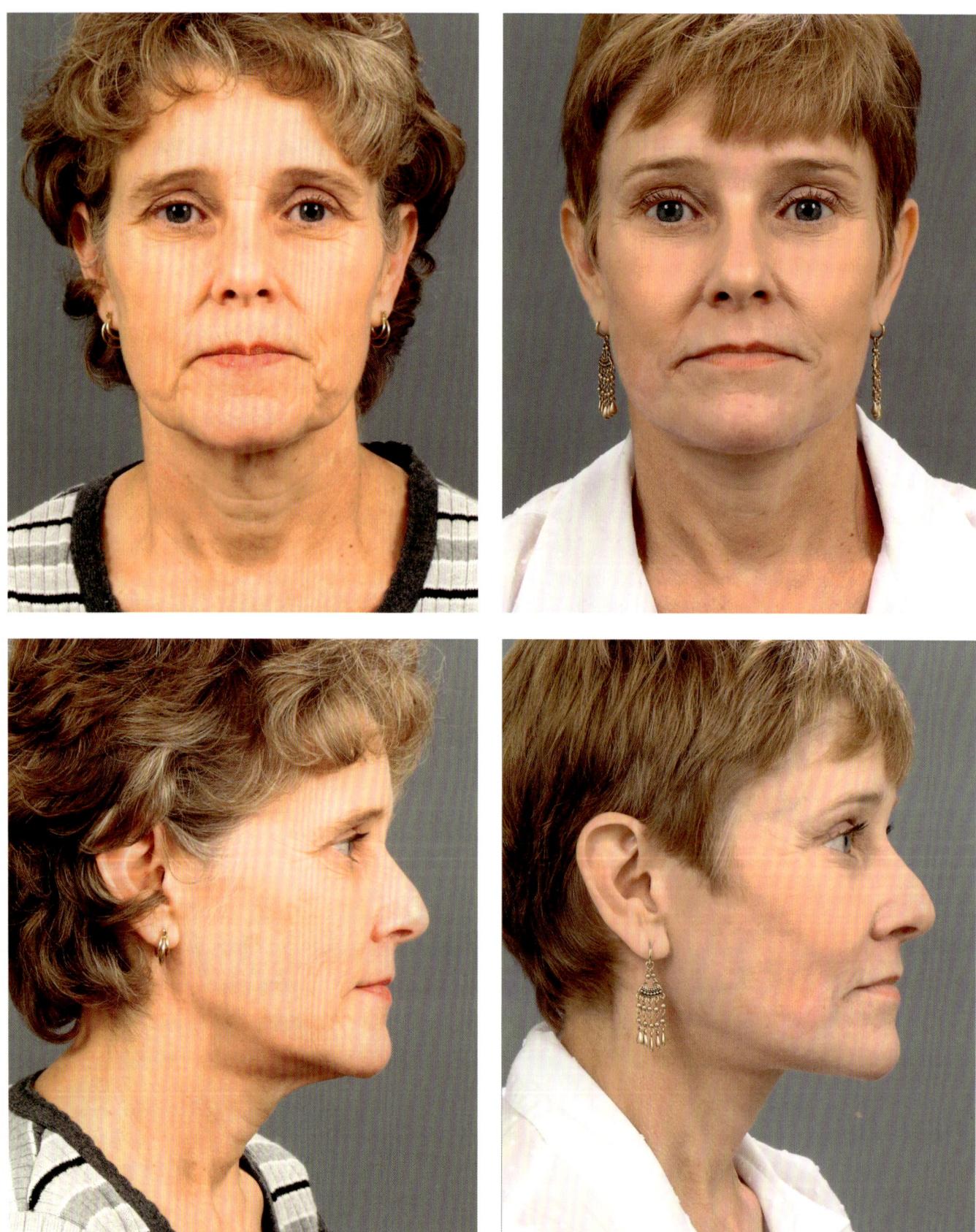

图 20.13 术前及术后照片。患者行颈部提拉术，术中行二腹肌前腹次全切除术（F.N. 提供照片）。

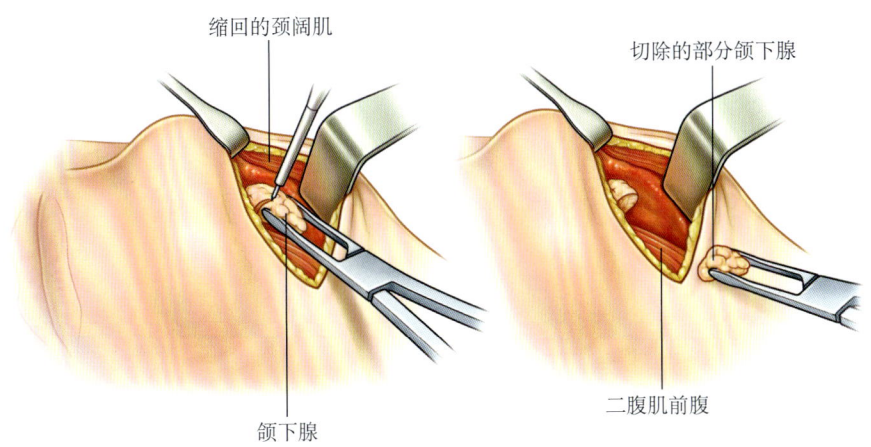

图 20.14 包膜内颌下腺切除。

的张力作用下会向头侧移动，从而加深了颈颏角；第二，肌肉横切有助于减少颈阔肌"条带样"畸形的复发。如需要可以进一步剥离皮肤以达到更好、更充分的包被覆盖。留置一条负压引流并从术区外侧引出。闭合颏下切口和耳后切口（如果存在），疏松、非捆绑方式包扎术区。

术后处理

术后患者一般需要观察过夜，术后次日早晨去除敷料和引流。连续 5 日不间断穿着非捆绑压力衣（淋浴时除外），其后 10 日仅夜晚穿着。指导患者调整头部位置使得颈部轻柔伸展。颈部屈曲位置会使得静脉受阻而增加水肿、乳突部伤口张力增加，而且不利于皮肤向深部组织的贴合。不枕枕头会降低这些风险的发生率。

并发症

急性并发症包括血肿、血清肿及面神经下颌缘支损伤。颈部血肿的发生率为 3%，根据资深作者的经验，这个发生率不会因为增加深部手术操作而升高。进展性血肿是一外科急症情况，因为存在呼吸道压迫和皮瓣坏死的风险，应予紧急探查和引流。较小的非进展性积血可以吸出或被引流出来。较小的血肿经常在几日内不被察觉，直到水肿减退后才发现。术后 7~14 日内血凝块会液化，可以经皮肤穿刺吸出。

随着水肿的消退，血清肿也会显现出来，可以定期穿刺抽吸直至血清肿消失。如果患者行颌下腺次全切除，局部积液吸出后迅速复发，且患者诉饮食后局部肿胀增大，则可能为唾液积液，尽管这很少发生。如果是这样，应考虑在无菌条件下再次放置引流管（片）和（或）服用甘罗溴铵（glycopyrolate）以抑制唾液腺分泌。

面神经下颌缘支损伤会导致同侧下唇一半降低功能的减弱，原因是口角降肌和颏肌的失神经麻痹。在大部分患者这种损伤不是永久性的，在 24 小时至 3 个月内功能会恢复。如果出现永久性笑容不对称，则可以进行不对称矫正手术。

慢性并发症实质上多为美容方面的。最常见的是颈部表面的不规则和为了缩减颈部组织量 [实际上是因为中层和（或）深层结构引起] 而导致的浅层结构的过度减缩。皮下脂肪的过度去除或不对称可以通过游离脂肪或真皮脂肪抑制得到一定程度的改善，而轮廓的问题有时较为复杂，因为存在裸露的真皮与颈阔肌的粘连，导致颈部运动时出现动态性皱襞，这种并发症经常需要再次手术提拉和皮肤重置包被并结合含有脂肪游离组织移植来改善。

术前没有正确评估出二腹肌肥大和（或）颌下腺脱垂会导致深层组织量的缩减不足。相反的并发症是过度缩减，导致颏下部位的凹陷畸形，这在没有进行中线部位颈阔肌折叠的时候更加严重。

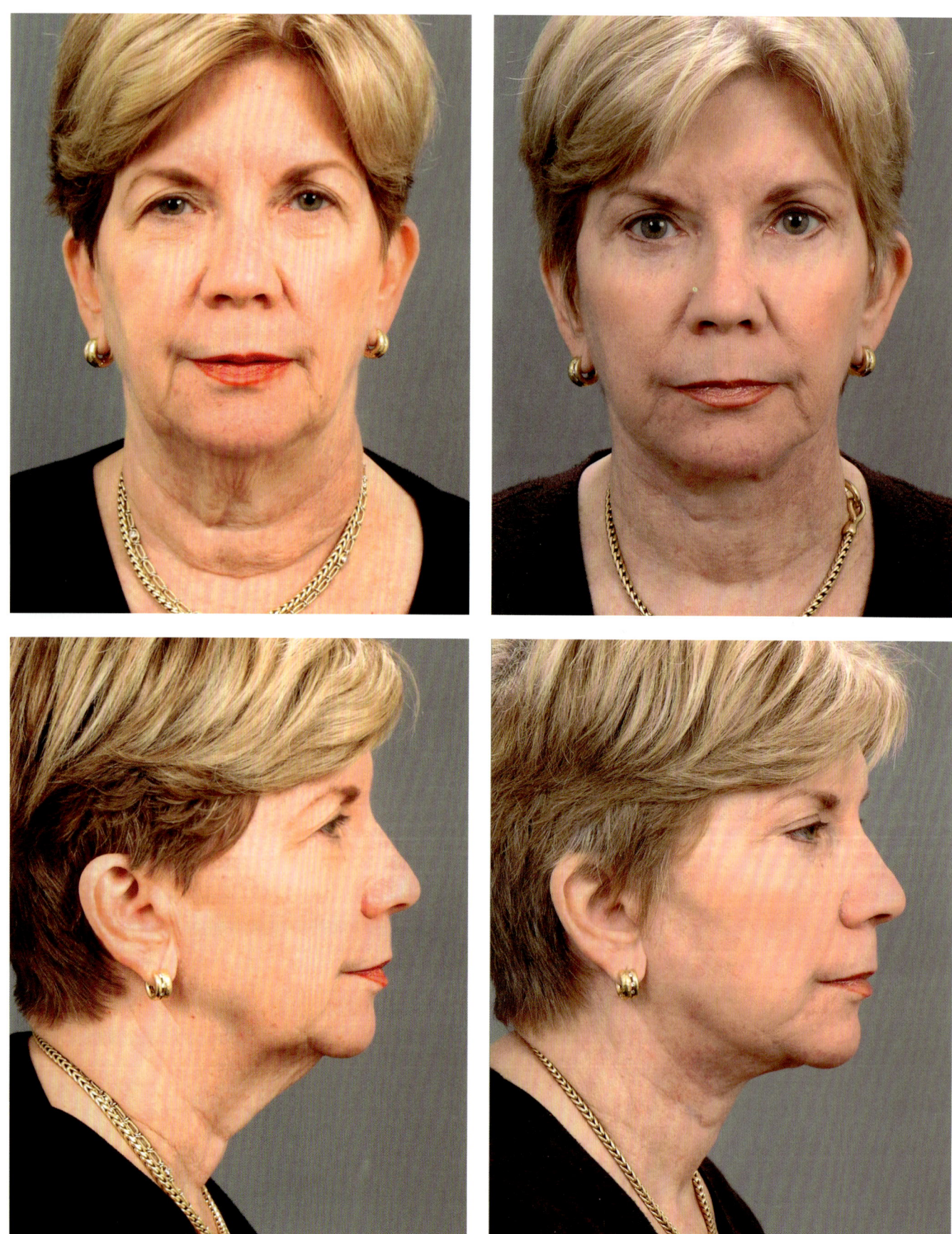

图 20.15 术前及术后照片。患者行颈部提拉术,术中进行包膜内颌下腺切除(F.N. 提供照片)。

第20章 颈部深层整形术

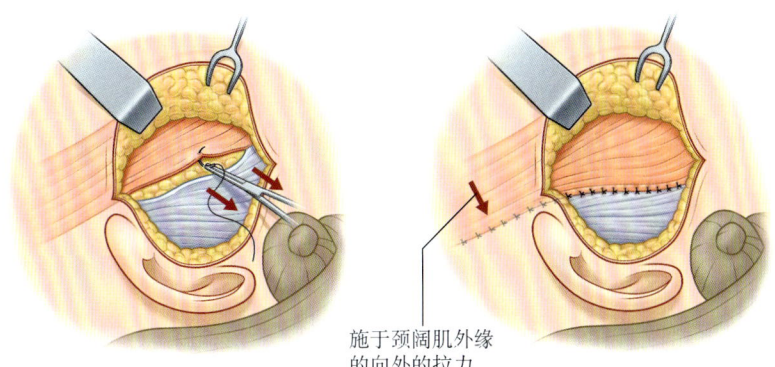

图 20.16 外侧颈阔肌瓣的固定。

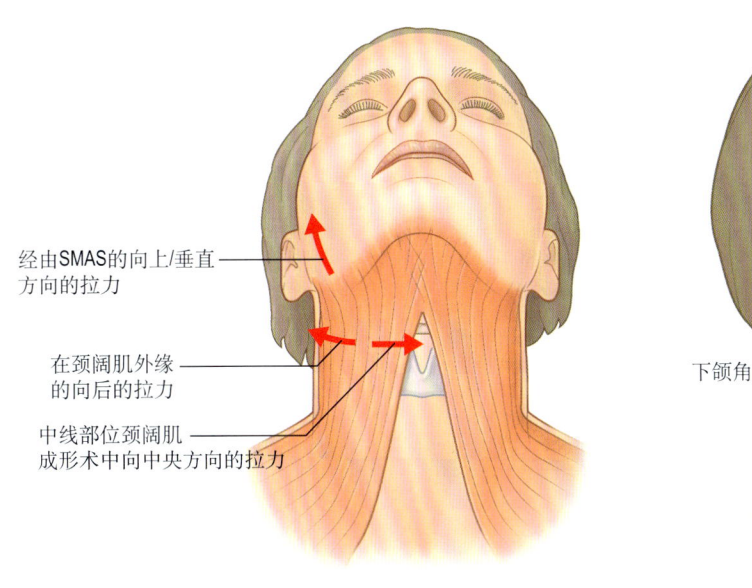

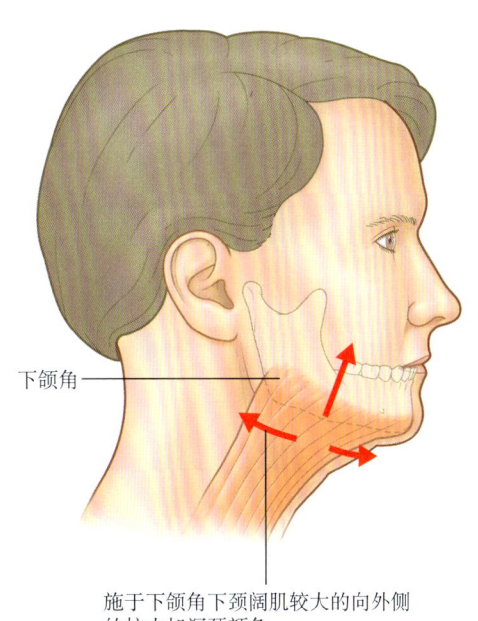

图 20.17 固定颈阔肌的拉力方向。箭头显示垂直和水平两个方向。

手术心得及教训

心得

- 掀起颈部皮瓣时一般要保留约 3～5mm 厚度的皮下脂肪。
- 颌下腺切除术应采用包膜内浅叶切除的方式以降低损伤面动静脉及面神经下颌缘支的风险。
- 很难透过皮肤评价二腹肌前腹是否肥大,最终的评估应在术中进行。
- 皮肤明显松弛多余的患者,可能并不需要行耳后切口。切除三个解剖层次内的脂肪、切除 / 部分切除二腹肌和颌下腺可以改善颈部深层的结构的轮廓,多余的皮肤通过重置可以很好地"深入"覆盖颈颏角,而不需要进行切除。
- 皮肤的松弛多余通常延续于甲状软骨尾侧和胸锁乳突肌后方。

教训

- 在颈部轮廓重塑手术中,常见的并发症是为了掩饰深层组织臃肿的问题而造成的浅层组织量的过度减缩。这会造成外观的不规则以及动态情况下皮肤向深面颈阔肌的粘连牵扯。
- 中线颈阔肌成形术应在颈阔肌呈 90° 的情况下进行,如果在颈颏角大于 90° 的情况下进行颏下中线颈阔肌修复术,术后患者向前直视或低头下视时颈部会有不舒服的紧缩感。
- 当患者存在明显的颌颊部突出和面 - 颈交界处下垂的情况下,单独的颈部提升手术不会达到满意的效果。
- 在颈部,如果仅有向后方向的过度拉力而没有足够的、沿着下颌轮廓向前的拉力会导致不美观的"吊床"样畸形,颏下部位和颈部仍然松弛但是颈部后方被拉紧了。
- 颈部提拉术后颏下部膨隆畸形最常见的原因是二腹肌前腹的存在,而吸脂会导致它更为明显。

手术步骤小结

1. 先行颈部深部层次的操作，后行浅层脂肪切除。在掀起含有一定量脂肪组织的皮瓣后进行开放的浅层脂肪切除术最为有效。
2. 通过一个由内侧（中部）向外侧的入路到达颈阔肌下（深面）层次。颌下腺切除术一般采用包膜内浅叶切除的方式以降低损伤面动静脉及面神经下颌缘支的风险。
3. 根据术前和术中的评估，进行二腹肌前腹的全切除或次全切除手术。
4. 紧贴下颌骨后和舌骨前，用电刀横断（二腹肌前腹）肌肉纤维。
5. 处理完二腹肌后，直视下评估颌下腺。为了避免术后膨隆，又是需要进行颌下腺次全切除。
6. 进入颌下腺包膜后，用电刀逐步切除腺体实质。
7. 颈阔肌修整的目标是减少圆钝的颈颏角，通过将颈阔肌置于张力状态并在垂直于肌肉纤维的方向上向外侧及内侧对其施加力量可以达到这个目标。
8. 很多颈部深层的整形手术与面部除皱术结合进行。
9. 外侧颈阔肌成形术通过对组织瓣的提拉和固定进行。
10. 最后进行中线颈阔肌成形术。闭合颏下切口和耳后切口（如果存在），疏松、非捆绑方式包扎术区。

（尤维涛 译）

拓展阅读

Aston SJ. Platysma muscle in rhytidoplasty. Ann Plast Surg 1979;3(6):529-539.

Aston SJ. Platysma-SMAS cervicofacial rhytidoplasty. Clin Plast Surg 1983;10(3):507-520. Review.

Connell BF. Neck contour deformities: the art, engineering, anatomic diagnosis, architectural planning and aesthetic surgical planning. Clin Plast Surg 1987;14(4):683-692.

Connell BF, Marten TJ. Submental crease: elimination of the double chin deformity at rhytidectomy. Aesthetic Plast Surg 1990;10:10-12.

Connell BF, Shamooun JM. The significance of digastric muscle contouring for rejuvenation of the submental area of the face. Plast Reconstr Surg 1997;99(6):1586-1590.

DeCastro CC. The anatomy of the platysma muscle. Plast Reconstr Surg 1980;66(5):680-683.

de Souza Pinto EB. Importance of cervicomental complex treatment in rhytidoplasty. Aesthetic Plast Surg 1981;5(1):69-75.

de Pina DP. Diagnosis and technical refinements in rhytidectomy: a personal approach. Aesthetic Plast Surg 1987;11(1):7-14.

Ellenbogen R, Karlin JV. Visual criteria for success in restoring the youthful neck. Plast Reconstr Surg 1980;66(6):826-837.

Feldman JJ. Corset platysmaplasty. Plast Reconstr Surg 1990;85(3):333-343.

Feldman JJ. Neck lift. St Louis, MO: Quality Medical Publishing, 2006.

Gradinger GP. Anterior cervicoplasty in the male patient. Plast Reconstr Surg 2000;106(5):1146-1154.

Guerrerosantos J. Surgical correction of the fatty fallen neck. Ann Plast Surg 1979;2(5):389-396.

Guyuron F. Problem neck, hyoid bone and submental myotomy. Plast Reconstr Surg 1992;90:830.

Kesserlring UK. Direct approach to the difficult anterior neck region. Aesthet Plast Surg 1992;16(4):277-282.

Nahai FR, Nahi F. Are sub-platysmal procedures in facial rejuvenation safe and warranted? A review of 100 cases. Presented at The Aesthetic Meeting 2006, Annual Meeting of the American Society of Aesthetic Plastic Surgeons and Aesthetic Surgery Education and Research Foundation, Orlando, FL, April 2006.

Owsley JQ Jr. SMAS-platysma face lift. Plast Reconstr Surg 1983;71(4):573-576.

Souther SG, Vistnes LM. Medial approximation of the platysma muscle in the treatment of neck deformities. Plast Reconstr Surg 1981;67(5):607-613.

Sullivan PK, Freeman MD, Schmidt S. Contouring the aging neck with submandibular gland suspension. Aesthet Surg J 2006;26(4):465-471.

Stuzin JM, Baker TJ, Gordon HL. The relationship of the superficial and deep facial fascias: relevance to rhytidectomy and aging. Plast Reconstr Surg 1992;89(3):441-449.

第4部分：颈　　部

第 21 章

男性颈部整形术

见DVD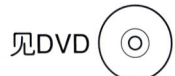

Thomas M. Biggs 和 Jose Luis Martin del Yerro Coca

引言

"医生，我不想做面部拉皮，就想修一下这里"，每个做面部年轻化手术的医师每年大概都要听到这句话3~4次，患者是在用拇指和示指捏住其颏下部位的软组织时说这话的。多数情况下，这位男士是某位接受了全颜面（包括面部、颈部、眉、眼睑）年轻化手术或同时进行了脂肪注射和表面皮肤美容术的女性患者的丈夫或亲密朋友，他一般并不想接受很多手术，但是想改善他认为不够美观的颈部。

历史

在面部年轻化手术的发展过程中，最近几十年的进展最迅速。早期，这一手术只是通过一个切口进行剥离和提拉以解决由于重力和组织量的减少导致的冗余下垂。20世纪后更新的概念出现了，我们更加明确了面部衰老的多方面的实质原因及组织量的丧失在衰老过程中发挥的作用。我们意识到，提拉皮肤并不能改善皮肤表面的不规则以及骨性缺损。因此对于每种情况、每个特别的问题，我们有了针对性的治疗措施。这种针对个体情况的"个性化"治疗可以概括为"没有一把钥匙可以打开所有的锁"。

男性颈部的整形作为一个特定的问题一直没有得到满意的解决，直到美国美容整形外科学会（ASAPS）1970年在洛杉矶召开的会议上，介绍了男性"雄火鸡颈"的相关问题和手术处理，本章叙述如下。

体格检查

在医学院学习期间我们就知道，对于促使患者求医的任何所有问题，病史和体检的采集是治疗的特别重要的方面。所谓"主诉"即为患者做出的、与其求医的原因相关的陈述；现病史是描述疾病的本身，其发生、发展情况及对于患者健康造成的多方面的影响；既往史则与过去的疾病相关，包括为了解决主诉问题而曾经进行过的手术或其他操作；家族史和系统回顾非常重要，它有助于对主诉更好地理解，并有助于决定下一步的检查。

体格检查（多为全身体检）应更专注于现病史强调的问题。在我们所讨论的特定问题中，是对患者所关注的颈部解剖问题做出检查，这包括皮肤的冗余下垂、颈部肌肉的松弛、皮下脂肪和（或）颈阔肌下脂肪是否多余或缺乏，在如下叙述的手术中将解决所有这些结构的问题。这些是导致患者"主诉"问题，如"医师，我不想做面部'拉皮'，就想修一下这里"的原因。

解剖

术前设计画线

患者呈直立正位，医师使用拇指和示指捏起冗余松弛的皮肤，标记这些点，另外标志两个点，一个点刚好在颏角下缘，另一个点在颈部中线上、甲状软骨的头侧边界（上缘），将这些点连线形成一个椭圆形。很重要的是，这个椭圆形的宽度要稍小于拇指和示指捏合的松弛皮肤宽度，因为手术的最后一步包括一较大的Z成形术，过紧会阻碍Z形皮瓣的旋转（图21.1）。同样重要的是，画线的过程中，患者一定要呈直立正位，因为如果患者呈卧位，这些组织会向头侧（上）移位，这样会导致术后在低于甲状软骨水平的部位形成瘢痕。医师的努力目标是将手术瘢痕控制在颏下皱襞内、甲状软骨上缘水平之上，这样瘢痕较为隐蔽。

手术步骤

进入在手术室后,可以对患者行全身麻醉或者局部麻醉加镇静术,然后进行上述标记的椭圆形切除术(图21.2),包括皮肤和皮下脂肪,然后将创面两侧的皮肤及皮下组织向外侧潜行剥离大约至下颌角的一段距离。将术前评估好的冗余皮下脂肪切除。另外,还要评估颈阔肌下(深方)脂肪,如果多余也要予以切除,但要注意,在这个区域内存在重要结构,解剖剥离过程中存在一定风险,应由医师决定是否有必要切除颈阔肌下脂肪(图21.3)。

潜行剥离皮瓣并切除多余脂肪后,对颈阔肌进行评估。接下来要将两侧的颈阔肌瓣向中线拉紧闭合以利于在甲状软骨上方形成颈部自然角度。这种颈阔肌的处理有如下三种方法。两侧颈阔肌内缘可以进行"边对边"缝合;或者,对于颈阔肌较薄而且明显松弛的患者,可以进行颈阔肌边缘重叠褥式缝合(vest-over-pants);对大多数患者,最好进行通过肌肉本身的较大的Z成形术来收紧颈阔肌(图21.4和图21.5),这样可以刚好在甲状软骨上方形成最大的角度。

缝合颈阔肌后,将椭圆形的创面临时缝合以判断进行皮肤Z成形术的位置并设计。皮肤的Z成形术与颈阔肌的Z成形术呈镜像关系(图21.6),重要的是Z的交叉应在希望的最大角度的水平,且在甲状软骨之上。而且,Z的边长应尽量大,这样会打断瘢痕从颏下角向甲状软骨的直线延伸。设计Z成形术的切口并切开后,将皮瓣旋转交叉换位,少量几针皮下组织缝合,最后按照医师的习惯缝合皮肤伤口(图21.7)。

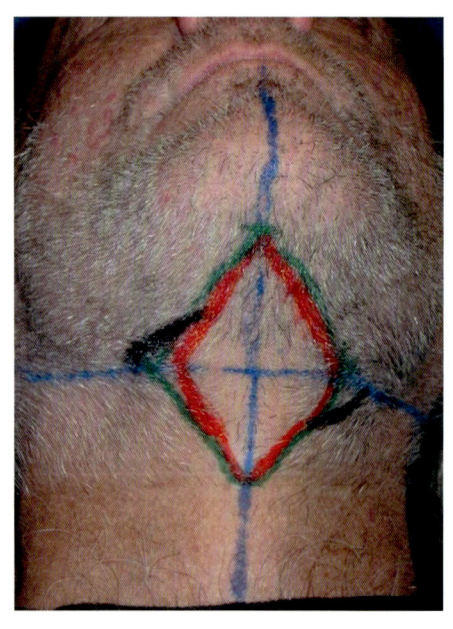
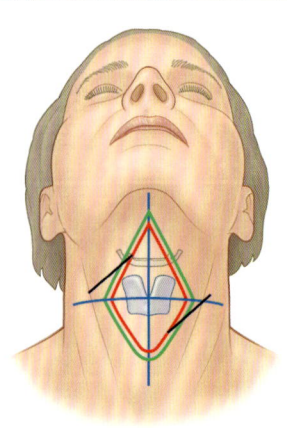

图21.1 术前设计画线。蓝色,中线,以及甲状软骨最大角(最突出处)的线;绿色,捏起的皮肤范围;红色,即将切除的范围;黑色,Z成形术的皮瓣。

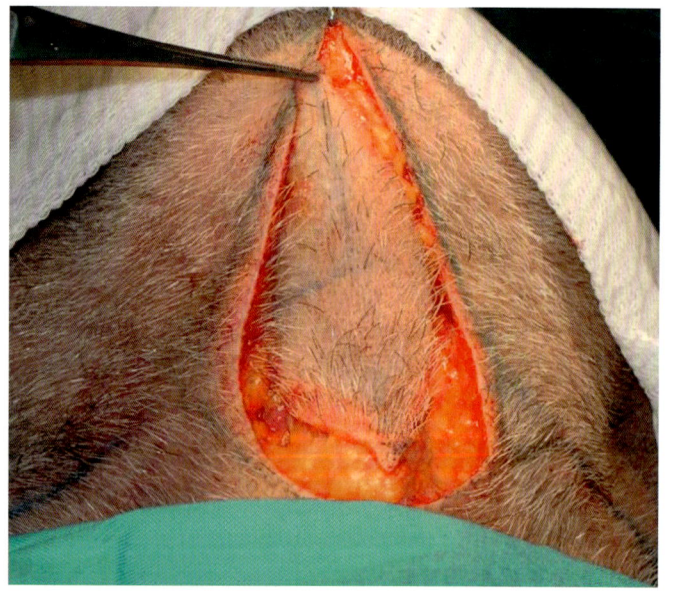
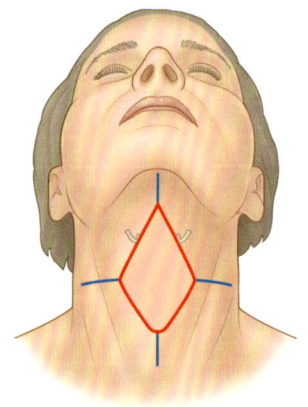

图21.2 切除皮肤和皮下组织。

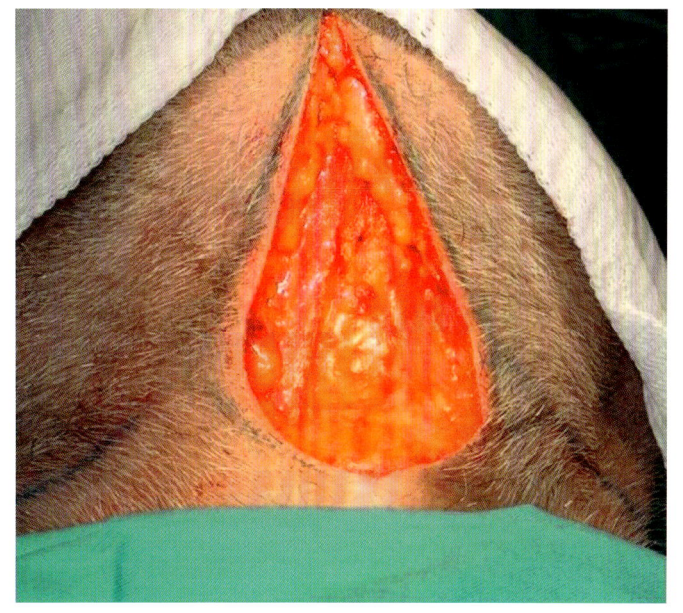
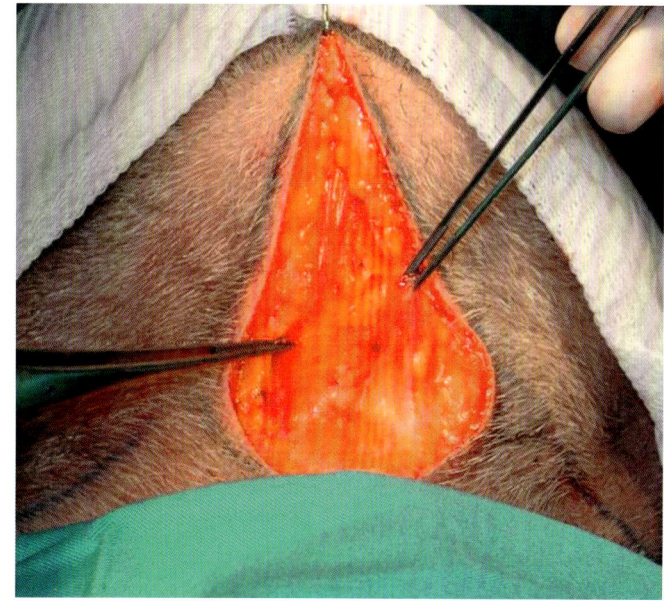

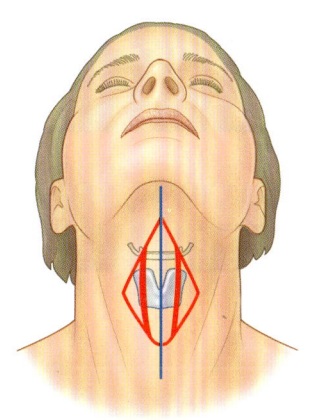

图 21.3　切除多余的颈阔肌下脂肪。

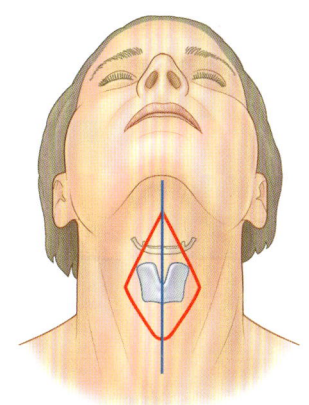

图 21.4　标识颈阔肌内缘。

术后处理

这个手术不需要留置引流，仅需要简单包扎，术后第一日可以拆除包扎，术区可以正常沐浴。

这种术式通过一个垂直的皮肤切除改善了横向的臃肿，通过Z成形术闭合伤口以避免瘢痕直线穿越甲状软骨上方的颈颏角的凹面，这防止了增生性瘢痕的出现和穿越颈部凹面的瘢痕挛缩。根据笔者的经验，偶尔会在Z成形术的皮瓣处出现瘢痕增生，多年的经验表明，极少需要手术切除瘢痕，但是如果确有需要，可以在门诊局部麻醉下进行。

术后随诊过程中没有太多处理。术后瘢痕会经历一个正常的变化过程，大约6个月软化，12个月消退。作者采用此术式，未见术后血肿及神经损伤。

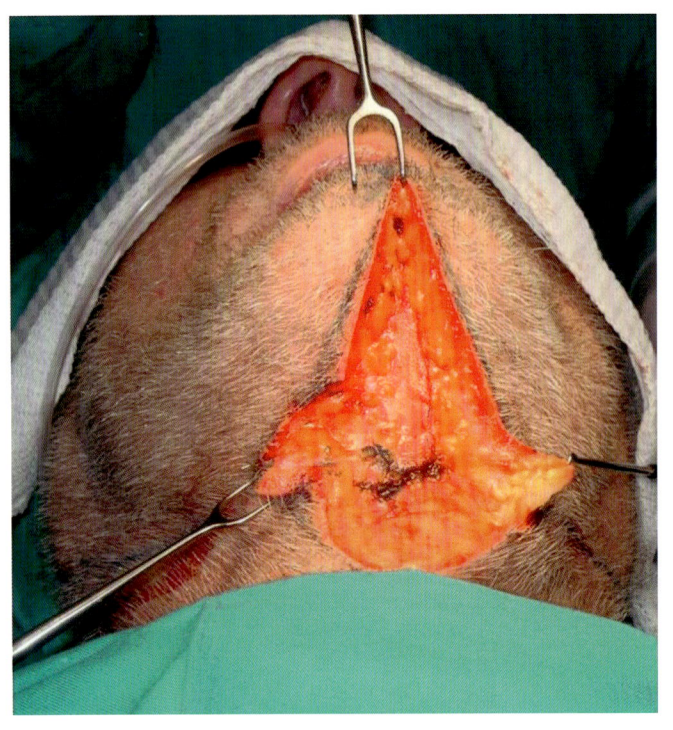

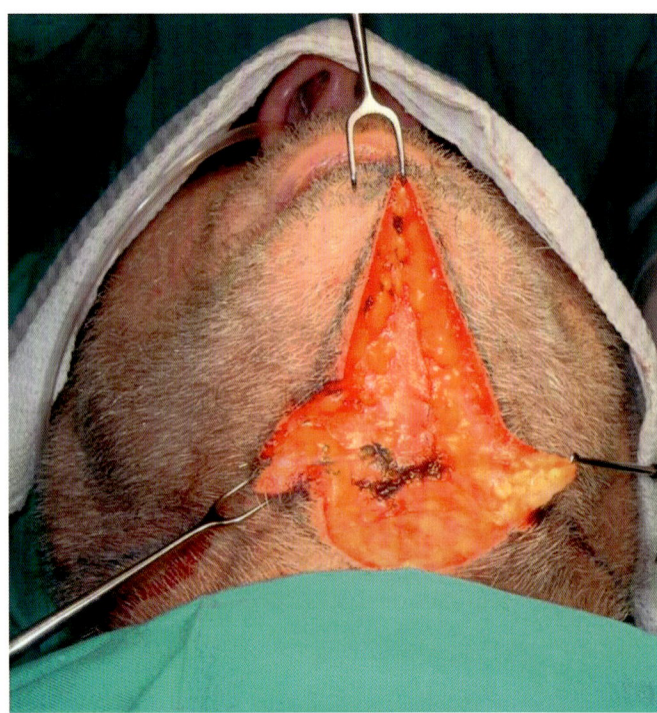

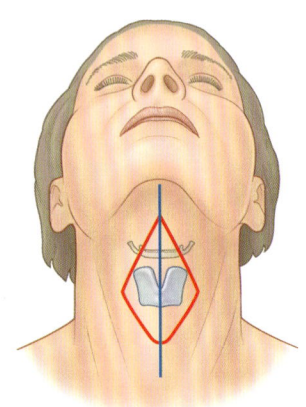

图 21.5　颈阔肌成形术。在最大角度的水平行 Z 成形术并缝合颈阔肌内缘。

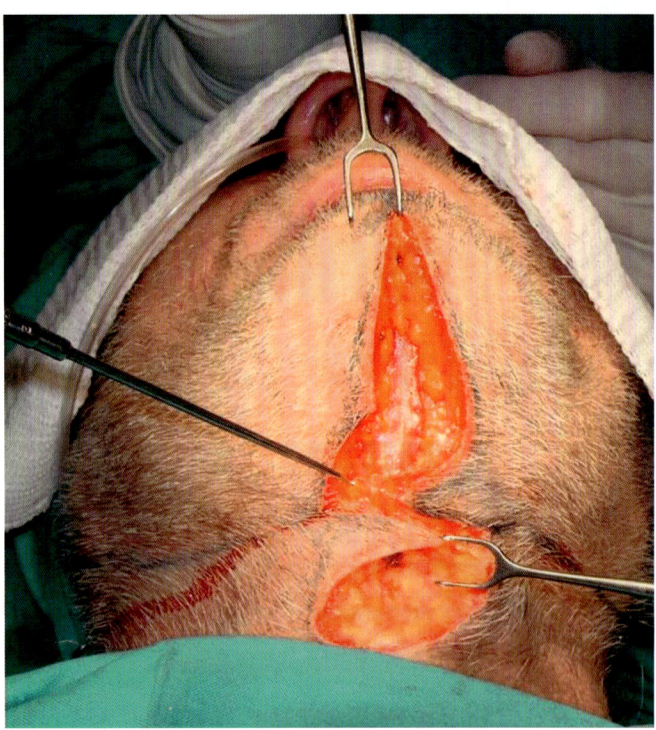

图 21.6　皮肤的 Z 成形术，位于最大角度的水平。

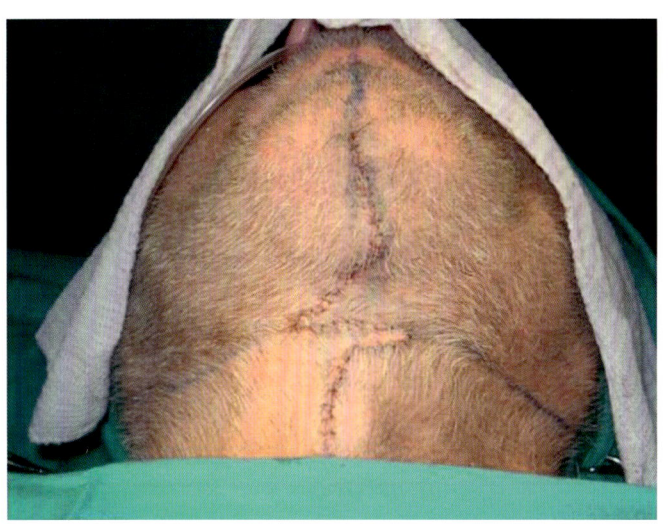
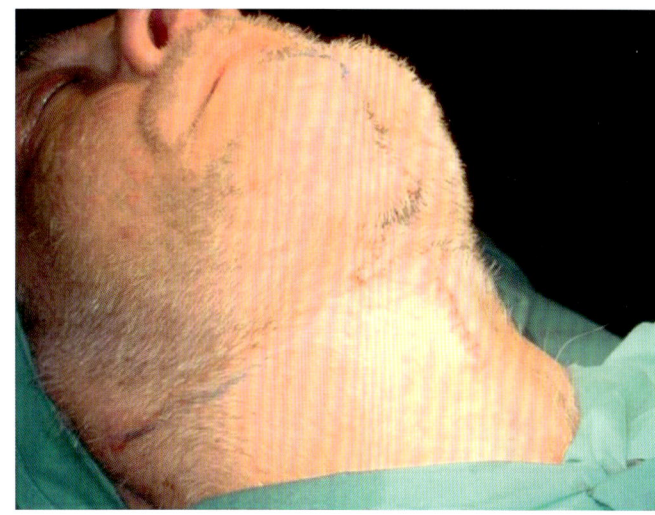
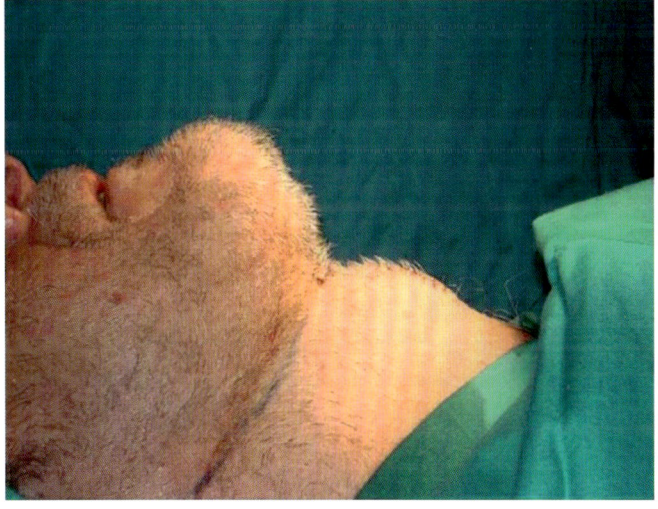

图 21.7　术后即时效果。

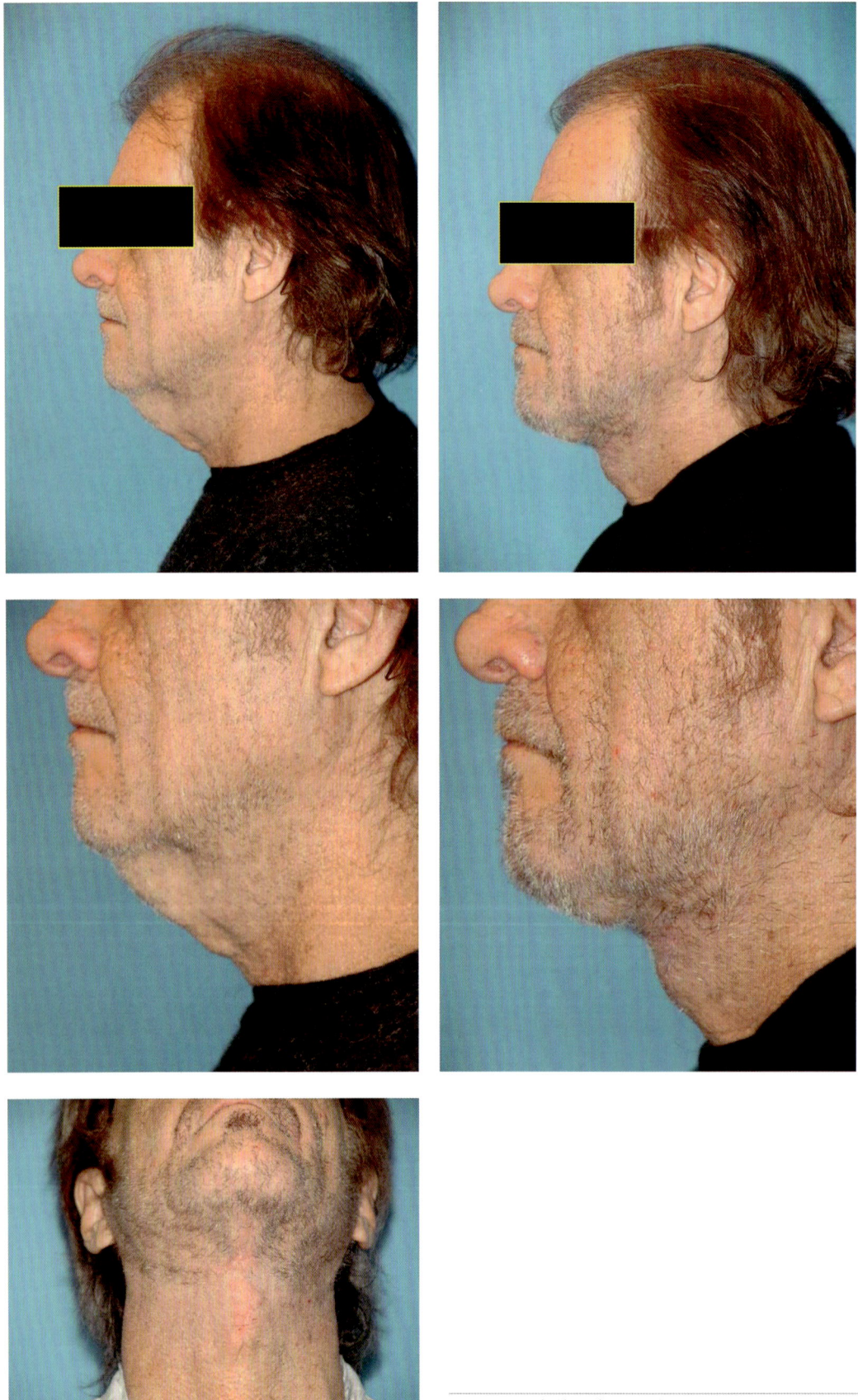

图 21.8　术前及术后照片。

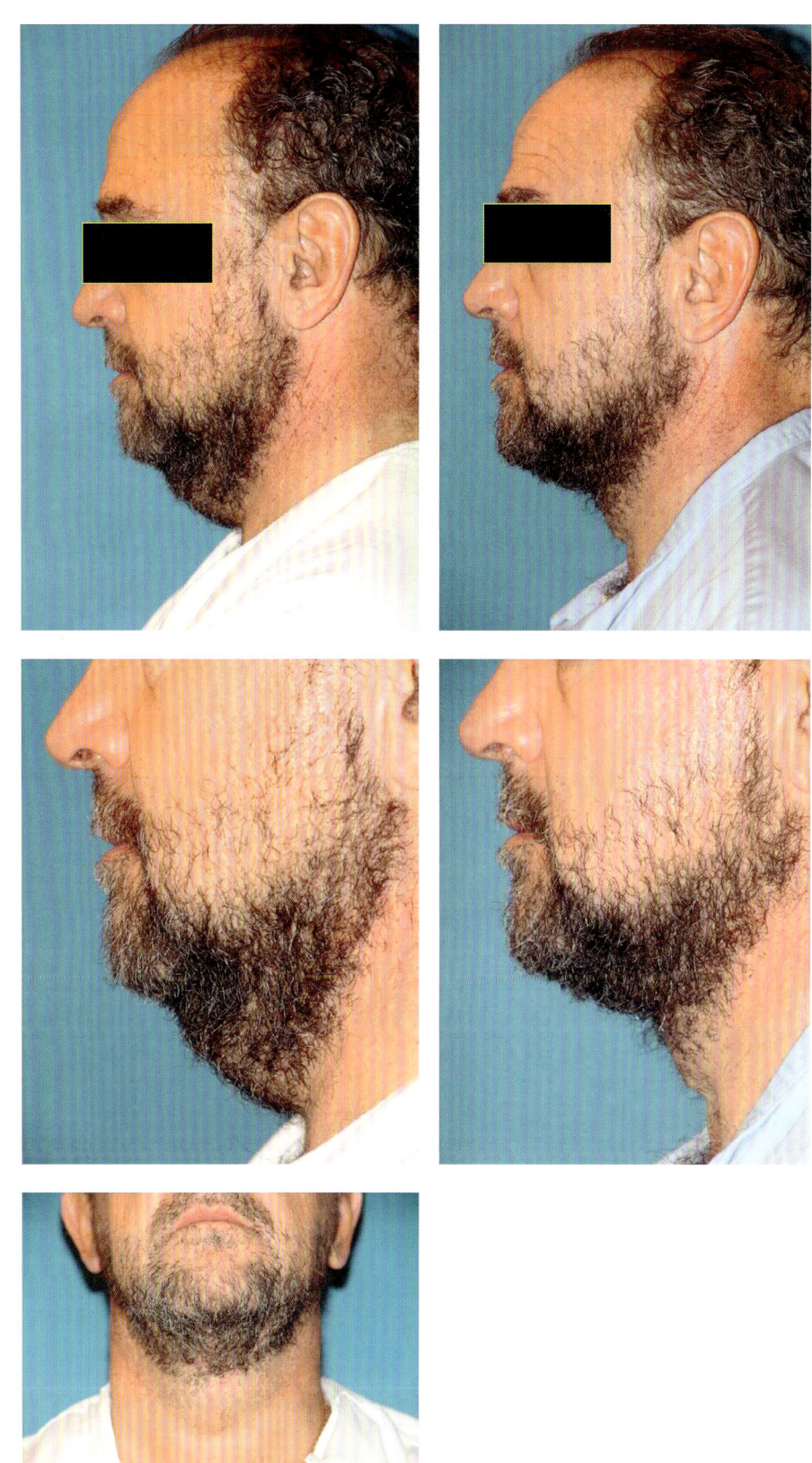

图 21.9　术前及术后 6 个月照片。

（尤维涛　译）

小结

本章叙述的术式是一个选择性手术，适用于那些想改善颈部中线部位臃肿的男士。这个术式与颌颊部无关，也不影响到中面部。在患者理解此术式局限性的前提下，本术式可以成为医师的手段之一，达到令患者满意的效果。

第4部分：颈　　部

第 22 章

颌下腺的处理

Patrick K. Sullivan，Erik A. Hoy 和 Brandon Freeman

历史

通过附加的颈阔肌下脂肪塑形以及颌下腺修整手术来得到良好的颈部外观。

在面部和颈部年轻化手术的早期发展过程中，这两个邻近的区域是被分别处理的。后来，为达到比单独进行其中一项更好的效果，通常可将两者结合进行。下面叙述了在颈部年轻化手术发展中的创新过程。

1968 年：Millard，下颌骨下脂肪切除术。

1972 年：Millard，在除皱术中结合进行颏下及下颌骨下脂肪切除术。

1978 年：Connell，在除皱术中，通过脂肪切除以及肌肉悬吊进行颈部塑形。

1979 年：Aston，在除皱术中进行颈阔肌的调整。

1983 年：Owsley Jr.，表浅肌肉筋膜系统（SMAS）- 颈阔肌面部提升术，双向面颈部除皱术。

1985 年：Courtiss，颈部脂肪抽吸术。

1985 年：Giampapa，通过缝合悬吊和脂肪抽吸的颈部再塑形术。

1990 年：Feldman，颈阔肌紧缩成形术。

1991 年：de Pina，美容性颌下腺切除术。

2006 年：Sullivan，MRI 研究证明颌下腺随着年龄逐步下垂，颌下腺悬吊颈部塑形术。

体格检查

颈部衰落的关键特征包括颈阔肌"索条样"畸形，颈阔肌前（浅面）和（或）颈阔肌下（深面）脂肪淤积，皮肤松弛及颌下腺下垂。

适应证包括年轻患者过早出现颈部衰老，老年患者颈部轮廓问题成为容貌衰老的突出因素。

颈面部衰老的征象开始可能表现为轻度的、跨越甲状软骨和舌骨的颈阔肌垂直索条。

随着支持韧带力量更多的丧失和颈阔肌的进一步下垂，这些征象进展为更突出的颈阔肌索条。

颈部的斜面（而不是呈凹陷角度）内可能包含了淤积的颈阔肌前和颈阔肌下脂肪。

颏下部位的膨隆可以通过进行保守的颈阔肌前和（或）颈阔肌下脂肪的塑形手术加以改善，但这并不能掩饰颌下腺的下垂。

下颌骨下方、颈部侧面的臃肿可能是颌下腺下垂引起的，这可以通过腺体切除或悬吊得到改善。

患者进行其他的面部美容手术可能会导致未经处理的颌下腺下垂更为明显。

操作步骤

在过去的十多年，我们通过经静脉镇静术而不是气管插管、肌松药和全身麻醉来进行美容手术，在颈阔肌前和颈阔肌下脂肪塑形术中，这个方法被证明特别有效。然而，进行颌下腺悬吊手术时，全身麻醉更为合适，至少首次手术时是这样。

常规进行口腔碘伏消毒，口腔内局部麻醉。经由颏下皮肤皱襞后一个不明显的 3.5cm 的切口进入，到达颈阔肌层次。仔细做耳廓前、耳廓后部位的除皱术切口，到达面部和颈部的侧面。这样，下颌骨的下界清晰可见，而且这样的操作可以进行直视下的颈部脂肪切除术。

与面颊部的支持韧带相似，颈部的韧带使得软组织得到支持悬吊。下颌骨韧带使得表面的皮肤贴附于下颌骨下部，在年长患者的面部，下颌骨韧带还有助于鉴别颏的下部；耳前部位的薄层面部支持结构是颈阔肌 - 耳韧带，它将颈阔肌后上部固定在皮肤上；在前部，皮肤通过前部颈阔肌 - 皮肤韧带固定在表浅肌肉筋膜系统（SMAS）和颈阔肌上。这些韧带在老化过程中起着限制颈部皮肤软组织下垂的作用，而在颈部年轻化手术中，可以将这些韧带切断，以利于皮肤的适当重置固定。

SMAS悬吊术/颈阔肌折叠术

通过一个颏下的横行切口对颈阔肌前部进行处理（图22.1）。将颏下的皮肤连同一层平滑连续的邻近脂肪向下剥离至环状软骨水平。为了改善颈阔肌"条索样"畸形，在肌肉边缘将其从深部的颈阔肌下脂肪和二腹肌前腹上游离下来；用镊子夹持颈阔肌边缘并将它们从两侧汇集到中线，然后切除多余的组织（如下所述）；先间断缝合，然后从下至上的连续缝合，将肌肉边缘缝合在一起。

在颈下部松解颈阔肌，然后将其重置，形成一个更深、更美观的颈颏角。如果将颈阔肌向尾端（下端）松解或切除过多，可能会使肌肉在颌下腺表面形成"窗户遮阳篷"样的畸形外观，而且可能造成颈阔肌失神经损伤，导致下唇运动功能障碍。

颈阔肌下脂肪塑形

颈阔肌下脂肪对颈颏角膨隆发挥重要作用。颈阔肌下脂肪的情况具有典型的遗传特征，但是对于某些患者来说，其颈阔肌的情况也是全身脂肪状态的一个体现。对于某些患者来说，中线部位的颈阔肌下脂肪突出是颈面部衰老的最突出的可见体征，这些患者可以仅通过一个颏下切口进行颈阔肌下脂肪的保守切除塑形和颈阔肌成形术得到改善，我们发现对一些相对年轻的患者尤其如此。尽管颏下切口可以在颈部内侧（中部）提供很好的暴露，但是在多数年老的患者，颈部中央以外的部位仍需要进行颈部侧面的切口和处理。对颈阔肌前（浅面）脂肪的吸脂手术必须保守进行，因为很容易造成吸脂过度，而且特别难以修复。

我们发现如果患者皮肤弹性良好，可以通过小切口暴露所有需要进行手术的部位，所以我们经常采用短瘢痕（小切口）技术。

通常我们在确定好颈阔肌的最终位置后，再进行颈阔肌前脂肪的切除，以避免脂肪切除范围扩大至下颌缘之上及面部。如果发生了这种情况，面部的轮廓畸形可能很明显。

在颈部垂直中线上掀起颈阔肌，可以看到深部的颈阔肌下脂肪，位于颈阔肌和二腹肌前腹之间，使用电刀或剪刀将这些脂肪进行保守的部分切除。一些医师感觉在做颈部和面部提拉术时，开放或者闭合的吸脂技术很有用处，而我们很有选择性地使用吸脂术。残存的脂肪小球可以在直视下使用一个单孔的扁平的吸脂管吸除，但我们推荐使用剪刀直接进行脂肪塑形。一些作者建议，如果仍存在局部饱满，可以切除二腹肌前腹，但我们认为这可能会导致过度矫正的外观（凹陷），故不采用此法。

颌下腺悬吊和切除

在肌性和筋膜支持结构松弛变弱后，腺体会进一步下垂，表现为下颌下部位的饱满。在除皱术中进行SMAS折叠或颈阔肌悬吊可以间接改善这种饱满，但是这些重新建立面部支持的技术没有得到长期有效的证明。事实上，在对颈阔肌、颈部脂肪、松弛的皮肤进行各种外科处理后，颌下腺下垂经常持续存在。与直觉相反，在颌下腺下垂的患者，加固腺体表面覆盖的组织可能会导致畸形更加明显，而这些患者也许适合进行颌下腺悬吊或切除。

与前面相似，仍采用一个颏下切口，沿颈阔肌深面剥离，术前标出颌下腺的位置。这样，医师可以直视颌下腺的包膜。在腺体包膜的前、下部做一个平行于下颌骨体的1.5cm长的切口，小心地在包膜内围绕腺体剥离下部和外侧的粘连，使得腺体在包膜内游离。插入一个钝性钳子，直至到达下颌骨下缘，然后沿下

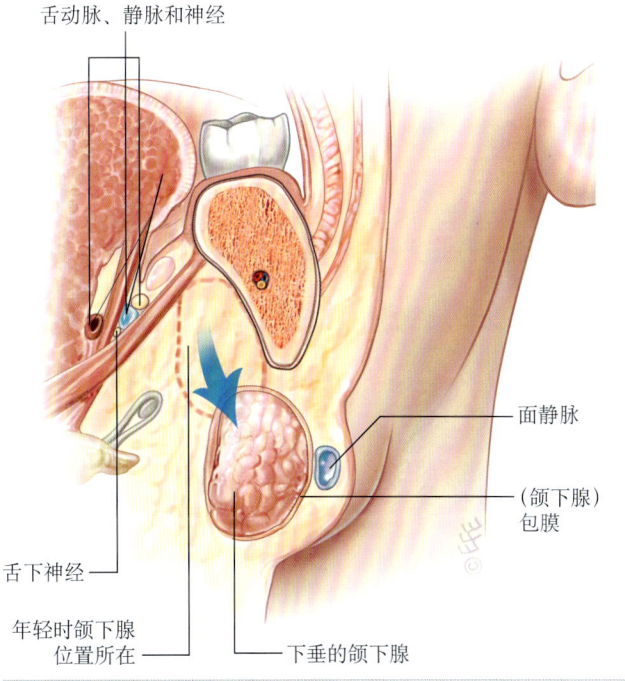

图22.1 冠状图示颌下腺周围重要解剖关系和结构。注意，随着年龄会出现颌下腺的下垂。（Redrawn from Aesthetic Surgery Journal, Patrick K. Sullivan, M. Brandon Freeman and Scott Schmidt. Contouring the aging neck with submandibular gland suspension July – August 2006. With permission from Elsevier.）

颌骨的舌侧，在骨膜下层次前行，直至口腔黏膜被钳子尖端顶起，在顶起的部位用 15 号手术刀片仔细做一长 2~3mm 的切口，将器械（钳子）尖端插入口腔，夹住一条 2-0 缝线并后退，从颈部切口引出（图 22.2）。

然后，仍在颌下腺包膜内，但在腺体侧面做第二次穿越，这次穿越的骨膜隧道平行于之前的隧道，在其前面 3cm，夹住 2-0 缝线的另外一端，将缝线拉至颈部（图 22.3）。将缝线的两端向头侧收紧，适中的拉力确保向骨膜足够的机械悬吊，为腺体提供支持力量（图 22.4）。这是骨膜粘连区域。手指用轻柔压力收紧缝线，将颌下腺提拉至二腹肌后腹、下颌骨下缘的水平，然后稳妥打结，将颌下腺的悬吊位置固定住（图 22.5）。

达到上述持久的悬吊后，使用不可吸收缝线将切开的腺体包膜叠瓦样缝合，在下方加固悬吊效果。确认止血完善后使用铬缝线缝合口腔内切口。分层闭合颏下切口和除皱手术切口，最后是连续的尼龙细缝线缝合。清洁并包扎伤口。

术后处理

颈部年轻化手术的术后处理在手术室中即开始进行，包括静脉镇静术后苏醒顺利，血压正常，无咳嗽及干呕。术中严格止血和术后患者严格遵守医师嘱托的活动指导原则有助于降低血肿的风险。应该指导患者睡眠时呈头高位，颈部轻度伸展大约呈 95°。为此，鼓励患者睡眠时在头部下方放置一个楔形枕头。术后应给予患者非甾体抗炎药和抗凝血药物至少一个星期。最重要的是，确保医师和患者之间交流良好，以达到更好的配合和效果。

并发症

我们发现，颈部年轻化手术后并发症的发生率很

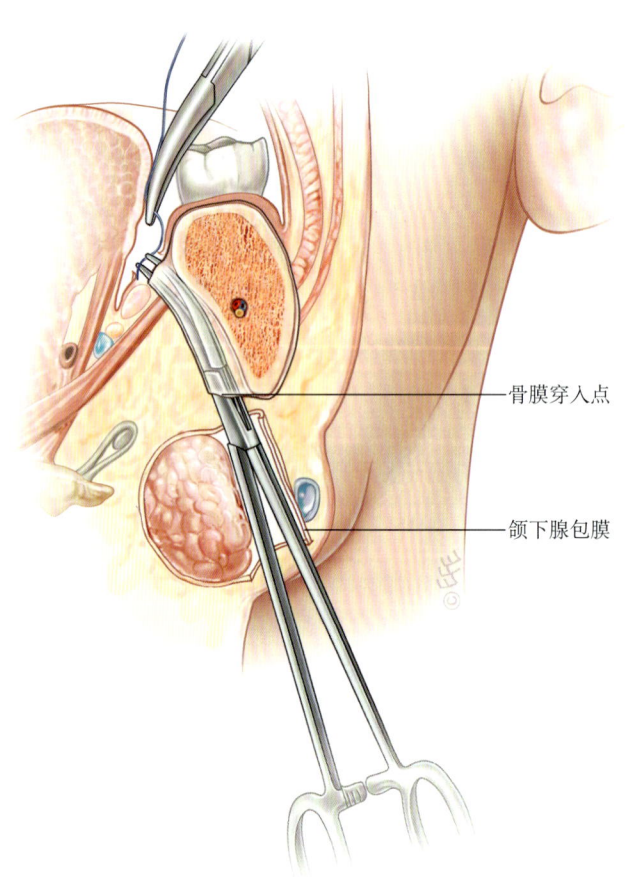

图 22.2　第一条穿越下颌骨舌侧黏膜和下颌骨骨膜下隧道的缝线，颌下腺包膜呈头-尾方向。（Redrawn from Aesthetic Surgery Journal, Patrick K. Sullivan, M. Brandon Freeman and Scott Schmidt. Contouring the aging neck with submandibular gland suspension July – August 2006. With permission from Elsevier.）

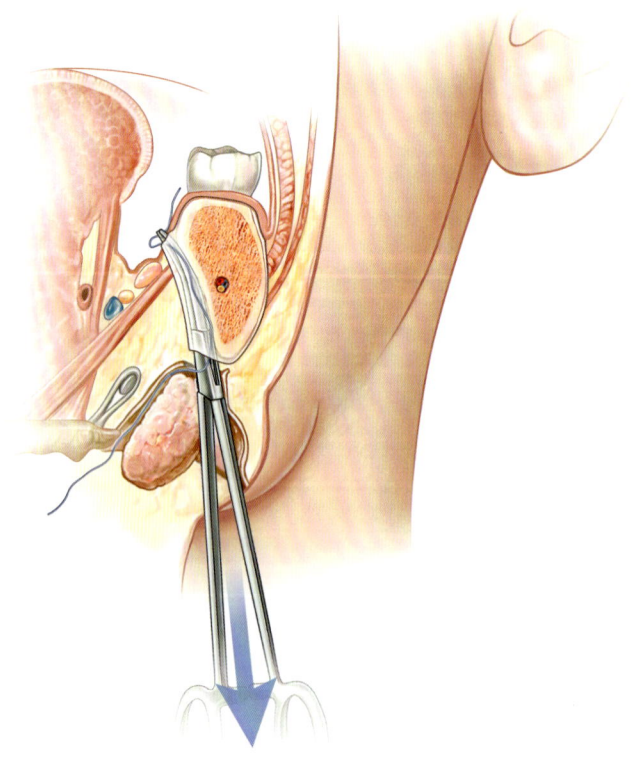

图 22.3　在第一条隧道前面 3cm 的下颌骨处形成第二条骨膜下隧道，将口腔内缝线的另外一端经隧道向尾侧拉至颈部，形成附着于骨膜上的"悬吊弧"或"悬吊区域"。（Redrawn from Aesthetic Surgery Journal, Patrick K. Sullivan, M. Brandon Freeman and Scott Schmidt. Contouring the aging neck with submandibular gland suspension July – August 2006. With permission from Elsevier.）

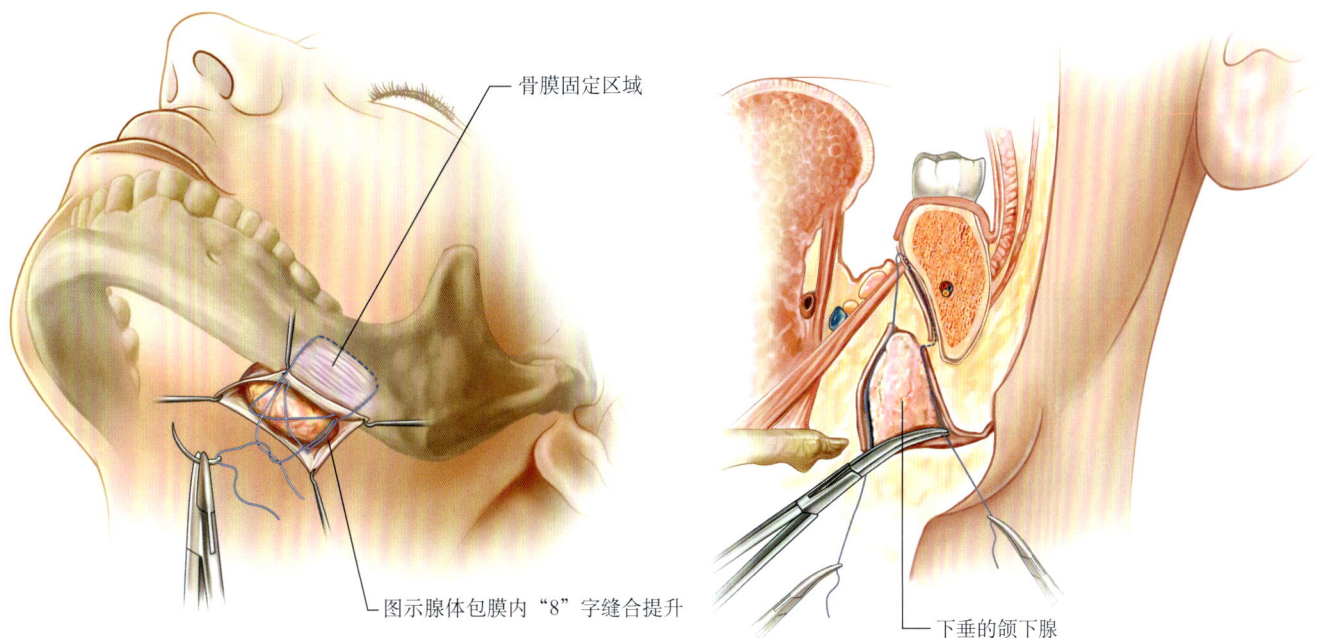

图22.4 斜位图示位于下颌骨舌侧、前方和后方的两条隧道。（Redrawn from Aesthetic Surgery Journal, Patrick K. Sullivan, M. Brandon Freeman and Scott Schmidt. Contouring the aging neck with submandibular gland suspension July – August 2006. With permission from Elsevier.）

图22.5 收紧缝线，将颌下腺提升至年轻时的非下垂位置。（Redrawn from Aesthetic Surgery Journal, Patrick K. Sullivan, M. Brandon Freeman and Scott Schmidt. Contouring the aging neck with submandibular gland suspension July – August 2006. With permission from Elsevier.）

低，总体低于除皱术后的并发症。尽管我们在除皱术后遇到过术后血肿，但是在颌下腺塑形或悬吊术后没有遇到过。有两例颌下腺部分切除塑形的病例发生了术中出血，通过使用止血钳和（或）结扎出血的血管得到了控制。我们极其注意出血问题，务必确认术区干燥无活动出血后才闭合伤口，因为术后出血必须避免。这也是我们对于下垂的颌下腺进行悬吊或其他处理方式不断探索的原因。对颌下腺进行悬吊处理不会增加血肿的风险，因为腺体和其中的血管没有被切断和损伤。

尽管并发症很少见，但是一旦出现必须及早处理，包括发现血肿后进行引流。血肿的处理包括引流和穿刺吸引。如果出现感染，经静脉给予覆盖皮肤菌群的抗生素，如果需要同时进行引流。我们在围术期给予患者抗生素，没有发现感染问题。最后，皮肤坏死很少见，如果出现，则应给予局部外用抗生素，以防止重叠感染。

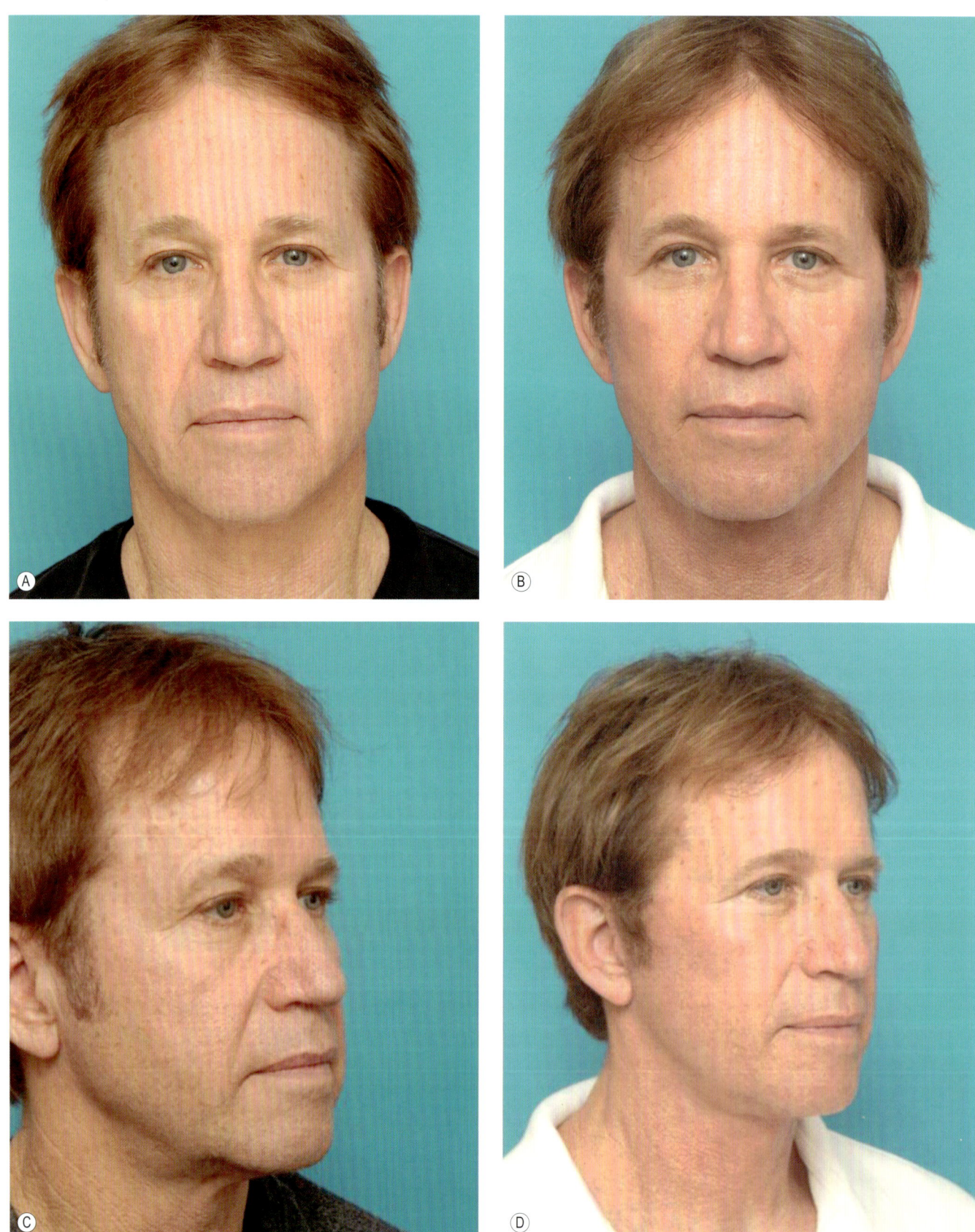

图 22.6 患者，男性，59 岁。颌下腺下垂，接受颌下腺悬吊术。A，术前照片，正位；B，术后照片，正位；C，术前照片，斜位；D，术后照片，斜位。

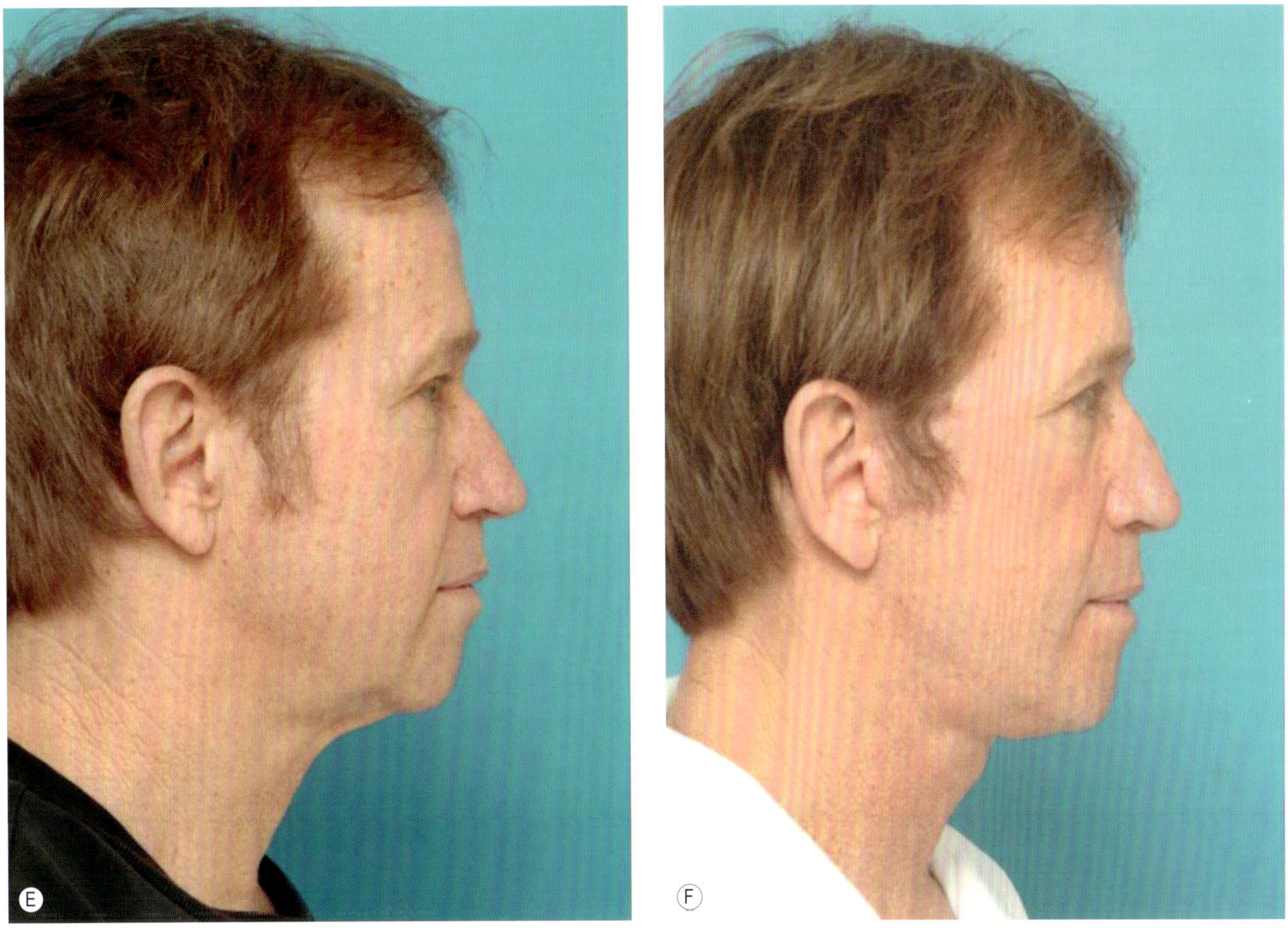

图 22.6 续 E，术前照片，侧位；F，术后照片，侧位。（Redrawn from Aesthetic Surgery Journal, Patrick K. Sullivan, M. Brandon Freeman and Scott Schmidt. Contouring the aging neck with submandibular gland suspension July – August 2006. With permission from Elsevier.）

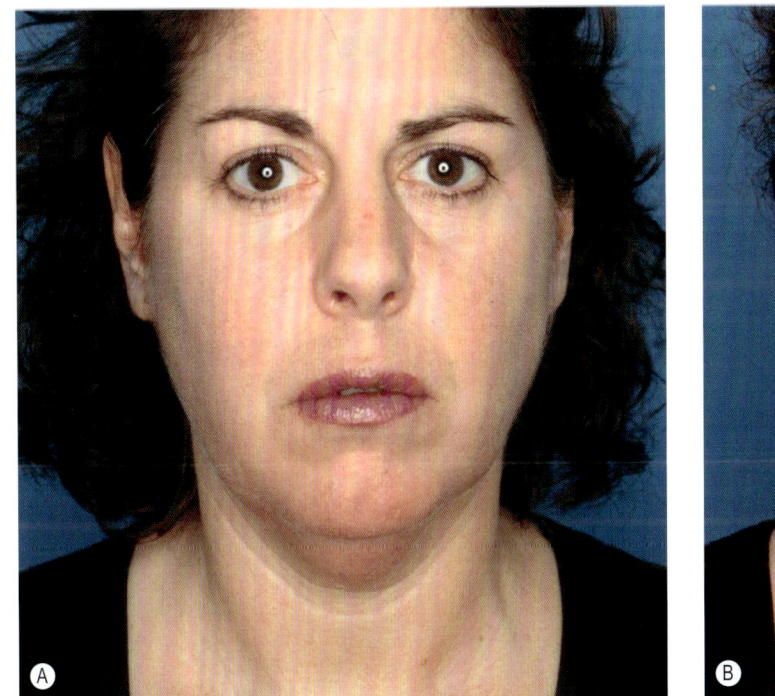
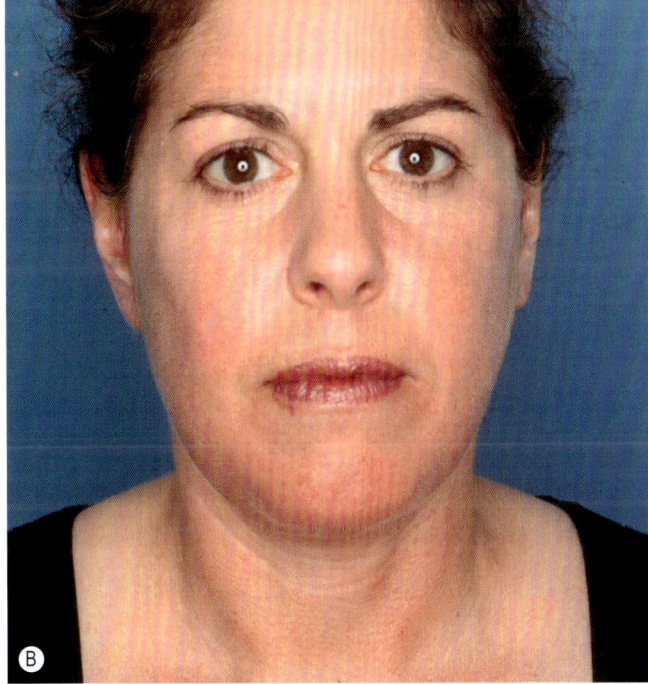

图 22.7 患者，女性，43 岁，接受颈阔肌前和颈阔肌下脂肪塑形手术，没有进行颌下腺塑形。A，（女性前后位术前）术前照片，正位；B，（女性前后位术后）术后照片，正位。

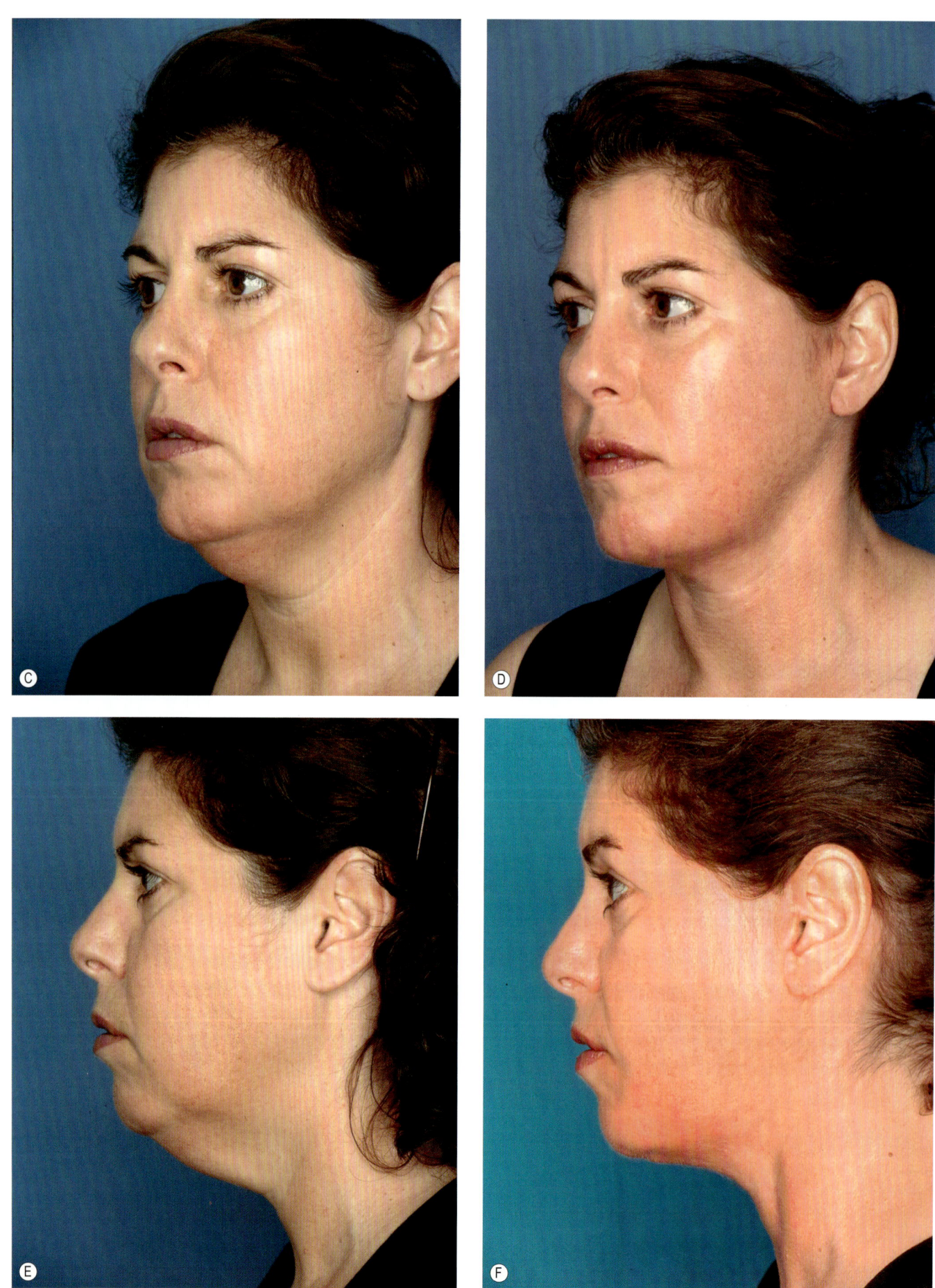

图 22.7 续　C，（女性斜位术前）术前照片，斜位；D，（女性斜位术后）术后照片，斜位；E，（女性侧位术前）术前照片，侧位；F，（女性侧位术后）术后照片，侧位。

手术心得及教训

为了美容目的而切除颌下腺是一个有争议的话题，手术操作在技术上也是具有挑战性的。批评的意见包括颌下腺切除术有损伤神经的风险。SMAS 除皱术在发展的早期也被批评为"损伤面神经的潜在风险太大"。多篇独立的研究报道了面神经的走行规律，在改进面部年轻化手术术式过程中，这些报道使得 SMAS 术式被广泛接受。有学者进行类似的、描述颌下腺与周边神经解剖关系的研究并将结果加以报道，但是令人惊讶的是，这并没有解决上述争议。颌下腺部位的神经（除了自主神经丛）均位于腺体包膜之外，因此报道的切除颌下腺的并发症发生率很低。de Pina 和 Quinta 报道了 8 例患者，尽管有的没有采用除皱切口，而是采用直接切口来暴露颌下腺，均未发生损伤神经的并发症，也没有发生腮腺瘘。我们在采用颏下切口术式时也没有出现过神经损伤和腮腺瘘。

颌下腺极其包膜的悬吊术可能对存在轻度颌下腺饱满的患者有用，但我们没有使用此术式来处理那些严重的颌下腺下垂，这些患者也许更适合接受颌下腺部分切除。由内缘至外侧暴露颌下腺并从下缘进入其包膜，使得可以从尾端暴露颌下腺腺体，这样可以最大限度地避开面神经下颌缘支。因为路径受限，从某种程度上说，通过颏下切口到达颌下腺在技术上很困难。由于腺体内血管存在变异以及可能发生术后血肿，使得颌下腺切除术备受批评。这也警示了我们，因此我们一直致力于采用悬吊术和其他方法来处理颌下腺下垂。

手术步骤小结

1. 准确收集病史并进行体格检查，包括术前照片。
2. 为需要处理的问题选择合适的术式。
3. 使用 Betadine 进行口腔准备，进行口腔内下颌神经阻滞麻醉。
4. 局部浸润麻醉后，做侧面的耳前和耳后除皱切口以及 3.5cm 长的颏下切口以到达颈部。
5. 然后，向下潜行剥离颏下皮肤（瓣）至环状软骨水平。
6. 在中线处分开颈阔肌，将其从其深部的颈阔肌下脂肪和二腹肌前腹上游离。
7. 用剪刀剪除颈阔肌下脂肪以改善颈颌部膨隆。
8. 暴露颌下腺，沿前下方在其包膜上作一 1.5cm 切口，在包膜内游离腺体。
9. 将一钝性的钳子沿下颌骨舌侧、骨膜下层次插入，通过一个 2～3mm 的切口插入口腔。
10. 用钳子尖端夹住一条 2-0 缝线，将其拉出至颈部切口外。
11. 在颌下腺的外侧形成第二条通道（经下颌骨舌侧骨膜下），将 2-0 缝线的另外一端拉出至颈部，收紧缝线，将颌下腺的位置提升并固定。
12. 将切开的腺体包膜从下面用不可吸收缝线进行叠瓦样缝合，加固悬吊效果。
13. 使用铬线缝合口腔内切口。
14. 将两侧颈阔肌汇聚至中线，切除多余的组织，然后将两侧颈阔肌内缘间断或连续缝合在一起。
15. 分层缝合颏下切口及（耳前和耳后）除皱切口，最后用尼龙细线连续缝合。
16. 清洁伤口，使用薄层枯草杆菌肽，包扎。
17. 术中严格止血及术后预防高血压以避免发生并发症或降低其风险。
18. 严格和真实的术后随诊及评估。

（尤维涛 译）

拓展阅读

Baker DC. Face lift with submandibular gland and digastric muscle resection: radical neck rhytidectomy. Aesthetic Surg J 2006;26: 85–92.

Codner MC, Nahai F. Submandibular gland I: an anatomic evaluation and surgical approach to submandibular gland resection for facial rejuvenation. Discussion. Plast Reconstr Surg 2003;112(4): 1155–1156.

de Pina DP, Quinta WC. Aesthetic resection of the submandibular salivary gland. Plast Reconstr Surg 1991;5:779.

Feldman JJ. Corset platysmaplasty. Plast Reconstr Surg 1990;85: 333.

Gardetto A, Dabernig J, Rainer C, Piegger J, Piza-Katzer H, Fritsch H. Does a superficial musculoaponeurotic system exist in the neck? An anatomic study by the tissue plastination technique. Plast Reconstr Surg 2003;111(2):664–672.

Goddio AS. Skin retraction following suction lipectomy by treatment site: a study of 500 procedures in 458 selected subjects. Plast Reconstr Surg 1991;87(1):66–75.

Ramirez OM. Comprehensive approach to rejuvenation of the neck. Facial Plast Surg 2001;17:129.

Singer DP, Sullivan PK. Submandibular gland I: an anatomic evaluation and surgical approach to submandibular gland resection for facial rejuvenation. Plast Reconstr Surg 2003;112(4):1150–1154.

Sullivan PK, Freeman MB, Schmidt S. Contouring the aging neck with submandibular gland suspension. Aesthet Surg J 2006; 26(4):465–471.

Zins JE, Fardo D. The "anterior-only" approach to neck rejuvenation: an alternative to facelift surgery. Plast Reconstr Surg 2005;115(6):1761–1768.

第5部分
眉成形术

第5部分：眉成形术

第23章

非内镜小切口眉提升术

见DVD

Richard Warren

历史

作为开放式冠状提眉术的改进，多种通过短切口或隐蔽切口上提眉复合体的技术已被设计出。可以在不同的部位单纯去除皮肤，包括前发际、前额皱纹及眉旁区域。眉固定技术可通过睑成形切口达到软组织固定于骨膜上。1996年，Vasconez 和 Isse 独立发表了小切口内镜技术。还是1996年，Knize 发表了短切口额部提升术，通过颞部切口做眶缘松解及在颞深、浅筋膜间做软组织充填。

不过，这些方法都有缺陷，特别是冠状提眉术采用的长切口，患者很难接受。长时间的麻木和瘢痕秃发常见。尽管有些患者能接受皮肤入路留下的瘢痕，但是大部分患者是不能接受的。已证明眉固定术并不适用，特别是对于活动性大的皮肤组织。同样，Knize 的术式在某些病例中取得了成功，但在某些病例却相反——有可能是因为固定时方向略偏所致（图23.1）。

从外科学角度来看，内镜提眉术是个很好的选择。这种术式只会带来微小切口、微小感觉改变，仅有少量毛发缺失，甚至无毛发缺失。大量作者通过测量眉提升的程度证实了内镜提眉手术的成功。尽管在内外眦之间的效果很明显，但眉外侧尾部的效果却不是很肯定。图23.2至图23.4证明了这一问题。

对于这样的病例，唯一真正的问题是眉外侧的下垂。不幸的是，尽管进行了软组织的彻底松解、两点固定且早期眉的位置极佳，但外侧眉还是会在一个相当短的时间后就下垂了。这是个一个备受争议的缺陷，因为有魅力的眉一般是内侧低，而外侧抬高，而随着衰老进展，外侧的尾部就开始下垂了。

本章中短小切口提眉技术被称为"改良的外侧眉提升术"，并且针对其他各种技术遇到的问题做了改进。这是一个混合术式，通过颞顶线上的小切口（类

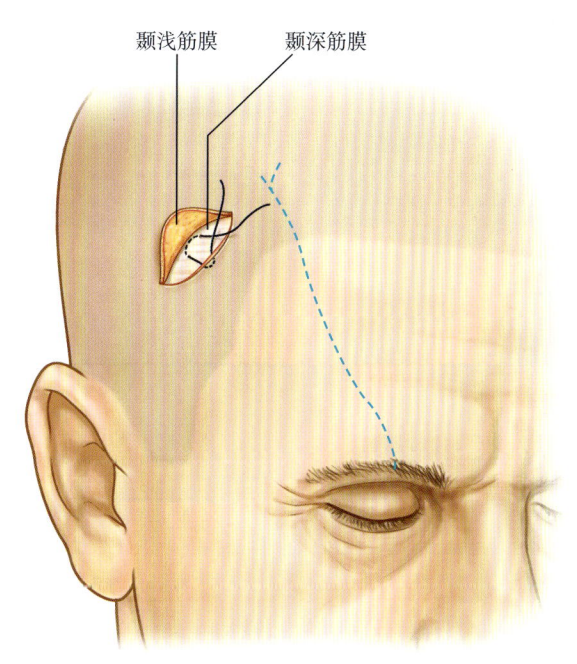

图23.1 Knize 术式。

似于 Knize 术式，但更高些），在眼眶的上侧和外侧进行充分的松解（类似用于眉头的技术），通过切除有限的头皮来固定（类似冠状提升），并将颞浅筋膜缝合于颞深筋膜（类似内镜提眉）。皱眉肌的处理可能用内镜从上方或通过睑成形术切口从下方进行，或者单纯使用肉毒素。

体格检查

眶周区域是面部最复杂的美容单位。多种变量相互作用，影响到眶部复合体的年龄显示和魅力程度。

- 眼眶：眼眶的大小和形状、眶上缘水平以及眼球在眶内相对突出的程度。
- 头发：头发的粗细、颜色和发际线水平。

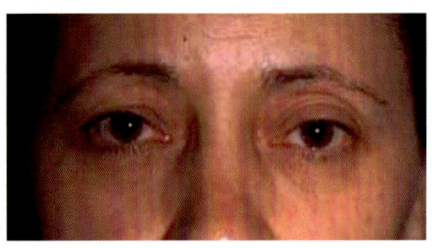

图 23.2　术前。

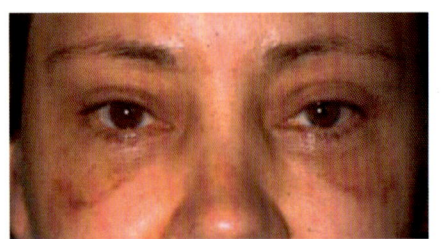

图 23.3　术后两周。

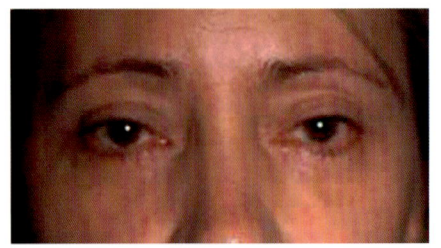

图 23.4　术后 3 个月。

- 前额皮肤：前额横行皱纹的数量和深度以及皱眉纹的深度。
- 眉：眉的密度和颜色，眉相对于眶上缘和上睑沟的位置，眉内外侧之间相对高度，以及眉弧的形状。
- 上眼睑：眼睑的水平（正常、下垂或后缩）、上睑沟上方软组织的饱满度，以及睫毛和上睑沟间可见的重睑的宽度。
- 肌肉：紧张和放松时额肌、眼轮匝肌和皱眉肌复合体（皱眉肌、降眉肌及眉间降肌）的弹性。
- 对称性：眼眶的大小、形状和位置、眉的水平以及上睑水平。

对于很多外科医师，一个难以回答的问题是："谁需要提眉？"在一些病例，这很明显，但在许多病例却不那么明确。传统的观点是眉应位于或高于眶缘。大多数病例的确如此，但这一理论仍然显得太过片面。

许多不同领域的学者，包括美容专家、解剖学家和整形医师都曾试图定义眉复合体的理想形状和位置。

Gunter 总结并得出结论：美学理想必须结合性别、种族、眼眶形状、眼睛突出度及面部比例来考虑。在当代"理想眉"的常规描述中，最具代表性的包括以下几项（图 23.5）：

1. 眉内侧应位于或低于眶上缘水平。
2. 眉内侧边界应在内眦上方。
3. 眉应轻微上升，在向外侧端 2/3 的位置有一个轻柔的峰，而且这峰通常在角膜外缘的上方。
4. 眉的外侧尾部应高于内侧头。
5. 男性的眉应略低并且峰小些。

Gunter 还观察到眉和鼻颧褶构成了一个卵圆形的结构，瞳孔在卵圆形的中心。如果从瞳孔中点到眉的距离缩小，则眉看起来就过低了（图 23.6）。

从睫毛线到上睑沟之间可见的眼睑部分应大约是从睫毛线到眉的 1/3，且不应大于 1/2（图 23.7）。

随着年龄的增长，这一区域内的软组织将发生巨大的改变，周围是最稳定的结构，即眶上缘。上睑沟上方的脂肪萎缩，导致老年人眼睛看起来"空洞"。上睑皮肤变松弛并且下垂。额部皮肤逐渐出现横纹（额肌的影响）和纵纹（皱眉肌的影响）。眉复合体（特别是外侧）下垂。有时候，这画面还伴随老年性上睑下垂的烦恼。相应地，患者会经常抬眉。

通过手术能收紧松弛的眼睑皮肤（睑成形术），增加上睑沟上方的饱满度（脂肪移植），上提眼睑复合体（提眉术）或提高眼睑水平（下垂矫正）。应用这些操作中的一个或几个，我们能够改变可视上睑与眉高间

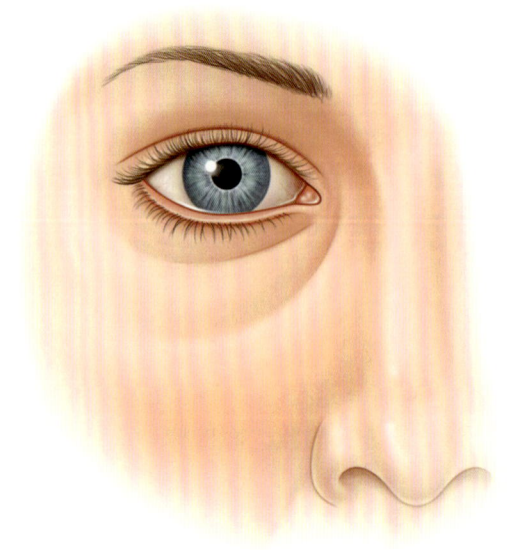

图 23.5　理想的女性眉。

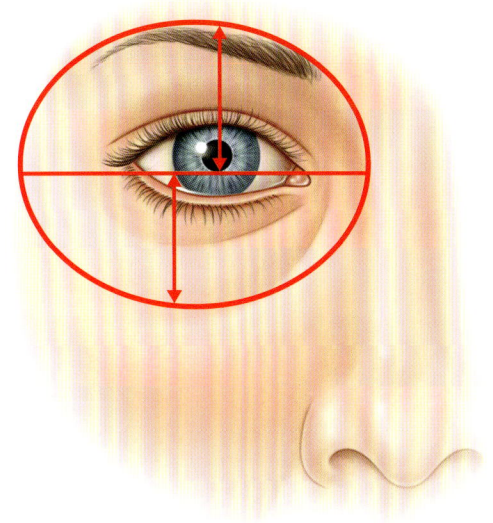

图 23.6　Gunter 的卵圆形。

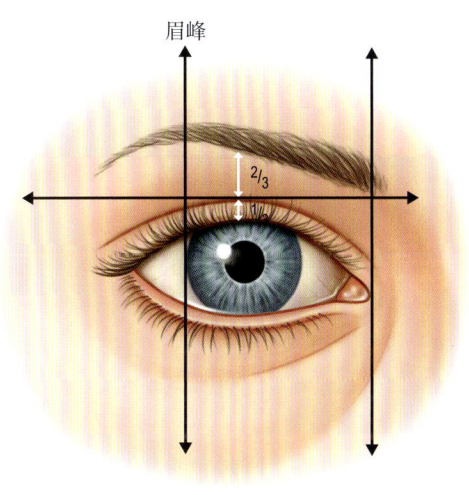

图 23.7　女性眉和眼睑理想的相对关系。

的比例、眶周卵圆形的形状，以及眉自身的形状。因此，眉的实际高度只是许多重要变量之一。

解剖

如果采用皮肤入路来进行眉提升术，那么皮肤以下的解剖学就几乎无用了，因为手术其实只达到皮肤的深度。但是如果准备从较深的平面移动眉软组织，则精细的解剖学知识就极为重要了。

颞嵴是一条可触及的线，分隔颞窝与颞肌由额骨的前额部分开始的起点。这是一个横行的区域，颞深筋膜从这里覆盖颞肌并向内侧延续为额骨骨膜。再浅些，则是颞浅筋膜，向内侧延续，跨越前额，成为帽状腱膜。这些层次都沿着颞顶线在一个支持区与骨结合（Knize），又称颞上隔（Moss 等）。束缚纤维接近眶缘时变得更为强劲及粘连，粘连带增宽成为眶韧带（Knize），又称颞韧带的黏附（Moss 等）。内侧通过眶上缘还有从帽状腱膜到骨的连接（眶上韧带的黏附）。

轮匝肌保留韧带也是可见的，完全包围眼眶，将眼轮匝肌黏附在眶缘上。在外侧，这种附着增宽，成为眶外侧增厚的部分（图 23.8）。

帽状腱膜分成深、浅两部分，包绕额肌。当到达眶缘，深部再分成 3 部分：第 1 部分在额肌下方并覆盖帽状腱膜脂肪垫，第 2 部分形成帽状腱膜脂肪垫的

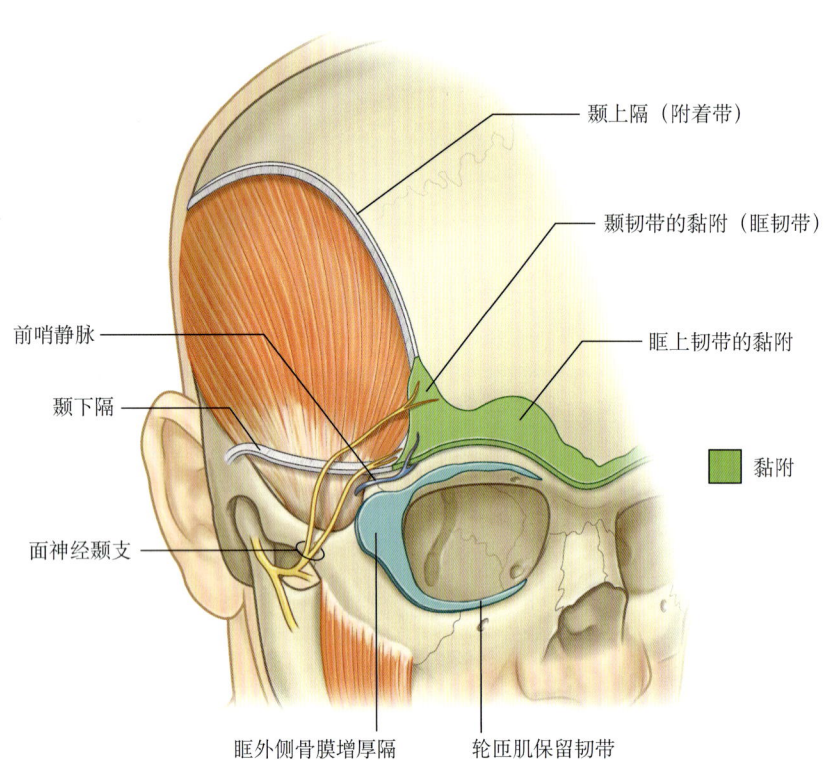

图 23.8 眶周面部结构。

底，第 3 层系于骨（在眶上韧带的黏附处）。眉的软组织（皮肤、轮匝肌和帽状腱膜脂肪垫）在由最深的两层帽状腱膜形成的滑动层上移动（图 23.9）。

实际上，外侧眉上提的最有效策略是只将移动的软组织复位。矛盾的是，传统的外科路径深达帽状腱膜或骨膜，因为用了相对不移动的结构来转移其上方的移动的软组织，而使得外科医师的手术效果显得很机械，这是此种传统术式的缺陷所在。

在外侧，额肌分散，帽状腱膜脂肪垫可能与眶隔前脂肪（ROOF 或轮匝肌后脂肪）分隔或不分隔，这取决于帽状腱膜在眶缘的表现。Knize 曾推测，帽状腱膜脂肪与眶隔前脂肪的连续性造成了一定人群的外侧眉下垂（图 23.10）。

眉的水平是肌肉和重力降低眉的结果，额肌是唯一与之抗衡的上提的力量。

额肌的提升作用主要传递到眉的内侧和中部，到外眦上方减弱，到眉尾上方则无。这就是外侧眉下垂的起因（图 23.11）。

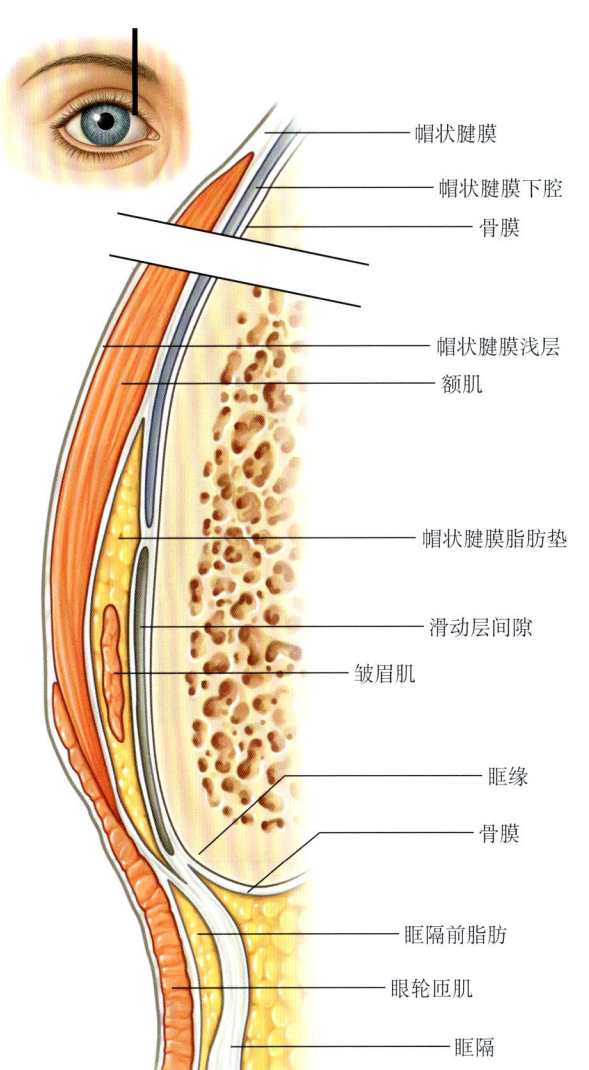

图 23.9　帽状腱膜的层次与周围结构的关系。白色显示帽状腱膜，紫色区域（GPS）是滑动层。两大块粉色的肌肉是额肌（上面的，FM）和眼轮匝肌（OOM），小块肌肉（CSM-T）是皱眉肌。GFP，帽状腱膜脂肪垫。

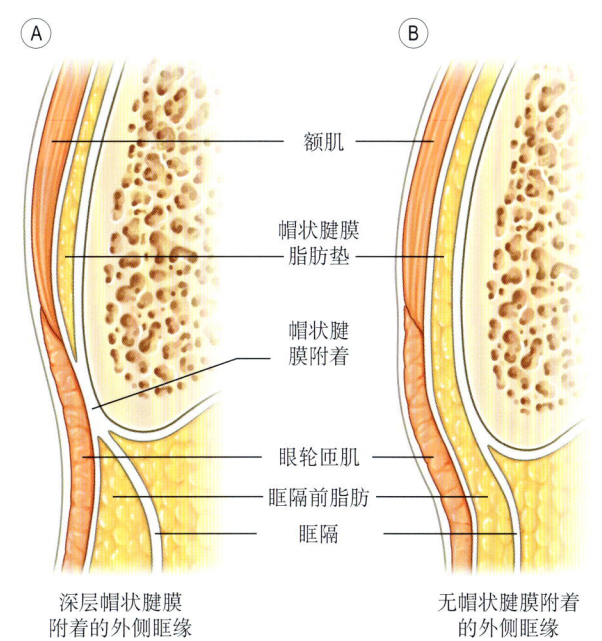

图 23.10　有帽状腱膜附着的外眶缘和无帽状腱膜附着的外眶缘。

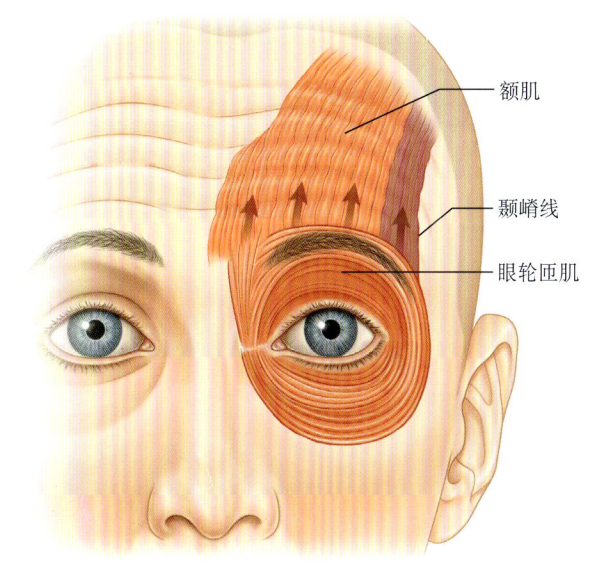

图 23.11　额肌的动作。

在内侧，数块降低眉的肌肉起于骨并插入到软组织中：皱眉肌、降眉肌和眉间降肌（图23.12）。

眶周区域的神经包括面神经颞支（第Ⅶ脑神经）（图23.14）和数支感觉神经（图23.15）。

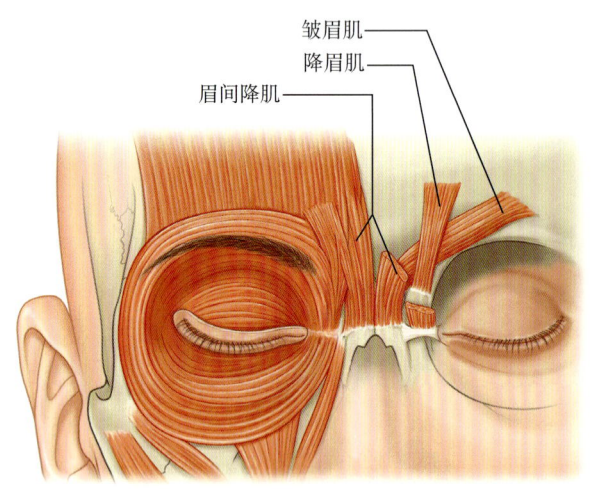

图 23.12　内侧眉的肌性降低。

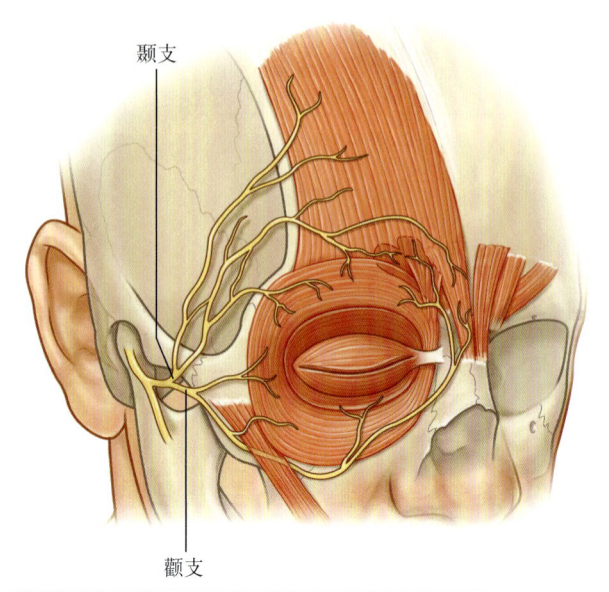

图 23.14　面神经分支。

在外侧，眼轮匝肌像括约肌样，将眉尾向下拉（图23.12）。

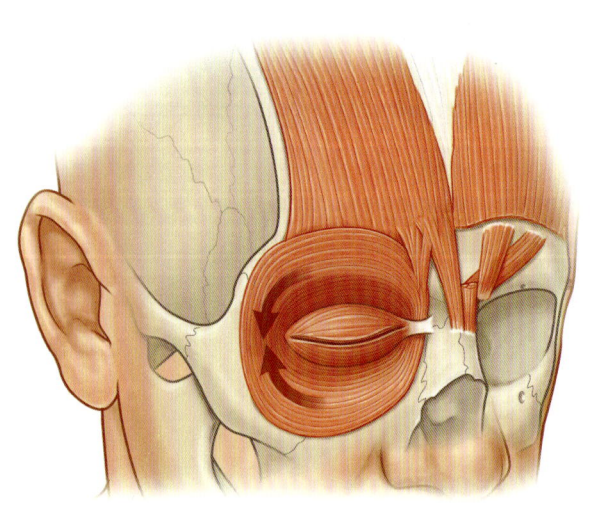

图 23.13　眼轮匝肌的外侧收缩作用。

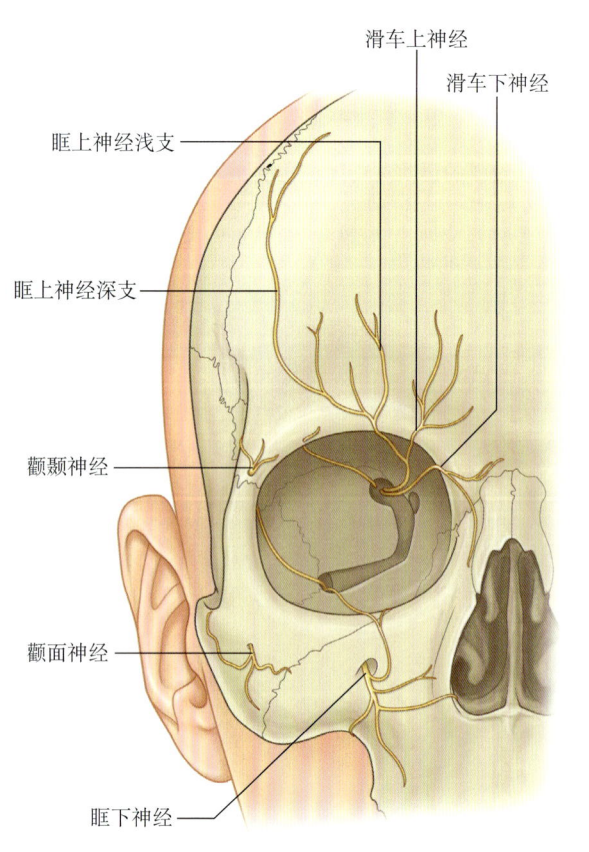

图 23.15　感觉神经。

眶上神经可经眶缘的缺口或眶缘上的小孔走行。这是重要的解剖变异，这样盲视下剥离可能会伤到经由眶上孔穿出的神经。因此，在剥离眶上缘区域时，对这一区域的可视化暴露是很重要的。

眶上神经深支

眶上神经分为两支。浅部走行于额肌浅层，支配前额正中。其余的头皮和头顶部由向外侧走行于骨膜和帽状腱膜之间的深支支配。Knize 描述了眶上神经深支的解剖。它可以是单支、双支或三支。在所有情况中，深支均走行于可触及的颞嵴线内侧 5～15mm 的一个宽约 1cm 的条带中（图 23.16）。

得见，标记前哨静脉（内侧颧颞静脉）（图 23.17 中的"X"）。描出面神经颞支的预期走行——跨过颧弓的中 1/3，走向前哨静脉的上内侧。然后标记眶上神经深支和浅支的预期走行。标记希望牵拉的向量。尽管对这些技术都有描述，但专门的方法常常更有用。用这种方法，计划的向量通常比传统描述中的更垂直些。

手术在全麻或局麻加镇静下进行。在计划的切口及眶缘周围注射加入肾上腺素的局麻药。在所计划切口的上方剃去约 1cm 宽的条状头发（图 23.18），切口平行于毛囊，然后从其下方的帽状腱膜和颞浅筋膜上掀起一条宽约 1cm 的皮肤，并向后牵拉。这块皮肤可以现在切除或过后切除。

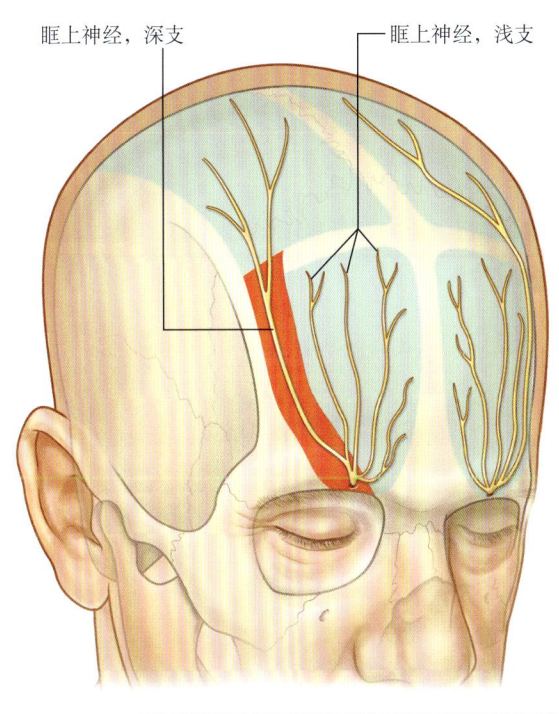

图 23.16 眶上神经深支。

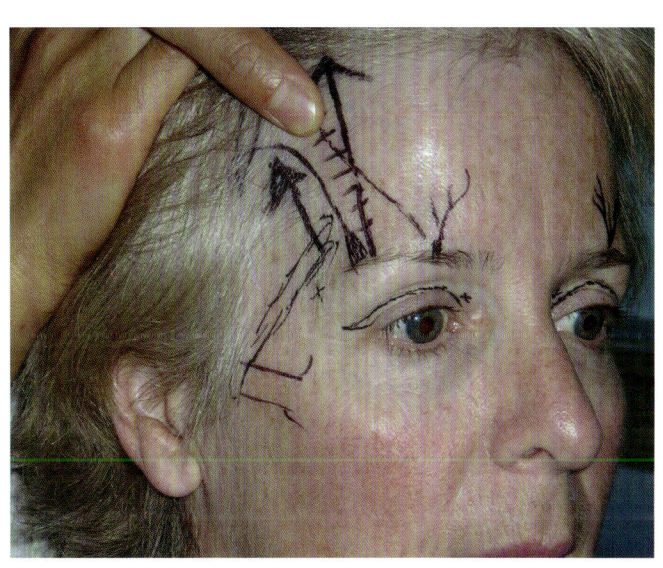

图 23.17 术前标记。

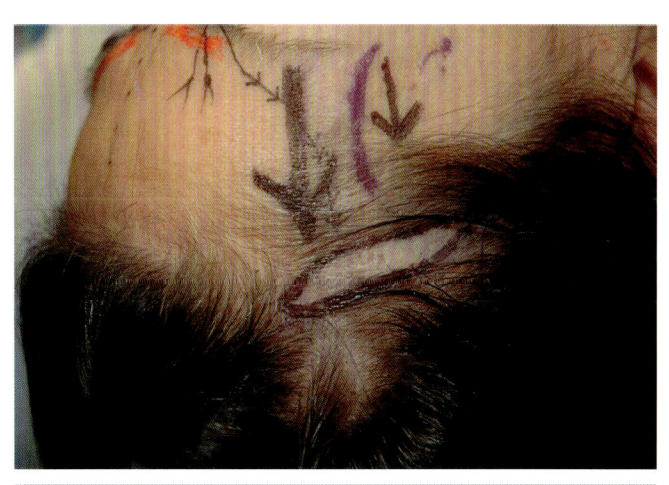

图 23.18 计划的切口位置。

手术步骤

术前计划将决定需要做哪些手术操作。患者的老照片通常会有所帮助。年龄总是导致外侧眉下垂的原因。而同时也会有眉中部或内侧的下垂或睑沟上脂肪过多或缺乏。还有可能出现上睑沟的空洞，或松弛的皮肤使上睑沟不明显。应考虑所有这些变量与眉水平的关系。还应评估皱眉肌的功能。

应让患者处于直立位进行术前标记。要求患者咬牙使颞肌可触及，这有助于描出颞嵴并标记。如果看

然后进入切口外侧部分，用剪刀通过颞浅筋膜到达颞深筋膜剥离（图 23.19），即在预期的眶上神经深支的外侧进行剥离。然后，应用头灯或光源拉钩在直视下剥离。确认前哨静脉，作为其上的面神经分支的标记。如果剥离一直深达颞深筋膜层，则这些神经分支是安全的。

这时，在切口的内侧和外侧之间会留下一个组织桥（图 23.21）。该桥包含了眶上神经深支和颞前动静脉的终末支，并不需要将这些结构逐个分离出来。

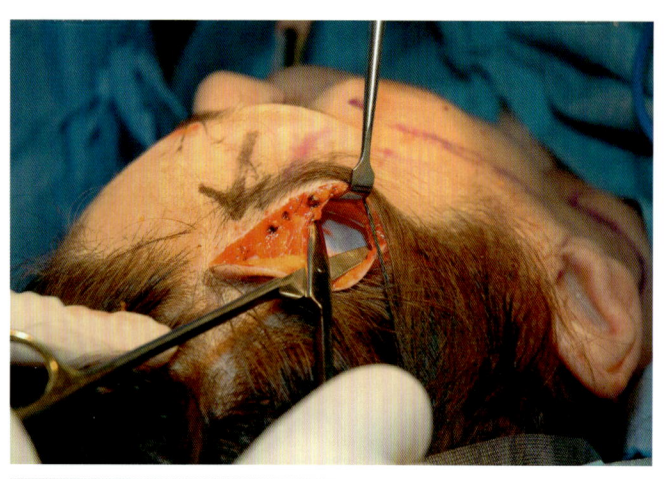

图 23.19　颞区剥离。

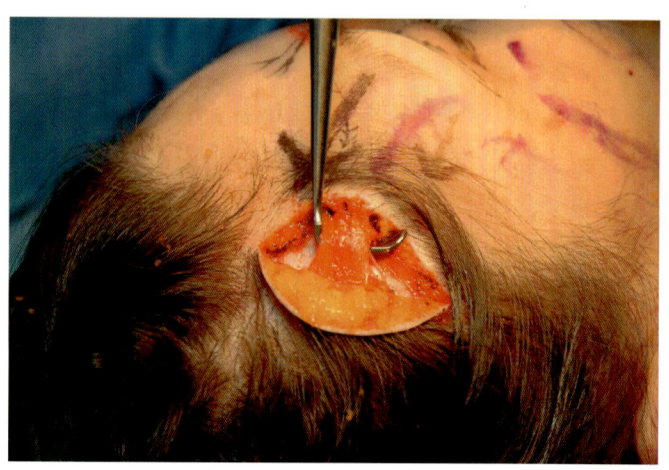

图 23.21　神经血管束。

通过额肌和帽状腱膜扩展内侧腔穴，用骨膜剥离子经骨膜达骨膜下层（图 23.20），即在预期的眶上神经深支的内侧进行剥离。

两个腔穴都剥离完成后，利用一个骨膜剥离子在盲视下将两者连通。这个动作改变了解剖平面：从颞部颞浅、深筋膜之间，到前额的骨膜下（图 23.22）。

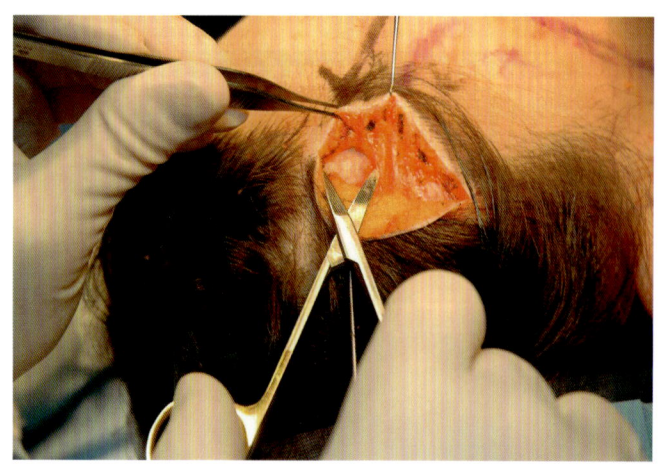

图 23.20　骨膜下剥离。

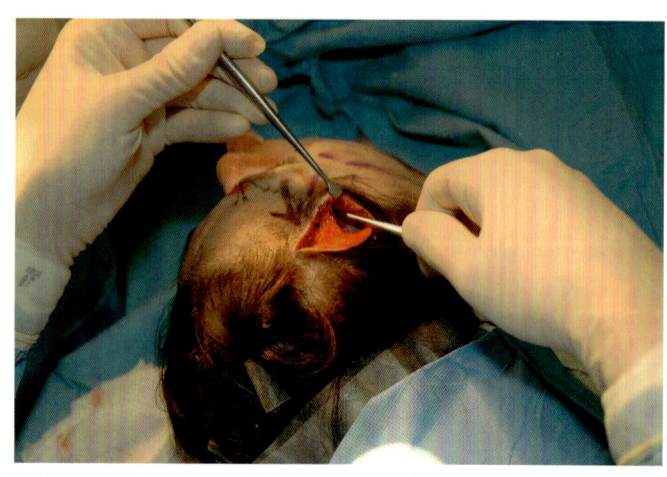

图 23.22　连通两个剥离的腔穴。

附着区这时可以完全向下分离到达眶缘。

根据术者的偏好，可以插入内镜以辅助眶缘的松解。笔者比较倾向于选择内镜，但如有合适的拉钩和光照，内镜并非绝对必要。完全松解外侧眶缘，直到颧弓水平。越过眶上神经，一直松解眶上缘到内侧。这时需要可视化方法来保证眶上神经主干的安全。内侧松解范围由皮瓣的牵引力决定。通常需要松解到眶上神经内侧 1cm，以得到外侧眉复合体的满意的移动性。最后，术者可以插入一个手指来确定眶缘周围的可移动性（图 23.23）。

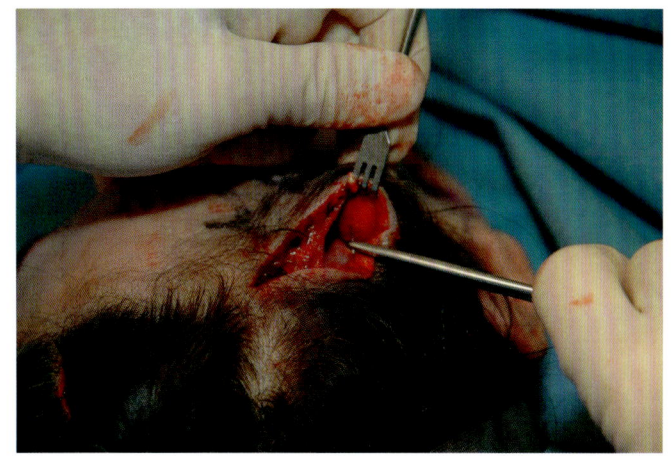

图 23.24　缝线固定于颞深筋膜。

最后，保持一定张力，将帽状腱膜的切缘拉到一起（图 23.25）。如果皮瓣已经移动得很好，则可将帽状腱膜缝在一起。适当地切除多余的头皮以保证无张力缝合。血管神经束置于闭合的头皮下即可。用布比卡因作眶上神经阻断。正常情况下不使用引流，然后用少量的敷料包扎。

术后护理

随着神经阻滞起效，达到必要的镇痛效果，常规进行术后护理，随着神经阻滞在 12 小时内逐渐失效，可能会需要使用一些弱效镇痛剂来控制疼痛。头部保持抬高位，用冰袋冷敷眼部。24~48 小时内看视患者，去除敷料并检查伤口。7 日时拆除头皮的缝线或皮钉。术后 2 周，在外侧眼轮匝肌注射 10U 肉毒毒素以

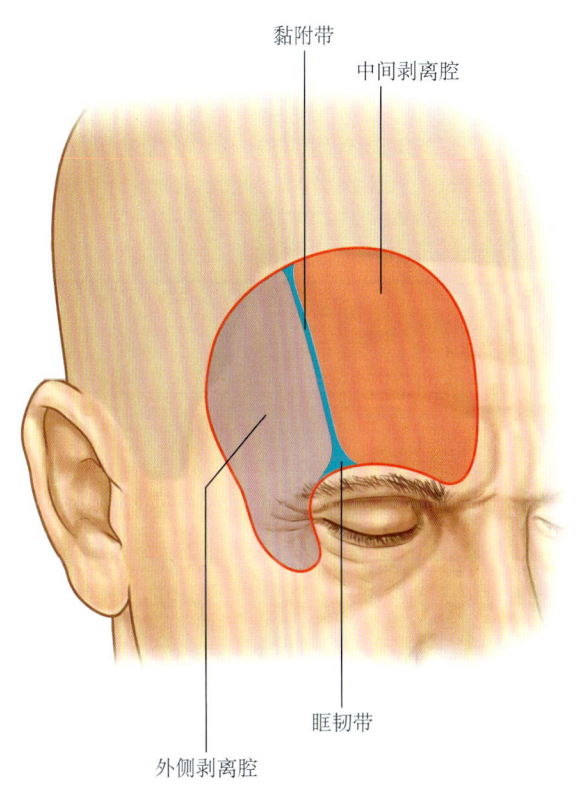

图 23.23　完全剥离。

然后将头皮瓣向上拉并固定。这是通过切口的外侧部分，用两根缝线从颞浅筋膜缝到颞深筋膜上来完成的（图 23.24）。这些线可以是永久的，也可以是持续时间长的可吸收线，如 3-0 单乔（Monocryl）。如果希望在眉外侧 1/3 处有眉峰，则可用任何可行的技术通过切口的内侧部分固定于骨上来完成。LactoSorb 钉是简单而有效的办法。

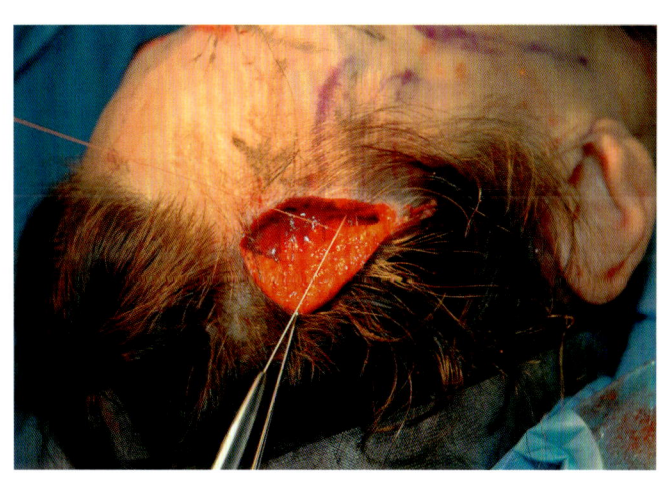

图 23.25　帽状腱膜的缝合。

帮助阻止故态复萌。通常在数月后重复注射，这被认为是原来手术的一部分。

并发症

这一术式的并发症与采取内镜技术进行手术时类似。特殊的是，有可能出现早期的血肿及感觉或运动神经的损伤。因为切口比单纯应用内镜方法时要长，所以也有可能出现轻度的秃发。一旦发生，可以先观察6个月，如果持续秃发，可以通过简单的切除来修复（图23.26）。

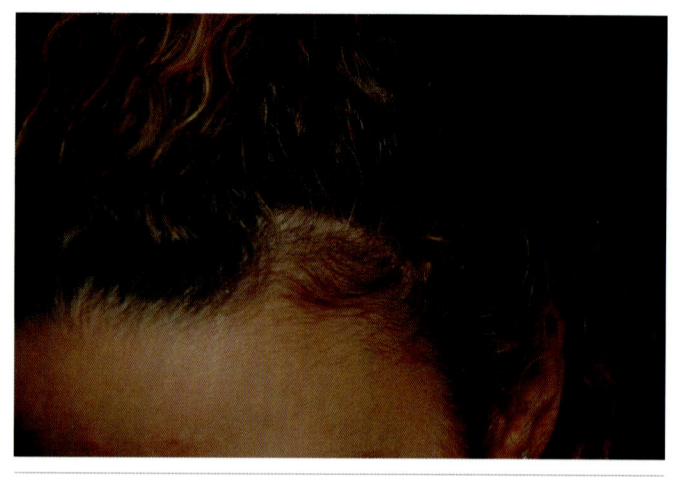

图23.26 切口线秃发。

手术心得及教训

心得

- 精确的诊断是基础。如果重塑眉形有帮助，这将决定是否有必要做眉上提术，以及是否有必要做对眼睑的手术。
- 在老化的眉，外侧尾部下垂得最厉害，而且提升最困难。很容易过度提升内侧眉。
- 外侧眉的提升要求完全松解眶周软组织。
- 保持外侧眉的提升完全依赖于机械固定。

教训

- 不精确的剥离会危及面神经颞支。
- 如果眶上神经从眶上孔穿出，盲剥会导致眶上神经损伤。
- 眶周软组织松解不充分将阻碍眉的提升。
- 缝合头皮有张力会导致秃发。
- 缺乏恰当的固定将失去外侧眉提升的效果。

手术步骤小结

1. 术前标记：颞嵴线，其下的神经，定制向量。
2. 切口：位于发际线后1cm，长6cm，正好跨越眶上神经深支。
3. 剥离：通过在血管神经束的两侧各剥离一个腔穴来完成。
4. 完全松解附着带及眶韧带。
5. 完全松解外侧眶缘和眶上缘的软组织。
6. 看到并保护眶上神经主干。
7. 看到眶隔前脂肪（ROOF）以确认软组织的松解。
8. 将颞浅筋膜缝合固定到颞深筋膜。
9. 如需要，进行骨性固定。
10. 小心地切除头皮。
11. 拉紧缝合帽状腱膜。
12. 无张力缝合头皮。
13. 术后丁哌卡因阻滞。
14. 术后远期注射肉毒毒素。

（张洁 译）

拓展阅读

Chiu ES, Baker DC. Endoscopic brow lift: a retrospective review of 628 consecutive cases over 5 years. Plast Reconstr Surg 2003;112:628–633.

Core GB, Vasconez LO, Askren C, et al. Coronal face lift with endoscopic techniques. Plast Surg Forum 1992;25:227.

Gunter J, Antrobus S. Aesthetic analysis of the eyebrows. Plast Reconstr Surg 1997;99:1808–1816.

Guyron B, Kopal C, Michelow B. Stability after endoscopic forehead surgery using single-point fascia fixation. Plast Reconstr Surg 2005;116:1988.

Isse NG. Endoscopic facial rejuvenation: endoforehead, the functional lift. Case Reports. Aesthet Plast Surg 1994;18:21.

Knize DM. The forehead and temporal fossa anatomy and technique. Philadelphia: Lippincott Williams & Wilkins, 2001.

Knoll B, Attkiss K, Persing J. The influence of forehead, brow and periorbital aesthetics on perceived expression in the youthful face. Plast Reconstr Surg 2008;121:1793–1802.

Lemke BN, Stasior OG. The anatomy of eyebrow ptosis. Arch Ophthalmol 1982;100:981–986.

Miller TA, Rudkin G, Honig J, Elahi M, Adams J. Lateral subcutaneous brow lift and interbrow muscle resection: clinical experience and anatomic studies. Plast Reconstr Surg 2000;105:1120–1127.

Moss CJ, Mendelson BC, Taylor I. Surgical anatomy of the ligamentous attachments in the temple and periorbital regions. Plast Reconstr Surg 2000;105:1475–1490.

Paul MD. The evolution of the brow lift in aesthetic plastic surgery. Plast Reconstr Surg 2001;108:1409–1424.

Warren R. Endoscopic brow lift: five-portal approach. In: Nahai F, Saltz R. Endoscopic Plastic Surgery, 2nd edn. St. Louis: Quality Medical Publishing, 2008.

第5部分：眉成形术

第24章

冠状眉提升术

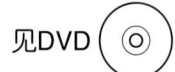见DVD

Daniel C. Baker 和 Ernest S. Chiu

历史

对于冠状眉提升术，最早的文字描述由 Passot 于 1919 年发表。从那时起，已有多种改良术式被有才能的整形外科医师创造，包括 Noel、Lexer、McIndoe、Gonzalez-Ulloa、VinasRegnault、Connell 及 Ortiz-Monasterio（Paul）。开放性提眉术可以通过仔细选定的切口（如头发内头皮、前发际线、前额）切除多余的皮肤来完成。对其下方的筋膜和肌肉的处理在 1950 年已被很好地描述（Paul）。这些术式包括外科的筋膜再移植术、肌肉切开、肌肉切除和（或）（化学或手术）去神经术。今天，已不再推荐离断面神经额支以永久性对额肌去神经支配，因为已证明该术式会带来明显的眉下垂这一令人不快的副作用。

眉下垂一般从 40 岁开始发生。它造成上睑松垂，并常常形成衰老、悲伤和疲惫的面容。造成眉下垂的主要因素是衰老和重力。由于皮肤中弹力纤维、黏多糖和胶原蛋白含量减少，老龄面孔经历了常态的丧失。当失去其下方筋膜和肌肉的支持，对抗重力的力量亦减小。因为外侧眉几乎没有与骨膜的附着，且没有其下方的额肌，故其常常下降得比内侧眉更多些。患者来诊的原因一般是考虑到外貌显得衰老、疲倦或忧愁。眉下垂的功能性后遗症，例如视野缺失、头痛或眼疲劳，并不常见。

开放性眉提升技术允许直视感觉神经和肌肉，这有可能带来其他的医源性功能损害。因此，对于正确选择患者，怎么强调都不过分。

体格检查

- 充分获取患者眼睛及眼睑的病史、曾经的医疗史、面部手术史、开颅术的瘢痕及前额的外伤情况。
- 检查每只眼的视觉灵敏度。
- 发际线的位置。
- 眉的对称性。
- 检查相对于前发际线和眶上缘的眉位置。
- 眉下垂和上睑皮肤。
- 前额中间和两侧的皮肤质地及皱纹深度。
- 记录前额的运动和感觉功能。
- 检查头皮毛发的质量和毛囊密度。
- 有无文眉。

解剖

了解颞部和额部的解剖，对于成功进行眉上提手术非常关键（图 24.1）。头皮由五层构成（皮肤、结缔组织、帽状腱膜、疏松网状结缔组织及骨膜）。前额部的头皮血供来源于颈内动脉（滑车上、眶上）和颈外动脉（颞浅）。头发的毛囊位于皮下层。损伤毛囊会导致一过性或永久性秃发。面神经额支位于颞浅筋膜并支配额部的肌肉（额肌、皱眉肌、降眉肌和眉间降肌）。滑车上和眶上神经提供前额中部和两侧以及头皮前部的感觉。

没有一种"理想"眉形适合所有的患者。女人和男人的理想眉形是不同的。对于女性，理想的眉应稍高于眶上缘，眉峰在瞳孔中心的外侧（Westmore，1974 年）。典型的男性眉应正好位于眶上缘水平并且弧度更小。当计划对下垂的眉行手术时，对眉位置和形状的种族差异也应予以考虑。

手术步骤

患者应在坐位进行术前标记。应标记垂直的眉间纹和前额横纹。在头皮画出冠状切口轮廓。从中线，

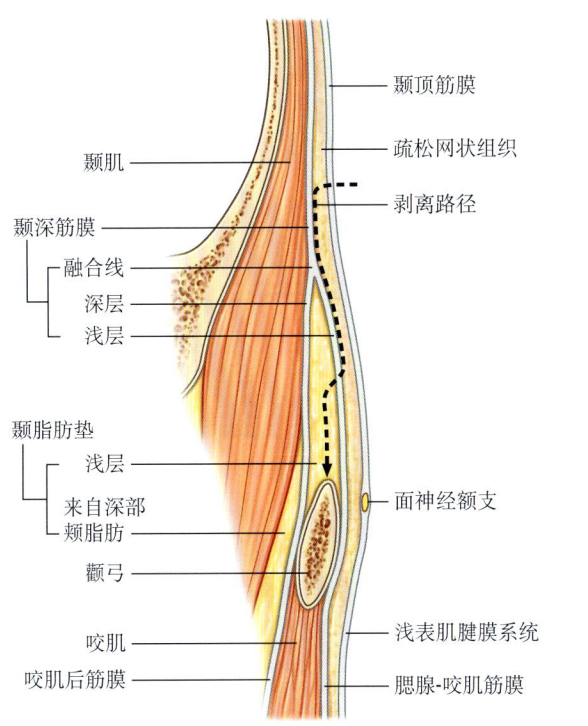

图 24.1 颞区。(From Stuzin, JM et al. Anatomy of the frontal branch of the facial nerve: the significance of the temporal fat pad. Plast Reconstr Surg 1989;83: 265–271.)

切口成弧形向后至耳尖,而且如需要,可与面部提升术的切口相连接。头发沿切口分开,而不必剃头。

止血/麻醉剂(含 1:200 000 肾上腺素的 0.5% 利多卡因)沿计划的切口和通过眶上缘的剥离区域浸润。8~10 分钟后,顺着毛囊方向斜行切开,并在骨膜和帽状腱膜之间的疏松网状组织层掀起皮瓣。

当接近眶上缘时,确认眶上血管神经束。滑车上神经位于皱眉肌,在没有分开皱眉肌前是看不到的。剥离到眶上缘,推荐行骨膜下剥离以松解所有的上部附着组织。识别出神经后,就可以切除皱眉肌了,以放松内侧的眉。为防止这一区域可能的下垂,并不建议做完全的皱眉肌切除。

额肌的处理是有争议的。由于额肌有提升前额的作用,故手术将其减弱可能导致将来发生眉下垂。然而,改良的额肌切除可用于深皱纹并同时保留外侧眉的提升。前额/眉的再提是通过向后重叠后面的头皮瓣切缘进行的。关键固定点是中线和角膜外缘的延长线。这些固定点用永久性缝线固定,切除多余的前部头皮。帽状腱膜用 3-0PDS 线或 4-0Vicryl 缝线对合;将头皮钉好,不用引流。头部用绷带或有弹性的支持性敷料包扎。

术后护理

开放性眉上提术的术后处理很简单。在术后早期头部保持抬高。术后疼痛可予以缓和的镇痛剂。任何术后疼痛的主诉都应评估血肿的风险,这较面部提升术后少见。伤口的无菌敷料和绷带包扎在数日后可再次应用,直到水肿平复。患者可在 48 小时后淋浴。冰敷前额和眼睛有助于缓解不适并减少手术部位的淤青。一般在 7~10 日拆除皮钉和缝线。

并发症

开放性眉提升术的并发症与其他美容手术类似。早期诊断有助于防止进一步的淤青。已知的并发症包括秃发、瘢痕增宽、感觉神经损伤、额肌麻痹、皮肤坏死、瘢痕发痒、感染、血肿和出血、眼眉或眼睑不对称、慢性疼痛、过度矫正,以及不正常的软组织轮廓。术中正确的计划切口并最小张力的缝合可减少头皮秃发或瘢痕增宽。毛发区头皮切口并行于毛囊的方向。尽可能用双极电凝止血。帽状腱膜的拉拢闭合对缓解毛发区的张力很重要。对并发症的处理应针对病因。修复手术建议在 6 个月后进行。增宽的瘢痕或秃发至少可通过毛发移植或手术瘢痕切除得到改善。提眉逆转 Yaremchuk(2007 年)曾描述过。额肌麻痹极少见。如果在外侧眶缘的剥离过浅,可能发生面神经额支的损伤。在眶外侧区域额肌深层可见到位于额肌深层的面神经额支。如果发生额肌麻痹,几乎总是暂时性的。完全恢复功能可能长达 12 个月。慢性疼痛可能需要神经病学的评估,行药物治疗或手术神经阻断。对于眉的不对称,明智的方法是可以通过使用肉毒毒素予以暂时纠正。

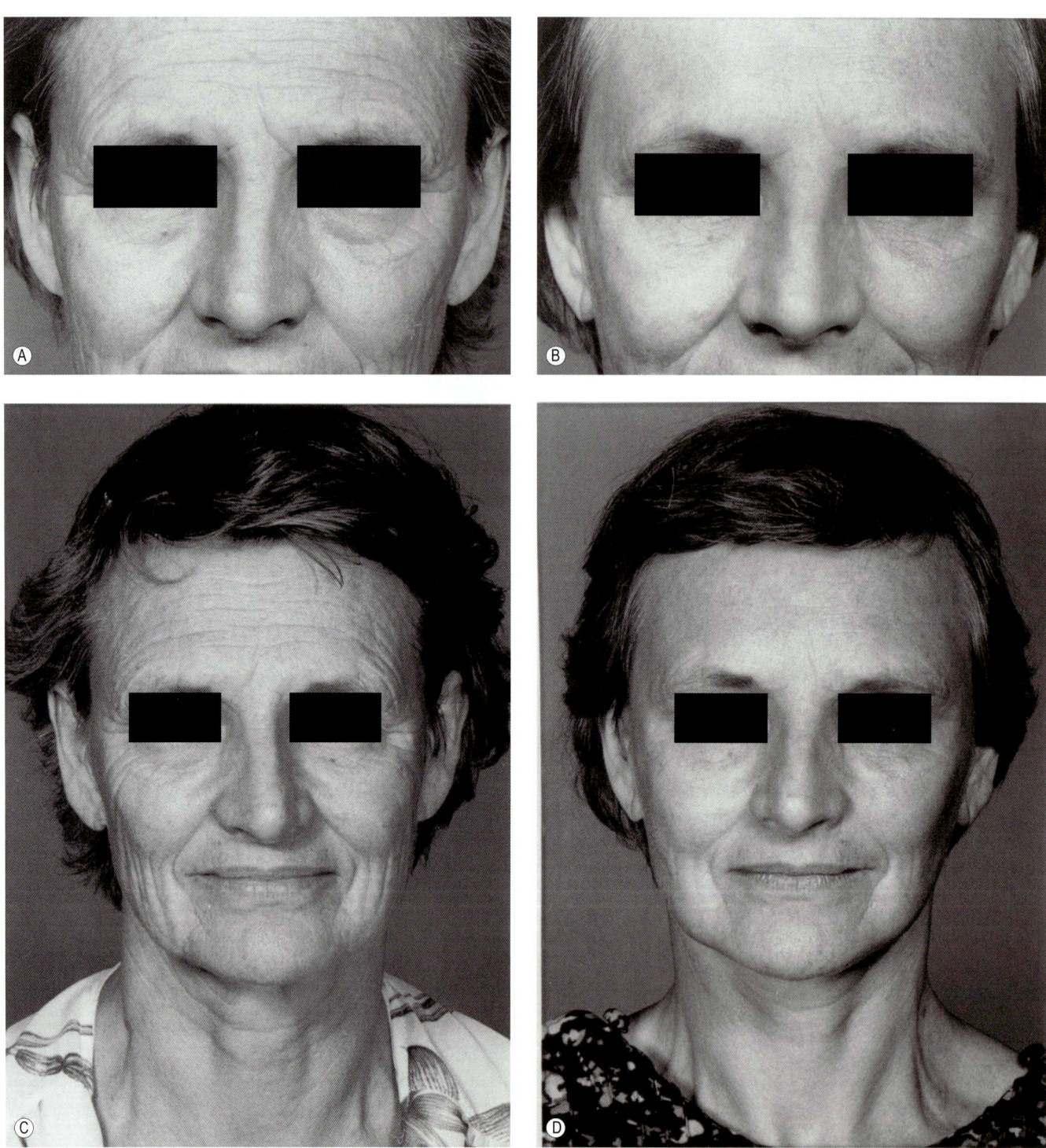

图 24.2 A，术前额部特写。B，术后额部特写。C，术前额部。D，术后额部。

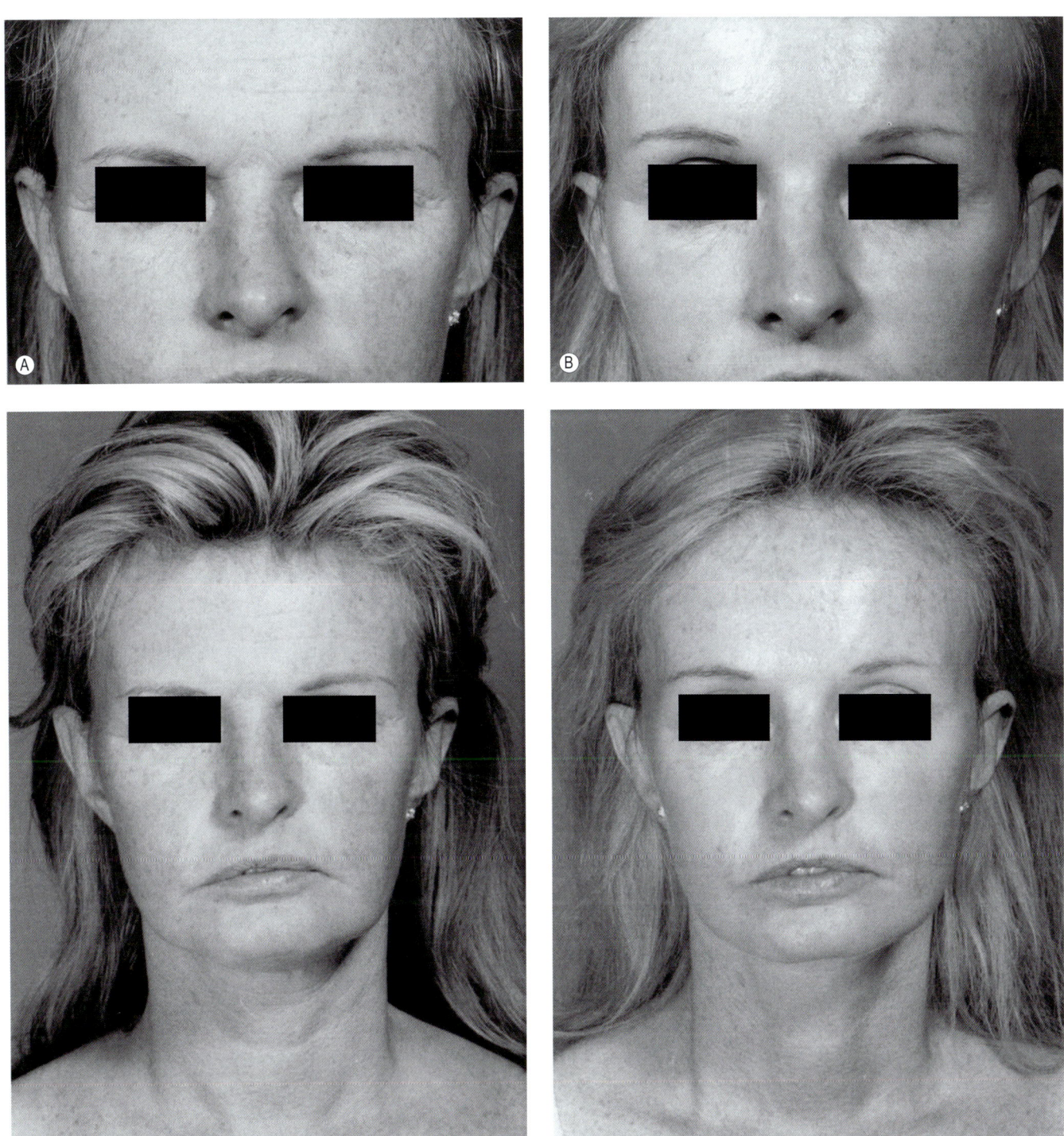

图 24.3 A，术前额部特写。B，术后额部特写。C，术前额部。D，术后额部。

手术心得及教训

心得

- 正确而完全的术前评估、患者选择及手术设计对成功的结果和减少手术意外非常关键。
- 过度提眉会导致令人不快的表情,看起来有惊奇的外貌。
- 当提眉与睑成形术一起进行时,建议先做睑成形术。如果上睑成形术切除过多皮肤,还可能导致干眼综合征。
- 在眶上缘剥离骨膜下层非常重要,可以松解眶保留韧带(Mendelson,2002 年)。对这些附着点不正确的松解可导致早期的复发。
- 前部的头皮瓣应用永久性缝线固定于后部头皮外侧的骨膜上,以防止故态复萌。
- 皱眉肌、眉间降肌和降眉肌可以小心地离断以使前额的附着松解。保护滑车上和眶上神经,以防止潜在的感觉减退和感觉异常。

教训

- 过度张力下缝合头发会导致瘢痕增宽和秃发。
- 如上所述,不正确的毛发区和前发际切口也可能导致令人不快的瘢痕和过度提高的前发际线。
- 过度的中央肌肉松解和中心骨膜固定可能导致惊奇表情。

手术步骤小结

冠状提眉术可分解为以下步骤,详见前述。
1. 取坐位进行术前标记。
2. 局部麻醉。
3. 冠状切开。
4. 剥离到眶上缘,保护面神经额支和额中部的血管神经束。
5. 切除皱眉肌。
6. 用永久性缝线固定于帽状腱膜做眉悬吊。
7. 切除多余的头皮组织。
8. 关闭切口。

(张洁 译)

拓展阅读

Connell BF, Lambros VS, Neurohr GH. The forehead lift: techniques to avoid complications and produce optimal results. Aesthet Plast Surg 1989;13:217.

Muzaffar AR, Mendelson BC, Adams WP Jr. Surgical anatomy of the ligamentous attachments of the lower lid and lateral canthus. Plast Reconstr Surg 2002;110:873–884.

Ortiz-Monasterio F. Aesthetic surgery of the facial skeleton: the forehead. Clin Plast Surg 1991;18:19.

Paul MD. The evolution of the brow lift in aesthetic plastic surgery Plast Reconstr Surg 2001;108:1409.

Vinas JC, Caviglia C, Cortinas JL. Forehead rhytidoplasty and brow lifting. Plast Reconstr Surg 1976;57:445.

Yaremchuk MJ, O'Sullivan N, Benslimane F. Reversing brow lifts. Aesthet Surg J 2007;27:367–375.

第5部分：眉成形术

第 25 章

使用内固定的内镜眉提升术

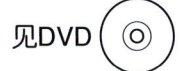 见DVD

Bahman Guyuron 和 David J. Rowe

历史

如今，面上部 1/3 的再年轻化对创造一个自然、具有协调美的面孔已是公认的原则。现代提眉术的历史起源于 20 世纪早期，Passot 描述了双侧椭圆形切口提眉并可减少鱼尾纹。过去的 20 年中，人们见证了额部再年轻化的革命：从很大的开放性手术到小得多的微创技术，减小了切口的长度，而且很可能减少了远期并发症。

内镜眉提升术的效果取决于对眶上缘弓状缘/骨膜的松解、眉间肌肉组织的切除，以及将眉固定在美学最佳的位置上。在内镜眉提升术中使用内固定，有很大的争议。有多种不同的固定形式被使用，但他们的最终目的都是一样的：提供足够的固定使伤口愈合并防止先前的眉畸形复发。

体格检查

1. 面部上 1/3 衰老的后果可能很细微，也可能很夸张。眉间及前额皱纹、眉的下垂/松弛、额部的拉长可能显得很严重。首要的是评估每一个因素，以确定对患者最好的手术术式。
2. 符合美学标准的面部三等分。面部三分的匀称性在大多数传统标准里都认为是迷人的。相反，上 1/3 面部拉长被认为是衰老的征象。评估发际线和头发的质量同样可使医师判断患者是否会因为头皮剥离而有可见的瘢痕或可能发生秃发的风险。
3. 眉弧度的位置。在理想的眉构图里，内侧眉位于眶上缘水平并始于鼻翼基底的垂直线。然后眉弧度轻微上扬到达弧度的尖峰，位于角膜外侧缘的垂直线上（大约在眉的内侧 2/3 和外侧 1/3 交界处）。这一弧度在女性略高于眶上缘，在男性则位于眶上缘水平。眉外侧的范围是在鼻翼基底和外眦连线的延长线上。
4. 对眉的进一步评估应包括眉对称性的评估。假如不对称，两侧不同的固定可达到让眉弧度更为均衡的外观。术前与患者讨论不对称是很重要的，这样可以在没有达到完美的对称效果之时，使患者的不满意度降至最低。
5. 眼睑下垂。下垂的病因一定包括对真皮松弛与真性眉下垂的鉴别。为辨明这种区别，检查者可以让患者紧闭眼睑，然后缓慢睁眼，直到他们能看到检查者。这样实际上是消除了额肌对眉的提升作用。当患者持续睁眼，额肌自然地代偿眉的位置。另一种使额肌不动的方法是令患者微笑。为了评价眼睑是否参与下垂，手工提升眉到希望的固定位置也可以应用。
6. 评估额部皱纹。前额横纹是由于额肌为了代偿降低的眉位置而持续收缩造成的。随着眉下降得更多，前额皱纹变得更加明显。
7. 评估眉间皱纹。出现横行和纵向的眉间皱纹都是眉下降和眉间肌活动的结果。伴随这种情况的则可能是内侧眉移位到眶上缘水平以下。

解剖

额部和眉部皱纹的基底可直接转化为额肌和眉间肌肉组织。额肌起源于头皮的帽状筋膜并与之相连。它向下延伸并变得更为浅表，加入眉部的皮肤和皮下组织。额肌的收缩引起一个头盖形的向量，于是提升眉部并造成横向的额部皱纹。额部和眉部在头部的转换受到肌肉和骨膜锚定的限制。在外侧，额肌终止于颞上线。颞浅筋膜、帽状腱膜、额肌筋膜和骨膜的紧密黏附汇合构成了颞部固着区，以及头部转换的调节

261

器（Knize，1996 年）。在颧 - 额缝水平由于间接地连接外侧眉皮肤到眶外侧缘眶的悬韧带也限制了眉的移动（Knize，1996 年）。跨越眶上缘的弓形边缘也限制了眉的头部移位。如果这些结构没有在术中得到足够的松解，就不可能达到眉的最佳位置。

降低内侧眉的肌肉包括皱眉肌、眉间降肌、降眉肌和眼轮匝肌的内侧部。眉间降肌起源于鼻骨并进入下额部和眉间的真皮。眉间降肌的收缩引起内侧眉尾部的移位，还有横向的眉间纹。降眉肌的收缩也有降低眉的作用并导致主要斜行的眉间纹。该肌肉起于眶缘的内上并进入内侧眉的真皮。

皱眉肌起源于眶的内上缘，然后穿过内侧眼轮匝肌，进入眉间的皮肤，高于内侧 1/3 的眉的位置。皱眉肌横向的肌头收缩引起一个内下方的向量，同时出现眉的下降和纵向的眉间纹。

滑车上、眶上和颧颞的神经提供眉感觉的神经支配。滑车上及眶上神经都是三叉神经眼支的终末支。滑车上神经在眶的内上方，在距中线约 1.7cm 处出颅骨。该神经穿入皱眉肌并可能随着肌肉分成小分支，然后穿过额肌到达终点额部。眶上神经从眶上孔 / 切迹离开，约距中线 2.7cm（2.0 ~ 4.9cm）。该神经随即分为浅支和深支，支配外侧额部和额顶部的头皮。颧颞神经支配前额部的颞部区域。由于它的位置接近眶的外侧缘，这支神经常在剥离外侧眶缘和颧弓时被牺牲掉。这不是典型的患者不适的原因，而且在偏头痛手术中，如果发现这是偏头痛的触发点，经常故意将其离断。

手术步骤

手术在患者仰卧位进行，可以是静脉镇静麻醉或全麻。在局部浸润之前，先标记五个垂直于发际线的放射状切口位置（图 25.1）。中线切口标记在发际线后约 0.5cm 处。下一组切口标记是上提眉的向量。这些标记在中线外侧 6.5 ~ 7cm，大约在发际线后 1.5 ~ 2cm。最后一对标记大约在"向量"标记的外侧 3cm 处。所有这些切口长度均为 1.2 ~ 1.5cm，但在男性或皮肤较厚的患者可以稍稍延长。沿着标记，无毛发覆盖的前额区域用含 1 : 100 000 肾上腺素的 1% 利多卡因溶液浸润，特别注意眶上缘，帽状腱膜和外侧颞区。毛发覆盖的头皮则用含 1 : 200 000 肾上腺素的 1% 利多卡因溶液浸润以将术后秃发的可能性降至最低。

首先切开外侧颞部入路并仔细剥离到颞深筋膜层。如果颞深筋膜没有看到，而以在颞浅筋膜剥离代替或在颞筋膜之间，则外侧面的视野将不充分，从而提高

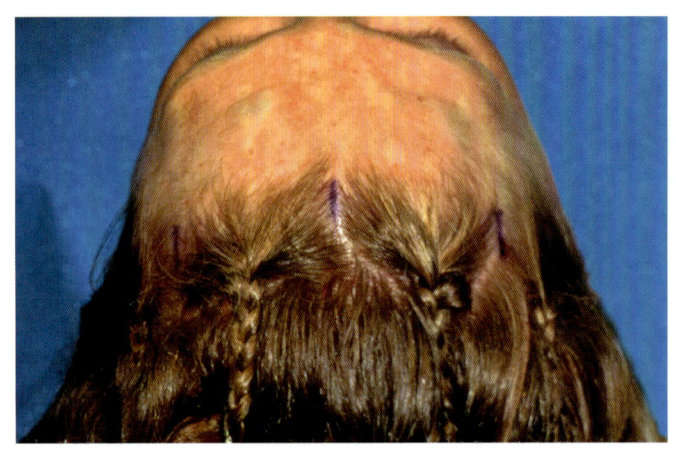

图 25.1 5 个放射状切口的位置。中线切口标记在发际线后 0.5cm，而外侧切口在发际线后 1.5 ~ 2cm。外侧入路在中线标记的外侧 6.5 ~ 7cm 处，并在"向量"标记的外侧 3cm。所有这些切口均为 1.2 ~ 1.5cm 长。

了面神经颞支的风险。做其余的入路切口并达到骨膜下层。将内镜辅助装置（Applied Medical Technology, Cleveland, OH）插入入口处，以便顺利地插入内镜镜头和保持头发在入口的外面（图 25.2）。

内镜的剥离在骨膜下开始很快地进行到眶上缘水平。剥离扩展到外侧达眶外侧缘水平，接下来到达颧弓（图 25.3）。在颞区外侧的剥离以一种钝性扫摆的方式进行以分开颞浅和颞深筋膜。在颞区仔细的剥离可以显露前哨静脉和三叉神经的颧颞支。如果必要，前哨静脉可以从筋膜上剥离下来并以电刀烧灼，要注意附近的面神经颞支。一旦暴露外侧的眶上缘，骨膜和弓状缘从外到内都已松解。骨膜在眉间区域保留，除非在术前判断内侧眉的位置低。保留内侧的骨膜有助于避免过度上提内侧眉。当在眶上神经水平松解骨膜时要加小心，因为对神经的过度牵拉是不合理的，而且可能导致术后疼痛或过度神经失用。

然后切除眉间的肌肉组织（皱眉肌、降眉肌和眉间降肌）。资深作者的技术包括完全地，尽可能全部地去除所有肌肉组织。当剥离皱眉肌的时候，需分辨出来眶上和滑车上神经并加以保护，让神经处于"骨架"状态（图 25.4）。经常会有一支交通静脉位于皱眉肌深层，在眶上和滑车上静脉之间。需要时可以电刀烧灼。一旦肌肉被完全切除，皮下脂肪就能看见了。眉间肌肉组织的完全切除保证了眉间纵向和横向的皱纹被消除，而且有导致肌肉肥大的极小可能。另一发表过的技术描述了肌肉的次全切除，这样就减弱但未消除肌肉的活动。

切除肌肉后，用一个锋利的弯头骨膜剥离子在颧弓中央上方的颞深筋膜上作一小切口（Snowden Pener,

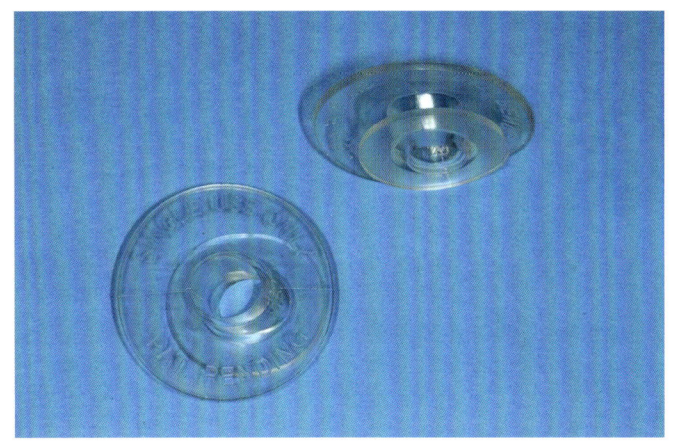

图 25.2　内镜辅助装置。较小的硅胶罩插入入路切口。较大的外罩通过一个斜的导向管与内罩相连，以方便内镜器械的进入。

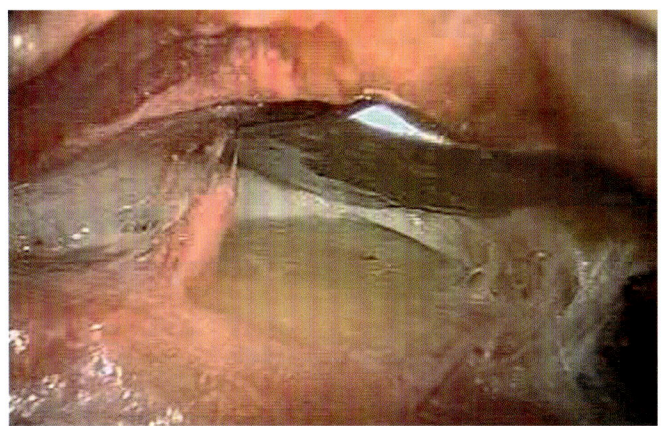

图 25.3　在外侧眶缘用骨膜剥离子松解骨膜。

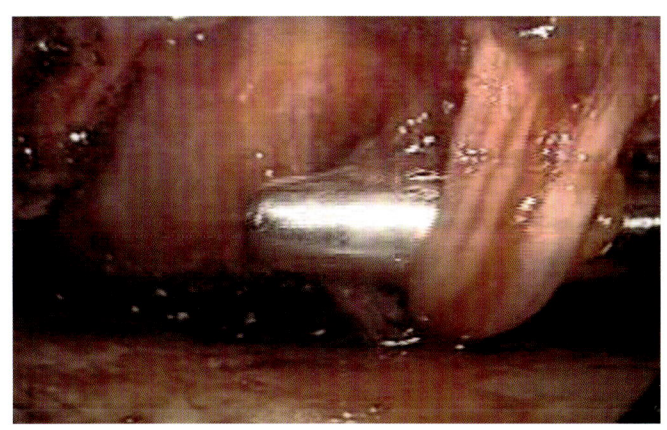

图 25.4　皱眉肌的切除。注意眶上神经的骨架样外观。

Tucker，GA）。从这个切口取一小块颞部脂肪。如果和其他的手术（即皱纹切除术、腹壁成形术、吸脂术）同时进行，也可以用其他部位的脂肪。然后根据大小调整脂肪块并置入眉间的空间。这样就消除了因切除全部肌肉组织而导致的其上的皮肤凹陷。

一旦眉的完全松动已完成并且眉间的肌肉组织已被切除，就可以拿走内镜辅助装置，做眉的固定。在大多数病例中，固定是通过缝合在筋膜上悬吊（图25.5）。在外侧切口，以 3-0 polydioxanone（PDS/聚二恶烷酮）缝线从切口尾端的颞浅筋膜穿过，到头端的颞深筋膜。这一点作用是使颞浅筋膜和颞深筋膜贴紧，牵拉眉而皮肤或浅层无张力。有时眉的弧度需要进行显著的调整，通过中间的外侧切口来做眉的固定可能会用到骨性通道。骨性通道是用一个带有保护装置的最长为 4mm、孔径为 1.1mm 的钻来完成的。做两个相反的 45°的钻孔，相距大约 4mm。用一根 3-0polydioxanone（PDS/聚二恶烷酮）缝线固定。固定后，使用 DTLS 外科引流系统密闭吸引引流（Porex Surgical Inc.，College Park，Georgia）插入外侧切口并经过额部这一长度。帽状腱膜和骨膜用 5-0 单乔（Monocryl）修补，皮肤用 5-0 肠线修补。

也可以使用其他固定方法，包括经皮螺钉，可吸收固定装置（Endotine，Coapt Systems Inc.，Palo Alto，CA），不可吸收固定装置，如 Mitek 安全锚或两孔板、纤维蛋白密封胶，以及其他方法。可吸收板和经皮螺钉的缺点是产品可能被摸到，用 Mitek 固定的病例有可能需要将其取出，还有这些装置的费用较高。经皮螺钉固定的优点是可以在术后早期调整眉的位置。经皮螺钉潜在的缺点包括螺钉的费用较高，感染率高，以及术后秃发的可能性提高（图 25.6）。

术后护理

术后早期的护理主要需要注意最初几日出现的水肿。简单的类固醇递减治疗有助于减轻术后水肿，然而，关于其功效的数据不足。也可以使用冰袋和抬高头部。引流装置一般在 2 日内去除，缝线在 7~10 日拆除。建议患者避免高盐饮食和运动。

并发症

内镜加内固定的眉提升术并发症一般很少。暂时性额部和眉部麻木发生在高达 42% 的患者身上，但是这些患者中只有 5% 在术后一年报告持续性麻木。需要手术引流的血肿少见（1%），感染也少见（0.2%）。面神经颞支的损伤可以造成额肌的麻痹，但通常是短时间的，而且是因牵拉引起而不是被切断。大多数面神经麻痹在 4~6 周内可以获得解决。最常见的患者不满的反馈常为眉提升的不足或过度。

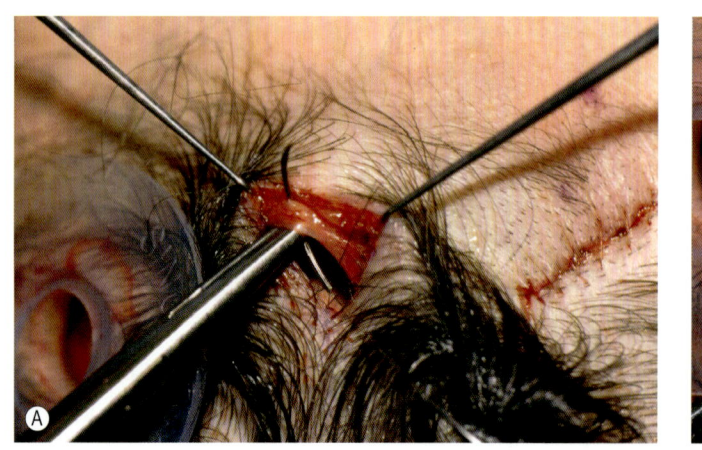
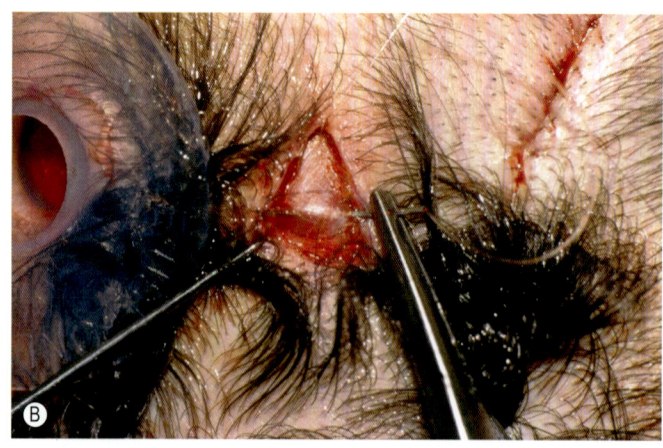

图 25.5 外侧的固定缝线。A，3-0 PDS 缝线正穿过最外侧切口前下部分的筋膜。B，在入路部位的皮肤拉向后外侧，使眉位置的向量和高度合适后，缝线就穿过颞深筋膜。

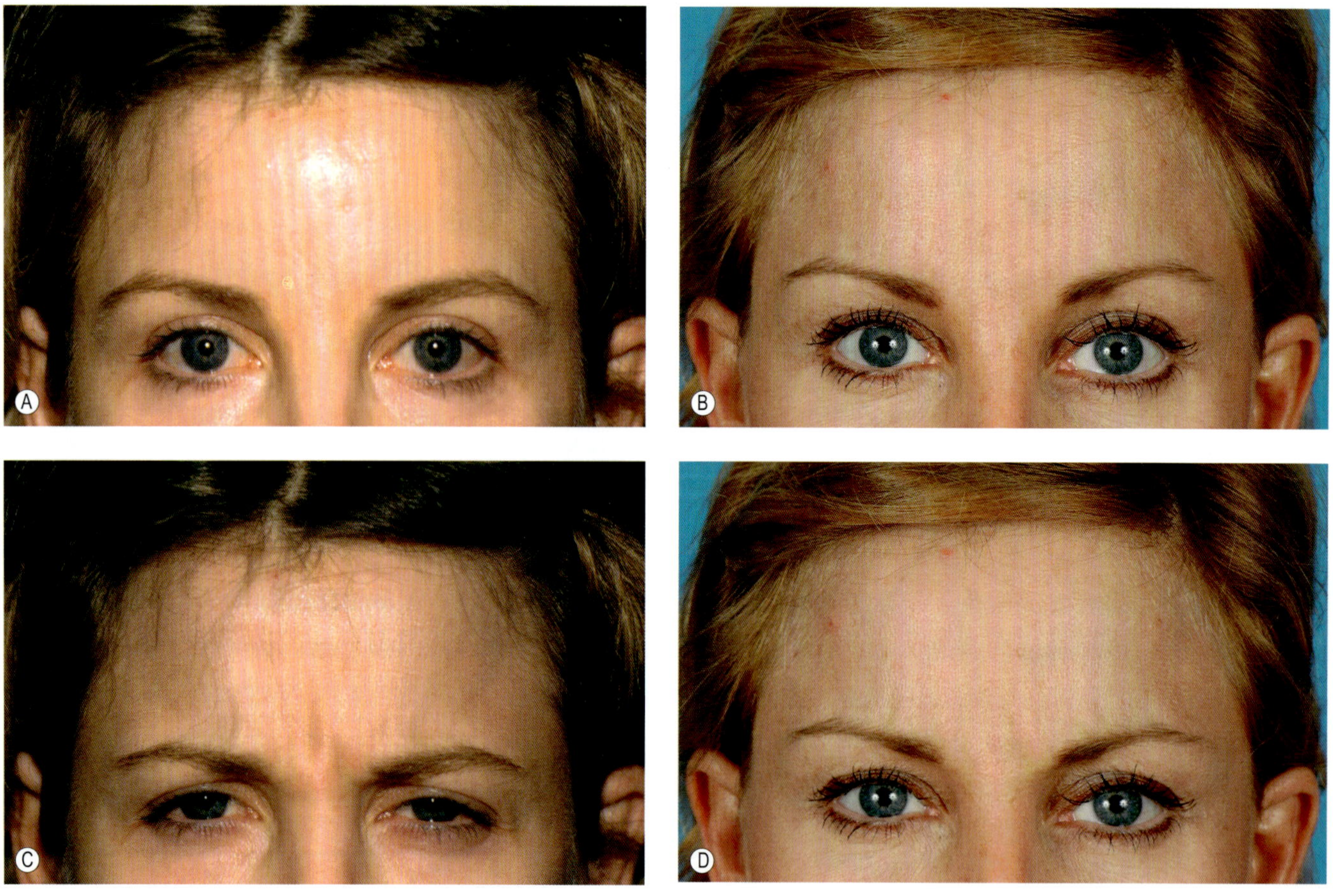

图 25.6 内镜提眉术后 6 年。术前（A）和术后（B）；平静状态（C）和活动状态（D）。

手术心得及教训

心得

- 术前综合检查主要是决定需要的切除和提升。
- 在最外侧的放射状切口，仔细剥离到颞深筋膜层会避免外侧的视野不清。
- 使用内镜辅助装置使得内镜、内镜器械轻松进入伤口，并阻止毛发的进入。
- 保留内侧部分的骨膜有助于避免内侧眉的提升。
- 充分松解眉悬韧带将允许提升外侧眉。

教训

- 在外侧视线受限可能是因为在颞浅筋膜或筋膜层之间剥离，而且提高了面神经颞支损伤的风险。
- 对眉提升和固定区别处理，才可使术前眉不对称的情况就得到矫正。
- 不完全的眉间肌切除会提高额部皮肤出现凹陷的可能且使眉间皱纹继续存在。
- 过度的眉上提是由于内侧多度剥离和积极的重新定位技术。
- 眉校正不足可能是由于弓状缘、眶悬韧带剥离不充分和固定不佳。

手术步骤小结

1. 手术时患者采用仰卧位，在静脉镇静或全麻下进行。
2. 垂直于发际线作 5 个放射状切口。中线切口在发际线后 0.5cm。外侧切口在中线外侧 6.5 ~ 7cm 及发际线后 1cm 标记。颞部外侧切口在外侧切口以外 3cm 标记。所有切口均为 1.2 ~ 1.5cm 长，但对男性或皮肤较厚的患者可以延长。
3. 无发前额区域，眶上缘，眉间和外侧颞区用含 1:100 000 肾上腺素的 1% 利多卡因溶液浸润。毛发覆盖的头皮用含 1:200 000 肾上腺素的 1% 利多卡因溶液浸润减少术后秃发。
4. 外侧颞部入路切开，仔细剥离到颞深筋膜层。
5. 切开其余的入路切口，并剥离到骨膜下层。
6. 内镜附着装置插入入口处。
7. 内镜剥离在骨膜下层直到眶上缘水平。继续剥离，扩展到外侧达眶外侧缘和颧弓水平。
8. 在颞区外侧的剥离以钝性扫摆的方式进行以分离颞浅和颞深筋膜。
9. 颞区的剥离显露出前哨静脉和三叉神经颧颞支。如果需要，前哨静脉可以自筋膜上剥离并灼烧，要留心附近的面神经颞支。
10. 骨膜和弓状缘从外侧到内侧的剥离。眉间区域的骨膜要保留，除非术前就判断内侧眉位置低。
11. 眉间肌肉（皱眉肌、降眉肌和眉间降肌）尽可能完全地切除。
12. 在肌肉去除过程中，眶上和滑车上神经要分辨出来并加以保护，让神经处于一种"骨架"状态。
13. 用锋利的弧形骨膜剥离子在内侧颧弓上方的颞深筋膜做一小切口来获取颞部脂肪。从这个小切口获取一小块颞脂肪。
14. 颞部脂肪剪裁后置入眉间的空处，减少其上方的皮肤凹陷。
15. 通过筋膜悬吊线进行固定。在外侧切口，采用 3-0 poly-dioxanone（PDS/聚二恶烷酮）缝线从切口的尾端穿过颞浅筋膜层，缝到头端的颞深筋膜层。
16. 将密闭的抽吸引流装置插入外侧切口并穿过额部全长。
17. 用 5-0 单乔 Monocryl 修复帽状腱膜和骨膜，用 5-0 肠线修复皮肤。

（张洁 译）

拓展阅读

Behmand RA, Guyuron B. Endoscopic forehead rejuvenation: II. Long-term results. Plast Reconstr Surg 2006;117(4):1137-1143.

Berkowitz RL, Jacobs DI, Gorman PJ. Brow fixation with the Endotine forehead device in endoscopic brow lift. Plast Reconstr Surg 2005;116(6):1761-1767.

Chiu ES, Baker DC. Endoscopic brow lift: a retrospective review of 628 consecutive cases over 5 years. Plast Reconstr Surg 2003;112(2):628-633.

DeCordier BC, de la Torre JI, Al-Hakeem MS, et al. Endoscopic forehead lift: review of technique, cases, and complications. Plast Reconstr Surg 2002;110(6):1558-1568.

Guyuron B, Rose K. Harvesting fat from the infratemporal fossa. Plast Reconstr Surg 2004;114:245.

Guyuron B. Endoscopic forehead rejuvenation: I. Limitations, flaws, and rewards. Plast Reconstr Surg 2006;117(4):1121-1133.

Knize DM. An anatomically based study of the mechanism of eyebrow ptosis. Plast Reconstr Surg 1996;97:1321-1333.

Knize DM. Endoscopic brow lift: a retrospective review of 628 consecutive patients over 5 years: Discussion. Plast Reconstr Surg 2003;112(2):634-635.

McKinney P, Sweis I. An accurate technique for fixation in endoscopic brow lift: a 5 year follow up. Plast Reconstr Surg

2001;108(6):1808-1810.

Michelow BJ, Guyuron B. Refinements in endoscopic forehead rejuvenation. Plast Reconstr Surg 1997;100:154-160.

Paul M. The evolution of the brow lift in aesthetic plastic surgery. Plast Reconstr Surg 2001;108:1409-1424.

Rohrich RJ, Beran SJ. Evolving fixation methods in endoscopically assisted forehead rejuvenation: controversies and rationale. Plast Reconstr Surg 1997;100(6):1575-1582.

Stuzin JM, Wagstrom L, Kawamoto HK, et al. Anatomy of the frontal branch of the facial nerve: the significance of the temporal fat pad. Plast Reconstr Surg 1989;83(2):265-271.

Vasconez LO. Endoscopic forehead lift: an operative technique. Plast Reconstr Surg 1996;98(7):1158-1159.

第5部分：眉成形术

第26章

经睑成形术的眉提升术

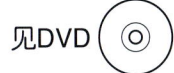见DVD

John Siebert 和 Emily Ridgway

历史

自从1964年Castanares首先描述了通过直接切除眉上额部皮肤进行的提眉术以来，许多进展已经使其有所提升：更全面理解了骨膜和肌肉组织的作用，微创手术和内镜技术出现等。任何面上部1/3的年轻化手术的主要内容均包括眶缘软组织的松解，部分皱眉肌的切除和额肌的处理，并提升眉，随之改善上睑的美观性。这些目标一直没有改变，但完成它们的方法改进了。

1982年，Sokol和Sokol描述了通过睑成形切口进行的经上睑的眉悬吊术。他们用插入骨膜和眼轮匝肌瓣来上提眉而无需额部切口。McCord和Doxanas在1990年也描述了一种通过睑成形术切口的经上睑眉固定术。1996年，Paul发表了他的技术——经睑成形术的骨膜下眉上提术。在眶上神经血管束外侧切开眶上缘的骨膜，延续至颞肌下筋膜层。眉间降肌的起点和插入部分被分离，皱眉肌被部分切开。为了稳定，作一颞部切口而有斜的向量和外侧眉的提升，为眉的纵向稳定，作一前发际切口。Zarem等改良了这些技术，他提高了眼轮匝肌的底面然后固定在眶上缘上方大约1cm处。Niechajev在2002年又进一步改良了这一技术，包括了眼轮匝肌的皱褶。这些技术进一步发展为内镜的使用。Ramirez描述了相似的过程，并增加了内镜的使用。

1996年起，固定骨膜与其上的眼轮匝肌就已成为手术的常规。从1997年起，已采用这种方法进行了281例。适应证最初包括秃发或发际线的患者，但已扩大到包括额/颞发际线稀、眉不对称、眉内侧不下垂只需轻度调整的患者，以及作为标准上睑成形术的附加时。它也可以应用于某些病例，在内镜提眉术的同时或之后处理复发的麻烦之处。

其优点是通过上睑成形术切口，技术简单，少青肿，手术时间较短。结果证实外侧眉和鱼尾纹有改善，而且对于同时行面部提升术的患者，面部到眉的过渡也有改善。

体格检查

- 对于想做经睑成形术的眉固定术的患者，应该对额部和邻近头皮和发际线、眉、上睑和眼眶进行一个全面的评估。
- 患者应在额肌安静的时候检查。
- 应分别评估中间和外侧额部及眉和上睑。
- 眉的评估包括之前的切口、对称性、下垂，以及眉和上眶缘的关系。
- 在女性，眉弧形在眶上缘上方，峰在角膜外缘上方。在男性，眉以更水平的方式横跨眶上缘。眉下垂的征象包括眉降到眶上缘下和外侧上睑遮挡。
- Kaye描述了一种评价眉提升术是否需要上睑成形术的方法。术者轻柔地提高额部和眉以显示对睑下垂的作用。
- 由于患者年龄较大，他们可能有额部和眉的下垂以及松弛和多余的上睑皮肤。对于这些患者，如果只做睑成形术或提眉术可能不会达到完美的效果，他们是行经睑成形术的眉固定术的理想对象。

解剖

经睑成形术的眉固定术的重点在于两块肌肉的分界处：眼轮匝肌和额肌。眼轮匝肌是闭合眼睑的括约肌，包括眨眼和主动闭眼。它有同心圆排列的肌纤维，分成眼睑部（睑板前和眶隔前）和眼眶部。眼睑部位于边缘之上，混入眼轮匝肌的眼眶部，随后顺序圆周扩展到眶缘以外 1.5cm 左右。

眼轮匝肌的上界覆盖在上面的额肌、皱眉肌、内侧的滑车上和眶上神经，以及外侧的颞筋膜前面。

支配额部和眶上部肌肉组织的神经源于面神经（CN7）。

额肌上起自帽状腱膜并向下附着于额部的皮肤。面神经颞支支配额肌。该神经走行在 SMAS 下的疏松层里，然后越过颧弓并经额肌下面支配它。

面神经颞支、颧支和颊支在眼轮匝肌的深面支配它。额部和眉的感觉由三叉神经眼支（V1）支配。滑车上和眶上神经起于三叉神经，经眶上缘的孔或沟出颅。离开孔或沟后，眶上神经分为浅支和深支。眶上神经浅支走行在额肌浅面并与起源于外侧额部的颧颞支共同支配外侧额部、眉和头皮前部的感觉。眶上神经深支走行在额肌的深层并支配额顶骨部头皮的感觉。

滑车上神经分支经过皱眉肌和并支配前额中间的感觉。

手术步骤

1. 上睑切口并睑成形术。
2. 如果将眉固定术作为一个单独的手术，或如果只做了皮肤切除的睑成形术，则在眼轮匝肌上做一个横行切口。
3. 找出眼轮匝肌深面的层次，并向头端剥离到眶上缘以上 3～4cm，并超过最终固定点 1～2cm。
4. 松解鼻侧眉并行皱眉肌和眉间降肌切除术。
5. 眉固定的可吸收缝线从眉内侧到外侧放置（经常放置三根或更多）。缝线置于眼轮匝肌的深面到骨膜和额肌深层希望的高度。缝线放置时要矫枉过正并有所差别。
6. 检查放置缝线后的效果，轮廓的对称性和所达到的提眉效果。
7. 为矫正不对称应该重置缝线，在眼轮匝肌的下面稍作较小刺穿下以矫正眉明显的陷窝。
8. 关闭切口。

术后护理

经睑成形术的眉固定术患者的术后护理包括急性处理和后期处理：

- 急性期，头部保持抬高，冷的冰纱布放在上睑和眉区域。血压保持在正常范围。
- 伤口用无菌胶条护理，并保持在原位，直到 3～4 日时拆线然后更换。
- 远期处理包括对陷窝自然消退的病例进行轻柔的眉部按摩和再次保证额部感觉会恢复。

并发症

最常见的并发症是在放置缝线处及下额部的一过性外形异常和陷窝，眉部麻木。这两种并发症都是暂时的。其次常见的并发症包括眉再次下垂，不对称和血肿。

手术心得及教训

心得

- 在肌肉下层向头端剥离到想放置缝线的水平。这有助于平滑眉的轮廓并防止眉上方形成凹槽。
- 放置缝线时从内侧到外侧升高。
- 仔细止血，谨慎剥离，如果可能，使用有科罗拉多头的电灼器。
- 只用缝线提高眉中间和外侧 1/3。提升内侧眉可以通过切除皱眉肌、眉间降肌和内侧眼轮匝肌来达到。
- 关闭伤口前，观察患者的对称性和轮廓的异常，能通过重置缝线来补救。

教训

- 不要把内侧或中间 1/3 的眉提得像外侧一样高。
- 密切注意眶上和滑车上神经的位置。
- 手术目的和眉形状对于男女患者是不同的。
- 不要把这个术式单独用于内侧眉严重下垂的病例。
- 不推荐使用永久性缝线。

手术步骤小结

1. 上睑切口并睑成形术。
2. 切开眼轮匝肌。
3. 剥离超过眶上缘，并超过最终固定点。
4. 皱眉肌和眉间降肌切除术。
5. 眉固定缝线的放置。
6. 检查轮廓，对称性和美学目标。
7. 关闭切口。

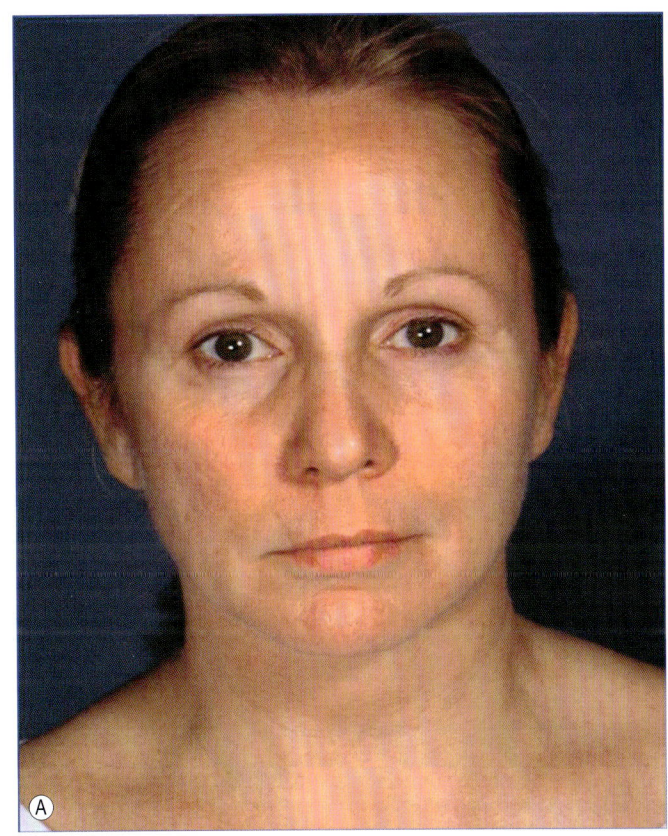
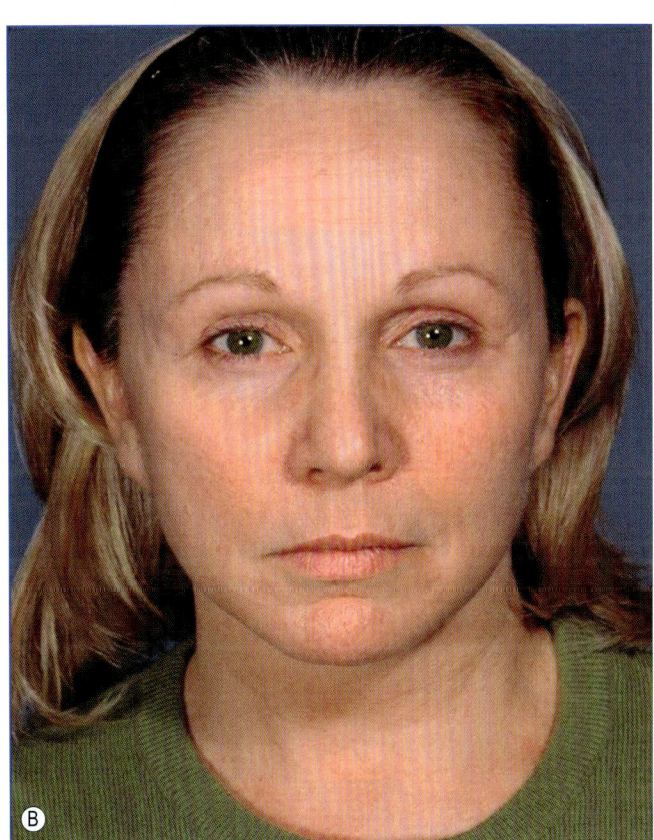

图 26 C1　病例照片：术前观。

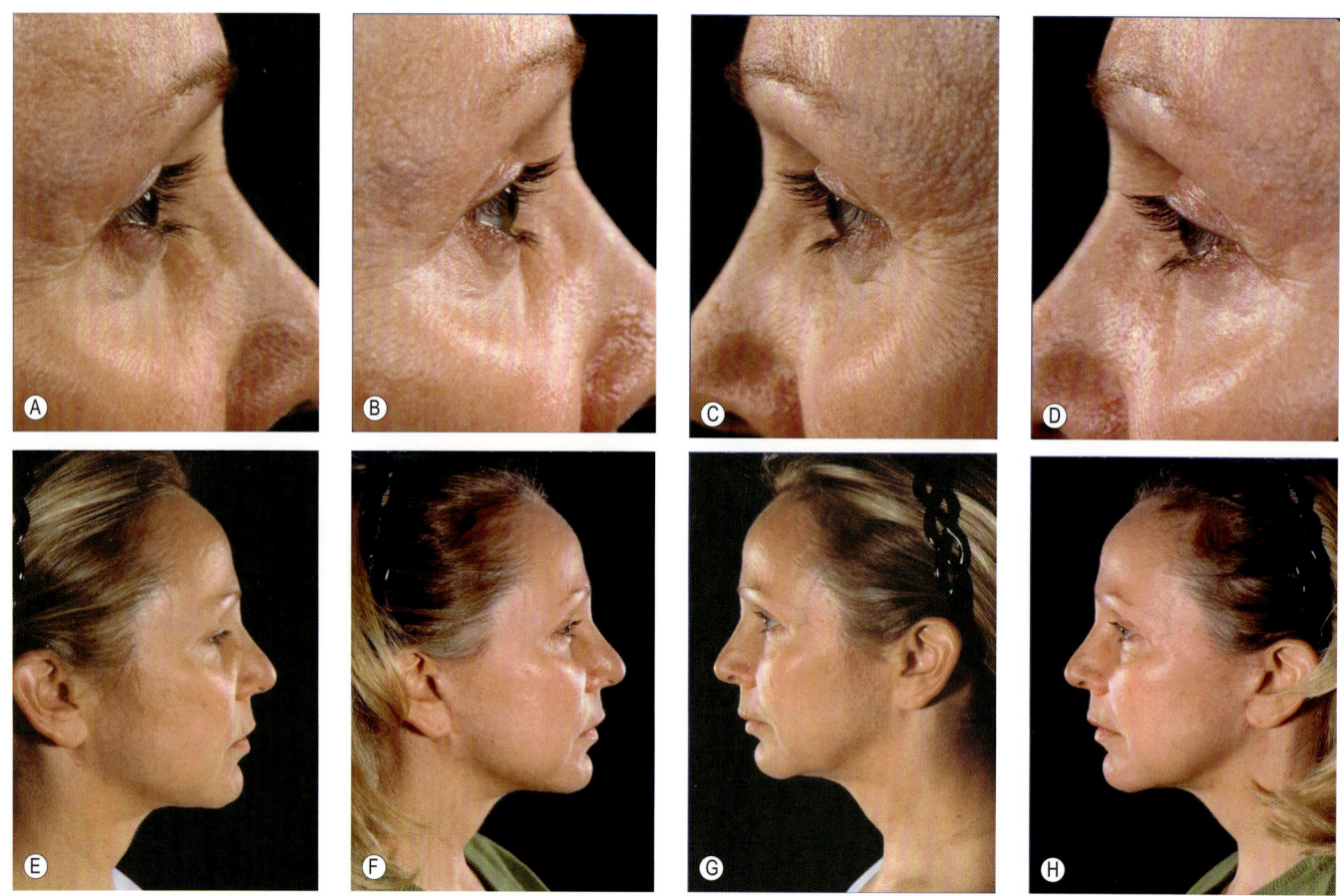

图 26 C2　病例照片：术后 1 年和 3 年的患者侧位照片。

（张洁　译）

拓展阅读

Adamson PA, Johnson CM, Anderson JR, Dupin CL. The forehead lift: a review. Arch Otolaryngol 1985;111:325.

Kaye BL. The forehead lift: a useful adjunct to the face-lift and blepharoplasty. Plast Reconstr Surg 1977;60:161.

Knize DM. An anatomically based study of the mechanism of the eyebrow ptosis. Plast. Reconstr Surg 1996;97:1321–1333.

Niechajev I. Transpalpebral browpexy. Plast Reconstr Surg 2004;113:2172.

Paul MD. Subperiosteal transblepharoplasty forehead lift. Aesthetic Plast Surg 1996;20:129.

Paul MD. The surgical management of upper eyelid hooding. Aesthetic Plast Surg 1989;13:183.

Ramirez OM. Transblepharoplasty forehead lift and upper face rejuvenation. Ann Plast Surg 1996;37:577.

Riefkohl R, Kosanin R, Georgiade GS. Complications of the forehead-browlift. Aesthet Plast Surg 1983;7:135.

Sokol AB, Sokol TP. Transblepharoplasty brow suspension. Plast Reconstr Surg 1982;69:940.

Zarem HA, Resnick JL, Carr RM, Wootton DG. Browpexy: lateral orbicularis muscle fixation as an adjunct to upper blepharoplasty. Plast Reconstr Surg 1997;100:1258.

第 6 部分
缝线悬吊术

第6部分：缝线悬吊术

第 27 章

面颈部缝线悬吊术

见DVD

Gregory Lloyd Ruff

历史

自然界存在很多倒刺状的结构；如蜜蜂的刺、啄木鸟的舌头及箭猪的长刺等；所有这些刺均在插入后难以拔出。所有的倒刺伸出的方向都是一致的。20世纪60年代，Alcamo将史前发明的带刺的鱼钩及箭头进行了改良，提出使用单向性的带钩缝线。

1967年，Alan McKenzie博士报道了他发明的双向带钩设备，这种设备可修复肌腱。可惜这些努力最后未被认同。

20世纪90年代初，Ruff研发了一种双向的带钩设备（图27.1），并开始投入生产和应用。可将其置于套管内或通过缝针延伸到对侧方向，一系列倒钩固定在另一侧及退出缝针后打结以固定末端。带结的环状线的潜在优势包括减少缺血性坏死、技艺精湛的外科医师可以更好地控制组织量、更快速地去除多种因打结造成的问题等。组织沿着一系列的倒钩重新排列，不但可将创缘压缩在一起，同时可对抗皮肤因年龄及体重减轻造成的下垂现象。20世纪90年代末，Harry Buncke和Marten Sulimanidze医师各自描述了相似的概念。美国FDA于2003年通过该锯齿线用于组织悬吊及组织的粗略评估的审批。

目前美国用做组织粗略评估的常用锯齿线可分永久性及可吸收性聚合物两种。

解剖

悬吊皮肤是患者的主要目的。与开放性手术一样，置入锯齿线也能提升皮下脂肪。同样，锯齿线应有效地深入脂肪层以减少对皮肤的扭曲。面部的皮肤支持带与倒钩能惊人地融合，避免进入真皮层的需要。换然之，倒钩能提升面颊部的SMAS筋膜，同时对颈阔肌及额肌的SMAS肌肉有效。同样，掌握皮下各层次的厚度对评估滑动面及皮肤韧带尤为重要。

倒钩在面部的作用力必须有相反的同等作用力抗衡。若各自的末端方向相反，则只有一半的倒钩作用于面部提升。在U形结构中，所有倒钩均附着于目标物上，也是目前最常用的方法（图27.2）。

前额

锯齿线从帽状腱膜下方开始延伸至眉的皮下脂肪深层（图27.3）。必须避免将锯齿线放置在额肌层的松弛的网状平面上，因为它提眉的力量不足或在额肌收缩时有被"卡"的感觉。提升的向量可在患者对着镜子时进行调整。

避免触及眶上切迹，以免牵拉时造成感觉缺失。

中面部

颞深筋膜固定显著稳定。锯齿线向较表浅的SMAS筋膜延伸至最末端的颊脂垫。放置更深层时，锯齿线将抵消来自颧肌及提口角肌的颊部骨膜的拉力。若骨膜往中间适当放松，这种手法可提升口连合（图27.4）。倒钩不应越过鼻唇沟连接口轮匝肌而减少了颊脂垫的拉力。少见情况下出现下眼睑水肿使得外科医师停留在下方的颧中隔，尽管其成因不明。可行的方法是让其保留在深层面颊部而不牵涉眼睑皮肤。

当检查患者面部提升的向量时，评估多余的下睑皮肤可能需要修剪甚至少量切除。

下面部

面颊部垂直提拉越多越能收紧颈部。然而，与中面部相关的多余下睑皮肤也需要适当进行处理。若要横向收紧，则需深入到颞深筋膜层并固定在不易移动的SMAS及腮腺包膜层。处理鼻唇沟，锯齿线不应越

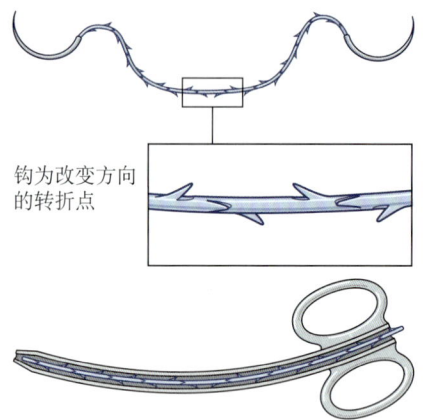

图 27.1 原理示意图。

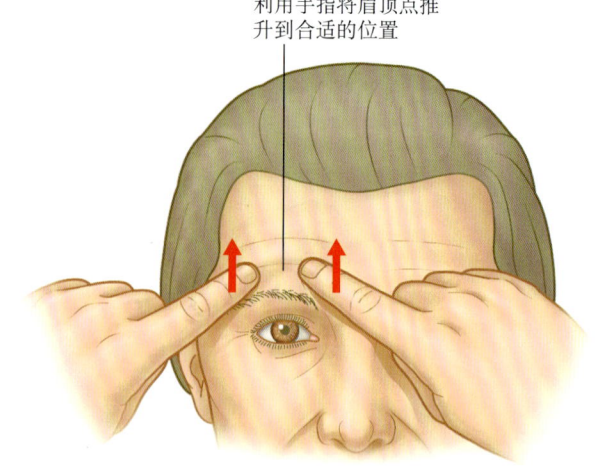

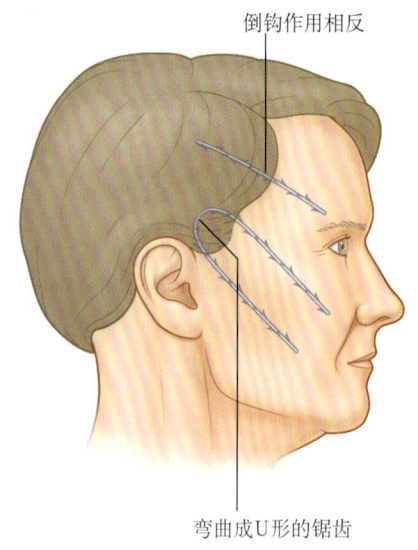

图 27.2 放置方法。

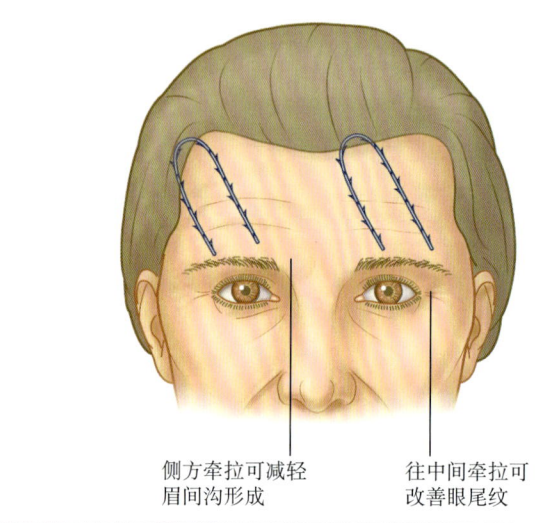

图 27.3 提眉方法。

过中线至人中。它们可延伸越过下颌缘并保持在相同深度一直到颈部而不造成组织扭曲。

颈部

这部分的牵拉应该与下颌缘平行或稍高以防止多余的皮肤皱折在下颌角形成（除非下面部的提升自然）。由于眉弓的关系，锯齿线的末端横跨在颈颏角的两侧。缝线固定在致密的乳头状突下的筋膜层，也可以直接放置在外露的颈阔肌 SMAS 层，甚至在颈部中央处于闭合状态下放置在其上方的脂肪层。与普通的缝线或荷包缝合形成的聚束不一样，锯齿线可重新广泛分布组织及有增量效果，因此可减少多余皮肤的修剪。同时应小心保持在耳大神经浅层进行操作。

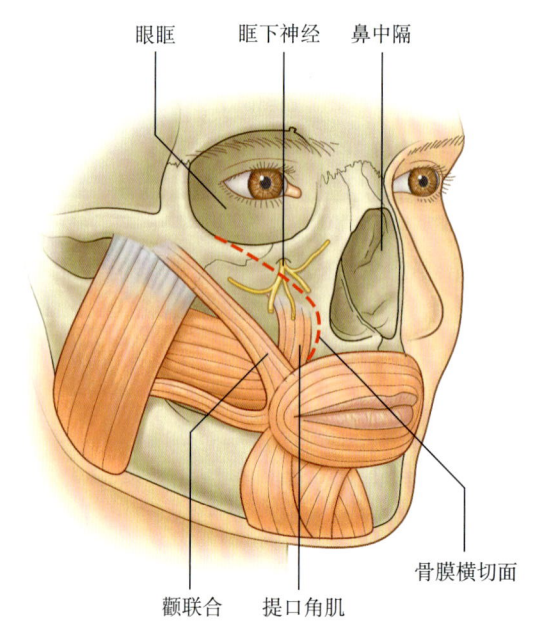

图 27.4 中面部的骨膜下提升。

体格检查

- 皮肤松弛应至少为轻度,大范围松弛可进一步行松动术,然后切开。
- 中厚的皮下脂肪层提供隐藏而不超重。
- 前额浅薄使额肌收缩时出现隆起,因此提升的向量应尽量与肌纤维斜行。
- 中间的颈阔肌束需要横断以达到最好效果。
- 可修复的细纹及皮肤脱色应根据可行性在面部提升时尽量同时解决。
- 过多的脂肪可通过局部抽脂移除,同时可立刻进行锯齿线固定。与表面修复一样,可提升面部使组织的胶原重新分布在适当的位置从而使面部年轻化。
- 中面部提升有效改善泪沟,减少去除或重组下眼睑眶隔脂肪的需要。
- 多余的下眼睑皮肤可通过提升中下面部得到改善。

手术步骤

前面的身体评估及解剖已设法解决选择向量及有助于治疗的辅助手段的最恰当互利方法。

在操作方面,必须强调多置锯齿线有更佳效果的重要原因;每根倒刺将受力更少,然后更少组织滑落或复发,负荷的广泛分布减少了皮肤变形。

对于闭合式提升,因为胶原纤维缓慢的支撑着面部及颈部的重建,故使用非创伤性而永久的缝线最适合。对于开放术式,使用可吸收的聚对二氧环己酮所持续的时间已足够伤口牢固的愈合。

闭合式提升

聚丙稀缝线的使用至此已被市场淘汰,同时在探索新的替代品。当给患者置入缝线时可选择提升的向量。常规清洁而灭消毒后局部麻醉已足够。备皮后在相隔1.5cm处用虹膜剪刀刺出两个小口。利用刀尖轻轻扩大出口。长直针尖被弯曲成1/5个圆带有1.5cm的弦,此有助于它从一侧刺孔通到另一侧。

坚固的针持不但可弯曲缝针,同时也有效控制弯针进行稳健的成角转弯。最初进针的通道起到固定作用及必须穿透相应的筋膜层。它在帽状腱膜的骨膜上方滑过;当针尖到达更深的颞深筋膜层时针被推向侧方,皮肤因此与深层组织保持稳定。若挂在较浅层时,皮肤在其上容易移动。在耳前及耳后位置,适当的挂到深层及提升组织往浅层时安全度可得到评估。当推进的锯齿线转接点固定后即可被拔出及还原变直。

只需一支针及与其相对应的一系列倒钩潜入到每一个刺孔,每一针直接刺入各自伤口的深层2~3mm处,然后转到远处的目标方向。针尖在与皮肤平行面进行左右摆动。偶尔改变深度会造成皮肤凹陷,应尽量避免发生。弯曲的通道能提供更好的保持力度及更有弹性的承受面部活动时产生的冲力。当皮下潜行的目标距离较短时,针尖再次被弯曲成1/5圆及利用针持紧夹着控制它的旋转方向。针尖退回到脂肪层及向前推进再拔出皮肤。该末端弯曲增加了力量同时当组织受压如患者微笑或提眉时也反映在缝线的末端上。

当刺孔中单一钩住的皮肤释放出相连系的皮肤及从该处拔出任何毛发时,缝线的末端被拉到远处固定。然后组织被轻柔的推往邻侧及压住皮肤出口处将缝线截去,以便线末端在真皮层下潜行数毫米。

在下面部及颈部,使用直针及手穿细线。在中面部和额部,缝针被弯成与面部曲度接近,然后使用针持控制旋转方向。当针在前额摆动时皮肤应被推移约一半。若针在深层额肌滑动面时,只有少量皮肤受牵连。若真皮层被占用,则牵涉更多皮肤和针。

开放技术

对于中度皮肤松弛而需要在发际置入成群锯齿线的患者,开放性手术可能更合适,只需在SMAS筋膜浅层充分分离约3cm的足够坑道进行操作(图27.5)。在直视下能轻易进行固定,针通过外露的SMAS筋膜平滑移至远处的皮下层进行编织。进一步分离帽状腱膜及颞浅筋膜可提供更大的移动性。

主要受力部位为颞切口。该区域可重点解决中面部的问题,充分垂直牵拉面颊部时能起到提升颈部作用(图27.6~图27.10)。

由辅助到常规技术,如MACS提升或折叠SMAS筋膜,锯齿线在直视下可穿行颈阔肌,起到增加或取替SMAS折叠及荷包缝合的效果,并精确控制提眉的形状(图27.11~图27.13)。当进行耳前及耳后皮肤提升时,安全的做法是将第一点固定在完整的头皮下(图27.14)。

带钩的普通曲针与传统的缝线可作用于相似的组织。闭合伤口时,典型的手法是缝针从伤口中部开始往某一方向进行缝合。外科医师控制每一针的张力,倒钩使伤口在最大张力下也不容易松脱或移位,如光滑缝线进行连续缝合伤口一样(图27.15)。沿着垂直的帽状腱膜垫,在真皮深层进行皮内弯曲缝合或反复令颊脂垫起褶以达到快速、安全的伤口闭合,以及一

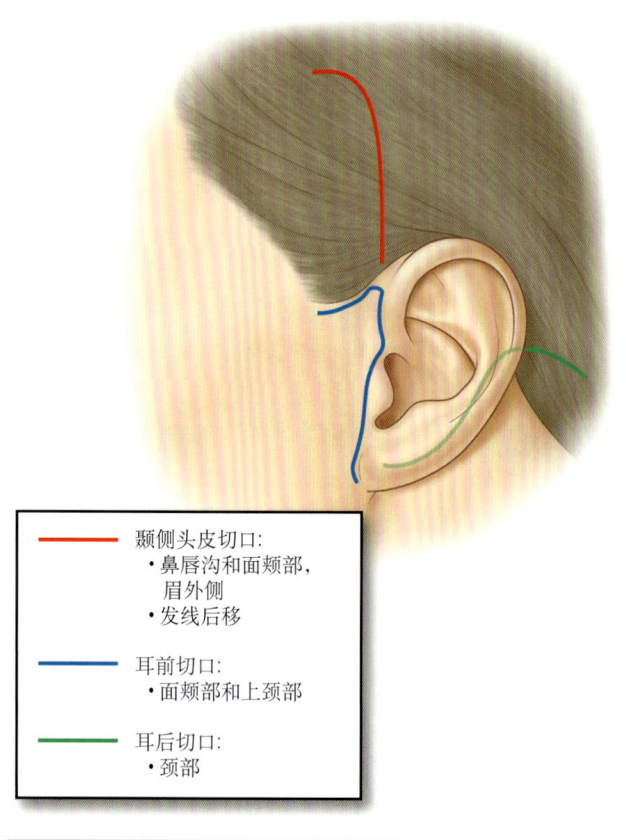

图 27.5 切口定位示意图。

颞侧头皮切口:
- 鼻唇沟和面颊部,眉外侧
- 发线后移

耳前切口:
- 面颊部和上颈部

耳后切口:
- 颈部

针一线地控制缝合张力。

术后护理

患者应尽可能限制作抗衡锯齿方向的动作。打喷嚏及咳嗽时应用手控制住提额部位(该动作并不能遮盖口部)。提升面颊术后均不主张张口过度及使用吸管喝饮料。颈部旋转过度会损害该处缝线,因此给予患者一个活动性聚氨酯颈圈以支撑下面部及颈部,并提醒患者限制该处活动。提醒患者术后两周应该仰睡以防止枕头对面部产生的剪应力(图 27.21 和图 27.22,表 27.1 ~ 表 27.4)。

并发症

覆盖缝线的皮肤被扭曲使得我们必须要修饰埋线的末端或移除整条细线。可能由于前额下方是颅骨,故该部位最不受影响。当额肌收缩时缝线会随之退缩及往上移。

表27.1 统计学:3/06～12/07

患者年龄	患者性别
30～39:1	男性:4
40～49:9	女性:44
50～59:23	合共:48
60～69:13	
超过70:2	
合计:48	

表27.2 图示

部位		锯齿线
额	24	98
颈	35	158
面颊	24	96
合计	83	352

19例患者在较早之前曾进行锯齿线提升术,在此基础上再接受锯齿线微创提升。

手术心得及教训

心得

- 微除皱术主要利用带钩的缝线在有限的剥离范围内收紧松弛的组织。
- 针对术前有瘢痕及吸烟者采用该技术,能缩短休假期。
- 越多地使用缝线越能更好地固定及减少组织变形。
- 尝试采用安全的间断缝合法闭合帽状腱膜,但不要把头发打到线结中。
- 当需要作环状或荷包缝合时应考虑使用锯齿线。

教训

- 锯齿线除了闭合伤口时不该置于真皮层。部分外科医师对使用长针可能比较陌生。
- 缝线在没有显著解除倒钩的情况下不能被拔出,在情况好转前应评估每一针。
- 患者的期望值可能过高,术前术后照相能有效反映现实结果。
- 通常倒钩削弱了该缝线的大小规格,比打结线小一些,故可选择大一号的锯齿线。

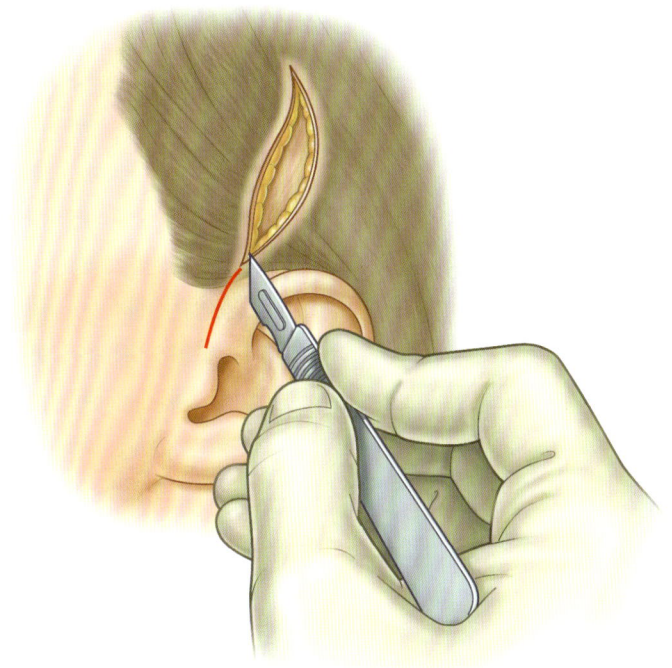

颞侧头皮切口

切开颞侧头皮，皮瓣回缩

颞浅筋膜

颞浅动脉及静脉

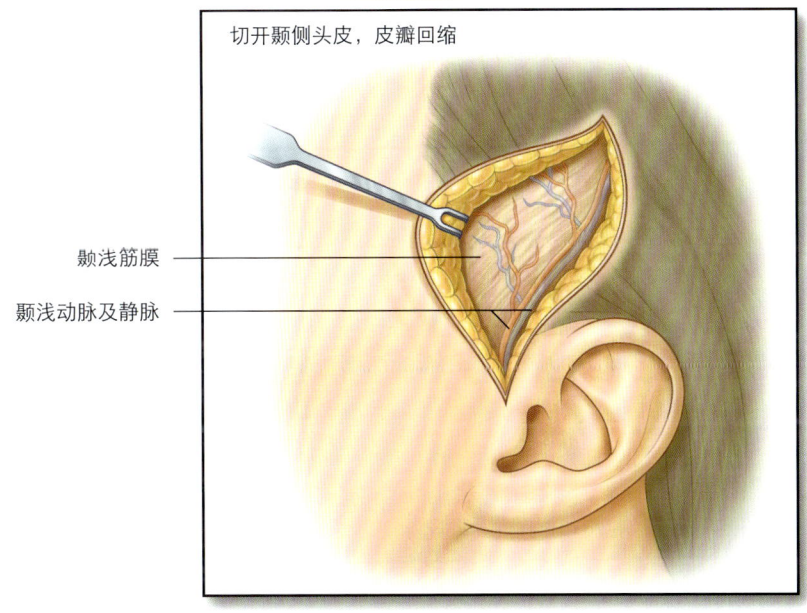

图 27.6　颞部头皮切口。

操作使用的长直针图

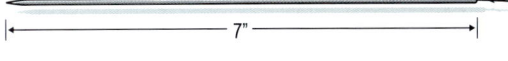

7"

由颞浅筋膜到颞深筋膜时针摆动的形状

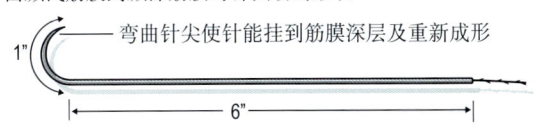

1"　弯曲针尖使针能挂到筋膜深层及重新成形

6"

图 27.7　针的改变：操作过程中长针的形状。

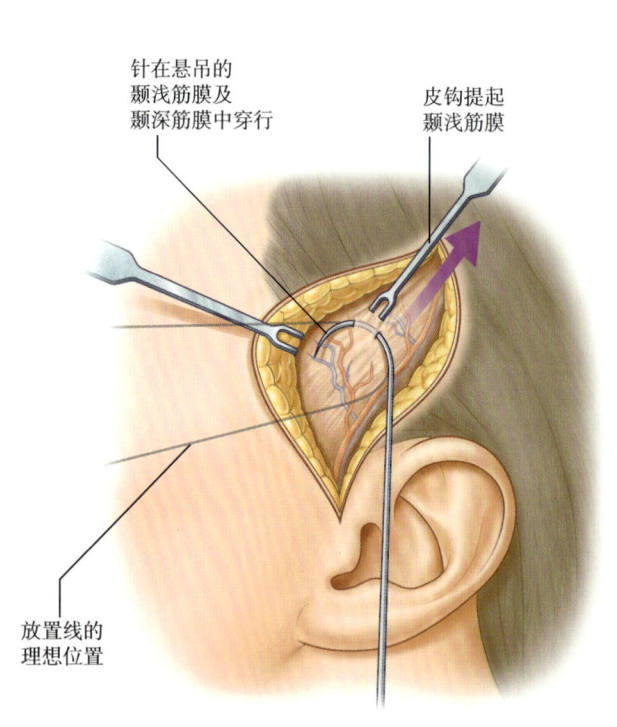

图 27.8 近侧筋膜固定。

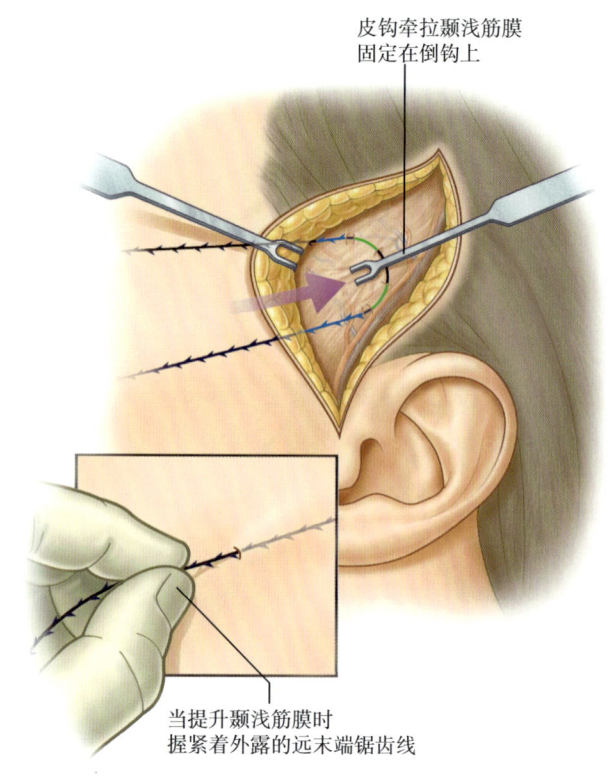

图 27.10 折叠浅层筋膜。

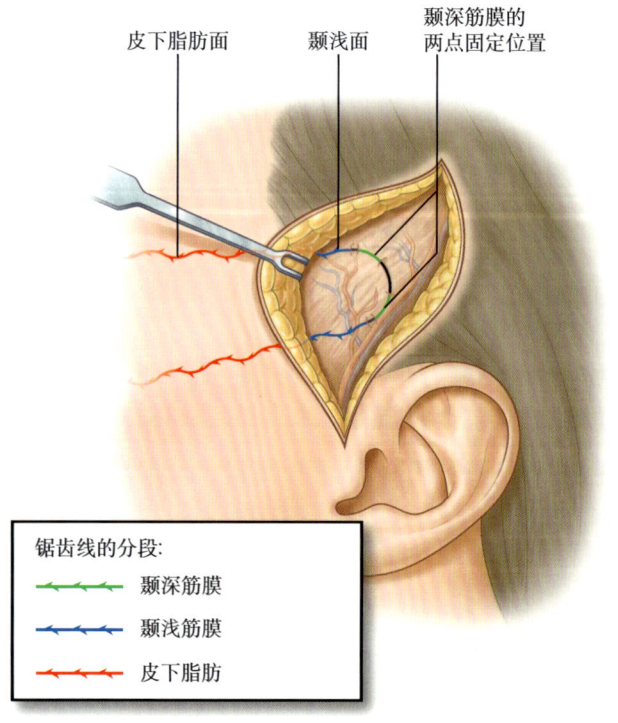

图 27.9 缝线横越的组织平面图。

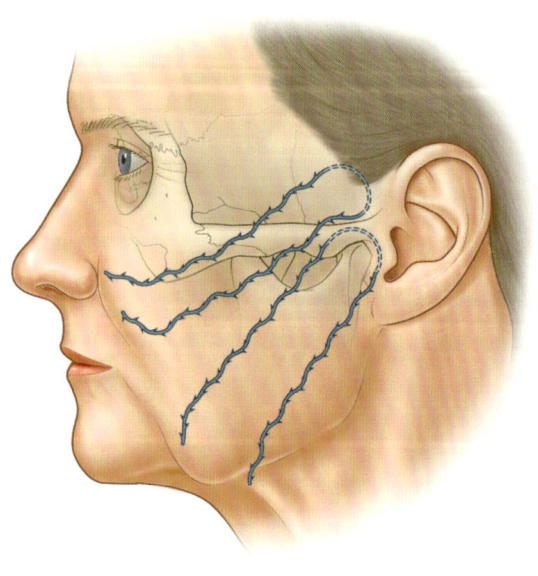

图 27.11 MACS 提升。

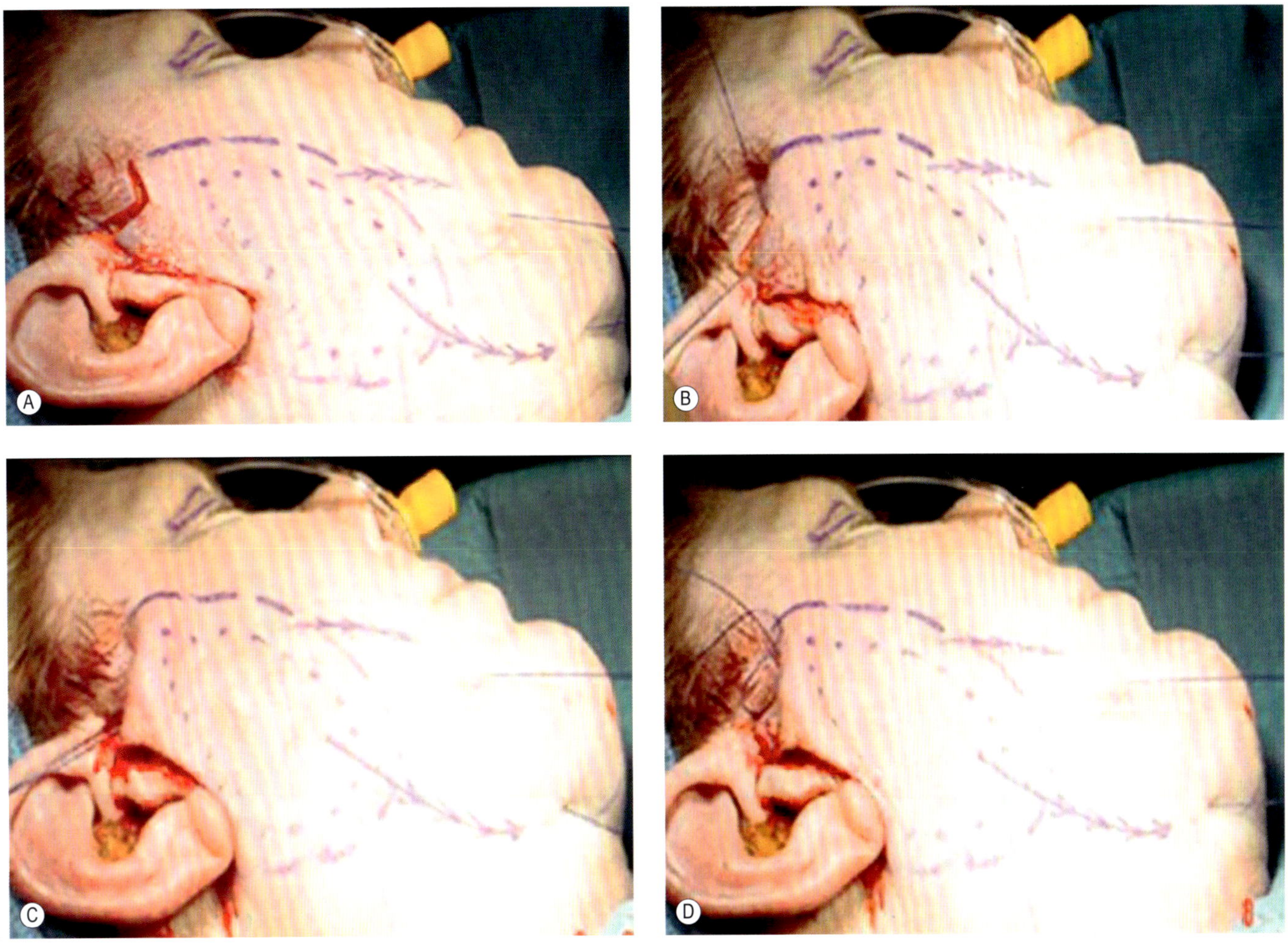

第27章 面颈部缝线悬吊术

图 27.12 MACS 提升。A，切开（0.0 mm）；B，荷包缝合提升了 8.5mm 的 SMAS 筋膜；C，可吸收的锯齿线可提升 10.0mm；D，两者合共提升 13 mm。

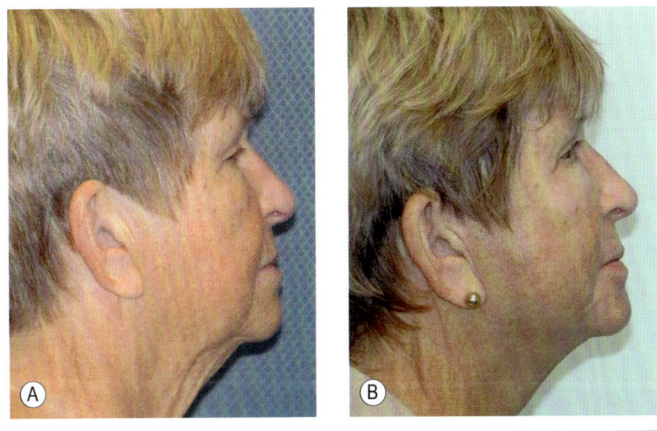

图 27.13 MACS 提升，带钩的聚对二氧环己酮。A，术前；B，术后 5 个月。

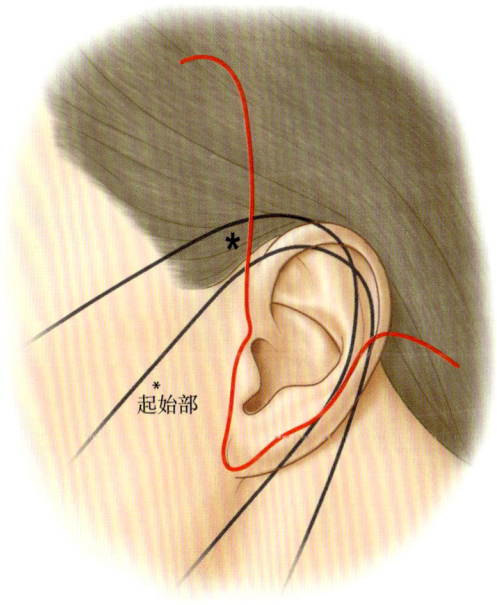

图 27.14 联合提升。当联合面部提升时，缝线置于耳上，在颞浅筋膜上与其他外力相互起到协同作用。

279

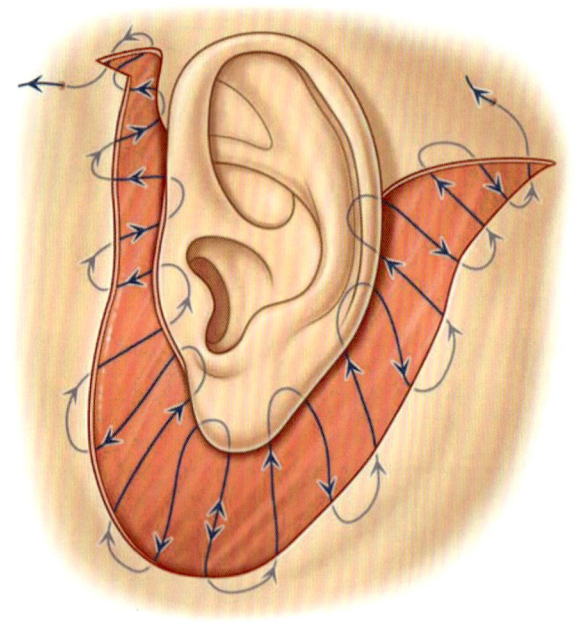

图 27.15 真皮深层闭合。

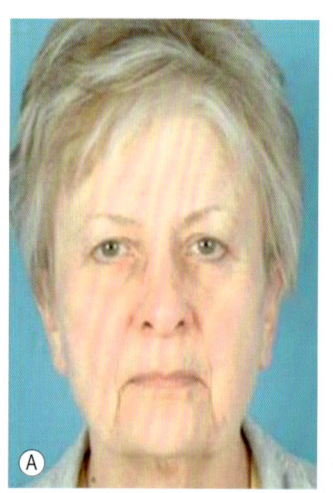 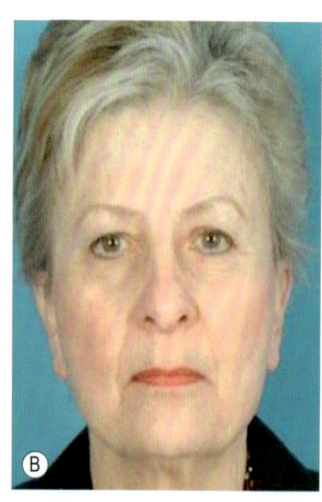

图 27.17 下颌部。两根锯齿线；61 岁。A，术前；B，术后 3 个月。

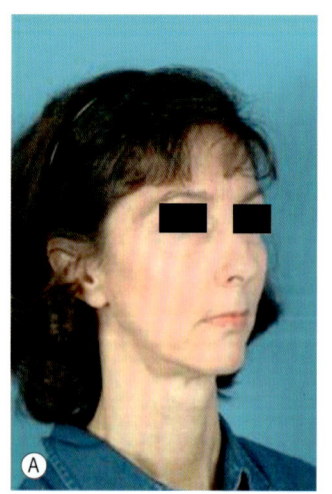 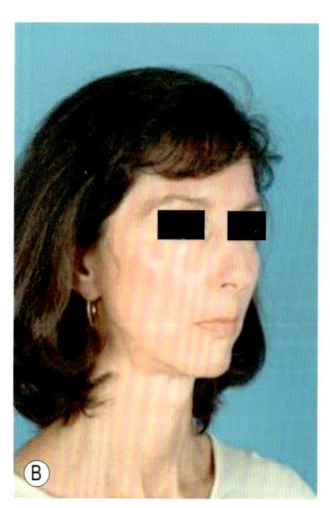

图 27.16 下颌及颏部。四根锯齿线；49 岁。A，术前；B，术后 8 个月。

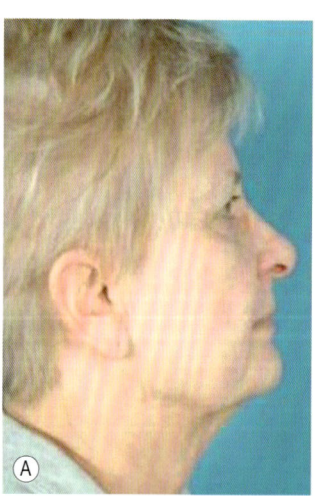 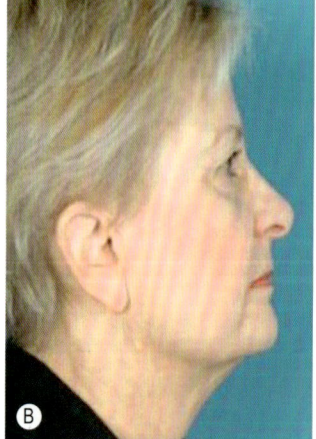

图 27.18 下颌部。两根锯齿线；61 岁。A，术前；B，术后 3 个月。

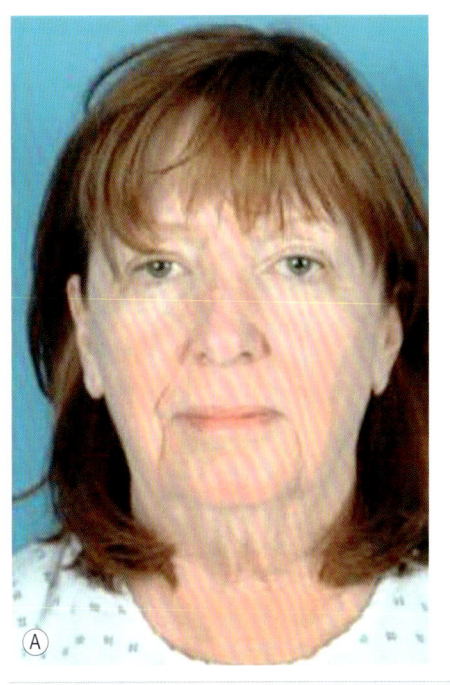
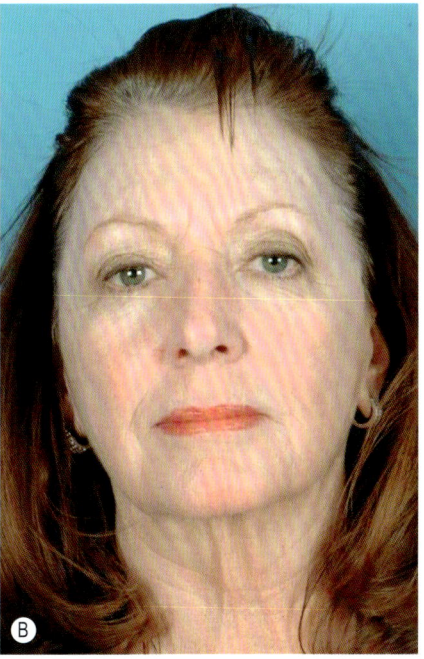
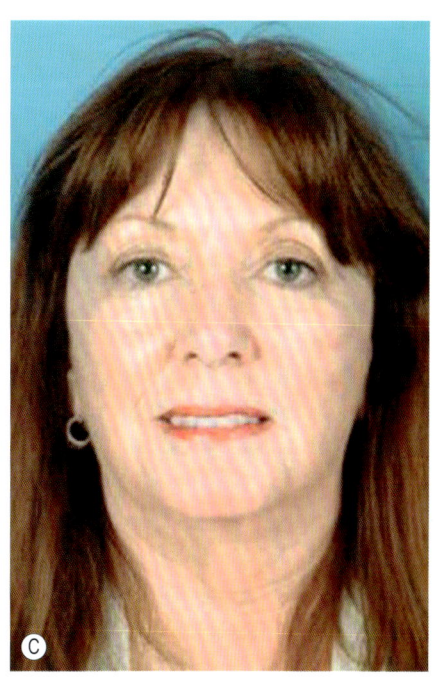

图 27.19 面颊、下颌及颈部。六根锯齿线（两根提升额部及闭合技术）；64 岁。A，术前；B，术后 12 个月；C，术后 15 个月（12 个月后颈部再做）。

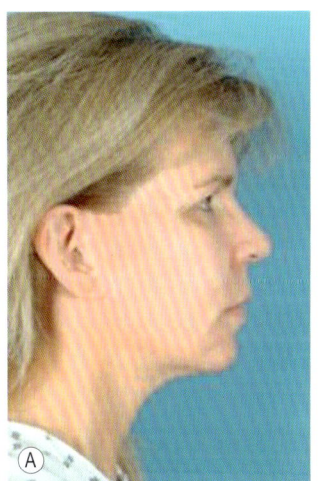
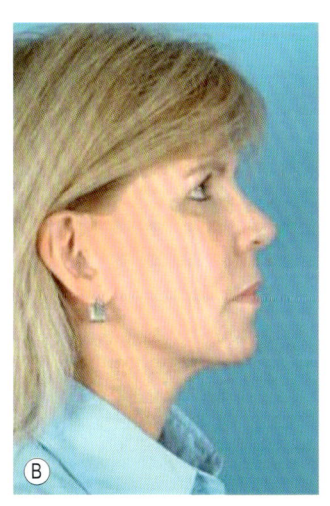
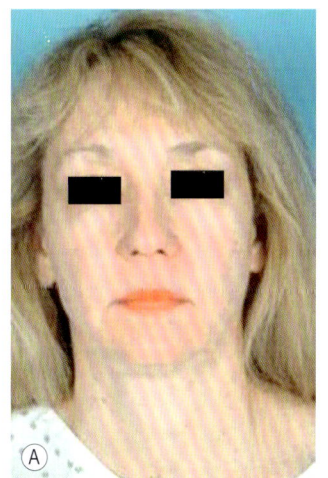
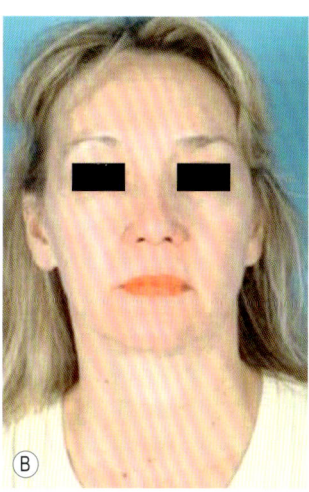

图 27.20 下颌部。两根锯齿线；56 岁。A，术前；B，术后 8 个月。

图 27.21 下颌及颈部。四根锯齿线；50 岁。A，术前；B，术后 6 个月。

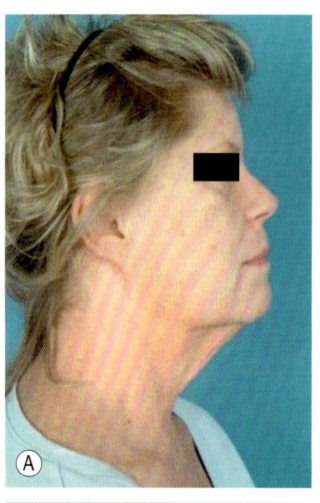 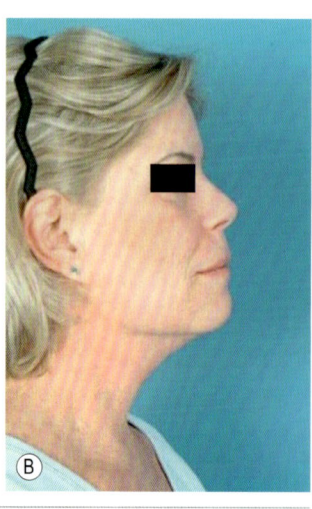

图 27.22 颈部。使用两根锯齿线，患者 54 岁。A，术前；B，术后 1 个月。

表27.3 结果

附加手术-术后平均8个月随访		
	更多锯齿线	后期手术
额	0	0
面颊	0	3
颈	0	2

表27.4 并发症

局部麻痹	0
感觉迟钝	0
突出变形	0
破损	0
感染	0
可视尾巴	4
可视埋线	0

手术步骤小结

1. 评估患者的要求及期望值。
2. 分析他们的面部轮廓及对着镜子作各个向量的提升，观其结果。
3. 重估他们的期望值，针对手术的可选性，最好能现实的进行术前术后对照。
4. 计划出两个带钩的线段（一条双臂缝线），四个区域的每一部分均受牵连。
5. 确切的固定缝线，可使用多针缝合。
6. 利用少针密集缝合使薄筋膜边缘重叠。
7. 通过平衡于皮肤表面的侧侧缝合扩增皮下组织。
8. 暴露及弯曲针成末端有一定弧度。退出弯针末端至真皮层时将它从口联合及眶上神经中推开。
9. 沿着锯齿提升组织以增加组织量。
10. 切除多余组织。
11. 压迫皮肤使线末端置于至皮下数毫米以进行修剪。当周围组织消肿后有可能会显露出剩余的线末端。
12. 强调患者的合作是成功的关键。

（梁秀影 译）

拓展阅读

DeLorenzi CL. Barbed sutures: rationale and technique. Aesthetic Surg 2006;26:223–229.

Murtha AP, Kaplan AL, Paglia MJ, et al. Evaluation of a novel technique for wound closure using a barbed suture. Plast Reconstr Surg 2006;117:1769–1780.

Paul MD. Using barbed sutures in open/subperiosteal midface lifting. Aesthet Surg 2006;26:725–732.

Ruff, GR. Techniques and uses for absorbable barbed sutures. Aesthet Surg 2006;26:620–628.

第6部分：缝线悬吊术

第28章

眉及上面部缝线悬吊术

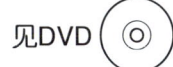

Nicanor G. Isse 和 Newton D. Moscoe

引言

Silhouette 缝线应用于闭合及开放性中面部提升

在过去的几年中，媒体的热门讨论及患者的需求推动了外科学领域新仪器及新技术的发展。此前，最佳适应证、患者选择、治疗持续效果及并发症等问题也备受关注。新技术的早期应用常造成患者对治疗结果及外科医师的不满，同时也造成了某些有价值的技术被过早弃用，尽管有些设计与原先的用途不太一致。美容外科医师在竞争之下的商业环境中，所面对的做面部年轻化的患者，常渴望采用新技术以满足其效果更好、恢复更快及侵入性更少的目的。产品的发展催生了更新、更好的设备，包括不断改良的 Aptos 缝线、Woffle 缝线、Contour 缝线、Isse 缝线，以及最新的 Silhouette 缝线（于2006年11月通过FDA的审批）。

历史

锯齿线的概念于1964年由AI Camo 首创，随后分别由 Fukuda 在1984年及 Ruff 在1994年报道。这些创新者构思锯齿线的初衷是闭合伤口无需打结，并未讨论过在美容方面的应用。缝线提升软组织于20世纪80年代后期由 Sulamanidze 首创，他于1999年凭着Aptos 皮下埋线获得世界级专利。2000年，Sulamanidze 使锯齿线在面部美容外科方面的应用得以普及，该设备命名为 APTOS（AntiPTOSis，意指抗下垂），专门用来治疗面部下垂。缝线提升技术于2001年12月由 Sulamanidze 等报道，该系列设备于2002年正式投入使用。该技术的现行改良版包括 Contour 缝线，均源自于细线提升或环形提升（Surgical Specialties Corporation, Reading, PA）及 APTOS 提升或 Feather 提升（Kolster Methods, Inc., Corona, CA）。

锯齿线的设计及治疗自从被引入临床已不断演变。最初的 APTOS 缝线是一种多发凹陷的缝线，为组织提供额外的牵引力。后来将这种设计改为双向性，锯齿原意为固定组织在缝线的中心位置而不需在两端固定（图28.1A）。它随后被设计为包含多齿的聚丙烯缝线，该设计的目的是提供单向的牵拉及悬吊（图28.1B）。延长型单向性锯齿线分别于2004年及2005年，由两家不同公司分别通过FDA审批。其他类型的锯齿线未能通过审批，除了命名为 Silhouette 缝线的最新技术（图28.1和图28.2）。由于它使用了清晰、可变形及可溶解的圆锥形聚丙烯缝线，同时还有细结的设计，使软组织得到更有效的提升，于2006年11月通过FDA的审批。

于2007年4月在美国纽约举行的美国整形外科协会的年会上，Surgical Specialties 公司宣布回收市场上的 Contour 缝线，声明将停止所有产品的生产，所有存货均可退回公司。在此之后，再无其他公司制造与 Contour 缝线类似的螺旋状锯齿线。因其拥有双向锯齿线的生产线，该公司目前正集中开拓闭合伤口的市场，将其应用于深层及表层的原发性或继发性伤口闭合。

体格检查

额部闭合式缝线悬吊术

由于在额区常自然发生一定程度的组织偏移，使它的持久性受到质疑，所以也可以选择不进行手术。在进行该操作前最好辅助使用肉毒杆菌注射，从而使术后持续放松额肌、皱眉肌及眼外斜肌以减少动态活动。2005年，在美国新奥尔良，由美国整形外科协会

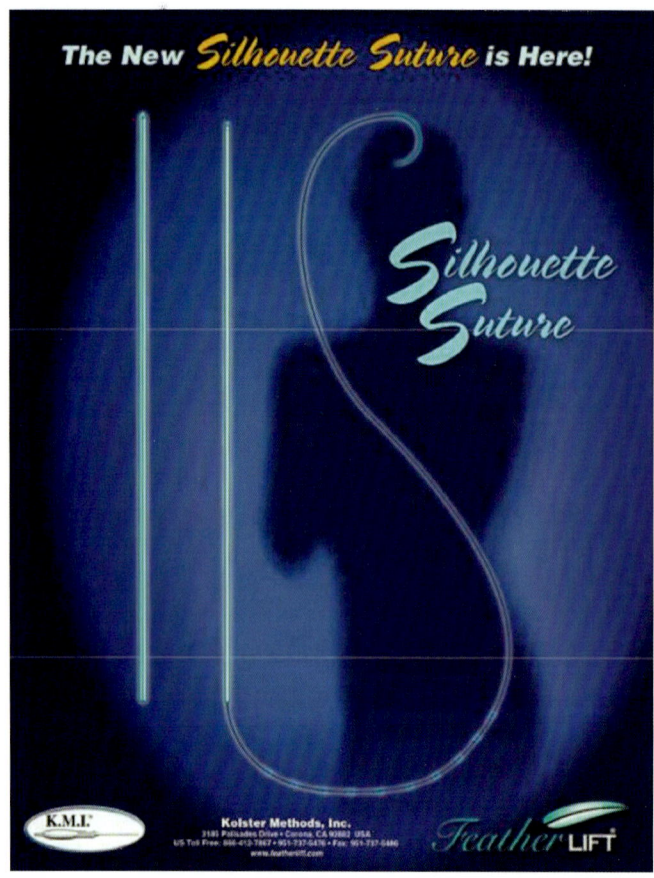

图 28.1　Silhouette 缝线（广告海报图）。

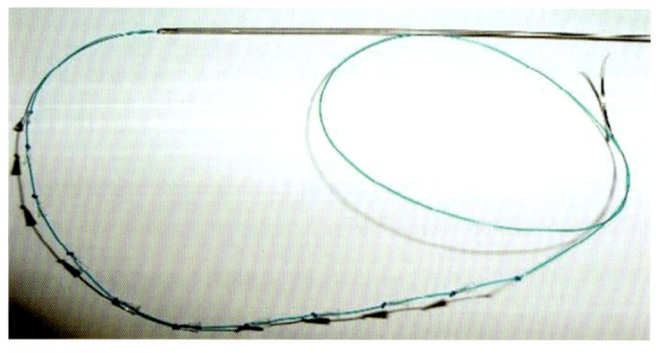

图 28.2　带钩聚丙烯缝线。8 英寸长直针，20G，无切割曲针，1/2 弧度长 26mm。

举办的大会上，Nicanor Isse 医师在演讲中回顾了额部缝线悬吊的病例，其中 70% 是失败的。通常，可作为优良候选人的患者为双侧眉轻度下垂，对手术期望和接受程度均较为适中，一般希望避免大范围的外科操作，并达到局限而持久的效果。同时，由于面部不对称或因前次手术导致面神经颞支麻痹的单侧下垂患者，均可通过该技术使神经再生前面部不对称的情况得到改善。部分患者在开放术或内镜术后某部分组织形成

一个较为明显的滑动面，可通过非侵入性缝线提升额部手术以得到适当的暂时改善。

缝线悬吊额部非常依赖于操作技术，也与组织的薄厚及肌肉活动的数量有关。缝线有时可与其他外科手术可联合使用，于术中或术后进行。应将缝线固定在筋膜上，术前或术后使用肉毒杆菌注射。往浅侧方提拉较垂直方向能更有效展平靠近眉的皱纹，有效预防组织堆积及减少额肌活动时露出埋线。由于该技术只依靠单根缝线悬吊额部，故容易发生断裂、外露和可触及等状况。与额部 Endotine（CoApt，Palo Alto，CA）固定前额的材料联合使用以进一步调整眉的位置是另一种有效提升额部的技术，该技术对于面部不对称或有软组织松弛滑动面的案例较合适。

颈部闭合式缝线悬吊术

颈部闭合式悬吊术较少，若进行了该项手术也会因颈部大范围反复扭转而暴露埋线。该区缝线在若干年后 100% 会断裂。

中面部闭合式缝线悬吊术（又称闭合式 Melopexy）

为使面部年轻化，主要需要修正四个方面：
1. 软组织下垂。
2. 容量减少。
3. 肌肉运动产生皱纹。
4. 皮肤的质地、颜色及弹性的变化。

中面部的闭合式 Melopexy，只有限改善组织下垂及容量减少而对肌肉运动产生皱纹或皮肤改变无效。若该区由 1～4 评级而最高得分为 4，则闭合式缝线悬吊术在组织下垂及容量减少方面的改善得分均最高为 0.5 分（表 28.1）。它对肌肉运动产生的皱纹或皮肤改变没有效果，总得分为 1/4（或 25%）。因此，笔者称其为 25% 法则或 25% 提升，意指使用缝线进行闭合式 Melopexy 加微型切口面部提升只有 25% 的改善、25% 的恢复、25% 的疗程及 25% 的收费（表 28.2）。结果令人失望是主要原因。利用细线进行的缝线提升术或缝线收紧术只能提升那些没有做过切开手术的软组织。真正有效的提升应该具备组织剥离后重新定位及低张下固定，保持提升，直到组织面在新的位置愈合。总的来说，该效果不持久，但确实提供某些特有情况的解决方法。

新的 Silhouette 缝线比传统的锯齿线更有力而不易断裂，它与正常组织周围的胶原组织相互作用达到更佳效果。缝线为 25cm 长的 3/0 非吸收聚丙烯缝线，比

表28.1　缝线提升的效果

组织下垂	0.5
容积减少	0.5
肌肉收缩诱发皱纹	0.0
皮肤改变	0.0
25%	1/4

表28.2　25%法则

- 25%的微型切口面部提升
- 25%恢复
- 25%疗程
- 25%收费

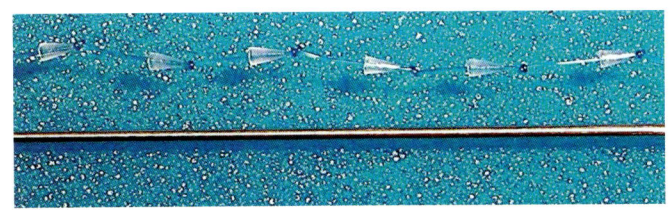

图28.3　迟发固定效应由缝线末梢10cm的一连串线结与圆锥体之间发生相互作用。

常用的2/0锯齿线细50%。这减少了结在颞区被触及和疼痛的情况。应避免在缝线处作斜向切割以保持缝线的强度，形成"倒钩"（损失缝线30%~50%的强度）。每条线有11根清晰、可弯曲、可吸收的中空圆锥体，以便组织在其内外生长固定（二乙酸和乳酸聚合体）（图28.2）。圆锥体迅速固定起效，随后由缝线末梢10cm的一连串线结迟发起到固定作用，线结与圆锥体之间相互作用（图28.3）。线结控制圆锥体的位置并进一步固定软组织，同时刺激胶原蛋白沉淀在每条环状线结的内部及周围。当圆锥体被完全吸收后，采用细小的微型静脉拔除拉钩可以轻易把这些缝线安全移除。

圆锥形聚合体柔软并避免了锯齿线的针刺效应（图28.4）。它们体积较大（1.0mm×2.5mm），可起到有力束缚纤维软组织的作用。圆锥体是亲水性的，最终可溶于水并质感柔软。它们可刺激胶原增生，与周围组织产生化学作用，也是该设计的物理特性。最终形成强而有力的组织支撑。圆锥体约于8~10个月被吸收，在约5个月时，该材料有50%的体积被吸收

（图28.5）。

锯齿线在美容及伤口闭合方面的应用现况

如前所述，Surgical Specialties公司已从市场上撤回Contour缝线，该公司目前正专注在伤口闭合的市场上，前言中也提到这家公司的生产线中的双向锯齿线能用于深层及浅层的伤口闭合。

双向锯齿线沿其长轴有一系列倒刺，在缝线的某中点处可随意改变方向，以便在相反方向形成一个镜像一样的倒钩阵列（图28.6和图28.7）。因此，当在组织中交错时，使用一端系住另一端。这些缝线可用于闭合伤口或使组织从不同方向沿着缝线的倒钩改变其方向。该公司制造非吸收及可吸收缝线，但只有后者（可吸收缝线）获通过用于软组织伤口闭合。这种特制缝线由聚对二氧环己酮（PDO）组成。该聚合物的水溶性及力度随着伤口愈合张力降低而逐渐被逆转并降解。

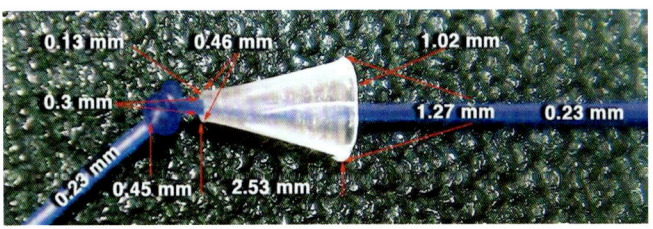

图28.4　圆锥形聚合体。

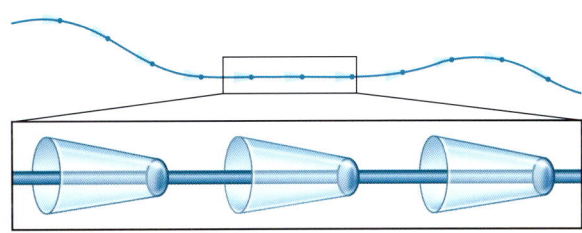

图28.5　改良的Silhouette缝线与传统的锯齿线对照比较。

无论是带钩的还是传统的缝线，与结缔组织紧密结合并与胶原束成好的角度交联时，均能被紧密固定；然而，一般的环形闭合当越过对侧并成180°时，对侧的组织均被压迫。当锯齿线的每个倒钩陷入到胶原纤维时均能被更好的固定。最终形成弯曲的通道比直的好，以便有更多的胶原附着。当缝线被收紧时窦道将被拉直，但它同时也遇到不一致的力量作反向推开。若开始拔出缝线时，新的纤维因抗衡倒钩而受挤压。相反，若缝线的倒钩与直线成"Z"形，则它们在拔出时只遇到疏松的柱形组织。波动同时授予了弹性，有效防止缝线破裂，为与其结合的组织移动提供了一定的缓冲力。一般来说，曲针比直针更能提供自然有力的闭合，它们可被有效用做窦状、螺旋状及褥式缝合（图28.8和图28.9）。

从伤口的中部开始连续闭合创口。当穿过组织的第一针时，倒钩立刻压迫抗衡着线轴及传递少许阻力。一旦相反的系列倒钩扣住组织，那些倒钩便能一环扣着一环。随后的每一针均由原针扣住直到伤口末端闭合，通常剪掉末端针。相反方向的锯齿线以镜影模式同样闭合伤口。

与传统的缝线比较，锯齿线连续缝合伤口产生强

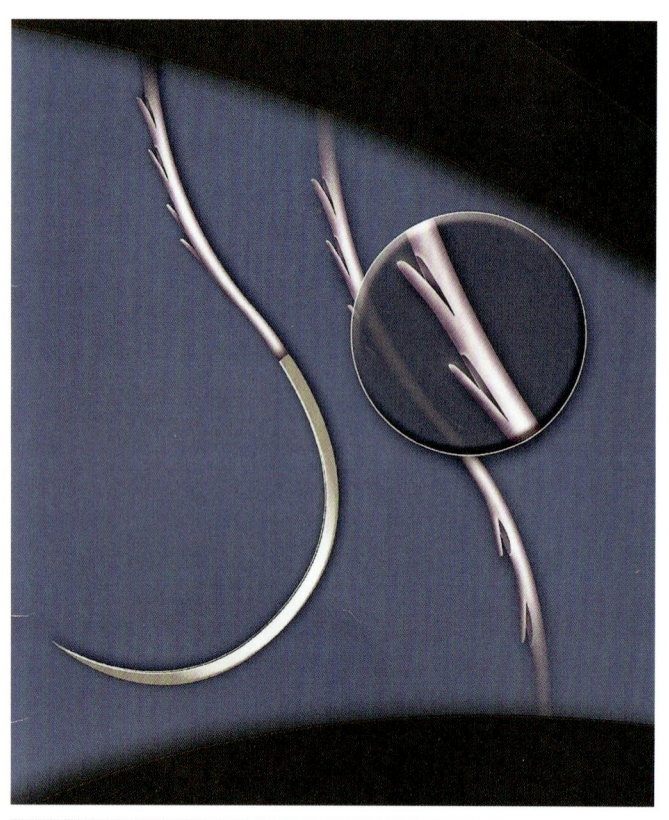

图28.6 锯齿线，自行固定，少结细线。

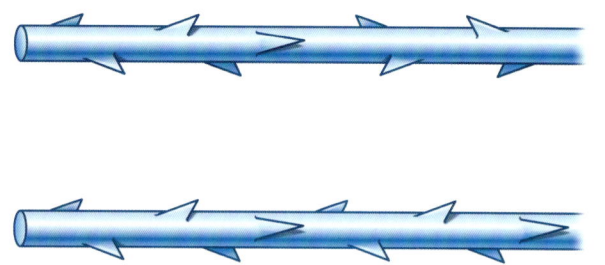

图28.7 双向锯齿线（A）及单向锯齿线（B）。

图28.8 上图显示锯齿线闭合腹部伤口，下图为普通缝合。注意可控缝线在皮下编织。

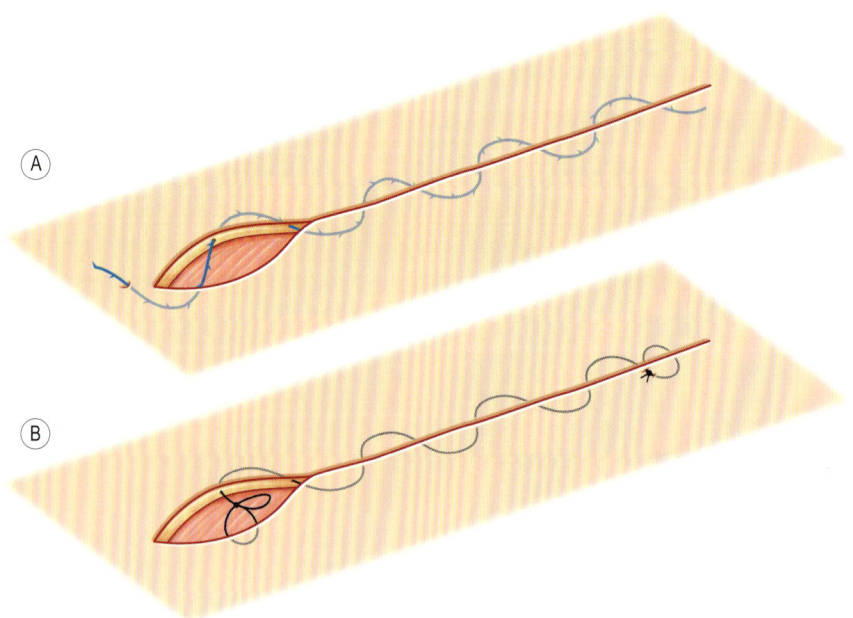

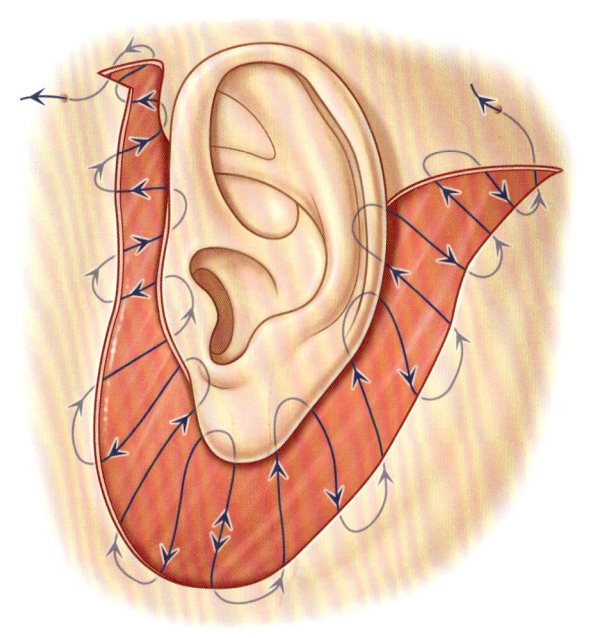

图 28.9　面部提升的皮下闭合从耳垂开始。

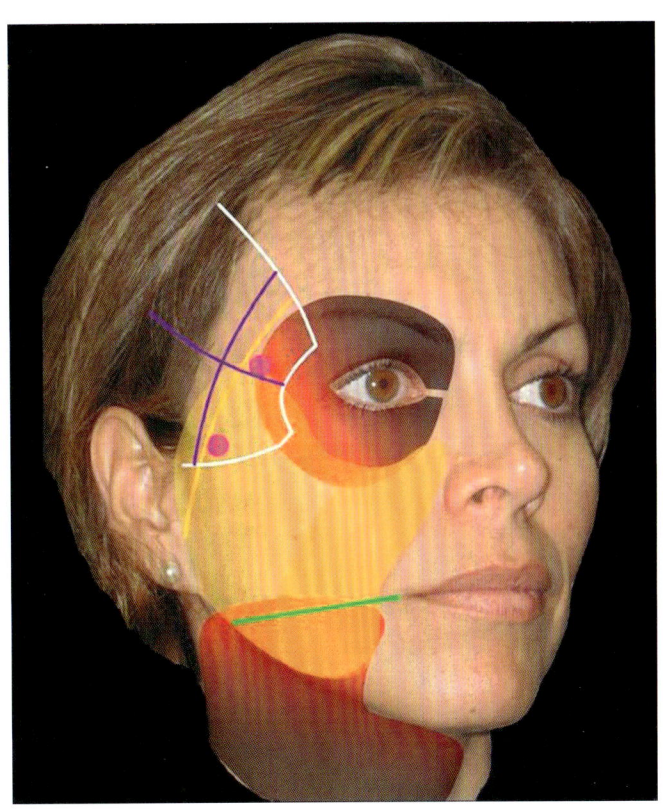

图 28.10　标志线，下缘出口线。

度大而有力的模式也值得注意。与光滑的线闭合不一样，带钩的缝线即管遇到最大的张力仍不易移位（最常为切口中央处）。因此，锯齿线连续缝合与传统的间断缝合法安全度相类似。这将可能减少伤口疝及宽大瘢痕的发生。根据记载，与连续皮下缝合末端打结相比，锯齿线的直末端裂开的概率减少 4 倍。

首个被通过的可吸收锯齿线由 PDO 组成，该物材常用于深层伤口闭合。聚对二氧环己酮的降解与软组织及骨膜下平面的伤口强度相应。外科医师普遍乐于采用快速降解的材料行皮内缝合伤口，以便减少缝线被排出或断裂。FDA 正寻求可获通过的该类聚合体的锯齿线。

划线及标志

术前划线及准备（图 28.10）：白线代表颞嵴、外侧眶缘及颧弓。绿线分割颞区的内上侧及外下侧部分。紫色圆圈划出了颧中部的颞静脉（又称哨兵静脉）及颧外侧的颞静脉。术前标记患者的皮肤以确定埋线的位置及预防损伤颞部血管及面神经分支。在发线后 2cm 大概平衡于发线划出 3 ~ 4cm 以标记出颞部切口。该颞区中半部分的切口约在颞上嵴的外侧 1cm 处。

颧中部的颞静脉（或哨兵静脉）大概位于眶外缘的侧面。颧外侧的颞静脉则位于颧弓的上缘，离中间的耳屏上约 2cm。

从耳屏的下部分向颅顶方向 1.5cm 处沿着眉上缘划出面神经颞支的轨迹。埋线的安全通道介于颧中部及颧外侧部的颞血管区。该通道定位于颞顶筋膜下方。

标记缝线的末端或终点固定位置，该处位于颊区下缘。从鼻翼与口角中点处至耳屏下方划出连线，从鼻唇沟外侧 5mm 处沿该线每相隔 1cm 定出 6 个点（图 28.11 和图 28.12）。

手术步骤

中面部闭合性缝线技术

适用于该技术进行手术的患者

- 中面部轻至中度下垂。
- 年龄介于 30 ~ 60 余岁。
- 希望避免传统外科提升手术造成的瘢痕。
- 接受休假 1 周。
- 具现实期望值，能接受轻微提升术比开放手术具有较短的改善期；能接受按需要进行辅助性手术或操作以保持和（或）改善皮肤松弛。
- 希望改善前次面部手术。
- 有松弛的表层软组织滑动面或面部不对称；能接受使用 Endotine 等额部及中面。

部深层材料（CoApt，Palo Alto，CA）以达到更好的固定及软组织的容量堆积。

中面部闭合性外科程序

该操作在局麻下进行，约需 1 小时完成，可口服或不服镇静剂。其他辅助程序也可于同一时间进行（如肉毒杆菌注射，软组织注射填充术，面颊部、下颌及颈部抽脂等）。

于颞区的发线后约 2～3cm 处作切口，一直深入到颞深筋膜并于颞浅筋膜与颞深筋膜间形成一层盲目切割的软组织平面（图 28.12 和图 28.13）。使用便于调节的带 Silhouette 缝线的 6 英寸长直针深入到颞下部、中面部及下面部的浅层纤维脂肪组织层。为增加中面部的瘢痕组织粘连，插入一对针，针尖刚好经过皮肤出口处。保留针在原处，于颞区在每根针的一侧作一小切口再用细小组织剥离器作皮下剥离。然后将 6 英寸长针完全从皮肤中插出。这将使得每条已置入的缝线保持着完整的组织桥梁。沿着内侧颊联合到外侧下颌骨划出一条线为针的出口处。它们刚好从鼻唇沟外侧开始，根据患者的需要于每侧每隔 1～1.5cm 处合共置入 4～6 根缝线。

缝线近端带锥体的曲针穿过颞深筋膜，然后成对打结。颞区打结首先伴随着组织换位及悬吊，然后由于在缝线的远端增加张力及由内而外的按摩缝线上的组织，使组织进一步的移动及塑形。缝线的远侧末端可于术后从皮肤上剪掉，或保留至术后 1～3 日以便组织的进一步定型。可使用 1 英寸长的 Steri-Strips 美容胶布（3M Healthcare，St. Paul，MN）或 1 英寸长的纸胶布 5～7 日以支撑面部组织及减轻瘀肿。

中面部开放性缝线技术

适合此术的患者均希望该技术能使中面部颊垫大而长效，提升下眼睑及鼻唇沟，同时可适当改善牵线范围，如下颌线及下颌。

中面部开放性外科程序

该技术具备了开放性及闭合性术式的优点。手术在全身麻醉下进行，约需 2.5 小时。其他辅助程序也可同时进行（肉毒杆菌注射、填充剂、脂肪移植及吸脂等）。术前，对于坐立位标志患者，划出基本的骨架轮廓，计划出要矫正的向量及标志面神经颞支和颞浅动脉的走向。开始的切割及剥离与闭合术式一样。用骨膜剥离子盲目或照明下从下方开始剥离，将颞浅筋膜从颞深筋膜中剥离，下至颧弓的上缘，内至眶缘侧。

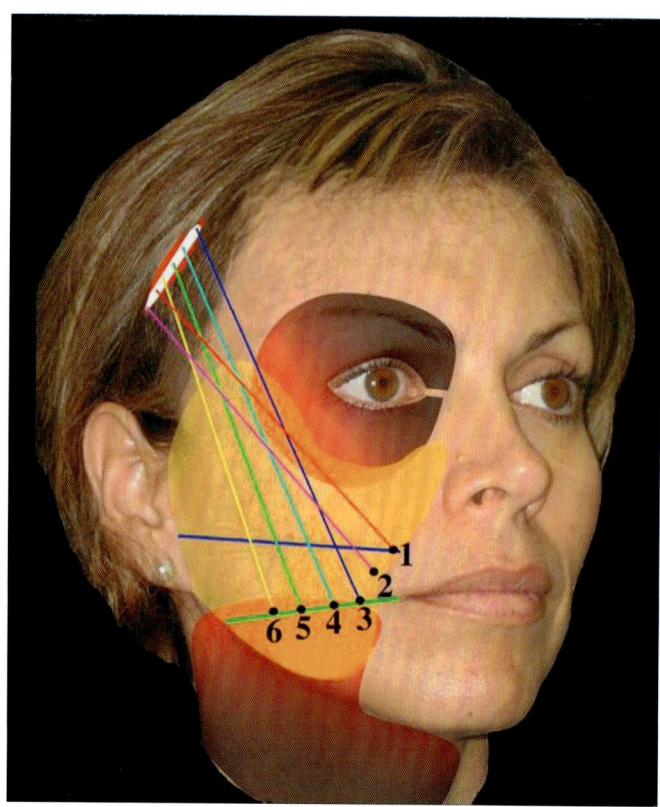

图 28.11　标志中面部出口线。

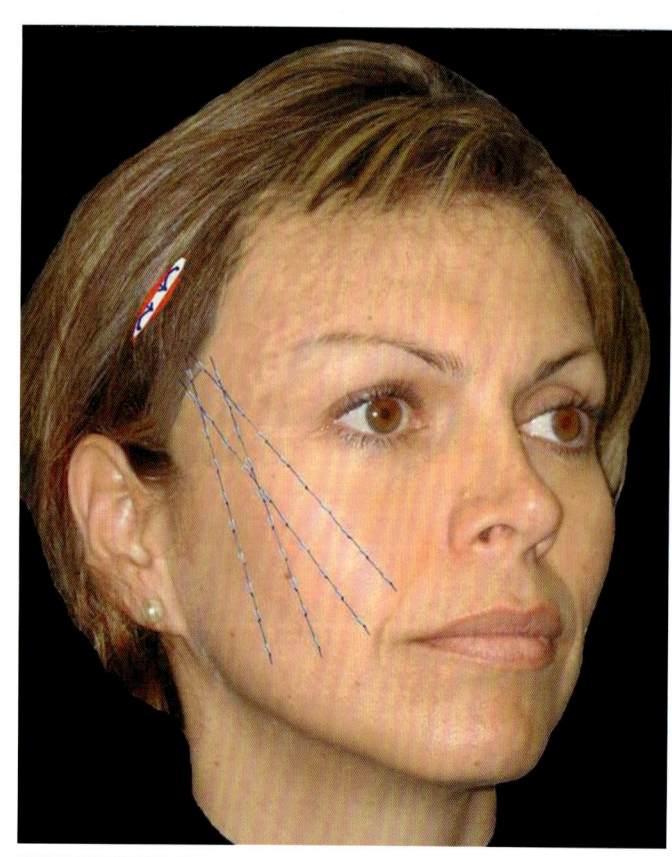

图 28.12　改变术式。无需切开，闭合式 Melopexy。

穿过颞区的颞深筋膜成对打结。当应用 Silhouette 缝线的远端收紧时，将颊部组织向浅层及外侧推开，使圆锥体与多层组织融合以形成软组织的容量堆积。手术完毕后缝线可从皮肤上剪掉或保留至术后 1 ~ 3 日以便继发的软组织重塑。为使术后 1 ~ 3 个月相关的软组织重新分配，建议轻度矫往过正。使用 Steri-Strips 美容胶布（3M Healthcare，St.Paul，MN）或 1 英寸长的纸胶布有助于支撑软组织 5 ~ 7 日。该技术可通过术后校正这一优势简化中面部悬吊的程序。

术后护理

- 首 24 小时咬紧牙齿不可说话。
- 首 72 小时采取低盐和流食。
- 首三周可进软食。
- 首三日采取冰敷压迫。
- 首三周说话时口部紧闭。
- 首三周不许摩擦。
- 拍打清洗及拍打至干。
- 首三周只允许轻柔化妆。
- 只能仰睡，头部高于心脏。
- 服用去瘀药物 7 ~ 14 日。
- 首三周不许剧烈运动或去健身房。

并发症

早发并发症及处理

见表 28.3。

迟发的并发症

见表 28.4。

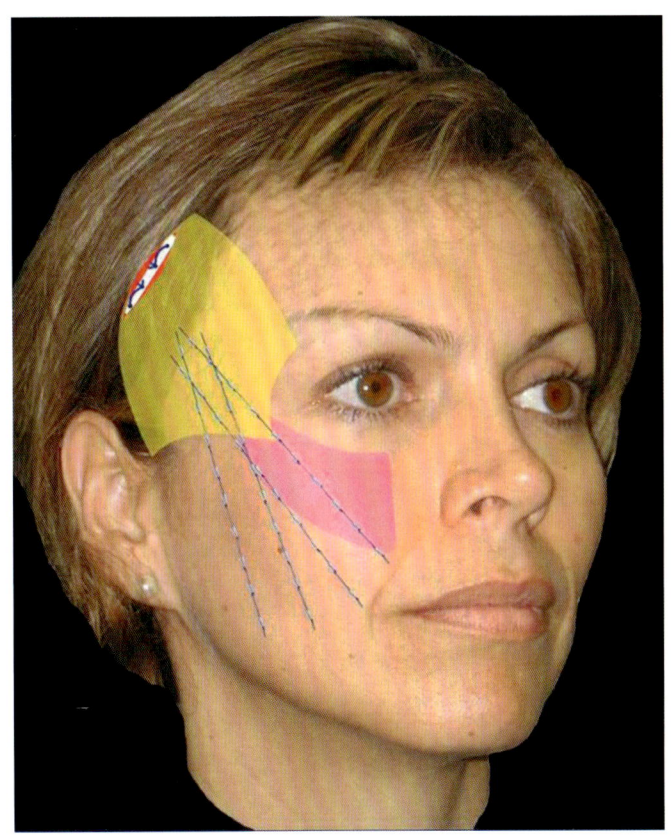

图 28.13　改变术式。颞部及颊部剥离。

为了适当的提升，如前述的将缝线置入。为达到更好的提升效果，使用照明直视或内镜下于中部及内侧的颧骨和上颌骨部进行骨膜下剥离。也可选择有助于操作的头灯或牵引器照明，在双侧颊沟作 1.5cm 切口进行上颌骨和内侧颧骨的骨膜下剥离。

在盲目或照明下每侧置入 2 ~ 4 根缝线。于颞浅筋膜和颞深筋膜间的空隙中置入的每根针，往下跨越颧骨的骨膜下空隙。利用 6 英寸长的直针穿过颊脂垫和颊部软组织成窦状弯曲提升，穿过颊脂垫至鼻唇沟沿着闭合式缝线程序的描述点穿出皮肤。近端锥形针

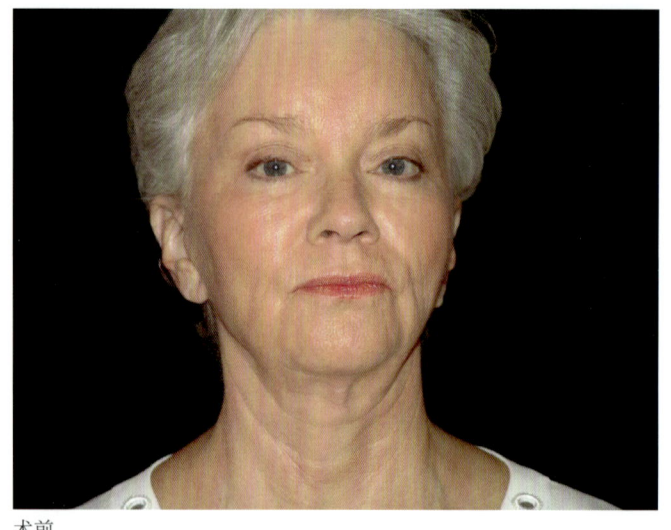
术前

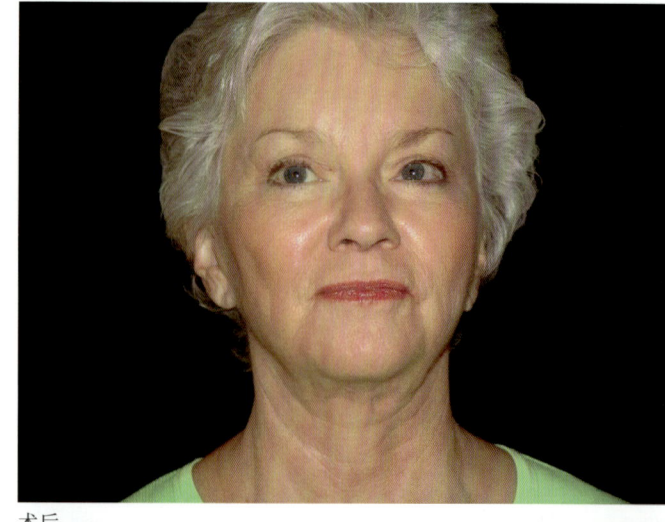
术后

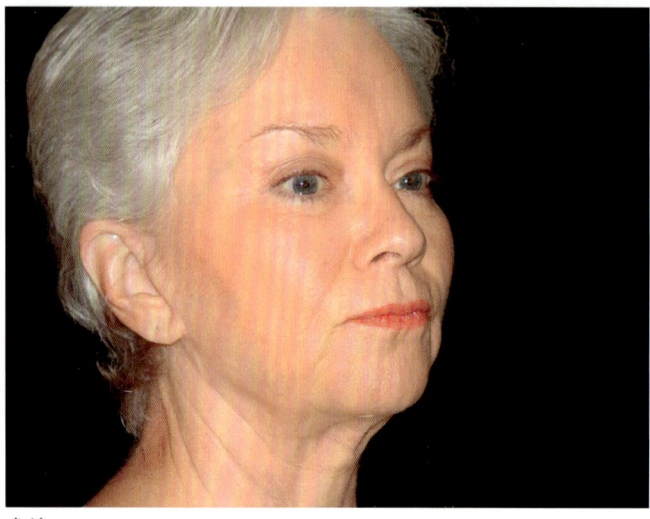
术前

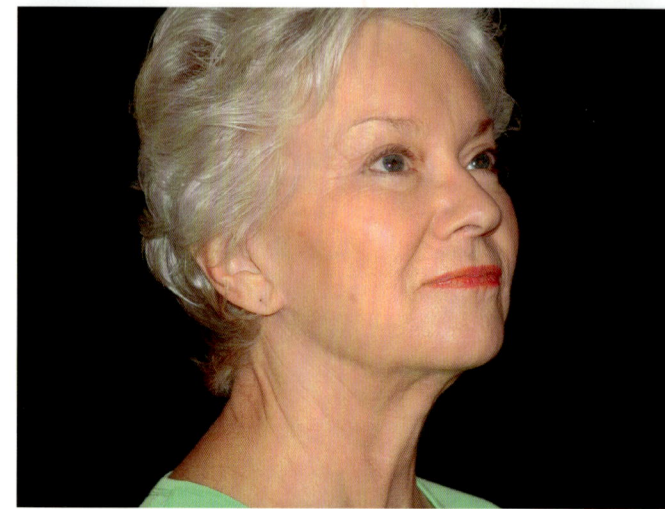
术后

图 28.14　闭合式细线提升（62 岁），术前及术后。

表28.3　早发并发症及治疗

并发症	治疗
凹凸不平	按摩
皮下瘀斑	口腔及局部使用arnica Montana；口腔涂 bromelein
血肿	针吸、评估或观察
缝线失效	重置缝线
可视缝线	移除缝线
传导性牵拉	按摩
可触及缝线	不处理或移除后于深层重置缝线
神经损伤	观察
皮肤堆积	按摩
腮腺管断裂（腮腺囊肿）	外科纠正

表28.4　迟发的并发症及处理

并发症	治疗
凹凸不平	按摩，拔针
不对称	二次手术
瘢痕形成	类固醇注射；瘢痕修复
可视缝线	缝线移除，重置缝线的可能性
感染	抗生素，移除缝线的可能性
传导性牵拉	按摩
患者不满效果	

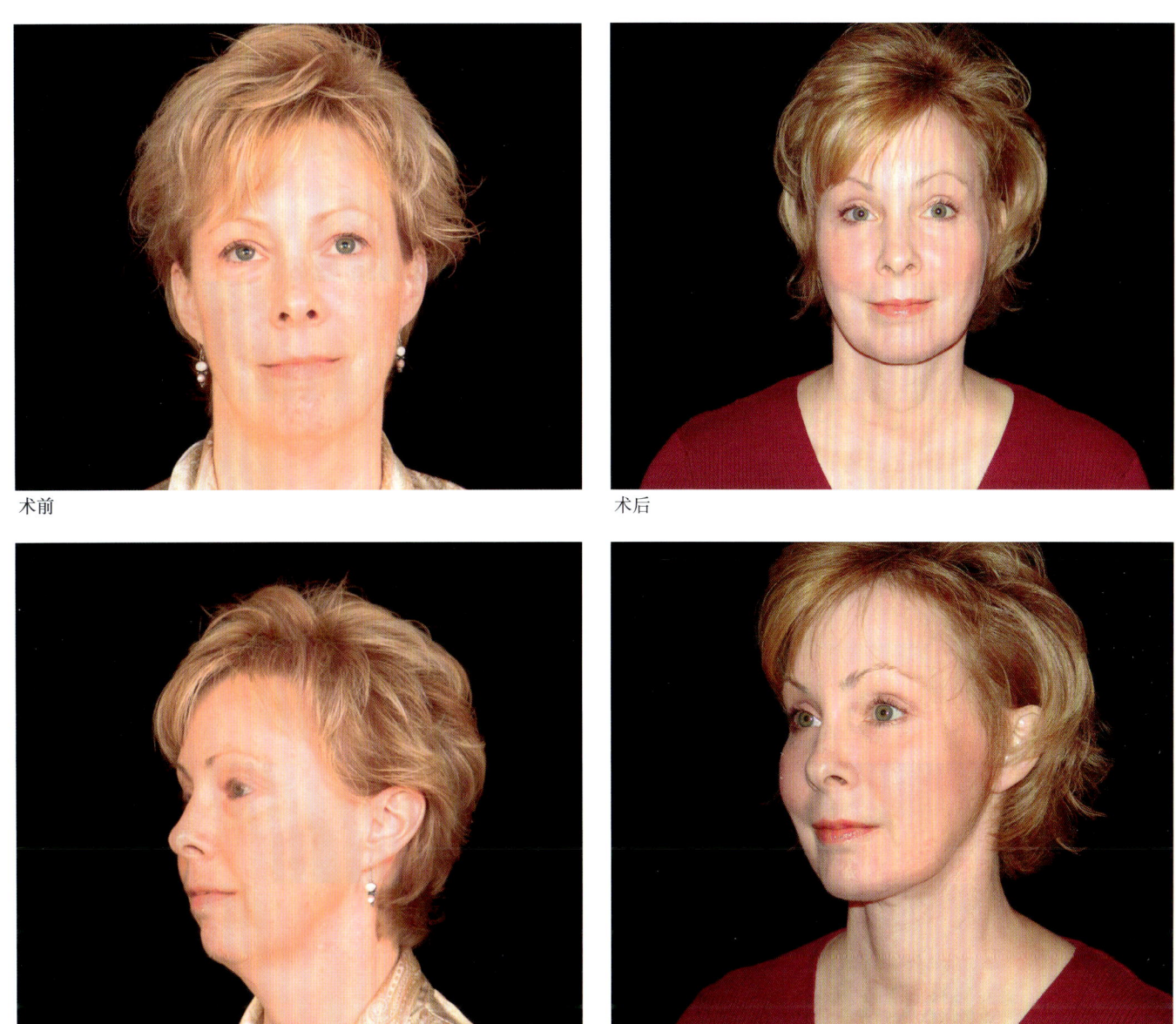

术前　　　　　　　　　　　　　　　术后

术前　　　　　　　　　　　　　　　术后

图 28.15　闭合式额部及面部提升，颈部提升，隆下颏，上下睑手术及全面部激光治疗（49 岁），术前及术后。

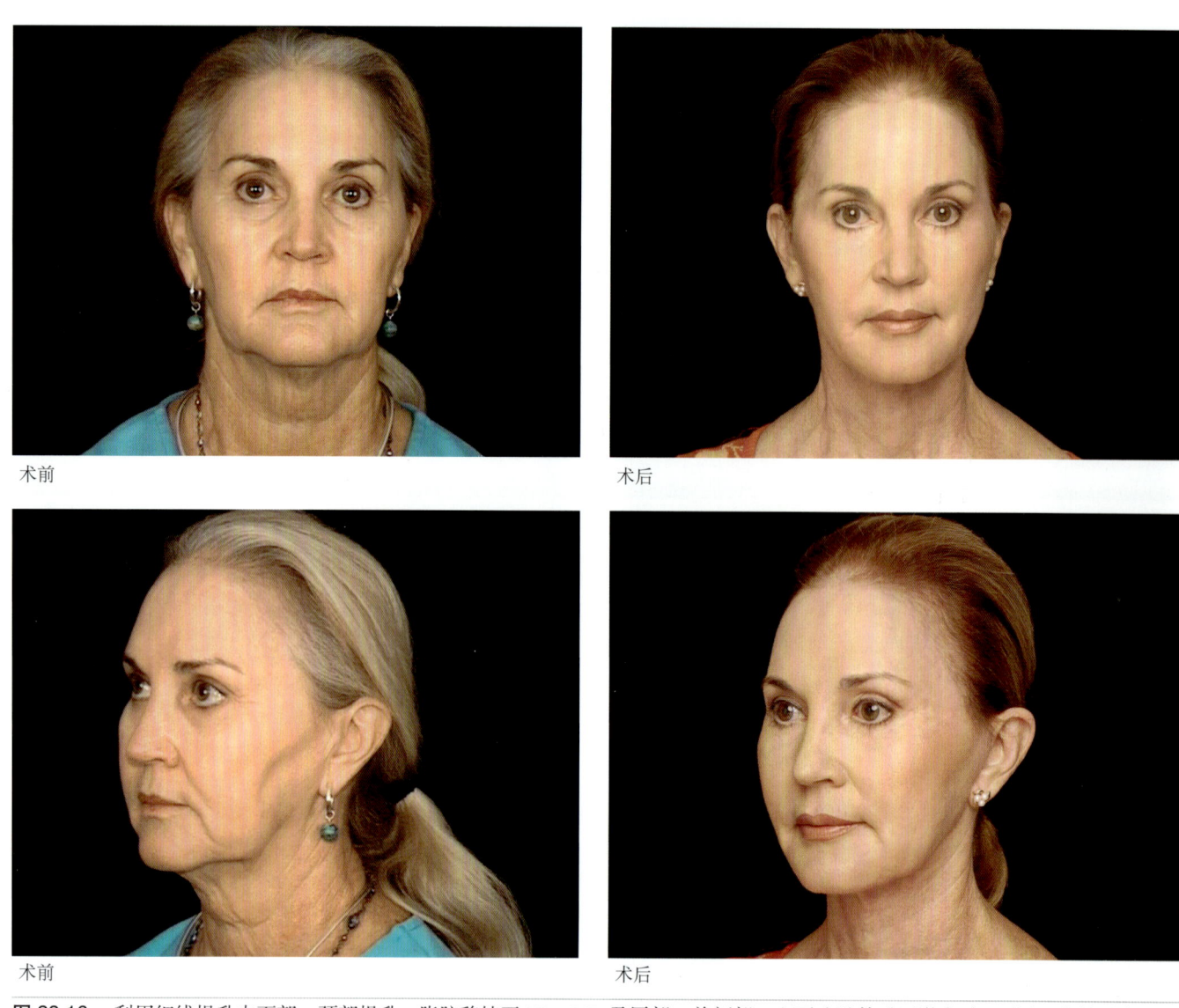

图 28.16 利用细线提升中面部，颈部提升，脂肪移植至 NL、ML 及唇部，前额部，上下睑及外眦区激光（65 岁），术前及术后。

手术心得及教训

心得

1. 患者筛选
   - 皮肤松弛的年老患者比皮肤紧致的年轻患者为佳
   - 女性患者比男性更为适合
2. 缝线数量
   - 每侧多置缝线效果更佳（每侧 2～8 条）
3. 缝线提升联合其他术式改善的结果
   - 软组织下垂的扩大
   - 容积的减少
   - 肌肉运动导致皱纹
   - 皮肤质地、颜色及弹性的变化
4. 采用不吸收补片加强颞深筋膜
   - 使用聚酯纤维补片，Gortex 或硅胶材料
   - 防止颞深筋膜的"薄膜裂开"现象
5. 面部区域
   - 减少动态区比活动区更佳
   - 颊区效果比颈部（100% 失败）和前额区（70% 失败）为佳
6. 组织牵引对组织换位

组织牵引	组织换位
组织提升不需相关组织的剥离	提升组织剥离面进行修护提升直到组织面在新的位置愈合
只有25%的面部轻微提升	缝线是组织重新提升定位的有力工具
不是框格内进行面部提升	
提供颊区更多的组织容量堆积	

教训

- 避免沉重、阔大或肥胖的面颊
- 避免瘦小、厌食的患者（需要适量的面部脂肪防止缝线显露）
- 避免增厚、沉重或皮脂腺旺盛的患者
- 避免患者术后有计划的明显减少体重
- 避免过度的皮肤松弛和皱纹

手术步骤小结

中面部闭合性外科手术步骤

1. 局麻下进行操作。
2. 于发际后 2 ~ 3cm 的颞区作一小切口。
3. 切口直达颞深筋膜并于颞浅与颞深筋膜间形成盲目的软组织剥离面，于浅层的纤维脂肪组织层中使用容易调节的带 Silhouette 缝线的 6 英寸长直针。
4. 缝针成对插入，针尖刚穿过皮肤的出口处。在颞区切口处针的每一侧利用细小的组织剥离器进行皮下剥离，然后将 6 英寸长针从皮肤上完全拔出。
5. 缝线近端带锥体的曲针穿过颞深筋膜，然后成对打结。
6. 颧弓区打结伴随着组织换位及悬吊，然后由于在缝线的远端增加张力及按摩缝线上的组织，使组织进一步的移动及塑形。
7. 缝线远侧末端可剪掉或保留至术后 1 ~ 3 日以便组织进一步塑形。
8. 使用 1 英寸长的 Steri-Strips 美容胶布或 1 英寸长的纸胶布 5 ~ 7 日以支撑面部组织及减少瘀肿。

中面部开放性外科手术步骤

1. 手术于全麻下进行约需 2.5 小时。
2. 术前于坐立位标记患者。
3. 初始切口及剥离与闭合式技术相同。
4. 适度的提升，缝线可如前述的置入。
5. 大幅度的提升，在照明直视或内镜下于颧骨及上颌骨的中内侧进行骨膜下剥离。
6. 盲目或照明下于每一侧置入 2 ~ 4 根缝线。每一针置入到颞浅与颞深筋膜形成的空隙并往下越过颧骨骨膜下区。
7. 利用 6 英寸长的直针穿过颊脂垫和颊部软组织成窦状弯曲提升，穿过颊脂垫至鼻唇沟沿着闭合式缝线程序的描述点穿出皮肤。
8. 近端的锥形针穿过颞区的颞深筋膜成对打结。缝线可于手术完毕时从皮肤上剪掉，或保留至术后 1 ~ 3 日以便继发的软组织重塑。
9. Steri-Strips 或 1 英寸长 Strips 纸胶布将支撑软组织 5 ~ 7 日。
10. 术后校正的额外好处简化了中面部悬吊的程序。

（梁秀影 译）

拓展阅读

DeLorenzi CL. Barbed sutures: rationale and technique. Aesthet Surg J 2006;26:223–229.

Hobar PC, Flood J. Subperiosteal rejuvenation of the midface and periorbital area: a simplified approach. Plast Reconstr Surg 1999;104:842–851.

Hudson DA, Fernandes DB. Caveats for the use of suspension sutures. Aesthet Plast Surg 2004;28:170–173.

Isse NG. Elevating the midface with barbed polypropylene sutures. Aesthet Surg J 2005;26:301–303.

Isse NG. Endoscopic facial rejuvenation. Clin Plast Surg 1997;24:213–231.

Lee S, Isse N. Barbed polypropylene sutures for midface elevation: early results. Arch Facial Plast Surg 2005;7:55.

Paul MD. Using barbed sutures in open subperiosteal midface lifting. Aesthet Surg J 2006;26:725–732.

Ruff G. Technique and uses for absorbable barbed sutures. Aesthet Surg J 2006;26:620–628.

Sulamanidze MA, Fournier PF, Paikidze TG, Sulamanidze GM. Removal of facial soft tissue ptosis with special threads. Dermatol Surg 2000;28:367–371.

Sulamanidze MA, Shiffman MA, Paikidze TG, et al. Facial lifting with APTOS threads. Int J Cosmetic Surg Aesthetic Dermatol 2001;4:275–281.

第 7 部分
眼睑成形术

第7部分：眼睑成形术

第29章

常规眼睑成形术

见DVD

Pierre Saadeh

历史

"眼睛是心灵的窗户"这句格言至少可以追溯至罗马帝国时代，它反映了眼睛在人类情感生活中的重要地位。更确切地说，这里所说的"眼睛"是指能够传达情感和生理信息的围绕眼球的眶周组织，而不是相对固定和缺乏特征性的眼球。

随着年龄增长，眼睛的眶周组织会逐渐出现一系列变化，这些变化最终会让一个即使情感状态正常的人看上去也"疲惫和不快乐"。这些变化包括：眉毛下垂，眉间出现垂直皱纹，双侧上睑皮肤松弛、不对称，上睑外侧皮肤下垂，上睑皱襞位置上移，软组织萎缩导致眼眶凹陷，下睑皮肤松弛，眶隔变薄引起下睑脂肪假性疝出，下睑皮肤出现皱纹，泪沟加深，以及出现鱼尾纹。

尽管这些变化通常看上去一起出现，但需要强调的是，这些变化的形成机制是不尽相同的，因此需要个性化的治疗方法。此外，这些变化大多与年龄增长相关，并且会同时影响到面部的其他部分，需要医生掌握面部年轻化治疗的各方面知识。

随着人们对面部解剖动力学本质的了解不断加深，以及对面部老化的治疗更加全面，对年龄相关性眶周老化的外科治疗不断改变。从概念上讲，总的治疗趋势是减少组织去除，将组织进行再分布。目前标准的眼睑成形术可对前面提及的所有与年龄相关的老化进行有效治疗。限制上睑脂肪和下睑眼轮匝肌的去除量可以避免出现眼眶凹陷和下睑外翻。另外，对上眼睑进行软组织填充（自体或非自体组织）可以让面容更加年轻。同样，这些技术对治疗泪沟畸形也非常有帮助。作为这些治疗的补充，可以使用A型肉毒毒素（Botox, Allergan）帮助减少具有年龄特征的皱纹。

还应该注意有无其他眶周疾患，但这部分内容超出了本章讨论的范围，我们应该把眶周疾患与衰老变化区分开，前者需要进行专门治疗。简要地讲，这些疾患包括眼睑松弛症、睑裂狭小、眼Graves病和重症肌无力。

体格检查

眼部查体

要详细询问患者的既往病史和眼病史，并进行包括视力检查在内的标准眼科查体。通过认真询问病史并进行Schirmer检查（将滤纸接触结膜囊5分钟后，如果浸湿的距离小于10mm则认为是异常的），可以很好地检查出干眼症，后者可能在眼睑成形术后更加严重。评估应包括检查Bell征。Bell征对眼球具有保护功能，特别是对眼睑外翻患者。在手术前必须停用具有活血和抗凝作用的药物，并且要停用足够时间，以使凝血机制恢复正常。围术期的血压控制非常重要，必要时可使用降压药物进行控制。如果患者有眼科病史且在体格检查中有异常发现，我们建议请眼科医生进行会诊。

多余的皮肤

由图29.1可以观察到目前患者经常抱怨的眼睑皮肤松垂问题，医生应对其进行仔细评估，特别是皮肤松垂的范围和程度。有时，多余的上睑皮肤足以影响视野并导致假性上睑下垂。术前应确定有无双眼不对称，因为矫正双眼的不对称是眼睑成形术的一项核心内容。眼睑松垂症的治疗方法与单纯的年龄相关性皮肤松弛的治疗方法相似，但要注意区分有无合并上睑下垂和其他特异性疾病。下睑皮肤松弛没有下睑皱纹常见，应尽量采取保守治疗方法，以避免出现眼睑外

第7部分：眼睑成形术
美容整形外科学

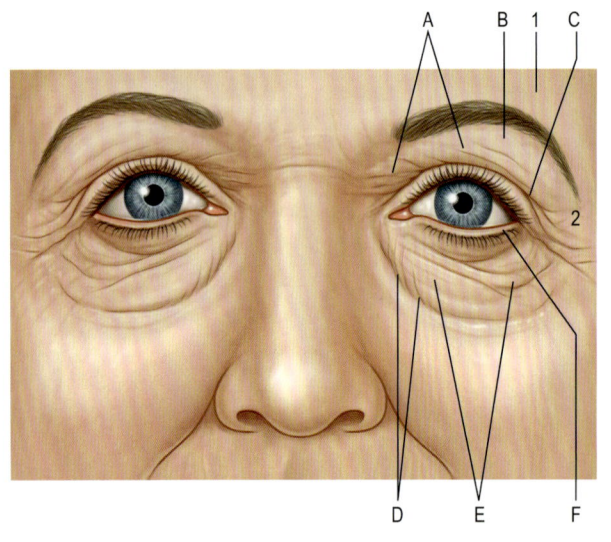

图 29.1 眶周区域的衰老变化。上睑：A，皮肤冗余，并且由于眶隔薄弱出现脂肪疝出；B，眉下垂遮盖上睑；C，不对称；1，代偿性眉上提（此患者没有眼眶凹陷和上睑皱襞提高）。下睑：D，泪沟；E，脂肪疝出合并眶隔薄弱；F，下睑松弛；2，外眦下垂（此患者没有眉间垂直皱纹）。

翻。睑板前的皮肤饱满更多是由皮下眼轮匝肌导致而非皮肤冗余导致。

假性脂肪疝出

在皮肤松弛的同时，有时可以发现眶内脂肪假性疝出，这将导致以"疲惫面容"为特征的老化性眶周改变（图 29.2）。应注意上睑内侧、中间脂肪团和下睑三块脂肪团的大小和形状。患者在直立体位向上、下凝视时，脂肪团突出会更加明显。尤其要注意下睑外侧脂肪团的位置，因为在患者平卧镇静状态时这一脂肪团容易被忽略。

外侧眉毛位置

尽管随着年龄增长，眉毛的位置呈整体下移趋势，但眉毛外侧部分下移的程度相对更加明显，这样会使上睑看上去"受压"而显现老态。这种变化在女性面部看上去更明显，因为女性在年轻时眉毛尾部的理想形态是轻微上翘（大约几毫米），而男性的理想眉形却

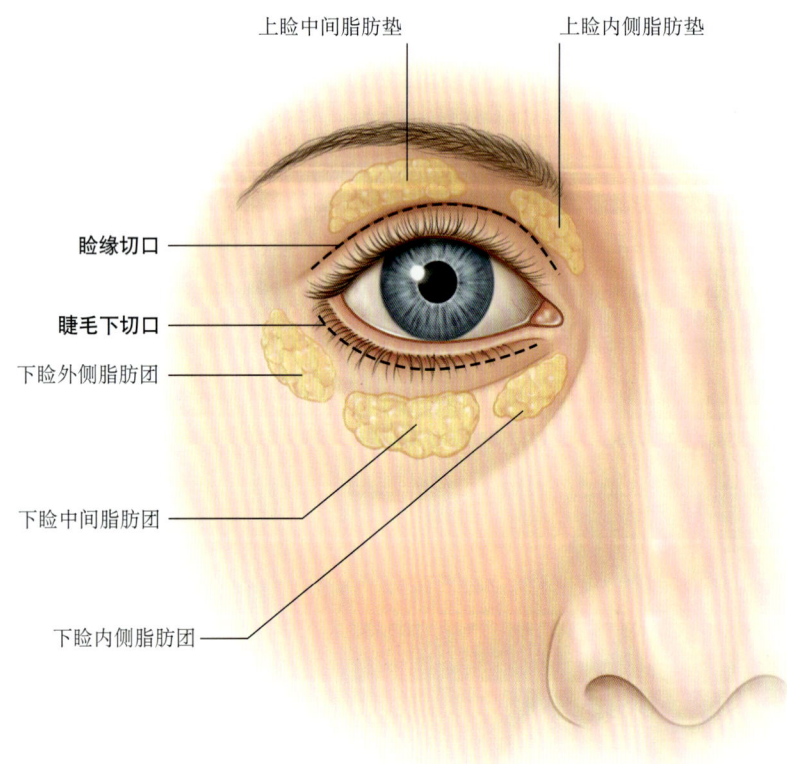

图 29.2 脂肪团和上下睑切口（虚线）的位置。

是水平形状。不同地域文化的女性都会普遍通过拔眉、描眉、文眉等非医疗手段让眉毛的形态符合理想美学标准。

下眼睑松弛

由于下睑兼有生理功能和美学功能，并且在手术后可能出现相关并发症，术前必须仔细确认下睑皮肤的松弛程度。必须正确评估下睑皮肤的质地并确认睑缘的位置（正常情况下在平视前方时位于角膜下缘）。眼睑皮肤的松弛程度可通过下述试验结果帮助判断。"掐捏试验"呈阳性是指外侧皮肤向内移位可以超过2mm。"回弹试验"呈阳性是指可将下睑提起至与眼球分离，松手后下睑皮肤在不眨眼情况下恢复时间超过1秒钟。"牵引试验"呈阳性是指可以将下睑从眼球表面提起超过7mm。

眼睑下垂

在进行上睑年轻化手术治疗前，需要判定和评估有无上睑下垂存在。上睑下垂是指上睑缘（单侧或双侧）低于角膜上缘2mm以上。在有上睑下垂的情况下，修复手段可根据眼睑的活动度确定。导致上睑下垂的原因很多，但比较典型的一种原因是：老年人接受眼睑美容手术时如提上睑肌受损或断裂，就会导致腱膜性上睑下垂。上睑皱襞的提高和经常佩戴隐形眼镜也与上睑下垂的发生有关。医生还需要注意，Horner综合征和重症肌无力患者也会出现上睑下垂。

不利的张力方向

如果角膜位置凸出至眶下缘前方，就有可能增加下睑手术后出现严重后果的潜在风险，包括眼睑退缩和眼睑外翻。

眶周评估

由于眼睑是眶周的组成部分，因此对周围的组织进行综合评估可以更加合理地制订手术计划。要特别注意观察眉间皱纹、眼眶凹陷、泪沟以及鱼尾纹。

手术步骤

在眼睑成形术中，对术前的标准医学照片做认真研究是非常有价值的，因为强烈的手术灯光、平卧体位、手术创伤和局部麻醉引起的水肿很容易干扰医生对细微的解剖异常进行纠正。

在患者保持上身直立体位时，使用可水洗的染料在上睑进行精细标记（图29.2）。最好不要受原有上睑皱襞位置的误导，应在更低的位置沿着睑板上缘标记，这样可以使新形成的重睑线位于看上去更加年轻的位置。切口的内侧标记要始于内眦，而外侧的标记更加灵活，要根据皮肤的松弛程度和相应的可承受条件在外眦和眉尾之间确定切口线终点。在上睑的内侧，切口线要以锐角起始，然后向上，把冗余和导致不对称的皮肤包括在内，继续向外侧以圆钝外形与第一条切口线汇合。如果计划进行眉上提术，则需要根据眉上提后的位置来确定上睑外侧皮肤的切除量。可以使用镊子将切口线之间的皮肤夹起，以确保不会发生过量切除。

术前可以标记出下睑皱褶，但在术中这通常容易观察。此外，如果计划进行附加手术，则要标记出垂直的眉间皱纹、鱼尾纹和泪沟。

麻醉方式（局部麻醉或全身麻醉）根据手术范围、是否计划施行附加手术以及患者、医生、麻醉医生的意见来决定。建议术前停用抗凝药物并在术中控制血压水平。

医生在手术开始前要认真采取保护眼角膜的措施。在局部浸润麻醉后，仔细地沿着标记的切口线切开上睑皮肤。与身体其他部位的许多手术不同，一旦切开上睑皮肤，就很难对微小误差进行纠正。笔者的操作习惯是，在内眦处使用眼科直剪沿上下切口线一次性剪开皮肤，因为这一区域的皮肤冗余和重叠看上去更加明显。沿切口偏下位置接近睑板上缘处去除一条眼轮匝肌，这有助于使上睑更显年轻的新重睑皱襞形成。用眼科剪或针尖打开眶隔并去除一部分脂肪。此时可以观察到颜色稍白的内侧脂肪团并对术前评估进行验证。一般来讲，对中间脂肪团的切除应该保守甚至避免切除。因为上睑丰满被认为是年轻的标志，过多地去除中间脂肪团会加重眼眶凹陷而显露老态。如果需要，可以由整形外科医生或眼整形医生进行提上睑肌前徙或折叠术。有些学者提倡通过上睑切口进行下睑外侧脂肪团的切除，这样既可以更加彻底地去除脂肪团，又可以通过该入路加固外侧支持韧带以治疗眼睑松垂。通过上睑切口还可以进行眉区手术（在眉内侧可以行皱眉肌切除，在眉外侧可以行眉内固定术）（图29.3）。切口缝合应在双侧眼睑手术均完成以后再进行，这样可以进行对比评估。如果要行内眦手术，则要推迟止血、缝合切口等操作。缝合切口要使用精细的可拆除缝线，可以进行连续或间断缝合，也可结合使用这两种方法。采用间断缝合不仅可使长度不同的切口的上下皮肤进行更好的对合，还可使眼睑内外侧不同

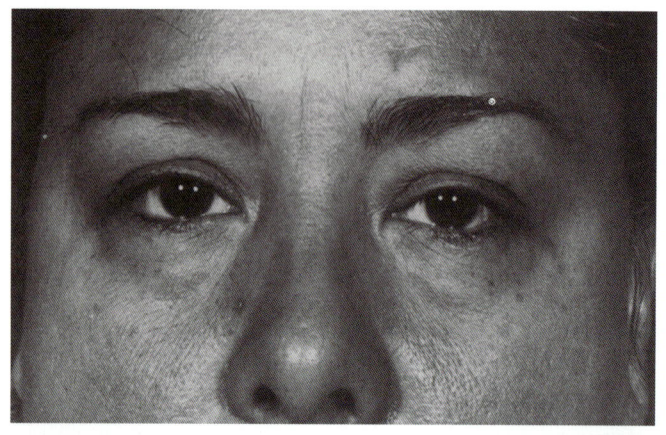
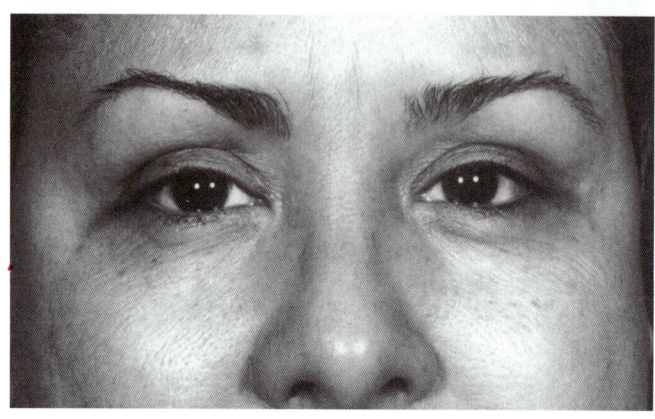
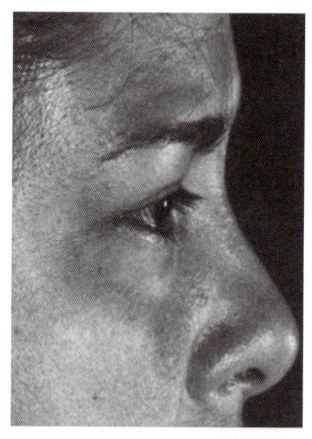
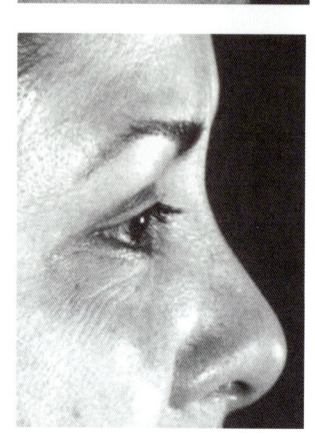

图29.3 一名44岁女性的术前（上图）和术后（下图）对比照片，她因为上睑松垂显现老态而接受手术治疗。手术内容包括切除部分上睑皮肤和眼轮匝肌，并经结膜入路切除部分下睑脂肪团并行眉悬吊固定术。注意照片中眉毛的位置。

厚度的皮肤得到更好的调整。最后在切口覆盖一窄条无菌敷料，以不影响睁眼为宜。

目前对下睑年轻化治疗的方案已越来越多样化。笔者更倾向于释放疝出脂肪对眼睑皮肤的压力，这样可以最大限度地减少眼睑外翻的可能性。采用经结膜入路技术可以避免损伤眼轮匝肌，并最大限度地减少对眶隔膜的破坏（图29.4）。使用含有肾上腺素的局麻药物进行局部浸润麻醉，用锐利的剪刀或针尖烧灼开放下睑结膜。如果结膜切口位置紧邻眶隔后筋膜，则可以经眶隔后入路进入脂肪团位置。如果结膜切口高于眶隔前后筋膜的汇合点，可以经过眶隔前进入脂肪团位置，该入路与修复眶壁骨折的手术入路相似，但要注意不要切断眼轮匝肌。如果准备将眶内脂肪释放后重新易位再固定而非切除脂肪，则更适合采用这种经眶隔前入路法。尽管采用大切口更容易到达所有三块脂肪团位置，但分别在结膜内、外侧各做一个小切口同样能顺利完成手术。本章的主旨之一是强调，脂肪切除一定要保守，必须有术前评估作为指导，并且在术中要参考术前照片。对外侧脂肪团的治疗要给予更多关注，因为外侧脂肪团在术后经常容易显现。经结膜入路也可以作为中面部提升手术的一种入路。可以采用皮瓣法和肌皮瓣法去除下睑皮肤。笔者倾向于有时经睫毛下皮肤入路治疗，切除2mm的下睑皮肤。如果眦固定术无法抵抗松弛的下睑重力，就要通过手术去除一部分下睑皮肤。结膜切口可以不用缝合，如果是经皮肤入路，可以用细丝线缝合切口。轻度到中度的下睑皮肤松弛可以采用化学剥脱或激光技术治疗。

应用A型肉毒毒素（Botox）或结合应用真皮填充剂可以很好地治疗眉间皱纹和鱼尾纹。尽管对泪沟的解剖没有很好的研究，但应用真皮填充剂或自体脂肪填充可以得到很好的疗效。

术后护理

当麻醉作用逐渐消退后，让患者回到舒适环境并最大限度减少刺激。术后早期要对双眼进行查体以确认没有出现视力障碍。另外要使用降压药对血压进行控制。早期应用镇静药物和低效镇痛药物可以让患者得到很好的围术期过渡。尽管患者可能有一些不适，但剧烈的疼痛很少见。一旦出现明显的疼痛，要认真检查。术后24~48小时要保持头部抬高。另外在术后头半天可以应用冰袋冷敷以减轻肿胀。患者出院时要对其说明出院后注意事项和可能会出现的术后并发症。如果为了保护眼角膜而留置了眼睑缝合线，通常

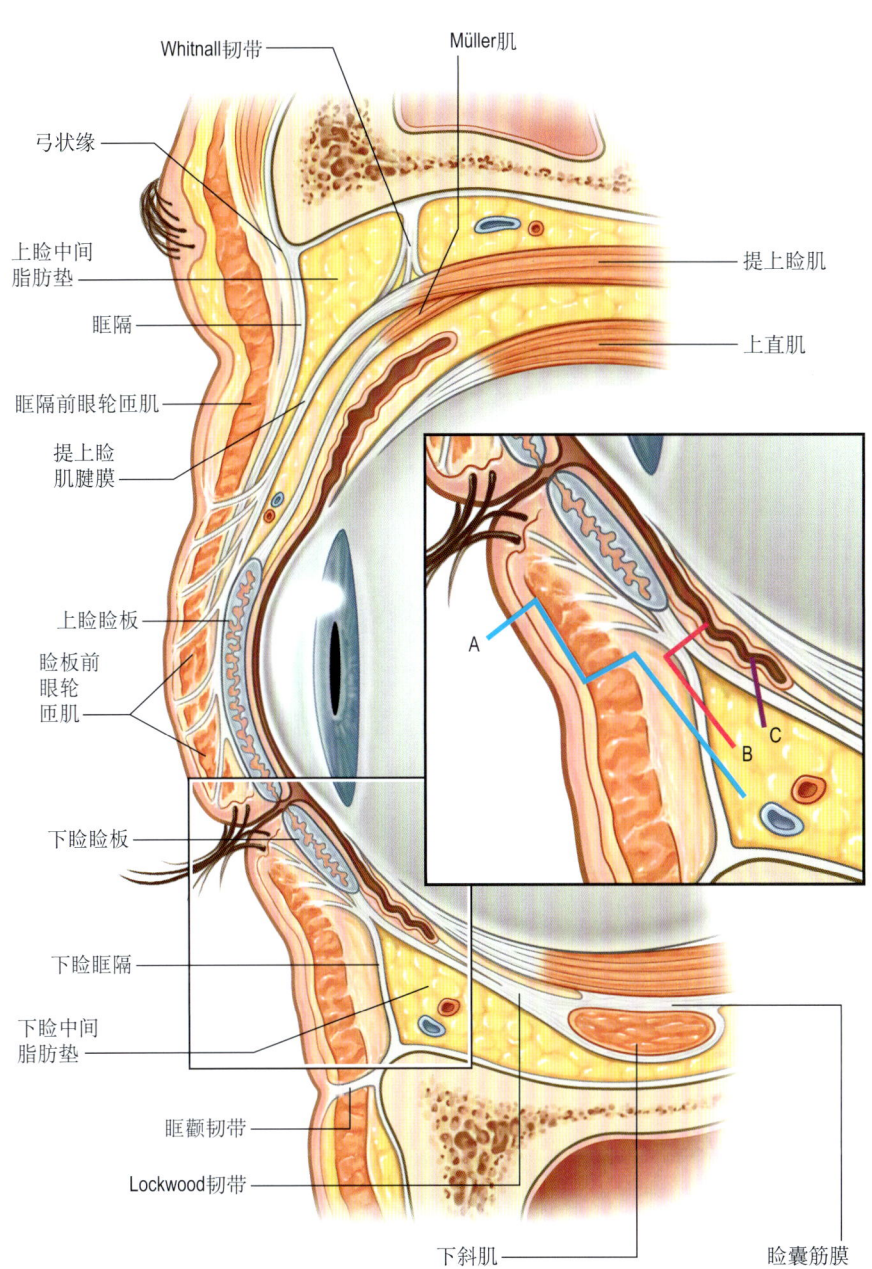

图 29.4　眼睑的断层解剖图。方框内显示的是进入下睑脂肪团的手术入路。A，睫毛下肌皮瓣（分层切开并保证睑板前眼轮匝肌的完整性）。B，经结膜入路：眶隔前。C，经结膜入路：眶隔后。

在术后 24 小时将其拆除。术后第一个星期应避免剧烈活动。为了达到更好的愈合效果，术后 3～5 天拆除切口缝合线。如果施行了上睑下垂手术，则拆线时间和术后护理会稍有不同。可以根据需要使用中性酸碱度的滴眼液。有些医生还加用一些抗生素眼药膏。肿胀和轻微的瘀斑是正常的，可以消退。

并发症

尽管严重的并发症并不常见，但眼球后血肿是一种潜在的灾难性并发症，可以造成失明。术中仔细止血并控制血压可以最大限度地减少这种并发症的发生。这种并发症通常在术后几小时内发生。其特征是有明显的疼痛，但这一表现并不是与眼整形手术相关的典型症状。对于球后血肿，迅速作出判断并及时处理（剪开缝线并行外眦切开术）可以保护视力。其他措施包括早期请眼科医生会诊并进行药物治疗（乙酰唑胺、甘露醇和皮质类固醇）。

尽管术后很多患者会出现新发的干眼症状或原有症状加重，但通常会在 2～3 周后缓解，可以使用润滑性滴眼液进行治疗。术后可能出现复视，特别是眼球向上转动时出现复视，这是由于下斜肌受到损伤所致，通常可以自我恢复。对于症状顽固的患者，则需要行斜视手术矫正。术后可能出现角膜磨损，有时甚至在使用角膜保护装置的情况下也会出现角膜损伤。角膜损伤可以通过眼科医生进行荧光素染色后在裂隙灯下进行检查予以确诊。如果出现角膜损伤，治疗方法包括局部应用抗生素滴眼液、覆盖保护性敷料、角膜修补，需要密切随访。球结膜水肿较为罕见，但范围较大的剥离也时有发生，这是由于眼球的淋巴回流系统遭到破坏所致。较轻的球结膜水肿可以自愈，主要的治疗是使用润滑性滴眼液。如果发生严重的球结膜水肿，必须立即请眼科医生紧急会诊。如果去除脂肪过多，特别是去除过多的上睑脂肪，会导致眼眶凹陷而更显老态。治疗包括自体软组织填充，典型的方法是进行自体脂肪移植。

上睑皮肤去除过多会导致兔眼征，应尽量通过术前评估和标记避免这种情况发生。仅对松弛的皮肤予以去除，重点是保护巩膜和角膜免受损伤。皮肤量的长期不足则需施行植皮术。下睑成形术后可能出现下睑外翻畸形，发生这种情况与术前对皮肤松弛程度评估不准以及下睑前、中层结构的断裂程度相关。经结膜入路的下睑成形术后很少发生眼睑外翻。对于轻度的下睑外翻，可以通过按摩下睑来保护眼球。若下睑外翻始终不能恢复，则需行下睑外翻矫正手术。

评价

随着非手术美容从业者不断增多和大众对无创性美容的追求日渐强烈，出现了具有各种功效的眼周美容产品。未来这种趋势会更加明显，各种注射填充剂、眼霜、肌肉松弛剂、皮肤修复用品、皮肤治疗仪器等会使非手术治疗不断增强。外科手术由于存在风险且需要一段时间恢复，其治疗作用持续受到质疑和重新审视。尽管有人吹捧这些新技术可以使患者免于手术，但笔者认为这些手段的最大价值是为整形外科医生提供了更多的治疗选择，使年轻化治疗既可以在办公室也可以在手术室完成。患者的期望值、行业规范、现有的医疗技术和面容老化改变是动态相关的。整形外科医生正是处于这样一种环境中，可以为患者提供高质量的个性化治疗。

手术心得及教训

心得

- 眼睑成形术前对患者进行评估时，要从整个眼周进行宏观考虑。
- 非手术手段（填充剂、表皮修复剂、A 型肉毒毒素）可以作为外科手术的辅助治疗。
- 在围术期应对血压和焦虑状态进行有效控制。
- 术中要参考术前照片来指导脂肪团的切除。
- 眉的内部悬吊固定术是治疗轻度到中度眉外侧下垂的有效方法。

教训

- 术前应辨别有无干眼症。
- 要充分认识皮肤的回缩弹性，降低发生睑外翻的风险。
- 确定有无上睑下垂存在，若有，则治疗指征要进行矫正。
- 在施行下睑成形术前，特别是要去除眼睑皮肤时，要正确评估下睑的松弛度。
- 不能过量切除脂肪，特别是上睑脂肪团。

手术步骤小结

1. 准备一份详细的治疗计划文书,并与患者照片一起挂在手术室墙壁上。
2. 在患者保持坐立位时标记切口线。在设计切口线时,根据手术计划确定眉毛提升的位置。
3. 若患者上睑皮肤非常松弛且本身存在上睑皱襞,则标记的上睑切口线是从内眦上方到外眦上方。上方切口线要包含冗余的上睑皮肤,下方切口线则在睑板边缘。在患者闭眼时,试着用平头镊夹起准备去除的上睑皮肤,这样可以防止切除过多的上睑皮肤。
4. 若要施行下睑皮肤切除,下睑的标记线要与下睑原有皱纹平行,从内眦下方标记至外眦区域的外下方。要注意,外眦的上、下睑切口线要至少保持8mm的距离。
5. 若计划矫正眉间皱纹和泪沟,则在术前做出标记。
6. 可以对患者进行镇静或全身麻醉。常规配置含有肾上腺素的局麻药物并进行上睑局部麻醉。在切开前为患者佩戴角膜保护器并等待10分钟,以使肾上腺素起效。
7. 用15号圆刀沿上下切口线从内向外切开上睑皮肤。切开时要保证切口整齐。切口线的内侧汇合角先不切开,先用刀去除切开的上睑皮肤,再用眼科直剪剪开内眦切口线汇合角处。
8. 用弯Steven剪刀在新重睑线位置切除一条眼轮匝肌,要注意避免损伤提上睑肌。术后的眼覆盖可吸收敷料后,再以同样的操作行对侧眼手术。
9. 若计划对局麻患者进行脂肪切除,则将含有少量肾上腺素的局麻药浸入眶隔。将电针能量调至较低水平,在将上方眼轮匝肌提起后进入眶隔。在眶隔的内侧1/3位置打开一个小孔,用蚊式血管钳轻柔地分出内侧脂肪团,然后用电刀保守地去除部分脂肪。通常脂肪被一层纤维包膜包裹,用电刀将包膜轻柔分离,暴露出脂肪团。不要立即去除所有脂肪。中间脂肪团的入路和治疗与内侧脂肪团的入路和治疗相似。泪腺脱垂比较少见,可以通过手术将其悬吊固定在眶骨缘内侧。术中可以通过上睑外侧入路去除下睑外侧脂肪团,此操作对拟施行外眦上提术者更适宜。
10. 必要时,还可经眼轮匝肌后层入路行内侧的皱眉肌切除和(或)外侧的眉固定术。
11. 对睑板前眼睑皮肤可以用细尼龙线行连续皮下缝合。要注意避免切口最内侧出现皮肤堆积。由于上睑皮肤比下睑皮肤稍厚,要对上、下睑皮肤进行精确的对比。在切口最外侧,要用尼龙线行2~3针的间断缝合,这样可以避免出现皮肤对合不佳。如果要行外眦上提术,则要在最后缝合上睑皮肤。
12. 用眼睑拉钩将下睑缘向外翻开,在穹窿上方约数毫米水平内侧切开睑结膜。用血管钳轻柔地分离组织,并随时进行止血。突破睑囊筋膜后进入中间脂肪囊,去除适量的眶脂肪。通过相同的切口进入内侧脂肪囊并去除适量的脂肪。在外侧另做一个切口,必要时可于外侧切口施行外眦部位的手术操作。
13. 如果对弓状缘行手术操作,可以采用眶隔前入路去除部分泪沟下的眶脂肪,当然也可以采用比较安全的经皮肤入路法。
14. 如果行下睑皮肤切除,可以通过Adson无齿镊提夹下睑皮肤来确定去皮量。如果需要去除更多的下睑皮肤,则要延长外侧手术切口线,并将皮下组织瓣上提至睫毛下水平。使用精细的丝线缝合切口。

(郑永生 韩新鸣 译)

参考文献

1. Finn JC, Cox S. Fillers in the periorbital complex. Facial Plast Surg Clin North Am 2007;15(1):123–132, viii.
2. Jelks GW, McCord CD, Jr. Dry eye syndrome and other tear film abnormalities. Clin Plast Surg 1981;8(4):803–810.
3. Jelks GW, Jelks EB. Preoperative evaluation of the blepharoplasty patient. Bypassing the pitfalls. Clin Plast Surg 1993;20(2):213–223; discussion p. 224.
4. Glat PM, Jelks GW, Jelks EB, et al. Evolution of the lateral canthoplasty: Techniques and indications. Plast Reconstr Surg 1997;100(6):1396–1405; discussion pp. 1406–1408.
5. Knize DM. Transpalpebral approach to the corrugator supercilii and procerus muscles. Plast Reconstr Surg 1995;95(1):52–60; discussion pp. 61–62.
6. Niechajev I. Transpalpebral browpexy. Plast Reconstr Surg 2004;113(7): 2172–2180; discussion p. 2181.
7. Hamra ST. The role of the septal reset in creating a youthful eyelid–cheek complex in facial rejuvenation. Plast Reconstr Surg 2004;113(7):2124–2141; discussion pp. 2142–2144.

第 30 章

外眦悬吊技术

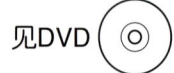

Glenn W. Jelks 和 Elizabeth B. Jelks

历史

外眦悬吊技术是与下睑松弛矫正术同时发展起来的，目的是矫正已经存在的或可能出现的下睑错位。因此，这些技术可以归为两类，一类是用于矫正已经存在的下睑移位，另一类则是用于预防下睑移位的发生。大量应用于外眦部位的外科技术可以用于治疗以下问题：（1）瘢痕性或麻痹性下睑错位；（2）外眦位置不佳（外眦低于内眦）；（3）溢泪；（4）角膜暴露。改良的外眦成形术已广泛用于下睑的美容手术。

1826年，Von Walther 设计了简化的外侧睑板缝合术来连接外侧上下眼睑。该方法的缺点是：容易导致睑缘扭曲，并且会使有效视野缩窄。1950年和1953年，McLaughlin 介绍了一种新的外侧睑板缝合术，可以用于治疗非瘢痕性、合并兔眼征的瘫痪性下睑错位，并且可以得到更好的美学效果。

已发展了多种外眦缝合术以避免出现睑板缝合术后继发畸形。这些方法是通过各种皮瓣转移术向上支撑外眦处的下睑组织。Denonvilliers（1856、1863）、Kuhnt-Szymanowski（1870、1912、1916）和 Meller（1953）介绍的手术方法在当时获得广泛接受。Smith（1959）、Kazanjian 和 Converse（1959）提出了新的改进方法，即在下睑中段行睑板结膜楔形切除。Bick（1966）报道了一种技术，即通过部分去除全层下睑颞部皮肤来治疗皮肤松弛。Edgerton 和 Wolfert（1969）介绍了使用缝线穿过外眦组织真皮，然后穿过在眶壁的钻孔后结扎固定治疗下睑错位的方法。Montandon（1978）在这种方法基础上增加了外侧睑板缝合术。Whitaker（1984）在面部提升手术中介绍了外眦悬吊技术；此外，Whitaker（1984）、Ortiz-Monastario 和 Rodriguez（1985）、Munro 和 Farkas（1987）介绍了经结膜入路法。Jelks（1990、1991、1993、1995）、Hinderer（1993）和 Flowers（1993）则介绍了多种将下睑固定于眶骨的方法。

许多医生通过各种外眦韧带缝合技术来调整外眦角度，并形成了各具特色的不同方法。要想解除外支持韧带对下睑的作用，最有效的方法是进行外眦角切开术或在眶骨缘的外眦下缘切开术。术中可将下睑与上睑和外眦支持韧带松解，这样可以使选择复位位置的余地更大。Tenzel（1969）、Marsh 和 Edgerton（1979）、Bachelor 和 Jobe（1980）、Holt、Holt 和 van Kirk（1984）、Leone（1987）介绍了应用骨膜瓣、颞肌筋膜瓣、掌长肌腱进行外眦重建术。

Anderson 和 Gordy（1979）、Hamako 和 Baylis（1980）、Wesley 和 Collins（1983）、Lisman 和 associates（1987）、Jelks 及其助手（1997）、Patipa（1999）、Fagien（2002）、McCord（2002）、Hester（2004）、Codner（2006）分别介绍了多种将睑板或外眦下支持韧带悬吊于眶骨的方法，以达到选择性提紧和复位下睑的目的。

体格检查

1. 准确记录患者主诉。
2. 全面询问患者的既往病史和眼病史。
3. 对双眼进行视力矫正。
4. 对解剖学异常进行记录：
    - 是否存在眉毛位置下垂或上移、额部痉挛、皱眉和降眉运动、眉间皱纹、鱼尾纹、眼睑皱纹、颊脂垫、泪沟畸形、下睑脂肪突出、中面部下垂。
    - 进行矢量分析，包括软组织到骨面的距离、眼球突出程度、睑板韧带的完整性（水平方向的下睑松弛；睑缘外翻，分离试验，回弹试验，外眦松弛，内眦松弛，眼睑中间层垂直退缩，眼睑垂直分离试验）。
- 对下睑后层（结膜）进行评估。
5. 检查睑裂 [上睑真性或机械性下垂，上睑退缩（甲状腺眼病，非病理性）]；下睑巩膜暴露；内、外眦位置（内外眦连线倾斜度）。
6. 通过荧光染色进行角膜检查。
7. 进行泪膜评估（泪板、兔眼征、Bell 征、泪膜破裂时间、隐形眼镜）。

解剖

为了便于进行全面的解剖分析，我们将眼睑及其周围组织结构分为若干区域（图 30.1）。

下睑（Ⅱ区）的范围是从下睑缘到下眶骨缘，并被分为三个层次：前层为皮肤和眼轮匝肌，中层包括睑板、眶隔和眶隔后脂肪，后层包括睑囊筋膜或下睑牵引结构和结膜（图 30.2A）。

眶隔、眶底骨膜和上颌骨骨膜在下眶骨缘的汇合处被称为弓状缘（图 30.2B）。在下眶骨内侧的弓状缘就是眼轮匝肌眶部的起始处（图 30.2C）。

眼轮匝肌是由第 7 对脑神经支配，它是提上睑肌的拮抗肌，而提上睑肌是由第 3 对脑神经支配。眼轮匝肌可以分为睑部和眶部两大部分，其中睑部又可以进一步分为睑板前和眶隔前两部分。上睑眼轮匝肌眶部的内侧起始点为眶缘的上内侧（图 30.2C，D）。眼轮匝肌纤维以相似的弧度跨越眼睑，其中越靠近中央的眼轮匝肌弧度越大。在下眼睑，眶部眼轮匝肌覆盖上唇提肌和鼻翼提肌，有时还覆盖部分咬肌起点。少数人的眶部眼轮匝肌可以到达口角。眶下区的眼轮匝肌涉及的区域包括：鼻颊、面颊和颧骨区域。

眶隔前眼轮匝肌分别从内眦韧带和泪囊后隔膜起始，以半椭圆形路径跨过眼睑，最终汇合于外眼角（图 30.3A）。在此期间肌束没有中断，并且在外眦汇合终点没有肌束交叉。睑板前眼轮匝肌则形成更加表浅的外眦韧带，与它的终点眶结节的距离约为 7mm（图 30.3B）。

内眦（Ⅲ区）是一个复杂区域，包含眼轮匝肌的起点和泪液集合系统（图 30.4）。

外眦（Ⅳ区）是包括眼睑颞区在内的完整解剖单元。更准确地说，外眦是一个支持结构，包括：提上睑肌的外侧角，由睑板前和眶隔前眼轮匝肌汇合而成的外眦韧带，眼球的下悬韧带（Lockwood 韧带），以及外斜肌韧带（图 30.5）。外侧支持组织汇合后附着在外侧眶缘的 Whitnall 结节。需要重点说明的是，下睑外侧脂肪与参与构成外眦韧带的支持结构直接相邻。紧邻的这一结构称为下支持结构，是行下支持韧带外眦固定术的解剖基础。

手术步骤

进行外眦手术时，医生应处于患者的头上方。建议医生术中使用头灯和 4 倍的放大镜。

术前应明确畸形并进行认真评估，以便选择最佳的外眦手术方案，必要时，可施行附加手术（表 30.1 和表 30.2）。眶骨缘到上下眼睑接合处的距离是最重要的一个测量值，这关系到眦固定术或成形术（图 30.6B）以及长三角形真皮眼轮匝肌皮瓣的选择。如果从眶骨到软组织的距离小于 1.0cm，更适合行睑板切除、下支持韧带固定术或眦成形术。如果距离大于 1.0cm（突眼、高度近视、甲状腺眼病、颧骨发育不良以及反向关系），则建议行长三角形真皮眼轮匝肌皮瓣外眦成形术。

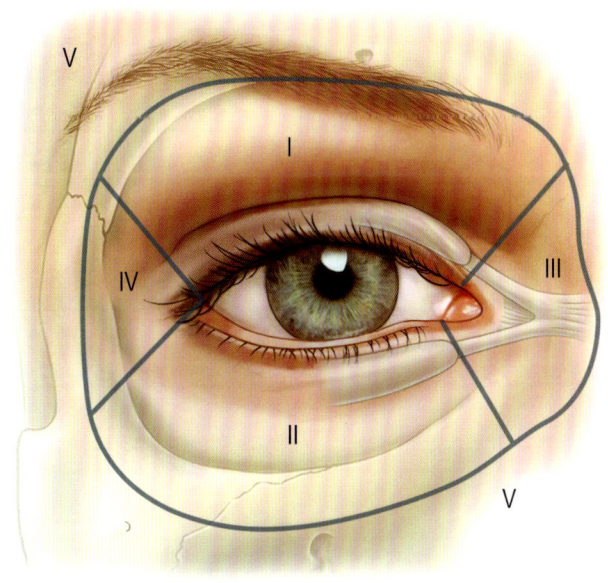

图 30.1　眼睑和眼周的外科分区：0 区（未标出）包括眼球、眶隔后结构、眶支持韧带、弓状缘、后泪嵴和外侧支持韧带。Ⅰ区和Ⅱ区包括上下眼睑，分别从外侧眼角到泪小管。Ⅲ区是内眦，包括上下眼睑的泪液引流系统。Ⅳ区是外眦区域，包括外眦支持韧带。Ⅴ区包括眶区邻近的结构，包括鼻、眉间、眉、前额、颞部、颧骨以及移行于Ⅰ～Ⅳ区的鼻颊区域。Ⅰ～Ⅳ区可以进一步分为眶隔前、后结构。（From Jelks GW, Jelks EB, Chiu E. Secondary blepharoplasty: Current techniques. In: Mathes SJ, ed. Plastic surgery. Philadelphia: Saunders, 2006, Vol. Ⅱ.）

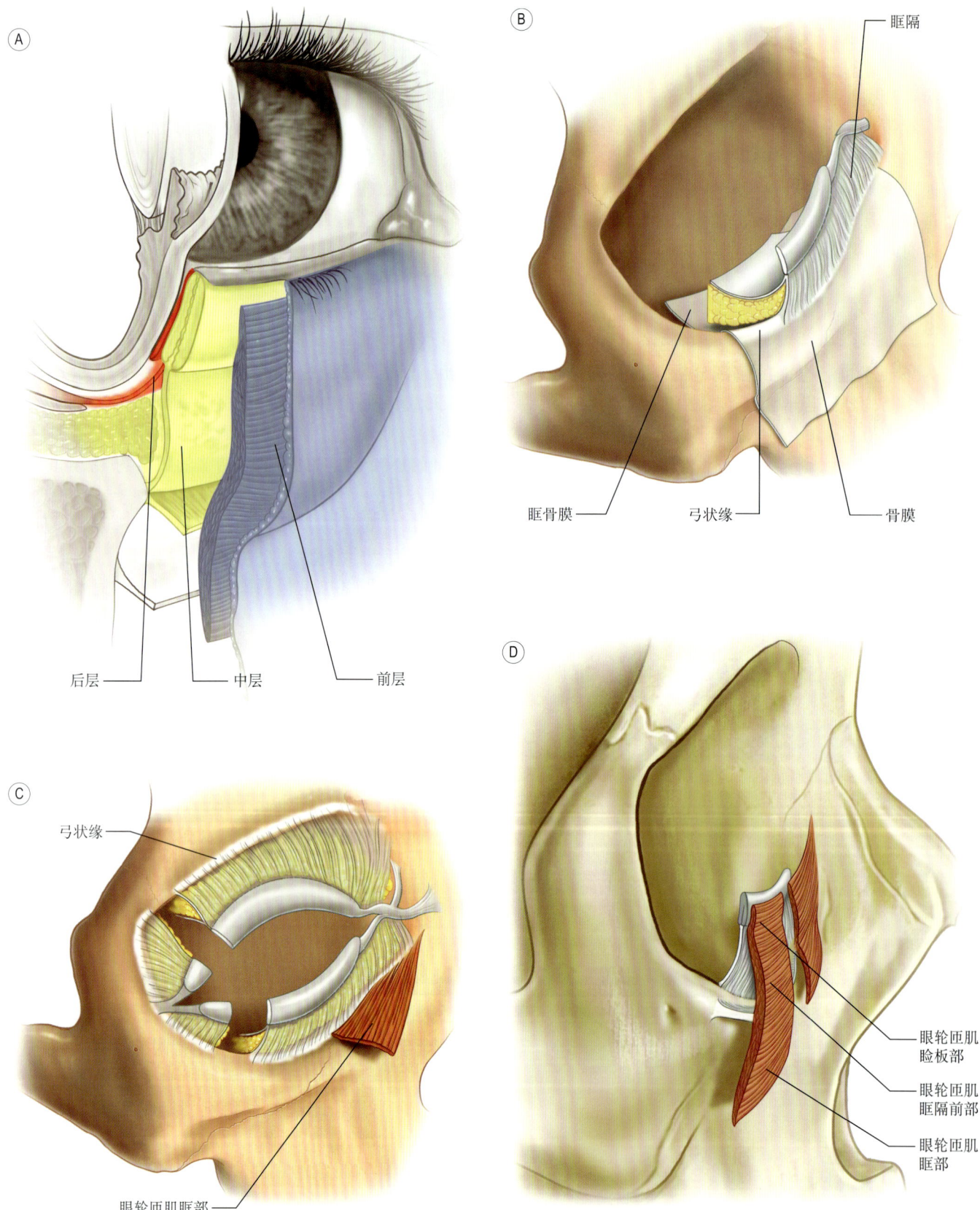

图 30.2　A，下睑包含三个层次。前层为皮肤和眼轮匝肌。后层为结膜和下斜肌延伸的睑囊筋膜。中层由眶隔和脂肪组成，并与睑板下缘连接。B，弓状缘是介于眶骨、眶骨膜和眶隔的融合线。C，眶部眼轮匝肌是从下眶骨内侧起始。D，眼轮匝肌可以分为睑部（睑板前和眶隔前）和眶部。眼眶保留供肌肉附着的韧带。

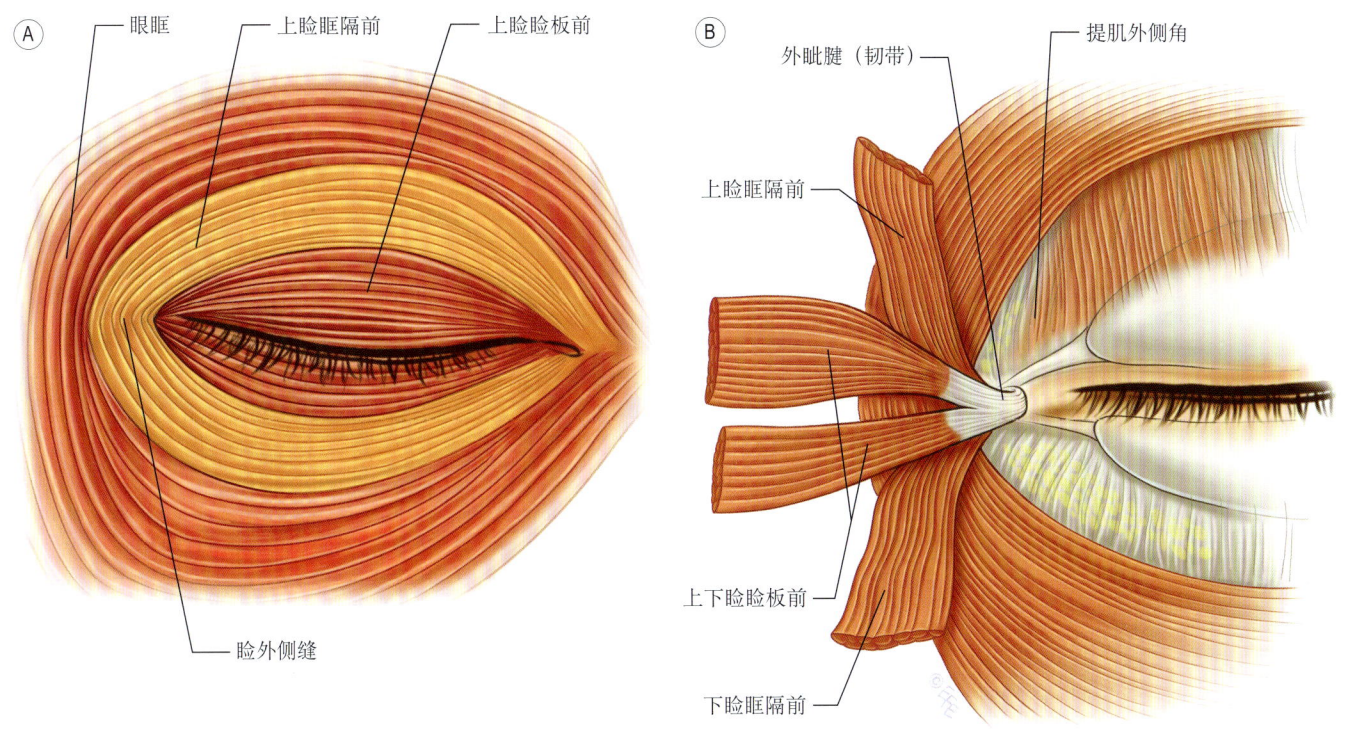

图 30.3　A，外侧眼睑缝。B，外眦韧带和外眦的解剖结构。（From Jelks, GW, Smith, BC. Reconstruction of the eyelids and associated structures. In: McCarthy JG, ed. Plastic surgery. Philadelphia: WB Saunders, 1990, p. 1671.）

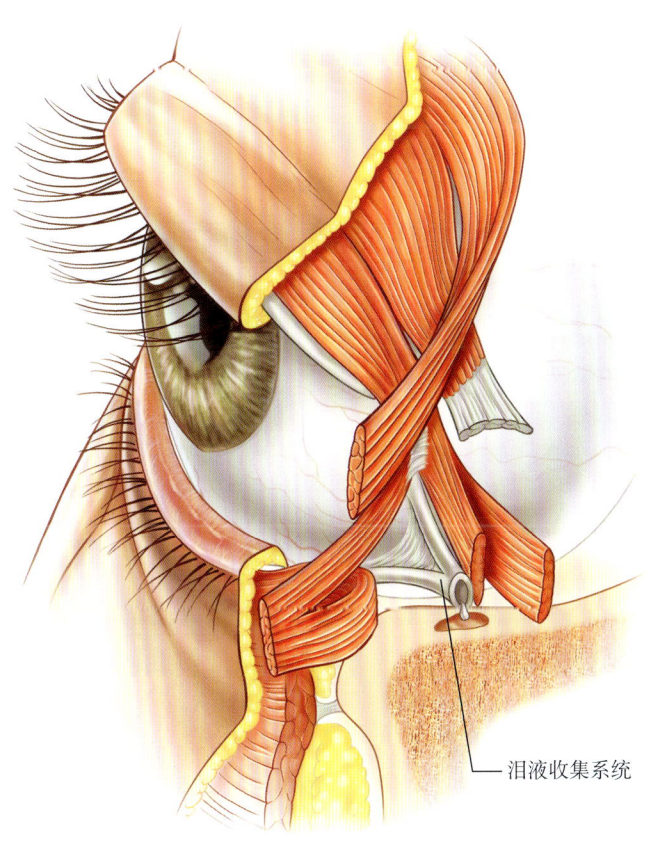

图 30.4　图中已将鼻去除，以显露眼轮匝肌纤维起始部的情况以及与泪液收集系统的关系。内眦韧带前支跨过泪前嵴附着于上颌骨额突。眼轮匝肌的眼睑部分可以进一步分为睑板前和眶隔前两部分。眼轮匝肌在内眦处分为浅头和深头两部分。深层肌束经过泪囊后方最终附着于泪后嵴。这些肌纤维对泪道的泵机制有重要作用。（From Zide, BM and Jelks, GW. Surgical anatomy of the orbit. New York: Raven Press, 1985, p. 43.）

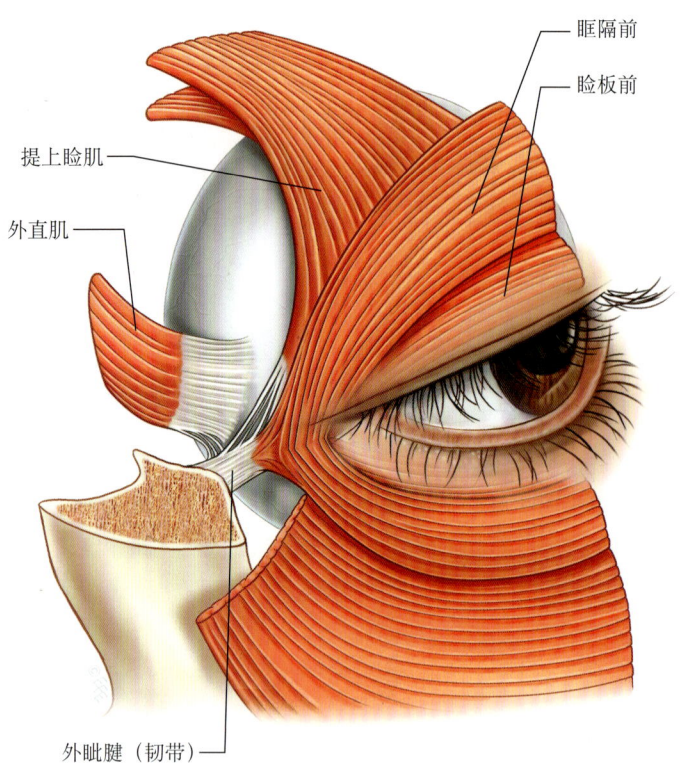

图 30.5 外眦其实是由多种结构组成的外侧支持结构，这些结构汇合固定于外侧眶缘的 Whitnall 结节。这些附着在眶结节的外侧支持结构包括提上睑肌腱膜的外侧角、外眦韧带、眼球下悬韧带（Lockwood）和外斜肌韧带。(From Jelks, GW, Smith, BC. Reconstruction of the eyelids and associated structures. In: McCarthy JG, ed. Plastic surgery. Philadelphia: WB Saunders, 1990, p. 1671.)

下支持韧带外眦固定术

下支持韧带外眦固定术或外眦成形术适用于初次接受眼睑成形术的患者，可以预防下睑错位的发生。这种术式有助于矫正下睑的下移错位以及轻度到中度的睑缘外翻。下支持韧带外眦固定术的主要优点是：不会使下睑在外眦接合处分离。手术入路可以选择横行外眦切口（图 30.7A）或上睑外侧切口（图 30.6A）。

当上下睑同时施行整形手术时，提起上睑切口外侧的下缘，将外眦和下睑周围的肌皮瓣上提 1～2cm。可以使用精细的电针和剪刀钝性分离来完成上述操作。

使用绝缘牵引器将肌皮瓣向上牵拉，暴露外眦支持韧带和下睑外侧区域。轻轻按压眼球使外眦区域膨起可以显露被眶隔覆盖的外侧下睑脂肪。用剪刀将眶隔剪开暴露眶隔脂肪。用镊子轻柔地牵出脂肪，并用电刀沿脂肪边缘烧灼（图 30.6A）。根据我们的经验，应该将下睑外侧脂肪予以去除，而不是将其进行复位固定。

当下睑外侧脂肪去除后，从医生的角度观察可以

表 30.1 各种眦成形术和适应证

眦成形技术	适应证
IRLCx	LME I，B-STD＜1cm
IRLC	LME I 和 II，B-STD＜1cm LME I 和 II，B-STD＞1cm
TSLC	LME I 外眦松弛 外眦不对称
TSLC + HLS TSLC + HLS + VSG	LME II～IV 伴HLL LME II～IV 伴HLL和MLR
DOPLC	LME II～IV，B-STD＞1cm
DOP + TSLC + HLS	LME II～IV 伴HILL，B-STD＜1cm LME II～IV 伴HLL，B-STD＞1cm
DOP + TSLC + HLS + VSG	LME III～IV 伴HLL和MLR，B-STD＜1cm LME III～IV 伴HLL和MLR，B-STD＞1cm
DOP + TSLC + HLS + VSG +中面部上提/钛钉固定	LME III～IV 伴HLL和MLR，中面部下垂，B-STD＜1cm LME III～IV 伴HLL和MLR，中面部下垂，B-STD＞1cm

技术缩写：IRLCx，下支持韧带外眦固定术；IRLC，下支持韧带外眦成形术；TSLC，睑板切除外眦成形术；HLS，水平眼睑缩短；VSG，垂直向的眶隔移植；DOPLC，长三角形真皮眼轮匝肌皮瓣外眦成形术；DOP，长三角形真皮眼轮匝肌皮瓣。
适应证缩写：LME，睑缘外翻；B-STD，骨到软组织的距离；HLL，水平眼睑松弛；MLR，中间层退缩。
From Jelks GW, Jelks EB, Chiu ES. Secondary Blepharoplasty: Current Techniques. In: Mathes, ed. Plastic Surgery, Vol II, Philadelphia, Saunders 2006.

表 30.2 下睑的附加手术：重建技术

技术	适应证
上睑肌皮瓣修复下睑。全厚皮片移植修复下睑 颊黏膜移植	下睑前层缺损
硬腭黏膜移植	下睑结膜缺损

From Jelks GW, Jelks EB, Chiu ES. Secondary Blepharoplasty: Current Techniques. In: Mathes, ed. Plastic Surgery, Vol II, Philadelphia, Saunders 2006.

发现一个明显的类似于"孔"或"洞"的圆形区域。这个圆形区域的顶壁是下睑外侧支持韧带，后者固定于眶骨外侧的 Whitnall 结节（图 30.6A，插图）。用镊子夹住松解的外眦下支持韧带并留置缝线。用精细电刀将附着于眶骨结节的支持韧带松解，这样可以很容易地将下睑向外上方向移动。将缝针穿过眶缘内侧的

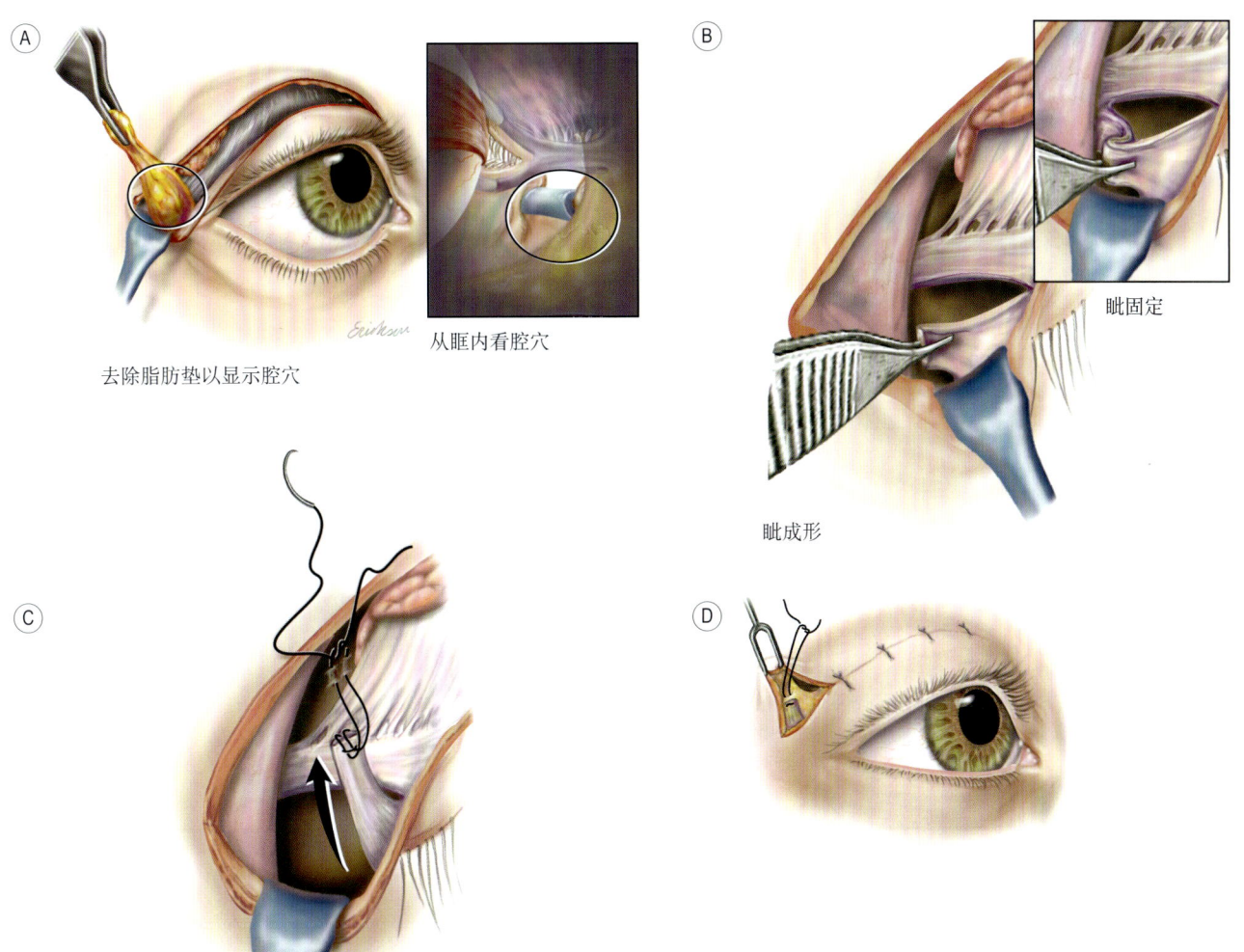

图30.6 A，通过上睑切口的外侧去除下睑外侧脂肪，并进行外眦下支持韧带的手术操作。将肌皮瓣从眶外缘处向上提起并显露下睑外侧脂肪。外眦下支持韧带就在下睑外侧脂肪的上方。去除部分下睑外侧脂肪并显露外眦韧带。在去除下睑外侧脂肪后，在外眦支持韧带下方便形成了一个"洞"。上方插图描绘的是以眶内视角观察到的解剖示意图。B，通过松解外眦下韧带来完成眦成形术。插图描绘的是将下睑的外侧支持韧带折叠后固定于外侧眶骨缘的骨膜上。C，用双针不可吸收缝线将松解的外眦下支持韧带悬吊固定于外侧眶骨内壁的骨膜上。D，在经结膜入路下睑成形术后再将缝合线打结固定，固定悬吊缝合线时要观察调整，以保证下睑能覆盖角膜下缘1~2mm。（Modified from Jelks GW, Glat PM, Jelks EB, Longaker MT. The inferior retinacular lateral canthoplasty: a new technique. Plast Reconstr Surg 1997;100:1262.）

骨膜，该固定点的位置位于平视时的角膜上缘水平。由于这一手术过程分别对外眦和下睑进行再定位，因此这一手术被称为外眦成形术（图30.6B）。如果不需要对下睑和外眦的位置进行较大幅度的调整，则不用对下支持韧带（"洞"的顶壁）进行松解，可以直接将下支持韧带悬吊固定于外侧眶骨膜。这一手术被称为外眦固定术（图30.6B，插图）。在外眦固定术和外眦成形术中，眶骨膜的固定点是一样的，都是位于平视前方时的瞳孔上缘水平（图30.6D）。

眼睑美容手术可以选用5-0尼龙线（Ethibond P-3针），而修复性手术可以选用4-0 Polydek缝线（Deknatel ME-2针）。通过将下睑外眦韧带向上缝合固定于外眦眶骨缘来完成外眦成形术（图30.6D）。下睑缘要覆盖角膜下缘1~2mm，并且看上去要轻度矫枉过正，因为下睑会在术后2~6周出现轻度下移。另外，注意在悬吊固定时要保证两侧对称（图30.7D）。

如果因为瘢痕和创伤无法充分将外眦韧带固定于眶骨膜，可以使用局部骨膜瓣或筋膜瓣。有时为了固定牢固，还需要在外侧眶骨上钻孔（图30.8）。

睑板切除外眦成形术

见图30.8及第32章。

手术过程分为外眦角切开和下睑（眦松解）从眶结节处选择性松解两部分。眼睑的水平缩量与颞侧下

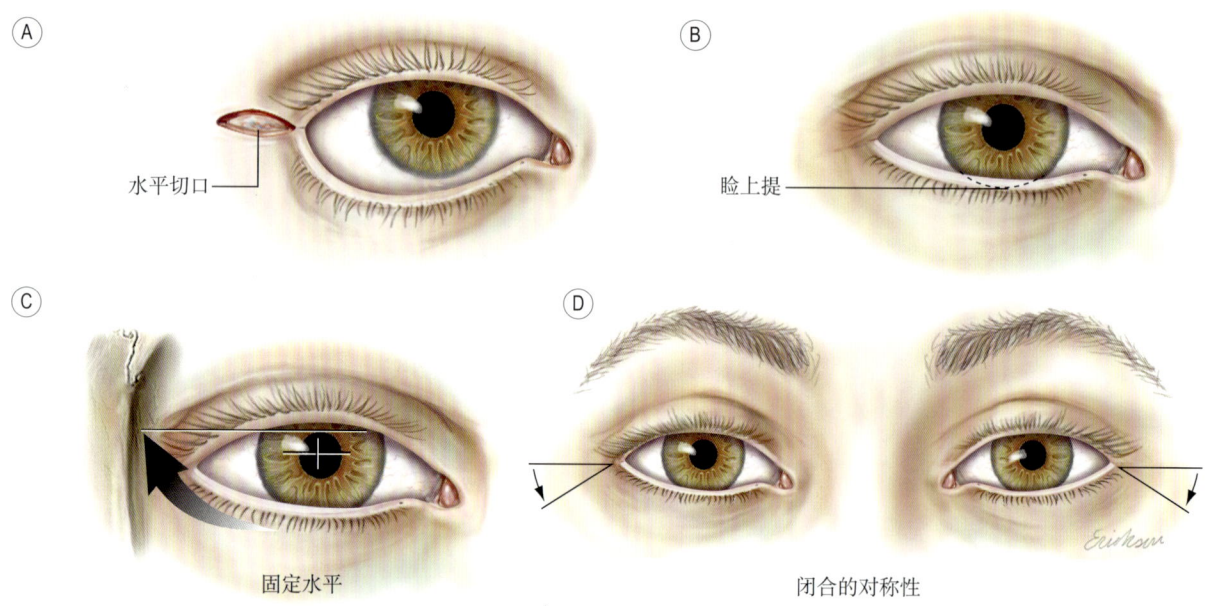

图30.7 外眦复位对称的要点。A，外眦和下睑切口必须为水平方向。B，下眼睑要覆盖角膜缘1~2mm。C，外侧眶骨膜的固定点应在平视时瞳孔上缘水平。D，在关闭外眦皮肤切口时，要使两侧眼角的角度相同对称，以保证两侧外眦和下睑对称。（Modified from Jelks GW, Smith BC. Restruction of the eyelids and associated structures In: McCarthy JG, ed. Plastic surgery. Philadelphia: WB Saunders, 1990, p. 1671.）

睑睑板切除量、缝合位置和眶骨膜固定点相关。睑板切除术对矫正中重度睑缘外翻、麻痹性睑外翻以及眼睑成形术后眼睑的水平方向松弛十分有效。但外眦位置低于内眦时（内外眦反向倾斜，眼球突出）时不适用此技术。此技术可以缩短睑裂的横径，呈现"突眼"眼神。此外，还可以产生下睑外眦处的畸形，包括出现睑球分离和倒睫。

长三角形真皮眼轮匝肌皮瓣法外眦成形术

三角形真皮眼轮匝肌皮瓣法外眦成形术适用于外眦和眶骨距离超过1cm的患者（图30.10B），可以降低睑板切除术导致的"突眼"眼神和下睑轮廓畸形的发生率。这种方法是使用去表皮的真皮和眼轮匝肌来延长下睑（图30.9A-C）。外眦切开术施行与否均可；因此，如果不施行外眦切开术，则不仅可降低外眦角畸形的可能性，还可以降低睑裂横径缩短的可能性（图30.12）。如图所示，制备一块水平方向的0.5cm×1.0cm大小的三角形去表皮的真皮肌肉瓣，这样可以实现不用切开外眦角而达到延长下睑的目的。将真皮肌肉瓣与上睑睑板前、眶隔前和眶前眼轮匝肌完全分离，接下来与下睑眶前和眶隔前眼轮匝肌分离，仅保留与下睑睑板前眼轮匝肌处的附着（图30.9C）。切断外眦下支持韧带（图30.9D）来松解下睑，以达到提升和拉紧下睑的目的。

这项技术对接受下睑成形术后出现下睑错位的患者非常有用，特别是存在眼睑向下方移位以及外眦到眶骨距离大于1cm者（见图30.10）。外眦悬吊位置可以根据外眦到眶缘的距离来决定，以达到提紧外眦的目的（图30.11B）。

长三角形真皮眼轮匝肌皮瓣法外眦成形术结合睑板切除、眼睑水平方向缩短和中面部悬吊术

长三角形真皮眼轮匝肌皮瓣法外眦成形术结合水平眼睑缩短或垂直方向的中面部悬吊，已经成为矫正复杂性眼睑错位的好方法。两种技术联合可以使医生有选择地完成下睑外眦韧带松解，矫正下睑中层退缩，完成眼睑水平方向缩短，以及重新悬吊眼轮匝肌和中面颊部。

如果下睑错位严重合并中面部下垂常，会导致下睑肌肉和皮肤的缺损。下睑错位是由于下睑垂直方向退缩和水平方向松弛的联合作用所致。通过长三角形真皮眼轮匝肌皮瓣法外眦成形术可以矫正中面部下垂和下睑瘢痕退缩。睑板切除技术可以对抗下睑水平方向的松弛。实现无张力外眦成形术的前提是完成中面部悬吊（可以使用钛螺钉）。这些组合技术需要将外眦角分离（外眦切开术）。

在完成长三角形真皮眼轮匝肌皮瓣上提后（图30.9），如果需要行眼睑水平缩短，就要进行外眦切开

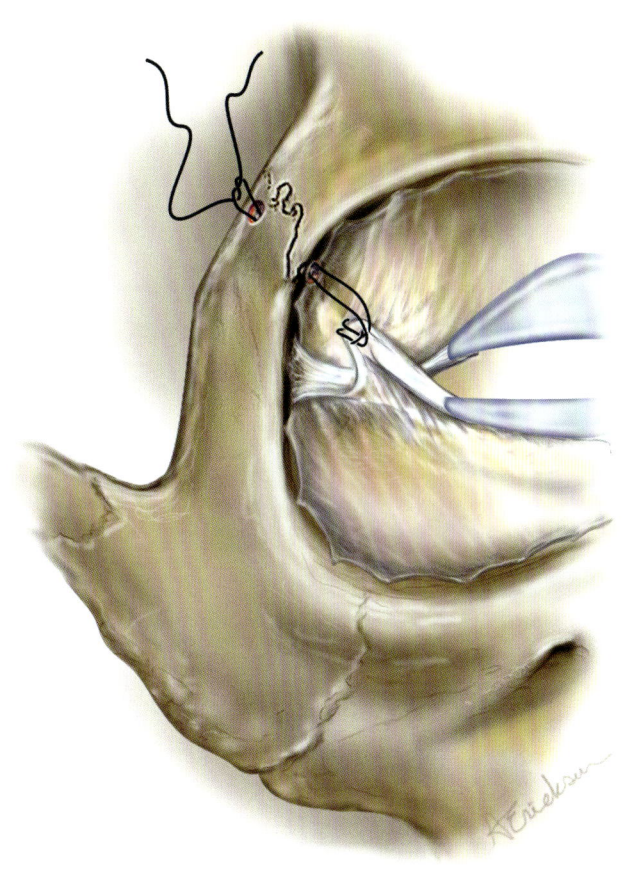

图 30.8 通过钻孔固定的外眦成形术。在确定好合适的固定位置后,在外侧眶缘后方不少于 1mm,通常大约 4mm 处钻取一个单孔。用双针 4-0 Dacron 或 Polydek(ME-2)特氟龙涂层缝线进行固定。在外眦固定术中,缝针是经单孔双向环绕外眦组织的。(From Jelks GW, Jelks EB, Chiu ES. Secondary blepharoplasty: Current techniques in Mathes, ed. Plastic surgery, Vol II, Philadelphia: WB Saunders, 2006.)

术。颞侧睑板由于缺乏结膜、睫毛、皮肤和肌肉而形成一条睑板带,与长三角形真皮眼轮匝肌皮瓣相连。睑板的去除量根据水平方向眼睑缩短的长度来决定。面颊和中面部上提通过延长长三角形真皮眼轮匝肌皮瓣切口来完成(剥离层次为骨膜上或骨膜下)。可以使用连有缝线的钛钉进行中面部悬吊(图 30.13)。钛钉的固定点可以在外侧眶骨缘到颧突之间(图 30.14)。对于眼睑中层的瘢痕回缩,可以通过同一切口进行垂直方向的自体组织移植(耳软骨)来校正。要避免进行单独的下睑切开(图 30.9E)。

术后护理

术后 24 小时要最大限度减少活动,休息时头部至少抬高 45 度,并用冰袋冰敷术区。每天在下睑缘涂抹抗生素眼膏 2～3 次。联合使用抗生素和类固醇滴眼液 3～5 天,每日 2～3 次。术后第 1 周也可以使用一些人工泪液。患者在术后 2～3 周内要在平卧时使用头枕。术后第 3 周可以开始有限的体育运动,到第 4 周时可以恢复术前的运动量。术后观察患者 5～7 天,此时可以将快吸收缝线去除。常规在术后 4～6 周、3 个月、6 个月、9 个月和 1 年进行随访。术后 1 年随访患者时留取照片。

并发症

最常见的并发症包括出血、感染、瘢痕增生、双侧不对称、外眦倾斜。在常规术前知情同意过程中,要向患者和家属充分交代上述风险。

采用经结膜眶隔后入路的下睑成形术可以减少术后并发症的发生率,因为术后眶隔、睑板前和眶隔前轮匝肌是完好的。这种方法可以最大限度地减少对眼轮匝肌的破坏,并可减少下睑瘢痕性回缩,同时可以保持良好的眼睑形态。对于术前下睑松弛、外翻、结膜暴露明显者,应认真选择能够提供外眦支持的术式。经皮肤入路和经结膜入路的下睑成形术后都有可能出现球结膜水肿和泪膜功能异常。但这些通常是暂时性的,如果出现角膜损伤,则需要治疗。球结膜水肿是结膜下组织呈现乳白色水肿,是由于眶区的淋巴回流通路出现梗阻所致。如果球结膜水肿比较明显或球结

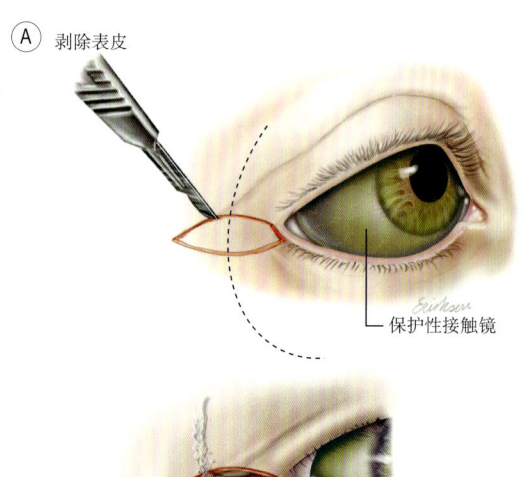
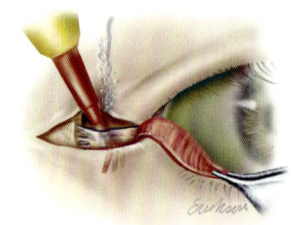
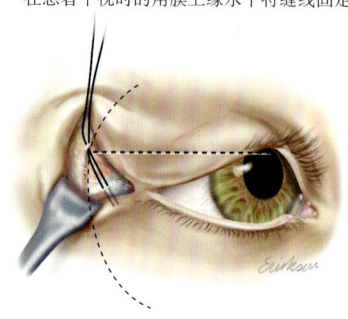
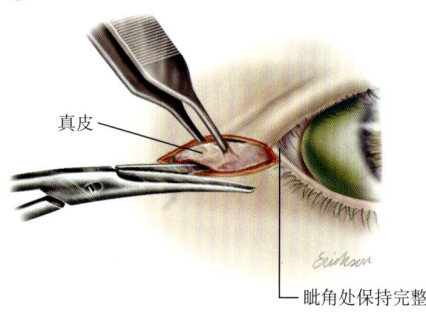
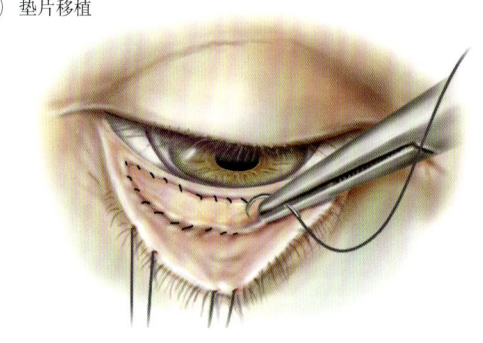
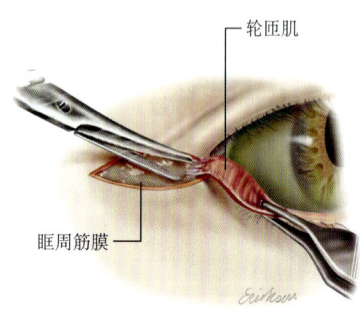

图 30.9 长三角形真皮眼轮匝肌皮瓣法外眦成形术。A，首先给患者佩戴保护性有色隐形镜片，然后在外眦处标记出长三角形真皮肌肉瓣的切口线。注意保证皮瓣呈水平方向并保护好外眦角。沿切口线切开表皮层。B，将皮瓣表皮去除，留取真皮层，然后沿切口线切至眼轮匝肌下层。C，将皮瓣提起，仅保留与下睑睑板前眼轮匝肌的附着。D，用 Colorado 电针分离下睑外眦韧带，将其缝合固定于外侧眶骨膜，固定位置在平视前方时的瞳孔上缘水平。E，应用自体耳软骨或硬腭黏膜移植来矫正下睑中层瘢痕回缩导致的垂直方向缺损。（A–D modified from Jelks GW, Jelks EB, Chiu ES. Secondary blepharoplasty: Current techniques. In Mattes, ed. Plastic surgery. Vol II, Philadelphia, Saunders, 2006.）

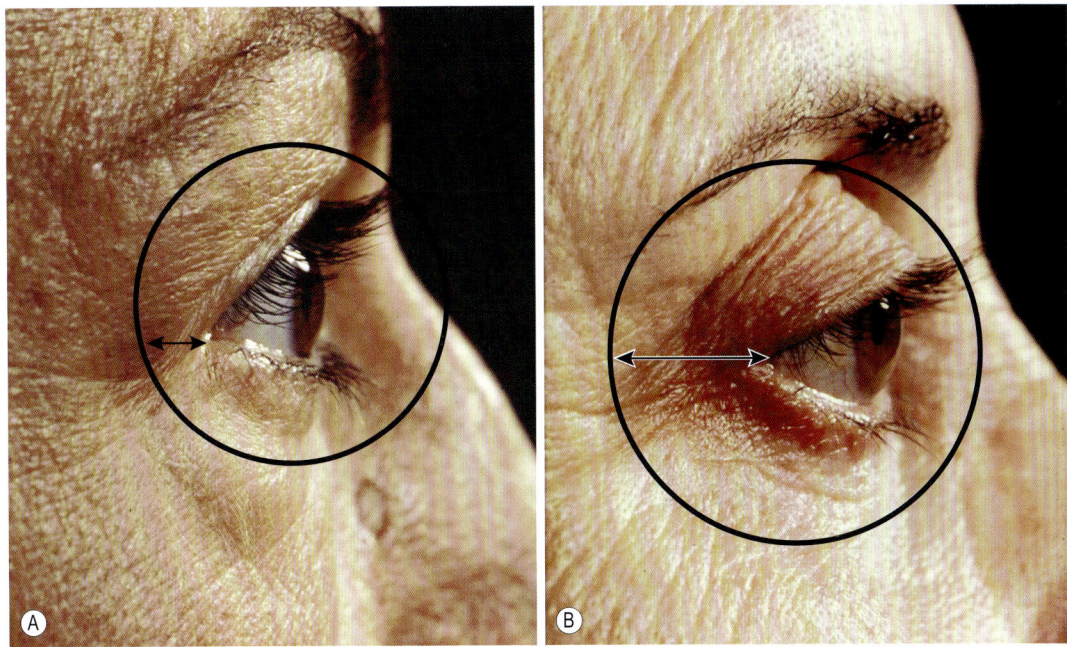

图 30.10 眶骨与外眦的关系。A，该患者外眦和眶骨的距离小于 1cm，属于正常范围。B，该患者外眦和眶骨的距离大于 1cm，属于非正常范围。（From Jelks GW, Jelks EB, Chiu ES. Secondary blepharoplasty: Current techniques. In: Mathes SJ, ed. Plastic surgery, Philadelphia: Saunders, 2006, Vol. II. ）

膜突出睑裂并形成嵌顿，则需要进行暂时性的睑裂缝合术。还可以使用温和的抗生素滴眼药，眼睑胶带和眼球润滑剂可用来缓解症状。

球结膜下出血是指血液积聚在结膜和巩膜之间。如果术后早期出现结膜下出血，患者常会感到恐惧。但这并不危险，通过冰敷和一段时间后会逐渐好转。在结膜切口边缘增生的粗糙组织属于一种肉芽肿，通常在术后 3~5 天伴有血性眼泪。可以在表面麻醉下用棉签和镊子将肉芽肿刮除。

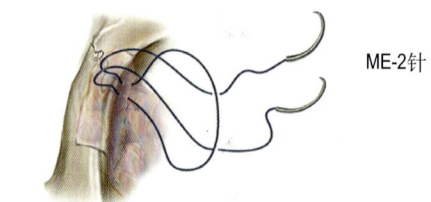
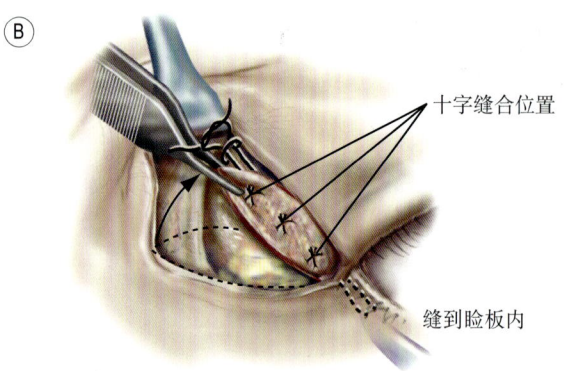
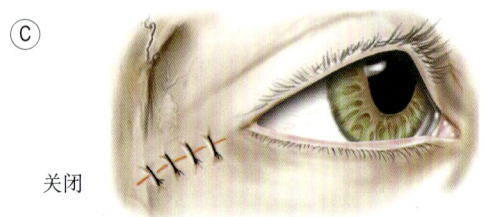
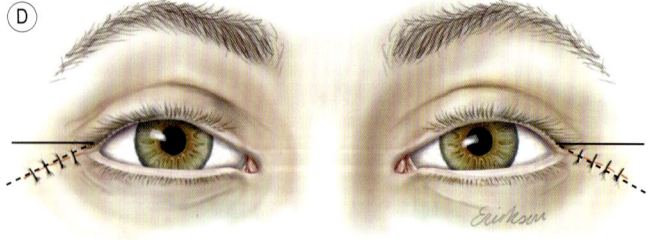

图 30.11　长三角形真皮眼轮匝肌皮瓣法外眦成形术的固定和切口关闭。A，用 ME-e 4-0 Polydek 双针缝线分别从内向外贯穿缝合眶骨缘骨膜。将缝针穿越尾部缝线，形成结扣并拉紧。B，通常将睑板外缘固定于眶骨膜后，下睑缘会覆盖角膜下缘 1~2mm。C，在缝合切口后使下睑得到上提，因此缝合后不再是水平切口。D，在施行手术操作时，要注意保持两侧对称。（Modified from Jelks GW, Jelks EB. Repair of lower lid deformities. Clin Plast Surg 1993;20:417.）

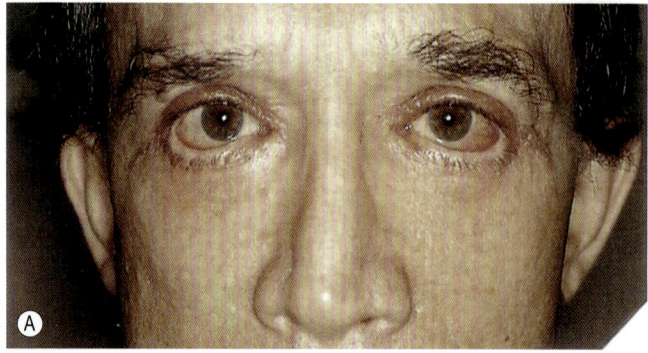
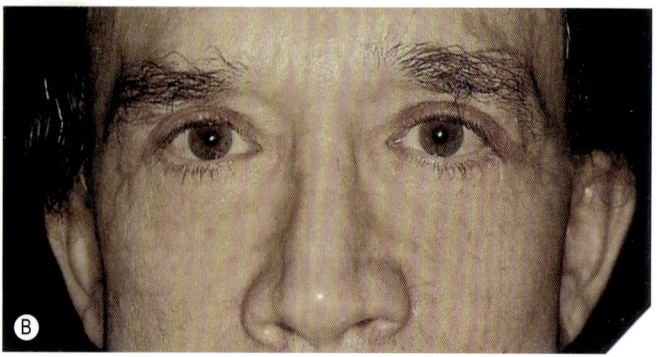

图 30.12　A，患者在接受下睑成形术后出现双侧下睑错位。B，患者接受双侧长三角形真皮眼轮匝肌皮瓣法外眦成形术后 9 个月。（From Jelks GW, Jelks EB. Blepharoplasty. In: Peck GC, ed. Complications and problems in aesthetic plastic surgery. New York: Gower Medical Publishing, 1992, p. 5.）

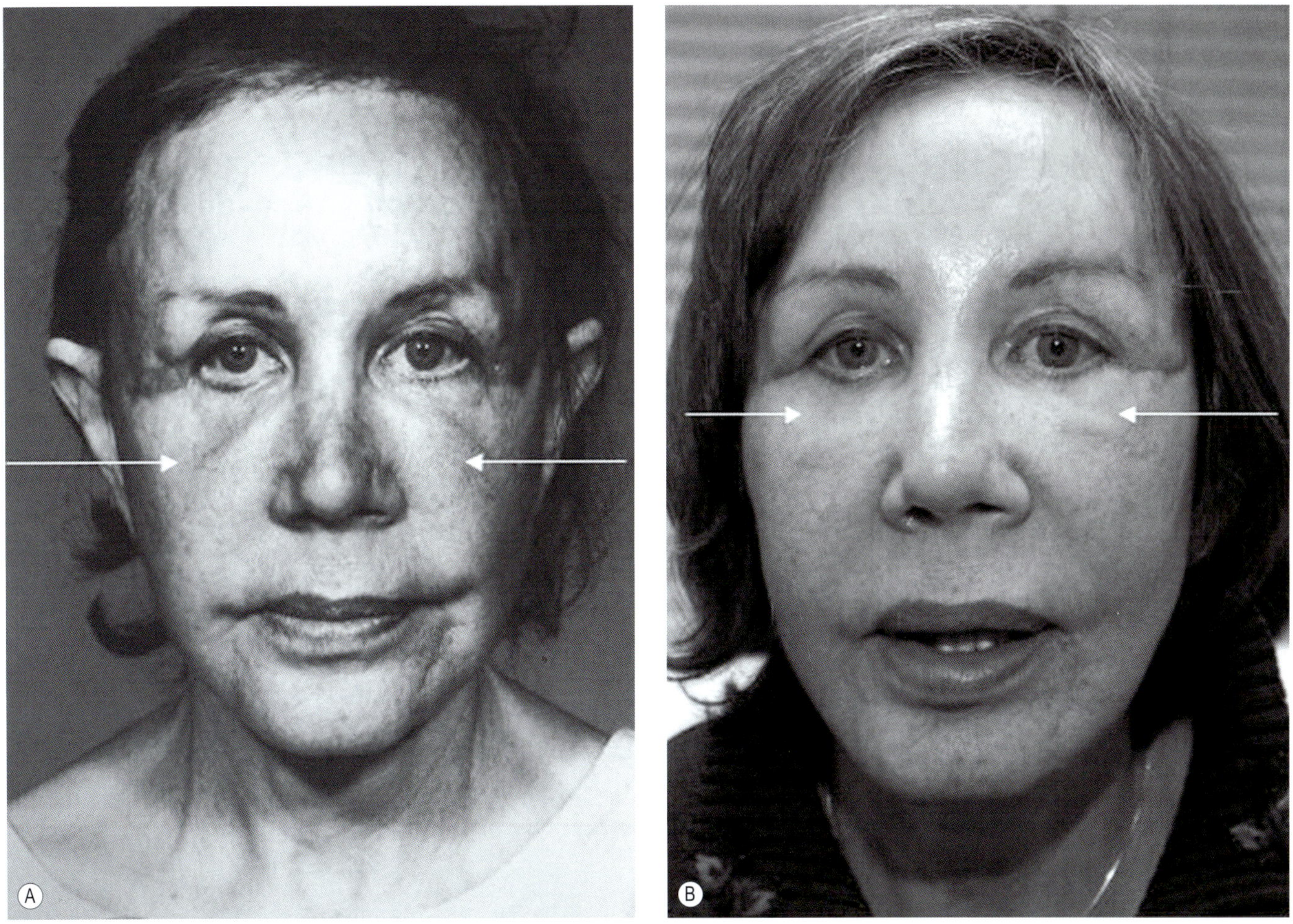

第30章 外眦悬吊技术

图30.13 A，患者有下睑错位和中面部下垂。B，行中面部悬吊（钛钉固定）和扩大的三角形真皮眼轮匝肌皮瓣法外眦成形术后6周。（From Jelks Gw, Jelks EB, Chiu ES. Secondary blepharoplasty: Current techniques. In Mathes, ed. Plastic surgery, Philadelphia: Saunders, Vol II, 2006.）

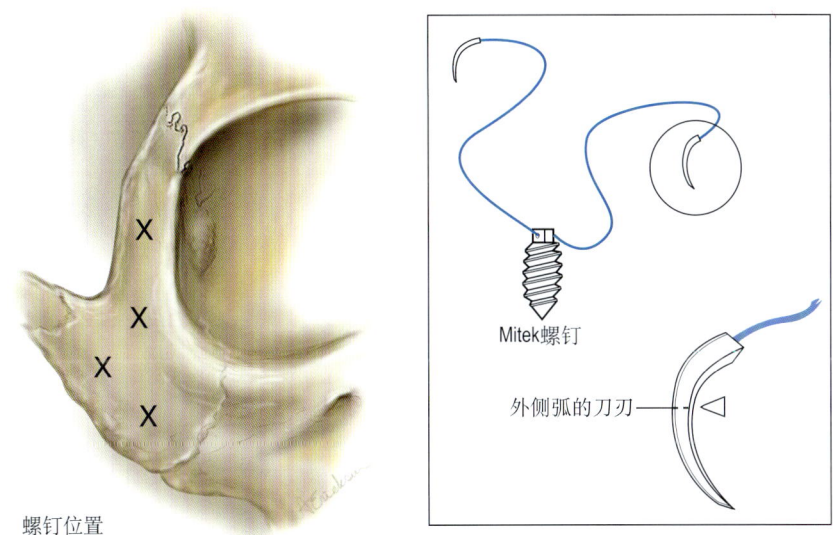

螺钉位置

图30.14 在中面部提升术中小螺钉固定的应用。在中面部上提后，用4-0的1/2弧度的双针进行悬吊固定。将缝线系于钛螺钉，并将螺钉固定于眶骨外侧（颧骨）的前面。要将螺钉头拧至与骨面平齐，以确定固定牢固。这些上提和稳定的结构可以支撑复位的下睑，上提的面颊可以帮助眼睑后层复位。（From Jelks GW, Jelks EB, Chiu ES. Secondary blepharoplasty: Current techniques. In Mathes SJ, ed. Plastic Surgery, Philadelphia: Saunders, 2006, Vol II.）

手术心得及教训

心得

- 同期施行经结膜眶隔后入路下睑成形术和上睑成形术时，在去除下睑外侧脂肪时，可同时提紧下方的外眦支持韧带。
- 下支持韧带外眦固定术适用于首次接受眼睑成形术的患者，它有助于预防下睑错位的发生。对于下睑的下移错位以及轻到中度睑缘外翻，这种术式的矫正效果良好。
- 下支持韧带外眦固定术的主要优点是不会造成下睑从外眦接合处分离。
- 下睑缘要覆盖角膜下缘1～2mm，并且看上去要轻度矫枉过正，因为术后2～6周下睑会出现轻度下移。另外在悬吊固定时要注意保证双侧对称。
- 睑板切除术对矫正中重度睑缘外翻、麻痹性睑外翻以及眼睑成形术后眼睑的水平方向松弛十分有效。
- 长三角形真皮眼轮匝肌皮瓣法外眦成形术可以降低出现睑板切除术导致的"突眼"和下睑弧度畸形的发生率。
- 采用长三角形真皮眼轮匝肌皮瓣法外眦成形术可不必行外眦切开术，因此可以减少出现外眦角畸形和睑裂横径缩短的几率。
- 长三角形真皮眼轮匝肌皮瓣法外眦成形术对矫正下睑成形术后出现的下睑错位非常有效，特别是对于眼睑向下方移位以及外眦到眶骨距离超过1cm者。
- 长三角形真皮眼轮匝肌皮瓣法外眦成形术结合水平眼睑缩短或中面部悬吊已经成为矫正复杂性眼睑错位的有效手段。

教训

- 在施行下支持韧带外眦固定术时，如果因为瘢痕和创伤无法充分将外眦韧带固定于眶骨膜，可以使用局部骨膜瓣或筋膜瓣。有时尚需在外侧眶骨上钻孔，以求固定牢固。
- 如果下睑错位严重合并中面部下垂，通常会导致下睑肌肉和皮肤的缺失。下睑错位是由于下睑垂直方向退缩和水平方向松弛的共同作用所致。通过长三角形真皮眼轮匝肌皮瓣法外眦成形术可以矫正中面部下垂和下睑瘢痕退缩。睑板切除术可矫正下睑水平方向的松弛。确保无张力外眦成形术的前提是中面部悬吊（可以使用钛螺钉）术的施行。
- 这些组合技术需要将外眦角分离（外眦切开术）。
- 如外眦位置低于内眦（内外眦反向倾斜，眼球突出），则不适合进行水平方向睑板楔形切除。
- 睑板切除术可以缩短睑裂的横径，产生"突眼"的效果。此外还可产生下睑外眦角处的畸形以及睑球分离和倒睫。

手术步骤小结

1. 进行外眦手术时，医生最好处于患者的头上方。
2. 建议医生术中使用头灯和4倍的放大镜。
3. 术前应仔细评估患者的畸形，以便选择最佳的外眦成形术。必要时，可行附加项目手术。
4. 从眶骨缘到上下眼睑接合处的距离是最重要的一个测量，这关系到是选择外眦固定术还是选择外眦成形术或长三角形真皮眼轮匝肌皮瓣。
5. 如果从眶骨到软组织的距离小于1cm，则更适合行睑板切除、下支持韧带固定术或眦成形术。
6. 如果距离大于1cm（突眼、高度近视、甲状腺眼病、颧骨发育不良以及反向关系），则建议行长三角形真皮眼轮匝肌皮瓣法外眦成形术。
7. 在施行长三角形真皮眼轮匝肌皮瓣法外眦成形术时，可同时施行睑板切除术以缩短睑裂水平长度，或行自体软骨移植来实现垂直方向的复位。
8. 要实现无张力的外眦成形术，则必须施行中面部悬吊术（可根据情况决定是否用钛螺钉）。

（郑永生　韩新鸣　译）

拓展阅读

Anderson R, Jordan, D. The tarsal strip procedure. Arch Ophthalomol 1979;97:2191.

DiFranceso L, Codner M, McCord C, et al. Evaluation of conventional subciliary incision used in blepharoplasty: preoperative and postoperative videography and electromyography findings. Plast Reconstr Surg 2005;116:632.

Enzer Y, Shorr N. Medical and surgical management of chemosis after blepharoplasty. Ophthal Plast Reconstr Surg 1994;10:57.

Fagien S. Algorithm for canthoplasty: the lateral retinacular suspension: a simplified suture canthopexy. Plast Reconstr Surg 1999;103:2042.

Flowers R. Canthopexy as a routine blepharoplasty component. Clin Plast Surg 1993;20:351.

Hirmand, H., Codner, M., McCord, C., et al. Prominent eye: operative management in lower lid and midfacial rejuvenation and the morphologic classification system. Plast Reconstr Surg 2002;110:620.

Honrado C, Pastorek N. Long-term results of lower-lid suspension blepharoplasty. Arch Facial Plast Surg 2004;6:150.

Jacobs S. Prophylactic lateral canthopexy in lower blepharoplasty. Arch Facial Plast Surg 2003;5:267.

Jelks G, Glat P, Jelks E, et al. The inferior retinacular lateral cathoplasty: a new technique. Plast Reconstr Surg 1997;100:1262.

Klatsky S, Iliff N, Manson P. Blepharoplasty. In: Goldwyn R, Cohen M, eds. The unfavorable result in plastic surgery: avoidance and treatment, 3rd edn. Philadelphia: Lippincott Williams & Wilkins, 2001, pp. 847–879.

Patipa M. The evaluation and management of lower eyelid retraction following cosmetic surgery. Plast Reconstr Surg 2000;106:438.

Putterman A. Cosmetic oculoplastic surgery, 3rd edn. Philadelphia: WB Saunders, 1999.

Rees T. Prevention of ectropion by horizontal shortening of the lower lid during blepharoplasty. Ann Plast Surg 1983;11:17.

Rees TD, Aston SJ, Thorne CHM. Blepharoplasty and facialplasty. In: McCarthy JG, ed. Plastic surgery, Vol. 3, 1st edn. Philadephia: W. B. Saunders, 1990, pp. 2320–2414.

Rohrich RJ, Pessa JE. The retaining system of the face: histologic evaluation of the septal boundaries of the subcutaneous fat compartments. Plast Reconstr Surg 2008;121(5):1804–1809.

Shorr N, Perry J. Lower blepharoplasty and midface descent. In: Chen WP, ed. Oculoplastic surgery: the essentials, 1st edn. New York: Thieme Medical Publishers, 2001, pp. 147–165.

Spinelli HM, Jelks GW. Periocular reconstruction: a systematic approach. Plast Reconstr Surg 1993;91:1017–1024.

Zarem H, Resnick J. Expanded applications for transconjunctival lower lid blepharoplasty. Plast Reconstr Surg 1999;103:1041.

Zide BM, Jelks GW. Surgical anatomy of the orbit. New York: Raven Press, 1985.

第7部分：眼睑成形术

第 31 章

睑颊连接部：泪沟畸形

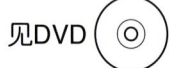

Mark A. Codner 和 Haideh Hirmand

历史

虽然传统的下睑成形术已被用于改善眶区老化，但并不包括泪沟畸形，因为泪沟应该被认为是一个独立的下眶区解剖亚单位。泪沟畸形的特殊之处在于，虽然它与年龄相关，但经常出现在一些年轻患者面部，而这些年轻患者并没有合并其他眶区衰老的特征（图 31.1）。Flowers 于 1969 年首次提出了"泪沟畸形"的概念，当时他注意到眼泪如何沿着这条泪沟下行。Flowers 还提到了 Loeb，后者早在 1961 年就采纳了 Duke-Elder 在一篇眼科论文注解中所用的"鼻颊沟"这一概念。在接下来的 20 年里，泪沟畸形和鼻颊沟成了同义词，Loeb 和 Flowers 两人都提出了很多旨在矫正泪沟畸形的外科技术。由于去除脂肪不能有效矫正泪沟畸形，很多旨在矫正泪沟畸形的技术得到发展。Loeb 在 1981 年的早期技术包括脂肪团移位和自体脂肪移植；而 Flowers 的方法包括眼轮匝肌折叠、脂肪转移、帽状腱膜移植。由于自体组织容易被吸收，从 1993 年开始，Flowers 开始应用异体填充假体矫正泪沟畸形。

1995 年，Hamra 描述了眶区老化的表现之一：眼眶凹陷。传统的去除眶脂肪技术会加深眼眶凹陷。他引入了弓状缘释放并保留眶脂肪的手术方法。这种方法是进行眶隔释放，眼轮匝肌上提，以及将眶脂肪团作为有血供的组织瓣来增加眶缘的体积。眼轮匝肌部分切除术可以在除皱手术或单独行眶区年轻化手术时进行。2004 年，Barton 对 Hama 提出的眶隔重置技术进行了改良，旨在更有效地矫正泪沟三联征，即眶脂肪膨出、眼轮匝肌张力增加和颧颊后移。重建一个年轻态睑颊结合部的重要性引起了大家的关注，由此一些微创手术方法应运而生。Golberg 通过经结膜入路将眶脂肪移至骨膜下来矫正泪沟；Kawamoto 引入了 TROUF 方法，即经结膜入路将单蒂眶脂肪移入浅表的眼轮匝肌下。尽管经结膜入路法很少出现并发症，但其缺点是不能直接治疗眼睑的前层结构。

除了手术矫正，还可以通过在眶区注射自体脂肪和透明质酸等软组织填充剂来矫正泪沟畸形。Coleman 通过在眶区进行自体脂肪注射来矫正泪沟畸形，他强调了应用钝针头的重要性——这样可以最大限度地减少中央动脉脂肪栓塞出现。Kane 和 Hirmand 报道了注射透明质酸矫正泪沟畸形获得了良好效果。尽管注射填充剂具有无创的优点，但并非对所有泪沟畸形患者均有效。本章旨在讨论通过手术和非手术方法来抚平睑 - 颊结合处的凹陷以及矫正泪沟畸形。

体格检查

- 眼睑形态：下睑和角膜下缘的关系以及眼睑的倾斜度取决于外眦和内眦的关系（图 31.2）。
- 眶区形态：通过矢量分析来判断有无斜视，用 Hertel 眼球突出测量法来判断有无眼球前突。
- 下睑形态：通过下睑回缩和分离试验来评估眼轮匝肌功能和睑板韧带松弛度。
- 容量分析：评估皮肤、肌肉、眶脂肪，重点评估睑颊结合处，看有无眶颧韧带和泪沟畸形以及有无眶脂肪退缩。
- 中面部老化表现：眼轮匝肌下眶脂肪、颧脂肪垫发生下垂或颧颊袋及出现皱纹。
- 皮肤分析：评估有无眶区皮肤的老化，包括弹性下降、皱纹出现、色素沉着。
- 泪液分析：有无干眼症病史，能否耐受隐形眼镜，以及通过 Schirmer 试验来观察泪液的产生情况。

第31章 睑颊连接部：泪沟畸形

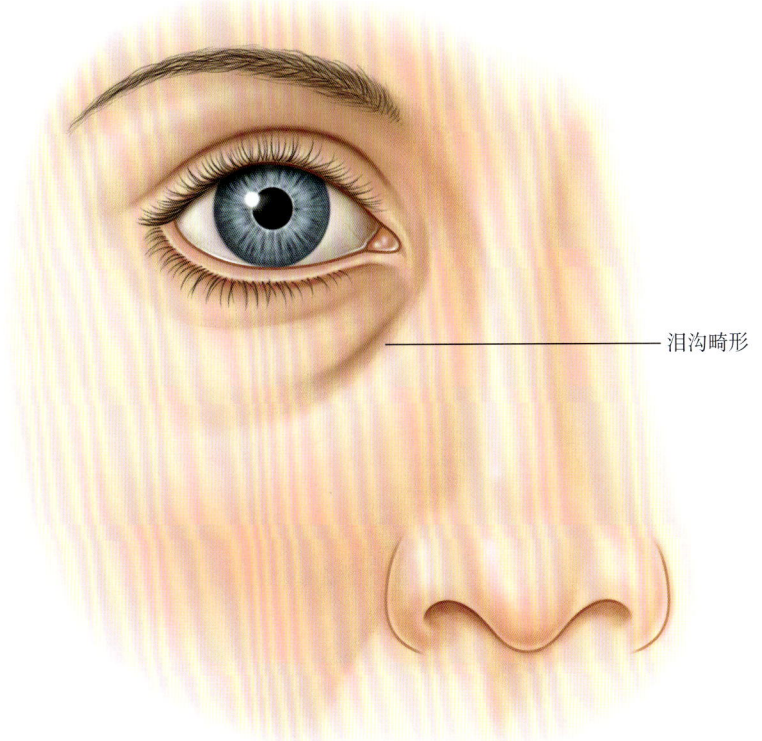

图 31.1 泪沟畸形的表面轮廓。

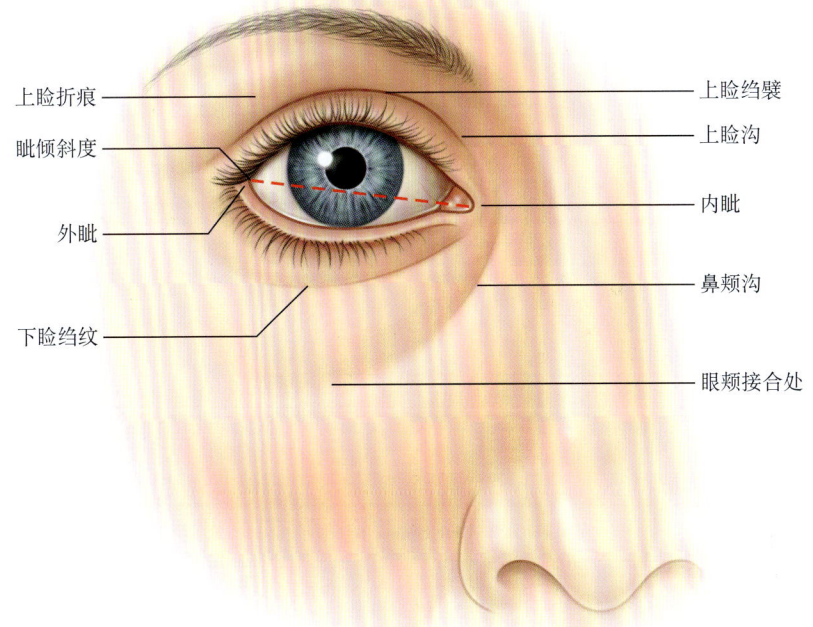

图 31.2 眦倾斜度可以由内眦和外眦的解剖关系呈现。

解剖

Flowers将泪沟畸形描述为介于上唇方肌三角头和眼轮匝肌之间的三角形缺损。这里常伴有眶下缘的缺陷，Rees将这种缺陷描述为正常眶下缘的骨性缺失或眶下发育不良。眶脂肪的膨出会掩盖泪沟畸形，并分散医生的注意力。由于去除多余的眶脂肪并不能矫正泪沟畸形，因此如果模拟去除眶脂肪的术后效果，即将泪沟内上方的膨出脂肪压回，就可以清晰地观察到泪沟处的解剖缺陷。这个缺陷可以被视为眶区眼轮匝肌、提上唇肌、鼻翼提肌间的凹陷（图31.3）。由于皮肤和眼轮匝肌之间的皮下组织很少，因此泪沟区域是指包括接合处菲薄的眼睑皮肤以及覆盖上颌骨的薄弱皮下组织在内的鼻、颊皮肤。泪沟可以被认为是包括骨性发育不良的浅层组织缺陷。泪沟畸形的出现通常是眼周老化的首要征象。泪沟的凹陷通常伴有上方明显的脂肪膨出，但也可单独出现。泪沟的深度和形态学以及沿眶缘的凹陷程度因人而异。熟悉这个区域的解剖对能否很好地矫正泪沟畸形是十分关键的。

从泪前嵴到眶内缘，眼轮匝肌与眶下缘直接相连，这段距离大约为整个眶缘长度的30%。在外侧，眼轮匝肌则通过眼轮匝肌支持韧带（ORL）与眶骨相连。眼轮匝肌支持韧带的长度在眶下缘的不同位置有所不同，其长度由内侧开始逐渐延长，在中间位置达到峰值，随后向外侧逐渐缩短，最终在外眦融合增厚（图31.4）。沿眼轮匝肌和眶缘交界处，泪沟畸形首先以凹陷的形式出现，并随着时间的推移逐渐加深。泪沟畸形大多在眶下缘内侧，但很快降至眶缘下方，此时距离眶缘的长度最远。随着年龄增长，凹陷在眶缘或眶缘下方向外侧延伸，此处的支持韧带更厚且缺乏延展性。

临床上可以将眶周的组织凹陷分为三种类型。Ⅰ型为局限性的泪沟或眶内侧凹陷，此型患者在眶缘中段会有非常轻微的倒三角形平坦区。Ⅱ型表现为眶内外侧均存在凹陷，并且会有轻微的鼻侧面颊凹陷和中央三角形的平坦区。Ⅲ型则表现为从眶内侧到外侧沿眶缘的连续凹陷（图31.5），其中鼻侧面颊的凹陷最为明显，中间则呈倒三角形平坦区，外侧的颧骨突出。与此同时，倾斜的面颊纹使颧颊袋更加明显。所需填充剂的剂量可以通过泪沟的深度来估算。较深和范围较大的容量缺失（Ⅱ型、Ⅲ型）通常还伴有鼻侧面颊/中面部平坦、颧骨缩小，另外可能会伴有颞部、眉弓和下面部凹陷。

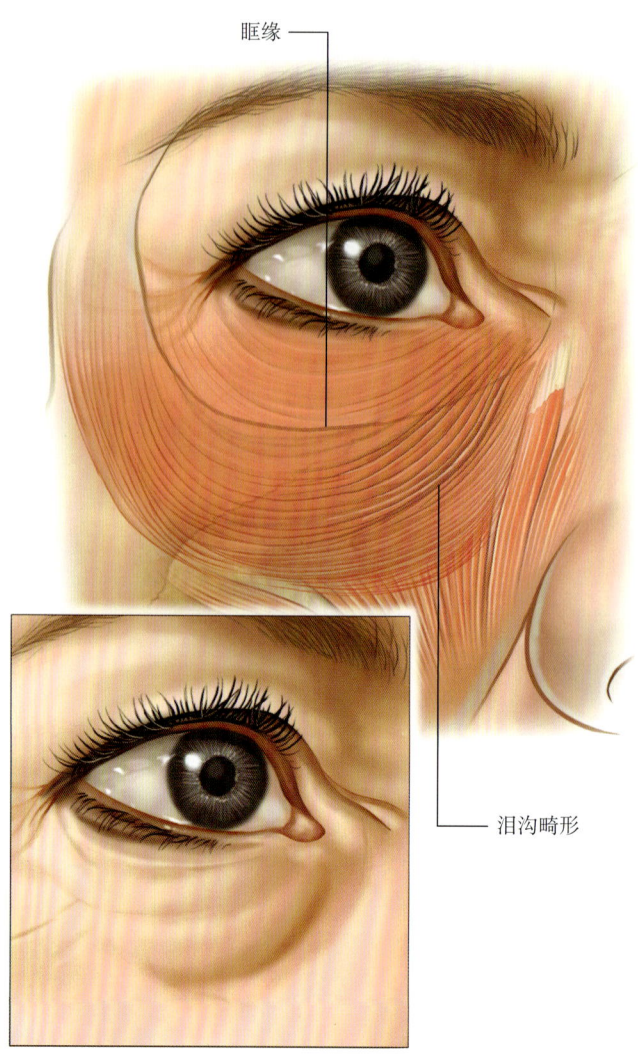

图31.3 与表面畸形相关的泪沟/内侧眶区解剖标志。

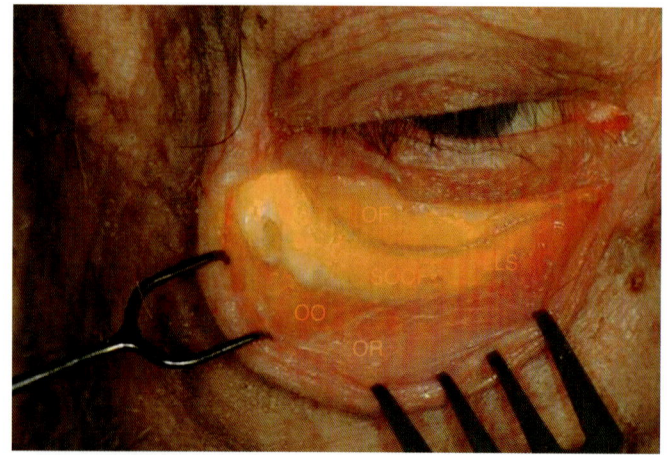

图31.4 泪沟区域的解剖，可见眶缘（orbital rim，OR）、眼轮匝肌（orbicularis oculi muscle，OO）、眶脂肪（orbital fat，OF）、眼轮匝肌下脂肪（suborbicularis oculi fat，SOOF）、上唇提肌（levator labii superioris，LLS）靠近泪沟的起点，为眼轮匝肌下脂肪开窗所见。（From: Zide BM. Surgical anatomy around the orbit. Lippincott, 2006, with permission.）

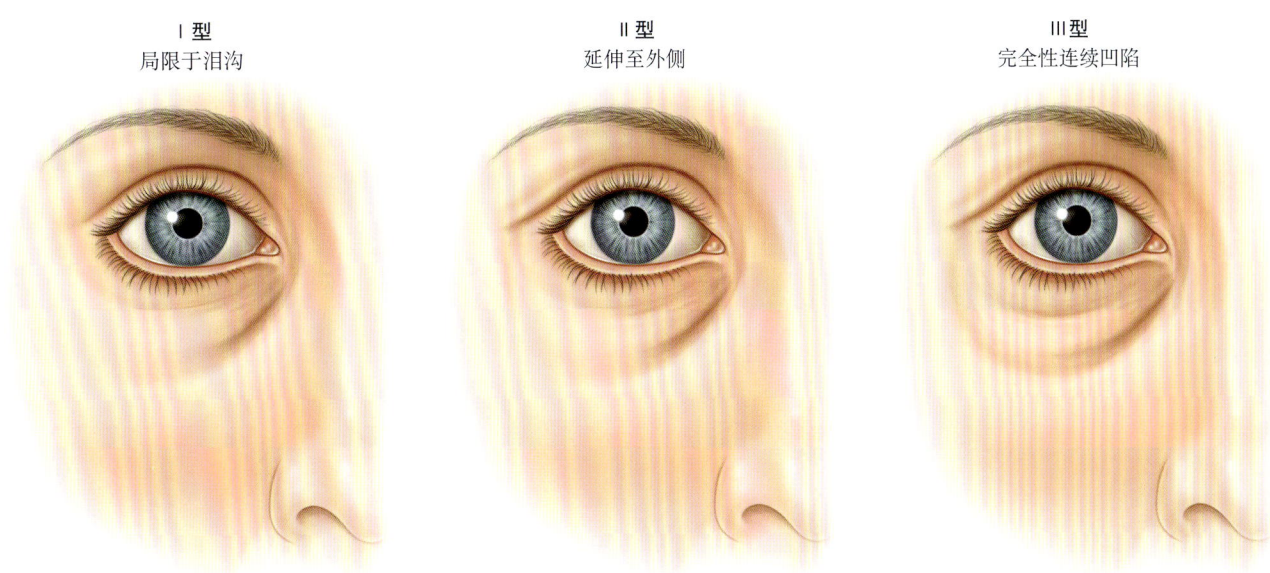

图 31.5 睑周凹陷的分类。Ⅰ型：局限于泪沟和眶内侧（有时伴有中间区域的轻微平坦）。Ⅱ型：眶内侧和外侧的凹陷都比较明显（可以伴有鼻侧面颊的轻微凹陷和轻度的中央三角形平坦区）。Ⅲ型：沿眶缘的完全性连续凹陷（通常其中鼻侧面颊的凹陷更加明显，中间呈倒三角形平坦区，外侧的颧骨突出，并且倾斜的面颊纹使颧颊袋更加明显）。

手术步骤

泪沟畸形的手术矫正

矫正泪沟畸形要根据解剖情况增加缺陷区的软组织容量。基本的技术是下睑成形术，对每位患者必须进行个性化治疗而不是千篇一律的下睑成形术。此外，还可通过注射填充剂这种非手术方法来矫正泪沟畸形和睑颊交界处的凹陷。患者如果仅有泪沟畸形而不伴有眶脂肪膨出和皮肤肌肉松弛，则不适合做下睑整形手术，此时应该考虑注射软组织填充剂治疗。如果患者伴有眶脂肪膨出、中面部下垂，则需要通过手术来矫正泪沟畸形。

开放性经皮肤入路下睑成形术矫正泪沟畸形可以处理包括下睑前、后层在内的眶区所有解剖变化。矫正下睑前层组织时，外眦固定术是最关键的技术。为了防止出现下睑错位，可以通过手术矫正下睑后层的睑板韧带，这会使泪沟畸形矫正的手术过程更加安全。手术可在局麻镇静或全身麻醉下进行。术中应使用角膜保护装置。手术切口在下睑睫毛缘下方，外眦部位的手术切口应与鱼尾纹方向一致。

睑颊沟的治疗可将眶脂肪进行再分布并结合泪沟的肌肉松解、眶颧韧带松解以及眼轮匝肌的垂直上提等方法来实现（图 31.6）。对眶颧韧带的首次松解过程是从外眦到眶下神经水平沿着半弧形眶下缘行骨膜表面的剥离，要注意保护颧骨面和眶下感觉神经。向下剥离约 10mm 并松解眶颧韧带，然后将眼轮匝肌下脂肪和肌皮瓣上提。通过将眼轮匝肌下脂肪进行上提和将眶脂肪下移至眶缘，可使眶区和中面部的脂肪从外观上实现良好过渡。术后眶隔瘢痕增生可以通过部分切除眶隔来减少，这样还可促进分隔的脂肪融合。对于诸如颊脂垫下垂和颧颊袋等更严重的中面部老化，可以采用更广泛的骨膜下中面部上提术。

用 6-0 可吸收缝线将中央和外侧脂肪团固定于眶缘下的骨膜上，让脂肪覆盖眶下缘并对眶下的凹陷进行填充。如要将中央和内侧脂肪团移至鼻颊沟，则需要在泪沟处进行切开。术中要暴露眶内缘至鼻泪嵴水平，认真松解眼轮匝肌在眶缘的起始点，并用小功率电凝在骨膜表面进行止血。松解大约 5mm，直到泪沟畸形处的肌肉三角，并形成供脂肪转移的袋状空间。然后松解泪沟浅层的韧带附着。限制锐性操作范围，以免损伤面神经颊支，后者在泪沟内侧的内眦动脉水平（图 31.7）。术中如果刺激了提上唇肌或提鼻翼肌，会导致上唇抽动，这是一个锐性操作范围过大的征象。

泪沟松解后，将鼻侧的脂肪团转移至肌肉三角，并用 6-0 可吸收缝线固定于骨膜表面（图 31.8）。如果需要继续增加组织量，可以转移部分中间脂肪团，但要注意避免牵拉下斜肌。手术的关键是：松解韧带结

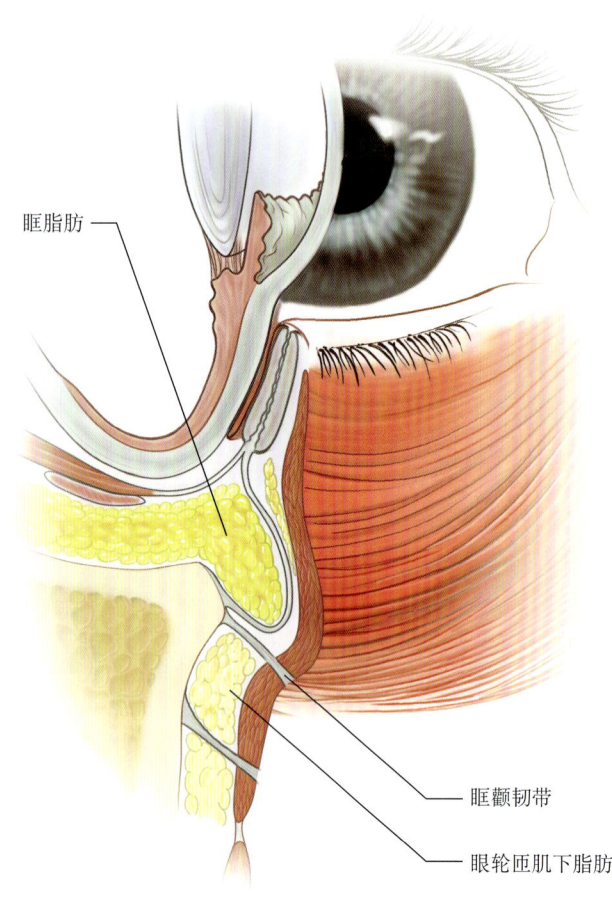

图 31.6　从眶颧韧带的断面解剖图可见，其将眶脂肪和眼轮匝肌下脂肪分割开。

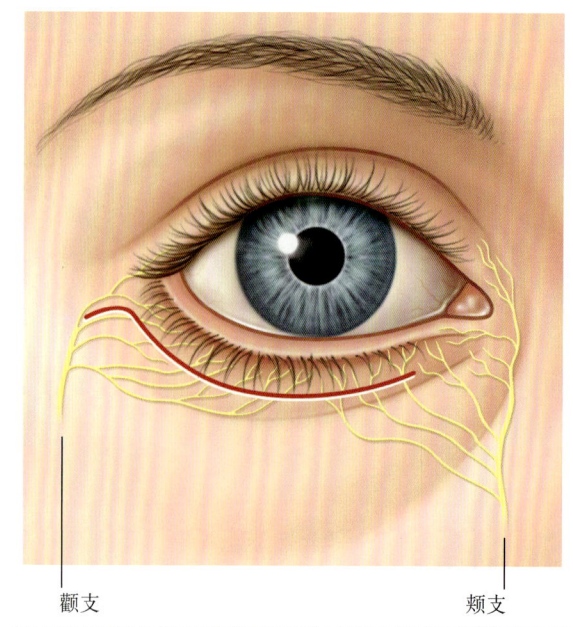

图 31.7　面神经颊支支配内侧的眼轮匝肌，在泪沟处进行锐性操作时要注意避免损伤面神经颊支。

构并增加组织量。手术的最后一步是将下睑前层组织向上、外方向拉紧。为了能安全地完成这一步骤，要分别将下睑前、后两层组织固定于眶骨膜。使用 4-0 双针穿过睑板和外侧支持韧带，并将其锚定于外侧眶缘骨膜，锚定位置为术前外眦的水平，通常在瞳孔水平线上（图 31.9）。外眦固定术的定位对于预防术后并发症出现和保持术前的眼睑外形非常重要。在行外眦固定术后，眼轮匝肌被固定于外侧眶缘骨膜，下睑肌皮瓣也随之被上提。用 4-0 可吸收缝线将眼轮匝肌进行多点悬吊固定，以求达到期望的美学效果，同时最大限度地减少术后由于下睑前层瘢痕增生而导致的下睑退缩。术中沿睑缘保守地去除皮肤也非常重要，这样可以最大限度地减少术后并发症出现。最后用 6-0 快吸收缝线缝合皮肤切口。

泪沟畸形的非手术治疗

对于尚处于泪沟形成早期阶段的年轻患者或曾经接受过下睑成形术而出现更加严重的眶区凹陷的患者，也许手术不是最佳选择。过去，尽管报道很多非手术方法可以矫正泪沟畸形，但由于缺乏合适的填充材料，非手术方法的应用十分有限。在注射用透明质酸出现前，自体脂肪是用于眶周填充的最佳选择。到目前为止，自体脂肪填充仍然是治疗眶区凹陷的有效手段。

脂肪转移矫正泪沟畸形

我们更喜欢通过多种途径进行少量多次自体脂肪移植。如有必要，每次脂肪转移并不需要矫枉过正。术前在术区标记出凹陷区域并估计所需的填充量。推荐使用少量镇静剂，这样可以在获取和注射脂肪时令患者更加舒适，但手术完全可以在区域面部神经阻滞和局部麻醉下完成。应避免在脂肪填充区域注射大量麻药，因为这会导致对局部轮廓的评估不够精确。可以用 10ml 注射器接 2.4mm 的吸脂针从腹部、臀部和大腿获取脂肪。将获取的脂肪以 3000rpm 的转速进行大约 3 分钟的离心处理，离心后可见脂肪层被分离。采用 1ml 的螺旋接口注射器接 19 号的钝头针进行脂肪注射，每处注射 0.05 ~ 0.1ml，并进行多通道注射。平均注射量为单侧下睑/泪沟 1 ~ 2ml，单侧中面部为 2 ~ 3ml。术前要告知患者术后可能出现瘀斑和水肿，以及可能需要进行多次治疗。要注意，在单次治疗中不要矫枉过正超过 5% ~ 10%，重复治疗的间隔时间要在 1 年以上。最常见的治疗区域为泪沟、下睑/眶下

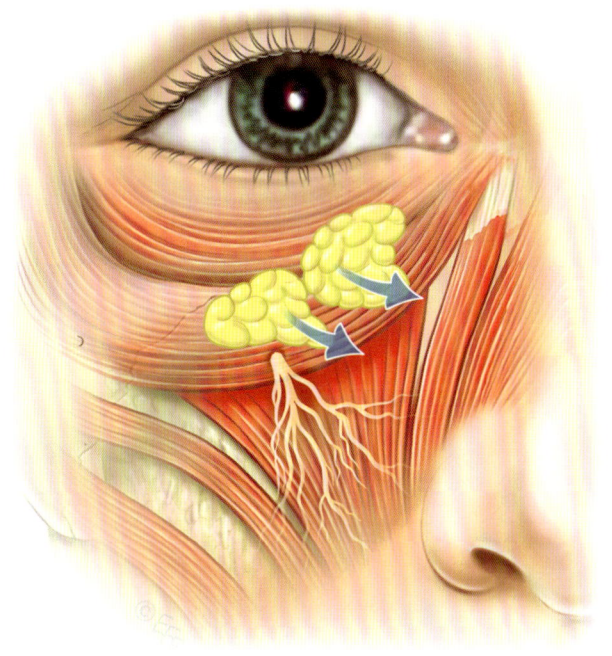

泪沟畸形

图31.8 通过转移眶脂肪来矫正泪沟的示意图。

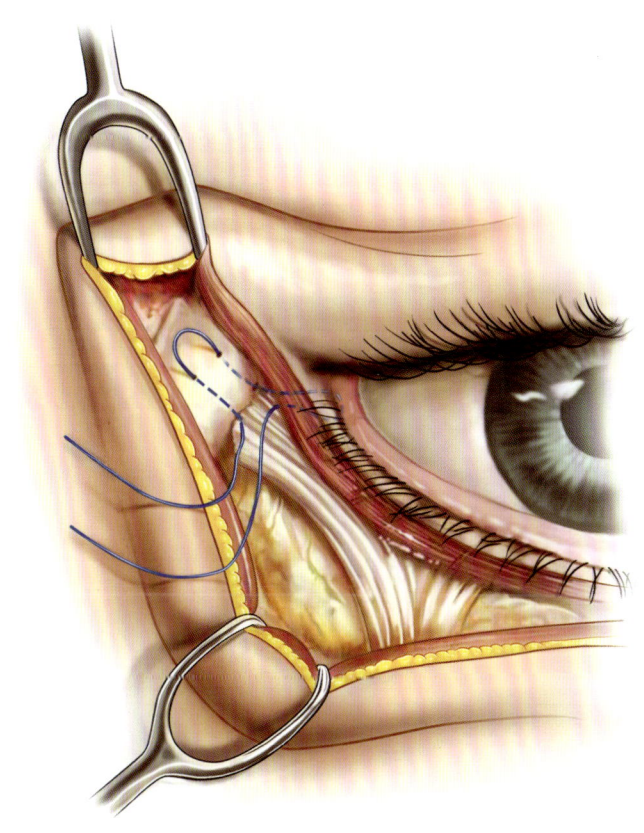

图31.9 外眦固定术是下睑成形术和矫正泪沟畸形手术的重要步骤，这样做可以减少出现下睑错位的风险。

区域、中面部以及颧突。脂肪注射填充的缺点是：需要获取脂肪且准备工作烦琐。如果连续注射了大颗粒脂肪，术后可能出现团块和较长时间的不平整。此外，长时间的水肿和由于存在脂肪吸收而必须要矫枉过正也是脂肪填充治疗的缺点。脂肪填充的优点是：可以获得长久的填充效果。

注射透明质酸矫正泪沟畸形

透明质酸具有均匀的黏度和良好的流体特性，易于使用且效果可逆，因此相对于自体脂肪而言更适合治疗泪沟畸形。透明质酸的填充效果的稳定维持时间平均可达6个月，并且在随后的6个月内会被缓慢吸收。可以告知患者填充效果可以维持大约1年，而效果维持2年的患者也不在少数。最佳治疗对象是Ⅰ型患者，这类患者有轻度的泪沟畸形和眶区凹陷，但皮肤弹性良好，皮肤松弛程度很轻。另外，对于接受了下睑整形手术但泪沟没有矫正或眶脂肪被过多切除的患者，透明质酸填充具有很好的治疗效果。除泪沟外，还可以根据需要在中央倒三角区域和颧突进行注射填充治疗。注射治疗前要对填充区域做出标记并画出注射路径。

对填充区域进行标记时应让患者保持坐立位。眼球向上凝视时泪沟畸形和凹陷边界会更加明显。可以使用短效的布比卡因或作用时间稍长的1%的利多卡因行双侧眶下神经阻滞。对于颧骨和眶外侧区域，可以采用颧面神经阻滞和局部浸润麻醉。

术前和术后用冰袋冰敷眶周区域约5分钟。患者要在坐立位时用外科清洁剂对面部进行清洁。

用30号的2/3英寸（1英寸 = 2.54mm）的无菌不锈钢钝头针通过25号的针孔沿标记好的眶缘进行注射，每次注射小剂量，大约0.01 ~ 0.05ml（图31.10）。除30号针头外，也可以使用32号针头。注射层次要在骨膜表面和眼轮匝肌之间。在下睑中部，由于眶颧韧带较长，因此要在较深的层次进行注射。从泪沟的内侧到外侧，在退针的同时，间断注射透明质酸。为了最大限度地减少瘀斑发生，我们不主张用针头对韧带组织进行钝性松解。通常在中间和内侧选2 ~ 3个进针点，在外侧选1 ~ 2个进针点。必要时，注射完毕后做轻柔的按摩，这样可以使填充剂在填充区域均匀分布开。由于透明质酸很少出现早期吸收，因此不需要矫枉过正。在一些特殊病例中，可以使用32号的针头进行非常浅表的真皮下注射，以使皮肤变得紧绷。通常选择在拟治疗的皮肤表面上方1 ~ 2mm处进行点状注射。

对泪沟的最常用注射剂量是每侧注射 0.2～0.5ml。使用 30 号的钝头针可以避免意外刺入动脉血管，此外还可以减少瘀斑，减少进针点。在眼球附近的眶缘上方进行填充可以矫正由于下睑成形术中脂肪去除过多导致的凹陷。

术后护理

泪沟畸形矫正的术后护理与下睑成形术后的常规护理相似。在术后 24～48 小时用冰袋冰敷术区，并使用眼膏或滴眼液来预防术后 1 周出现的角膜干燥。此外，为了最大限度地减少瘀斑和肿胀，术后要保持头部抬高，避免高盐饮食，并建议在围术期使用山金车花和菠萝蛋白酶。术后第 5 天拆除缝线，并让患者进行有限的活动。术后 2 周可以恢复所有体育运动。佩戴太阳镜和使用防晒霜对于避免眶周色素沉着和晒伤十分重要。在对泪沟畸形进行注射填充治疗后，如果在术后头几天出现术区水肿或不平整，可以嘱患者对术区进行轻柔的按摩，但并不主张所有患者都进行术区按摩。术后可立即恢复使用常规的化妆品和进行皮肤护理。术后头几个小时的冰敷可以帮助减轻水肿。

并发症

对下睑成形术进行的 10 年回顾性研究发现，球结膜水肿是最常见的术后并发症。有 12% 的患者出现球结膜水肿，但与泪沟畸形的矫正手术没有明显相关性。球结膜水肿是由于术后眶周淋巴管阻塞和结膜干燥所致。球结膜水肿可以联合使用抗炎类和类固醇滴眼液/眼膏来治疗，也可以通过佩戴眼罩来避免角膜暴露。对于严重的球结膜水肿，需要进行结膜部分切除并使用可收缩血管的滴眼液。除非出现眼睑的错位畸形，对所有球结膜水肿患者一般都采用保守治疗。在经皮肤入路和经结膜入路下睑成形术后，可能出现从巩膜暴露到眼睑外翻等各种程度的眼睑错位畸形。巩膜暴露的发生率为 8.7%，可以通过围术期的下睑按摩和束带支撑等方法进行保守处理。在常规应用外眦固定术后，明显的下睑外翻发生率已明显下降，大约为 0.8%。如果在术后第 1 周出现明显的下睑外翻，说明外眦固定术存在技术失误，需要立即进行手术修正。在术后 1 个月左右渐进出现的下睑外翻通常是由于下睑的前、后层瘢痕增生所致。如果出现下睑前层的瘢痕增生，下睑运动是不受影响的，但如果出现后层瘢痕增生，则会导致下睑固定于眶缘。如果在保守治疗 6～8 周后，下睑位置仍然没有改善，就要考虑施行手术，可考虑在后层移植垫片。术后持续出现的黑眼圈可能是由于眶周的色素沉着所致，手术和注射填充剂都不能进行有效治疗。在皮肤护理过程中使用对苯二酚可以使色素沉着逐渐减轻。

在对泪沟畸形行注射填充后最常见的并发症是瘀斑，发生率达 50%。瘀斑通常局限于注射部位。各种轻微的水肿在术后 2～3 周并不少见。最让人头疼的并发症是肉眼可见的表面不平整，或有些患者泪沟表面菲薄皮肤处出现蓝色变，即 Tyndall 效应。有些患者在接受专业摄影时会呈现出皮肤表面的畸形，但这仅在使用闪光灯摄影中出现，对此应提前告知患者。总

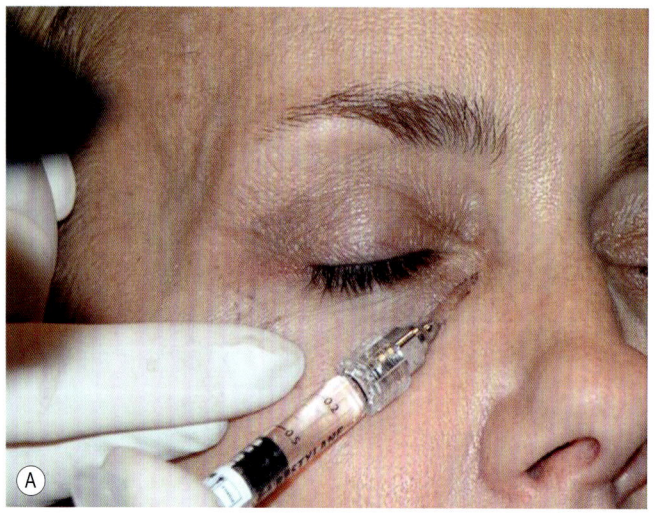 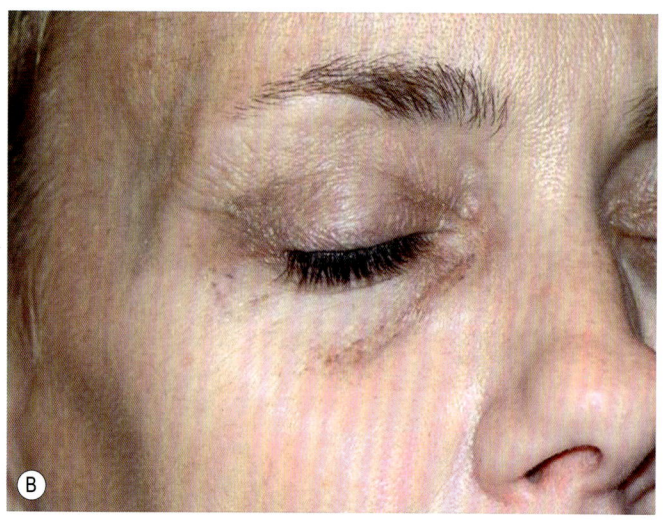

图 31.10　用钝头针注射。A，在泪沟内侧进针至骨膜上。B，泪沟的内半部分已完成填充治疗，而外侧一半或中间部分，包括三角形的中间顶端，可见明显的凹陷，还未进行填充治疗。还可见此患者眶外侧和泪沟下方的颊部/中面部存在凹陷。

之，这些非手术和手术治疗后的并发症发生率是可以接受的。与传统的下睑成形术相比，注射填充剂可以通过平复睑颊接合处的凹陷，获得更加自然的年轻美学效果（图31.11和图31.12）。

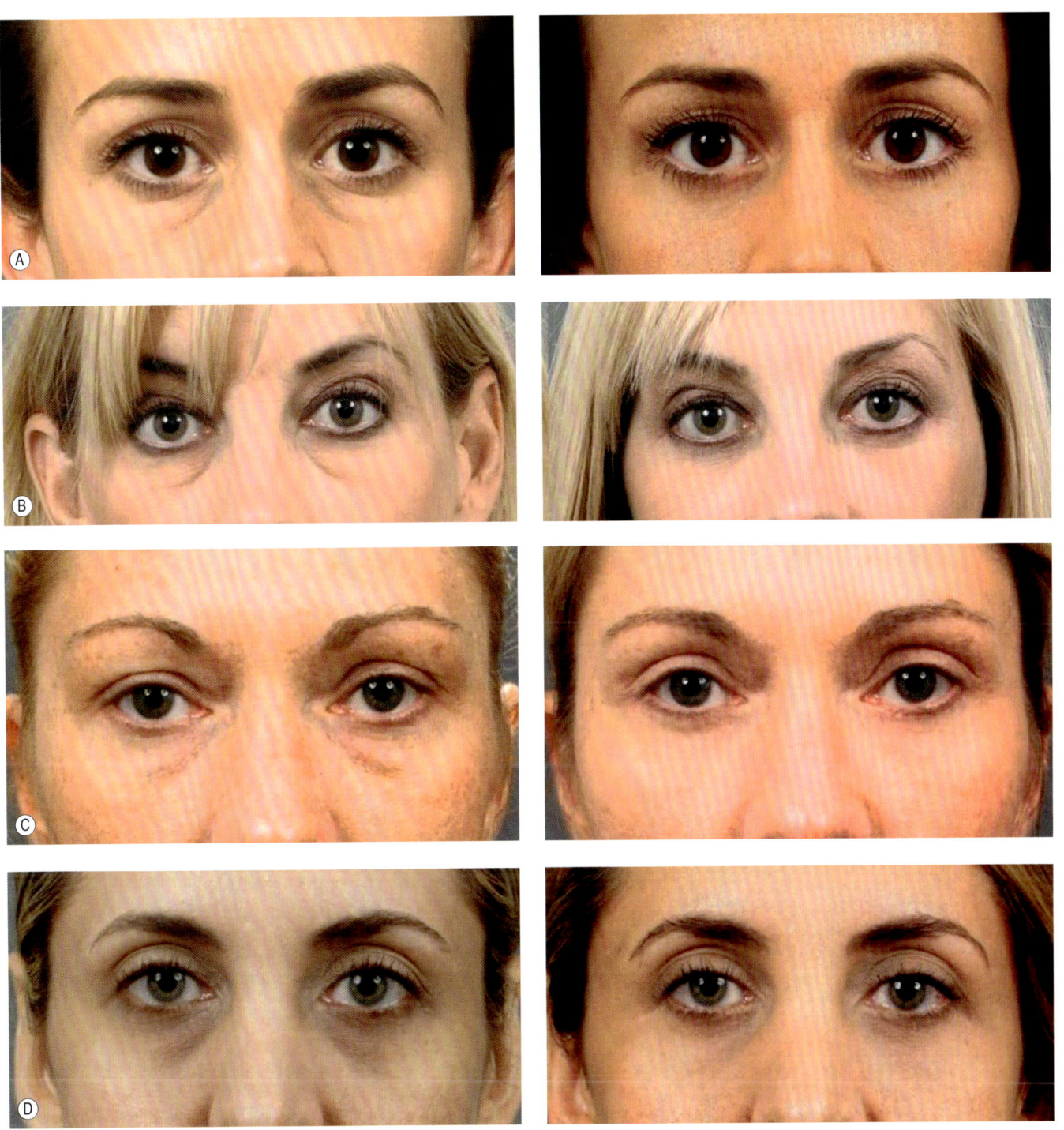

图31.11　A-D，手术矫正泪沟畸形。

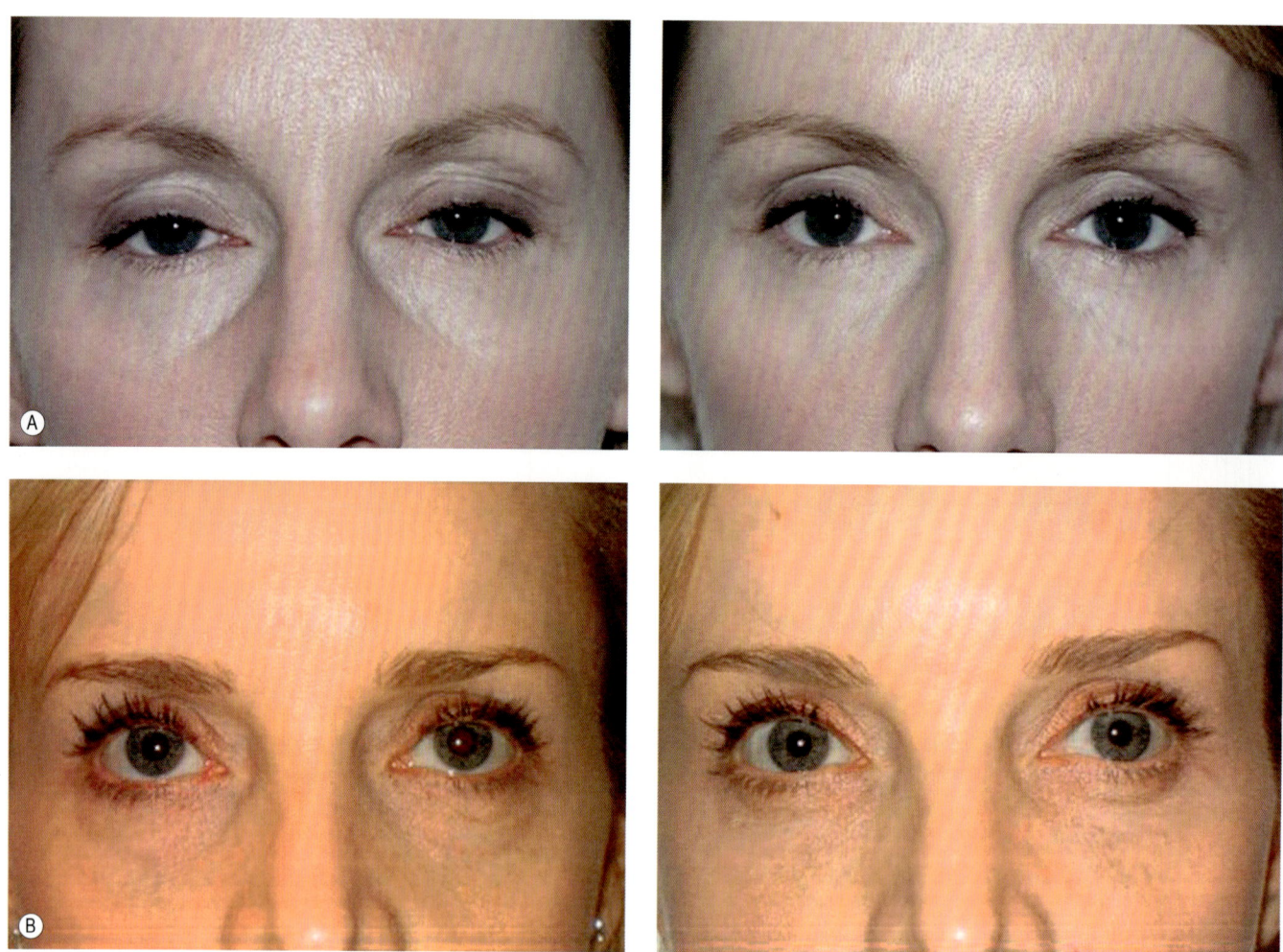

图 31.12　A-D，非手术方法治疗泪沟畸形。

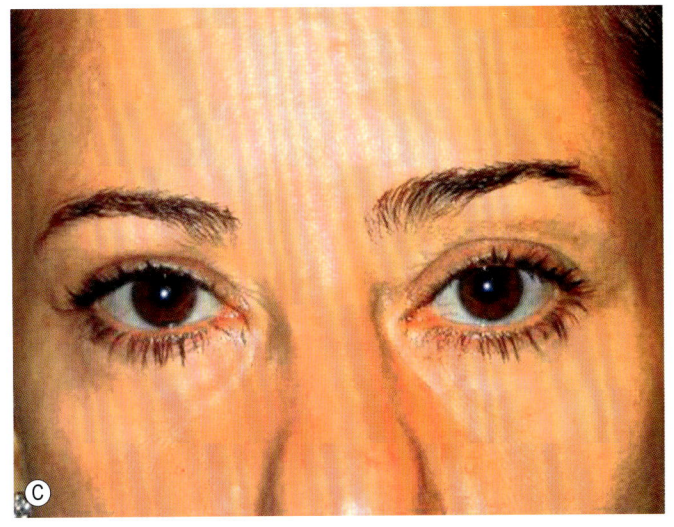
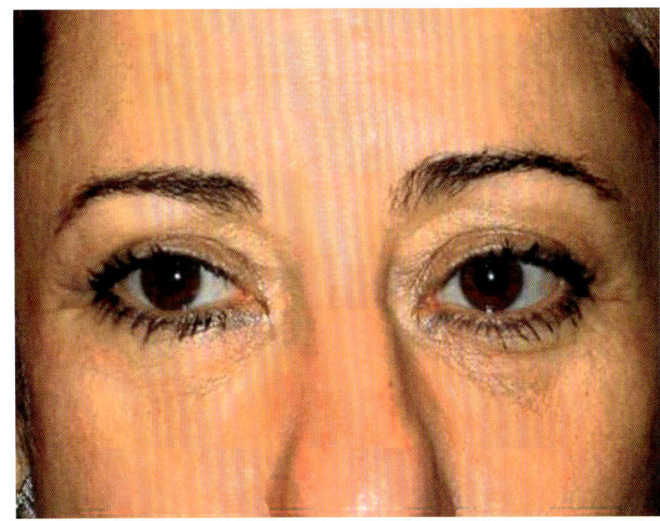
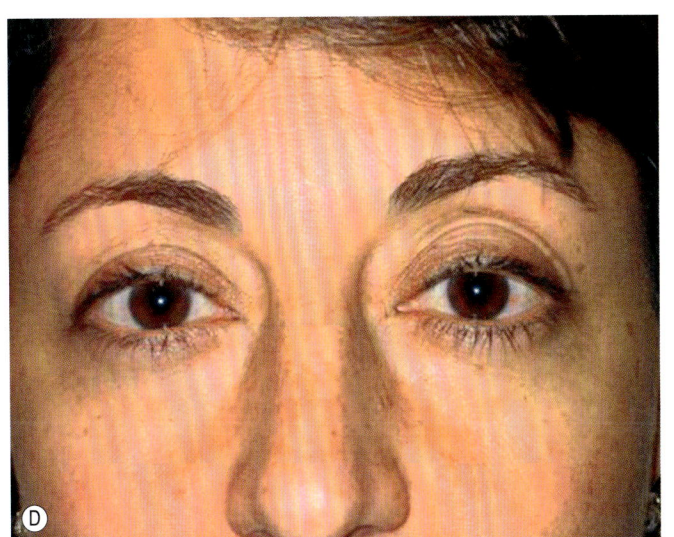
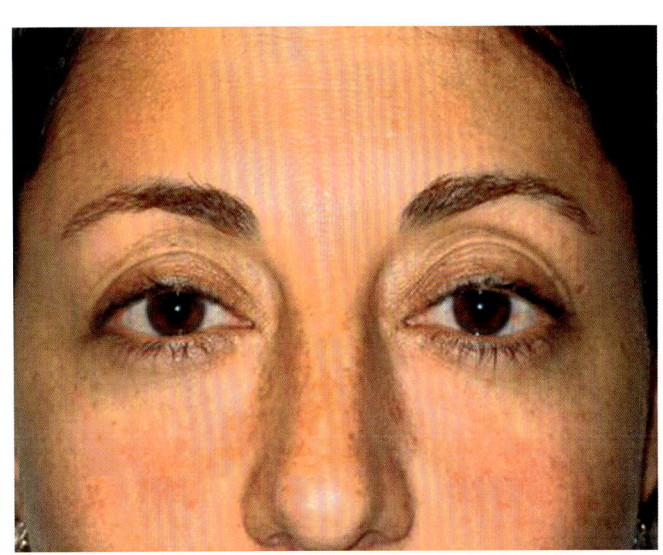

图 31.12 续。

手术心得及教训

- 泪沟畸形或鼻颊沟是一种常见的眶周畸形，在接受下睑整形手术的患者中发生率达到 40%。
- 传统的下睑成形术在去除眶脂肪后会加深泪沟畸形。
- 泪沟畸形可以通过注射透明质酸和自体脂肪等非手术技术进行矫正。
- 值得注意的是，直接注射到泪沟和眶缘下骨膜表面的填充剂量要小。
- 注射填充剂矫枉过正会导致难以纠正的明显的轮廓畸形和皮肤不平整。
- 可以应用透明质酸酶来消除注射过量的透明质酸。若脂肪注射过量，可注射稀释的曲安西龙或用针头抽吸出过量的脂肪组织。
- 术中可以通过松解韧带附着和脂肪移位来平复睑颊接合处的凹陷，以治疗泪沟畸形。
- 在鼻颊沟区域的过度分离可能会损伤面神经颊支。
- 外眦固定术和保守地去除皮肤可以最大限度地减少术后眼睑错位畸形的发生。

手术步骤小结

1. 手术矫正：矫正泪沟畸形的目标是增加软组织凹陷处的组织容量。这项技术应该作为标准下睑成形术中的一个步骤。
2. 这项技术是否应用要因人而异，而不是下睑成形术的常规的一部分。
3. 可以通过注射填充剂这种无创手段来矫正泪沟畸形和睑颊接合处的凹陷。
4. 矫正泪沟畸形需要采用开放性的经皮肤入路下睑成形术，这样可以看清包括眼睑前、后层组织在内的眶区所有解剖改变。
5. 对睑颊沟的治疗可以通过将眶脂肪进行再分布结合泪沟的肌肉松解、眶颧韧带松解以及眼轮匝肌的垂直上提等方法来实现。
6. 对于诸如颊脂垫下降和颧袋等更严重的中面部老化，可以采用更广泛的骨膜下中面部上提术予以矫治。
7. 用6-0可吸收缝线将中央和外侧脂肪团固定于眶缘下的骨膜上，让脂肪覆盖眶下缘并对眶下的凹陷进行填充。如要将中央和内侧脂肪团移至鼻颊沟，则需要在泪沟处进行切开。
8. 非手术方法治疗泪沟畸形：在注射用透明质酸出现前，自体脂肪是眶周填充的最佳选择。到目前为止，自体脂肪填充仍然是治疗眶区凹陷的有效方法。
9. 通过脂肪移植矫正泪沟畸形：如有必要，我们偏爱的技术是通过多种途径进行少量多次的自体脂肪移植，每次脂肪转移并不需要矫枉过正。
10. 透明质酸矫正泪沟畸形：使用30号的2/3英尺（1英尺 = 0.3048米）的无菌不锈钢针头通过25号的针孔沿标记好的眶缘进行注射，每次注射小剂量，大约0.01～0.05ml。

（郑永生　韩新鸣　译）

拓展阅读

Barton FE, Ha R, Awada M. Fat extrusion and septal reset in patients with the tear trough triad: A critical appraisal. Plast Reconstr Surg 2004;113:2115–2121.

Coleman S. Avoidance of arterial occlusion from injection of soft tissue fillers. Aesthet Surg J 2002;22:555–557.

Coleman SR. Facial recontouring with lipostructure. Clin Plast Surg 1997;24:347–367.

Flowers RS. Tear trough implants for correction of tear trough deformity. Clin Plast Surg 1993;20:403–415.

Goldberg RA. Transconjunctival orbital fat repositioning: Transposition of orbital fat pedicles into a subperiosteal pocket. Plast Reconstr Surg 2000;105:743–748.

Hamra ST. Arcus marginalis release and orbital fat preservation in midface rejuvenation. Plast Reconstr Surg 1995;96:354–362.

Hester TR, Codner MA, McCord CD, Nahai F, Giannopoulos A. Evolution of technique of the direct transblepharoplasty approach for the correction of lower lid and midfacial aging: Maximizing results and minimizing complications in a 5-year experience. Plast Reconstr Surg 2000;105:393–406.

Hirmand H. The tear trough and hyaluronic acid: Is it a happy union? Presentation at the Aesthetic Meeting 2005, Annual Meeting of ASAPS, New Orleans, LI, April 2005.

Kane MA. Treatment of tear trough deformity and lower lid bowing with injectable hyaluronic acid. Aesthet Plast Surg 2005;29:363–367.

Kawamoto HK, Bradley JP. The tear "TROUF" procedure: Transconjunctival repositioning of orbital unipedicled fat. Plast Reconstr Surg 2003;112:1903–1907.

Loeb, R. Fat pad sliding and fat grafting for leveling lid depressions. Clin Plast Surg 1981;8:757–776.

Rees TD, Dupuis CC. Baggy eyelids in young adults. Plastic Reconstr Surg 1969;43:381–387.

Zide BM. Surgical anatomy around the orbit. Lippincott, Williams and Wilkins, 2006.

第7部分：眼睑成形术

第32章

睑板条眦成形术

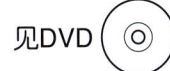见DVD

Richard D. Lisman 和 Gary J. Lelli Jr.

历史

下睑睑板的悬吊方法最早是在1911年由Lexer和Eden描述的[1]。之后众多学者对此种方法进行了改进，其中最著名的有Tenzel[2]、Anderson和Gordy[3]、Whitaker[4]以及Ortiz-Monasterio和Rodriguez[5]。由于下睑轮廓和位置的变化，衍生出了多种不同方法，如睑板条法、外眦悬吊法、外眦固定法、外眦成形术、睑板舌形瓣法、骨膜瓣法、水平缩短法和睑板悬吊法[6]。最初的目的是矫正眼睑的功能性错位，现在睑板条这种方法已应用到多种美容外科适应证中。

体格检查

- 详尽记录眼球和眼睑的相关症状、既往用药史和眼病史（特别注意红斑狼疮、睑缘炎或其他瘢痕性疾病及甲状腺相关性眶内病变等病史）、既往手术史（注意既往的眼睑及面部美容外科手术史和创伤史）。
- 检查双眼视力。
- 检查下睑的轮廓与位置——测量角膜光反射中心点至下睑缘的距离（MRD_2），观察有无由下睑退缩、外翻或下睑松垂等造成的巩膜下部显露。
- 判断导致下睑错位的原因：瘢痕性改变（瘢痕性）、面神经瘫痪所致的面部不对称（瘫痪性）或最常见的过度松弛（退行性）。
- 通过下睑快速复位试验和牵拉试验来评估下睑的松弛程度。下睑快速复位试验是将下睑向眶下缘方向牵拉，正常情况下下睑会快速复位。通过计数下睑复位前的眨眼次数可以量化下睑松弛的程度。眼睑牵拉试验可用来评估下睑从眼球拉开的距离。
- 通过观察轻闭眼时有无兔眼征来确定是否存在或有发展为角膜病的风险，检查是否存在角膜点染现象（浅层点状角膜病变）。
- 在外眦处用单指提起并固定下睑，判断单纯的睑板缩短和悬吊能否获得满意的下睑外形、轮廓及相对眼球的正常位置。

手术步骤

解剖

对眼睑和眼周解剖结构的深入了解是成功实施外眦手术的重要前提。外眦韧带紧贴经过Whitnall结节的水平中线上方插入眶外缘的内侧。触摸颅骨模型有助于外科医生掌握Whitnall结节的深度，从而了解为了确保下睑在外眦处正常贴合眼球、在术中将睑板条向后方重新附着于眶缘是十分必要的。外眦韧带是上、下睑眼轮匝肌向外侧延展并附着于眶缘骨膜而形成的。眼轮匝肌分为睑板前部、眶隔前部和眶部三个部分。睑板前和眶隔前的轮匝肌向外侧延伸并摊薄形成外眦韧带的上脚和下脚。通过睑板条法手术矫正下睑错位时只松解韧带的下脚，因此不会影响上睑的位置。

眼睑结构上可分为前、中、后三层。前层由皮肤和眼轮匝肌构成；中层包括眶隔和眶脂；下睑的后层包含睑板牵缩结构（囊睑筋膜和下睑板肌）和结膜。在制作睑板条时，要分离下睑的前层和后层。图32.1总结了眼睑及眼周的相关解剖。

正常情况下，下睑自内向外有轻度向上的倾斜，外眦较内眦高约1~2mm。当外眦角低于内眦角时称为反蒙古型倾斜，相反称为蒙古型倾斜。外伤和一些综合征会造成外眦的错位，但正常的变异更为常见。从侧面检查患者能够更好地比较眼球前部与下睑及颧突的关系。如存在负矢量,在突出的眼球下睑成形术有可能导致眼睑束带,效果更差[7]。对称和稳定的面部外观对于任何下睑复位手术都是至关重要的,因此,若能得到患者年轻时的照片作为参考,则有助于医生更好地判断患者下睑的"正常"位置。

外侧睑板条法的技术步骤

外侧睑板条法的手术操作可以分为以下几个步骤,下文会对每个步骤进行具体的阐述:

1. 局麻。
2. 外眦切开。
3. 下睑切开。
4. 眶隔释放。
5. 形成睑板条。
6. 骨膜开窗。
7. 睑板条再附着。
8. 加固睑板条。
9. 外眦角再造。
10. 关闭外眦皮肤切口。

单纯的外侧睑板条手术多数情况下可以在局麻结合麻醉监护下完成。镇静成功后,在双眼内置入角膜保护罩。每侧下睑皮下大约注射含1:100 000肾上腺素的1%的利多卡因2.5ml。将无名指插入眶外缘内做保护,垂直皮肤进针,将麻药注射于眶外缘骨面进行麻醉和止血。

选择外眦处一条局麻药浸润后的皮肤褶,用15号刀片做长约1cm的皮肤切口(图32.2A,B)。向上牵开下睑的外侧面,用Stevens剪刀剥离暴露外眦韧带的下脚(图32.3A,B)。将剪刀向后内方锐性剥离,释放眶隔(图32.4)。如果存在之前手术遗留的眶隔和(或)牵缩结构的粘连,可以将剪刀通过外眦切口向内穿过下睑中层,钝性松解粘连。

至此,下睑已彻底松动,朝Whitnall结节方向向外及稍上方牵拉下睑,直到下睑的高度、张力和外形达到满意状态,由此决定睑板条的合适长度。在制作睑板条时,先用锋利的尖刀(Katena 器械 #K20-1058,30°,3.5mm)或15号刀片自灰线处劈开下睑的前层和后层(图32.5A,B)。劈开的长度由之前牵拉下睑至理想张力和外形所需的长度来决定(图32.6A,B)。同法分开皮肤和黏膜。没有必要剪除睑板条上附着的结膜,因为结膜是非角化性表面。在下睑板缘处结膜和下睑牵缩组织上做一条与睑板条长度相当的回切,至此完成睑板条的制作(图32.7)。

用15号刀片在眶外缘内侧面切开骨膜,形成间骨膜窗(图32.8)。用纱布推开软组织,间接地探触外缘。如果切透软组织直接到眶外缘骨面,则有可能导致术后出现严重的水肿,因为上、下眼睑的2/3的淋巴会流经眶外侧结节。在将睑板条缝合至眶骨膜前,用单级电凝充分止血。

用P-2号双针带4-0 Polydek 缝线褥式缝睑板条的外侧端,将睑板条牵引至眶外缘上外侧骨膜的内侧面的下方(图32.9)。双针从骨膜开窗处穿出。骨膜窗可用尖头电凝器适当扩大,以便于止血和睑板条进入。先抓住上方的缝线,牵开软组织暴露眶缘,将缝线置于骨膜窗两片窗叶之间。通过牵拉上方的缝线来估计下睑的高度和外形。如果必要,可以将缝线退出并再次进入以改善下睑的高度和外形。上方缝线的位置满意后,下方的缝线以类似的方式于上方线结下约2～3mm处缝带眶缘内面的骨膜。医生可以通过调整

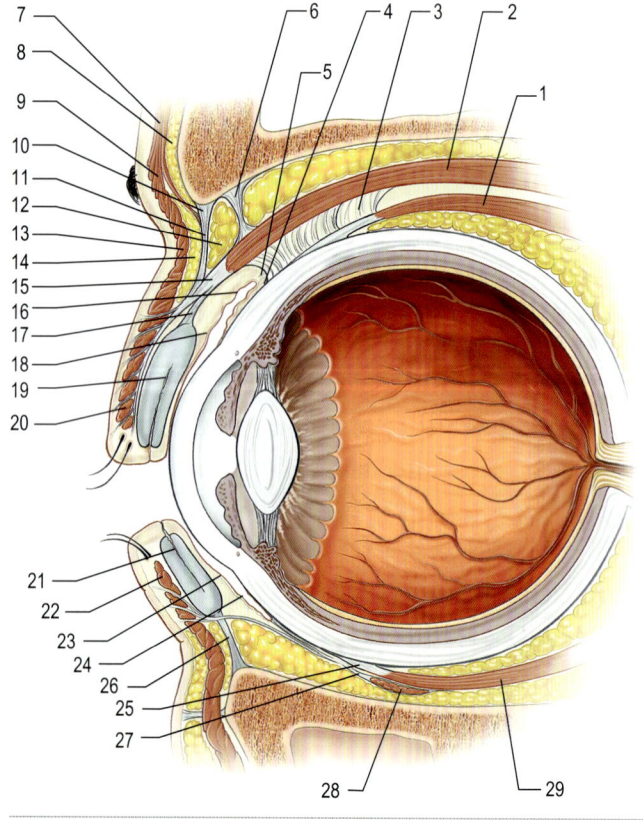

图 32.1 眼睑及眶部的旁矢状面解剖。1. 上直肌。2. 提上睑肌。3. 上直肌和提上睑肌腱膜的融合处。4. 腱鞘。5. 上穹窿悬韧带。6. Whitnall 韧带。7. 额肌。8. 眉脂肪垫。9. 眼轮匝肌。10. 弓状缘。11. 眶隔。12. 腱膜前脂肪垫。13. 眶隔前眼轮匝肌。14. 轮匝肌后筋膜。15. 提上睑肌腱膜。16. 结膜囊上穹窿。17. Müller 肌。18. 结膜。19. 上睑板。20. 睑板前眼轮匝肌。21. 下睑板。22. 肌皮牵缩肌插入。23. 结膜。24. 结膜囊下穹窿。25. 腱鞘。26. 下眶隔。27. Lockwood 韧带。28. 下睑板肌。29. 下穹窿悬韧带。

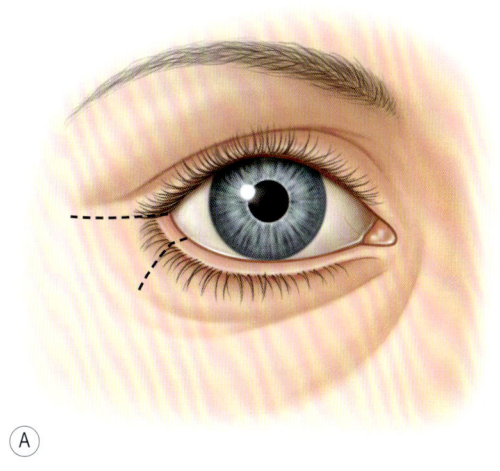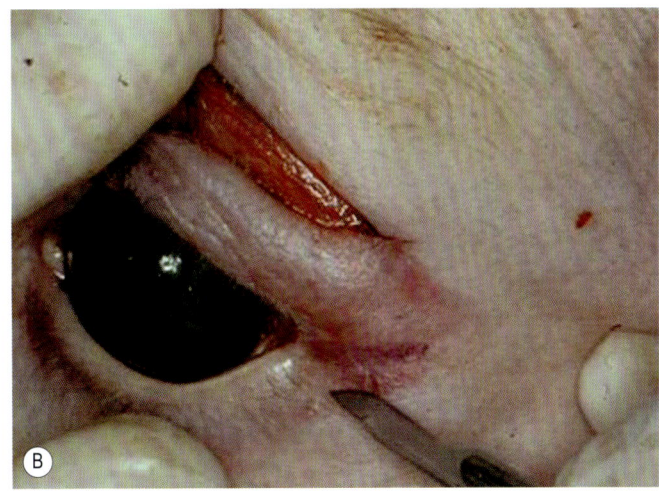

图 32.2 外眦切口。

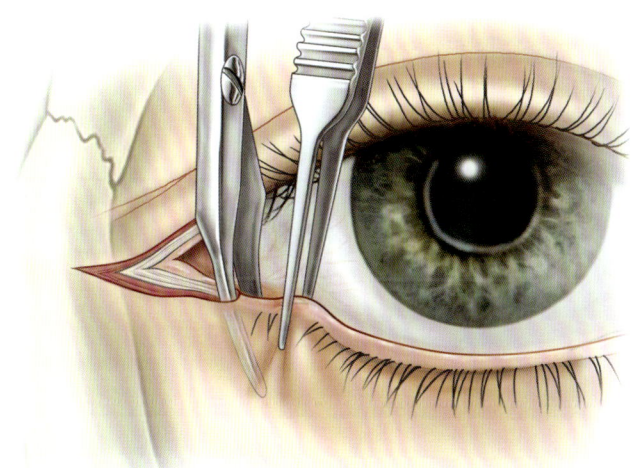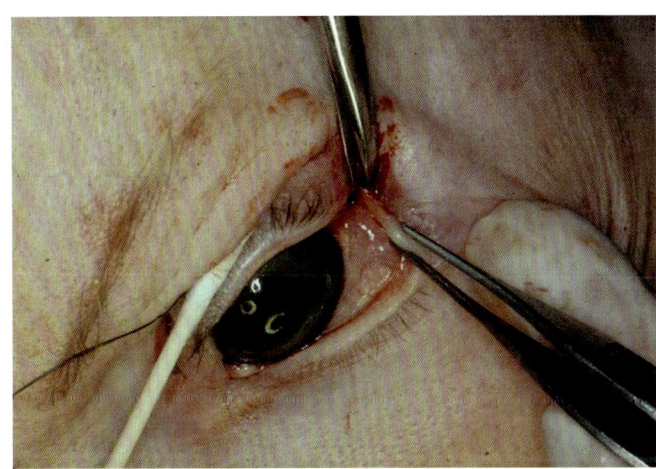

图 32.3 下眦切开术。

图 32.4 眶隔释放。

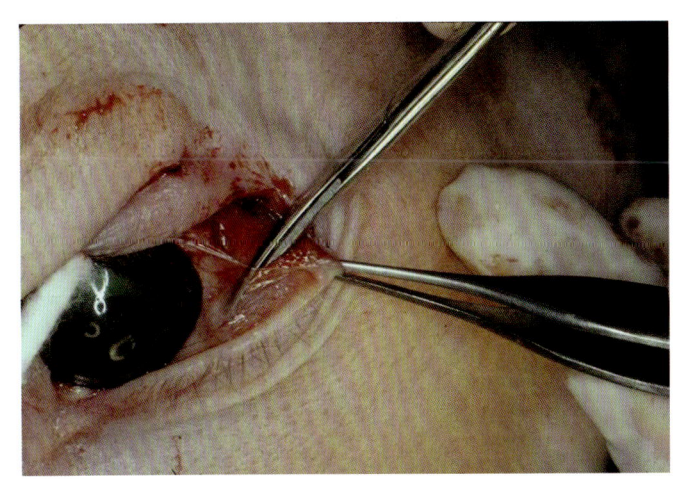

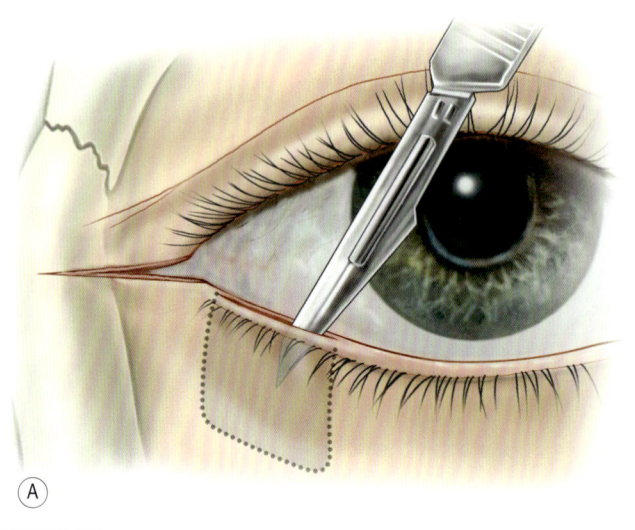
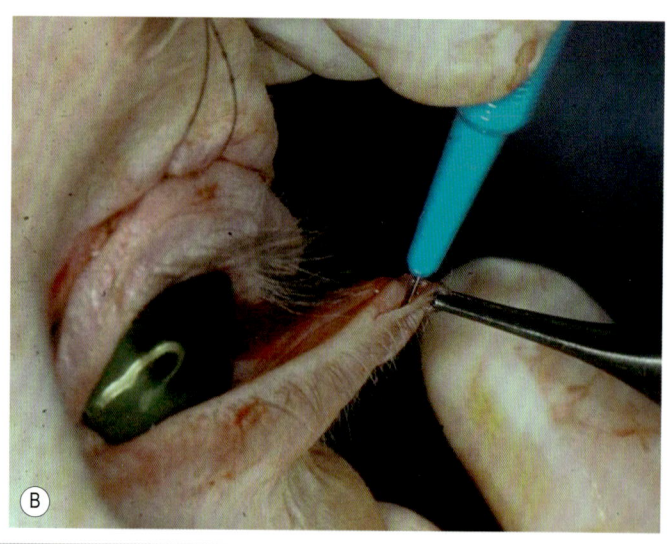

图 32.5　劈开下睑的前、后层。在充分释放外眦韧带下脚和眶隔后，观察是否能将下睑完全从眼球牵开。

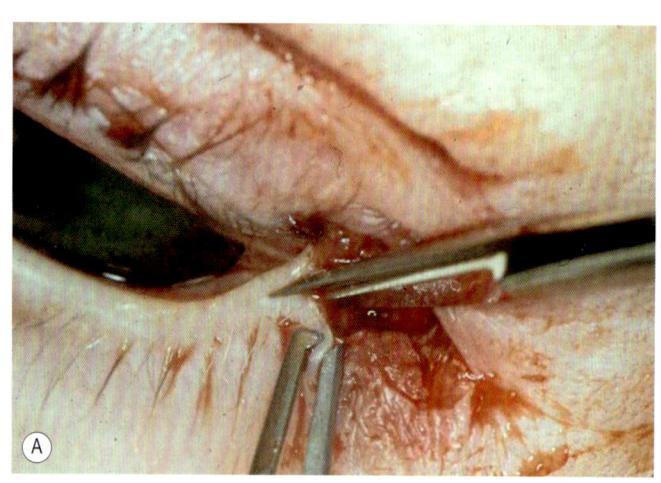
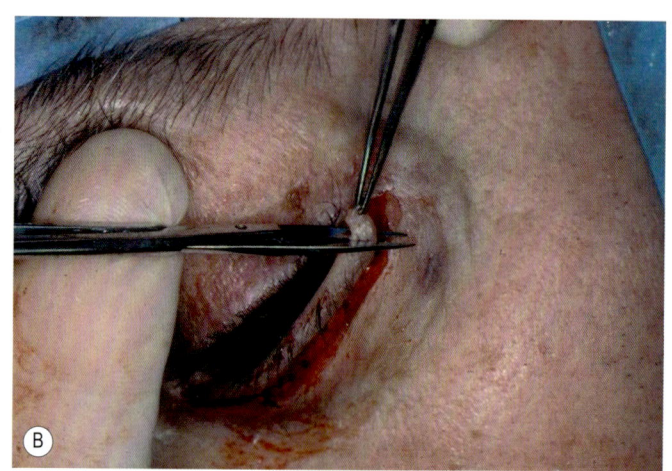

图 32.6　剪开下睑的前层和睫毛。

睑板条插入眶缘内面骨膜的方向、高度和位置来获得术后预期的下睑外形、水平、张力及与眼球的贴合度（图 32.10）。根据需要可以将下方的缝线打结处下移从而降低眼睑的位置。剪线务必紧贴线结，因为 Polydek 是一种编织的不吸收缝线，过多的残留会导致深部的藏皮囊肿。

用 4-0 PDS 线将睑板条间断缝合固定于骨膜，使其更加牢固（图 32.11）。在缝合时可对下睑的高度和外形进行微调。为了进一步获得更理想的位置和对称性，可以将睑板条的边缘向上或向下移动。

关闭切口始于重建外眦角，先用两针 6-0 可吸收缝线间断缝合。缝合时从上睑睫毛稍上方进针穿透皮肤，然后在睫毛后方出针。同法缝下睑缘后打结，特别注意外眦角锐角外形的塑造及双侧的对称性（图 32.12）。

在可吸收线缝合处浅层再用 6-0 丝线缝合加固一针（图 32.13）。外眦皮肤切口用 6-0 丝线间断缝合。摘掉角膜保护罩，结膜囊内及伤口涂眼药膏，无需包扎。患者回到恢复室后进行局部冰敷。

图 32.14A 至 C 为典型病例的术前、术后照片。睑板条法还可用于改善外眦角和睑裂外形（图 32.15A，B）。另外，此法还能在不影响下睑高度的情况下改善下睑的坡度（图 32.16A，B）。图 32.17A 和 B 显示了下睑外翻的功能性改善。

术后护理

术后早期的护理并不复杂。术后 48～72 小时内局部冰敷，6～7 天拆线。外眦角处的缝线 8～9 天拆

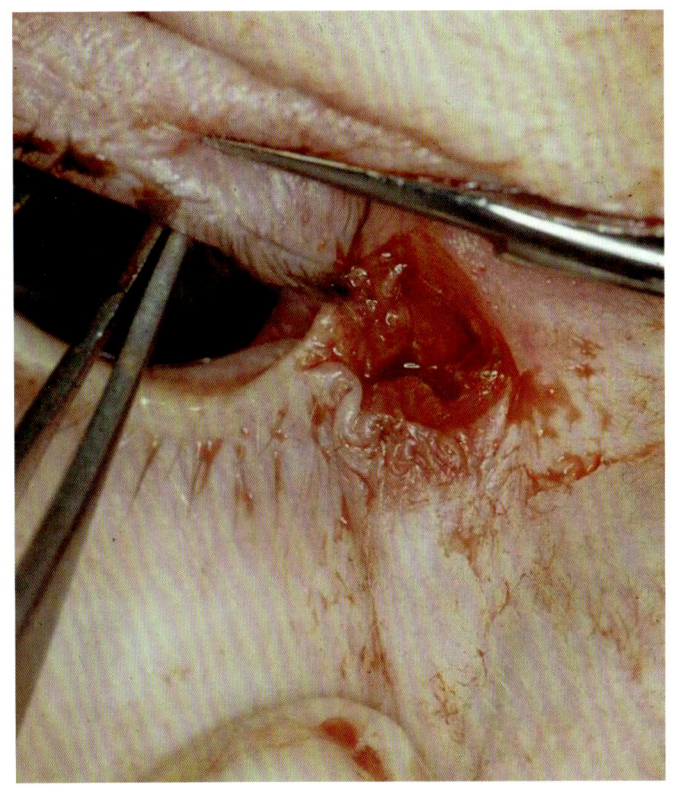

图 32.7　睑板条制作完成。

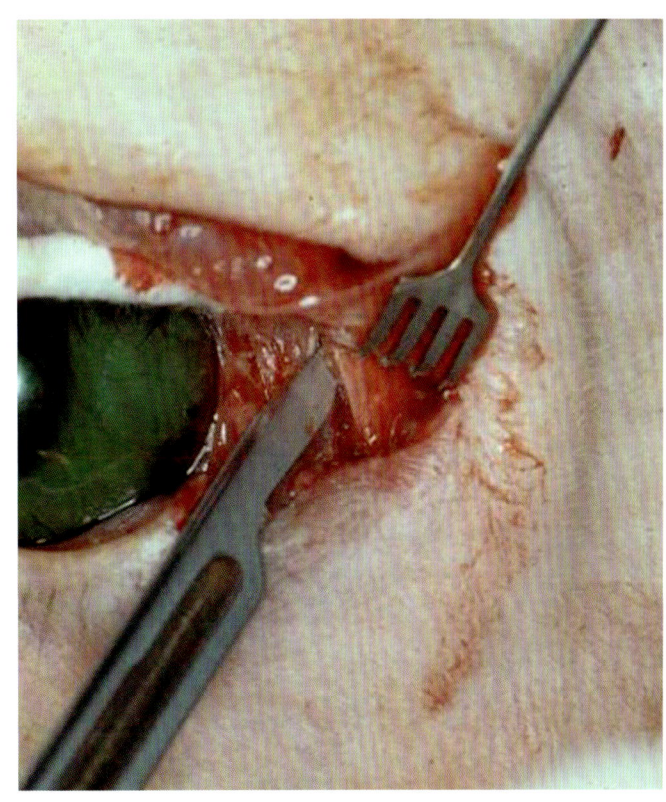

图 32.8　骨膜开窗。

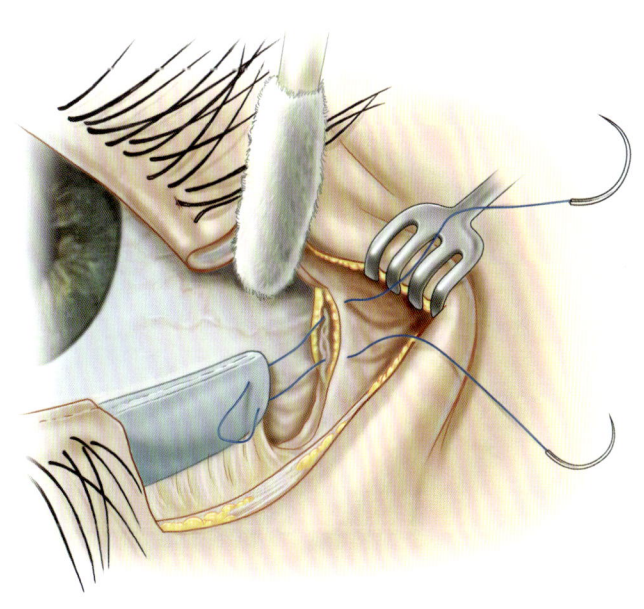

图 32.9　将睑板条固定于骨膜。

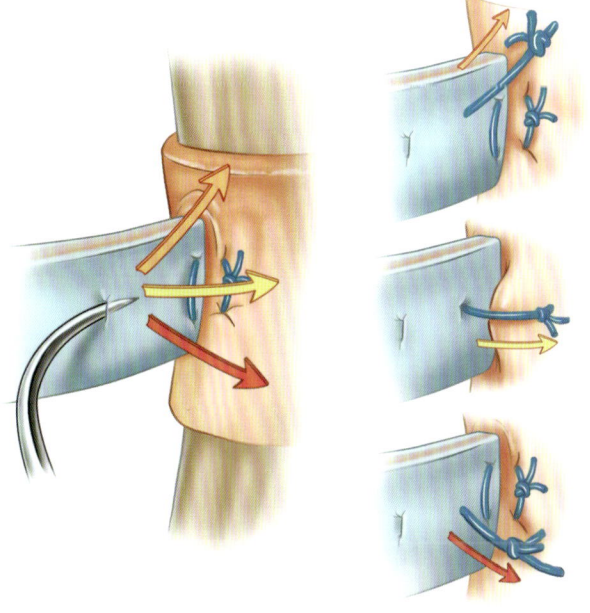

图 32.10　灵活的缝合方式。

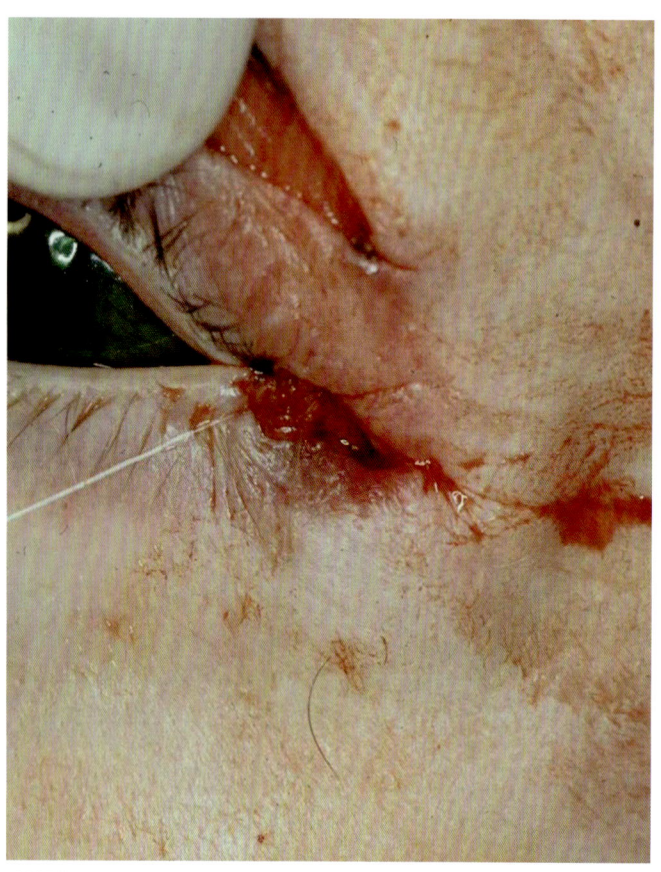

图 32.11　加固睑板条。注意 PDS 缝线缝合后，Polydek 的线结被包埋。

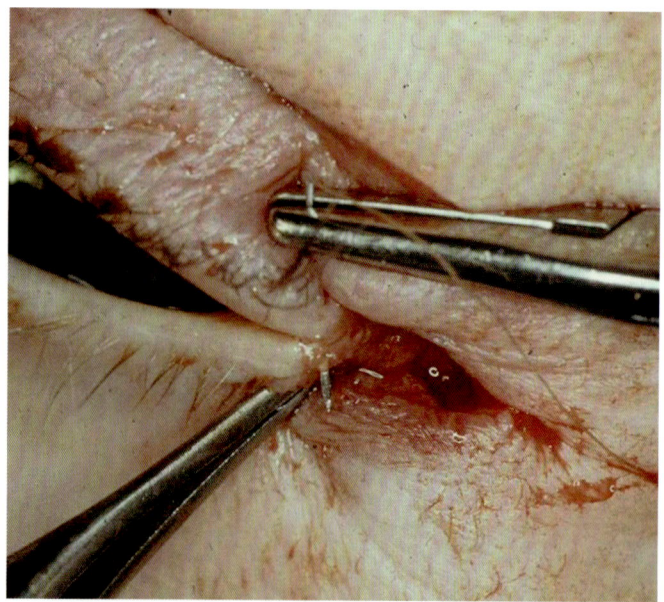

图 32.12　重塑外眦角。

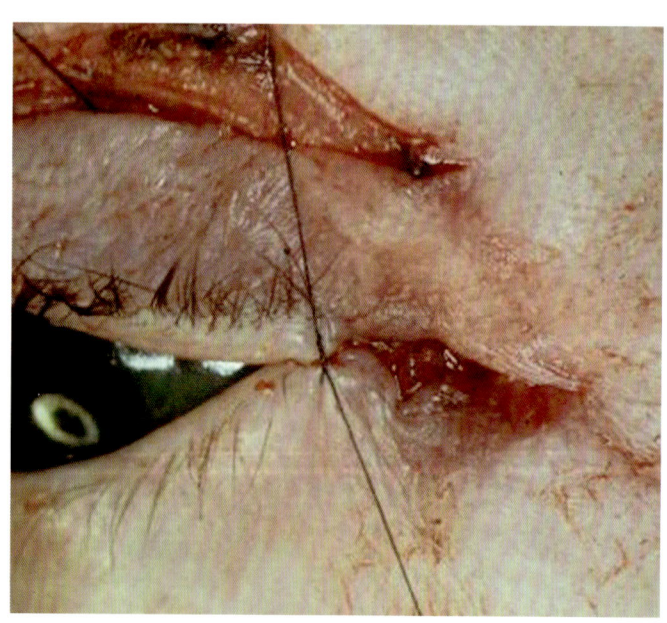

图 32.13　外眦角重塑后固定。

除，因为睑板此时尚未愈合。术后 2 周内患者要避免剧烈活动、弯腰、过度用力或揉眼睛。应告知患者避免在滴眼药水时、戴角膜接触镜时或揉眼睛时习惯性地牵拉下睑。滴眼药或戴角膜接触镜时可通过牵拉上睑来完成。

并发症

出血和感染是罕见的并发症。术中注意彻底止血，眼睑的血供丰富，很少发生感染。放置和摘除角膜保护罩时动作要轻柔，可多涂抹眼药膏预防对眼球和角膜的损伤。若怀疑眼球损伤，建议立即请眼科医生会诊。患者术后可能感觉骨膜缝合固定处有不适或牵拉感，一般术后数周或数月后会自行消失。缝线外露或肉芽肿很少见。缝线肉芽肿早期可通过注射类固醇治疗；如有必要，也可日后手术切除。术后可能存在双侧不对称，可通过术前认真检查和术中进行下睑高度、外形和张力评估而避免。若下睑位置过高，必要时可通过按摩向下轻推和舒展。

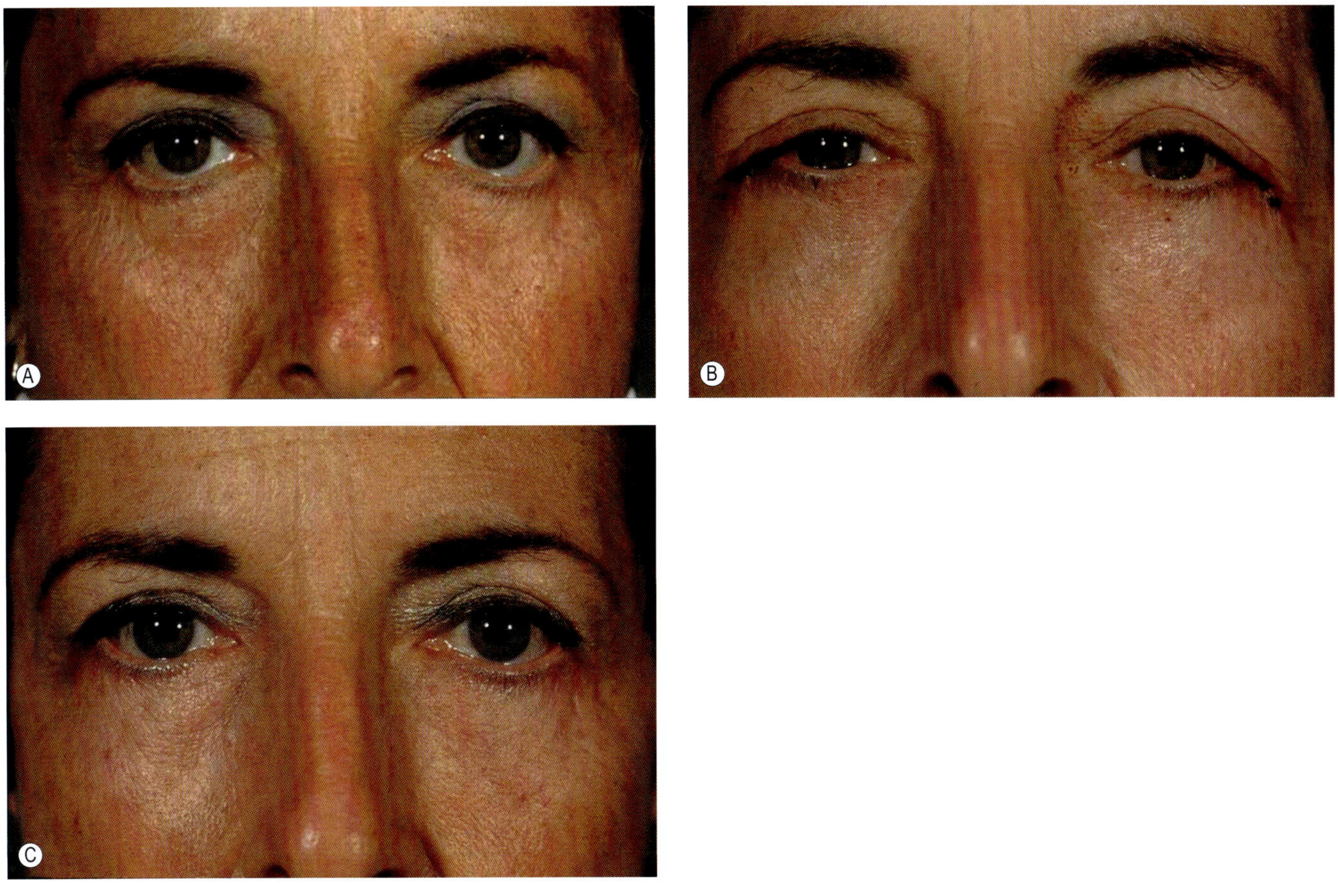

图 32.14 术前（A）、术后 3 天（B）和术后 3 个月（C）的照片。

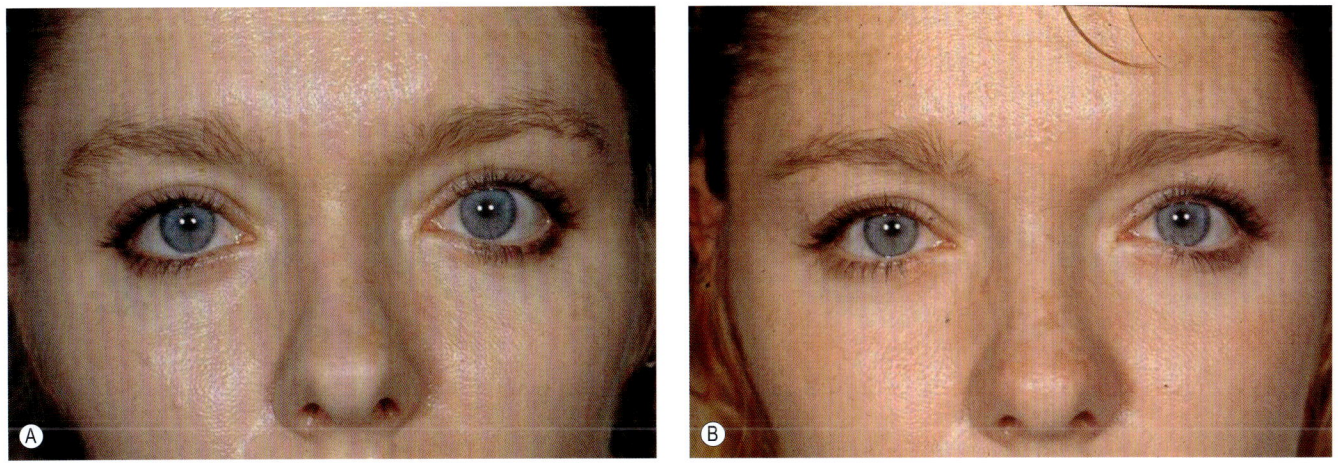

图 32.15 应用睑板条悬吊法改善外眦角形态和睑裂长度，术前照片（A）和术后照片（B）。

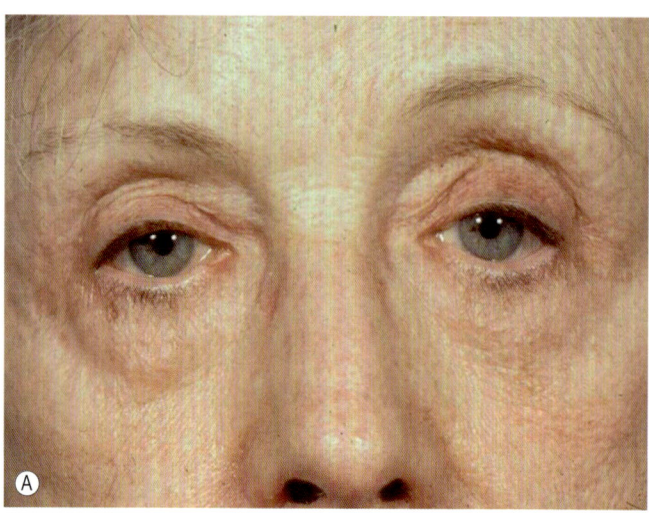 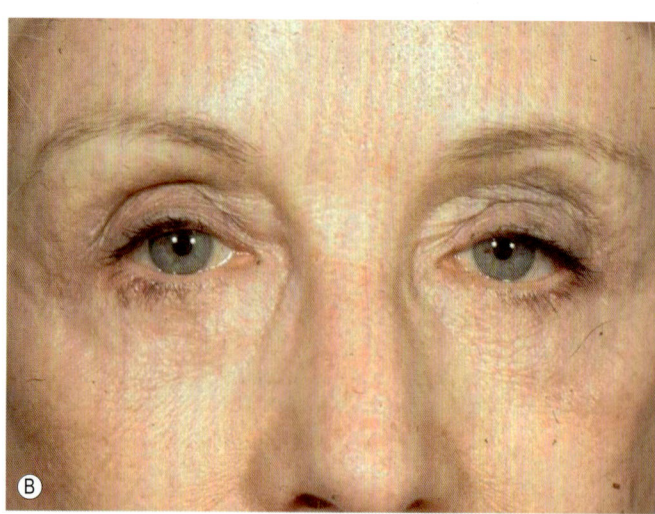

图 32.16　此例显示在不影响下睑高度的情况下改善下睑坡度，术前（A）和术后（B）照片。

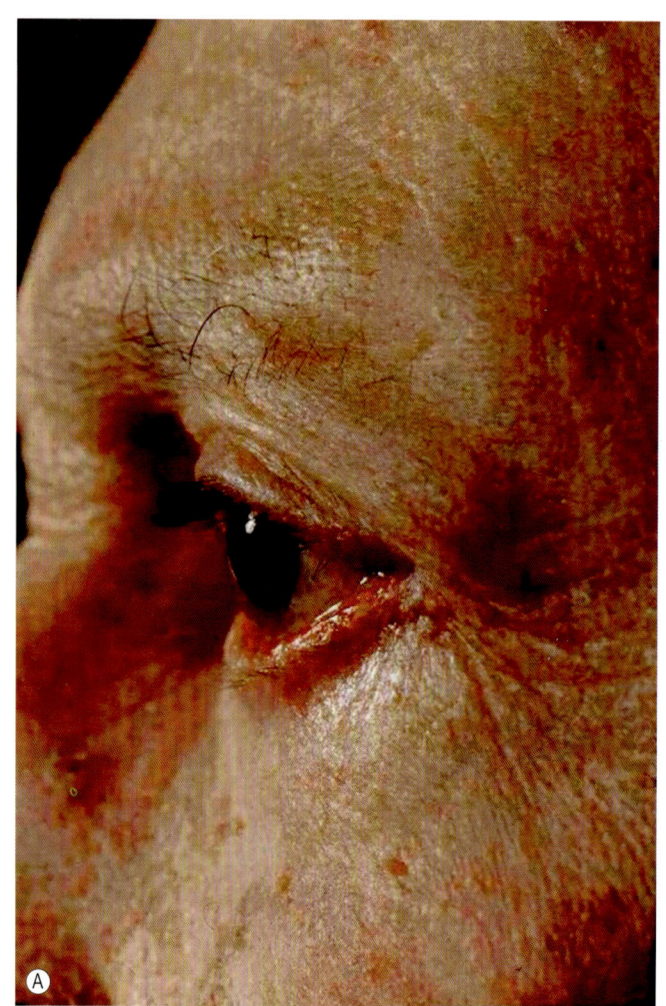 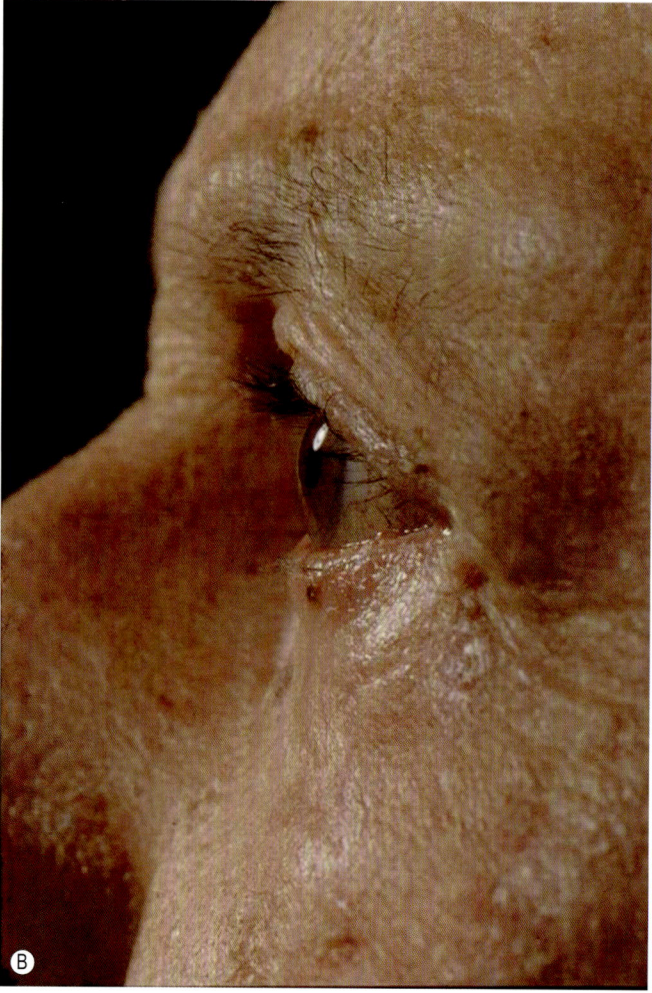

图 32.17　此例显示下睑外翻和结膜角化的功能性修复。

手术心得及教训

心得

- 术前正确判断下睑错位的病因可能是手术成功与否最重要的决定因素。下睑松垂是睑板条法最好的适应证，而瘢痕性睑错位在矫正时往往需要额外的前层组织。眼睑手术后瘢痕性退缩或外翻的病例若为负矢量型，则术后效果更差。另外，医生还要排除其他可能导致下睑退缩的疾病，如甲状腺相关眼部病变（TRO）。TRO 患者可能有继发于眼周组织内炎性细胞和活化的成纤维细胞浸润的眼睑退缩，或可能有由眼睑下垂导致的眼睑退缩。矫正这些病理变化时可能还需要其他辅助手段，如眼睑后层组织移植和（或）下垂矫正手术。
- 术中松解外眦韧带下脚最好通过触探而以间接方式完成。将下睑外侧自眼球牵开，用剪刀"拨断"插入骨膜的强韧的韧带纤维。医生应能感觉到每一剪后下睑都在逐渐松弛，最终将下睑更远地牵离眼球。通常 2~3 剪就能充分释放下睑。若存在前次手术遗留的粘连，可能需要额外的剥离。
- 以下两个小提示有助于改善术后外观。首先，在将睑板固定于骨膜后，眼球会后退，可导致外侧脂肪疝出或眼轮匝肌折叠。若过于明显，可切除多余的组织。其次，关闭外眦切口时应自外向内缝合，将多余的组织赶到眦角处。这样可使瘢痕和（或）多余的组织隐藏到眦角内，改善术后外观。
- 术末和术后早期应稍微矫枉过正，因为随着时间的推移，下睑高度会下移，外观会越来越柔和。
- 中面部提升通常会增加下睑的组织量，若同期实施该手术，能加强外侧睑板悬吊的效果。

教训

- 缝合睑板时为尝试理想位置而反复穿针会破坏睑板的完整性并造成缝线撕脱。因此，最好在第一或第二次尝试中就找到合适的缝合位置。
- 在将睑板条固定于骨膜时，从骨膜出针后要牵拉缝线以确保固定的可靠性。若骨膜已被固定，在用力牵拉时，线结不会被拉出眶缘。若线结没有固定好，需要重新缝合固定。
- 若用 PDS 4-0 线完成的第二层加固缝合没有严密遮盖之前骨膜缝合的非吸收线线结，则术后发生肉芽肿的风险将增大。
- 若骨膜固定时线结过于靠前，则可能导致术后下睑与眼球贴合不良。触摸颅骨模型上的 Whitnall 结节，你会发现外眦韧带的正确附着点应该在眶缘深部约 5mm 处。
- 外眦角需要细心的缝合，原因有两个。其一，重塑外眦角的锐角形态能避免患者外观的改变，同时可使外眦轻微上扬，一改外眦原本圆钝的外形而形成"杏眼"。其二，上睑过度覆盖可能导致眼部刺激和炎症。上睑外侧有时会因为水肿而覆盖下睑。这种情况可等待其自愈，在术中尽量避免因为上睑确实覆盖了下睑而缩短上睑。

手术步骤小结

1. 局麻。
2. 外眦切开。
3. 下睑切开。
4. 眶隔释放。
5. 形成睑板条或睑板舌。
6. 骨膜开窗。
7. 睑板条再附着。
8. 加固睑板条。
9. 外眦角再造。
10. 关闭外眦皮肤切口。

（曾高 译）

参考文献

1. Eden R. Uber die chirurgishe Behandlung der peripheren Facialislahmung. Beitr Klin Chir 1911;73:116.
2. Tenzel RR. Treatment of lagophthalmos of the lower lid. Arch Ophthalmol 1969;81:366.
3. Anderson RL, Gordy DD. The tarsal strip procedure. Arch Ophthalmol 1979;97:2192.
4. Whitaker LA. Selective alteration of palpebral fissure form by lateral canthopexy. Plast Reconstr Surg 1984;74:(5):611.
5. Ortiz-Monasterio F, Rodriguez A. Lateral canthoplasty to change the eye slant. Plast Reconstr Surg 1985;75:(1):1.
6. Lisman RD, Rees T, Baker D, Smith B. Experience with tarsal suspension as a factor in lower lid blepharoplasty. Plast Reconstr Surg 1987;94(6):671–681.
7. Glatt PM, Jelks GW, Jelks EB, Wood M, Gadangi P, Longaker MT. Evolution of the lateral canthoplasty: techniques and indications. Plast Reconstr Surg 1997;100(6):1396.

第7部分：眼睑成形术

第33章

亚洲人的眼睑成形术

见DVD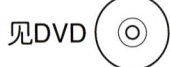

Robert S. Flowers 和 Montien Lueprapai

引言

亚洲人群的眼睑成形术目标和其他人群的类似——鲜亮、青春和富有吸引力的眼睛，但是亚洲患者有亚洲人的眼睛。能否为有着古老东亚血统的患者成功实施手术在很大程度上取决于我们对这一人群的解剖独特性及对其理想和精神的感知力，绝不能将他们的愿望和我们作为外科医生的期许混为一谈。

美国、欧洲和其他非亚洲人群常常假设，亚洲人的眼睑成形术追求的目标是"西式的"，但事实并非如此。然而，逐步推进美学标准的普适化却是一种可以接受的选择，尤其是对于那些面部特征严肃和夸张的人。一些亚洲患者的眼睑外形十分"纤细、狭长"，严重遮挡眼睛，给人以难以接近甚或完全无法接近的错觉。绝大多数东亚患者，甚至是在西方国家生活的东亚患者，在寻求美容整形时，也都把在本民族特征的基础上更加开放和美丽、有亲和力和容貌动人作为自己的诉求。这种外形改善的耐久性远比冲动式的满足感（有此种需求者可能急于融入某个由朋友或同事构成的非亚洲人的生活圈，或为了融入婚后或被领养后的新家庭）来的重要。

这里遇到的一个主要问题是：想用手术在有着亚洲人骨骼特征的患者脸上打造"西式的"外形的确是不可能的。典型的后果是既不像西方人也不像东亚人，选择这种方案的人最终会感觉同时被两种文化所摒弃。正因如此，为慎重起见，不要鼓励患者放弃自己的种族特征[1]，尤其是在做眼睑成形术时，因为无论是眼睑皱褶的形成和位置还是内眦成形术式基本上都是不可逆的。

亚洲人的眼睑成形术的涵义远不只是在上睑制造眼睑皱襞[2]。

亚洲眶周外科手术的历史

对重睑成形术的不同术式的执著探索贯穿了亚洲眶周外科的历史，大多数文献记载也都与这一主题相关。这似乎与我们的理念大相径庭，重睑成形固然重要，但却只是更大的"难题"中的一小部分。尽管如此，我们还是要从重睑成形术的历史开始，罗列出那些经典的里程碑式的报道，然后介绍我们认为同等重要的有关亚洲眶周区美容修复的其他领域的报道。其中某些报道来自我们自己的研究。

- 最早的单纯出于美容目的的亚洲上睑手术是由日本医生 K. Mikamo[3] 于 1896 年首先报道的。他的技术为三点埋线法，缝针透皮后，缝带少量结膜，然后出针，打结，术后 2～6 天拆除缝线。
- 一篇更著名的有关早期缝线法的描述是由 Kozo Uchida[4] 于 1926 年发表的，他报道了 1523 例患者，术中使用猫肠线，将线结埋于皮下。
- 3 年后，即 1929 年，日本报道了首例行切开法重睑术，缝合时亦使用猫肠线。文章发表在《日本临床眼科杂志》上，作者为 M. Maruo 医生[5]。在 M. Maruo[5] 医生之后与第一篇关于亚洲眼睑手术的英文文献发表之前，日本杂志上又发表了很多篇描述眼睑手术方法的文章。
- 第二次世界大战之后，西方旅居日本和菲律宾的人逐渐增多，20 世纪 50 年代旅居韩国的人逐渐增多，之后旅居南亚国家的人增多；随之而来的是，无论是当地医生还是西方医生都对当地寻求眼睑整形的患者的诉求和愿望产生了误读。一些人在缺乏对东西方人眼周解剖的差异深入了解的情况下，盲目用"西式"取代了有助于提升亚洲人自然美的手术方式，殊不知这种东西方之间的差异在某种程度上甚至会影响求美者的一生。对于很多东亚人而言,自然的重睑形态才是她们最渴求的,即睑板前段的高度不宜过高,睑褶在眼睑中部和睑缘平行,向内逐渐贴近睑缘。患者还希望能减轻内眦赘皮。

- Ralph Millard 医生 1955 年在《整形与重建外科》(Plastic and Reconstructive Surgery)杂志上发表了一篇名为《东方之旅:从东方到西方》的文章[6]。这是首篇关于亚洲人的眼睑手术的英文文章,流传十分广泛,但其实却助长了方向性错误。在这篇文章中,Millard 医生强调要在大量说英语的人群中推广"西式"重睑,而之前虽然有亚洲医生倡导过"西式"重睑,但受众却相当有限。
- 另外两篇较早的关于重睑的英文文章由 Sayoc[7] 和 Fernandez[8] 分别发表于 1954 年和 1960 年。Sayoc 将睑板前切口处的真皮组织缝合于睑板的前部。来自夏威夷的 Fernandez 发表的文章题目为《在夏威夷的东方人的重睑术》[8]。二人的方法之后成为切开重睑术的国际标准术式并流行至今。本文作者首先研习的正是这种方法,并已将其扩展为自己的更为精巧的方法("Flowers"法),至今仍被广泛采用[9]。1993 年本文作者与 Fernandez 医生密切合作重新绘制了清晰的解剖示意图并更精确地描述了"界标"法的手术步骤,发表于当年 4 月出版的《整形外科诊所》(Clinics in Plastic Surgery)(Flowers 本人为此杂志的编委)[10]。
- 广受赞誉的分割 V-W 内眦成形术(图 33.1)是由 Junichi Uchida 医生[11]提出的。但此方法会造成不必要的较重瘢痕,而且 Uchida 通常将重睑线的上臂和"W"的上臂延续,导致重睑睑褶向鼻部延伸的部分过于远离睑缘,使眼型过于"西化",偏离了亚洲人的自然形态。同时,此术式的切口围绕内眦,容易导致挛缩、变形。
- 作者(Flowers)对此方法进行了修正并解决了问题,他减小了"W"的尺寸,使"W"的上臂在重睑内侧延伸线的上方,之后细致缝合[12](图 33.2 和图 33.3)。还应特别注意的是,内眦处的缝线极细,缝合和拆除时都需认真、细致——避免伤口裂开和再次愈合。

分割 V-W 内眦成形术比 Mustardé 的"木头人"(跳跳人)法及其他一些 Z-成形法更为先进,变形更小,瘢痕也更小[13]。其他很多方法尝试解决内眦处明显的皮肤遮盖问题,但作者们发现没有其他方法比分割 V-W 内眦成形法更优越。

形成重睑线并不是亚洲人的眼睑成形术中最具挑战的问题。对称、优雅、精确和自然等要求其实更加重要,也更难实现(图 33.4)。Flowers 在过去的 35 年

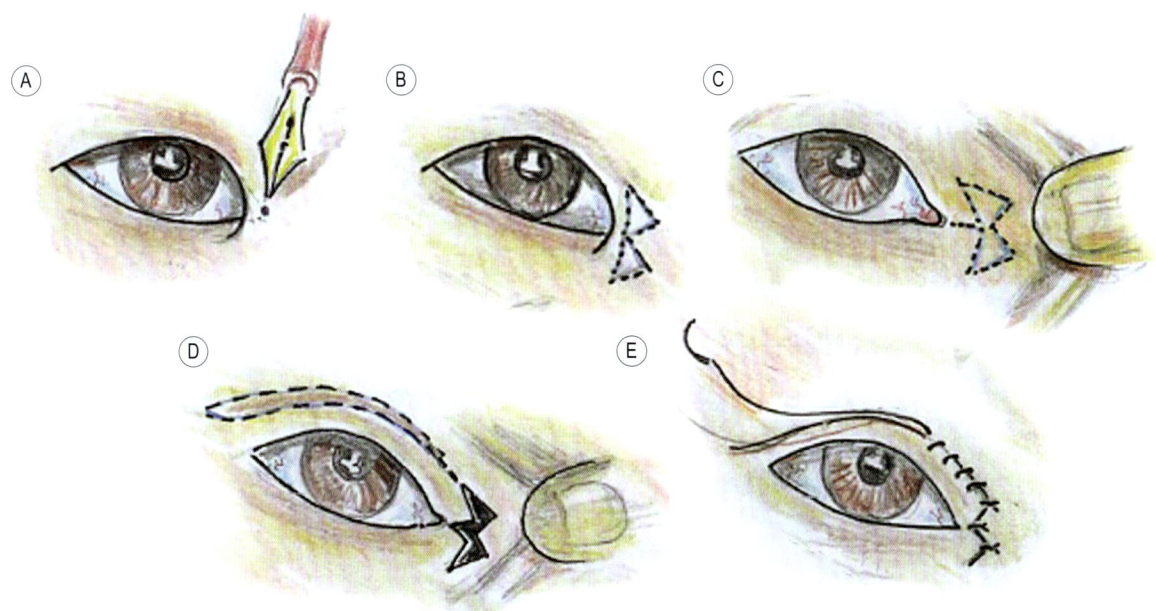

图 33.1 Uchida 法内眦成形术。A,标记中心点,内眦将朝中心点方向延伸。B,标记"W"切口线,"W"的尖端在 A 点。C,向鼻侧牵拉"W",使分割"V"向内眦移动。D,延"V"切开,然后切开"W","W"的上臂与重睑线延续。E,间断缝合 + 连续缝合关闭切口。注意内侧"W"的上边缘和重睑线之前的距离过远,不符合美学要求。建议避免使用此法。

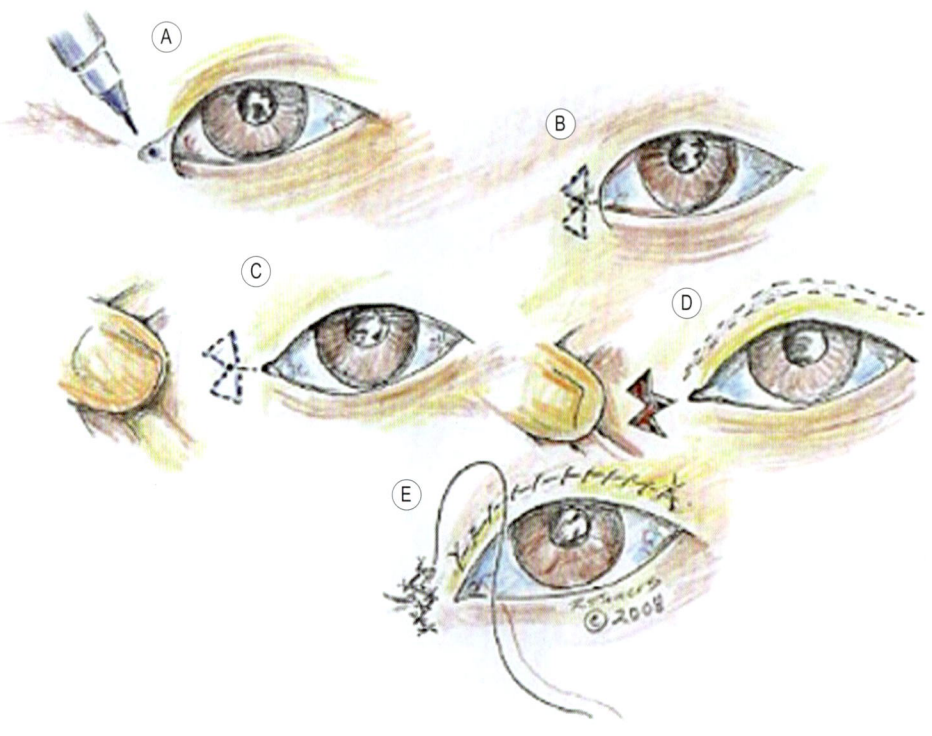

图33.2 Flowers改进后的Uchida法内眦成形术。A,注意内眦成形的关键点位于理想的内眦点外侧0.5mm。B,A的标记点成为"W"正中部分的尖端。C,设计"W"切口线时向鼻侧拉开皮肤——通常要将两个三角形中间那一点多余的皮肤包含在内。"W"要尽可能小。D,在"W"内将相连的两个三角切除,然后将皮肤劈开("V")至内眦处。E,关闭内眦切口(见图33.3)。这种方法和Uchida法的区别在于其"W"的设计较后者的小,且重睑线内侧部恰好位于"W"上臂的下方,术后容貌为更自然的亚洲人容貌。

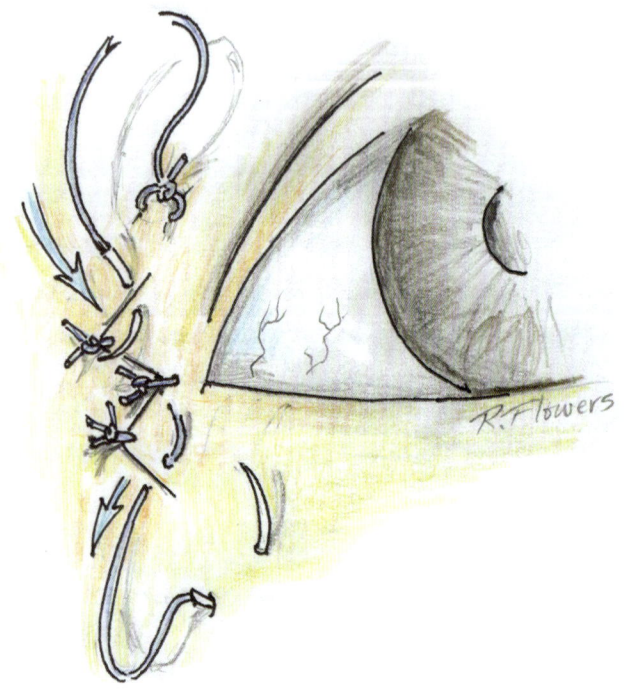

图33.3 仔细关闭切口非常重要。我们强烈建议使用角针带6-0单丝线。间断缝合"W"的三个角,4~7天后拆除。"W"的臂连续缝合,末端打结时可稍松散以便于拆线。我们一般将连续缝合的末端(同样松散地打结)留在内眦的水肿组织周围,这样拆线时会更加容易。术后3或4天拆线。拆除这些精细缝线时需要用放大镜来帮助。

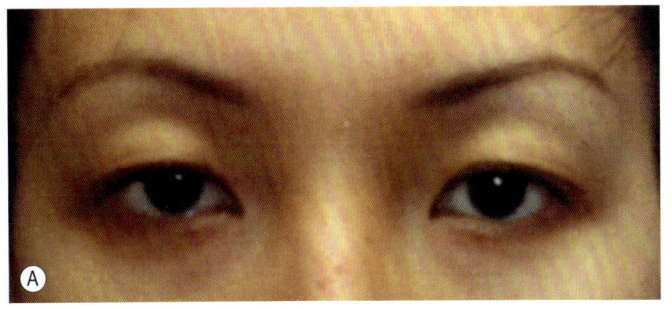 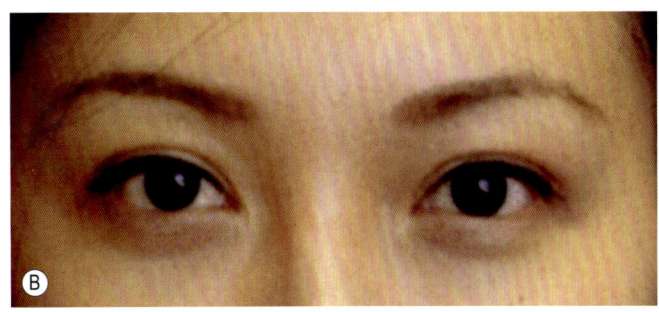

图 33.4　A, B 为一位 26 岁女性患者术前和眼睑成形术后 6 年的照片。可见重睑线自然、对称。

中反复介绍和强调[14, 15]。在亚洲人的眼睑成形术中，这些方面不断在进行微调、澄清和改进。

　　Flowers 还指出，对于年龄在 30 岁以上的女性，在实施重睑术的同时联合额部提升是十分重要的（图 33.5）。若患者的重睑线已存在且形态良好，只是被下垂的眉和眼睑组织所遮盖[17]，也可以用眉上提术来代替眼睑手术（图 33.6）[16]。

　　本文作者还强调，在其所实施的亚洲人眼睑手术中，有相当一部分是在制造重睑线的同时修复眼睑下垂。为保证术后睑板前部的皮肤的对称性，作者发展了精确测量和调整技术，还有如何判断是否存在单侧或双侧突眼，以及若存在如何保证修复后的对称性等技术。Flowers 还强调了一种新的眼睑修复技术的重要性，无论是一期还是二期眼睑手术，此技术都能修复下睑的瘢痕硬化，恢复下睑的正常位置和倾斜度（图 33.7）[18]。图 33.7A 显示了双层下睑外眦悬吊术的过程，此术式能够有效地重塑年轻状态，矫正医源性、发育性和外伤性眼睑畸形。

解剖和体格检查

亚洲人眼睑解剖的独特性

　　亚洲人眼睑的独特性包括：眼窝浅，支撑性的眶上嵴很小或根本没有，更多的皮肤、轮匝肌和隔膜堆积在上睑和眼球的下部，因此即使重睑线条良好，也被部分甚至完全遮盖。而且，50%～60% 的东亚青少年都存在上睑睑褶，至少在上睑的外侧。

　　多年来，睑板上形成的皱褶被认为是由提上睑肌腱膜的纤维插入肌肉甚或皮肤造成的。尽管通常这样描述，其实很少有确实的证据证实这种解剖现象存在。眼睑皱褶经常恰好在眶隔 - 腱膜悬韧带下降进入眼睑的最低点处形成[19]。这一悬韧带是由眶隔和腱膜融合（通常很巧妙）而形成的（图 33.8A），腱膜前脂肪则更像是"球状轴承"。

　　当提上睑肌收缩时，悬韧带向内向上卷起（图 33.8B）。轮匝肌则毫无疑问附着于眶隔（理论上的"纤维"可能有也可能无），因此，在眼睑睁开时轮匝肌随之内折——与眶隔 - 腱膜悬韧带向内向上卷起时的粘连处相同。

　　同样的原理，悬韧带的尾端收缩时会遮盖上睑皱褶，这在亚洲人中十分常见，但这在非亚洲人中少见。同样，在非亚洲人中非常常见的悬韧带向眼睑尾端插入的少量纤维，在亚洲人中也很常见，尤其是在那些有着自然清晰重睑线的人。最重要的眼部区别在于白种人有支撑性眶缘和深陷的眼球。

　　当看不到重睑线时，可人为地抬高眉。你可能会发现隐藏的重睑线，后者的位置经常很低，很难显现，但有时却十分清晰。很多时候，这种眼睑确实能够内折，但在没有额肌的"帮助"下，通常不足以充分上提眼睑来避免遮盖视线。这反而会导致额肌的过度活跃，使眉经常处于过高的位置，特别是内侧——甚至在非常年轻的亚洲人中也能观察到。

　　这些特点使亚洲人和非亚洲人的区别显而易见，只要将眉的位置画得高一些即可加以区分（图 33.9）。

　　双眼皮是亚洲人描述上睑下部存在明显重睑线时常用的表述，通常还至少应该同时存在可见的睑板前（或睑褶下）皮肤，即使只存在于眼睑的外侧部分（图 33.10）。一侧的重睑线清晰而对侧较小甚至缺失者并非少数。

　　甚至在年轻的东亚人中，上睑切除术和（或）睑内折术（重睑成形术）导致眉外侧下降过陡的现象并非少见，这些患者需要在做重睑术的同时或延期实施额部或眉上提术。这种情况被称为代偿性眉下垂[20]，这个称谓是由本文作者提出并推广的。代偿性眉下垂非常常见，即眉的静息位置过低和下垂，以致其经常

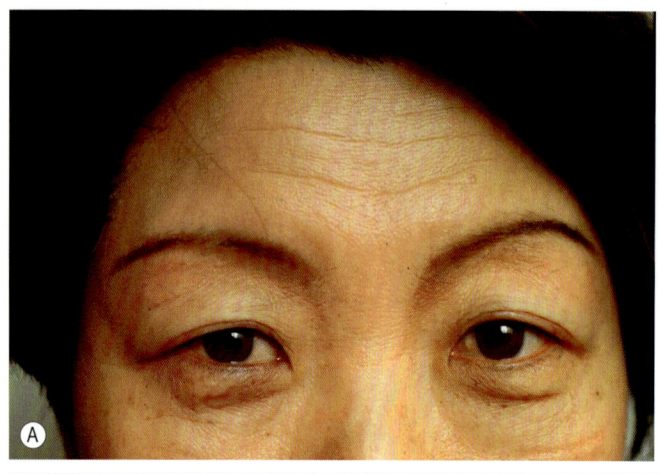 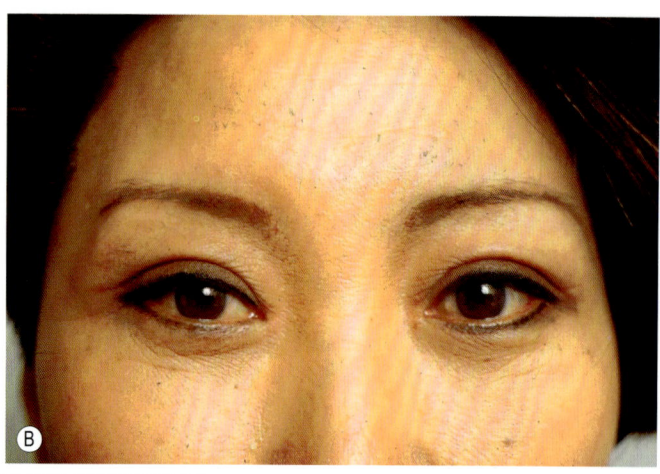

图 33.5 A，一位 53 岁亚洲女性的术前照片。B，同一名患者在眼睑成形术 + 冠状切口额部除皱术 + 双层经眶骨下睑外眦悬吊术后 3 年的照片。注意在眼睑成形术及额部除皱术后，患者的眉的高度实际上是有所降低的，因为手术松弛了额肌，缓解了因代偿眉下垂而出现的眉过度上提。注意额肌松弛后额横纹已消失。

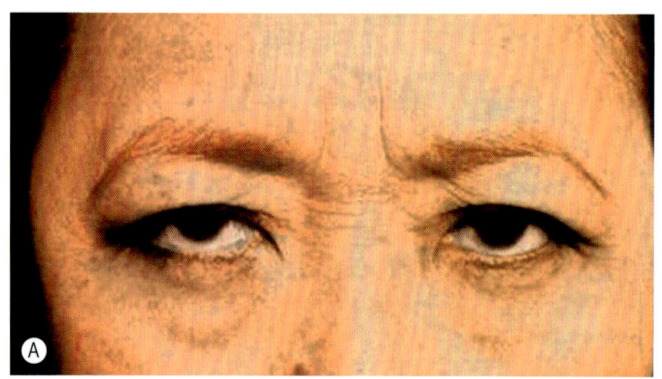 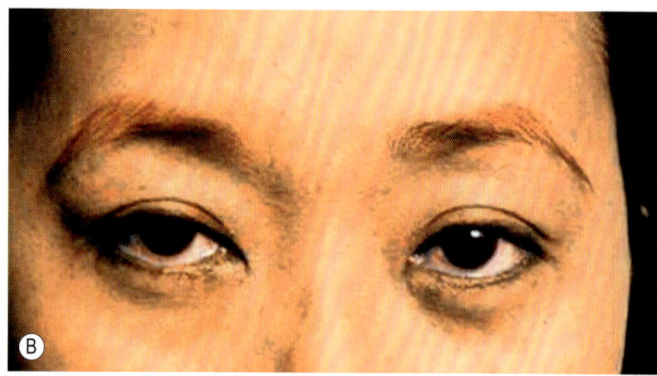

图 33.6 随着年龄老化，眉进行性下垂，逐渐遮盖上睑睑褶，如图 A 所示。B，同一患者经冠状切口额部除皱 + 皱眉肌切除 + 下睑外眦悬吊术后，虽然没有实施上睑手术，但患者的上睑睑褶仍然得到了自然、漂亮的显现（此病例未做上睑手术）。

干扰前向视野，特别是在外侧，因此为了改善视野，额肌会持续性收缩。因为额肌纤维主要进入眉的内侧部，最需要矫正的往往是外侧部。在矫正外侧眉下垂时，眉内侧会被过度上提。一天中额肌保持紧张状态的时间可能长达 16～18 小时。

以外侧为主的成功的额部提紧术能够缓解额肌为改善视野而进行的过度收缩。因此手术成功后静息位时眉在内侧的位置会降低，因为额肌的内侧部不再需要为了改善视野而强制进入痉挛性收缩状态。

在一些因上睑皮肤和眉下垂覆盖了重睑线的患者，只需通过单纯的额部上提就可以再现自然的重睑线或"双眼皮"（图 33.11）。这种手术可避免侵入性重睑手术后的眼睑水肿和其他术后早期并发症（也见图 33.26）。

重睑术（"双眼皮"）的美学要求

大多数亚洲人偏爱形态分明的重睑睑褶——位于睫毛上方 1～4mm，向外延伸至外眦稍外侧（图 33.12）。偶尔有些女性喜欢更高的重睑线。重睑线同上睑缘的悦人曲线相似，给人的感觉是眼睛更大、更长。但是，重睑线一定要自然，符合亚洲人的特点，在向内侧延伸时应逐渐与睑缘接近。

一千多年来，亚洲艺术家和雕刻家经常在他们的艺术作品中选择"双眼皮"来提升人物的美感。今天甚至仍有数以百万计的亚洲年轻人和年纪稍长的人每天早晨都要花上一个半小时的时间来装扮眼睛，贴上精致的透明胶贴来形成重睑线，再涂上重彩的睫毛膏，其实这些人都是亚洲人眼睑成形术的潜在患者群。有

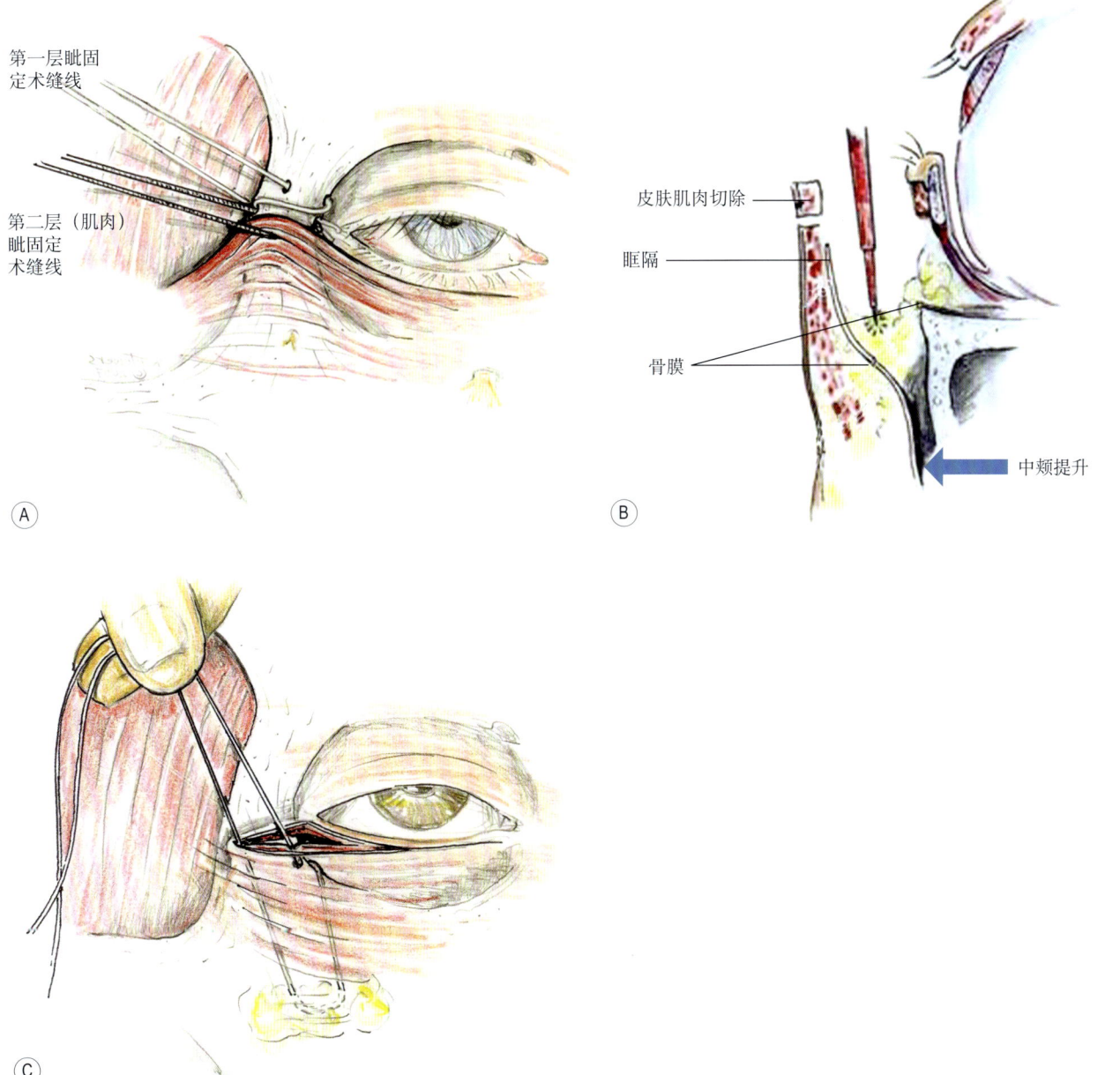

图 33.7 A，双层下睑外眦悬吊术纠正松弛的下睑和韧带。第一层，先将外眦韧带和眼睑支持组织悬吊于眶缘钻好的骨孔，悬吊线自前内侧穿出。B，第二层，松解老年环和骨膜，然后将骨膜、眶隔、脂肪、轮匝肌、颧脂和皮肤全部悬吊。第二层悬吊能够起到理想的中面部提升作用，通过可吸收线缝合加固于钻好的骨孔处。C，缝挂颧部纤维脂肪组织和骨膜，固定于下睑外侧的眶缘。

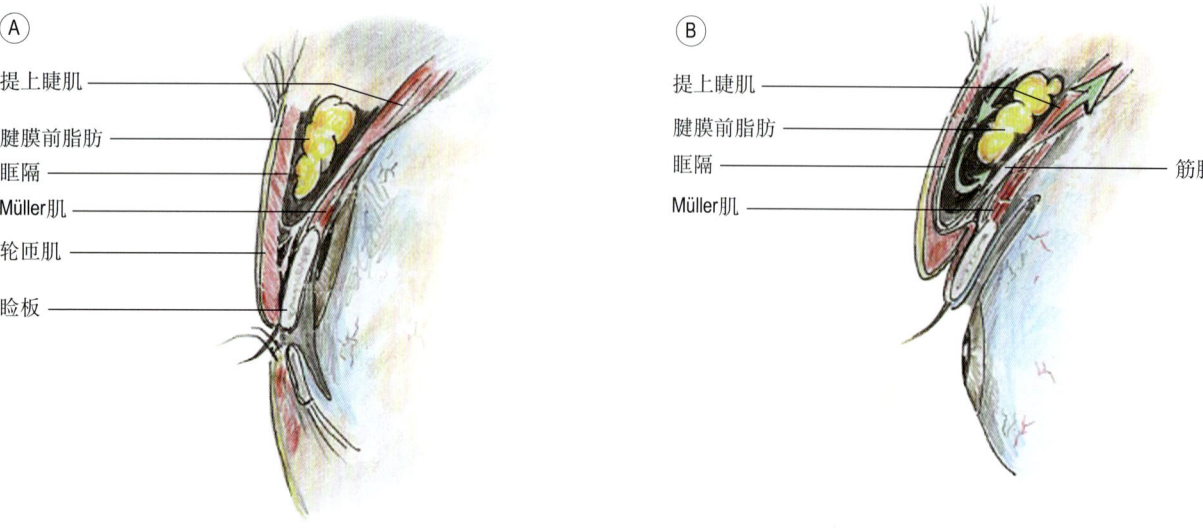

图33.8 A，眶隔-腱膜悬韧带。腱膜和眶隔融合处清晰可见，形成悬韧带包裹眶隔脂肪。悬韧带进入眼睑的位置形成了皱褶。B，当提上睑肌收缩时，悬韧带向内向上卷起，腱膜前脂肪则更像是"球状轴承"。

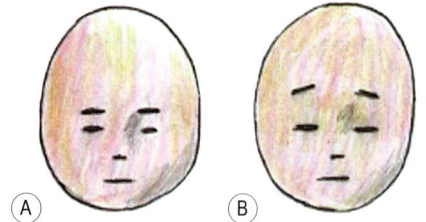

图33.9 A，一幅儿童简笔画，没有明确的种族差别。B，较高的眉位置强烈暗示此儿童为亚裔。

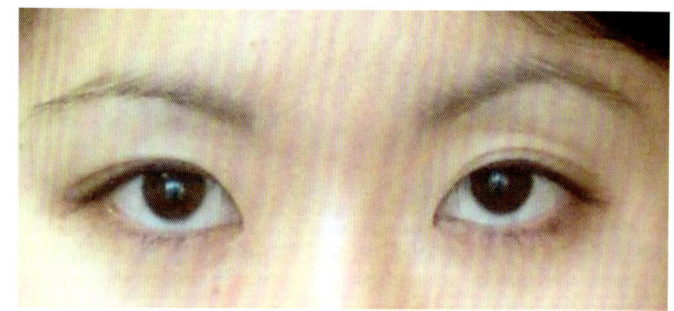

图33.10 先天的重睑线不对称相当常见。注意左侧的眉位置较高，使左侧眼睑覆盖较少，睑板前的皮肤也就较高。

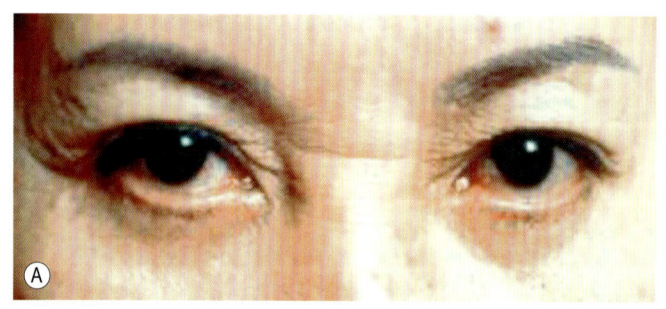

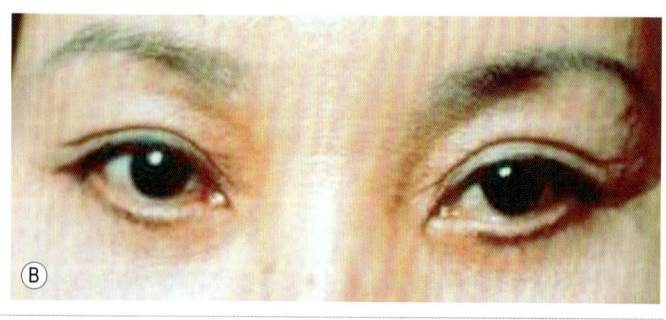

图33.11 A，此患者在当地做过眼睑整形手术，术后人显得更老、更疲倦，看起来表情愤怒（由于眉下垂、额肌松弛及皱眉肌未对合）。她做了手术，却没人看出效果。她来找笔者的初衷是为了寻求证明手术失败的证词以提起诉讼。她同意如果那位医生可以免费给她重新手术，她可以放弃诉讼。那位医生重新给她做了手术，患者也就放弃了诉讼。B，同一位患者术后一年的照片。笔者为患者做了单纯的冠状切口额部除皱及皱眉肌切除和单层的外眦悬吊。此患者之前的眼睑成形术是由一位技术优良的医生所完成，但是美中不足的是这位医生似乎对代偿性眉下垂的机制知之甚少。

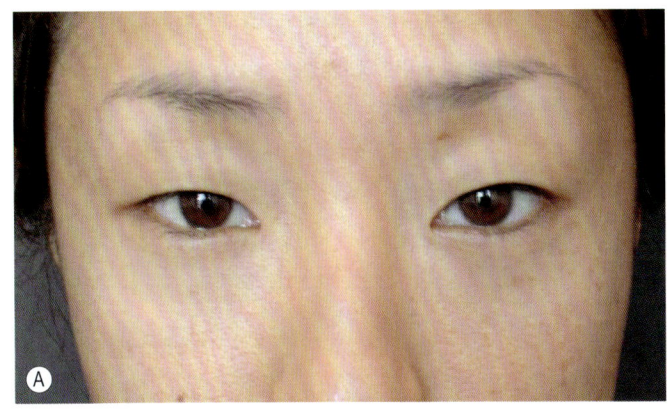
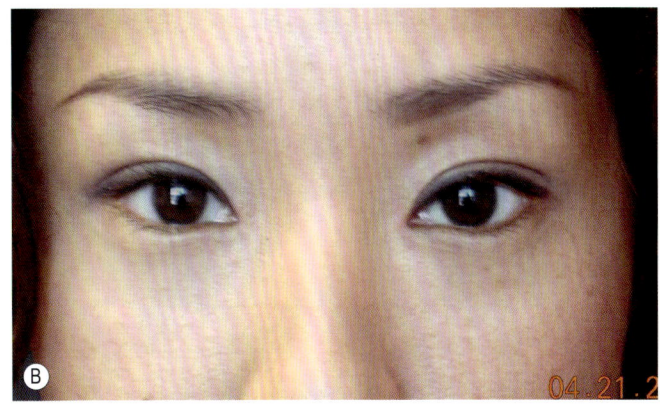

图 33.12　A，B 为一位亚洲人眼睑成形术术前、术后照片，注意重睑线在外侧 2/3 和睑缘平行，向鼻侧延伸时逐渐靠近睑缘。

时透明胶贴或其他黏合方法的效果类似，但是使用这种方法后眨眼时会看起来很奇怪，感觉像兔眼。那些坚持采用这种方法的人其实是因为她们眨眼时观察不到这种变形的存在。

有时，狭长、纤细或"内双"的眼型会给人以优雅、贤淑的美感，就像是一件动人的艺术品——这种美是不应该被破坏的。而在有些人，同样的眼型却看起来很"凶"，使他们无论是在社交场合还是在职场上都会受到限制。中国有句古语说，不要相信"眯缝眼"的人。通常有着这种典型亚洲眼型者（图 33.13）往往希望自己能拥有更"开放"、更有"亲和力"、同时又自然、流畅的"双眼皮"。

存在较大的内眦赘皮会缩小眼裂的长度，还会给人以一种"对眼"的错觉。若重睑线小而精致，大可不必处理内眦赘皮。但若内眦赘皮拉开后会向内侧大大延长重睑线，则应该考虑内眦成形术（详见内眦成形术的介绍）。

自然和不自然的亚洲人的重睑

亚洲人的自然重睑和其他人群的重睑在外形特点上存在较大的差别[21]。对于年轻的亚洲人，重睑线在外 2/3 和睑缘平行，内侧 1/3 在向内延伸时逐渐靠近睑缘。在内侧，睑褶可以直接终止于内眦赘皮的正上方（这种眼型通常更受欢迎）（图 33.14A），或向下延续为内眦赘皮的内侧缘（图 33.14B），或插入到内眦赘皮的

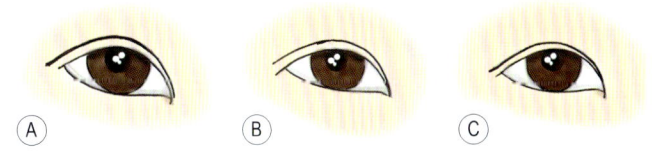

图 33.14　亚洲人的自然重睑。A，在内侧，睑褶可以直接终止于内眦赘皮的正上方（一种"外"襞）。B，与内眦赘皮的内侧缘融合。C，插入到内眦赘皮的后方。

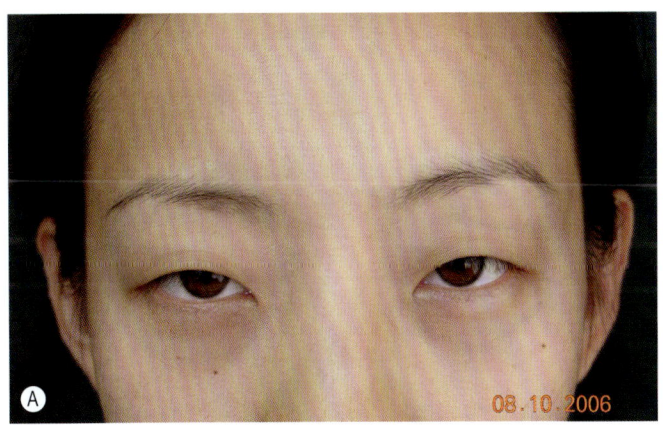
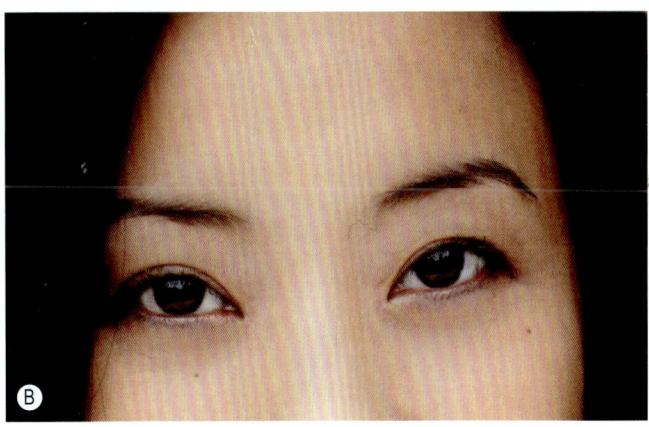

图 33.13　A，术前照片，单睑，眼裂狭小。B，术后，相当保守的重睑。可见患者的眼睛看起来更开放、包容，重睑线向鼻侧逐渐接近睑缘。眼型保留了亚洲人的特征，但更加美观。

后方（图 33.14C）。有些高鼻梁的亚洲人或偶尔有些鼻子并不高的亚洲人根本不存在内眦赘皮。

在西方和其他非亚洲人群中，重睑线在眼睑的全长通常均与睑缘平行，且越接近鼻旁越远离睑缘，而暴露更多的睑板前皮肤。后者在年轻的亚洲人中非常罕见，但有时重睑线会平行于睑缘，特别是当两者间距离较近时（图 33.15）。在我们见到的亚洲人中，一种情况是若睑板前皮肤的高度过高，要么是由于前次手术失败，要么是原来存在自然重睑线且睑板前皮肤显露良好，但手术后外侧睑板前皮肤被遮盖（因为多年的进行性瘢痕和额部皮肤的延展、松弛）。这会导致额肌活动反射性增加，而且额肌纤维主要插入到眉的内侧部（图 33.16）。

正因为额肌的主要纤维插入到眉的内侧，在缓解眉外侧下垂的同时会使眉内侧上提过多，从而使鼻旁显露的睑板前皮肤远多于外侧（图 33.15）。随着下垂的组织逐渐减少，外侧部可见的睑板前皮肤的高度——一种不自然的非亚洲外观逐渐显现——在魅力焦点区域，这样患者会因老化而显得越发苍老。图 33.17 所示患者就是此类变形，但属于较轻的病例。人为地提升左侧眉可以提示，此类变形矫正的关键不在于眼睑的手术（眼睑手术可能使情况变得更糟），而在于眉外侧的复位，后者才能停止额肌矫枉过正的收缩活动，使眉内侧下降到正常的静息位置。

手术步骤

为每位患者选择最佳的手术方案

1. 纠正不对称

为了确保成功地塑造美丽、迷人的亚洲人眼型，每一例手术我们都要仔细推敲，以避免任何的不对称；

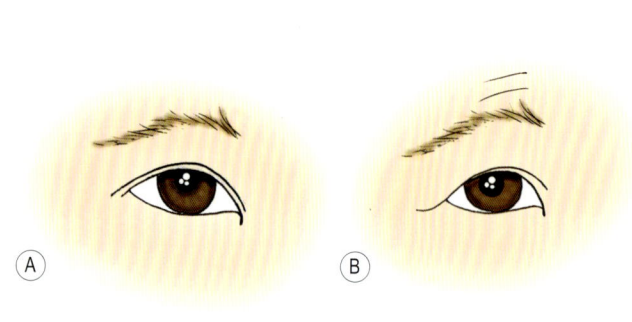

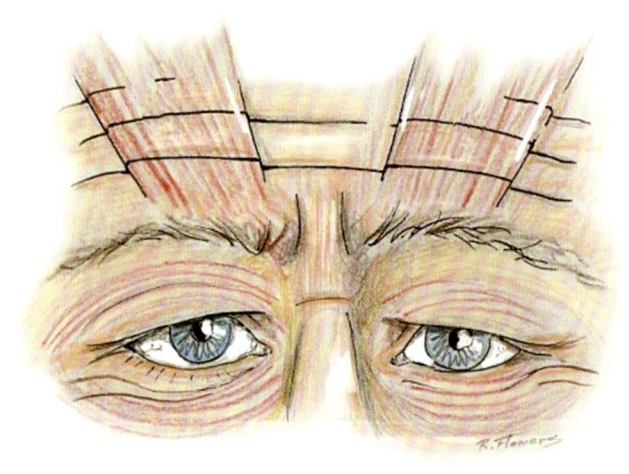

图 33.15　A，另外一种先天性的重睑线，在眼睑的全长平行于睑缘。B，随着年龄增长，眉下垂，额肌为了代偿外侧眉的松垂而过度紧张，将眉的内侧部提得更高（见图 33.16 额肌的典型解剖）。

图 33.16　显示额肌的主要纤维插入到眉的内侧。

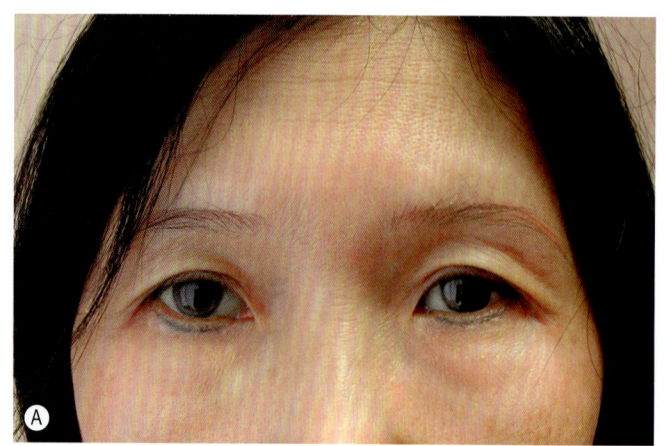

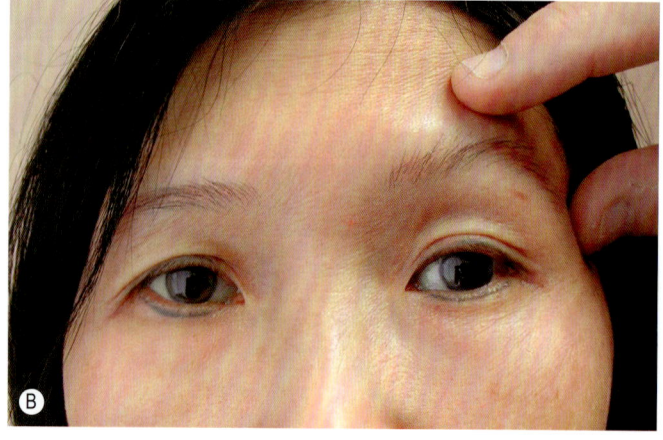

图 33.17　A，"被隐藏的宝藏"，被下垂的皮肤和眉遮盖的重睑线。B，模拟额部外侧提升的效果。不应该选择眼睑整形来解决问题。优秀的外科医生更注重分析病理，而此处的病理变化在于眉。

而造成不对称的最常见原因是眉的非对称性下垂。下一步是考虑暴露多少眼球，紧接着考虑睑板前皮肤的高度。无论是由眉的位置不对称还是由眼睑下垂（或退缩）的程度不对称导致的双侧睑板前皮肤高度不等，都会在手术后变得十分明显，而且这种现象只见于亚洲人的眼睑成形术或额部提升术后，术前被伴有眼睑松垂的"单眼皮"所遮盖的睑板前皮肤在术后会暴露无遗（图33.18）。

如上文所述，导致眼睑不对称的最常见原因有：（1）眉的位置差异；（2）眼球暴露不同；（3）眶的位置；（4）外眦；（5）下睑位置。关于眼球暴露的问题，在此仅一带而过，目的只是用来提醒我们：不要造成医源性不对称畸形（图33.19）。

有一些简单的方法有助于避免睑板前皮肤高度及眉的位置不对称。潜在的前提是：睑板前皮肤的高度（重睑线至睫毛缘的距离）的对称性远比重睑线至眉距离的对称性重要。若睑板前皮肤的高度对称，即使眉的位置不对称十分显著，术后也经常被忽略。

眉不对称和（或）单侧眼睑下垂（或退缩）是导致大多数眼睑不对称的原因。当一侧的眉较低（经常如此）时，眉附近及眼睑的组织会下垂并覆盖睑板前皮肤。若不考虑同期行眉上提术，也可通过以下方法来保证术后睑板前皮肤的高度对称：眉较低侧应稍微多切除一点皮肤和肌肉，睑板前皮肤的高度可略高，缝挂睑板前筋膜和（或）提上睑肌腱膜的位置也可稍高（图33.20）。若计划在术中切除头皮或做额部上提，可在眉较低侧的上外侧做最大限度的切除术，减少头皮切除或前移的距离，具体的尺度为术前双侧眉位置差异的4.5～5倍。测量双侧眉的位置差异时，先用一定的力将一侧的眉前徙，然后放松，测量眉移动的距离；再用相同的力前徙另一侧，再放松，比对获得的数据。在眉较高侧，不切除头皮；而在眉较低侧的中部，头皮切除宽度为双侧眉内侧高度差异值的2.5倍。这样可以显著改善眉的位置不对称。若一侧特别低，或在尝试非对称额部提升后仍出乎意料地低于对侧时，可以在眉较低侧眉上方制作骨膜瓣（图33.21）或适度提高皮肤和肌肉的切除量，加大睑板前皮肤的高度等方法来进行调整。但是，这需要同期实施亚洲人眼睑成形术。

进一步提升眉外侧的辅助手段　小心地切开并掀起2cm宽的骨膜瓣，瓣的外侧缘刚刚跨过颞嵴（图33.21）。入路通常与冠状切口额部除皱相同。若有时冠状切口不可行，则选择上睑入路，沿骨膜浅层广泛剥离。在眉中外1/3交界处做皮肤切口，平行于毛囊方向切开以保护眉毛。钝性分离出倾斜的隧道，将骨膜瓣从隧道中引出。将骨膜瓣缝合于眉深部，调整至适度的张力。当一侧眉显著低于对侧时，这种方法能够有效地予以矫正。

2. 内眦赘皮

若存在内眦赘皮，为成功实施亚洲人的眼睑成形术，我们必须在是否矫正这个畸形的问题上做出最佳判断（图33.22）。

有时有单独行内眦成形术的指征，但多数情况下是与重睑术同期完成。以下是我们认为应附加内眦成形术的指征：

- 赘皮明显并存在哪怕是最轻型的眶距增宽或内斜视表现。
- 存在倒转型内眦赘皮，赘皮的游离缘向外转接至下睑（Ⅲ型）——特别是赘皮较大者。假Ⅰ型或Ⅳ型也用同法矫正。最初检查时后者可能很像Ⅰ型、更西化的眼型，但其实赘皮处的张力很大，必须用矫正大Ⅲ型的方法来矫正。
- 若设计的重睑线向内延伸至赘皮的深部。

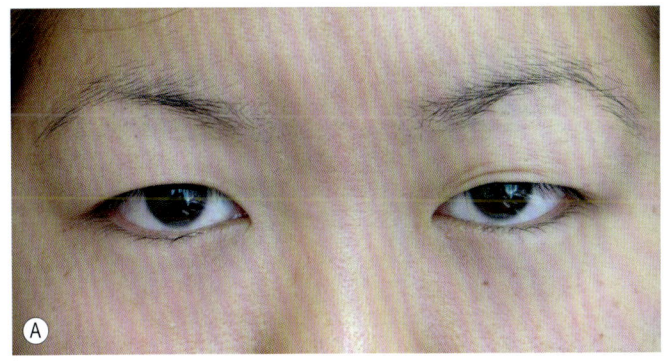
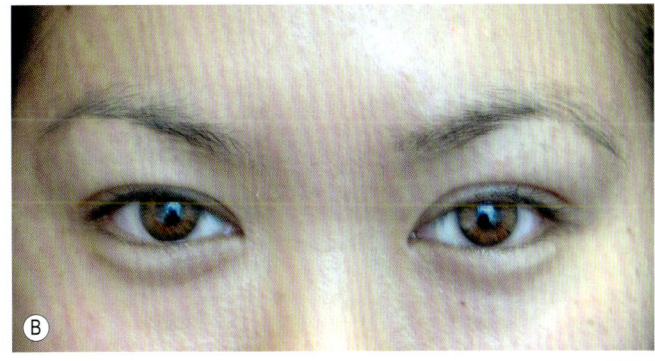

图33.18　导致不对称的常见原因。A，术前。注意左眼睑存在下垂，尽管左侧眉位置较高。B，眼睑成形术及同期的左侧眼睑下垂矫正术后。

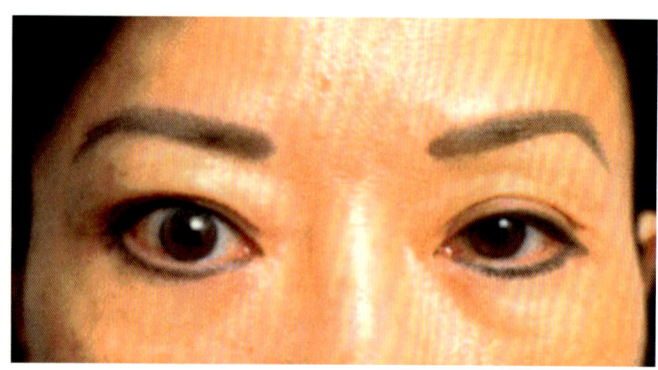

图 33.19 术后双侧眼睑不对称,医生在计划和实施手术时没有认真考虑眼球的暴露问题,导致术后一侧眼球暴露较对侧更为明显。

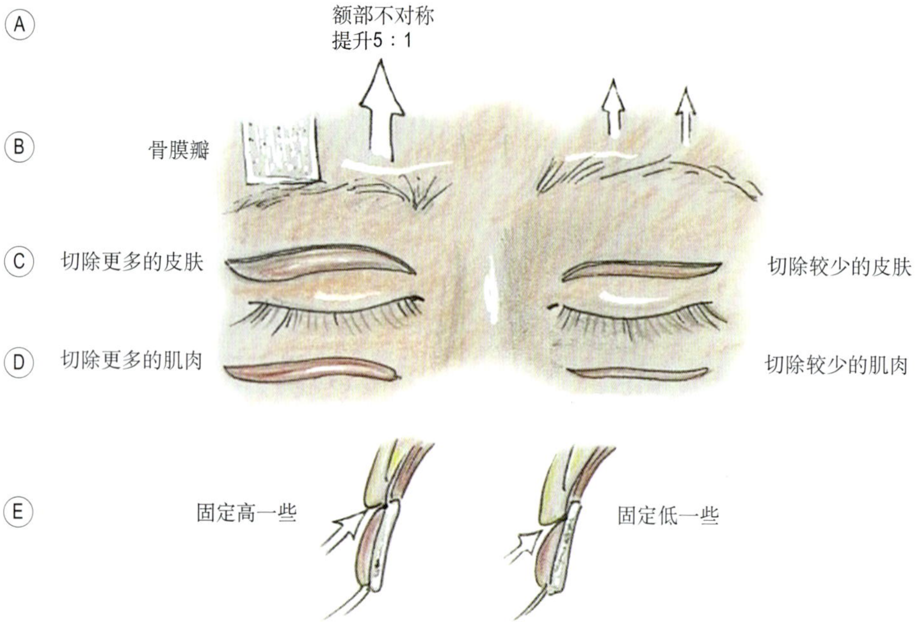

图 33.20 用不同方法来纠正由于眉不对称导致的眼睑不对称。A,非对称额部提升。B,在眉较低侧眉上方制作骨膜瓣蒂,插入眉的中外 1/3 交界处。C,在眉较低侧切除更多的眼睑皮肤。D,在眉较低侧切除更多的肌肉。E,在眉较低侧设计更高的睑板前皮肤,缝挂睑板或腱膜或同时缝挂二者时位置更高些。

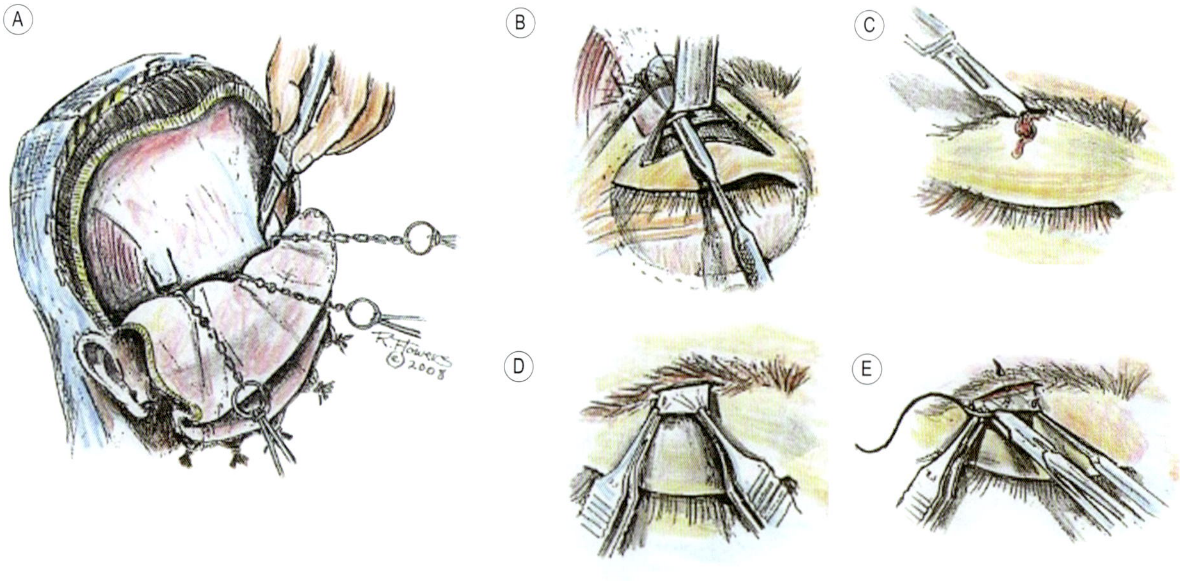

A 额部不对称 提升 5∶1
B 骨膜瓣
C 切除更多的皮肤 / 切除较少的皮肤
D 切除更多的肌肉 / 切除较少的肌肉
E 固定高一些 / 固定低一些

图 33.21 图 33.20 所述的在上方的骨膜瓣蒂。A,在上方制作蒂,即用宽 2cm 的骨膜瓣来纠正严重的眉下垂。B,通过上睑入路完成 A 中的手术。C,在眉中外 1/3 交界处做皮肤切口。D,调整骨膜瓣的张力和位置。E,通过 3 针间断缝合将骨膜瓣缝合固定于眉的深部,修剪骨膜,使之能够埋入眉下。骨膜瓣的缝合可以只用缝皮线或用可吸收线间断缝合于更深的层次(平行缝合以免损伤毛囊)。

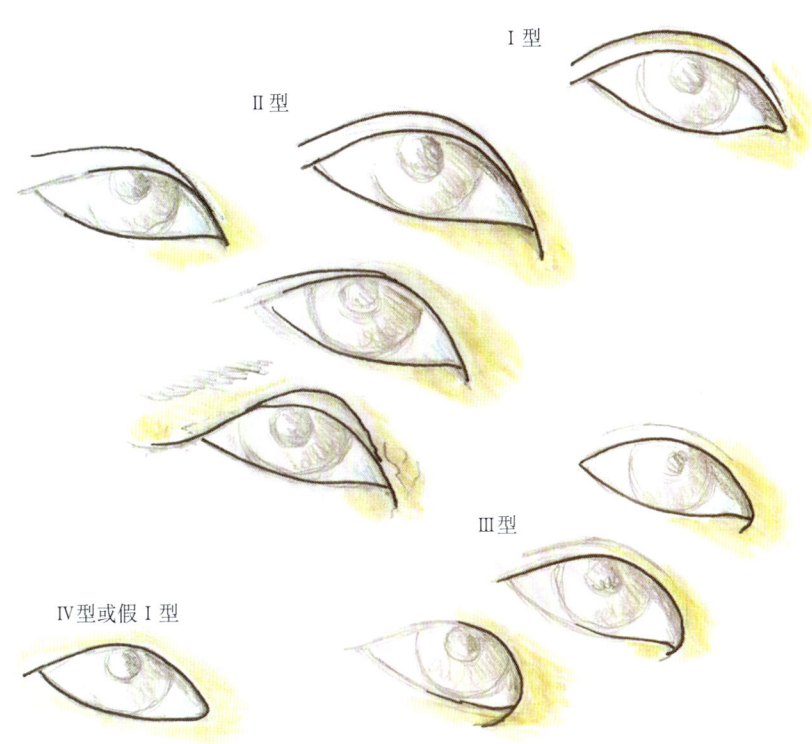

图 33.22 Flowers 对内眦赘皮的分型。Ⅰ型，内眦角显露，最接近西方眼型；Ⅱ型，内眦赘皮的界限清晰，覆盖内眦角，向下与下睑延续；Ⅲ型，内眦赘皮为半圆形，完全遮盖内眦角和泪阜，形成倒转型内眦赘皮，Ⅲ型的赘皮可分为大、中、小三类。Ⅳ型（也称为假Ⅰ型）的矫正需要用改良的 Uchida 内眦成形术。其容易被误认为Ⅰ型。

- 若是 45 岁以上的亚洲女性患者，内眦周围有松皮，则无论赘皮大小都应附加内眦成形术。若内眦赘皮的特点或突起过于吸引注意力，或干扰了重睑的形态，也应附加内眦成形术。
- 在尝试设计平行型重睑时，若不做内眦成形术会导致额外的皱襞自外向内沿对角线方向穿过睑板前皮肤中止于内眦角时，也应附加内眦成形术。

图 33.22 描绘了我们推荐采用的经 Flowers 改进的 Uchida 内眦成形术。其中"W"的臂要尽可能短小（1.5～2mm 到矫正大的赘皮时的 3.5～4mm），确保"W"的上臂恰好位于重睑线的内侧部上方。这样可以避免因术后瘢痕挛缩使努力矫正的赘皮再次出现。

图 33.23 中的大部分图片是多余的，但其中的某些方面揭示着重要问题。图 33.23A 列出了亚洲人眼型中常见的不同类型的内眦赘皮；图 33.23B 描绘了两种更适合亚洲人的眼型；图 33.23C 显示了用于矫正最严重的内眦赘皮类型——大的倒转型内眦赘皮——的方法。下文将密切结合这些示意图详细阐述以上问题。

- 首先，图 33.23A 为Ⅰ型，是最接近西方的亚洲人眼型。
- Ⅱ型赘皮从眼角内侧呈对角线状。大小和明显程度可能存在差异。我们认为，大多数Ⅱ型赘皮可以通过内眦成形术来矫正，但效果最好的是赘皮较小者。
- Ⅲ型称为倒转型内眦赘皮，赘皮形成一定的弧度包绕眼角，再向外侧反折。Ⅲ型又有大小之分。我们认为，大多数Ⅲ型赘皮应通过内眦成形术来矫正，特别是当大的赘皮给人以内斜视的错觉时，即使不考虑做重睑术（可能的变异类型见图 33.23C）。
- Ⅳ型更像是一个谜，经常冒充为Ⅰ型，有时我们称之为假Ⅰ型。此型没有像Ⅱ型和Ⅲ型那样可见的边界，但其皮肤却像紧绷的带环包绕内眼角——泪阜隐藏在赘皮深部 3～4mm 处。分割 V-W 内眦成形术是矫正这种畸形的唯一机会。
- 图 33.23B 显示了最流行的亚洲人眼型。有些人喜欢平行型重睑，当重睑线高度适度时外形很好；但若重睑线过高，则眼睛会失去"亚洲风情"。注意另外一种眼型中睑板前皮肤只在外侧显露（见图 33.10）。
- 图 33.23C 用改良的 Uchida 法矫正不同类型的赘皮，美化亚洲人眼型：（1）平行型重睑；（2）内含型重睑，重睑线在眼角处或眼角附近延伸至赘皮的深部；（3）不做重睑，矫正明显的倒转型内眦赘皮。

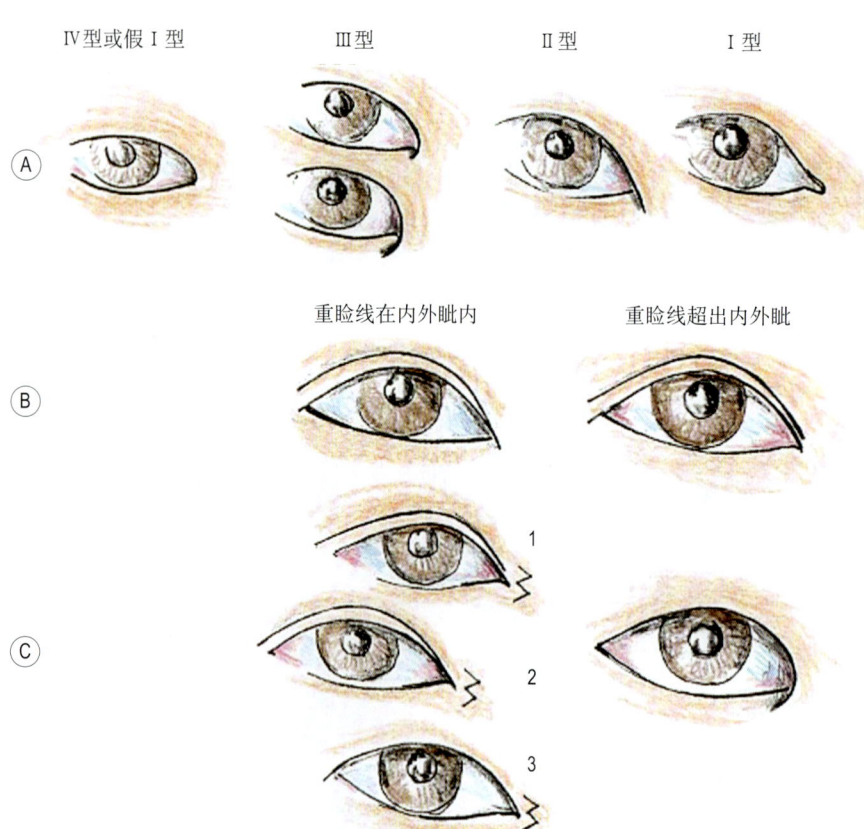

图 33.23 A,内眦赘皮的分类。B,更适合亚洲人的眼型。C,用改进的 Uchida 法矫正不同类型的赘皮。

3. 通过额部提升使眼睑更有魅力

一种强调使年轻或恢复某人的亚洲人自然眼型特点同时又要掩盖手术雕琢痕迹的高明方法是:用额部提升将眉复位。它能使眼睑的外观更年轻、更有朝气,并且强调或重新强调自然存在但通常被遮盖的重睑皱襞。数十年前塑造的重睑线也会随着眉的下降而逐渐消失,而额部提升能使之再现。在亚洲,这种方法主要适用于年龄在 25~55 岁之间的患者,她们的中上面部需要改善,但患者(与白种人不同)又不准备选择面部除皱术。恢复年轻的解剖状态或防止或限制术后眉下垂现在几乎已经成为亚洲人眼睑成形术手术计划的一个常规部分了(图 33.24)。

现已证明,20 多岁甚至十几岁的患者,若存在显著的眉下垂及额肌代偿性过度活跃导致的眉上提,尤其可以从这种方法中获益[23]。

有时额部提升的任务只是为了改善某一侧眼睑下垂,并不需要做重睑。额提升后眉的外侧上提可使过度紧张的额肌"减负",使其放松对眉内侧的作用,眉内侧即可随之降低到更放松、更有美感的位置(图 33.25)。

额部提升手术的关键步骤是切除(或前徙)头皮瓣的上外侧部,中间部不做切除或前徙(除了前文中提及的矫正眉不对称时)。在图 33.26 中,单纯的额部提升和内眦成形术后,患者的重睑线得到了良好的再现,不需要附加眼睑整形或重睑成形术。

这种手术行之有效,但对于有上睑凹陷的患者要特别注意,单独的额部提升会使上睑凹陷更加明显。但并不是要放弃额部提升,可以考虑结合外眦悬吊-中面部提升术。这样可以收紧下睑的松弛,改善上睑的饱满度。我们称其为 Mag-5(图 33.27)。

也可采用脂肪移植或注射其他安全的填充剂于眶上缘的下部。但是在额部提升之前制订手术计划时一定要先试行上提额部并收紧下睑,观察眼睑的不良特征有无改善或加重。

4. 亚洲人的重睑成形

尽管存在多种变换,重睑手术有三种最基本的技术:切开缝合法或内折法;埋线法;"半切开"法。所有这些方法通常都会导致眉静息位置的显著下降(图 33.28)。

切开法 图 33.29 描绘了切开缝合法的步骤,我们在 1970 年引入了这种方法并在 1972 年后常规用于大多数亚洲患者。这种方法在亚洲和非洲都很流行。多

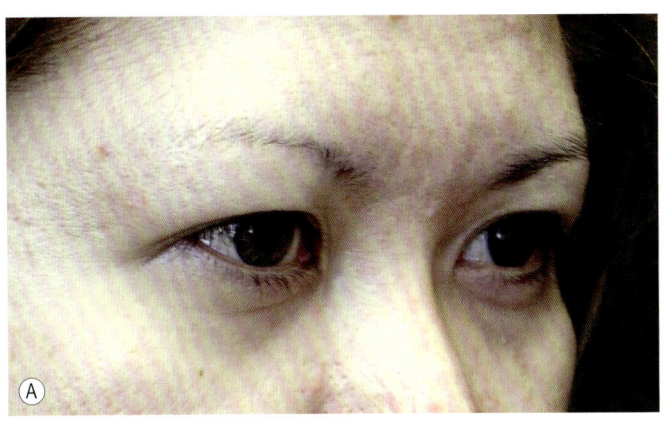
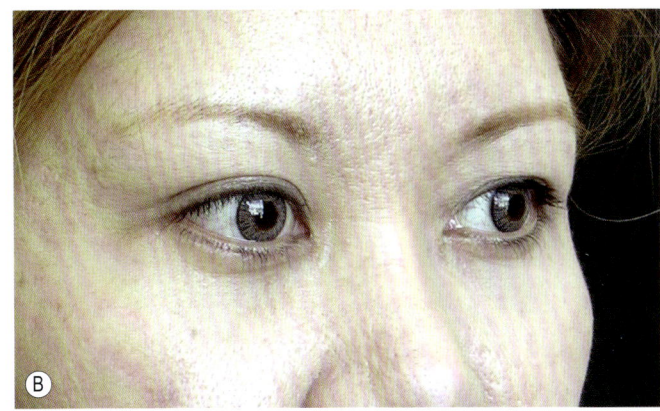

图 33.24　A，患者的眉和上睑松垂严重，存在代偿性的眉下垂。B，冠状切口额部提升和皱眉肌切除术后 2 年。没有实施任何的眼睑手术。

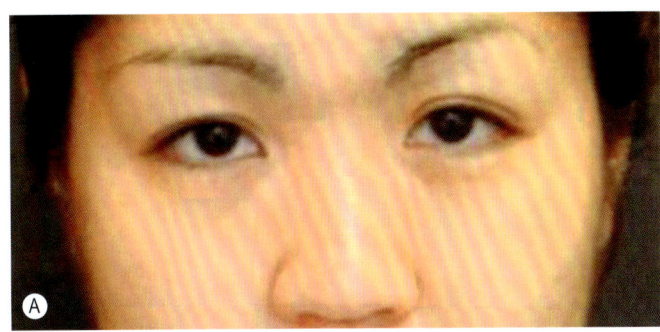
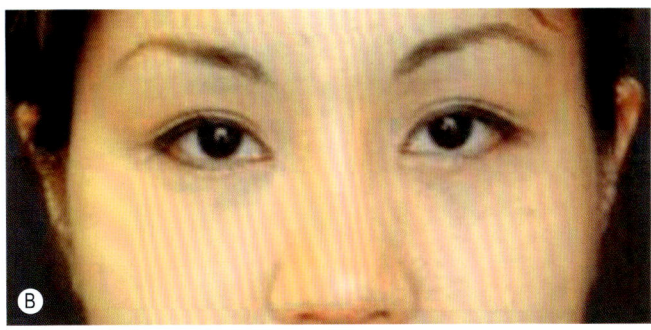

图 33.25　A&B，注意额部提升后眉外侧上提，放松了额肌，眉内侧下降至更放松、更吸引人的位置，使患者的美丽自然的重睑线显露。

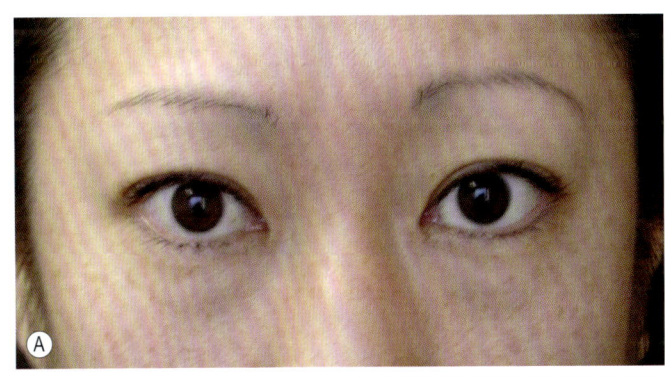
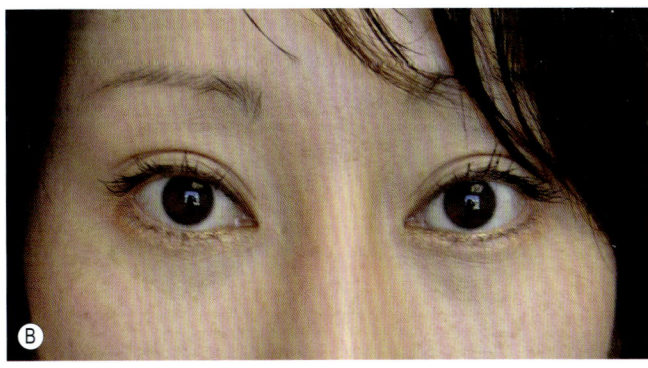

图 33.26　A&B，注意单纯的额部提升和内眦成形术后，患者的重睑线得到良好的再现，不需要附加眼睑整形或重睑成形术。

年来，这种方法基本未被改动，只是现在我们设计的睑板前皮肤高度没有图中描画的那么高。医生在掌握了这种方法后，能够高效地做出漂亮的重睑，其持久性令人满意。我们从未发现失败的病例，尽管有些患者的重睑线会随老化性的眉下垂而变得不明显。对于这些患者，我们的修复方式是应用额部提升术，通常还联合外眦悬吊术或扩大为中面部提升。

在需要去皮时，为了使去皮量更加精确以保证最佳的术后效果，可以参考以下步骤（图 33.29），或进行估算。取一根曲别针弯成一定的曲度，将曲别针置于希望上睑形成重睑线的位置，嘱患者睁眼，在皮肤内折的同时保持睑缘处于自然睁开时的位置。用手指将另一侧的眉上提固定，对侧的眼睑用曲别针固定，此时额肌已充分松弛，睁眼时视野应该不再有任何遮挡。这样眉可以下降到自然、静息的位置（因为已不存前向视野受遮挡导致的额肌收缩）。额肌充分松弛

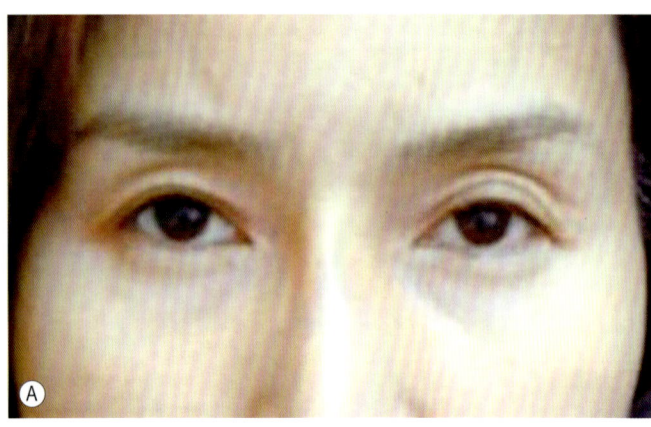
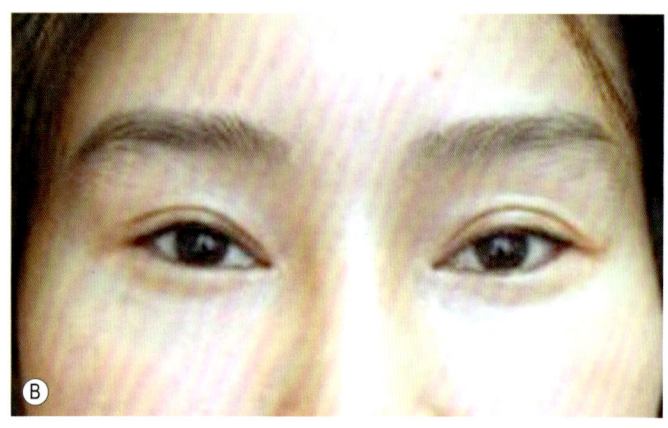

图 33.27　A&B，额部提升结合双层的外眦悬吊术将韧带和支持带悬吊至眶缘，第二层悬吊的组织包括肌肉、眶隔、骨膜、皮肤和皮下组织。术后眼球上升，填补了眶腔上部的空虚，阻止了眶隔内脂肪向下睑疝出。下睑也恢复了年轻时的倾斜度。这种联合手术称为 Mag-5。

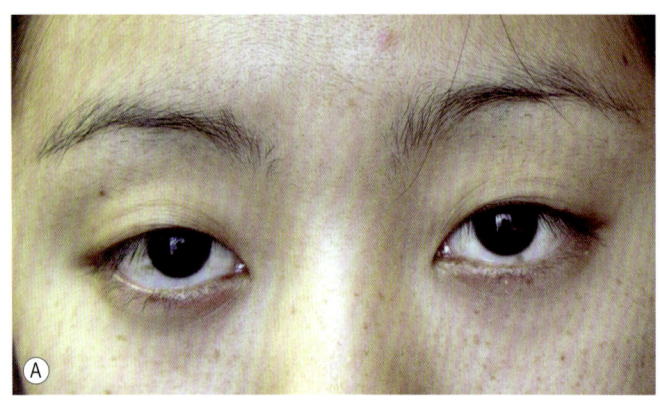
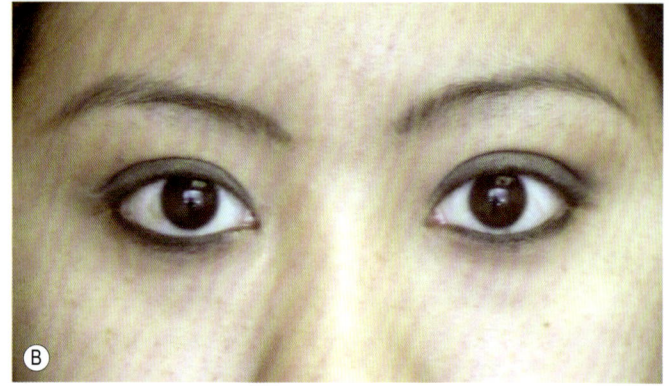

图 33.28　A，代偿性眉下垂导致的眉内侧过度上提，双侧眉不对称，右侧眉较低，右侧眼睑下垂。B，术后 14 个月，注意眼睑对称（修复右侧眼睑下垂，切除右上睑多余皮肤使睑板前皮肤略增高）。可见眼睑内折（矫正了视野的遮盖）松弛了额肌，使眉内侧得以下降，看起来更吸引人、更舒服。

后，再来设计希望达到的睑板前皮肤的高度并测量上睑的去皮量。

将测量值的毫米数乘 2 再加 1mm，保证眼睑尾侧端"折叠"的赘皮被去除。这样就可以得到去皮量。沿着眼睑多测量几个点保证整体去皮量的精确。

若计划在睑成形术的同时实施额部提升（为了避免眉下降到不良位置），可用同法估计去皮量，但是要将与眼睑相对应的眉提高置于术后 6 个月时眉可能的"最佳"位置。通过以上努力，这两个独立的手术联合可以像术前设计的那样，为塑造干净、富有吸引力和年轻的眼睑形态提供最大的可能性。

在手术开始前，将眼睑上翻来测量睑板前皮肤的高度，这样做是为了保证睑板前皮肤的高度和睑板的高度协调。亚洲人的睑板高度通常为 9～10mm，也可能少于 7mm。理想状态下睑板前睑褶皮肤的高度是 1.5～4mm，很少超过 4mm。为了达到 4mm 的高度，一般在睫毛缘上方 8～9mm 处切开皮肤（在延展皮肤的情况下）。若要达到 2.5～3.5mm 的高度，皮肤切口在睫毛缘上方的高度为 8mm；若要达到 1.5～2mm 时，切口高为 7mm。若采用后者，则今后下垂的空间就十分有限了。

图 3.30A-E 描绘了初始步骤。图 33.30F 和 G 很好地显示了包裹眶隔脂肪的眶隔 - 腱膜悬韧带。注意：悬韧带的尾端和上睑缘平行是在眼睑睁开时而不是闭合时。

在打开眶隔时要小心，要最大限度地保留提肌腱膜（图 33.30H&I），或至少保留眶隔 - 腱膜的延伸处[24]，以确保在连接良好的同时不造成眼睑退缩。适度处理眶隔脂肪（图 33.30J）。

突眼患者的上睑外侧极易发生退缩，突眼是亚洲人浅眶腔的常见伴随现象。对于此类患者，"闭合"或"半开放"的睑成形术更为安全[25]。

能达到理想效果，尤其是对于眼睑皮肤薄、眶脂少者。对于突眼的患者，闭合（埋线）法亦是不错的选择。图33.31清晰地描绘了我们惯用的方法。图33.1A：首先测量睑板的垂直高度；然后图33.1B：描绘出重睑睑褶的位置（如图33.29描述的曲别针法也适用于此，尽管不需要去皮）。图33.1C：在6-0或7-0不可吸收线贯穿缝合处或睑板的上缘附近（有时低2～3mm，此时缝线要缝带睑板），用刀切开很小的切口。在这种方法中，不可吸收线的存在会带来角膜刺激的风险。幸运的是，埋线处的结膜通常会形成凹槽，避免了对角膜的刺激。穿过睑板的缝线可能会导致睑板腺囊肿形成。缝线应穿行于结膜的下方深部，在眼睑前面应埋没在皮肤深层（图33.1D&E）。线结埋入眼睑组织内，皮肤的小切口缝合一针。此项技术中也可采用可吸收线。埋线法的不足是效果不持久。

亚洲人上眼睑的单纯皮肤切除术　经常并不需要在上睑动刀即可获得精致的眼睑外观。例如，对于年龄性的眼睑松垂，额部提升就能达到理想的效果。但有时仍会有多余的皮肤残留或被显露出来。随着年龄增长，最大限度的外部提升有时也不能充分解决眼睑松垂和视野遮盖问题。其他情况，如上睑凹陷，又有赘皮而没有睑褶，或患者有天生的或手术形成的重睑线时，单纯的皮肤切除有时也是不错的选择。眼睑松垂问题通过在皮肤皱褶上方或手术瘢痕上方切除部分皮肤就可解决。

没有重睑线又不喜欢重睑的患者，单纯通过额部提升可能不足以去除过多的皮肤松垂（假性上睑下垂）。此时，多余的皮肤可以在睫毛上方切除，在老年人甚至可以在睑中部切除皮肤。当存在大量的多余皮肤而使最大限度的额部提升也无法解决视野遮盖问题时，单纯的皮肤切除或皮肤和肌肉的切除会有很大帮助（图33.32）。这也是单独上睑成形术的三个指征之一（第二个指征是年轻的亚洲人眉过度上提且眉下降后会更美观者；第三个指征为极少见的患者——通常为白种人——存在轻度至无代偿的眉下垂且眉的静息位可以接受，只需单纯切除松垂的皮肤而不会导致眉进一步下垂者）。这种单纯切除有时会出现的问题是真皮层薄弱，眼睑睑褶的位置可能会偏离术前的预估，即使是在睫毛上方做的切除。

下睑和外眦　下睑和外眦的复位对于亚洲人的意义远大于对于西方人的意义。亚洲人的眼睑更厚，缺乏弹性，对瘢痕和皮肤过度切除的耐受性不及西方人，因而出现的医源性畸形更多。我们因此选择了内路脂肪切除法，以避免出现色素沉着和眼睑短缩畸形。

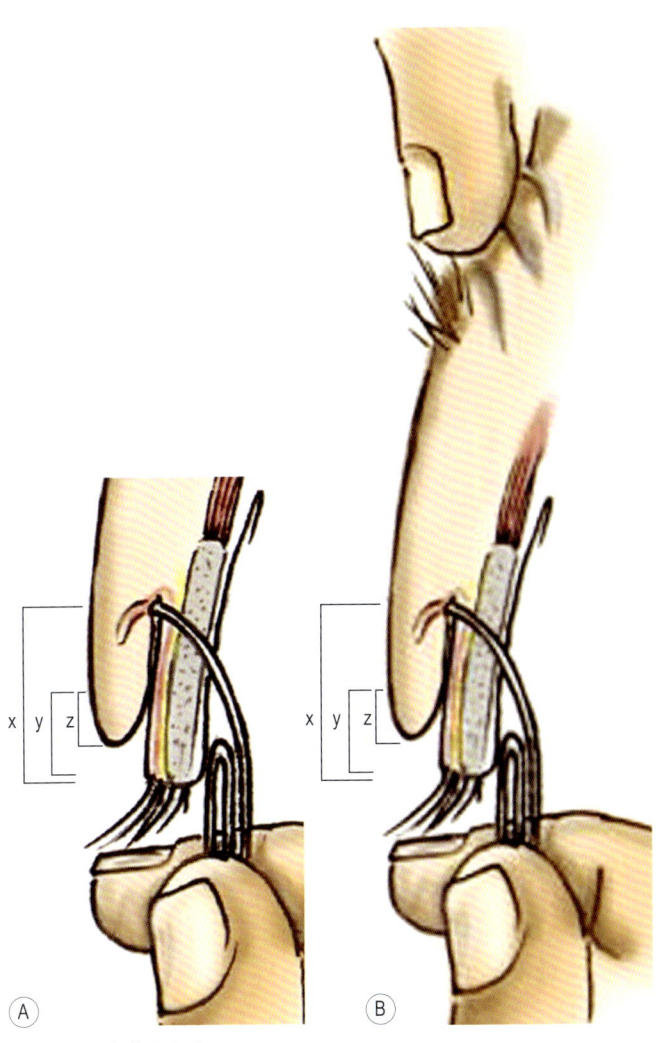

x = 睑板前皮肤的高度
y = 期望获得的睑板前皮肤高度
z = 需去除的皮肤量
去除的毫米数 = z × 2 + 1-1.5（尾部去除量）

图33.29　测量需去除的皮肤量（Z），期望获得的睑板前皮肤高度（Y）。在尾部去皮量为Z的长度×2 + 1.5mm，根据皮肤的厚度决定。这一测量可在眼睑上多个点进行。X代表睑板前皮肤高度。B，若同时行额部提升术，同法评估皮肤，但是要先将眉拉至"提升术后"6个月时可能的"最佳"位置。

在缝合-内折法中，睑板前腱膜离断时的位置越低越好（图33.30K）。用6-0 Vicryl线连角针缝合皮肤、睑板和腱膜（图33.30L）。缝挂睑板前筋膜可作为额外的保险措施，预防重睑术后常见的并发症——睫毛外翻。

真皮和腱膜的对合可使睑板前皮肤拉紧。在外侧，睑板的高度下降，缝合时只缝挂提肌腱膜，与Fernandez医生在1960年提出的基本技术相似。关闭皮肤时，缝挂提肌腱膜的边缘（图33.30M，N，O），建议使用不可吸收的6-0尼龙线或Prolene线，连接角针。

闭合（埋线）法　有时，"闭合法"或埋线法亦

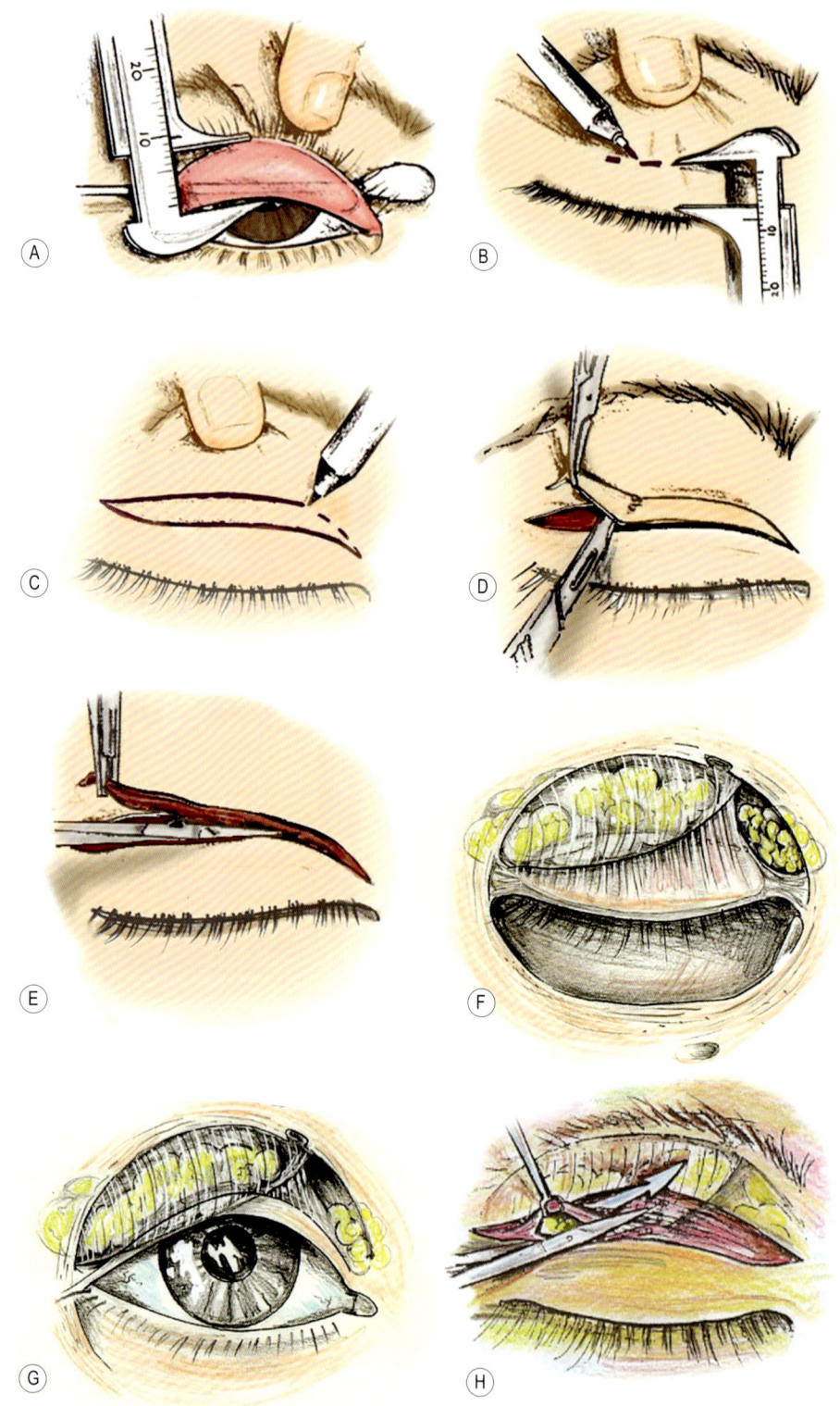

图 33.30 A，手术开始时，上翻眼睑并测量睑板高度。B，双侧眼睑同张力状态下用 Jameson 卡尺标记切口线：若睑板前高度为 4mm，切口线在睫毛缘上方 8～9mm；若高度为 2.5～3.5mm，皮肤切口线高度为 8mm；若为 1.5～2mm，切口线高为 7mm。在包含睫毛和睑缘的高度时需增加 2mm，以弥补因皮肤延展和内折至睑板前缘所需的皮肤量。C，根据术前的设计切开上睑皮肤（见图 33.29）。切口不要超过眶缘和实际的睑褶。D，皮肤和肌肉的切除要分开进行。E，然后小心切除一条轮匝肌。切除肌肉时切忌牵拉肌肉以免意外损伤提上睑肌腱膜。F，包裹眶脂眶隔 - 腱膜的悬韧带在外侧下降的位置较低，向鼻旁延伸时止点逐渐向头侧移动。若不了解悬韧带的这一特点，在打开眶隔时很可能剪断提肌腱膜。G，悬韧带在睁眼时而不是在闭眼时与睑缘平行。H，包裹眶脂眶隔 - 腱膜的悬韧带在外侧下降的位置最低，此处是打开眶隔时最安全的部位。轻压眼球使眶脂稍膨出，这一典型的特征提示操作是在正确的空间。为避免意外损伤提肌腱膜，实施这一步骤时需要掌握悬韧带的解剖（见图 33.30F，G）。进入眶隔后，剪刀尖要向头侧倾斜，自外向内剪开。注意悬韧带的尾端在睁眼时与眼睑外 2/3 的睑缘平行。

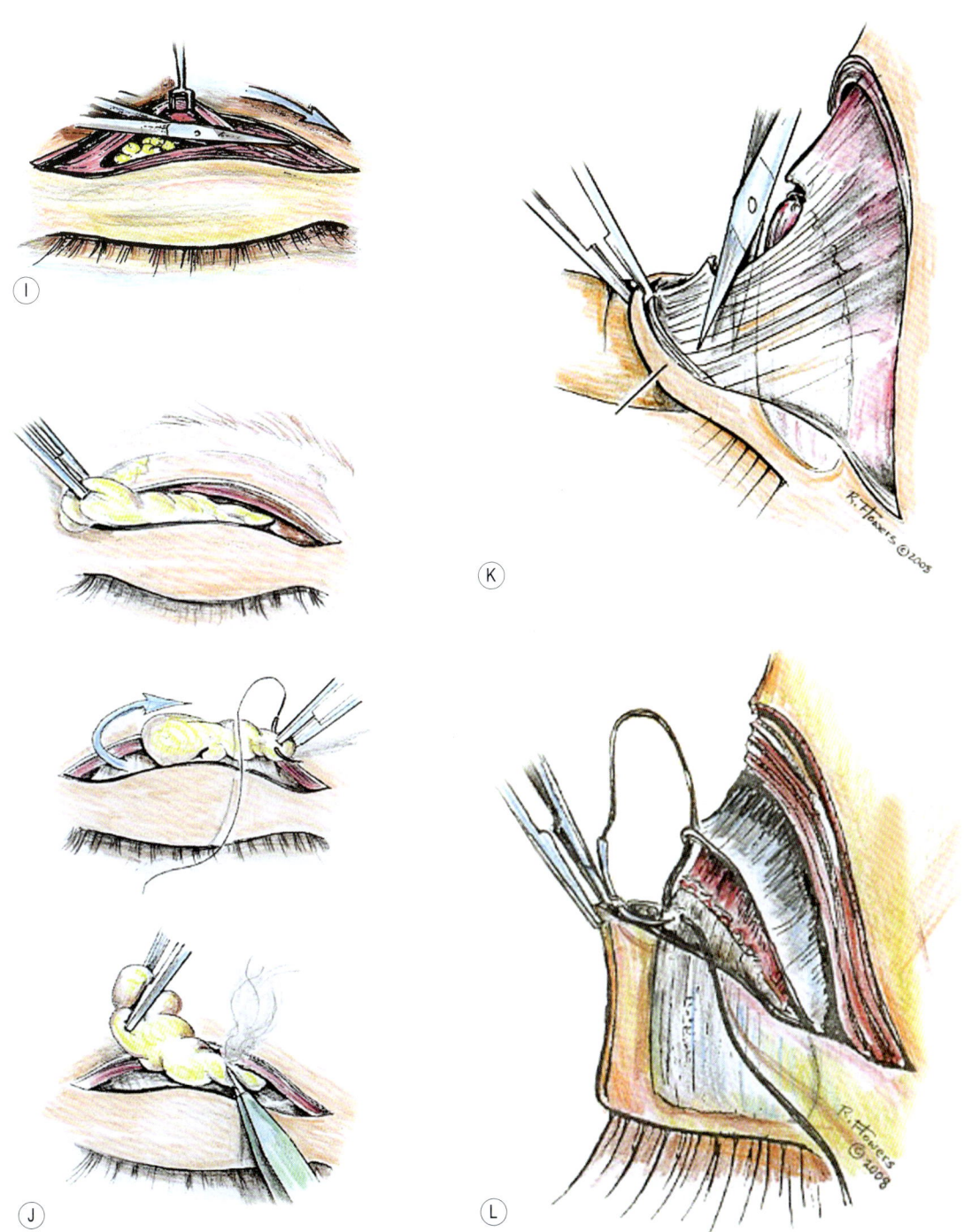

图 33.30 续 I，在眼睑中内 1/3 交界处，转而轻度向尾侧倾斜，越过眶隔浅层，延伸至内眦。这样可沿眼睑全长将眶隔和腱膜分开，并避免重要结构的损伤。J1，眶隔打开后，眶脂的切除变得简单，但是仍然要小心不能切除过多的脂肪。J2，紧邻泪腺处常可见一团明显的眶隔脂肪存于眶缘内。这团脂肪可予以切除，也可以将其铺填于眼睑凹陷处。J3，脂肪筋膜上的血管及任何穿入的血管要细心止血。K，将手指插入到睑板前皮瓣的结膜侧，然后翻转皮瓣，沿睫毛囊上方紧贴睑板横断提肌腱膜。在暴露睑板前需剥离开多层组织。清理睑板前坚韧的结缔组织，为缝合准备好平台。亚洲人的睑板前脂肪组织尤其丰厚，特别是在内侧睑板前。去除睑板前轮匝肌和脂肪，保留这些组织可能会造成术后水肿。这样可以修整出平滑稳定的睑板前皮肤平面以方便缝合固定。L，缝合。使用 6-0 Vicryl 线将睑板前皮瓣的真皮层缝合于睑板的前上部和腱膜的游离缘。嘱患者睁眼、闭眼来调整缝线的位置，在保证睑板前皮肤平整的同时避免睫毛外翻。在外侧，睑板的高度逐渐减小，只需将真皮和提肌腱膜缝合。

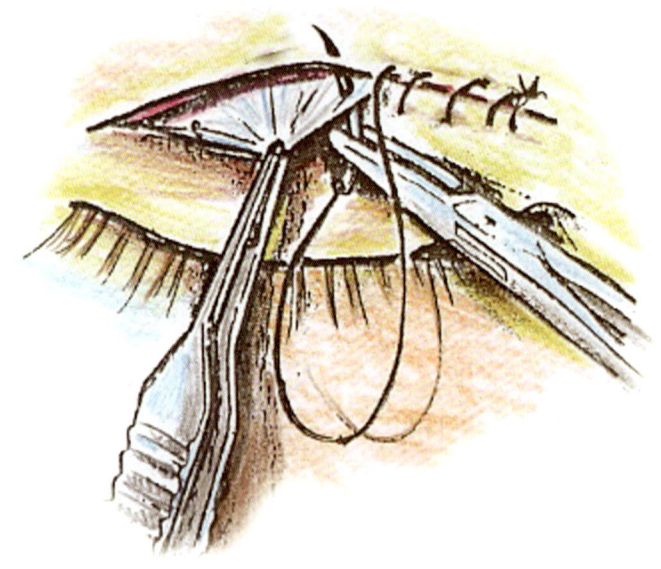

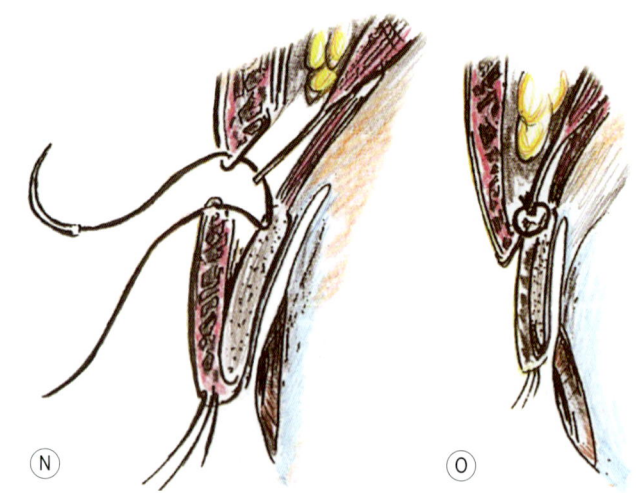

图 33.30 续　M，N，O，用 6-0 的 Prolene 线缝合皮肤，每针都要缝挂提肌腱膜的边缘。

外眦复位（外眦悬吊）结合中面部或颊部提升是当前最佳的下睑整形方法[26, 27]。额部提升或外侧额颞部提升术对于预防额颞部的蟹爪纹通常是很重要的方法。这些方法的联合被称为冠状 - 眦悬吊术[28]，Mag-5 是近来的称谓，希望也是最终的名称。当需要双侧悬吊至眶缘的扩展眦悬吊法和中面部提升术时，就有了实施 Mag-5 的指征。

下睑的内侧和中间脂肪团通常可以经结膜入路切除。外侧脂肪团则可在 Mag-5 术式中经外眦下的切口切除，这样去皮变得更安全，去脂肪也更安全，并且通常是最小限度地切除。

颧突发育不良导致的中面部退缩在亚洲人种颇为常见，这些人的眶颧凹陷更为明显。这种常见的畸形促使作者自 20 世纪 70 年代起就开始设计泪沟槽的填充物。从亚洲患者中获得的早期经验使畸形和矫正手术获得了跨种族认同。扩展的外眦悬吊切口结合骨膜下的剥离成为良好的植入床，在植入假体时无需更多剥离，并能有效缓解眶下泪沟槽畸形。

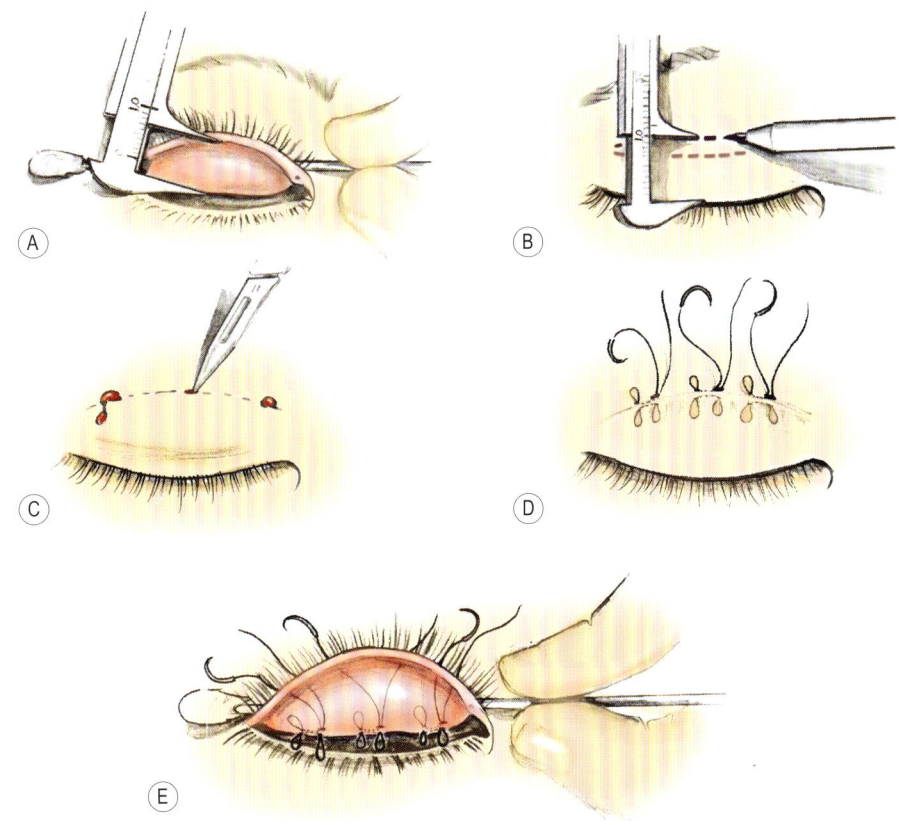

图33.31 闭合法重睑术。A，测量睑板的高度。B，将睑板头侧边缘与皮肤缝合。C，皮肤切口可保证线结埋入皮下。D，不可吸收线缝合处满意的重睑线。E，眼睑内面看缝线的位置。

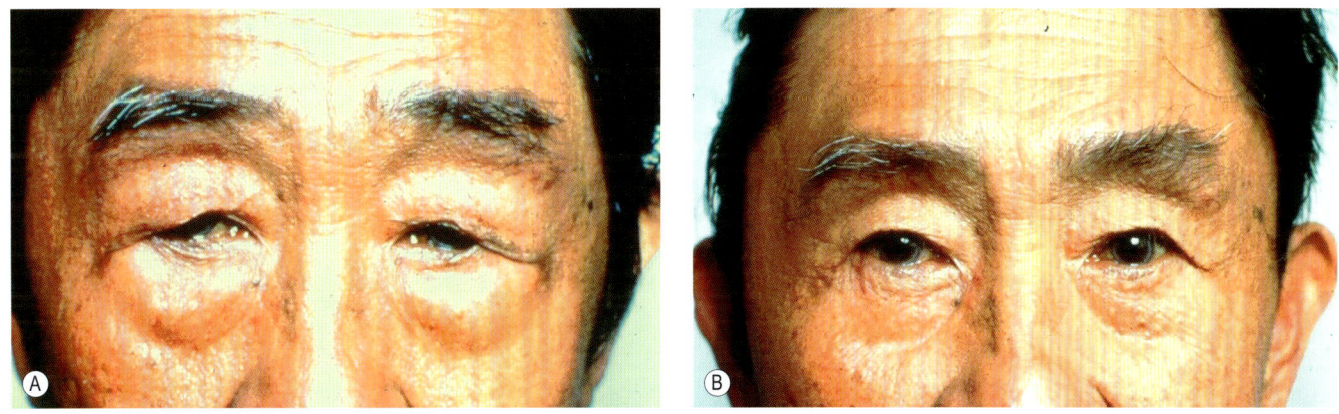

图33.32 A，一位年长多病的患者，尽管额肌被充分调动，眉下垂和眼睑松垂仍然遮盖了视野。B，简单的睫毛上皮肤切除术后4个月。通过适当切除上睑皮肤而使代偿性眉下垂能够改善视野的遮盖。患者的视野遮盖现已改善，外形明显改观。更多的切除只会导致眉进一步下垂，因为仍然有大量的代偿性眉下垂存在。更多的切除并不能更多显露被遮盖的睑板前皮肤。此例是单独上睑皮肤切除的三个适应证之一，患者能够从手术受益。

半开放技术 半开放技术通常涉及眼睑的切开或皮肤-肌肉切除，可为缝合创造条件，使真皮缝合到或穿过提肌腱膜在睑板前的延伸部分，经常缝挂部分睑板，从而避免侵入上睑，这是一种耗时较少的手术。手术的确涉及眼睑皮肤的修复。两种手术方法均适用于眼窝浅或突眼的亚洲人，术后出现外侧眼睑退缩的可能性很小。

眦间倾斜 有一种常见的误解，即认为多数亚洲人的眼睛是"倾斜"的。虽然眼睑偶尔会倾斜，多数亚洲人的眦间轴是横向的。反-蒙古型倾斜也并非少见，尤其多见于中国人。眼睑典型的上斜形态会随年龄增长逐渐下垂。无论是年轻的还是年长的亚洲人，这种不美观的横向或下斜的眦间轴得到矫正后，面部外观都会有显著的提升（见图33.5、图33.11、图

33.24 和图 33.33）。

不达目的不罢休　对于获得理想的结果，小的修整（有时是大的）也是必要的。有时需要应用多种方法来改善，时间跨度可能是数年。手术后可能要等待一年甚至是更长的时间才能看到最终的效果。下述这位患者正是坚持追求完美的眼睑外形的典范。患者是一位22岁的亚洲人，希望拥有更美观的眼睛。她获得了一名对亚洲人眼睑成形术富有经验的注册整形外科医生的帮助，接受了切开重睑术加下睑成形术。图33.33A显示的是这位患者在其他地方进行手术后的照片。

术后患者对其眉下垂和严重的睑外翻十分不满，虽然已减轻；对左侧眼裂变圆，左侧内眦赘皮明显等均不满。她来到我们诊所，要求进行手术矫正。在对其进行额部提升加皱眉肌切除、双侧双层外眦悬吊术、中面部提升术后，其圆形眼裂消除了，恢复了自然倾斜，矫正了瘢痕性睑外翻。

6个月后她回来做了改良Uchida内眦成形术，并修整了右睑的内侧（图33.33C）。图33.33D是最后一次手术后4年随访的照片，之后没有再做过眶周手术。

术后护理

- 可以预见，与传统的睑成形术相比，缝合和内折法重睑术后的并发症更多，恢复时间更长，但是后者的重睑线更为精确也更持久。在术后早期，睑板前皮肤的水肿会导致不同程度的睑下垂及睁眼时的牵拉感——特别是上视时。
- 术后2周，眼睛的外形逐渐自然，但是水肿通常还未消散，数月内睑板前皮肤的高度会略高于期望值。最后一点肿胀要在2~3年内逐渐消散。
- 术后在眶周使用轻而蓬松、压力适度的绷带进行局部加压包扎，次日撤除。这样做能减少渗血、肿胀、水肿、结膜水肿、瘀斑和触痛。头部抬高30°~45°持续48小时以减轻肿胀。鼓励患者再坚持此睡姿2周——如果可能。如果患者眼睛过肿遮挡视野，再局部包扎1天并保持半卧位睡姿。这样做能加速肿胀的消退。
- 绷带去除后，局部冰敷36个小时，使肿胀降低到最低限度，36小时后不再冰敷。
- 术后2周内避免剧烈运动，以免冲撞到术区或造成血压升高而导致新鲜创面出血。
- 此类手术后疼痛一般不明显，可给予对乙酰氨基酚类药物进行良好的控制。
- 术后避免揉眼睛，揉眼会使线结松弛或崩解而导致伤口裂开。若瘙痒严重，可通过冰水浸泡而缓解。
- 2~8周内睡前涂眼药膏，每日滴数次人工泪液，因为这段时间内受伤的眼睑的闭合力量可能不够。
- 术后4天拆除所有缝线（除了内眦成形的关键性的3针）。
- 剩余缝线于术后6~7天拆除。

并发症

亚洲人眼睑成形术术后并发症较常见。若手术后效果不是更美观而是相反，患者会很不快，而且通常很难对付。为了避免这种尴尬境地，术后要对一切可能造成不满意的情况保持高度警觉。

眉

- 严重的眉下垂和皱眉肌纹加重。若代偿性眉下垂没有被识别及同时或晚些时候才列入手术计划，这些并发症经常会出现。通常人们只有在经历了眉下垂后才能体会到我们提倡的额部上提术的好处。
- 眉不对称。90%的东亚人存在显著的眉不对称，80%右侧较低，10%左侧较低。另外10%基本对称。除非眉不对称被辨认和正确地处理，否则睑成形术后重睑线亦会不对称。

上睑

- 排线。缝合线，即使是可吸收线，也经常会被挤出——因为它们是被埋在皮下。当看到挤出皮肤的线头时，尽快拆掉，以免形成脓肿和导致感染扩散，用碘消毒液或抗生素软膏进行局部处理。
- 未能形成流畅、持久的重睑线。我们看到很多人所做的重睑术只是单纯切除皮肤和肌肉。有些还在沿用Blair Rogers提出的电凝-导致-瘢痕的方法[29]，后者不能保证形成流畅、明显的睑褶。还有些人试图在希望形成重睑线处单纯切除皮肤和肌肉。还有些人将眼睑的真皮缝合于提肌腱膜坚韧的延伸处而非腱膜本身。若腱膜看起来过短，无法粘合于睑板前真皮，可将腱膜的游离缘剪成斜条状，先将其向尾侧旋转，然后再缝合于真皮或真皮和睑板（图33.34）。尽管3针缝合足以形成睑褶，但要形成完整的在上睑全长与睑缘形态相似的重睑线，则通常需要缝合至少5针。最常见的败笔见于睑外侧，多缝1、2针往往就能避免返工。

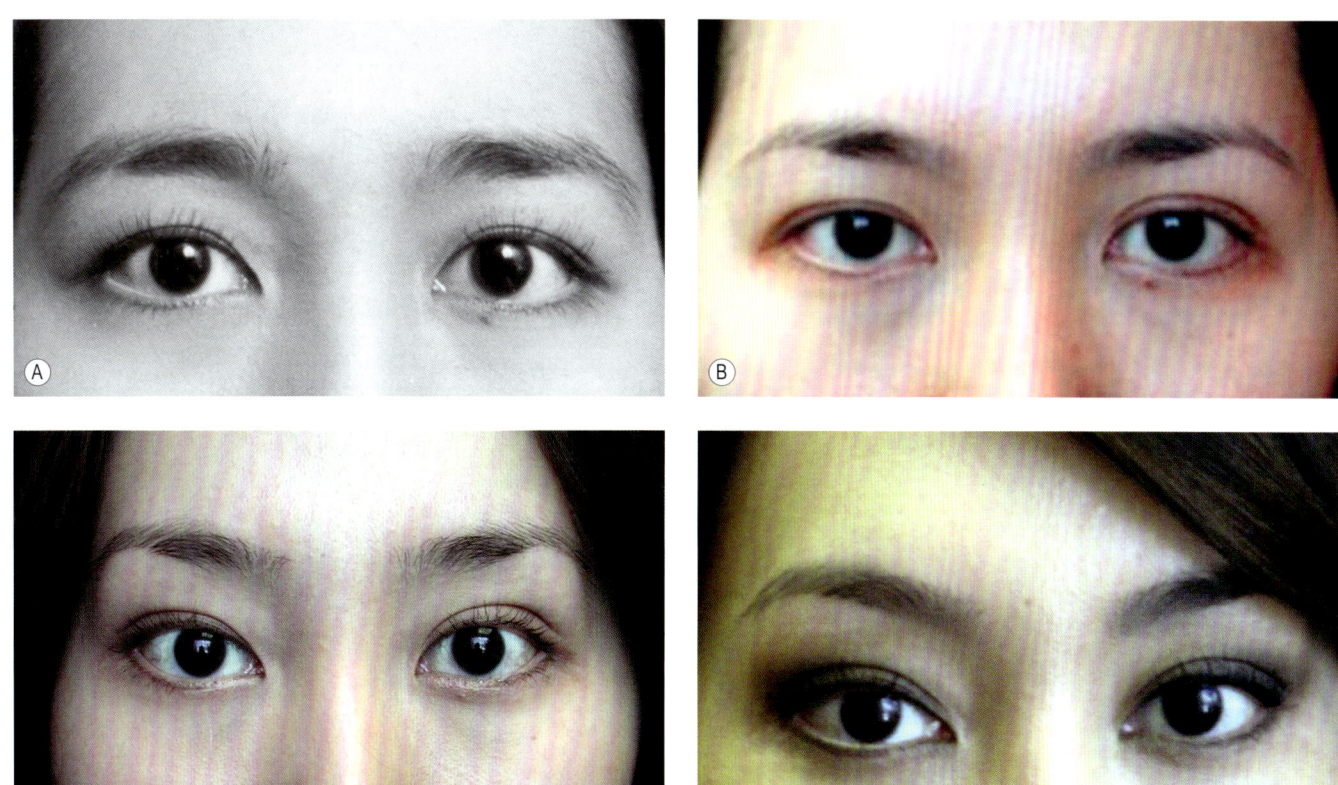

图 33.33 A，一位 22 岁的日裔美国女性，术前。B，外院重睑术和下睑成形术后 1 年。注意，眉下垂，瘢痕性睑外翻，眼裂圆，双侧上睑不对称，内眦赘皮不对称。C，额部提升、皱眉肌切除、双侧两层外眦悬吊术、中面部提升术 2 年后，圆形的眼裂消除了，眼睛恢复了自然的倾斜，矫正了瘢痕性睑外翻。D，同一患者，改良 Uchida 内眦成形术及右重睑内侧提升术后 4 年。她最终达成了她所追求的"完美"状态。这里传递的信息是——不达目的不罢休。总有一些小的修整能给患者的一生带来重大改变。

- 不对称可以和重睑睑褶未形成并列为亚洲人眼睑成形术术后最常见的问题。不对称通常表现在睑板前皮肤垂直高度的差异上。导致畸形的原因有：（1）没能识别眉的不对称及其对睑板前皮肤高度的影响；（2）切开和切除前未做精确的测量；（3）没能识别或补救非对称性的眼睑下垂或退缩。[非对称性退缩的原因通常是非对称性突眼和（或）过激手术]。
- 另一种不对称是睫毛外翻，即一侧在睑板或腱膜的附着点高于对侧。在将睑板前皮瓣的真皮缝合到睑板和腱膜前要再次确认没有睫毛外翻。
- 第三种不对称是一侧的重睑线延伸至内眦的下方，而另一侧在内眦的上方。最好的纠正方法是前徙或切除一个三角（或再多一个三角），就像改良 Uchida 法中所做的那样（图 33.2）。
- 血肿。可能是很小的瘀斑或结膜下出血，也可能是 Müller 肌内的出血。血肿可能导致的问题可以从暂时性下垂到巨大的球后血肿。
- 睑下垂。术后早期几天内通常可见不同程度的睑下垂，治疗后会逐渐消失。如果术中损伤了睑板上血管网（图 33.35），则可能导致 Müller 肌内的血肿。这可能导致 2 周到 2 个月的眼睑下垂。
- 导致术后持久性睑下垂的最常见原因是：术前未诊断上睑下垂，往往在术后早期因眼睑僵硬和睑水肿增加而加重（没有任何东西可以取代术前的彻底检查！）。
- 术前没有记录或至少向患者指出存在某种情况必然导致患者在术后责备医生（患者在术后会增加对自身外观的关注度）。另一个导致下垂的原因是：提肌腱膜的医源性损伤，通常是在切除轮匝肌时过于粗心，意外损伤了腱膜。
- 由提肌腱膜意外缩短导致的腱膜失联合不会在术后立即出现睑下垂，但后者终究会发生。当腱膜过短时，一定要斜行修剪游离端或应用颞筋膜移植来修复。
- 睑退缩。这是由于睑板前皮肤固定于过短的提肌腱膜造成的，或因为一侧或双侧的突眼儿更明显。无论哪种情况，都可用斜行修剪游离缘法来

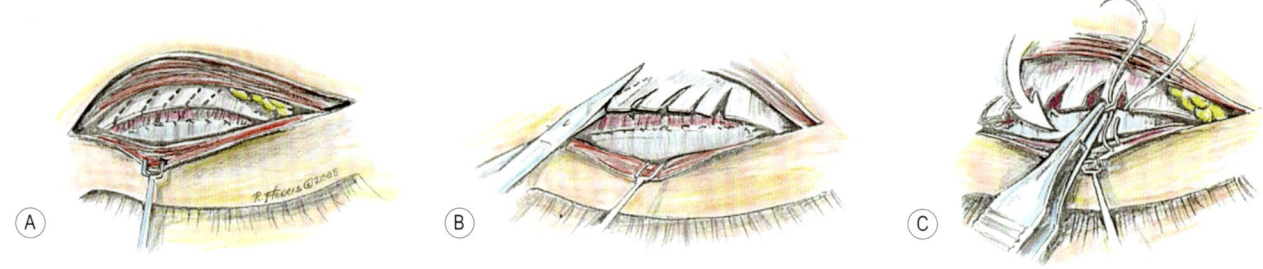

图 33.34　A-C，斜条。将提肌腱膜游离缘修剪成斜条形来延长之前短缩的或横断了的腱膜。

修复。只有在迫不得已时才使用筋膜移植（见图 33.34）。

- 重睑线过高或过低。"过高"通常意味着判断失误、标记草率和（或）错误的审美。"过低"可能是因为不了解逐步松弛的额部和头皮导致的眉下垂会在数年甚至更短的时间内逐渐遮盖小的重睑线。
- 多重睑褶。这通常是因为没有去除原有的睑褶。沿眼睑全长打开眶隔往往就能避免出现这个问题。多余的皱褶线多见于埋线法或半开放法，它们无法离断之前存在的连接。一种非常多见的额外皱襞产生的原因是：新睑褶头侧有遗留的陈旧瘢痕。即使将陈旧瘢痕的所有连接都进行松弛，皮肤切开处薄弱的真皮也经常会导致不必要的额外的皱襞形成。疏于止血而导致上睑内瘀斑会催生深部瘢痕，也能造成额外的皱襞。

下睑

- 几乎所有下睑术后并发症都与术中未矫正下睑的松垂和失张力有关。牢固的多层外眦悬吊，特别推荐悬吊至眶骨，最好联合中面部提升，这些措施都能帮助缓解反复出现的医源性畸形。
- 睑内翻。最常见的是术前即有。第二种原因是外眦悬吊过高或过于靠近睑缘。
- 眦间轴的向上倾斜度消失，甚至出现反蒙古型倾斜，也是亚洲人眼睑手术后常见的并发症。过多切除皮肤、表面重建、未能通过外眦悬吊恢复下睑张力等都是可能的原因。

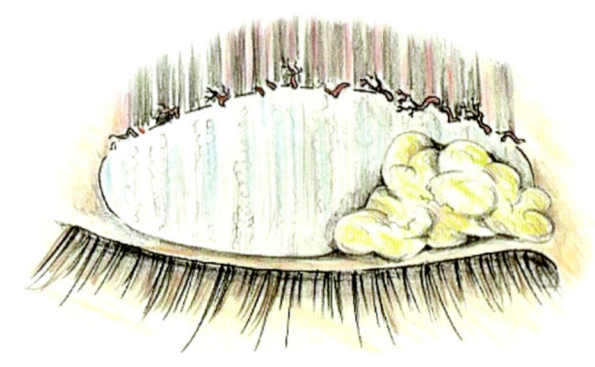

图 33.35　睑板上血管网。注意沿睑板上缘即 Müller 肌插入睑板处分布的血管网。在缝合时尽量不要损伤这些血管，否则 Müller 肌内的血肿可能导致术后睑下垂。

- 下睑凹陷。尤其多见于下睑薄或眼窝深陷者。脂肪去除过多是常见的原因。
- 恼人的瘢痕形成。
- 感染。

结论

亚洲人眼睑整形若要获得满意的效果，需要均衡地应用最好的眼睑整形方法并结合一些辅助方法，如额部提升——经常联合延展肌腱和肌肉的外眦悬吊术、中面部提升术和下睑成形术。亚洲人的重睑术仅将视野局限在眼睑是不合时宜的，因为其效果不会令人满意，当今时代已有更好和更聪明的手术方法来获得更好的可以控制的结果。

手术心得及教训

心得

- 患者在闭眼时前额是充分放松的，让患者闭上眼睛以发现真正的眉静息位。通过这种方法可以精确地了解内折法睑成形术后由于代偿性眉下垂导致眉降至的位置。
- 更多地应用额上提术联合（有时可取代）睑成形术。
- 多应用改良的 Uchida 内眦成形法，以保证术后效果。
- 认真缝合及拆除内眦的缝线。使用 6-0 线连接角针。
- 用弯曲的曲别针在术前模拟重睑睑褶。结合额部上提动作来解释联合额部上提术的优点。

教训

- 缝合重睑线时，如缝挂的深部组织过于靠近鼻，很容易导致重睑线延伸至内眦赘皮的深方。
- 缝合皮肤和外侧腱膜时过于靠外可能导致重睑褶下翻到眼角的外面。
- 眼睑缝线超过 4 天后会形成缝线隧道。尽管快吸收线很方便也很节省，但会导致伤口变形并形成更多的隧道。
- 若术前未能辨认不对称性的下垂和睑退缩，设计的睑褶再对称，术后也会显得不对称。睑板前皮肤的高度和去皮量应根据非对称的眉位置进行调整。
- 去除轮匝肌时经常会损伤提肌腱膜，导致腱膜过短。

手术步骤小结

1. 反转眼睑并测量睑板的垂直高度。
2. 标记切口线。
3. 切除皮肤后再切除轮匝肌。
4. 贴近皮肤切缘尾侧的一小条轮匝肌需小心去除。
5. 沿眼睑全长打开眶隔。
6. 修剪眶脂。
7. 横断延伸至睑板前的腱膜。
8. 去除睑板前坚韧的结缔组织，包括延伸至睑板上缘者，有利于更好地固定。修薄睑板前皮瓣。
9. 将睑板前皮瓣皮缘的真皮层缝合于睑板的头侧或上前部及腱膜的游离缘。
10. 连续缝合皮肤切口，每针均缝挂腱膜。
11. 术后当晚轻微压力包扎术区。

（曾高 译）

参考文献

1. Flowers RS. The art of eyelid and orbital aesthetics: multi-ethnic considerations. Clin Plast Surg 1987;14:703.
2. Flowers RS. Blepharoplasty and brow lifting. In: Roenigk RK, Roenigk HK Jr., eds. Dermatologic Surgery, Principles and Practice. New York: Marcel Dekker, 1989, pp. 1219–1221.
3. Mikamo K. A technique in the double-eyelid operation. J Chugaiijishinpo 1896;17:1197.
4. Uchida K. The Uchida method for the double-eyelid operation in 1523 cases. Jpn J Ophthalmol 1926;30:593.
5. Maruo M. Plastic reconstruction of a "double eyelid". Jpn J Clin Ophthalmol 1929;24:393.
6. Millard R, Jr. Oriental peregrinations. Plast Reconstr Surg 1955;16:331.
7. Soyoc BT. Plastic reconstruction of the superior palpebral fold in slit eyes. Am J Ophthal 1954;38:556.
8. Fernandez LR. Double eyelid operation on the Oriental in Hawaii. Plast Reconstr Surg 1960;25:257.
9. Flowers RS. Anchor blepharoplasty. Presented at the Pan Pacific Surgical Association Congress in Plastic and Reconstructive Surgery, 1972, and presented to the Annual meeting of the American Association of Plastic Surgeons, New Orleans, 1974.
10. Fernandez LR. The East Asian eyelid – open technique. Clin Plast Surg 1993;20:247.
11. Uchida J. Cosmetic surgery of the eye. In: Handbook of Plastic Surgery. Tokyo: Nankado, 1969, p. 175.
12. Flowers RS. Surgical treatment of the epicanthal fold. Plast Reconstr Surg 1983;73:571.
13. Mustarde J. Repair and Reconstruction in the Orbital Region. Edinburgh: E&S Livingstone, 1980, p. 231.
14. Flowers RS. Asian blepharoplasty and Asian rhinoplasty. Keynote lectures for the First Oriental Society of Aesthetic Plastic Surgery in Tokyo, Japan, 1988.
15. Flowers RS. What I have learned in 40 years of Oriental blepharoplasty. Presented at Pan-Pacific Surgical Association 28th Congress, Hawaii, January 2008.
16. Flowers RS. Frontal lifts as the key to periorbital aesthetics. Invited lecture to the Asian sectional meeting of the International Confederation of Plastic and Reconstructive Surgeons, Tokyo, 1982.
17. Flowers RS. In: Habbal MB, ed. Cosmetic blepharoplasty: state of art. Advances in Plastic and Reconstructive Surgery, Vol. 8. St. Louis (MO): Mosby Yearbook, 1992, pp.34–35.
18. Flower RS. Canthopexy as a routine blepharoplasty component. Clin Plast Surg 1993;20:351.
19. Flowers RS. Advanced blepharoplasty principles of precision. In: Gonzales-Ulloa M, Meyer R, Smith JW, et al., eds. Aesthetic plastic surgery, Vol. 2. Padova: Piccin Press, 1987, p. 119.
20. Flowers RS, Duval C. Blepharoplasty and Periorbital Aesthetic Surgery. In: Aston SJ, Beasley RW, Thorne CHM, eds. Grabb and Smith's Plastic Surgery, 5th edn. Philadelphia: Lippincott-Raven Publishers, 1997, p. 612.
21. Flowers RS, Asian blepharoplasty. Aesth Surg J 2002;22:561.
22. Flowers RS, Nassif JM. Aesthetic periorbital surgery. In: Mathes SJ, ed. Plastic surgery, Vol. 2, 2nd edn. Philadelphia: Saunders

Elsevier, 2006, pp. 108–110.
23. Flowers RS. Frontal lifts for young Asians. Postgraduate courses at ASPRS, ASAPS, and ISAPS, 1984–2001.
24. Flowers RS. Optimal procedure in secondary blepharoplasty. Clin Plast Surg 1993;20:229.
25. Flowers RS. Upper blepharoplasty by eyelid invagination: anchor blepharoplasty. Clin Plast Surg 1993;20:202.
26. Flowers RS, Duval C. Blepharoplasty and Periorbital Aesthetic Surgery. In: Aston SJ, Beasley RW, Thorne CHM, eds. Grabb and Smith's Plastic Surgery, 5th edn. Philadelphia: Lippincott-Raven Publishers, 1997, p. 627.
27. Flowers RS. Blepharoplasty in the male. In: Courtiss E, ed. Male Aesthetic Surgery. St. Louis: CV Mosby, 1981, p. 231.
28. Flowers RS, Ceydeli. Mag-5: A magnificent approach to upper and midfacial "magic". Clin Plast Surg 2008;35: 489–515.
29. Rogers BO. An Electrocauterization Technique for Cosmetic Blepharoplasty. In: Gonzales-Ulloa M, Meyer R, Smith JW, et al., eds. Aesthetic Plastic Surgery, Vol. 2. Padova: Piccin Press, 1987, p. 143.

第7部分：眼睑成形术

第34章

眼睑成形术并发症的治疗

Richard D. Lisman 和 Gary J. Lelli Jr.

历史

眼睑成形术至今一直是一种最常见的美容手术。虽然手术相对简单，但术后并发症可从轻微的皮肤瑕疵到影响视力的急症。许多这类并发症都能通过细心的术前评估及适当的手术方法予以预防。当并发症确实发生时，其危害可以通过适当治疗或必要时请相关科室会诊来减轻。

本章将按照并发症出现的时间顺序阐述术中和术后并发症并提供其治疗或预防指导。重要的是要认识到，眼睑成形术并发症可能出现在术后多个阶段。早期识别和适当治疗非常重要；但最好的治疗选择通常是基于手术后的时机。图34.1概述了最常见的相关并发症，以便读者从临床角度了解它们。本章打破了本书的标准格式，目的是为临床医生更多了解和治疗眼睑成形术后并发症（见图34.1）提供有用的参考。

术后早期并发症（第1周）

视力丧失

最严重的眼睑成形术并发症是视力下降。常见的病因是球后出血（眼球穿孔、视网膜中央动脉栓塞、视神经炎、闭锁性青光眼等）。

球后出血

在整形外科手术文献中，报道的球后出血的发生率为0.04%[1]。最近进行的一项有超过250万例眼睑成形术病例的流行病学研究发现，其发生率为0.05%；其中诊断为出血性视力丧失的发生率为0.0045%[2]。这

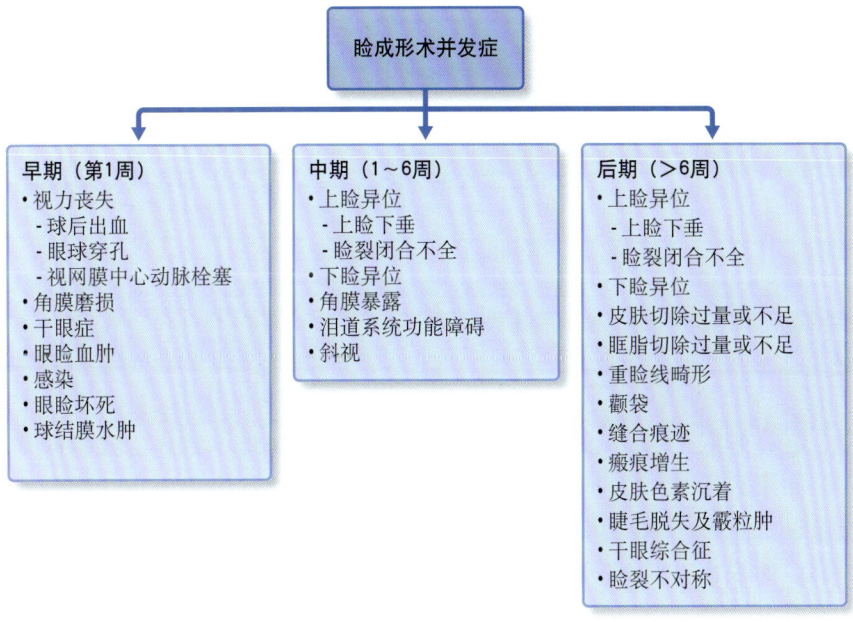

图34.1 眼睑成形术的并发症。

相当于术后出血风险为1/2000，而视力丧失的风险是1/10 000。球后出血的发生时间多在术后第一个24小时，也有晚至术后第9天的报道[3]。患者会有疼痛、压痛、复视和视力丧失。检查显示：视力减退、球结膜水肿、眼球突出、结膜下出血、眼球运动失调、眶内和眼内压增高及瞳孔对光反应缺失（图34.2）。

许多研究表明，球后出血的最常见原因是血管损伤，进而可导致眶内压和眼压持续增加，最终引起局部视网膜缺血性损伤或视神经损伤。

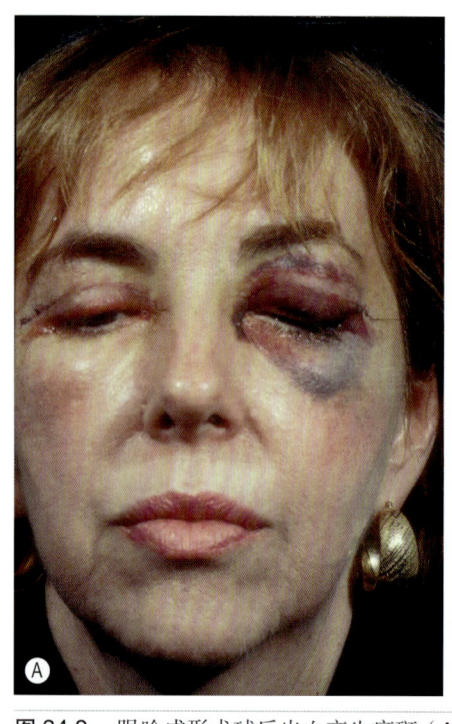
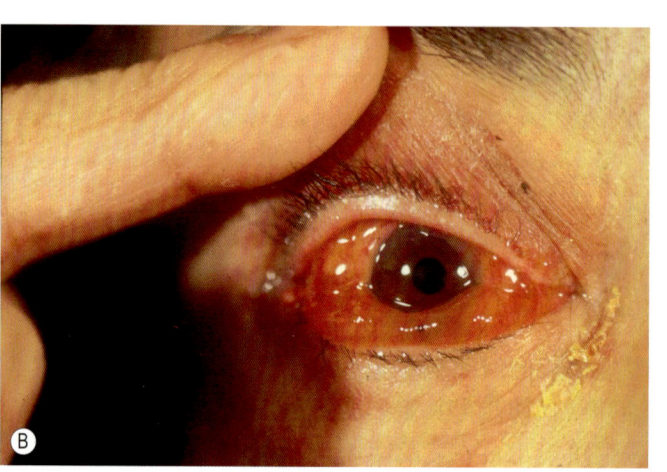

图34.2　眼睑成形术球后出血产生瘀斑（A），一位高血压患者球后出血显示眼球突出及球结膜水肿（B）。

手术心得

避免球后出血的手术心得包括：
- 术前要特别关注和详细评估诸如糖尿病、高血压、凝血障碍以及处方和非处方抗凝药物使用等。术前要停用所有抗凝剂足够长时间，以便出血参数正常化，血小板功能也很重要。
- 眼部的既往史必须排除已经存在的视力障碍，如像罕见的病例报告那样将患者术前的视力丧失误认为眼睑成形术的结果。
- 术中止血至关重要。Koorneef描述了将前眶脂肪连接到深眶脂肪的细微结缔组织支架，强调了在脂肪切除术中要避免过度牵拉，否则伤口闭合会延迟。缝合前要彻底止血。
- 术后预防出血包括：
  - 抬高床头降低头部血管内的压力。
  - 为防止眶内压突然升高，可开一个引流小创口。与麻醉小组商讨术后常规应用止吐剂和必要时应用镇咳剂。
  - 确定患者至少能数手指。在手部动作或光感知范围的视力减弱均要引起关注。应嘱康复人员分别测试患者每只眼睛的视力。
  - 不要使用"压力敷料"，因为它们会延误诊治。
  - 术区要冰敷。

一旦确诊眼球后出血，需要立即治疗。第一步眼科检查应鉴别需要药物或手术治疗的出血。如果眼压升高——通过眼压测量法或在紧急情况下通过触觉评估法评估，可局部和系统性使用青光眼药物。如果水肿严重，全身应用皮质类固醇。当出血危及视力或病情不断恶化时，必须采取手术治疗。首先，要打开切口，通过眼隔膜探查手术部位，找出出血点。烧灼止血及清除血块。如症状不见减轻，可行外眦角切开术及内外眦韧带离断术。必要时可以松解释放外眦韧带上下角。当这些措施均无效时，通过CT扫描确定出血部位。如果深部组织出血得以确定，可通过去骨瓣减压术缓解眼窝顶部的压迫（图 34.3）。术后第 24～48 小时应该积极治疗在 24 小时内"无光感"的患者，通过治疗，患者视力可以恢复。

眼球穿孔

任何眼周手术均有可能由于疏忽导致眼球穿孔。局部麻醉时必须谨慎，特别是对上眼睑较薄的老年患者。这种并发症的防治方法是：在注射或手术开始时使用角膜防护罩。角膜防护罩须涂抹眼药膏润滑，以避免角膜的磨损。眼部损伤的范围包括：切开眼球，角膜穿孔，眼内出血，眼球高压或低压，视网膜撕裂或剥离（图 34.4）。眼球穿孔是眼科急症，必须紧急与眼科专家会诊。在过渡期应将一个 Fox 眼罩放置在患者眼睛上并告知患者不要按摩或按压眼睛。

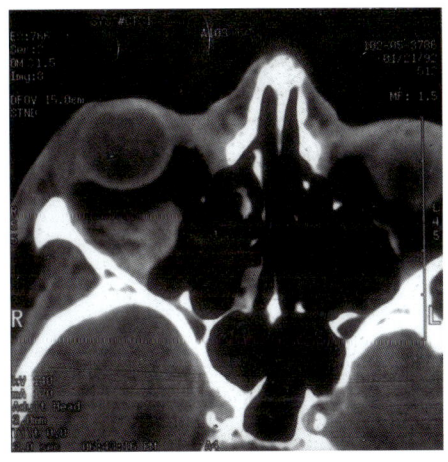

图 34.3　眼睑成形术后 CT 扫描显示血凝块汇集在眼窝顶端。为采取去骨瓣减压术治疗而不是横向眦切开术提供了参考。

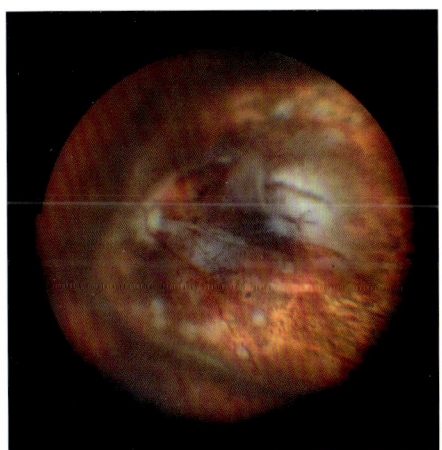

图 34.4　上眼睑成形术注射疏忽造成的角膜穿孔，视网膜脱垂撕裂引起视网膜剥离。患者还有晶状体穿透的继发性创伤性白内障。

如何放置角膜防护罩：
- 滴入丙美卡因或丁卡因眼药水。
- 用眼药膏润滑防护罩。
- 从下面将防护罩放入上穹窿。
- 外翻下眼睑将防护罩的边缘移入下穹窿。

如何取出角膜防护罩：
- 滴入丙美卡因或丁卡因眼药水。
- 轻轻地在防护罩后面和下缘滴入眼肌麻药。
- 在防护罩下方经下眼睑上缘取出。

视网膜中央动脉栓塞

有报道在面部和眼周注射后可能出现视网膜中央动脉栓塞，这是由于外源物质从周围小动脉逆行进入眼动脉系统导致的继发损伤[5,6]。

角膜擦伤

角膜磨损一般是术后快速可逆性视力下降的病因。角膜磨损根据患者的体征（疼痛、异物感、光敏感）作出诊断，通常是术后立即出现。确诊是通过滴注荧光素后在钴蓝灯下评估角膜的方法（图 34.5）。即使角膜磨损是眼睑成形术后引起眼球疼痛及刺激的主要病因，患者主诉严重眼痛时也应在裂隙灯下仔细检查以排除眼球穿孔。角膜磨损经常是手术时角膜表面干燥或不精心损伤到角膜表面上皮层引起的。有时角膜磨损是在诱导麻醉中眼睛在睁开状态时被胶带粘住造成的。小心插入或移除润滑好的角膜防护罩可以预防这一并发症。确诊损伤后可以采用眼科抗生素油膏治疗，

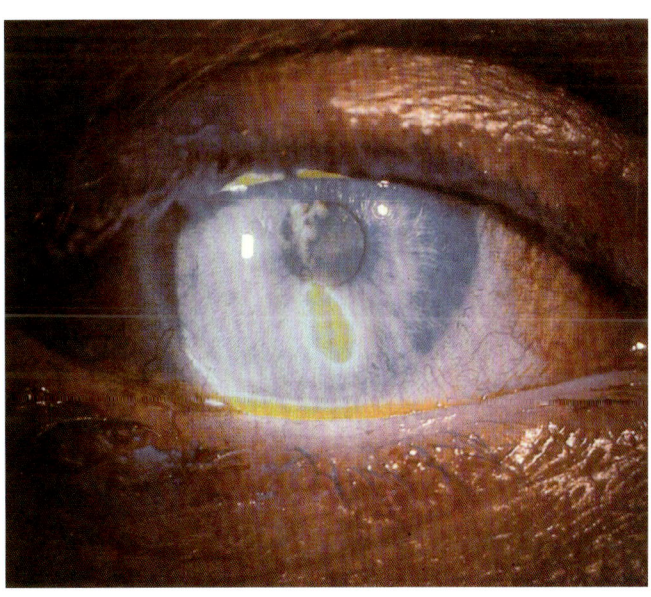

图 34.5　眼睑成形术后外周角膜损伤。因为暴露的相关磨损是水平和线状的，这很像继发创伤。

每日4次，应在24小时内应用。通常不采取修补方法，因为有可能掩饰更严重的并发症，如眼球后出血。有持久的症状和体征时应及时请眼科医生进行评估。

干眼症

在眼睑成形术后，有些常见的角膜刺激症状与角膜磨损相似，但并不严重。患者可能会有异物感、干燥、刺激、视力模糊、畏光和充血等症状。这些症状通常是由于眼内的轻微的瘀斑或眼膏干燥引起的保护性流泪和冷收缩。另外，眼睑闭合不良会导致严重的暴露性角膜病变。这种诊断是通过滴入荧光剂后在裂隙灯下检查而作出。医生在角膜受损区可看到点状蓝光，可用润滑滴剂和油膏处理。

眼科润滑剂通过手术伤口无意进入深层眼睑组织极为少见。这可能导致伤口内形成油膏的囊状物，形成囊肿，可手术切除（图34.6）。虽然此并发症极罕见，但医生应记住，不需要过量的油膏，否则有可能导致伤口异物。

眼睑血肿

眼睑血肿通常是由于眼轮匝肌出血。首先要除外眼球后出血，因为它们的症状是相似的。一旦将眼球后出血排除，轻度浅表血肿通常可以用冰敷保守治疗。较大的、非活动性的出血应观察7~10天，直到发生液化为止。少量的液化可以穿刺或切开伤口。严重的病例可能出现组织纤维化及眼睑瘢痕化。活动的出血需要立即手术探查，以清除血肿及彻底止血。

感染

在血运较好的眼睑处，蜂窝组织炎及脓肿极少见。尽管如此，口服或静脉注射抗生素治疗此种并发症都有报道。脓肿形成需要外科引流。图34.7显示一位患者在眼睑成形术后3/4的眼睑有假单胞菌蜂窝织炎。经过外科引流及静脉注射抗生素治疗，最终形成瘢痕和皮肤凹陷。

眼睑坏死

文献中很少报道眼睑坏死，但其在粗心地注射甲醛或其他物质（如阿托品、酒精、硼酸）代替局麻

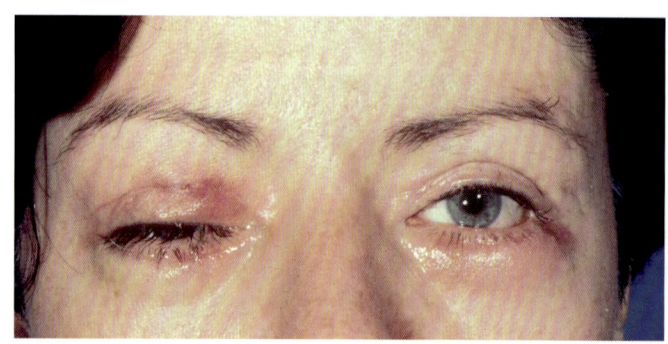

图34.7　一位眼睑成形术患者术后3天，有假单胞菌蜂窝织炎及脓肿形成。

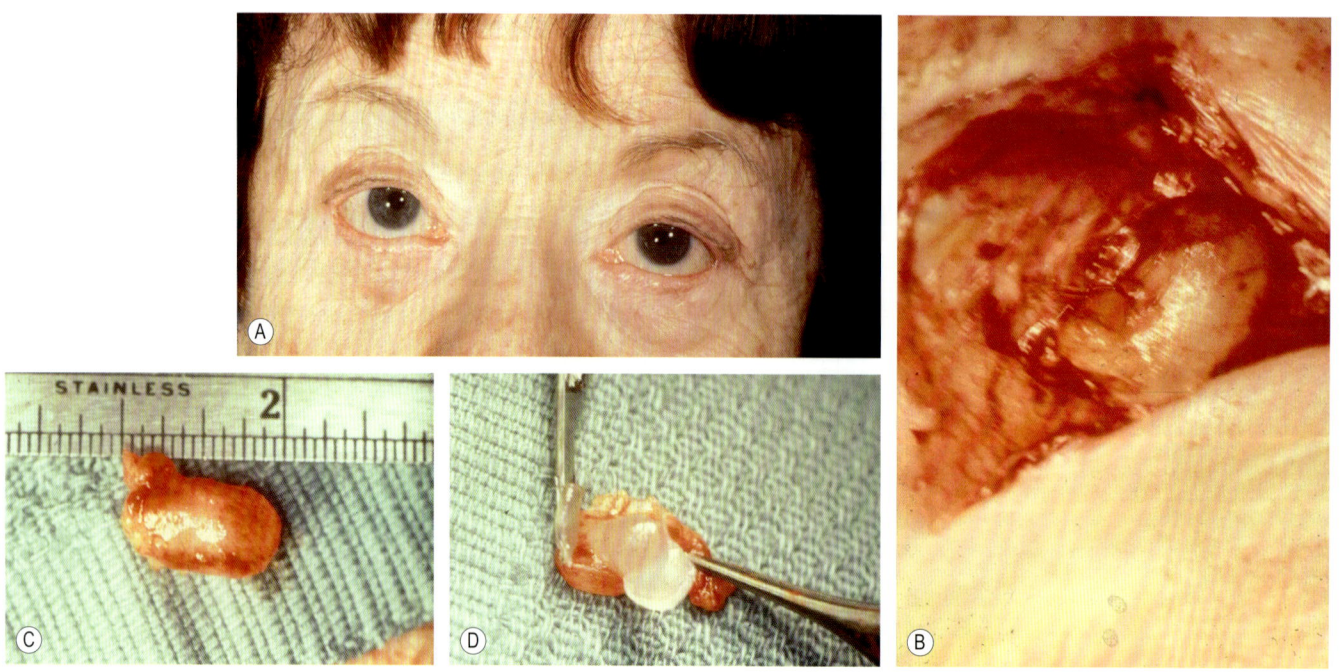

图34.6　此患者下眼睑成形术后到其整形外科医生处复诊主诉下睑肿胀（A）。下睑聚集了固定的囊性物（B，C）。囊内容物化学分析显示为Lacri-Lube（艾力根，艾尔文，CA）眼科软膏异物包裹反应（D）。

药后会发生。完全眼睑坏死会导致患者必须多次接受眼睑再造术，而导致患者眼睑瘢痕形成，出现持久性眼睑闭合不全和由干眼导致的慢性眼睑刺激症状（图34.8）。

球结膜水肿

术后早期或中期可发生结膜水肿，导致眼睑闭合不全、眼睛过敏反应、鼻窦炎或手术损伤性水肿。球结膜水肿可由于系统性疾病如肾衰而更加恶化（图34.9）。角膜干燥可能发生，因为角膜周围的水肿的结膜囊膨胀可使泪膜扩张撕裂。另外，暴露的结膜表面可以角质化，导致异物感和眼部过敏加重。可用无防腐剂的人工泪液和油膏治疗。可使用温和的局部类固醇眼药滴眼，但只限于眼科评估眼压正常及除外继发性角膜炎者，有时需要行暂时的睑缝合术。

术后中期并发症（1～6周）

上睑异位
下垂

在眼睑成形术后经常发生上睑下垂（图34.10）。通常是由于术前提上睑肌无力导致的轻微腱膜性睑下垂就已存在但没有被发现[7]。

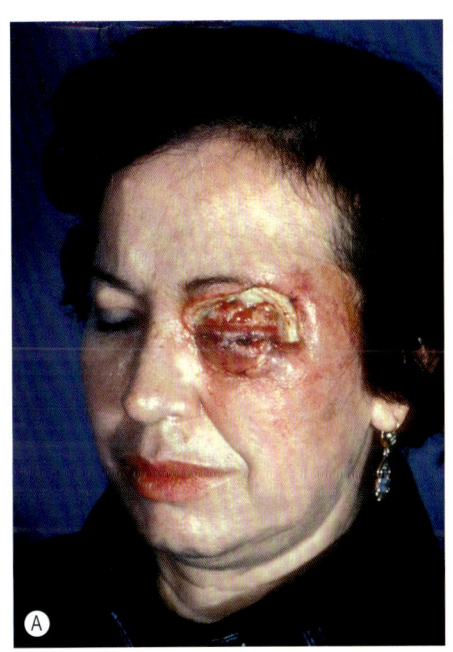
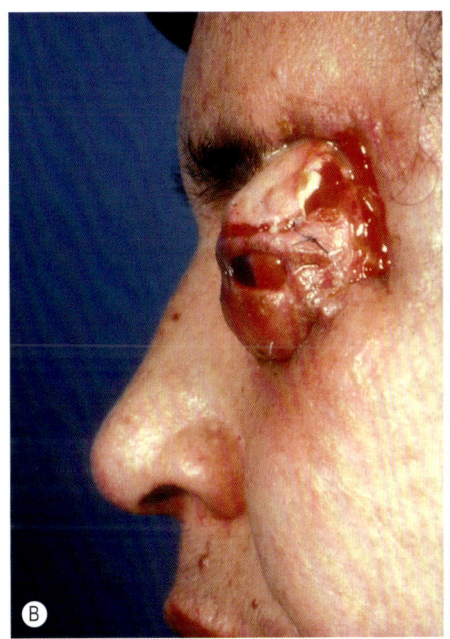
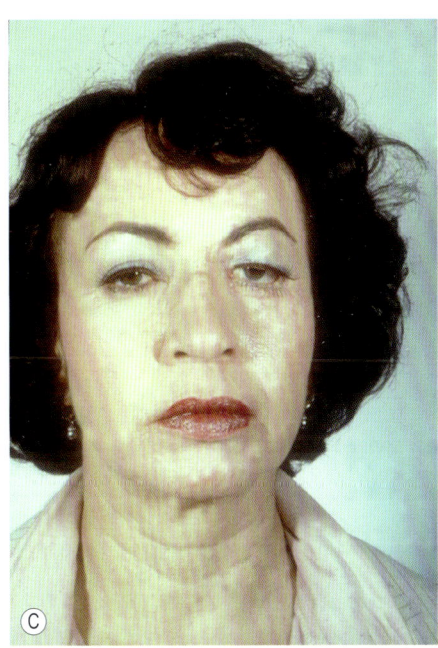

图34.8　注射甲醛后患者出现的严重眼睑坏死（A，B）。外科医生粗心地用甲醛代替了局麻药，患者立即主诉疼痛。眼睑再造的四个阶段必须提供足够的角膜覆盖（C）。

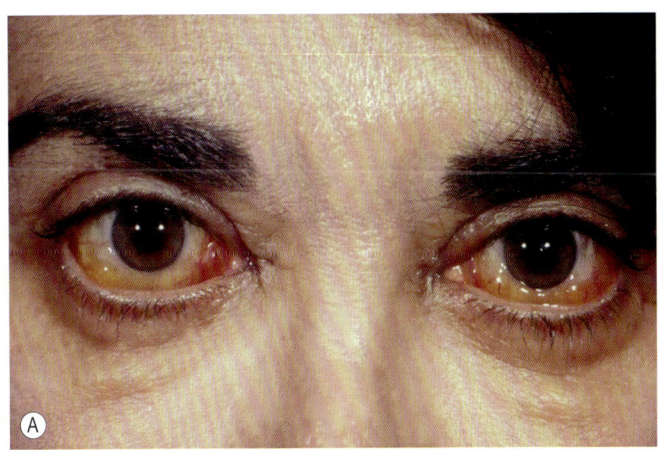
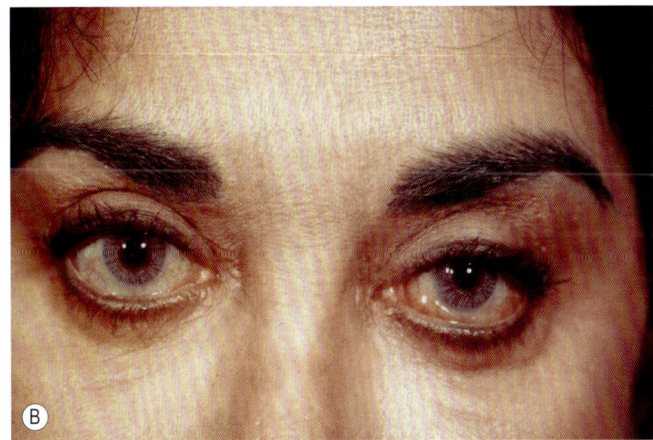

图34.9　慢性肾衰竭患者下眼睑成形术后的球结膜水肿（A）。应用润滑剂治疗超过6个月后，球结膜水肿明显好转。注意存在轻度持续性球结膜水肿，当患者有潜在的甲状腺病或肾病时，这可能成为一个治疗难题（B）。

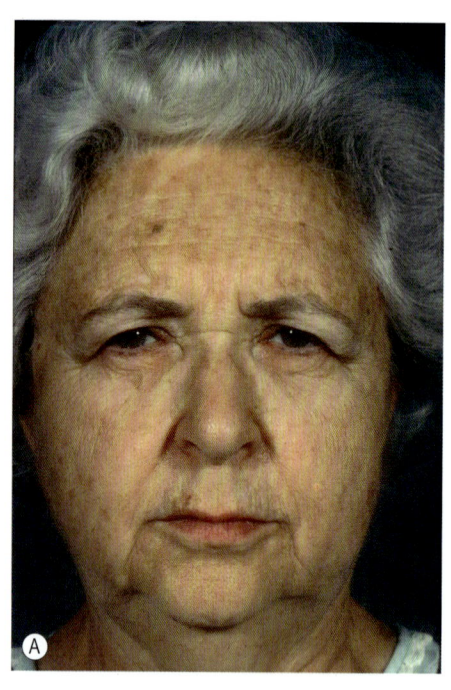
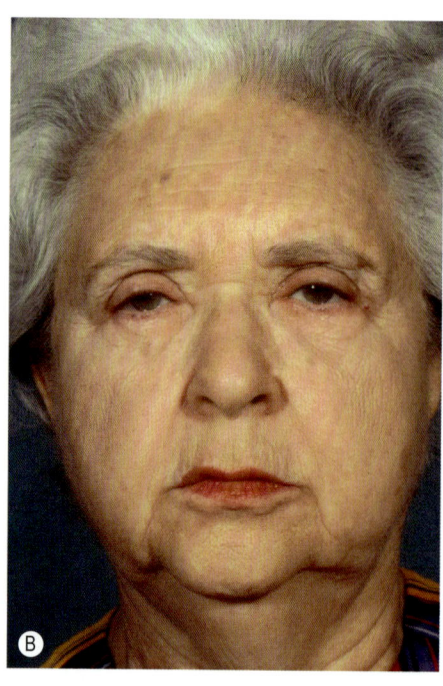

图 34.10 一位伴有眼睑皮肤松垂和腱膜性睑下垂的患者术前照片（A）。该患者在进行上眼睑成形术时未说明有眼睑下垂（B）。注意术后照片有残留上睑下垂（B）。

手术心得

避免忽略术前存在眼睑下垂的手术心得包括：
- 当检查上眼睑位置时要确保额肌活动被抑制。上睑下垂和（或）有眼睑皮肤过度松垂的患者常常有无意识的额肌过度收缩代偿。
- 注意检查睑缘反射距离（MRD）、睑裂宽度（PF）、提上睑肌功能和眼睑上部折叠缝合的宽度。有上睑组织过多的患者有可能掩盖小的 MRD 和 PF。腱膜性睑下垂常需增加睑褶宽度或加深折痕。
- 在测量 MRD 和 PF 时要同时阻止额肌过度收缩提升上睑组织。
- 如果需要，在行眼睑成形术的同时矫正上睑下垂。

术后水肿或瘀斑可以导致眼睑机械性下垂。对此可进行包括冷敷等保守治疗。如果眼睑下垂症状持续，有可能水肿状态会导致提肌功能减弱；或患者可能出现神经性上睑下垂。当症状持久存在时，外科医生应该考虑请眼科医生会诊。

睑裂闭合不全（兔眼征）

如前所述，兔眼征经常出现在术后阶段，兔眼征产生的原因如下：
- 皮肤去除过量。
- 手术损伤眼轮匝肌。
- 眼睑缝合线或胶条过紧（3M, St. Paul, MN）。
- 术后疼痛，导致保护性眼睑闭合不全（图 34.11）。

不适当的眼睑闭合会使患者不舒适或继发角膜病变。这种情况在已有眼干燥症或 Bell 现象的患者会恶化（图 34.12）。术前评估应包括干燥综合征（异物感、疼痛、刺激、畏光和干燥）、体征（异常泪膜、斑点状角膜染色和基底泪液分泌减少）和亢进的 Bell 反射评估。兔眼征通常是短暂的，保守治疗包括经常用眼膏润滑、按摩和轻拍眼睑。

下睑异位

下眼睑成形术后最常报道的并发症是下睑异位，可从轻度巩膜外露（图 34.13A）（占患者的 20%）到严重的瘢痕外翻（图 34.13A，B）（占 1%）[8, 9]。下睑异位是下睑压力不平衡的结果。不正常的向下的力量可来源于皮肤切除过量，瘢痕形成，眶隔折叠，水肿和血肿，睑板悬韧带松弛造成下睑的弹力及正常向上的拉力丧失。另外，眼轮匝肌麻痹也可使下睑的位置不稳定。

患者的术前检查对防止下睑退缩的发生至关重要。致病因素包括：
- 突眼。
- 高度近视。
- 颧突发育不良。
- 甲状腺眼病。

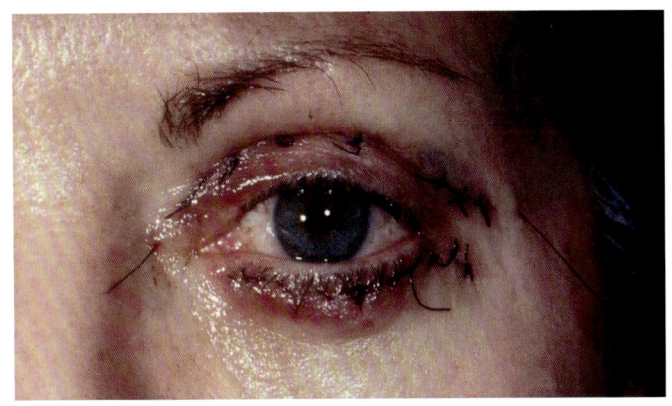
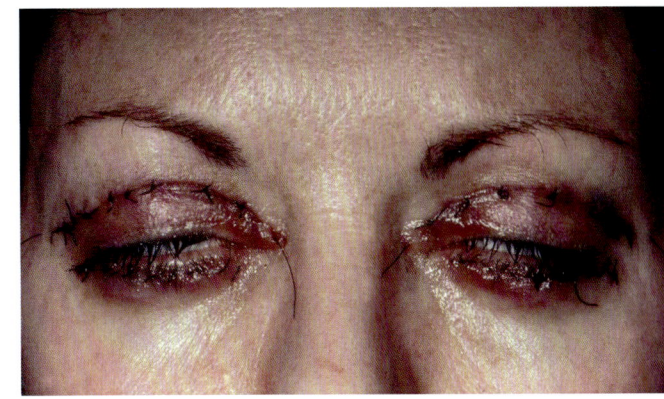

图 34.11　一位经皮眼睑成形术患者术后继发保护性眼轮匝肌不完全麻痹导致兔眼征。研究表明，所有术后患者都需给予眼膏润滑。

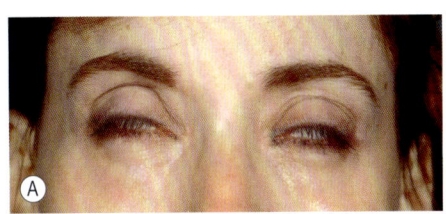
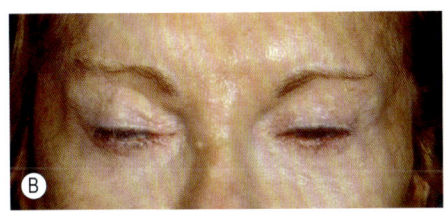

图 34.12　良好（A）和不良（B）的 Bell 反射之间的区别。Bell 现象不良的患者会增加角膜上皮瘤的危险。

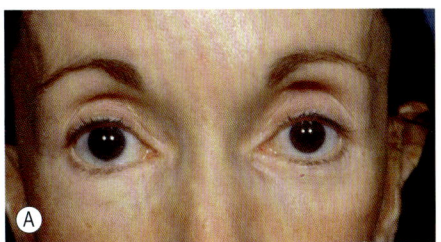
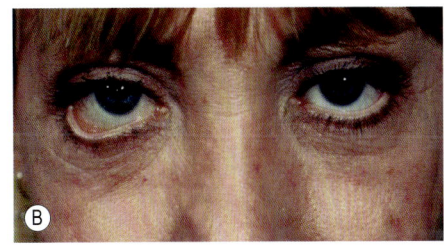

图 34.13　眼睑成形术后下睑异位的结果，导致从轻度巩膜外露（A）到瘢痕性外翻（B）。

另外，术前应评估睑松弛水平。评估下睑松弛依靠快速弹回和干扰试验。眼睑能否快速弹回是由下睑中部位移深度决定的。眼睑应对应眼球正常弹回。异常的结果可以量化，由下眼睑重新恢复到正常位置的眨眼次数而定。干扰试验是用手将下眼睑中央垂直牵拉离开眼球。牵拉距离大于 6~7mm 表示下睑松弛。如果下睑松弛，应在眼袋成形术时适当紧缩（即外眦腱悬吊、横向缩短、内眦成形术、外侧韧带修复）。

轻度眼睑退缩常用类固醇眼膏和按摩治疗。嘱患者用清洁示指在下眼睑中、外侧 1/3 处向上按摩。眼睑应与眼球相对应（不可与眼球分离）并牵拉超过 30~60 秒。每日 2~3 次，每次 5 分钟眼皮牵拉是必要的。另外，如果能忍受，在眼睑的上外侧放置回弹器，这样可以机械牵拉下眼睑。回弹器通常只对轻微病例有效，由于患者不能忍受牵拉，大多数美容患者更喜欢按摩方法。

虽然皮肤切除过量的病例已不多见，但因为经眼睑眼袋成形术普遍被接受，所以皮肤切除过量的潜在危险依然存在。如果皮肤切除过量得到早期诊断，术后 2~3 天可将缝合伤口拆开，让眼睑创缘的一部分产生肉芽组织。虽然这种选择并不理想，但比起眼睑严重弓形或外翻要好得多。皮肤移植可能是经常需要的。类似的缝合伤口拆开在上眼睑处施行可得到可接受的结果。在生成肉芽组织的部位做拉伸和对抗收缩力的按摩是必要的。

角膜暴露

在术后早期，角膜病变可能已经存在或持续到中期恢复期而变得更明显。与有早期角膜刺激、缝合或胶条过紧的患者相似，可能由于眼轮匝肌功能没有恢复，眼睑受到束缚。另外，对于皮肤切除明显过多的病例，术后应首先注意消肿。首选保守治疗。如果需要，反复使用眼膏润滑和胶带贴敷。值得一提的是，在有未诊断的甲状腺眼病患者进行眼睑成形术，术后可出现眼睑退缩、眼睑外露及角膜病（图 34.14A，B）。如果需要，此类伤口可以拆开，让肉芽生成（图 34.14C，D）。进一步的治疗方案通常是给术后恢复留有余地。

泪腺系统功能障碍

溢泪现象可继发于眼睑成形术后眼干燥症加重、暴露性角膜病或泪泵受损。泪泵需要内眦韧带深、浅头的正常功能，包括睑板前及睑板前眼轮匝肌的延展性。随着时间的推移，功能失调能够恢复正常，但是泪泵失调会产生长时间的溢泪现象。

持续溢泪需要进一步评估是否有泪小点异位或泪小管损伤，需要眼科医生帮助评估。检查应重点关注泪小点外翻，因为任何眼泪从泪湖循环中流失都将引起溢泪。如果此现象存在，最初的眼睑按摩（上文已述）也许是有益的。手术修复通常包括水平紧缩术、眼轴（medial spindle）手术或中间轴或内外眦固定术。当眼睑和泪小点定位在最接近眼球和泪点位置时，对增强泪泵功能并没有帮助。因此，泪小管狭窄或阻塞可以通过泪液抽吸及冲洗法探查确诊，并需要泪道手术进行修复。

斜视和眼外肌障碍

复视是一种罕见的但有潜在致残性的上或下眼睑成形术的并发症。患者主诉眼睑成形术后出现间歇性复视很常见，经常继发于异常泪膜、眼膏、肌肉挫伤或暂时性麻痹、血肿或水肿。减少令人担忧的术后复视要做到：

- 确认术前有斜视和复视病史。
- 单眼复视。
- 眨眼可消除复视（提示角膜前存在不正常的泪膜）。
- 间歇性质的。

这类患者应该使之消除疑虑并用不含防腐剂的人工泪眼药滴注。

持续的双眼复视需要特别注意，特别是垂直性复视。经皮及经结膜的下眼睑成形术均可出现医源性斜视[10]。在这两种手术方法中，下斜肌最容易受到损伤（图 34.15）。损伤可以是直接的，也可以是由于在鼻侧及中央脂肪囊之间过度烧灼而继发产生的。有的外科医生建议切除脂肪时应在直视下检查下斜肌，但实际上不太可能做到，因为大多数眼睑成形术是由非眼科医生完成的。另外，二期眼睑成形术会增加手术风险，因为解剖标志模糊不清且经常会遇到纤维化。

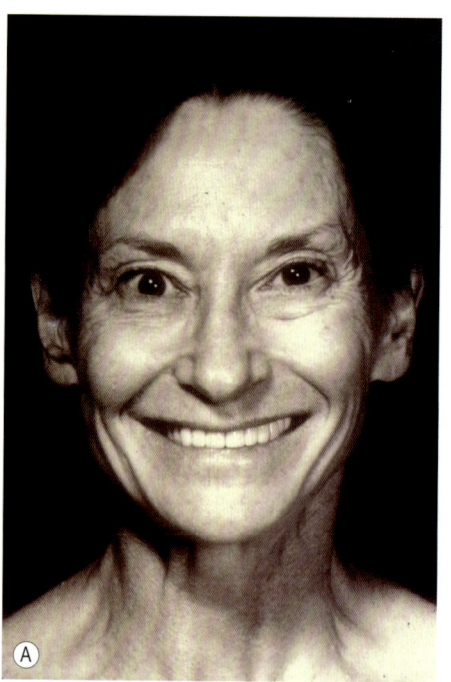
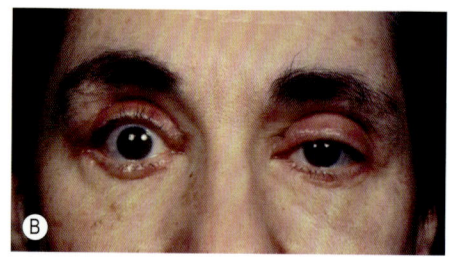
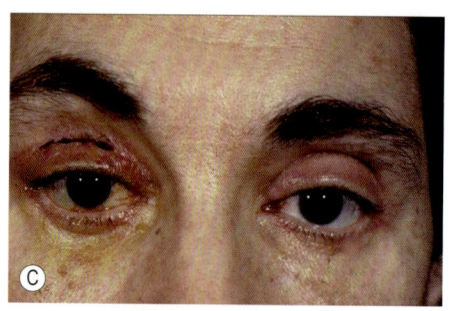
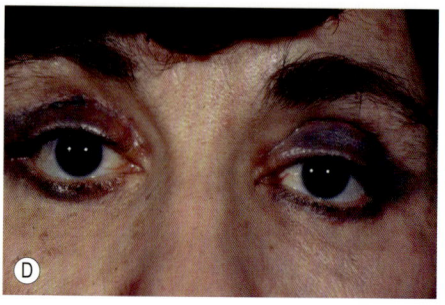

图 34.14 一位有未诊断的甲状腺眼病的患者进行了右上眼睑成形术，术后发生了上睑退缩。术前的照片（A）显示轻度睑裂不对称并有轻微左上睑凹陷。术后 1 周（B）明显退缩及伤口打开（C）。术后 3～4 周肉芽生成后外观相应对称（D）。

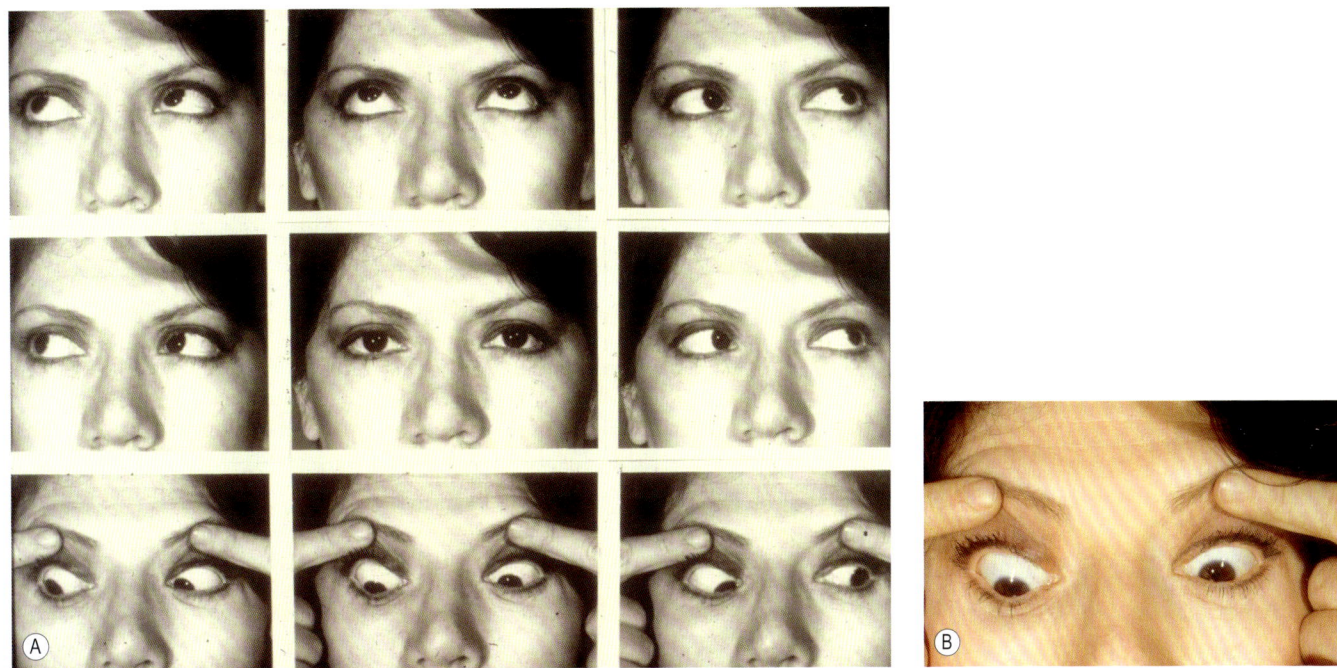

图 34.15　一位经结膜下眼睑成形术后患者有下斜肌局部麻痹（A），患者向下注视的特写照片（B）。

手术心得

避免损伤下斜肌：
- 到达眼外肌最直接的路径是通过一个较深的穹窿切口。避免这个深的穹窿切口很重要。切口的理想位置是在睑结膜下方 5～6mm 近睑板下缘处（图 34.16）。

- 如有疑问，按照常规，下斜肌可以被定位在鼻侧和中央脂肪囊之间。
- 在脂肪上任何夹持或牵引都不能移动眼球。如果发生眼球移动，则疑为眼外肌缠绕，应考虑再次手术。

上斜肌在上眼睑成形术中可能受到损伤，损伤机制与下斜肌相同。下直肌和外直肌损伤非常罕见，但有报道。下斜肌在下直肌之上重叠，使下直肌损伤的机会很小。

起初复视都采取保守治疗，因为复视经常在最初几个月随着消肿而解决，甚至处置医源性创伤时也是如此。伴有调节失调的患者可用棱镜眼镜暂时处理。到改善停止时，也可考虑手术修复。

仅在眶隔开放手术时才会发生。如术中加以注意，此种并发症是可以避免的，因为损伤或剥离的提肌可以很容易地缝合在睑板上。若直接损伤没有被发现或继发剥离已发生，则患者至少应在术后 3 个月内随访考虑再次手术。很多病例的解决需要时间。外斜是不能用睑内翻外科手术纠正的，一般用上提肌缩短术、Fasanella-Servat 法上睑下垂矫正术或 Müller 肌切除。

睑裂闭合不全（兔眼征）

兔眼征是在术后晚期出现的由于皮肤切除过量或皮肤切口端与眶隔缝合导致上睑退缩的结果。如前所述，初期如保守治疗失败，在术后 3 个月左右应考虑手术矫正。手术选择包括下睑上提、植皮或眶隔粘连松解。因为植皮影响美容，首先考虑下睑上提。如有必要对上睑植皮时，首选耳后和锁骨上区皮肤为供区。最近，眼整形外科医生已发现，对甲状腺相关眼病患者行上睑全层睑切开术治疗上睑退缩是成功的。这个手术方法首先是由 Koorneef 描述的，已报道在解决眼

术后晚期并发症（7 周及以上）

上睑异位
上睑下垂

如上所述，眼睑成形术后发现的下垂有可能术前就存在，所以应强调术前仔细检查的重要性。如果不是这种情况，下垂可能是提肌腱膜直接损伤的结果或术后水肿或血肿造成的继发性功能减弱。直接损伤

睑成形术后睑退缩问题上获得了成功，并有可能在未来几年发挥更大的作用。

下睑异位

下睑异位是复杂的，需要根据其解剖结构仔细观察。下睑被分为三层。前面薄层由皮肤和眼轮匝肌组成，中间薄层包含睑板和眶隔，后面薄层由下睑缩肌和球结膜组成。确定受累层面通常就是确定缺陷组织，这是制订一个成功重建计划的关键。另外，水平松弛作为异位的潜在组成部分也必须考虑。

嘱患者张口时注意下眼睑的运动情况（图 34.17）是确诊经皮下眼睑成形术后前层缺损的最好方法。症状明显的瘢痕性睑外翻可能发生（图 34.18A）。大部分疾病状态可部分或全部通过眼睑拉伸来反映（图 34.18A, B）。建议尽可能早地拉伸眼睑。外科修复方法是通过植皮使缺损的层面得到修复。如伴随出现水平松弛，联合侧面睑板的悬吊术是适宜的。对于不接受植皮的患者，仅行睑板悬吊只能作为辅助操作，因为重力及中面部的运动会使眼睑恢复到外翻时的位置，因此这些患者通常要过度矫正。

睑中间层缺陷是通过向上拉动下眼睑中部作出诊断。正常的反应是：下眼睑缘很容易提升至高于角膜缘。如眼睑不能提升，说明眼球筋膜和眶隔之间或前部组织和眶隔之间存在粘连。如保守的牵拉失败，则要松解这些粘连才能成功修复这些病例，外侧固定或后层延长法可能是必要的。

后层缺陷一般表现为睑内翻。病例少见，修复包括增加后层长度，如硬腭移植。

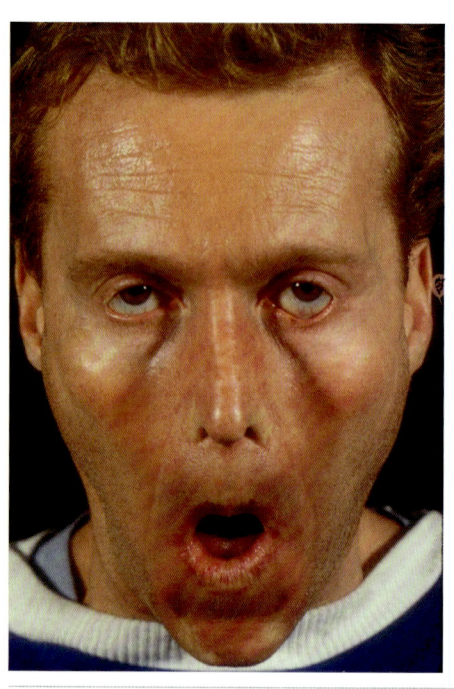

图 34.17 诊断皮肤切除过量导致的瘢痕性下眼睑外翻和前睑板层缺损的最好方法是：张口和观察下眼睑向下移动的情况。

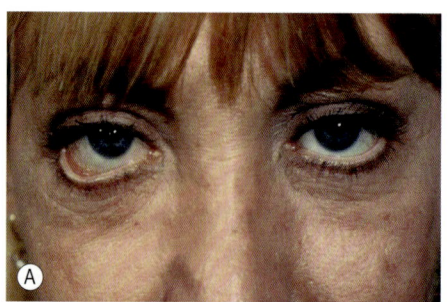

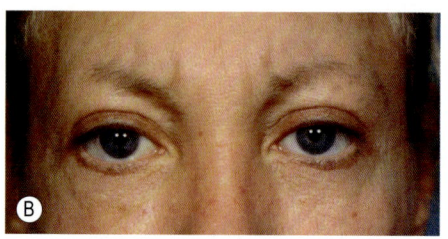

图 34.18 这位患者经睑去除感染的颧骨移植物后出现了瘢痕性睑外翻（A）。积极牵拉和按摩使其有所改善和软化，采用侧面骨膜悬吊术有可能使下睑获得很好的位置（B）。即使看上去似乎没有作用的情况下，患者尽早及经常牵拉也很重要。

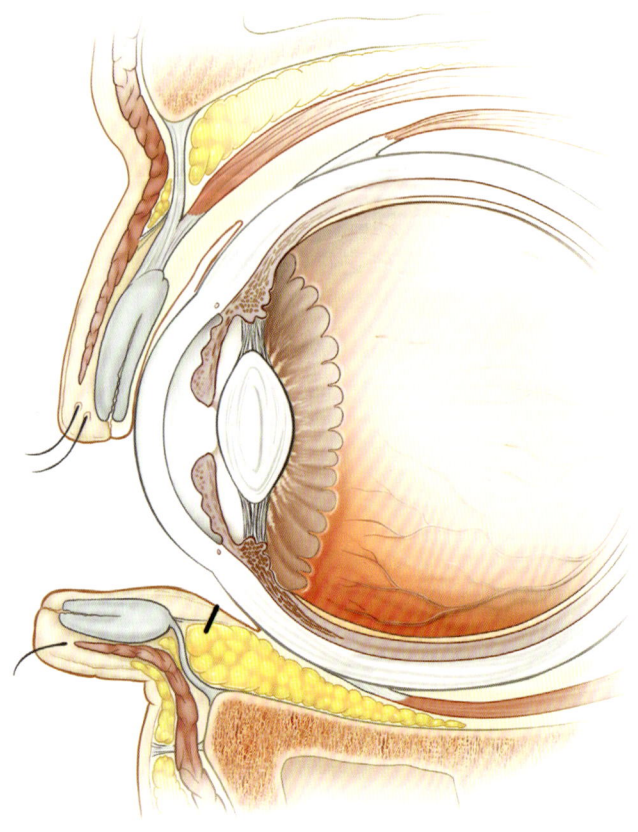

图 34.16 理想的下睑经结膜成形术切口在睑结膜下方大约 6mm，接近睑板边缘。注意一个深部穹窿切口更接近下斜肌。

然而，下睑异位的修复是复杂的，最重要的是要理解垂直层面的眼睑缺陷包含一个以上层面；水平松弛与异位可能有也可能没有关联，而且如果有关联，应与紧缩过程有关。

皮肤切除过量和不足

皮肤切除过量上文已述。对于皮肤切除过量，最好的预防性措施是采取保守的手术方法。如果组织切除不足，要注意的是要等到术后水肿完全消除后再考虑二期手术。

眶脂肪切除过量和不足

切除过量

脂肪切除过度会导致凹陷，会使这个部位看上去出现骨骼化，从美学角度来说是不可接受的。保守的切除是最好的预防性措施。当切除过量发生时，修正可选择脂肪移位或移植、中面部提升或注射填充材料。在眼睑的不同部位有足够的脂肪存储，脂肪移位可能可以改善一个孤立的凹陷。游离脂肪移植经常会由于组织的再吸收而复杂化。中面部提升可掩饰由于颧骨隆起引起的缺陷。眼周充填物，如透明质酸凝胶，具有充填凹陷的重要作用。能在诊所实施注射是其优点，但患者可能会出现肿块、挫伤、颜色变化和积液。另外，这种治疗是临时的，需要反复注射[12]。外眦成形术有一个重要作用，因为增加的眼球后压力可将剩余脂肪推向前方来缓解凹陷。

切除不足

脂肪切除不足是容易补救的。但需要耐心等待，要确保水肿和皮肤瘀斑消失后再行二期手术。

> **手术心得**
>
> 避免脂肪切除不充分：
> - 在上眼睑手术中，很少进入中间脂肪囊，在手术中有可能处理不当。中间脂肪囊可以根据其比中央垫明显"白"来鉴别。确认中间脂肪是适当切除的第一步。
> - 在下眼睑成形术中，外侧脂肪囊最容易被遗漏，术后可被看做是侧面肿胀（图34.19）。有大量结缔组织隔覆盖着这个脂肪垫。切除表浅中隔及脂肪可使额外的深部脂肪脱出而在眼球上形成中度压力。如与眦成形术同时进行，常见外侧囊再疝出。如果行眦角紧缩术，要注意重新评估外侧囊。

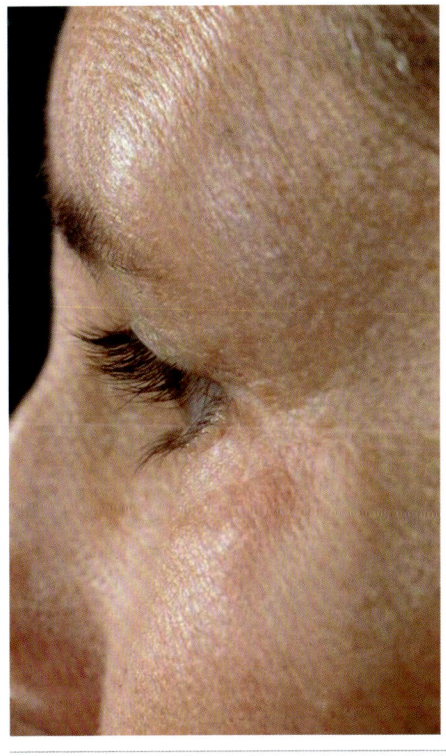

图 34.19　经皮眼睑成形术后残留的脂肪囊。

重睑线畸形

上睑对称和重睑形成是上睑成形术成功的唯一重要因素[13]。女性的重睑应宽于男性的，并且女性的重睑应更分明。在男性，有些多余的上眼睑皮肤可以使上睑褶遮盖折缝。当有患者注意到的睑褶不对称时，通常是由于对有上睑下垂的患者进行了单侧眉毛提升所致。

术前仔细标记切口位置是成功形成自然持久的重睑的第一步。眼睑睑褶成形技术已经描述过，并有助于适应证的选择。尽管超出了本章的范围，睑板缝合技术是用细线将皮肤缝合固定在提上睑肌筋膜的细纤维上以形成自然睑褶。眼睑睑褶异常出现较早，当通过美容化妆不能解决时，可以进行手术，对于已校正的睑下垂患者，可采取降低眉毛使睑褶皮肤重新悬挂于切口位置之上的方法。

颧袋

预防颧袋形成的最好方法是术前确诊或预先告知

患者风险较大。对于有轻度颧袋的患者，应该询问其是否有甲状腺疾病、肾衰竭、慢性鼻窦炎、变态反应和特发性水肿病史。易发生积液的患者应被告知术后有发生颧袋的危险。术前应请内科医生会诊，因为术后护理常包含系统使用类固醇药物和（或）利尿剂。高危患者应在术中静脉使用类固醇药物。术后类固醇药物（即美卓乐剂量包装）是有效的。术后尽早使用呋塞米（速尿），每日20mg或40mg，是有帮助的（图34.20）。随着时间的推移，可用较温和的利尿剂取代，如氢氯噻嗪50mg/d，持续7～10天。持续性的颧袋很难消除，因为患者有再次出现积液的危险。如果颧袋是由于系统性原因造成的，则眼睑手术不能解决这个问题。

缝合痕迹

上皮陷入可以沿着缝合痕迹发生。

手术心得

避免沿缝合痕迹发生上皮陷入：
- 采用无组织反应的线（即尼龙线）缝合上皮。
- 尽早拆线（4～6天）。

如果发生上皮陷入，可以用细针或手术刀片去掉表面覆盖物，也可以用光灼方法。

瘢痕疙瘩

瘢痕疙瘩很少在眼睑上形成，但瘢痕疙瘩可能会在伤口愈合时形成。一般用按摩及类固醇眼膏治疗疗效较好。损伤区内使用类固醇注射时要谨慎。薄的眼睑皮肤可发生类固醇蓄积及色素沉着，渗入深层提上睑肌的类固醇会造成眼睑下垂。

表皮色素沉着

长时间的瘀斑吸收后会造成皮肤色素沉着。真皮内的血痕数月后才能消失。保守治疗是明智的，数月等待后可以尝试用氢醌反复试验治疗以减轻色素沉着。

睫毛脱落和睑板腺囊肿

局部睫毛脱落倾向于发生在有睑缘炎或慢性睑缘疾病（如睑板腺囊肿）病史的患者。切口位置过于靠近睫毛囊可造成睫毛缺损。另外，在此区域过分烧灼也可能损伤毛囊。如毛囊没有损伤，睫毛通常可在2个月内再生。慢性水肿在慢性炎症（睑缘炎）的环境下也能导致睫毛缺损。

在有睑板腺功能障碍或前睑缘炎病史的患者，睑板腺囊肿是在手术后受刺激而形成的。眼睑卫生预处理可最大限度地减少这种风险。应建议患者用温暖的敷料、眼睑洗涤液及人工泪液。更严重的病例可以加用亚麻籽油或口服多西环素。如药物治疗失败，可进行外科引流。

干眼综合征

眼睑成形术后真正的眼干燥症只有在术后一段时间、可以排除常见的早期和中期眼干燥症状之后才能诊断。不论切口位置和组织保留程度如何，上和下眼睑成形术均会加宽睑裂。尽管外观可以耐受，但即使是很小的加宽，在察觉不到泪点位置变化的患者也会因影响眼泪分泌功能而产生干燥。因为这个原因，仔细的术前评估应包括：

- 评估干眼症状。
- 干眼病史、干燥综合征或以前屈光手术史。
- 目前使用的润滑眼药水和眼药膏。
- 裂隙灯检查和角膜染色。
- 基础泪液分泌试验，用Schirmer Strips进行试验（鹰视觉，孟菲斯，TN）。

虽然不是禁忌证，外科医生在为干眼病患者做眼睑成形术之前还是应该谨慎，尤其是对有严重干性角膜结膜炎的病例，因为有可能发生视力危象的并发症。

干眼的最初治疗包括使用无防腐剂的人工泪液和眼膏。这些治疗失败后应立即进行眼科检查，考虑加用抗炎滴眼液或封闭泪管。

一小群有干眼及上睑皮肤严重松弛的术前患者通过去除多余皮肤可以得到改善[14]。在这些病例中，睫毛由于稀疏而被下推。正常上睑上皮脱屑脱落到睑裂产生干眼症状，是不伴有泪管、睑板腺或杯状细胞功能障碍的生理性表现。

眼睑裂隙不对称

睑裂不对称常见，包括睑裂的弓状形态、高度、曲线和宽度以及残留脂肪、皮肤松垂和眼睑睑褶位置。应该让患者预期到不对称在手术前后都总会出现。由于手术技术有很大差异，可以导致医源性不对称，对术前期望值较高的患者一定要做解释工作，使他们对术后结果有切合实际的了解。

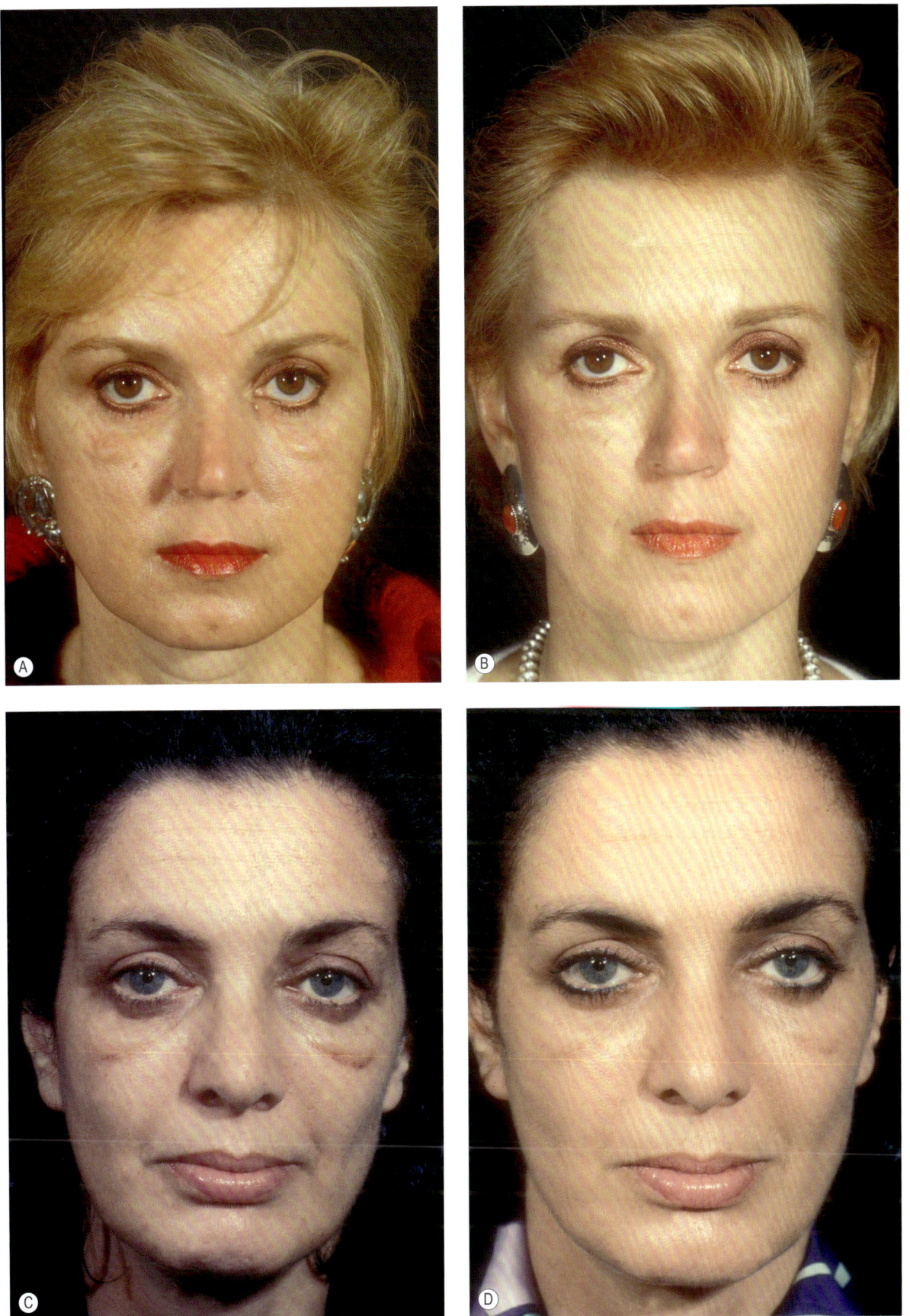

图 34.20　治疗前（A，C）和治疗后（B，D），颧袋经呋塞米治疗好转。两位患者均接受了速尿和钾离子置换治疗。单独靠时间可以产生相同结果，但呋塞米起到了使颧骨和下眼睑皮肤最低程度伸展及变薄的作用。

小结

虽然眼睑成形术是一种看似简单的手术，但即使是最具天赋且幸运的外科医生，也注定要经历并发症的发生。通过适当的和全面的术前评估，降低患者的不切实际的期望值，制订充分细致和个性化的手术方案，以及在术后早发现早治疗不良反应，这些并发症的发生和危害是可以大大减轻的。根据手术的时间线制作临床工作流程图可以确保外科医生识别和有效应对这些难题。

（朱力　谷廷敏　译）

参考文献

1. DeMere M, Wood T, Austin W. Eye complications with blepharoplasty or other eyelid surgery. Plast Reconstr Surg 1974;53:(6):634–637.
2. Hass AN, Penne RB, Stefanyszyn MA, Flanagan JC. Incidence of postblepharoplasty orbital hemorrhage and associated visual loss. Ophthal Plast Reconstr Surg 2004;20(6):426–432.
3. Teng CC, Reddy S, Wong JJ, Lisman RD. Retrobulbar hemorrhage nine days after cosmetic blepharoplasty resulting in permanent visual loss. Ophthal Plast Reconstr Surg 2006;22(5):388–389.
4. Koorneef L. Orbital septa: anatomy and function. Ophthalmology 1979;86:876–880.
5. Castillo GD. Management of blindness in the practice of cosmetic surgery. Otolaryngol Head Neck Surg 1989;100:559–562.
6. Campbell JP, Lisman R. Complications of blepharoplasty. Facial Plast Surg Clin North Am 2000;8(3):303–327.
7. Lowry JC, Bartley GB. Complications of blepharoplasty. Surv Ophthalmol 1994;38:327–350.
8. Baylis HI, Long JA, Groth MJ. Transconjunctival lower eyelid blepharoplasty: technique and complications. Ophthalmology 1989;96:1027–1032.
9. McGraw BL, Adamson PA. Postblepharoplasty ectropion: prevention and management. Arch Otolaryngol Head Neck Surg 1991;117:852–856.
10. Ghabrial R, Lisman RD, Kane MA, Milite J, Richards R. Diplopia following transconjunctival blepharoplasty. Plast Reconstr Surg 1998;102:(4):1219–1225.
11. Demirci H, Hassan AS, Reck SD, Frueh BR, Elner VM. Graded full-thickness anterior blepharotomy for correction of upper eyelid retraction not associated with thyroid eye disease. Ophthal Plast Reconstr Surg 2007;23(1):39–45.
12. Goldberg RA, Fiaschetti D. Filling the periorbital hollows with hyaluronic acid gel: initial experience with 244 injections. Ophthal Plast Reconstr Surg 2006;22(5):335–343.
13. Shorr N, Cohen MS. Cosmetic blepharoplasty. Ophthalmol Clin North Am 1991;4:17–33.
14. Vold SD, Carroll RP, Nelson JD. Dermatochalasis and dry eye. Am J Ophthalmol 1993;115(2):216–220.

第8部分
颧骨、颏和下颌的塑形

第8部分：颧骨、颏和下颌的塑形

第 35 章

下面部自体组织移植重塑

Stephen M. Warren、Alexander C. Allori 和 Joseph G. McCarthy

历史

面部下 1/3 的先天性或后天性缺陷也许可以通过手术进行重建或使其更加符合美学要求，这个目标可以通过骨截骨术或骨切除术、皮肤复平术、假体植入增大术或软组织充填术等方法的组合来完成。本书有关面部软组织手术的内容不在此处，有关中面部和下颌骨移动的正颌学则超出了本书的范畴，在此我们重点介绍自体组织颏成形术。1957 年，Obwegeser 第一次详细描述了下颏的截骨手术。但颏成形术并未被人们所熟知，直到 1964 年，Converse 报道了重组下颏的下颌骨的水平截骨术。自此，下颏手术成为一种常见的美容手术，成为诸如鼻成形术、除皱术和颈阔肌成形术的补充。

尽管 20 世纪七八十年代异体材料方面的改进使很多医生选择异体材料隆下颏术，但自体组织颏成形术仍然是通行的手术，因为其可以纠正多种颏缺陷，从巨颏畸形、小颏畸形到颏不对称。而且，自体颏成形术可以避免与异体材料和体内长期存留异物相关的并发症。本章将详细讨论骨性颏成形术的手术技巧。

体格检查

新古典主义审美标准把面部下 1/3 分为三等分，即上唇、下唇和颏，这种标准对外科手术计划的制订作用有限。外科医生在评估面部下 1/3 的过程中所犯的主要错误之一是其评估仅限于颏，特别是仅限于颏的骨组织部分。因为颏部的美容塑形不但要考虑与面部结构的平衡，而且还要考虑患者的身材和性别。对颏部进行塑形评估时，进行系统的体格检查是有益的。例如，当琢磨对面部下 1/3 实施手术时，应从患者的鼻部到颏部一步一步地进行评估，应包括中下面部、鼻唇沟、上下唇的关系、切牙的外观、唇颏沟、下唇的外翻和内倾情况、唇颏沟的高度和深度、颊脂垫的厚度、静态时软组织下垂情况和微笑时颊脂垫的移动情况。

放大照片应包括正面、斜面、基底面和侧面，而且要包括静止时和活动时两种情况。前后位置和侧位头颅 X 线片也是有帮助的。对面部下 1/3 的术前评估均应包括以下几方面。

1. 中面部评估
颊脂垫

在年轻人的中面部，三角形的颊脂垫的上缘沿眶缘延伸至颧骨的侧面（图 35.1）。外侧缘可以通过从外眦到侧联合的连线来确定。颊脂垫位于皮肤和皮下脂肪的下面、浅表肌腱膜系统（SMAS）的浅面。颊脂垫是纤维和脂肪样组织，很容易与其上面的皮下脂肪区分开。随着年龄的增长，颊脂垫会向内侧和下方下降。下垂的颊脂垫会使面中部空虚，并使鼻唇沟和泪沟看起来更明显。另外，颊脂垫的移位某种程度上也会导致唇颏沟的形成。

鼻唇沟

皮肤嵌入颧大肌/颧小肌和提上唇肌形成了鼻唇沟。从某种意义上说，鼻唇沟是皮肤筋膜韧带，对提上唇肌形成笑容是必需的，这一皮肤筋膜韧带的松弛将导致颊脂垫向下内侧移位，从而加深鼻唇沟。

唇颏沟

上方的降鼻翼肌和下部的下颌韧带形成唇颏沟，随着年龄增长，咬肌韧带松弛会加深这一皱褶。

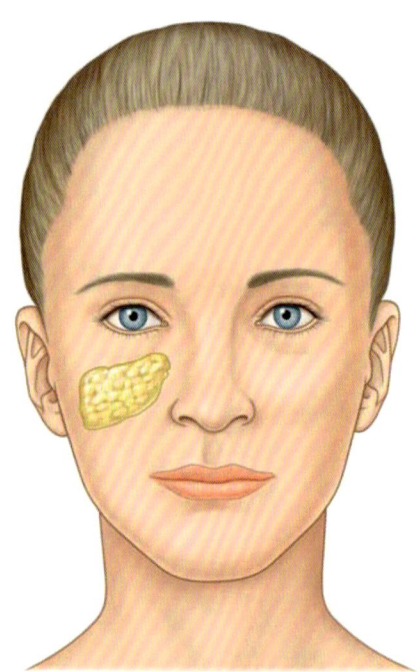

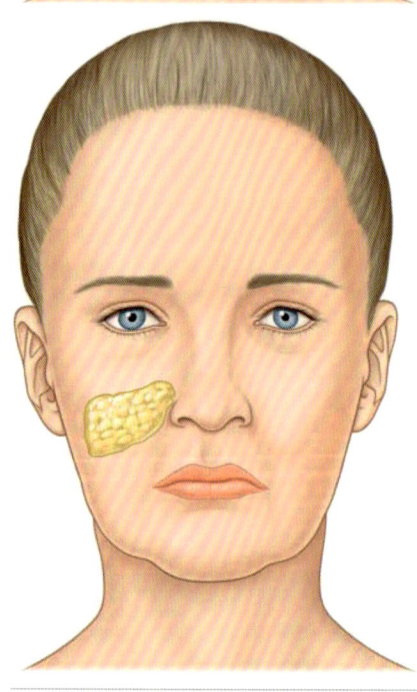

图 35.1 在一位年轻人的中面部,三角形的颊脂垫的上缘沿眶缘延伸至颧骨的侧面。随着年龄的增长,颊脂垫会向内侧和下方下降。下垂的颊脂垫会使面中部空虚,并使鼻唇沟、泪沟、唇颌沟和下颌看起来更明显。

2. 唇的评估
唇的比例

理想情况是:从侧面看,上唇突度比下唇突度高 2mm,下唇突度比颏的最前端(软组织颏前点)高 2mm。正常情况下,下唇比上唇饱满,下唇的饱满度决定其倾斜度,也影响着颏的外观。

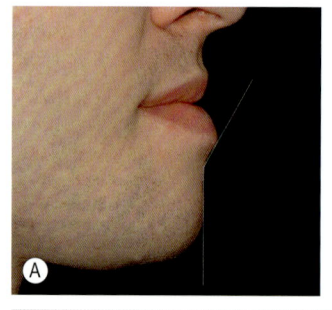 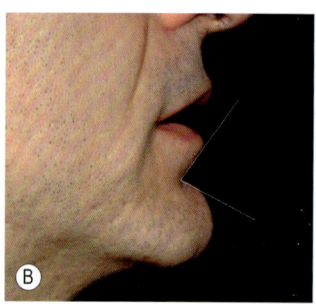

图 35.2 A&B,从侧面看,外科医生可以将唇颌沟想象为一个角。浅的沟是一个钝角,而深的沟是一个锐角。将唇颌沟视为一个角的构想对下颌手术计划是有益的。

唇颌沟

唇颌沟的位置决定了颏的垂直高度的外观。唇颌沟的位置高,会使下颌显得大,位置低则会使下颌显得小和明显。浅的或模糊的唇颌沟会使下颌显得大一些,因为下唇和颏垫的区分不甚明显。从侧面看,外科医生也可以将唇颌沟想象成一个角(图 35.2)。浅的唇颌沟是钝角,而深的唇颌沟是锐角。将唇颌沟视为一个角的构想对下颌手术计划是有益的。例如,对于一位唇颌沟位置低而深的患者,行隆下颌术会使其唇颌沟的角度更加锐利,使其唇颌沟更深。

下唇的倾斜度

下唇的倾斜度与唇颌沟协同也影响颏大小的感觉。下唇的倾斜度有助于区分下唇和颏垫。因此,下唇的倾斜度越垂直,下颌就显得越大。

3. 咬合

牙齿的咬合对面部下 1/3 的外观也有影响。例如,一个较深的咬合会使下唇外翻,使唇颌沟的倾斜度更明显,使唇颌沟更加锐利。应很好地评估牙齿的咬合关系并使患者先接受牙齿正畸治疗或正颌治疗。安氏 II 级和 III 级咬合失常的治疗不在本章讨论的范畴。

4. 颏部的评估
颏垫的厚度

颏垫要依靠触诊来评估。其软组织突出应绝大部分位于颏前点水平(图 35.3)。静态颏垫的位置应记录下来。颏垫裂即指颏肌的裂开和软组织颏垫缺乏。

骨组织的构成

评估颏骨量很重要,尤其是对于下颌大的病例。这个工作要求由有经验的人员通过触诊和动态评估来

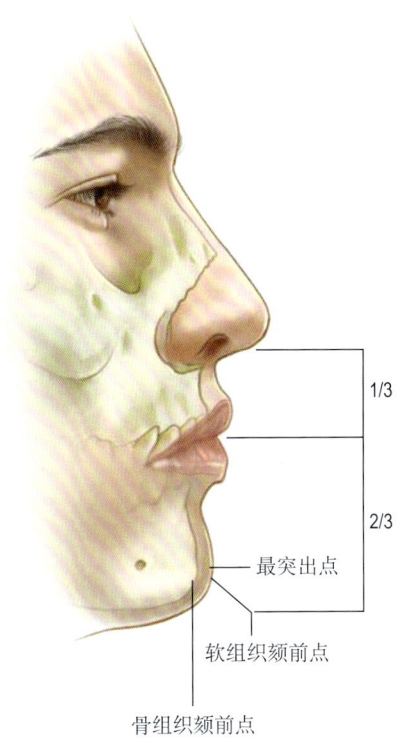

图 35.3 理想颏比例示意图。颏垫软组织突出应位于颏前点水平。

完成：当微笑时，由于大量的颏骨组织更加明显，下颏显得更突出，而由于颏软组织量过多而使下颏显得大的人此时由于软组织变得不明显，下颏显得不那么大。头颅定位片可确定颏的骨组织大小和形状。

下颏大小的评估

可以通过垂直、矢状和水平三个维度来分析颏部的形态异常。

垂直方向 颏的垂直高度是从颏下点到颏沟的最低点。颏的外观不仅取决于颏骨的大小，还受到颏垫的比例和唇颏沟的高度和清晰度的影响。

前后方向 正常情况下，颏的最突出点在颏前点。在有些患者，由于联合缘明显或下颏肌量大，颏的最突出点升高至仅位于颏沟的下方。在有些患者，需要减少骨量。

水平方向 颏点突度应与面中线重合。应记录颏点横向是否对称。

形状

在制订术前计划中颏外形很重要。通常女性喜欢较小较圆润的下颏，而男性可以忍受较大和较有棱角的下颏。

5. 动态评估

在正常微笑时，颧肌和提上唇肌提口角并使颏垫显著移动。有些患者微笑时是水平样的（不上提口角和颏垫），即下唇压低肌（例如降下唇肌或降口角肌）活动不平衡，导致微笑时下颏下垂。

也应评估颏肌的动态活动。颏肌可使下唇向前做出噘嘴的动作。有先天性或医源性颏肌低的患者可能有睡眠时牙齿显露过多和提下唇噘嘴的能力下降。

解剖

在垂直方向，面部下 1/3 是从面部中轴的底部到颏的最下方。在前后方向，则从颏下点到颏下反折部，在水平向则至下颌角点。

前鼻棘位于上颌骨的中线。从侧面看，鼻切迹凹处为梨状孔的底部。上颌骨牙槽突包含着垂直的波形牙列隆起；犬齿根最突出，从切缘延伸了近 28mm。中面部平坦的患者可能有潜在的上颌骨前突不足。颊脂垫和软组织下垂常伴有此型骨组织缺乏，导致鼻唇沟深。皮肤嵌入颧大肌/颧小肌和提上唇肌形成鼻唇沟。这种筋膜皮肤韧带的松弛可使颊脂垫向下内侧移位越过鼻唇沟，导致鼻唇沟加深。上唇的红唇起于白唇翻卷处，可分为三个部分：中间的管状支和两边的侧支。上唇的理想突度是比下唇突度高 2mm，但下唇应比上唇丰满一些。

从侧面看，下唇向外翻形成一个倾斜的唇下线，与白唇翻卷处相连至颏沟。唇颏沟是最凹点，为颏垫的上界。颏联合棘起于下颌骨的中线，在唇颏沟下面。颏联合棘分成完整的两部分。在每侧联合处有一切牙窝，正位于下颌切牙的下面。切牙窝即为颏肌的起点（图 35.4）。颏肌的得名就是由于其与表达沉思和怀疑的表情相关，其明显插入真皮以提升和突出下唇。颏肌可分为水平纤维和倾斜纤维。这些肌纤维之间的方向形成了颏沟（图 35.4）。唇颏沟由降口角肌和下部下颌韧带形成，年老的人咬肌韧带松弛，使其形成一个沟。下颌保持韧带起始于颏联合的侧面下颌体，并于降口角肌嵌入的下方插入皮肤。下颌韧带形成下颊的前方边界。

面部下 1/3 的所有肌肉除二腹肌的前肌和下颌舌骨肌外均由三叉神经支配，二腹肌的前肌和下颌舌骨肌则由面神经分支支配。三叉神经的第二分支发出感觉神经至面中部。下齿槽神经支配颏部的感觉；不幸的是，其走行于骨内使其在行骨性颏成形术时容易受损

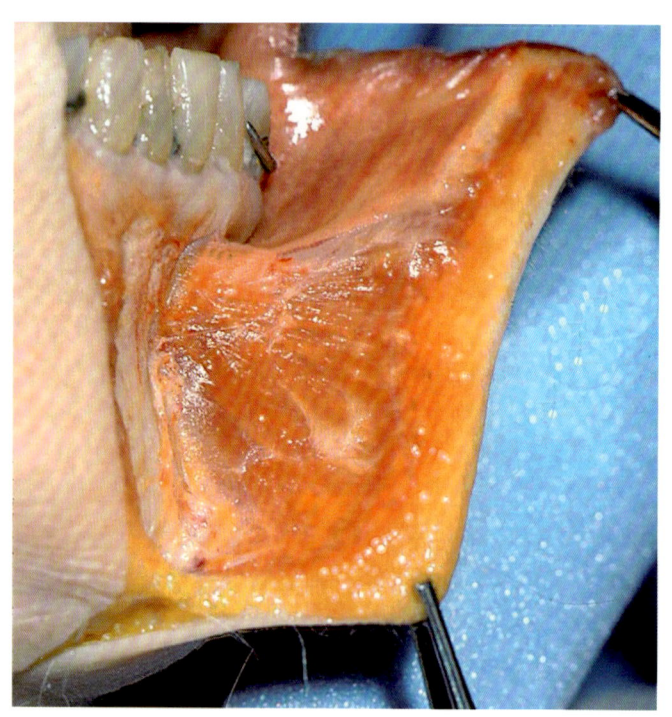

图 35.4 矢状位观察下颌部的解剖。颏肌起源于尖牙窝,其可分为水平纤维和倾斜纤维。这些不同走向的肌纤维形成颏沟。

伤。下齿槽神经由位于双侧下颌升支的中部的下颌骨孔进入骨内,通常在骨内经单一的骨管走行。下颌管下行 4.5mm 到颏孔下终止,向中间形成 5mm 的环,然后转向远端分为颏神经的三个分支。颏孔在第二小白齿的下方易于定位。颏神经分支支配下颌部牙齿、黏膜、下唇和下颏的感觉。

手术步骤

当在面部下 1/3 行软组织手术或成形术时,可选择局部麻醉或静脉镇静麻醉,若为骨性手术,则最好选择全身麻醉。患者取仰卧位,肩下放置枕头使头部可以充分后仰。不必经鼻插管。术前可给予抗生素。颏部皮下组织和口腔黏膜可给予含 1∶100 000 肾上腺素的 1% 的利多卡因。

下颏手术可选择口内入路或颏下经皮切口。两种入路都可以提供满意的骨性暴露。若颏下皮肤软组织松垂,则颏下经皮切口还可以切除多余的皮肤和皮下组织。尽管颏下瘢痕通常可以接受,但口内切口仍是首选。

做一个长约 3cm 的口内切口,上距下齿龈约 1cm,皮下组织电刀切开。分开颏肌并打开骨膜。骨膜下的暴露范围是从一侧颏神经到另一侧颏神经。用矢状锯在下颌骨中线做标记,并决定截骨的大体计划。如果行滑动式颏成形术,矢状前移颏部骨片时,截骨的角度将影响颏的垂直高度。例如,矢状前移截骨,截骨倾角为锐角(< 70°,相对于从牙列下来的垂线)时,则垂直向的削减更大。相反,为钝角(> 90°)时则颏的垂直高度会延长(图 35.5)。当外科医生选择滑动式颏成形术向前移和垂直降低下颏时,则矢状方向前移和垂直方向减少存在固定的比例,是基于截骨的角度。一旦截骨角度确定,截骨要在颏孔下至少 6mm 处进行,以避开骨内走行的下牙槽神经。

当骨片完全游离后,可将其前移至矢状向理想的突度。与骨片后方相连的骨膜、颏舌肌、二腹肌的前肌和下颌舌骨肌可维持其血供。骨片常常前移 5 ~ 7mm,但前移 10mm 也是可能的。如果下颏前移超过 10mm,外科医生应重新考虑上下颌关系,因为这也许是正颌手术的适应证。

颏垂直方向延长通常是通过插入式移植(通常是羟基磷灰石或骨移植),常常是插入骨缝隙中而不是选择一个钝角的截骨角度(图 35.6)。相反,如果需要降低颏的垂直高度,则要去掉一薄片骨片(图 35.7)。颏的不对称可通过侧面移动截骨骨片来纠正。

颏骨片也可换位移植或跳跃移植于下颌骨前表面。当行跳跃式颏成形术时,应清理截骨片一侧内面的毛刺,使其适合下颌骨的前面外形轮廓(图 35.5)。修整骨片的后轮廓也可使矢状前移的组织量可以控制。

一旦确定了截骨片的合适位置,要应用两个或更多的埋头螺钉将其严格地固定在下颌骨上(图 35.5)。另外要注意保护截骨片的血循环,后者来自与其相连的骨膜、颏舌肌、二腹肌和下颌舌骨肌,这些分别起源于颏棘、二腹肌窝和下颌舌骨肌线。外科医生必须保护好这些肌肉的血循环,以避免骨片缺血坏死。

最后,用切割钻雕刻安全的骨片的前表面,要清除毛刺和突起,使其和谐地形成矢状颏前点和颏沟。当评估理想的矢状前移量时,我们假设骨前移和软组织变化的比例是 1∶1。皮下放置小的引流条,经颏下皮肤引出。颊龈沟切口用间断铬线缝合。典型的效果如图 35.8 至 35.10 所示。

大下颏的治疗也可通过类似的方法矫正。巨颏缩小可行侧面磨骨修整;然而,我们必须提醒读者,这种术式可能导致下颏外观不自然、平坦,并且软组织松垂可导致双下颏。因此,对于大下颏的治疗,我们推荐应用上文描述的截骨颏成形术。此外,与骨片相连的软组织可向后牵引骨片,所以要限制骨膜下过多分离。由于骨性后缩或下颏缩小可使软组织颏前点后移,必须注意,对于唇颏沟角度为钝角的患者不要矫

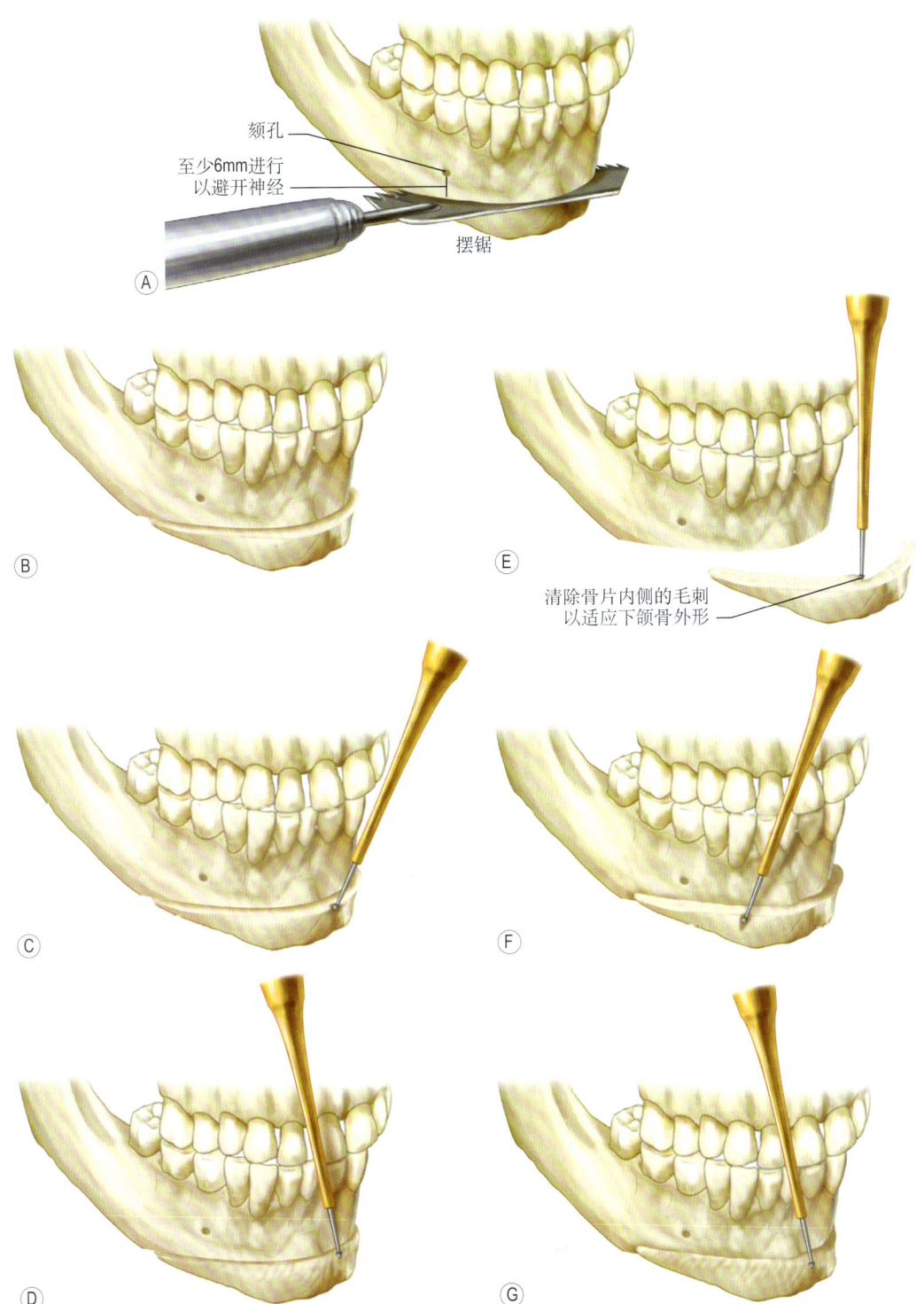

图35.5 颏成形术的示意图，左侧为滑动式，右侧为跳跃式。A，截骨角度已确定，截骨应在颏孔下方至少6mm处进行，以避开下牙槽神经。B，骨片前移并用螺钉技术固定。C，前移的骨片应做必要的矢状向的调整，要考虑颏轮廓和颏沟的深度和角度，骨片向前突出较多。D，骨片向前突出较少。E，最终的滑动式颏成形术的轮廓。F，骨片被置于下颌骨的前表面，并用螺钉固定，骨片应做必要的矢状向的调整，要考虑颏轮廓和颏沟的深度和角度。G，最终的跳跃式颏成形术的轮廓。

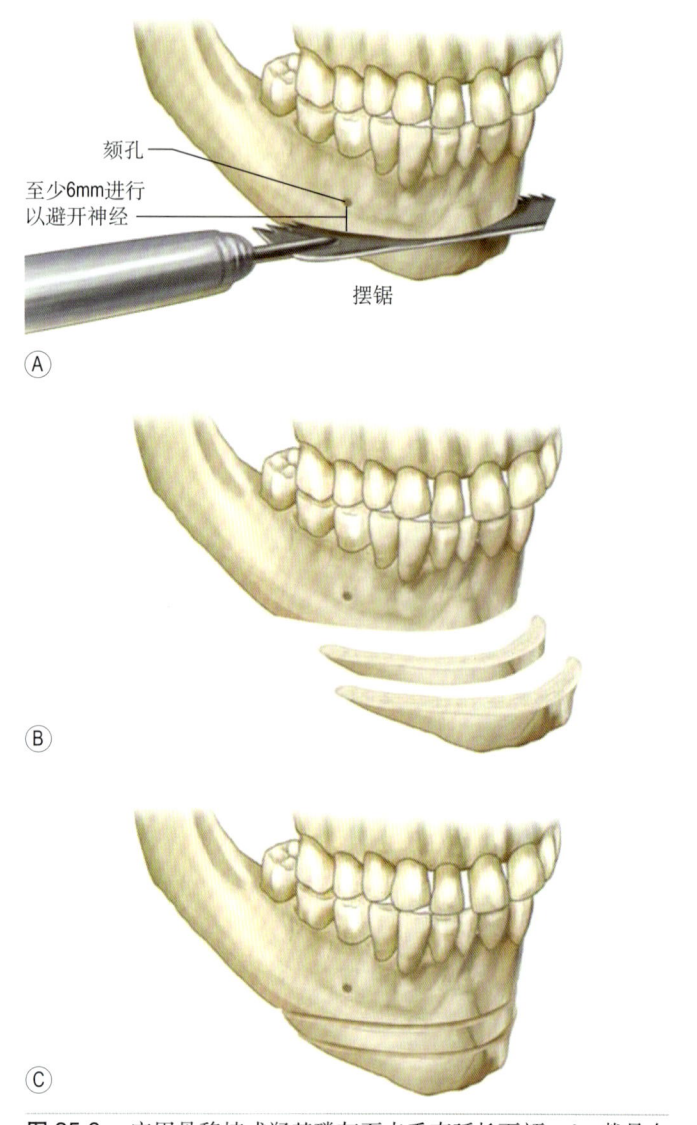

图 35.6　应用骨移植或羟基磷灰石来垂直延长下颏。A，截骨在颏孔下方至少 6mm 进行。B，骨片已经被游离，移植骨或羟基磷灰石骨替代材料被插入进骨缝隙中。C，垂直延长后的骨片用螺钉固定。

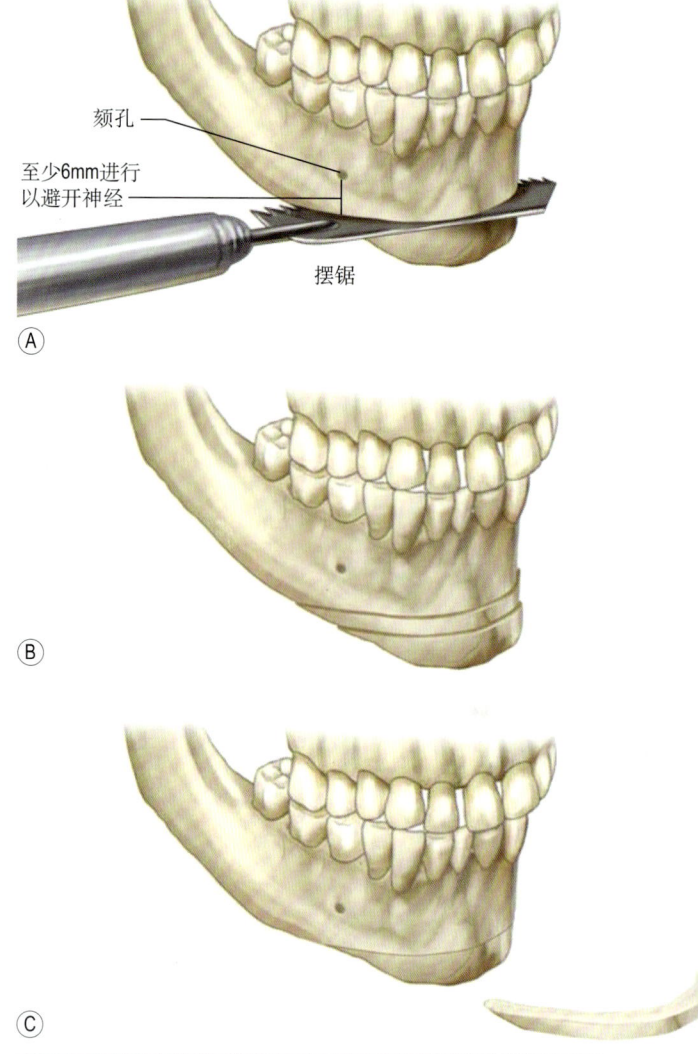

图 35.7　通过去除薄骨片来垂直降低下颏。A，两平行的截骨在颏孔下方至少 6mm 处进行。B，薄骨片去除。C，垂直方向缩短后固定骨片。

正太多。相反，对于唇颏沟角度为锐角的患者，行骨性缩小则有治疗效果。术后骨片用钢丝固定，骨片侧面要修整平滑。

术后护理

用弹性绷带缠绕唇颏沟和颏下，使软组织与其下的骨组织贴合。4 天后去除包扎。如果放置了引流条，要在 24 小时内拔除。

并发症

面部下 1/3 的手术与其他外科手术一样，也可产生常见的并发症，如感染、瘢痕、血肿、神经损伤等。同样需要注意的是，由于术前计划不足或技术原因所致的美学后遗症是不易掩饰的。幸运的是，当外科医生术前对颏部问题进行了适当的分析并复习了解剖时，骨性颏成形术可以完美地在门诊患者进行，而少有并发症。

为减少骨性颏成形术的并发症，我们强调以下几点。第一，在切开、骨膜下分离、牵拉、截骨或螺钉固定时可损伤颏神经。当做切口或骨膜下分离时应牢记颏孔在前臼齿的下方。我们通常在接近颏孔时，将剥离器械由尖头的换为钝头的，以避免损伤神经。牵拉过度也可导致神经损伤甚至断裂。当设计截骨术时，应牢记，下齿槽神经至多走行于颏孔下方的 4.5mm 和颏孔近中线 5mm，所以要在距离颏孔 6mm 远处设计截

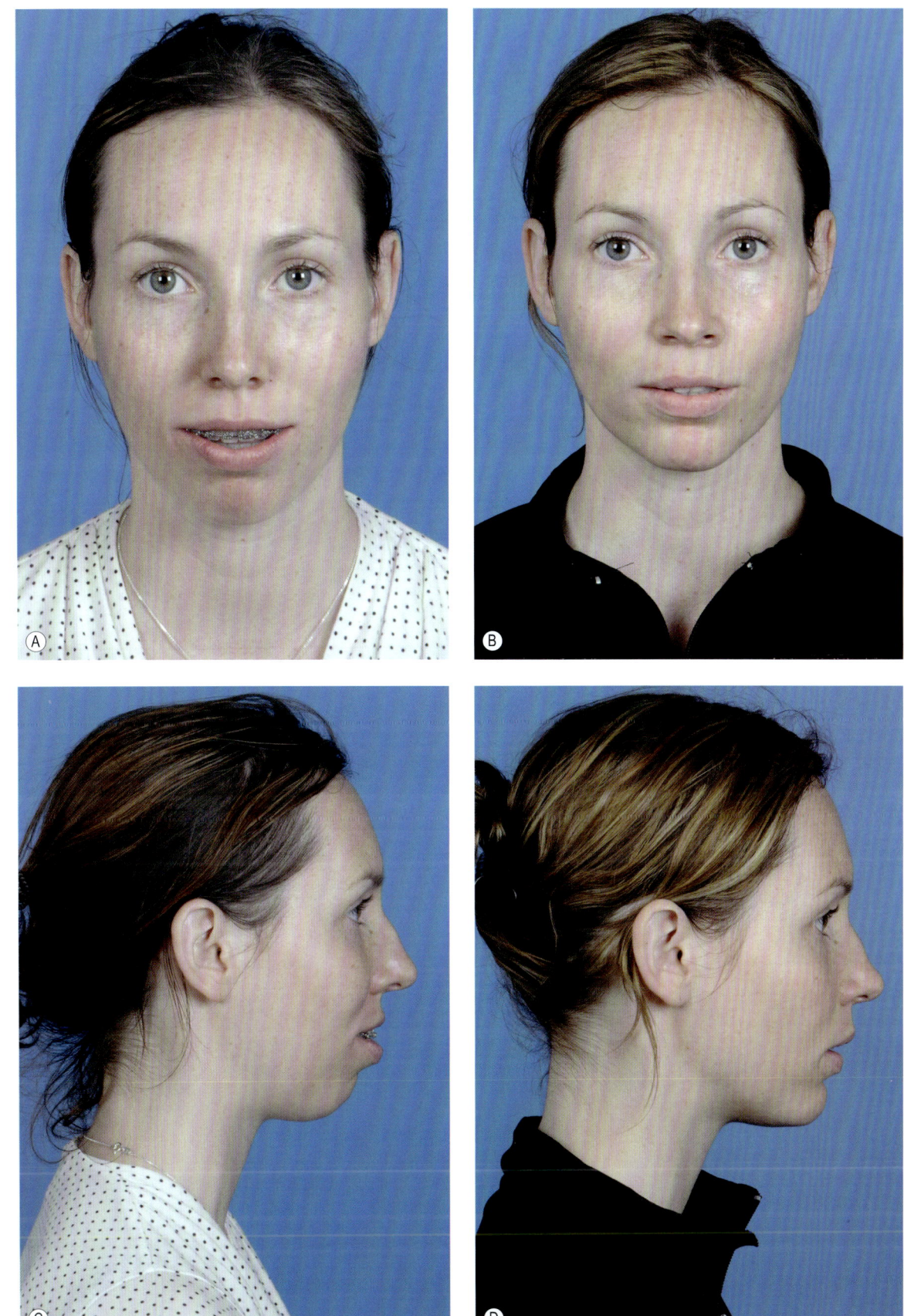

图 35.8 一位 21 岁的女性患者，其颏长但不突出。术式为颏倾斜截骨（大约 51°，4mm 垂直降低和 5mm 矢状前移）和 LeFort Ⅰ 截骨（4mm 垂直降低和 5mm 矢状前移）。A，术前正面观。B，术后 6 个月正面观。C，术前侧面观。D，术后 6 个月侧面观。

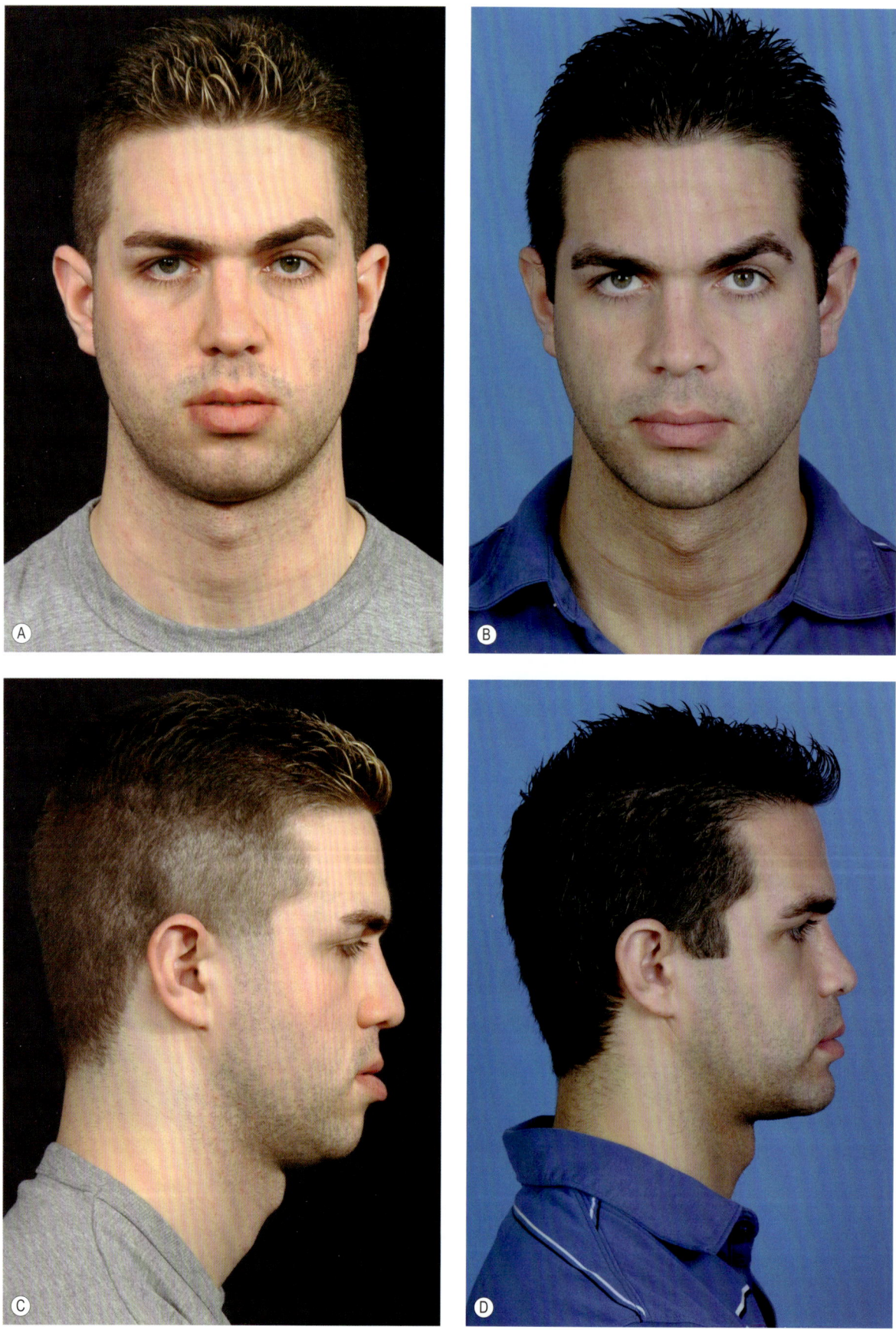

图35.9 一位25岁男性患者,其下颌矢状向不足,安氏Ⅲ级咬合失常,唇位置不适。术式是颏水平截骨(81°,0mm垂直改变,6mm矢状前移)和LeFort Ⅰ截骨(0mm垂直改变和7mm矢状前移)。A,术前正面观。B,术后1年正面观。C,术前侧面观。D,术后1年侧面观。

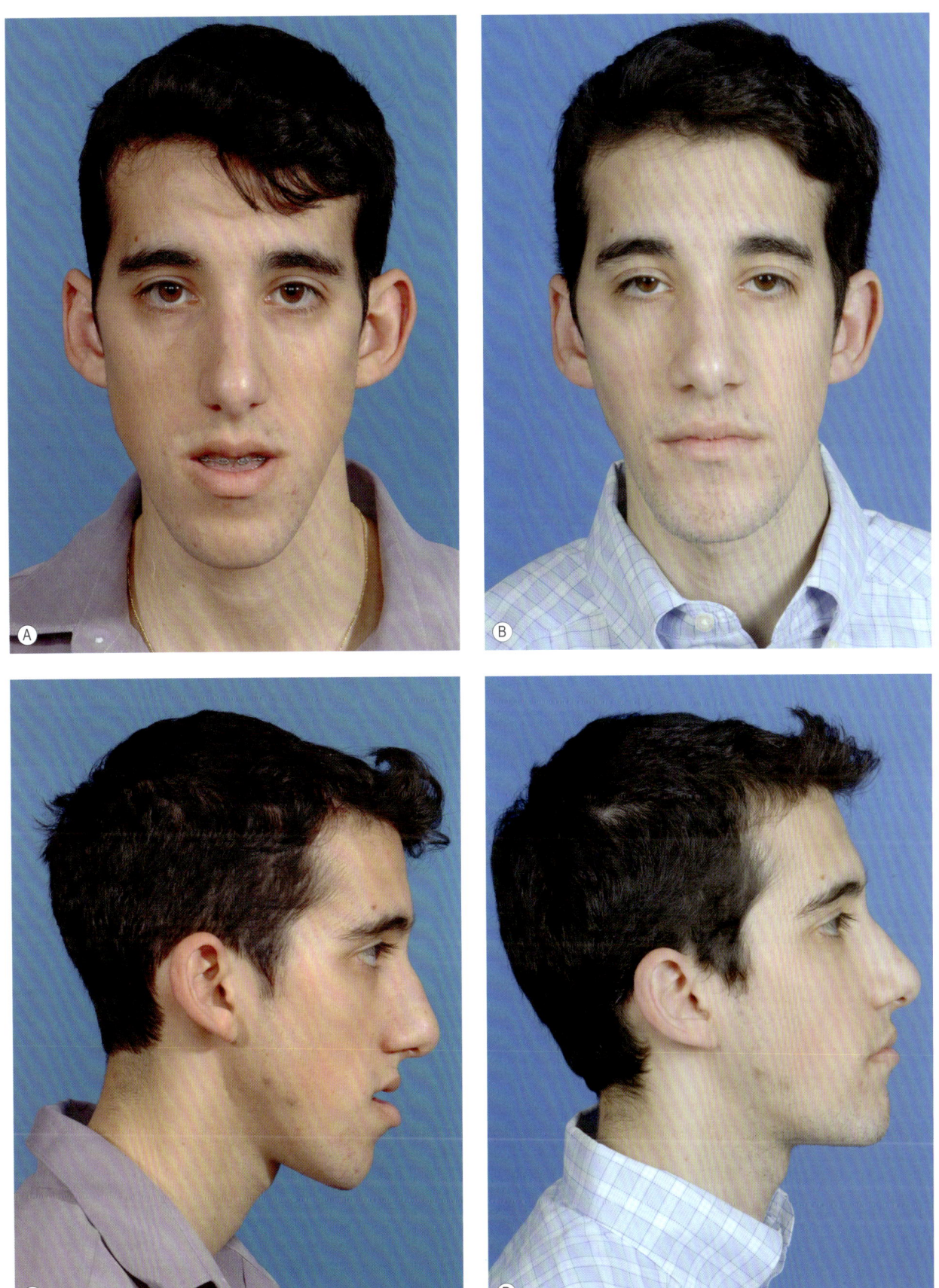

图 35.10 一位 24 岁男性患者，其下颌矢状向不足，垂直向过长，安氏Ⅲ级咬合失常，唇位置不适。术式是下颌倾斜截骨（70°，2mm 垂直改变，5mm 矢状前移）、LeFort Ⅰ 截骨（3.5mm 垂直降低和 8mm 矢状前移）和双侧下颌矢状劈开式截骨并伴逆时针旋转。A，术前正面观。B，术后 18 个月正面观。C，术前侧面观。D，术后 18 个月侧面观。

骨。第二，下颌的牙根也可能在截骨或螺钉固定时损伤。应牢记，尖牙根可延伸至切缘下28mm。尽管螺钉固定对牙根损伤有争论，在固定时最好躲开尖牙根部。第三，血肿可导致异位骨形成和随之而来的轮廓不佳。避免血肿的最好办法是放置引流条和加压包扎。第四，固定不当可使骨片回位或不对称。我们应在手术台上满意牢靠地固定骨片，而不能依靠术后包扎和新骨形成来固定。

手术心得及教训

心得

- 颏缺陷的矫正看似简单，但不充分的计划可导致不满意的效果。系统地评估面部下1/3对诊断颏部问题和设计正确手术是基本要求。
- 性别很重要。女性喜欢稍稍前突的、圆润的颏部，而男性可以接受稍微突出的、有角度的下颏。要记住，颏垫的高度和唇颏沟的位置和深度均影响下颏的外观。
- 咬合失常（或有多方法矫正咬合的病史）是患者可能有更多畸形的线索，而不单单是小颏或巨颏畸形。仔细评估其是否有上颌和（或）下颌后缩或前突，这些是正颌外科的适应证。
- 骨性颏成形术是具有很多优点的术式。它可通过口内或颏下切口对门诊患者进行手术。
- 滑动式颏成形术可使截骨片向前向上移动，突出程度是基于截骨角度的固定比例。行跳跃式颏成形术可获得其他额外的自由度。
- 缩小颏成形术与隆下颏一样困难。最好限制骨膜下分离，行截骨术，使骨性颏和软组织后退移位。

教训

- 评估面部下1/3时，要避免只看颏的倾向。面部下1/3的外观有赖于性别和面部结构。面部下1/3的组成包括鼻、鼻唇沟、唇、唇颏沟、唇颌沟、颏垫和骨性颏。
- 避免颏神经损伤，它们通过颏孔下方和内侧到达颏孔。要记住，尖牙根可延伸至切缘下28mm处。
- 不论是滑动式或跳跃式颏成形术，都要注意保持截骨骨片的血供。要记住，颏舌肌、前二腹肌和下颌舌骨肌对截骨骨片提供血供。
- 下颏磨骨修整对于缩小下颏常常是不恰当的技术选择。在大多数病例，其会导致平坦的外观和软组织下垂。所以应选择骨性截骨骨片后移的方法。限制骨膜下剥离是为了保护软组织和骨片的联结。颏下切口可以去除颏下组织臃肿。

手术步骤小结

1. 对面部下1/3进行系统的术前评估。要考虑到鼻翼周围的突出，鼻唇沟，上下唇的关系，牙齿咬合关系，唇颏沟的位置和深度，颏的垂直高度，软组织颏垫的厚度、形状和大小，骨性颏的对称性，患者的性别，以及面部结构。
2. 应进行全身麻醉，软组织应局部注射含肾上腺素的1%的利多卡因。做口内切口或颏下皮肤切口，在两尖牙之间沿下颌骨下缘切开。
3. 在下颌骨中间划一条垂线，如果行滑动式颏成形术，要决定截骨倾角，以便矢向和向上前移正确。
4. 截骨在颏孔下至少6mm处进行，以保护颏神经。
5. 滑动或跳跃可使截骨片向前。
6. 如果要缩下颏，向上和（或）向后移动截骨片而不是修整颏前点。
7. 骨片要用埋头螺钉固定。原位修整以调整矢状方向突出度。
8. 关闭黏膜伤口要间断缝合并用弹力轻压包扎。如果必要，颏下放置引流管。
9. 引流管在24小时内拔除，4天内去除包扎。

（杨欣　刘成胜 译）

拓展阅读

McCarthy JG, Ruff GL, Zide BM. A surgical system for the correction of bony chin deformity. Clin Plast Surg 1991;18(1):139–152.

McCarthy JG, Ruff GL. The chin. Clin Plast Surg 1988;15(1):125–137.

McCarthy JG, ed. Plastic surgery. Philadelphia: Saunders, 1990.

McCarthy JG. Microgenia: a logical surgical approach. Clin Plast Surg 1981;8(2):269–278.

Ward JL, Garri JI, Wolfe SA. The osseous genioplasty. Clin Plast Surg 2007;34(3):485–500.

Zide B, Grayson B, McCarthy JG. Cephalometric analysis for mandibular surgery: Part III. Plast Reconstr Surg 1982;69(1):155–164.

Zide B, Grayson B, McCarthy JG. Cephalometric analysis for upper and lower midface surgery: Part II. Plast Reconstr Surg 1981;68(6):961–968.

Zide B, Grayson B, McCarthy JG. Cephalometric analysis: Part I. Plast Reconstr Surg 1981;68(5):816–822.

第8部分：颧骨、颏和下颌的塑形

第 36 章

假体隆下颏术

Wojciech Dec 和 Stephen M. Warren

历史

下颏畸形可由于软组织和（或）骨组织过量、不足或不对称所致，或可由上述多种因素结合所致。因此，应用假体治疗小下颏不总是正确的，因为不是所有小下颏都是完全相同的。而且假体也不相同。手术方案、假体的大小、类型和固定取决于下列因素：（1）颏垫的厚度；（2）颏垫在形成唇颏沟时所占的比重；（3）颏的垂直高度；（4）静止时的下垂情况；（5）微笑时颏垫的下垂情况；（6）下唇白唇翻卷处到唇颏沟的倾斜度；（7）颏的形状；（8）唇颏沟以下颏垫的移除。幸运的是，大部分咨询下颏畸形治疗的患者是轻度的矢状方向不足。这种两维的下颏不足可以在下颌前下缘行假体隆下颏术。然而，除非外科医生考虑到上述诸多因素，否则，一个简单的假体隆下颏并不能达到理想的效果。例如，医生确认患者矢状不足，却忽视了下唇的倾斜度和颏沟的高度，这种疏忽会导致未曾料到的结果。总之，当制订治疗计划时，你的评估必须正确，否则"简单的"隆下颏术也可导致糟糕的后果。

1934 年，Gustave Aufricht 最早描述了下颏植入体，是用患者的鼻背自体骨-软骨组织进行的。然而，在 20 世纪下半叶，异体隆下颏成为增加患者下颏矢状不足的手术选择。假体隆下颏被迷惑地认为很简单，因为在门诊依靠很少的设备就可完成。假体颏成形有时可能是截骨以外的另一选择。一般情况下，与截骨相比，假体隆下颏的疼痛、肿胀和创伤更轻。而且，与滑动式颏成形术相比，假体隆下颏可以填充下颌骨侧面的不足，甚至可以增大颏下软组织的轮廓。有很多假体移植材料可以选择：硅橡胶、聚乙烯、羟基磷灰石等。虽然下颏假体移植主要是为了增加颏前点的前突度，但也可增加侧面的轮廓。假体隆下颏不能改变颏的垂直高度，但隆下颏常常给人下颌变长的感觉。本章主要概述假体隆下颏矫正下颏矢状不足。

体格检查

下颏的美感必须同面部的外观和比例联系起来评估。重要的是面部的均衡而不是单纯的人体测量数据标准。不管是处理复杂的多维软组织和硬组织颏畸形还是处理矢状下颏不足，我们都应该从鼻到颏做系统评估，以便有效地评估鼻、面中部、唇、上下颌的咬合关系、颏垫的厚度、唇颏沟的深度和高度、静态颏垫的位置和动态微笑时颏垫的位置。患者的美学目标和原来的外科手术史或牙齿正畸史都要明确。患者静态和微笑时的正侧面像都要照。下颌骨和（或）下颏的前突、后缩或不对称都要记录。下面重点谈及鼻-下颏的评估。

下唇分析

下唇白唇翻卷处到唇颏沟的倾斜度对隆下颏或下颏缩小后颏部大小都有影响（图 36.1）。如果下唇倾斜度是垂直的，则下唇和颏部的区分就不明显，患者在隆下颏后下颏会显得过大，这在假体应用不正确时尤其如此。下唇的分析要包括唇颏沟的分析，因为下唇倾斜度有利于定义唇颏沟。如果一个患者有深度的覆咬合且下唇外翻，那么下唇将会严重倾斜。下唇倾斜将使唇颏沟加深，角度更锐。外科医生要明确这一点，因为太高的假体植入会加深唇颏沟并使其角度更锐。下唇的倾斜度可如下进行分类：Ⅰ型接近垂直，Ⅱ型轻度前倾，Ⅲ型明显前倾，Ⅳ型大部分倾斜。

唇颏沟分析

如果两个下颏前突度一致，有相对高和（或）浅

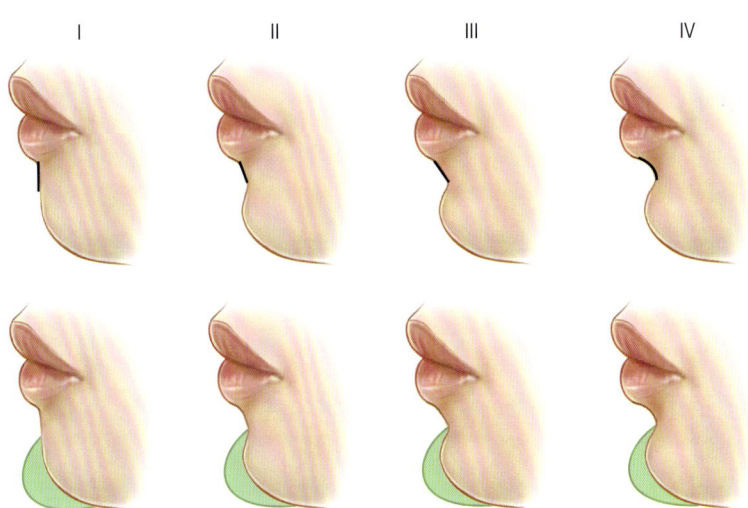

图 36.1 下唇白唇翻卷处到唇颏沟的倾斜度对隆下颏或下颏缩小后颏部的大小有影响，唇-唇颏沟的倾斜度可做以下分类：Ⅰ型接近垂直，Ⅱ型轻度前倾，Ⅲ型明显前倾，Ⅳ型大部分倾斜。

的唇颏沟者看起来颏部更大（图 36.2）。由于颏部可看做一个水平垫，唇颏沟形成了颏的垂直高度。因此，隆下颏后有一个高的、浅的唇颏沟即相当于增加了颏的垂直高度，也即增大了颏的总大小。为了克服这个问题，医生应降低假体的垂直高度（见下文），以限制较下方颏前点的增大。若患者颏部较长并伴较高的唇颏沟，则可能需要减少垂直高度和矢状隆下颏。相反，若患者唇颏沟较低而明显，则隆下颏时应使假体仅加大颏垫部分。

静态和动态时颏垫分析

正常颏垫厚度为 8～11mm。颏垫厚度可通过颏中部触诊来判断。颏软组织最前突位置应在颏前点的下部。软组织颏垫位置和静态颏垫下垂应记录。颏垫分裂或簇状也应记录。由于颏垫是动态的软组织，微笑时也要评估。

观察者应明确，当有厚颏垫的患者微笑时，面部上提，颏垫将会变薄（图 36.3）。相反，薄颏垫在微笑时被抹平，下颏显得更加突出（图 36.4）。在正常情况下，微笑可提升口角，带动颏垫向上。有些患者有一些水平的不上提口角的微笑，即降下唇肌没有对抗。微笑时降下唇肌无对抗的活动会使颏垫下降而产生动态颏下垂（图 36.5）。

骨性颏分析

骨性颏前突最佳位置在颏前点的下部，而不是在唇颏沟的下部。由于颏联合的外科棘在唇颏沟的下方，它可能使唇颏沟较锐或下颏突出，有时太明显，因此需要缩小。外科棘的位置和突出度可以通过触诊得知。在其他病例中，唇颏沟下方颏肌结合部（伴有软组织

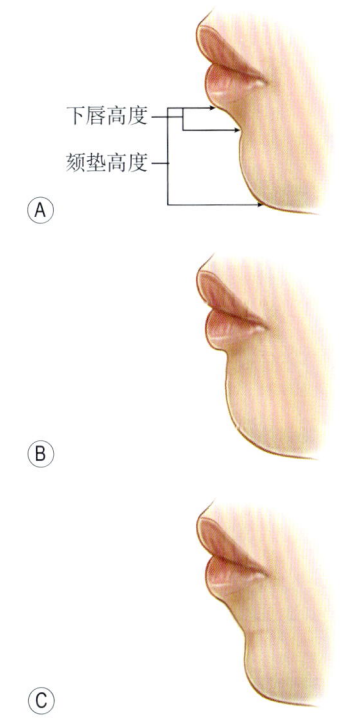

图 36.2 唇颏沟的位置决定颏垫占下面部高度比例的示意图。A，下唇高度与颏垫高度的比例关系取决于唇颏沟。B，高的、不明显的唇颏沟给人以大下颏的感觉。C，低的、明显的唇颏沟给人以下颏小的感觉。

裂）可使低唇颏沟突出。这种情况可让患者做噘嘴动作加以鉴别。

颏下分析

皮下脂肪和皮肤松弛需要评估。医生应确定颏下臃肿是颈阔肌上还是颈阔肌下的脂肪导致的。为改善颏部或颈部的轮廓，皮肤和颈阔肌上下的脂肪可能需

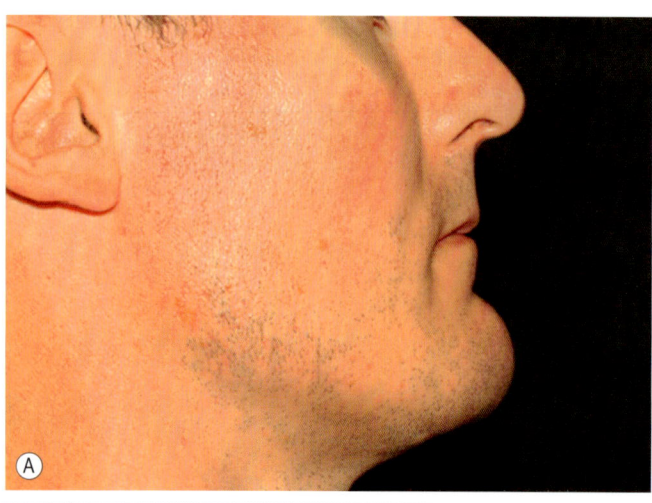
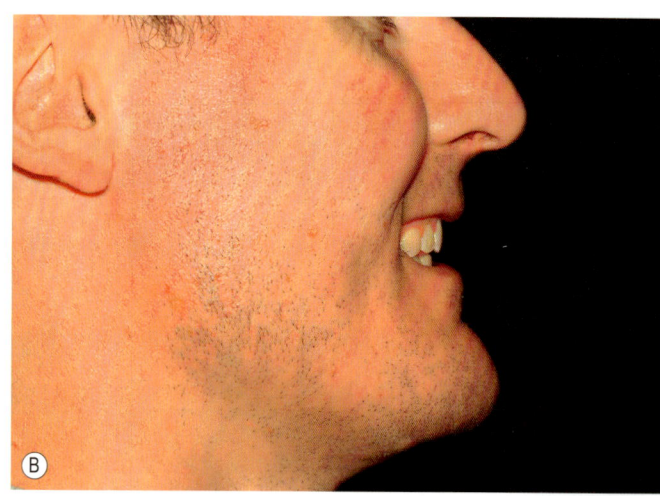

图 36.3　厚的颏垫微笑时的效果。A，患者静止时侧面像。B，微笑时，厚的颏垫变薄，常提升下颏。

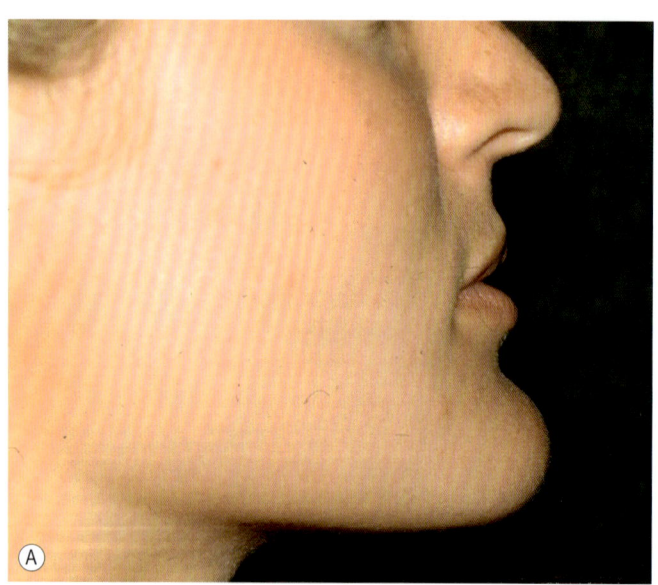
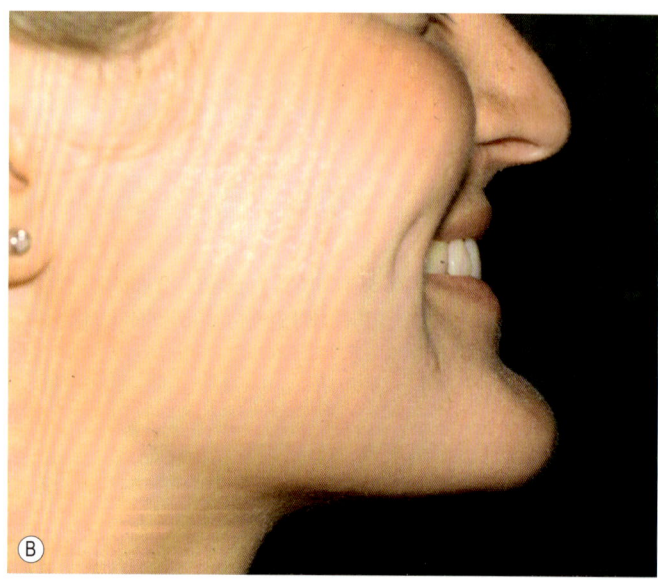

图 36.4　薄的颏垫微笑时的效果。A，患者静止时侧面像。B，微笑时，薄的颏垫变得抹平，使其下方的骨性下颏更突出。

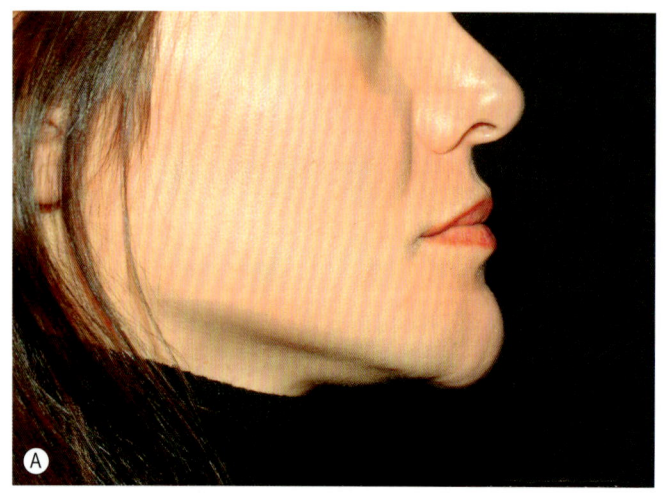
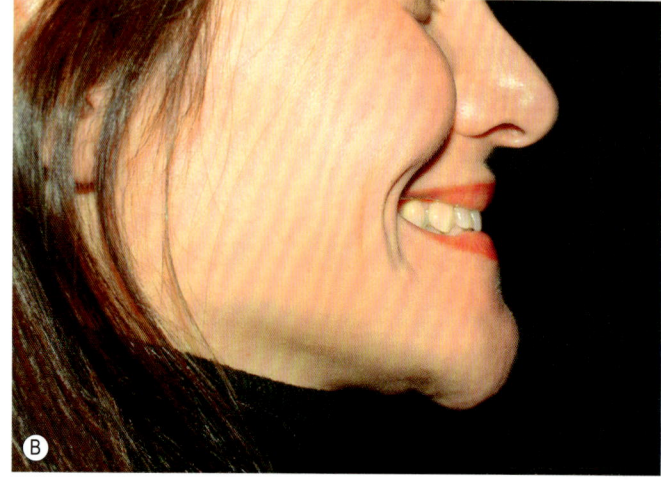

图 36.5　在正常微笑时，颧肌和提上唇肌提升口角，带动颏垫上行。有些患者有一些水平的不上提口角的微笑，微笑时降下唇肌没有对抗。降下唇肌无对抗的活动在微笑时产生动态颏下垂。A，患者静止时侧面像。B，微笑时，降下唇肌无对抗的活动产生动态颏下垂。

要切除。

在体格检查时,医生要注意到,女性行隆下颏术要保守些。女性患者易于抱怨其下颏假体太大而要求去除。需要强调的是,去除过大的假体不是简单的事。去除假体可导致颏部表面不平整或多余组织导致静态颏垫松弛(图36.6)。当评估一位假体过大的患者时,我们推荐更换小一些的假体或行骨性颏成形术,而不是简单地去除假体。新假体或骨性前移将支撑软组织颏垫,从而减少不平整和下垂的发生。

解剖

颏联合在下颌骨中线的唇面,亦称为外科棘。颏联合分出一三角形突起,称为颏隆突。颏隆突的中央凹陷,但其凹下的侧边形成颏结节。在上部,中棘的每一侧恰好位于下颌骨切牙下切牙窝。切牙窝是颏肌的起点。颏肌融合形成颏垫的大部,并插入颏垫的皮下以维持静态时唇的位置并在动态时提升和前突下唇。颏肌有水平肌和斜肌两部分(图36.7)。肌纤维上端水平部分起源于齿龈,负责维持下唇的水平静止状态。其功能是联合口轮匝肌决定或独立决定唇颏沟的位置和形态以及下唇的位置。颏肌的斜肌部分可能在中央融合(在大多数情况下)或在浅面或下面保持分离来形成一个裂。因此,实际上颏部的裂即颏肌的分区。颏肌的斜肌纤维的功能是前提颏垫,上提唇部做出噘嘴的动作。另外,斜肌纤维也可上提唇中央部。颏肌的侧面,第二前臼齿的下方,下颌骨体的上下界之间是颏孔。在垂直高度偏短的下颌骨,颏孔可能比预想的要高。

下颌骨的舌面是位于中线的中沟。在中沟的下方是双侧的颏联合旁棘。颏棘是颏舌肌的起点。紧邻其下方是中央压痕,后者是颏舌下肌的起点。在颏棘的下面和侧面有卵圆形的凹坑,为二腹肌的前腹联结所在。颏联合的远端和上方是下颌舌骨棘,后者是下颌舌骨肌的起点。

下颏部的感觉大部分由颏神经支配。颏神经是三叉神经的第三分支的分支,三叉神经在颅底由卵圆孔出颅,最终发出九个分支,其中包括下齿槽神经。在下颌翼状升支的侧面,下齿槽神经在蝶下颌韧带和升支之间经下颌升支内表面的下颌骨孔进入下颌骨。下颌骨孔通常距升支前缘2cm,并相对于舌腺(在上颌骨的颊面)。下齿槽神经是感觉神经,但有少量的下颌舌骨神经运动感觉神经并入。下齿槽神经通常经一个单管道(直径2.0~2.4mm)穿行下颌骨,支配下颌磨牙、前磨牙和邻近的颊黏膜(图36.8)。下齿槽神经的终末分支在颏孔下5mm和颏孔距中线方向4.5mm处缠绕出颏孔,成为颏神经。颏神经支配下颏部皮肤(除颏垫两侧少量片状区域)、下唇、下唇黏膜、牙龈、切牙和尖牙的感觉。颏垫两侧少量片状区域的感觉由下颌舌骨神经的分支支配。

最终,颏部的大小和形状由下颌骨外面的软组织和肌肉组织所决定。垂直向较低的唇部给人以高下颏

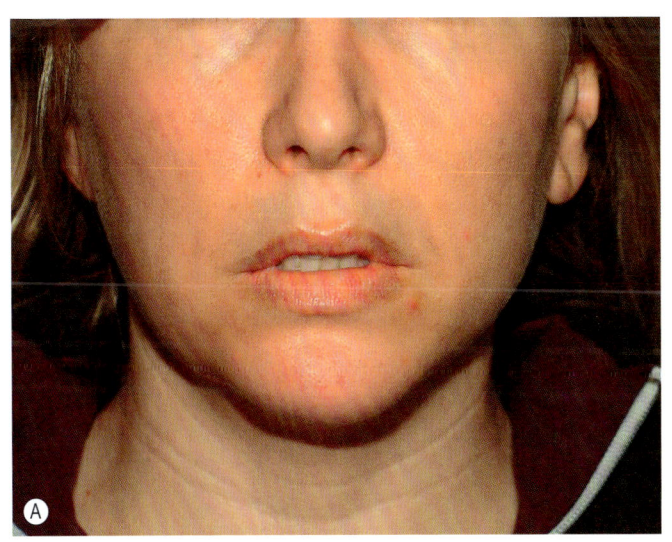
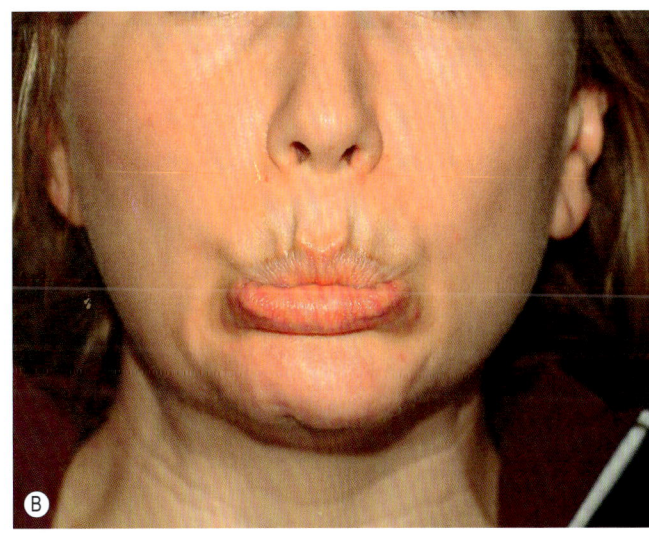

图36.6 去除假体而非替换假体可导致颏部软组织无支持,使颏表面不平整或静态松弛。我们推荐更换小一些的假体或行骨性颏成形术。新假体或骨性前移可支撑软组织颏垫,从而减少不平整和下垂的发生。A,颏假体去除而不置换,静态颏松弛(左大于右)。B,当噘嘴时表面不平整。

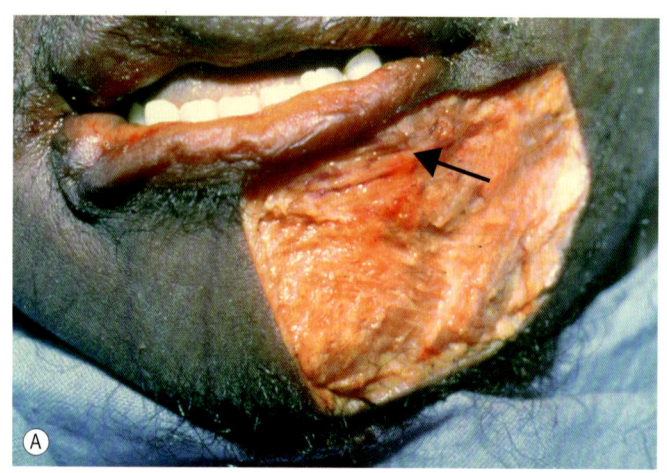
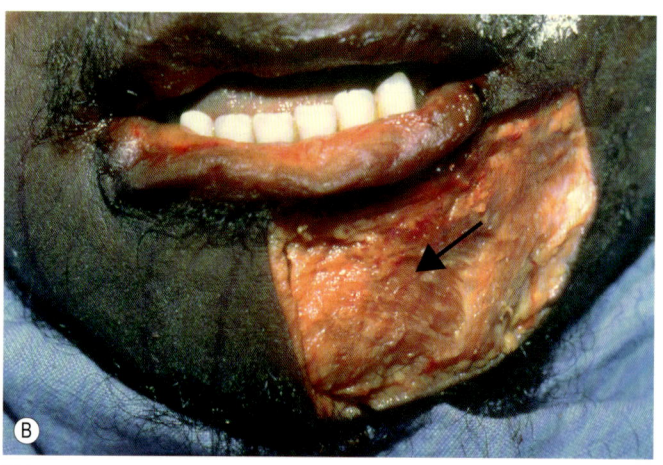

图 36.7　颏肌有水平肌和斜肌两部分。A，上端水平部分肌纤维（箭头所示）起源于齿龈，维持下唇的水平静止状态。其功能是联合口轮匝肌决定或独立决定下唇的位置来影响唇颏沟的位置和形态。B，颏肌的斜肌部分（箭头所示）的功能是前提颏垫，上提唇部做出噘嘴的动作。斜肌纤维也可上提唇中央部。

的外观，而斜的较低的唇部由于唇和颏之间区分更明显而显示为小下颏。唇颏沟是下唇和颏垫上界的分界线。唇颏沟垂直方向的位置和深度影响颏部大小的观感。高而浅的唇颏沟给人垂直方向颏长的感觉。相反，较低且更确切的唇颏沟给人小下颏的感觉。

正常颏垫软组织厚度为 8～11mm。软组织触诊对颏部的正确评估是必要的。颏垫较厚时，微笑可提升面容并使颏垫变薄。相对应的，颏垫较薄的人微笑时会使颏部更突出。颏垫肌束震颤通常是由于颏肌紧张来活动唇部或闭嘴所致。在正常微笑时，颧肌和提上唇肌上提口角，使颏垫向上移动。一些患者有水平的不上提唇部的微笑，即降下唇肌没有对抗；其结果导致动态的颏垫下垂（图 36.5）。面部颏周围的表情肌大部由面神经支配，下颌舌骨肌和二腹肌的前腹由三叉神经的第三支支配。

手术步骤

大部分寻求颏部美容手术的患者是正常咬合，但有轻度的矢状不足。然而，对于有安氏Ⅱ级或反向咬合代偿的安氏Ⅰ级患者，医生要警惕。咬合畸形最好行正颌外科手术。不幸的是，在许多病例中，医生不能说服患者：多年以前的正畸手术不该做和（或）应该做更广泛的下颌手术。相反，在一些病例中，医生需要行颏部骨假体移植和软组织手术来掩饰小下颏。对需要行正颌手术的畸形颏进行掩饰是一种挑战。

对于矢状隆下颏的小下颏病例，我们选择硅胶或毛面的假体。当患者是男性、修整下颏手术或当处理

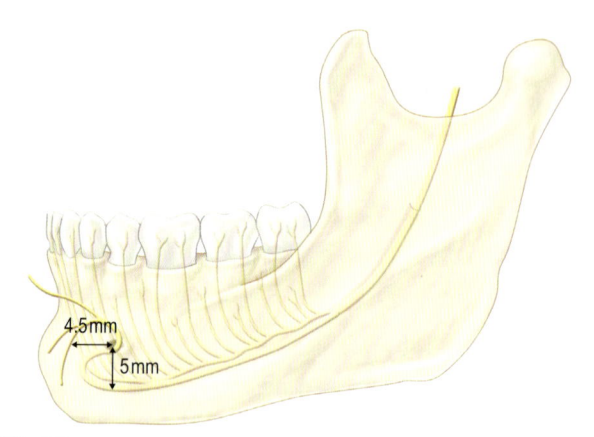

图 36.8　下齿槽神经血管束由下颌升支内面进入下颌骨孔。下齿槽神经通常经单个管道（直径 2.0～2.4mm）穿行下颌骨，神经的末端在颏孔下 5mm 和颏孔距中线方向 4.5mm 处缠绕出颏孔，成为颏神经。颏神经支配下颏部皮肤（除颏垫两侧少量片状区域）、下唇、下唇黏膜、牙龈、切牙和尖牙的感觉。颏垫两侧少量片状区域的感觉由下颌舌骨神经的分支支配。

有张力的下颏时，我们选择毛面的假体而不选择硅胶。硅胶假体和毛面假体的应用方法相同，但硅胶难以安全地固定在下颌骨上。而且，在硅胶周围会形成包膜，导致二期修整更困难。我们修整置换假体时，从不二次使用硅胶假体。

术前 4 个小时禁食水。我们在术前 30～45 分钟给予患者口服 20mg 安定和 3mg 阿普唑仑。（这个剂量是针对 60～80Kg 的健康年轻人的，因药物的半衰期随年龄增加，对老年患者需要调整。我们发现，劳拉西泮对男性作用更好。）双侧下齿槽神经应用 1% 利多卡因（含 1：200 000 肾上腺素）阻滞。10 分钟后，颏部和颏下组织局部注射 1% 利多卡因 /0.5% 布比卡因

的1∶1混合液（含1∶200 000肾上腺素）。患者取仰卧位，肩下放置枕头以使头部可充分后仰。进行脉搏血氧监测，虽然经口苯并二氮很少引起呼吸抑制。是否开通静脉通路备选。应用这些均衡的术前麻醉措施，我们发现患者整个手术过程很舒适，可随时被唤醒。

从唇颏沟到舌骨将面部中线标记为预定切口。在第一个10分钟，由于最后的局部麻醉正在起效，我们进行以下步骤：（1）用刀雕刻并去除假体上部的30%～50%；（2）假体的侧翼修整为锥形；（3）假体的上边缘修整为45°角；（4）对于毛面假体，在每半边做两个导向孔（在一些病例，假体较小时，可每半边各做一个孔）。第一个孔距离中线3～5mm，第二个则在第一个孔和边缘的中点；（5）毛面假体可以在中线分开（图36.9）。

可选择口内或颏下皮肤切口。切口的选择是基于手术医生的偏爱，但我们发现颏下切口更容易正确放置假体。当颏肌需要调整（如重新悬吊）时可选择口内切口。颏下切口可以充分暴露，并可去除多余的皮肤和颈阔肌上下的脂肪组织。不论采取何种手术入路，从皮下到骨膜间要用电刀切。在两侧尖牙之间的骨膜下分离，使之成为一个腔隙。最大限度地分离后，用剥离子抬起腔隙使其有多余的空间。（如应用硅胶假体，则要限制剥离范围以使假体更安全。）下一步，下颌骨的中线部位用电烙术做标记并钻孔。这是主要步骤，不要疏忽（图36.10）。

当应用毛面假体时，我们通常将其分成两半。将第一半置入剥离好的腔隙时，假体的中部对应下颌骨的中线，并用螺钉固定，螺钉部分拧入，再使假体侧面与下缘正对（图36.10）。然后，在侧面的第二孔拧入螺钉，两个螺钉一起固定，并使螺钉的头在假体的外表面以下，这样假如需要调整时，仍可用刀来减少假体的前表面。同样的过程在下颌骨对侧进行。

置入引流管，穿过移植物经由皮肤到颏下切口引出。用4-0聚丙烯线固定引流管。颏下切口要分三层闭合：肌肉层、皮下层和皮肤层。手术大约需要40分钟。典型病例如图36.11和图36.12所示。

当患者的颏肌起始点在与其相连的齿龈边缘下8mm以上时，他/她会因唇部体积丧失、不能保持闭嘴状态或于闭嘴时显露过多的下颌牙齿而需要进行颏肌水平肌纤维部分的悬吊（图36.13）。对于这种病例，需行口内切口。切口在唇颊沟上部，分离至骨。将萎缩或起始位置不当的颏肌分离，骨膜下剥离范围为从颏神经到颏神经并下至颏下缘。颏联合下的骨膜剥离是从双尖牙到双尖牙并向下延伸至下颌骨下缘，约至颏下4～5cm。这样剥离对于固定和重新悬吊颏肌是必需的。切开接近唇颊沟的黏膜以暴露牙槽骨。将一个可吸收的螺钉锚着在门齿的牙根之间，即在门齿窝的上缘，正确的颏肌起始部。如果植入毛面的假体，则颏肌应和假体缝在一起，或第二骨锚着点应在颏前点水平。（将颏肌下部与毛面假体缝合，或应用颏前点骨锚着不负重的下颏，将颏肌的起点重新定位于门齿窝。）一旦颏肌的下部有了支撑，即可通过颏肌进行牙槽骨锚着固定，以上提牙槽骨到更自然的解剖位置。

二期假体隆下颏是一种挑战。如果原来的假体太大或已向上移位，则假体腔隙不能保证新的硅胶假体在正确的位置。因此，当再次手术时，我们采用颏下皮肤手术入路（无论原来的手术入路为何）。我们通常用毛面假体来矫正隆下颏术。重要的是，如果第一次手术的假体太大，我们通常要缩小假体或行骨性颏成形术。我们从来不是单纯去除假体而不置换（假体置入或截骨术），因为失去支撑的软组织和包膜会下垂和导致轮廓不平整（图36.6）。

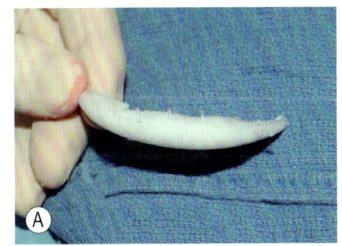 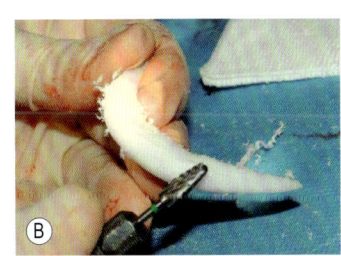 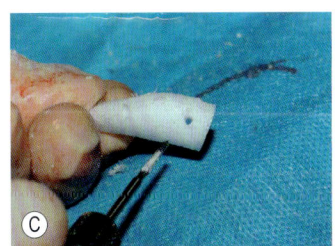

图36.9　外科医生应对市售的毛面假体进行个性化加工，使之垂直高度降低，水平长度变短。A，去除假体上部的30%～50%使其仅能使颏前点前突，假体的侧翼修整为锥形。B，假体的上边缘修整为45°角。C，毛面假体从中线分开，在每半边做两个导向孔。第一个孔距离中线3～5mm，第二个孔则在第一个孔和边缘的中点。

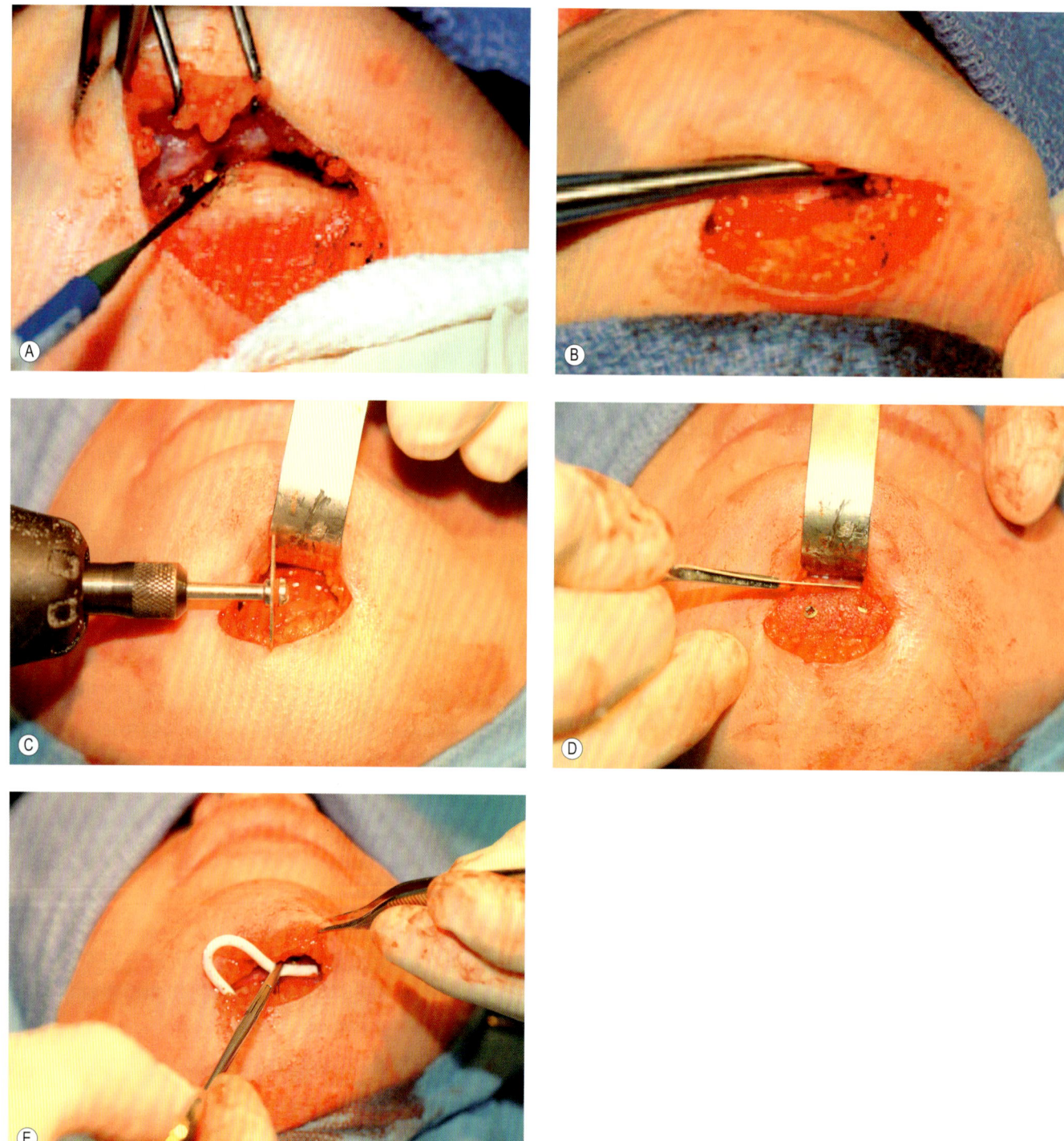

图 36.10 假体颏整形时假体置入。A，不论采取何种手术入路，皮下到骨膜间要用电刀切。在两侧尖牙之间的骨膜下分离，并形成腔隙。B，最大限度地分离后，用剥离子抬起腔隙使其有多余的空间。（如果应用硅胶假体，则要限制剥离范围以使假体更安全。）C，标记下颌骨的中线部位。D，将毛面假体置入剥离好的腔隙中，并使假体的中部对应下颌骨的中线，用螺钉固定，螺钉部分拧入；然后，在侧面的第二个孔拧入螺钉，两个螺钉一起固定，使螺钉的头部在假体的外表面以下，这样仍可用刀来减少假体的前表面。E，分层关闭伤口，并置入引流管由皮肤引出。

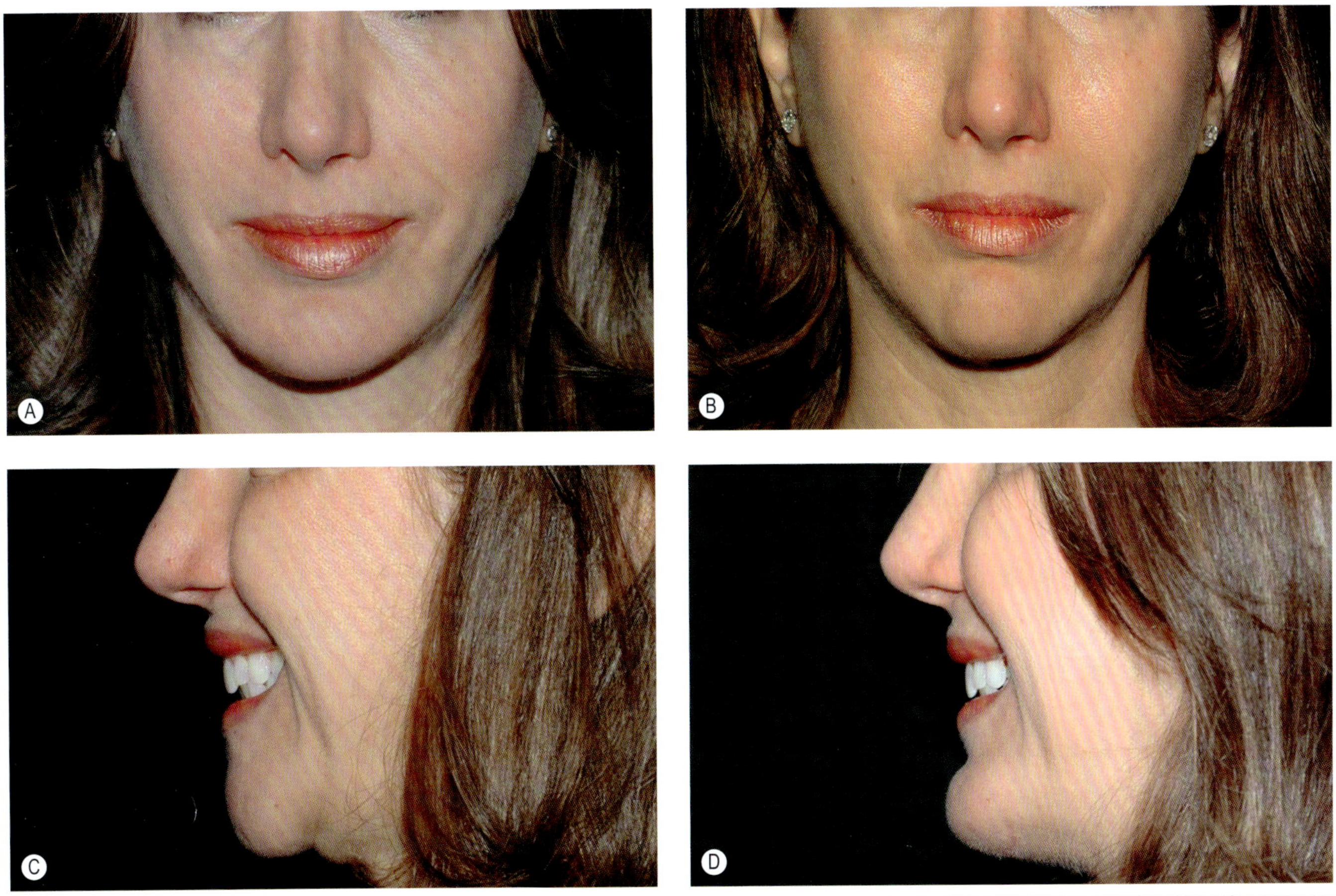

图 36.11 首次行假体隆下颏的典型病例。一位 43 岁女性，颏部矢状后缩并伴动态颏下垂。经颏下切口，毛面假体沿下颌缘植入，切口周围切除少量皮肤。A，术前正面像。B，术后正面像。C，术前侧面像。D，术后侧面像。

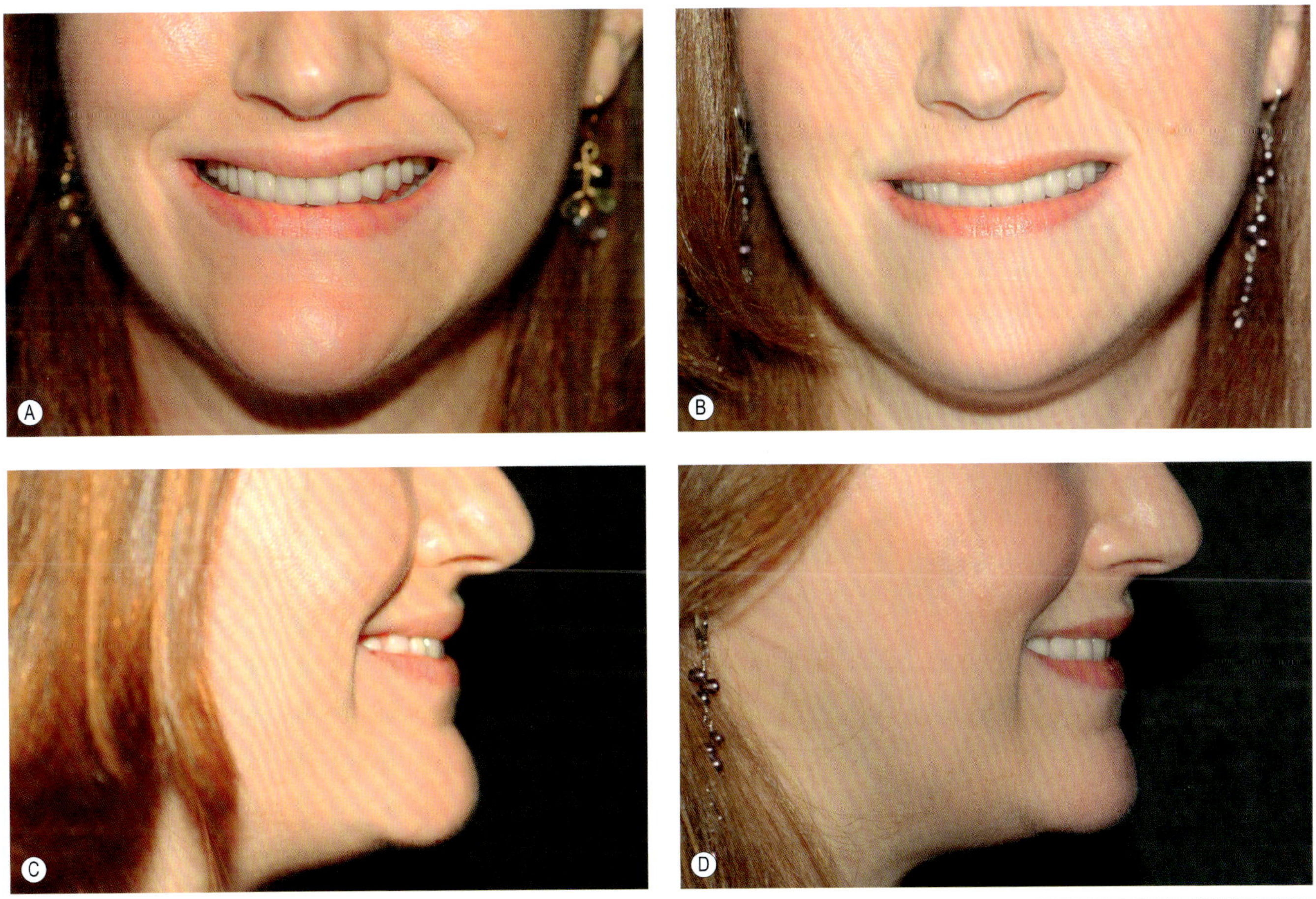

图 36.12 行隆下颏术的典型病例。一位 41 岁女性，主诉颏部假体过大过高。经颏下切口，去除位置错误的、过大的假体，将小的毛面假体沿下颌缘植入，切除了少量皮肤和皮下脂肪。A，术前正面像。B，术后正面像。C，术前侧面像。D，术后侧面像。

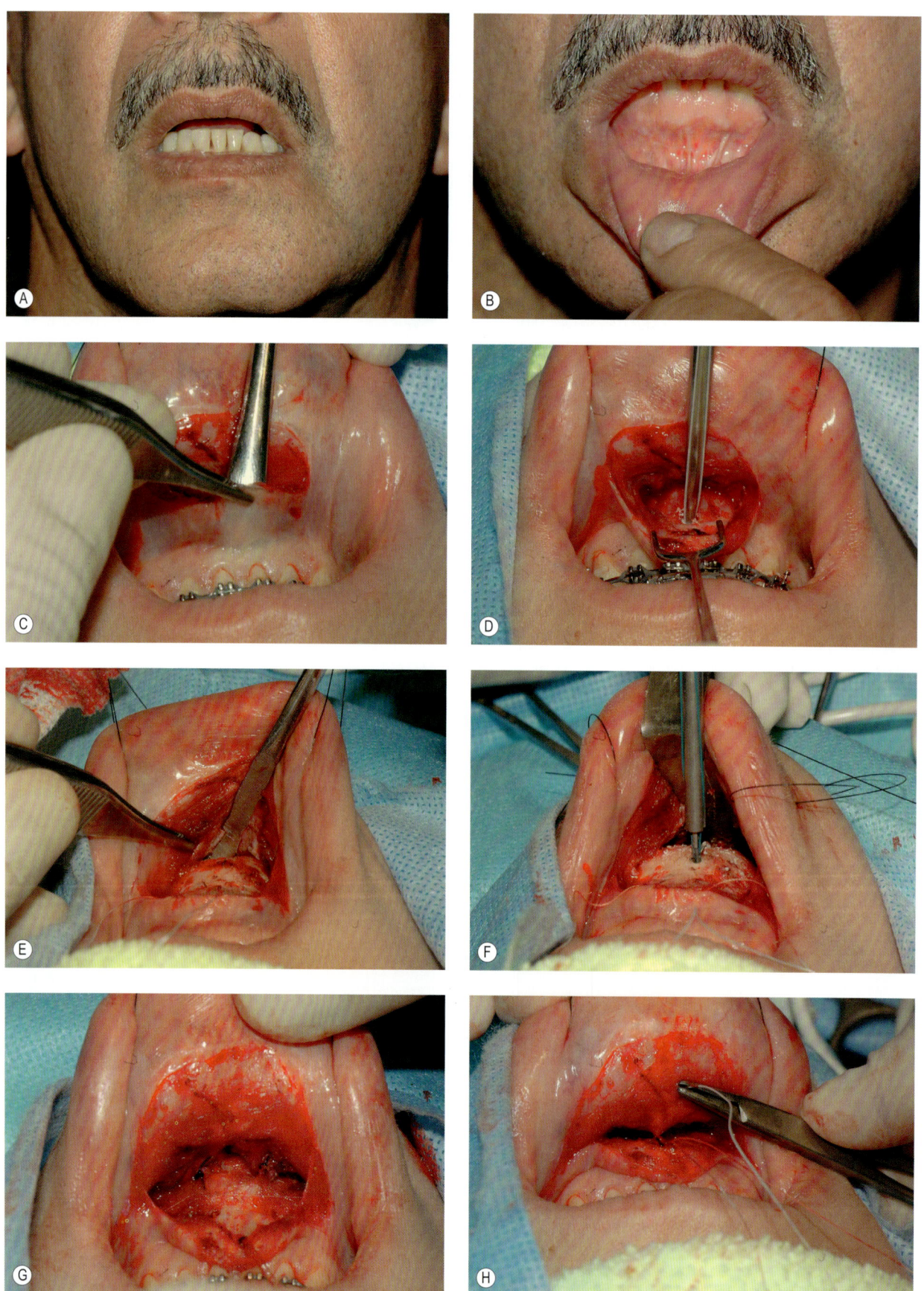

图 36.13 颏肌的重新悬吊。当患者的颏肌的起始点在与其相连的齿龈边缘下超过 8mm 时,闭嘴时会显露过多的下颌牙齿,患者需要进行颏肌起点的重新悬吊。A,患者静态时显露过多的下颌牙齿。B,颏肌起始点在与其相连的齿龈边缘下超过 8mm。C,通过口内切口,骨膜下剥离暴露牙槽骨和颏部,范围在尖牙之间。D,将一个可吸收的螺钉锚着在门齿的牙根之间,即在门齿窝的上缘、正确的颏肌起始部。E,骨膜下剥离,向下延伸至下颌骨下缘,至颏下 4~5cm,这样剥离对于固定和重新上提悬吊颏肌是必需的。F,第二个骨锚着点在颏前点水平。G,使颏前点的骨与下颏缝合以支撑颏部。H,牙槽骨锚着固定颏肌,以上提牙槽骨到更自然的解剖位置。

术后护理

用弹力绷带经唇颊沟和颏垫轻压包扎，使软组织与其下的骨组织贴合。对于颏下切口，颏部的包扎白天持续 2 天，夜间持续 2 周。如果放置引流管，要在 1 ~ 2 天内去除。没有证据支持假体隆下颏术后常规应用抗生素。

并发症

假体隆下颏术最相关的并发症是颏神经损伤。神经多是在牵拉和固定时损伤，而非骨膜下剥离时损伤。记住，下牙槽神经在颏孔下 4.5mm 和颏孔距中线 5mm 处走行，这对于螺钉固定是重要的。

若假体位置不当或固定后假体有压空感，则可触诊到或可直接看到。若假体腔隙太小，则假体折叠，可导致皮肤轮廓不平整和有凹陷。相反，当应用硅胶假体时，若腔隙过大，则可使假体移位和位置不当。假体移位和（或）位置不当通常是由于腔隙不足、固定不当或假体置入软组织腔隙而非骨膜下腔隙所致。假体移动或假体持续有压力可使下颌骨受到侵蚀，或紧密接触颏神经而使之损伤（图 36.14）。位置不当时，

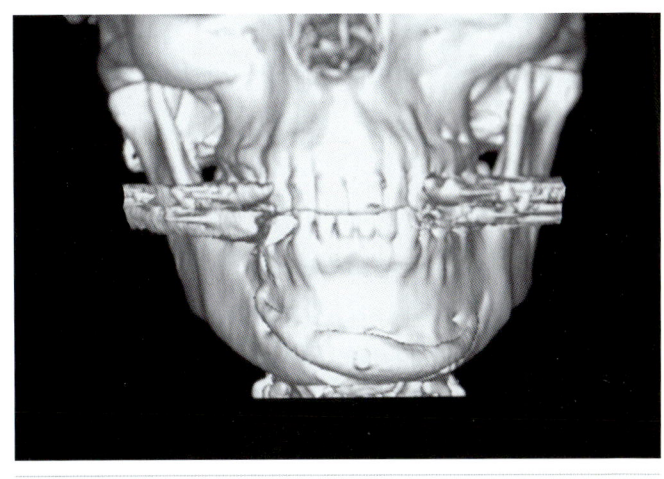

图 36.14　三维 CT 扫描显示，假体移动 / 假体位置不当而触及右侧颏神经。

可去除假体，或通过颏下切口更换毛面假体，或行骨性截骨颏成形术。术后早期感染率为 1.4%，血清肿发生率小于 0.5%，对患者影响不大。假体去除几率较低，为 1.6%。因假体位置不当、移位、感染或尺码不当而去除假体而非置换假体，常常会导致颏部表面不平整和颏部下垂。在有些病例，去除假体而行截骨颏成形术可能是唯一可靠的解决方案。

手术心得及教训

心得

- 颏部分析应考虑面部的均衡，而非人体测量学的标准数据。颏部评估应包括下唇的倾斜度、唇颏沟的高度和深度、颏垫的厚度、静态和动态微笑时颏部下垂情况、骨性颏和颏下情况。静态和动态照相是必需的。
- 假体不应不加修整而直接应用。假体倾向于设计得大一点儿、长一点儿和高一点儿。由于颏部前突仅仅是颏前点向前不到 1cm，所以没有理由应用未修整的、全部尺寸的假体植入。
- 假体上部的 30% ~ 40% 通常要去除。侧翼也要修整成锥形。有时假体的下部侧边必须去掉，因为假体要贴附于下颌骨的下缘。
- 如果唇颏沟下面的外科棘是突起的，则假体的上部会使唇颏沟变得太锐利。为此，外科棘可以减小。
- 假体雕刻可在最后局部麻醉注射前进行。假体放置要精确地沿着下颌缘，术后不能被触摸到。
- 如果下颌骨的垂直高度较短，你必须看到颏孔，因为颏孔可能非常低。对于这种病例，假体容易挤压到从颏孔内出来的颏神经。
- 对于二期手术，如果用毛面假体置换硅胶假体，要考虑到将包膜的中部与新假体的前上表面加以缝合以消除死腔。这一般要求缝合 1 ~ 2 针以求有效地消除死腔。
- 假体放置后，应用埋头螺钉固定下部，使最终的轮廓修整没有螺钉的干扰。

教训

- 颏部手术最常见的错误是仅仅考虑到颏部的骨组织。
- 对唇颏沟高或模糊的患者行隆下颏术，会增加其下面部的高度而非使其更前突。
- 去除原有假体而不置换或行截骨颏成形术，结果会导致颏部下垂和难以预测的颏部外观。
- 夸张的隆下颏在男性可以接受，在女性则很难容忍。
- 假体不能可靠地增加颏部垂直高度。不要企图通过假体植入下颌骨下缘来增加颏部的垂直高度。

手术步骤小结

1. 进行面部分析，评估下唇倾斜度、唇颏沟的高度和深度、颏垫的厚度及下垂情况、骨性颏和颏下组织。
2. 对颏部形态不当作出诊断并选择治疗计划。
3. 患者口服安定和劳拉西泮以镇静。
4. 标记患者的面中线和切口线。
5. 双侧下齿槽神经 1% 利多卡因（含 1 : 100 000 肾上腺素）阻滞，10 分钟后，下颏部行局麻注射。
6. 选择口内或颏下切口，骨膜下剥离范围是两侧尖牙之间并向下至下颌骨下缘。
7. 若行毛面假体植入，去除假体上部的 30% ~ 40%，并修整侧翼成锥形。假体从中线分开，每侧预先钻两个孔。假体要用螺钉固定。
8. 若行硅胶假体植入，去除假体上部的 30% ~ 40%。剥离腔隙要合适，不要超过下颌骨下缘。可与周围组织缝合以固定硅胶假体。
9. 关闭切口，可放置细的引流管。
10. 应用弹力绷带轻压包扎。

致谢

作者感谢 Barry M. Zide 对本章作出的重要的贡献。

（杨欣　刘成胜　译）

拓展阅读

Spector JA, Warren SM, Zide BM. Chin surgery: VI. Treatment of an unusual deformity, the tethered microgenic chin. Plast Reconstr Surg 2007;120:1053–1059.

Warren SM, Spector JA, Zide BM. Chin surgery: V. Treatment of the long, nonprojecting chin. Plast Reconstr Surg 2007; 120:760–768.

Warren SM, Spector JA, Zide BM. Chin surgery: VII. The textured secured implant – a recipe for success. Plast Reconstr Surg 2007; 120:1378–1385.

Zide BM, Boutros S. Chin surgery: III. Revelations. Plast Reconstr Surg 2003;111:1542–1550.

Zide BM, Longaker MT. Chin surgery: II. Submental ostectomy and soft-tissue excision. Plast Reconstr Surg 1999;104:1854–1860.

Zide BM, Pfeifer TM, Longaker MT. Chin surgery: I. Augmentation – the allures and the alerts. Plast Reconstr Surg 1999; 104:1843–1853.

Zide BM, Swift R. How to block and tackle the face. Plast Reconstr Surg 1998;101:840–851.

Zide BM, Warren SM, Spector JA. Chin surgery: IV. The large chin – key parameters for successful chin reduction. Plast Reconstr Surg 2007;120: 530–537.

Zide BM. The mentalis muscle: an essential component of chin and lower lip position. Plast Reconstr Surg 2000;105:1213–1215.

第 9 部分
鼻成形术

第9部分：鼻成形术

第 37 章

闭合式一期鼻成形术

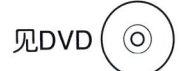

Sherrell J. Aston 和 Jason Martin

历史

来自纽约 Rochester 的耳鼻喉科医生 John Orlando Roe 是第一位发表矫正鼻部缺陷的美容手术技术的外科医生。他在 1887 年和 1891 年分别发表了《翘鼻畸形的简易修复方法》和《皮下操作手术矫正鼻成角畸形》两篇论文，描述了通过鼻内切口矫正鼻尖畸形及降低隆起的鼻背的方法。Jacques Joseph，德国出生的矫形外科医生，现在被认为是现代鼻整形之父。他的手术方法 1898 年首先在柏林医学会会议上进行了演讲，其后又在 1931 年他最著名的著作《Nasenplastik und Sonstige Gesichtsplastik Nebst Mammaplastik》中发表，为鼻部缺陷的美容手术治疗提供了全新的方法。Samuel Fomon 于 20 世纪 50 年代将这一技术引入美国推广使用。

从 20 世纪末到 21 世纪初，闭合式鼻内切口方法的著名倡导者包括 Thomas D. Rees 博士、D. Ralph Millard 博士、George C. Peck 博士和 Jack H. Sheen 博士。本文第一作者曾作为 Thomas D. Rees 博士的学生、助手和同事学习闭合式鼻成形术，同时也深受其他人的影响。

闭合式和开放式鼻成形术之间的主要区别在于：使用的手术切口和鼻支架结构的暴露方式不同。闭合式鼻成形术可根据需要选用多种切口或组合切口。对于大多数第一次接受鼻成形手术和多数再次接受鼻整形手术的患者，作者推荐首选闭合式鼻成形术式。而对于罕见的鼻尖软骨解剖结构异常及二期手术者，开放式鼻成形术式是最佳选择。

体格检查

- 采集完整病史。
- 对整个面部的形状、大小、对称性和比例进行评估，包括颈部。
- 触摸鼻尖，评估鼻尖的大小、形状、鼻尖确定点的位置、皮肤质量，特别是皮肤厚度。
- 评估鼻基底、鼻翼及与鼻尖和鼻锥体的关系。
- 评估鼻小柱，宽度、长度，是否位于中线上、是否正直以及与鼻翼缘的位置关系。
- 观察鼻背中线和软骨中部隆起。明确鼻外侧软骨是否有中部隆起，是否吸气时鼻内瓣会后退。
- 评估鼻骨长度，骨性锥体宽度，以及鼻外侧软骨与鼻骨的连接方式。
- 评估鼻侧面形状、长度、高度、鼻尖突度、鼻根深度和鼻唇角。
- 评估面部运动（微笑时的正、侧位）时的鼻部形态，观察鼻基底宽度变化，是否有鼻尖下移和上唇退缩。
- 仔细检查鼻中隔、鼻甲、内与外鼻阀。
- 拍摄动、静态时的正、侧位、双斜位与仰头位照片。

解剖

皮肤

鼻部皮肤是鼻部最重要的结构之一。鼻部手术的最终效果会受皮肤厚度、质地以及脂肪特性的显著影响。覆盖在软骨与骨性支架表面的皮肤通常薄而松弛，而覆盖在鼻尖的皮肤则较厚，连接也较紧密。薄的皮肤容易收缩，容易随皮下结构的改变产生明显形变。而厚的皮肤，特别是在鼻尖，就较难随软骨结构的改变产生预期的鼻尖形变。鼻部动脉的来源有两个：（1）鼻背动脉，为眼动脉的分支，滋养鼻近端、鼻尖的皮肤与皮下组织；（2）面动脉的两条分支，内眦动脉和上唇动脉，两支动脉均供应到鼻尖。

鼻尖

成对的鼻翼软骨（但不一定对称）的形状决定鼻尖的形态、大小与突度。鼻翼软骨由相连的内侧脚、中脚和外侧脚构成（图 37.1）。内侧脚通常包含喇叭状的基板与小柱段两部分。中脚是内侧脚的延续，与外侧脚相接。小柱连接位于鼻底与鼻尖的移行部位。中脚的范围在小柱连接到外侧脚之间。鼻尖确定点，通常在鼻翼软骨中脚与外侧脚的连接处的顶部，是每侧鼻尖的最凸点，可产生外侧的光反射（图 37.2）。外侧脚支撑鼻尖的绝大部分，并借鼻外侧软骨附件与梨状孔相连。外侧脚上缘与鼻外侧软骨下缘借悬韧带相互连接。鼻翼软骨外侧脚的下缘、鼻孔槛、膜部中隔与鼻翼组成了外鼻阀（图 37.3）。

鼻尖的构成

尽管鼻尖的外形与皮肤厚度等因素有关，但决定外形的关键因素还是双侧鼻翼软骨的形态及其与周围结构的位置关系。术前应全面检查、评估鼻翼软骨内侧脚、中脚和外侧脚的形状、大小、位置关系以及软骨的内在强度。这些解剖结构的单项或多项异常都会导致鼻尖形态异常。如鼻翼软骨内侧脚过长或鼻翼软

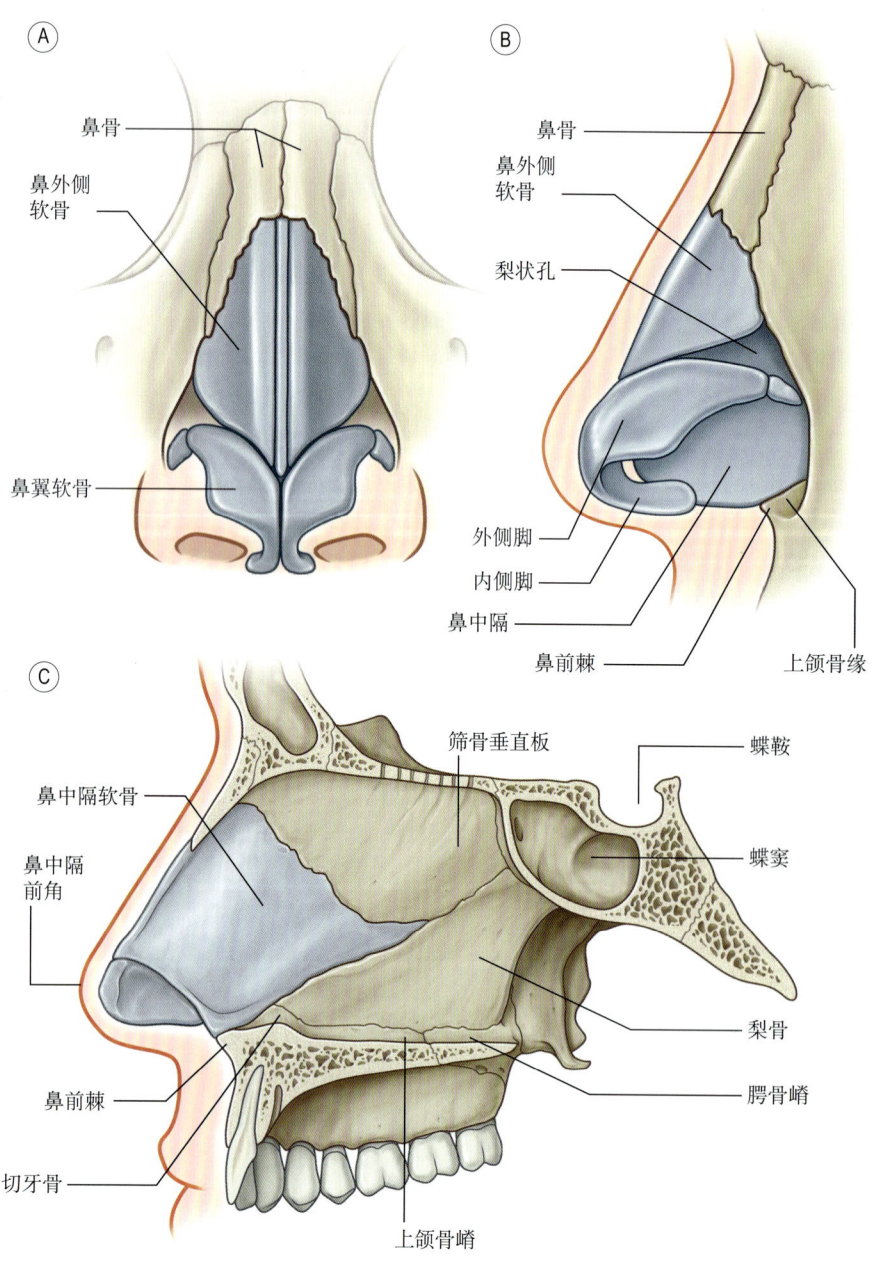

图 37.1　鼻部和中隔骨性与软骨性结构示意图。

骨外侧脚与鼻中隔软骨背侧过度发育都会导致鼻尖前突。鼻翼软骨外侧脚过度宽大会引起方鼻畸形，而鼻翼软骨内侧脚间夹角过大也会导致同样畸形。在分析因支撑力不足导致的鼻尖低平时，不同观点所采用的手术修复方法是不同的。单纯切除鼻中隔软骨尾缘向头侧旋转鼻尖，修剪鼻翼软骨头部和缝线贯穿穹窿固定，在内侧脚间和鼻尖放置移植物以增强鼻小柱支撑，这些措施都会缓解不同原因导致的鼻尖低平。

鼻外侧软骨

鼻外侧软骨及其与鼻中隔的附着构成了鼻中部的软骨穹窿。鼻外侧软骨与鼻翼软骨上缘结合部为卷曲部位。鼻外侧软骨与鼻中隔结合部决定了内鼻阈的夹角（通常为10°~15°）。鼻外侧软骨的头端被鼻骨覆盖几毫米，这对保持鼻中部穹窿非常重要。鼻外侧软骨与鼻骨和鼻中隔的交界部位有一"T"形区，称为"拱石点"。

鼻骨

鼻骨长短、厚薄不一，与上颌骨额突构成骨性穹窿。鼻骨两侧各一，中线互相衔接，下方与鼻外侧软骨连接，外侧与上颌骨连接，上方与额骨连接，后方与筛骨垂直板连接。鼻骨切开术（图37.4）最好在梨状孔到鼻根之间、沿上颌骨额突移行区的骨质最薄的部位实施。

鼻侧面形态

鼻侧面形态（图37.5）取决于骨软骨性穹窿与鼻翼软骨间的位置关系。理解这种位置关系对降低鼻背驼峰（通常是软骨多于鼻骨）非常重要。应根据鼻尖突度、鼻额角和侧面鼻尖上折点综合估算切除量。鼻尖突度是鼻子突出面部的高度，在解剖学上通常定义为从鼻尖到鼻颊部连线最后点的距离。鼻额角为115°~130°，其位置与深度是判断其是否应被存留、隆起或加深或是否应去除鼻背驼峰的依据。同理，如果鼻尖前突不足，增加鼻尖突度（鼻尖增大，支架移植）也可以减少或影响鼻背驼峰的截骨幅度。

鼻小柱和鼻唇角

在侧位，鼻小柱呈现为一个自鼻尖至鼻基底的平缓弯曲的结构，比鼻翼缘略低。在仰头位，理想的鼻小柱长度与鼻尖高度比为2：1（图37.6），鼻小柱的基底部比与鼻尖结合部略宽。在有鼻小柱形态缺陷的

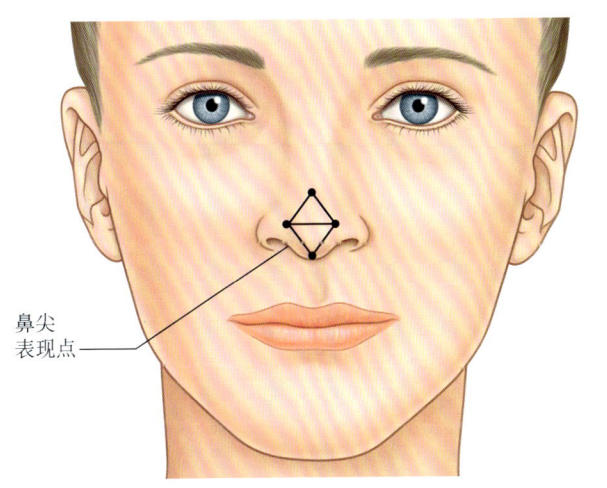

图 37.2 标记鼻翼软骨突起最高点的光反射点为鼻尖表现点。

图 37.3 软骨支架显示了内鼻阀和外鼻阀的位置。

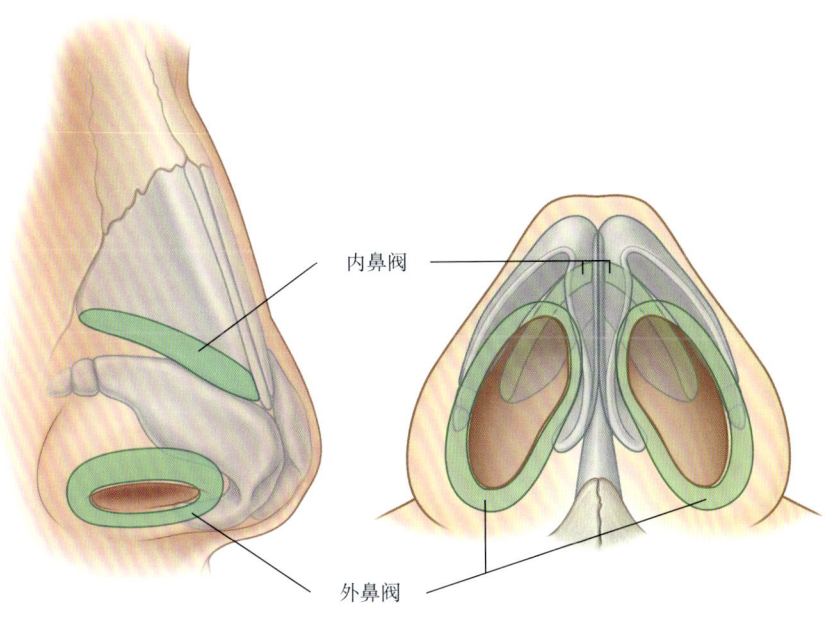

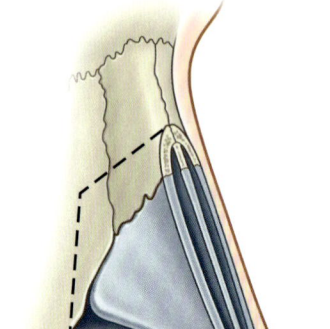
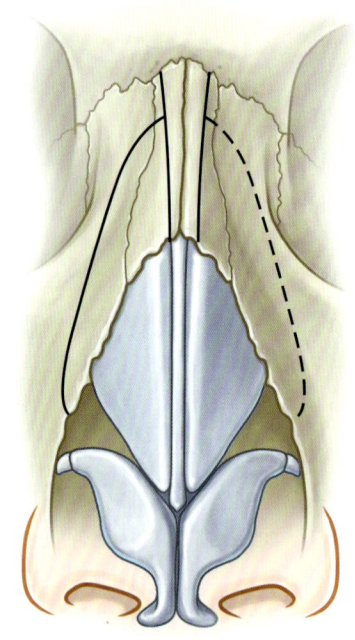

图 37.4　鼻骨与软骨支架的位置关系。

患者，人们会发现，伴随着双侧鼻翼夹角增大或变形，鼻小柱与鼻尖长度之间的比例关系变化，这在非洲与亚洲人中比较常见。鼻小柱短缩既可单独发生，也可伴随诸如鼻尖下移等其他畸形一起出现。尽管鼻翼软骨内侧脚、膜部中隔与鼻中隔下缘都对鼻小柱形态构筑产生影响，但矫正鼻小柱短缩的最常用方法依然是通过软骨移植来增加鼻翼软骨内侧脚的支撑力度。相对而言，鼻小柱下垂则通过适度切除鼻中隔软骨下缘或切除鼻翼软骨内侧脚下缘来矫正。

患者可能表现有继发于鼻翼软骨内侧脚过大或过宽导致的鼻小柱基底增宽，这种畸形通常采取直接切除来处理，对于一些不太严重的病例，采取折叠缝合即可缓解。鼻唇角的大小影响鼻小柱的形态。通常男性鼻唇角为90°～95°，女性鼻唇角为90°～100°，在某种情况下这个角度决定了鼻尖所需旋转的程度与方向。如果鼻尖过度上翘，就要加长鼻背移植物使鼻尖向下旋转。反之，如果鼻尖过度下垂，斜行切除鼻中隔下缘、横断降鼻中隔肌或在鼻小柱放置支撑物都能改变鼻尖角度并使鼻尖向上旋转。

鼻翼形态和鼻翼基底宽度

鼻翼形态与鼻翼基底宽度的多样性依赖于患者的种族特征。评估时，一个重要的考量标准是：鼻翼基底宽度应近似于内眦间距。这在检查鼻孔明显外展患者时尤为重要。制订鼻翼切除手术计划必须考虑对称性、患者的种族特征和术后瘢痕的位置。一定要避免

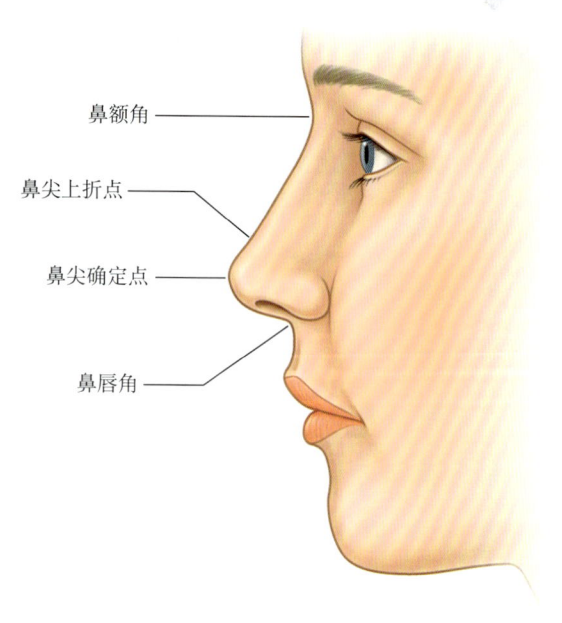

图 37.5　理想的鼻侧面图。

出现鼻尖与鼻孔不协调。推荐采用保守的切口。

歪鼻

鼻外形不正主要是由于鼻骨、鼻中隔或鼻尖的软骨存在畸形。术前对鼻背线进行全面检查（图 37.7）有助于确定引起偏斜的解剖部位（鼻上、中或下 1/3）。鼻背线起始于两眉头下方，两条线平滑地向下弯曲，在内眦平面相互靠近，而后在"拱石点"两条线又逐渐分开，一直延续到鼻尖表现点。根据上述描述，就

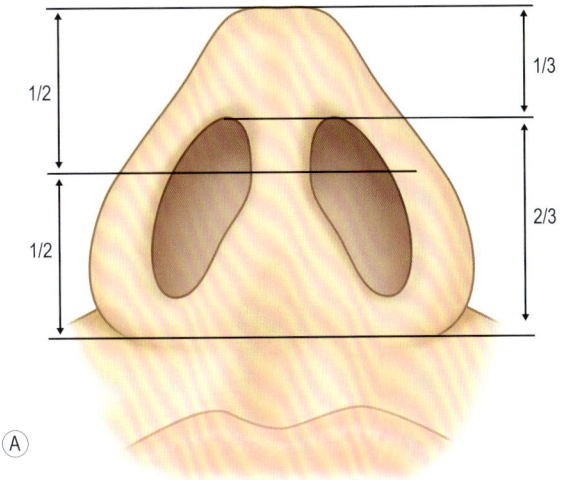

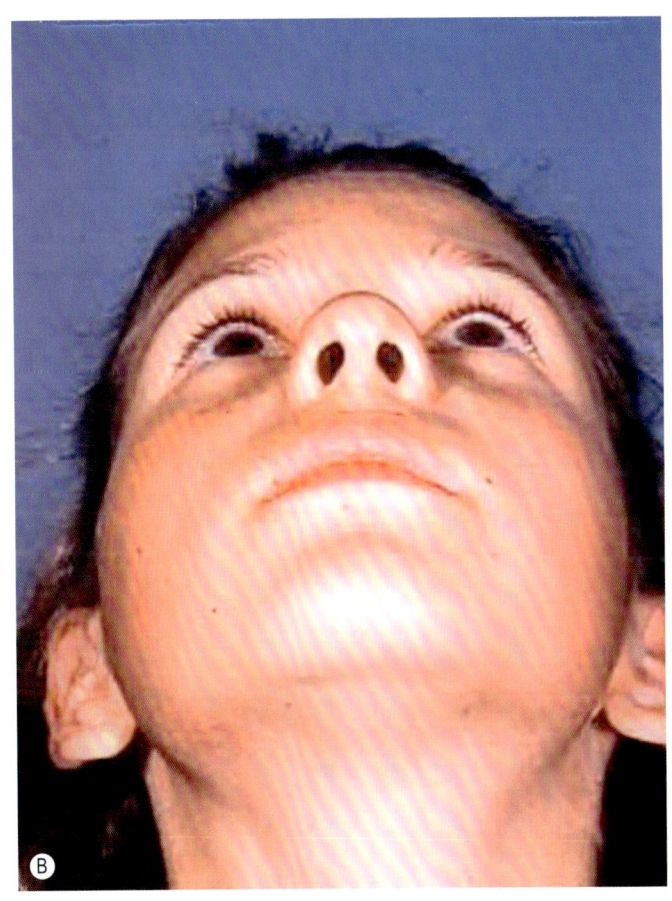

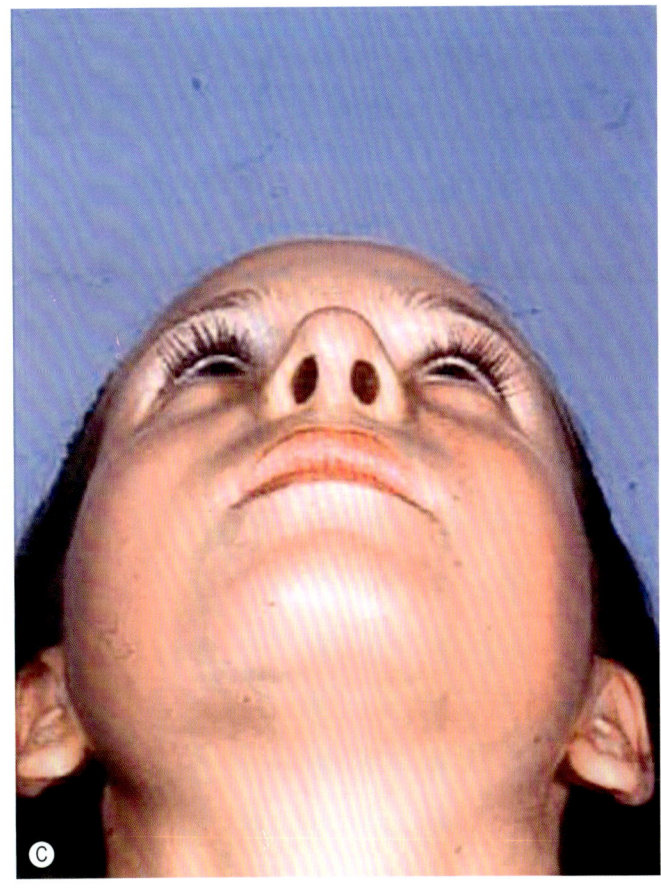

图 37.6 A-C，支撑物移植后鼻小柱 - 鼻尖比例得到了改善。

能明确找到外鼻偏曲发生的部位：非对称性鼻骨骨折可引起鼻上 1/3 的偏曲；鼻中 1/3 歪斜需行鼻中隔整形和（或）放置单侧移植物支撑；而鼻下 1/3 偏曲则需行不对称鼻尖的矫正或鼻前棘重新复位。甚至在并无偏曲的病例，也需根据鼻翼基底宽度与鼻骨位置判断是否有截骨矫正位置关系的必要。通常情况下，鼻基底宽度大于鼻翼宽度的 80%，就需要采取截骨方法改善正面形态的比例。

手术步骤

患者仰卧在有弯曲的手术台上，背部抬高，膝部弯曲略低。手臂固定于适当位置。可用喉罩通气的全身麻醉，以防血液进入气管或食管。先铺巾，然后用 3.5 ~ 4ml 的含 1：100 000 肾上腺素的 1% 的利多卡因，从鼻梨状孔外侧基底部（以后的截骨部位）、软骨间进针，沿着鼻背、鼻中隔黏膜和鼻小柱基底做浸润

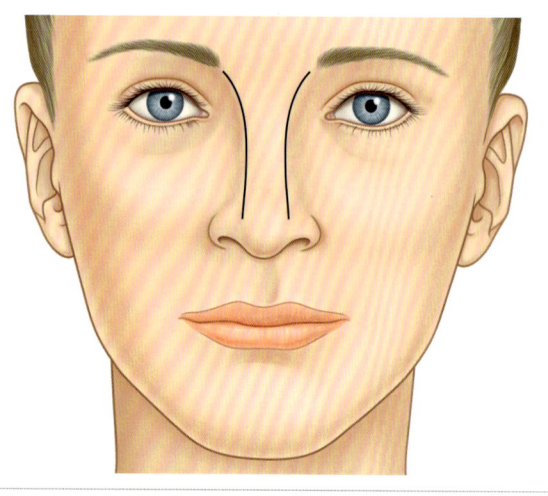

图 37.7　鼻背线起于眉头下方，延伸至鼻尖定位点。

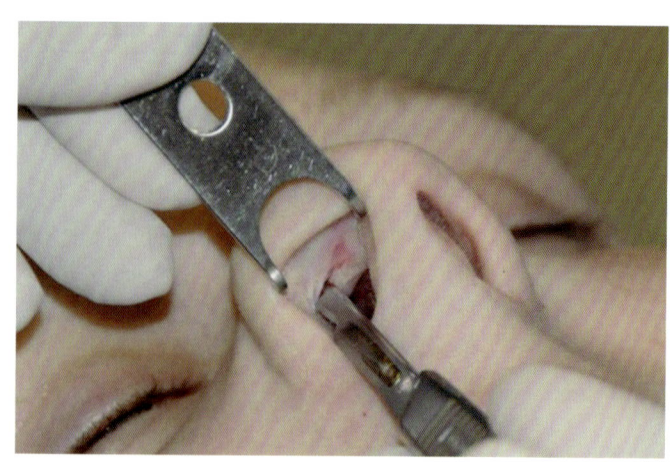

图 37.8　软骨间切口，用于截骨和鼻背组织处理的通道。

麻醉。用 4% 的可卡因（或去氧肾上腺素）棉片填塞鼻腔，8～10 分钟后开始手术以减少出血。

用双头拉钩将鼻翼缘向上牵拉，暴露鼻翼软骨与鼻外侧软骨间的衔接卷曲部位（图 37.8）。将 15 号刀与黏膜面垂直，沿鼻外侧软骨尾缘由内向外切开（图 37.9）。切口应仔细做在鼻外侧软骨尾缘的鼻黏膜面上，不要过于用力牵拉，否则易发生瘢痕挛缩。每侧切开黏膜后均将刀横转，在鼻背远端 1/3 鼻外侧软骨浅面进行横向剥离。然后，用 Joseph 骨膜剥离器沿骨膜下平面将骨性与软骨性支架表面的被盖软组织掀起（图 37.10）。剥离应仅限于鼻背部，以保持软组织与鼻骨外侧的连接。用弯刀顺每侧软骨间切口沿鼻中隔软骨尾端向下做贯通切开（图 37.11）。为使膜部中隔和鼻小柱完整，可用两个皮拉钩夹住鼻小柱基底并向尾端牵

图 37.9　软骨间切口应放在鼻内阀处，以防在鼻外瓣部位引起瘢痕挛缩。

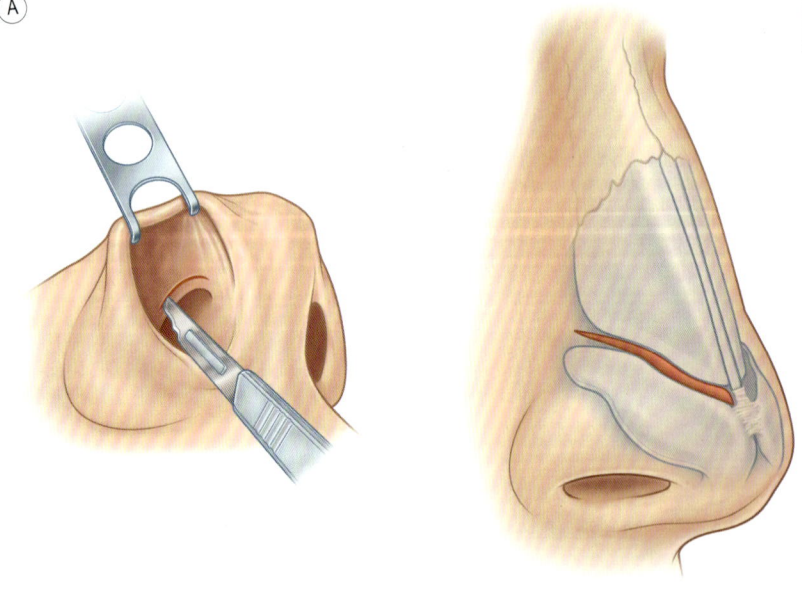

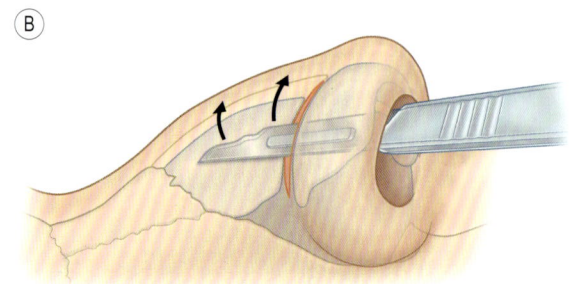

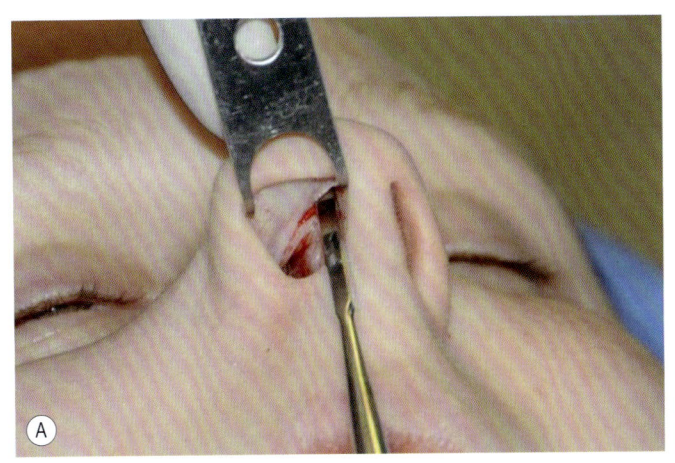
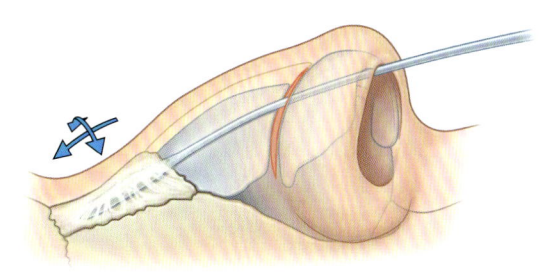
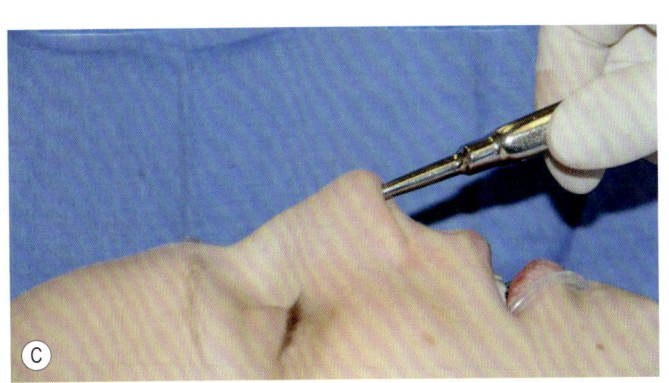

图 37.10　黏软骨膜下与骨膜下背侧剥离。

拉。还可用小 Stevens 弯剪向下进一步延长贯穿切口，使切口能暴露鼻前棘和降鼻中隔肌。

　　注意力应集中在鼻尖部。多数情况下，鼻尖形态改变会显著影响鼻骨与软骨的变化程度。鼻翼软骨上缘切除最常采用软骨间切口，切除量取决于鼻尖大小、鼻翼软骨强度、皮肤厚度以及手术预期。鼻翼软骨通常保留 4～6mm 宽。需要强调的是，鼻尖部软骨必须保持足够强度，才能为鼻尖形态提供支撑，才能保护内、外鼻鼻阀的形态与功能。过度切除，尤其是在内、外侧脚结合部切除过多，会造成术后凹陷。同理，鼻翼软骨外侧脚外侧必须保留，在那里切除软骨会导致外侧塌陷。一个软骨间（边缘）切口就足以完成鼻翼软骨在穹窿内部及两侧穹窿间以及整个鼻尖的多种形式的移植。通常在手术最后才放置用于鼻尖塑形与支持的移植物。

　　术者用双头拉钩牵拉鼻翼最下缘，并用中指按压鼻翼软骨外侧脚浅面的皮肤使外侧脚外翻，以便能轻易地看到鼻翼软骨及其外侧脚。沿着鼻翼软骨的尾部用卡尺标出 4～6mm 宽的一条，以保证鼻翼软骨头缘切除后可以支撑鼻尖。用 15 号刀做软骨内切口，切开黏膜与鼻翼软骨（图 37.12）。用锋利的小角形手术剪将鼻翼软骨与浅面的软组织和深面的前庭黏膜衬里剥开（图 37.13）。实用方法是用单头皮肤拉钩把前庭黏膜从已切开的软骨上分离下来（图 37.14）。用小卡尺帮助在鼻翼软骨上做标记，以使鼻翼软骨外侧脚下半的保留部分能两侧对称（图 37.15）。尽管如此，一旦将鼻翼软骨外侧脚头侧部切除，也应立即比较两侧切除部分是否对称。如果两侧软骨形态术前检查一样，那么这两个切除块的大小和形状也应完全相同。在有球形鼻尖和（或）轻度穹窿分离者，或在伴有其他畸形的患者，需要切除更多的外侧脚头侧缘软骨以获得理想的鼻尖形态。经软骨下切口（软骨缘切口）可对整个拱形鼻翼软骨外侧脚（图 37.16）和鼻翼软骨内侧脚上部进行手术。鼻翼软骨外侧脚可以在直视下移位、测量与切除，并且可以按希望的鼻尖形态做穹窿圆拱内与穹窿间塑形（图 37.17A-C；图 37.18）。此外，多种方式的软骨移植可经一软骨缘切口进行并可固定在适当位置上（图 37.19A，B；图 37.20）。

　　尽管消除鼻部驼峰对缺少经验的医生可能也都是最容易的鼻部美容手术，但事实上却需要医生对构成这一特殊鼻部形态的组成结构特点有全面的了解。对于所有鼻外形来说，在减少软骨性穹窿体积、扩大鼻额区面积以及鼻尖突度的量之间存在微妙平衡。正是鼻部形态的突起特征及与其他平面器官存在的明显差

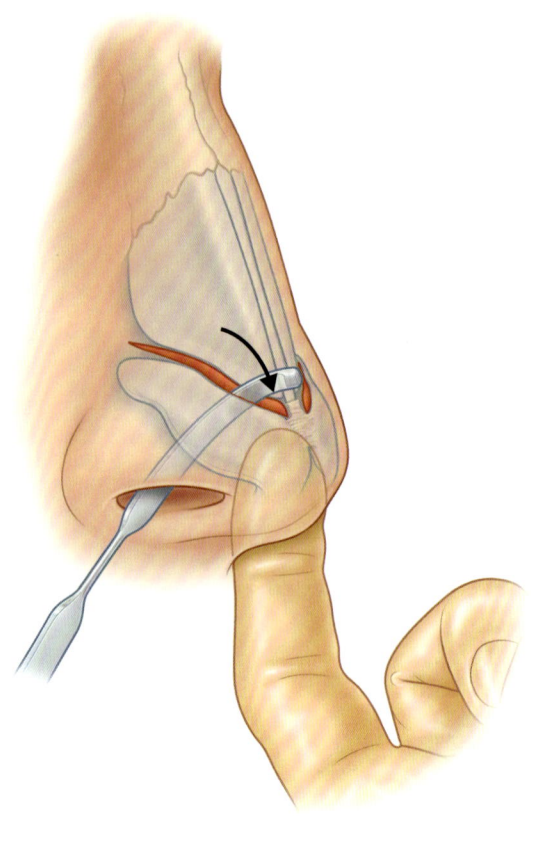

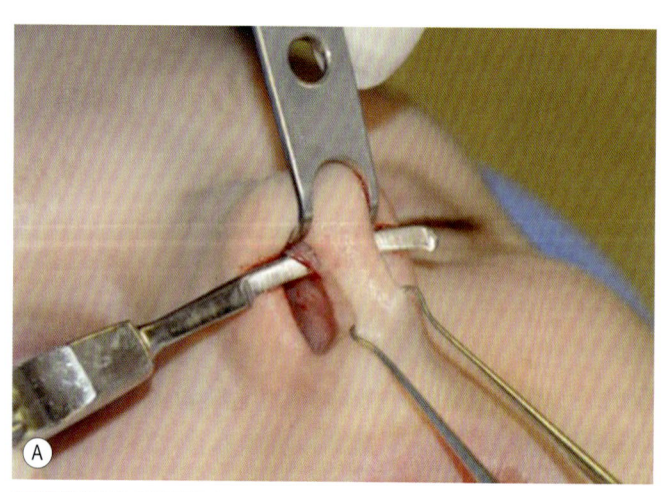

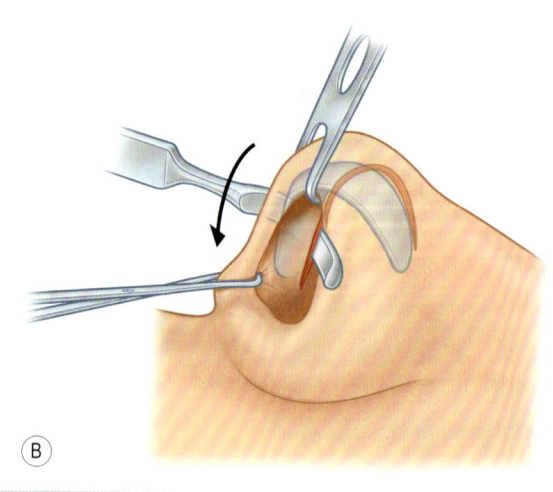

图 37.11 贯通切口。

异,最终决定患者术后外鼻形态是否自然。术前检查应发现每个角度存在的微小缺陷,然后根据这些存在的缺陷制订手术方案。术中还要在每一步手术步骤完成后及时根据形态变化做进一步检查以获得新的信息。充分松解软骨周边软组织,使用带光源的拉钩进行鼻背直视操作,解剖创面清洁无出血,这些都对术中评判鼻背结构的特点至关重要。此外,鼻部截骨应限制在鼻背,更具体地讲,是在驼峰去除的位置。要使软组织一直附着在鼻骨外侧,这样在外侧截骨过程中万一打碎鼻骨时才能保证在适当位置上有一个将来能支撑鼻骨的结构性支架。去除隆起的鼻背应按部就班地完成。首先应使用锋利的角形手术剪去除软骨性驼峰(图 37.21)。此步操作应仔细实施,以防过多切除鼻外侧软骨与深面黏膜。对于拟在软骨性穹窿做较大范围切除的病例,需要从鼻中隔与鼻外侧软骨上行较大范围鼻腔衬里黏膜松解。多余的软骨性驼峰去除后,应用双侧保护性骨凿(常用宽度为 10mm)小心凿除鼻骨驼峰的下端,使鼻背骨质突出部分降低(图 37.22)。

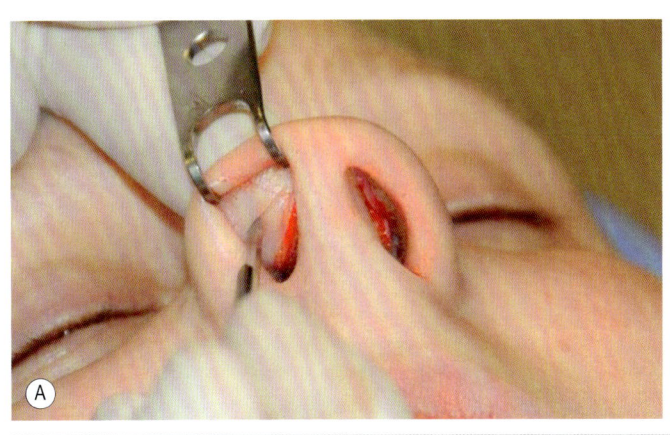 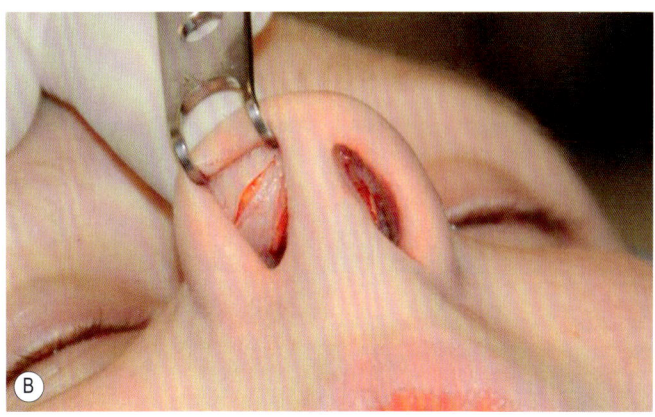

图 37.12　软骨内切口切除鼻翼软骨的上端。

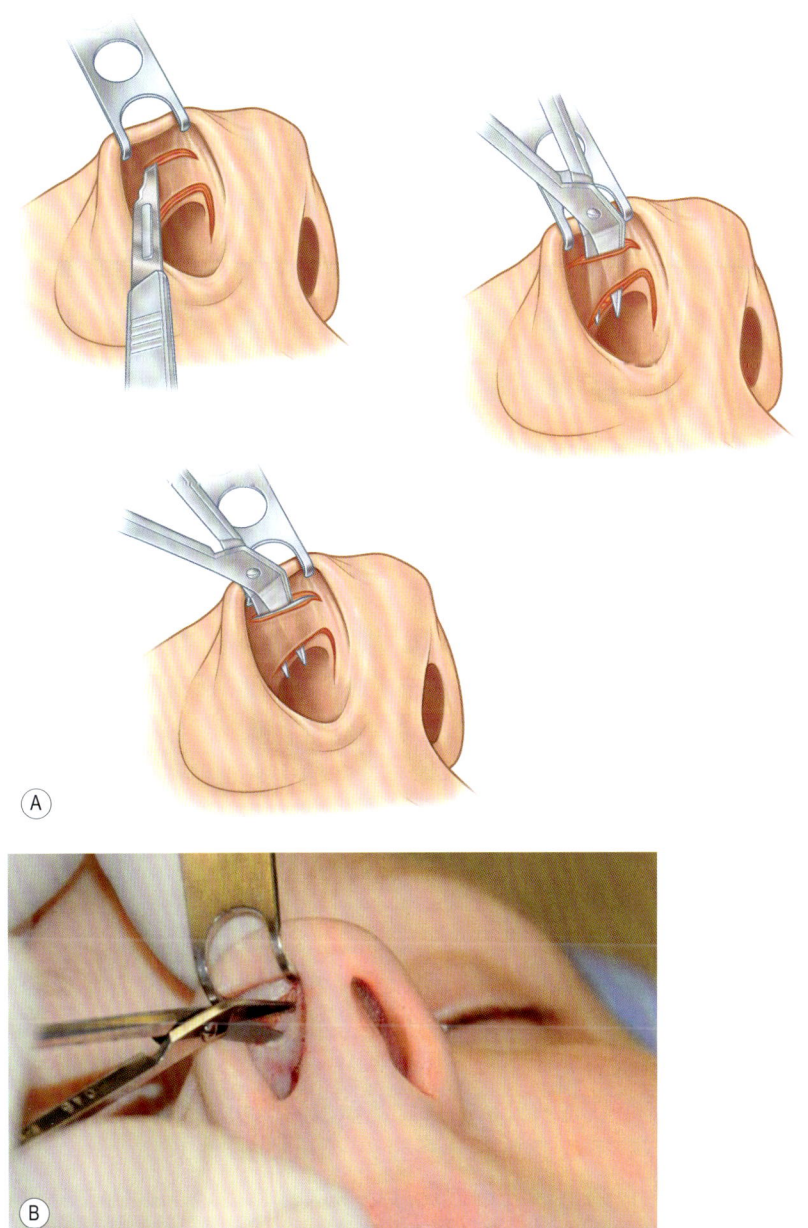

图 37.13　从计划切除的鼻翼软骨上缘分离鼻腔衬里。

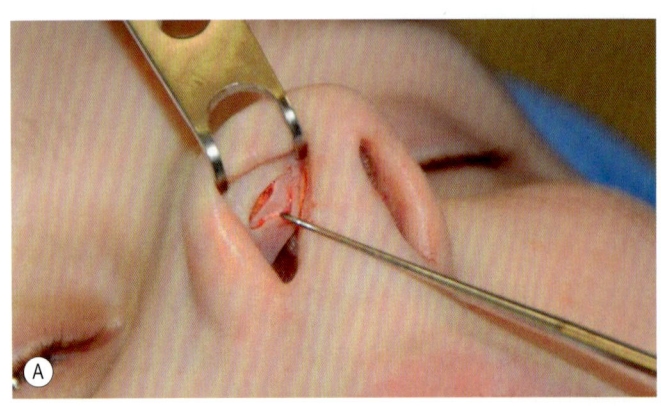
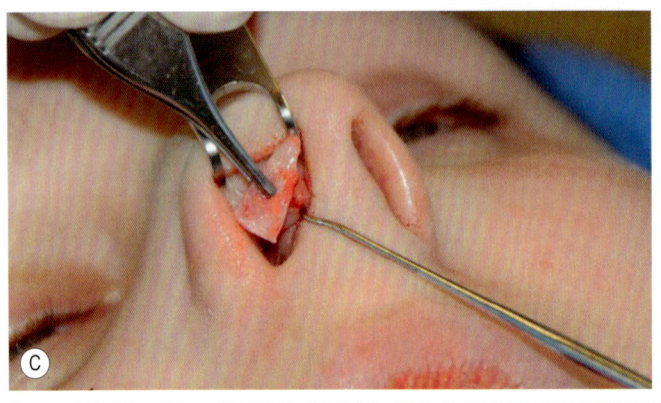
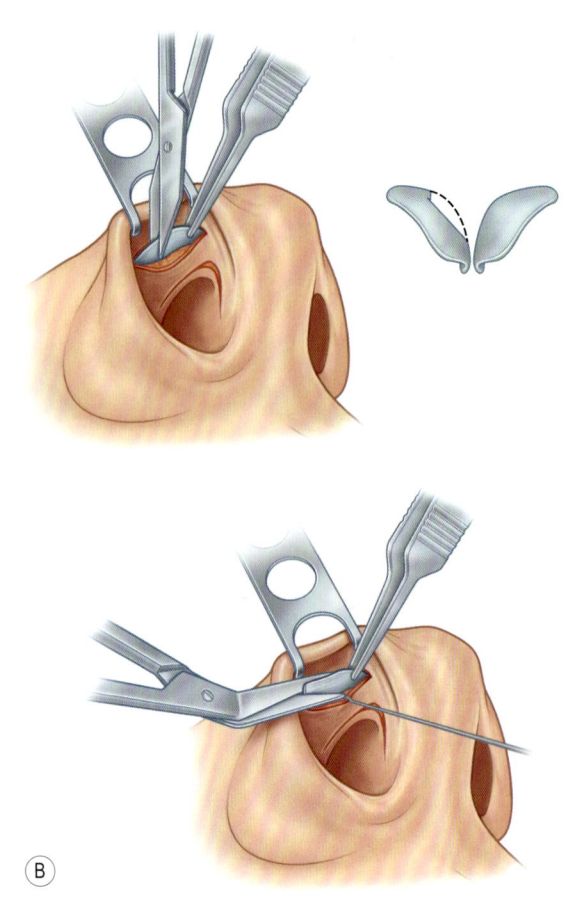

图 37.14 鼻翼软骨上端的暴露与切除。

用骨凿比用骨锉创缘整齐，很少产生碎骨片。用骨钳取出凿掉的鼻骨后，先用锋利的骨锉磨平鼻骨背部创缘，再用细腻骨锉修正创缘使其平滑（图 37.23）。术中要经常观察鼻背的侧面轮廓，并根据判断结果及时调整手术步骤，这一环节至关重要。多数情况下，在鼻外侧软骨与鼻骨交汇的位置，常需要对鼻外侧软骨进行反复修剪。

尽管鼻小柱-鼻翼夹角与鼻唇角在患者间存在明显差异，但一般而言，从正面观察，鼻小柱应略低于鼻翼基底（"飞鸟状"）。如前所述，男性鼻唇角的角度为 90°~95°，女性为 100°~105°。可将切掉的鼻中隔软骨下端修建成各种形态以适应不同角度的鼻唇角。例如，对于鼻唇角过小与鼻尖下垂的患者，行鼻中隔软骨下端单纯斜形切除，即可将鼻尖向上旋转。手术过程对改善鼻唇角要逐渐进行，分次切除中隔软骨的尾端直到形成满意的鼻唇角（图 37.24）。对于外鼻过长而鼻唇角正常的患者，鼻中隔软骨尾端截骨应采用平行切除的方式，这样才能单纯缩短外鼻长度。软骨切除的方式应根据存在的具体畸形特点决定（图 37.25）。在完成中隔软骨尾端切除并已将鼻尖头侧旋转且鼻尖、鼻背定位后再行鼻缩短手术时，要十分慎重。软骨切除要尽量保守，在此部位软骨切除过多可能会产生事与愿违的结果。以单爪拉钩向下牵拉鼻小柱后，再用 15 号刀就能轻易切除软骨。软骨要沿鼻前棘向背部方向切除，而且鼻中隔角要保持圆钝。切除软骨后，常需切除鼻中隔末端多余的鼻腔黏膜，但切除必须保守。

外鼻偏曲多因鼻中隔软骨畸形所致，鼻中隔软骨的作用就好似鼻骨与鼻背的中央支柱。如果患者存在外鼻偏曲，特别是鼻中线偏斜，一定要在术前对鼻中隔进行全面检查。如果因为外鼻偏曲、气道通畅问题或软骨供区等问题需要对中隔进行手术，手术应安排在鼻尖、鼻背整形已经完成、鼻骨截骨开始前进行。鼻腔填塞物一取出，就能看到鼻中隔，将含止血药的麻醉剂注入黏软骨膜下。如果麻药注射到软骨膜下平面的操作正确，不仅有止血效果，而且有利于软骨膜与软骨的分离。借助鼻镜暴露，用 15 号刀在鼻中隔软骨下缘游离黏软骨膜瓣（图 37.26）。剥离必须在黏软骨膜下层进行，在其他层次操作会造成出血过多和鼻黏膜损伤。鼻中隔软骨呈蓝灰色，这是术中判断剥离层次正确的标志。使用 Freer 剥离器将黏软骨膜瓣掀到

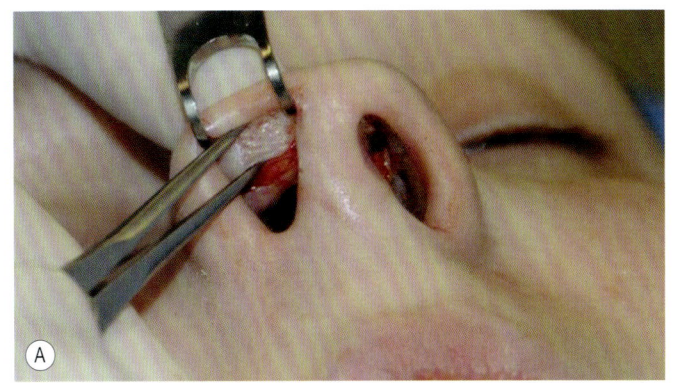
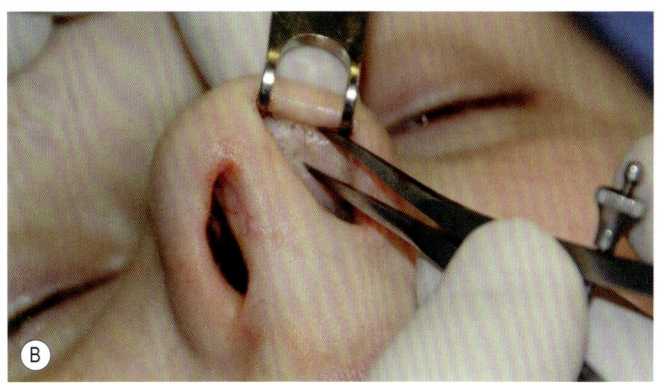
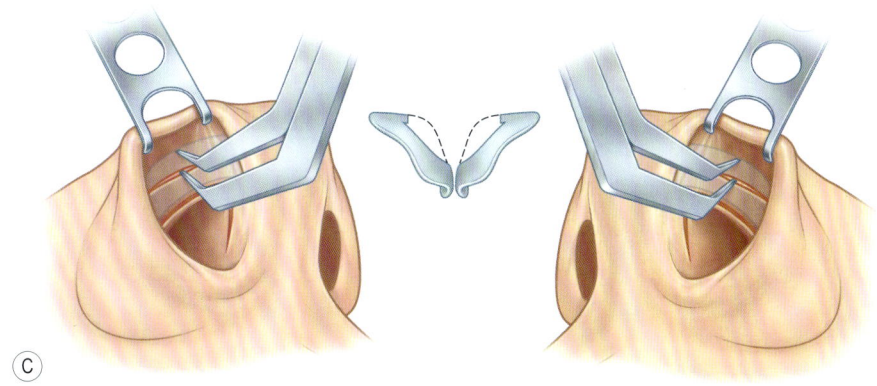

图 37.15 用卡尺左右测量两侧剩余软骨条,以保证对称切除。

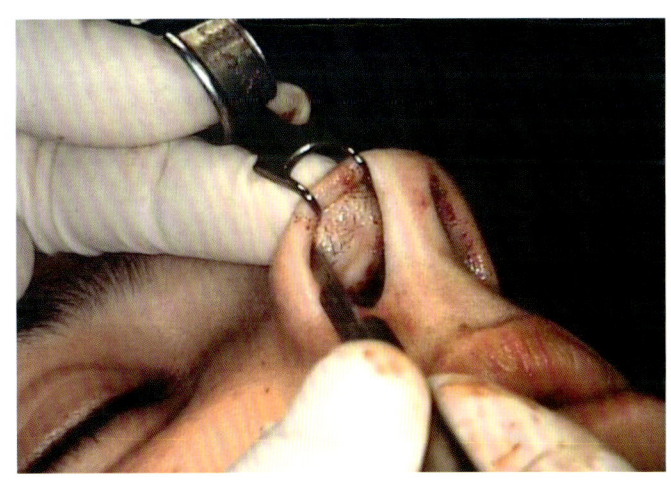

图 37.16 用于鼻翼软骨外侧脚转移的软骨内(软骨缘)切口。

中隔的骨性支撑部位(犁骨和筛骨垂直板)。这样做的好处是,如果需要,可以通过黏软骨膜在靠近鼻中隔软骨与骨性连接处上方的附着点来固定移植物的上端。这样就形成一个黏软骨膜腔,以确保放置其中的移植物上端的稳固。一旦完成双侧黏膜剥离,就可以直接看到鼻中隔的弯曲部位。在制订鼻中隔软骨切除的手术方案时,必须在鼻中隔背部与上方保留 8~10mm 甚至更宽的 L 形软骨条。一旦切除鼻中隔软骨,这些保留结构将为鼻背提供有力的支撑。在矫正歪鼻和通畅气道的手术中,切除筛骨垂直板、上颌骨嵴或犁骨的情况也很常见。如果没有外鼻的偏曲,软骨切下后可保存起来做移植物用,但切除应限制在规定的软骨范围内。

在美容性鼻整形中,鼻骨截骨最常用于缩窄宽大的鼻底、矫正鼻背驼峰切除后形成的双侧鼻骨间房顶掀开式畸形以及整复不对称的鼻骨。用骨凿经鼻内或暴露方法截骨是能控制鼻骨截骨程度与长度的最精确方法。用鼻内进路行侧方截骨,既能避免暴露法截骨沿鼻底形成的外部切口瘢痕,又能确定骨凿是否放在梨状孔的理想位置上。截骨完成后,骨折部位出血与鼻黏膜水肿很常见,止血措施可放在手术快结束时再实施。借助鼻镜能直接看到梨状孔基底部。应在手术一开始就在截骨线部位注射麻药。在前庭黏膜上骨凿理想进入点处做切口,用骨凿剥出一骨膜下隧道。低位水平截骨适用于鼻基底宽和因鼻背驼峰切除后形成双侧鼻骨间窗式分离的病例。采用鼻内进路截骨能准确移动骨凿而避免在非截骨部位造成骨折。由低向高截骨,截骨线起自梨状孔,向上至内眦上方约 2mm,适用于鼻基底不宽、鼻骨间"房顶"截除范围不大的病例。用 3mm 宽的骨凿沿截骨线凿一串孔。助手用锤

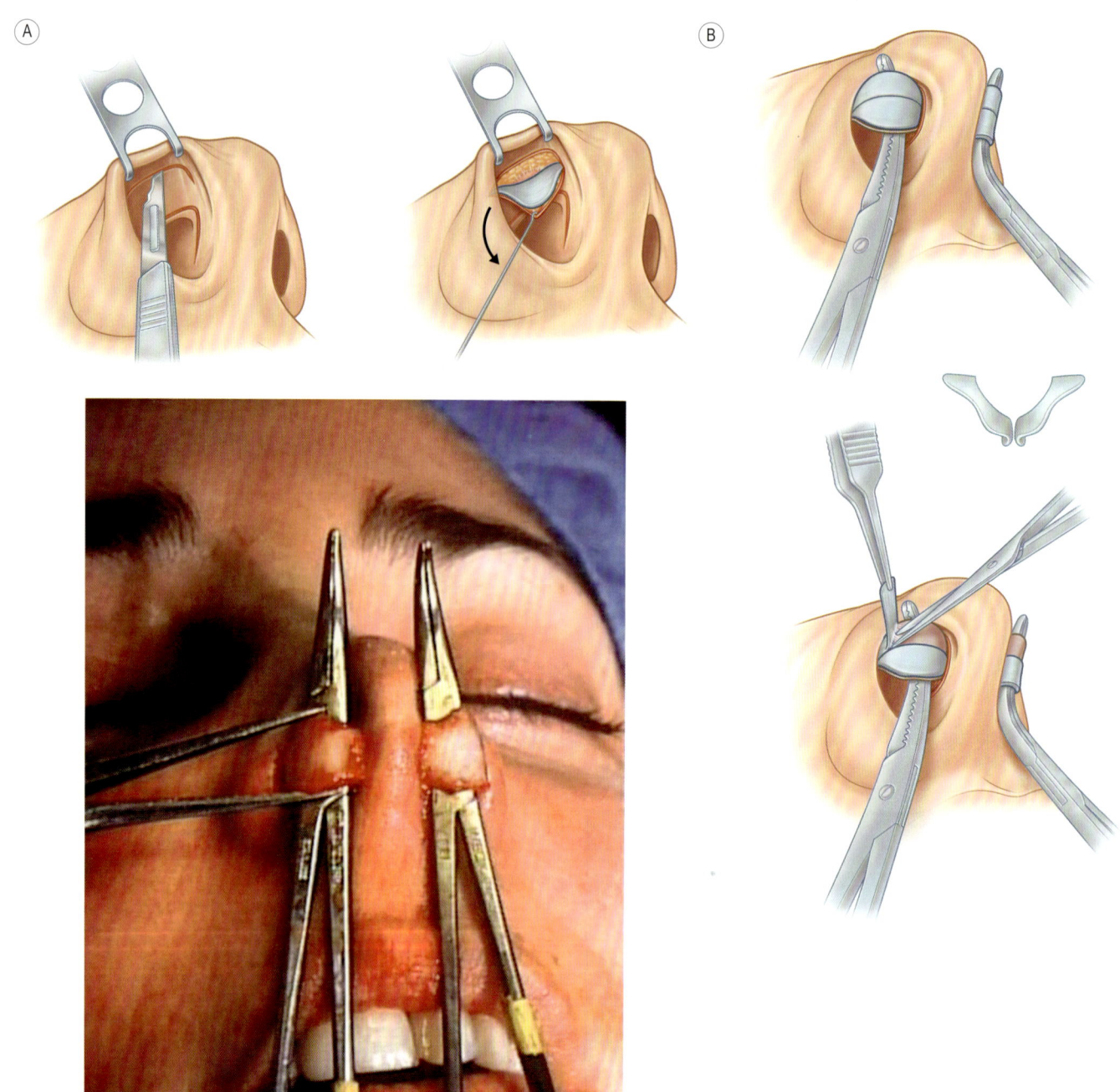

图 37.17 　A，鼻翼软骨内侧脚上部与外侧脚穹窿的分离与测量。B，左右两侧鼻翼软骨上缘的对称性切除。

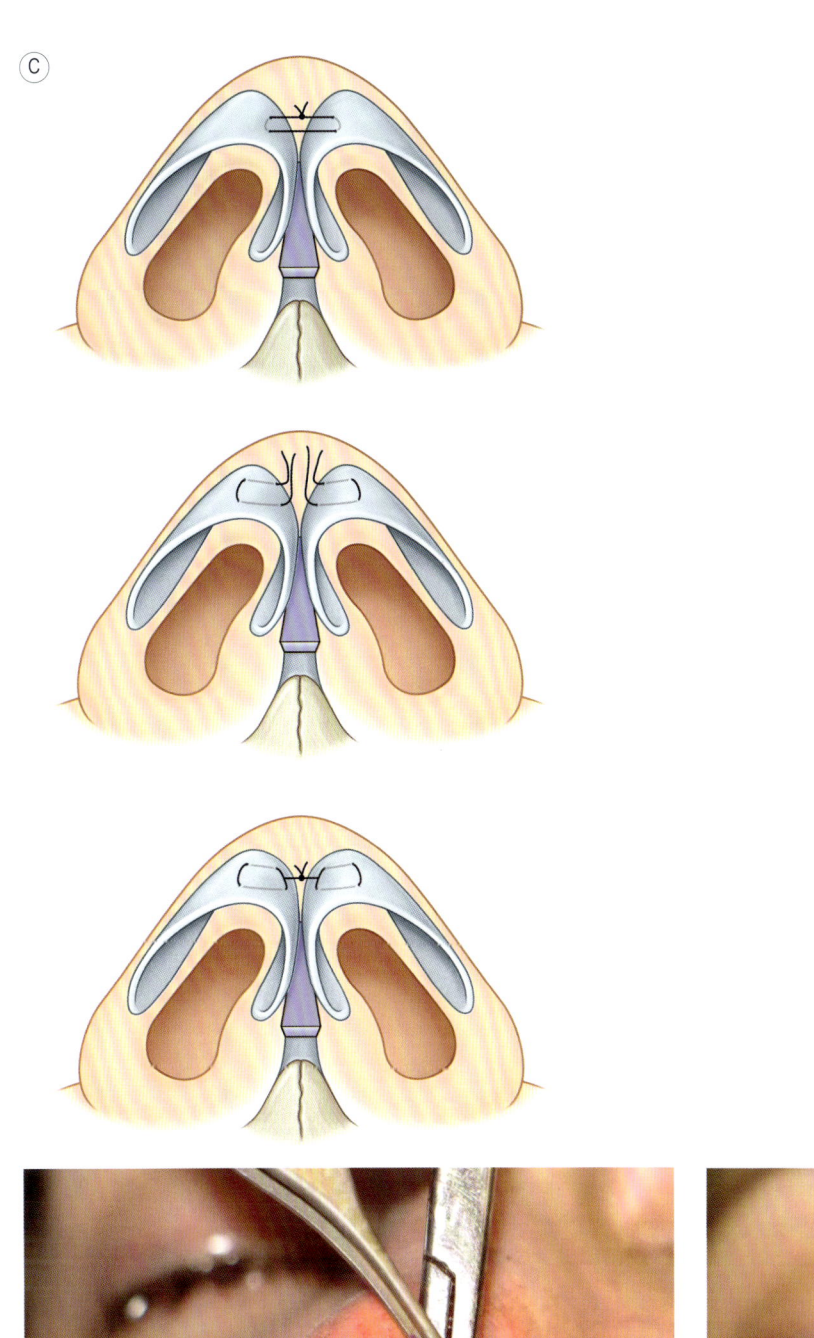
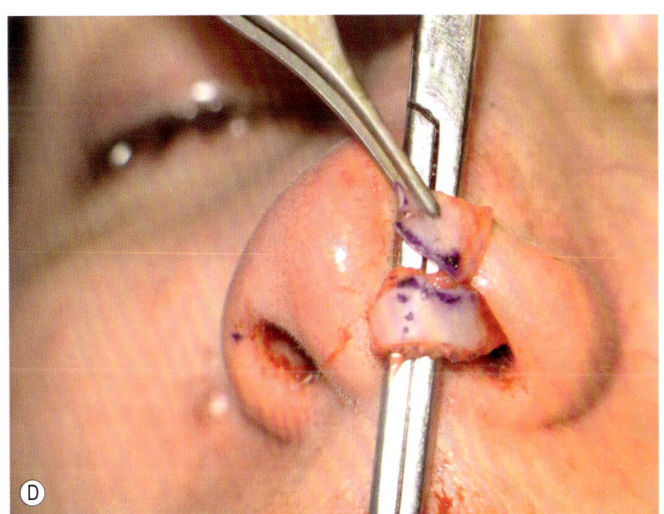
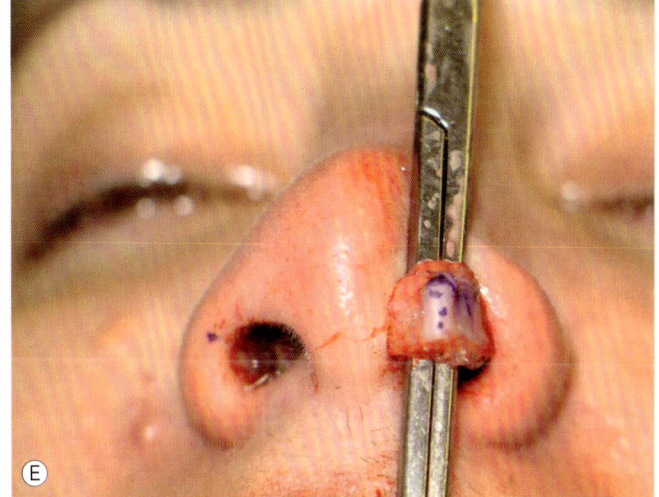

图 37.17 续　C，穹窿内和（或）穹窿间缝合。D，左侧软骨上部切除。E，左侧穹窿内塑形缝合。

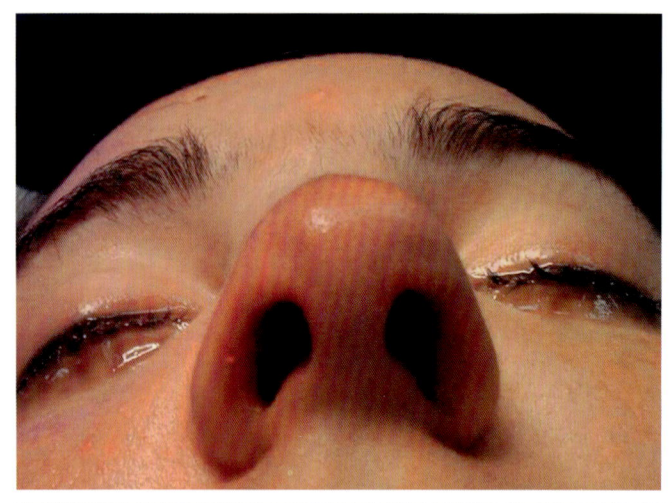 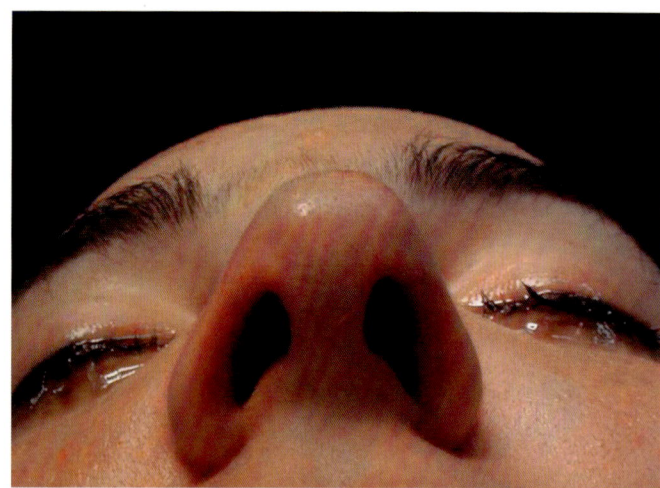

图 37.18 经穹窿内与穹窿间缝合，球形鼻尖外观立刻改善。

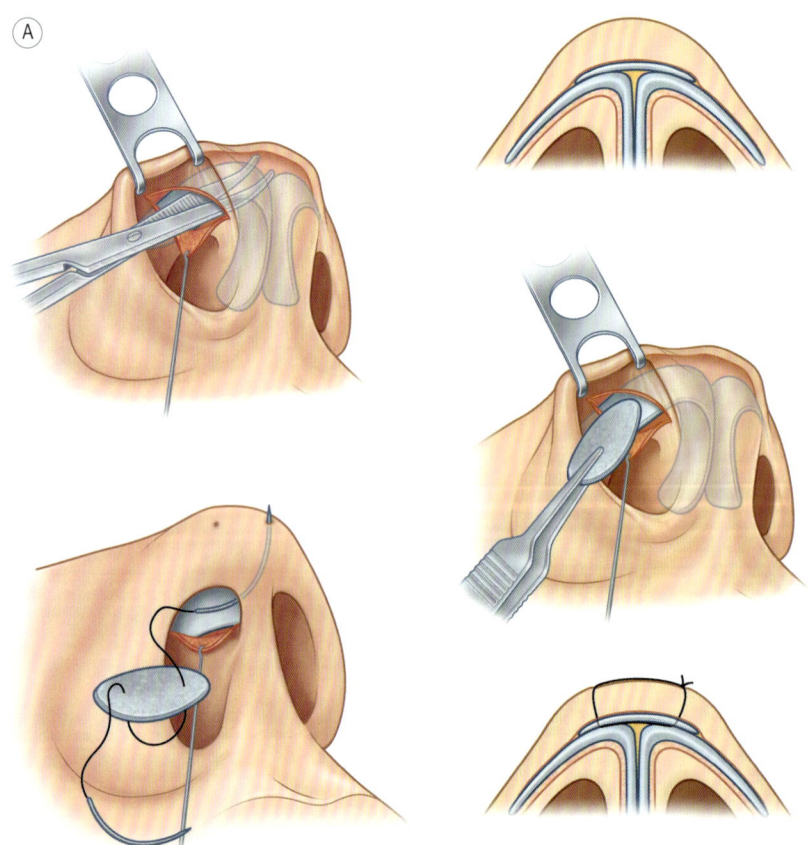

图 37.19 A，用于鼻尖移植的软骨下缘切口。

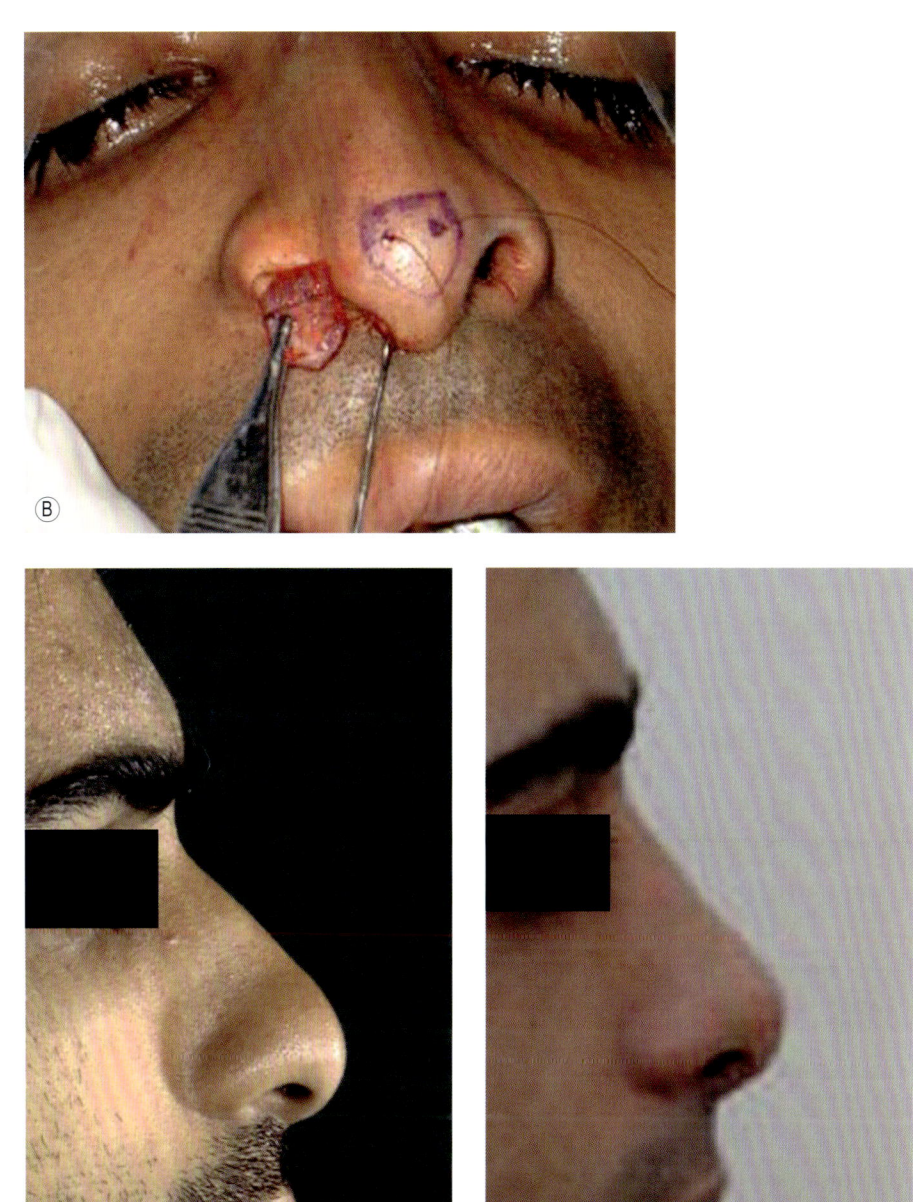

图 37.19 续　B，鼻尖移植物做好植入准备。C，完成鼻尖移植与小柱支撑移植的青年男性，手术前后像。

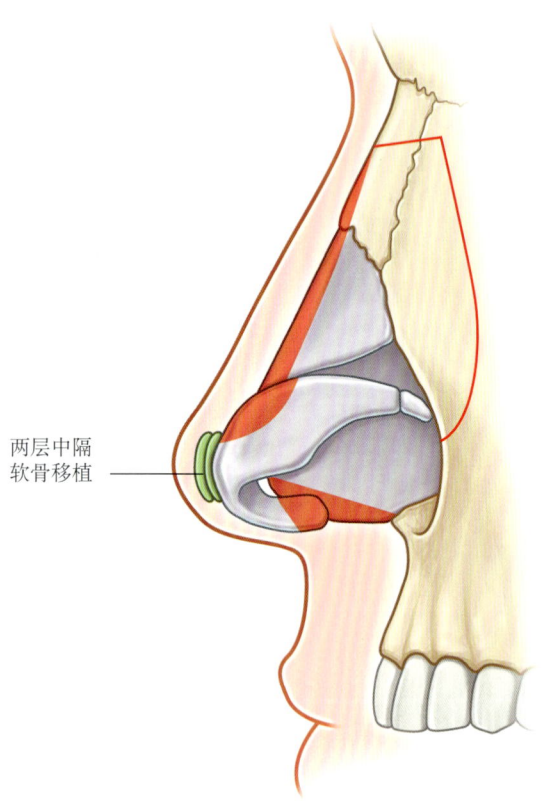

图 37.20　两层中隔软骨移植。

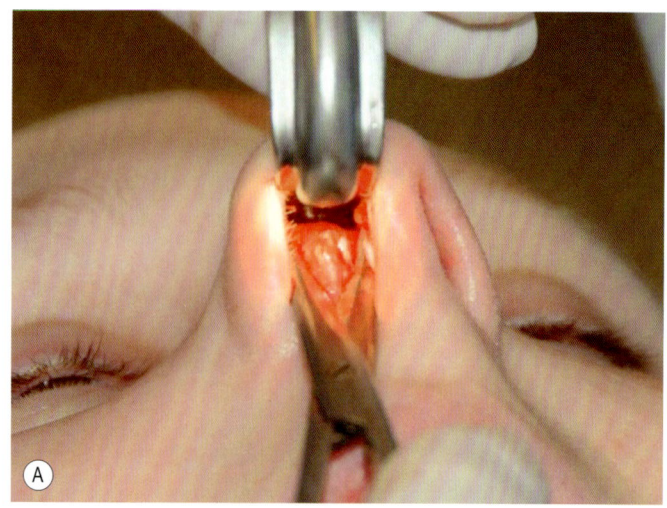

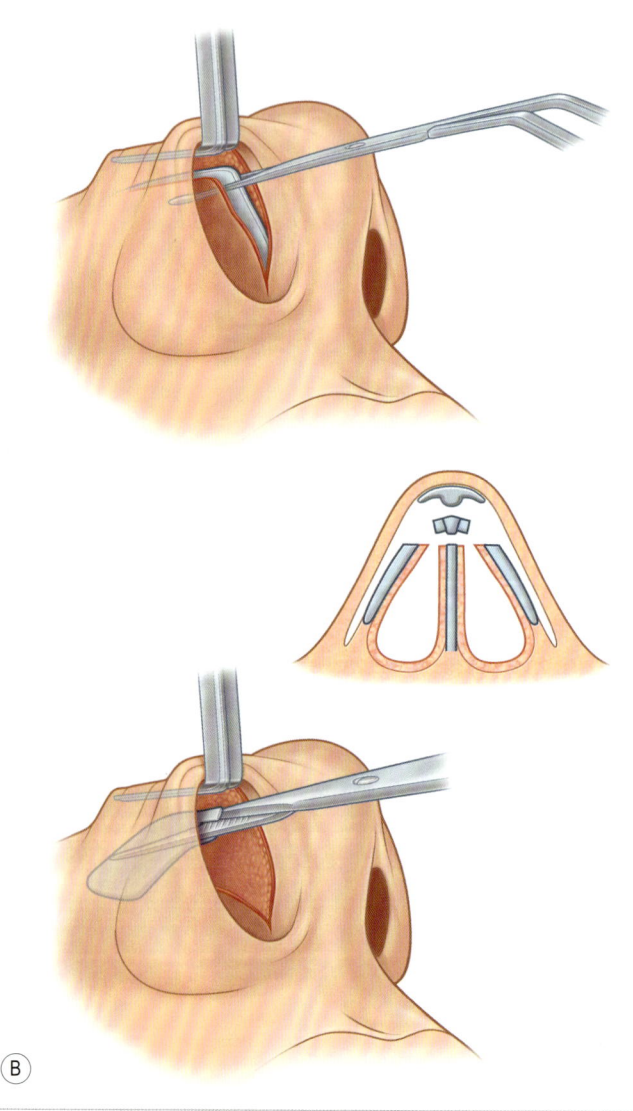

图 37.21　直视下降低软骨背。

子敲骨凿时，术者要从外面不断触摸以确认骨凿确实放在鼻梨状三角基底部（图 37.27）。水平或由低向高截骨的柔和弧形截骨线是用骨凿在鼻骨内侧由下向上凿出的。截骨一完成，就用拇指和示指小心用力挤压双侧鼻骨，使鼻骨形成没有破碎的青枝性骨折。

应用软骨移植隆鼻并非闭合式鼻整形的禁忌。相反，这种闭合式技术适合在所有位置放置软骨移植物，包括鼻根、鼻背、鼻尖、鼻翼和鼻小柱移植。多数情况下，由于采用闭合式手术技术不损伤周围组织，更有利于这些移植物的放置。形成的移植物填塞腔隙小，能确保移植物填放位置准确且不易移动。

例如，片状移植物通过闭合式手术技术就很容易切取与放置。片状移植物通常用于矫正歪鼻、内鼻阀重建、鼻延长、鼻中部膨隆的支撑以及建立完美鼻背正中轮廓线。片状移植物是放在鼻外侧软骨与鼻中隔之间，上端固定在鼻中隔骨软骨结合部上方的黏软骨膜腔内（图 37.28 和图 37.29）。片状移植物下端大部用 5.0 可吸收线缝合到鼻中隔上。移植物靠近中隔角的部分最具移动性，因此固定好这部分是关键。鼻外侧软骨可与片状移植物和中隔缝合，也可轻轻放在移植物上面（图 37.30）。鼻小柱支撑移植物常用于保持鼻尖稳固、鼻尖前突与鼻小柱定位。沿着鼻翼软骨内侧脚

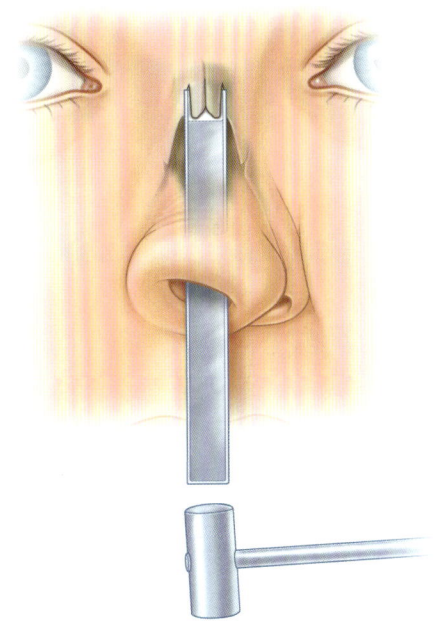

图 37.22　双侧保护性骨凿去除鼻骨驼峰。

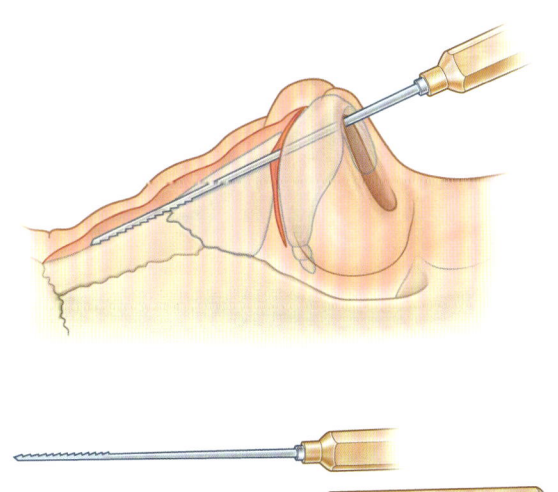

图 37.23　仔细锉平鼻骨背部。

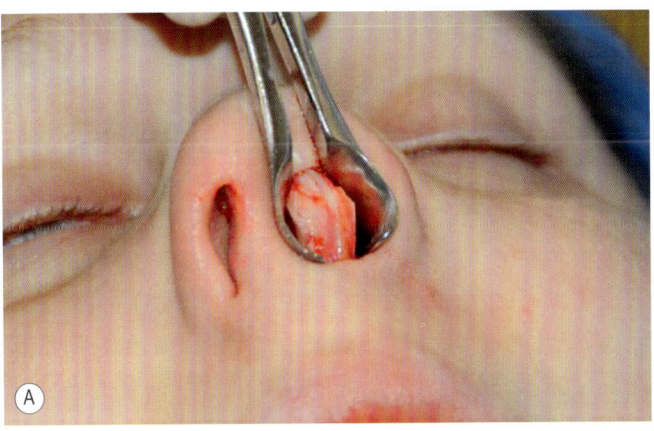

图 37.26　A，软骨上附着黏软骨膜的状态。B，掀起双侧黏软骨膜，鼻中隔软骨暴露后的状态。

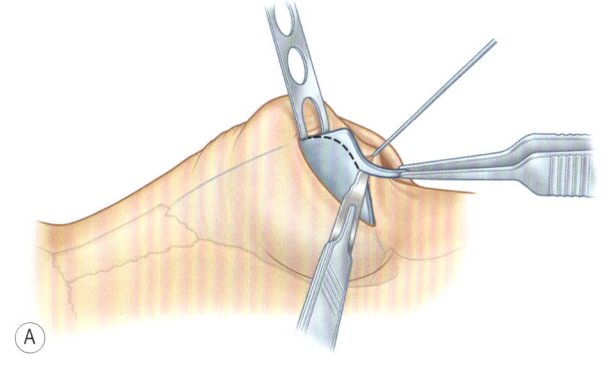

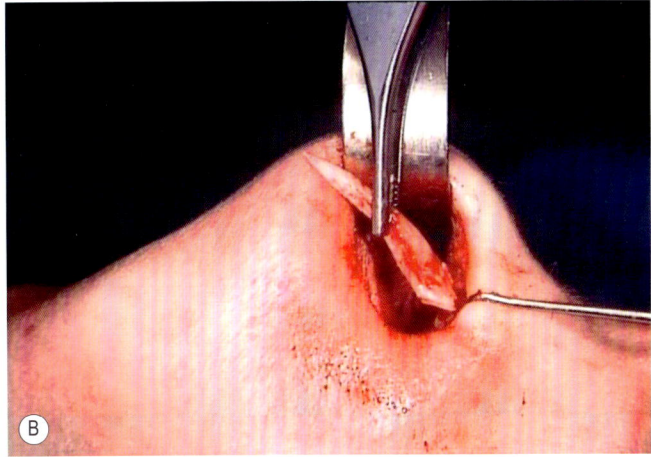

图 37.24　为旋转鼻尖进行的鼻中隔下端切除。

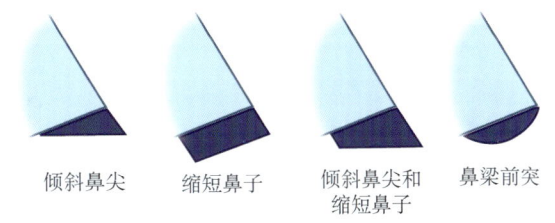

倾斜鼻尖　　缩短鼻子　　倾斜鼻尖和缩短鼻子　　鼻梁前突

图 37.25　用于特殊鼻形改变的技术。

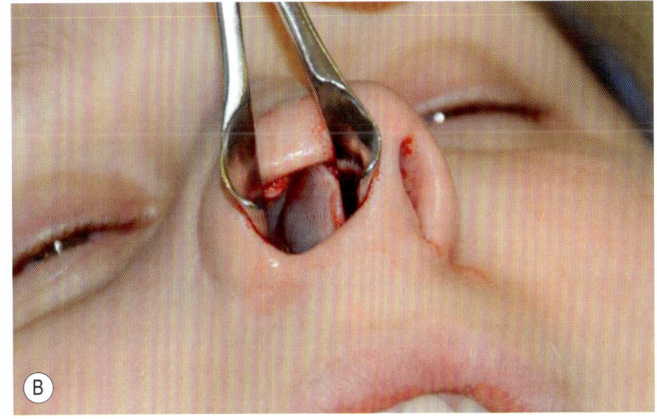

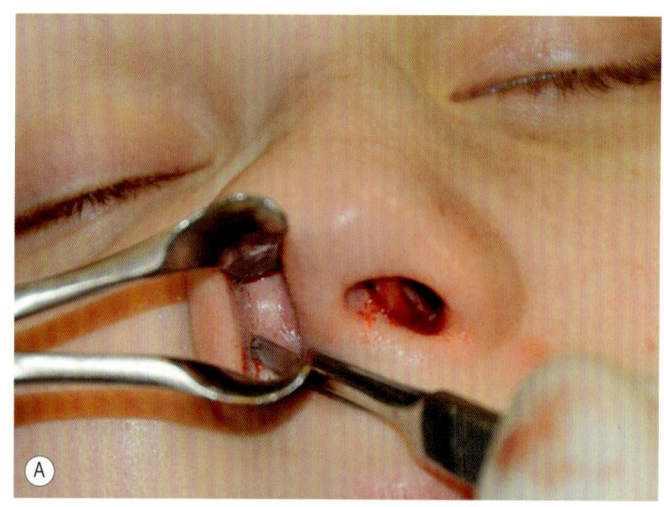
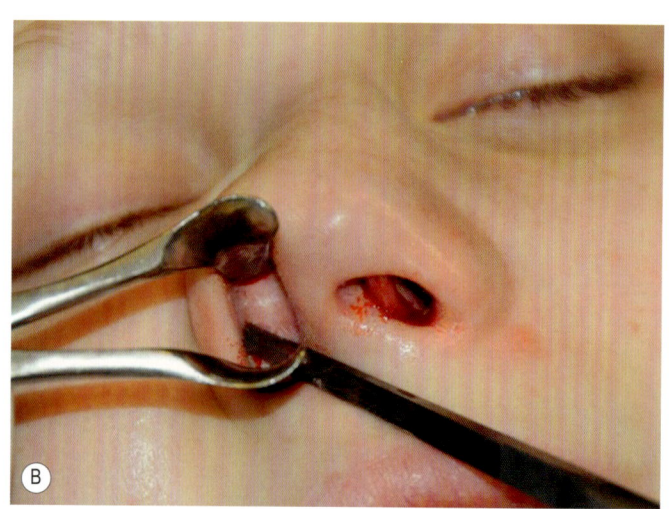
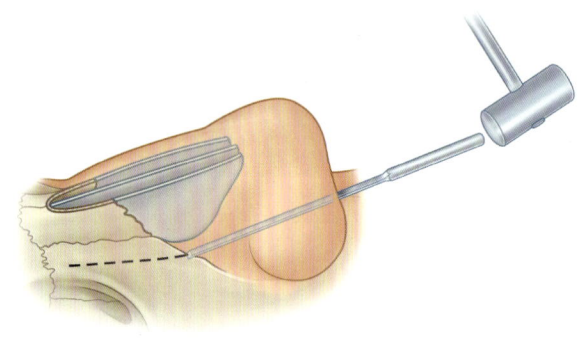
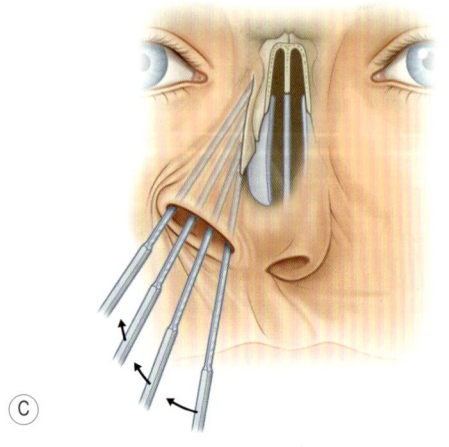

图 37.27　在梨状孔内做小切口，用 3mm 骨凿沿上颌骨额突移行带的薄骨板截骨。

下缘做切口。用小角剪分离出内侧脚。再用直 Stevens 剪刀在内侧脚间从上到下剥出一腔隙。将鼻中隔软骨支撑移植物放在内侧脚间，支点刚好位于上颌骨浅面的上方（图 37.31A，B 和图 37.32）。标准移植物宽为 4～5 mm，长为 22～25mm。当将移植物放入两内侧脚间腔穴后，用 4.0 的铬化线横穿双侧内侧脚与支撑移植物做褥式缝合固定。然后在鼻中隔下缘与鼻小柱间做第二点缝合，以在愈合早期加强支撑物的稳定性。对于有内侧脚突出和先天性鼻小柱下垂的病例，软骨下缘切口还能用于暴露内侧脚的下缘（图 37.33A，B）。通过双侧贯通切口逆行剥离更容易暴露内侧脚基板（图 37.34）。修剪内侧脚基板能降低过度前突的鼻尖和（或）缩窄宽大的鼻小柱基底（图 37.35）。

鼻翼基底切除通常是闭合式鼻整形的最后步骤。

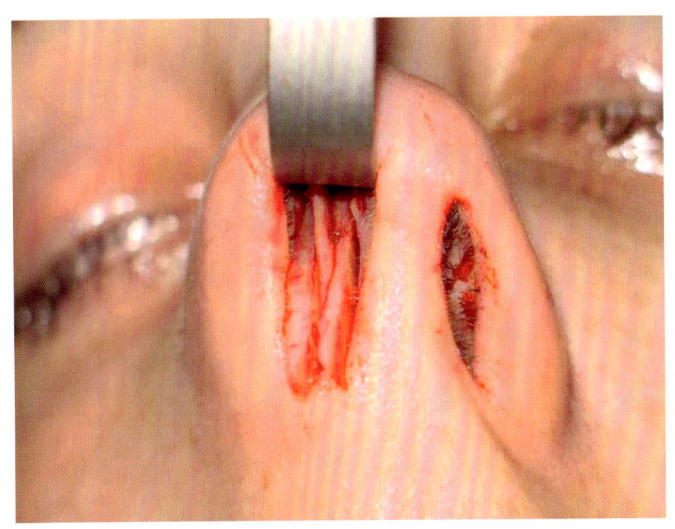

图 37.28 鼻延长，将加长的片状移植物放置到位，即将缝合。

一般而言，鼻翼基底切除适用于鼻翼基底宽度大于内眦间距的患者，然而外科医生的审美标准也会对手术标准产生影响。鼻翼基底切除是在鼻孔槛还是在鼻底抑或两者都做部分切除，取决于鼻子的自身状况。一般情况下，切口设计应使瘢痕位于鼻孔槛与鼻底的交界处。标记鼻小柱中线，画出首先要切除的一侧。用卡尺将这侧要切除的组织沿鼻底画线的最内侧点、最外侧点和下点翻转到对侧（图 37.36）。如果按解剖标志切除，两侧对称会很困难，但如果按上述方法在两侧做对称性标记，切除就会比较对称。

在手术结束时应仔细包扎，以使术后结构固定在理想位置上。将 Telfa 无菌纱布从中间劈开，剪成鼻子大小。吸收面朝向皮肤，以吸收皮肤分泌的油脂，并防止胶带上的黏合剂堵塞毛孔。此点对皮脂分泌旺盛的青少年或油性皮肤的患者特别重要。用一英寸纸带横跨鼻背交叉放在 Telfa 无菌纱布上，确保皮肤能被看到。第一条纸带刚好放在鼻翼软骨后面，用来标记鼻尖上折点。用半英寸纸带围着鼻尖缠成"环状"，纸带环对鼻翼软骨施以压力，这样不但可以将鼻翼软骨固定于既定位置，还可以减轻鼻尖的肿胀。纸带上涂有 Mastisol 黏合剂，可将特制的塑料夹板固定在鼻子上。

术后护理

患者在生命体征和液体出入量恢复正常后，可以离开门诊恢复室回家。术后医嘱应简单、直接，至少包括：（1）术后眼部冷敷持续 48 小时，以减少瘀斑和肿胀；（2）平卧，头部抬高两枕高度；（3）术后 21 天内不要运动或从事重体力劳动，术后 6 周方可恢复有身体接触的运动；（4）术后最少禁酒 3 天；（5）术后禁服阿司匹林、萘普生钠或布洛芬类药物，禁用维生素 E；（6）术后 5 天拆除夹板恢复工作。应准备好止痛药（二氢可待因 5/500mg 或类似药物）、治疗术后恶心药物（昂丹司琼 4mg 或类似药物）和抗感染药（头孢菌素或类似抗菌药物）；应告知患者药物的使用方法。应在术后 5~7 天随访患者，拆除夹板。（如果术中放置了鼻腔填塞物，应在术后第 2 天去除。）小心去掉夹板，清除黏合剂，如有血痂，用双氧水清洗。检查是否有血肿和（或）感染的迹象。检查鼻子的对称性与形状变化。嘱患者观察整形后外鼻，并让他了解现在的水肿会在几周内消退，以及 1 年后消退会更彻底。指导患者用双氧水清洗鼻孔，并在鼻前庭内缝线溶解前涂抹抗生素软膏。术后第 7 天，患者可用鼻部盐水喷雾器轻轻冲洗鼻子、清理鼻腔。术后 2 周、6 周、6 个月、1 年随访患者。术后 1 年拍术后照。

并发症

鼻部手术最常见的并发症是出血、气道阻塞和感染。严重鼻部出血可能发生，但较为罕见。在行侧方截骨时，医生必须考虑到凝血功能障碍或损伤鼻背动脉（筛前动脉分支）的风险。术后鼻腔填塞与使用安定可使患者镇静并止住多数出血。但如果存在活动性出血，应毫不犹豫地将患者送回手术室进行彻底止血。如果术中不注意保护鼻内、外瓣，肯定会引起气道梗阻，在手术的每一环节都应加以考虑。在常规开展的美容性鼻成形术的并发症中，感染罕见，特别是在还有皮肤保护的鼻整形病例。单侧或双侧下鼻甲部分切除以及电凝止血术后最易发生感染。针对这些罕见病例推荐全身应用抗生素及抗生素溶液灌洗鼻腔。

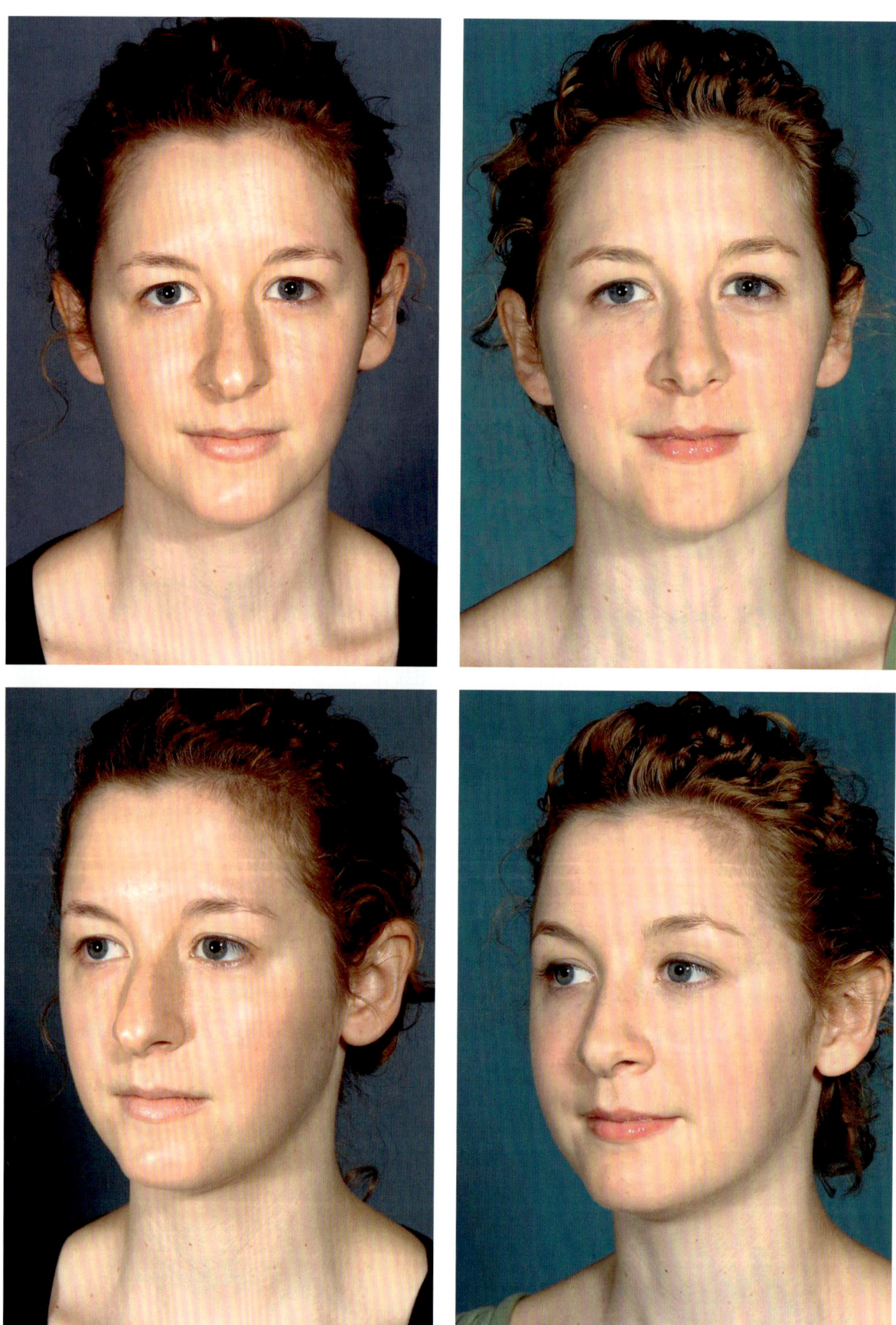

图37.29 一位25岁女性患者行鼻翼软骨上缘切除、鼻背降低、鼻中隔下缘缩短、鼻中隔截骨矫直术前术后对比。

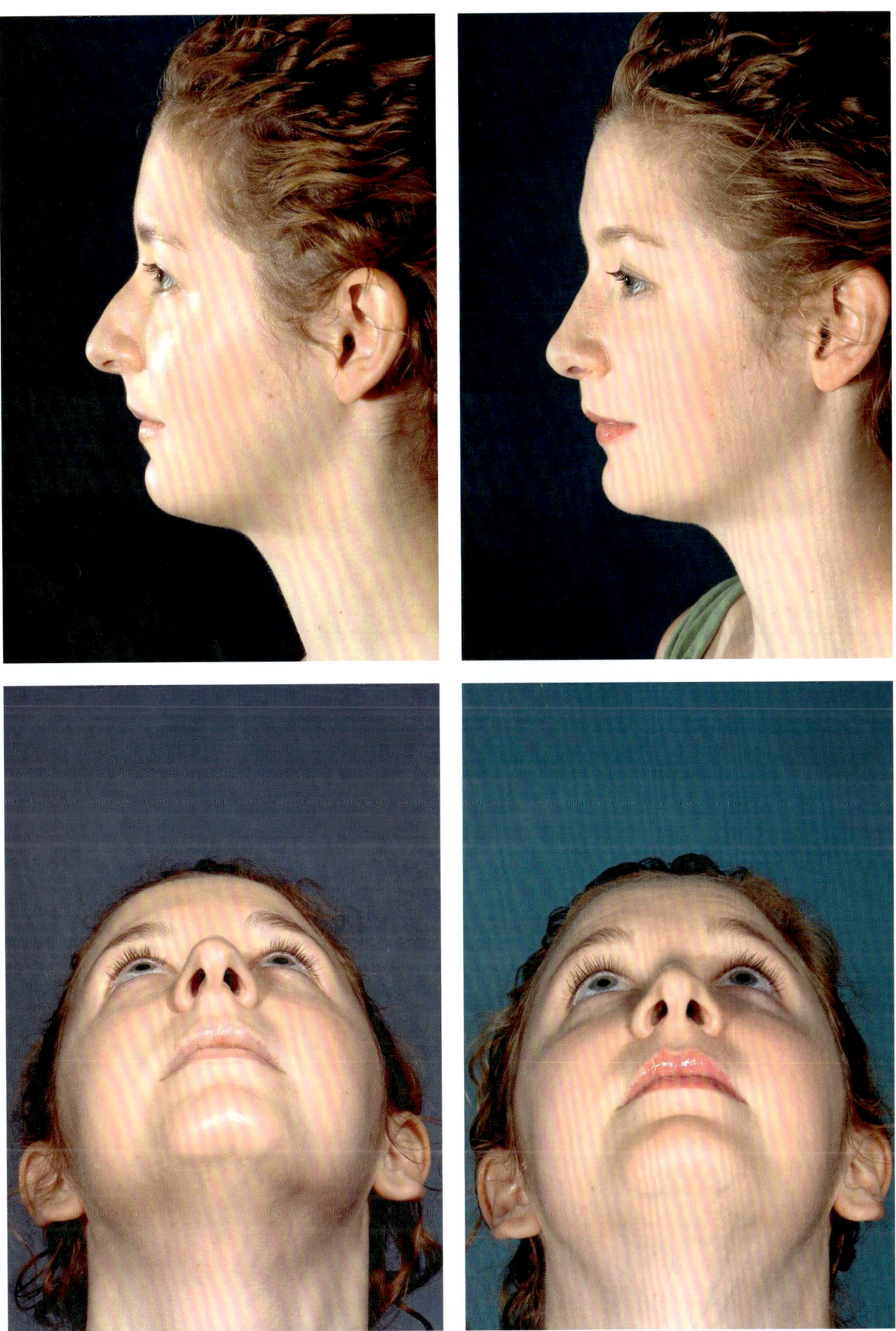

图 37.29 续

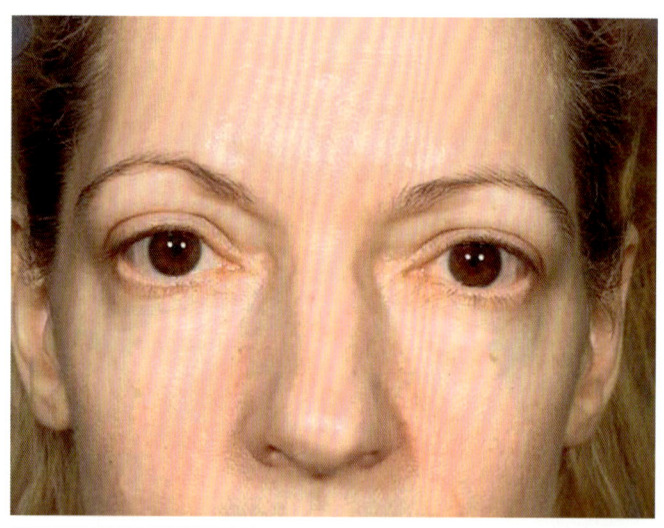
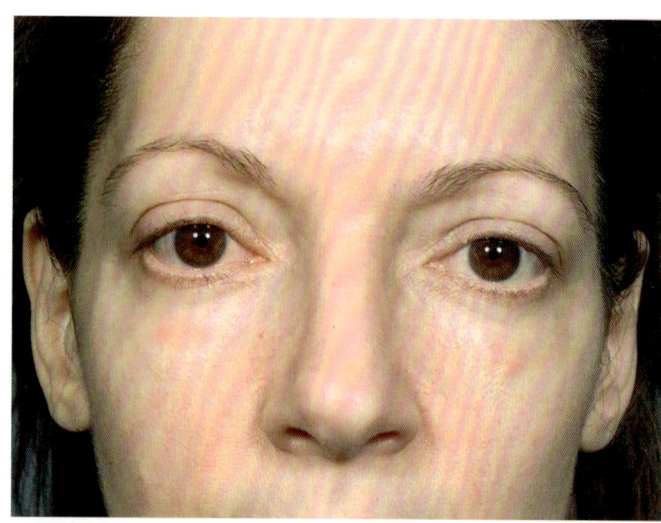

图 37.30　鼻外侧软骨上缘切除、双侧片状软骨移植、鼻背下降和鼻翼软骨上缘切除术后 1 年。

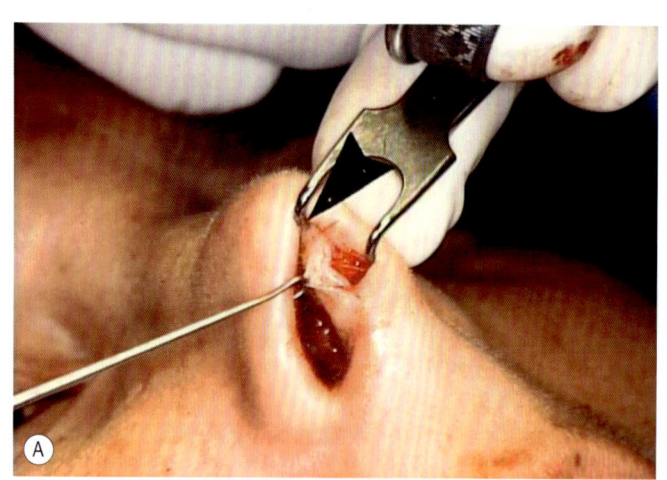
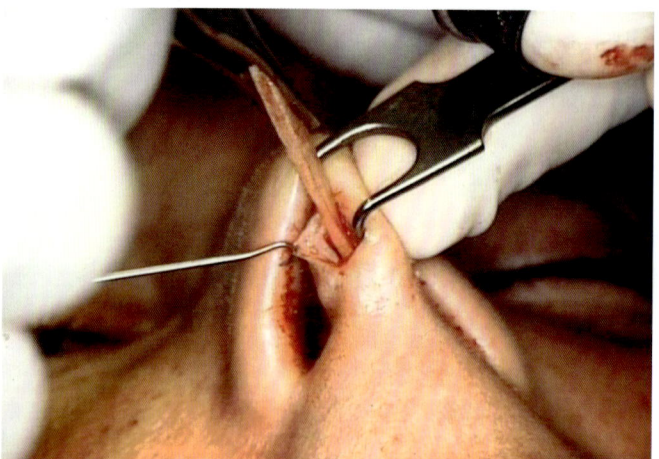

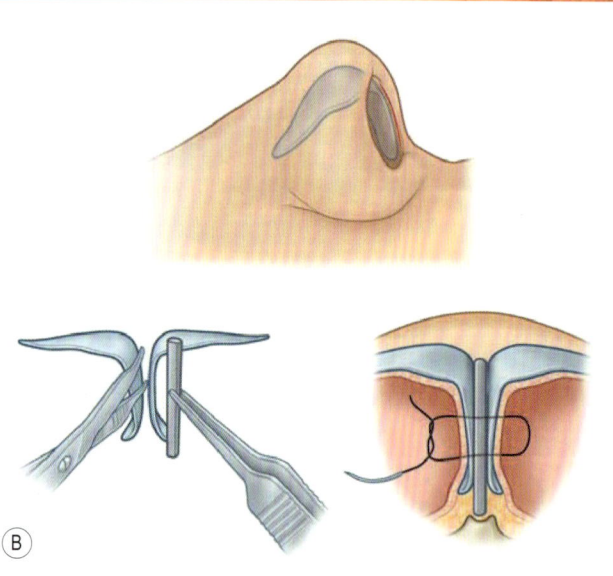

图 37.31　A，利用沿鼻小柱边缘的软骨下切口，将支撑移植物放在鼻翼软骨内侧脚间。B，支撑移植物在内侧脚间的缝合定位。

第37章 闭合式一期鼻成形术

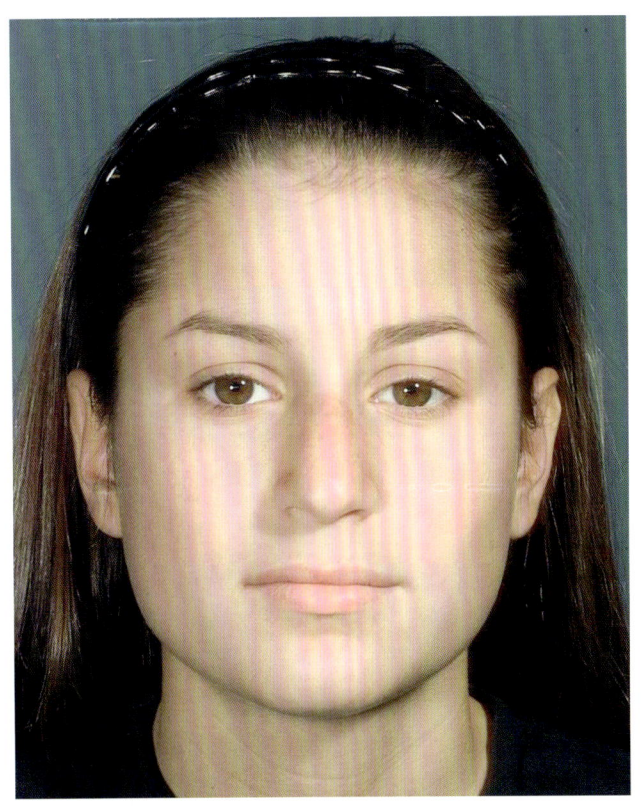
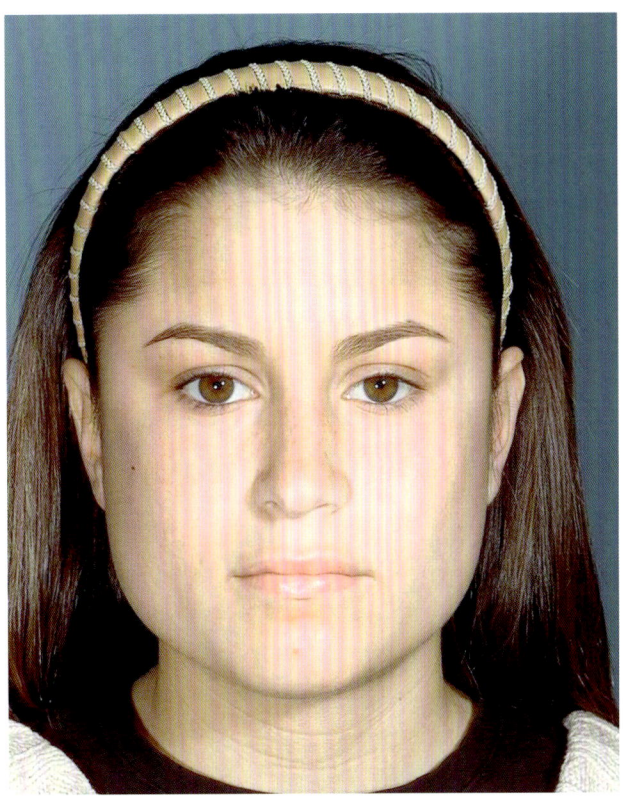
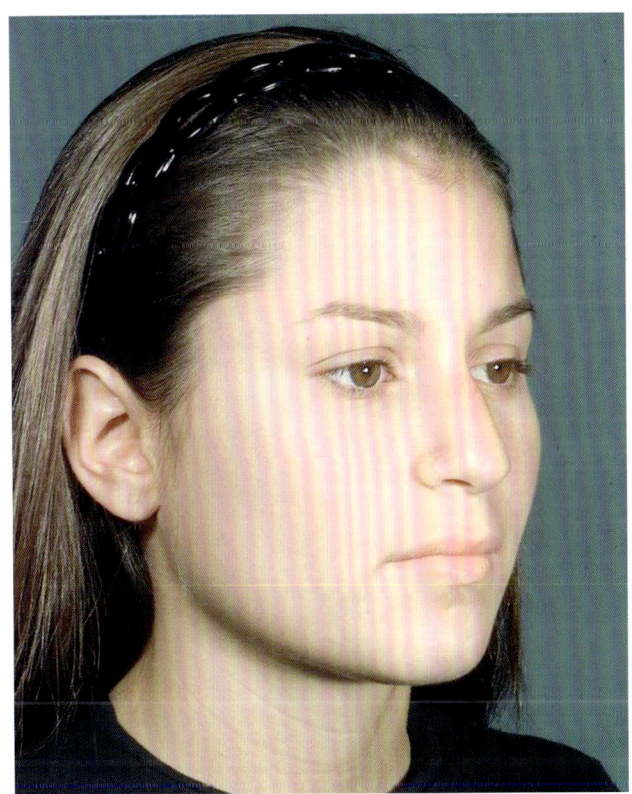
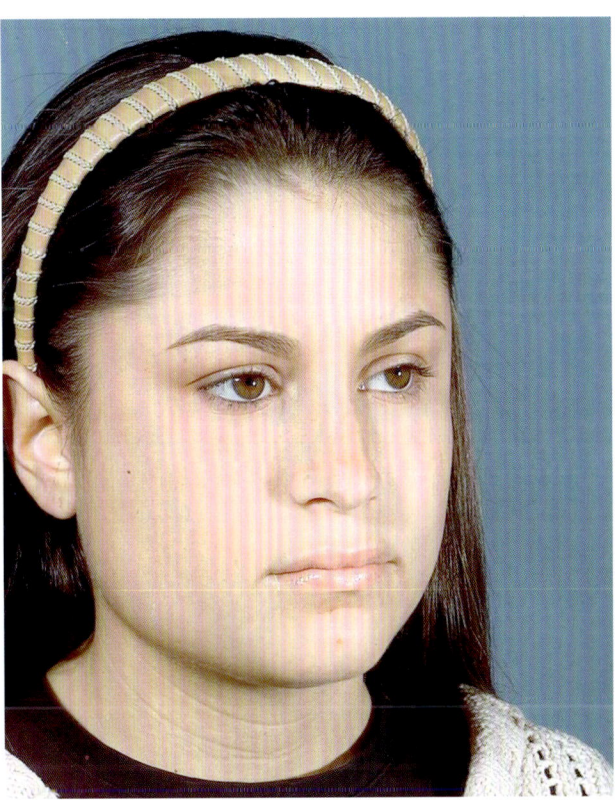

图 37.32　一位 17 岁患者，行鼻外侧软骨上缘切除、鼻背降低、侧方截骨、支撑物鼻尖移植术后 1 年对比微笑像。

427

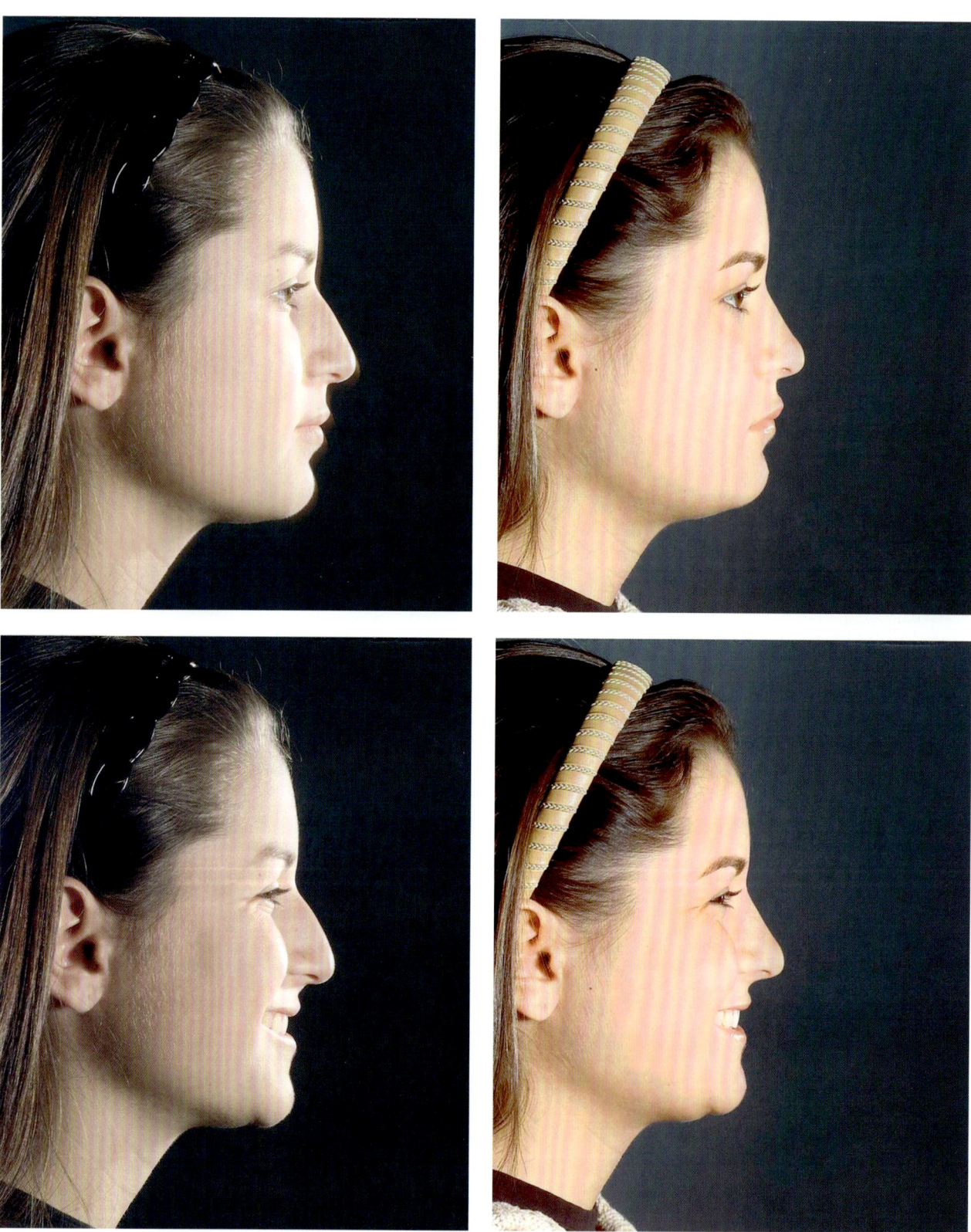

图 37.32 续

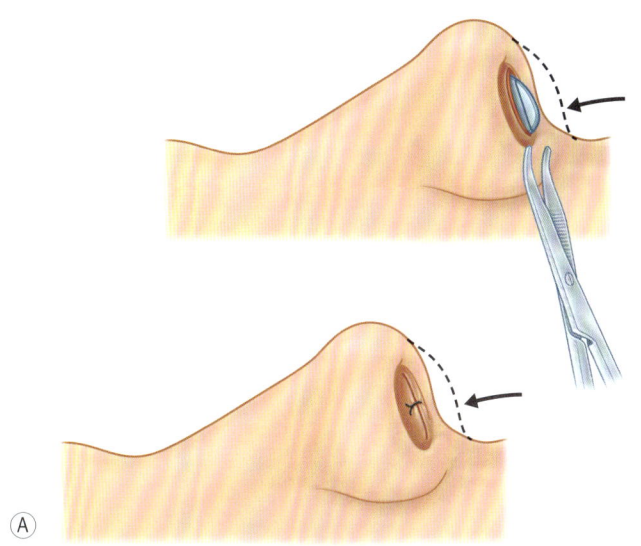

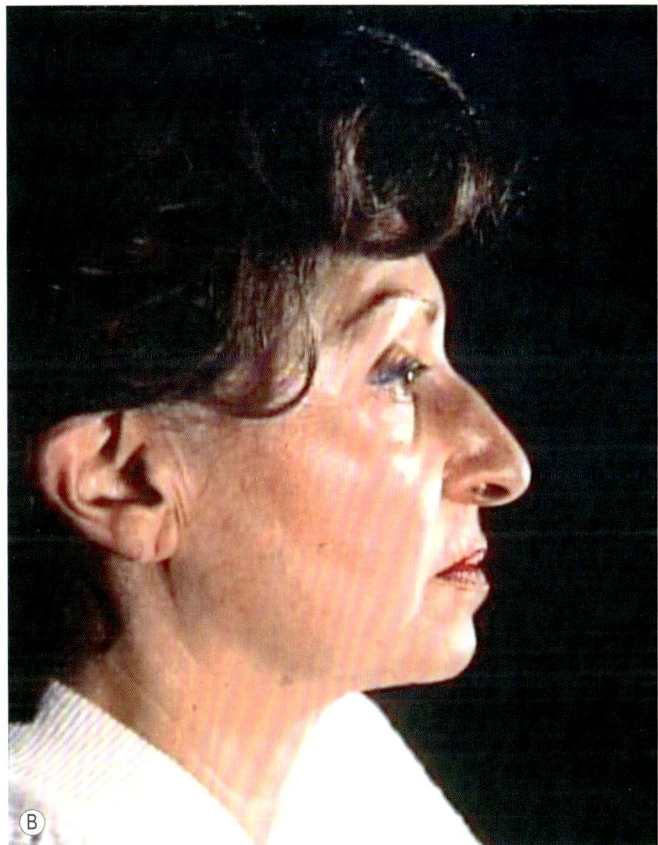 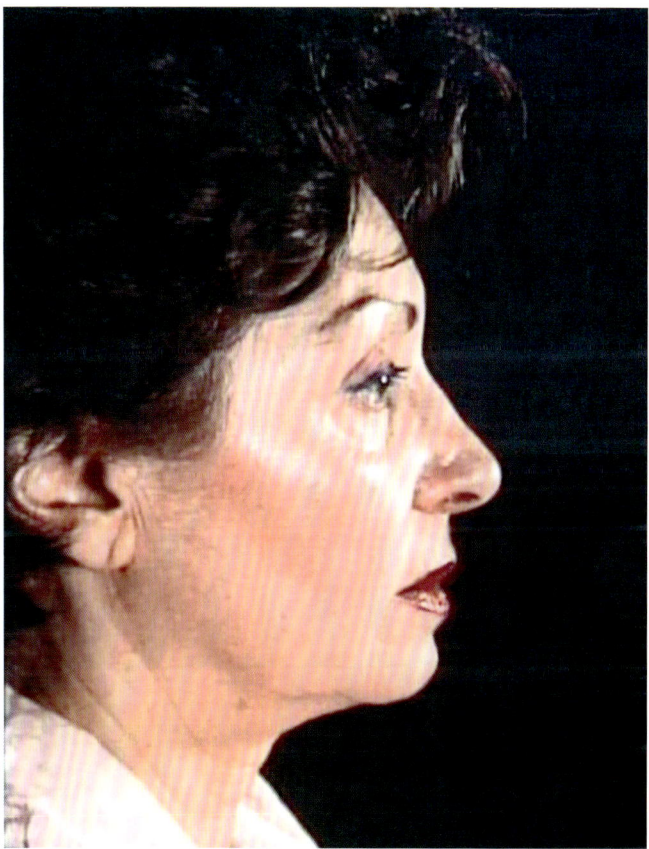

图 37.33　A，软骨下切口和暴露突出的内侧脚。此切口也可用于放置移植物与内侧脚横切。B，患者突出的内侧脚切除手术前后对比。

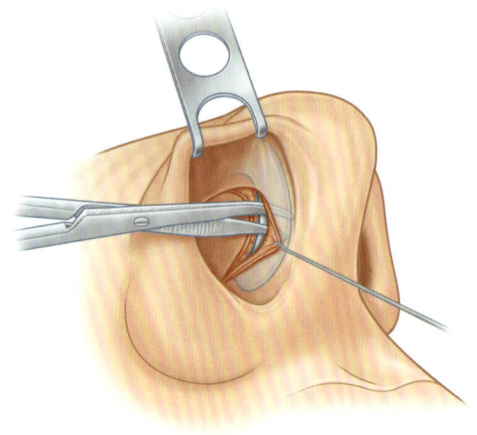
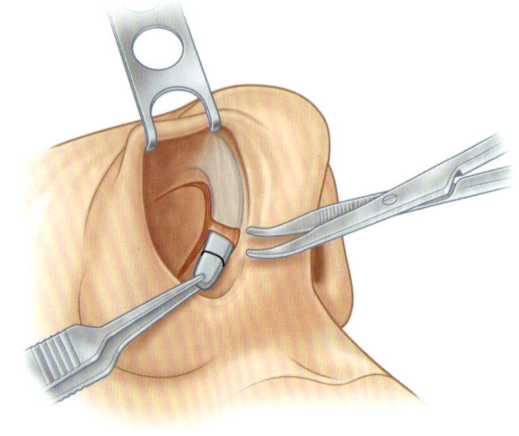
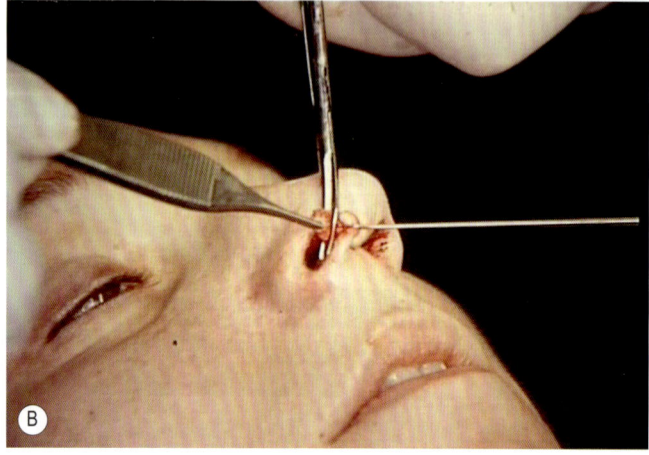

图 37.34　内侧脚基板切除。

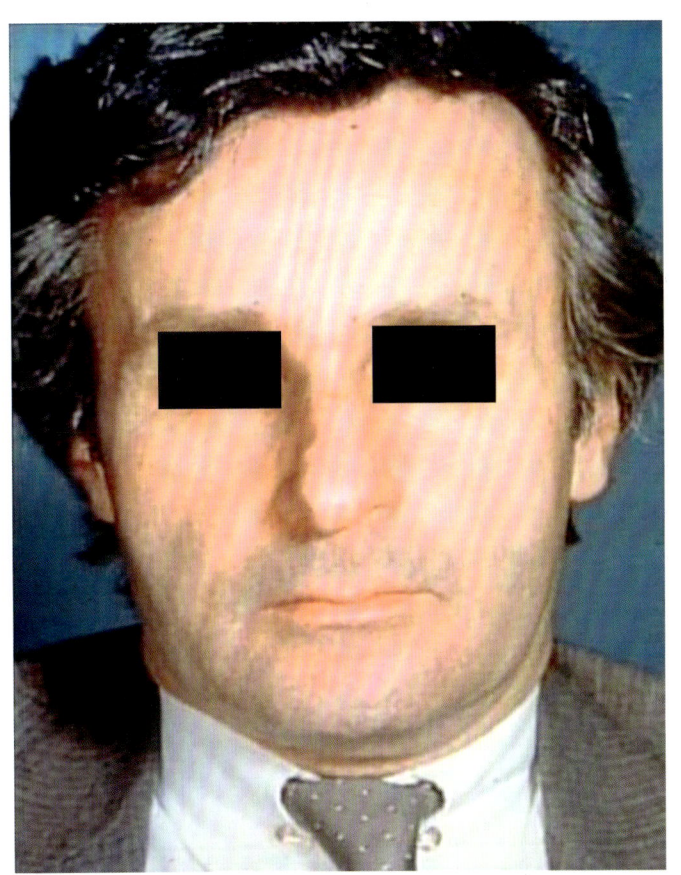
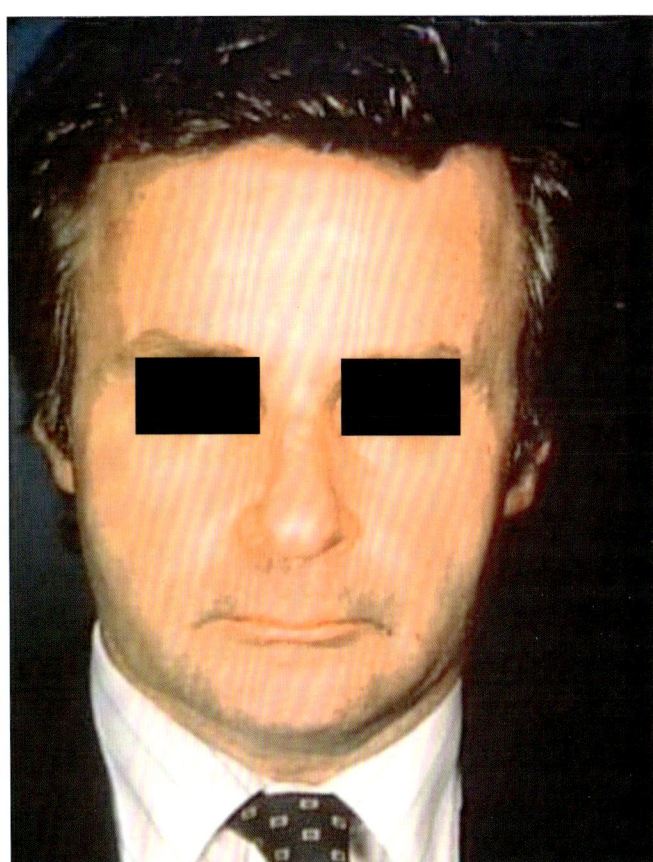
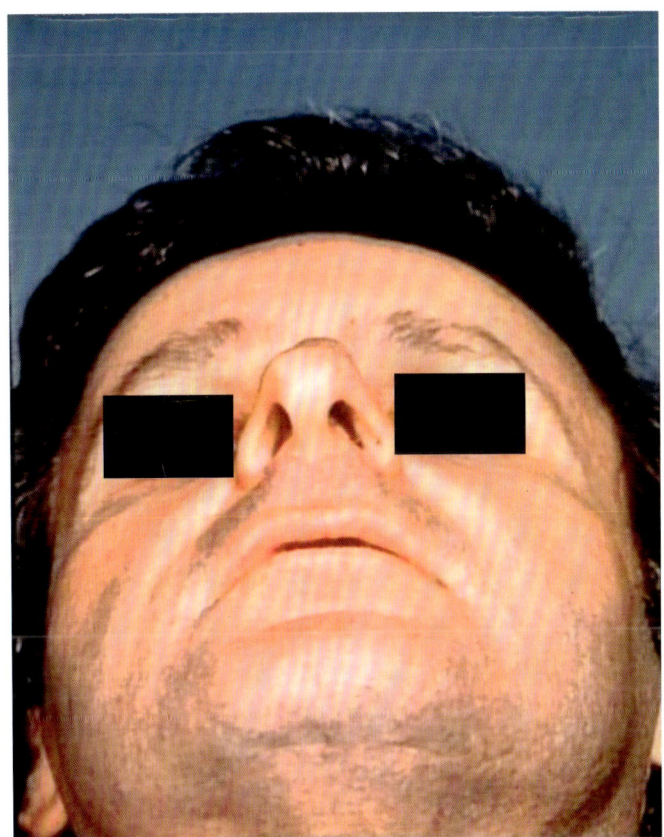
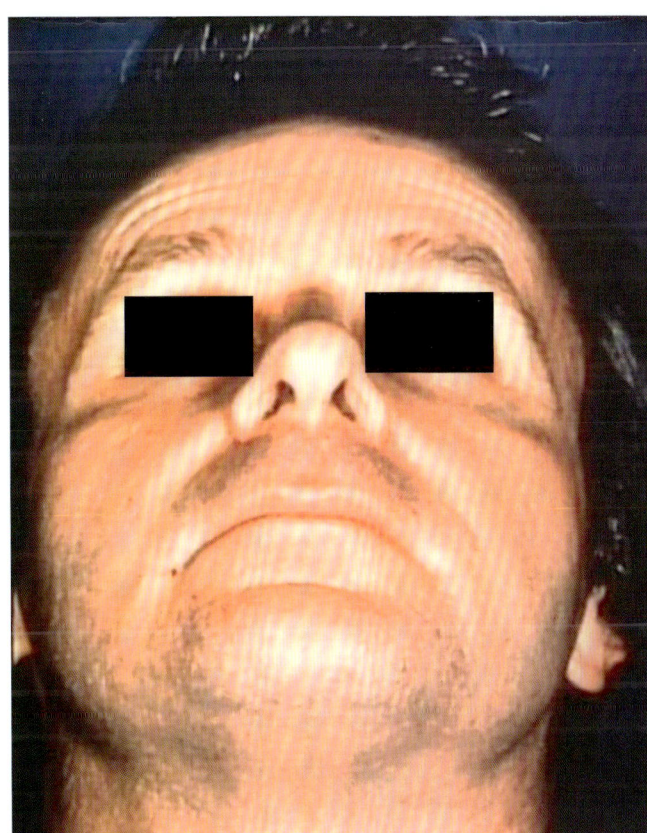

图 37.35 右侧鼻翼软骨转移与重新定位，上缘切除，鼻背降低，鼻翼软骨基板切除矫正鼻尖前突，侧方截骨与右侧鼻外侧软骨上方软骨覆盖移植术后 1 年。

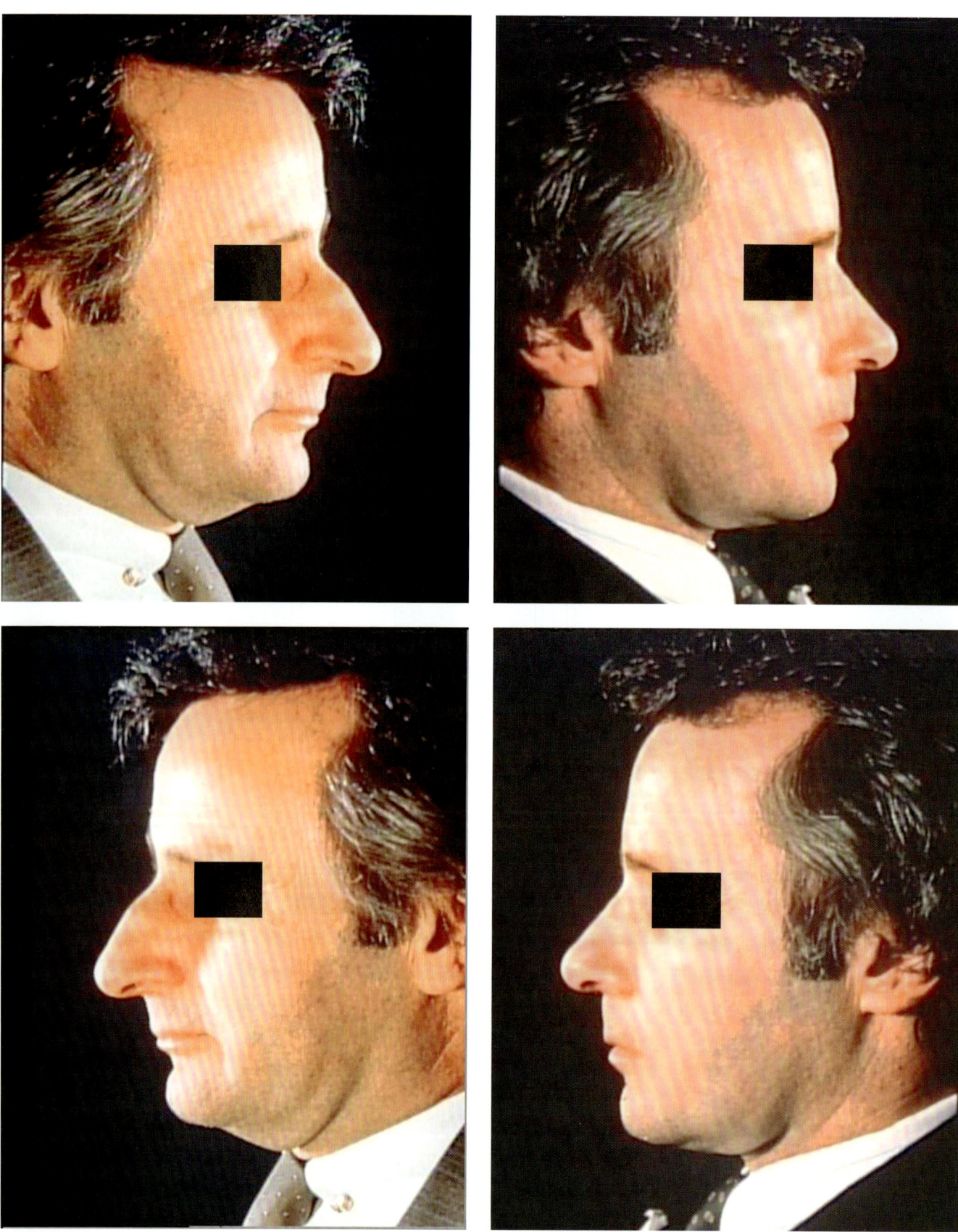

图37.35 续

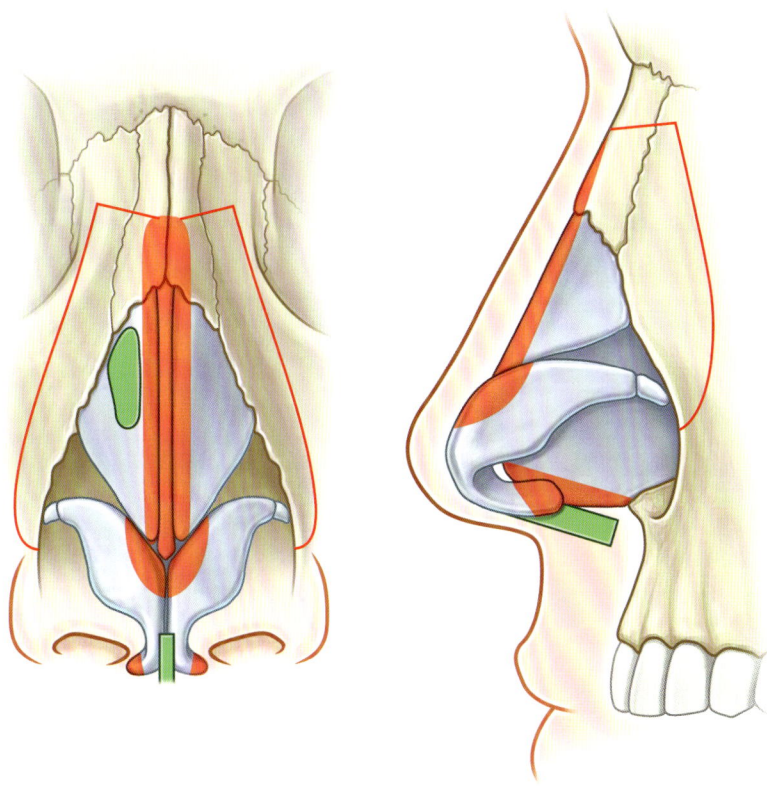

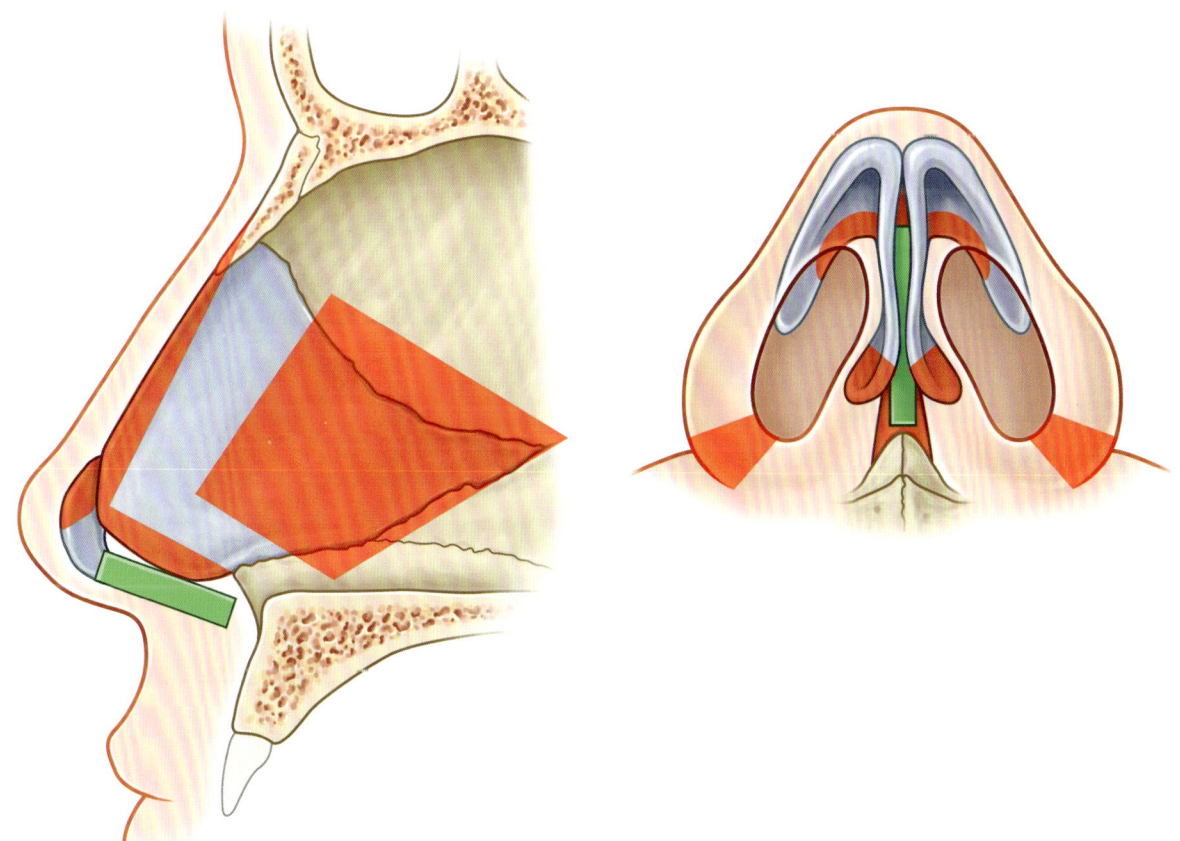

图 37.35 续

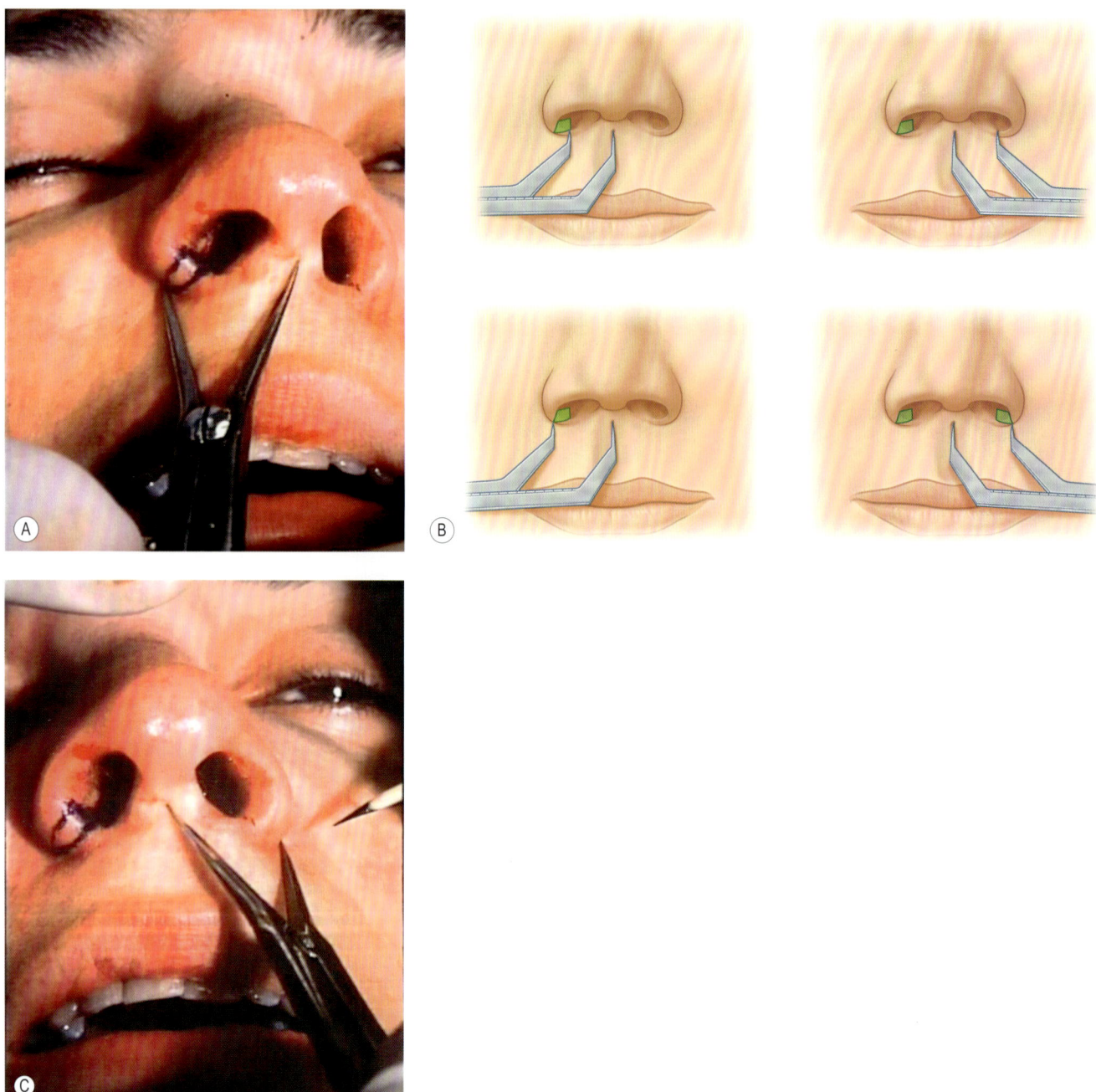

图 37.36 为对称切除鼻翼基底形成更为对称的鼻孔，要用卡尺在双侧标出关键点。

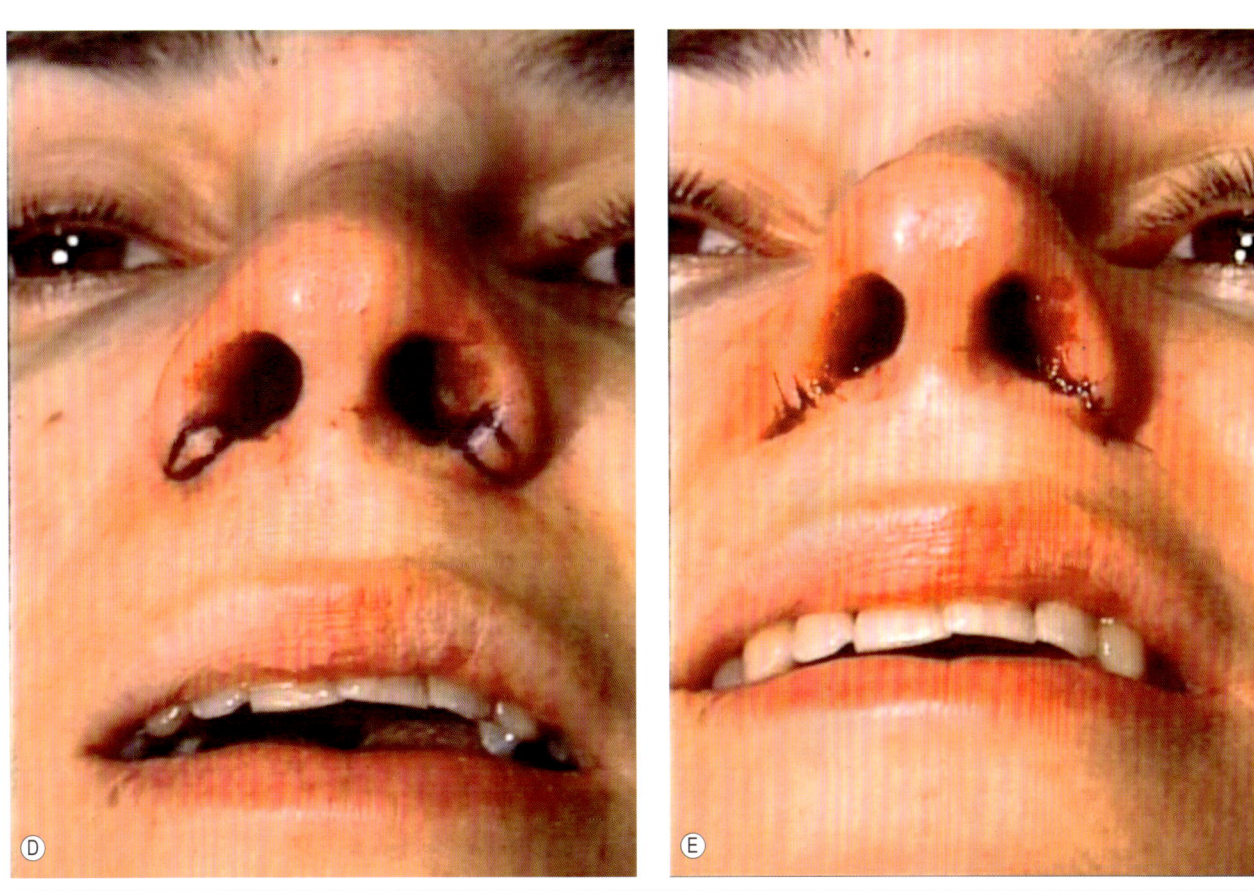

图 37.36 续

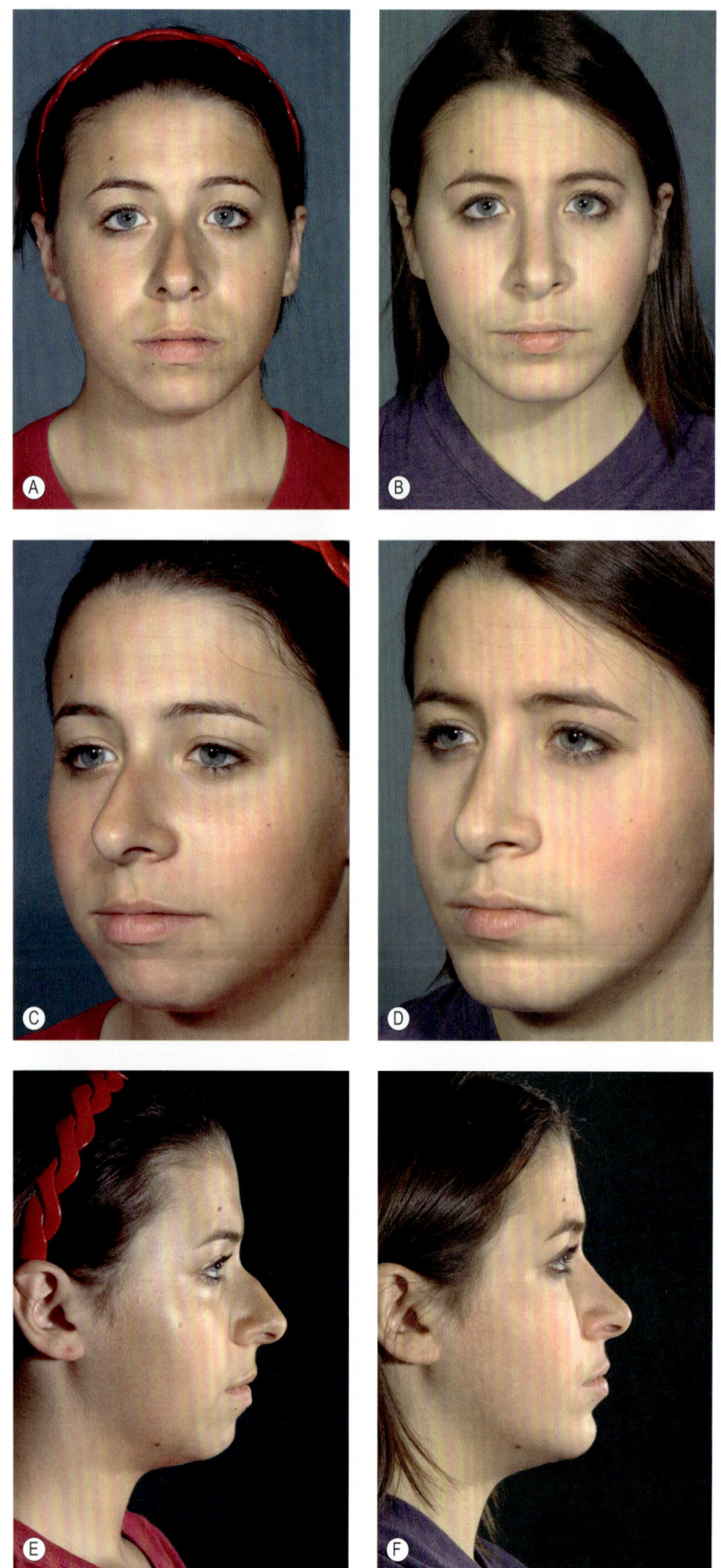

图 37.37 一位女性患者，18 岁，鼻背窄，鼻锥体宽，需要双侧片状移植、截骨和上端切除以形成美观鼻背轮廓。

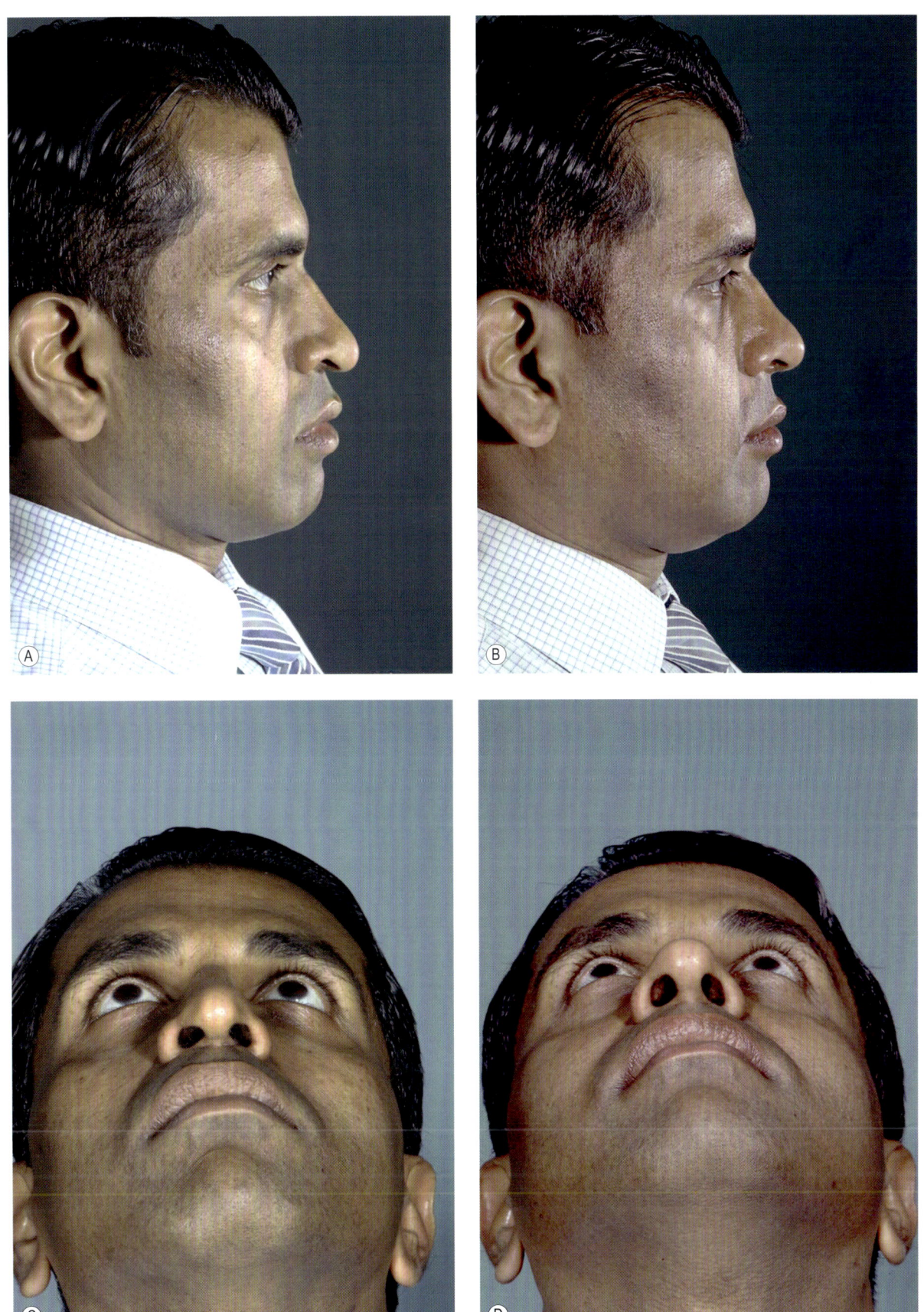

图 37.38 一位男性患者，43 岁，有鼻内瓣功能不全、呼吸困难、鼻翼缘凹陷、鼻唇角过小和鼻尖下垂。行上缘切除、鼻背降低、双侧片状软骨移植、鼻小柱支撑移植及鼻翼软骨外侧脚支撑移植术前后像。

手术心得及教训

心得

- 不要恐惧在闭合条件下做手术。想象着能透过皮肤看到解剖结构。
- 避免因注射麻药过多使鼻部解剖结构变形。
- 如果计划植入片状移植物,要确保鼻背最上端的黏软骨膜附着在鼻中隔上。
- 支撑移植物有助于稳固鼻尖。
- 仔细控制的内侧截骨会使骨折与骨定位更简单。

教训

- 使用移植物后当皮肤收缩时会显露出来。要达到预期目的,移植物修剪得越小越好。
- 需要做鼻尖整形时,(鼻翼缘切口)暴露鼻翼软骨是手术失败的原因。
- 鼻背在锉磨或修剪后未刮匙皮下腔隙的骨屑是手术失败的原因。
- 认为患者不会看到你所发现的问题。
- 认为您能用胶带或夹板为外鼻塑形。

手术步骤小结

1. 全身麻醉要安放喉罩。
2. 鼻部注射含1∶100 000肾上腺素的1%的利多卡因3.5~4ml。
3. 用4%的可卡因(去氧肾上腺素)棉球填塞鼻腔。
4. 用15号刀片做双侧软骨间切口。
5. 背部软骨膜或骨膜下剥离用Joseph骨膜剥离器。
6. 贯穿切口先用软骨刀切开,接着用弯Stevens剪刀分离。
7. 鼻尖整形:
   (a)软骨间或软骨下(边缘切口)的头侧缘切除以及膨隆内和穹窿的缝合要按图示方法进行。
   (b)鼻中隔软骨或耳廓软骨鼻尖移植要放在第15步或第16步之前进行。
8. 鼻背软骨前端要用角形手术剪降低。
9. 降低鼻骨背部要使用双侧保护性骨凿和骨锉。
10. 皮下腔隙的骨屑要用刮匙清除。
11. 必要时缩短鼻中隔下端。
12. 完成鼻中隔软骨的黏膜下切除、鼻中隔偏曲矫直、软骨采集。
13. 外侧截骨、内侧截骨和形成骨折。
14. 必要时放置片状移植物。
15. 必要时经小柱缘切口放置支撑移植物。
16. 必要时放置鼻尖成形移植物。
17. 全部切口使用4.0的铬化线缝合。
18. 检查最后效果。
19. 用Telfa无菌纱布块敷于皮肤表面,纸胶带固定敷料,用Mastisol黏合剂塑料夹板。

(李文志 译)

拓展阅读

Gunter J, Rohrich R, Adams W, eds. Dallas Rhinoplasty, 2nd edn, Vol. II. St. Louis, MO: Quality Medical Publishing, 2007.

Janis J, Rohrich R. Rhinoplasty. In: Thorne CM, Beasley RW, Aston SJ, Bartlett SP, Gurtner GC, Spear SL, eds. Grabb and Smith's plastic surgery, 5th edn. New York: Lippincott-Raven, 1997.

Millard DR, ed. Symposium on corrective rhinoplasty. St. Louis, MO: CV Mosby, 1976.

Peck GC, ed. Complications in aesthetic surgery. Baltimore: Williams and Wilkens, 1992.

Peck GC: Techniques in aesthetic rhinoplasty, 2nd edn. New York, NY: Thieme-Stratton, 1984.

Rees T, Latrenta G, eds. Aesthetic plastic surgery, Vol. I. Philadelphia: WB Saunders, 1994.

Rees T, Wood-Smith D, eds. Cosmetic facial surgery. Philadelphia: WB Saunders, 1973.

Sheen JH, Sheen AP. Aesthetic rhinoplasty. St. Louis, MO: CV Mosby, 1987.

Sheen JH. Rhinoplasty: personal evolution and milestones. Plast Reconstr Surg 2000;105(5):1820–1852; discussion 1853.

Sheen JH. Spreader graft: a method of reconstructing the roof of the middle nasal vault following rhinoplasty. Plast Reconstr Surg 1984;73(2):230.

第9部分：鼻成形术

第 **38** 章

开放式一期鼻成形术

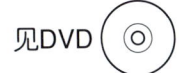见DVD

Nicolas Tabbal 和 Michael Bogdan

历史

鼻成形术是美容外科中最严格的手术之一。尽管手术包含的分析和计划是取得满意效果的关键，但实际实施什么样的技术取决于手术医生的偏好，因为许多不同的技术可以产生相似的效果。尽管鼻成形术是最难学的技术之一，但大多数外科医生在他们接受培训时期就被这种技术吸引了。

开放式鼻成形术在过去二十年已广泛流行。传统的封闭式技术倾向于快速、高效地解决某些鼻畸形（尤其是那些需要复位的手术），而开放式技术在可视化和控制方面提供了独特的优势。开放式技术可以使移植的组织更准确地固定，而且缝合技术的应用避免了移植所有组织。开放式技术在治疗鼻尖过高和严重的歪鼻畸形方面效果非常理想。在鼻成形术中，开放式技术是可取的，因为它可使疑难的解剖问题全面可视化。

体格检查

- 动机：让患者就他们的鼻外观的可能变化表达他们的意愿非常重要。为了有一个令人满意的结果，这种要求必须是现实的、可以实现的，并与患者的整体面部特征和谐统一。
- 心理：如果医生和患者都认为面部畸形存在并期望得到相同的效果，在这种情况下考虑鼻整形一般是安全的。要避免不能理解的被畸形所困扰的患者或对轻微畸形过分烦恼的患者。不要因为你的同事改变你的想法，因为有些患者在某个医生面前可以表现得非常合理，而在你的同事面前会有完全不同的表现。
- 解剖：除了视觉检查鼻部的各种变量外，如大小、突度、长度、高度及鼻尖有无分裂，对鼻子的触诊也非常重要。触诊能够估算出鼻骨长度、中央穹窿的质地以及鼻翼软骨的硬度。如果鼻骨较短或中央穹窿捏起来较软且狭窄，就应该考虑组织移植。如果按压鼻尖感觉鼻尖支撑较弱，鼻尖也会低平，应考虑将鼻尖抬高。
- 功能：在实施鼻成形术后，患者抱怨呼吸困难是一件非常尴尬的事情。对所有患者都应该进行鼻内情况检查，以寻找潜在的解剖畸形，如鼻中隔偏曲、鼻甲肥大以及前部和后部鼻道狭窄。
- 照片：拍一组标准化照片对于病情描述及手术规划是非常必要的。照片包括：面部正面观、侧面观、斜位观、微笑时斜位观以及低位观。在看这些照片时应再一次考虑你对患者面部和鼻部的分析。
- 电脑模拟：电脑模拟可为医生和患者之间的交流提供一个很好的平台。为患者展示出一个可视化的术后外观，可以避免医生和患者之间的误解并排除个别医生的不切实际的想法。

手术步骤

对于打开鼻腔，大多数医生有自己喜欢的方法。我们将描述我们使用的方法，因为我们认为这种方法快捷、安全且容易实施。手术是在全麻下进行的，通常使用一个喉罩。用4ml的4%的可卡因浸渍两个大约18英寸长、1英寸（1英寸＝2.54厘米）厚的纱布条，拧干后放置在每个鼻孔。然后用40ml的利多卡因（2%含1:100 000的肾上腺素）浸润麻醉整个鼻背部、鼻小柱及侧壁。修剪鼻毛后将脸部准备就绪。

在鼻小柱设计一个倒"人"字形或 V 形切口，切口可在其接触嘴唇的任何地方，或在其最窄的部分

（图 38.3A1）。鼻小柱较短时最好采用 V 形切口。用 15 号刀片，将切口透过真皮，在前庭内进行，然后将切口沿鼻尖方向向两边延伸大约 10mm。持组织剪皮下逆向剥离连接两个前庭边缘的切口，注意不要损害内侧脚下缘（图 38.3A2）。将这些平面连接后，鼻小柱切口就完成了。将鼻小柱皮瓣抬高，内侧脚就可视了。在这个角度上，用小弯剪沿下外侧脚下缘进行剥离。在用鼻翼拉钩反向剥离皮瓣的同时，助手用一拉钩向下牵引鼻内侧脚（图 38.3A3）。剥离层应位于软骨上，以避干扰皮瓣的血供。当两个外侧脚都可视时，用一双钩分离圆顶，以提供必要的反向作用力并使鼻背皮瓣皮下剥离。实际上，在首次分离悬韧带时将皮肤与底层的鼻背区连接在一起时皮下剥离就已经开始了。之后通过寻找背中隔的淡蓝色区域以确定分离平面（图 38.3A4）。一旦剥离至骨背，使用 Joseph 剥离器来完成剥离，确保鼻外侧软骨附件到鼻骨外侧不受侵犯。

下一步要确定鼻背的高度，如果认为有必要降低，则在软骨下平面将鼻外侧软骨与鼻背中隔分离，这样可给随后放置移植物带来方便。用锋利的锉刀磨低鼻背骨，要避免使用骨切开术，因为其不可靠。用 11 号刀片通过背正中隔横切，特别是需要小幅度削减时。多余的鼻背软骨用有角的 Fomon 剪修剪。将鼻背高度降低到比最后所需高度略高，因为鼻中隔术后偶尔会发生自发性鼻背降低。此外，将鼻中隔设计周到在

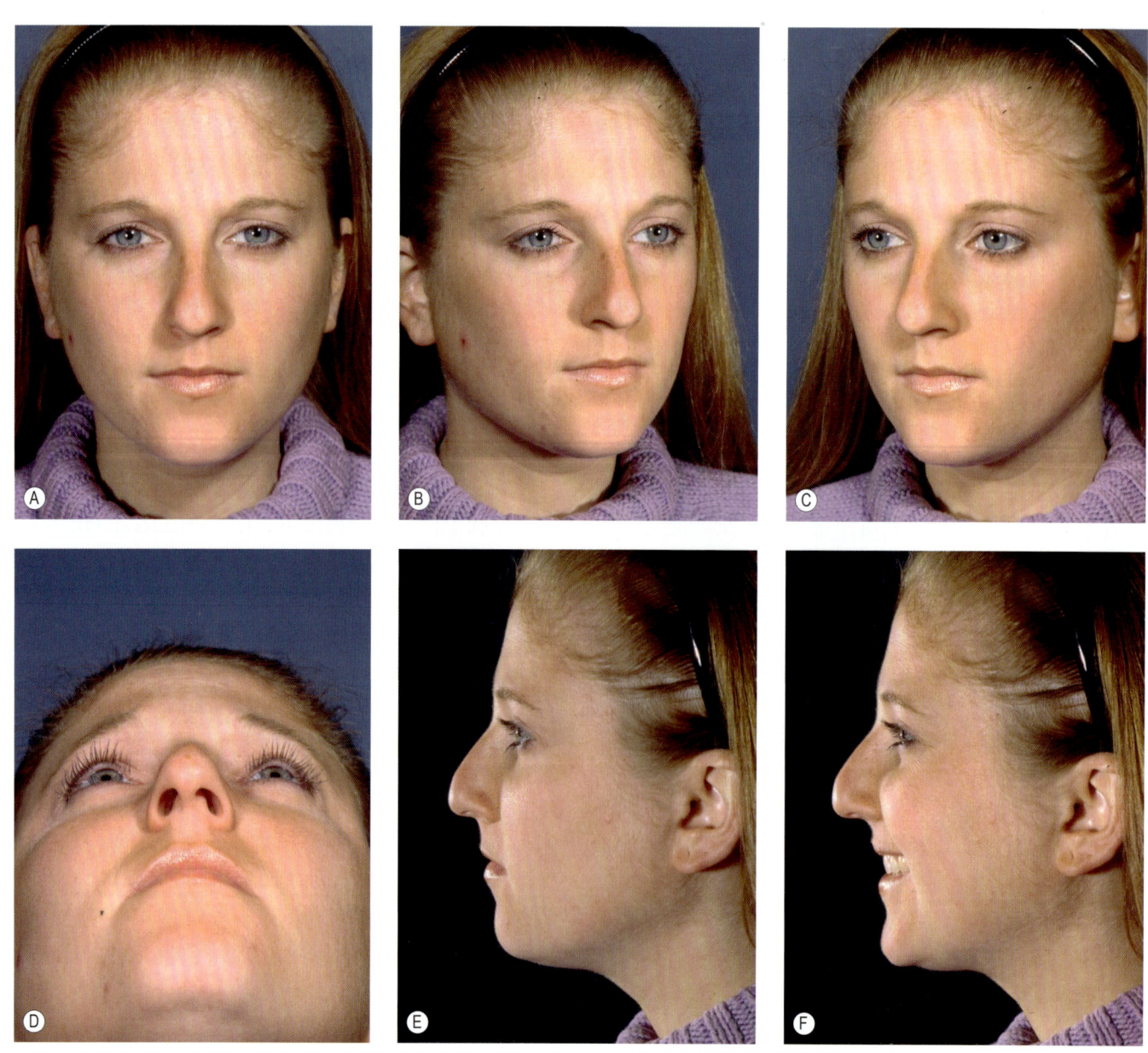

图 38.1　A-F，术前照片。患者主诉鼻背部隆起。检查发现鼻子明显偏向右侧且鼻尖呈球形。患者的皮肤很薄，鼻骨较短，触诊发现鼻尖支撑不良。侧面观，患者的中隔角非常明显，并且在微笑时鼻尖垂向上唇，证明其鼻尖支撑较差。

鼻背高度降低至接近理想高度时还要能够控制鼻横向背板的宽度。然后鼻外侧软骨也应被降低。如果鼻背部过高，而中央穹窿需要抬高时，多余的软骨可以用作自体移植。如果侧鼻软骨下端过大，它们可能会遮盖鼻背尾端部分。此时需要修剪侧鼻软骨，但要确保留有 5~7mm 宽的完整的软骨缘。做此切口用 15 号刀片，要确保切口与外侧脚边缘平行。在要切除的软骨下实施广泛的剥离以至基底黏膜分离。要保持切除软骨的完整性，因为后者往往可以作为根移植或外置尖端移植物。

如果要实施鼻中隔塑形术，此阶段的入路是鼻中隔。将局麻药注入两侧软骨膜下平面以帮助剥离和止血。中隔入路的简单且直接的方法是：分离内侧脚，辨认中隔尾端（图 38.3C1）。这样可以避免额外的黏膜切口并能清楚地看到中隔。这种方法往往会破坏支撑尖端的一些组织——之后需要使用支柱支撑以恢复和维持尖端的支撑。如果鼻尖已经突出，那也不用担心，因为无论如何额外的支撑是需要的。如果需要，中隔软骨尾缘可缩短，然后定位中隔（图 38.3C2）。保留 L 形支撑物并确保保留尽可能多的软骨。10mm 的横向宽度是最低限度。为了避免术后鼻腔填塞，可以用 SC-1 针和 4-0 号可吸收行鼻中隔黏软骨膜褥式缝合（图 38.3C3）。

下一步实施截骨术和鼻骨的不全骨折整复术。如

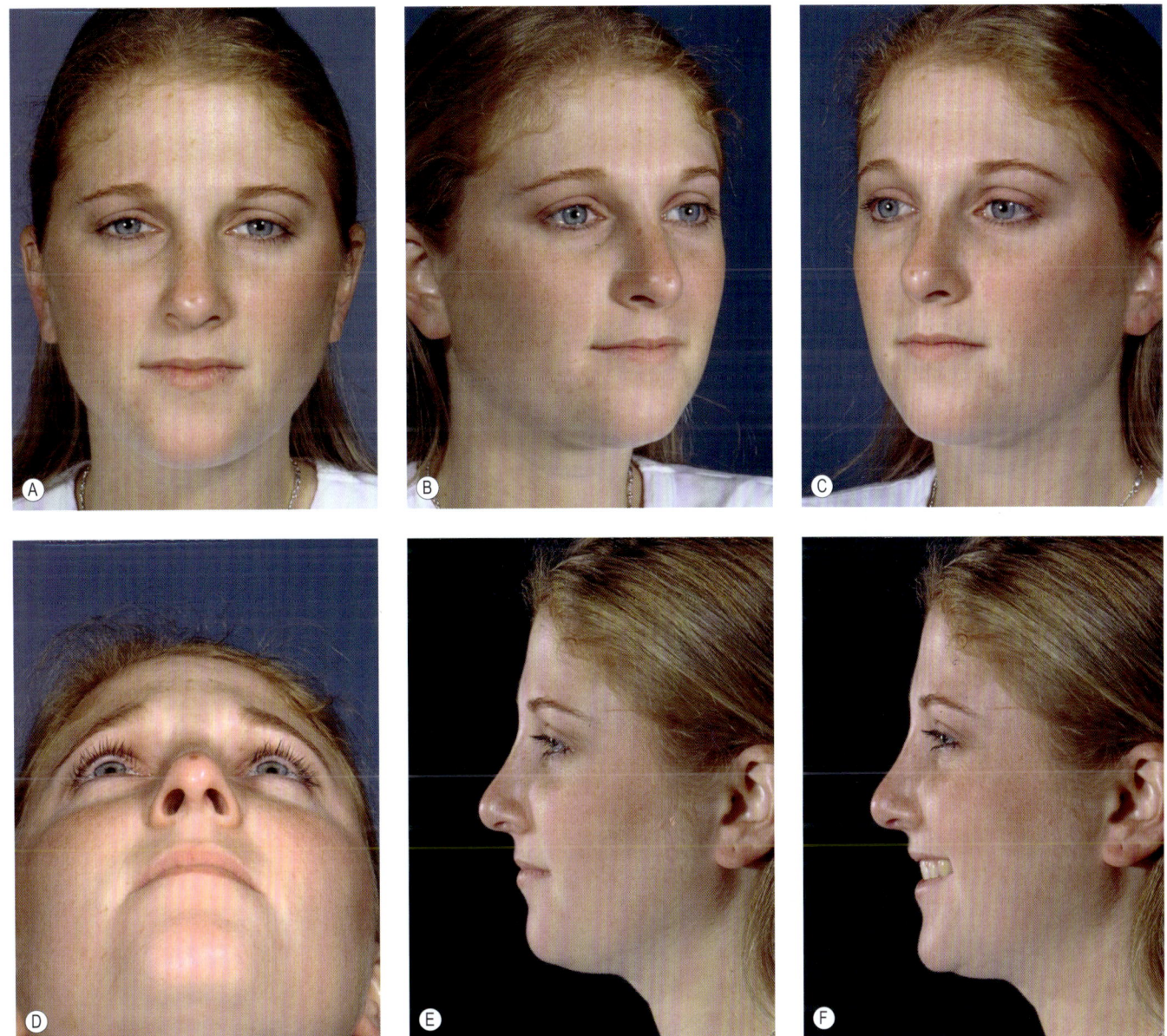

图 38.2　A-F，术后照片。对该患者实施了开放式鼻成形术，包括截除驼峰、中隔部截骨修整、鼻中隔塑形、不对称软骨移植纠正鼻背偏曲以防止鼻内瓣塌陷和鼻尖假体植入塑形。

果要置入移植物，应在截骨完成后置入，以免移植物移位。我们常使用 2mm 的尖锐骨凿通过鼻内入路、采用低到低的截骨路线（图 38.3D）。完成外侧穿透性截骨后，内侧截骨术通常没有必要，尤其是当鼻背部已经降低时。用手指挤压，使鼻骨移动，确保消除鼻背部任何一种裂隙的迹象。

如果中央穹窿出现狭窄或背部中隔偏曲，似要考虑软骨植入。这部分软骨要求 4mm 宽，长度应足够贯穿拱石区到中隔前角（除非它们专门用于延长鼻部）。放置这些软骨时，要在确定鼻背部最终高度之后再将黏软骨膜与背中隔分离。植入物固定到位后鼻背高度可以无变化。要将移植的软骨头部仔细地放置在拱石区鼻骨的尾端，以避免术后移位。以底垫方式用 5-0 PDS 缝线褥式缝合以固定这些移植软骨以防它们移位（图 38.3E）。单个或多个软骨移植单侧放置可以纠正歪鼻畸形，双侧放置可以纠正中央穹窿过窄，或通过延长至超过中隔角来加长过短的鼻子。

此时鼻背高度和鼻部宽度已经确定。下一步我们就要考虑鼻尖的形状和轮廓。用 6-0 PDS 线将两相邻内侧脚褥式贯穿缝合形成鼻尖支架。如果需要，在内侧脚间创建一个紧密的间隙来放置鼻小柱支撑软骨（图 38.3F1）。不要剥离至鼻前棘以避免支撑软骨基层与底层骨之间的撞击感。将支撑软骨置入预先分离的间隙，用钳子推入的同时，用双钩对称地将圆顶提离面部平面（图 38.3F2）。用两个 25 号针头穿过鼻小柱，以维持支撑软骨和邻近的内侧脚之间的紧密度。必须保持冠状面与矢状面的完美对称以免造成鼻小柱的不对称。水平面以 4-0 可吸收线直的 SC-1 针经皮穿刺定位支撑软骨（图 38.3F3）。使用 PDS 缝线将支撑软骨大约固定于内侧脚。然后修剪支撑软骨使其不会超出鼻尖部（图 38.3F4），在鼻尖部实施穹窿间缝合以掩埋支撑软骨。鼻尖部要保持纵向轻微的分叉感（图 38.3G）。

如果鼻尖的轮廓不能完全表现出来，要考虑使用更多的鼻尖移植物。几种类型的移植物均可，其选择是由鼻部皮肤的薄厚及轮廓的严格性决定的。由剥离的鼻翼软骨制成的帽状移植物常用于纠正鼻尖圆钝并有助于鼻部轮廓的塑形。盾牌状结构移植物可用于鼻尖皮肤较厚、需要矫治鼻尖过于低平的患者。首先将移植物固定于内侧脚。然后用 15 号刀片将远端削成波状轮廓以避免术后移植物凸显。

皮肤覆盖后实施最后的评估。鼻背中央膨隆区的硬度通过用手捏起这个区域来估计（图 38.3H）。触摸鼻背部看有无任何异常。检查者用拇指、示指在鼻尖上下轻轻施压判断鼻尖是否有分裂。嘱患者低头，观察患者鼻子是否是直的。从侧面和底位观察，看是否有鼻翼凹迹或回缩。这些问题可以通过鼻翼轮廓移植物（也称为鼻翼缘移植物）加以解决。

下面实施创面缝合。采用简单术式，用 6 号尼龙线，首先对准 "V" 形 Chevron 切口，然后牵拉两个外侧缘，注意适当向内侧牵拉使鼻小柱皮瓣边缘嵌入（图 38.3I）。使用 5-0 快微乔缝线来闭合切口的软骨下组织。如果已放置了轮廓移植物，在这个闭合术中可以将它们的内侧小部分缝合而固定。

实施最后的评估，然后用胶条/夹板进行固定。这是整个手术过程中比较关键的部分，因为在术后水肿阶段这一步将保持软组织与鼻支架的关系。用 mastisol 胶擦拭鼻背部，然后用 0.5 英尺（1 英尺 = 0.3048 米）长的纸质胶带交叉覆盖鼻背部（图 38.3J1）。首先将一条胶布固定在鼻尖上叶裂口处，然后用 3 条或 4 条胶带向鼻根部固定，将 2 条长胶带沿鼻背部线固定在鼻尖处捏合（图 38.3J2）。在胶带上用一加热的可塑性塑料鼻夹加固，同时用温和的压力将其塑形（图 38.3J3）。将一块 2×2 号纱布折成三角形作为滴液垫，并用胶带固定于前庭，这个手术就完成了。

术后护理

术后第一个 24 小时内，嘱患者进行眼部冷敷，这样一方面可以增加舒适感，另一方面可以减轻肿胀和瘀斑。滴鼻垫需要使用同样长的时间。抗生素预防用药 72 小时。疼痛首先以 Vicodin 镇痛，之后改用普通的对乙酰氨基酚片。术后 3 周内避免用鼻子出气。用稀释 1 倍的双氧水清洗前庭外部，每日 2 次，并将枯草杆菌肽软膏涂于所有创面。患者可以带着夹板洗澡。术后 5～6 天拆除夹板并拆线。之后，患者清洗鼻子，每日 2 次，并使用鼻塞控制油性分泌物。术后 3 周尽量不要活动。3 个月之后可以正常活动。

并发症

正如所有手术一样，术后可能发生出血。鼻出血可用鼻腔填塞法或使用局部血管收缩剂来控制。也可能发生反复出血，可能是血管性血友病的表现，使用去氨加压素很容易治愈。术后感染也可能发生，但较为罕见，感染的治疗要遵循普遍的外科治疗原则。皮肤坏死非常罕见，大多是由于修正术中闭合鼻小柱时施加的压力过大造成的。

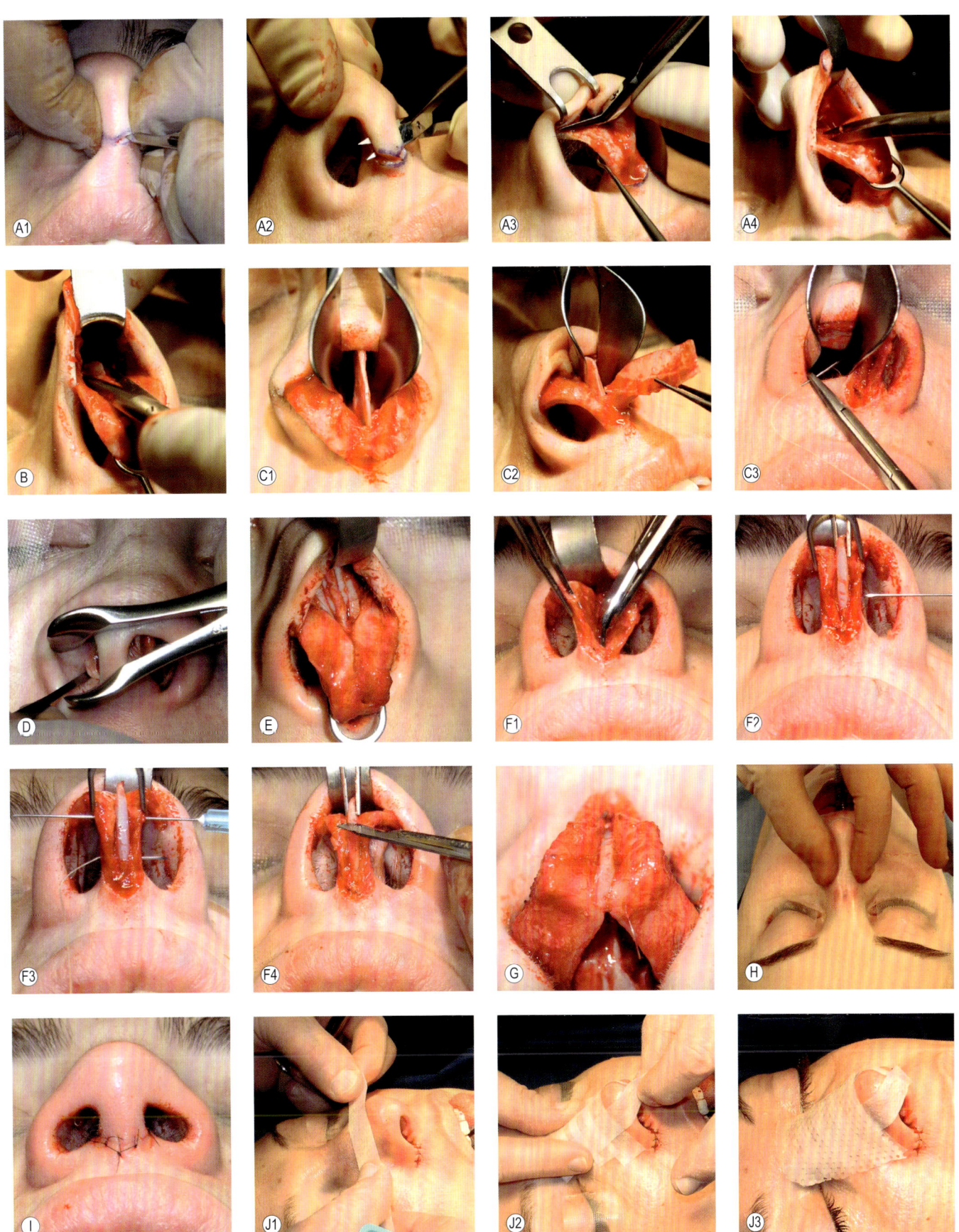

图 38.3 手术步骤（见正文）。

手术心得及教训

- 识别解剖上的鼻部畸形（鼻尖过高、鼻骨较短、鼻孔狭窄、鼻背偏曲、鼻翼软骨移位）并在术中准确定位以避免再次修正。
- 除了查看鼻部是否对称外，还要查看面部是否对称，因为你不会在鼻成形术中纠正面部不对称。如果是在术前而不是在术后指出患者的缺陷，可以极高地提升医生的可信度。
- 目前使用的假体植入术和缝合技术的效力是非常强大的，有可能被"过度"使用。例如，可能用鼻小柱支撑软骨纠正鼻尖过长，由此可导致新的医源性畸形。鉴于此，要限制使用这些技术。
- 理想的技术是外科医生使用最顺手的技术。对于同一个问题（如鼻翼过大、鼻翼扩展移植甚或水平基底缝合以加强和塑形外侧角），有很多方法可以选择，深厚的知识储备和手术中的灵活性使你能够更好地利用内部解剖结构和合适的移植材料。

手术步骤小结

1. 从内侧向外侧打开鼻子。
2. 如果需要，将鼻背部降低到理想的高度。
3. 对鼻翼软骨的头部进行修剪。
4. 获取鼻中隔软骨移植体。
5. 实施骨切除术和鼻骨的不完全性骨折整复术。
6. 完善鼻背高度。
7. 以假体植入解决中央穹窿存在的问题。
8. 修剪鼻外侧软骨使其与鼻背部匹配。
9. 如果需要，放置鼻小柱支撑软骨。
10. 使用缝合技术固定鼻尖。
11. 判断鼻尖部是否需要额外的移植物帮助塑形（帽状、盾状、板状）。
12. 判断不规则的鼻翼边缘是否需要修复（鼻翼缘移植物）。
13. 闭合所有切口并仔细检查手术结果。
14. 用胶带和夹板固定。

（陈敏亮 译）

拓展阅读

Daniel RK. Rhinoplasty: an atlas of surgical techniques. New York: Springer Verlag, 2002.

Gruber RP, Nahai F, Bogdan MA, Friedman GD. Changing the convexity and concavity of nasal cartilages and cartilage grafts with horizontal mattress sutures: Part II. Clinical results. Plastic Reconstr Surg 2005;115(2):595-606.

Gunter JP, Friedman RM. Lateral crural strut graft: technique and clinical applications in rhinoplasty. Plast Reconstr Surg 1997;99(4):943-952.

Rohrich RJ, Raniere J, Ha RY. The alar contour graft: correction and prevention of alar rim deformities in rhinoplasty. Plast Reconstr Surg 2002;109(7):2495-2505.

Sheen JH. Spreader graft: a method of reconstructing the roof of the middle nasal vault following rhinoplasty. Plast Reconstr Surg 1984;73(2):230-237.

Tabbal N, Boutros SG. Advances in secondary rhinoplasty: personal perspective. In: Gunter JP, Rohrich RJ, Adams WP, eds. Dallas rhinoplasty: nasal surgery by the masters, 2nd edn. St Louis, MO: Quality Medical Publishing, pp. 809-839, 2007.

Tebbetts JB. Primary rhinoplasty: a new approach to the logic and techniques. Edinburgh: Mosby, 1998.

Toriumi DM. New concepts in nasal tip contouring. Arch Facial Plast Surg 2006;8:156-185.

第9部分：鼻成形术

第 39 章

二期鼻成形术

Rollin K. Daniel 和 Kevin A. Brenner

历史

二期鼻成形术遇到的问题是如此广泛和多样，以至于推出一个"一揽子"解决方案来处理它们的可能性极低。要真正了解二期鼻成形术的复杂性，对一期鼻成形术使用的术式有个基本的掌握非常重要。因此，明智的做法是：在深入阅读本章之前回顾一下一期鼻成形术中使用的各种技术，不管是以前的还是现在的。

虽然重点采集有关患者先前的手术史、外伤史和药物滥用史很有帮助，但对于有可能进行二期鼻成形术的患者，你首先必须问的问题是："你的鼻子出了什么问题？"这样做经常有助于澄清和分析这些问题。大多数患者要么主诉功能性问题（"我不能呼吸"，"我微笑时鼻尖下垂"），要么主诉美容性问题（"它看起来太大了"，"我的鼻尖没有型"，"我的鼻孔太大"，"我的鼻小柱下垂"）。作为外科医生，你的首要任务是：确定患者的检查与他们担心的是否一致。任何重大分歧都可能预示着患者有潜在的性格障碍。许多患者的人格特征会与你做事的风格不同。询问自己"如果一期手术是自己做的应该如何"是很有帮助的。然后，患者的主诉与客观检查是否相符，下一个有关问题是：你是否能够矫治他存在的问题。

患者评估

- 确定患者最关心的三个问题（通气和美观）。
- 获得全面的且有针对性的病史。
- 鼻外情况检查：评估皮肤有无增厚、变硬，是否对称，三个穿窿的支撑情况，以及鼻根、鼻背、侧壁、鼻尖、基底部和鼻翼区的形状。
- 鼻内情况检查：评估鼻中隔、内部皮瓣、骨刺和鼻甲。
- 中隔支撑情况检查：使用 Q 形鼻尖推动鼻中隔；使用盐酸羟甲唑啉制剂除外穿孔和粘连。
- 对耳朵、头皮和胸壁进行检查以便用作移植材料。
- 照相并分析。

解剖

患者的"正常"鼻部解剖结构在一期鼻成形术中大多已有很大改变，因此，教科书描述的鼻腔解剖并不适用。我们要看的是患者存在的一系列问题：皮肤非常厚或非常薄，鞍鼻切除过多或切除不够，鼻尖旋转过多或过少等。由于存在如此多的问题，对理想审美关系的正确理解对于二期鼻成形术至关重要。这有助于手术医生确定：（1）患者原先的解剖结构；（2）手术切除的结构；（3）恢复鼻部形态和功能需要的组件。

鼻根

鼻根点是指鼻面角（理想角度为134°）中最深的点，通常距外眦平面头部 4～5mm。其通常对应于眼线和上眼睑睑褶之间的一点。理想的鼻根点应位于眉间垂直切线后方 4～6mm、角膜垂直切线前方 10～11mm。正确辨认鼻根点至关重要，因为这将决定鼻部起点，并且有助于确定鼻子的长度。鼻根部不是一个点，而是以鼻根点为中心，从眼角尖平面延伸到鼻根点再向头部延伸一定距离的区域。鼻根部的最上端大致在鼻额缝合线水平。

鼻背部

有关鼻背部的最重要的三个因素是高度、正直和一体化。组成鼻背部的穹窿软骨是在胚胎时由鼻软骨基板头部骨化形成的。这可以解释鼻骨和鼻外侧软骨有很大部分重叠的原因，这部分重叠区中线长 11mm，横向超出外侧 4mm。因此，鼻骨和鼻外侧软骨不是在同一层面简单地连接在一起，而是以一种如刺刀嵌入样的重叠。侧壁相对于上颌骨大约倾斜 57°。软骨穹窿只是单一的解剖存在，不是鼻中隔和两个紧靠着的鼻外侧软骨的叠加。最厚的皮下组织被膜位于鼻根部，降眉间肌由此处伸出插入前额。在鼻尖点处被膜最薄。正面观，平行的鼻背线是一组连续的眶上嵴线，在鼻根部变窄，之后向下延伸至鼻前点。理想的鼻背线的宽度应与鼻前点的宽度相适应，女性为 6～8mm，男性为 8～10mm。鼻部基底骨在上颌骨平面是最宽的。从审美角度来看，女性的鼻背线应为凹线，男性的应为直线。

鼻尖

对于鼻尖，我们经常关注它的体积、定位、宽度、旋转度和突度。在二期成形术中，我们也必须考虑它的扭曲畸形和组织缺失。鼻尖是由一对鼻翼软骨组成的，每个鼻翼软骨又由三个脚构成，分别是内侧脚、中间脚和外侧脚（图 39.1）。内侧脚由鼻翼软骨脚部和鼻小柱部构成。鼻小柱部 - 小叶部的连接处标志着鼻底到鼻尖小叶的过渡，通常对应于鼻孔顶点（1～2mm）。中间脚从鼻小柱部 - 小叶部的连接处延伸到外侧脚。中间脚由小叶内侧部和更外侧的穹窿部构成。穹窿部通常包括内侧膝（与鼻尖圆弧过渡段）及外侧膝（向外侧脚过渡段）。正是这两个膝作为鼻尖的部分支架，形成了解剖上的"穹窿切迹"。外侧脚由其及其附带的软骨构成。外侧脚是鼻小叶的主要组成部分。在内侧，外侧脚 - 穹窿连接线决定了鼻尖的定位。在头部，外侧脚有一滚动部分与鼻外侧软骨毗邻。在尾侧，外侧脚的下缘与鼻孔缘分散开来。在横向上，外侧脚呈锥形穿过鼻孔缘。外侧脚的构型、定位轴和曲度轴都会影响到它的审美结构。

鼻底

鼻底部是一个不明显的解剖结构，其审美通常受邻近鼻尖结构的影响。鼻底部可分为八个分离的部分（图 39.2）。鼻小柱基底由软组织、鼻中隔降肌中部、鼻肌外侧和内侧脚底部构成。鼻小柱基底的横向宽度与内侧脚底部的分离度及软组织的数量有关。鼻小柱中央支撑由内侧脚合并构成；其长度由内侧脚在鼻小柱小叶连接处的末端决定。下叶三角和软三角是锥体基底的顶点，由中间脚的构型决定。软三角能够反映穹窿切迹的宽度，由一系列对穿的皮肤和前庭黏膜构成，缺乏软骨成分。外侧壁由外侧脚到鼻翼缘的结构支撑。鼻翼基底由皮下组织和肌肉组成，是鼻子的外部屏障，决定鼻翼的倾斜度和宽度。鼻孔窗在前庭和皮肤表面这两方面相差很大，并在很大程度上受相邻的鼻翼基底的构型的影响。鼻孔是中空的，只由周围结构决定，个体差异很大。

手术步骤

检查鼻中隔和鼻甲

在二期鼻成形术中对鼻中隔的正确判断的重要性是不言而喻的。对鼻中隔进行的手术有：为纠正偏曲而实施的鼻中隔成形术（切除术和移位术）和为获得移植材料而实施的鼻中隔获取术。在获取鼻中隔前确定鼻背线是至关重要的，因为在二期手术中鼻中隔大多已在之前的手术中部分切除（也可能切除了大部

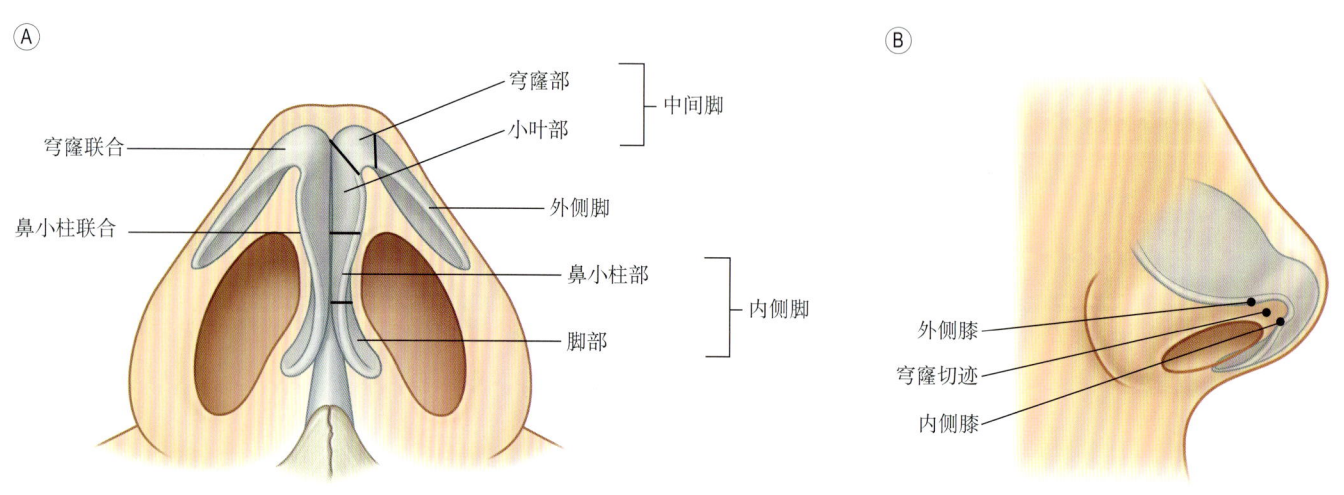

图 39.1　A&B，鼻尖部的解剖结构。

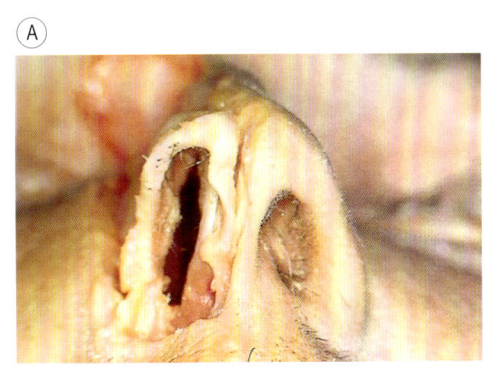
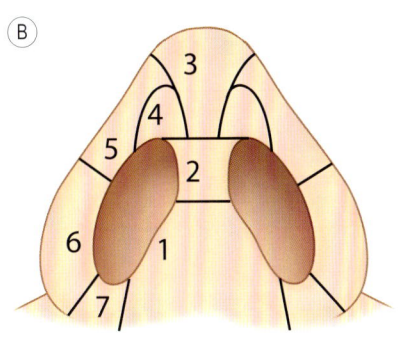
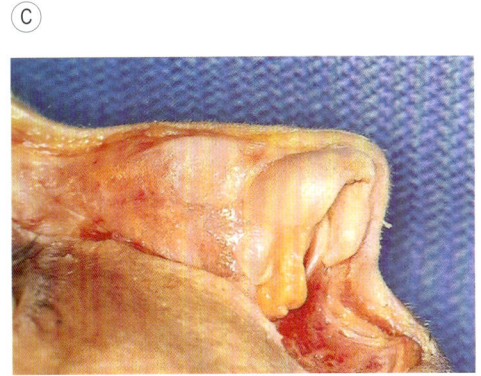
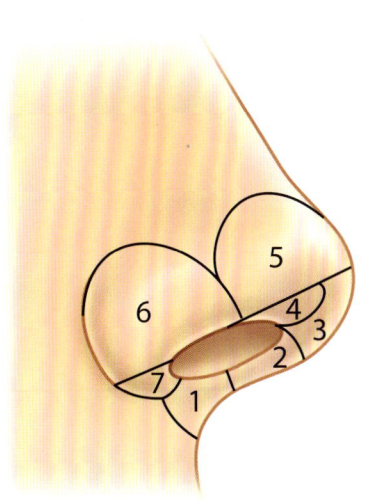

图 39.2 A-D，鼻底的组成。(With kind permission from Springer Science & Business Media: Daniel R. Rhinoplasty: An atlas of Surgical Techniques. 2002.)

分）。出于以下三个原因我们要尽早检查鼻中隔。首先，它可使任何有关鼻尖支撑存在的问题或缺失的问题变得清晰。其次，它解释了鼻中隔偏曲持续存在或之前手术不成功的原因。第三，医生能够在开始就确定将要获取的鼻软骨作为移植材料的可用性。

聚维酮碘消毒后，将含有肾上腺素的 1% 的利多卡因注入软骨膜下，做前庭半穿刺切口，定位鼻中隔。用 Converse-Daniel 剪锐性分离软骨膜。为了使剥离变得简单并确保在骨软骨膜层，在鼻中隔尾部制作交叉线，然后用 Cottle 拉钩拉开黏软骨膜，暴露出下面的 Robin's-egg 蓝色。将拉钩背向插入并与鼻中隔平行，在筛窦的筛骨垂直板上垂直回扫，然后下伸到犁骨（图 39.3）。然后，从后向前剥离下面的部分，使重叠的软骨膜/骨膜纤维更好分离。如果之前已获取过鼻中隔，剥离只需在"L"形植入体的背部进行。并且如果之前获取过鼻中隔，在分离粘连的黏膜时一定要小心。如果仍然存在偏曲，用 15 号刀片、鼻中隔剪和 Cottle 拉钩来获取鼻中隔，注意"L"形植入体要至少保留 10mm 宽。如果鼻中隔自动塌陷，要考虑使用鼻中隔替换移植物。

当做完所有鼻中隔手术后，要将注意力集中于鼻甲。尽管鼻甲肥大是限制气流的一种常见原因，鼻甲切除术时也要非常小心。大多数鼻甲肥大可通过截骨术和局部黏膜下切除术彻底治愈。

打开并检查鼻腔

1. 闭合式：事实上，只有少数二期成形术中要用到闭合式术式。在这些极少数病例中，实施的要么是一种逆行/软骨间切口、软骨内/经软骨切口，要么是一种软骨下切口。可以联合应用软骨下切口和软骨间切口构成"分娩"术式，或与鼻小柱间切口联合使用构成开放式术式。

2. 开放式：鼻小柱间切口大多由倒"V"形切口和鼻翼切口构成，除非已经存在另外一个不同的鼻小柱切口瘢痕（图 39.4）。3mm 的等边"V"形切口的顶点位于鼻小柱狭窄的鼻腰处断裂点之下。横向鼻翼切口穿越并到鼻小柱支柱之后。为了尽可能减少鼻翼软骨的切除，首先由软骨下切口向下切开至鼻小柱间切口平面，然后在切开鼻小柱间切口前将鼻小柱抬高。用拇指和示指使用 10mm 的双拉钩，并用无名指提供后侧的反向压力以帮助切开每个切口。将曲形剪从软骨下切口的鼻小柱部分插入到鼻小柱皮

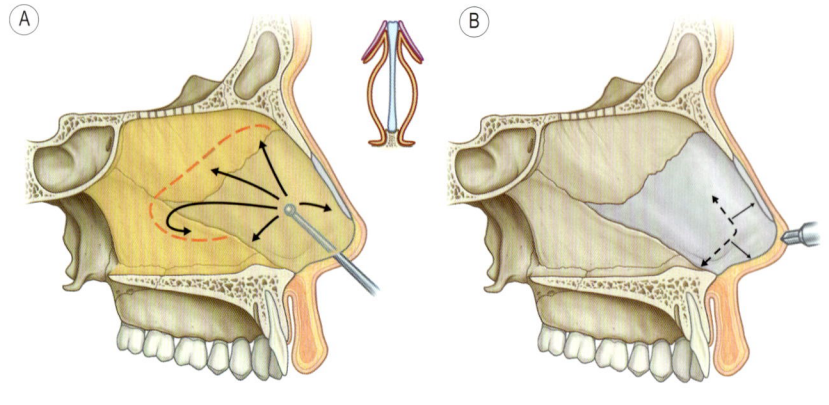

图 39.3 A-D，鼻中隔的判定。（With kind permission from Springer Science & Business Media: Daniel R. Rhinoplasty: An atlas of Surgical Techniques. 2002.）

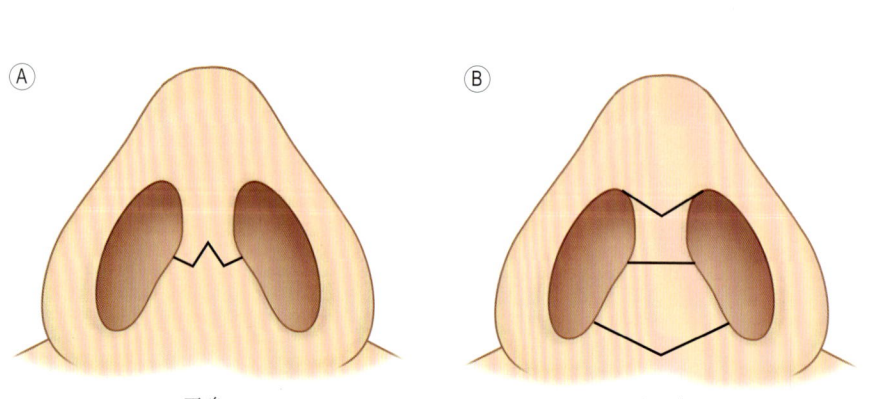

正确　　　　　　　　　不正确

图 39.4 A&B，鼻小柱间切口。（With kind permission from Springer Science & Business Media: Daniel R. Rhinoplasty: An atlas of Surgical Techniques. 2002.）

下，轻轻地伸展将皮肤抬离内侧/中间脚。使用三点牵引法将鼻小柱与鼻尖分离。对于瘢痕化的鼻尖，有时分离的顺序应调整为：双向暴露鼻尖部，用钝的尖切腱剪将外侧脚分离。然后，继续向鼻小柱方向分离而将皮肤抬离软骨。

确定鼻翼解剖结构和衬里是否存在

鼻尖的二期整形存在的内源性问题一般分为两类：不作为行为和过度作为行为。它们的发病率是相当的。在前者，先前的外科医生的"未完成的操作"使留下的鼻翼软骨仍然太大，太笨重，错误塑形或错误旋转。在后者，先前的外科医生要么对鼻翼软骨"过度操作"，要么未能意识到它们的固有的弱点。这些患者的鼻翼往往过于狭窄、塌陷或变形、不连贯或脱节、过度旋转或支撑较弱。因此，这部分患者需要用鼻小柱支撑移植体、整体的或平铺的鼻尖移植体或用鼻翼支撑或加长移植体进行强力移植。

分析鼻背部

对鼻背部二期塑形要确定的因素包括：鼻背高度（降低、增高或保持）、鼻部宽度（过窄、过宽或不对称）和长度（过短或过长）。在之前的手术中，鼻背部大多已经被降低，但可能切除过多（鞍鼻）或切除不够。之前的手术中普遍存在的操作欠缺错误是：不经心的前隔角切除不足。这种情况发生仅仅是由于组织剪的向下倾斜或手术刀朝向了梯形区；一些人将这种术后肿块称为"悲哀之角"。之前过多切除的鼻背通常需要增高以恢复理想的轮廓。对于这种目的，多种材料可以使用（鼻中隔软骨、耳廓软骨、软骨碎屑、Medpor 假体等），但作者倾向于使用软骨丁，或单个或多个包在颞深筋膜被膜中。

提供支撑体：扩展移植体、延长移植体、鼻小柱支撑体

扩展移植体

扩展移植体是将火柴形状的一系列软骨放置于鼻中隔和鼻外侧软骨及鼻翼软骨之间，以恢复在鼻背降低术中切除的鼻中隔的正常鼻背宽度（图 39.5）。除了保持内壳面的畅通，它们也有助于纠正鼻背部的不对称以及纠正和防止正面观时的"倒 V 畸形"。扩展移植体被制成一边大于另一边，这样有助于获得鼻背线的平衡，能够支撑背正中隔，并从某种程度上加固它。扩展移植体也可作为放置鼻背增高移植体的强有力的基底。

鼻中隔延长移植体

鼻中隔延长移植体是经过特殊设计的扩展移植体，大多用于重新旋转向上旋转不足的鼻尖。将移植体制成"冰球杆"形，经过特殊设计的片状结构可形成鼻小柱小叶连接体，而棒状结构可作为长的扩展移植体。在皮肤被膜较薄处，片状结构的高度应达到大约6mm；在较厚的皮肤，应达到大约10mm。移植体应先固定于鼻小柱断点的鼻翼软骨处，然后与圆顶缝合以设置跨穹窿距离，最后固定于鼻中隔，以帮助确定所需的尖端位置、旋转度和突度。

鼻小柱支撑体

鼻小柱支撑体在开放式鼻结构成形术中已成为普遍需要的移植物，被制成不同的样式在鼻尖缝合或移植之前提供鼻尖支撑。鼻翼软骨支撑体可为中间脚和内侧脚的塑形提供支撑。鼻小柱支撑体较大些，影响着鼻小柱倾斜度和鼻小柱唇部。最后，结构性移植体有更大的完整性并能够增加总体的突度。最常见的形式是将一条直线形（20mm×3mm）鼻翼软骨支撑体放置于一垂直切迹中——已于内侧脚/中间脚向下分离至鼻前棘前部。用 25 号针暂时将支撑体置于鼻翼软骨处，然后用 5-0 号丝线从鼻小柱断点向下延伸至鼻前棘

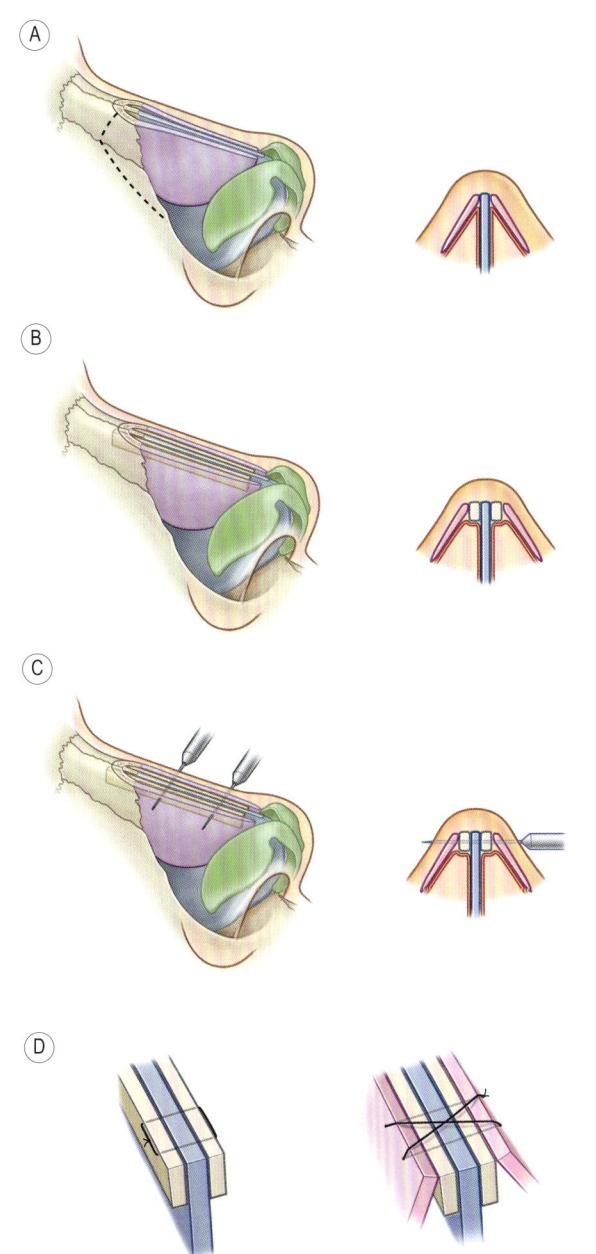

图 39.5 A-D，扩展移植体。(With kind permission from Springer Science & Business Media: Daniel R. Rhinoplasty: An atlas of Surgical Techniques. 2002.)

缝合固定。此时，穹窿高度的不等可以通过不对称地将每个圆顶与支撑体固定进行调整。

截骨术：何时、何处、怎么实施？

外侧截骨的目的是缩小鼻基骨宽度。相比之下，内侧倾斜截骨是为了缩小较宽的鼻背。尽管许多外科医生在经皮截骨术方面取得了优异成绩，笔者更倾向于使用一种鼻内截骨术。两种最常用的方法是：低到高和低到低截骨术（图 39.6）。低到高截骨术始于上颌骨鼻棘的梨状孔并在内眦水平穿过直到鼻骨缝线。随

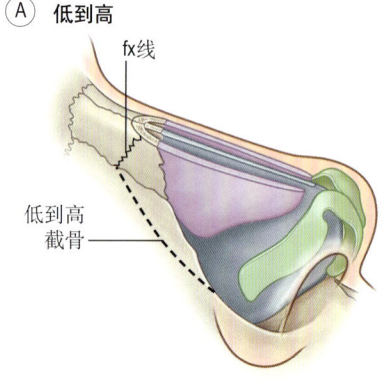
A 低到高

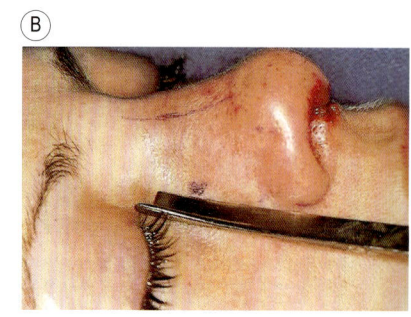
B

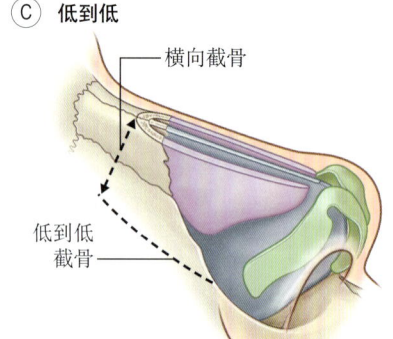
C 低到低

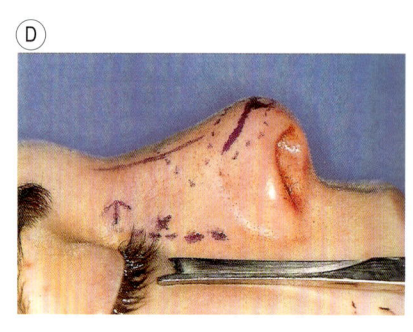
D

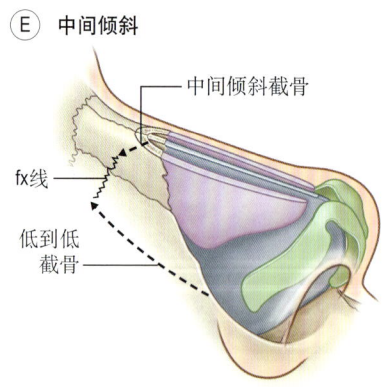
E 中间倾斜

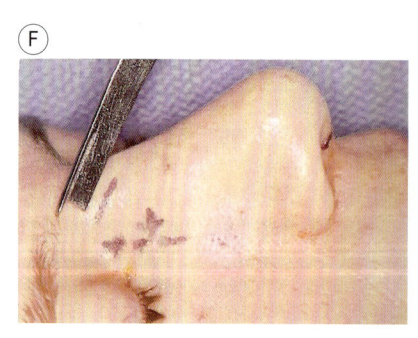
F

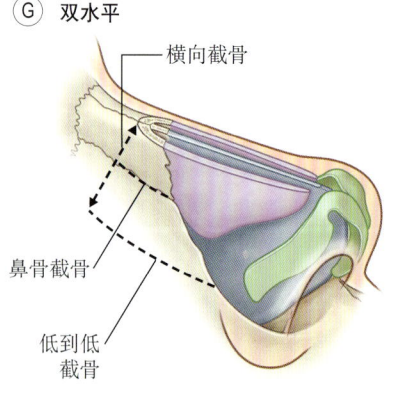
G 双水平

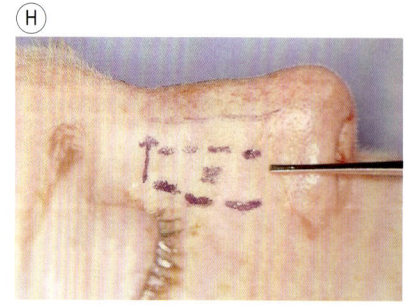
H

图 39.6　A-H，骨切开术的方法和标记。（With kind permission from Springer Science & Business Media: Daniel R. Rhinoplasty: An atlas of Surgical Techniques. 2002.）

后对侧壁用手指施加压力导致横向部分的青枝骨折以及鼻腔壁外侧的略微倾斜。在低到低截骨术中，首先用 2mm 的骨刀在内眦正上方做一垂直穿刺切口进行横向截骨。然后，实施低到低外侧截骨，用直骨刀于上颌骨鼻棘的梨状孔开始，直线向上穿过侧壁，止于内侧眼角水平。在此处，将骨刀缓慢但有力地旋转 90°，使侧壁内部松动，随之鼻部变狭窄。

鼻尖：缝合和移植

鼻尖塑形使用的技术很大程度上取决于具体的鼻尖问题以及鼻尖软骨的完整性。当单靠塑形就能达到预期目标时，缝合技术很受青睐；当鼻翼软骨缺乏或畸形时，就需要移植。在二期鼻成形术中，几乎毫无例外地都要用到坚固的鼻小柱支撑体（除非之前手术中已经放置过，并且在大小和强度上是足够的）。支撑体可为鼻翼软骨的缝合提供基底，其后是鼻尖移植体的选择。鼻翼与支撑体的固定方法最终决定鼻尖的突度和旋转的程度。

缝合

穹窿建立缝合是在由中间脚头部的"穹窿切迹"确定的穹窿部分进行内侧不对称的平面绑定缝合，用 5-0 PDS 线（图 39.7）。当正确放置后缝线后会产生一个卷曲，并列着一个紧挨着凹外侧脚的凸的穹窿部分。穹窿均等化缝合是通过每个穹窿段头部进行，缩短穹窿间距离并确保对称。如果鼻尖需要向上旋转，就要用 4-0 PDS 实施鼻尖旋转缝合。

移植

随着开放式二期鼻成形术的应用，封闭式鼻尖移植体（单层和多层移植体）的普遍性已有所下降。单层移植体通常取自鼻甲并通过软骨下切口放置。为了避免移位（甚至在相对小的缝隙里），用双臂的 5-0 快吸收缝线以"U"形穿过移植体，然后用针逆行穿过每个圆顶点的皮肤以引导并固定移植体。多层鼻尖移植体（又名 aka sheen shield 移植体）多用于封闭术式中当患者存在扁平下叶时。这种移植体由多层构成，基底为一坚实筛骨板状移植体，其上是用以设置圆顶点的坚实移植体，最后覆盖以碎的软骨移植体以填塞下叶。对于开放式鼻尖移植，使用最普遍的移植体是经过锥形构型改变的盾形移植体，后者看起来更像一个高尔夫球的发球台，头部有 1～12mm 宽，中间只有 4mm 宽，15～18mm 长。这种移植体可以合并成分散的中间脚，使鼻尖突出且稍稍高于圆顶（图 39.8）。如

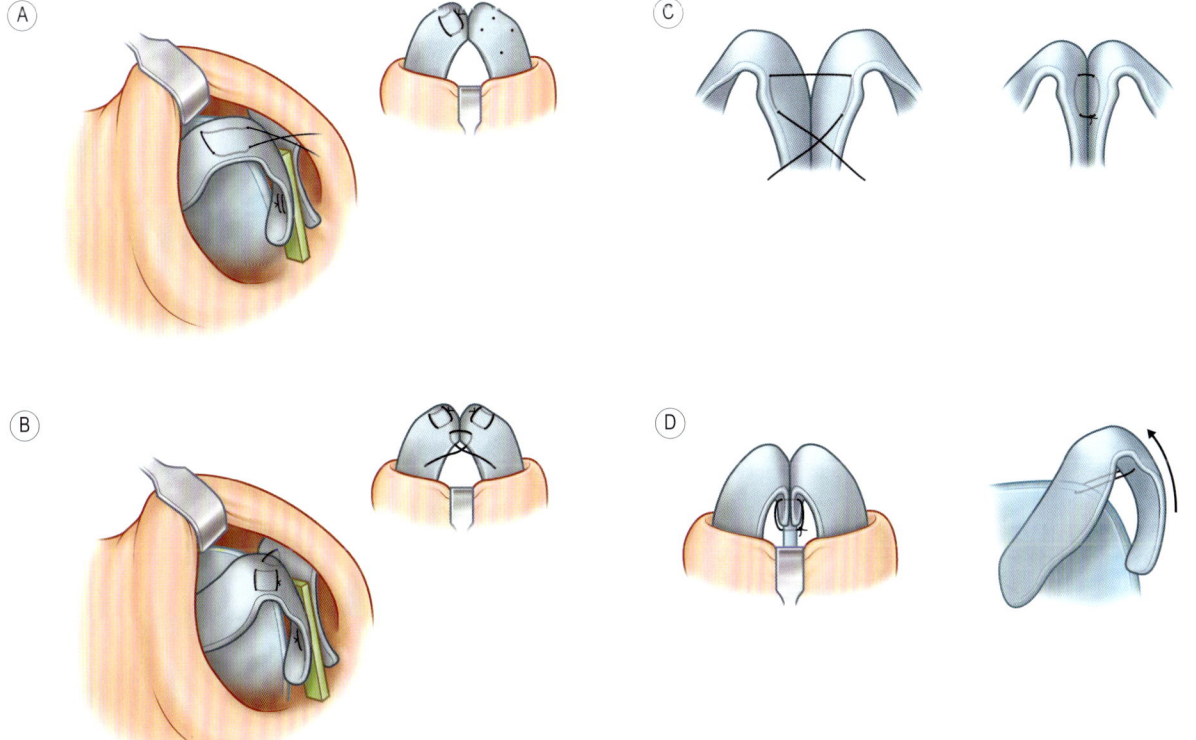

图 39.7 穹窿建立缝合（A，B）。穹窿均衡化缝合（C，D）。（With kind permission from Springer Science & Business Media: Daniel R. Rhinoplasty: An atlas of Surgical Techniques. 2002.）

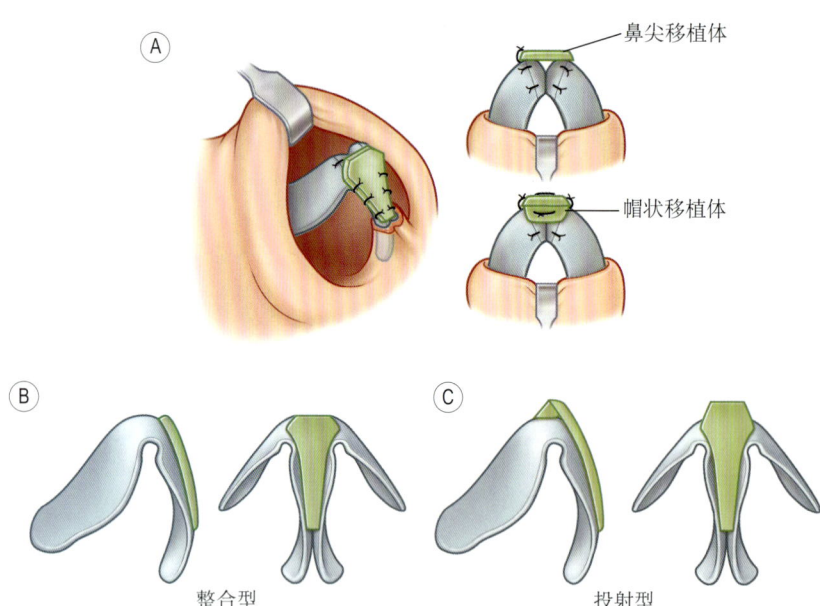

图 39.8　A-C，开放式鼻尖移植体。（With kind permission from Springer Science & Business Media: Daniel R. Rhinoplasty: An atlas of Surgical Techniques. 2002.）

鼻部皮肤较厚或鼻尖定位较差，移植体就需高于圆顶。这样可使鼻尖更有突度且定位清楚，但是如果它高于圆顶顶部2mm，则需要一个帽状移植体作为底座予以支撑。

改变基底和前庭：边缘移植体、复合移植体和鼻孔槛切除

对于有因外侧脚切除过多而致鼻翼缘回缩伴塌陷或很有可能发生这些问题的患者，使用鼻翼缘移植体和复合移植体是非常有效的。对于1～2mm的轻微畸形，软骨移植体可以有效地使用，甚至可以被预防性地放入有拱形鼻孔缘的患者。边缘移植体长10～14 mm，宽2～4 mm。在鼻翼缘后与之平行做一4mm的切口，然后用一钝的尖切腱剪切割出一个皮下袋。将移植体植入这个皮下袋，用4-0号普通肠线封闭切口，缝线穿过移植体时要小心避免移植物移位。若鼻翼缘回缩超过2 mm，则要使用复合移植体。

对鼻翼基底的塑形要认真计划并保守实施；过多的切除可能会导致无法挽回的后果。在二期鼻成形术中存在两种可能的病例：患者本应在第一次手术时切除鼻翼基底（但没有切除），或对患者的切除欠佳。医生必须仔细检查患者的鼻孔尖端以确认患者前期做过的何种类型的切除并谨慎寻找修复鼻翼基底的方法。确定切除的类型和数量要根据鼻孔的形状、鼻孔槛的宽度、鼻翼的外倾度和鼻翼宽与眦间宽之比。在鼻翼褶处测量鼻翼的宽度；在鼻翼最宽处测量鼻翼的外倾度。问题的关键是在术前决定：鼻翼宽是否大于眦间宽，或是否会由于鼻背支撑和鼻尖支撑的减少而变宽。对于鼻孔槛的切除，在与其垂直的部分画一2.5～3.5mm宽的倒梯形，然后在前庭内部一点以与唇切除相似的样式画一三角形（图39.9）。切除后，用4-0号普通羊肠线闭合鼻孔槛，外翻边缘；用6-0尼龙线将皮肤缝合。鼻翼楔形切除用游标卡尺仔细标记，然后注射局部麻醉剂。切开皮肤时用一单钩固定将要切除的部分，注意不要伤到下层的黏膜（图39.10）。在实施联合切除时，鼻翼的切口线（多尾的切口线）环绕基底部延伸至鼻孔槛内侧的垂直部分。外侧槛的切除线应画得窄一些（2～3mm），之后在鼻翼楔形部分扩大到3～4mm。这种"L形"联合切口在它横向延伸时逐渐变细（图39.11）。

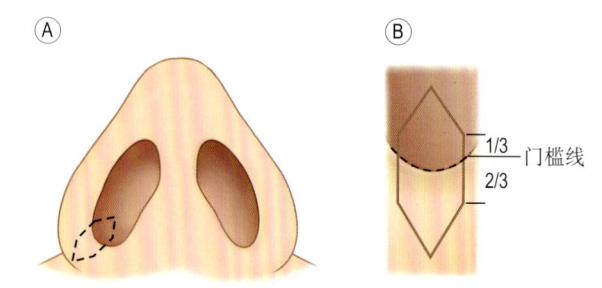

图 39.9　A&B，鼻孔槛切除。（With kind permission from Springer Science & Business Media: Daniel R. Rhinoplasty: An atlas of Surgical Techniques. 2002.）

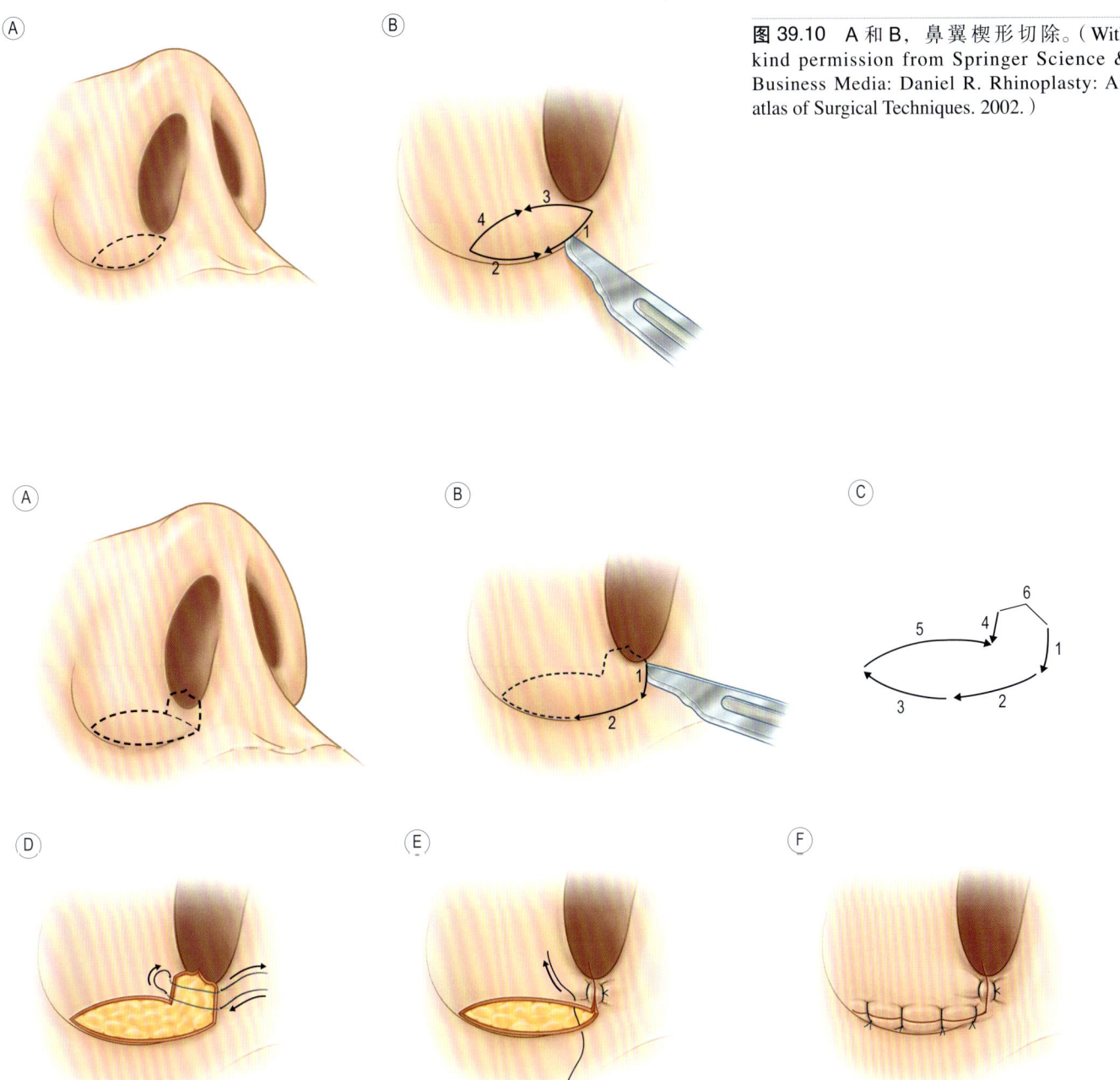

图 39.10 A 和 B，鼻翼楔形切除。（With kind permission from Springer Science & Business Media: Daniel R. Rhinoplasty: An atlas of Surgical Techniques. 2002.）

图 39.11 A-F，鼻孔槛/鼻翼联合切除的步骤和缝合。（With kind permission from Springer Science & Business Media: Daniel R. Rhinoplasty: An atlas of Surgical Techniques. 2002.）

耳移植体（耳廓和复合组织）、肋骨移植体和颞深筋膜瓣移植体

耳廓移植体很容易获取，首先广泛涂以优卡因，然后用 5ml 的含有肾上腺素的 1% 的利多卡因浸润前部和后部。用亚甲蓝和 25 号针将耳廓前线移至后部。当耳轮向前回缩时，于蓝色标记之上做一纵向切口。从下面切开软骨并将前面皮肤从中央抬高。一旦完全抬高前面皮肤，即可全部切除耳廓岛状移植体。进行止血，然后用 5-0 普通长线连续缝合封闭切口，之后敷以三溴酚铋纱布（图 39.12）。

耳复合组织瓣移植体主要用于三种适应证：（1）鼻翼下垂；（2）纠正前庭狭窄；（3）内部瓣膜重建。最常见的供区是同侧耳甲艇的前表面。在之前已放置过耳部移植体的地方可使用头侧螺旋根的前下面作为移植体。仔细牵引螺旋根和耳轮，使隐藏着的耳甲艇的内侧暴露出来。以椭圆形绘制所需移植体的大小，精心规划所需的皮肤。只要被切除皮肤的宽度保留在 1cm 之内，通常就可以在初期将供区闭合。宽的皮下剥离有利于用 4-0 普通肠线水平褥式缝合封闭并将耳后

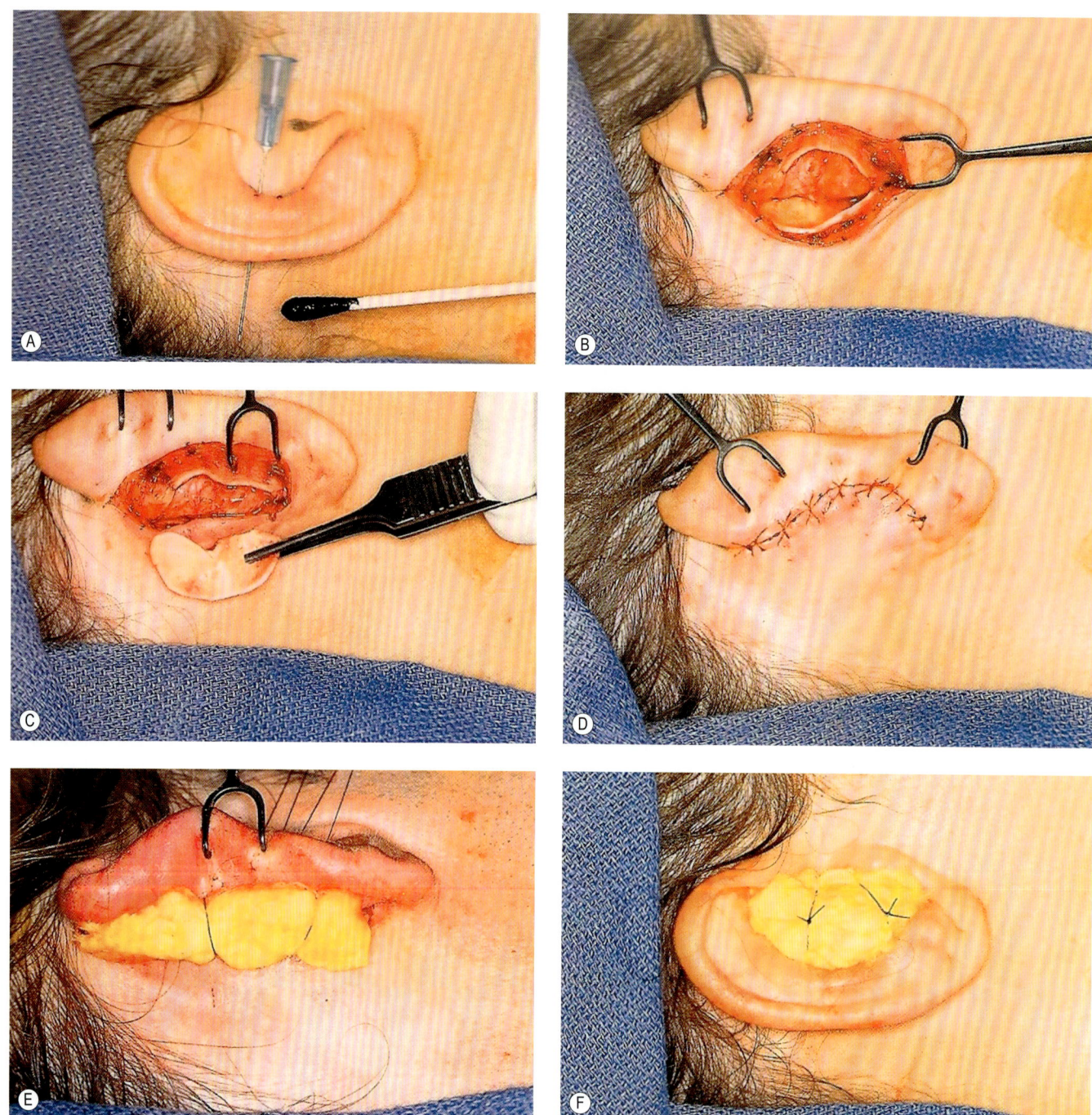

图 39.12 A-F，耳廓移植体的获取。(With kind permission from Springer Science & Business Media: Daniel R. Rhinoplasty: An atlas of Surgical Techniques. 2002.)

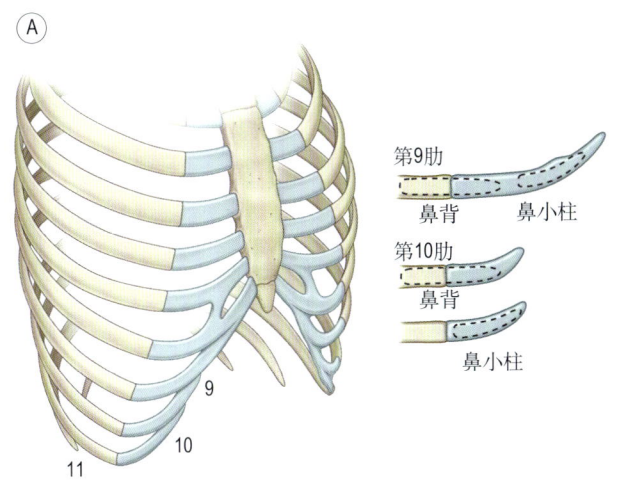
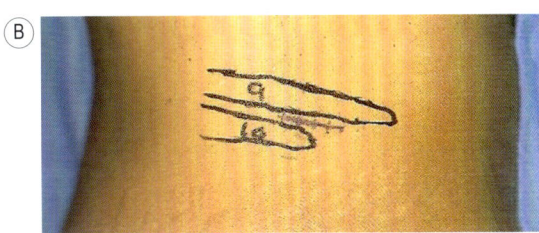
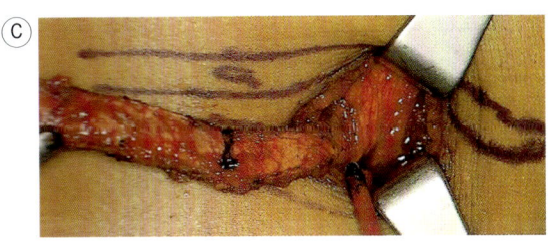
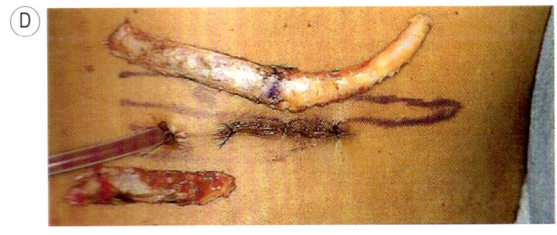

图 39.13 A-D，肋的获取。（With kind permission from Springer Science & Business Media: Daniel R. Rhinoplasty: An atlas of Surgical Techniques. 2002.）

20 分钟。对于第 8 肋骨移植，用含有 1 : 100 000 的肾上腺素的 1% 的利多卡因以水分离法实施骨软骨膜剥离。穿过腹侧软骨膜做连续的"H"形切口以辅助骨软骨膜的剥离。将第 8 肋骨与第 7 肋骨的尾部（在边缘合胞体处）分离，然后在直视下逆行剥离至骨-软骨连接处。将肋骨切断并移除后，对胸腔完整性进行检查。将伤口分层闭合。悬臂式骨-软骨肋骨移植体主要用于可卡因鼻，以支撑非常皱缩的鼻背皮肤包被。使患者处于侧卧位。只需切除软骨移植体时，切口需要稍向侧偏。首先用 Doyen 分离骨性肋骨的外侧部以切断肋骨。然后顺行剥离内侧软骨部分。

获取颞深筋膜瓣移植体通常在耳廓的前方直接覆盖颞肌肌腹的头皮处做一个 2.5～3cm 的切口。在标记并注射含有肾上腺素的利多卡因之后，穿过颞浅筋膜表面实施锐性分离，直至颞深筋膜层。用 15 号刀片在颞深筋膜层做一个大小和构型适当的切口以暴露底层的肌肉，然后在仔细回缩表面头皮层的同时将皮瓣提离肌肉。在分离筋膜与颞中血管一定要小心（图 39.14）。

术后护理

二期成形术后的护理同一期成形术后的护理是相似的。如果对中隔部实施了手术，需放置润滑过的 Doyle 夹板对中隔黏膜小叶加压。有时，在放置鼻翼支撑体或边缘支撑体处需要实施中隔轻微剥离。对于这种情况，在术后 4～6 周内，要将夹板修剪得短一些并保持侧通风口完整以提供抵抗回缩力的内部支撑。在鼻背部，从鼻根至鼻尖下部覆盖消毒创可贴，然后使用一衬垫可塑塑料夹板为鼻背部提供压力（图 39.15 和 39.16）。患者的所有缝合线每天要用双氧水清洗 2～3 次。术后当晚对患者实施检查并设法解决任何遗留问题，然后可等到术后 6 天进行复查。此时，可将鼻小柱和鼻翼缝线以及鼻背固定和夹板移除。再包扎 1 周，然后指导患者在未来 3～4 周内晚上如何处理以减轻水肿。用标准盐水喷剂灌洗鼻腔，清除所有的前庭结痂。分别在第 2 周、第 6 周、第 3 个月、第 6 个月和第 12 个月对患者进行复查并拍术后照片。

并发症

奇怪的是，有经验的外科医生在二期鼻成形术中遗留的并发症比第一次时要少。其中的原因或许是，患者更现实了，并且他们对二期术后情况改善怀有的

集中的软组织纳入。

肋骨移植体（无论肋软骨还是骨软骨）是用于需要强力支撑而中隔软骨或耳廓软骨又不足以使用的患者。

获取肋软骨移植体时，使患者处于仰卧位，在第 8 肋骨和第 9 肋骨游离尖端的连接处做一 3～4cm 的切口（图 39.13）。穿过外部斜肌进行剥离。对于第 9 肋骨移植，首先定位内侧游离的软骨尖部，然后以逆行方式分离外侧软骨膜。由于第 9 肋骨尖端是游离的，外侧软骨膜的剥离会非常快，在大多数情况下不超过

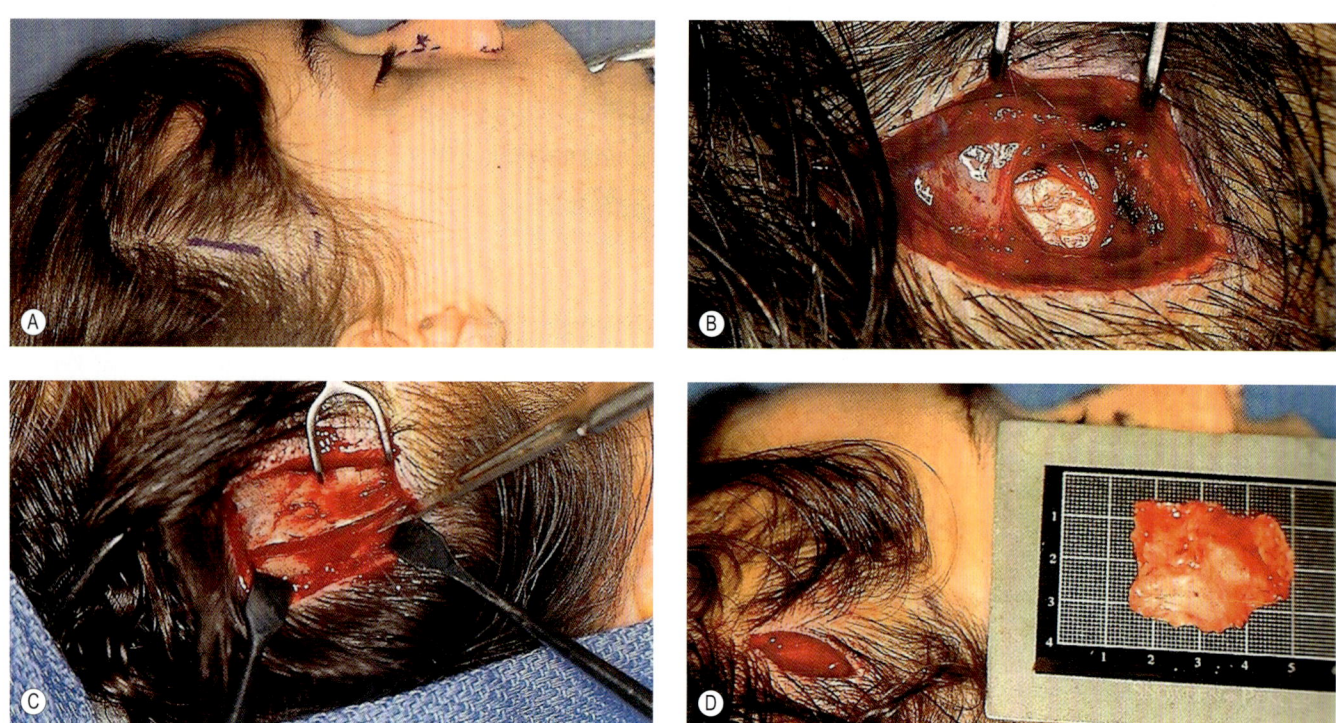

图 39.14 A-D,筋膜的获取。(With kind permission from Springer Science & Business Media: Daniel R. Rhinoplasty: An atlas of Surgical Techniques. 2002.)

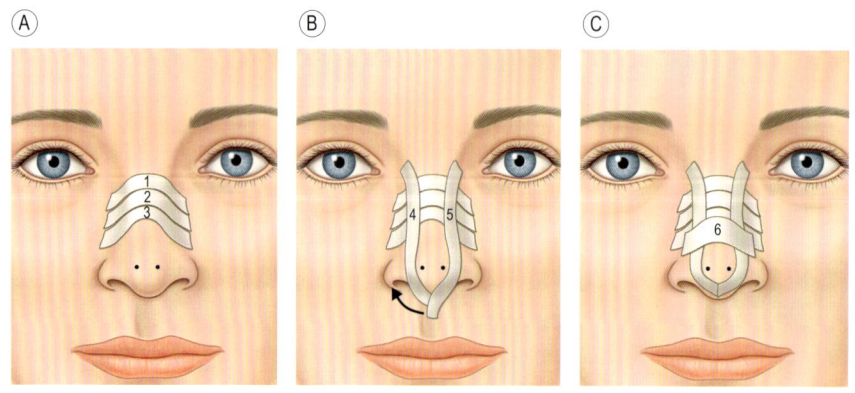

图 39.15 A-C,鼻背部贴创可贴。(With kind permission from Springer Science & Business Media: Daniel R. Rhinoplasty: An atlas of Surgical Techniques. 2002.)

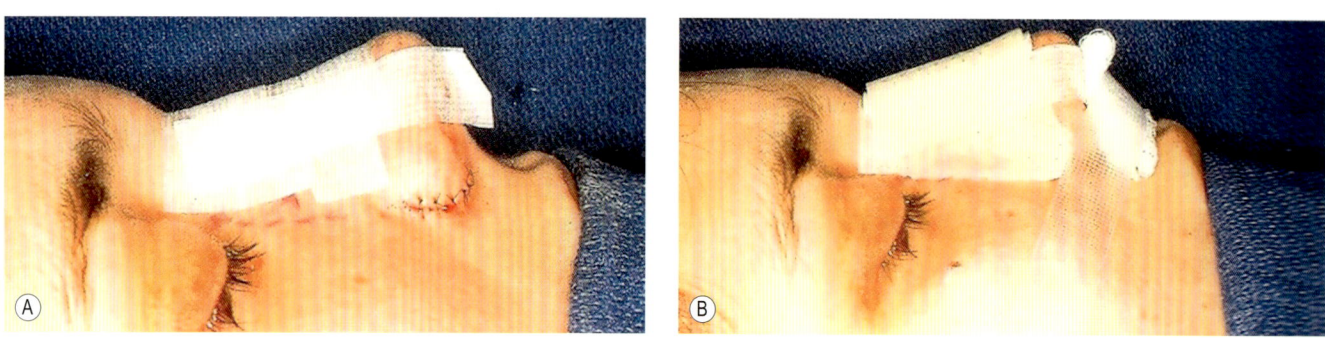

图 39.16 A&B,夹板的应用。(With kind permission from Springer Science & Business Media: Daniel R. Rhinoplasty: An atlas of Surgical Techniques. 2002.)

感激之情比他们对一期术后未能获得一个完美结果的失望感觉要多得多。患者需要再次手术的常见原因有：(1) 完美主义者；(2) 移植体或畸形可见；(3) 持续不对称；(4) 由于过多外部皮瓣移植导致通气质量下降。

手术心得及教训

心得

- 一定最先考虑结构。
- 如果将鼻子打开；一定要植入支撑体。
- 扩展移植体有助于维持鼻背线、封闭顶部和避免倒 "V" 形产生。
- 筋膜瓣很适合作为皮肤较薄处的衬里并能覆盖小的瑕疵。
- 即使是小规模的基底修整也会有很大帮助。

教训

- 过于保守。需要时要大胆变化；不要让历史重演。
- 认为所使用的假体是万能的。鼻背移植体的应用已比较成熟，但DCF假体可能会存在并发症。
- 再次估测要获取的移植体。如果在手术前你认为需要用到耳软骨、肋软骨或筋膜，就要提前准备。
- 仅仅因为自己是一名优秀的外科医生就认为植入体底部能够承受再次的瘢痕挛缩。如果存在大量瘢痕，要确保基底足够强力。
- 对基底部的修整过于激进。皮肤不像支撑结构，一旦切除就再也不复返了。所以最好是在最后再切除多余的组织而不是一开始就过多地切除。

手术步骤总结

1. 检查鼻中隔和前庭。
2. 打开并检查皮肤包被。
3. 确定存在的或不存在的鼻翼解剖或内部衬里。
4. 确定穹窿。
5. 提供支撑体：扩展移植体、鼻中隔延长移植体和鼻小柱支撑体。
6. 截骨术：何时、何处、怎么实施？
7. 鼻尖：缝合和移植。
8. 改变基底和前庭：边缘移植体、复合移植体和鼻孔槛切除。
9. 耳移植体（耳廓和复合组织）、肋骨移植体和颞深筋膜瓣移植体。

（陈敏亮 译）

拓展阅读

Converse JM. Corrective and reconstructive surgery of the nose. In: Converse JM, ed. Reconstructive plastic surgery. Philadelphia: Saunders, 1977.

Daniel RK, Calvert JW. Diced cartilage grafts in rhinoplasty surgery. Plast Reconstr Surg 2004;113:2156–2171.

Daniel RK. Aesthetic plastic surgery: rhinoplasty. Boston: Little, Brown, 1993.

Daniel RK. Rhinoplasty and rib grafts: evolving a flexible operative technique. Plast Reconstr Surg 1994;94(5):597–609.

Daniel RK. Rhinoplasty: an atlas of surgical techniques. New York: Springer, 2002, pp. 1–525.

Daniel RK. Rhinoplasty: septal saddle nose deformity and composite reconstruction. Plast Reconstr Surg 2007;119(3):1029–1043.

Daniel RK. Secondary rhinoplasty following open rhinoplasty. Plast Reconstr Surg 1995;96:1539.

Gunter JP, Rohrich RJ, Adams WP. Dallas rhinoplasty: nasal surgery by the masters. St. Louis, MO: Quality Medical Publishing, 2002.

Meyer R. Secondary rhinoplasty, 2nd edn. Berlin: Springer, 2002.

第9部分：鼻成形术

第40章

用"解剖型鼻尖植入物"行鼻尖植入成形术

Ronald P. Gruber、Gil Kryger 和 Keyian Paydar

历史

今天，外科医生已有多种不同的方法来构建鼻尖的良好外形和轮廓，包括缝合技术、鼻小柱支撑和鼻尖移植。已提出各种各样的鼻尖移植技术[1-8]，其中有许多效果很显著。然而，其中一些鼻尖移植设计在经验欠缺的医生用来不容易构建持续稳定的、造型美观的鼻尖。这是因为很多移植设计没有体现真正的、正常鼻尖软骨的表面解剖结构。因此，医生不得不调整其移植物的大小、位置和成角，直到外观完美。事实上，如果它很容易达到，那很好。但是如果没有艺术感觉或丰富的经验，这些鼻尖移植物的细微调整可能会成为一种猜测性操作。

鼻尖移植手术的适应证相当具体：(1) 如果确实有鼻尖（小叶）缺损，如常发生于亚裔美国人（图40.1）；(2) 如果鼻尖构架无法用缝合技术恢复（特别是在二期鼻成形术中）。鼻尖缺陷手术最好从鼻基底观进行评估，在正常情况下，构成鼻尖区域的鼻尖小叶约为基底面总鼻高的1/3。然而，如果形态欠佳与正常大小的鼻尖小叶有关，则鼻小柱支撑是最合适的。

体格检查

- 鼻尖需要增大的患者的术前评估包括体格检查和影像学检查。通过使鼻尖变形，医生术前可以决定是否需要植入物。
- 鼻基底观有助于决定：对于鼻尖成形，鼻尖植入是否是一个比鼻小柱支撑更好的选择。
- 鼻基底观，鼻尖小叶大约应当占垂直高度的1/3。鼻尖小叶小意味着鼻尖植入物是最佳方法。
- 如果鼻尖小叶正常，但从鼻基底观鼻小柱较短，则鼻小柱支撑可能是是一个比鼻尖植入更好的选择。
- 检查鼻尖，是否其自身较小和有缺陷，如果是，则缝合技术可能不会满足要求，可能需要鼻尖植入以形成合适大小和形态的鼻尖。
- 评估鼻尖皮肤质量，以决定是开放式还是闭合式手术是更好选择。血运较差或有鼻部瘢痕时应采用闭合式手术。
- 检查鼻中隔软骨，看以前是否已利用过。如果用过，检查外耳，看耳甲腔软骨是否可作为植入物。

解剖

见图40.2和图40.3。

鼻尖可被看做是由两个拱形的鼻尖软骨构成的。它们从底板开始成为鼻翼软骨内侧脚。然后，它们部分展开成为鼻翼软骨中间脚，其间的角即为分流角。然后它们在拱形的最高处折叠形成穹窿部。仔细检查穹窿以发现拱形的头端（拱形最高点——鼻突点）和尾端。穹窿通常在拱形的头端和尾端有一个中轴线。穹窿的中轴线偏移（尤其从床头看时）可形成穹窿分离的角，这个角与穹窿分流角不一样。从外形上看，鼻尖小叶是由皮肤包裹着的中间脚和穹窿区域构成。

图40.2A 和图40.3A 患者的鼻尖显示了正常解剖。患者的皮肤较薄，因此可以看到中间脚侧缘和穹窿的形状。侧面观可以看到由穹窿区和中间脚区形成的轻微成角。这个成角使鼻尖小叶形成了轻微球形。这也是鼻尖植入物不能绝对平整而需轻微弯曲的原因。

在开放术式鼻手术中可以很实际地看到两侧鼻翼软骨中间脚彼此分离（图40.2B 和图40.3B）。仔细观察，穹窿有一个轴心且（从床头看）在70°～90°（穹窿分开角）处出现分岔。穹窿的头端（鼻部最高点）之间有大约3mm 分离。穹窿头端是鼻尖上分离的起始。穹窿最高点通常在中隔背部以上6～8mm 处。解

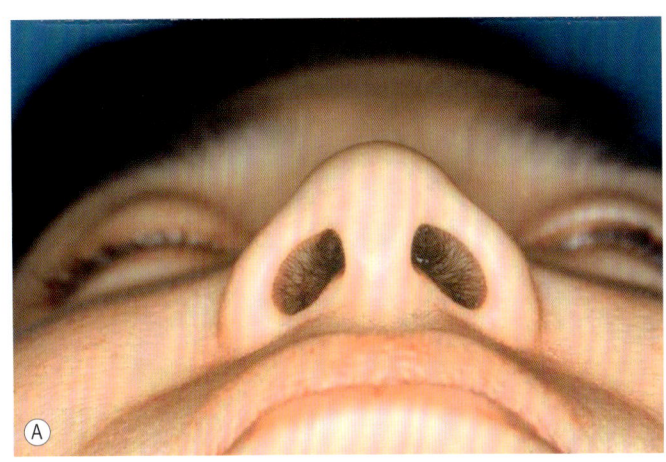
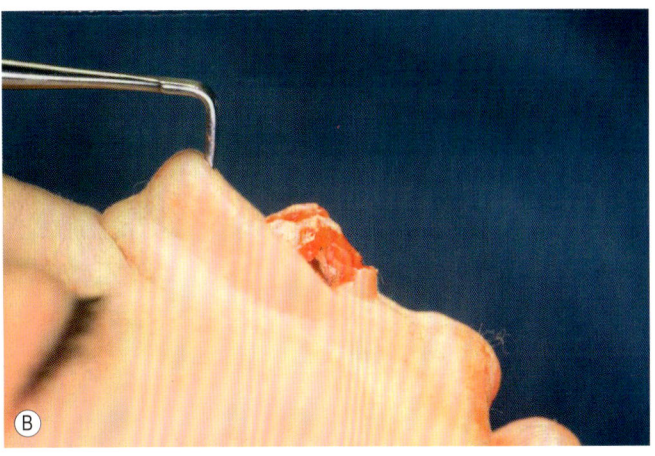

图 40.1　有鼻尖缺陷是鼻尖移植手术的适应证，如频繁发生于亚裔美国人的鼻子以及鼻尖不能用缝合技术重新修复为正常鼻形态时。有缺陷的鼻尖小叶很容易从鼻基底面看到（A），并且在开放式手术中容易看到（B）。

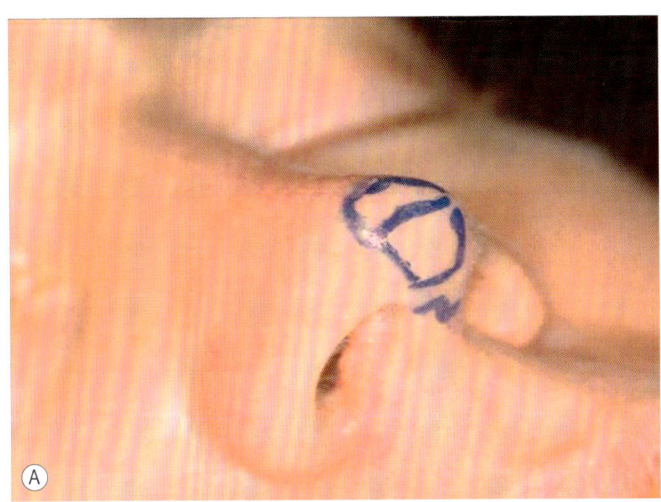
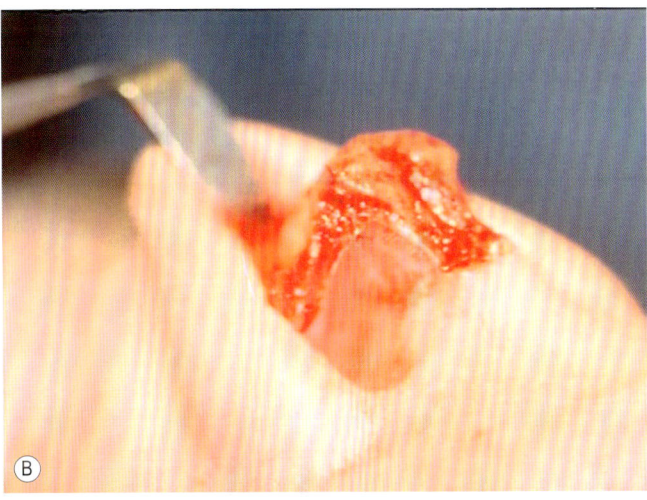

图 40.2　从外形上看，鼻尖小叶是由皮肤包裹的鼻翼软骨中间脚和穹窿部区域构成的（A）。鼻子的高点（鼻突点）位于穹窿的起始部末端。手术中，相应的形成鼻尖小叶的区域（穹窿之间和内侧脚之间）可以很容易地看到（B）。

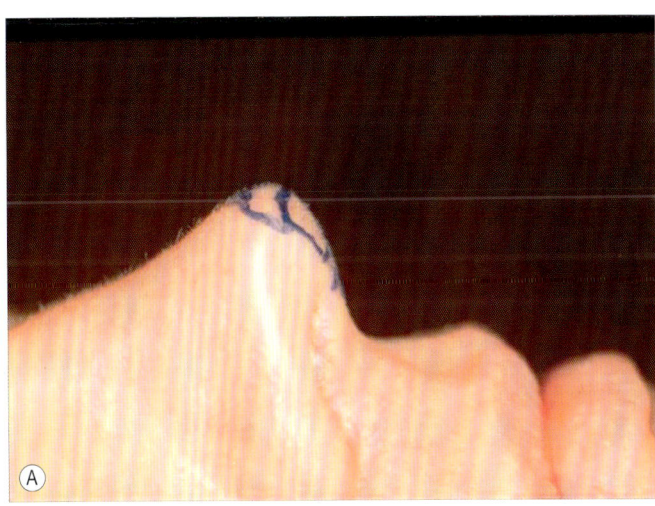
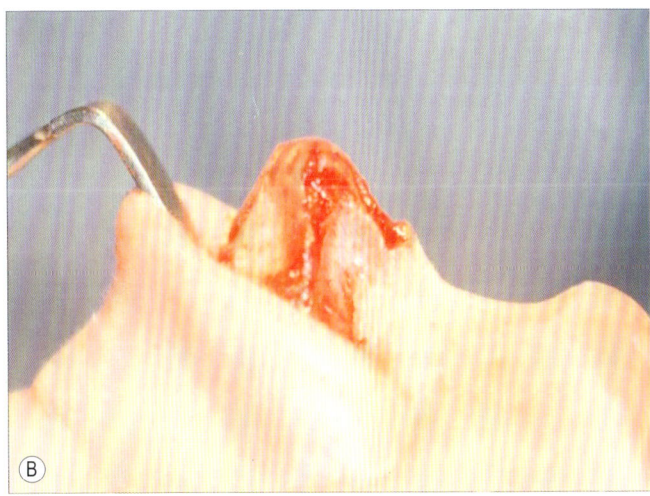

图 40.3　从外形上可以看到，中间脚和穹窿部之间轻微成角（这不同于鼻小柱和鼻中脚之间的成角）（A）。手术中，中间脚和穹窿之间相应的成角很容易看到，这表明鼻尖植入物也需要这个成角（B）。

剖学鼻尖移植物的设计的上部要体现穹窿这个区域，植入物的下部要体现中间脚的区域（图 40.4）。这两个区域合起来体现鼻尖小叶的外在表面解剖。因此，这个专门设计的植入物被称为解剖学鼻尖移植物[9]。

手术步骤

鼻尖移植物测定器

见图 40.5。

在过去，雕刻个体化的鼻尖植入物必须基于患者的组织解剖结构。很多时候，外科医生雕刻的植入物太小，因此没有多余的软骨雕刻另一个完整的鼻尖植入物。很多时候植入物又在反复置入的过程中被折断。现在，医生可以用测定器测定鼻尖移植物的效果而不需用真实的软骨，已有可能使用测定器[10]设计解剖学鼻尖植入物。

测定器（市场上可以买到）是由硅胶制成的，有鼻中隔软骨的性能。它们有很好的灵活性和大致相同的厚度。测定器有三种规格，但几乎所有的成年人用中号最合适。当采用切除和（或）缝合技术雕刻软骨鼻尖时，模型（图 40.6A，市场上也可以买到）可以起到很好的指导作用。当将测定器放在模型上时（图 40.6B），它正好能盖住鼻尖小叶（中间脚间和穹窿间

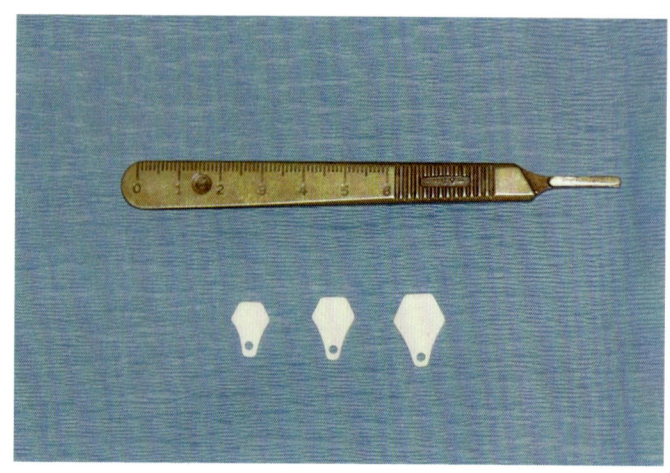

图 40.5　测定器在市场上能够买到，使外科医生可以在不破坏软骨的情况下测试特定大小的植入物效果，并且可很容易地雕刻大小和形状合适的植入物。

的区域）。用 27 号针头（图 40.7）将测定器钉在鼻尖植入物上，针的中间用骨钳或骨剪剪断，将皮瓣拉回，然后评估测定器提供的鼻尖突出的数量和质量。如果测定器设定的成角（鼻小柱/小叶角）似乎不合适或鼻尖突出不足，那么重放并固定测定器，拉回皮瓣，重新估算结果。

植入物的雕刻

来自鼻中隔的软骨用作植入物很完美，但耳软骨的效果也不错。如果有必要，肋软骨也可以使用。幸运的是，测定器已使将软骨雕刻成相应大小的植入物成为可能。通过把测定器扦在软骨上，在硅胶块上雕刻植入物形态（图 40.8）。如果使用鼻中隔软骨雕刻，则在雕刻的植入物上部（代表穹窿）和下部（代表中间脚）连接处刻痕。雕刻鼻中隔软骨能够预防生硬的成形效果。首先，刻痕应当轻微。多次将植入物插入鼻子以确认它的位置和大小，常会使其变得脆弱并导致其弯曲。而且，植入物上的鼻部皮肤的绷紧也可使其弯曲。因此，雕刻之初应谨慎。然而，如果植入物被过度雕刻，水平褥式缝合其凸面其硬度可以恢复。因为鼻中隔软骨非常坚硬，将植入物的边缘做成 45° 斜面很有必要，尤其在皮肤较薄的患者。这会使其边缘锋利度减小到最小。如果使用耳软骨，若将植入物放入鼻部凸面，刻痕常常是没有必要的。用于这一目的的耳软骨的最佳部分是耳甲腔软骨。后者厚、硬且有不用雕刻的轻微弯曲度。

将移植物以开放式术式植入

将植入物放入穹窿上，使其紧贴在现存突出量的

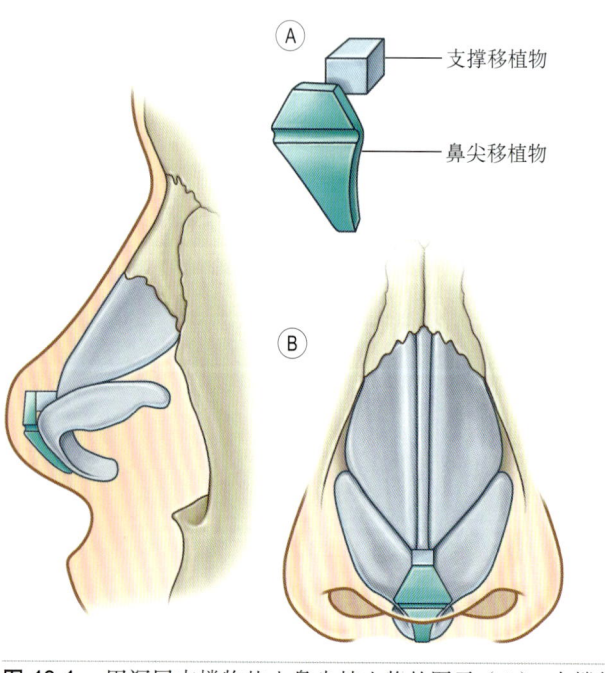

图 40.4　用深层支撑物垫入鼻尖植入物的图示（A）。支撑物仅是一块软骨，起填充死腔作用，并可将植入物推向鼻尖皮肤来突出鼻尖和保护植入物（B）。

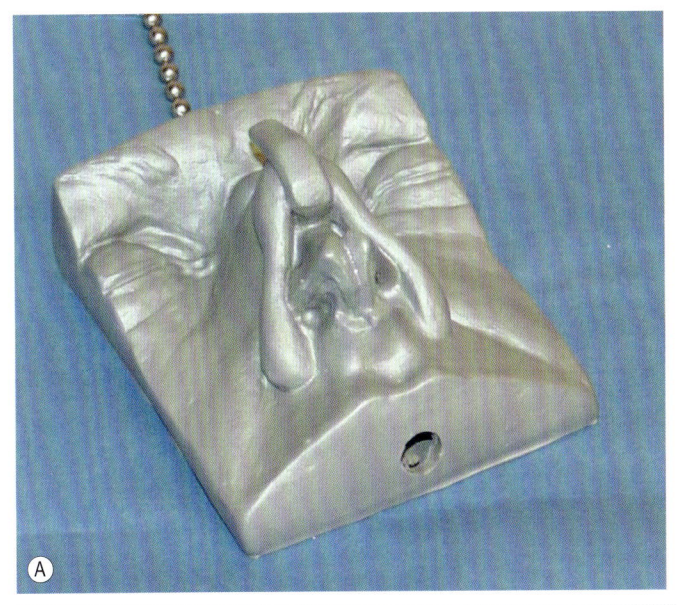 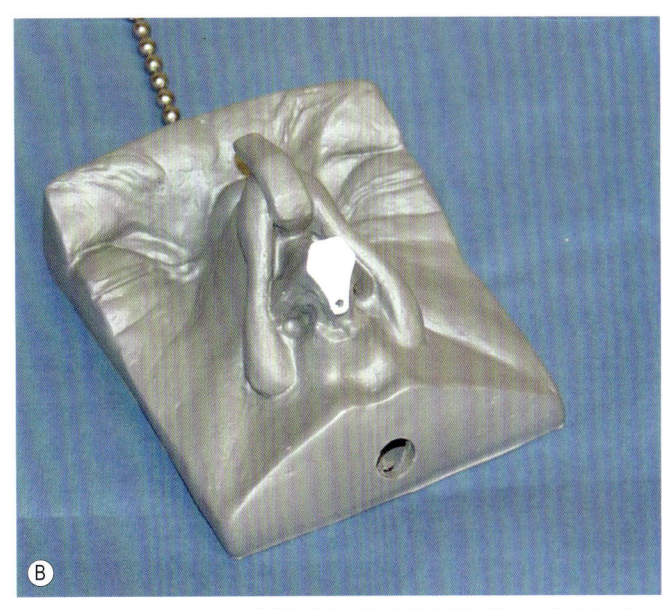

图 40.6 用切除、缝合技术雕刻软骨鼻尖时可借助市场上能买到的模型（A）来参考。当将测定器放到模型（B）上时，它应该正好能盖住鼻尖小叶（中间脚间和穹窿间的区域）。

穹窿上是较为理想的（图 40.9）。植入物的下半部分通常能够紧贴在鼻翼软骨中间脚的表面。事实上，植入物的宽度一般超过覆盖中间脚。否则植入物的边缘需要修小以便正好覆盖中间脚区域。如果鼻小柱（跨越中间脚的全长）太大（像通常出现的鼻裂开畸形），用褥式缝合来减小其宽度。用 27 号针头刺透移植物并穿入鼻尖软骨。用骨钳或骨剪从针的中间切断。皮瓣拉回以评估鼻尖外形并确认能够取得合适的鼻尖突出量。植入物用 5-0（PDS）缝线缝合在合适位置。可用缝针直接穿过植入物的中心。然而，植入物往往会向左或右偏斜。因此，最好在植入物最宽处两边缝合第一个两针。第三针和其余各针都缝合在下面（或最窄部），并打结闭合创面。

支撑移植物

见图 40.10。

鼻尖移植物自身不能满足鼻尖外形的要求的原因是：（1）需要更多的鼻尖组织增加量；（2）鼻尖植入物的后方（和深层）有无效腔；（3）如果不太稳固，移植物有可能移动。与其多次鼻尖植入，浪费好的软骨材料，浪费时间雕刻它们，不如更简单地构建一大块大小和形状合适的软骨块填充无效腔并由此使鼻尖移植物固定于正确位置，使其紧贴皮肤表层，以使鼻尖形态、突度更满意。任何种类的软骨都可达到鼻尖重建的效果，即使是不适合其他形态构建的软骨。例如，通常已变形的来自犁骨沟的软骨也可以用，如来自耳的别的地方不能用的软骨片一样。通常用针将

1 ~ 3 层的软骨片（每层大约 1mm 厚）穿透缝合到硅胶块上。然后用 5-0 线做 2 ~ 3 个简单缝合把这些植入物串成三明治样固定。只需要一个牢固的支撑体。把多个植入块放到鼻尖植入物深部是有以后散开而失去鼻尖解剖学移植物尖度和方向危险的。支撑物可以用一针间断缝合在鼻尖植入物的后方固定，缝线不要在植入物表面上打结。然后回位皮瓣，以判断鼻唇角，看看这个角如何调整可以更美观（图 40.11A）。

结果

图 40.12 展示的这个患者有鼻尖缺陷和轻度阔鼻尖。她的鼻子还有轻微的鼻背隆起和基底部缺陷。她经历的一期开放术式鼻成形术，包括鼻根移植物和鼻背轻削。关于鼻尖，缝合（跨穹窿、外侧脚褥式及穹窿间）首先用于使鼻尖的轮廓和突度最大化。然后，雕刻和使用解剖学鼻尖移植物和支撑物。术后 13 个月的效果显示鼻尖形态和突度改善。

以闭合式术式植入移植物

在将鼻尖移植物以闭合式入路植入前，使用测定器是很有帮助的。在用雕刻和（或）缝合技术最大限度塑形鼻尖后插入测定器。测定器通过在一侧鼻前庭边缘做切口放入鼻尖（图 40.13）。尽管理论上做一侧前庭切口即可，但通过双侧鼻前庭边缘做切口很容易解剖出一个对称的腔隙。同时，最好使腔隙尽可能大而不是小。强行将测定器插入小的、较紧的腔隙是能够实现的，但是建议植入物被雕刻成最小形态以避

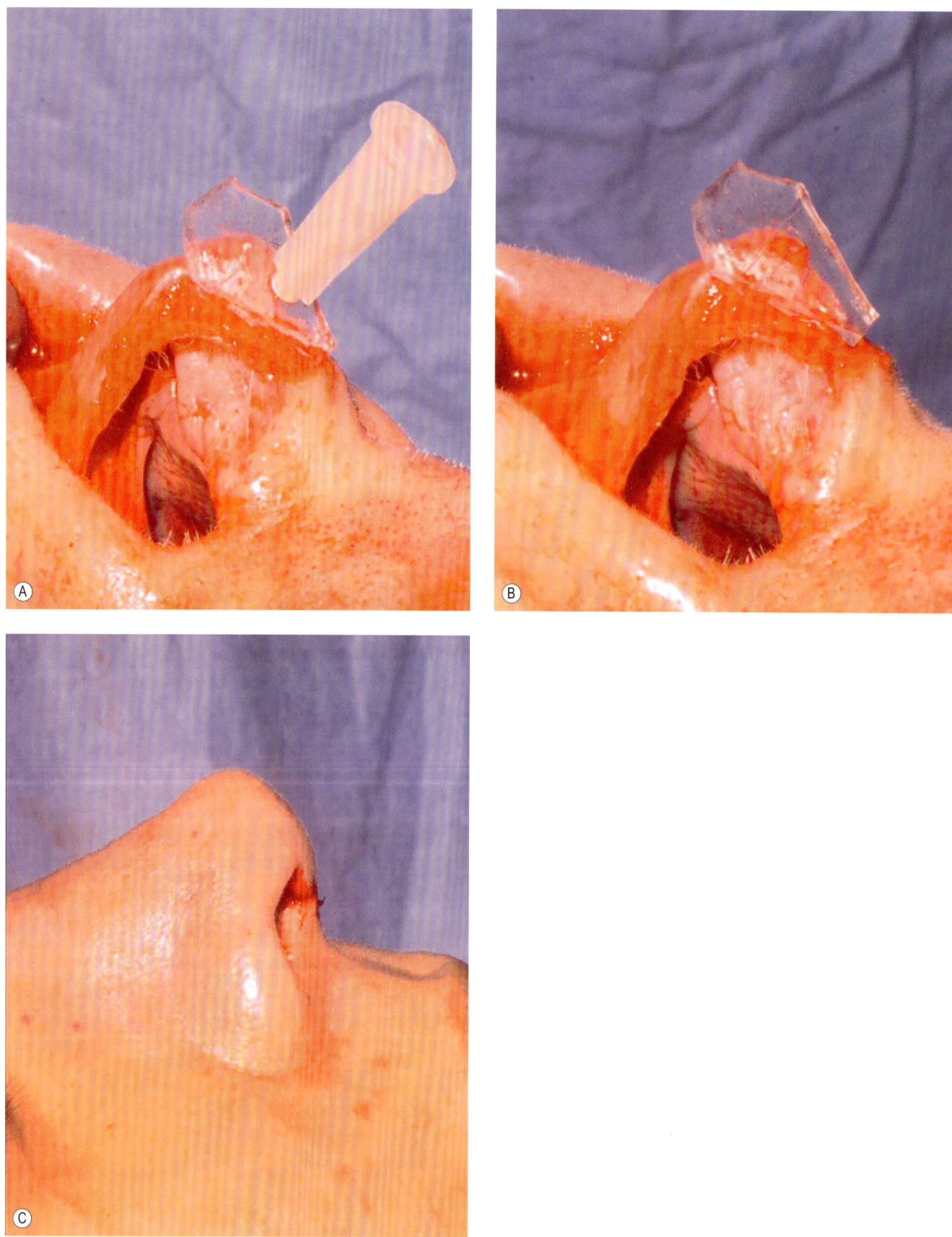

图40.7 在开放式手术中,测定器被放在现有的穹窿结构上,估计能否得到一个合适的鼻尖突出量。用缝针穿起来(A)。切断针的中央部(B),皮瓣拉回估测测定器的使用效果(C)。

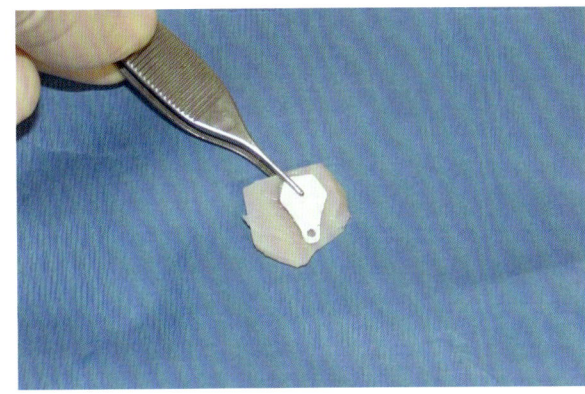

图 40.8　当选好合适大小的测定器后,将其放到切取的软骨上(贴在硅胶块上),将移植体雕刻成相应大小。以甜点成型的方式雕刻移植物。

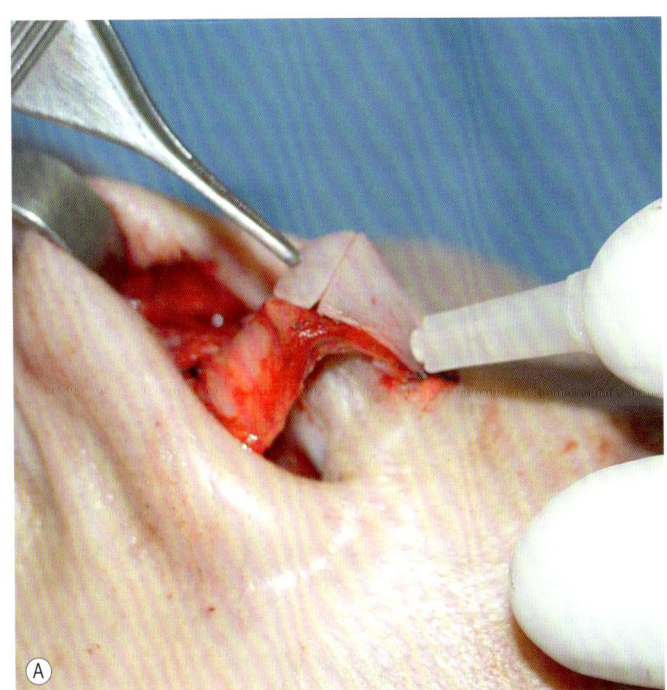

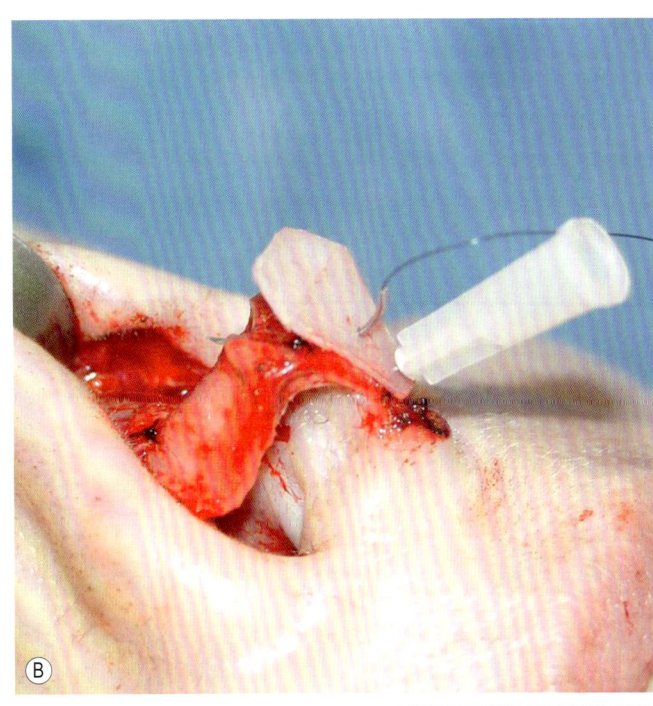

图 40.9　植入物边缘修薄后,再一次用针(A)把植入物缝合到鼻尖软骨上。用(5-0)PDS 缝线将植入物缝合到现有的鼻尖复合体上。

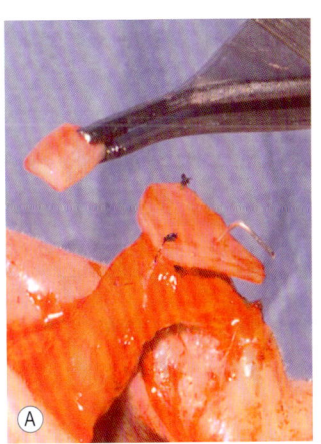
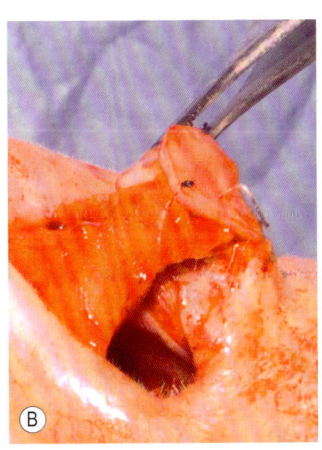

图 40.10　将支撑移植物(在这个病例中只放置一层)放置于鼻尖植入物下(A),以保护合适的鼻唇角(B)。

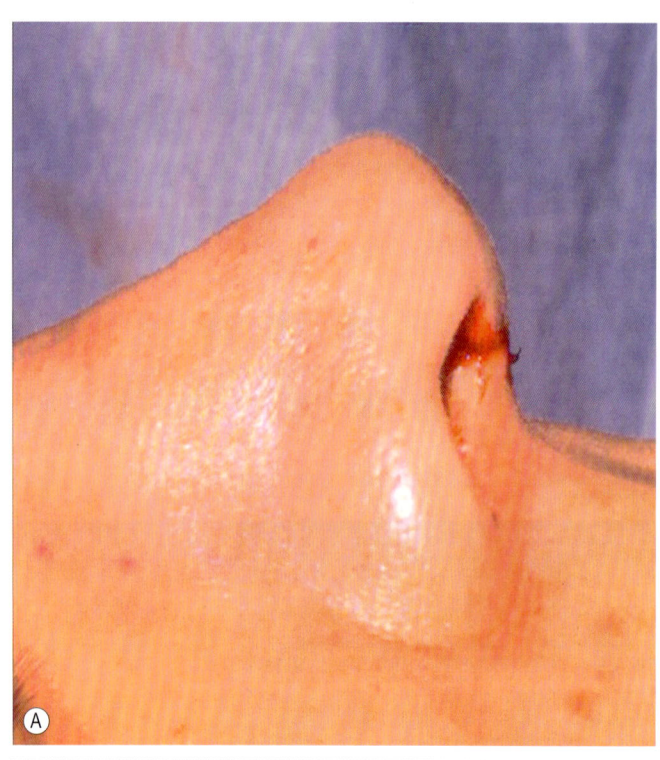 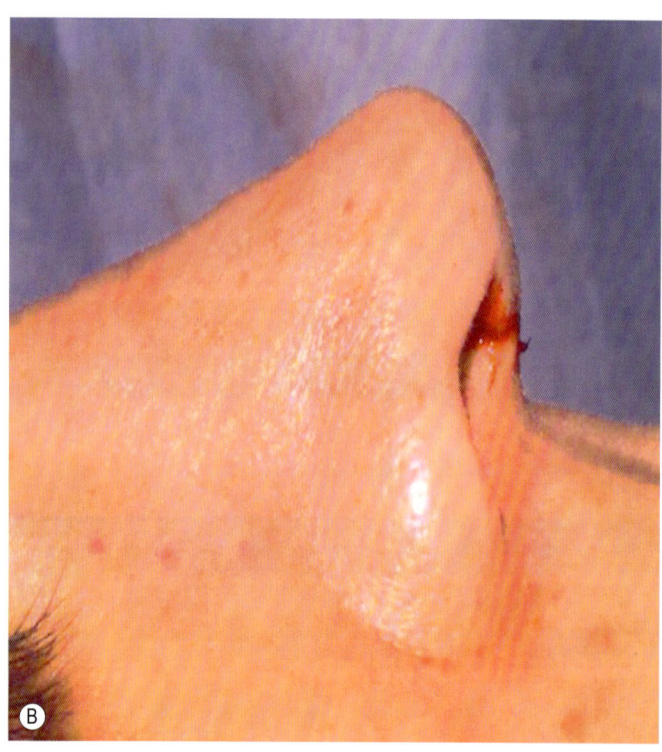

图 40.11 皮瓣回位后，调整鼻唇角（A）并判断通过调整移植物的位置改变成角的最佳效果。

免损伤。大的腔隙通过随后插入合适大小的支撑物（1～3层缝合在一起的植入物）来充填调整。

随着将植入物紧贴放置于皮下，医生可以做一下美学评估。这里要进行的美学评估包括：是否需要轻微移位，是否需要再行雕刻，是否需要附加支撑物以便植入物上抬而更好地支撑皮肤，以形成更为清晰地的鼻尖、填充无效腔和（或）增大鼻尖。为了便于判断，可将一个 Ragnell 拉钩插入植入物深层；然后将其拉回（图 40.14）。这样做可以更清楚地看到植入物的边缘，了解植入物在这个位置的外形是否满意。Ragnell 拉钩也可使支撑植入物插入鼻尖移植物的深层而不发生偏移。用 5-0 号普通肠线缝合来关闭边缘切口。

术后护理

鼻尖移植物（和支撑移植物）的术后护理不同于其他鼻成形术后。皮肤涂上安息香（或 Mastesol）。把一条半英寸大小的胶条或纸带环绕在鼻尖上并围绕鼻背以稳定鼻尖结构。用一个 5 层的石膏夹板（延伸到前额）及更多的胶带来固定鼻尖位置。将一条湿的绷带横跨鼻夹板背面并经过颈后固定。湿的绷带可阻止术后第一个 12 小时常常发生的夹板位置上移。湿绷带可于第 2 天撤除。夹板和胶带在第 6 天撤除。鼻孔用棉签、过氧化氢及局部抗生素保持清洁，每日 3 次。

并发症

- 术中并发症之一包括在试图得到一个满意的轻微弧度（所有鼻尖移植物都需要）时，意外发生了鼻中隔软骨鼻尖移植物的过度雕刻。如果发生了这种情况，几乎总是通过用 5-0 PDS 缝线水平褥式缝合在其凸边来解决问题。

- 另一个偶然的术后并发症是鼻尖移植物的位置不正。如果这种情况发生在闭合式手术，往往是因为在鼻尖移植物后形成无效腔，没有用适当大小的支撑移植物充分填充，支撑移植物的作用是将鼻尖移植物固定在正确位置。鼻尖移植物后残留无效腔的范围可通过在植入物后方插入一个小的夹钳并晃动来查明。

- 开放式手术的一个潜在并发症是植入物位置不正。直接站在患者正前方评估植入物方向有助于避免这些问题。鼻尖移植物的对称性也可以从床头来评估。

- 另一个偶然发生的术后并发症是植入物的边缘锐利，形成的不良鼻尖形态。这种情况可以通过将植入物边缘倾斜 45° 和（或）用小块真皮或筋膜包裹来避免。后者对皮肤较薄的个体尤为适用。

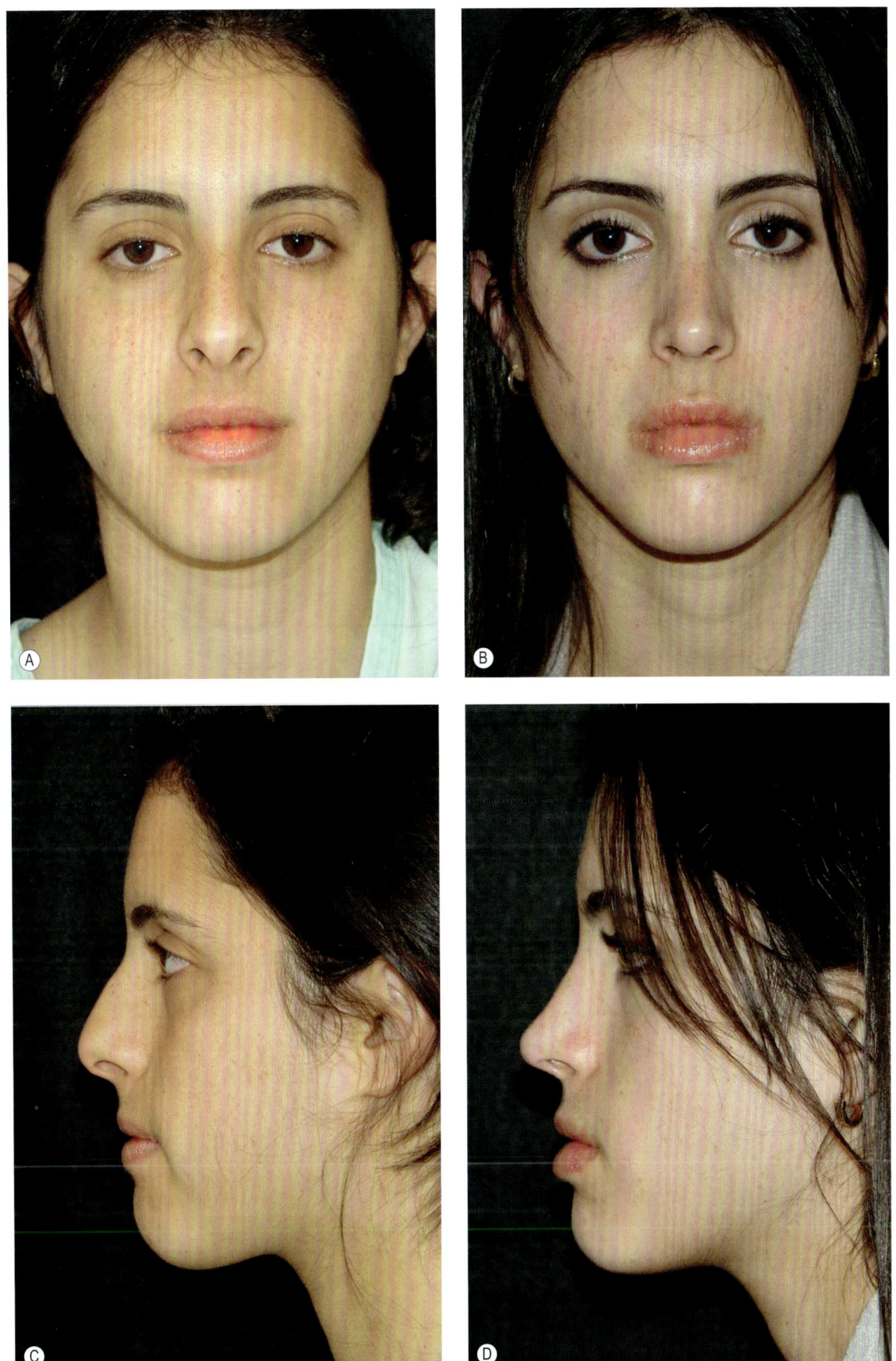

图 40.12 这个患者显示有鼻尖缺陷和轻度阔鼻尖（正面观，A；侧面观，C；基底观，E；侧面观；G）。她也显示出有轻微的驼峰鼻变形和基底部缺陷。她经历了一期开放式鼻成形术，包括推进皮瓣、扩展皮瓣及截骨术。对于鼻尖，首先用缝合（跨穹窿、外侧脚褥式及穹窿间）使鼻尖的轮廓和突度最大化。然后雕刻和使用了解剖学鼻尖移植物和支撑物。术后 2 年半的效果显示，鼻尖形态和突度有改进（正面观，B；侧面观，D；基底观，F；侧面观，H）。

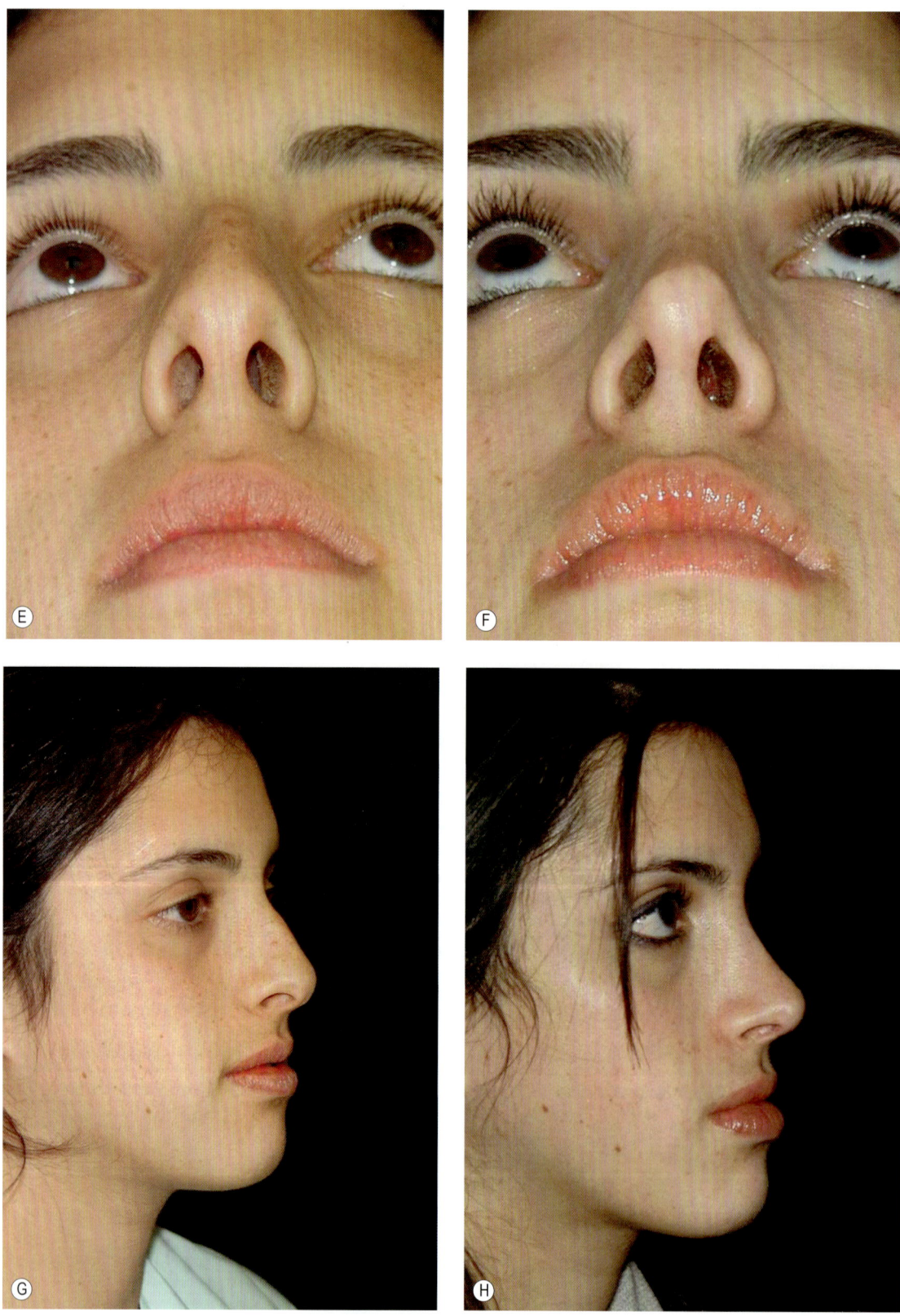

图 40.12 续

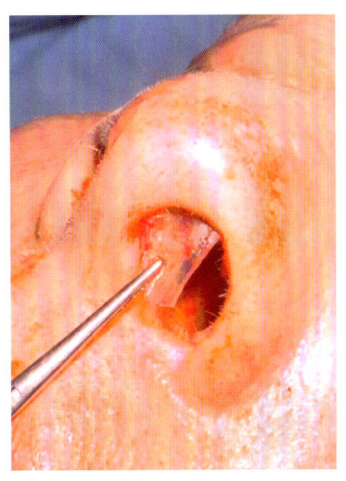

图 40.13　在闭合式手术中，测定器通过鼻前庭切口放入。

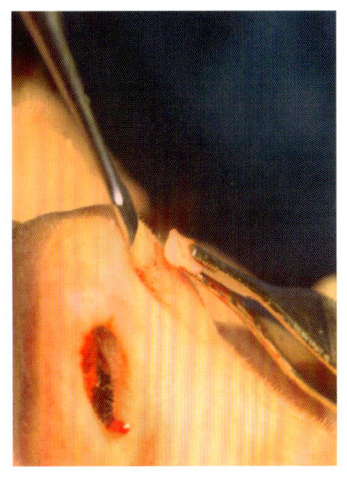

图 40.14　在闭合式入路中，将一个拉钩放入鼻尖移植物深层进行微调，支撑移植物被插入深层来填充无效腔，保护鼻尖植入物并进一步增大鼻尖。

手术心得及教训

心得

- 在硅胶块上雕刻软骨很容易。在雕刻前用 27 号或 30 号针头固定以确保移植物安全。
- 鼻中隔软骨的鼻尖移植物的边缘需要倾斜（45°），以避免尖锐的边缘透过鼻尖皮肤显露。
- 使用 27 号针头固定鼻尖移植物和鼻尖软骨（在开放式手术中），剪除针头，检查皮瓣，避免不必要的尝试和错误缝合。
- 如果过度雕刻，鼻中隔软骨鼻尖移植物会变得过软，在其凸面水平褥式缝合（5-0 PDS 线）可恢复其硬度。
- 因为将多个移植物置入鼻尖植物深部往往会散开，所以应采用单个移植物作为支撑。

教训

- 用作鼻尖移植物的鼻中隔软骨如果不雕刻，会显现出立碑效果。
- 如果鼻中隔软骨鼻尖移植物边缘不倾斜，则会形成锋利的边缘。
- 如果患者已经有一个正常大小的鼻尖小叶，只是需要更好的鼻尖突出度，则鼻尖移植物在增加鼻尖突出度的同时也会使鼻尖小叶异常增大。在这类患者，适于用鼻小柱支撑提升鼻尖突出度。
- 如果在鼻尖移植物深部使用一个以上的移植物，而且没有缝合成一个坚固的"支撑物"，它们很有可能分散，导致鼻尖突出度丧失。
- 鼻尖移植物常常要么靠左要么靠右。因此，最好是将前 2 针缝合（以 5-0 PDS 线）在移植的最宽的一边。而第三针和最后的缝合通常在移植物的最窄部分并打结（埋入）。

评估程序

- "解剖学鼻尖移植物"有正常鼻尖的表面形态结构，包括穹窿区和中间脚之间的区域。
- 鼻尖移植物测定器可用于模拟的正常鼻尖表面。它们具有与正常软骨一样的弹性，因此可以在植入雕刻软骨之前放入鼻部以判断效果。
- 依据放在软骨上的测定器来雕刻，以避免雕刻错误。
- 支撑移植物（1~3 层厚）可形成合适的鼻唇角、支撑鼻尖移植物、填充无效腔及改善鼻尖形态。

- 只需要一个真正的鼻尖移植物。鼻尖的突度和形态的进一步确定和稳定是通过支撑物获得的。
- 在闭合式手术中，稍大的密闭解剖腔隙不会产生问题，因为无效腔总能被合适大小的支撑移植物填充。
- 耳甲腔软骨是一种理想的移植材料，因为它有柔和的弧度，与中间脚和穹窿之间的正常成角相似。

手术步骤小结

1. 由于鼻尖小叶缺陷或鼻尖畸形不能由缝合纠正和难以构建正常鼻尖形态时,可采用鼻尖移植物矫正鼻尖形态。
2. 在此推荐一种特定的鼻尖移植设计,一种模拟鼻尖正常解剖即鼻尖小叶的手术方法。这种方法能呈现出穹窿间区域、中间脚区域以及这两个区域的正常成角(如侧面观所见)。
3. 术前电脑模拟实施手术。将鼻尖形态形成数字影像并在屏幕上放大,可模拟术后鼻尖形态。
4. 鼻尖移植物测定器可在雕刻软骨前置入以了解效果及防止移植物被毁损。
5. 鼻尖移植物测定器被用作模板切割软骨以避免盲目雕刻,以避免导致移植物太小或没有足够材料用来雕刻。
6. 如果鼻中隔软骨可利用,可以利用鼻尖移植物测定器进行雕刻。应将其放边缘修薄,移植物最宽处应水平折叠以使软骨移植物能够适当地放置在现有的穹窿上面。
7. 如果使用耳软骨,耳甲腔软骨是最好的供体。借助测定器将其雕刻成合适的大小和形状后,凹面向下放入鼻尖。
8. 将额外的软骨置于鼻尖移植物之下(被称为"支撑移植物")通常是必需的,以便保护鼻尖移植物,提供额外的鼻尖增加量,并通过把移植物推向皮肤而使鼻尖突出。
9. 对于闭合式鼻成形术,支撑移植物是由2~3片缝合在一起鼻中隔或耳软骨组成的。通过将2~3层软骨缝合成为一个整块,可以避免单独放置时因压力而分散。
10. 如果鼻尖皮肤薄,应用单层颞肌筋膜或真皮盖住整个移植物,以避免术后锐利的边缘外露。

(翟晓梅 潘柏林 译)

参考文献

1. Collawn SS, Fix RJ, Moore JR, Vasconez LO. Nasal cartilage grafts: more than a decade of experience. Plast Reconstr Surg 1997;100:1547.
2. Daniel RK. Rhinoplasty: the first 100. In: Daniel RK, ed. Rhinoplasty. Boston: Little, Brown, 1993, p. 343.
3. Guyuron B, DeLuca L, Lash R. Supratip deformity: a closer look. Plast Reconstr Surg 2000;105:1140–1151.
4. Pastorek NJ, Bustillo A, Murphy MR, Becker DG. The extended columellar strut tip graft. Arch Facial Plast Surg 2005;7:176–184.
5. Peck GC Jr., Peck GC. Nasal augmentation: inadequate tip projection and saddle-nose deformity. In: Gruber RP, Peck GC, eds. Rhinoplasty: state of the art. St. Louis: Mosby, 1993, pp. 113–122.
6. Rohrich RJ. An 18-year experience with the umbrella graft in rhinoplasty (Discussion). Plast Reconstr Surg 1998;102:2166.
7. Sheen JH, Sheen AP. Aesthetic rhinoplasty. St. Louis: Mosby, 1987, p. 506.
8. Toriumi D. New concepts in nasal tip contouring. Arch Facial Plast Surg 2006;8:156–185.
9. Gruber RP, Grover S. The anatomic tip graft for nasal augmentation. Plast Surg 1999;103:1744.
10. Gruber RP. Nasal tip graft sizing and securing. Op Tech Plast Reconstr Surg 2000;7:229.

第9部分：鼻成形术

第 41 章

鼻尖问题的解剖学处理

Vincent P. Marin、C. Spencer Cochran 和 Jack P. Gunter

历史

对于鼻尖成形，传统方法的注意力是集中在切除组织和缩小鼻尖复合体上。多年来，这种"减少组织"的方法导致了一种"紧缩的"特征性畸形或过度缩小的鼻尖，并且鼻尖至鼻翼小叶过渡的缺失常常会导致功能性通气障碍。正面观，鼻尖表现很孤立，患者常常把鼻子末端描述为一个"球"。这些问题是由于对下面的软骨和由软骨支架提供的支撑结构缺乏了解造成的。

Sheen 和后来的 Johnson 推广了自体鼻尖移植物的应用，并开启了在鼻尖手术中应用"添加物"的处理方法。随着开放式手术入路的出现和流行，骨软骨结构的支撑性和稳定性在维持长期效果方面变得非常重要。如果外科医生了解鼻尖部软骨对鼻尖部皮肤及鼻尖外部形态的作用，那么把一个不美丽的鼻尖变成一个有吸引力的鼻尖的机会将会更多。到那时，鼻尖整形面临的主要障碍就变成了瘢痕组织挛缩，后者必须能够被鼻尖软骨的正常稳定性来抵消。

一个成功的治疗方案取决于对下面要点的理解：

- 鼻尖软组织和鼻尖软骨结构的解剖变异及其对鼻外部形态的作用。
- 对鼻尖起支撑起作用的因素及其之间是如何相互作用的。
- 每个手术操作、雕刻与修正都会最终反映在手术结果上。

术前评估

- 皮肤质量（厚、薄）。
- 鼻尖的大小和形状。
- 鼻尖软骨的形态、强度和位置。
- 鼻尖突出度。
- 鼻尖旋转。
- 鼻尖的解剖学角度。
- 鼻翼和鼻小柱的关系。

解剖

一个满意的鼻尖外形一般包含以下要素：鼻基底的宽度应大约等于两内眦角的距离（图 41.1）。

前面观，应该突出四个标志：鼻尖上折角、一对鼻尖表现点和鼻尖下叶最低点。这些点可以把鼻尖复合体分成两个相反方向的等边三角形（图 41.2）。

基底部观，基底部应该形成一个等边三角形，后者由三个圆角、侧壁构成，小叶与鼻孔的比应为 1:2。鼻孔一般呈椭圆形，与中线有一个小的倾斜角度（图 41.3）。

笔直的鼻翼侧壁应均匀地向内侧上提到达双侧鼻尖表现点（TDP）。在女性中，侧面观，从鼻额角到 TDP 所形成的直线应在鼻背前 2～3mm。这是由鼻尖轻度上折引起的。这种情况在男性一般不存在。因此，在男性，为防止术后鼻子形态女性化，我们宁可要一个笔直的鼻背（图 41.4）。

鼻翼和鼻小柱的关系是通过鼻唇角来衡量的，鼻唇角从侧面观可通过在鼻孔最前点和最后点画一条线来确定。鼻孔永远不应＜1mm 或永远不应＞4mm（线 A-B 和线 B-C）（图 41.5）。

鼻尖部皮肤通常比鼻背部皮肤更厚、更易分泌油脂。不同患者的鼻尖部皮肤存在一定程度上的变异。对于鼻尖皮肤薄的患者，应该仔细避免可形成任何不正常鼻轮廓的手术操作，因为在肿胀消失后常常会出现明显的皮肤表面畸形。鼻尖局部的厚皮肤能更好地遮盖下面结构的棱角和边缘，因为它能够很容易地遮

第9部分：鼻成形术
美容整形外科学

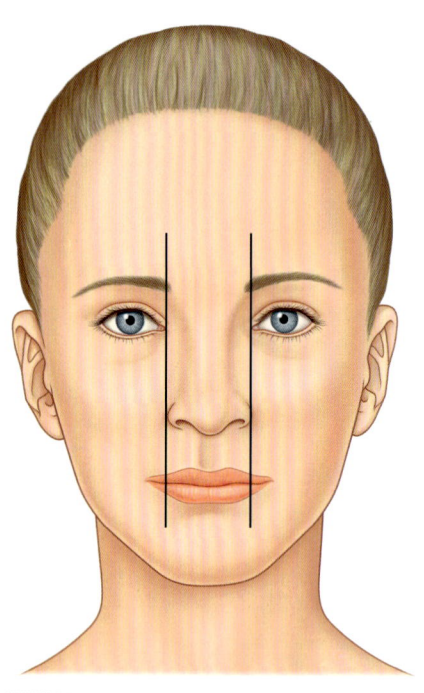

图 41.1　鼻宽度接近于两内眦间的距离。

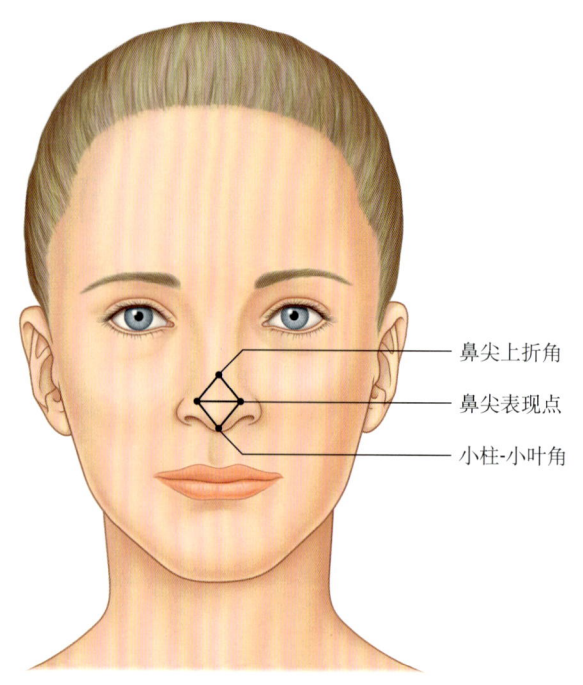

图 41.2　前面观，这四个点应该突出：鼻尖上折角、一对鼻尖表现点和小柱-小叶角。

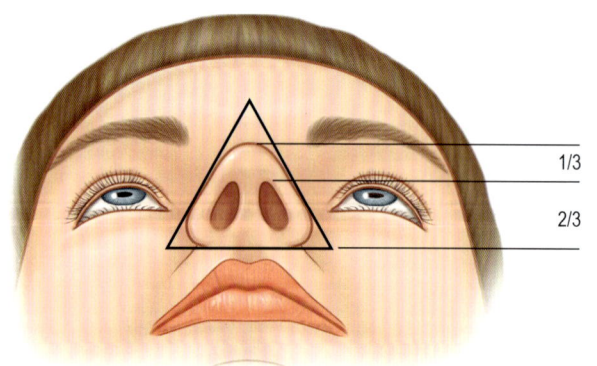

图 41.3　基底部观，鼻尖应该类似一个等边三角形，其中鼻尖下小叶占上 1/3 的高度，鼻孔占下 2/3 高度。

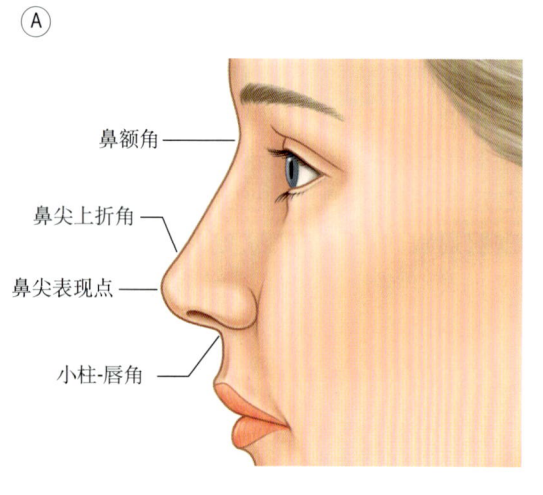

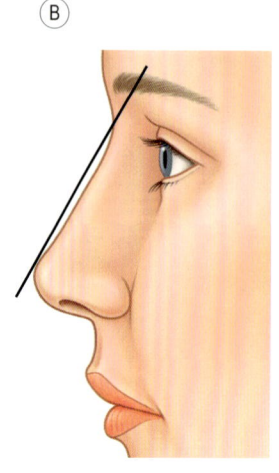

图 41.4　A，侧面观，重要标志点。B，鼻背部的高度应该比从鼻尖部向鼻根部所画的那条直线低约 1 ~ 2mm。

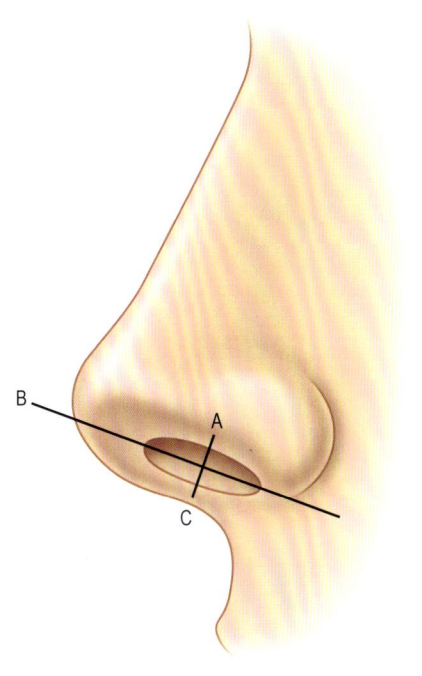

图 41.5 经过鼻孔最前端和最后端的直线能够把鼻孔二等分。

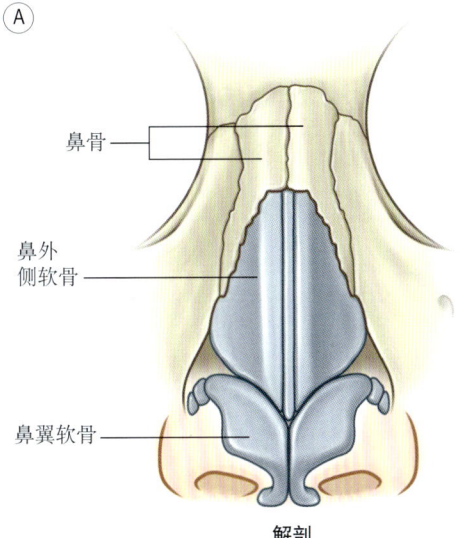

解剖

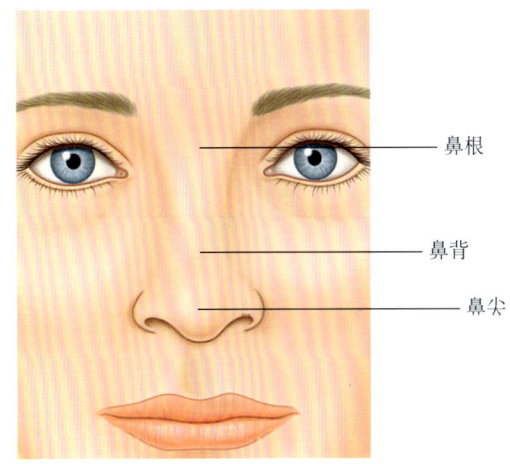

局部形态

盖一些细小的不对称。

鼻尖软骨包括双侧成对的鼻翼软骨复合体（LLCC）（国内叫大翼软骨），它通过附属软骨（国内叫小翼软骨）把外侧脚外侧末端与梨状孔连接起来。每一侧 LLCC 包含一个内侧脚（以前认为是中间脚的前部），后者从鼻小柱-小叶角延伸到与外侧脚的连接处。LLCC 的穹窿是典型的圆形，是鼻尖的最突出部分。穹窿的最高点被叫做鼻尖表现点（TDP）（图 41.6）。

LLCC 是鼻尖的主要支撑因素。LLCC 越大越坚硬，它们能发挥的作用就越大。LLCC 又通过三条韧带与其邻近结构相连。一条韧带位于内侧脚和鼻中隔之间，另一条位于外侧脚头端边缘和邻近鼻外侧软骨（ULC）的末端边缘之间，第三条起自外侧脚内侧的头侧边缘，越过中隔角到达对侧外侧脚头侧的边缘。位于内侧脚底部和上颌骨之间以及中隔角和鼻尖皮肤之间的其他支撑结构是一些纤维脂肪组织（图 41.7）。

鼻尖的形态是由 LLCC 及其支撑结构共同决定的。

内侧脚和中间脚共同影响着鼻小柱和鼻尖下叶最低点的形态。外侧脚决定了前鼻尖和侧壁的形态。如果外侧脚比较突出，它们会导致鼻尖的外观像球状。凹的软骨头可导致侧壁和鼻翼环显得有些塌陷。如果它们是朝向一侧方向的，那么鼻翼看起来像收缩了一样，而内侧脚增宽或悬挂会导致"绞形鼻"，两种情况都会导致阴影增加。

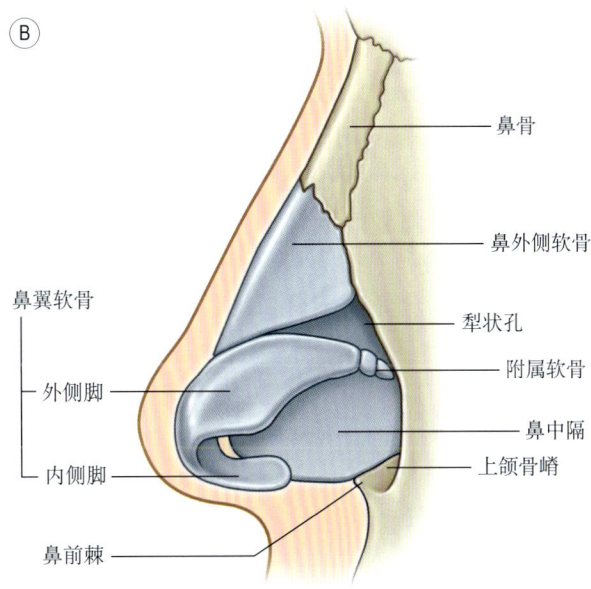

图 41.6 A，理解基本的骨软骨结构对覆盖在其上面的解剖皮肤的作用极其重要。B，鼻尖的形态取决于以下因素的综合作用：一对鼻翼软骨、鼻中隔尾侧、鼻外侧软骨、鼻中隔角以及相关的韧带和皮肤。

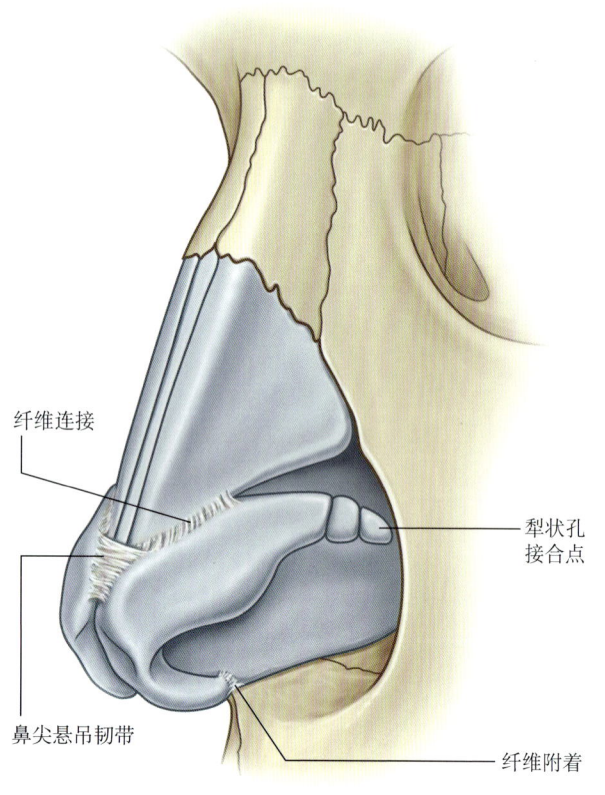

图 41.7　鼻尖部位的相关韧带。

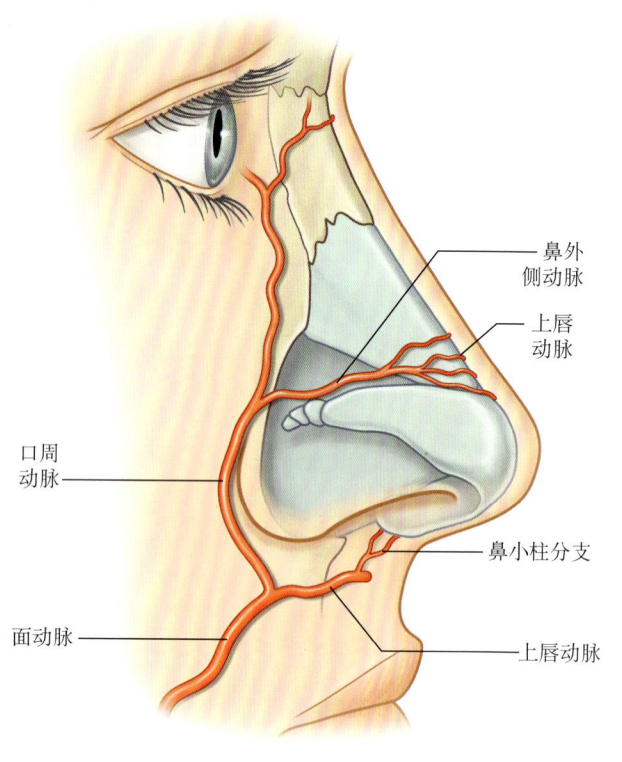

图 41.8　鼻部的动脉解剖。

鼻基底观，鼻尖应表现轻微的圆形，与 TDP 之间有大约 8～10mm 的距离，并且鼻翼软骨间的展开角 < 30°。

鼻尖皮肤的血液供应主要来自于口周动脉和上唇动脉，它们是面动脉的分支。鼻外侧动脉起自内眦动脉；它穿过内侧行走于外侧脚的边缘，并发出分支到达鼻孔的边缘。鼻小柱动脉来自上唇动脉并经鼻小柱到达穹窿区域。鼻外侧动脉和鼻小柱动脉在鼻尖部相互吻合，形成了一个拱形样血管丛，可以供应外侧脚的边缘部位。这些血管的走行位置在解剖上是连贯的。鼻外侧的血液供应也有来自眼部血液系统，但那是不恒定的（图 41.8）。

手术步骤

在手术前评估期间，理想的鼻尖突出度和旋转度应以患者和医生意见一致的方式确定。

应用开放式手术入路，在双侧鼻翼缘做切口，两切口经过鼻小柱切口相连，拉起皮肤，下面的软骨和骨结构用尖头剪锐性分离，用骨膜剥离子剥离鼻骨骨膜，将皮肤和皮下组织从软骨和骨性支架中分离出来。这时可检查并对手术前的分析进行确认或更改（图 41.9）。

下文描述手术步骤，这些取决于个体功能和美学要求，以实现医生和患者的具体目标。

鼻尖突出度

鼻尖突出度可通过从鼻唇角到鼻尖部画一条直线来评估。如果上唇突出度正常，在上唇最突出的点画一条垂直线，为达到足够的鼻尖突出度，垂直线前面至少要占 50%。如果垂直线前面的部分超过 60%，这样的鼻尖被认为是过分突出的，应该缩小。如果垂直线前面的部分少于整个距离的 50%，这表明这是一个短小的鼻子，鼻尖突出度不够，应该增加（图 41.10）。

Byrd 则描述了鼻尖突出度的决定与"理想鼻长度"有关；理想的鼻尖突出度（从翼-颊连接处至鼻尖前部突出点的最前端）= 0.67 × 理想鼻长度（鼻额角至鼻尖前部突出点的最前端）（图 41.11）。

当应用公式时，鼻-额角的位置以及鼻尖旋转的程度需要仔细考虑。

增加鼻尖突出度

增加鼻尖突出度依赖于精确的逐步增加及无损伤技术来完成，经常采用开放式鼻成形术以达到最大暴

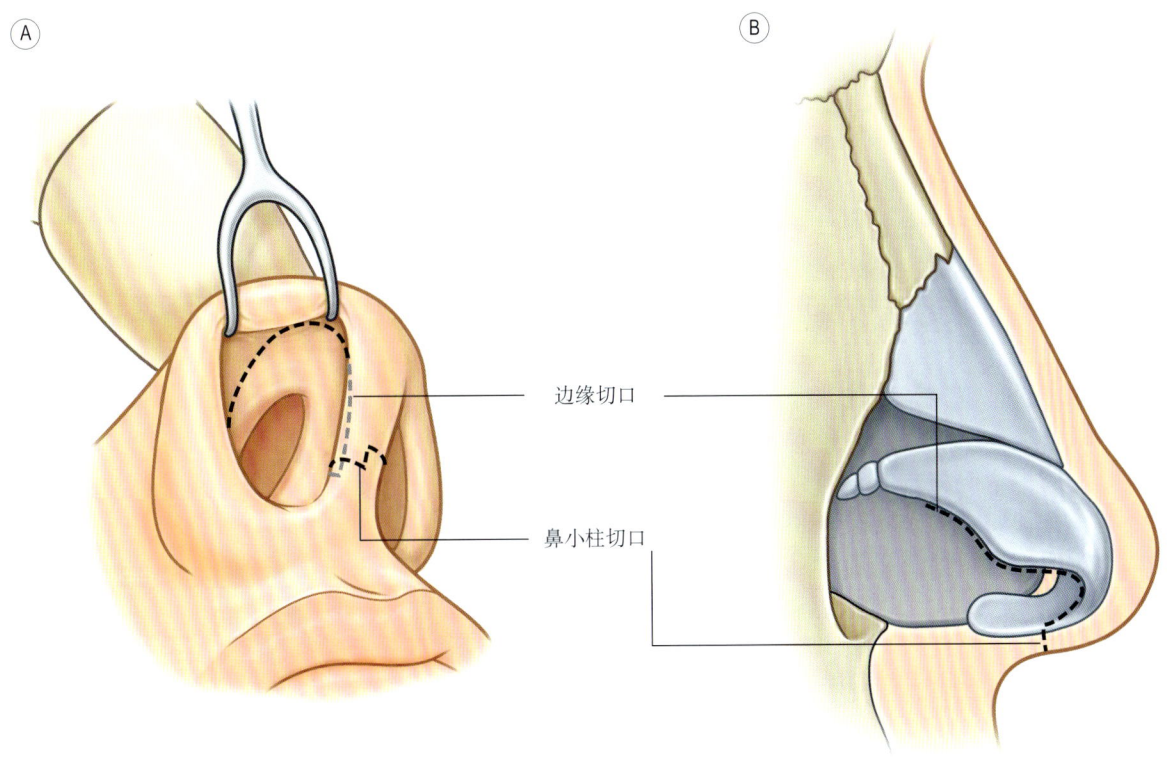

图 41.9 开放式入路的标准切口。(鼻翼缘切口联合阶梯状经鼻小柱切口)。

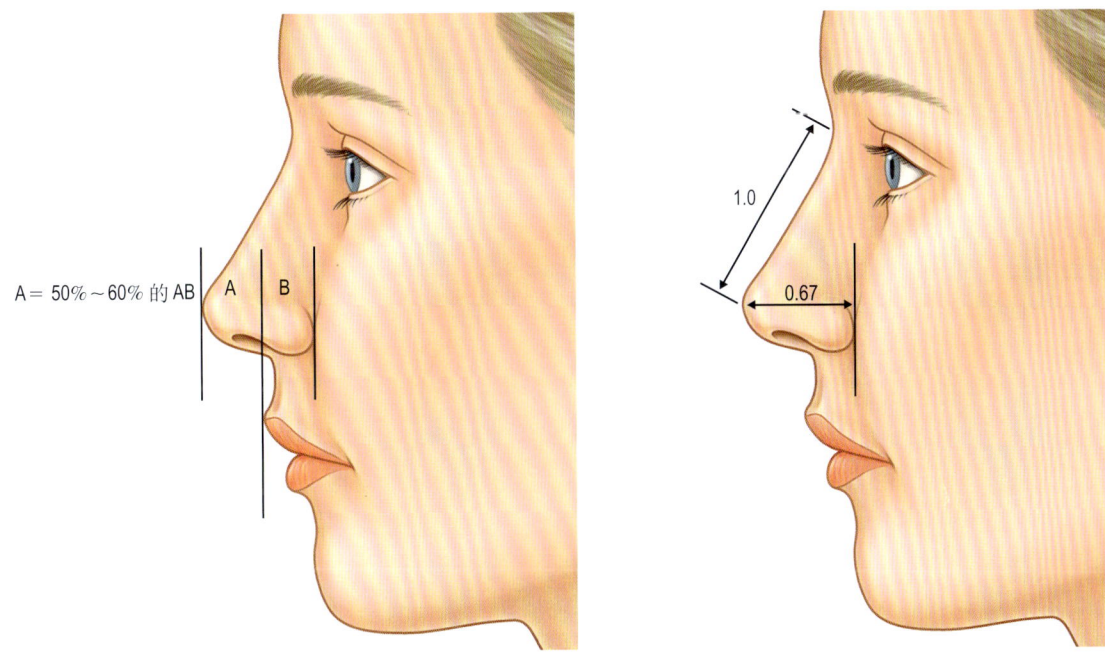

图 41.10 鼻尖突出度是基于上唇最前端的垂直线去分割从鼻唇沟（ACJ）到鼻尖最高点（T）的距离来确定的。

图 41.11 Byrd 关于鼻尖突出度的理论是基于理想鼻长度。

露及操作。

当内侧脚在向上进入穹窿区域的过程中有轻度外倾时，通过简单互相缝合穹窿的内侧壁即可使鼻尖稍稍增高，从而校正前端内侧脚的弯曲度（或中部内侧脚）。

最小限度的鼻尖突出度可采用鼻内入路行鼻小柱支撑来获得。在鼻小柱的基底部做垂直切口，这样在上颌骨和内侧脚的根部之间可形成一个袋状腔隙，把支撑体放入袋状腔隙的基底部，由此鼻尖突出度即通过增加软骨支撑得到增加。

采用开放式手术入路通过植入鼻小柱支撑体也可以增加鼻尖突出度。通过经鼻小柱切口，在面向鼻前棘的两个内侧脚之间形成一个腔隙。由于两侧内侧脚在鼻小柱支撑体之前，在腔隙中放入支撑体并在内侧脚的末端固定支撑体，即可达到垫高鼻尖的目的（图41.12）。

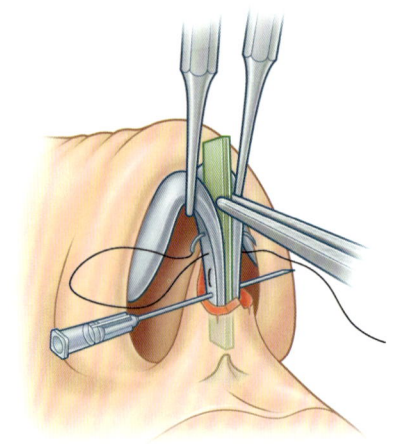

图41.12　通过开放式手术入路来放置鼻小柱支撑体。缝合时用25号针来固定鼻尖复合体。

在我们看来，这种开放式手术入路能够更准确地调整鼻尖突出度，因为内侧脚和鼻小柱支撑体的关系可以变得更简单明了。当最大的相互作用力分别作用于鼻尖穹窿和鼻小柱支撑体时，我们就可以最大限度地垫高鼻尖（图41.13）。

鼻尖支撑体置入后，通过增加外侧脚的内侧可以获得额外的鼻尖突出度。这可通过水平褥式缝合将软骨外侧"添补"到TDP，从而创造一个新的TDP。这就是所谓的"外侧脚迂回"手术方法。为了更加稳定，将内侧脚和鼻小柱支撑体缝合在一起，并且鼻尖支撑体应按照新做出的鼻尖形态修剪整齐。

如果这些方法不能形成足够的鼻尖突出度，则推荐进行鼻尖移植。最初Sheen描述了应用取自鼻中隔的平坦的盾形软骨片进行雕刻，支撑体一头的中间有些凹陷，两个钝头间相距约6～8mm，以形成两个鼻尖表现点。后来，Johnson通过开放式入路推广了这一方法，移植物能更精确、更正式地缝合在适当位置。需要的鼻尖突出度更高，在穹窿上部植入物的尖部就更高。应谨慎使用植入物操作，因为植入物有可能使鼻部皮肤萎缩或拉长而导致植入物可见（图41.14）。

其他移植物，诸如单层或多层上置式移植物、盖帽移植物、鼻中隔延伸移植物，甚至锚形移植物，都可以用于这一目的。但再一次强调，考虑到这些移植物术后有能被看出来的风险，所以只有在必要时才考虑使用。

Byrd也介绍了一种用鼻中隔延长移植物来垫高鼻尖的方法：移植物延伸到穹窿区域并被固定在中隔尾端（图41.15）。

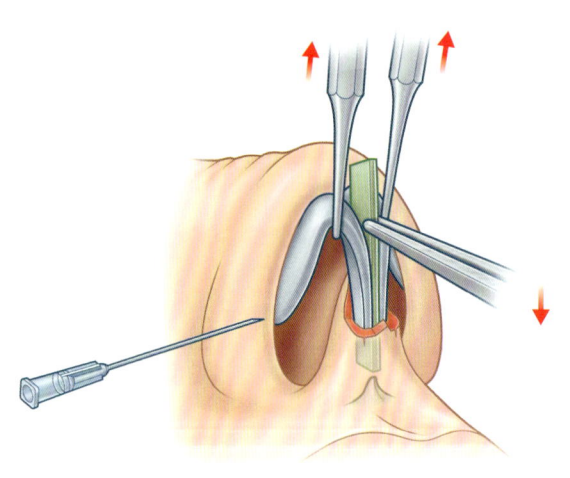

图41.13　通过用鼻小柱支撑体向下移位、穹窿部位向上移位的方法可以去调整鼻尖突出点的位置。

降低鼻尖

为了降低鼻尖的突出度，有必要减少或消除支撑鼻尖的部分或全部支撑结构。许多这类支撑结构采用常规鼻整形切口切断。例如，一个完整的贯通切口会破坏支撑结构——由中隔尾部到内侧脚基底处的弹性纤维组织形成。软骨间切口或鼻翼软骨的头侧边缘切口会破坏外侧脚到鼻外侧软骨间附着组织的支撑结构，也会消除穹窿边缘的悬韧带和周围组织间的支撑结构（图41.16）。

当降低鼻尖时，需要认真考虑外侧脚复合组织的强度和稳定性。如果外侧脚复合体和梨状孔的连接很牢固，它们可以抵制鼻尖的反向运动。如果完全游离的鼻尖支撑结构不能使鼻尖减少到理想的高度，就必须对内侧脚或（和）外侧脚进行整复。我们推荐在外

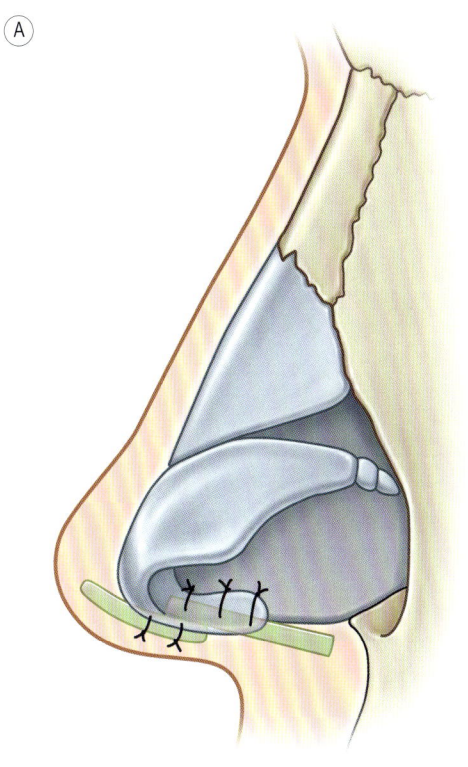

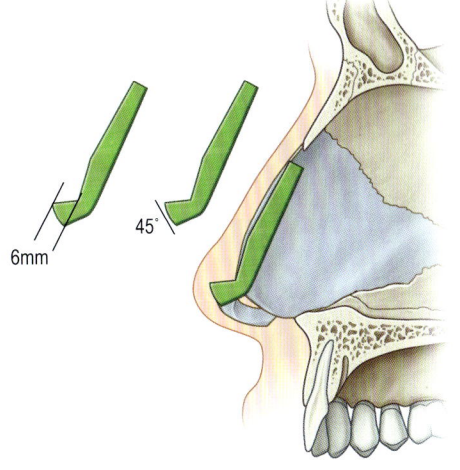

图 41.15　用于控制鼻尖突出度的扩展移植物。

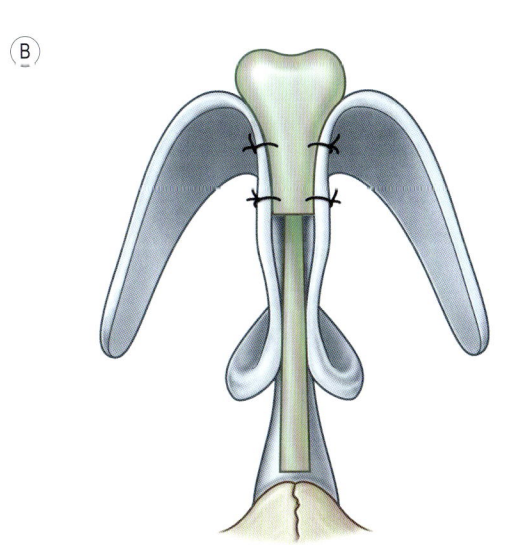

图 41.14　盾形移植物结合鼻小柱支撑。

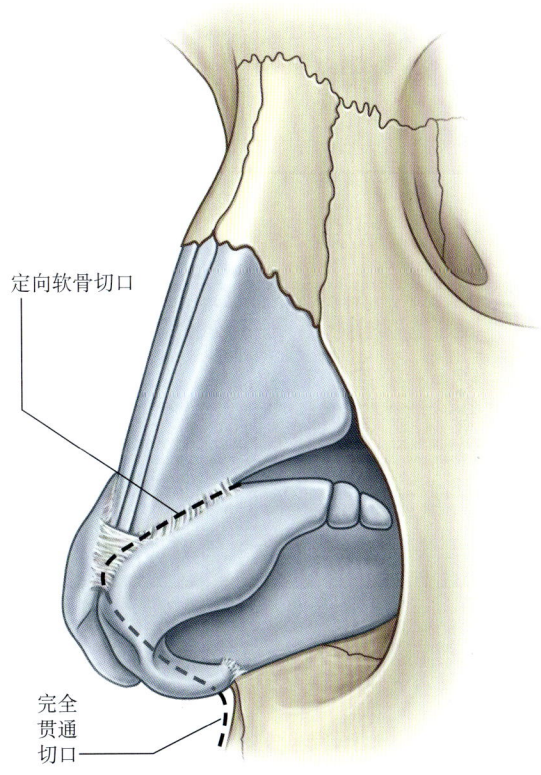

图 41.16　完全贯通的切口结合软骨间切口会减少许多鼻尖支撑韧带的作用。

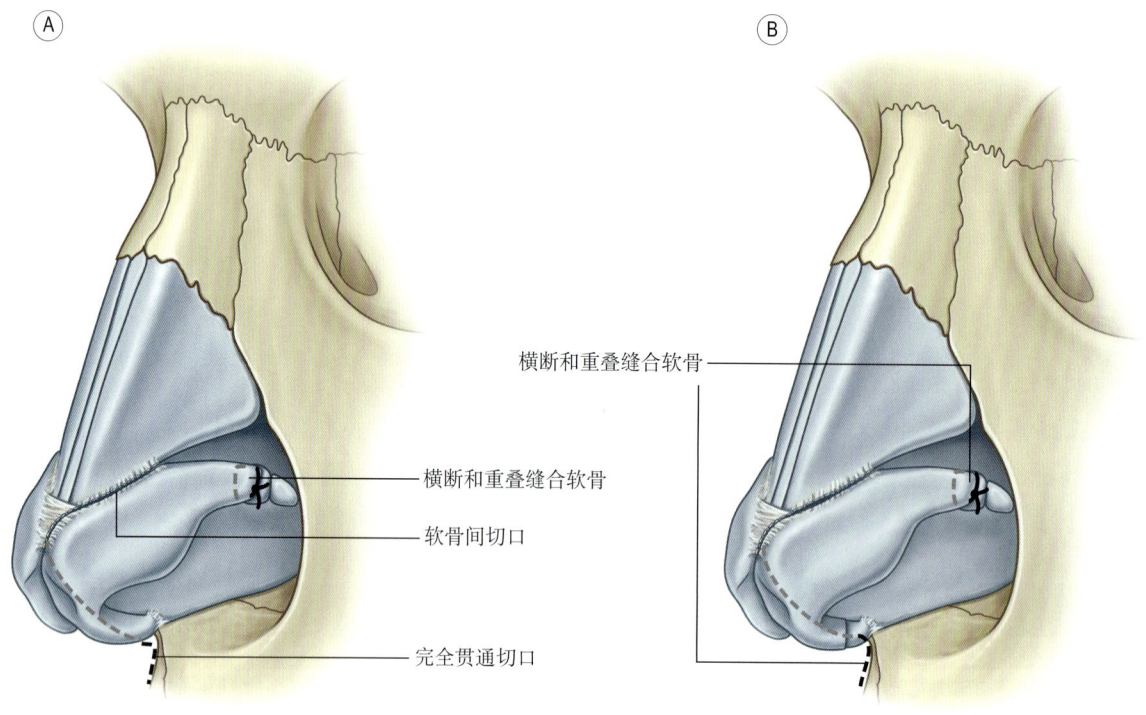

图 41.17 横断 LCC 及附属软骨连接来减小鼻尖突出。

侧脚与附属软骨融合处垂直横断、重叠或缝合外侧脚。如果内侧脚形成了多余的鼻尖，同样也可以在内侧脚进行类似的操作（图 41.17）。

相反，如果外侧脚较柔软，那么鼻尖的减小会导致在附属软骨进入气道的连接处产生一个弯曲。这个弯曲常会朝向鼻腔，因为鼻前庭皮肤较鼻外侧皮肤的阻力更小。如弯曲过大，可导致鼻腔的通气功能降低。

过度缩减鼻尖突出度会造成鼻翼过度张开，后者可采用适合个体需要的正式鼻翼基底切除来处理。

鼻尖的向上旋转

鼻尖旋转应通过评估鼻唇角来分析，后者可在侧面观上通过在鼻孔最前点和最后点画线来测量。这条线与面部垂直平面形成的角度即鼻唇角。

高加索女性的理想鼻唇角是 95°～105°，而高加索男性是 90°～95°。鼻唇角应与鼻小柱-上唇角区分开，后者是在鼻小柱和上唇交汇处形成的。鼻尖旋转不能用鼻小柱-上唇角这个参数来评估，因为它受尾部中隔或鼻前棘的影响。换句话说，鼻小柱-上唇角在正常鼻唇角存在时可能突出或回缩。

鼻尖的转动度可以应用能转动和上悬鼻尖、增加鼻唇角和缩减鼻额角与鼻尖点之间的距离的多种技术来增加。这些改变意味着缩短鼻子。

通过软骨间切口或外侧脚头侧缘切口可消除对鼻尖头端上旋的抑制。去除外侧脚头端的多余组织，假如没有别的外力存在，可以使外侧脚向上自由移位。

如果外侧脚复合体被调整为垂直位，非常靠近梨状孔，它们将限制鼻尖的上抬。这种阻力可以通过垂直横断并重新复位外侧脚复合体来消除（图 41.18）。

当需要鼻尖明显旋转时，应该切断内侧脚到鼻中隔尾侧的附件以便充分提高鼻尖。此外，对于在此区域软骨连接较长的患者，切除鼻中隔末端是必要的，但这种方法应根据个体情况保守一些，因为鼻中隔末端过多切除可能会引起鼻尖过度旋转和高度下降。

鼻小柱支撑体是一种极好的维持或增加鼻尖旋转的方法。另一种控制鼻尖旋转的方法是直接把鼻翼软骨和鼻中隔末端缝合在一起。这是一种适用于长鼻梁的简单方法，不仅需要鼻头端旋转，还需要缩窄鼻头（图 41.19）。

鼻尖的向下旋转

有高大鼻尖的患者有一个钝角形鼻唇角，且从鼻额角到鼻尖表现点的距离低于正常人。这两种因素结合导致了一个缩短的鼻子；将鼻尖向下旋转包含将低位的鼻翼外侧脚软骨向内下方移位，这样就可以延长短鼻的长度。

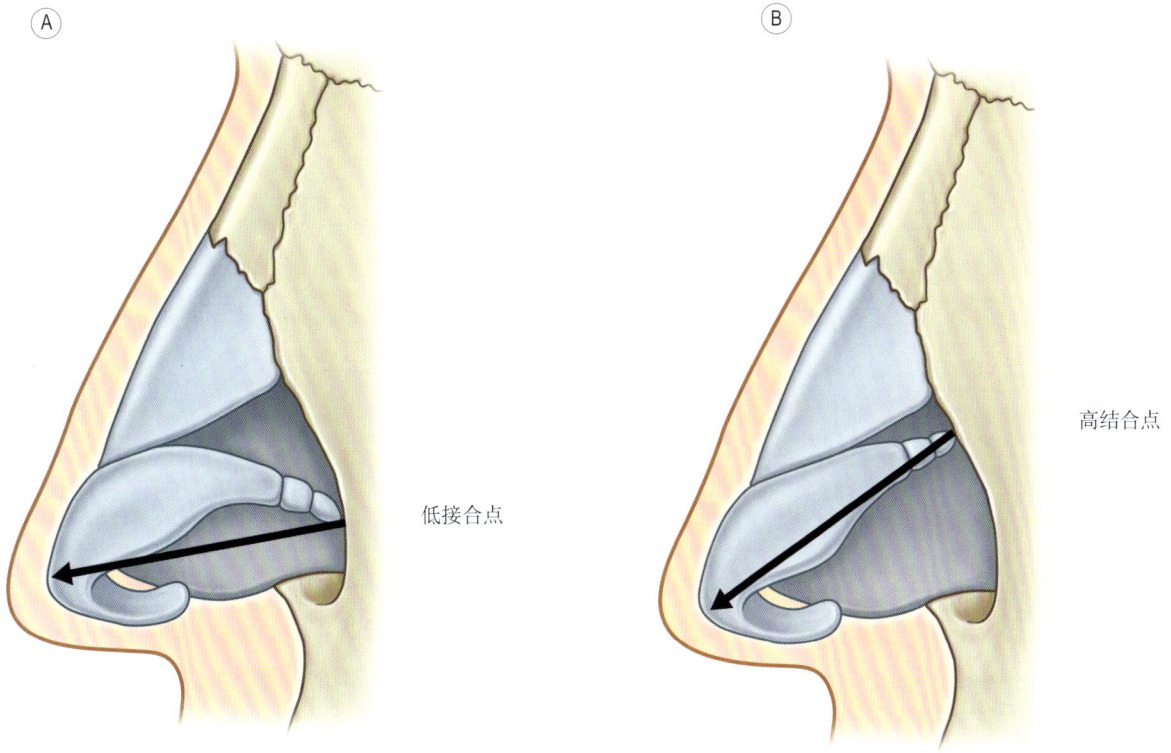

图 41.18　在梨状孔上 LLCC 的不同连接方式。

可联合应用下文所述的某种或全部方法来达到这一目的：鼻部皮肤组织下广泛分离，从鼻外侧软骨和鼻中隔之间把鼻外侧软骨下端游离出来，切除鼻中隔末端，在后侧旋转和固定低位的鼻翼外侧脚，术后支撑鼻孔并进行鼻外部固定。

只要能将鼻翼软骨从连接在鼻外侧软骨、梨状孔和鼻中隔的附着组织中游离出来，鼻尖向下旋转就是可行的。鼻翼软骨的向下旋转会使鼻中隔鼻背变得更加突出，需要削减。

必须固定向下旋转的鼻尖，因为鼻尖有回到原有位置的强烈趋势。这可以用鼻小柱支撑、将鼻翼内侧脚至鼻中隔末端贯穿缝合或用各种扩展植入物或中隔延长植入物来完成。

向下旋转的鼻翼外侧脚复合体必须适当缝合牢固固定，以防脱位而导致鼻唇角增大，从而导致鼻长度缩短。

减少鼻尖厚度和宽度

见图 41.20。

减少鼻尖厚度常需要进行局部切除，削弱外侧脚，或通过缝合技术重塑外侧脚。切除外侧脚的头端可以

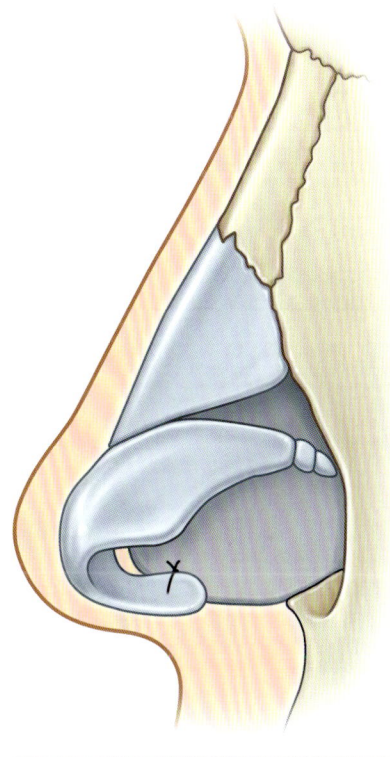

图 41.19　内侧脚-鼻中隔修补术。

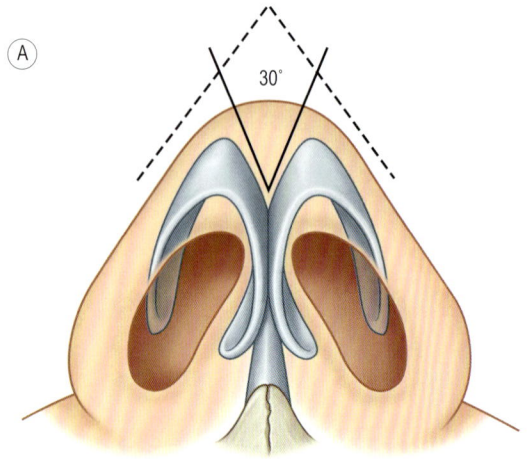

A 正常鼻尖

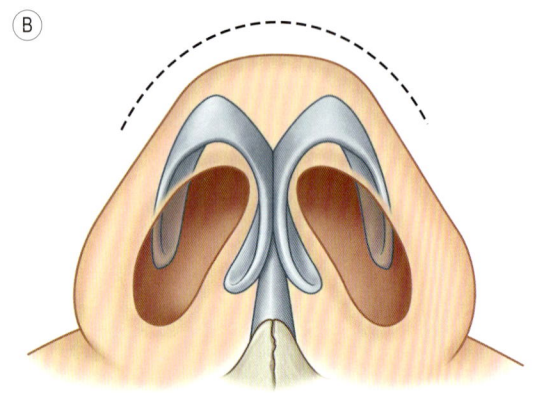

B 球状鼻尖（蒜头鼻）

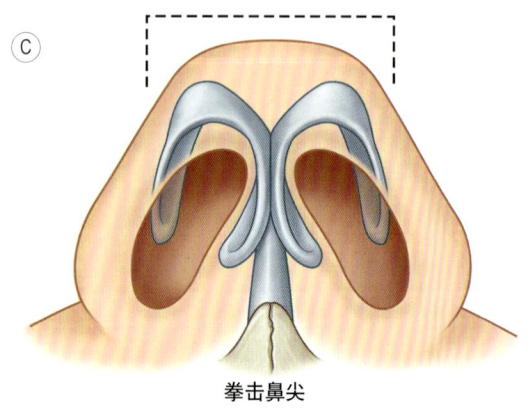

C 拳击鼻尖

图 41.20　鼻尖形态差异。

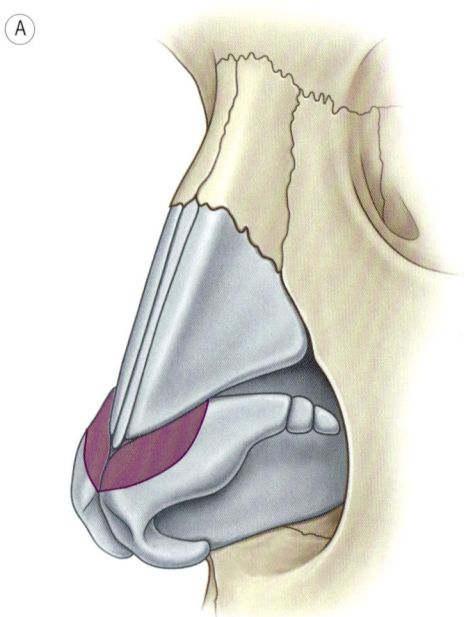

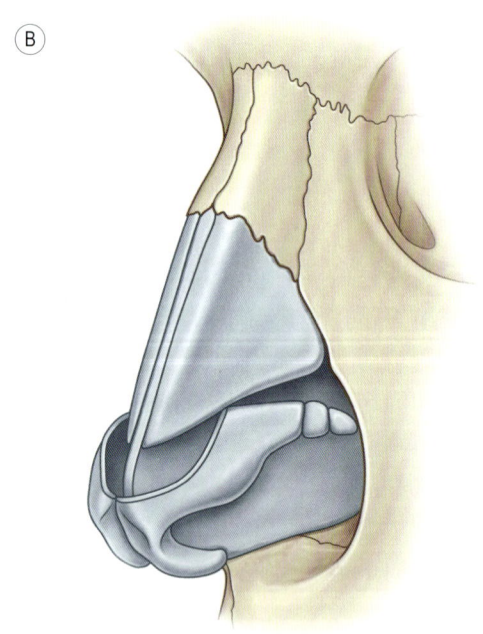

图 41.21　鼻翼外侧脚头端修整。

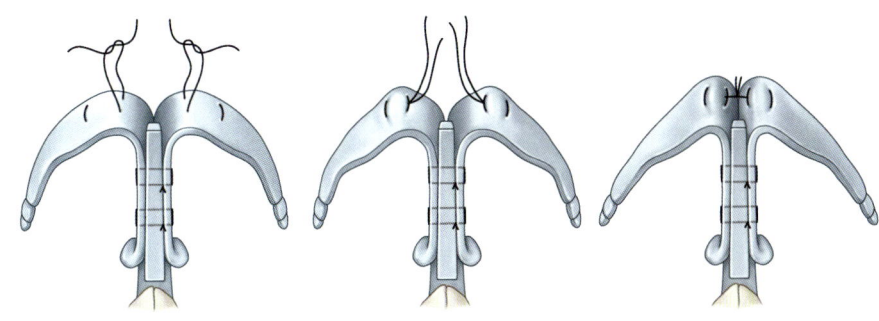

图 41.22　缩小鼻尖复合体的鼻翼软骨对缝和内缝合。

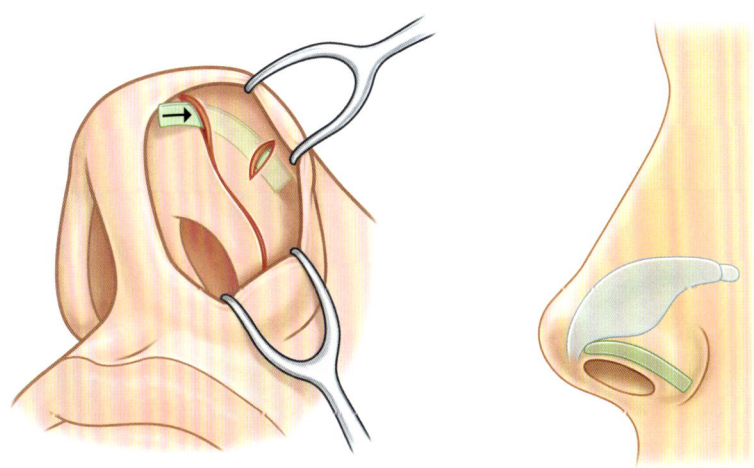

图 41.23　鼻翼轮廓植入物的位置。

减少鼻尖和鼻尖上部的厚度，但在很多情况下，保留的尾端仍然会外展，使鼻尖呈现球状外形（图 41.21）。

为了减少外侧脚外展，穹窿部采取水平褥式缝合，并通过拉紧缝线结来增加成角。在缝合一端留长线，然后通过缝线打结技术来减少 LLC 的分散（图 41.22）。

水平褥式缝合的大力度收紧会引起 LLC 和附属软骨连接处的薄弱点出现补偿性弯曲。如弯曲过度，则会导致妨碍鼻通气，应该避免。

鼻翼沟——鼻翼小叶交界处的缺损

鼻翼轮廓移植物可用作一种简单而有效的方法来纠正鼻尖畸形矫正术后出现的鼻翼台阶。用锋利的弯剪经软骨下切口下分离出一皮下隧道。这个腔隙应跨越鼻翼台阶区，并且每侧均超过台阶边缘 2~3mm。将鼻中隔软骨修剪成 2~4mm×8~10mm 的长方形并弯曲成弧状，然后放入此腔隙以矫正凹痕，用 5-0 号铬线缝合（图 41.23）。

术后护理

精细的手术技术操作后，保护新的鼻外形至关重要。要小心谨慎，确保关闭的鼻翼边缘切口不会对鼻尖造成过多的张力而导致鼻外形扭曲。我们用胶布仔细粘贴鼻子来重塑一个满意的菱形鼻尖形状，当然这是建立在鼻尖分离、鼻尖定点及缝合基础之上。这有助于鼻尖水肿的恢复。一般会选用 Denver 夹板固定鼻子，除非只进行鼻尖手术。术后 1 周去除所有敷料。患者每 4 个月随访一次直至术后 1 年，每次都要采集患者照片（图 41.C1-41.C4）。

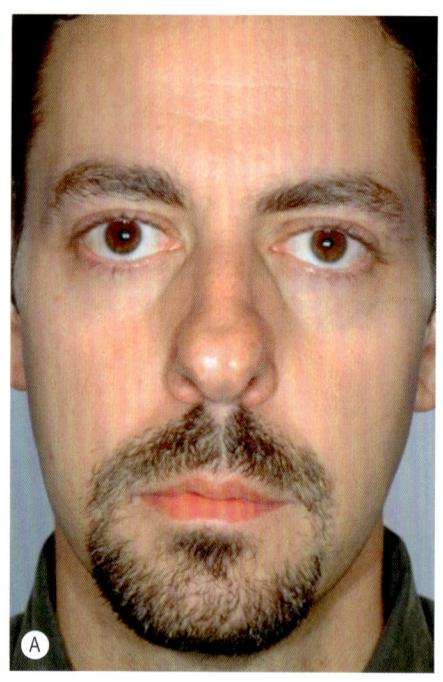
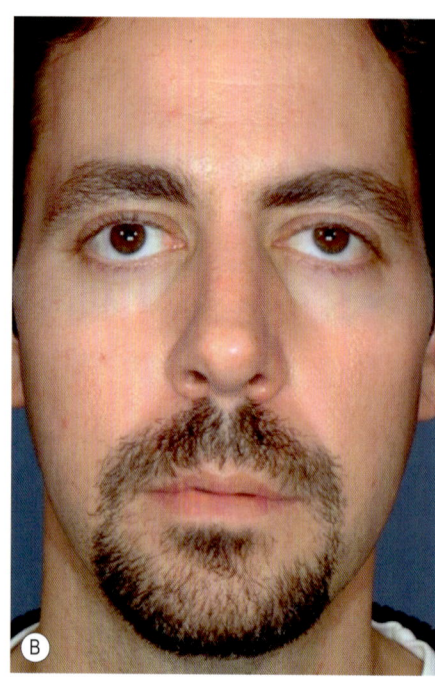

图 41.C1　A，术前正面观。B，术后正面观。

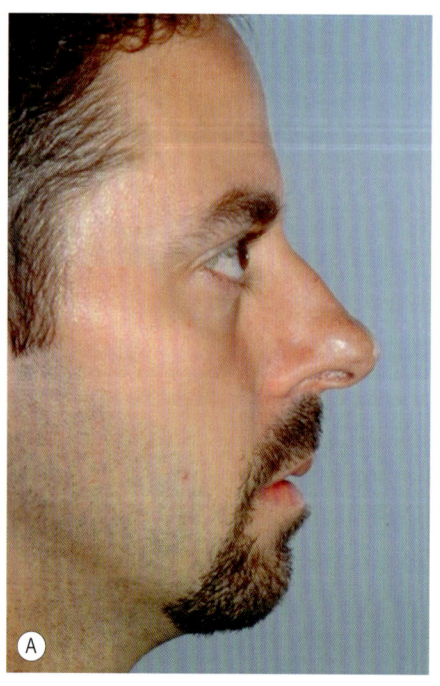
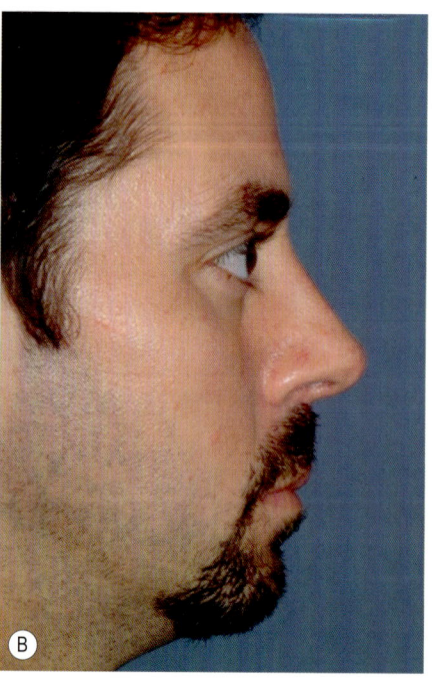

图 41.C2　A，术前侧面观（右侧）。B，术后侧面观（右侧）。

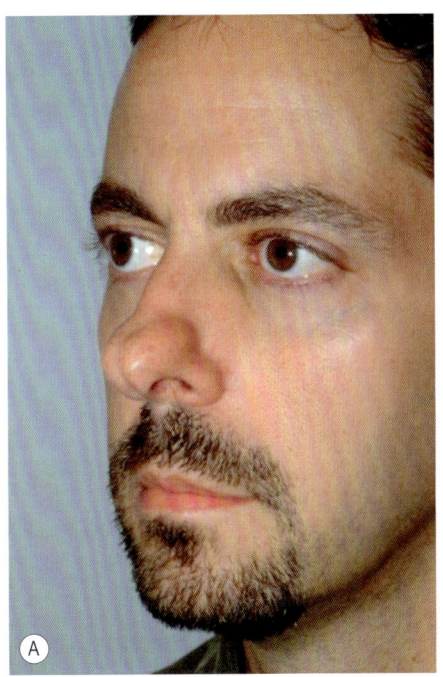 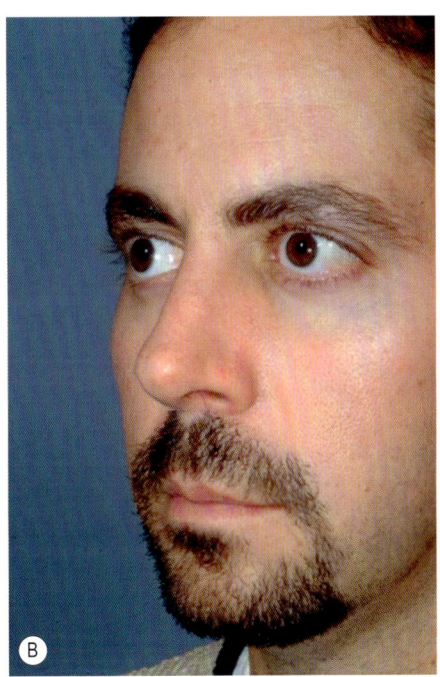

图 41.C3　A，术前斜面观（左侧）。B，术后斜面观（左侧）。

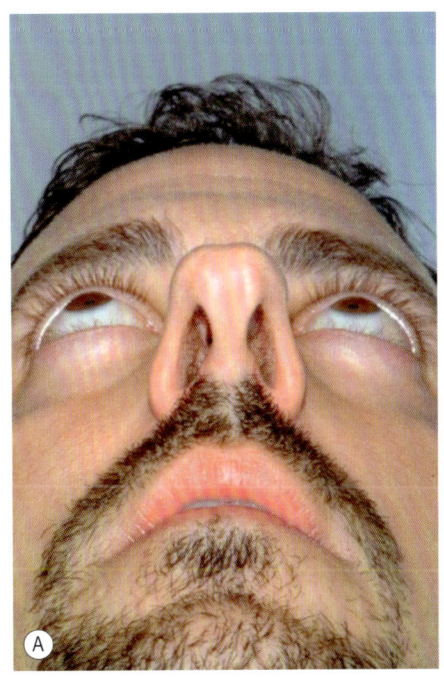 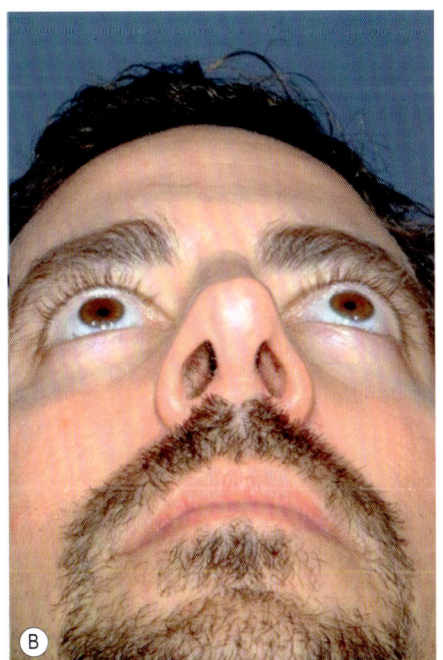

图 41.C4　A，术前鼻基底观。B，术后鼻基底观。

手术心得及教训

心得

- 在鼻尖手术前必须进行精确的术前分析。
- 鼻尖支撑物的选择取决于鼻尖外形需要改变的程度。
- 应避免过度切除软骨框架,尽量保留骨软骨间纤维组织连接,这有助于兼顾美观和功能。
- 如果精心剪裁,可以很成功地应用自体鼻尖软骨移植物来提供额外的鼻尖突出度。
- 要谨慎操作,确保在鼻尖改变后鼻孔的形状能够达到预期的效果。

教训

- 术前分析不精确会导致不合适的治疗和不满意的结果。
- 过度切削鼻翼软骨会导致软骨的削弱,最终引起鼻翼缘倒塌。这会造成异常的、不美丽的鼻尖高度(包括弧样畸形)。
- 鼻穹窿褥式缝合过紧会导致鼻翼软骨及其附属软骨弯曲而使气道狭窄。
- 随着时间的推移,由于覆盖皮肤及其下植入物边缘的合力作用,鼻尖软骨移植物有萎缩倾向。
- 鼻中隔尾端切除应谨慎操作,因为过度切除会造成鼻尖过度旋转,这很难纠正。

手术步骤小结

1. 术前评估期间评估理想的鼻尖突出度和旋转度。
2. 采用经双侧鼻翼缘的开放式手术入路联合阶梯状鼻小柱切口,用弯剪直接从软骨、骨及纤维框架剥离皮肤。
3. 检查鼻子以确认或改变临床术前分析。
4. 通过在鼻翼-面颊连接处到鼻尖之间画一条线来评估鼻尖突出度。如果上唇突出程度正常,在上唇最突出处画一垂线。要达到合适的鼻尖突出程度,至少水平线的50%应在垂线之前。
5. 增加鼻尖突出度有赖于精确的逐步增量,非破坏性技术通常采用开放式手术切口以获得最大程度的术野暴露和操作方便。
6. 为减少鼻尖突出度,必须减少或消除鼻尖支撑因素的部分或全部。
7. 鼻尖转动应通过评估鼻唇角来进行分析,侧面观,鼻唇角可通过画一条经过鼻孔最前点和最后点的直线来测量。这条线与垂直于自然的水平面的垂线形成的角度就是鼻唇角。
8. 向下旋转鼻尖包括旋转鼻翼软骨尾部,从而使鼻尖部向下稍微降低,这样会延长鼻子的长度。
9. 减少鼻尖丰满度常需要部分切除、削弱外侧脚,或通过缝合来重塑外侧脚。
10. 鼻翼轮廓移植物可作为一个简单而有效的方法来矫正鼻尖缺损矫正后形成的鼻翼台阶。

(翟晓梅 潘柏林 译)

拓展阅读

Constantian MB. Distant effects of dorsal and tip grafting in rhinoplasty. Plast Reconstr Surg 1992;90:405.

Gunter JP, Rohrich RJ. Correction of the pinched nasal tip with alar spreader grafts. Plast Reconstr Surg 1992;90:82.

Ha RY, Byrd HS. Septal extension grafts revisited: 6-year experience in controlling projection and shape. Plast Reconstr Surg 2003;112:1929.

Johnson CM, Wyatt CT. A case approach to open structure rhinoplasty, 2nd edn. New York: Elsevier, 2006.

Peck GC. The onlay graft for nasal tip projection. Plast Reconstr Surg 1983;71:27.

Petroff MA, McCollough EG, Horn D, Anderson JR. Nasal tip projection: quantitative changes following rhinoplasty. Arch Otolaryngol Head Neck Surg 1991;117:783.

Sheen JH, Sheen AP. Aesthetic rhinoplasty, 2nd edn. St Louis: Quality Medical Publishing.

Sheen JH. Achieving more nasal tip projection by the use of a small autogenous vomer or septal cartilage graft. A preliminary report. Plast Reconstr Surg 1975;56:35.

Tebbetts JB. Shaping and positioning the nasal tip without structural disruption: a new systematic approach. Plast Reconstr Surg 1994;94:61.

Toriumi DM. New concepts in nasal tip contouring. Arch Facial Plast Surg 2006;8(3):156–185.

第9部分：鼻成形术

第 42 章

鼻中隔偏曲矫正术

Bahman Guyruon 和 David J. Rowe

历史

鼻子偏斜矫正手术在鼻成形手术中一直是颇具挑战性的手术之一。鼻子偏斜不仅影响美容，也影响鼻子的功能。至于最佳方式一直存在争议。解剖结构的重建可以恢复正常解剖关系，但存在降低骨软骨支持力量的风险。伪装技术可能可以提供一个解决对称问题的简单方法，但解决不了功能缺陷问题。

许多现代鼻整形技术先驱都认识到了鼻中隔在鼻部偏曲的病因以及后续的治疗中的重要性。这个认识逐步成为鼻扭曲畸形重建术和功能性恢复的基石。然而，解剖位置的偏移可以是在骨椎体、鼻外侧软骨、鼻翼软骨、鼻中隔尾部，也可以是这些结构的组合。手术的最终目标是提供一个连贯的、长期稳定的矫正，既有令人满意的美容外形，又有良好的功能。

体格检查

- 了解详细病史：详细的病史包括鼻子外伤史、早期鼻子手术史、呼吸道疾病、过敏史和发生的时间。由于缺乏基准比较，一个阴性的呼吸道通气障碍史不代表患者气道完全没有问题。
- 面部分析：对鼻部和面部进行三维分析，并用真人尺寸的照片确认头部软组织测量分析结果。这样做是为了评估鼻子的对称性及其与面部其他结构的关系。其他面部特征也可以出现不对称而影响面部的总体评估。面部的前后位观也用于评估鼻背美容曲线以及鼻背宽度。
- 鼻骨常常随着鼻中隔偏曲而偏曲，然而这些结构可以自主移动。鼻下部偏曲可以牵涉鼻中隔尾部、鼻前棘和鼻翼软骨。
- 穹窿中段偏斜总是伴有至少鼻中隔前部及常常同时存在的中部和后部偏斜。
- 在所有鼻中隔偏曲类型中，中部或下鼻甲可能都是膨大的。这个膨大通常相对于鼻中隔凹的这一边。
- 鼻中隔偏曲有六种类型：
  - 最普通的类型是单纯的鼻中隔倾斜，这种类型的鼻中隔自身不存在卷曲，而是向一侧倾斜（图 42.1）。在大多数的鼻中隔倾斜病例中，鼻中隔内部偏斜是向左边偏斜，而鼻中隔外部偏斜是向右边偏斜。这种类型通常伴有同侧下鼻甲扩大至外部偏斜。
  - C-型鼻中隔偏曲可有前后位或从头部至尾部方向的变形。鼻中隔前后型偏斜通常与梨骨板偏斜有关（图 42.2A）。其鼻外观通常与鼻中隔倾斜相似。头尾型的"C"型鼻中隔偏曲的外观为鼻子呈"C"形（图 42.2B）。
  - S-型畸形，也可以是前后型或头尾型畸形（图 42.3）。从外形上看，前后位偏斜的鼻子移向一侧，而头尾型偏斜的鼻中隔使鼻子呈"S"形。
  - 最后一种是鼻中隔的局限性偏曲或增生。这是一个纯粹的功能性问题，还没有影响到鼻子的外观。

手术步骤

这种手术选择使用全身麻醉方式。用 4% 可卡因浸湿的纱布填塞鼻腔。如果计划进行鼻甲切除术，那么在鼻腔填塞之前，先用 25 号针头将含有 1：200 000 肾上腺素的 0.5% 利多卡因注射到鼻甲。然后将含有 1：200 000 肾上腺素的 0.5% 利多卡因进行鼻子局部麻醉，特别要注意鼻骨的外表面和内表面，都要注射

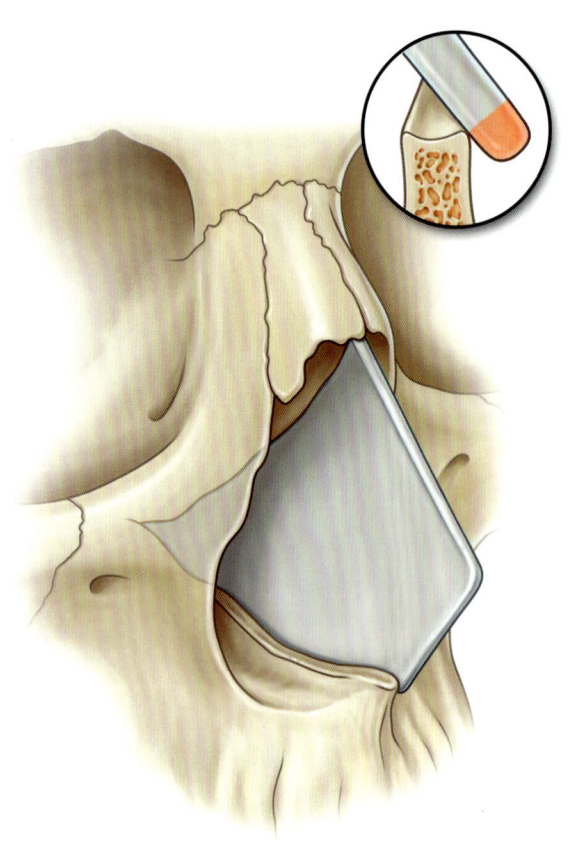

图 42.1　鼻中隔向一侧偏斜。

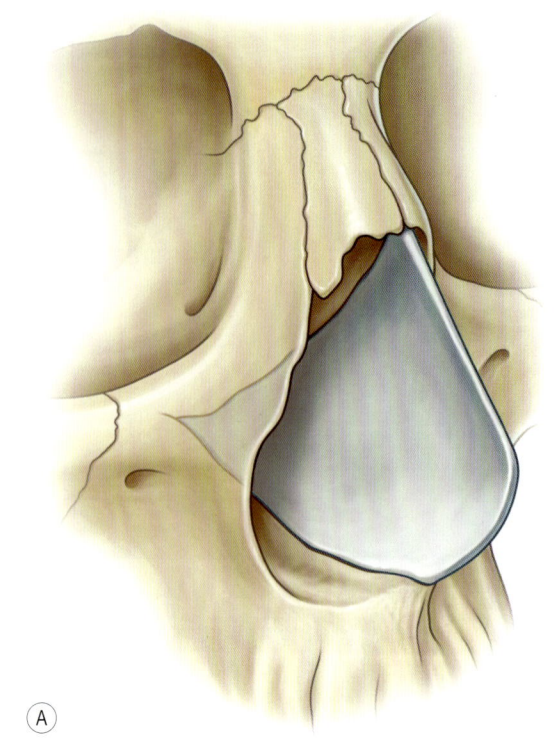

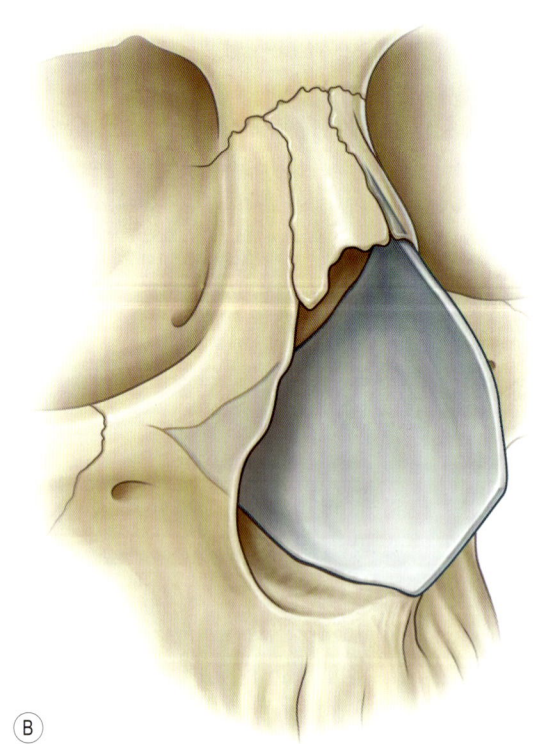

图 42.2　C-型鼻中隔偏曲。A，前后位偏斜。B，头尾型偏斜。

到。接着注射鼻小柱和鼻背。鼻中隔注射要尽可能靠近鼻中隔的底部和尾部，以使鼻中隔血管收缩得更好。几分钟之后接着重复注射含 1∶100 000 肾上腺素的利多卡因，这样可减少肾上腺素对全身的影响。

首先做鼻小柱阶梯状切口，并延续到双侧鼻翼软骨的内侧脚和外侧脚的尾侧缘。分离覆盖在鼻翼软骨表面的软组织，充分暴露中间脚和外侧脚，向上分离暴露鼻外侧软骨。沿着鼻背继续分离，直到暴露鼻骨为止。切开骨膜，使用 Obwegeser 骨膜剥离子剥离骨膜，形成骨膜下腔隙。

通过移开覆盖在鼻中隔尾部的软组织，可以暴露鼻外侧软骨和鼻背。为了避免穿透里层，顺着黏软骨膜从鼻顶部分离。如果鼻支架底部存在偏斜或不对称，可以在这时进行内侧脚的分离。这样容易暴露鼻中隔。

鼻骨/鼻外侧软骨

与截骨相比，用锉子锉掉突出的骨峰更常用。锉子要保持与颊部成一定角度以避免挫伤鼻中隔。在清除这些骨峰后，对鼻子的上部对称性进行重新评估。骨峰清除后通常会发现鼻上部偏斜比预期的要严重。首先使用一个 4mm 或 6mm 的骨凿进行鼻内截骨，

第42章 鼻中隔偏曲矫正术

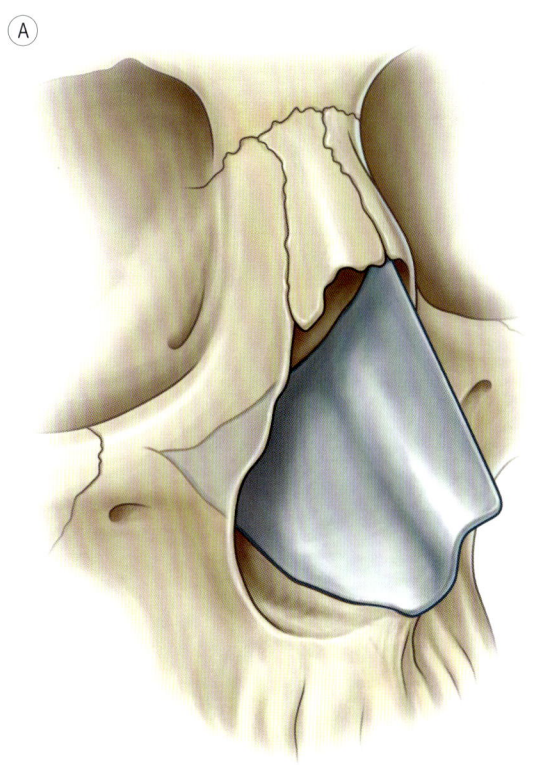

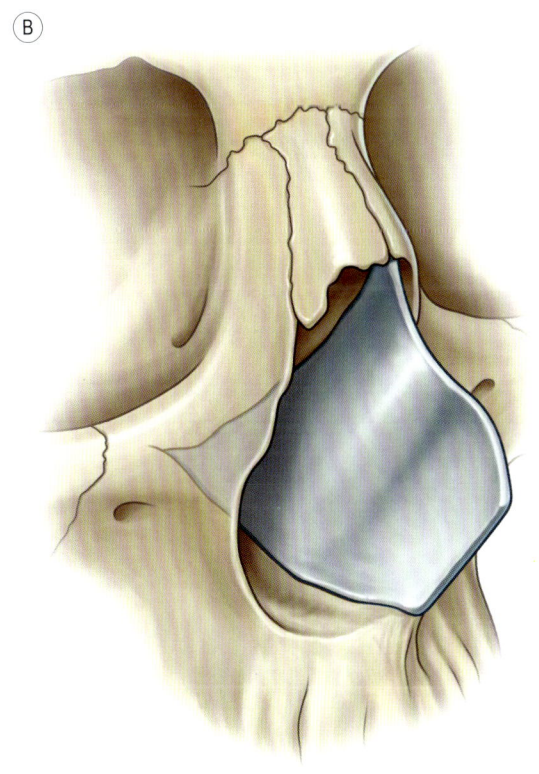

图42.3 S-型鼻中隔偏曲。A，前后位偏斜。B，头尾型偏斜。

将骨凿放置在鼻骨中间，使用大头锤小心向头侧边凿边推进（图42.4A）。然后用一个2mm的骨凿经皮垂直方向截骨。经皮前路进行截骨可避开内眦血管。接着向后和头侧进行几个间断的截骨（图42.4B）。使用一个15号刀片在鼻前庭做一个小的穿刺切口，然后用Joseph骨膜剥离子在鼻前庭剥离鼻骨前缘并向前剥离骨膜。行内部的从低到低的骨切除，谨慎地使用骨凿进行截骨并向后行进到天然骨缝（图42.4C）。为避免从侧面可以看出阶梯样畸形，截骨部位一部分应在上颌额突完成。充分截骨后，再次评估鼻外侧软骨的对称性，通常截骨完毕后鼻外侧软骨的长度会有所不同。如果存在鼻外侧软骨长度不一致，则可能要做裁剪，以求获得对称性效果。如果仅仅是头侧鼻部单侧不对称，这个缺陷可以用移植软骨来补偿。然而，从有利于鼻子功能改善的角度来考虑，优先应用截骨方法。

鼻中隔

应用剥离子从鼻中隔左侧剥离黏软骨膜。正确的剥离平面是可以看到白色反光的或浅灰色的软骨。一旦到达这个平面，改用剥离子的钝头末端分离挑起黏软骨膜瓣。首先在黏软骨膜前端切开做一个小切口，以显现需要矫正的鼻中隔骨膜下层次，然后继续向后向头侧剥离软骨膜，充分暴露鼻中隔。根据鼻中隔偏斜类型采取不同的鼻中隔矫正技术（见体格检查）。

鼻中隔倾斜矫正

矫正鼻中隔倾斜，可先切除鼻中隔后尾侧的一部分，留下前尾侧的"L"形鼻中隔。用剥离子的锐头切开鼻中隔软骨，用剥离子的钝头剥离黏软骨膜瓣。前部至少保留10mm宽的软骨。从犁骨沟和鼻前棘分离，并把鼻中隔后方和尾侧的残余部分剥离取出。在切除一小部分重叠的软骨后，接下来必须将鼻中隔复位和固定在中线（图42.5）。使用5-0的PDS线采用8字形缝合。在重新定位鼻中隔之前，首先确定鼻前棘在中线位置，否则未必能准确矫正鼻中隔畸形。如果鼻前棘不在中线位置，必要时，甚至可以通过截骨法将鼻前棘重新定位于中线。

C-型鼻中隔偏曲矫正

与鼻中隔偏曲一样，矫正鼻中隔前后位畸形，首先要切除鼻中隔的后-尾部分。为了把鼻中隔固定在中线位置，常常需要切除鼻前棘和残余的犁骨板。另外，如果认为对矫正鼻部头侧1/3的偏曲有益，还需要切断

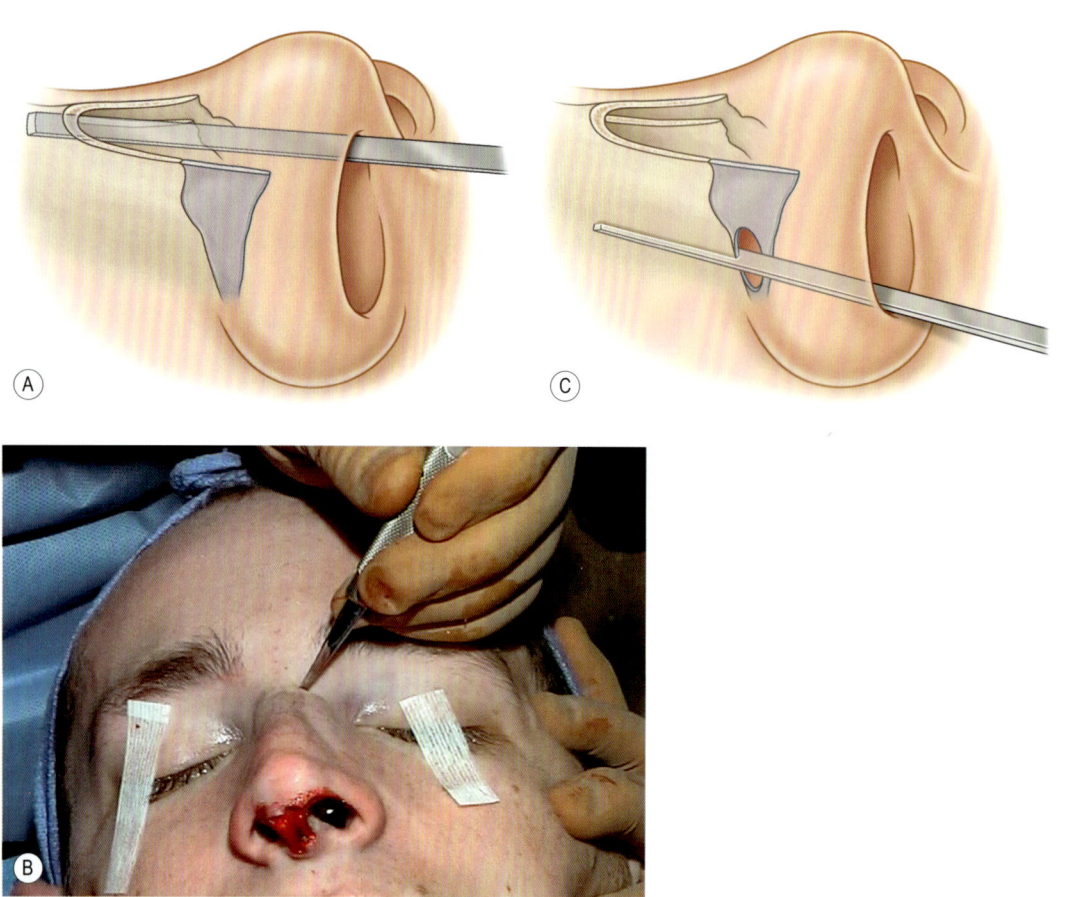

图 42.4 截骨术矫正骨性畸形。A，中央截骨。用一个 4mm 或 6mm 的骨凿进行鼻内截骨，将骨凿放置在鼻骨中间，使用大头锤小心向头侧边凿边推进。B，垂直截骨。然后用 2mm 的骨凿行垂直方向截骨。经皮前路进行截骨可避开内眦血管。接着行向后路和头侧几个间断截骨。C，低到低截骨。行内部的从低到低的骨切除，谨慎地使用骨凿进行截骨并向后行进到天然骨缝。

四方形的中隔软骨和筛骨垂直板基底部的连接。最后，如果用以上方法仍不能矫正偏曲，可在"L"形软骨架凹面的软骨表面从头到尾的方向划开数道。两侧放置黏膜外支架并良好固定3周（图 42.6A）。

矫正头尾型的偏曲也要切除鼻中隔的后-尾部分（图 42.6B）。如果需要，同时分离鼻中隔软骨和上颌嵴之间的连接，并从垂直软骨中松解释放出部分四方形软骨的头侧端。可能需要进行鼻前棘切除以矫正这个平面的偏斜。尾侧的软骨可在凹面的软骨表面前后方向划开数道。也可在前部使用扩展移植物进行矫正。如果偏斜仅仅涉及鼻中隔尾部，则两侧的扩展移植物和鼻中隔旋转缝合就可以达到矫正目的。最后放置鼻孔内黏膜外支架。

S-型鼻中隔偏曲矫正

S-型偏斜的头尾型和前后型的处理方法均与 C-型偏斜的相应处理方法类似（图 42.7）。对于这两种类型的偏斜，后-尾部的鼻中隔切除同上文所述。如果偏斜是头尾型的，那么软骨表面需要做前后方向的划开；如果偏斜是前后型的，则需要做从头到尾的方向划开。划开都是在软骨凹面进行的。不管哪种类型，都需要仔细检查犁骨和鼻前棘，必要时还需要截骨以使其在中线位置。如果鼻中隔仍然偏斜，则分离筛骨垂直板和方形软骨。可使用两侧扩展移植物固定鼻中隔的前部偏斜（图 42.8）。最后如前所述放置鼻孔内黏膜外支架。

如果尽管做了鼻中隔手术、软骨划开和使用扩展移植物，鼻中隔尾部仍存在偏斜，则需要进行鼻中隔的旋转缝合。使用一个 5-0 的 PDS 缝线穿过偏斜侧的鼻外侧软骨尾端，然后穿过鼻中隔/扩展移植物复合体，然后再穿过对侧鼻外侧软骨头侧端。然后返回到偏斜侧打结收紧，可有效复位尾部鼻中隔。然后将第二个缝合线穿过鼻外侧软骨和扩展移植物鼻中隔复合体以防止软骨的弯曲。

鼻翼软骨

如果存在鼻翼软骨的不对称却没有发现和纠正，可能导致术后鼻尖持续不对称。随着鼻中隔的矫正以

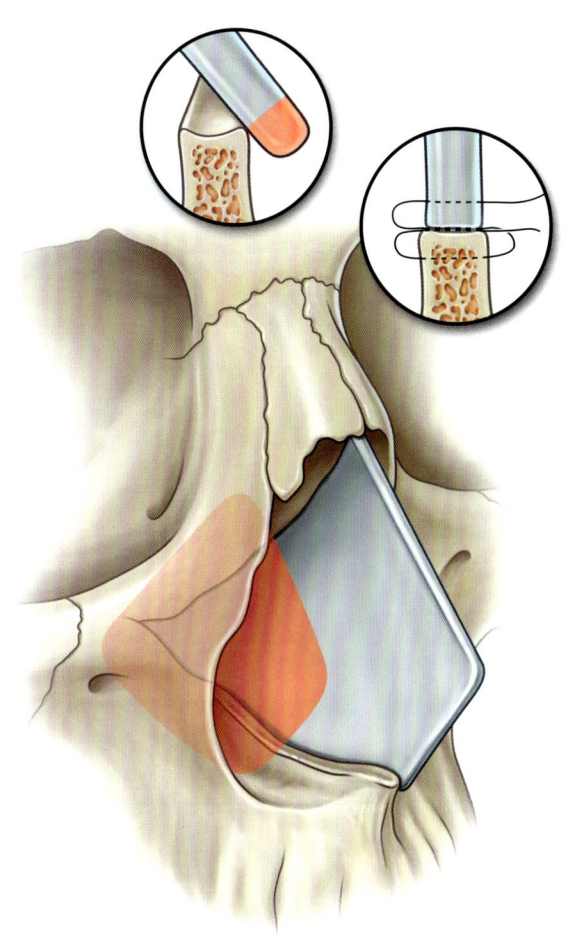

图 42.5 鼻中隔倾斜的矫正。切除鼻中隔后尾侧的一部分,留下前尾侧的"L"形鼻中隔。在切除一小部分重叠的软骨后,接下来鼻中隔必须复位和固定在中线,使用 5-0 的 PDS 线进行 8 字形缝合。

及鼻翼软骨的释放,双侧鼻翼软骨的大小和突出度的不一致会逐渐明显。鼻中隔在上颌骨嵴复位矫正后,便可以评估尾侧端的偏曲。使用卡尺测量内侧脚和外侧脚。通常,偏长的软骨会位于偏曲的对面。根据凸出的鼻尖点与鼻背部的关系,要么缩短较长的鼻翼软骨去匹配对侧,要么延展较短的去匹配对策。如果缩短看起来能够达到美容的目的,可以通过横切或折叠外侧脚、缩短内侧脚来实现。否则就松解较短的鼻翼软骨,向前固定在鼻小柱支撑移植物来与对侧的鼻翼软骨对齐。基底部区域多余的内侧脚可以进行修剪。

鼻前棘和内侧脚/鼻槛

鼻前棘是处理内侧脚鼻槛的最后决定因素。评估鼻前棘,必须确认其位于中心位置并且笔直。鼻前棘的偏斜在仔细检查鼻子时可以发现,但直视是必要的。如果鼻前棘倾斜或移位,要将其复位到中线位置。可用一个 4mm 的骨凿在其基底部制造青枝骨折。骨折后,鼻中隔和鼻翼软骨将支撑鼻前棘在解剖中线位置。

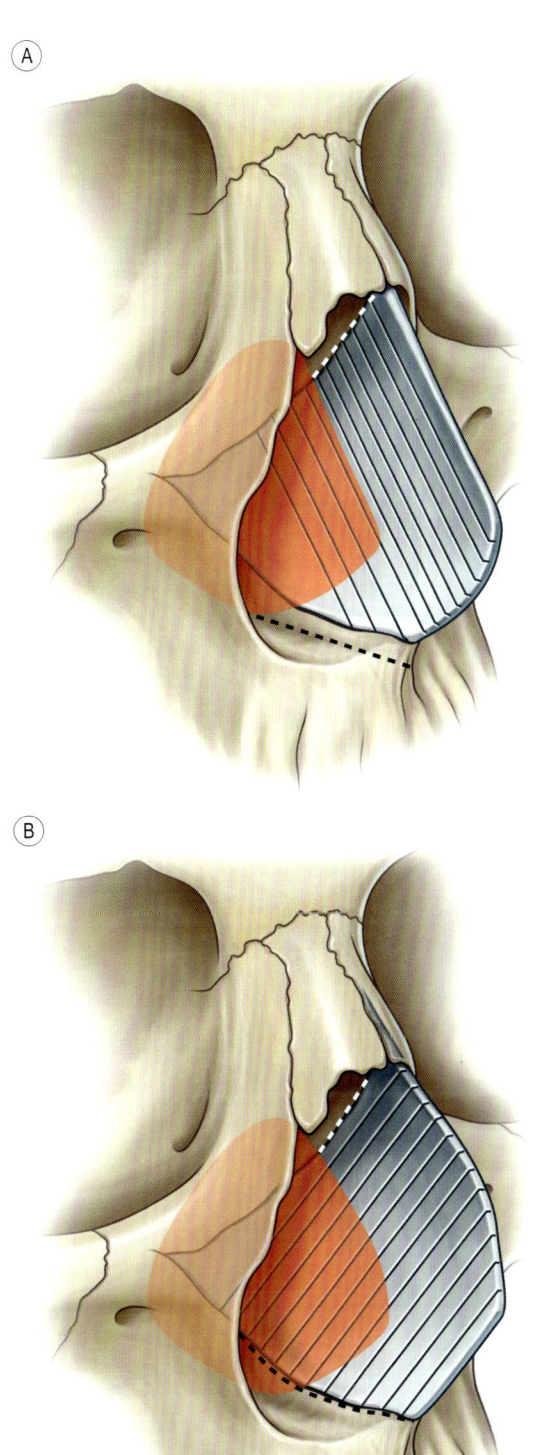

图 42.6 C-型鼻中隔偏曲的矫正。A,前后位偏斜。显示切除鼻中隔的后-尾部分。部分切断四方形的中隔软骨和筛骨垂直板基底部的连接,并在"L"形软骨架凹面的软骨表面从头到尾的方向划开数道。B,头尾型偏斜。显示切除鼻中隔的后-尾部分。部分切断四方形的中隔软骨和筛骨垂直板基底部的连接,并在"L"形软骨架凹面的软骨表面的前后方向划开数道。为矫正这个平面的偏斜,可能还要进行鼻前棘切除。

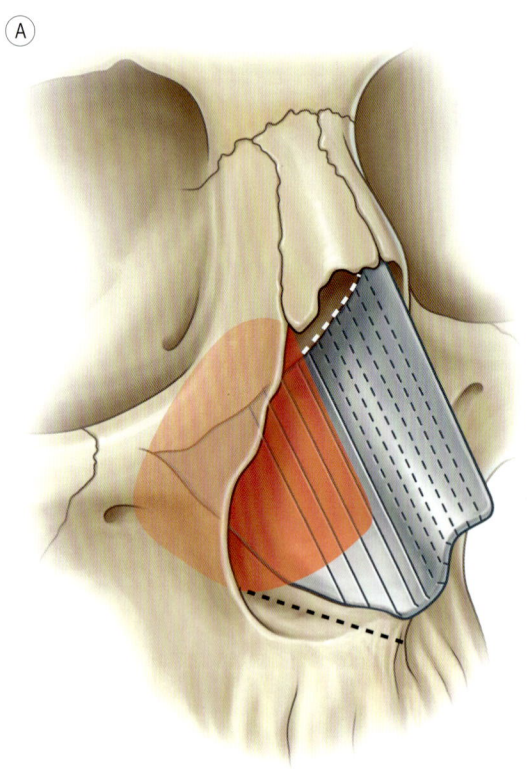

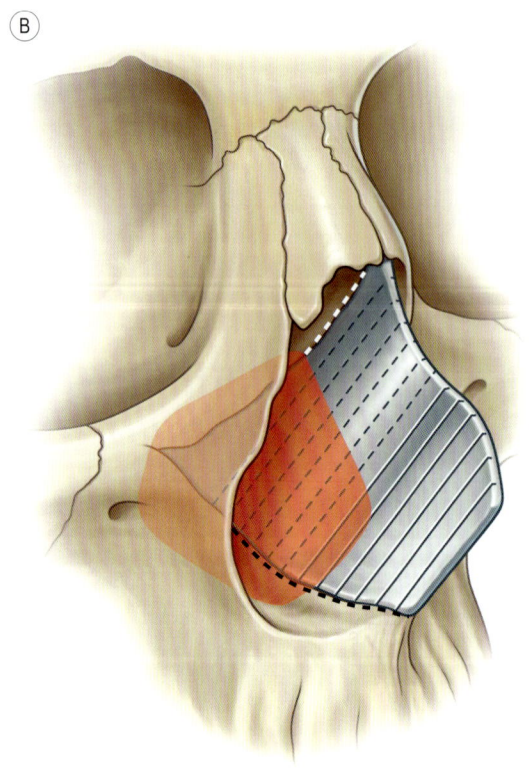

图 42.7 S-型鼻中隔偏斜的矫正。类似 C-型偏斜的矫正，都要在软骨凹面划开数道。A，前后型。B，头尾型。

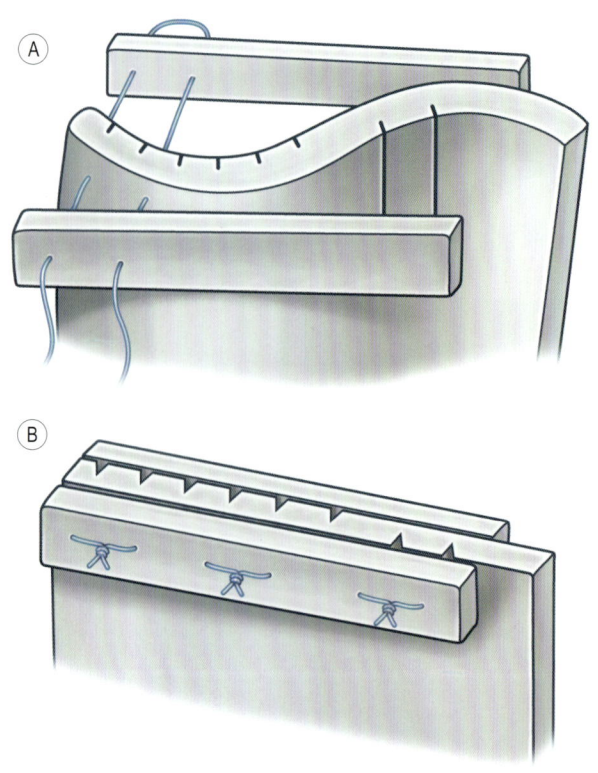

图 42.8 放置扩展移植物。可用于矫正 C-型和 S-型两种鼻中隔偏斜。A，放置扩展移植物。B，完成缝合。

最后用鼻孔内黏膜外支架固定中隔中线位置。

长期存在鼻中隔后-尾部偏斜也可能在基底部水平引起不对称。因其不对称通常不是单纯校正中隔就能矫正的，还需要松解并将鼻小柱支撑移植物固定于对侧基底。

术后护理

手术过程完成后，应进行固定。鼻背夹板的作用是使游离组织更贴服地包裹到矫正后的骨性软骨结构上。鼻背夹板最好是由金属夹板和 Aquaplast 材料制成，外包于 Steri-Strips 敷料之上。Aquaplast 夹板可提供稳定作用，而金属部分可使 Aquaplast 夹板精确塑形。也可将 Doyle 夹板放置于鼻孔内进行黏膜外压迫。使用 Doyle 夹板可使鼻中隔更稳定。夹板固定时间为 8 天。中隔纠正手术后鼻孔内黏膜外固定支架通常保留几周。使用 Doyle 夹板时，需要给予患者一个疗程的一代头孢菌素预防感染。也可服用一次剂量的美卓尔片剂以减少肿胀和青紫。3 周内避免剧烈活动。

并发症

如果鼻中隔偏斜矫正手术前和手术中没有做充分的评估，最终可能使矫正效果打折扣。任何一个或多个结构欠到位的矫直都可能促成鼻畸形复发（或持续）。必须准确定位鼻中隔、骨性架构、鼻外侧软骨、鼻翼软骨、鼻前棘和内侧鼻基底部。较小的畸形可通过包扎和持续使用夹板固定来矫正，但不幸的是，大多数最终还是需要手术矫正。其他可能的并发症包括：有症状的粘连，可能是由于不正确的黏膜撕裂造成；鼻中隔血肿、鼻中隔穿孔和感染。有症状的粘连需要解决。小的鼻中隔穿孔（小于1mm）需要修补。

手术心得及教训

心得

- 掌握鼻中隔的解剖关系是歪鼻重建和功能恢复的基石。
- 鼻子扭曲解剖上可能是在鼻锥体、鼻外侧软骨、鼻翼软骨、鼻中隔尾部或这些结构的任意组合。
- 矫正的最终目标是形成一个连贯的、长期持续稳定的矫正，既满足外形需要又兼顾功能恢复。

教训

- 这个方法的缺陷是鼻软骨和鼻骨的恢复效果不能完全控制。
- 然而，遵守上面推荐的诊断和手术原则将获得最佳的结果。
- 这是一个细致和充满风险的过程。
- 一旦进行了一期鼻子矫正，由于正常鼻子结构发生变化，二期修整潜在的偏斜会有更多问题。

手术步骤小结

1. 完善病史收集和体格检查：需明确存在的鼻子外伤史、早期鼻子手术史、呼吸道疾病和过敏史等。进行三维立体评估和真人大小的头部照片评估，评估鼻子的位置和不对称的严重程度。需详细精确评估鼻上部（鼻骨和鼻外侧软骨）、鼻中隔、鼻翼软骨、鼻前棘和内侧脚基底部等各部位是否存在不对称的畸形。
2. 通过全身麻醉以及局部使用利多卡因及1:200 000肾上腺素浸润来调控麻醉和血管收缩。鼻腔内可用4%可卡因浸湿的纱布填塞鼻腔后侧和头侧。需要再次使用利多卡因和1:100 000肾上腺素注射。
3. 经鼻小柱做一个台阶式切口，并延伸到双侧鼻翼软骨的内侧脚和外侧脚尾部边缘。
4. 充分暴露鼻外侧软骨和鼻翼软骨，小心操作以保证供应鼻子皮瓣的血管充分。
5. 进行骨膜下剥离暴露鼻骨。
6. 鼻翼软骨头侧缘至少保留前部4mm和后部6mm的软骨组织。
7. 用骨锉把骨和软骨的凸峰削除。
8. 内侧的截骨使用4mm或6mm的骨凿进行。
9. 经皮垂直截骨使用2mm的骨凿。
10. 行内部从低到低的截骨。
11. 评估鼻外侧软骨和修整是否对称。
12. 通过剥离黏软骨膜瓣开口暴露鼻中隔。
13. 使用多种技术矫正鼻中隔偏斜，包括鼻中隔后尾部切除，前部至少留置10mm的"L"形软骨支架。根据鼻中隔畸形的类型，进行鼻中隔软骨凹面划开、局部松解垂直板基底部和方形软骨的连接，必要时行鼻前棘截骨等。
14. 使用卡尺测量鼻翼软骨。如果双侧鼻翼软骨的长度不一致，可修剪较长的外侧脚，并根据对侧位置适当复位，或延长较短的鼻翼软骨。
15. 鼻前棘可能不得不使用截骨重新定位。
16. 内侧脚鼻槛可能需要松解并应用鼻小柱支撑移植物重新矫直。
17. 使用双侧扩展移植物支撑前部鼻中隔。
18. 在整个康复过程中，放置鼻孔内黏膜外固定支架维持矫正的鼻中隔。
19. 用Aquaplast和金属鼻背夹板提供稳定性使软组织包裹黏附到矫正后构架上。
20. 在Doyle夹板使用期间，嘱患者服用一代头孢菌素预防感染，通常使用8天。还可服用小剂量的美卓尔以减轻肿胀和瘀斑。术后至少3周以后才能做重体力活动。

（潘柏林　李新华　隋志甫　张松林　译）

拓展阅读

Byrd HS, et al. The crooked nose: an algorithm for repair. In: Gunter JP, Rohrich RJ, Adams W, eds. Dallas rhinoplasty. St. Louis: Quality Medical Publishing, 2007, pp. 999–1014.

Byrd HS, Salomon J, Flood J. Correction of the crooked nose. Plast Reconstr Surg 1998;102:2148–2157.

Fancesconi G, Fenili O. Treatment of deflection of the anterocaudal portion of the nasal septum. Plast Reconstr Surg 1973; 5:342–345.

Foda HMT. The role of septal surgery in management of the deviated nose. Plast Reconstr Surg 2005;115:406–415.

Gunter JP, Rohrich RJ. Management of the deviated nose: the importance of septal reconstruction. Clin Plast Surg 1988; 15:43–55.

Guyuron B, Behmand RA. Caudal nasal deviation. Plast Reconstr Surg 2003;111:2449–2457.

Guyuron B. Classification of septal deviation and reconstructive technique. In: Gunter JP, Rohrich RJ, Adams WP, eds. Dallas rhinoplasty. St. Louis, MO: Quality Medical Publishing, 2007, pp. 929–938.

Guyuron B. Precision rhinoplasty. Part I: The role of life-size photographs and soft-tissue cephalometric analysis. Plast Reconstr Surg 1988; 81(4):489–499.

Mowlavi A, et al. Septal cartilage defined: Implications for nasal dynamics and rhinoplasty. Plast Reconstr Surg 2006; 117:2171–2174.

Rohrich RJ, et al. The deviated nose: optimizing results using a simplified classification and algorithmic approach. Plast Reconstr Surg 2002; 110:1509–1523.

第9部分：鼻成形术

第 43 章

不同人种的鼻成形术

Ashkan Ghavami 和 Rod J. Rohrich

历史

鼻成形术，自产生之日起，即与各个民族的特征紧密相连。例如，John Roe[1] 使用鼻内入路法为"趴趴鼻"（指以色列患者的大鼻孔和高鼻唇角患者）者行美容成形，以及 20 世纪 90 年代初期 Jacques Joseph[2] 在德国为患者施行鼻尖和鼻背隆起矫正术。近来，有很多文章、资料和媒体都谈到鼻成形术在伊朗德黑兰是多么受欢迎，以至于媒体将德黑兰比做"鼻成形术的首都"。

在美国，大众媒体推崇的"美丽标准"大多是基于北欧人面部特征确定的（鼻梁又直又窄、鼻尖又窄又清晰，男性鼻唇角为 90°～95°，女性鼻唇角为 95°～105°）。然而，为特殊种族患者行鼻成形术不能遵循这些欧洲标准，否则有可能导致"人种特征失调"[3]。

"人种特征失调"是指患者个体外貌特征与其人种背景特征不协调[3]。鼻子和颜面形态如果明显不协调，是显而易见的，而且是令人尴尬的。例如，如果一位非裔美国患者拥有一个显眼的超尖鼻尖和一个夸张的窄鼻翼，而其肤色为 Fitzpatrik 6 型，并有大颌骨、厚皮肤，则看上去会很不自然，是为过度整形。避免鼻子过度整形的许多原则与隆鼻术的总原则是一致的。这些概念对于特殊种族患者更为重要，术后"人种特征失调"是可以通过合理的术前评估和精准的技术演示予以避免的。

本章我们将关注特殊种族群体，如非裔美国人、西班牙裔美国人、中东人和少数亚裔美国人（第 44 章将讨论亚裔美国患者）。术前评估和制订手术方案时考虑民族性鼻-颜面形态学是至关重要的。尽管每个民族都有其独特的鼻子特征，但也有一些典型特征是共同的，我们应该意识到这些特征。

就鼻成形术的经验教训而言，许多我们是通过非白种人获得的。特殊种族患者通常可以分为两种类型：一种是希望"显著"改变的，不甚关注保留他们自己的民族特征；另一种是希望稍加修整、保留民族特征的。作者主张特殊种族患者鼻成形术结果应该是更"自然"的。而且，我们感觉，对于特殊种族患者的复杂的、多维的鼻特征，开放入路鼻成形术更适合[3-9]。

非裔美国人

引言

作为一种改善外观并与面部其他特征协调的手段，非裔美国人鼻成形术已经越来越流行并得到了广泛认可。大多数非裔美国患者还是渴望拥有一个"种族协调"的鼻子的，因此，很自然，非裔美国名流们会担心在媒体露面时会出现明显的"人种特征失调"迹象。在患者提及这种担心之前即说明这点非常重要，因为这样可以"打破坚冰"，建立起信任，这样患者可以了解到，作为外科医生，你已经考虑过这些问题，可以为他们的鼻成形术制定适当的目标。

体格检查和解剖

对于所有鼻成形术患者，术前应明确强调术后结果并认真讨论。Ofodile 和 Bokhari[5] 已基于非裔美国人的起源描述了他们的各种特征。Rees[6] 观察到，西印度群岛起源的种族可能有驼峰鼻，而生活在美国的非裔美国人则极少有驼峰鼻。非裔美国人鼻子的典型特征是：皮肤或软组织厚、多脂肪，鼻小柱短，鼻尖突度较小（极少有鼻尖下垂），鼻背部扁平（宽的或没有清晰的鼻背美容曲线），鼻中隔角后移，鼻翼外倾，内翼宽，鼻尖呈球状，鼻孔圆，鼻子短，宽梨状孔和双颌前突（图43.1）。与许多西班牙裔美国人和中东人相比，非裔美国人和亚裔美国人的鼻子有一个后移鼻中隔角，可构造鼻尖鼻背以达到协调合意的外形。图43.2描述了典型的术前鼻尖 - 鼻翼关系，应该注意到，以防术后美容并发症。非裔美国人鼻子的骨性椎体常常是后移的和宽的。除了标准的鼻面部分析，这些形态学特征的表现和强化应仔细评估。Rohrich 和 Muzaffar[3]对非裔美国患者已进行了清晰的概述和详细的研究。

手术步骤

通常就像亚裔美国患者，非裔美国患者也需要多纬度隆鼻。本章讨论的各特殊种族患者在某种程度上有一个共同的特征，即包绕鼻子的是厚的、无定形的和多脂肪的皮肤 / 软组织，典型的代表是非裔美国人的鼻子。这种鼻子压低了外侧脚、内侧脚和中间脚，可以导致持久肿胀。为了充分暴露鼻部，获得充足的鼻部皮肤，以及更好地重组软组织（可以减少切迹和变形），需要做广泛剥离。鼻子皮下，尤其是在鼻尖部、穹窿部以及穹窿旁部应该进行修整，但范围不得超过真皮下血管网。软组织斑块切除可以促进皮肤收缩能力，以显露其下构建结构（图43.3）。术后轻拍和按摩在防止皮肤和软骨之间纤维水肿和瘢痕粘连方面可发挥重要作用。

亚裔美国患者的鼻骨通常是短的，在某些病例应避免截骨，可通过单纯外置移植物使鼻背美观曲线变窄。如确实需要进行截骨，应该采取从低到低的方式，以"铰链"形式使上颌骨和鼻侧壁之间自然过渡。

对于非裔美国人，鼻背美观曲线与突出的鼻尖塑形同样重要。隆鼻的黄金标准是肋软骨移植；然而，如果患者不希望这样，或不需要隆高6mm以上，则可以采用以下方法：鼻中隔筋膜移植或脱细胞真皮基质材料（Alloderm, LifeCell Corp., Branchburg, NJ）覆盖，外科止血膜[17]或筋膜覆盖软骨碎片[18]，或在鼻背植入硅胶。我们不提倡"L形"，因为"L形"结合鼻背硅胶移植体会很突出且并发症发生率高。

通常，非裔美国患者的主要问题是：鼻尖平而不突出，鼻翼基底宽，鼻孔大而圆。他们也许不能意识到鼻背缺陷意味着什么。降低鼻背几乎从不是指征。通过指出这些其他问题，隆鼻的重要性就不是那么重要了，并且通过保守的截骨缩窄可以得到鼻梁增高的错觉。然而，对鼻背增高术的最终评估应在截骨（如果有手术指征时）和鼻尖增高后进行。如果需要隆高的尺寸少于2～3mm，采用鼻中隔软骨表面移植（使用或不使用脱细胞真皮基质材料或颞肌筋膜覆盖）就足够了；如果需要隆高3～6mm，可应用多层鼻中隔结构和多层厚脱细胞真皮基质材料。如果需要隆高5～6mm以上，则需采用雕刻的自体肋软骨移植。应在骨膜下形成腔隙。

新的软骨轮廓 / 构形必须通过能增强鼻尖支撑的方法来形成。厚的软组织覆盖的一个益处是：可采用一些明显的和更积极的方法来改善鼻尖形状和突度。通常需要采用鼻尖综合缝合技术。提倡将系统方法作为手术入路的指南（图43.4）。这种方法首先是通过骨小柱的支撑、内侧脚的缝合（MCS）和内侧脚 - 鼻中隔缝合（MCSS）（如果是鼻尖形态需要）建立有力的鼻尖平台。其后再实行鼻穹窿横向缝合（TDS）、鼻穹窿内缝合（IDS）和外侧脚跨越缝合（LCSS）。增加鼻翼强度的一个技术是：将鼻翼软骨的头侧部分翻转并缝合到尾部边缘，而不是简单的切口，即所谓"外侧脚翻转移植瓣"。对特殊种族患者来说，这是一个有益的手法，因为其在对不正常的外侧脚进行矫正的同时，可以提高边缘支撑强度。通常需要进行鼻翼轮廓移植物，以防软三角处出现凹迹，这种凹迹在非裔美国患者和亚裔美国患者很容易出现，因为他们的鼻孔呈圆形，而且鼻翼距离宽。在鼻尖成形过程中，多余的鼻翼软组织容易弯曲，可能需要附加一个压扁的三角形移植体。

进一步的鼻尖塑形取决于其下方小叶状软骨的镶嵌移植（图43.5）。这种方法的目的是使有缺陷的鼻尖下小叶隆起，改善鼻尖的突度，提供所需的突出点。鼻中隔软骨是最好的移植物，缝合固定于鼻小柱和鼻穹窿结构上。通过头侧部帆型移植物，将前部支撑在鼻穹窿上可增高鼻尖。更多的软骨移植物可以以镶嵌的方式移植在中隔头侧部。在闭合鼻小柱之后，可通过Bayonet钳状骨针放置其余的碎片状移植物。在整个鼻尖部成形过程中，不断整理调整覆盖在其表面的皮肤，以求达到最终的美容目标。

最后，几乎都需要改进鼻孔形状和缩小鼻翼基底。鼻翼外倾度应该根据外侧脚与内侧脚的情况进行评估。当鼻翼基底需要的减少量大于2mm时需行鼻翼基底切除术（图43.6）。切除不应超过上鼻翼沟以外，这是外鼻动脉通过的地方。使用"二等分"原则闭合。应该使用卡尺测量切除总量，每边可能不一样。典型的量是在6～12mm。当内鼻翼距离很宽时，切口需要延长到鼻槛部。本章将在讨论特殊种族鼻子类型之后讨论

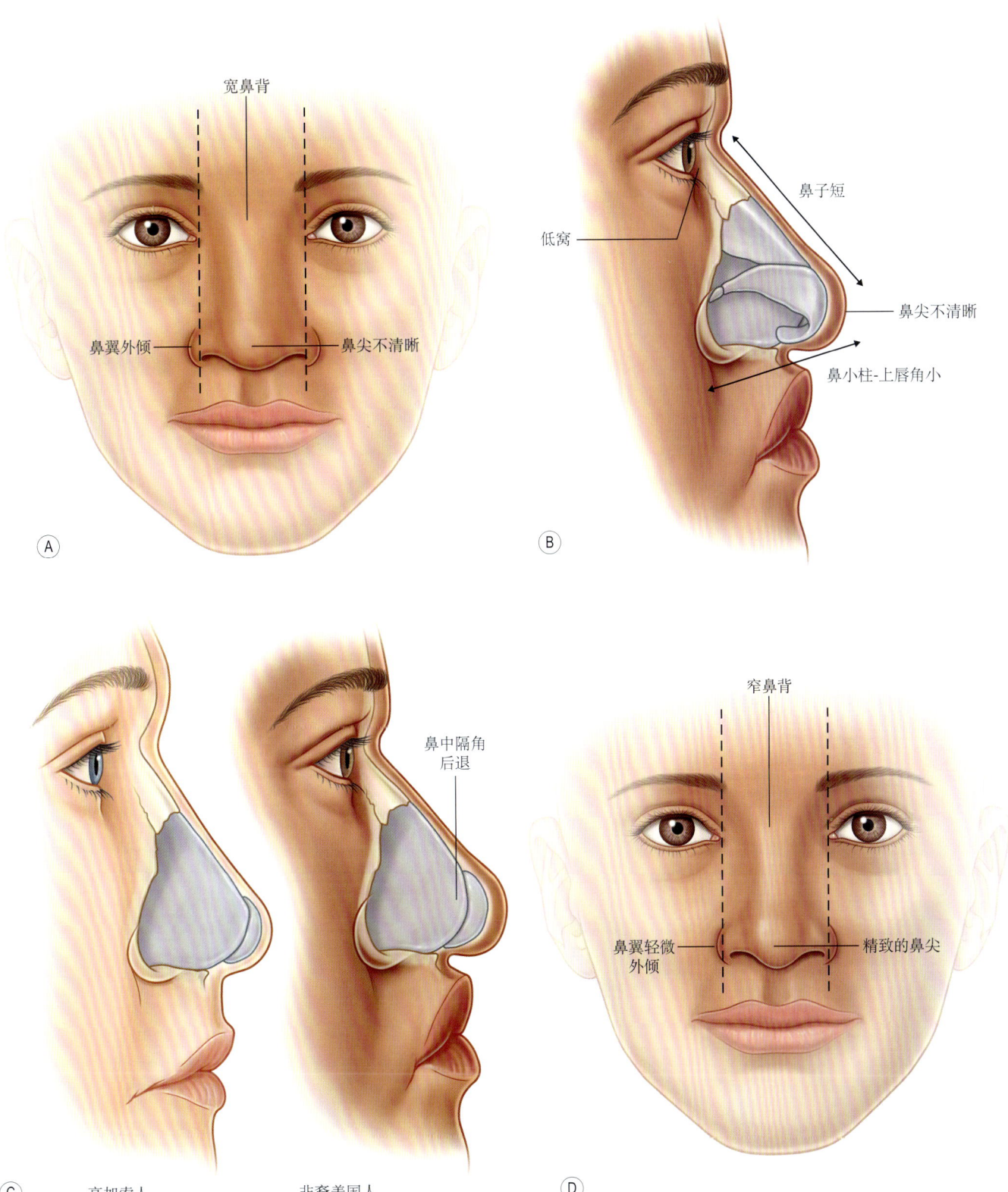

图 43.1 A-D，典型的非裔美国人鼻子特征。D，常规的手术目标。

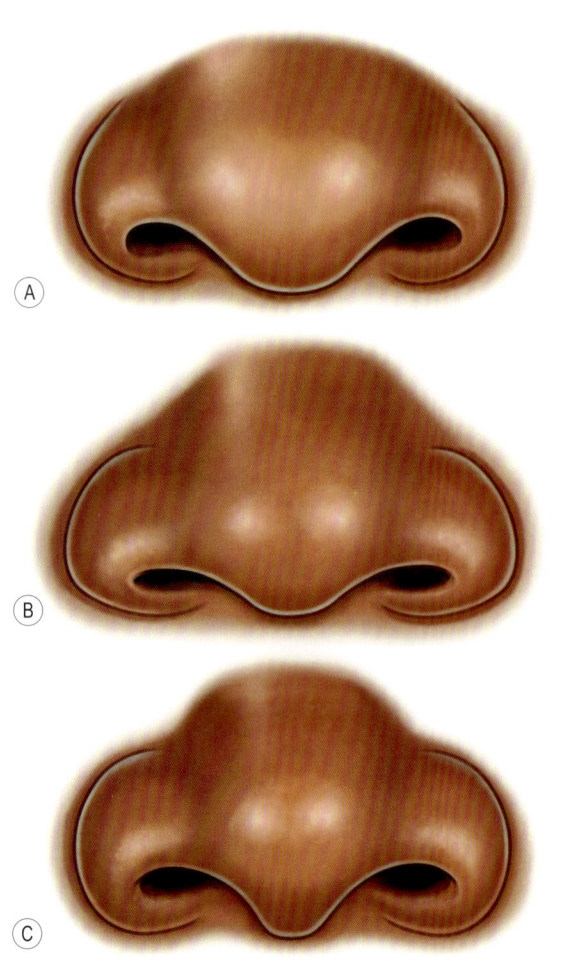

图43.2　非裔美国人的鼻尖-鼻翼关系。A，鼻尖下小叶过大。B，鼻翼外倾。C，鼻翼沟明显。

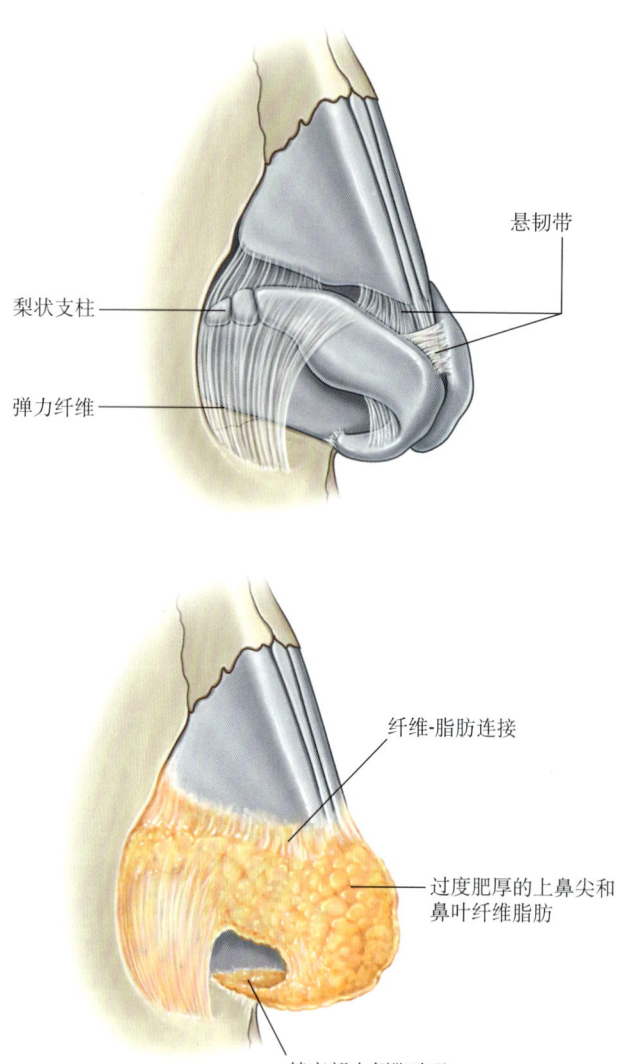

图43.3　特殊种族患者鼻子的纤维脂肪组织。鼻翼软骨的内侧脚、中间脚和外侧脚存在过多的纤维脂肪组织，使鼻翼软骨形态模糊，缺乏立体感，通过修复可使鼻型精美并持续存在。

术后护理。

病例1
非裔美国人

该患者鼻背隆起宽平，鼻翼基底宽，鼻尖不清晰（图43.C1）。鼻翼上悬和鼻小柱薄弱。鼻背隆起高和鼻小柱-小叶不成比例。内部评估显示正常。

手术步骤
- 阶梯式开放式手术入路，鼻小柱切口，延续至两侧鼻孔内软骨。
- 鼻背降低5mm。
- 切除部分鼻翼软骨头侧，保存6mm边缘带。
- 支撑移植片重整浮动的鼻小柱（使其更前突），聚酯纤维线缝合内侧脚。
- 逐一做跨鼻穹窿、鼻穹窿内的重置修整，塑形缝合。
- 稳固缝合镶嵌鼻尖移植体x3。
- 外侧截骨（从低到高）。
- 鼻翼基底切除成形（9mm）。
- 两层鼻背鼻中隔软骨镶嵌移植。

患者术后一年的相片显示其鼻背优美，没有与人种相关的不协调。

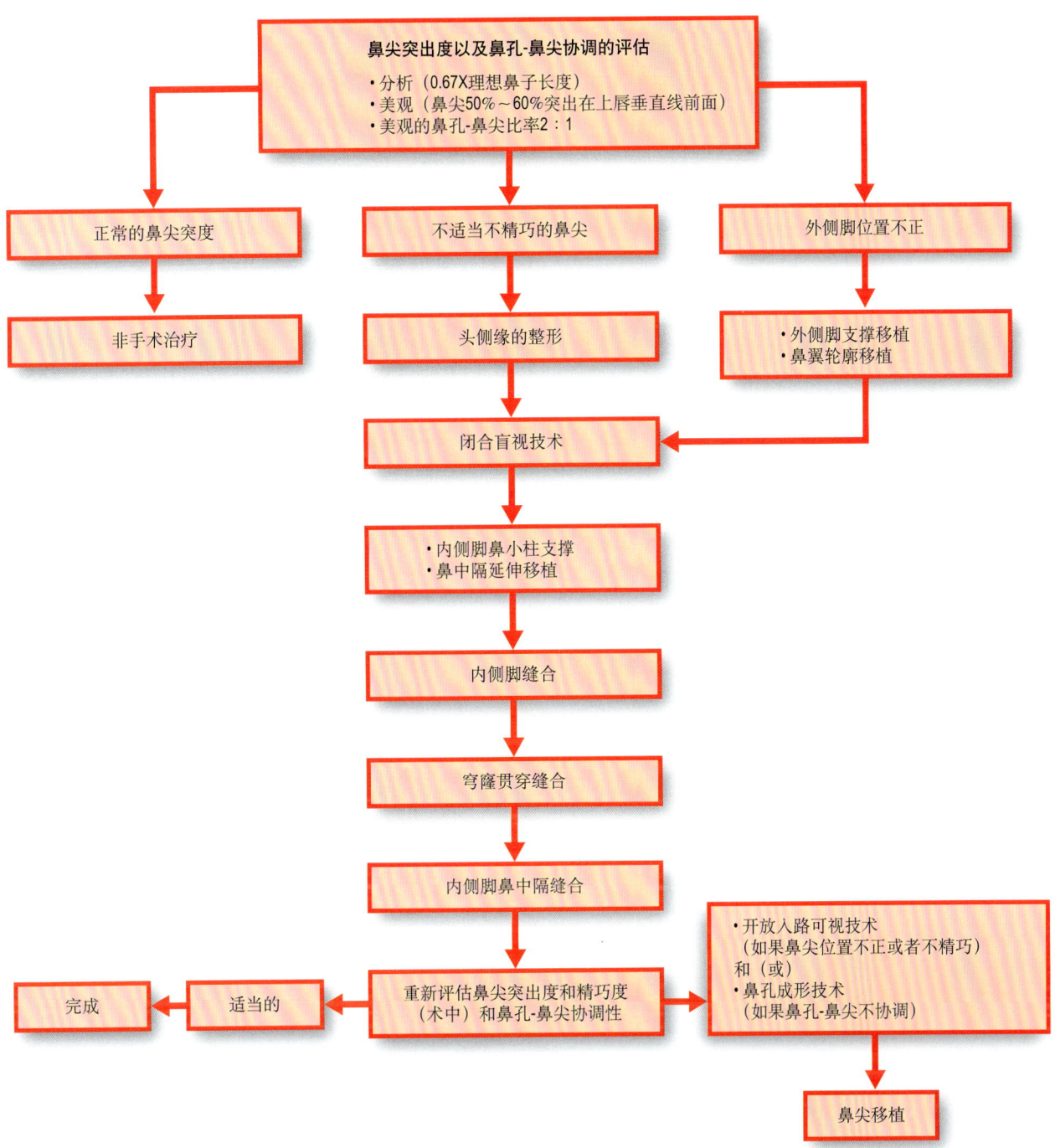

图 43.4 鼻尖部整形流程。此图可用作鼻尖系统修整的大纲。(Adapted from Janis JE, Ghavami A, Rohrich A. A predictable and algorithmic approach to tip refinement and projection. In: Gunter JP, Rohrich RJ, Adams WP Jr, eds. Dallas rhinoplasty: nasal surgery by the masters, 2nd edn. St Louis, MO: Quality Medical, 2007.)

西班牙裔美国人

引言

西班牙裔美国人在美国少数民族中所占比例最大。在诸如洛杉矶和麦阿密等一些地区，西班牙裔美国人是寻求美容手术的最大群体之一。除产后整形（如身体和乳房整形）之外，鼻成形术已越来越成为获得精致面容和面部协调的适用方法。同中东患者相似，对于西班牙裔美国患者，术前需要制订详细的计划，以描绘其重要特征以求可靠的整形。过度矫正通常是由于没有重视种族之间的解剖差异而采取了相似方法所致。总体而言，西班牙裔患者是非常有欣赏力的，并且对术后的期望值很现实。

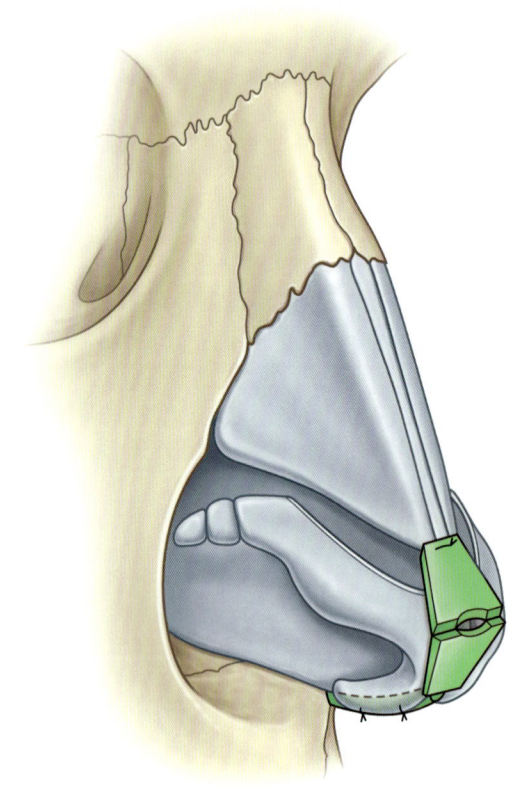

图43.5 "甘特型"鼻尖下小叶和鼻尖-小叶软骨的镶嵌移植。

虽然许多西班牙裔影视名人的鼻子似乎是整形过的（大的鼻尖斜度，鼻背过度切除，窄挺的鼻尖），但大部分西班牙裔患者更喜欢"自然"的外形。有趣的是，虽然目前尚未研究，作者相信，许多西班牙裔患者追求拥有一个更西班牙-欧式的鼻形，接近白种人而不是混血儿的。棱角对他们更重要。

体格检查和解剖

典型的西班牙裔患者鼻成形术研究是由 Fernando Ortiz-Monasterio 对混血儿的鼻子进行的研究[11]。Ortiz-Monasterio 列出了五种他们与白种人鼻子不同的特征：（1）厚的、脂肪性软组织包裹；（2）弱小的软骨穹窿；（3）薄弱的鼻尖，因为内侧脚短和中隔尾部弱；（4）短的、隐藏的鼻小柱；（5）宽大的鼻翼基底和圆鼻孔。他支持通过软骨内入路进行移植体支撑、缝合和适度的隆鼻背以及鼻孔槛矫正。自从有了这样的描述，Sanchez[23]（"Chata"-加勒比鼻子，主要是"黑人"或"亚裔美国人"特征）和 Milgrim[24] 进一步对特殊种族及其颜面形态学进行了研究。Milgrim 根据地理起源将西班牙裔女性的鼻子分为三种类型：加勒比型、美洲中部型和南美洲型。

Daniel[15] 报道过他的经验，主要是墨西哥裔美国患者，他将他们分成三种类型：第一种类型——（卡

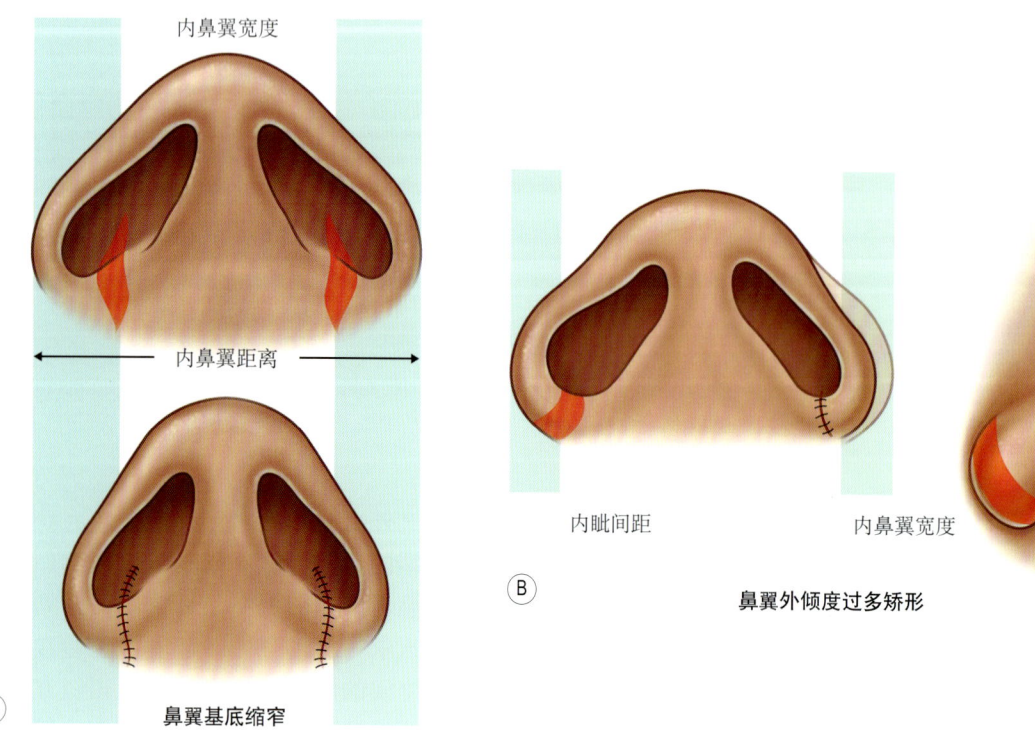

图43.6 鼻翼基底缩窄可以只包含鼻翼基底，如果内鼻翼距离很宽，也可以鼻翼基底和鼻孔缩窄结合。

斯蒂利亚人）有高拱形骨软骨鼻背和正常的鼻尖突出度；第二种类型——（墨西哥 - 美洲人）有低的根基和鼻尖突度不足，并有一个大的驼峰鼻假象；第三种类型——（混血儿）有厚的皮肤包被，鼻背 - 鼻尖不协调，无定形的，基底宽。尽管分类不太相关，但基于分析的治疗计划对于这些特殊种族群体是非常必要的。此外，有更多非裔美国人（加勒比 - 克里奥尔混血儿）特征的人倾向于对明显的鼻整形更谨慎，有时会引证显示极端"人种特征失调"的非裔美国名流的鼻子。

要确定剥离的宽度和平面就要评估皮肤 / 软组织的厚度。尽管仅有少数中东患者表现为薄的皮肤覆盖，西班牙裔患者的鼻子更普遍地表现为薄皮肤而并不宽大。我们发现，将软组织直接剥离到软骨膜上是安全和可以预见的，可以使软组织直接从鼻尖、鼻尖上和两侧穹窿区域的皮肤瓣移开。最重要的是，软组织斑块切除和包被充填，软骨塑形缝合，鼻小柱支撑，以及镶嵌式软骨移植，对于新的软骨结构和鼻子外形是必要的。

对于宽的和过度的骨穹窿，可使用从低到低的骨切开术进行处理（有时是用头侧方向向内的 J 形）[25]，而对于"Chata"或混血儿类型的短鼻骨鼻子，可考虑行夸张的隆鼻。Daniel 发现，这类鼻子很显然是他的方块形颏肌筋膜构形的适应证。然而，这类鼻子的鼻骨即使是短的，也要比非裔美国人和亚裔美国人的鼻子强壮。

我们发现，墨西哥 - 美洲人的鼻软骨 - 鼻骨关系有明显的异质性。而且有两种一般形态学表现：（1）趋向于非裔美国人的鼻谱，有弱的、宽的、平坦的软骨，宽的鼻翼基底（通常合并有圆的鼻孔），以及低平的鼻背；（2）更像地中海 / 中东人的鼻子类型，有隆起的鼻背，长的鼻骨，鼻尖突度低，以及中等的球状鼻尖。如果是鼻背缩小的指征，应行综合性治疗[26]。在两组人群中，鼻尖位置通常不是下垂的，如果是这样，则所需鼻尖旋转最小。因此，相对于一个高的鼻中隔角（中东人的鼻子多见），下鼻尖呆板的组合不是主要问题。

通常，这种头侧修剪、鼻尖缝合和鼻小柱支撑的动态效应对长期保持鼻尖位置是必需的。缝合鼻尖包括鼻中隔尾部、鼻中隔尾部所需的切除，有时需要修整前鼻棘以加强鼻小柱 - 上唇关系。然而，鼻尖形状对西班牙裔患者来说非常重要，可以逐步方式进行（图 43.4）。

当有指征时，鼻孔和鼻翼基底整形可以以标准方式进行（见非裔美国人部分）。然而，手术前要尽量同患者谈论鼻孔和鼻翼底整形方法，因为西班牙裔患者几乎普遍不喜欢宽鼻翼基底。就非裔美国人而言，鼻槛切除几乎不是适应证。

病例 2
西班牙裔美国人

该患者拥有 Castile（位于西班牙的古代王国的）类型的鼻子。她的鼻尖平、不挺拔，且有些下垂（图 43.C2）。她的鼻子皮肤薄，鼻背隆起，鼻翼 - 小柱不成比例。她的鼻子还表现出尾部偏移和鼻尖不对称。鼻尖不清晰。患者希望做明显的整形。

手术步骤

- 开放入路。
- 降低鼻背（3mm）。
- 鼻小柱支撑。
- 逐步完成鼻尖缝合——内侧脚、横跨鼻穹窿和鼻穹窿内缝合。
- 鼻尖镶嵌移植。
- 鼻翼轮廓移植。
- 侧面（从低到低）截骨。

术后一年，她拥有了漂亮的鼻子，鼻子不匀称得到了纠正。鼻颜面协调性得到了改善。

中东人

引言

中东鼻整形患者在全世界鼻整形患者中占很大比例。在伊朗，带着鼻夹板在大街上行走甚至是很时髦的事，鼻整形几乎成为一种男女通行的某种"人生进入一个新阶段的礼仪"。在很多国家，包括在美国，中东患者都要求做鼻成形术。然而，在诸如伊朗这类国家有如此众多的要求进行鼻成形术的患者其原因之一可能是：在公共日常生活中，脸部常常是身体唯一可见的一部分（由于宗教）。中东人的鼻子的特征居于非裔美国人鼻子[3-7]和白种人鼻子的特征之间。

"中东人"通常是指阿拉伯、土耳其、北非、闪族（即亚述人、犹太人、巴比伦血统人）、亚美尼亚和波斯血统的人。进一步的种族和地理描述超出了本章的范畴。在一篇有关中东鼻整形技术的综述文章中，Bizrah[8] 将"中东"简单化分为中东、北非和海湾三种人群。他根据特殊人群的美容要求和社会特征做了特

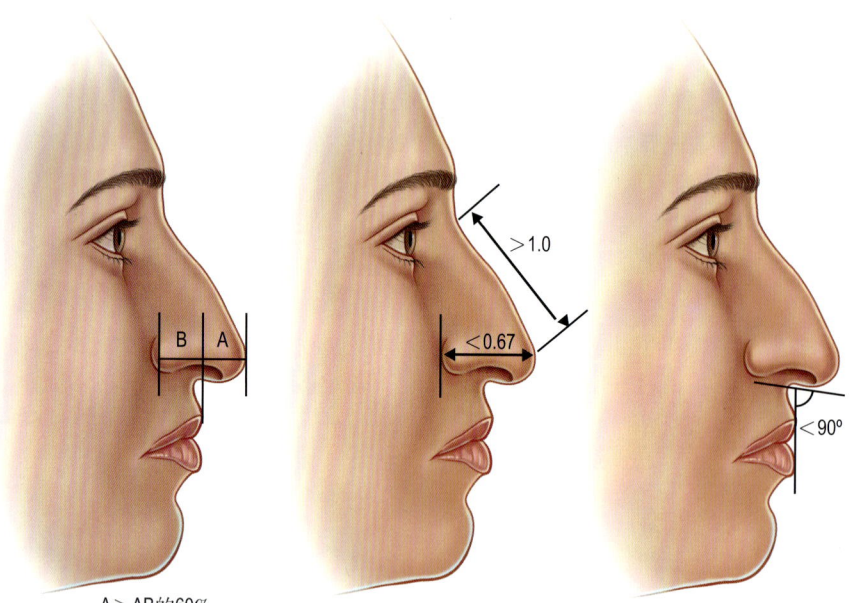

图 43.7 典型的中东人的鼻子的特征和侧面测量。

表43.1 中东人的鼻子的共同特征*

- 厚脂肪皮肤（纤维-脂肪软组织包被），尤其是鼻尖部（占91%）
- 明显鼻背隆起（占85%）
- 高鼻中隔角（占72%）
- 鼻根高、浅（占66%）
- 宽的、骨感的、中鼻穹窿（占87%）
- 无定形、球状鼻尖（占93%）
- 鼻尖不突出（占79%）
- 下垂的鼻尖有尖锐的鼻唇（和小柱-唇）角（<80°）（占80%）
- 外侧脚头侧和垂直方向位置不正（占62%）
- 肌肉过度收缩的鼻尖（降鼻中隔肌功能亢进）（占43%）
- 弱的和不充分的外侧脚、中间脚和内侧脚（鼻子基底平）(N/A)†
- 鼻孔-鼻尖不协调、鼻孔不对称（占81%）

Adapted from: Rohrich RJ, Ghavami A. Rhinoplasty for the Middle Eastern nose. Plast Reconstr Surg 2009;123(4):in press.
* 括号内是出现的百分比。
† 为术中观察，并非是定量的。

表43.2 中东人鼻成形术的共同目标

- 适度降低鼻背隆起（避免过度切除）
- 缩窄宽和长的鼻骨
- 去除纤维-脂肪组织（特别在鼻尖上部和穹窿区域）
- 通过有控制的、软骨保留技术修整鼻尖
- 避免过度矫正鼻唇角和鼻尖过度旋转
- 通过适当旋转和中间脚/内侧脚缝合做鼻尖定位
- 通过治疗降鼻中隔肌修整肌力过度的鼻尖
- 重置和缩小鼻翼基底
- 调整鼻孔-鼻尖不协调
- 尽可能使用支撑和无形移植技术

Adapted from: Rohrich RJ, Ghavami A. Rhinoplasty for the Middle Eastern nose. Plast Reconstr Surg 2009;123(4):in press.

别区分，即海湾组（沙特阿拉伯、阿拉伯联合酋长国、科威特、伊朗和阿曼）和非海湾组（叙利亚、土耳其、黎巴嫩、埃及和摩洛哥）。非海湾组患者希望的鼻尖突出度较高，鼻背高度较低。大部分中东患者是年轻女性，她们常常是和父母亲一起来咨询的。咨询和讨论详细方案时患者父母在场很重要，因为他们通常非常投入，这个过程往往就是由患者的母亲启动的。

Rohrich 和 Ghavami[9] 根据特殊典型鼻孔的特征分类介绍了综合治疗的步骤（图 43-7 和表 43-1）。中东人鼻整形的目标如表 43-2 所示。

体格检查和解剖

中东患者普遍有 Fitzpatrick Ⅲ~Ⅴ型皮肤。常见的皮肤是厚的和完全脂肪性的，尤其是在上鼻尖。对于中东患者而言，最常见的缺陷之一和长期以来存在的美容问题是：包被为非收缩性和无定形软组织，随着时间的推移，整形效果不能如愿。长期的水肿和内部瘢痕形成常见，患者可能需要等待一年半以上时间才能看到他们"最后"的鼻尖外形。手术修整皮肤是必要的。而且，力学上不理想的高软组织/软骨支撑比率和鼻尖高的特征对中东人鼻成形术形成巨大的挑战。

与非裔美国患者相似，其鼻尖上、内穹窿间隙、穹窿区域和中间脚之间弱的软骨结构过度负重着重的纤维-脂肪组织。去除软组织不应破坏真皮下血管丛，否则可能会导致不规则的血管性窘迫。另外，在某一部位（鼻尖内），皮肤/软组织包被可能是薄的，并且比混血儿、亚裔美国人和非裔美国人的都薄，是使用"可见的"和片状软骨移植物的指征。然而，对于中东人的鼻子，移植物是很重要的，可以用于填充手术后皮肤包被的无效腔隙，可以塑造精致的鼻尖。这些患者术后可能非常审慎挑剔，外科医生需要对他们进行详细的解析，甚至要结合他们的基本头型进行解析。

通常，他们的鼻背部有一个宽的驼峰。其宽度起点很低，在上颌骨上行支。他们的鼻骨通常总是很长，有利于创造美观的鼻背曲线。如果做截骨，可以以低到低的经皮技术进行，或如果患者希望，也可以以低到低的内部连续技术进行。完美地切除鼻背隆起直接关系到时尚外形的取得[26]。要防止过多切除鼻背，否则以后会出现倒V形畸形，这在中东患者很普遍。应用Byrd的"自体延伸瓣"有益于保护更多的鼻中隔软骨以备其他情况所需[27]。这是一种通用的、容易使用的技术，在很多病例中避免了对传统的延伸移植物的需求。对于降低大鼻背，这是一个重要的工具。

中东患者的鼻尖通常既不突出，又下垂。这对于鼻尖塑形很不利，因为鼻尖塑形平台对于长期保持鼻尖形态/位置是至关重要的。鼻尖平台的支撑力可以经由对鼻穹窿处直接加压和向后按压鼻前棘进行评估。他们的鼻尖/小叶常常不足以对抗下压强度，甚至整体陷入前中隔角下端。必须形成强健的小柱支撑，并进行适当的鼻中隔尾部切除，还要切除过多的衬里，以建立适当的鼻尖位置。

他们的鼻尖常常不清晰，呈球状或四方状。需要标准的无形的/摸不到的缝合和移植技术。与非裔美国患者和亚裔美国患者不同，中东患者的鼻背过于突出，因而获得最佳的鼻尖-鼻背关系是至关重要的，这点通常被他们放大了并作为整形的主要目标。他们抱怨他们在相片里的鼻尖形态。他们通常同时有过宽而隆起和分岔的鼻尖角，表明他们需要多种鼻尖缝合技术。

相对于覆盖在上面的皮肤和软组织而言，鼻翼软骨外侧脚和内侧脚常常显得软弱无力。另外它们常有位置不正（图43.8），并伴有鼻尖形态与鼻翼弓不对称。当它们在头侧方向错位时，外侧脚可能是宽的，但却不能撑起整个鼻翼弓。当外侧脚位置不正、单独用头侧修剪不能掩饰时，就需要横断鼻翼弓附着的连接处，并用外侧脚缝合[28]或鼻翼弓轮廓移植物成形来重置中隔尾部。Toriumi[29]指出，外侧脚头侧边缘的位置相对于尾部边缘的位置更为重要，并提倡外侧脚的内在稳定性优先于鼻尖的修整。如果这些问题还没有

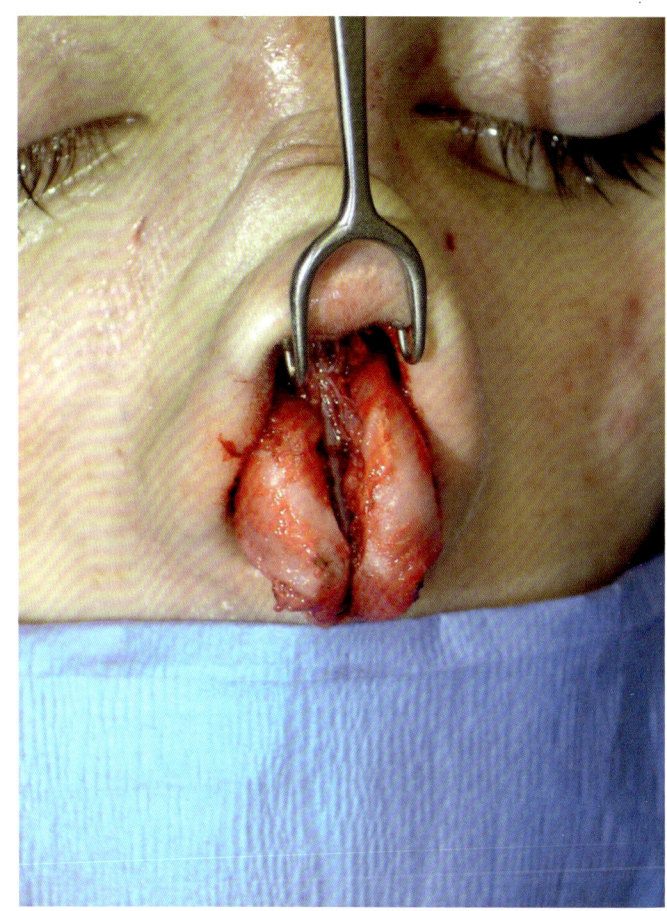

图43.8 严重的下外侧脚不对称应进行矫正。没有发现和处理这个问题可能导致美容和功能问题。

着落，那么鼻尖-鼻翼美容可能不能长期保持，而且术后可能出现一条阴影线，从鼻背美容线往下并环绕穹窿结构、鼻尖下并继而延伸到对面（一个无定形的"香肠样"外观）。

中东患者的鼻尖上部通常不清晰，如果进行清晰的鼻尖上部修整，可能会导致人种特征失调。男性鼻尖上部区域修整应该适度，而女性的鼻尖上部区域也不应该同高加索女性那样锐利。适当的移植、大量应用支撑结构以及适当的鼻尖位置都有助于促进鼻尖复合体的生物力学稳定性，并有助于防止出现鼻尖精致度、突度和位置问题。

中东患者鼻翼张开是很普遍的。由于他们的鼻孔张开，他们需要保守的鼻翼基底切除，并且应该是在手术结束时进行，也就是在小柱切口闭合后进行。应该避免鼻翼基底过度变窄。可在诊所进行进一步的切除。

鼻翼基底同样也可以移向头侧。这样会突出鼻尖突进的外形。直观上，这种旋向尾部的鼻尖和偏向头侧的鼻翼基底之间的不协调会被增加。然而，鼻翼基

底向尾侧重置在最终形成的鼻尖会减弱。

鼻翼 - 鼻小柱不协调矫正[30]是必需的，常常表现为"鼻小柱悬挂"畸形。中东人一期鼻成形术很少出现鼻翼挛缩。鼻小柱的整形可能需要内侧脚中隔缝合，以求得到满意的鼻尖旋转，但鼻唇角不能过度矫正，否则会导致人种特征失调。这种情况可能是由于尾部过度矫正所致。在此过于旋转是修整的指征。

鼻孔 / 鼻尖比值大约是 60 : 40[31]。在对鼻尖旋转 / 突出度、鼻翼 - 小柱不协调和鼻翼基底重置进行适当矫正后，任何残余的鼻孔异常都将显而易见。这常常是由于中间脚小柱底板外倾、短鼻孔畸形[31]（软三角过大）或鼻孔增大所致。底板切除或缝合（跨小柱底）加内侧脚间隙软组织切除可使鼻翼基底 - 鼻孔的关系进一步精致。

病例 3
中东

这位女性患者 41 岁，皮肤为 Fitzpatrick 3 型，不喜欢自己隆起的鼻背和不精致的鼻尖，对她来说自己的鼻子看上去很"平"（图 43.C3）。她的鼻背隆起很大，鼻尖形状不好，缺乏突度，并且肌肉过度收缩。这个患者是典型的中东人鼻子形态。她要求对她的鼻尖进行大的改变，这需要进行二期软组织去除手术。

手术步骤 开放整形入路横跨小柱切口，延伸到两侧鼻孔内软骨和软组织，切除多余的软组织。

- 减少 5mm 鼻背高度。
- 两侧扩展移植物植入。
- 行鼻中隔成形术，取软骨，保存 L 形支柱 10mm。
- 缩小前中隔角。
- 外侧脚头侧修整，留下 6mm 完整的外侧脚带。
- 浮动的小柱支撑移植，采用内侧脚鼻中隔缝合。
- 通过内侧脚、横跨鼻穹窿和鼻穹窿内缝合进行鼻尖整形。
- 内叶的组合和鼻尖镶嵌移植。
- 低到低的经皮截骨。

术后评估 术后 2 年的照片（从她的一期手术开始）展示了一个匀称的鼻子，是一个漂亮的令人喜欢的鼻子。鼻子上的皮肤皱纹消除了，鼻背适当地降低了，鼻尖精致、上抬和突出。鼻子表面皮肤缩减了，鼻尖上部和鼻尖内断点显著改善。这种效果需要间断的修整手术（甘特流程图没有显示）：切出多余的软组织（尤其是在鼻尖上部位）和重置一期手术吸收的鼻尖镶嵌移植。中东人鼻尖成形术后常需要进行二期修复，因此，应与患者进行详细的讨论并写入一期手术知情同意书。

亚裔美国人

在此我们仅对亚裔美国人的鼻子进行简短的讨论，因为这是第 44 章的内容。Flowers[10]已很好地列出了要点。与上文讨论的种族不同，自体移植对于这个群体来说很难确证是有益的。大多数亚裔美国患者能很快知道某个亚裔美国人进行了硅胶移植的鼻子整形。我们发现，这个群体大多要求明显的鼻背增高（> 4mm）。我们提倡以下鼻背移植物置入标准：（1）患者不想肋骨移植的情况下；（2）患者的鼻背软组织厚；（3）植入位置的解剖平面是骨膜下；（4）固定假体使用非编织线跨越缝合；（5）不主张用 L 形假体一起隆鼻背和鼻尖，因为这样会有很高的排出率；（6）通过术前讨论潜在的短期和长期并发症，交代自体移植后将来可能要取出假体。

Toriumi[13]已经有了很好的结果和使用自体肋骨的丰富经验，即在一期和二期鼻成形术中自体肋骨都被用作支柱和鼻子外形修整移植材料。然而，他的患者人群可能是独特的，多数人咨询后乐于接受肋骨移植。

术后护理

手术结束后在包扎和夹板固定前，通过导管用生理盐水洗净鼻腔和口咽部位的血液，防止血液进入胃。术后立即护理包括：鼻内放置夹板固定、用酒精清理后包扎固定，然后使用 Mastisol 外覆盖。再应用快速塑形夹板固定外鼻，固定时不要过度挤压和上提下面的软组织。下面是我们给患者提供的一些简单的术后护理操作原则：

- 抬高头部 3 ~ 5 天。术后肿胀将出现在 48 ~ 72 小时内。
- 术后不要吸烟。
- 术后流质饮食，然后逐渐到软性饮食。术后第 2 天可以开始常规的软性饮食，但 2 周内避免进食需要过度咀嚼的食物，如苹果、玉米粒等。术后 3 ~ 4 天内鼻腔内可有血性鼻涕，必要时更换鼻内敷料。不要搓揉或弄脏鼻子，避免刺激局部。如已经没有鼻腔引流物，可以去除鼻内敷料和导管。术后 2 周不要用鼻子用力吸气和呼气，以免局部出血，也不要打喷嚏，如果确实控制不住的话，用嘴打喷嚏。用鼻夹板固定鼻子时，洗发剪发不

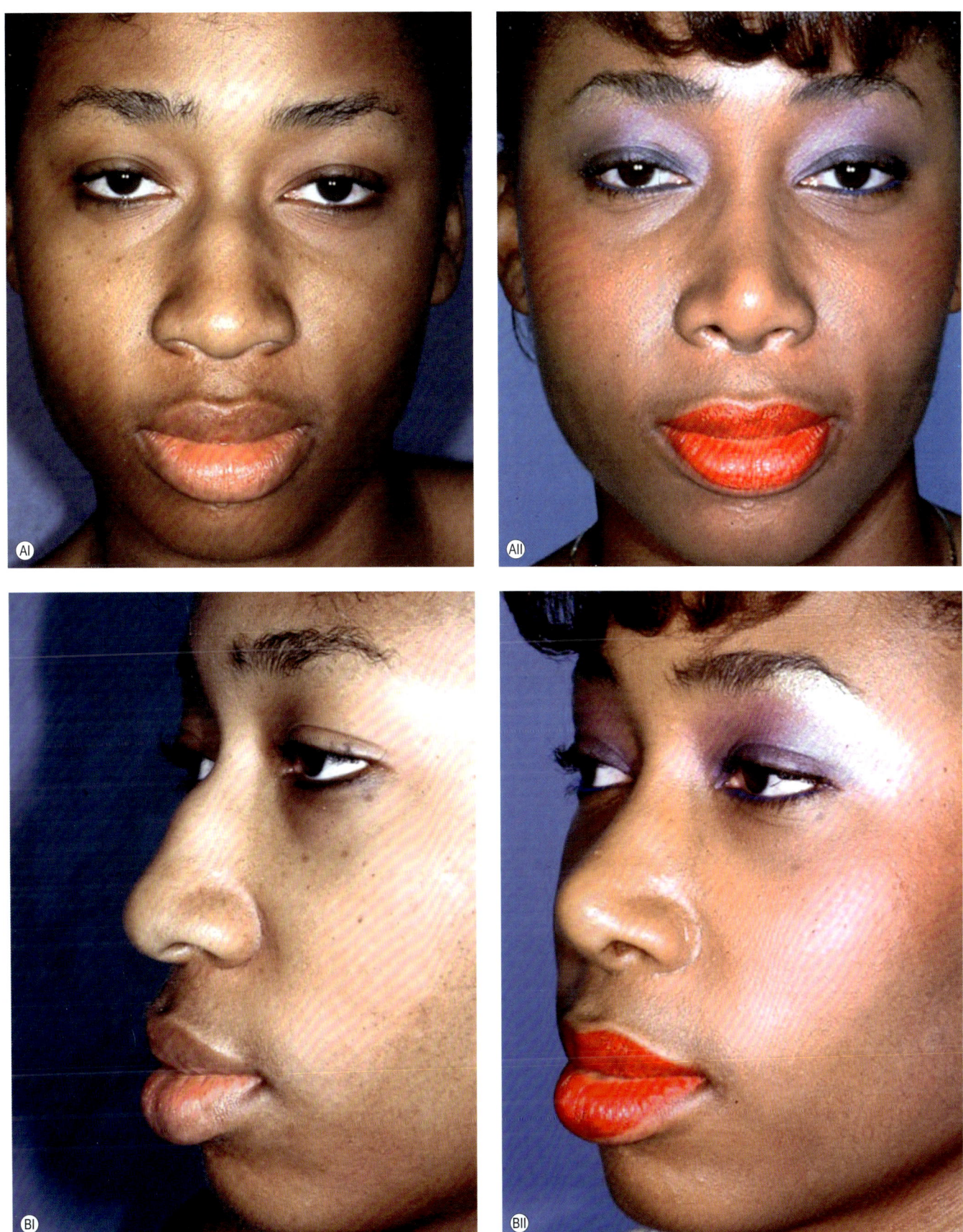

图 43.C1　A，(i) 术前；(ii) 术后。B，(i) 术前；(ii) 术后。

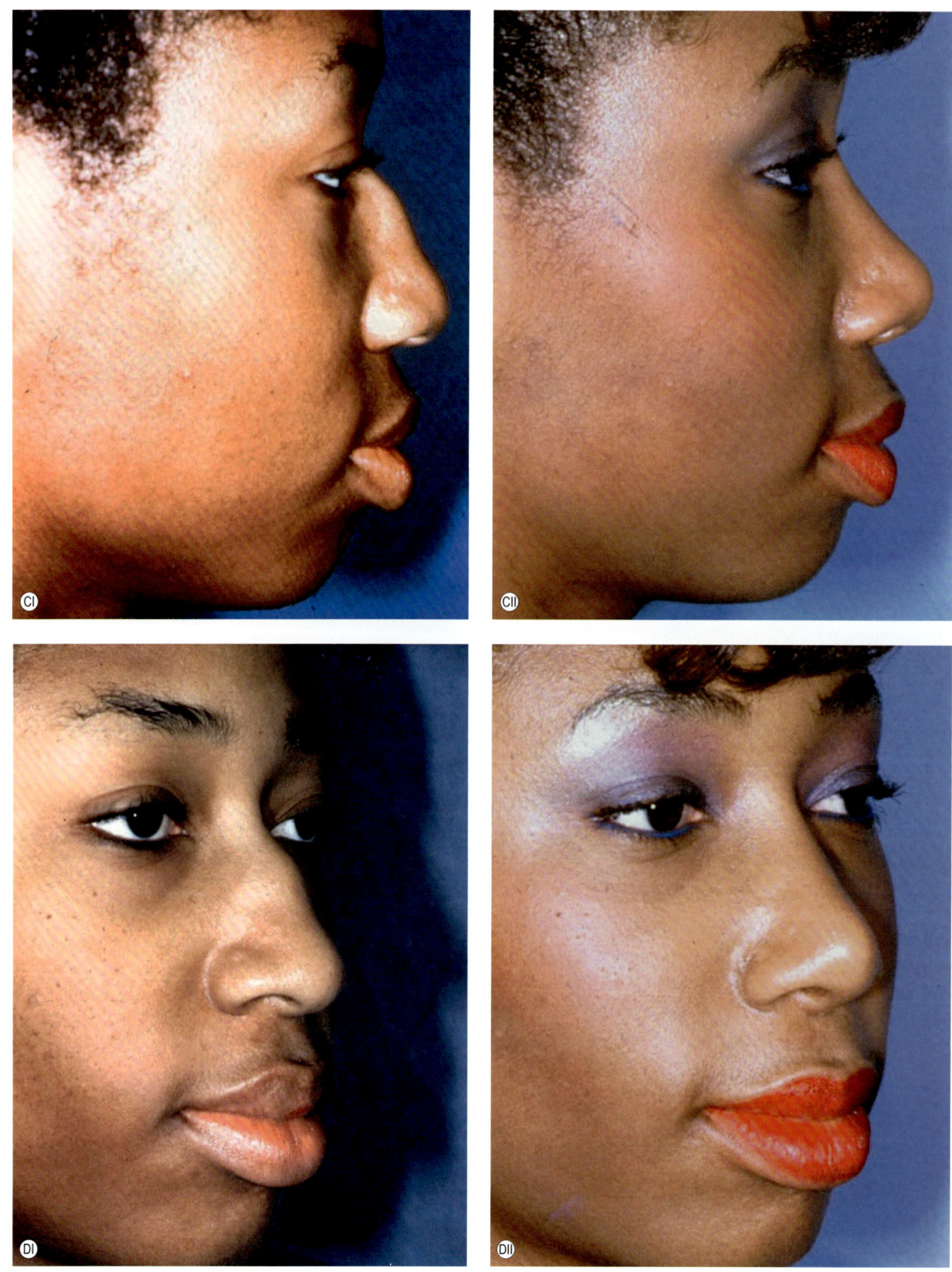

图 43.C1 续 C,(i) 术前;(ii) 术后。D,(i) 术前;(ii) 术后。

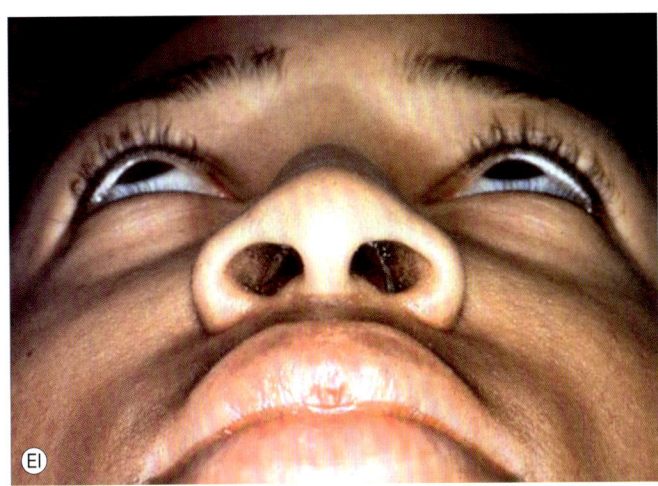
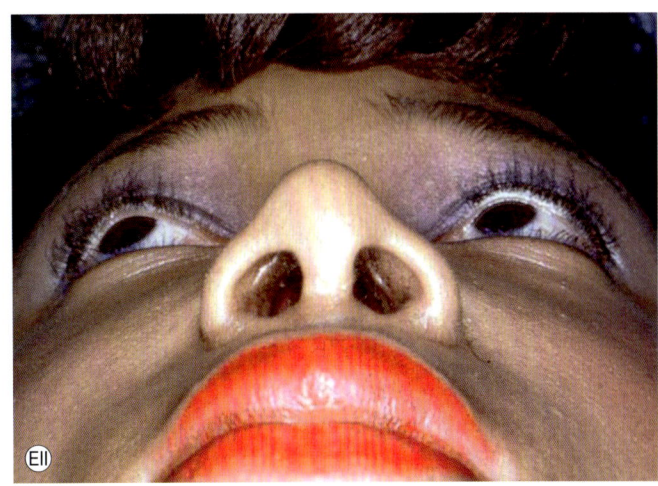
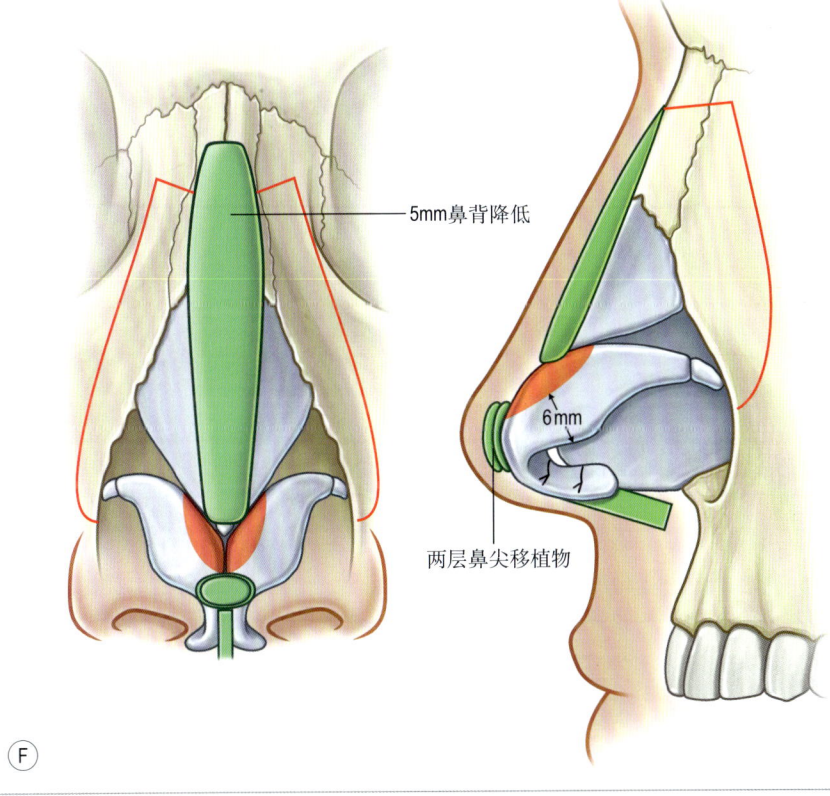

图 43.C1 续　E，(i) 术前；(ii) 术后。F，术中技术。

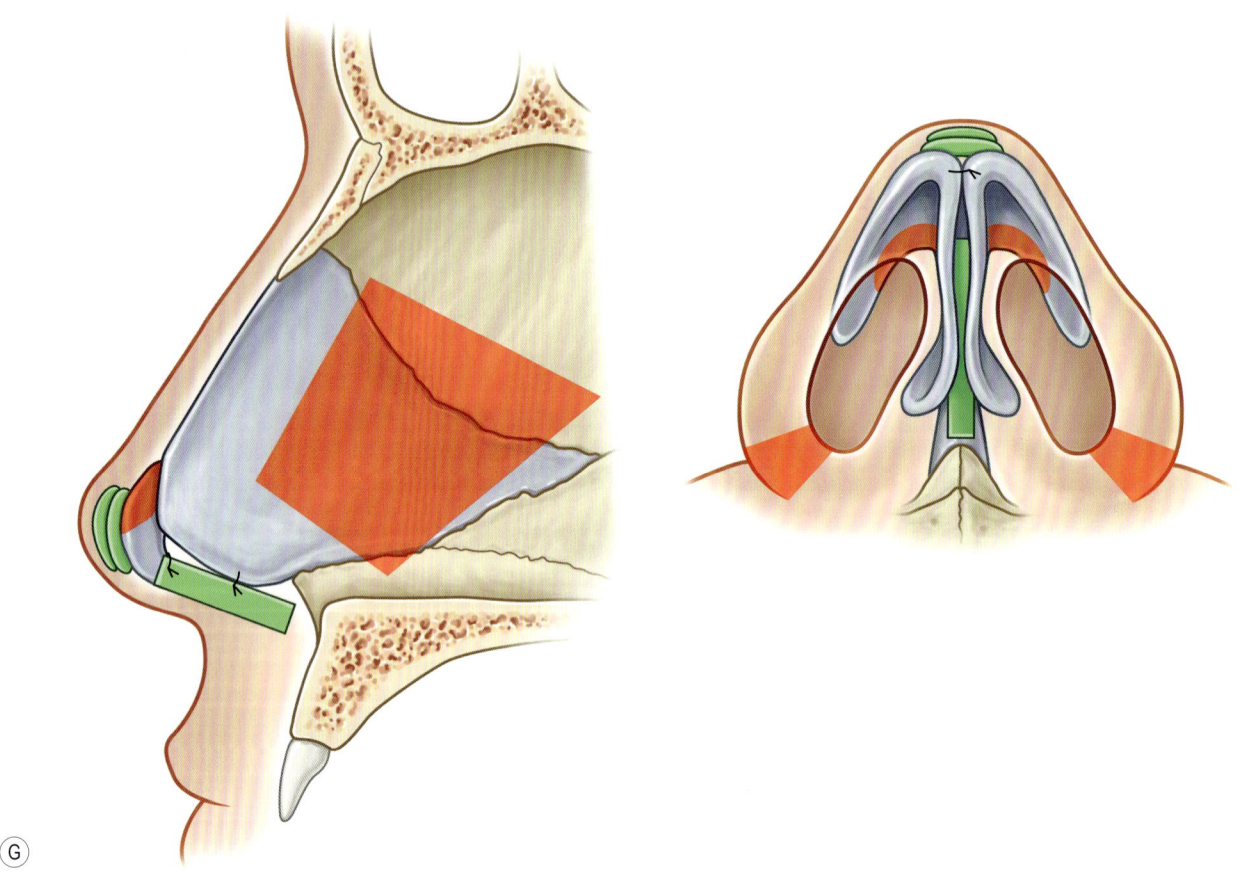

图 43.C1 续　G，术中技术操作。红色为切除部分；绿色为自体组织移植部分。

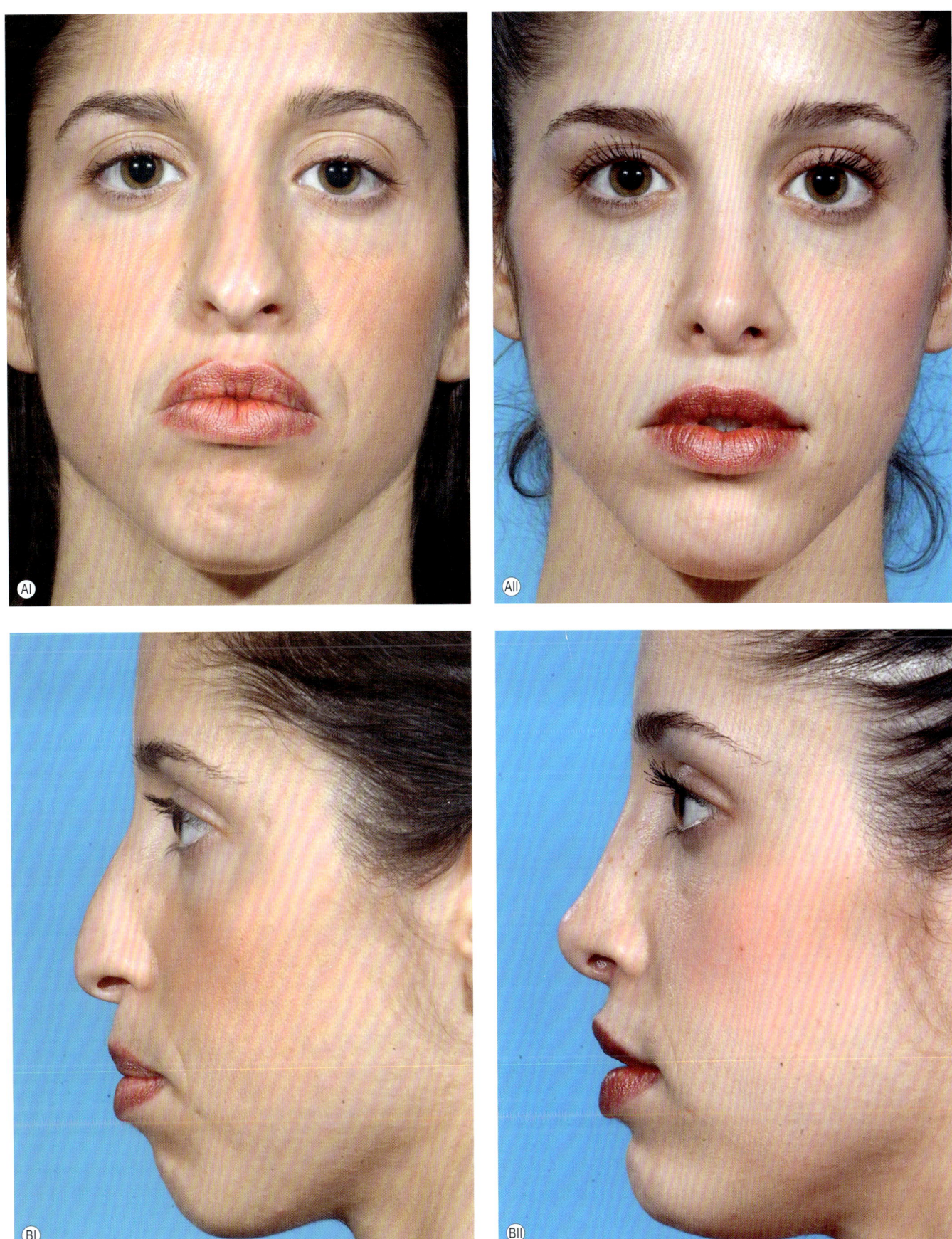

图 43.C2 A，(i) 术前；(ii) 术后。B，(i) 术前；(ii) 术后。

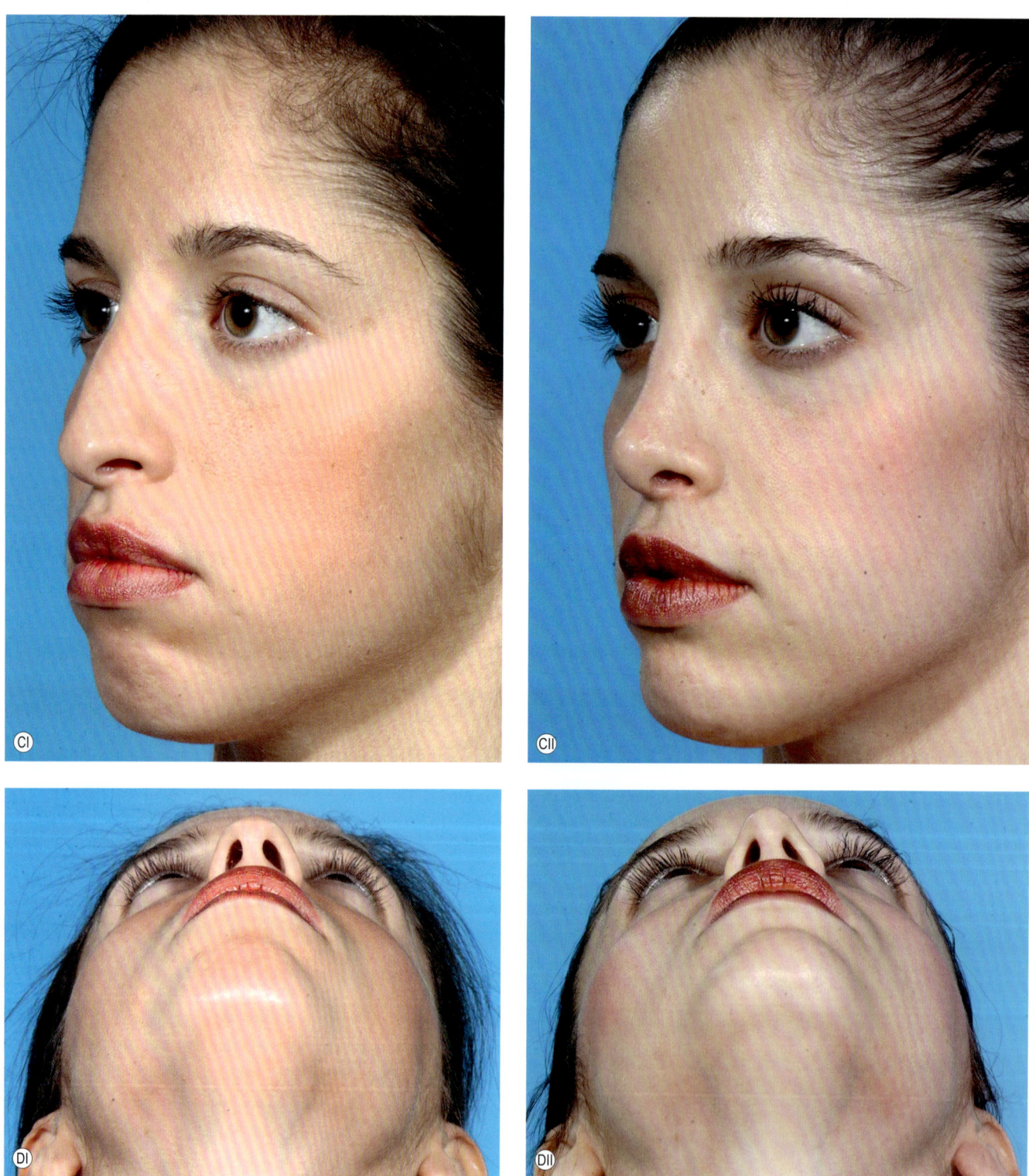

图 43.C2 续　C，(i) 术前；(ii) 术后。D，(i) 术前；(ii) 术后。

图 43.C2 续　E，F，术中技术操作。

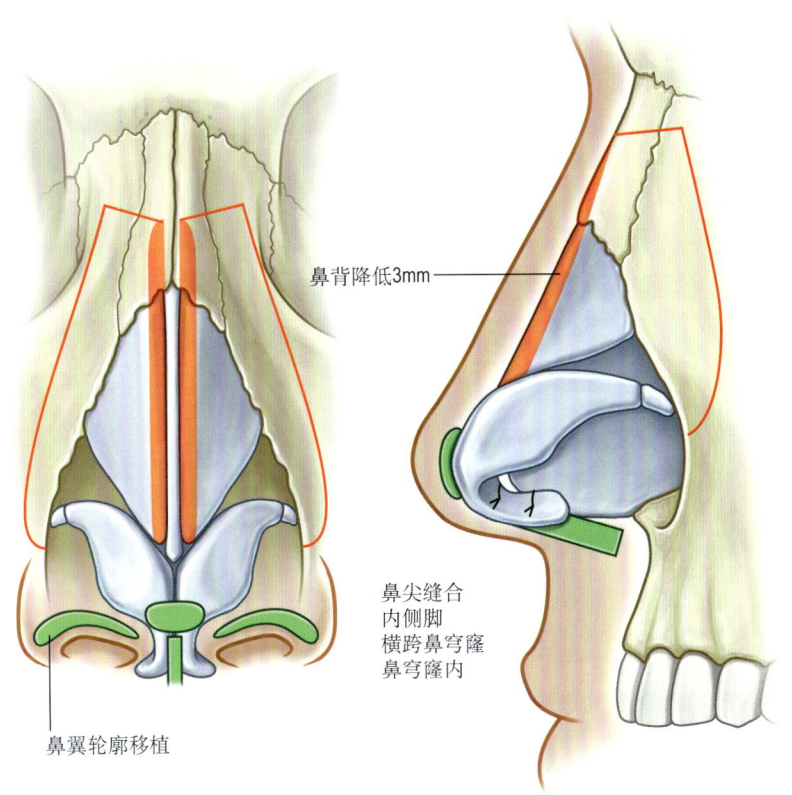

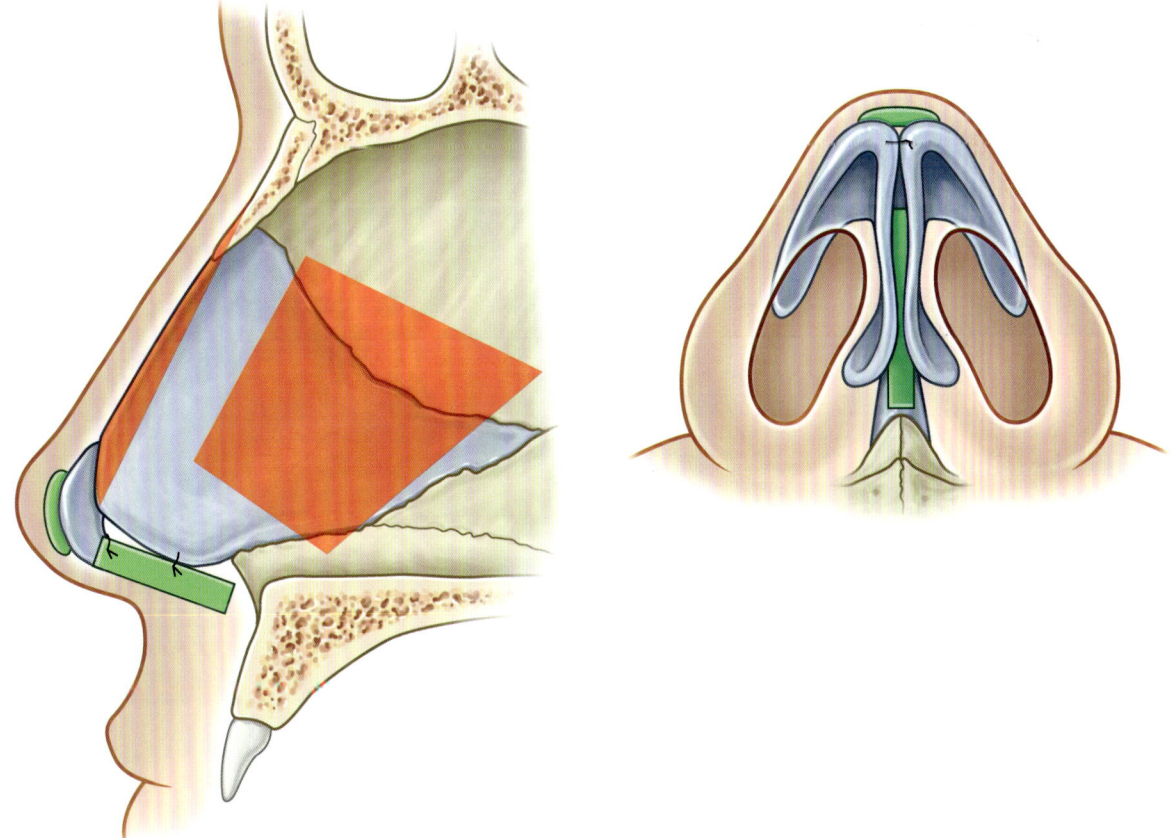

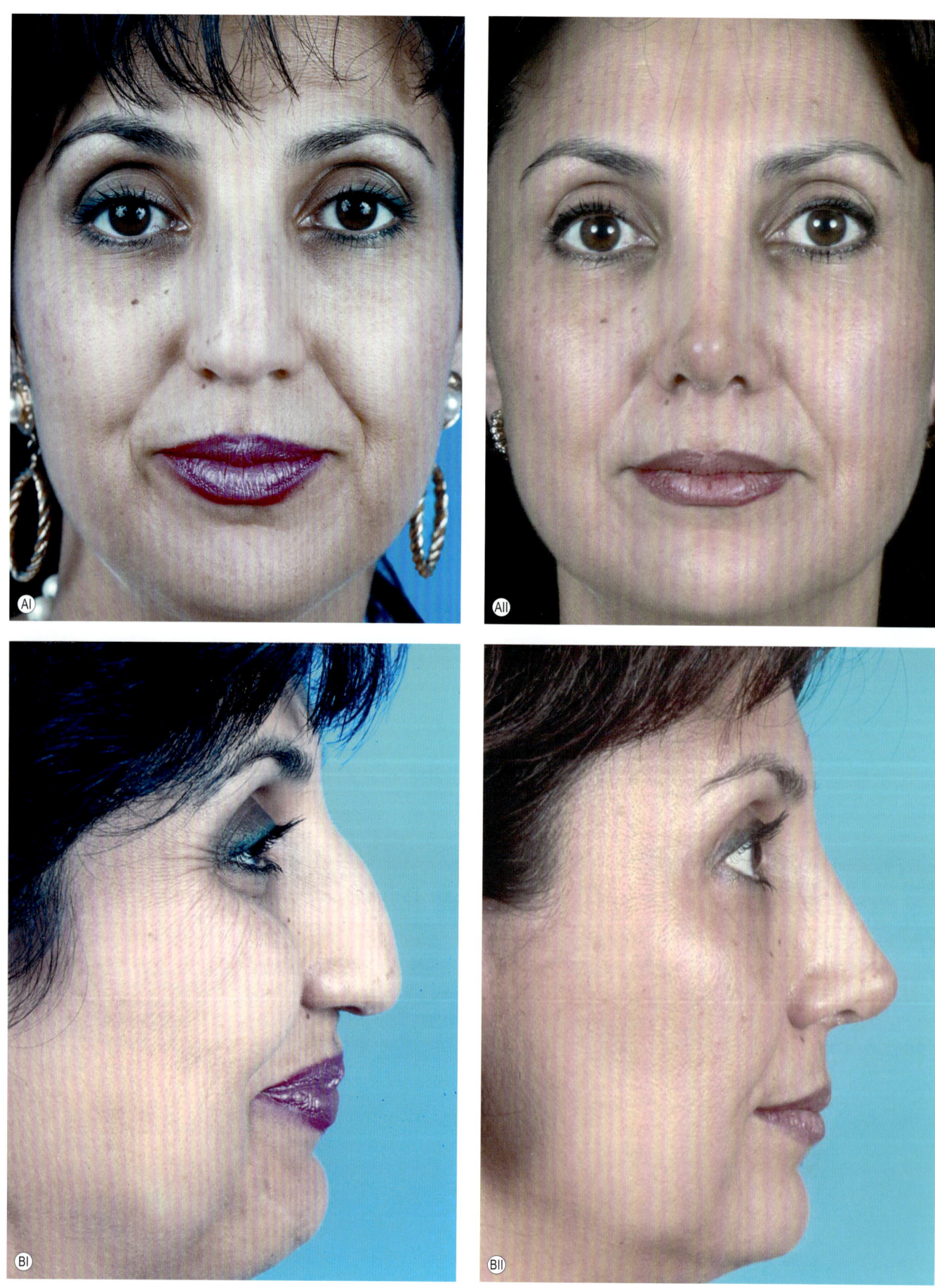

图 43.C3　A，(i) 术前；(ii) 术后。B，(i) 术前，(ii) 术后。

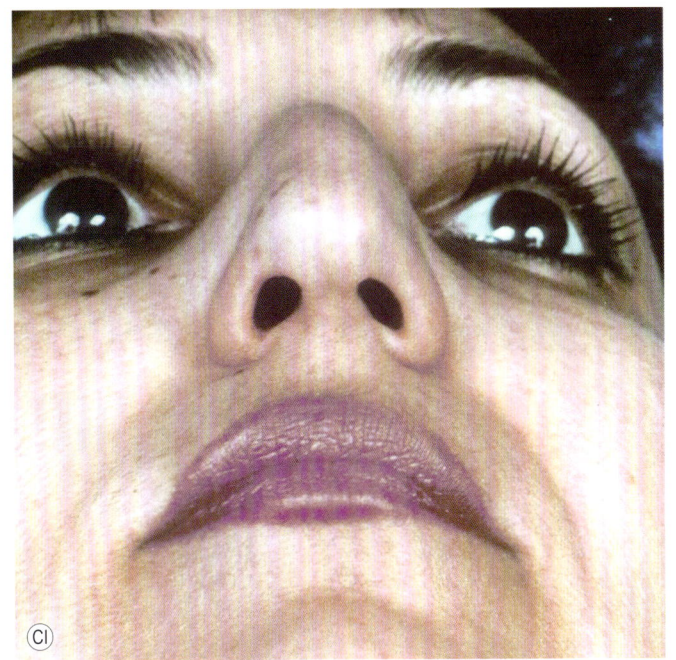
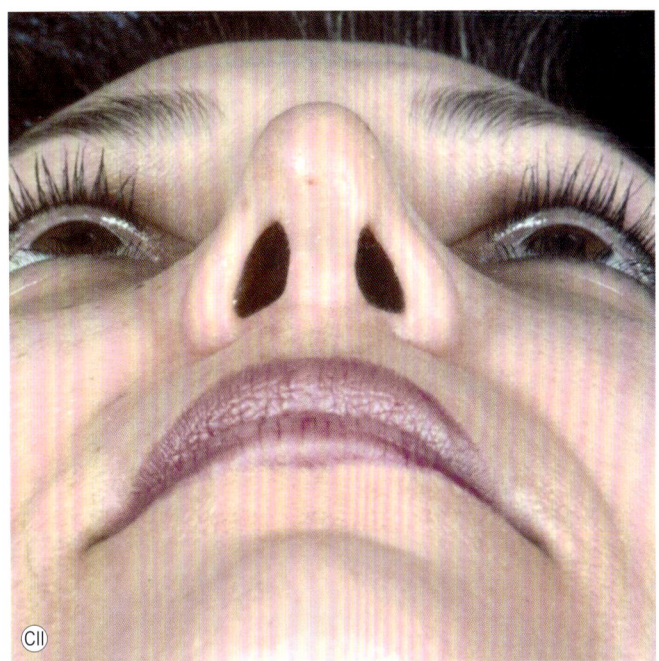
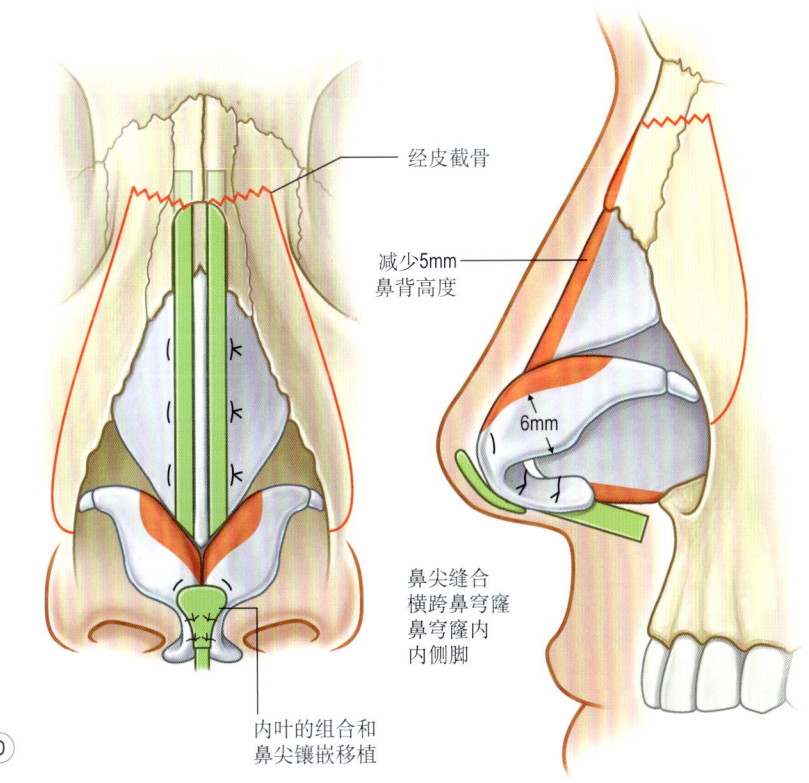

图 43.C3 续 C，(i) 术前；(ii) 术后。D，术中技术操作。

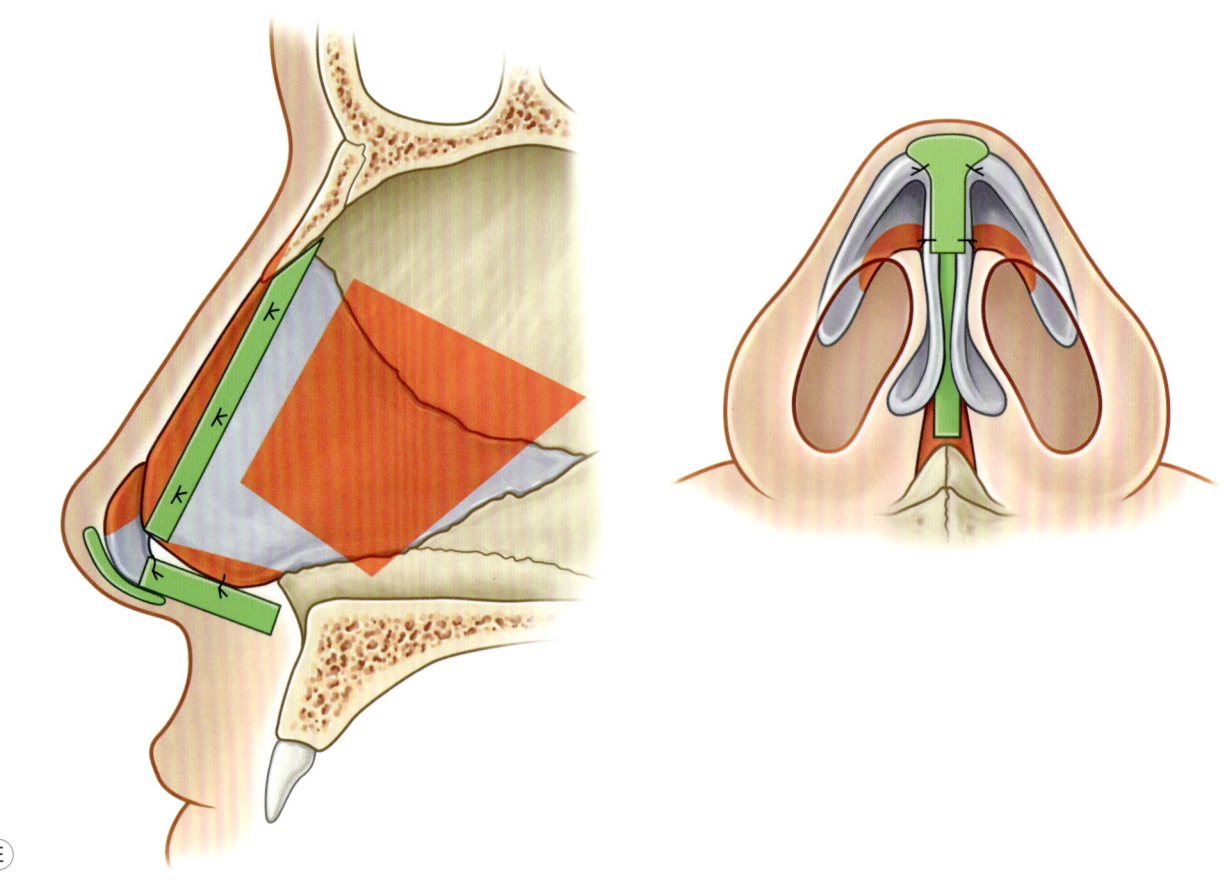

图43.C3续　E，术中技术操作。（Rorich RJ, Ghavami A. Rhinoplasty for Middle Eastern Noses. Plast Reconst Surg. In press.）

受限。注意防止弄湿鼻夹板。术后6～7天可以去除固定的鼻夹板，夹板去掉后，鼻子可以用中性的香皂清洗，也可以化妆。如鼻子干燥，可以使用润肤露。

- 在夹板去掉之后，4周内不要戴眼镜，或不要把任何东西放在你的鼻子上。眼镜应该捆在前额上（我们将展示给你看）。接触的东西在肿胀明显消退时可能会磨损。
- 保持鼻孔内缘和任何缝线处干净，局部用过氧化氢溶液和抗生素药膏换药。
- 6个月内避免阳光过度曝晒鼻子。如果你必须在阳光下呆较长时间，可以戴宽边帽子或使用防晒霜，打遮光伞防止紫外线照射。
- 术后3周内避免剧烈耗氧活动（心跳超过每分钟100次的活动），如举重、过度弯腰。手术2周以后，你应该慢慢增加你的活动，到第3周结束时你可以回到正常生活。手术后3周内避免举起任何超过10磅重的东西。
- 拆掉缝合线后，去掉内/外夹板，使用生理盐水溶液（盐水）（海水或普通的生理盐水鼻喷剂）从鼻内轻柔地去掉表面的痂皮，特别是鼻内手术，如鼻中隔成形或下鼻甲切除等。
- 如果鼻子流出较多的鲜红血液时（0～40分钟鼻垫就需要更换），立即找医生会诊。保持仰头坐位，压迫鼻子15分钟，间隙期间使用缩血管喷剂控制渗血。通常使用这些方法就可以达到止血效果。

重要的是，要详细地告知特殊种族患者有关术后延期恢复的问题。多数人术后2～3周才能消肿，还有10%左右的肿胀需要大约一年时间才能消去。你的鼻子在微笑时会显得僵直而不像术前那样柔软。这种情况可在不经意中逐渐恢复。

病例4
手术步骤

- 横跨鼻小柱切口
- 广泛分离软组织
- 降低鼻背（5mm）
- 以低到低方式行经皮截骨术
- 鼻中隔成形术
- 自体反转皮瓣
- 头侧鼻翼软骨修剪保留6mm边缘
- 降鼻中隔肌肉切除
- 小柱支撑
- 鼻内侧脚之间、横跨鼻穹窿和鼻穹窿内缝合
- 鼻尖下小叶移植物
- 双侧鼻翼支撑移植物

并发症

最常见的并发症是美容效果不满意，然而，当术前功能分析表明进行鼻缩小手术可能会引起气道堵塞时，术后可能会出现鼻功能不满意的结果。在特殊种族患者鼻整形中，常应用鼻增大和加强支持的方法。如遵守这些原则，功能问题就可以最小化了。

从理论上讲，自体移植材料的大量使用会增加感染率。通常可以短期应用抗生素或冲洗（如果需要）治疗。仅有少数移植物需要取出。在特殊种族患者，最常见的并发症是受软组织影响，整形效果不清晰。在西班牙裔美国患者和中东患者，可能出现鸟嘴样畸形。鼻尖上畸形有时可注射少量的 Kenalog [10] 继而按摩或轻拍处理。我们主张长时间轻拍。当解释清楚这样做的重要性之后，多数患者会坚持 3～6 周。有时需要在手术室直接切除。鼻背不规则或肿块可以在门诊用 18 号针头处理。

除常见的术后不良事件外，特殊种族患者还常有因多种美容方法导致的较高的美容并发症发生率。每种方法都会增加变数。例如，鼻翼基底、鼻孔和鼻尖定位点可能出现不对称。当需要明显降低鼻背时，如果不采用逐渐深入的方法，则很可能发生过度切除。这样会导致倒 V 形畸形和鼻背曲线不流畅。异质性假体存在排出率，文献报道不一，然而，L 形假体的排出率可能最高。自体移植物雕刻植入到位，则极少需要远期修整或取出。

手术心得及教训

心得

- 同患者就有关美容目标进行全面的讨论（杂志图像、计算机成像、实例等）。
- 必须进行软组织包裹，即通过适当的充填或支撑移植。
- 尽可能保留局部自体软骨（即 LLC 翻转和自体延伸瓣）。
- 大量使用外侧脚支撑缝合、鼻翼轮廓移植、自体和标准扩展移植物以及鼻尖内小叶镶嵌移植。
- 逐步降低鼻背。
- 需要时做软组织切除（鼻尖、鼻尖上以及鼻穹窿区域）。

教训

- 软组织包裹支撑不足，随后的压曲和继发的鼻尖不定形。
- 出现外观人种特征失调。
- 未使用支撑材料（解剖和非解剖）进行鼻尖缝合和修整。
- 鼻尖与鼻背之间不协调。
- 过度鼻尖旋转、鼻背切除、鼻翼基底缩窄和（或）鼻尖塑形。
- 未能辨认出鼻骨短而弱。

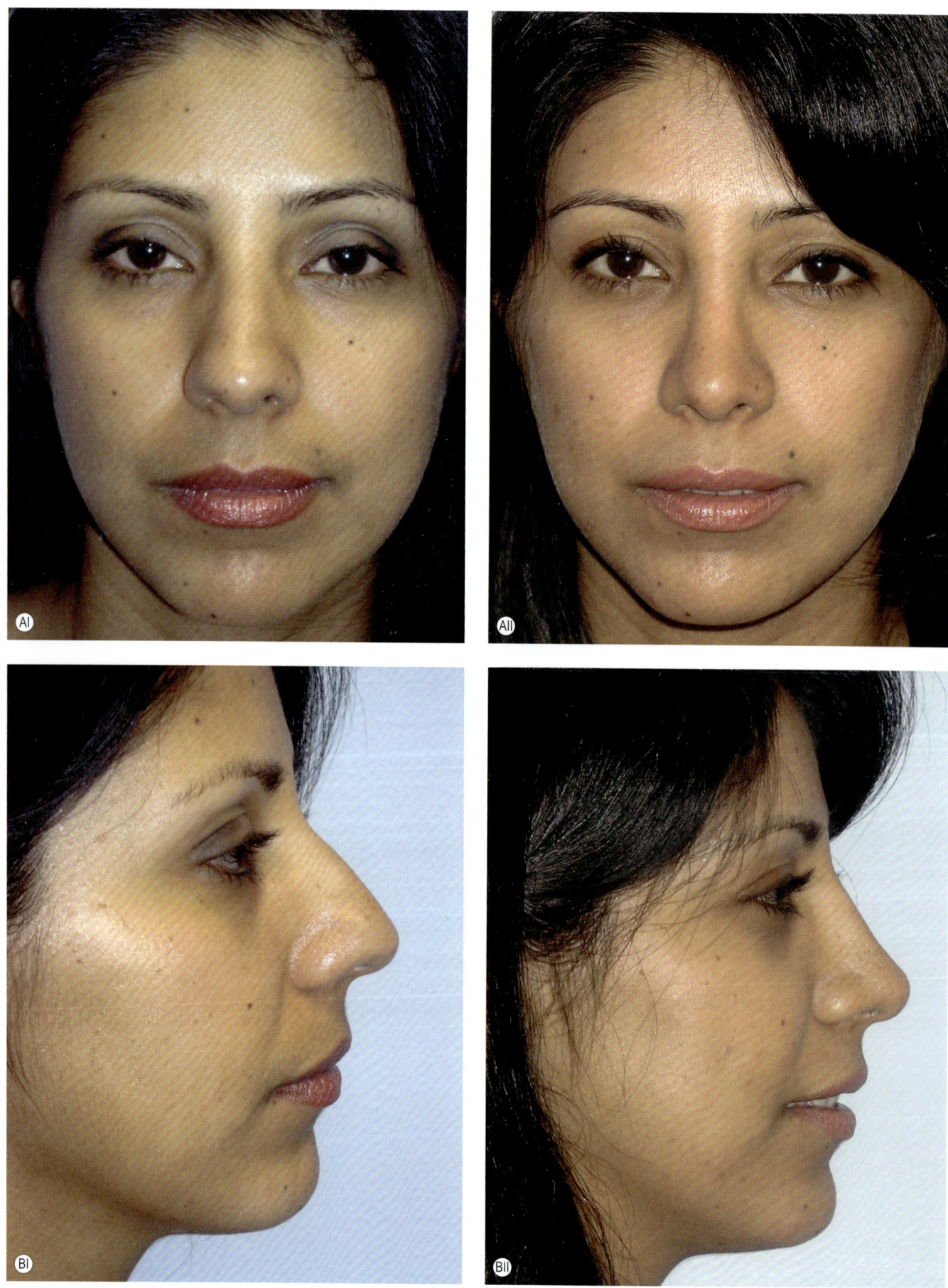

图 43.C4　A，(i) 术前；(ii) 术后。B，(i) 术前；(ii) 术后。（From Rorich RJ, Ghavami A. Rhinolasty for middle eastern noses. Plast Reconstr Surg 2009: In press.）

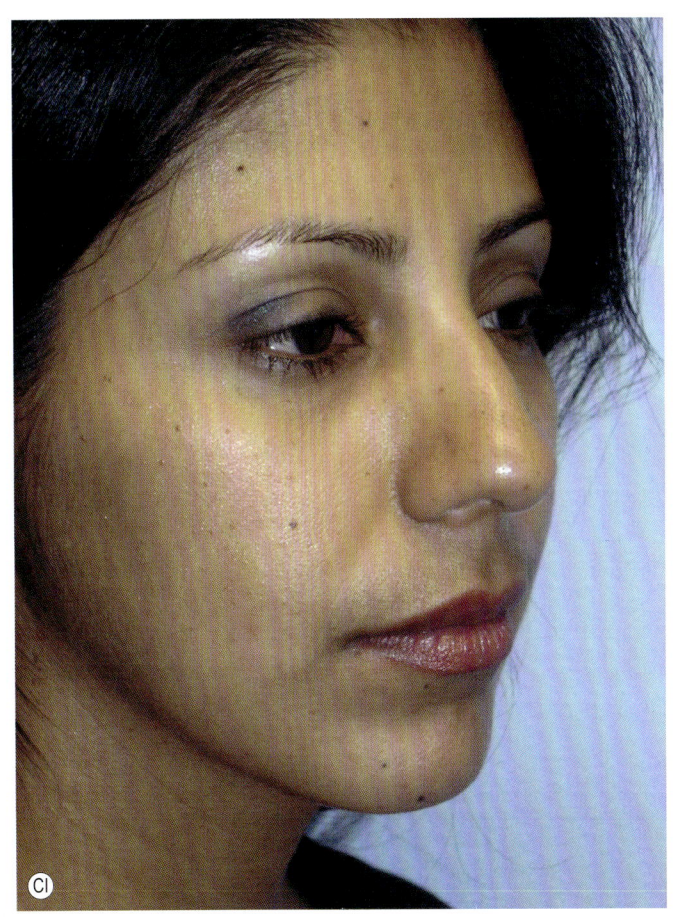
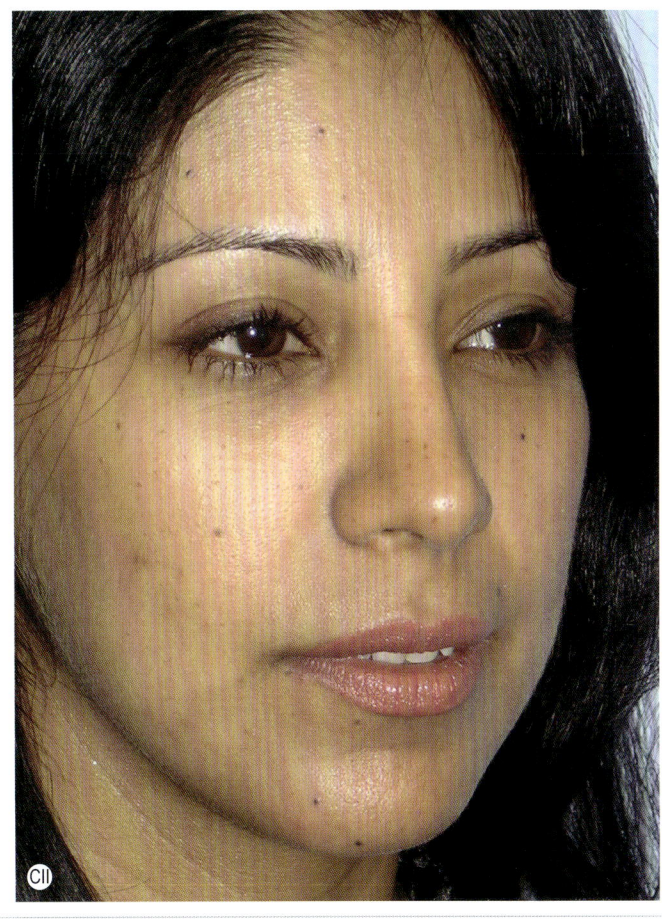

图 43.C4 续

手术步骤小结

1. 术前评估和制订治疗方案要认识并结合不同种族鼻面部形态学,这一点至关重要。
2. 总的来说,非裔美国患者同亚裔美国患者一样,需要多维隆鼻。
3. 为了充分暴露鼻部,获得充足的鼻部皮肤,以及更好地重组软组织(可以减少切迹和变形),需要广泛剥离。
4. 鼻子皮肤下面,尤其是在鼻尖上部、穹窿部、穹窿周围部位,需要修整,但不要超过皮肤真皮下血管网的位置。
5. 软组织切除也许可以促进皮肤收缩力,以暴露其下结构。
6. 术后轻拍和按摩对控制皮肤和软骨间的纤维水肿和瘢痕增厚具有重要作用。
7. 鼻背增高的黄金标准是肋软骨。
8. 截骨及鼻尖提升后再对鼻背增高进行最后评估。
9. 新软骨构型/成形必须通过增强鼻尖支撑力和精致的方法形成。
10. 通常需要用综合的鼻尖缝合术。
11. 通常需要鼻翼轮廓移植物,以防止软三角出现凹迹。
12. 在整个鼻尖塑形过程中,不断调整皮肤包被有助于确定每种方法对外表的影响,这是整形的终极目标。
13. 最后,通常需要改善鼻孔形状和缩窄鼻翼基底。

(李新华　张松林　隋志甫 译)

参考文献

1. Roe JO. The deformity of the pug nose and its correction by a simple operation. Med Rec 1887;31:621.
2. Joseph J. Nasenplastick und sonstige Gesichtsplastik nebst einen Anhang ueber Mammaplastik. Leipzig, Verlag von Curt Kabitzsch, 1931.
3. Rohrich RJ, Muzaffar AR. Rhinoplasty in the African-American patient. Plast Reconstr Surg 2003;111(3):1322.
4. Ofodile FA, Bokhari F, Ellis C. The Black American nose. Ann Plast Surg 1993;31:209.
5. Ofodile FA, Bokhari F. The African-American nose: Part II. Ann Plast Surg 1994;34:123.
6. Rees TD. Nasal plastic surgery in the Negro. Plast Reconstr Surg 1969;43:13.
7. Falces E, Wesser D, Gorney M. Cosmetic surgery of the noncaucasian nose. Plast Reconstr Surg 1970;45:317.
8. Bizrah MB. Rhinoplasty for Middle Eastern patients. Facial Plast Surg Clin N Am 2002;10:381.
9. Rohrich RJ, Ghavami A. Rhinoplasty for the Middle Eastern nose. Plast Reconstr Surg 2009;123(4):in press
10. Flowers RS. The surgical correction of the non-Caucasian nose. Clin Plast Surg 1977;4(1):69.
11. Ortiz-Monasterio F, Olmedo A. Rhinoplasty on the Mestizo nose. Clin Plast Surg 1977;4:89.
12. Gonzalez-Ulloa M. The fat nose. Aesth Plast Surg 1984;8:135.
13. DeRosa J, Toriumi DM. The Asian nose. In: Gunter JP, Rohrich RJ, Adams WP, eds. Dallas rhinoplasty: nasal surgery by the masters, Vol. 2, 2nd edn. St Louis: Quality Medical Publishing, 2007. p. 1167.
14. Millard DR. Alar cinch in the flat, flaring nose. Plast Reconstr Surg 1980;65:669.
15. Daniel RK. Hispanic rhinoplasty in the United States with emphasis on the Mexican American nose. Plast Reconstr Surg 2003;112(1):244.
16. Matory WE, Falces E. Non-Caucasian rhinoplasty: a 16-year experience. Plast Reconstr Surg 1986;77:239.
17. Erol OO. The Turkish delight: a pliable graft for rhinoplasty. Plast Reconstr Surg 2000;105:2229.
18. Daniel RK, Calvert JW. Diced cartilage grafts in rhinoplasty surgery. Plast Reconstr Surg 2004;113:2156.
19. Tebbetts JB. Shaping and positioning the nasal tip without structural disruption: a new, systematic approach. Plast Reconstr Surg 1994;94:61.
20. Ghavami A, Janis JE, Acikel C, Rohrich RJ. Tip shaping in primary rhinoplasty: An algorithmic approach. Plast Reconstr Surg 2008;122:1229.
21. Guyuron B, Behmand RA. Nasal tip sutures. Part II: The interplays. Plast Reconstr Surg 2003;112:1130.
22. Behmand RA, Ghavami A, Guyuron B. Nasal tip sutures. Part I: The evolution. Plast Reconstr Surg 2003;112:1125.
23. Sanchez AE. Rhinoplasty in the "chata" nose of the Caribbean. Aesthetic Plast Surg 1980;4:169.
24. Milgrim LM, Lawson W, Cohen AF. Anthropometric analysis of the female Latino nose. Arch Otolaryngol Head Neck Surg 1996;122:1079.
25. Byrd HS, Salomon J, Flood J. Correction of the crooked nose. Plast Reconstr Surg 1998;102:2148.
26. Rohrich RJ, Muzaffar AR, Janis JE. Component dorsal hump reduction: The importance of maintaining dorsal aesthetic lines in rhinoplasty. Plast Reconstr Surg 2004;114(5):1298.
27. Byrd HS, Meade RA, Gonyon DL Jr. Use of the autospreader flap in primary rhinoplasty. Plast Reconstr Surg 2007;119:1897.
28. Gunter J.P, Friedman RM. Lateral crural strut graft: technique and clinical applications in rhinoplasty. Plast Reconstr Surg 1997;99:943.
29. Toriumi DM. New concepts in nasal tip contouring. Arch Facial Plast Surg 2006;8:156.
30. Gunter JP, Rohrich RJ, Friedman RM. Classification and correction of alar-columellar discrepancies in rhinoplasty. Plast Reconstr Surg 1996;97:643.
31. Guyruron B, Ghavami A, Wishnek SM. Components of the short nostril. Plast Reconstr Surg 2005;116:1517.

第9部分：鼻成形术

第44章

亚洲人鼻成形术

Dean M. Toriumi 和 Mark Checcone

引言

基于解剖学、个体整形目标和手术技术的差异，亚洲人的鼻整形与其他种族的鼻整形明显不同。亚洲人鼻部的解剖学特征包括：皮肤较厚、软骨较薄弱、鼻背较低、鼻尖和鼻翼较圆钝以及鼻小柱后缩[1,2]。寻求鼻整形的亚洲患者的主诉通常为：鼻子过于宽平和鼻尖过于圆钝。而他们的整形目标常常是：在保留他们民族鼻部特征的基础上抬高鼻背和鼻尖以及修整鼻尖轮廓。

对于亚洲人的鼻整形，加强加大较薄弱的鼻软骨技术已经取代了对白种人修整鼻部过高的传统技术[3]。何为理想的鼻成形术式？由于对整形材料的喜好不同，这个问题一直存在争议，手术医生也因此分成不同派别。在异质性材料中，硅胶假体是当今世界范围内使用最为广泛的异质性植入材料，有用于垫高鼻背并支撑鼻小柱的"L"形假体，也有仅用于垫高鼻背的Ⅰ形假体。其他异质性植入材料包括：扩展的聚四氟乙烯（ePTFE）（Surgiform Technology, Ltd., Columbia, South Carolina）和高密度多孔聚乙烯Medpor®（Porex Corp., Newnan, Georgia）。而自体组织移植材料包括：软骨（鼻中隔软骨、耳软骨、肋软骨）和骨（颅骨骨片、髂骨嵴、鹰嘴、肋骨）[1,4,5]。资深术者更喜欢使用肋软骨，因为其具有来源丰富、机械强度高、抗感染和抗吸收能力强以及不易发生脱出等优点。

体格检查

- 功能评估：
  1. 检查吸气和呼气时鼻外瓣的功能。
  2. 以反射镜和头灯检查鼻气道通畅性，包括鼻甲、鼻中隔、鼻内瓣及在气道开放时是否有黏膜阻塞。
  3. 用纤维内镜检查鼻腔内是否存在穿孔、肿块或其他病理情况。
- 美学评估：
  1. 从正侧面进行面部测量分析：包括鼻的美学测量、面部对称性以及颏部突出程度评估等。
  2. 测定鼻起点或鼻根点，其最佳位置是处于瞳孔水平连线的中点。
  3. 触诊鼻部皮肤，确定其厚度、弹性及表皮和真皮的健康状况。
  4. 触诊鼻背部支撑结构，评估鼻骨长度、鼻背软骨强度、鼻中隔尾端长度、鼻翼软骨强度以及支持结构的缺陷。

解剖学

鼻的组成结构可以按解剖学层次划分。手术中清晰解剖各个层次对于保护其中的结构具有重要意义。

鼻的外层即软组织层是由皮肤、皮下组织、面部表浅肌肉腱膜系统以及相应的血供系统组成。血供来自鼻背动脉、鼻外侧动脉、内眦动脉和鼻小柱动脉。

软组织层的深层是由骨和软骨构成的支架。骨性鼻背占鼻支持结构的上1/3，由鼻骨、额骨鼻突和上颌骨额突组成。一对鼻骨外连上颌骨额突，上连额骨鼻突。鼻支持结构的下2/3由软骨组成，包括鼻中隔软骨、成对的鼻外侧软骨和鼻翼软骨以及附属软骨。鼻中隔软骨呈四边形，上连筛骨垂直板、后连犁骨、下连上颌骨鼻嵴。鼻外侧软骨左右各一，上抵鼻骨下缘，外达梨状孔边缘，内接鼻中隔软骨前缘，下连鼻翼软骨之外侧脚起始部尾端。鼻翼软骨是一对弓状软骨，向内通过纤维结缔组织与鼻小柱相连，其内侧脚和鼻中隔软骨尾部之间也有纤维结缔组织相连。

最后一层是衬里，由富含血管的黏膜、支架结构上相应软骨膜或骨膜构成。

在鼻整形评估时，对面部的综合评估不可或缺。鼻在整个面部的中央，因此鼻整形必须使其与整个面部的各个参数和轮廓相协调。鼻的美容解剖学亚单位包括：正中部的结构（鼻背、鼻尖、鼻小柱）和两侧成对的结构（鼻外侧壁、鼻翼和软组织三角区）。与白种人不同的是，亚洲人通常没有界限清晰的软组织三角区，鼻侧壁下部和面颊部的分界也不清晰[6]。其他不同包括：鼻根点更低、鼻翼更宽以及鼻唇角更小或更大两个极端。另外，与同性别的白种人相比，亚洲女性的鼻唇角更大，而亚洲男性的鼻唇角更小[7]。亚洲人鼻部的支撑结构较白种人的更弱。鼻翼软骨强度偏低，鼻中隔软骨更小、更薄。因此，对亚洲人种单用鼻中隔软骨作为充填材料往往不足。

手术步骤

患者准备

在用自体肋软骨作为移植材料的鼻成形术中，首选采用口腔气管插管进行全身麻醉。用手术记号笔标记出患者鼻骨和鼻软骨的突出部和不足处、鼻尖的不对称性、弧形结构的拐折处；如果存在自体植入物，标出植入物的部位。标记前后照正侧位相。用小剪刀修剪鼻毛后，鼻前庭内用碘消毒剂消毒。鼻孔内填入浸有肾上腺素盐水的神经外科手术棉条以减少黏膜充血。

暴露右侧胸壁，在右乳下触摸找到第6肋。胸壁切口一般设在第6肋软骨部分，切口外端刚好在骨与软骨交界处。骨-软骨结合部可用1.5英寸（1英寸=2.54cm）的皮下注射针头插探确定。即使软骨发生了钙化，这一技术也同样适用。对于无乳房假体植入者，可用记号笔在乳房下折痕标出切口线，长1.5～2.0cm；如果患者有假体隆乳术史，切口设计时需做三点修正以使术区暴露更好并能避免乳房假体损坏：（1）切口线选在距乳房下折痕下至少2cm处；（2）适当延长切口；（3）针刺探查软骨宜在第7肋上进行，进针前将右侧乳房假体向上推。设计切口位于右胸可避免以后与左胸的心脏手术切口混淆。这样的切口设计使其可以被胸罩或比基尼上装遮盖，而且因其足够靠外，患者穿着V形低胸装时也不至于显露。

局部麻醉

局部麻醉时，通常使用1%的利多卡因含1:100 000的肾上腺素，用27号针头注射至鼻部和肋软骨供区。即使在全麻时，加入肾上腺素的局部麻醉也有助于术后镇痛、减少术中出血以及全麻的深度。局麻注射的关键点包括鼻外层和内层的注射：鼻中隔区域应注射到黏膜和软骨膜之间以使两者更易分离；需做鼻孔缘切口时应在鼻孔相应部位进行麻药注射；梨状孔附近应从鼻外侧壁皮下进行浸润注射，同时在鼻腔内外侧黏膜下用针头在下鼻甲前方与上颌骨附着部进行注射；鼻背部应在皮下、软骨膜或骨膜上方进行注射以达到减少出血的作用；鼻尖和鼻小柱的麻醉应从鼻翼软骨穹窿之间进针注射。肋软骨供区局麻时，应从设计切口处进针，沿切口线自皮肤至肋软骨膜进行注射。局部麻醉的注射在消毒铺巾之前进行，以使局部麻醉剂有充分的时间产生最好的效果。

肋软骨取材

肋软骨取材宜在鼻部手术之前进行，这样可以保持手术器械的无菌并减少鼻部和胸壁术区的交叉感染。进行肋软骨取材时有几种选择：（1）尸体解剖显示，第7肋软骨较长、较厚，且位于胸膜下方、乳房内动脉的外侧，取材安全，是一种理想的选择[8]；（2）资深术者更喜欢从第6肋取材，因后者更靠近乳房下折痕（图44.1）；（3）在需要大量软骨作为移植物时（如鼻背及上颌前部都需充填时），也可通过一个常规的切口将第6肋、第7肋同时取下；（4）第5肋也是选择之一，因其与邻肋联系简单，易于取下。但第5肋常较第6肋短，也更弯曲。总之，肋软骨的取材因人而异，取材难易度、软骨是否存在钙化、所需材料体积和肋骨形态等因素均可影响取材。

术前应详细询问患者的病史，包括胸部手术史、隆乳术史（如有）及其假体类型。女性患者的乳房大小会影响到术区暴露，进而影响术者对取材肋位的选择。假体的存在会使手术入路变得复杂一些，因为乳房体积增大后，手术入路需要更低一些，以免进入假体包囊内。

取材开始时，首先切开皮肤并锐性分离皮下组织和乳房组织，直达胸肌筋膜。剪开胸肌筋膜并用血管钳钝性分离其下的肌肉组织（图44.2A）。用有棉头的剥离子推开肋软骨膜表面的结缔组织以暴露软骨膜。骨与软骨的结合处用27号针头探明，标记出软骨的最外侧端。分别沿骨-软骨连接线、软骨上缘和下缘切

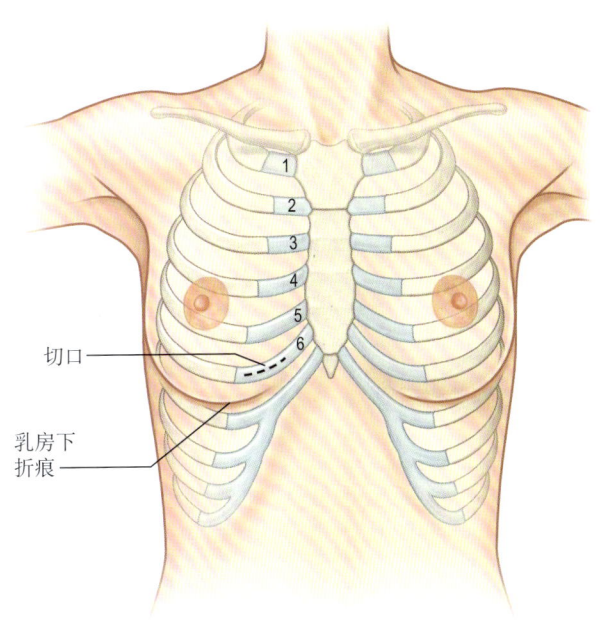

图 44.1 肋软骨取材切口设计在右乳下方,通常位于第 6 肋。大多数患者仰卧位时,此切口隐藏于乳房下皱襞中。

开软骨膜,形成"软骨膜窗"。用骨膜剥离器从"软骨膜窗"剥离并切下 5~8cm 长的软骨膜,保存在无菌生理盐水中备用。接着,紧贴该段肋软骨表面将周围的软骨膜仔细分离,注意不要损伤软骨深面的软骨膜,以防损伤紧贴其深面的胸膜(图 44.2B)。从骨-软骨结合线内侧不完全切开软骨,并按需要的长度在肋软骨内侧端做一切口(图 44.2C)。用钝头剥离器在未完全切开的软骨切口内分离以完成软骨的完全离断,并将软骨周围的附着组织充分分离,取下来的肋软骨浸入无菌生理盐水中。以上步骤完成后,将注意力转移到离断软骨的内外侧缘。用咬骨钳修整肋骨残端,使之成为面朝前方的斜面,避免伤口愈合后软骨残端显现或可触及。接着将冲洗液灌注术区,请麻醉医生行鼓气试验以观察胸膜是否有破损。如果胸膜有破损,则术区的冲洗液中会冒出气泡。软骨供区切口的关闭应在最后进行,以防可能需要再次取材。切口关闭前,用湿润纱布轻轻填充覆盖,以保持无菌。

在肋软骨隆鼻术中,最具挑战性的部分是肋软骨的雕刻。这个步骤必须是连贯的,因为在生理盐水中浸泡几小时会使肋软骨各部分的自然弯曲性充分显现。用于鼻背部充填的软骨要尽可能避免弯曲,最好从肋软骨中心取材雕刻(图 44.3)。

鼻成形术入路

手术入路为开放式入路。初始切口位置的选取十

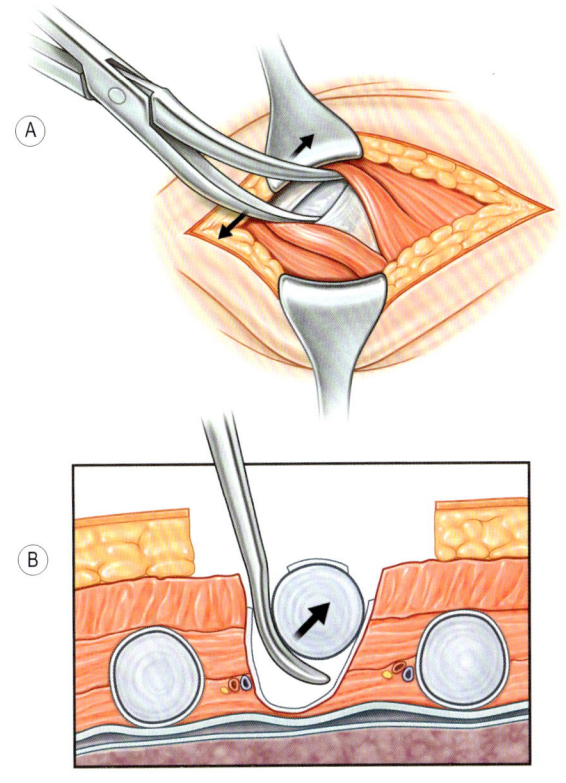

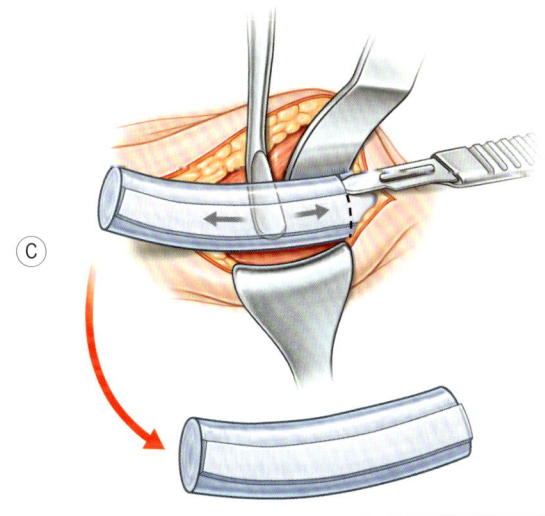

图 44.2 肋软骨取材。A,暴露肋软骨时,应钝性分离肌纤维,避免切断或撕裂性损伤。B,剥离肋软骨周围软骨膜,应避免损伤软骨膜及其深面的胸膜。C,先在肋软骨外侧做切口,然后按需要长度在内侧做切口,以获取足够长度的肋软骨。

分重要。理论上，切口应为鼻小柱中部的倒 V 形。但实际上，切口并非位于鼻小柱正中，而是在鼻小柱中点以下（靠唇侧）1~2mm。如此可以防止鼻尖抬高后切口瘢痕也随之抬高而更靠近鼻尖，而靠近鼻尖的切口会使瘢痕更加明显。从 V 形切口的两端向两边鼻孔内延长，延长时注意角度，使外切口与鼻前庭内侧的圆弧形切口自然延续。在分离鼻外侧软骨和鼻翼软骨的骨膜表面时，锐性分离比钝性分离更好，因前者能减少术中术后的水肿。双侧鼻外侧软骨外上缘暴露后，用鼻骨骨膜剥离器剥离骨膜，暴露鼻骨。此时，鼻背部已分离出一个精确的腔隙，上端不超过鼻根点，最宽不超过预计的隆鼻宽度。将浸有肾上腺素的纱布轻轻填塞腔隙可减少出血。

鼻底的固定

隆鼻术中第一个结构支撑构建一个稳定的鼻底。这一步骤能使术者掌控几个变量，包括鼻长度、鼻唇角、鼻尖位置、鼻小柱和鼻翼的关系、精致的鼻尖及其他突起赖以支撑的结构等。同时，这个步骤是后面手术操作的基础，如果鼻基底固定不恰当，可能导致各种复杂多样的不良后果，因此，不论如何强调这一步的重要性都不为过。相对于前面的步骤，这一手术操作更显复杂，下面介绍几种鼻底固定技术。

当患者要求不改变鼻长度、鼻唇角、鼻尖位置、鼻小柱-鼻翼的关系时，悬浮式鼻小柱支撑移植物植入是一种可行的方案。此术式中所需的移植物通常是由鼻中隔软骨或肋软骨雕刻而成，长 8~14mm，宽 3~4mm，厚 1~2mm 不等，放置于鼻翼软骨两内侧脚之间，向后不宜抵到上颌骨鼻前棘前部。放置鼻小柱支撑移植物时，局部应放置软组织垫，以防止术后患者在微笑或揉捏鼻部时产生弹响感。放置后，将 4-0 号平制肠线穿在鼻中隔直式缝合针上，以褥式缝合法固定移植物。悬浮式鼻小柱支撑移植物可增强鼻尖处的支撑力，有稳定鼻尖的作用，但通常不能改变鼻尖的位置。

对于要求改变鼻长度、鼻尖位置、鼻小柱-鼻翼关系但不需要垫高上颌前部（指梨状孔下缘下相当于鼻唇交界线）的患者，行鼻中隔延长术即在鼻中隔尾端添加移植物是首选方案[11]。移植物同样是放置于鼻翼软骨内侧脚之间，但是通常是端端连接或部分重合固定在鼻中隔软骨的尾部。固定时用 5-0 号 PDS 缝合线做褥式缝合。移植物的放置可纠正鼻孔不对称，将移植物固定在鼻孔较大侧可以使其缩小。通过改变移植物的形状和位置，术者可以控制鼻长度、鼻小柱位

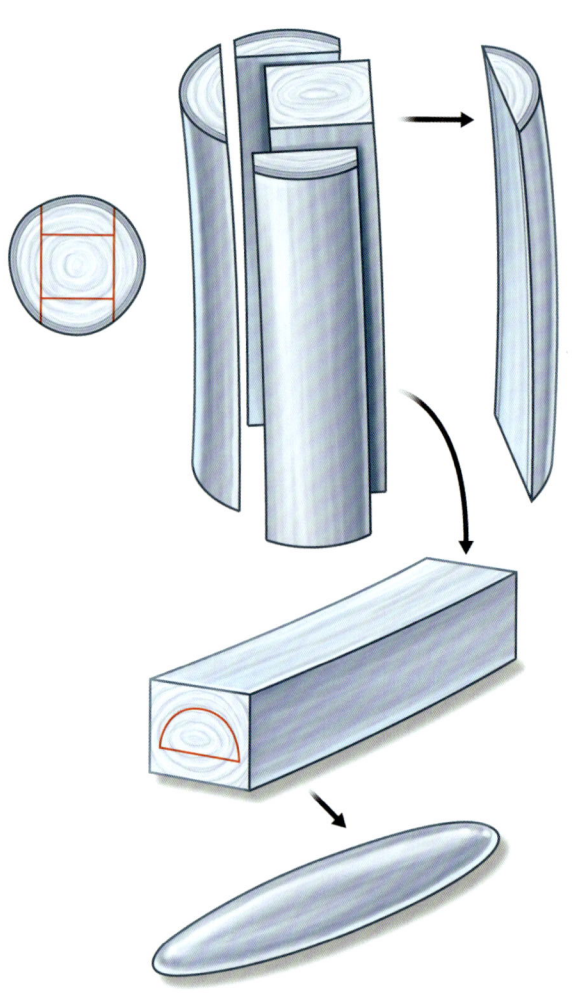

图 44.3 雕刻肋软骨时，其中心部位的弯曲倾向于比外围部位的弯曲小。

置和鼻尖位置。图 44.4 展示了移植物上缘较长，因旋转而对鼻尖有下压作用。图 44.5 展示了移植物下部较长时因旋转而对鼻尖有上抬作用。依照需求，移植物的大小可有多种变化，但移植物固定时，至少要有 3~4mm 与鼻中隔软骨重叠，以达到所需的稳定性。如果要使移植物获得更牢靠的稳定性，而且增加鼻长度的要求更高，则鼻背移植物需要扩展加长，术中可将鼻背扩展移植物及鼻中隔尾部延长移植物直接端端固定（图 44.6）。鼻翼软骨内侧脚需与鼻中隔尾部延长移植物固定，用 4-0 号平制肠线和鼻中隔直式缝合针缝合。

对于要求垫高上颌前部的患者，则需要更为复杂的鼻尖支撑法。鼻小柱支撑移植物与上颌骨前的移植物联合应用可最大限度地突出上颌骨前部，而单用鼻小柱支撑移植物也能在一定程度上突出上颌前部。单用鼻小柱支撑移植物时，将其植入鼻翼软骨内侧脚之间，并固定于鼻前棘。固定方法有两种：第一种是软骨片固定法，即用 16 号针头在鼻前棘部打孔，在鼻中

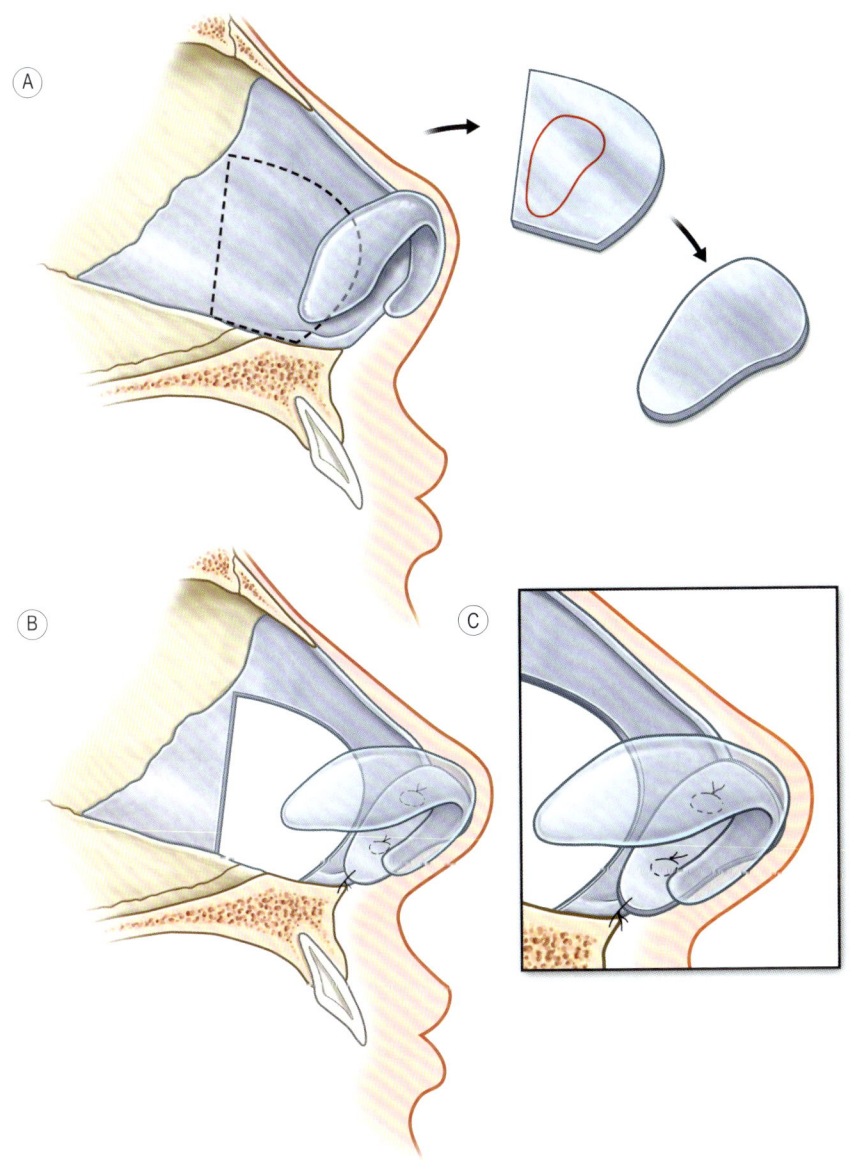

图 44.4　A-C，为使鼻尖下压，需使延长移植物上缘较长，以便将鼻尖推向下方。

隔尾部前端和鼻前棘部分别用软骨片从两侧缝合固定（图 44.7）。第二种是先用 5mm 骨刀在鼻前棘上凿出一条凹槽，将移植物的下端嵌入凹槽内再行固定，缝合固定时用 4-0 号 PDS 缝线（图 44.8A-D）。鼻小柱支撑移植物的大小决定了上颌前部增高的程度。前者同样可以影响鼻尖位置、鼻长度和鼻小柱 - 鼻翼关系。如果是鼻小柱支撑移植物和鼻背扩展移植物联合应用，应在后者固定之前，通过调整前者的角度来精确控制鼻尖的位置后，再将前者的上端与后者尾端固定。鼻小柱支撑移植物的长度决定了鼻尖的突出程度，而厚度决定了鼻小柱基底的宽度。术者还可以利用鼻小柱支撑移植物来调整鼻基底的偏移，当鼻前棘点与鼻根点垂线不重合时，植入物的放置左右偏移可矫正这一偏差。前文提到，鼻小柱支撑移植物与上颌前部移植物的联合应用可最大限度地突出上颌骨前部。上颌前部移植物根据其大小不同，可从外鼻切口植入内侧脚之间，也可从上唇口内切口植入，直接缝合固定于骨膜或鼻前棘处预制的孔上。在上颌前部移植物表面凿一条凹槽使其与鼻小柱支撑移植物嵌合有助于后者的稳定（图 44.9）。

鼻尖塑形

鼻基底调整好以后，鼻尖塑形可通过多种方法完成。所选方法要根据患者的美容需求及其局部解剖特点确定。

鼻翼软骨穹窿间缝合是一种简单的鼻尖塑形技术，

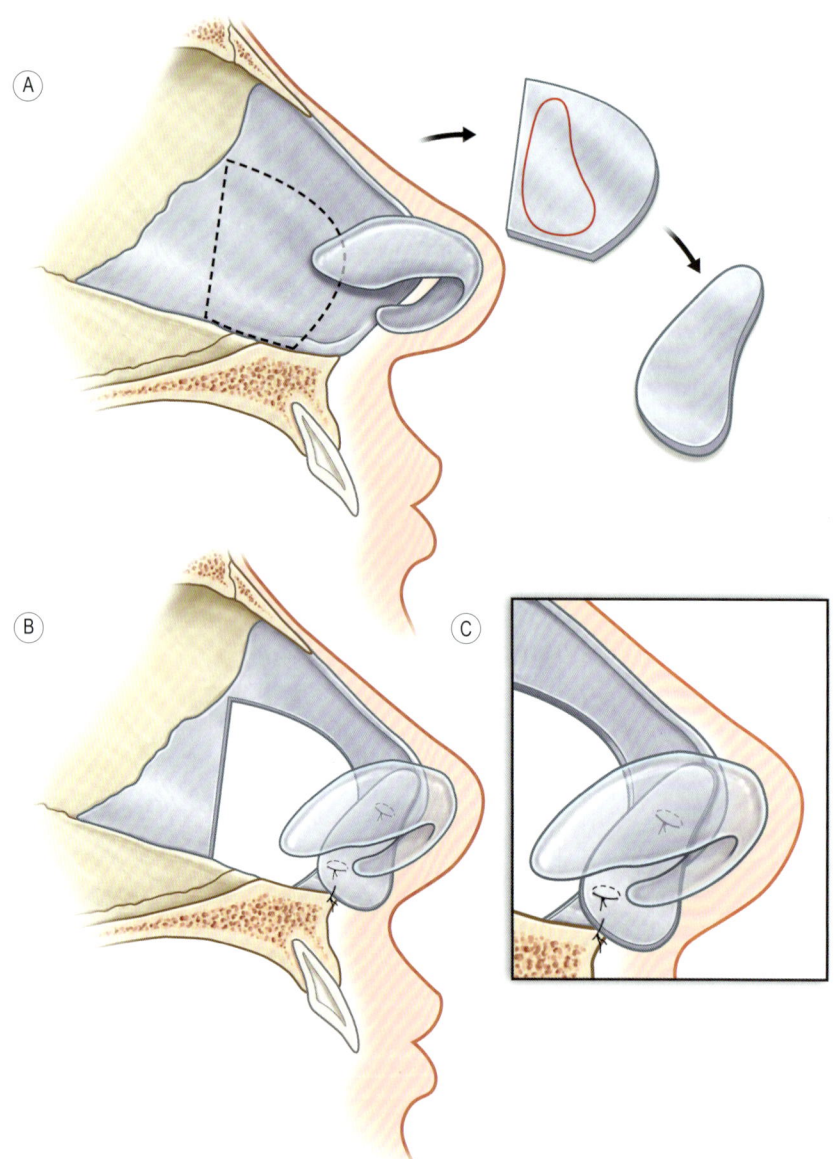

图 44.5　A-C，为使鼻尖上抬并使鼻唇角变钝，需使移植物下缘较长。

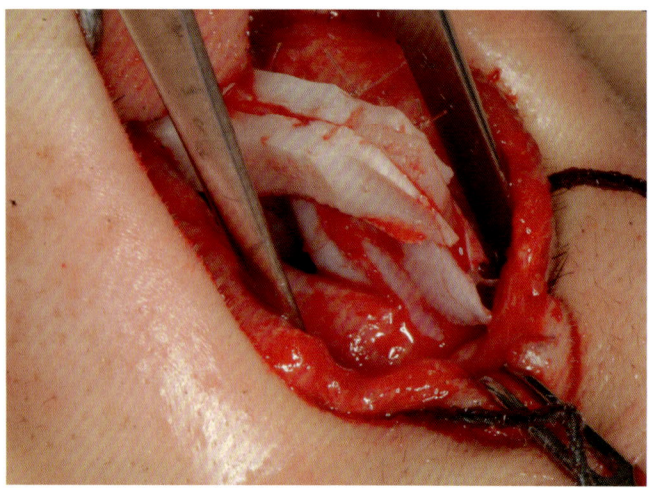

图 44.6　延长鼻部的主要方法是将鼻背扩展移植物与及鼻中隔尾部延长移植物或鼻小柱支撑移植物直接固定。这样，移植物既可使鼻背得到延长，又可将鼻尖推向下方。

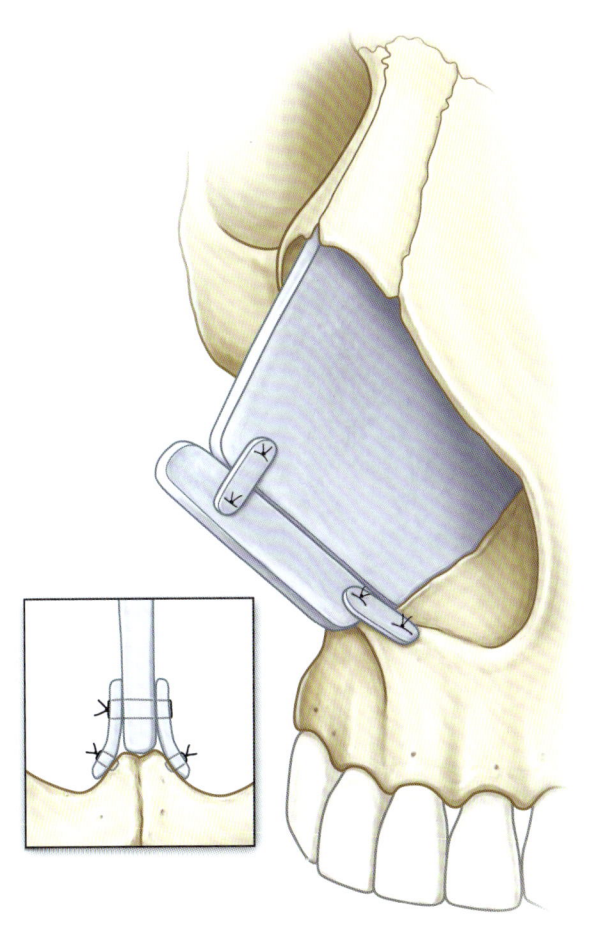

图 44-7　鼻小柱支撑移植物可用成对的小软骨片固定在鼻前棘上和鼻中隔尾部前端。鼻前棘部打孔，小软骨片经小孔从两侧缝合，可牢固地将移植物固定在中线上。

适用于鼻尖皮肤较薄，只要求轻微抬高鼻尖的患者。用 5-0 号尼龙线在双侧鼻翼软骨穹窿间进行水平褥式缝合，可使鼻翼软骨穹窿部曲度变大。缝合点略靠原穹窿拐点的外侧，可以使鼻翼软骨外侧脚向穹窿部靠拢，补充鼻尖软骨量的不足，并有效地延长内侧脚，从而改变鼻尖的突出程度和位置。此术式的主要局限是：对鼻翼软骨的强度有一定要求，鼻尖皮肤需较薄，鼻尖突度增加有限且鼻尖位置改变不了。对于鼻尖皮肤较薄且要求鼻尖部改变不大的患者，此术式是有效的。然而，大多数亚洲患者的鼻尖皮肤较厚，且鼻翼软骨结构相对薄弱。

鼻尖盾状移植物可植入较厚的鼻尖皮肤下，对鼻尖进行有效的塑形。盾状移植物最好有轻微凸度，且最好高出鼻翼软骨穹窿至少 2mm 以上。移植物两边修整为斜面，用至少 4 根 6-0 号 Monacryl 缝线固定于鼻翼软骨内侧脚尾侧缘。植入物的顶端要进行处理以避免术后植入物轮廓可见。如果移植物顶端超过鼻翼软骨顶 2 ~ 3mm，可于其后增加衬垫移植物进行边缘的

缓冲（图 44.10A，B）。盾状移植物头侧修整下来的软骨也可用来做衬垫，缝合固定在移植物顶端后方即可。衬垫移植物需超出盾状移植物两边各 1 ~ 2mm 以显平缓过渡，掩饰轮廓[12]。当需要进一步增加鼻尖突度时，盾状移植物顶端高出鼻翼软骨顶 3mm 以上时，则需要在盾状移植物后方缝合固定外侧脚移植物（图 44.11A，B）。此时，外侧脚移植物的雕刻和固定需使其与盾状移植物后面呈 45° 角，以使鼻尖与外侧脚平缓过渡。外侧脚片状软骨移植物在能使鼻尖得到良好塑形的同时，拥有适当强度的软骨片还能为鼻尖提供结构支撑，避免盾状移植物向头侧移位。外侧脚移植物可用 6-0 号 Monacryl 缝线固定于外侧脚。用 6-0 号 Monacryl 缝线将一块软骨膜水平方向固定于盾状移植物的前端，可使鼻尖外形得以进一步的修饰（图 44.12）。软骨膜在增加鼻尖突度的同时还能使鼻尖更加圆润，这一点很适合亚洲患者。

鼻背增高

在调整好鼻尖以后，接下来要做的就是确立鼻背的高度。除非鼻骨有偏斜，否则鼻背一般不进行截骨，因为宽阔的鼻背可以为植入移植物提供良好的基底，也有利于移植物与鼻梁平缓过渡。大多数亚洲人鼻整形的鼻背移植物都以肋软骨雕刻成形。虽然耳软骨及鼻中隔软骨也可以用做鼻背增高的材料，但是在大多数亚洲人中，肋软骨因厚度更大、吸收可能性更小、易于大量取材等优点而更受到青睐。

使用耳软骨时要特别注意的是，随着时间延长，其边缘易发生卷曲变形，那样会在皮下形成可见的移植物变形痕迹。当耳软骨的厚度不能满足鼻背增加高度时，可将耳软骨片重叠后植入，然而，资深术者的经验显示，重叠后的耳软骨有被吸收的可能，这会导致术后鼻背高度下降。

鼻中隔软骨几乎不被吸收或发生弯曲，但大多数亚洲人的鼻中隔厚度或可取材量不能满足鼻背增高所需。因此，最常用的材料还是肋软骨。

肋软骨成功应用的关键是雕刻技术。鼻背移植物的雕刻是循序渐进而连贯的过程，期间每次雕刻改形的间歇都要将肋软骨浸泡于抗生素溶液中。经过浸泡和时间的推移，肋软骨各部分的弯曲变形逐渐显现，雕刻时正可以利用这些自然的弯曲以达到所需外形。有时，透过皮肤会看到移植物不规整或变形，这种问题常是由于移植物移位、边缘卷曲并支起局部皮肤甚至整个软骨向右或向左弯曲偏斜引起的。因此，取材后及时而连贯地雕刻软骨，保证其曲面与鼻背相帖且

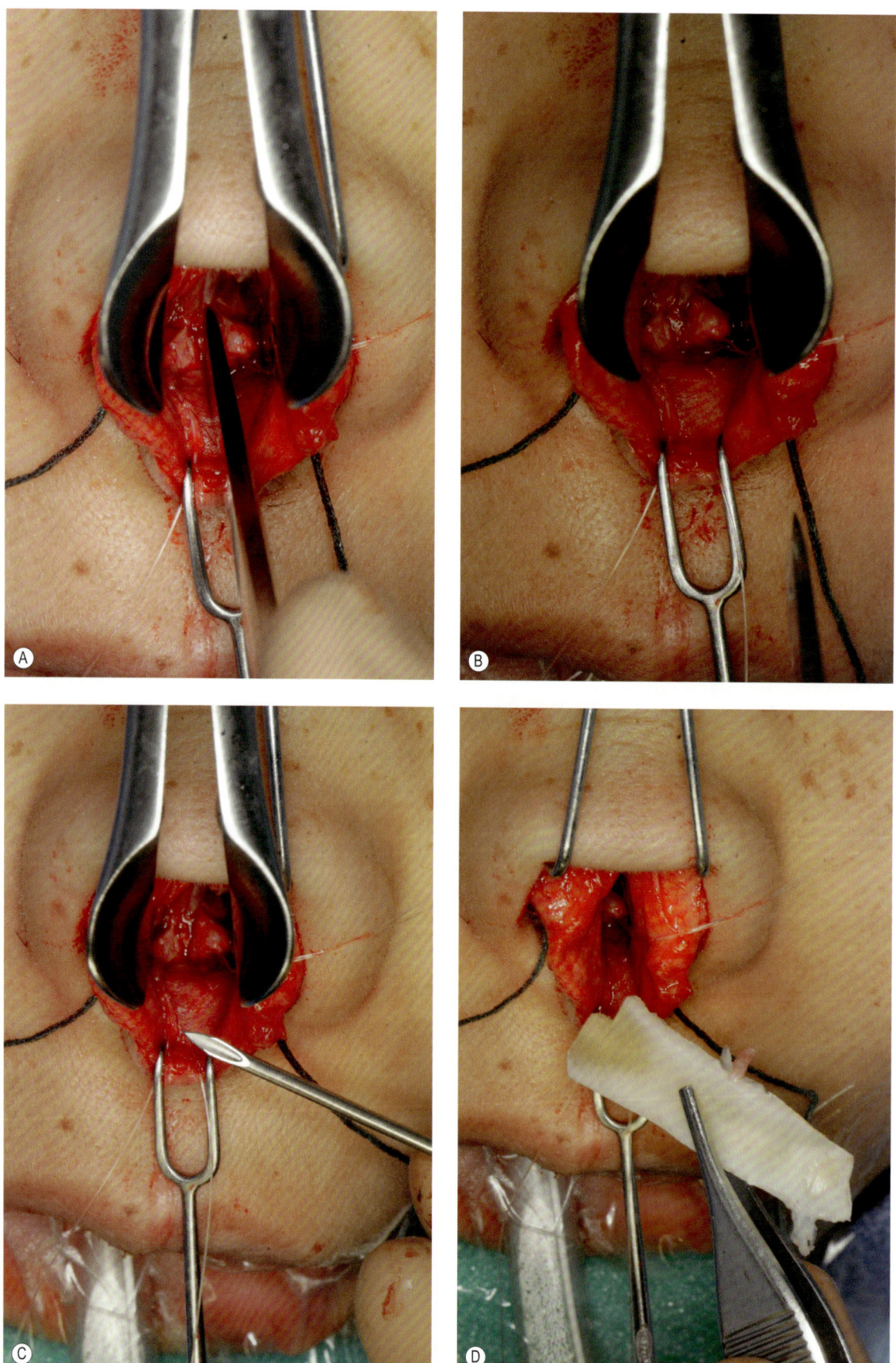

图44.8 鼻小柱支撑移植物也可被置于鼻前棘上预先凿出的凹槽内再行固定。A，用5mm骨刀在鼻前棘上凿出一条凹槽。B，凹槽位于鼻前棘中央，凹槽侧壁可作为固定移植物的夹板。C，用16号针头在凹槽后方侧壁上分别打好小孔。D，移植物后下方切去一角，避免移植物置入凹槽后发生前后移位。

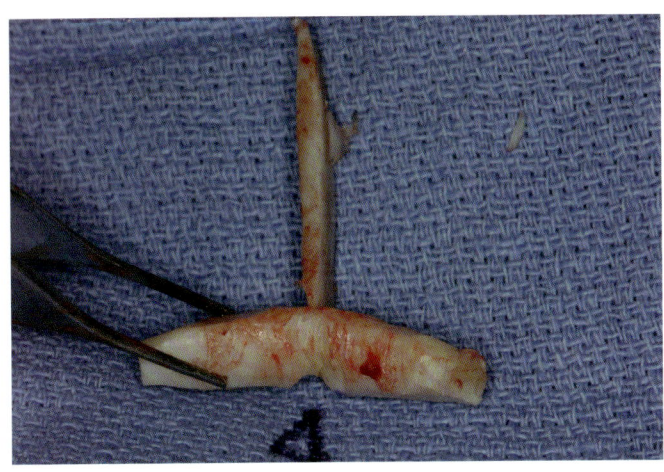

图 44.9 为了最大限度地突出上颌骨前部，鼻小柱支撑移植物嵌合于上颌前部移植物上的凹槽内，联合植入上颌前部。

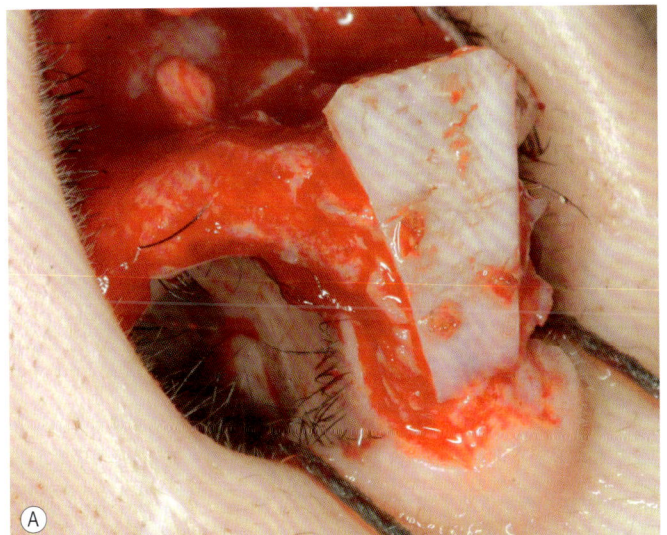 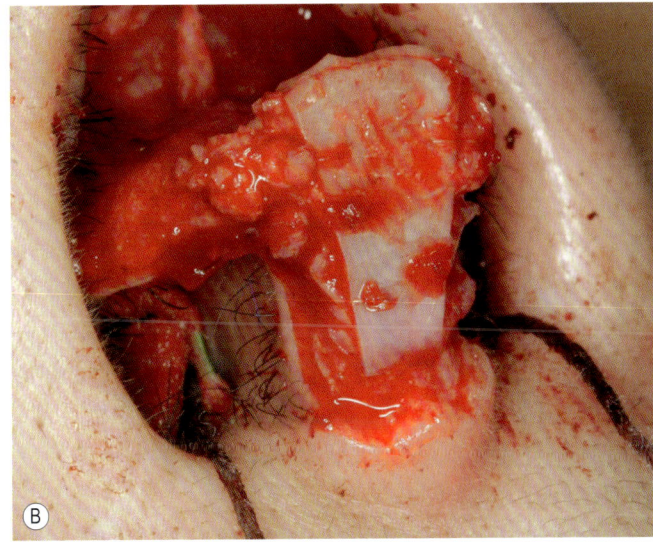

图 44.10 A&B，盾状移植物顶端高出鼻翼软骨顶 3mm 以内时，用衬垫移植物在盾状最突出点后方植入。衬垫要比盾状移植物稍宽，以使鼻尖与外侧脚平缓过渡。

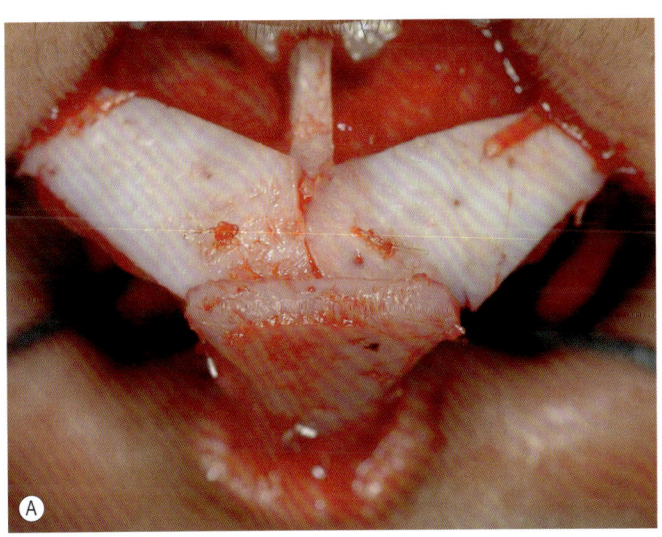 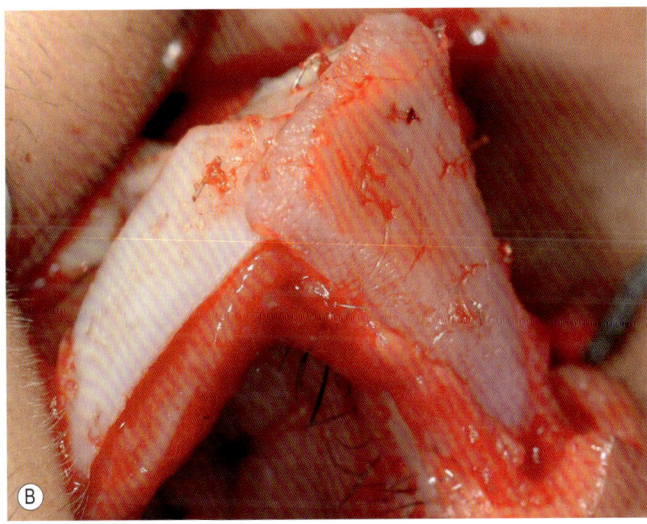

图 44.11 A&B，当盾状移植物顶端高出鼻翼软骨顶 3mm 以上时，用外侧脚移植物进行外形修饰。该图显示外侧脚移植物放置的部位、角度以及如何与鼻翼软骨外侧脚相固定。

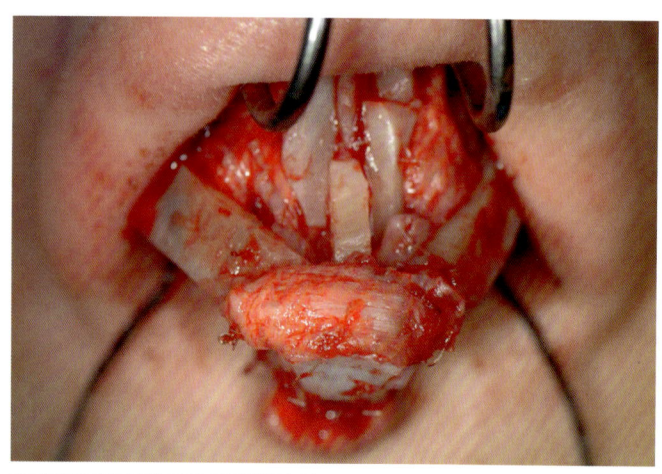

图 44.12　鼻尖的进一步修饰：将一层软骨膜固定在盾状移植物顶端，可减少术后鼻尖移植物的边缘可见度。

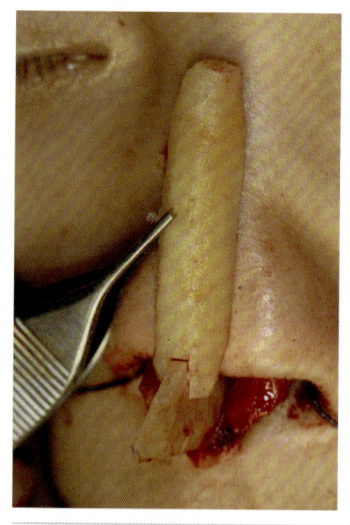

图 44.13　鼻小柱延长移植物可通过鼻背移植物尾端的凹槽与之整合。鼻背移植物在鼻小柱移植物上的固定点越高，鼻背和鼻尖就被抬得越高。注意图中独木舟样外形的鼻背移植物。

其两侧与鼻背外缘平齐非常重要。良好的独木舟形鼻背植入物的外形应具备以下特点：凹面紧贴鼻背，两侧应平行对称，凸面与皮肤相贴，头侧应修整得较窄，所有的边缘应修成圆滑的斜面以便与鼻背外形相适应。这种构型的植入物能够构建符合解剖美学的眉 - 鼻曲线，植入皮下后，由于软骨的弯曲倾向受到覆盖在移植物和鼻背上的皮肤的张力的抵抗约束，植入物发生变形的概率降低了。此外，将软骨膜覆盖于移植物上可进一步提高移植物边缘的平滑度，覆盖的软骨膜必须超过移植物的外缘，犹如桌布的边缘超过桌面一般。同时，软骨膜植入所带来厚度的增加也要在雕刻肋软骨时充分考虑。

要获得自然的外形，植入物的放置技术与雕刻技术同样重要。植入物的头侧应恰当准确地植入鼻根部预先分离的腔隙内，借此确定植入物向头侧充填的程度，并避免植入软骨因扭转移位而离开鼻骨。同时，鼻根点也因而得到确定，即侧面观鼻根点位于瞳孔水平线上。接着，将此鼻背植入物与下方的扩展移植物或鼻外侧软骨直接缝合固定，每侧至少固定两个点。如需进一步加固移植物，可将一方形小软骨膜片缝合固定在移植物下方。软骨膜的作用犹如 Velcro 补片，能将移植物与软骨和骨背部粘牢。将边缘修整后的软骨植入物固定于鼻外侧软骨顶部，再加上软骨膜的覆盖，可塑造出更窄的鼻背。如果需要鼻背稍宽，可使移植物与鼻外侧鼻软骨以重叠方式固定。

移植物尾侧的塑形可根据患者需要而定制。如果患者的主要要求是加强鼻尖支撑、鼻尖明显下压（反时针旋转）、鼻背额外延长，那就要在鼻背移植物尾端做一切迹，使其与鼻小柱支撑移植物整合（图 44.13）。将鼻背增高及先前介绍的鼻尖塑形技术结合，可为改变鼻背长度、鼻尖高度和位置提供一种可靠、有效的方法，使术者能够充分地调整鼻部外形（图 44.14 和 44.15）。

创口关闭

鼻小柱切口的关闭首先用 6-0 号 PDS 缝线从正中线的皮下开始缝合，这一步有利于减少鼻小柱皮肤切口的张力，使术后瘢痕细小。皮肤用 7-0 号黑色尼龙线做垂直褥式间断缝合，黏膜切口用 5-0 号铬肠线间断缝合。鼻中隔用直式鼻中隔缝合针和 4-0 号平制肠线做褥式缝合。鼻腔用带有抗生素膏涂层的 Telfa 敷料填塞。外鼻以热塑夹板固定并用低致敏纸胶布粘贴。

胸部创口逐层缝合，首先，用 3-0 号 PDS 缝线间断缝合，紧密关闭胸肌筋膜，以分隔肋骨缺损段；然后，用 4-0 号和 5-0 号 PDS 缝线分别缝合皮下组织和真皮；最后，皮肤用 6-0 号黑色尼龙线垂直连续褥式缝合。

鼻翼基底缩窄术适用于鼻底面观鼻翼基底过宽时。最常用的做法是，在鼻翼基底部保守地切除一块楔形皮肤（和皮下组织），以适当地缩窄基底部。如果鼻孔直径需要缩小，则切口需要贯穿鼻孔外侧壁；如果鼻孔直径不需改变，则可将切除范围限制在鼻翼沟上方 2～3mm 内。切口用 7-0 号黑色尼龙线垂直间断褥式缝合（图 44.16）。

术后护理

几乎所有的受术者在手术当天都能安全地离开手

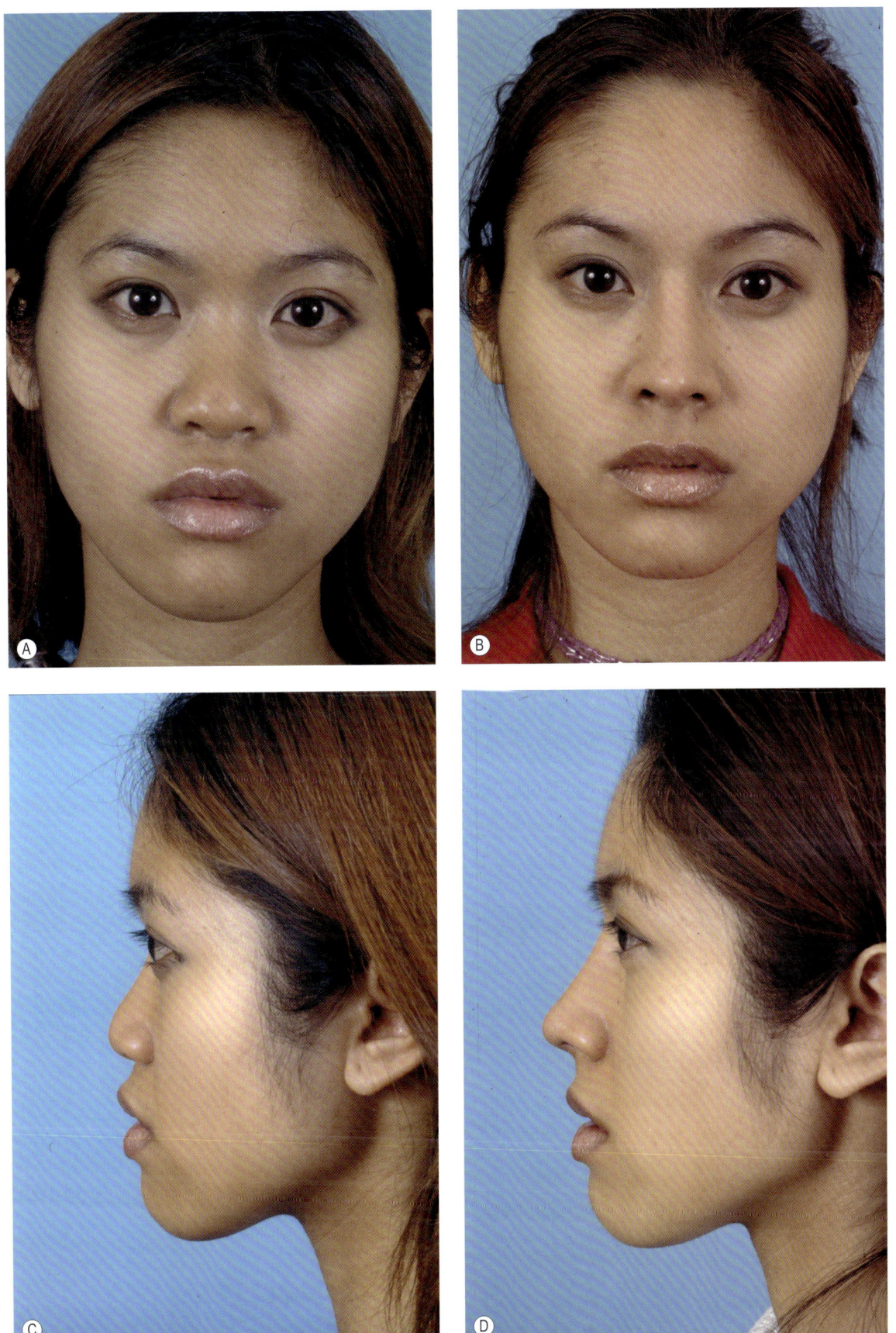

图 44.14　为一位 L-形硅胶假体鼻尖部破溃并留下瘢痕的患者。二期鼻成形术包括以肋软骨为材料的鼻小柱移植物、上颌骨前（梨状孔下缘）移植物及鼻背移植物。鼻小柱延长移植物通过鼻背移植物尾端的凹槽与之整合。A、C、E 和 G 为术前照片。B、D、F 和 H 为术后照片。

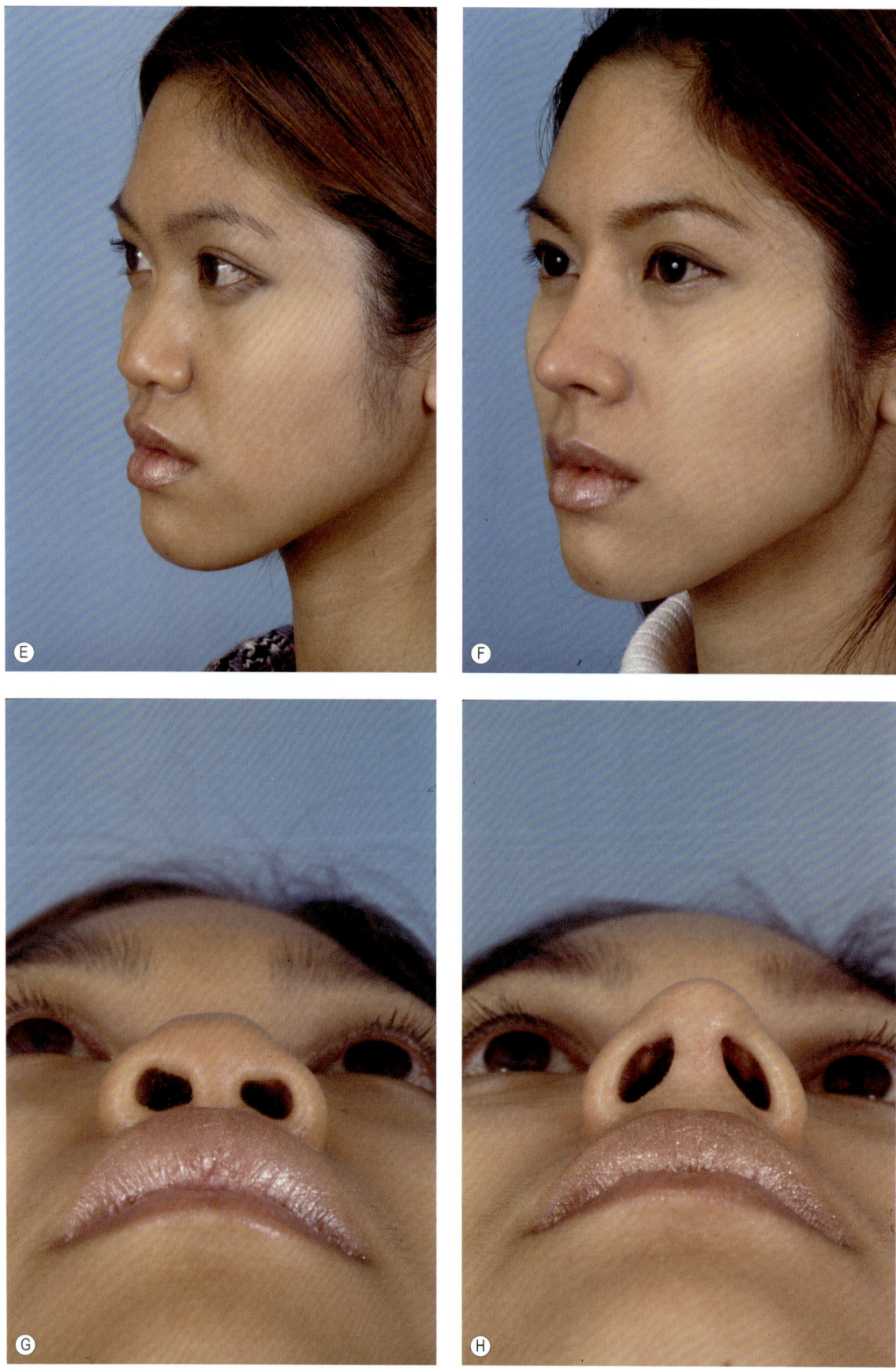

图 44.14 续

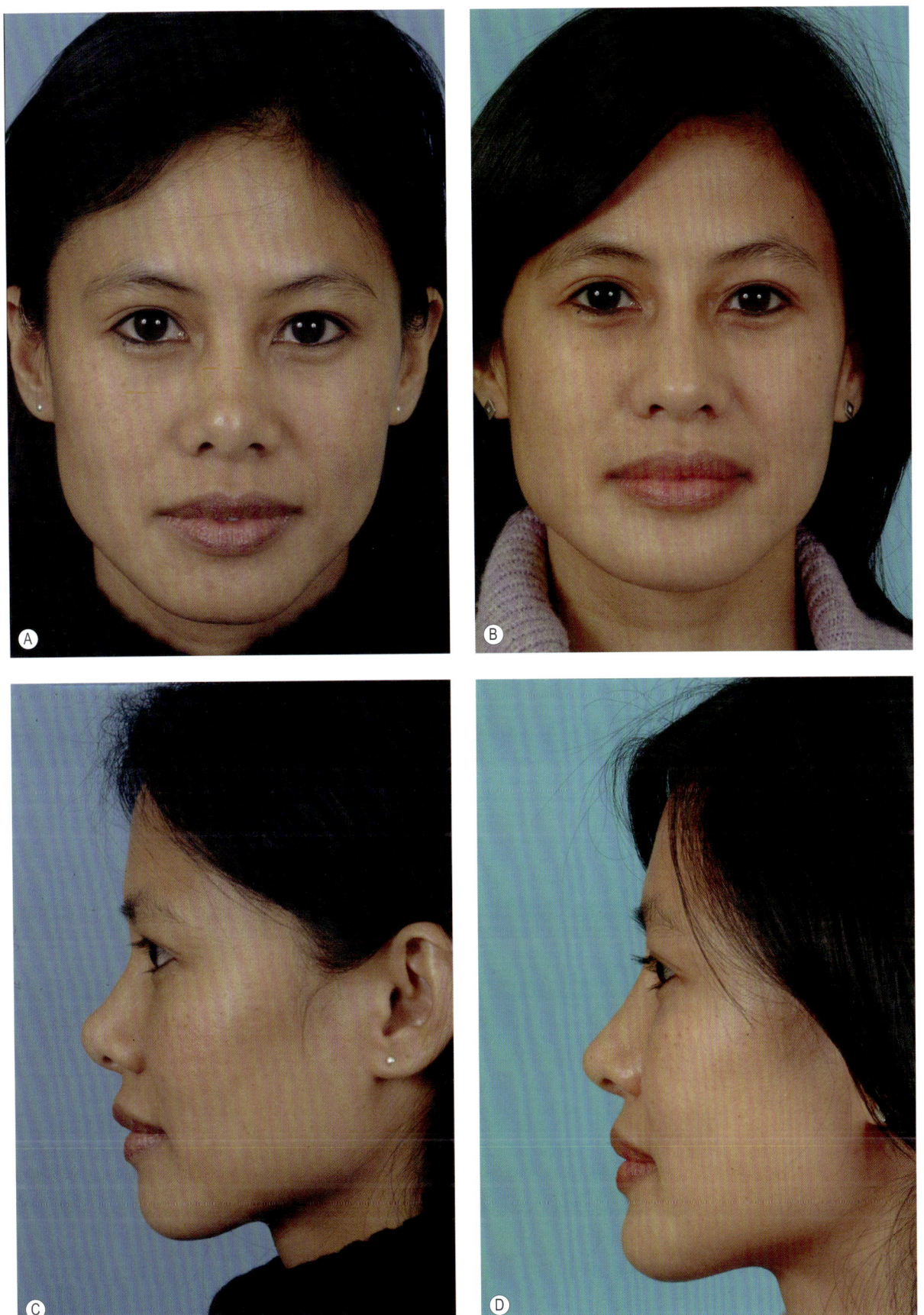

图 44.15　图中患者鼻成形术后出现缩短、上翻的鼻外形。应用肋软骨制备鼻中隔尾端延长移植物并将其缝合固定于鼻背扩展移植物，两者联合以延长鼻长度。外侧脚杆状移植物用以降低收缩的鼻孔外缘。鼻中隔软骨雕刻后用于增高鼻背。A、C、E 和 G 为术前照片。B、D、F 和 H 为术后照片。

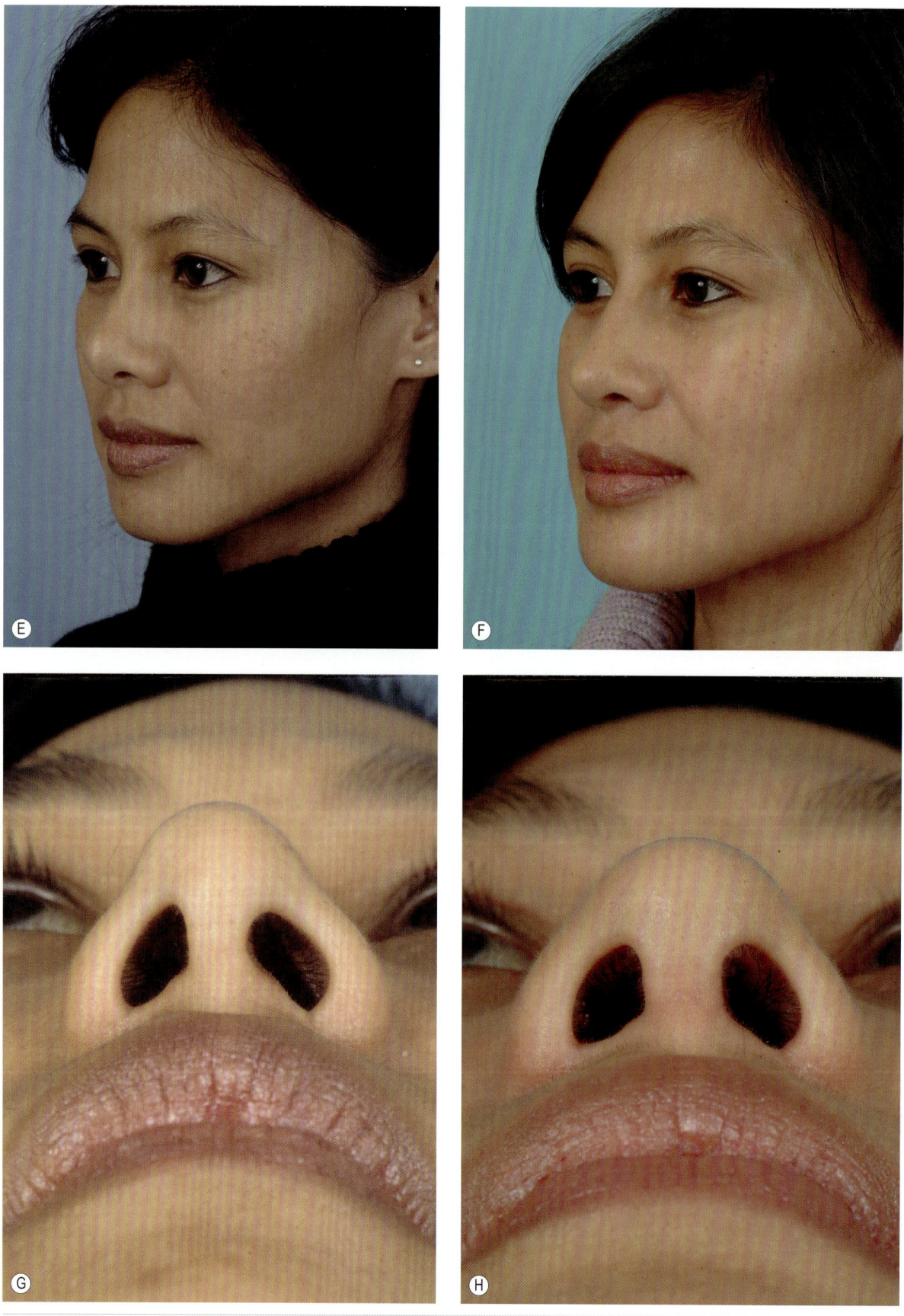

图 44.15 续

第44章 亚洲人鼻成形术

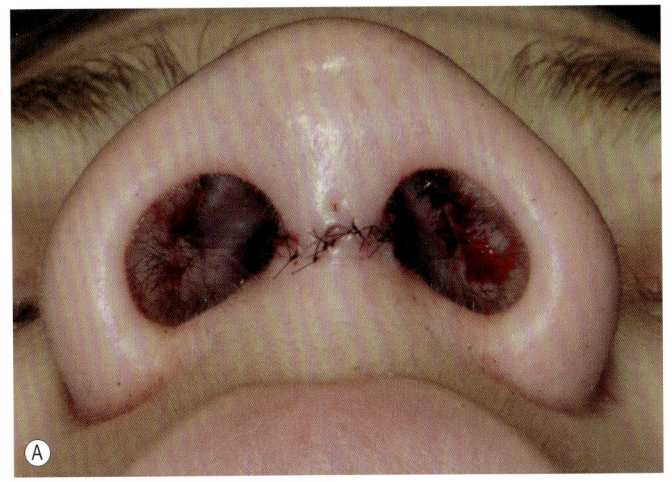

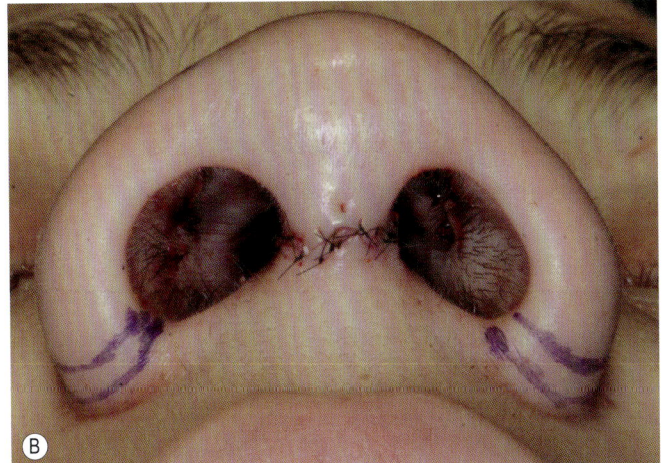

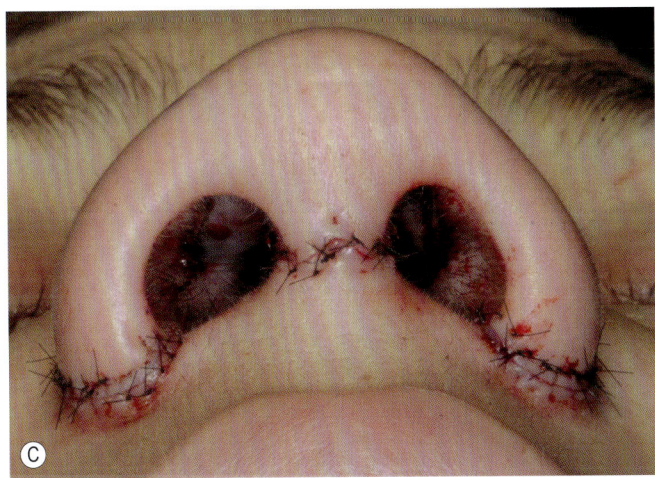

图 44.16 鼻翼基底缩窄术，将鼻孔较大及鼻翼过大患者的鼻翼基底部切除一块楔形组织。A，鼻翼基底缩窄前患者鼻孔及鼻翼较大。B，设计切除范围，切口位于鼻翼沟上 2mm，并与鼻翼沟平行，楔形切除包括鼻孔缘。C，切除多余皮肤后的鼻孔和鼻翼形态，切口直接用 7-0 号尼龙线做垂直间断褥式缝合。注意鼻孔处倒 V 形切口也是类似的缝合法。

术室。术后护理从康复诊室开始，围绕患者的个体感受进行，主要针对减轻疼痛和水肿以及减少出血和感染概率进行。一次性给予患者耐量对乙酰氨基酚 - 氢可酮口服，每小时眉间区冰袋冷敷，滴液垫与鼻内敷料合用以协同止血，并预防性使用抗生素。指导患者避免鼻部受力及用力的活动，防止局部过热，避免摄入过量的钠盐，避免处置或弄湿敷料。另外，患者睡眠时需将头部适当垫高，锻炼用嘴深呼吸。术后 24 小时视情况取掉鼻内敷料及鼻内支撑物。在对患者进行适当的伤口护理和用药指导之后，于术后第 7 天移除外固定材料并拆线。术后前 3 个月随访应较为频繁（每次间隔 1～3 周），移植物的移位和变形在此期间进行处理更为有效。患者应积极参与术后鼻部按摩练习，这有助于移植物位置的调整固定。术后局部水肿不可避免，但按摩、低钠饮食、包扎、恰当地运用曲安奈德 0.2ml（10mg/ml）皮下注射等综合处理措施都能减轻水肿。对皮肤很厚的患者常需多次皮下注射。但需要强调的是，如将曲安奈德注射到真皮内可能导致局部皮肤萎缩及远期外形的不规则改变。术后随访可持续数年，术前及术后都应随时提醒患者：术后的水肿消退较慢，在术后数月至数年间，随着局部瘢痕的收缩，鼻尖形状会逐渐改善。

并发症

鼻增大成形术的并发症

- 移植物可见。
- 鼻部外形不对称。
- 术后软骨材料移位或卷曲。
- 感染。
- 出血。
- 增生性瘢痕。
- 微笑时鼻唇沟改变。
- 内眦赘皮减少或消失。

耳组织供区并发症

- 疼痛。
- 出血。
- 感染。
- 创口裂开。
- 外耳畸形改变。
- 切口形成瘢痕疙瘩或增生性瘢痕。
- 耳甲腔皮肤坏死。

肋软骨取材并发症

- 疼痛。
- 出血。
- 感染。
- 增生性瘢痕。
- 肋骨残端可触及。
- 乳房移位。
- 乳房假体受损。
- 气胸。
- 肺炎。

手术心得及教训

心得

- 术前可在计算机成像技术辅助下，多花时间与患者就手术预期效果进行充分沟通。诸如鼻背高度、鼻尖高度、鼻长度及宽度等参数应仔细沟通。
- 做鼻背增高时，应避免切开鼻背侧面的骨组织。宽阔的鼻背可为移植物提供良好的基底。如果骨性鼻背太过狭窄，则术后有可能出现不自然的、管状鼻背外观。
- 肋软骨的雕刻过程必须连贯，以便观察其弯曲倾向。鼻背移植物最好带有一定的弯曲度且曲面与鼻背外形相符合。
- 鼻基底必须稳固，以避免术后鼻尖高度下降。随着鼻尖的抬高，其位置有向头侧旋转的倾向。鼻背扩展移植物与鼻中隔延长移植物的联合运用有助于提供稳定的鼻长度。
- 使用鼻尖移植物时，需注意对其边缘进行掩饰，以求平缓过渡，这是避免术后移植物可见及鼻尖过锐的关键措施。

教训

- 不适当的移植物结构会导致术后鼻尖高度下降或鼻长度缩短而导致鼻尖过于上扬。
- 亚洲患者鼻根点过于靠上看起来会不自然。亚洲患者的鼻根点应在瞳孔水平线上。
- 亚洲患者通常鼻尖较圆，这一特点应予以保护，避免鼻尖过度缩窄。
- 鼻尖部使用异质材料移植物会带来许多问题。鼻尖本身有移动性，不是异质材料植入的理想部位，异质材料植入后容易发生感染、脱出或使鼻尖皮肤变薄。
- 鼻翼缩窄术中，如果切口对合不整齐或缝合不恰当，可能会留下明显的瘢痕。由于亚洲患者鼻翼普遍较宽，故缩窄程度在亚洲患者中应尽可能保守。

手术步骤小结

1. 于右侧胸壁乳房下做切口，从第5、第6或第7肋中选择一个取内侧肋软骨。
2. 雕刻肋软骨，使其成为具备稳定结构和良好形状的移植物。
3. 鼻整形外切口入路暴露鼻部支架结构时，应在SMAS筋膜下平面锐性分离。
4. 鼻基底固定时，用肋软骨雕刻成的鼻中隔尾部延长移植物、鼻中隔尾部替代移植物或鼻小柱支撑移植物要与上颌骨鼻嵴相固定。
5. 鼻背扩展移植物与鼻中隔延长移植物或鼻小柱支撑移植物联合放置时，前者应从两侧与后两者固定，从而使鼻尖获得理想的位置和稳定性。
6. 鼻外侧壁支持结构的建立是一种联合技术，包括鼻翼铺板移植、外侧脚支撑板移植、外侧脚复位和（或）鼻外侧软骨缝合悬吊。
7. 鼻尖塑形通过以下移植物的恰当放置来实现：盾状移植物、帽状移植物、衬垫移植物、外侧脚移植物、鼻翼缘移植物和（或）软骨膜等软组织进行外形修饰缓冲。
8. 鼻背增高术中，用肋软骨雕刻的鼻背移植物与其下方的鼻中隔扩展移植物相固定，并用软骨膜覆盖以修饰移植物边缘。
9. 关闭切口时，用7-0号黑色尼龙线垂直褥式缝合闭合鼻小柱皮肤切口，用6-0号快速可吸收缝线关闭鼻小柱垂直切口，用5-0号可吸收线缝合前庭部边缘皮肤切口。
10. 用适当的鼻翼基底斜行切口对过大的鼻翼进行缩窄。

（牙祖蒙 潘柏林 译）

参考文献

1. Ahn JM. The current trend in augmentation rhinoplasty. Facial Plast Surg 2006;22(1):61-69.
2. Han SK, Lee DG, Kim JB, et al. An anatomic study of nasal tip supporting structures. Ann Plast Surg 2004;52(2):134-149.
3. Mao GY, Yang SL, Zheng JH, et al. Aesthetic rhinoplasty of the Asian nasal tip: a brief review. Aesth Plast Surg 2008;32(4):632-637.
4. Peled ZM, Warren AG, Johnston P, et al. The use of alloplastic materials in rhinoplasty surgery: a meta-analysis. Plast Reconstr Surg 2008;121(3):85e-92e.
5. Hodgkinson DJ. The Eurasian nose: aesthetic principles and techniques for augmentation of the Asian nose with autogenous grafting. Aesth Plast Surg 2007;31:28.
6. Yotsuyanagi T, Yamashita K, Urushidate S, et al. Nasal reconstruction based on aesthetic subunits in Orientals. Plast Reconstr Surg 2000;106(1):36-44.
7. Leong SCL, White PS. A comparison of aesthetic proportions between the Oriental and Caucasian nose. Clin Otolaryngol 2004;29:672-676.
8. Jung DH, Choi SH, Moon HJ, et al. A cadaveric analysis of the ideal costal cartilage graft for Asian rhinoplasty. Plast Reconstr Surg 2004;114(2):545-550.
9. Gibson T, Davis WB. The distortion of autogenous cartilage grafts: its cause and prevention. Br J Plast Surg 1957;10:257-274.
10. Kim DW, Shah AR, Toriumi DM. Concentric and eccentric carved costal cartilage: a comparison of warping. Arch Facial Plast Surg 2006;8(1):42-46.
11. Toriumi DM. Caudal septal extension graft for correction of the retracted columella. Operative Techniques. Otolaryngol Head Neck Surg 1995;6(4):311-318.
12. Toriumi DM. New concepts in nasal tip contouring. Arch Facial Plast Surg 2006;8:156-185.

第9部分：鼻成形术

第 45 章

唇裂鼻畸形矫正

Roberto Flores 和 Court Cutting

历史

近年来涌现出了大量治疗唇裂鼻畸形的方法，这反映了唇裂鼻畸形矫正术正在迅速发展。但就像许多时候为了解决一个问题而提出了大量技术一样，提出如此众多的"解决办法"往往只是表明了：此类问题处理起来很有难度，而且缺乏效果。因此，我们会在详述相关解剖和手术步骤时，介绍一些可获得远期效果的技术，以供参考。有必要说明的是，在一期唇裂鼻畸形矫正术后，一定程度的继发性鼻畸形是不可避免的。然而，这种继发性鼻畸形的严重程度和矫正难度在很大程度上与一期修复手术医生的能力和水平关系重大。掌握了下列技术后，唇裂修复医生应尽一切努力一期矫正现有的鼻畸形，以限制术后随着时间的推移可能出现的更具挑战性的畸形。

体格检查

- 确定手术的最佳时机。
- 评估基本骨骼（上颌骨）的后缩程度，判断是否需要做 Le Fort I 型截骨前移手术。
- 检查呼吸通道是否通畅，以防呼吸困难。
- 识别骨性鼻背的偏移。
- 评估鼻背中轴的偏移。
- 判断是否有鼻尖软骨移位。
- 观察皮肤组织是否不对称，包括鼻翼基底。

解剖

上颌骨犹如鼻的基石，因此，上颌骨的畸形是引起唇裂鼻畸形的重要原因之一。Latham 描述到，前颌的外斜、鼻前棘的缺陷和内侧脚的后移是鼻尖、鼻外侧软骨、鼻翼软骨和骨性基底结构继发畸形的成因。Broadbent 和 Woolf 经尸体解剖观察后描述了继发于上颌骨畸形的鼻翼软骨畸形。Hogan 和 Converse 在"倾斜三角"畸形理论中详细描述了上颌骨不正对鼻中隔和鼻背骨偏斜的发病机制（图 45.1）。他们认为，鼻中隔和鼻背骨扭曲变形及偏斜是由裂侧牙槽和上颌突回缩导致的。

对唇裂鼻畸形所做的最详细的描述之一是由 Huffman 和 Lierle 进行的。它们包括：（1）鼻尖向非裂侧偏斜；（2）鼻翼穹窿向背侧移位；（3）患侧鼻翼软骨内外侧脚之间成钝角；（4）鼻翼向内（鼻孔）侧扭曲；（5）鼻翼 - 面沟变钝；（6）患侧鼻翼缺乏软骨支撑；（7）患侧鼻翼基底外侧移位；（8）患侧鼻孔周长变长；（9）鼻背偏斜移位；（10）患侧鼻小柱缩短；（11）患侧内侧脚向背侧移位；（12）鼻小柱倾斜。在上述描述的基础上，Berkeley 又增加了一项描述，即在裂侧鼻翼鼻孔侧加一个前庭蹼，这种畸形可导致鼻孔通气不畅。Cutting 还另外增加了两条：裂侧鼻翼软骨下缘移位，软组织三角消失，以及鼻前棘的缺陷，特别是在有双侧唇裂的患者。

手术步骤

在评估一个唇裂鼻畸形患者时，应首先考虑二期鼻畸形矫正术的最佳时间。手术时机的选择，是在对最好的畸形矫正效果和畸形对患者的心理社会影响进行综合考量和平衡基础上决定的。理论上，唇裂鼻畸形整复手术的时间应在整个面部发育成熟后，以消除术后因组织继续生长而产生继发畸形的因素。然而，严重的鼻畸形对患者的心理影响促使外科医生进行早期手术干预。那些进行了唇裂修复但没有进行鼻畸形矫正的孩子会由于严重的鼻畸形而明显影响他们的社

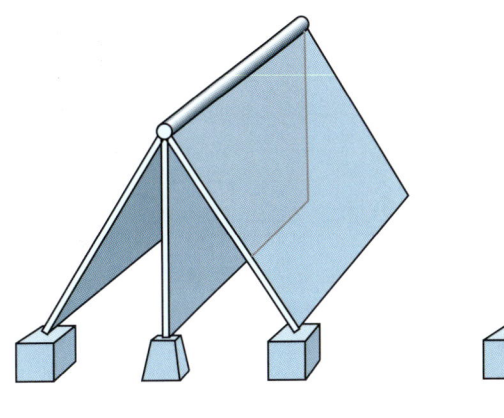
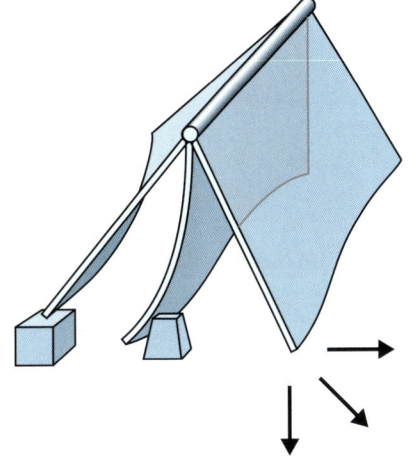

图 45.1 图示 Hogan 和 Converse 描述的"倾斜三脚架"畸形。牙槽骨的回缩偏斜导致了鼻中隔和鼻背的扭曲。(Hogan VM, Converse JM. In: Grabb WC, Rosenstein SW, Bzock KR eds. Cleft lip and Palate: Boston: Little, Brown, 1971.)

交发展。事实上，我们一般在孩子 6~7 岁时进行二期鼻成形术。如果早期进行鼻成形术，应该用保守的手术解剖入路，以避免影响面部生长发育。归根结底，外科手术时机应个体化。适应能力强的孩子当然可以在面部完全发育之后手术，而对于那些逃避社会、经常逃学或不愿意参加各种社交活动以及有严重鼻畸形的孩子，就需要进行早期手术干预。如果早期进行鼻成形术，医生应告知患儿家长，随后的生长发育如果使鼻背鼻尖出现继发畸形，那就有必要进行二期鼻成形术。

一旦确定了手术时间，就要对咬合关系及面中部的前突度进行评估。唇裂患者生长发育过程中往往伴有面中部后缩，使面中部凹陷及咬合发生异常（图 45.2）。骨基底的整形应该在鼻成形术之前完成，最常采用的是 Le Fort I 截骨前移术。作为鼻的基底，上颌骨前移可以增加鼻尖的凸度、增大鼻唇角，从而恢复面部美学平衡。这些变化会影响二期鼻成形术的计划，甚至可以完全避免二期鼻整形手术（图 45.3）。我们在做正颌外科手术时不同时进行唇裂鼻畸形矫正手术。

开放式鼻成形术适用于所有鼻尖严重畸形的唇裂患者，可使鼻尖畸形得到明显的改善。尽管对于单侧唇裂鼻畸形的患者更注重鼻尖整形，但若忽略了鼻背的偏移，则会导致鼻背扭曲畸形（图 45.3 和 45.4）。单侧唇裂鼻畸形常伴有不同程度的鼻背及鼻中隔偏曲，就像鼻整形患者通常伴有骨性及鼻中隔软骨性畸形一样。

作者矫正唇裂鼻畸形开始于放射状的黏膜下分离。经裂侧鼻孔入路，用 15 号刀片切开鼻中隔软骨和梨骨前方的黏软骨膜，将鼻中隔和鼻腔底面区域的黏软骨膜广泛剥离。由于鼻中隔软骨和鼻腔底面来源于不同的胚层，两者的结合处结构紧密，故需锐性分离。当

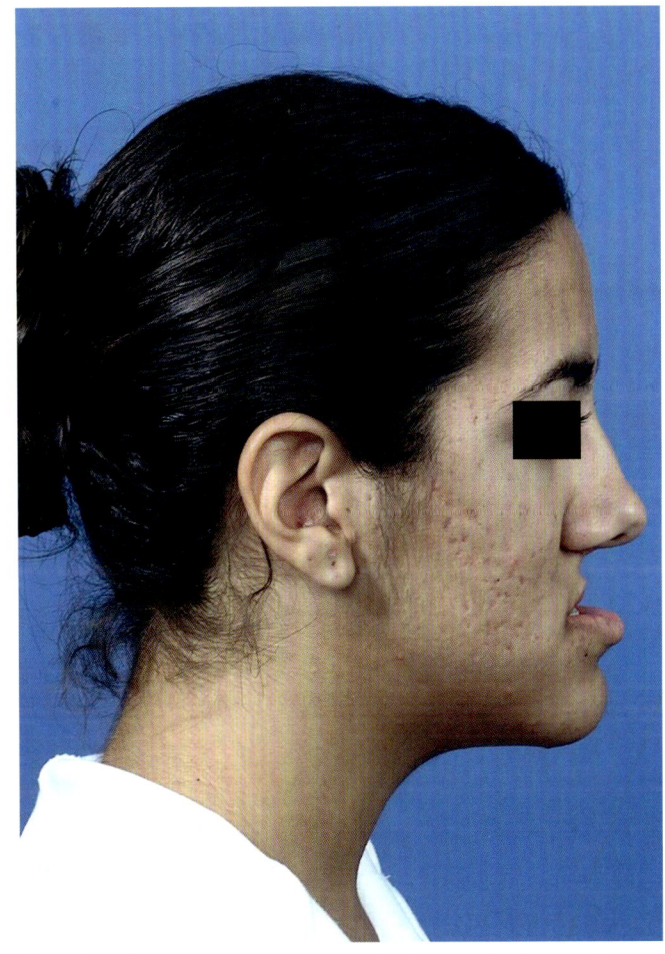

图 45.2 有面中部严重凹陷的患者。正颌外科手术后才能行鼻成形术。

两侧的黏软骨膜瓣剥离完毕时，就可以切取中隔软骨。注意鼻背至中隔尾端的软骨至少要保留 8mm 宽。用 7mm 宽的骨凿将偏斜的犁骨和鼻底凿开，用 Takahashi 骨钳沿着筛骨垂直板去除歪斜的犁骨，后至蝶骨，上至鼻根部。

黏膜下骨广泛切除后，采用 Blair 和 Brown 描述的整体鼻截骨术使鼻背变直（图 45.6）。鼻中隔手术可去

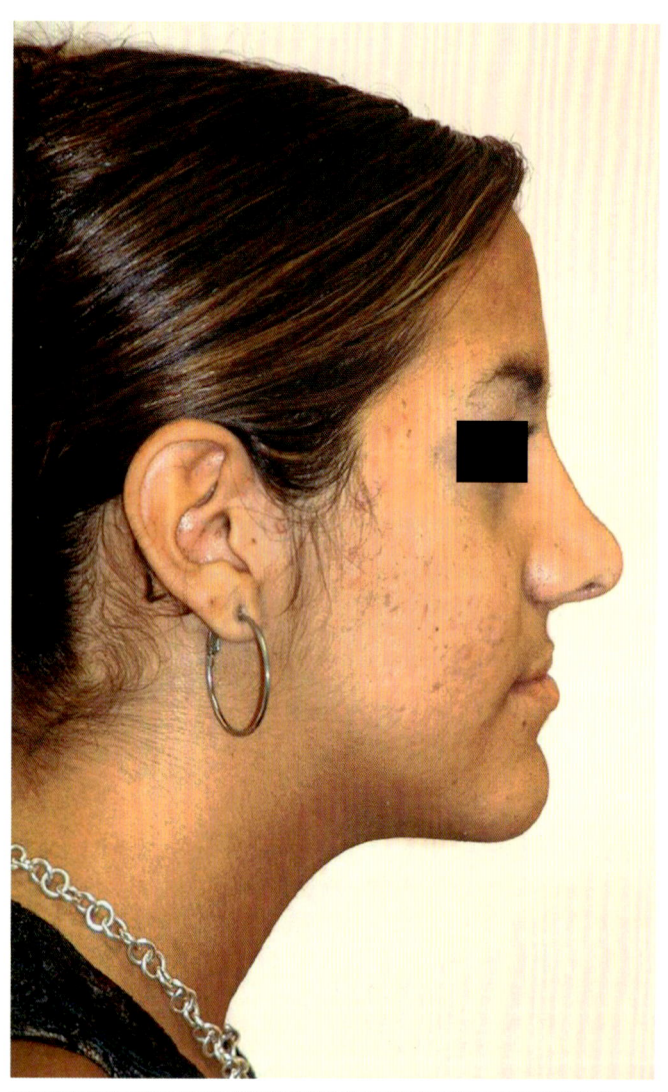

图 45.3　与 图 45.2 为同一位患者，行 Le Fort I 截骨前移术后，未行鼻成形术。

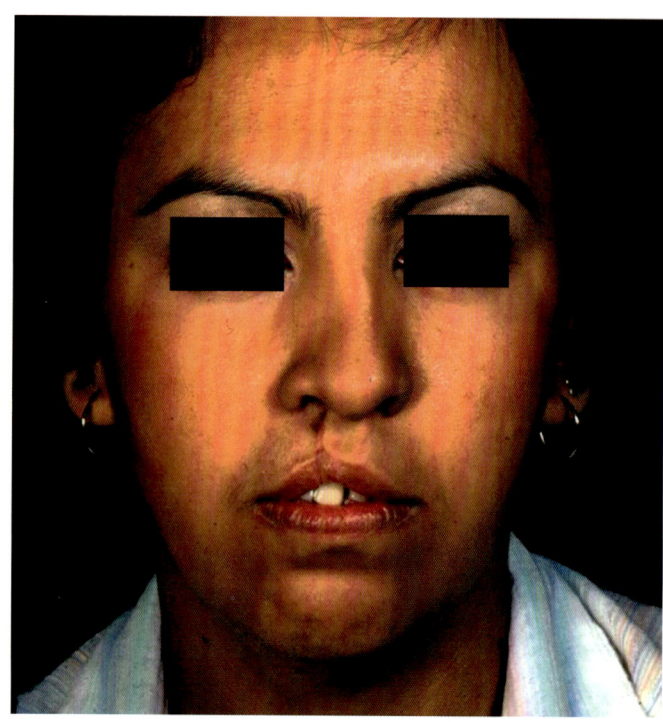

图 45.4　一位典型唇裂鼻畸形患者。虽然大部分注意力都集中在鼻尖上，但请注意鼻背的偏斜。

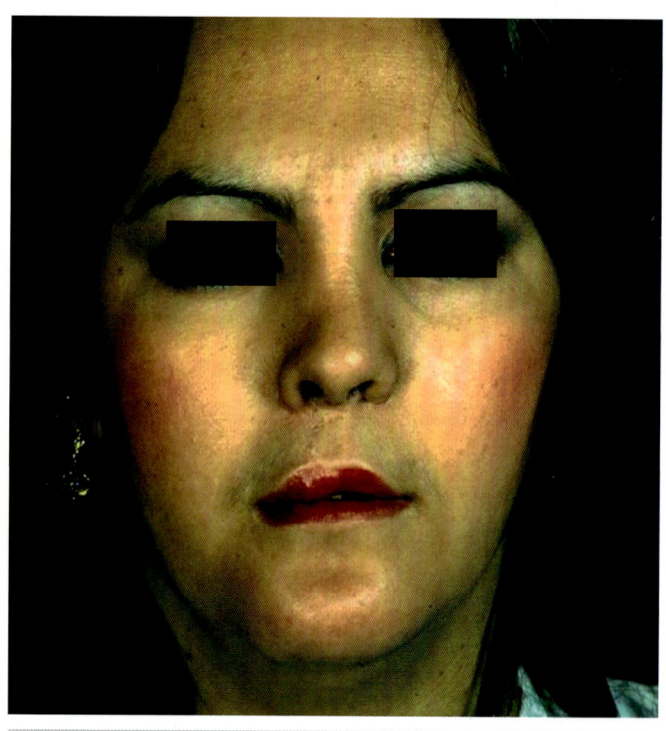

图 45.5　与 图 45.4 为同一位患者，患者的鼻尖在二期鼻成形术后已得到合适的矫正，但鼻背仍然偏斜，最终结果还不尽如人意。

除中隔的"弹力"，以免这种弹力将鼻骨推回术前的歪斜位置。沿着三个"骨性"边缘将骨背作为一个整体进行截骨。因此，当整体截骨时，锉骨和不完全骨折法凿骨都是不合适的，因为有可能导致骨性鼻背的粉碎性骨折。

首先小心地在鼻骨"低水平"上进行横向截骨。然后，用 15 号刀片在鼻根部做一个小的垂直切口，深至骨面。用 3mm 宽的骨刀凿断筛骨垂直板和偏斜侧的鼻骨。凿骨时骨刀尾部指向筛板，截鼻骨时骨凿宜稍微跨过中线进入对侧鼻骨，并用手指均匀稳定地用力将整块鼻背旋转到正确位置。之后，将鼻中隔软骨基底转移放置到鼻前棘的偏斜之对侧，用 Vicryl 缝线或其他可吸收线缝合固定。告诉患者术后 1 周在镜子前拆除固定夹板，并手工"微调"鼻背，以保证理想的矫正位置。

即使做了广泛黏膜下骨切除及整体鼻截骨术，但

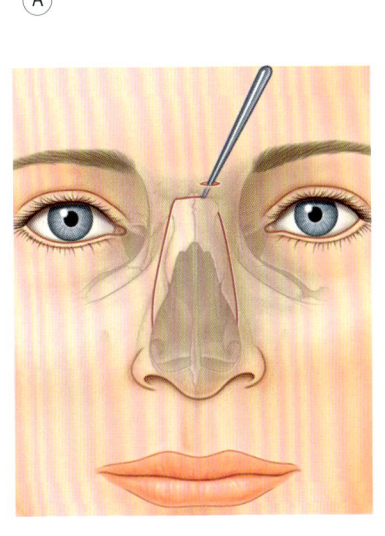 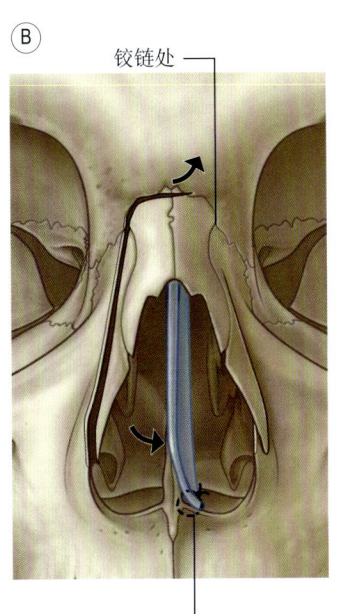 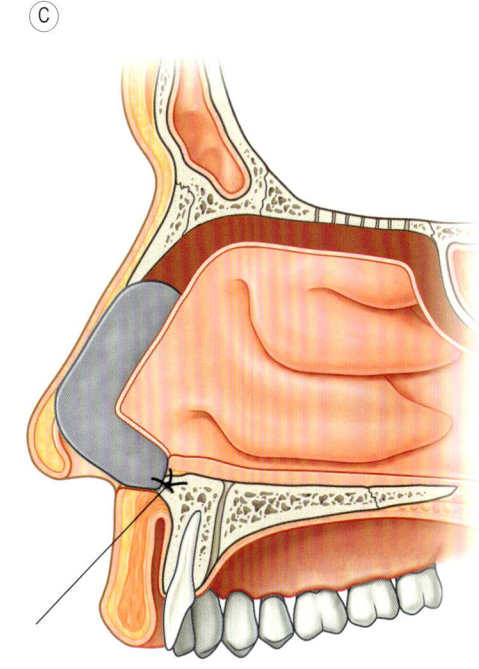

铰链处

缝合固定转位偏斜的鼻中隔软骨基底

图 45.6　Blair 和 Brown 之后的鼻整体截骨术。

鼻中隔软骨的偏斜可能仍然存在。在这种情况下，可用"扩展支撑"移植物来修饰遗留的偏斜。这种多功能的 L 形移植体本质上是一种起向后、向尾端扩展作用的移植物，可以扩展鼻翼软骨并支撑鼻尖（图 45.7）。将移植物安放在偏斜的对侧，插入鼻中隔和鼻外侧软骨之间，用 5-0 号尼龙线水平褥式缝合固定。鼻中隔是首选的软骨供区，耳廓软骨可作为备选。扩展支撑移植物除了可以垫高鼻背外，还可以矫正鼻背偏斜、增加鼻长度和扩宽鼻内瓣（图 45.8 和 45.9）。

扩展支撑移植物可为鼻尖重塑提供支撑，同时可起到框架作用，扭曲的鼻翼软骨穹窿部与之缝合固定后，可恢复到更贴近正常的解剖位置。移植物的"转折处"可高出鼻翼穹窿部，以使鼻尖更突出更清晰。这种移植物可结合应用其他许多鼻尖移植物和鼻翼软骨复位技术。如 Tabbal 所述，当鼻翼软骨已严重损坏变形时，可将一种伞状软骨移植物放置于扩展支撑移植物的上方，替代鼻翼软骨（图 45.10）。

鼻翼软骨不对称是唇裂鼻畸形中最明显的部分，文献报道了众多矫正方法，体现了手术医生对这个部分的重点关注。这些方法大致可分为四种基本技术：缝合方法、软骨切断重排、移植物植入和软骨复位。鼻尖轻度不对称时，用不可吸收缝线固定就可以矫正，5-0 号尼龙缝合线是常用的材料。必须注意确保缝线完全在皮下和黏膜下，以避免感染。已有许多软骨切断重排技术的报道，但没有获得解剖复位的效果。许多人提倡用软骨移植技术来矫正鼻尖不对称。我们要提醒读者，不宜将软骨移植物覆盖在发育很差的鼻翼软骨上，因为软弱无力的鼻翼软骨不能支撑移植物，可导致鼻翼塌陷、鼻翼增厚和鼻孔顶部及其衬里严重凹陷。因此，为了获得更好的效果，鼻翼软骨上的软骨移植需与鼻小柱支撑移植物或扩展支撑移植物结合应用。

我们矫正鼻翼软骨更喜欢采用解剖复位方法。后者包含塌陷的穹窿部的完全动员和"征用"鼻翼软骨内侧脚或外侧脚使穹窿部恢复对称。如 Potter 所述，外侧脚的动员是将鼻翼软骨的外侧脚完全抬起，使之向内旋转，然后与内侧脚缝合固定。外侧脚的黏膜衬里因 V-Y 推进跟着软骨向内侧挪动，鼻前庭蹼因此得以矫正（图 45.11 至 45.16）。这种方法非常适合于曾接受经典的 Millard 唇裂修复术的患者——此类患者的裂侧鼻翼基底已经解剖复位，但塌陷的穹窿没有得到抬高，因此唇裂侧的鼻孔较小。Potter 的这项技术的解决方案是单独动员鼻翼软骨，而 Dibbell 的解决方案是将整个鼻翼向内移位。如 Brown 和 McDowell、Berkeley 以及 Dibbell 所述，通过鼻翼软骨向内动员，能同时使塌陷的鼻翼软骨和外倾的鼻翼基底复位。Dibbell 的软骨-皮肤整体推进法为这些作者所推崇。先沿塌陷侧鼻孔边缘做一皮肤切口，然后在同侧鼻小柱边缘向下延长，再转向鼻翼基底。沿唇白手术瘢痕线至鼻翼基底绘出三角形皮肤切除区（图 45.17）。将这个三角形皮肤切

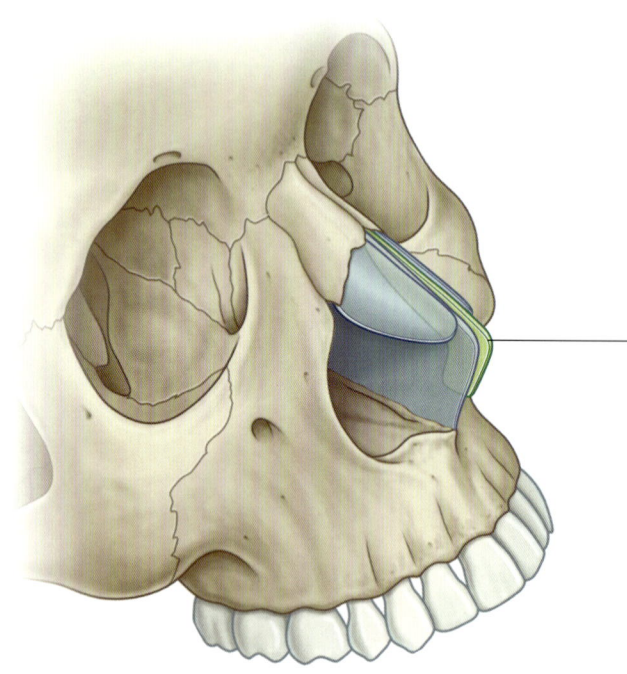

采用软骨支撑移植物来垫高鼻背并减轻鼻背偏斜

图 45.7 将扩展支撑移植物插入偏斜的对侧鼻中隔和鼻外侧软骨之间。

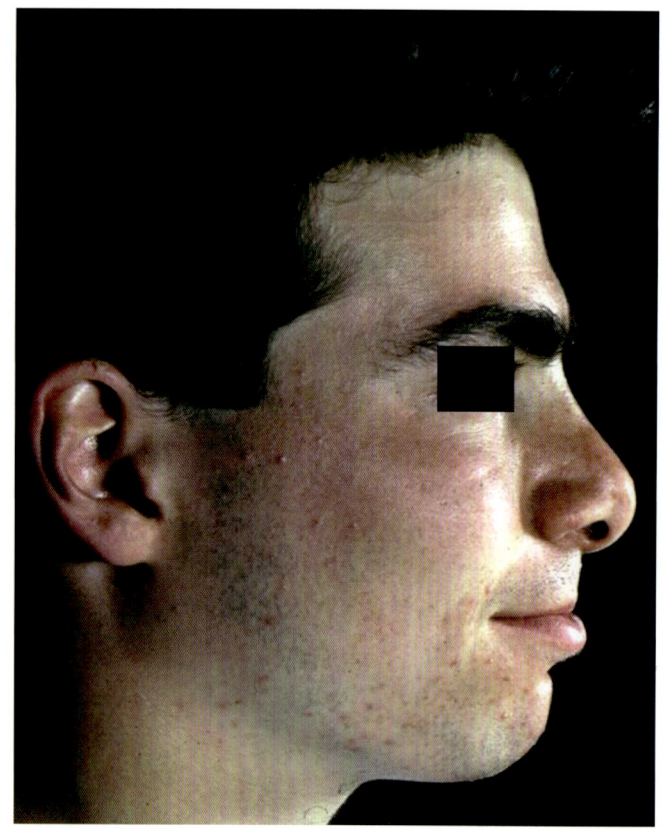

图 45.8 一位唇裂鼻成形术患者的术前侧面观。

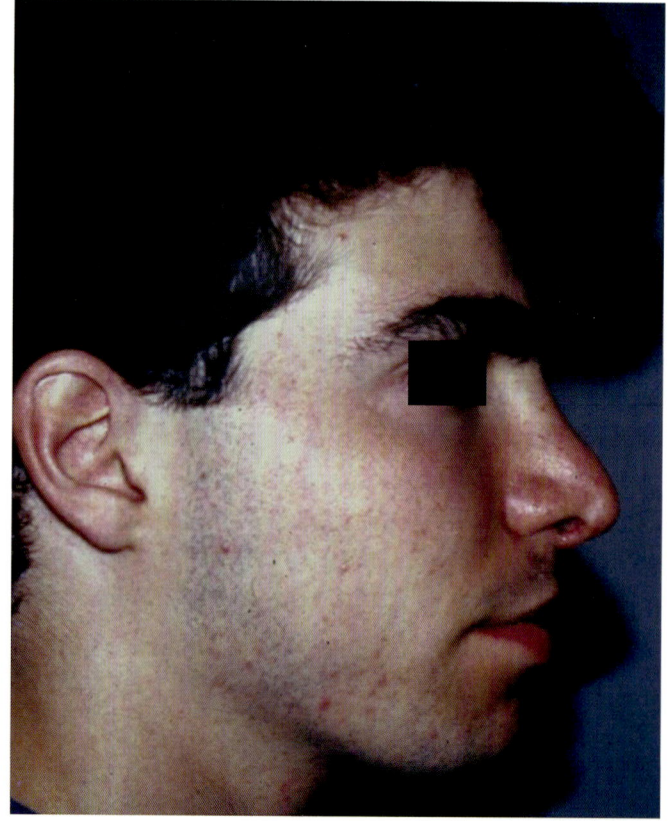

图 45.9 与图 45.8 为同一位患者，经过采用扩展支撑移植物二期鼻成形术后，鼻背获得了延长，鼻尖得以支撑。

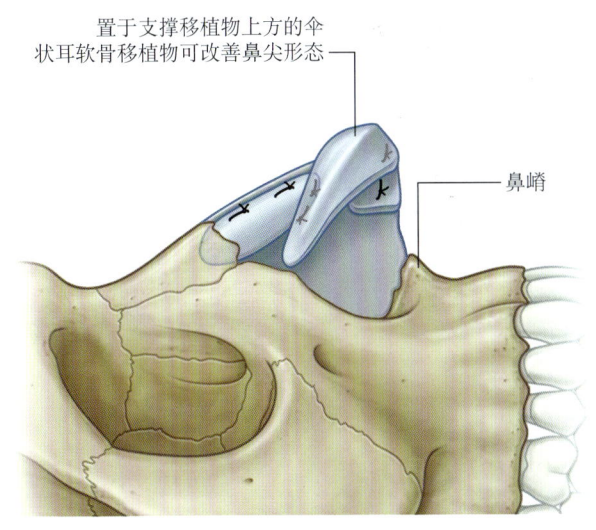

图 45.10 Tabbal 描述的伞状移植物。

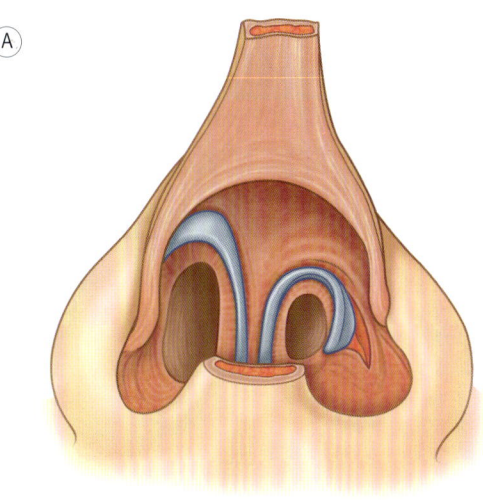

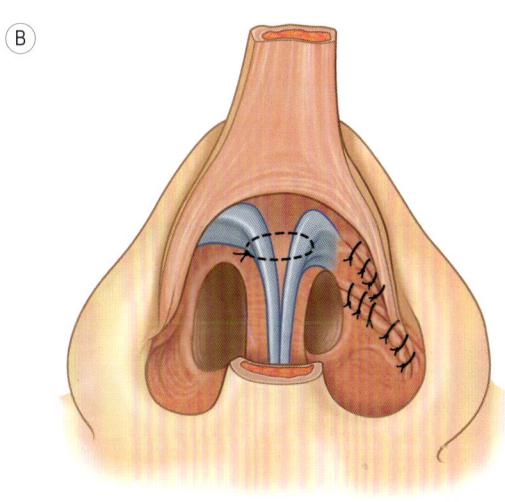

图 45.11 Potter 技术的示意图。（Rees and LaTrenta. Aesthetic Plastic Surgery. Saunders, 1994.）

除后，再将两内侧脚完全分开，如此，压低的内侧脚连同鼻翼软骨-皮肤复合体就可按需要向前推进。三角形皮肤切除可使鼻翼基底向中间靠拢。鼻翼基底与鼻前棘骨膜的缝合可将前者向内侧固定在正常解剖位置上。这一技术的局限性在于：裂侧鼻小柱的长度不够，软骨穹窿部暴露不理想，因而塑形有困难。认识到这些限制，资深作者对 Dibbell 技术进行了改良，就是再加一个开放式鼻整形切口（图 45.18）。通过采用开放式鼻整形切口，鼻翼软骨-皮肤复合体可用通常的方式旋转，使鼻翼软骨得以充分暴露（图 45.19 和 45.20）。

皮肤问题的修正可能是唇裂鼻修复术中最具挑战性的部分之一。手术医生可能会在精心重建鼻框架之后才发现，皮肤已不足以包裹鼻框架并良好塑形。Cutting 曾描述过唇裂患者鼻部的特征性皮肤不对称（图 45.21），包括裂侧鼻小柱短缩，鼻孔顶部组织悬垂，鼻翼基底向外移位伴组织量不足。此外，皮肤有"记忆"功能，尽管鼻框架已重塑，皮肤仍然有回缩到原来畸形的趋势，这些特征在双侧唇裂患者中表现尤其突出。影响矫正皮肤包被问题的一种结构变化是裂侧鼻翼软骨向下移位进入软组织三角区（图 45.22）。因此，鼻翼软骨下缘位于鼻孔的顶点。如此，如 Millard 的 Z 成形术等手术方法在矫正鼻孔顶部悬垂的价值就有限了，因为这种技术需要横切鼻翼软骨。我们更喜欢 Tajima 所描述的矫正鼻孔顶部悬垂的"倒U形"切口法（图 45.23 和 45.24）。在鼻小柱与鼻中隔黏膜交界处设计一个倒 U 切口，从内下方开始切开，向外上延续，再向下，在悬垂部形成倒"U"形切口。切口线的形状与健侧的鼻孔前端相同，但较之略小。通过这个切口，在皮肤与鼻翼软骨和鼻外侧软骨之间

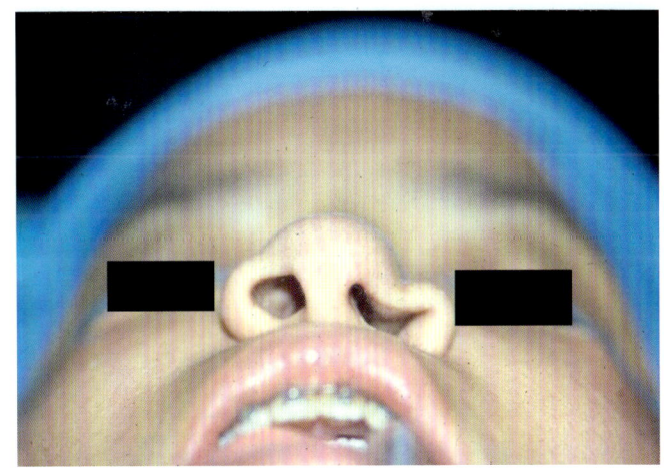

图 45.12 适合 Potter 技术的典型病例。提示：患侧鼻翼基底接近正常，而鼻翼软骨患侧外侧移位。

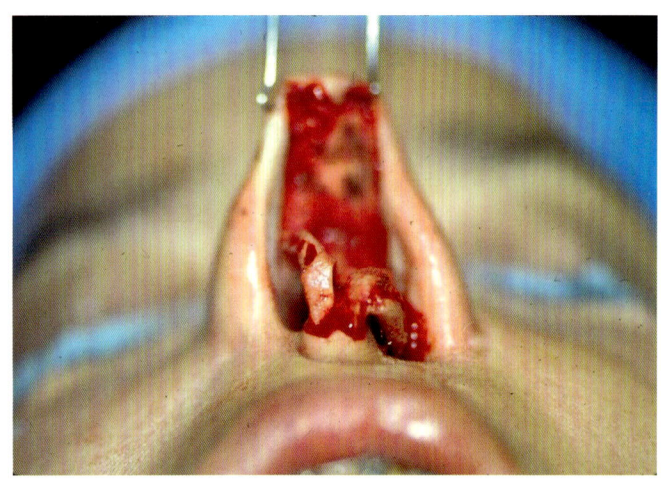

图 45.13　开放式鼻成形术切口暴露出移位的鼻翼软骨。

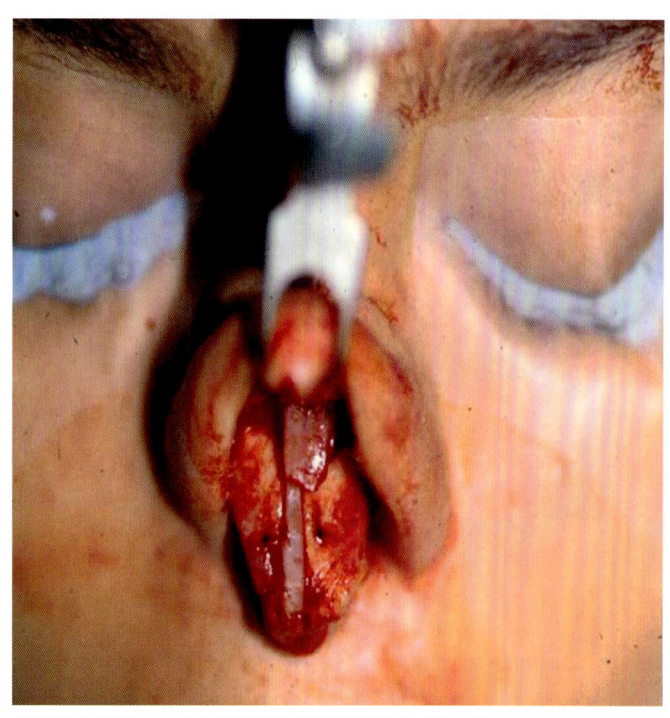

图 45.15　将移位的鼻翼软骨回复解剖位置并固定到扩展支撑移植物上。

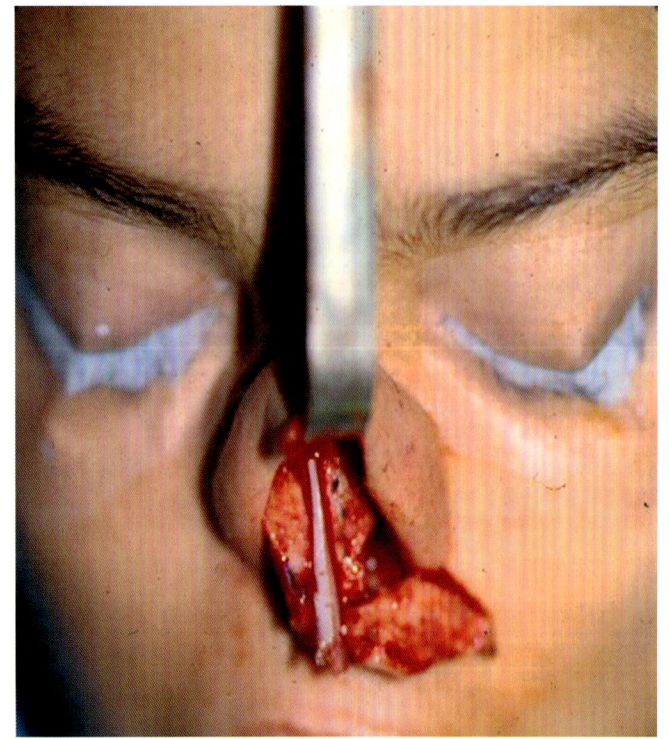

图 45.14　动员移位的鼻翼软骨来做内侧为蒂的软骨黏膜复合组织瓣。注意扩展支撑移植物的使用。

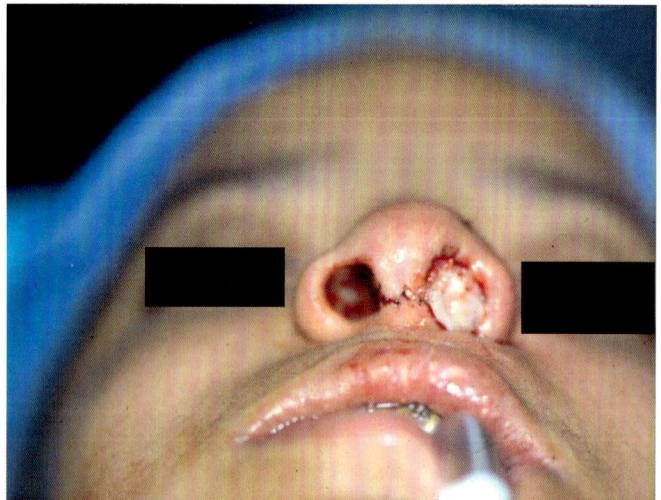

图 45.16　鼻孔支架可用来维持鼻气道的形状。

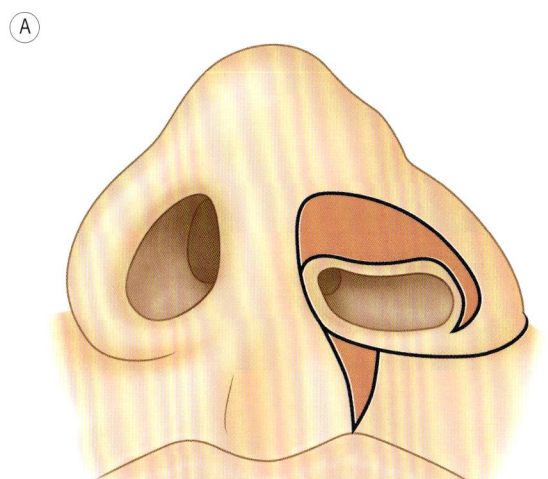

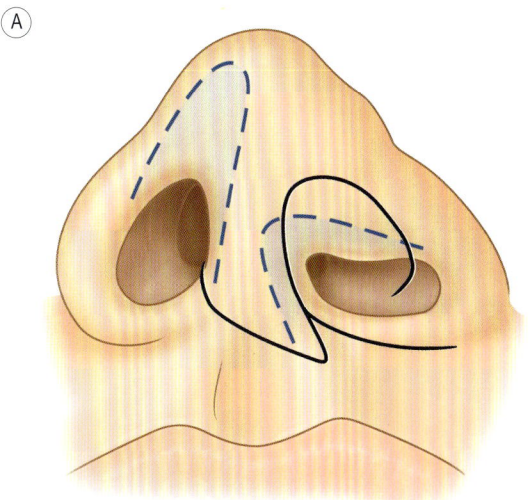

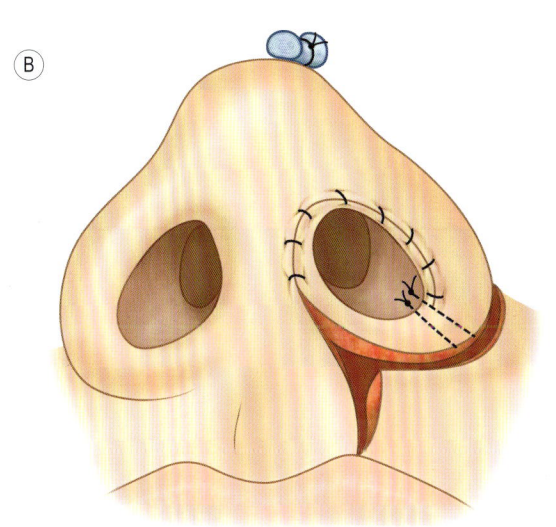

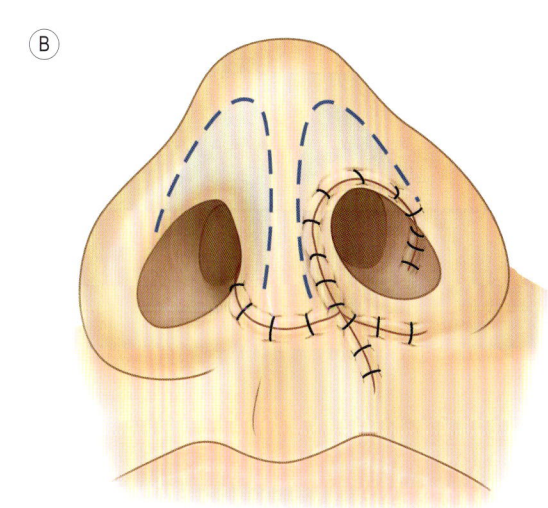

图 45.17 Dibbell 技术的原始描述。(Rees and LaTrenta. Aesthetic Plastic Surgery Saunders, 1994.)

图 45.18 Cutting 对 Dibbell 技术的改良。开放式鼻成形术切口与 Dibbell 切口结合。也可以加用 Tajima 切口。注意上唇已不做切口。(Rees and LaTrenta. Aesthetic Plastic Surgery Saunders, 1994.)

可进行广泛分离,并将鼻翼软骨缝合至其正确的解剖位置。然后,缝合切口,恢复鼻孔顶部的正常形态。Tajima 的技术可与开放式鼻成形术和(或)Dibbell 的技术结合使用。

术后护理

唇裂鼻成形术后护理与传统鼻成形术后护理相似。但由于这类手术的创伤通常比美容性整形的大,患者应该预料到肿胀会持续几周,并且一年后鼻部才会最终定形。在面部发育成熟之前接受鼻整形的患者在面部发育成熟后可能需要行二期鼻成形术。如果已完成整体截骨,在除去固定敷料后 2 周内,患者要按医生指示按压偏曲的鼻骨,每日 3 次。应该强调的是,唇

裂鼻畸形矫正术是最具挑战性的鼻成形术之一,通过手术使鼻部完全对称的可能性不大。

并发症

唇裂鼻成形术的并发症与传统鼻成形术的并发症相似。应告诫患者:手术有出血和感染的风险,尤其是采用软骨移植时。采用开放式切口时,术后会有一个较长的肿胀期,特别是在鼻尖部。如果皮肤与重塑的鼻骨框架不一致,在一定程度上,畸形就有复发的可能。理论上,整体截骨有可能造成鼻背塌陷,虽然我们还没有观察到这类并发症。避免这一并发症的最好方法是:在黏膜下软骨广泛切除时,确保至少有 8mm 的鼻中隔软骨支持鼻背。

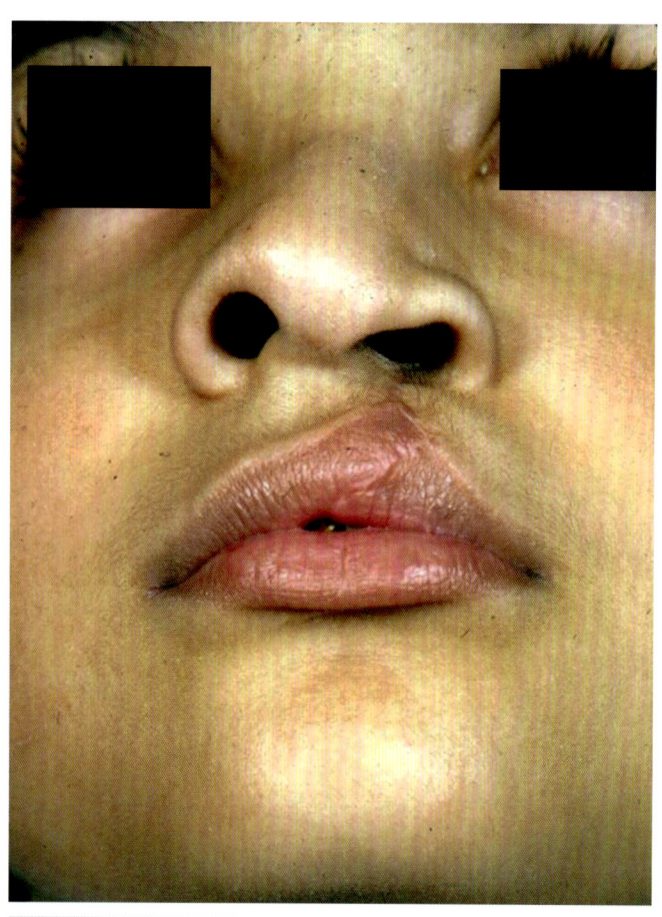

图 45.19 适合 Dibbell 技术的典型病例。注意鼻翼基底外侧移位。

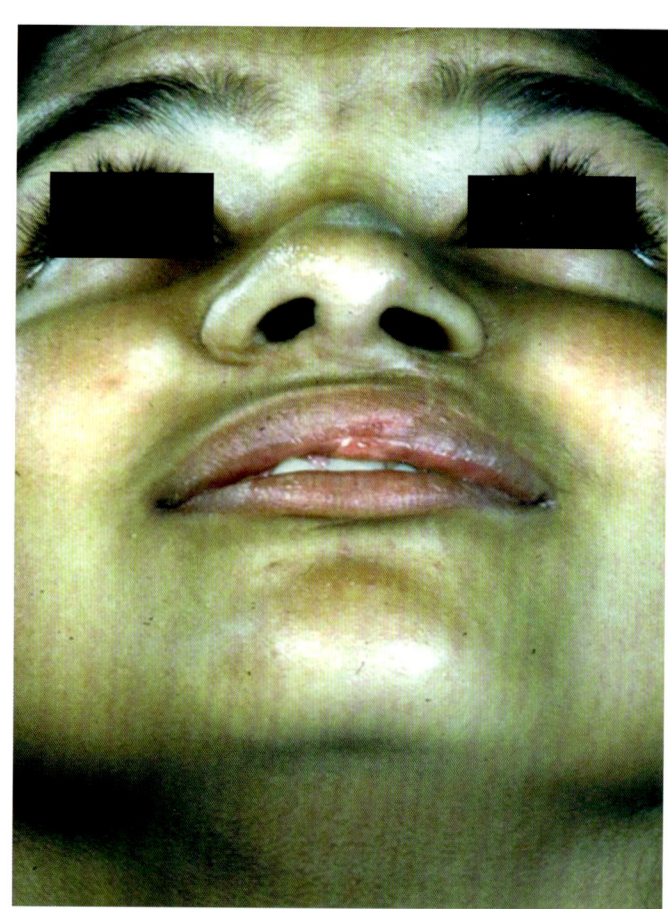

图 45.20 与图 45.19 为同一位患者，术后像。

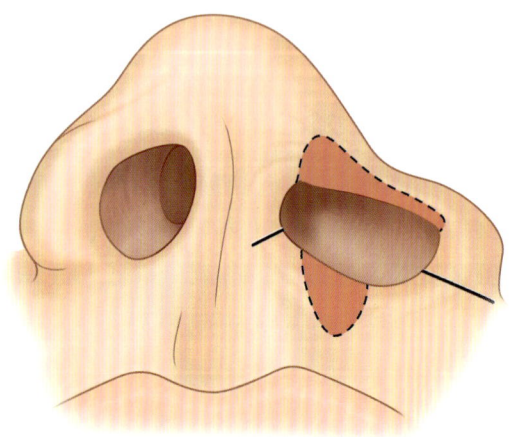

图 45.21 Cutting 所描述的皮肤不对称。（Rees and LaTrenta. Aesthetic Plastic Surgery Saunders, 1994.）

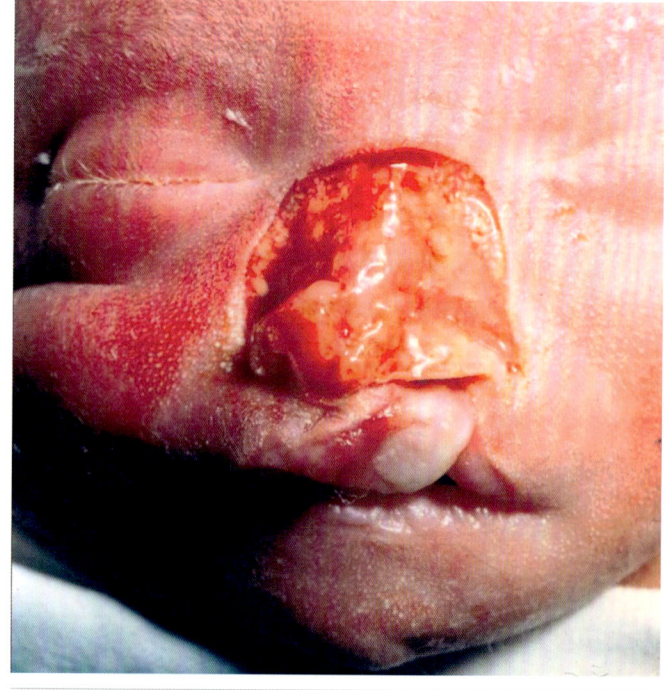

图 45.22 单侧唇裂婴儿。鼻子的皮肤已被切除。注意鼻翼软骨向下外旋转，使得软组织三角区消失。（Photo courtesy of Harold Mc Comb.）

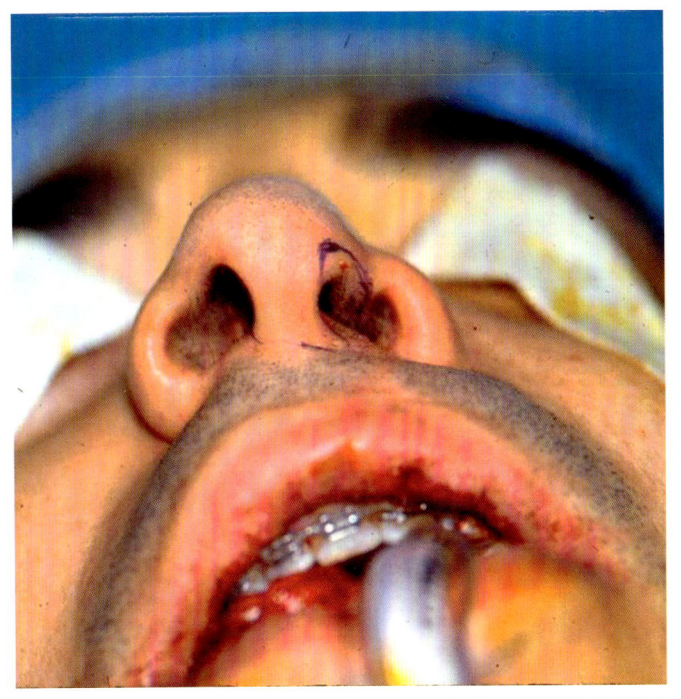 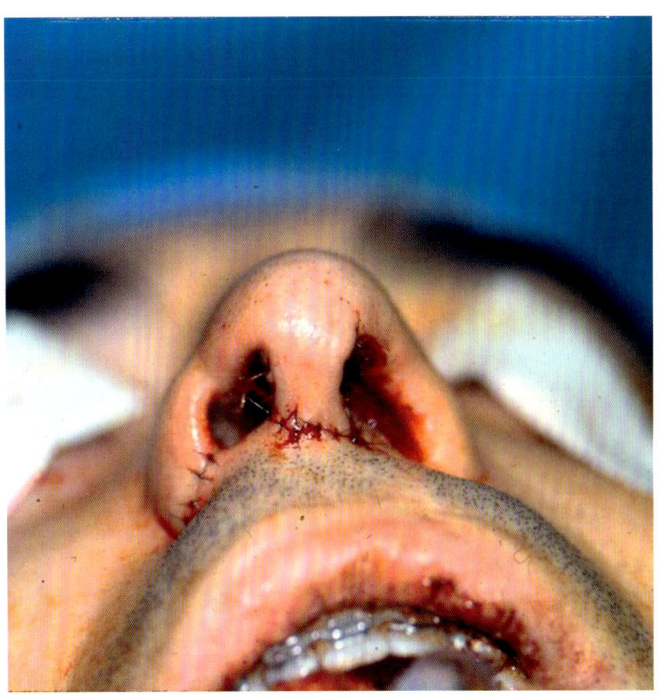

图 45.23 适用 Tajima 技术的典型病例。注意鼻孔顶的悬垂部。

图 45.24 与图 45.23 为同一位患者，术后像。

手术心得及教训

心得

- 术前不应承诺能获得完全对称的效果。
- 在鼻整形之前，先进行正颌外科手术。
- 除了最轻度的鼻尖畸形外，均应采用开放式鼻成形术。
- 一定要解决鼻部中上 1/3 偏斜的问题。
- 彻底的黏膜下骨切除是消除鼻背偏斜"回弹力"的有效方法。
- 术后让患者进行鼻骨细微调整以矫直鼻背。
- 矫正鼻翼软骨移位的方法最好是解剖复位。

教训

- 如果拟行整体截骨术，就要避免磨锉鼻背，以防粉碎性骨折。
- 不要将软骨移植物一味地堆放在低平的鼻尖上。
- 尽管进行了精细的鼻框架重建，但皮肤的记忆性回弹可能会限制手术的美学效果，这仍然是唇裂鼻成形术的最具挑战性的问题之一。

手术步骤小结

1. 对手术后面部生长发育因素影响最小化和畸形给患者带来的社会心理影响进行权衡，以确定最佳的手术时间。
2. 评估上颌后缩及咬合异常。如果患者需要行 Le Fort I 截骨前移手术，则应在鼻成形术前进行。
3. 除了轻度鼻尖畸形外，需设计开放式鼻整形切口。如有必要，可以在开放式切口的基础上加用 Tajima 和（或） Dibbell 切口。
4. 从偏斜侧入路进行黏膜下广泛的骨切除。确保犁骨和筛骨垂直板全部切除，后至蝶骨，上至鼻根。确保在鼻背部和前部（中隔尾端）至少保留 8mm 宽的软骨。
5. 关闭黏软骨膜腔隙。
6. 施行整体式鼻截骨。
7. 如果鼻背中轴仍然存在偏斜，则使用之前取下的鼻中隔软骨制成鼻背扩展移植物或扩展支撑移植物。如果鼻中隔软骨不足或无法使用，可使用耳廓软骨。
8. 根据需要，应用 Dibbell 或 Potter 技术使鼻翼软骨复位。
9. 根据需要插入鼻小柱支撑移植物。
10. 缝合鼻穹窿部。
11. 缝合鼻成形术切口。
12. 根据需要切除鼻翼基底。
13. 根据需要应用前庭蹼抹去缝线。

（牙祖蒙　刘成胜　译）

拓展阅读

Bardach J, Salyer K. Surgical techniques in cleft lip and palate. Chicago: Year Book Medical Publishers, 1987.

Blair VP, Brown JB. Mirault operation for single harelip. Surg Gynecol Obstet 1930;51:81.

Cutting CB. Virtual Surgery Videos. New York: The Smile Train, 2007.

Cutting C, Bardach J, Pang R. A comparative study of the skin envelope of the unilateral cleft-lip nose subsequent to rotation – advancement and triangular flap lip repairs. Plast Reconstr Surg 1989;84:409.

Dibbell DG. Cleft lip nasal reconstruction: Correcting the classic unilateral defect. Plast Reconstr Surg 1982;69:264.

Hogan VM, Converse JM. Secondary deformities of unilateral cleft lip and nose. In: Grabb WC, Rosenstein SW, Bzoch KR, eds. Cleft lip and palate. Boston: Little, Brown, 1971.

Huffman WC, Lierle DM. Studies on the pathologic anatomy of the unilateral harelip nose. Plast Reconstr Surg 1949;4:225.

Potter J. Some nasal tip deformities due to alar cartilage abnormalities. Plast Reconstr Surg 1954;13:358.

Spira M, Hardy SB, Gerow FJ. Correction of nasal deformities accompanying unilateral cleft lip. Cleft Palate J 1970;7:112.

Tajima S, Maruyama M. Reverse-U incision for secondary repair of cleft lip nose. Plast Reconstr Surg 1977;60:256.

第10部分

耳

第10部分：耳

第46章

基本耳成形与重建术

Charles H. M. Thorne

引言

多数情况下，耳整形可以获得满意的预期术后效果。然而，传统教科书所描述的手术方法会过度矫正，形成不自然的耳部形态。本章将讲述以下内容：

1. 标准耳成形术。
2. 大耳成形术。
3. 环缩耳成形术。
4. 隐耳成形术。
5. Stahl 耳（猿耳）成形术。
6. 老年性耳垂矫正。
7. 耳饰相关畸形矫正。
8. 除皱术后耳畸形矫正。

历史

回顾耳成形术历史，其中既包含了许多经验，又包括许多教训。最初，耳成形术主要关注的是重塑耳廓形态，而不是我们今天所关注的耳部细微结构的美学效果。本章作者认为，尽管大多数传统耳成形术有了本质的提高，但是仍存在诸如破坏性过大、设计复杂、矫正过度、形态不自然等缺点。

Luckett 主张沿对耳轮设计位置全层切开耳软骨以形成对耳轮。Converse 和其他几位学者提出，除全层切开耳软骨外，还要"管状"缝合以形成对耳轮。包括 Stenstrom 在内的大多数学者采用减弱前侧耳软骨强度的方法以利于耳软骨自创伤处折叠形成对耳轮的手术方法。上述手术方法中的大多数均采用颅耳间沟切口。

目前，耳成形术的趋势是，尽量减少重塑时对耳的破坏，保留耳后皮肤，最终获得自然的、瘢痕残留最小的耳廓形态。以上观点源于这样一个极端的现象：大多数新生儿的耳畸形可通过非手术方法得到矫正，而如果患儿长大，大多就需通过手术方法矫正。任何手术方法的决断都需要就手术效果、复发率、再次手术的可修复性等进行权衡，因此，本章作者倾向于只采用适当矫正、复发率相对较高以及缝合方式复杂的手术方式，而不选择矫正过度、产生不自然和高锐度的耳部轮廓，以及不可补救的或继发畸形的手术方式。

体格检查

- 耳廓的形状和大小。评估耳廓的外形和大小：评估耳廓的外形和大小是否正常？耳廓是否具有不正常的大小和外形，此外，是否还存在其他畸形？如巨耳、猿耳、隐耳、耳轮缘扁平、耳成形术后畸形、菜花耳、耳垂过长、耳饰相关畸形等均需记录。
- 上 1/3。评估耳廓上 1/3：耳廓上极是否突出？耳轮缘、对耳轮上脚和三角窝结构是否清晰？
- 中 1/3。评估耳廓中 1/3：耳甲是否过深或隆起？
- 下 1/3。评估耳廓下 1/3（耳垂）：耳垂是否具有凸度？值得注意的是，即使最初检查耳垂凸度不明显，但经过对耳上 2/3 的整形，耳垂的凸度也可很好地显现。
- 对称性。患者和家属大多很关注双耳的对称性，因此对称性很重要。在矫正双耳对称性的病例中，多采用双耳同时手术以塑造折中的耳部形态，而不是仅对畸形耳实施手术。

解剖

虽然耳廓精细、复杂的结构特点增加了耳再造术的难度（如小耳畸形），但解剖因素在基本耳成形术中并不是重点考虑的问题。其原因是：耳部具有丰富的血供，几乎所有方向的切口均不会造成组织坏死；耳部不存在运动神经；虽然手术常损伤感觉神经（耳大神经）末梢，但最终感觉功能是可恢复的。

如果某种耳成形术会影响外耳道（如使耳甲腔形成皱褶而导致外耳道狭窄），或者损伤颅耳间沟，破坏耳部的某个细微结构，损伤柔软而富有弹性的耳廓轮廓以及某些表面标志（如耳甲腔后壁），则不应实施该手术。

手术步骤

正常大小的招风耳成形术式

- 切口。耳后颅耳间沟皱襞切口。
- 分离。在耳垂后侧面的中间部分切除一部分三角形皮肤，术中注意保留足够组织以维持耳垂及颅耳间沟的正常形态。自耳后切口暴露耳甲腔软骨，并自耳甲腔背侧深面分离、切断耳后的软组织。在耳垂区，耳甲腔软骨的前、后、侧面的软组织均需分离，以备重新调整耳垂位置。
- 矫正（图46.1）。结合Mustarde缝合法，用4-0透明的尼龙缝线缝合并塑形耳舟和三角窝。缝合针数取决于对耳轮在耳中1/3的畸形程度。通过缝合使对耳轮形成光滑的曲线，此时并不能矫正耳部隆凸状畸形。然后沿纵轴方向自耳后方切除包括耳甲腔全长的新月形软骨（最宽处为3mm或更小），缺损部分用4-0尼龙线间断缝合。用3-0 PDS缝线缝合耳甲腔后部和耳后筋膜以形成耳甲腔皱褶［术中注意重新塑形的耳甲腔皱褶要与耳甲腔的大小相适应，即小（大）耳甲腔形成小（大）耳甲腔皱褶］。采用Gosain描述的类似方法重新定位耳垂，即采用2根5-0 PDS缝线自耳垂切口皮下进针，自耳后耳甲腔软骨出针（图46.2），调整耳垂至轻度过矫正位后打结。
- 最终形态。耳成形术中最终形态的确定至关重要。如何确定Mustarde法缝合张力大小，耳甲腔乳突缝合张力大小，对耳轮折叠的尖锐程度等问题呢？从耳的外部形态就可找到答案：（1）从耳前方可观察到耳轮缘自对耳轮向后方突出。（2）从耳侧方可观察到耳部轮廓是圆滑、柔软而不是尖锐的。（3）最后，术中从耳后观察耳部形态对解决如上问题是很有帮助的，即从耳后方观察耳轮缘是一条直线，而不是"C"形、"曲棍球棒"形或其他形状。如果说能从这一章节中得到一些启示的话，那么第三点可以算一点。耳最终形态的确定应该是轻度的矫枉过正位，以防止软骨回弹，但是如果预期无回弹发生，则无必要过度矫正。
- 缝合。多数切口用5-0肠线关闭，不切除多余皮肤。

大招风耳成形术式

- 切口。在耳外侧面（瘢痕可见）做切口，使之位于耳轮缘内（当耳轮缘发育不良时，可位于耳轮缘上）。
- 分离。暴露耳前方的耳软骨表面，切开至暴露耳软骨的全层，以分离耳软骨和后表面。
- 矫正。修剪耳舟软骨和皮肤至理想的大小和形状，注意软骨要比皮肤切除得多一些（图46.3）。于后颅耳间沟位置增加附加切口。如需重新定位耳垂，则需切除耳垂中间平面的皮肤。其他步骤同正常大小招风耳成形术。
- 缝合。耳轮缘与耳舟重新缝合，但耳轮缘长度与减小的耳舟长度相比，会显得略长，因此在耳轮缘切口最小、瘢痕最为隐蔽的前提下，楔形切除耳轮骨和耳后皮肤。在耳轮缘扁平和缺乏卷曲的情况下，关闭切口时适度张力缝合可矫正此种畸形。

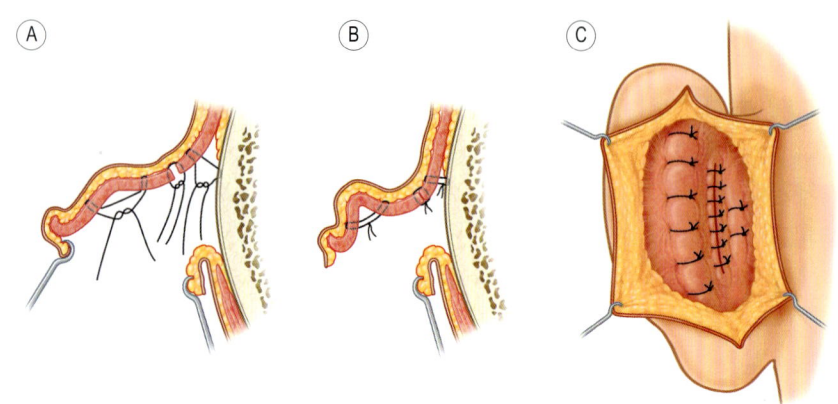

图46.1 基本耳成形术。结合Mustarde缝合法，耳甲腔软骨切除、缝合和耳甲腔-乳突缝合。A，缝合，定位；B，适当张力缝合；C，按作者的方法缝合后。

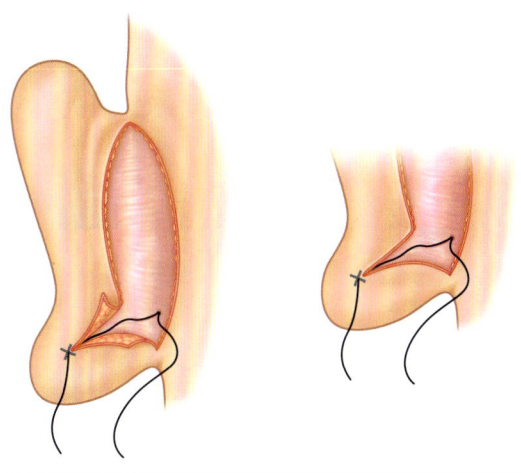

图 46.2 耳垂的重新定位。耳垂重新定位技术如图所示。在耳垂中间部分切除一条三角形皮肤，可以不将耳垂外形及是否对佩戴耳饰有影响等因素考虑在内。自皮肤缺损处进针，然后在耳甲腔深部缝合一针，最后从皮肤缺损处出针。

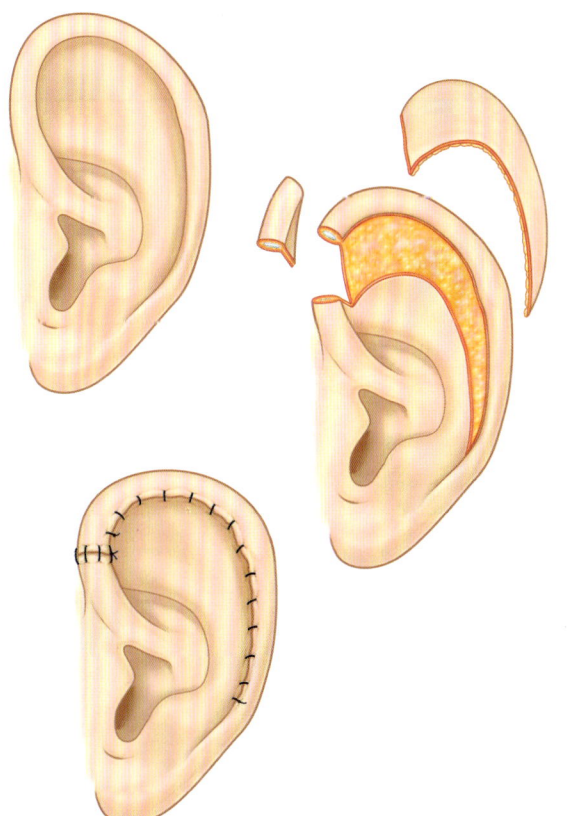

图 46.3 耳缩减术。耳缩减术如图所示。（from Argamaso RV. Ear reduction Plast Reconstr Surg 1990; 85(2):316, Fig. 2.）

环缩耳成形术

环缩耳类似于招风耳，又不完全与招风耳相同，区别在于环缩耳耳轮周长较短。也就是说，由于环缩耳耳轮缘过度短小导致耳廓不能完全展开而呈杯状。矫正环缩耳的任何手术都必须延长耳轮缘，其常规手术是将耳轮脚从耳甲腔内延伸到耳轮，使之成为耳轮的一部分。

- 分离。做耳轮缘内切口（如以上大耳成形术所述），并沿耳轮脚轮廓弧线向前上延伸切口，至耳前与颞部头皮相交处后的上方终止。整个耳轮脚包含三层（皮肤、软骨、皮肤）组织，可以被完全动员。
- 矫正。通过动员耳轮脚到耳轮，矫正耳轮周长不足的问题。
- 缝合。首先闭合耳甲腔内耳轮脚的供区，方法类似于耳甲腔软骨移植用于鼻整形的供区闭合。耳舟切口采用可吸收缝线连续缝合。切取的耳轮脚长度应适当。

隐耳成形术

本章简略介绍隐耳成形术。隐耳是指耳上部隐藏于颞部头皮内，如牵拉耳廓上部，则能显现耳廓全貌。矫正步骤包括将隐耳从头皮内牵出，沿耳轮环行切开耳上部以充分释放隐耳，所形成创面通过植皮或周边皮瓣覆盖。如耳廓形态不正常，则需重新调整软骨形态。

猿耳成形术

本章简略介绍猿耳成形术。猿耳畸形表现为对耳轮上、下脚较正常者长，并向耳轮边缘延伸，在形态上多出了一个耳轮脚（第三脚）。猿耳畸形的形态也是多种多样的。轻型猿耳畸形并不明显，因此多可不实施手术，只有典型的病例才需要手术。在中度畸形的患者中，耳轮第三脚比较明显，可能导致耳廓呈尖形畸形，即"Dr. Spock"样外观。在重度畸形的病例中，除耳廓呈尖形畸形外，还出现对耳轮上脚缺失。矫正方法为切除不正常的耳轮第三脚。切除耳轮第三脚软骨的方法有很多种，包括将其翻转或使其形成缺失的对耳轮。猿耳成形术的效果是很显著的，但是值得注意的是，不要期望通过手术完全矫正严重的猿耳畸形（图 46.4）。

老年性或被拉长的耳垂缩减术

对下垂的、无弹性的、被拉长的耳垂实施缩减术可以取得非常显著的效果。本手术可单独实施或与面部提升术同时实施。曾报道过有多种手术方法。不同形态的耳垂设计方法也不相同。自耳垂尾端楔形切除耳垂组织是最常用的方法，也是本章作者常用的方法。因其设计极其巧妙，初学者掌握此种术式可能需花费较多的时间。

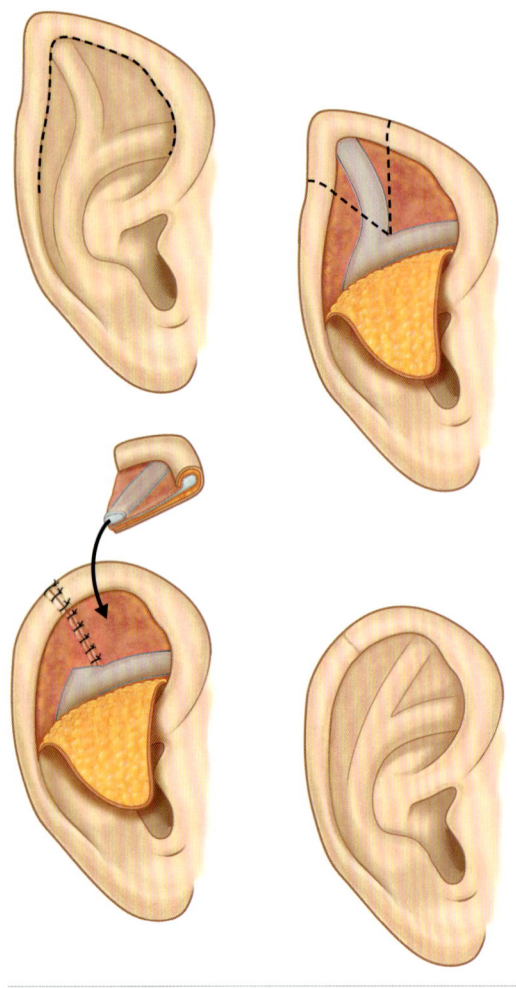

图 46.4 猿耳成形术。手术方法如图所示。（from Kaplan HM, Hudson DA. A novel surgical method of repair for Stahl's ear: a case report and review of current treatment modalities. Plast Reconstr Surg 1999;103:566–569.）

- 分离。于耳垂上画出新耳垂的下界，其头端位于耳垂中间平面，尾端位于耳垂的前侧面，新耳垂下界以下的楔形组织为待切除组织。而且，耳垂前侧面楔形切除组织要少于后侧面，以便使前侧面形成更长的皮瓣，同时应修薄前侧皮瓣以使其具有更好的活动性。
- 缝合。缝合的切口隐藏于耳垂中间平面。楔形切除耳垂下界组织后，前侧皮瓣须在完全无张力的条件下缝合于耳垂中间平面，以利于晚期瘢痕收缩后，瘢痕隐藏于耳后。我们需要有不厌其烦和一丝不苟的态度，只有这样才可以获得良好的手术效果。

耳饰相关并发症的治疗

耳饰相关并发症是很常见的。本章重点阐述位于耳垂部位的耳饰相关并发症，而并不涉及因穿透软骨（尤其是位于耳廓上部）而产生的耳饰相关并发症。虽然以往研究描述了各种各样关于矫正由佩戴耳饰导致的耳垂拉长的手术方法，但是本章作者认为，简单的切除和缝合是最有效的手术方法。此种手术方法不仅适用于被拉长的耳洞，还适用于完全耳垂裂的患者。在晚期修复的病例中，还可以实施"Z"成形术以防止形成凹陷性外观。实际操作中，采用水平褥式缝合同样可以防止凹陷性外观的形成。耳垂中间部分和前侧的皮肤采用尼龙线缝合，不必缝合皮下，也不采用可吸收线。手术 4 ~ 6 周后可根据耳垂硬度和纤维化程度决定是否再次穿耳洞，不采用可吸收线缝合皮下有利于减少感染机会，并可以缩短恢复时间，以便再次穿耳洞。

面部提升后耳畸形治疗

经过 20 年在耳整形方面的研究，本章作者发现，由面部提升导致的耳畸形患者在耳整形患者中占有一定比例。面部提升会导致的各种各样耳畸形，这给我们敲响了警钟，即应尽量避免由于面部提升导致的耳畸形。面部提升后耳畸形可分为如下几类：

1. 耳垂畸形（妖耳）。
2. 耳屏畸形。
3. 颅耳间沟畸形。
4. 不雅的、肥厚的、暴露部位的瘢痕。

耳垂畸形

由于过多切除面部提升的皮瓣致耳垂前方和下方张力过大，最终因瘢痕牵拉导致耳垂畸形。为防止此种畸形的产生，去除面部皮肤的多少应以耳垂勉强可从面部皮肤下拉出为度。也就是说，面部提升的皮瓣缝合后应在耳垂处出现皱褶（甚至可延长耳垂），而不应该缝合过低以致牵拉耳垂使其变形。有经验的医师都知道，二次面部提升手术去除的皮肤量十分有限，只能部分矫正耳垂畸形，因此，对患者交待矫正效果时要尽量说明。

耳屏畸形

耳屏畸形产生的原因包括：耳屏前侧的瘢痕收缩，耳屏软骨的切除，纵行的皮肤过多堆积（曾实施手术的明显标志）导致耳屏基底部轮廓不明显。对于由耳屏前侧的瘢痕收缩和耳屏软骨的切除导致的耳屏畸形，没有很好的解决办法。实际上想通过再次面部提升手术矫正耳屏畸形只会越做越糟，因为当向上方转移皮瓣时必然会使覆盖耳垂部的皮肤减少，从而又会引起耳垂部的畸形。对于耳屏下端（无解剖学定义）的畸形，可通过切除一块三角形皮肤显著改善其外形。

颅耳间沟畸形

某些整形医生认为，面部提升手术的耳后切口应位于耳后的皮肤上。但是，如果此种术式实施几次后，耳后将不会有皮肤残留。因此，切口应位于颅耳间沟内，或位于近颅耳间沟处的软骨上（须保证面部提升皮瓣切除适当，缝合时耳廓无移位）。一旦产生颅耳间沟畸形，唯一的解决办法是在充分释放患耳后行全厚皮片移植术。大多数颅耳间沟畸形并不严重，本章作者20年的行医过程中只实施了一例耳后植皮畸形矫正术。

瘢痕

不明显的瘢痕可通过直接切除、缝合或二次面部提升（在完全无张力情况下缝合）去除。尽管患者需要承受二次面部提升的手术痛苦，但是通过重新悬吊和切口边缘修整可使切口良好对合，从而改善瘢痕。虽然关闭切口时需数针的缝合，但是在耳前和颅耳间沟区域只要切口对合良好，就不一定需要缝合皮肤。增生性瘢痕的处理则要棘手得多，如果是由于张力大产生的，则可得到改善，如果是由于患者瘢痕体质产生，则改善效果不明显。问题是，外科医生并不能在术前判断出瘢痕究竟属于上述哪种类型，因此矫正瘢痕时应尽量保守地向患者交代术后效果。

术后护理

术后用较厚的敷料包扎，目的在于保护患耳和吸收引流液，同时注意包扎时勿对耳部施压。纱布敷料做成面包圈样，其中间空心部位置于患耳以防止患耳受压。本章作者曾观察到因为敷料过紧导致耳部明显压伤的病例，甚至有一例患者出现溃疡和耳软骨外露。

术后3～5天揭开敷料后，暴露伤口，不再包扎。由于使用可吸收缝线缝合皮肤，故无须拆除缝线。行耳缩减术的患者需拆除耳轮缘处1～3针的尼龙缝线。

因为在白天患者的患耳不会受压，而在夜间可能会在睡眠中向前牵拉患耳，因此我们指导患者夜间佩戴松紧适度的头带以防止患耳被牵拉，佩戴时间为4～6周。

并发症

以上介绍的手术方法可最大限度地减少手术并发症，如矫枉过正、边缘尖锐、不自然的轮廓和皱褶、电话手柄样畸形和感染。

然而，由于缝线产生的并发症是很常见的。Mustarde 缝合法如采用尼龙缝线，缝线会在几周或数年内外露。某些患者可能由于缝线而发生感染和肉芽肿。立即去除缝线对任何明显的感染均有治疗作用，而且并不会因为去除缝线而增加招风耳的复发率。

采用本章介绍的手术方法可能会发生的更常见的并发症是矫正不足或复发。虽然手术效果不佳，但是作者认为，上述并发症比过度矫正和扭曲、变形要好得多。

手术心得及教训

心得

- 做得越少，得到的越多。如果不能通过拆除缝线或预期瘢痕消退而复原形态，则不予实施此种手术。
- 最终形态，最终形态，还是最终形态。知道耳廓的外部形态可指导术者何时收紧皮肤，何时形成皱褶，何时矫正等耳整形问题。
- 将耳廓分成上、中、下三部分对耳廓进行评估并制订手术计划。
- 每一例耳成形术都要形成耳垂皱襞，或者至少应考虑到耳垂皱襞的问题。
- 双侧耳部不对称的患者，双侧都要实施手术。

教训

- 不要在耳软骨上划痕，降低软骨的力学强度或使软骨形成毛刺，尤其是小儿的耳软骨又薄、又软，更不应做如上处理。
- 不要移动除耳垂后面的其他部位的皮肤。
- 不要单纯依靠形成耳甲腔皱褶而不实施耳甲腔软骨切除矫正耳畸形，除非是轻度畸形的病例。
- 不要单纯依靠大块的耳甲腔软骨切除，还要联合形成耳甲腔皱褶以矫正耳畸形。
- 不要因面部提升手术而导致耳屏、耳垂或颅耳间沟畸形。

基本耳成形术步骤小结

1. 切口。切口位于耳后颅耳间沟皱襞内。
2. 分离。在耳垂后侧面的中间部分切除一部分三角形皮肤,术中注意保留足够组织以维持耳垂及颅耳间沟的正常形态。自耳后切口暴露耳甲腔软骨,并自耳甲腔背侧深面分离和切断耳后的软组织。在耳垂区,耳甲腔软骨的前、后、侧面的软组织均需分离,以备重新调整耳垂位置。
3. 矫正。结合 Mustarde 缝合法,用 4-0 透明的尼龙缝线缝合并塑形耳舟和三角窝。缝合针数取决于对耳轮在耳中 1/3 的畸形程度。通过缝合使对耳轮形成光滑的曲线,此时并不能矫正耳部隆凸状畸形。然后沿纵轴方向自耳后方切除包括耳甲腔全长的新月形软骨(最宽处为 3mm 或更小),缺损部分用 4-0 尼龙线间断缝合。用 3-0 PDS 缝线缝合耳甲腔后部和耳后筋膜以形成耳甲腔皱褶。
4. 重新定位耳垂。采用 2 根 5-0 PDS 缝线自耳垂切口皮下进针,自耳后耳甲腔软骨出针,调整耳垂至轻度过矫正位后打结。
5. 最终形态:
   - 从耳前方可观察到耳轮缘从对耳轮向后方突出。
   - 从耳侧方可观察到耳部轮廓是圆滑、柔软而不是尖锐的。
   - 从耳后方观察耳轮缘是一条直线,而不是"C"形、"曲棍球棒"形或其他形状。如果说从这一章节能得到一些启示的话,那么这一点可以算一点。
6. 过度矫正:耳最终位置的确定应该有轻度的矫枉过正以防止软骨回弹,但是如果预期无回弹发生则没必要矫枉过正。
7. 缝合。多数切口用 5-0 肠线关闭,不切除多余皮肤。

(韩雪峰 译)

拓展阅读

Argamaso RV. Ear reduction with or without setback otoplasty. Plast Reconstr Surg 1990;85(2):316.

Gosain AK, Recinos RF. A novel approach to correction of the prominent lobule during otoplasty. Plast Reconstr Surg 2003;112(2):575–583.

Janis JE, Rohrich RJ, Gutowski KA. Otoplasty. Plast Reconstr Surg 2005;115(4):60e–72e.

Kaplan HM, Hudson DA. A novel surgical method of repair for Stahl's ear: a case report and review of current treatment modalities. Plast Reconstr Surg 1999;103(2):566.

Kelley P, Hollier L, Stal S. Otoplasty: evaluation, technique and review. J Craniofac Surg 2003;14(5):643–653.

Spira M. Otoplasty: what I do now – a 30 year perspective. Plast Reconstr Surg 1999;104(3):834.

第 11 部分
乳 房

第11部分：乳　　房

第47章

传统倒"T"形乳房缩小成形术

见DVD

Claudio Cardoso de Castro

历史及引言

不管使用的是何种乳房缩小成形术，皮肤及腺体组织的切除对于绝大多数患者都是必要的。乳房的大小及皮肤切除量决定了切口的长度各异。皮肤残余量越多，需要切除的量就越多，因此，最终的瘢痕也就越长。

每位要求做乳房缩小成形术的患者都知道，术后会留有瘢痕。如果一名妇女要求做乳房整形，是因为她对乳房的大小、形状等外观或软硬程度不满意。因此，当进行乳房缩小成形术时，整形医生应当努力使乳房达到令其满意的外形，包括适当的大小及形状，最小的瘢痕和较低的并发症发生率。通常，当试图缩小瘢痕时，可能会影响乳房的外形。瘢痕的外观比瘢痕的长度重要得多。本章图示中大多数乳房整形后的患者均留有倒"T"形瘢痕。

20世纪60年代初，倒"T"形切口非常流行，Pitanguy也在此时发表了他的乳房缩小术式。在这个阶段，其他两种方法——Wise和Strömbeck的方法——也在乳房整形的历史上起到了非常重要的作用。由于这些改良的方法，乳房缩小成形术的需求量增多了，并发症减少了，美学效果增强了。

体格检查

- 这项术式的原则可以用于任何类型的乳房。
- 易教。
- 易学。
- 恰当地运用于所选择的患者中时，并发症发生率较低。
- 满意度高。
- 在多数情况下，哺乳功能及乳头乳晕复合体的感觉可以保留。

解剖

这个方法保持皮肤与腺体组织之间的关系。没有皮肤的解剖或皮下潜分离，减少了血清肿、血肿及皮肤坏死的可能性。组织切除避开第4肋间神经，从而保留了腺体的神经支配，所以遵循这些原则极少有感觉功能的改变。

提升乳头乳晕复合体需要在无张力条件下进行，所以发生在这个区域的坏死也非常罕见。

手术步骤

全麻下，患者取半坐卧位进行手术。缝置两根缝线，一根在胸骨切迹，另一根在剑突。标记锁骨中线。此线与下皱襞线的投影线相交于点A，标记（图47.1和图47.2）。该点与乳晕的新位置相当。从点A开始再标记出点B和点C，它们将决定乳房的新的位置安排，这些点依赖于皮肤与腺体组织的关系。线段AB及AC长度不要超过7cm。随后，点B及点C分别与乳房内侧端及外侧端相连。

标记后，以1/100 000肾上腺素溶液浸润注射至将切除的区域。

从乳晕开始切开，周围区域去表皮以保障神经支配和血供，然后去除多余皮肤。腺体组织的切除量依赖于乳房的大小、皮肤与腺体组织的关系，以及医生的经验及技巧。切除可能集中在某些区域的腺体，对于某些患者，仅切除皮肤。两侧进行对比，并行无张力缝合，这样，8~18个月后，瘢痕大部分会变得不明显。

大多数缝线位于皮内，皮肤缝线在术后10天左右拆除。

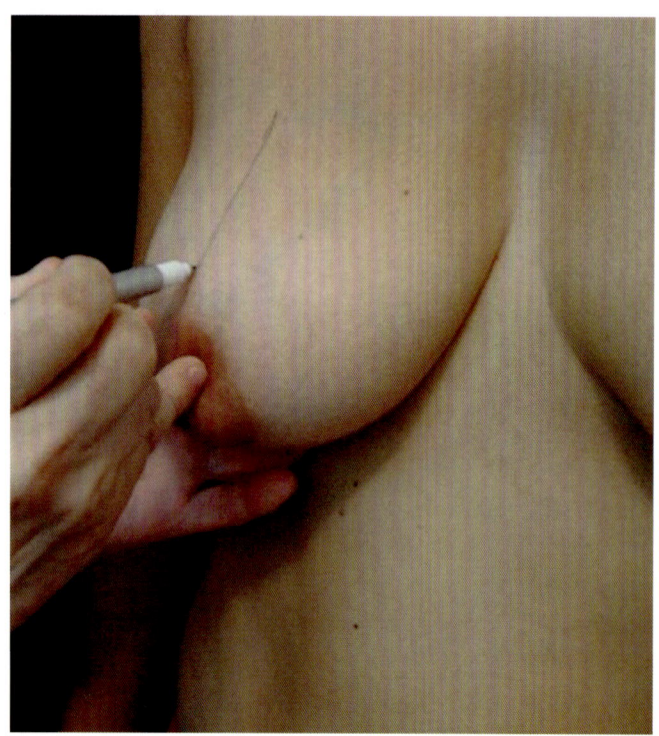

图 47.1 在乳房下皱襞水平标记点 A。

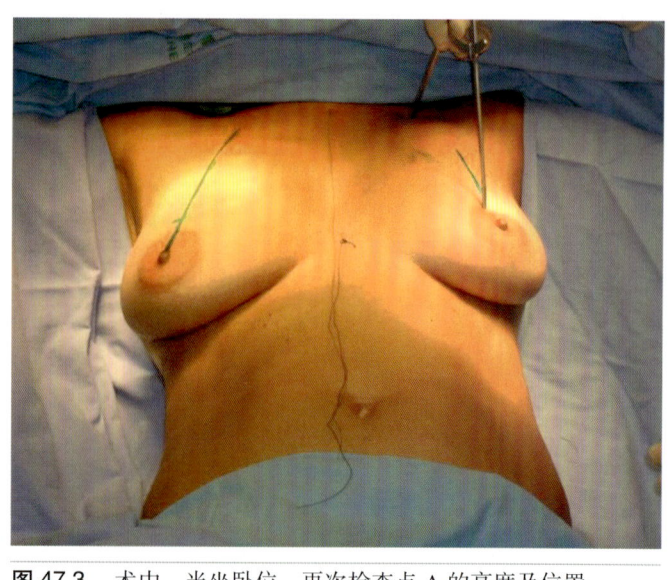

图 47.3 术中,半坐卧位。再次检查点 A 的高度及位置。

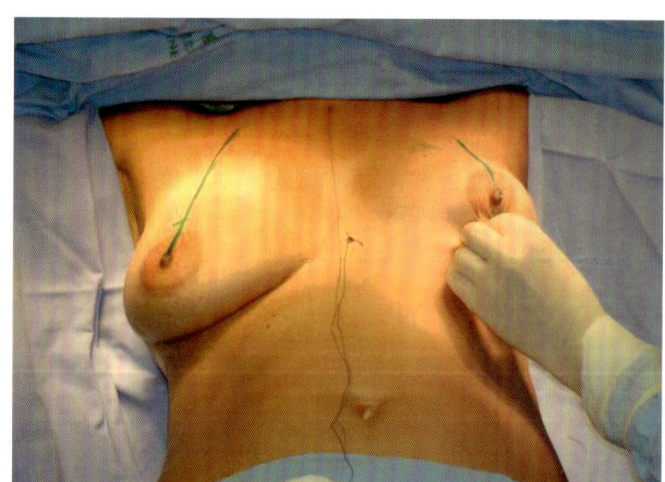

图 47.4 检验将用于皮瓣的张力。

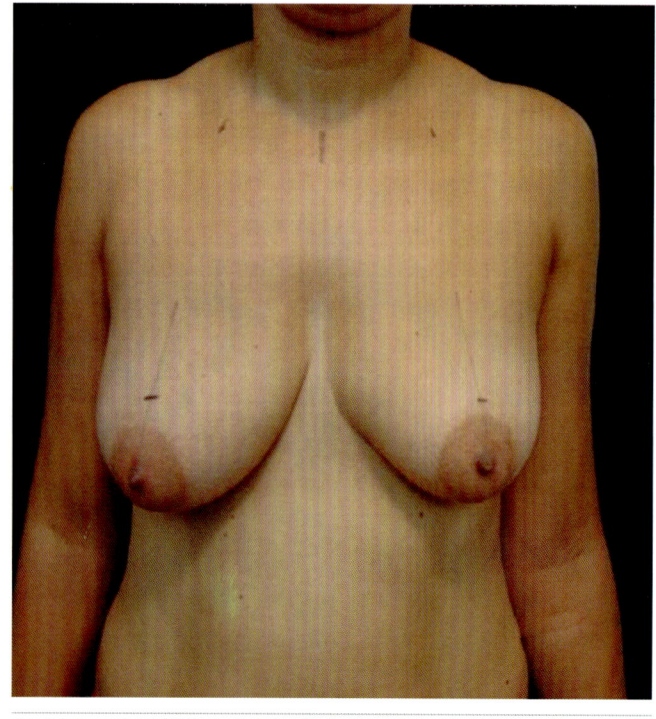

图 47.2 在双侧乳房上标记的点 A。

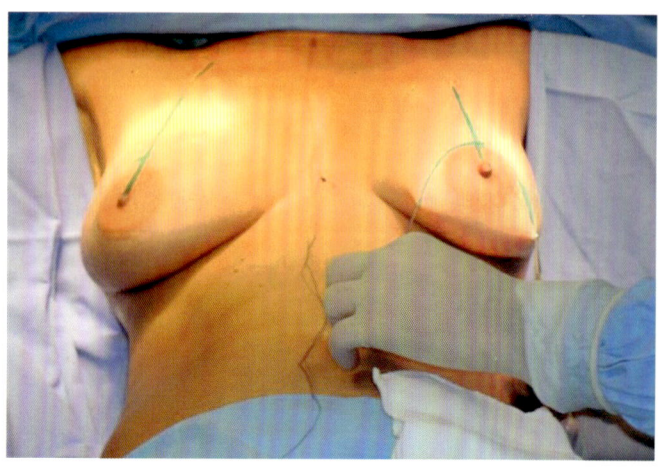

图 47.5 用拉钩进行最后的核对。

第47章 传统倒"T"形乳房缩小成形术

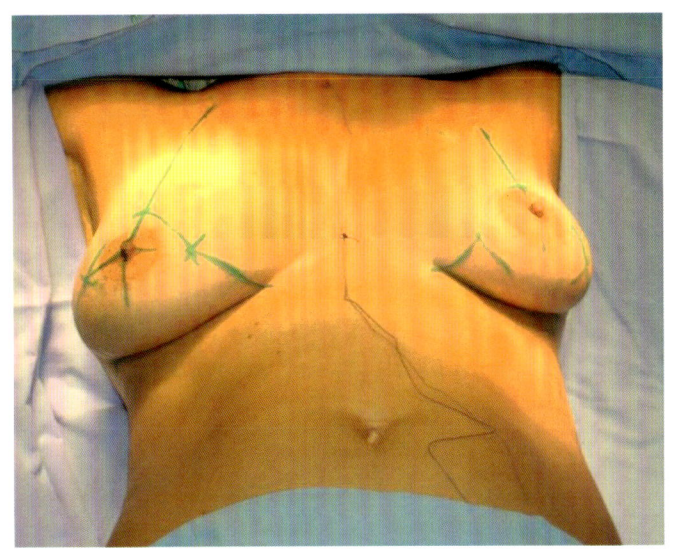

图 47.6 最后标记。

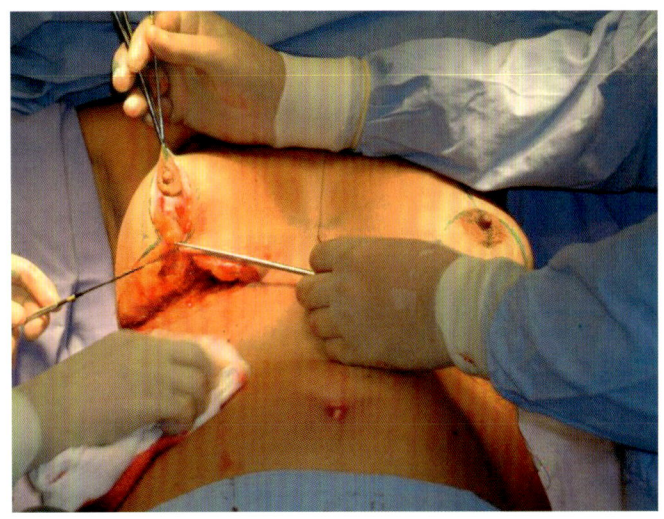

图 47.7 检验组织去除后的效果,并比较剩余的组织。

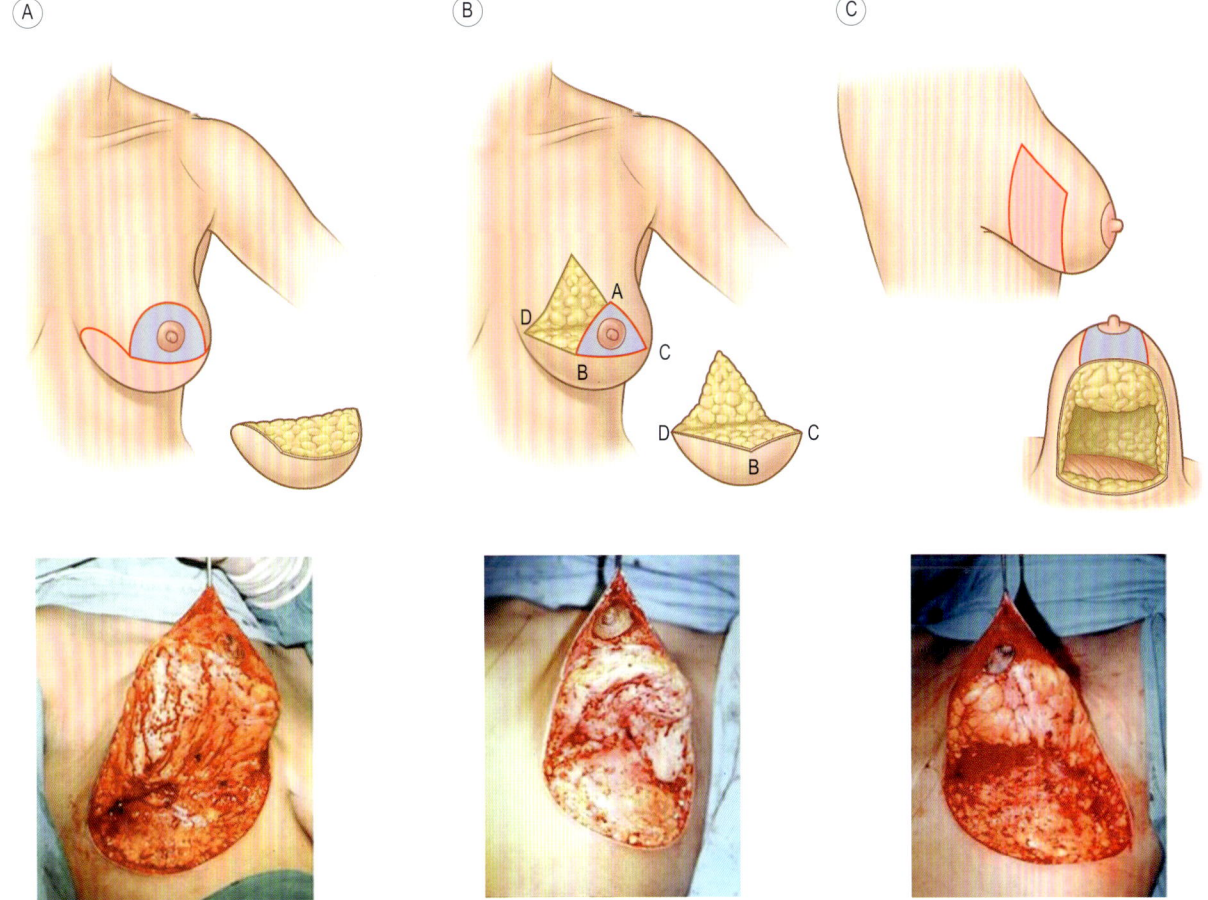

图 47.8 依据每个乳房的情况,应用不同的切除方法。

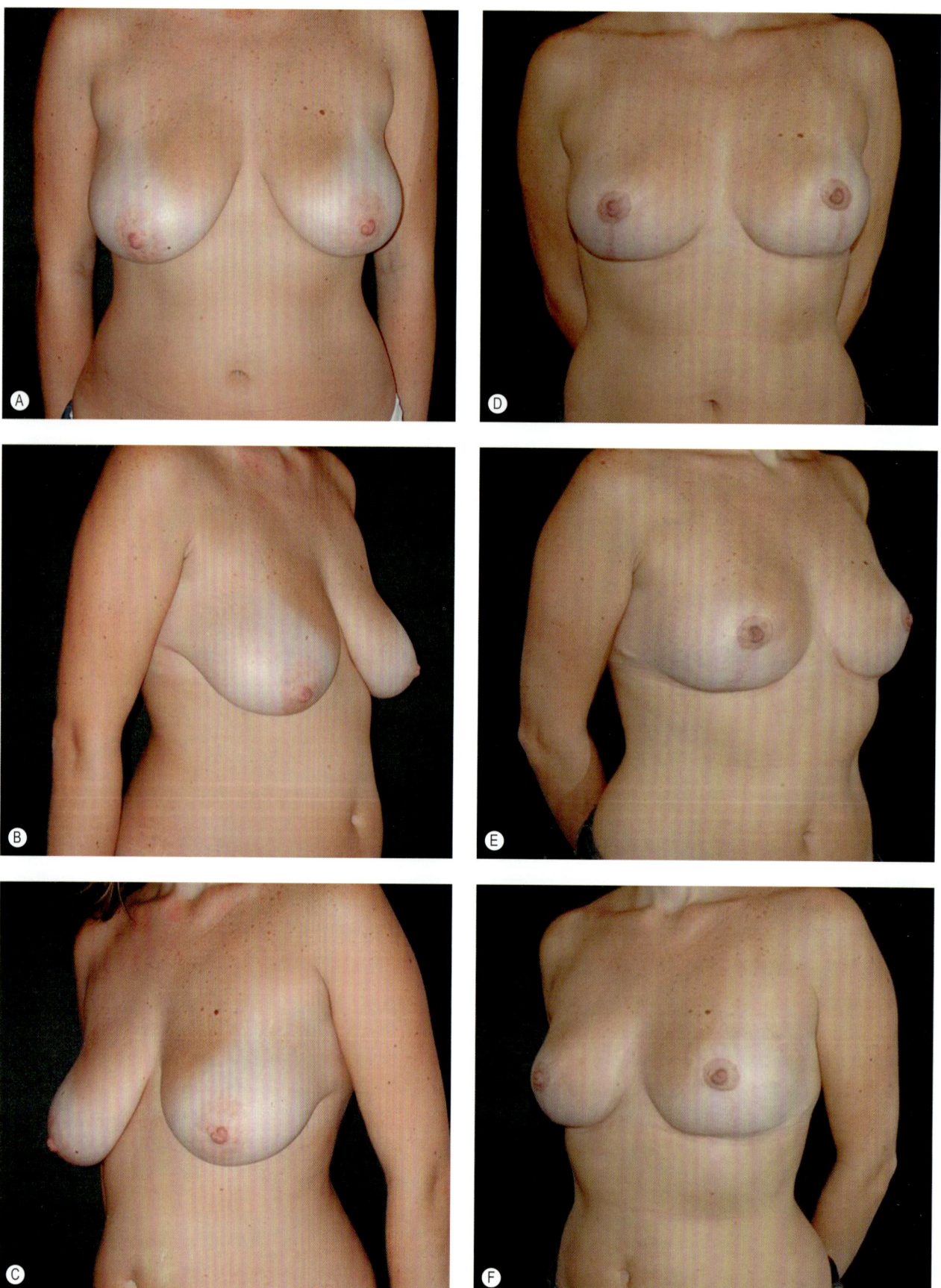

图47.9 A、B 和 C，26 岁患者。术前观：显示有乳房肥大和下垂。D、E 和 F，图示倒"T"形乳房缩小成形术后 10 个月，左侧切除 145g，右侧切除 235g。

术后护理

在巴西，患者术后第 1 天将敷料换成胸罩即可出院。在美国，这项手术常常在门诊完成。术后要求患者仅居家 1 天。垂直切口的外缝线在术后 10 天左右拆除。瘢痕外黏性胶带维持固定 30～45 天。

建议患者 3 个月内避免进行以上肢为主的运动，如游泳、网球及举重。

穿戴胸罩起到压迫和塑形作用。

并发症

- 最常见的并发症是横、竖切口交点处的轻度裂开。
- 与任何外科手术一样，可能出现瘢痕增生。
- 血肿、血清肿、皮肤坏死、伤口裂开及感染非常罕见。

手术心得及教训

心得

- 容易操作。
- 系统化的步骤。
- 可用于任何类型的乳房。
- 并发症发生率低，患者满意度高。
- 可以保留哺乳功能及乳房的感觉功能。

教训

- 评估皮肤-腺体组织的关系不恰当。
- 皮肤缝合有张力。
- 乳头乳晕复合体提升的设计差。
- 对关键点 B 及 C 的评估差。
- 组织切除时评估差。

手术步骤小结

1. 患者在全麻下取半坐卧位接受手术。
2. 缝置两根缝线，一根在胸骨切迹，另一根在剑突。
3. 标记锁骨中线，在此线上，下皱襞的投影点标记为 A，此点与新的乳晕位置相当。
4. 自点 A 起标记出点 B 和点 C，两点决定了乳房新的位置安排，这些点依赖于皮肤与乳房组织之间的关系。
5. 线段 AB 及 AC 的长度不要超过 7cm。然后将点 B、点 C 分别与乳房内、外侧端相连。
6. 标记完毕后，以 1/100 000 肾上腺素溶液浸润注射至将切除的区域。
7. 从乳晕开始切开，其周围区域去表皮以保障神经支配和血供。
8. 切除多余的皮肤。
9. 两侧进行比较，并行无张力缝合。8～18 个月后，瘢痕大部分变得不明显。
10. 大多数缝线位于皮内，皮肤缝线在术后 10 天左右拆除。

（李比 译）

拓展阅读

Cardoso de Castro C. Mammaplasty with curved incisions. Plast Reconstr Surg 1976;57:596.

Cardoso de Castro C. Late results after reduction mammaplasty with curved incisions. Plast Reconstr Surg 1978;61:862.

Cardoso de Castro C. The value of non-prefixed marking in reduction mammaplasty. Aesthet Plast Surg 1984;8:237.

Cardoso de Castro C. Mastopexy and breast reduction: breast shape and scar quality are most important. Aesthet Surg J 2002; 22:569.

Pontes R. Reduction mammaplasty – variations I and II. Ann Plast Surg 1981;6:437.

Pitanguy I. Surgical treatment of breast hypertrophy. Br J Plast Surg 1967;20:78.

Strombeck JO. Mammaplasty. Report of a new technique based on two pedicle procedure. Br J Plast Surg 1960;13:79.

Wise RJ. A preliminary report on a method of planning the mammaplasty. Plast Reconstr Surg 1956;17:367.

第48章

结合假体或无假体充填的乳房上提固定术

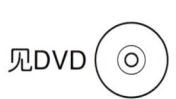见DVD

Scott L. Spear 和 Michael K. Newman

历史

乳房上提固定术的目标是通过提升乳房（包括腺体及乳头）来改善乳房下垂。衰老、重力作用及哺乳都会拉伸皮肤，使皮肤过多而造成乳房下垂。如果伴随腺体的萎缩，则可能进一步加重下垂的程度。矫正可通过很多种切口进行，取决于乳头和（或）腺体下垂的程度。Regnault 通过评估乳头相对于下皱襞的位置对下垂进行分类。然而，可以通过评估腺体低于下皱襞的程度，同时结合乳头在腺体上的位置对下垂进行更进一步、更准确的定义。

大多数乳房上提固定术都来源于乳房缩小术式。乳房缩小术式的历史很悠久，可以追溯到19世纪。Kraske 最早采用从水平及垂直方向缩减皮肤的方法而形成倒"T"形伤口以达到缩小乳房的目的，至今我们仍沿用这一方法。Wise 发明了一种模板方式进行乳房皮肤标记，便于使倒"T"形缝合法有可靠的疗效。Goulian 描述了一种用相似的模板装置及倒"T"形缝合法进行乳房上提固定的方法，但要避免皮肤的潜分离以期望提供持久的效果。Whidden 发明了粗缝的乳房上提固定方法，即在标记前使用缝线暂时对皮肤包被进行塑形，以使皮肤的切除个体化。这些早期的方法依靠皮肤对腺体的支持作用，下垂很可能复发。更多新近的方法除了切除多余的皮肤包被外，还包括了腺体的重新塑形，以产生持久的效果。

试图减少瘢痕促进了环乳晕-垂直切口方法的发展。环乳晕方法最初由 Bartels 提出，随后由 Benelli 及 Goes 将之普及。但是，这种方法常导致乳房扁平，并伴有皮肤产生皱褶及乳晕的扩大。Spear 阐述了采用这种方法的患者入选标准以限制这些并发症的发生。垂直切口方法最初由 Lassus 提出，而后 Lejour 将之普及。这种方法形成柱状的腺体组织瓣用来重塑和支持乳房组织。许多改良方法包括 Marchac 所描述的沿乳房下皱襞加一个小的水平皮肤切口，Graf 和 Biggs 描述的基于胸壁的下腺体组织瓣用于自体充填。

乳房上提固定术结合假体充填在同一手术中完成最初是由 Gonzales-Ulloa 提出的。同时进行假体充填与乳房上提固定术使乳头乳晕复合体存在血运损伤的危险。这一显著的风险促使一些医生将该手术分开进行，特别对于那些体重骤降的乳房严重下垂的患者。然而，对于大多数中等下垂的患者，乳房上提固定术与假体充填同时进行是安全的。应使患者了解乳房上提固定结合假体充填有很高的复发率，但幸运的是，增加假体通常有助于充填乳房包囊，从而可以减少乳房上提的程度。

体格检查

- 测量乳房宽度及上极夹捏厚度。
- 评估乳头下垂程度，标记乳头相对于下皱襞的位置。
- 测量乳房低于下皱襞的长度，评估腺体下垂程度。
- 垂直立位正面观察，评估乳晕下无色素沉着处皮肤的量。
- 评估乳房皮肤整体质量、皮肤延伸度、腺体团块及既往瘢痕。
- 评估胸壁的任何异常，如胸廓凹陷、胸廓隆凸、胸廓发育不良等。
- 评估有无筒状乳房畸形的表现，包括乳房水平或垂直方向上的缩窄及乳晕的疝出。
- 记录术前不对称的情况，包括下皱襞、乳房体积、乳头位置、下垂程度及胸壁。

手术步骤

乳房上提固定术不结合假体充填与乳房上提固定术结合假体充填是完全不同的两个术式，虽然有些原则是重叠的，但我们仍将分别予以叙述。两个术式的目的都在于提升乳房腺体及乳头相对于胸壁的位置。乳房上提固定术结合假体充填更为复杂，因为其在假体的选择及位置方面的情况更多种多样。另外，乳房上提固定术结合假体充填由于更广泛的潜剥离，更有可能损伤乳头的血供，更可能需要进行再修复。

乳房上提固定术指的是我们所掌握的一类方法。所使用的有环乳晕切口、环乳晕-垂直切口及 Wise 模板法等方法。根据皮肤多余程度及乳头下垂程度来确定乳房上提固定术的具体方法。较常用的是环乳晕-垂直切口（包含环乳晕切口及垂直切口）以乳头上方为蒂的方法，详述如下。

术前评估

询问详细乳房病史，包括有关的即往乳房手术史、当前胸罩大小、由于生育或哺乳造成的乳房大小变化、乳房疾病家族史、乳房 X 线检查（超过 40 岁及不满 40 岁但有明显家族史者推荐检查）。患者的需求明确时，尤其应对乳房体积大小的需求及其期望的乳房形状进行具体讨论。希望上极丰满及（或）要求体积增大的患者应当考虑在乳房上提固定术同时进行假体充填。要充分向患者交代手术的风险，如切口瘢痕、乳头感觉功能的丧失、不能哺乳、术后不对称、下垂复发、乳头坏死等。乳房假体相关的风险也要讨论。

前述的测量及评估应当在咨询开始时即进行。正面的评估是制订手术方案最关键的。正面观察时乳晕下方仍可见正常皮肤的患者，单独增大乳房而不做乳房上提固定也许即可达到非常好的效果。对于乳晕下看不见正常皮肤或者希望乳房完全上提的患者，无论是否需要充填假体，均须行乳房上提固定术。体重骤降的患者，下垂程度可能非常严重，乳房上提固定术与假体充填应当分阶段进行。

标记

常在手术前 1 天于站立位进行标记。标记前正中线、双侧乳房中线及下皱襞线（图 48.1）。单纯行乳房上提固定术患者的乳头位置通常定位于或稍高于下皱襞水平，但对于行乳房上提固定术加假体充填的患者，乳头要高于下皱襞水平 4cm，以使乳头及腺体覆盖在假体前方。依据定位的乳头，在周围徒手画出环乳晕的切口标记线或使用 Wise 模板的环形部分来画。标记线上半部分应当高于新乳头位置 2cm，外侧、内侧及下半部分应与乳晕边缘相切，形成一卵圆形，将乳晕包括在其中。

然后将乳房向内及向外推动移位，在乳房中线（先前标记时画过下皱襞）相应位置画出内、外垂直切口标志线。在下皱襞上 2～4cm 处连接内、外垂直线，画出一水平线。

乳房上提固定术的步骤

乳晕切口直径为 38～50mm，通常是 42mm。环乳晕-垂直切口按术前标记线切开。两者之间皮肤去除表皮。然后对乳房下半部分进行广泛的潜剥离，皮瓣上保留 5mm 厚的脂肪以保证血供，类似于乳房切除术的皮瓣。将皮肤向外、向内及向下至下皱襞进行潜剥离。为将乳房下极通过垂直切口移出来，继续沿乳房下半部分对腺体深面的胸大肌进行分离（图 48.2）。

下极腺体移出后，将腺体向内侧及外侧移位，与标记在胸壁上的乳房中线相对应，在腺体上画标记线。这样，在下极腺体上标记出一个楔形部分。这个楔形部分既可以切除，也可以用作自身组织充填。作自身组织充填时，楔形部分内侧完全与腺体分开，并且从胸大肌处被掀开。沿楔形部分的外侧线切开部分厚度。楔形外侧部分仍保持与外侧腺体的相连，以保障血供。进一步在中央部分腺体与胸大肌之间分离，形成腔隙以容纳自身充填的楔形部分。将楔形部分旋转至腔隙内，并以 2-0 PDS 缝线与胸大肌筋膜缝合固定。然后，将腺体的内、外侧腺体组织瓣拉拢至乳房中线，以 2-0 PDS 缝线间断缝合 3 或 4 针，这样可有效地缩窄乳房、增加凸度，并且提高下皱襞水平。

垂直切口以钉暂时闭合。乳晕周边切口直径应当小于 6cm，以避免关闭切口时产生皮肤褶皱和过度牵拉乳晕。如果直径大于 6cm，就要在垂直部分另外切除部分皮肤以缩小环乳晕切口的直径。

嘱患者取坐位以评估乳房对称性，乳头位置，乳房形状、体积，皮肤是否多余。如有必要，可再进行粗缝以减少皮肤包被。我们通常在此时沿下皱襞增加一水平切口以避免垂直切口下端形成猫耳，并减小乳头至下皱襞的距离。乳头与下皱襞的距离定在 6～8cm（图 48.3）。

在乳晕周边皮肤切缘下稍深于真皮的表浅层次进行潜分离约 1cm，以避免损伤乳头的血供。乳晕周边切口的闭合先以 Gortex CV-3 或 CV-4 缝线进

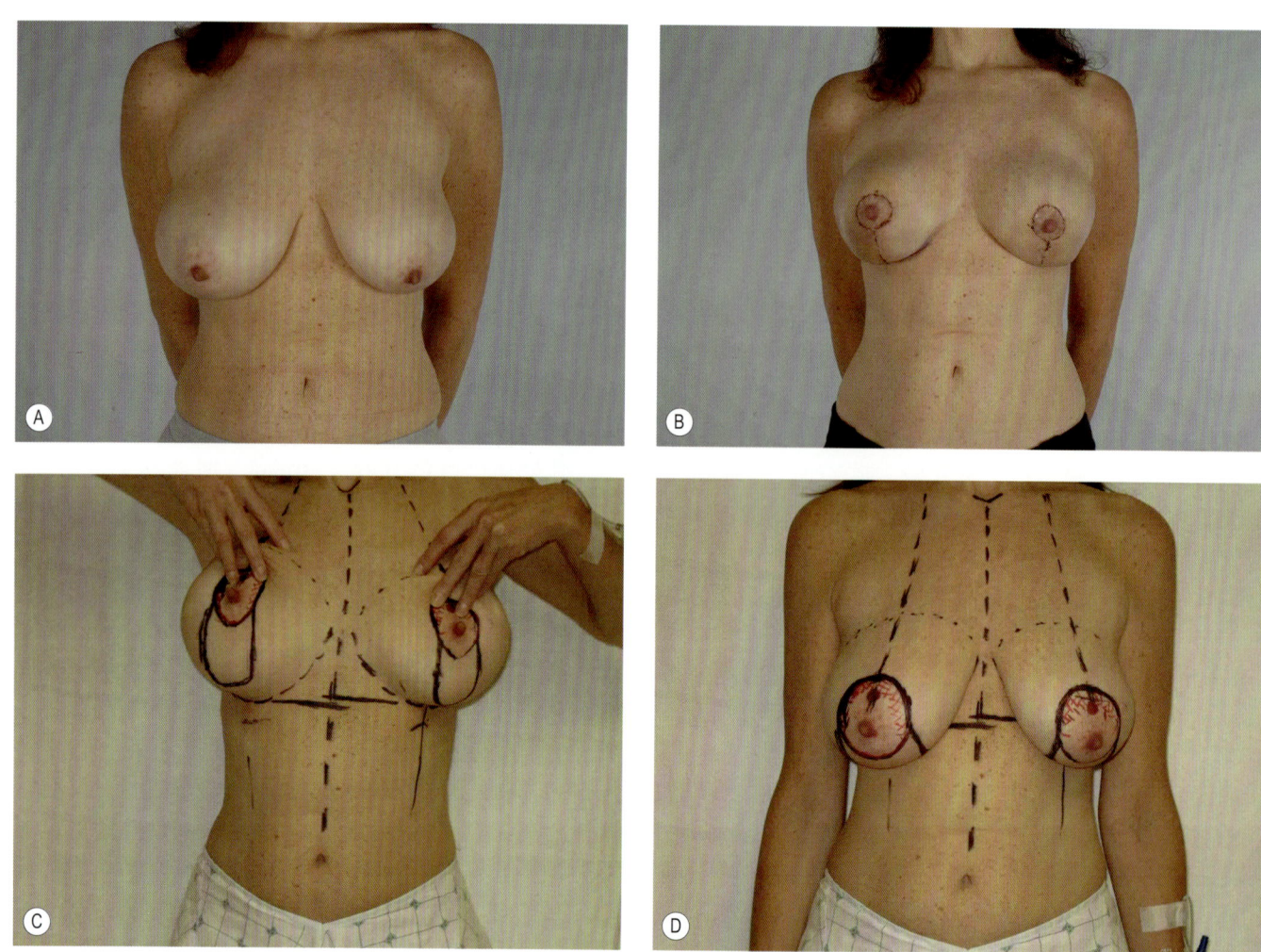

图48.1 A，术前照：一位45岁女性，要求行乳房上提固定术。她不要求增大乳房，所以经环乳晕-垂直切口行乳房上提固定术，不加乳房增大成形术；B，术后10天照；C和D，术前标记显示的环乳晕-垂直切口方式。可以注意到，下皱襞有轻度不对称，新乳头高度位于下皱襞水平。

行连续荷包缝合（如Hammond所述），然后以3-0 Monocryl缝线间断及连续缝合真皮。垂直及水平切口以3-0 Monocryl缝线间断及连续缝合。缝合切口外用Dermabond或Tegaderm敷料敷盖。

乳房上提固定术结合假体充填的步骤

相比之下，乳房上提固定术结合假体充填的术式更保守。乳晕边缘的切开如前述。步骤开始时仅做乳晕周边的切开，垂直部分先不动。直到假体植入后再做垂直切口，以避免过度切除皮肤。去除乳晕边缘切口及周边切口之间的皮肤表皮。乳晕下方做通过腺体的切口并形成假体腔隙。医生很难确定垂直皮肤切口的必要性。可以使用垂直切口通过腺体而形成假体腔隙，因为这种通过腺体的放射状切口损伤乳头血供的可能性很小。

在胸大肌下或者腺体下形成腔隙。对于胸大肌下腔隙，我们倾向于选择双平面，即沿下肋起始点断开胸大肌，而在乳头水平以下，形成腺体下肌肉上的腔隙。如术前记录有明显的乳房不对称或在决定假体体积大小时，需要使用模拟假体。在本书写作时期（2007年），作者最常用的是光面圆形生理盐水或硅胶假体。假体表面腺体的关闭用2-0 PDS缝线，间断缝合。

与上述单纯行乳房上提固定术的步骤相似，测量乳晕周边切口的直径，并与对侧进行比较。必要时做皮肤包被的调整。一般仅有少量垂直部分皮肤需要切除，通常呈"V"形切除，"V"的尖端指向下皱襞，开口端与乳晕周边切口融合在一起。对行乳房上提固定术结合假体充填的患者，乳房下极的皮下潜分离应尽量小，以避免损害乳头的血供。通常潜分离自切口边缘在真皮下层仅分离1cm。皮肤的缝合与单纯行乳房上提固定术相似。图48.4示典型患者术前和术后的情况。

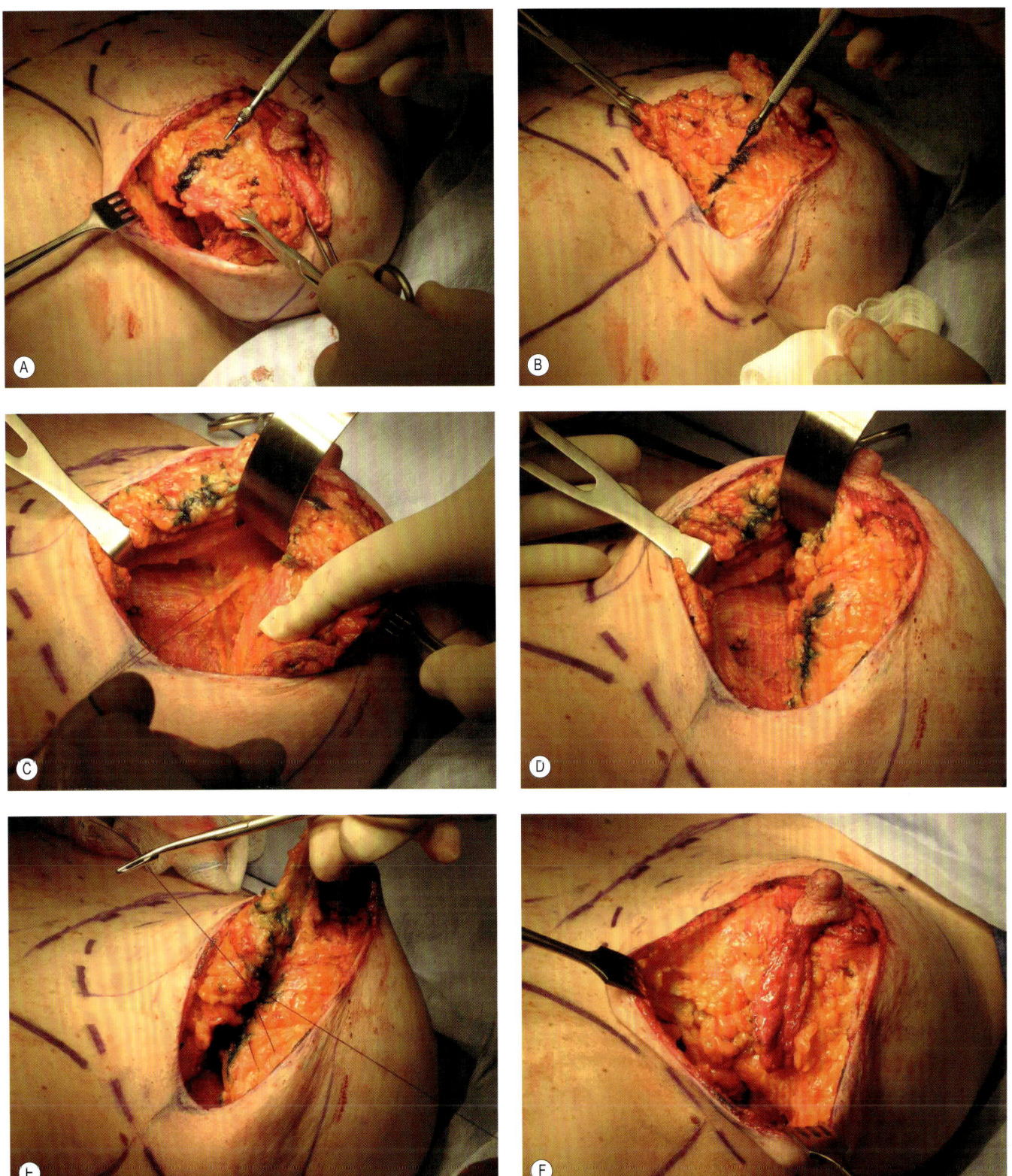

图 48.2　经环乳晕-垂直切口的乳房上提固定术，患者同图 48.1，左侧乳房。A，对乳房下极皮肤进行潜分离，腺体已经被移出。下极的腺体向外侧移位，与标记在下皱襞以下胸壁上的乳房中线相对应，在腺体上画出标记线。B，然后将腺体向内侧移位，同样标出对应的标记线。这样在下极腺体上标记出一个楔形部分，除外侧尚与其余腺体相连，其他部分均与周围组织分离开。C，腺体下形成一腔隙以容纳楔形部分组织，通过胸大肌筋膜缝置一根缝线。D，将楔形部分组织向内、上旋转进入腔隙中，系紧缝线。E，将楔形部分与相邻组织分开后形成外侧及内侧腺体组织瓣，将两者拉拢缝合。F，形成的乳房外形缩窄、提升且凸度更大。

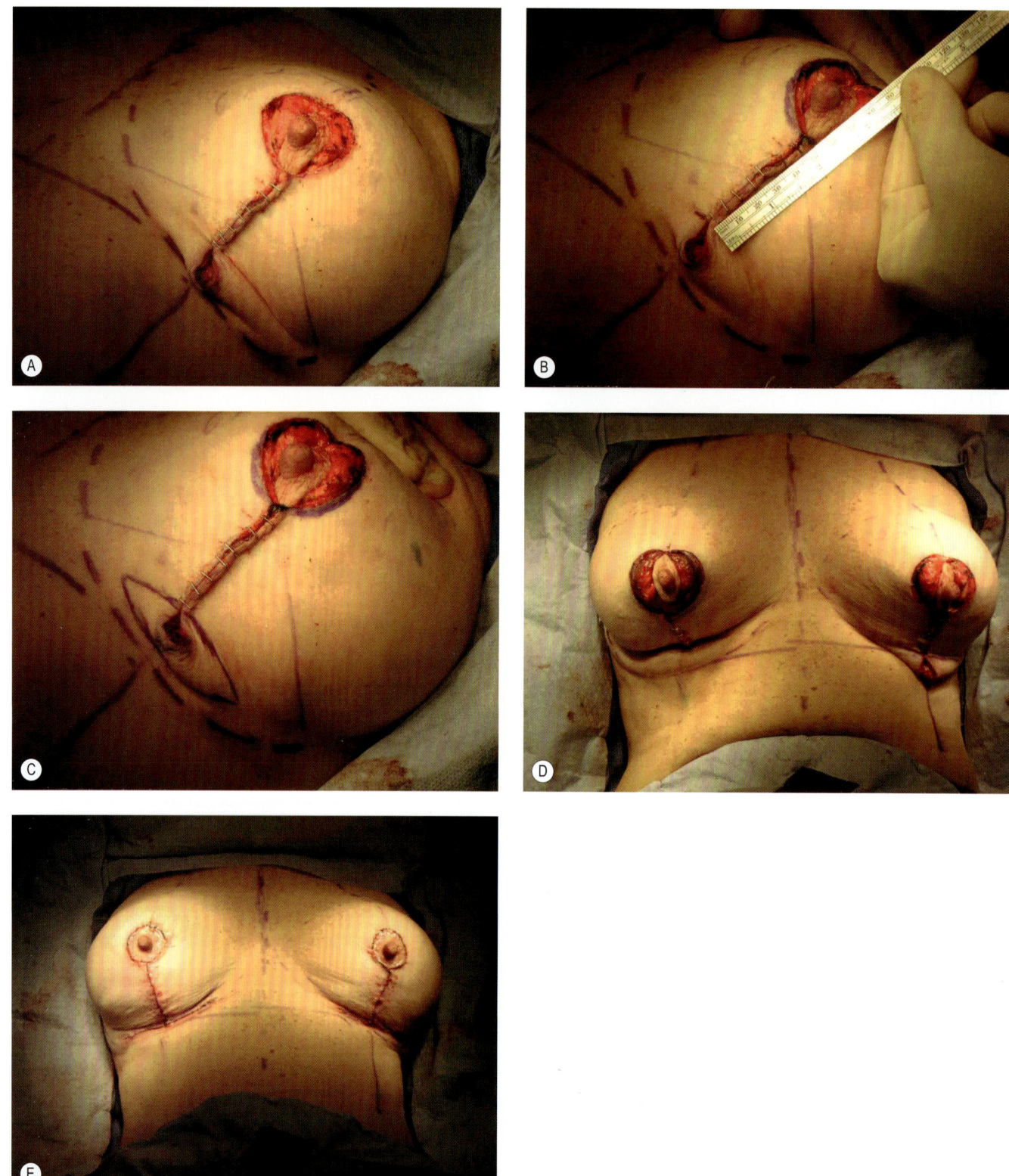

图 48.3 A，粗缝垂直切口。B，在乳晕下缘向下 6cm 处进行标记，以确定下皱襞皮肤多余量。C，沿下皱襞切除一块椭圆形皮肤以去除猫耳，并缩小乳头至下皱襞的距离。D，患者取坐位以确认沿下皱襞去除皮肤的量。测量乳晕直径并与对侧进行对比。E，切除双侧下皱襞多余的皮肤并缝合，坐位观。可以看到已经完全没有乳房下垂了。

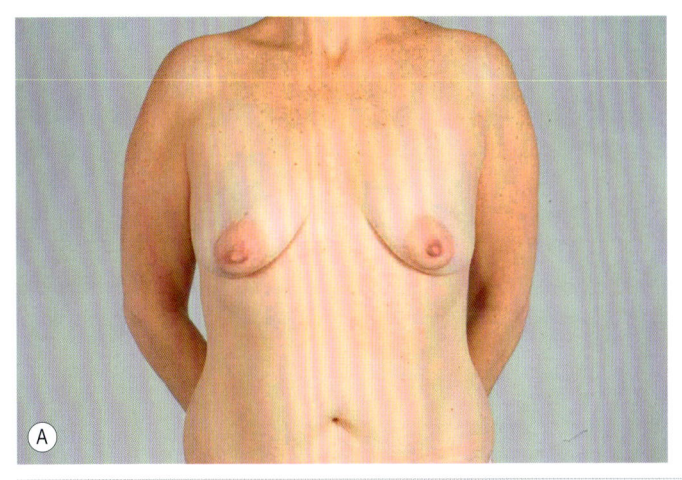
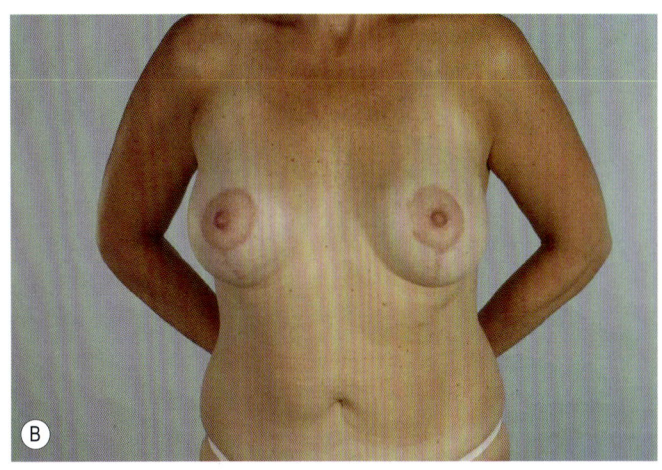

图 48.4　A，术前照片：42 岁女性患者，要求行乳房上提固定术结合假体充填。注意正面观，乳晕下方没有可见的皮肤。患者期望增加乳房体积，所以需要进行假体充填。B，术后 6 个月照片。

术后护理

术后立即穿上前置拉链的柔软的运动胸罩。运动胸罩持续穿 1～2 周。对于使用定型假体的患者，需要在假体上方用带子束缚 1～2 周，以防止假体旋转。下皱襞明显提高或者担心假体基底膨出的患者，术后第 1 天使用带有铁丝网的胸罩而不用运动胸罩。术后当晚可允许淋浴。建议患者术后 2 周内避免剧烈运动及抬举活动。

并发症

乳房上提固定术的并发症包括出血、感染、伤口裂开、皮肤坏死、瘢痕增生、乳头感觉功能丧失、不能哺乳、乳头错位、乳房下垂复发及乳头坏死。对绝大多数伤口裂开或皮肤坏死，我们进行保守的伤口换药。瘢痕以黏性胶条或硅胶片治疗。乳房不对称不属于并发症，但患者可能会对此有抱怨。我们通常的处理方法是在术前评估时记录不对称的情况存在，术后再次对比术前照片。如果非常明显，则需要再修复。乳头错位及乳房下垂复发也可能需要手术再修复。

乳房上提固定术结合假体充填有同上述一样的并发症，其他与假体相关的并发症也须了解，如假体位置异常，假体破裂及包膜挛缩。乳房上提固定术结合假体充填的再修复率通常比单纯行乳房上提固定术要高，这是因为联合手术时可变因素很多。在我们最近开展的包括 23 例乳房上提固定术结合假体充填的患者的调查中，再修复率为 8.7%，并发症发生率为 17%。

手术心得及教训

心得

- 乳房上提固定术的目标是通过提升乳房（包括腺体及乳头）来改善乳房下垂的情况。
- 可以通过评估乳房腺体低于下皱襞的程度及评估乳头在乳房上的位置来对乳房下垂进行分类。
- 希望乳房上极丰满及（或）乳房体积增大的患者应当考虑除乳房上提固定术外，可能还需要进行假体充填。

教训

- 乳房上提固定术结合假体充填的患者可能有较高的再修复率以矫正不对称或残存的乳房下垂。
- 作者所描述的方法对于严重的乳房下垂患者（如体重骤降的患者）来说，不是理想的方法。这些患者可能更适合于行传统 Wise 模板法的乳房上提固定术结合充填，一期以自体组织充填或者二期以假体充填。

手术步骤小结

1. 术前评估。特别要记录不对称、下垂、乳晕下可见皮肤。充分理解患者的需求。具体讨论理想的乳房体积和形状，以帮助其决定是否使用假体。
2. 术前标记，这是手术的关键内容。新乳头高度设置在乳房下皱襞水平。注意对于使用假体的患者，乳头高度设置应更高些，以便使乳头位于新乳峰的中心。

乳房上提固定术的步骤

3. 乳晕标记并切开。同时做环乳晕-垂直切口。切口之间的皮肤应去除表皮。
4. 乳房下半部分在皮下做完全的潜分离，皮肤侧保留约5mm厚的脂肪。
5. 下极部分腺体从垂直切口移出。将腺体向内侧及外侧移位，以亚甲蓝分别标记出与乳房中线相对应的线，这样就在下半部分形成放射状标记线，之间呈楔形。
6. 楔形部分除了外侧仍与外侧部分的腺体相连以维持其血供外，其他部分均与周围组织分离开。
7. 在腺体中央部位下，胸大肌上解剖形成腺体下腔隙以容纳楔形部分的组织。将楔形部分的腺体向上旋转入腔隙中，以2-0 PDS缝线缝合固定在胸大肌筋膜上。
8. 内、外侧腺体组织瓣以2-0 PDS缝线拉拢缝合，既可缩窄乳房，又可增加凸度。
9. 垂直切口以钉进行粗缝。
10. 测量乳头乳晕复合体的直径并与对侧对比，每侧直径约为6cm，沿垂直切口去除皮肤来调整直径。
11. 嘱患者取坐位来评价乳房对称性、乳头位置、乳房的形状和体积、皮肤多余情况。附加粗缝以进一步缩小皮肤包被。必要时沿下皱襞做水平皮肤切口以减小垂直切口的猫耳。
12. 在乳晕周边切口边缘下稍深于真皮的层次潜分离约1cm。这个表浅层次分离可避免损伤乳头乳晕复合体的血供。
13. 乳晕周边切口的闭合以Gortex CV-3或CV-4缝线进行连续荷包缝合，继以3-0 Monocryl线连续缝合。垂直及水平切口闭合以3-0 Monocryl线在真皮层进行连续和间断缝合。

乳房上提固定术结合假体充填的步骤

对于乳房上提固定术结合假体充填，步骤1~2和步骤9~13同上所述。但步骤3~8不同，具体描述如下：

3. 乳晕标记并切开。乳晕周边切口做得保守一些以避免皮肤切除过多。两者之间皮肤应去除表皮。此时不做垂直切口，除非医生已确定在垂直方向有切除皮肤的必要。
4. 通过腺体切开以形成假体的腔隙。通常沿乳晕下边缘处切开。再次说明，在确定垂直部分皮肤切除的情况下，可以做垂直切口替代乳晕周边的切口而形成假体腔隙，使通过腺体。
5. 如果选择在肌肉下放置假体，腺体要从肌肉上掀开至乳头下水平。然后将胸大肌从胸壁上掀起并沿下起止点断开。这样形成双平面腔隙。如果选择腺体下放置，就形成腺体下腔隙。
6. 假体植入双平面腔隙或腺体下腔隙。在显著不对称的情况下，模拟假体很有用。
7. 覆盖假体的腺体以2-0 PDS缝线间断缝合关闭。
8. 接上述单纯乳房上提固定术步骤9~13。

（李比 译）

拓展阅读

Benelli L. A new periareolar mammaplasty: the "round block" technique. Aesthet Plast Surg 1990;14(2):93–100.

Goes JC. Periareolar mammaplasty: double skin technique with application of polyglactine or mixed mesh. Plast Reconstr Surg 1996;97(5):959–968.

Gonzalez-Ulloa M. Correction of hypotrophy of the breast by means of exogenous material. Plast Reconstr Surg 1960;25:15–26.

Goulian D. Dermal mastopexy. Clin Plast Surg 1976;3(2):171–175.

Graf R, Biggs TM. In search of better shape in mastopexy and reduction mammoplasty. Plast Reconstr Surg 2002; 110(5):309–317.

Hammond DC, Khuthaila DK, Kim J. The interlocking Gore-Tex suture for control of areolar diameter and shape. Plast Reconstr Surg 2007; 119(3):804–809.

Lassus C. A 30-year experience with vertical mammaplasty. Plast Reconstr Surg 1996;97(2):373–380.

Lejour M. Vertical mammaplasty and liposuction of the breast. Plast Reconstr Surg 1994;94(1):100–114.

Marchac D, de Olarte G. Reduction mammaplasty and correction of ptosis with a short inframammary scar. Plast Reconstr Surg 1982;69(1):45–55.

Regnault P. Breast ptosis. Definition and treatment. Clin Plast Surg 1976;3(2):193–203.

Spear SL, Boehmler JH 4th, Clemens MW. Augmentation/mastopexy: a 3-year review of a single surgeon's practice. Plast Reconstr Surg 2006;118(7 Suppl):136S–147S.

Spear SL, Kassan M, Little JW. Guidelines in concentric mastopexy. Plast Reconstr Surg 1990;85(6):961–966.

Whidden PG. The tailor-tack mastopexy. Plast Reconstr Surg 1978;62(3):347–354.

Wise RJ. A preliminary report on a method of planning the mammaplasty. Plast Reconstr Surg 1956;17(5):367–375.

第11部分：乳　　房

第49章

Pitanguy 乳房缩小成形术

见DVD

Ivo Pitanguy 和 Henrique N. Radwanski

历史

直到20世纪50年代上半段，乳房缩小成形术仍包含着广泛的皮下潜分离，在术后随访时可见由此导致的乳房上极欠凸出和乳房下垂，并且并发症发生率高，例如Biesengberger术式。在所有其他人中，我已经很熟悉Lexer，Prudente和Arié的方法，从自身经验出发，我感到可以为乳房缩小手术提供出我自己的手术原则。

我对Arié方法的改进，发表于1959年的伦敦会议，文章描述了点A作为起始标记点，而其他点都是由此点派生出的。依照这个概念，在适当切除及将两个腺体组织瓣拉拢缝合以后，从下极向上极进行旋转，可充填乳房并取得持久的美学效果。后来，由于在较大的乳房中发现单一的垂直瘢痕（如菱形法Pitanguy）存在局限性，所以对该术式进行了改进，即采用倒船形切除，此被称作经典Pitanguy法。这种方法适合大乳房的缩小整形，大量的皮肤和腺体被安全地切除，保证乳头提升至新位置，即点A所在。两种方法中，切除都可保留乳房的功能部分，并且没有将腺体与皮肤分开，可减少并发症。

有意思的是，近年来伴随着隆胸的普及，患者对上极丰满程度的需求使菱形法变得更为实用。但如果多余皮肤未适当地从下垂的乳房切除，即使假体存在，也通常不能改善上极的丰满程度。

体格检查

患者的体格检查包括：

患者直立时

- 大致评估患者的体型：身高、体重、胸围。
- 乳房皮肤的检查（弹性，真皮脆弱征象如条纹，浸渍或皮肤擦伤造成的感染）。
- 确定乳头水平与下皱襞的关系以检查皮肤的松弛程度。
- 估计乳房的体积（通过视诊及触诊）。
- 以双手指夹捏的方法确定多余的腺体，并记录乳头乳晕复合体将提升的距离。
- 检查其他的乳房畸形，如乳头内陷。

患者半躺时

- 触诊乳腺。
- 仔细检查乳头有无分泌物。

最后，要与患者充分交流，要确定患者关于缩小或增大乳房的理想体积。决定时要有清晰的头脑，表达出来并建议何种是理想的形象。

解剖

乳房缩小的个人手术方法由对乳房胚胎学的理解与重视发展而来。乳房芽起源于外胚层的垂直增厚部分，所以皮肤和腺体之间有着密切的关系。乳房腺体与皮肤之间的连续性应当在所有乳房缩小手术中予以保留。这一原则可概括为："皮"不应与"肉"相分离。

正确的解剖原则及对生理学的注重是这些手术方法的基础。在乳房缩小成形术中，乳房组织的切除限制在下极，所以乳头乳晕复合体的血供及神经支配得以保留，无效腔由剩余的组织拉拢闭合。因为乳房腺体没有和表面的皮肤相分离，所以皮瓣或乳头缺血的危险性也很小。

乳房的术后病理解剖也非常重要，所有切除的组织都要送到病理实验室进行仔细检查。如以前发表过的文章所述，有趣的是大多数乳房病理组织，即乳房下极，正好是本章将描述的两种方法中略去的部分。

经典 Pitanguy 乳房缩小成形术

适用于巨大乳房

见图 49.1 ~ 图 49.10。

- 患者取半坐位。
- 沿中线缝置两根长的缝线，以帮助医生在划界及完成这一步骤时进行检查。
- 画出锁骨中线，经过乳头乳晕复合体至下皱襞。点 A 确定在此线上，恰好在或略低于下皱襞水平（此点决定了乳头乳晕复合体的新位置）。
- 通过夹捏多余皮肤，确定点 B 和点 C。
- D 和 E 两点确定了水平切口向内、外延伸的两端，不要超越前正中线及腋前线。当有多余皮肤时，这些点的连线是呈弧形的。
- 点 A-B-C 之间的区域去除表皮（Schwartzman 法）。这形成 CAM 的第三神经血管蒂，保证了上极真皮被膜的完整。
- 腺体的切除通常局限在下极部分。当乳房主要以脂肪组织为主时呈直线状切除，而当乳房以腺体为主时呈倒船形切除。
- 两种切除方式都形成内、外侧两个腺体组织瓣。当两侧组织瓣拉拢缝合后，以上蒂支持的乳头乳晕复合体将向上滑动，所有的无效腔被消灭。
- 用湿毛巾包住乳房，同法处理对侧乳房。助手将乳房提升，然后两侧对比观察余下的腺体量。
- 缝合重要的一针将组织聚合在一起，即将点 A-B-C 汇合缝合在乳房中线上，然后由深至浅逐层缝合。
- 现在通过观察确定乳头乳晕复合体的新位置，并在两侧画出界限。用两根长的缝线再次检查对称性。这种方法的一个主要优点是让医生感到在画新的乳头乳晕复合体位置时可以较自由，而不像其他方法一样必须进行固定的测量。

将石膏模具置于敷料外，以保持乳房静止不动。长期观察发现这种稳固的压力可使血清肿、血肿发生率降低。术后 24 h 移去石膏模并检查。引流不须常规使用，因为所有无效腔都已闭合。

见 1 ~ 6 号临床病例（图 49.C1 ~ 图 49.C6）。

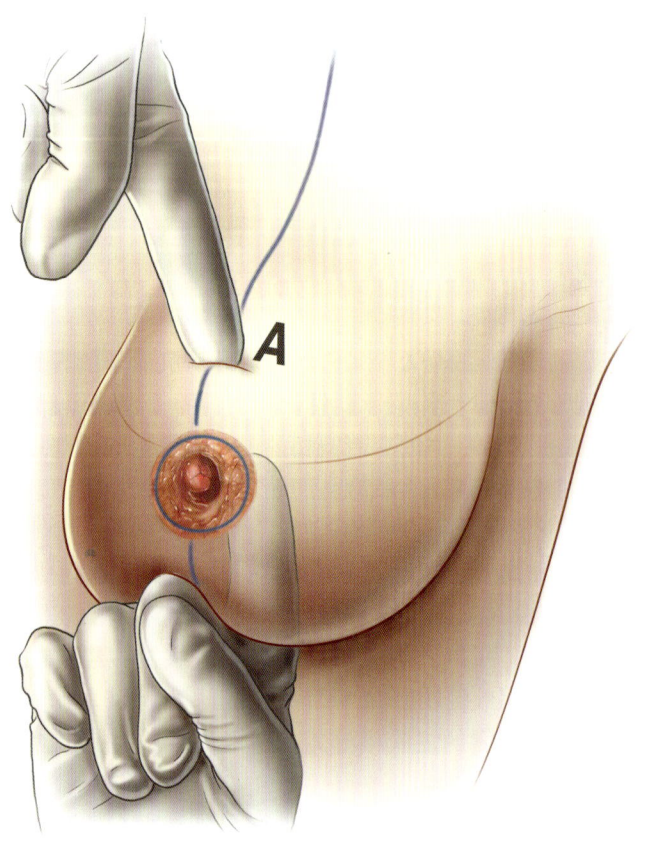

图 49.1　点 A（也称 Pitanguy 点）在锁骨中线上乳房下皱襞水平，这是乳头乳晕复合体最终的位置。

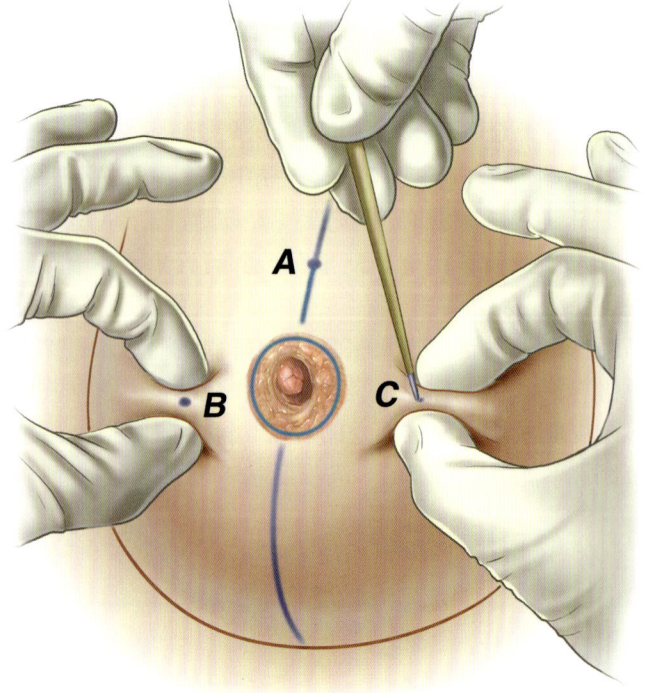

图 49.2　通过夹捏估计应切除多少腺体。

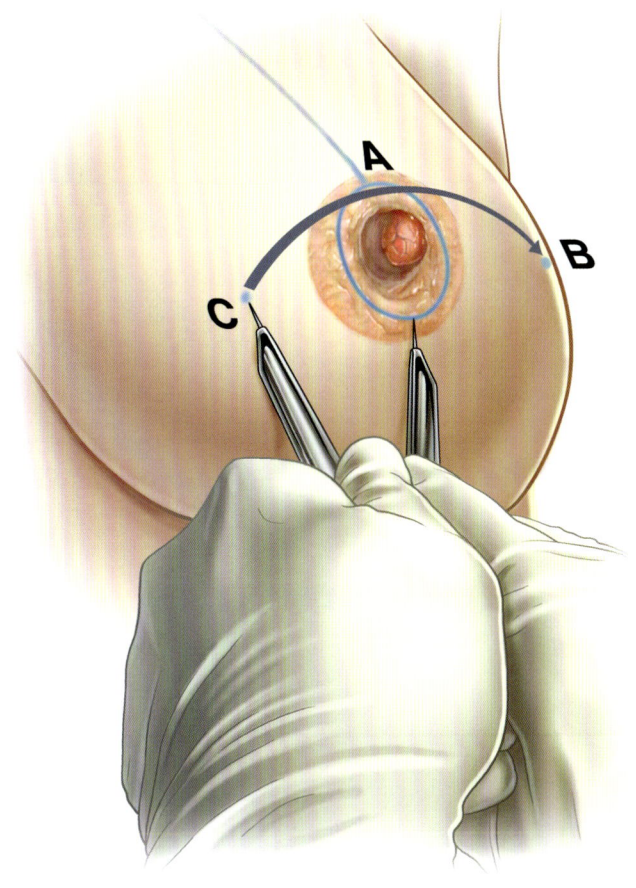

图 49.3 用较长的缝线及圆规检查最后的划分。

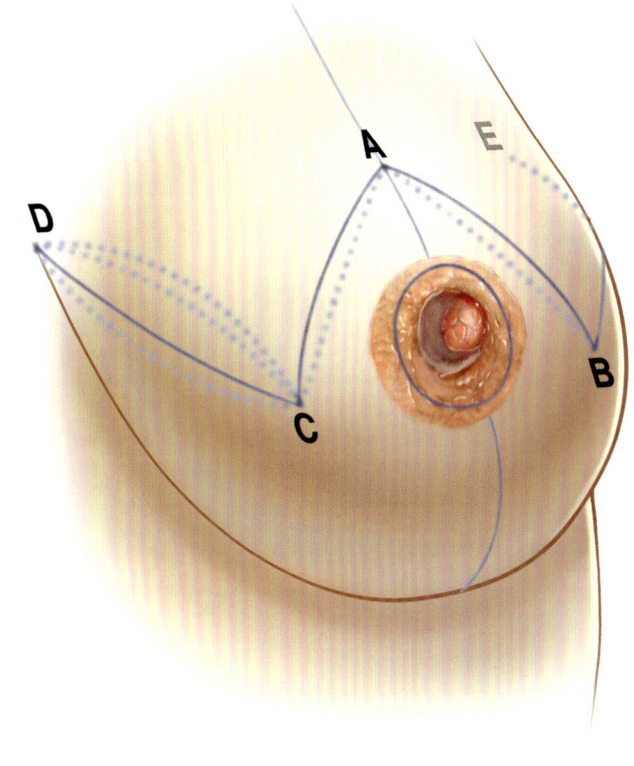

图 49.4 切除的线呈弧形,有利于切除多余的皮肤。

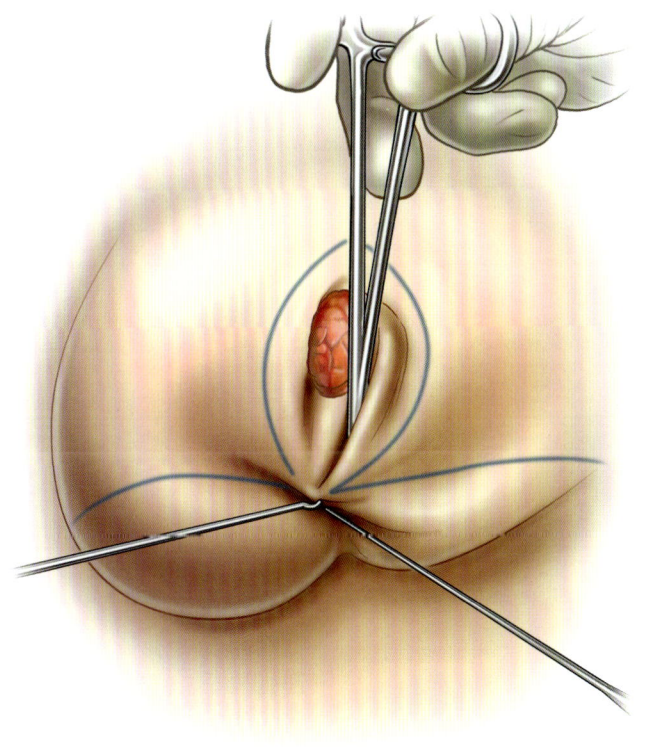

图 49.5 用两个强力钩将两侧相对点牵拉在一起以确定划分是否正确。

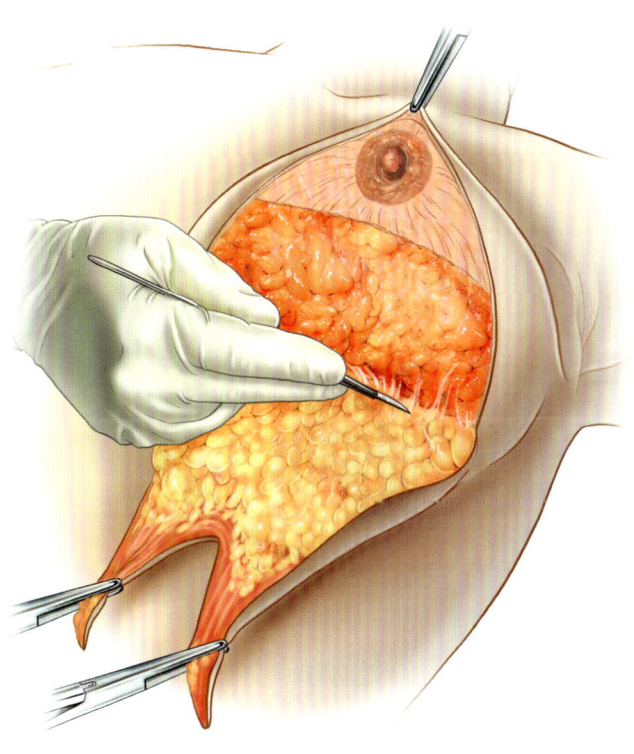

图 49.6 直线状切除适用于乳房以脂肪居多的情况。

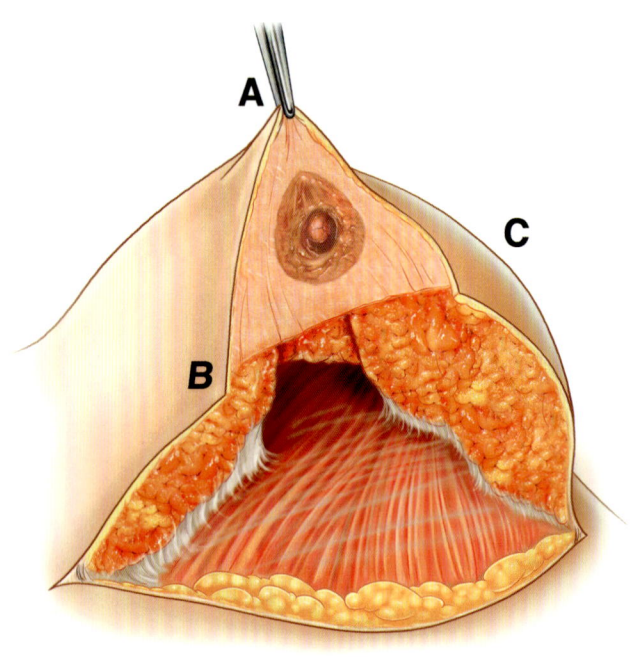

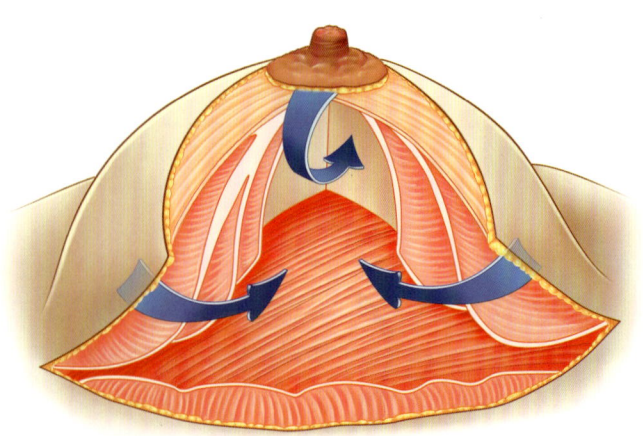

图 49.8　用倒船形切除，形成两个柱状腺体组织瓣，这也使乳头乳晕复合体提升至新位置。

图 49.7　倒船形切除适用于乳房主要以腺体组织为主的情况。

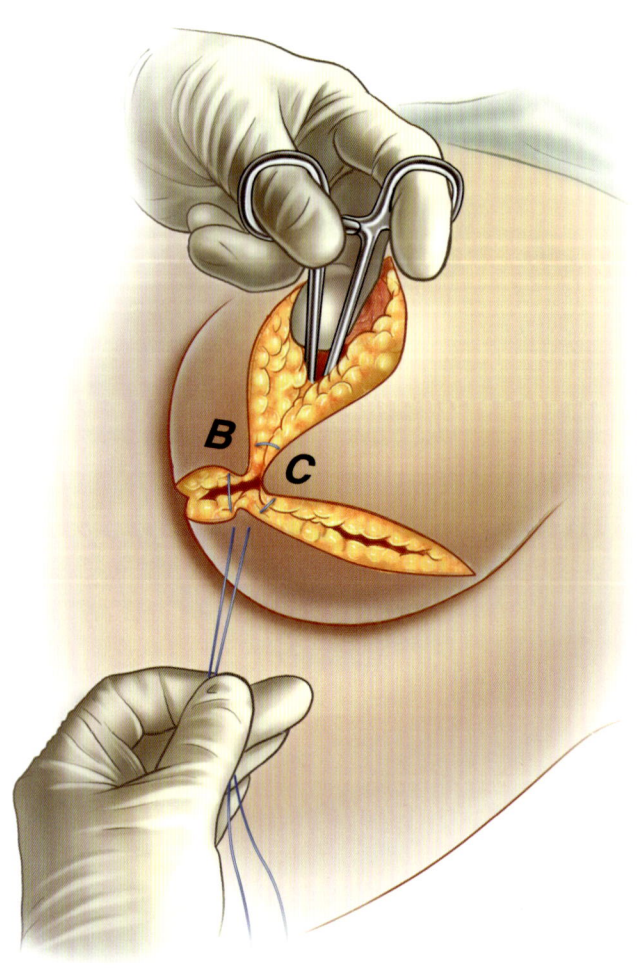

图 49.9　缝合两侧柱状腺体组织瓣，消灭所有无效腔。

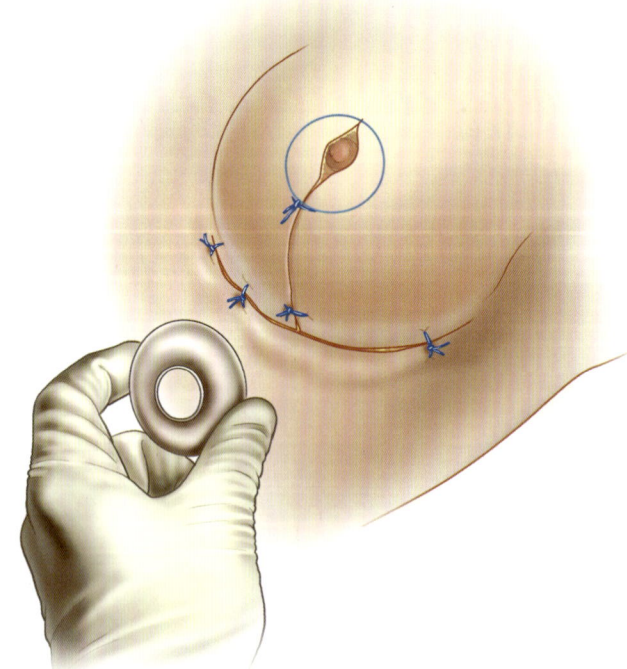

图 49.10　乳头乳晕复合体的最终位置将在点 A 附近，但其并不是固定的测量位置，而是有赖于医生的美学认识。

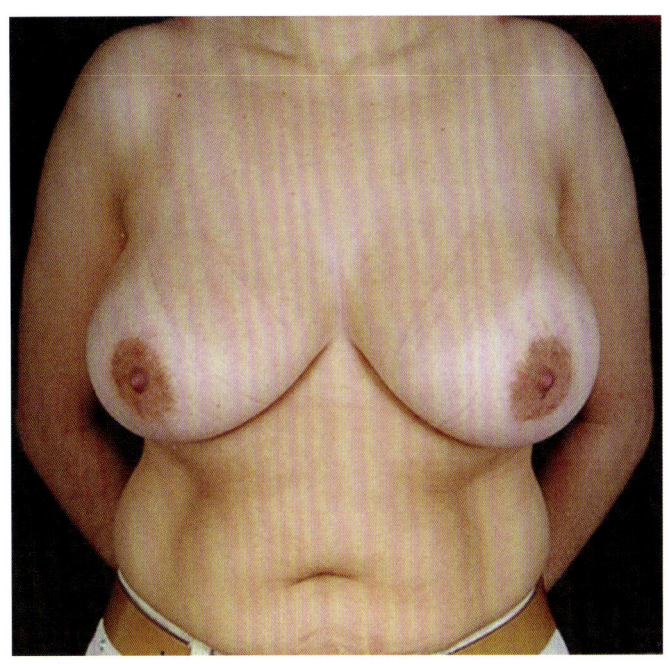
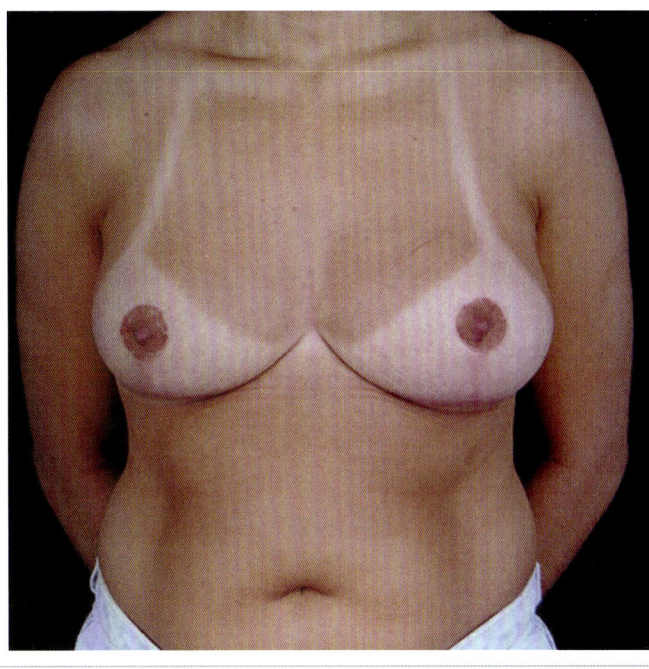

图 49.C1　临床病例 1：Pitanguy 法通常用于中度大小的乳房，图为 32 岁女性。菱形法也可以形成令人满意的美学效果。

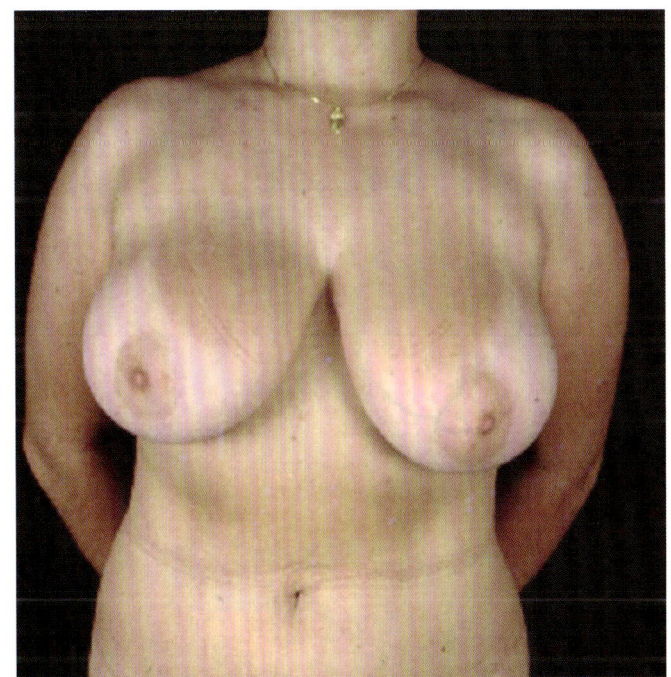
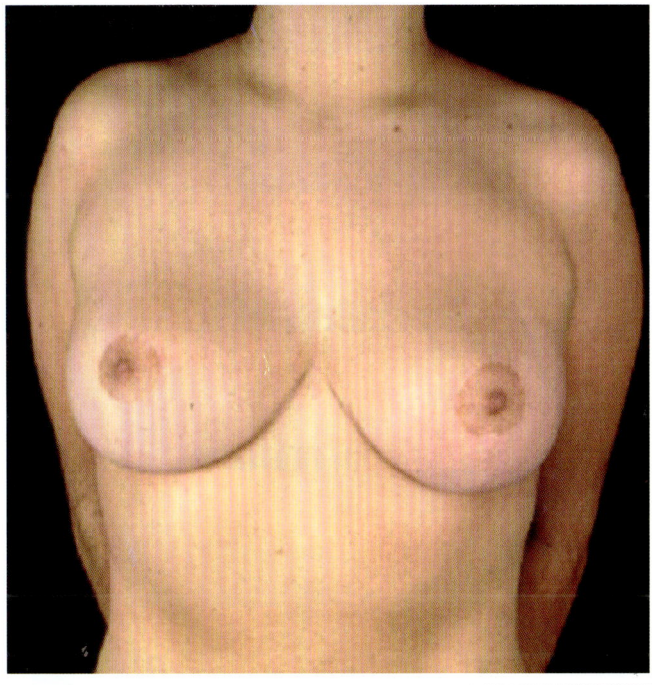

图 49.C2　临床病例 2：年轻患者，29 岁，乳房巨大且不对称，受益于与上述同样的手术方法。

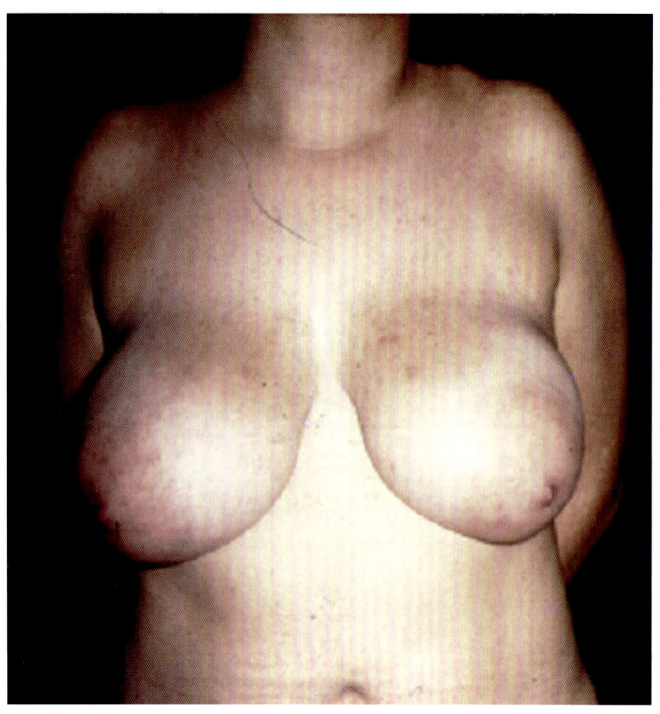 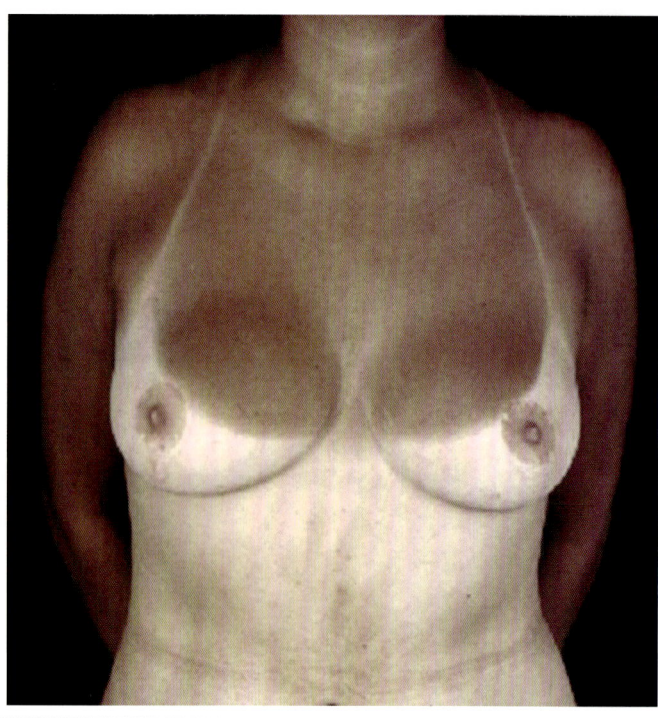

图 49.C3 临床病例 3：用经典 Pitanguy 方法可以缩小非常巨大的乳房。如图所示的 41 岁女性，因术后参加室外运动，阳光晒痕明显。

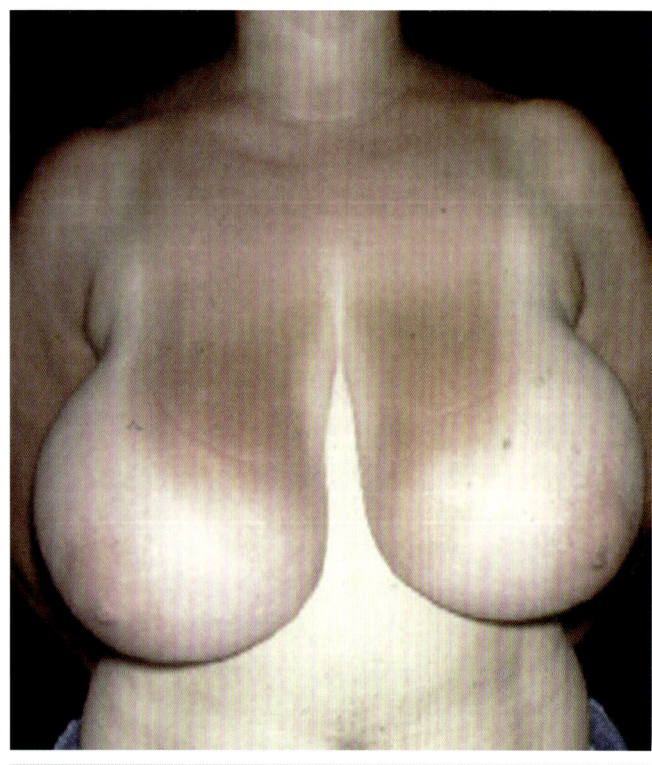 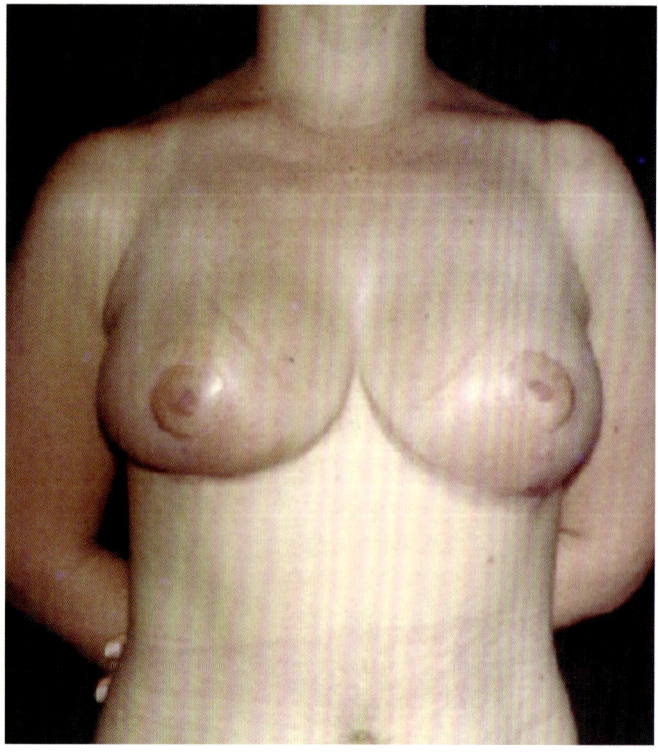

图 49.C4 临床病例 4：如图所示的 25 岁女性，乳房巨大、沉重且不对称，经过与前一位患者同样的手术即得以改善。

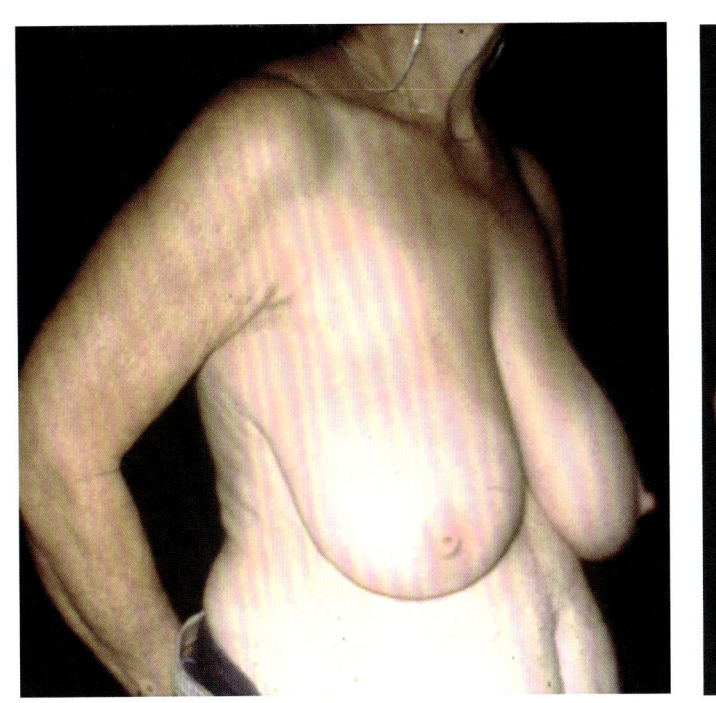
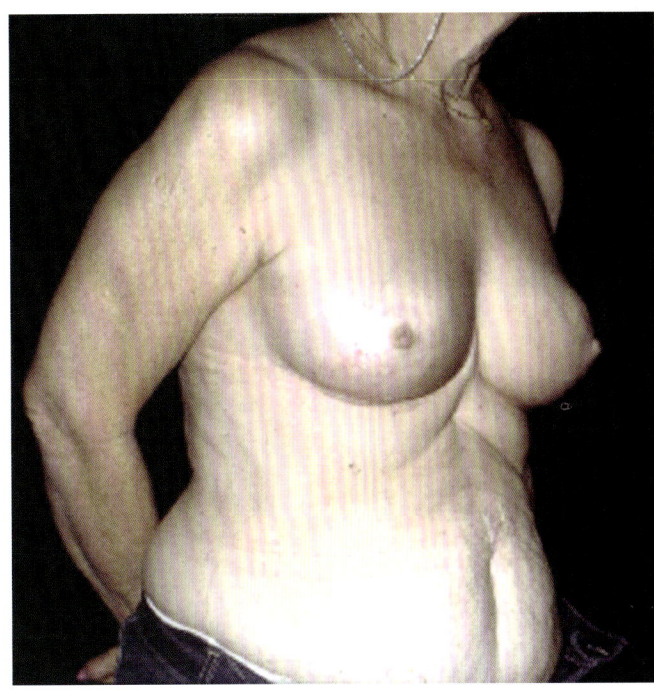

图 49.C5　临床病例 5：老年女性（本例患者为 65 岁）通常需要缩小乳房体积，经典的倒船形切除法是适用的。

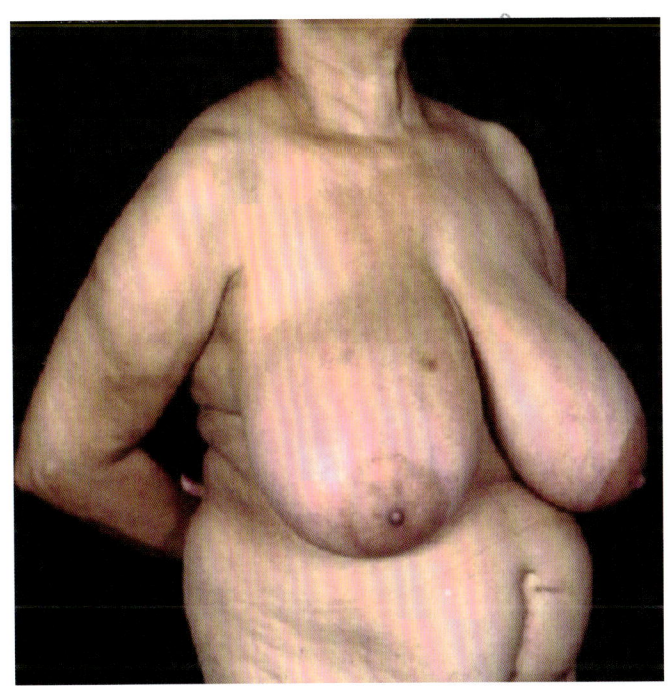
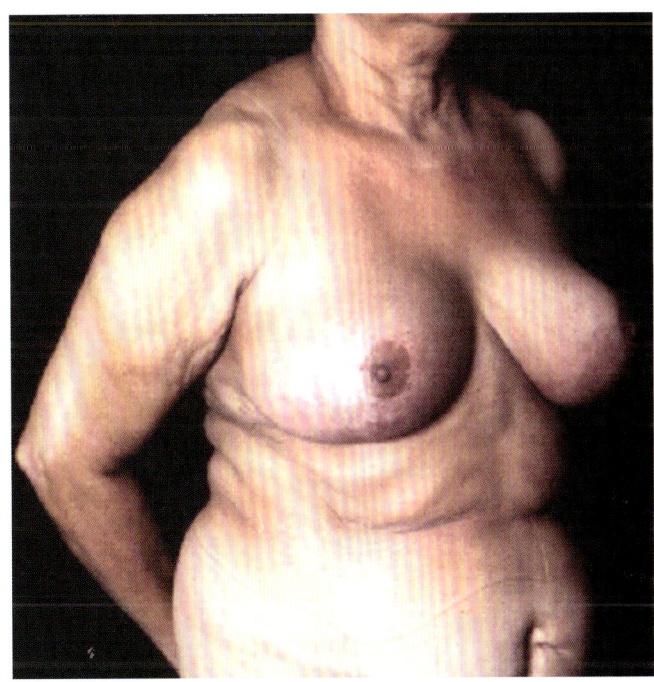

图 49.C6　临床病例 6：经典 Pitanguy 乳房缩小方法，倒船形切除适用于这位乳房沉重的 58 岁女性。

菱形 Pitanguy 乳房缩小成形术

适合于轻至中度乳房肥大及乳房下垂

见图 49.11 ~ 图 49.13。

- 起始画线呈椭圆形或菱形，最终形成单一的垂直状瘢痕。
- 点 A 定位如前所述。
- 医生通过夹捏乳头内侧及外侧的皮肤估计需要去除皮肤的量，确定点 B 及点 C。
- 点 D 定位完成椭圆形画线，不要低于下皱襞。最终切口瘢痕为垂直状，终止于（或略低于）下皱襞水平。
- 当仅存在乳房下垂时，切除可仅限于皮肤。当患者期望缩小乳房体积时，切除可包括不同量的下极乳腺组织。
- 如经典方法所述，当有适应证时，倒船形切除形成两侧的柱状腺体组织瓣。一旦将两侧拉拢缝合后，上极外形就明显了，乳头可提升至新的位置。
- 在点 A 附近选择适当大小的乳晕画线器进行乳头乳晕复合体的定位。
- 为了不使瘢痕延伸超过下皱襞线，最终的垂直缝合可能需要做短小的水平段而形成"L"形或倒"T"形。

见 7 ~ 9 号临床病例（图 49.C7 ~ 图 49.C9）。

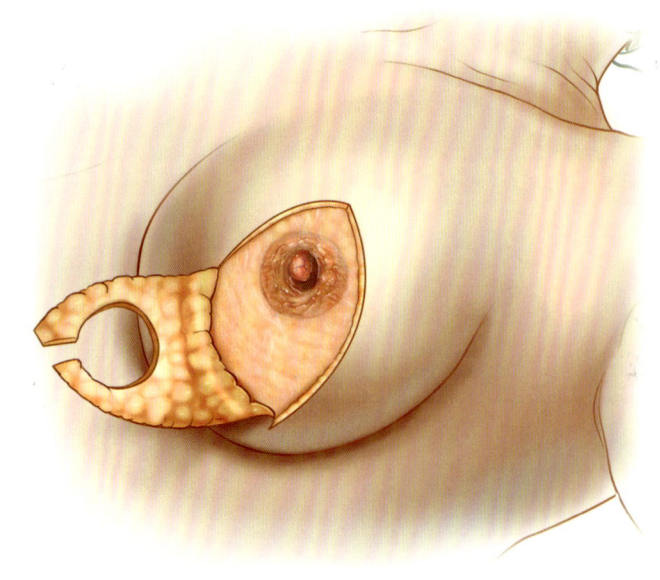

图 49.12 对于轻度乳房肥大者，切除仅限于皮肤。

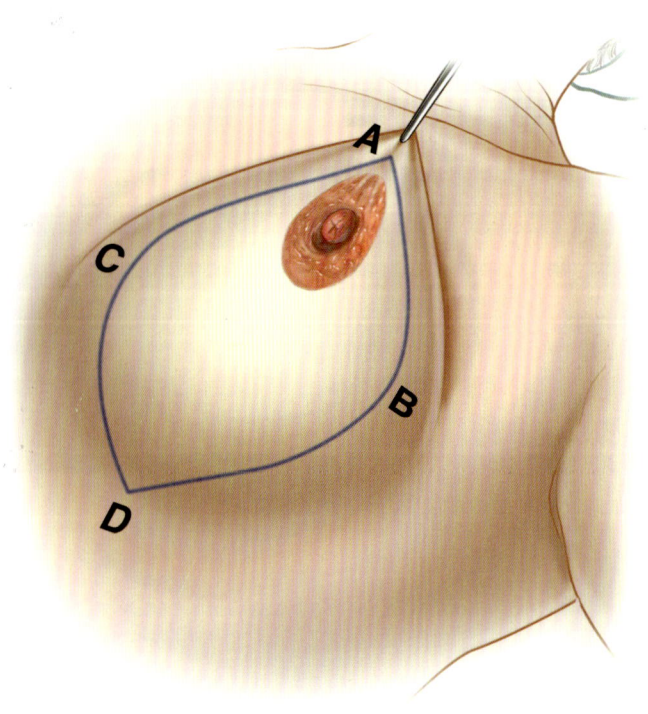

图 49.11 菱形 Pitanguy 乳房缩小成形术画线呈椭圆形。

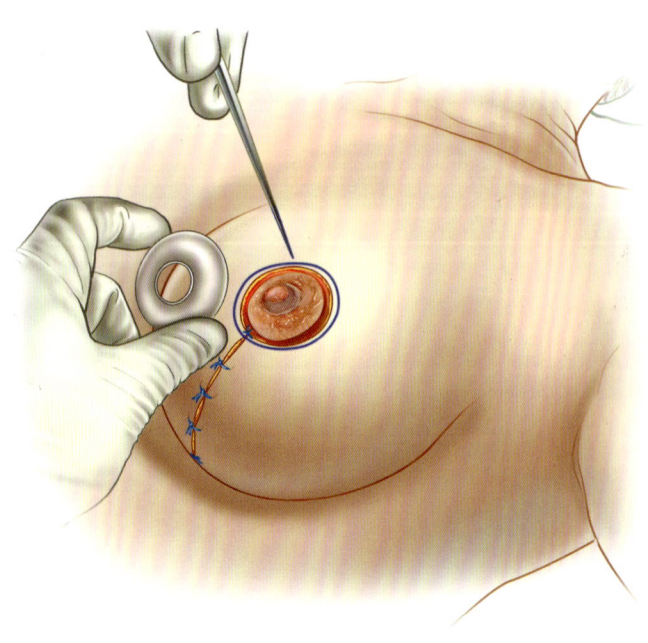

图 49.13 检查双侧对称性后将乳头乳晕复合体进行定位。

第49章 Pitanguy乳房缩小成形术

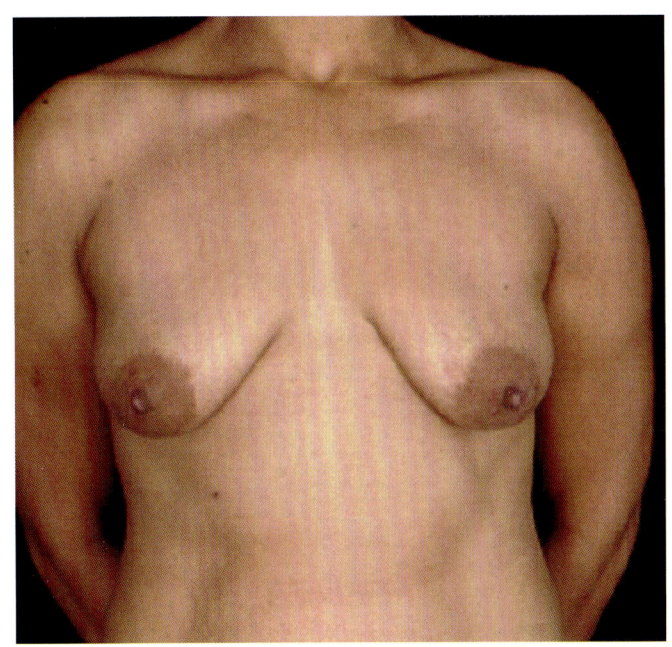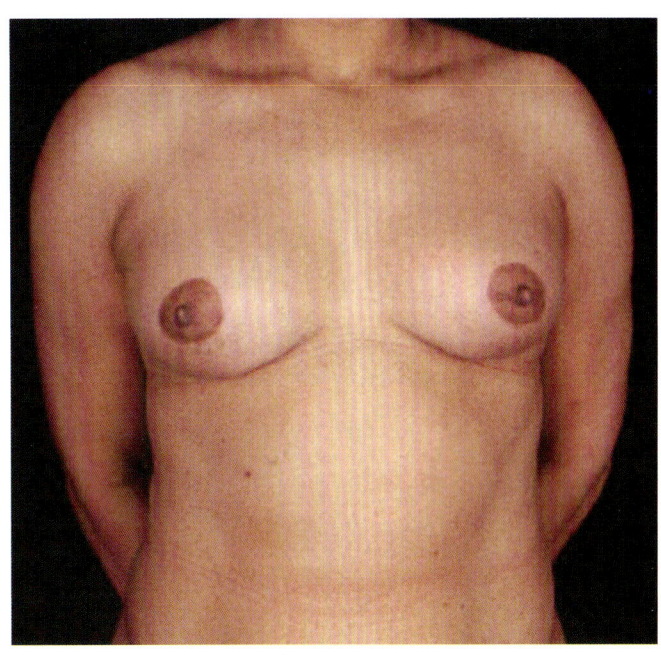

图 49.C7　临床病例7：26岁女性，应用Pitanguy菱形方法行乳房上提固定术，仅切除了多余的皮肤就达到了最终的美学效果。

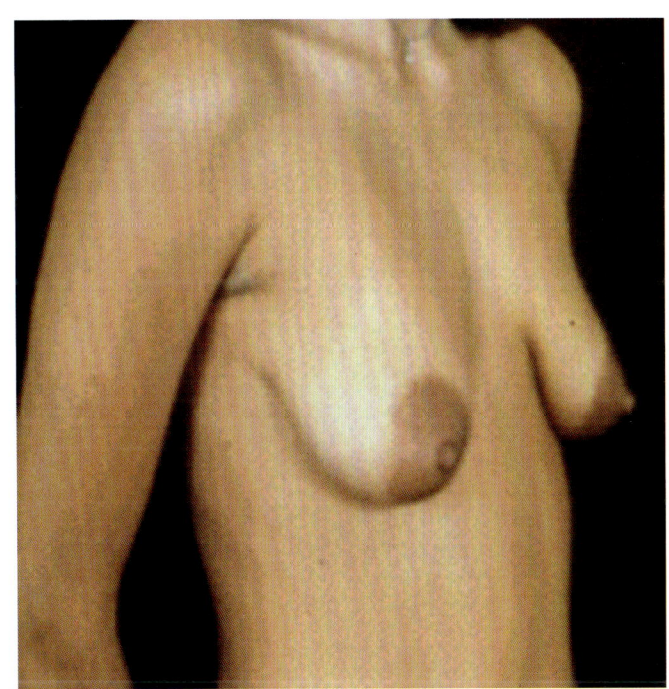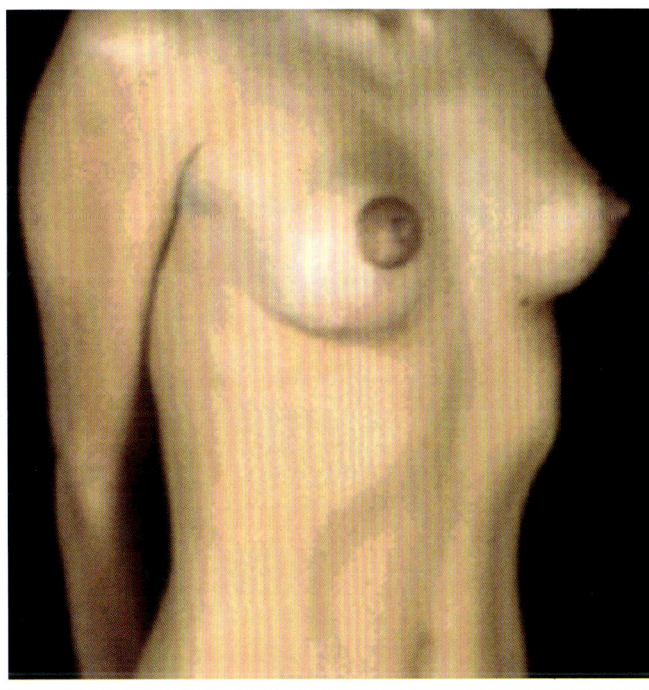

图 49.C8　临床病例8：如图所示的34岁女性，若垂直瘢痕过长，医生最终可以将其转变为短的倒"T"形瘢痕。

术后护理

- 做乳房缩小成形术的患者在术后24 h或48 h即可出院。
- 更换敷料，检查有无血肿及皮肤坏死。
- 每4～7天对患者进行随访，直至最后的缝线拆除。
- 常规使用硅胶片贴切口，除非有过敏史。
- 患者术后第1个月避免进行上肢的锻炼或用力活动。
- 术后6个月内每月进行复查，术后1年再复查。此时照术后相，并可计划小范围的修饰。

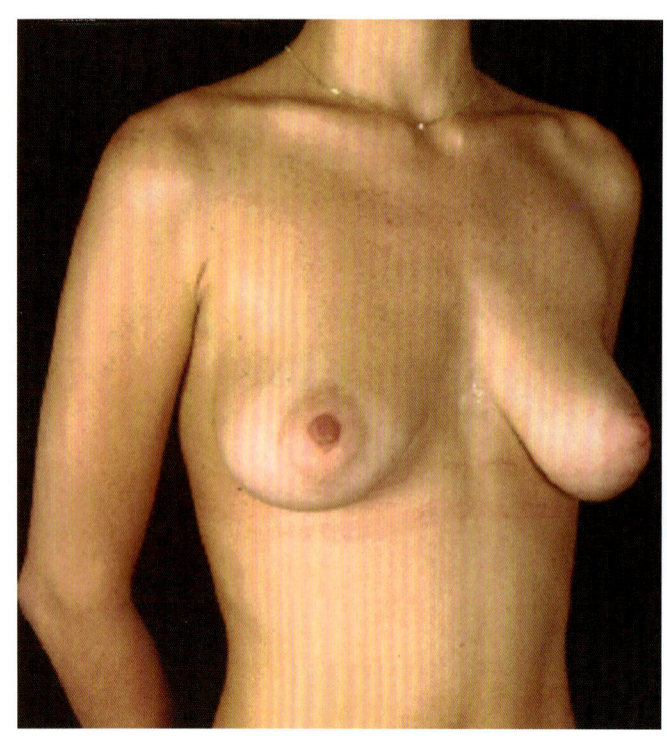
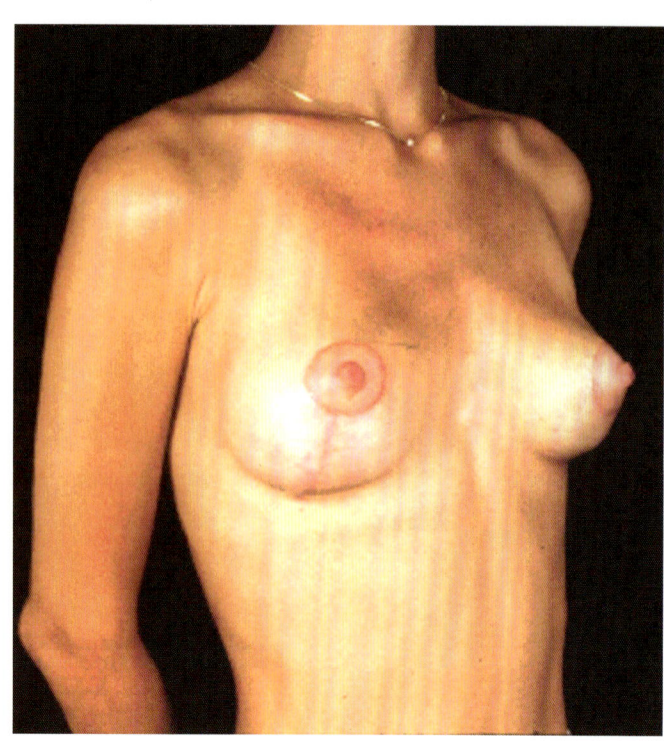

图 49.C9　临床病例 9：用菱形方法行乳房假体植入，可切除多余皮肤并且使乳房凸出。

表49.1　乳房肥大并发症（1957年～2006年）

并发症		IPC	SC
伤口裂开	轻度	1.3	6.0
	较大	0	1.2
乳晕裂开	轻度	0.1	2.0
	较大	0.3	0.4
血肿		0.2	0.4
瘢痕增生		0.6	7.0

Ivo Pitanguy Clinic(IPC)：3476例
38th Ward Santa Casa（SC）：6403例
总例数：9879

表49.2　乳房肥大手术（1957年～2006年）

年龄比例	IPC	SC
10～19岁	4.0	11.0
20～29岁	26.0	33.0
30～39岁	32.0	29.0
40～49岁	21.0	17.0
50～59岁	14.0	7.0
60岁及以上	3.0	3.0

Ivo Pitanguy Clinic(IPC)：3476例
38th Ward Santa Casa（SC）：6403例
总例数：9879

并发症

- 经典或菱形 Pitanguy 乳房缩小成形术的并发症发生率很低。这是由于没有解剖乳腺实质，保留了乳头乳晕复合体的血管蒂。倒船形切除确保在闭合后所有无效腔都被消灭。
- 大多数裂开都较小且为自限性；血肿非常少见，较少需要引流。乳头乳晕复合体的血供不足较少见，且通常是短暂的，大多局限于表皮。

并发症见表 49.1。

在乳房缩小成形术 50 年的发展历史中，接近 10 000 例手术在作者的私人诊所及 Santa Casa 综合医院开展，后者为慈善机构，大多数手术是由高年制住院医师在主治医师指导下完成的。

见表 49.2。

手术心得及教训

心得

- 保留了乳房的功能和感觉：乳头乳晕复合体的神经支配和血管供应的保留已述，余下的腺体组织可允许哺乳。
- 获得满意的体积和持久的形状：通过旋转下极使上极凸出。因为没有进行腺体解剖且无效腔都已被消灭，乳房得以维持其圆锥形状。
- 减少瘢痕：即使是巨乳也可以缩小到合适大小，其最终瘢痕在着泳装时也可被遮盖。

教训

- 与其他方法不同，在这两种方法中没有固定的点或测量，因此医生的美学判断要禁得起考验。

手术步骤小结

经典 Pitanguy 乳房缩小成形术

1. 患者取半坐位。沿中线缝置两根长的缝线。
2. 画出锁骨中线，经过乳头乳晕复合体至下皱襞。点 A 确定在此线上，恰好在或略低于下皱襞水平。
3. 通过夹捏多余皮肤，确定点 B 和点 C。
4. D 和 E 两点确定了水平切口向内、外延伸的两端，不要超越前正中线及腋前线。当有多余皮肤时，这些点的连线是弧形的。
5. 点 A-B-C 之间的区域去除表皮（Schwartzman 法）。
6. 腺体的切除通常局限在下极部分。
7. 两种切除方式都形成内、外两侧柱状腺体组织瓣。
8. 用湿毛巾包住乳房。
9. 缝合重要的一针将组织聚合在一起，即将点 A-B-C 汇合缝合在乳房中线上，然后由深至浅逐层缝合。
10. 现在通过观察来确定乳头乳晕复合体的新位置。

菱形 Pitanguy 乳房缩小成形术

1. 起始画线呈椭圆形或菱形，最终形成单一的垂直瘢痕。
2. 点 A 定位如前所述。
3. 医生通过夹捏乳头内侧及外侧的皮肤估计需要去除皮肤的量，确定点 B 及点 C。
4. 点 D 定位完成椭圆形画线，不要低于下皱襞。
5. 当有适应证时，倒船形切除形成两侧的柱状腺体组织瓣。一旦将两侧拉拢缝合后，上极外形就明显了，乳头可提升至新的位置。
6. 在点 A 附近选择适当大小的乳晕画线器进行乳头乳晕复合体的定位。
7. 为了不使瘢痕延伸超过下皱襞线，最终的垂直缝合可能需要做短小的水平段而形成"L"形或倒"T"形。

（李比 译）

拓展阅读

Pitanguy I. Breast hypertrophy. In: Wallace AB, ed. Transactions of the International Society of Plastic Surgeons, Second Congress. Edinburgh: E. & S. Livingstone, 1960, p. 509.

Pitanguy I. Surgical treatment of breast hypertrophy. Br J Plast Surg 1967;20:78.

Pitanguy I. The breast. In: Pitanguy I, ed. Aesthetic plastic surgery of head and body. Berlin: Springer-Verlag, 1981.

Pitanguy I. Reduction mammaplasty by the personal technique. In: ChangWHJ. The breast: An atlas of reconstruction. Baltimore: Williams & Wilkins, 1984, pp. 75–160.

Pitanguy I. Personal preferences for reduction mammaplasty. In: Georgiade ND, ed. Aesthetic surgery of the breast. Philadelphia: W.B. Saunders, 1990, p. 167.

Pitanguy I. Principles of reduction mammaplasty. In: Georgiade ND, ed. Aesthetic surgery of the breast. Philadelphia: W.B. Saunders, 1990, p. 191.

Pitanguy I. Reduction mammaplasty: A personal odyssey. In: GoldwynRM, ed. Reduction mammaplasty. Boston: Little, Brown, 1990, p. 95.

Pitanguy I, Radwanski HN. Philosophy and principles in the correction of breast hypertrophy. In: Mang WL, Bull HG, eds. Ästhetische Chirurgie. Germany: Einhorn-Presse Verlag, 1996. pp. 216–232.

Pitanguy I. Evaluation of body contouring surgery today: A 30-year perspective. Plast Reconstruct Surg 2000;105:1499.

Pitanguy I, Torres E, Salgado F, Pires V, Giovanni A. Breast pathology and reduction mammaplasty. Plast Reconstruct Surg 2005; 115(3):729–734.

第11部分：乳　　房

第 50 章

垂直内侧双蒂乳房缩小成形术

见DVD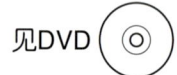

Elizabeth Hall-Findlay

历史

倒 "T" 形乳房缩小成形术（与第 47 章一致）解决了很多问题，这种术式既可靠又有效[1]。它成为了课堂教学中的标准方法并且所有经过培训的人员在结业后都对该术式的设计与实施方法很熟悉。之后，一些在南美[2,3]和欧洲[4-6]的外科医生开始研究不会留下瘢痕的乳房缩小方法。越来越流行的"垂直"乳房缩小法也存在诸多问题。很多医生认为倒 "T" 形法无须"修改"。

上内侧垂直乳房缩小术式解决了一些问题[7]，但仍只适用于中度大小乳房的缩小。但蒂的设计，多余皮肤和皮下组织的切除原理却可适用于各种类型乳房的缩小。争论仍然存在于哪个蒂是最好的，切除皮肤、皮下组织的最好的方法是什么。最终的结论是医生认为能产生最好效果的方法就是最好的方法。

垂直法在乳房组织（和皮肤）涉及到一个楔形切口，然而大多数倒 "T" 形法是在水平面上将组织（和皮肤）切除的。垂直楔形切除使得基底部变窄并增加了乳房的凸度。下面介绍的方法使用的是 Wise 模板法[8]，它主要用于确定遗留下的乳房组织。采用直接切除法或吸脂术将所有其他的乳腺组织和脂肪移除，无论是软组织还是皮肤都应无张力缝合。这种方法也通过切除大量的乳腺组织防止巨乳的再次复发。

体格检查

1. **评估乳房上边界**（图 50.1A,B）。这个边界不会在手术中改变。锁骨与乳房上边界的距离决定了患者是"高位胸"还是"低位胸"。
2. **评估乳房下垂的程度**。不同的患者乳房下垂的程度是不同的。在术中可以适当抬高乳房，但是过度抬高也会增加二次整形率。
3. **评估乳房下边界**。如果乳房很宽，则需侧面切除乳房组织使乳房呈楔形来缩窄乳房基底部。
4. **评估乳房上极的丰满度**。一些患者甚至一些医生对术后效果产生不切实际的期望。乳房上极的丰满度在不使用外部组织（如植入假体或脂肪注射）时很难提升。
5. **设计新的与乳房上边界相对的乳头位置**。术前应在患者直立时确定理想的乳头位置。对于"C"罩杯患者，新的乳头位置应低于上乳房边界约 10cm。
6. **使用 Wise 模板法确定乳房最后的形状**。Wise 模板源于胸罩模板，并不仅仅是钥形切开。它能很好的确定留下什么能使乳房有良好的塑形。在 Wise 模板之外的组织应当被切除。
7. **在无过大张力下闭合乳房柱形切口**。应当切除在 Wise 模板之外的组织。乳房组织可以直接切除，乳房组织之外的脂肪可以直接切除或用吸脂器移除。应在无张力下闭合柱形切口。无论是乳房组织还是皮肤都不应当张力下闭合，否则会增加并发症发生率且极易导致复发。

解剖

了解乳房的解剖结构对于理解怎样设计蒂和皮瓣是非常必要的。乳房的血液供应有深、浅两支。

深部血管来自乳房内侧系，穿过胸大肌位于第 5 肋骨之上（位于乳房下皱襞上 4～6cm），处于乳房的内侧缘。该系的分支在由 Elisabeth Wuringer 描述的隔处侧向延伸[9]。静脉与动脉伴行。深部血管系统供应蒂的下部及中部。

Ian Taylor 记录了浅表血管系统[10]，当乳房增大时浅表层的动脉和静脉就会被推入浅表脂肪层。动脉和静脉分开走行，静脉非常表浅，易通过皮肤被看到。

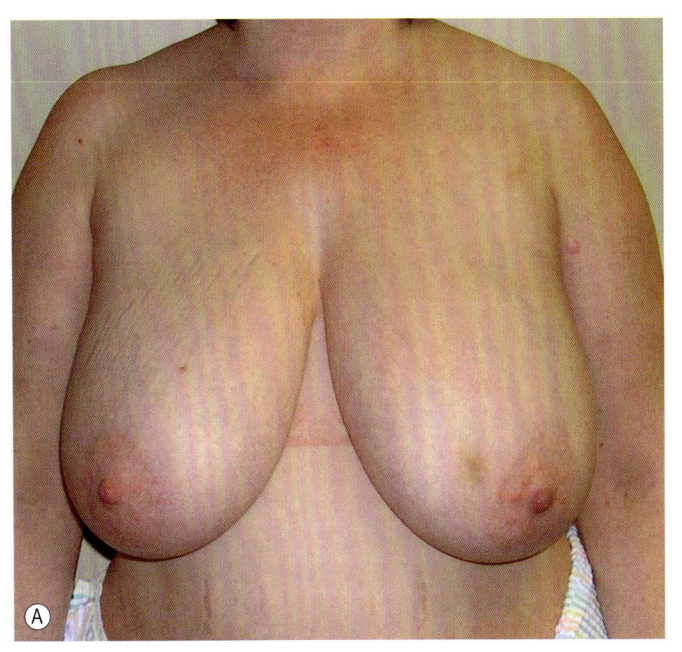
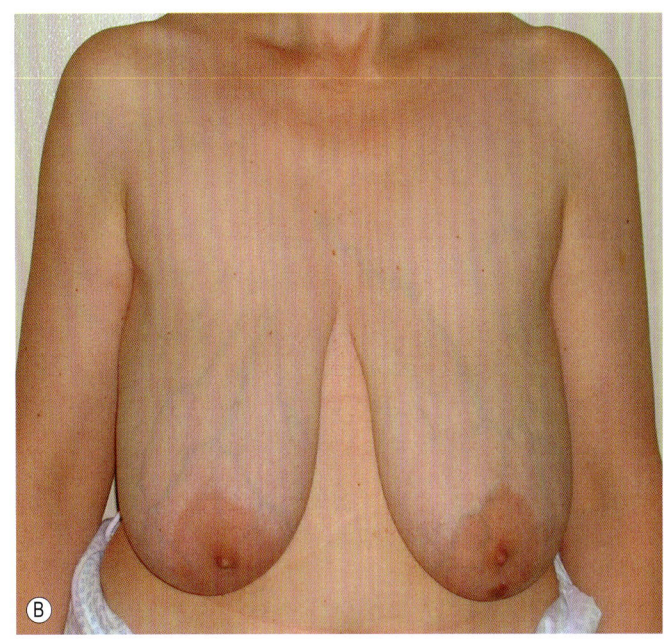

图50.1　A，该患者为"高位胸"。乳房在胸壁上的位置偏高。B，该患者为"低位胸"。锁骨到乳房上边界的距离很长。医生和患者必须意识到乳房在胸壁上的位置不会有很大程度的改变。

浅表层的动、静脉血液流向乳房上部和内侧，这就意味着蒂的内侧和上部的血供很好。

蒂的上内侧很发达，由乳房内侧系第2或第3肋间的降动脉供血。使用多普勒超声检查很容易确认该动脉，它位于皮下约1cm深处，通常在乳房中垂线的内侧。该动脉不为真正的内侧蒂供血，内侧蒂的血供由乳房内测系的其他血管提供。只要内侧蒂不是过长且离胸骨也不是特别近，那么它就是安全的。动脉走行于乳腺组织的上表面，但它们来自乳房周围深面。内侧血管来自胸骨外侧缘的周围。胸外侧动脉浅支来自腋动脉分支，在胸外侧壁下降到胸小肌及前锯肌表面。

乳头和乳晕感觉由几条神经支配。第四肋间神经侧支是主要的神经，但也有内侧神经，它们中的一部分来自胸肩峰神经丛。第四肋间神经的侧支有一个分支，它走形于乳房组织上表面并穿行至乳晕。还有一深分支沿胸大肌走行，在乳房中垂线处垂直向乳晕穿行。深、浅神经系统的分布与血管的分布相似。要维持上内侧蒂的全厚度，就必须保留神经的深支，尽管这样会破坏外侧的浅分支[11]。神经的上侧和内侧分支也应保留，约85%保留上内侧蒂的患者感觉功能会恢复或接近正常。

手术步骤

标记

1. **新建乳头位置**（图50.2A,B）。标记的关键是确定乳房的上边界以及估计乳房在胸壁的位置。乳房上边界是乳房和上胸壁的连接处，它位于前腋下，所以标记前腋下切迹并向内侧延伸，然后标记乳房中线。画线不经过原先的乳头而应经过理想的乳头位置，新建乳头位置可定位在新的乳房中线上低于乳房上边界8～10cm处，通常与乳房下皱襞水平相对应。

2. **乳晕切开**（图50.3）。在新乳头位置上约2cm处标记乳晕的顶部。画出乳晕切口，确保切口以环状闭合。一种好的方法是使用一个大的纸夹作为模板。该大纸夹有16cm长，与直径为5cm的乳晕圆周相配。没有必要将切口做成"清真寺"形。

3. **皮肤切除方法**（图50.4A～C）。对于垂直设计，Wise模板和钥形模板的垂直支是相同的。两条垂直线在乳房下皱襞之上2～4cm处连接在一起，而不是采用抛锚模式从外侧和内侧扩大垂直支。

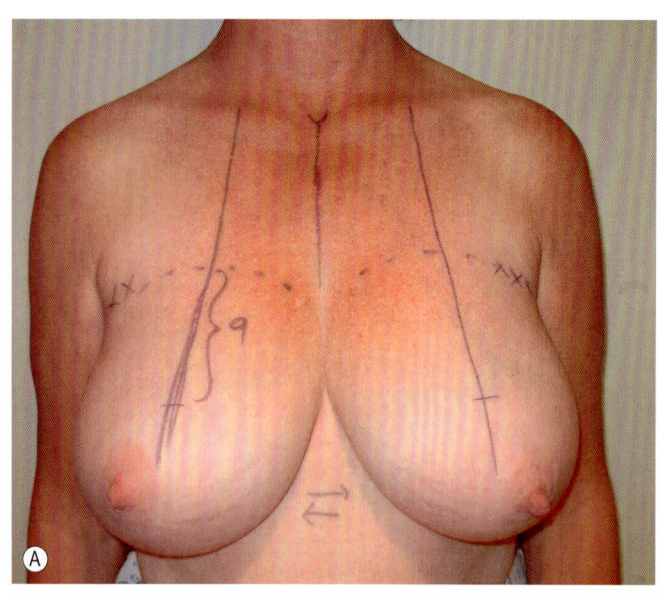
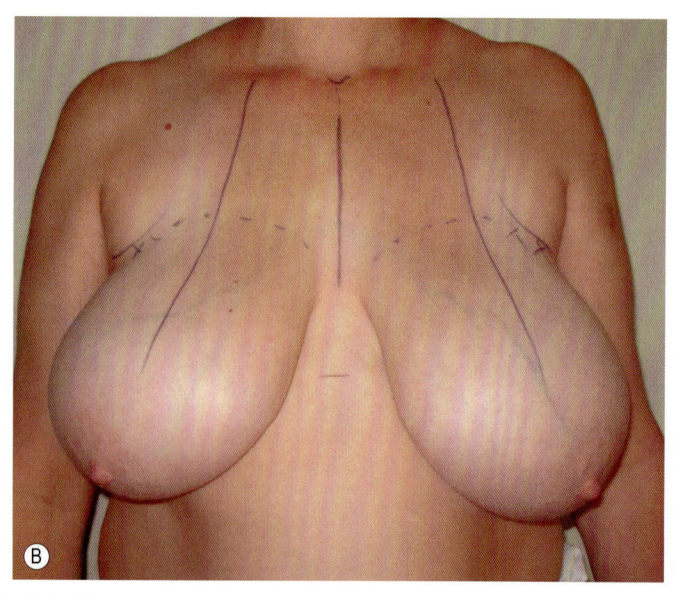

图 50.2　A，该患者乳房垂直基底径过长。以虚线标记乳房上边界，在两乳房间标记乳房下皱襞平面。她是"高位胸"，但是乳房下皱襞过低，因此乳房垂直基底径过长。注意所标的新乳头位置要比乳房下皱襞高很多。B，该患者乳房垂直基底径较短。用虚线标记上乳房边界，在两乳房之间标记乳房下皱襞平面。她是"高位胸"，但是乳房下皱襞过高，因此乳房基底径过短。注意所标的新乳头位置处于乳房下皱襞水平。

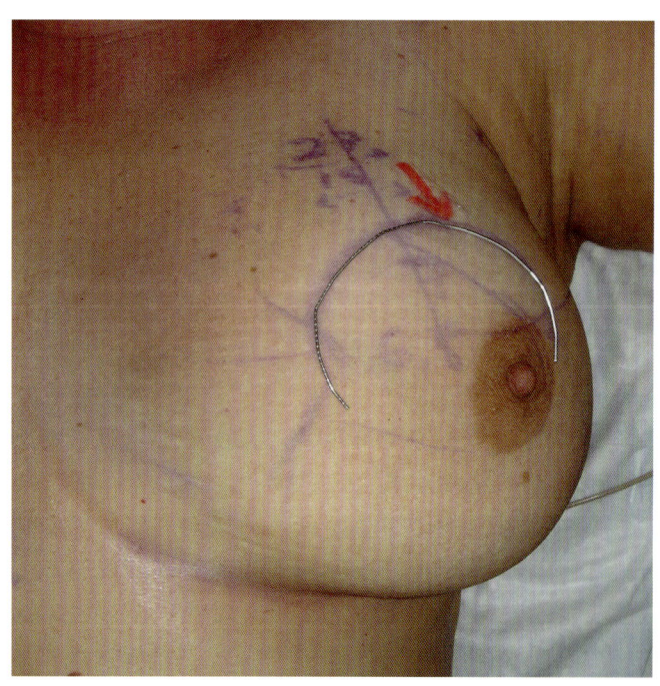

图 50.3　乳晕切口在闭合后应为环状。使用大的纸夹是很好的方法，因为它的周长为 16cm，与直径约为 5cm 的乳晕圆周相配。最初的 Wise 模板周长为 14cm，与直径约为 4.5cm 的乳晕圆周相配。

然后捏起皮肤并确保留下足够的皮肤。要以"U"形而不是"V"形切除下部皮肤，否则会留下太多的皮肤。

4. **蒂的设计**。我们可以设计内侧或上内侧蒂。关于插入，最简单的设计是插入到蒂的基底部，这样可使蒂的一半在乳晕切口处，另一半在垂直支处。

手术技巧

1. **浸润**。不要浸润切口，因为这样会损伤静脉。用含有肾上腺素的利多卡因浸润下列将要进行吸脂治疗的区域（乳房下部、腋前部和乳房外侧壁）。对于肥胖患者则使用肿胀渗透类型，乳房本身无须浸润。

2. **蒂的创建**（图 50.5A）。去除蒂的表皮，在乳晕周围留出一套囊的真皮，将其制成一完整厚度的蒂，血供来自于乳房内侧系到胸骨周围的内侧深部。由于蒂在接近乳晕时向浅表延伸，所以它可以到真皮层或真皮表皮层。然而，对于全厚蒂，将有保留更好的感觉功能和更好的哺乳功能的潜力。

3. **实质切除**（图 50.5B）。通过去除蒂周围组织可将实质整块切除。将切口直线向下延伸至外侧以创建 1～2cm 厚的外侧柱。将外侧切口向斜外侧延伸至能将深部乳腺组织移至外侧皮瓣。使用该技术很难切除足够的乳腺组织，因此患者经常投诉切除不足。从下侧、内侧以及外侧呈一定斜角将实质切除，切除组织最好的方法是在可视条件下将所有 Wise 模板之外的实质切除，注意不是皮肤。可以直接切除实质然后用吸脂器吸除，最好留下胸大肌上面的组织以避免出血，同时要保留穿过胸大肌筋膜上的感觉神经。

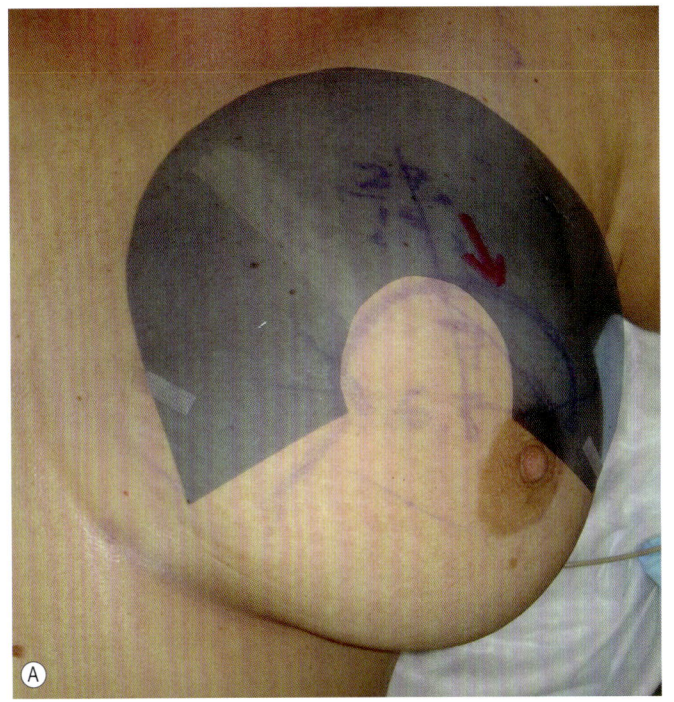
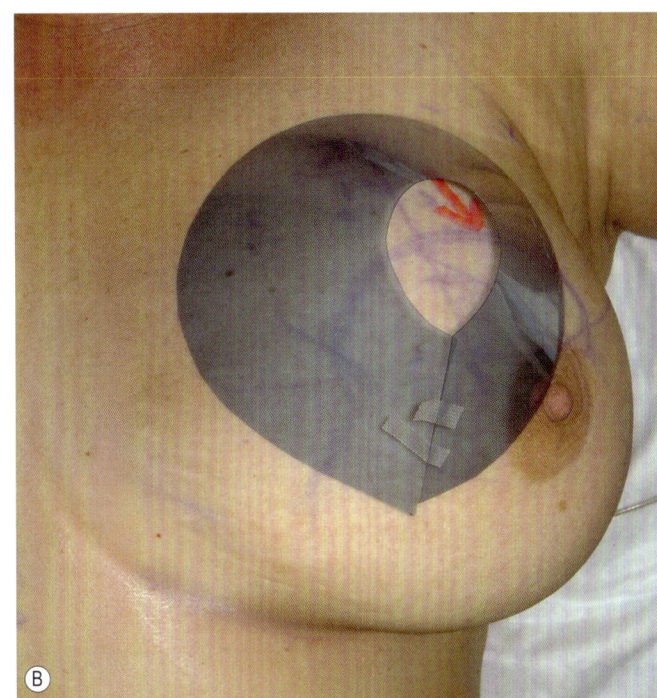
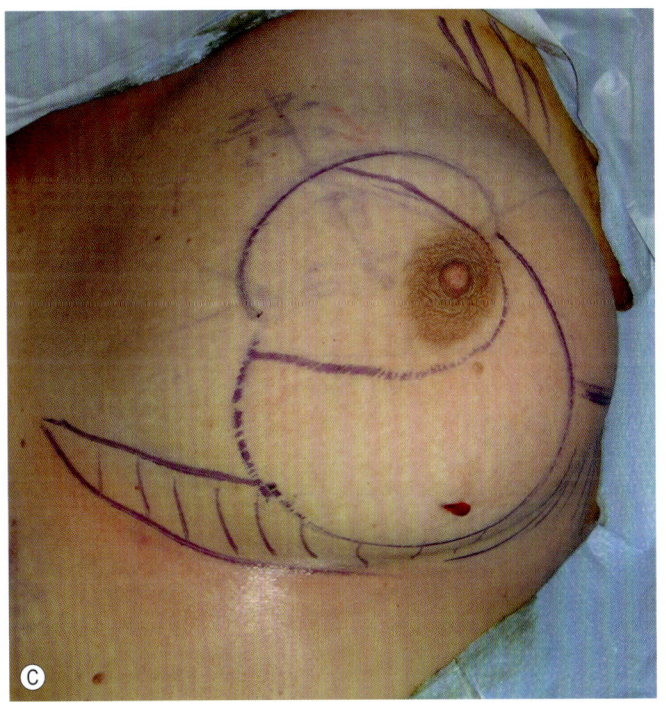

图 50.4　A，Wise 模板实际上源于胸罩设计模板并不仅仅是钥形切开。Wise 模板能很好地设计要留下的实质的形状。采用直接切除法或吸脂术将所有在 Wise 模板之外的组织切除。B，当闭合 Wise 模板之后，乳房呈锥形，体现出良好的凸度。C，Wise 模板用于实质的切除，对皮肤切除的设计更像一个雪人。两条垂直线在乳房下皱襞上 2～4cm 处连接在一起，而不是采用抛锚模式从外侧和内侧扩大垂直支。

4. **闭合柱状切口**（图 50.6A）。最简单的方法是起初用可吸收的 3-0 号线闭合乳晕切口的基底，然后可以将蒂插入基底，内侧蒂于是变成了内侧柱状切口。将蒂的整个基底旋转使得乳房下极有一良好的曲度。柱状切口与 Wise 模板的垂直支相对应，最好是处于正常的缩小后的乳房之上 7cm 左右。柱状切口通常始于皮肤切口之上，而不是皮肤切口的下部或是乳房下皱襞处。此外，通过 Wise 模板决定要留下什么组织有助于在可视条件下设计理想的柱状切口。在无张力下用 3 根不足 1cm 或长度足够到达皮肤表面的缝线将柱状切口缝合在一起。大而深的缝线是不必要的，因为柱状切口只需缝合在一起几星期就能愈合。没有必要将乳房组织或是柱状切口缝在胸大肌筋膜之上。

5. **闭合真皮深层**。用 3-0 号线间断缝合真皮深层。需要足够的缝线以闭合真皮层，但太多的缝线会干

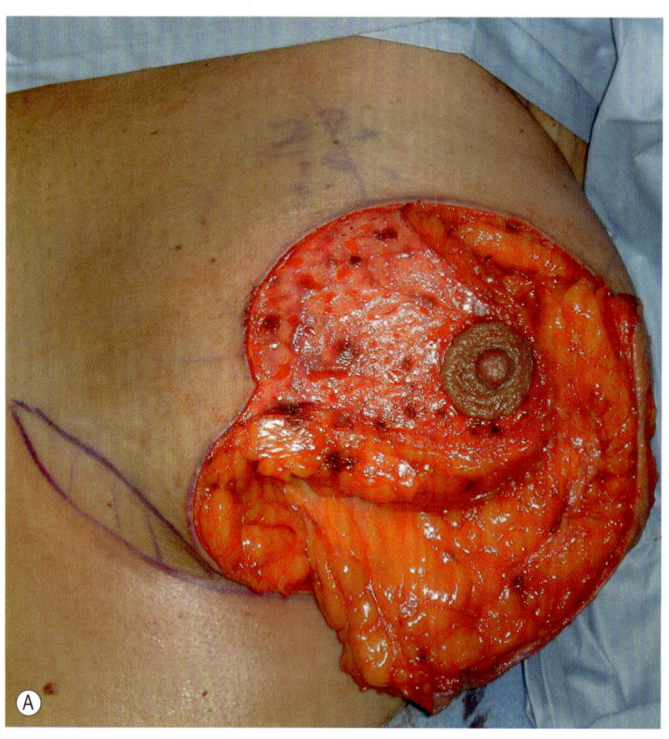
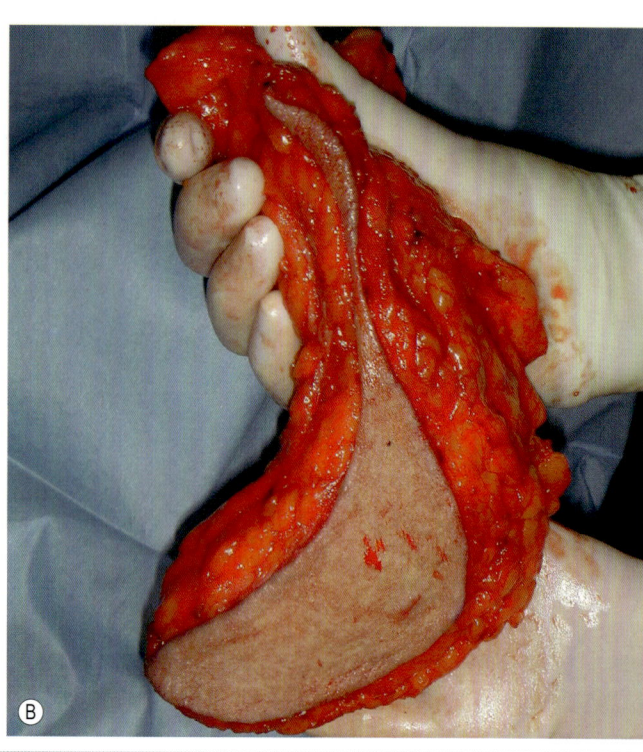

图 50.5 A，设计该蒂为一内侧基底蒂。它是全厚蒂，垂直延伸至胸壁，无须扭结和压缩即可容易地被插入。B，该切除标本的外侧面、下部和内侧面切除的组织比皮肤的切除量多，剩下的皮肤会适应新的乳房形状而不是作为"胸罩"。

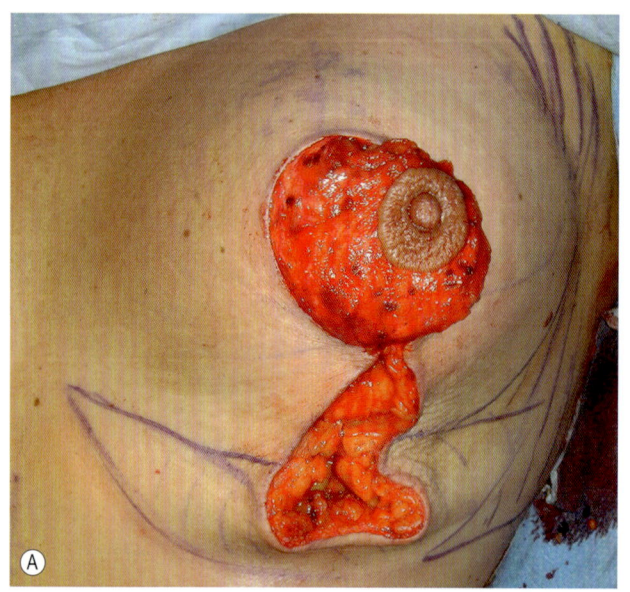
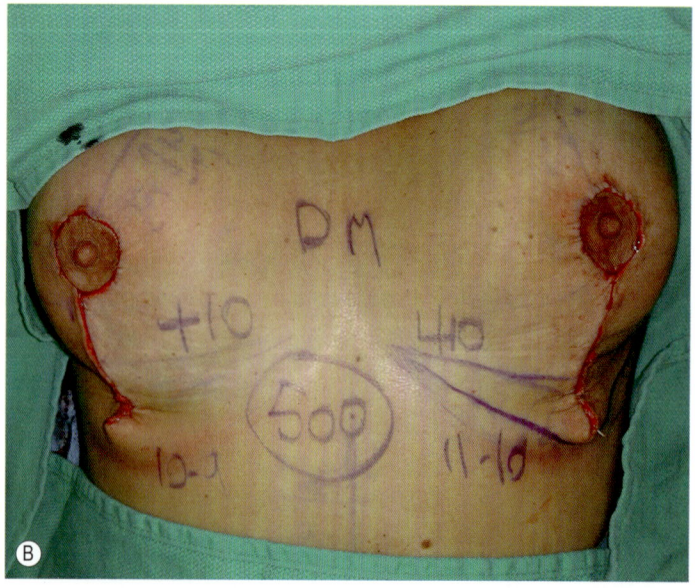

图 50.6 A，Wise 模板设计的柱状切口有 5～7cm 长。内侧蒂的下边界变成了内侧柱状切口。柱状切口没有延伸至乳房下皱襞，实际上它的底部在皮肤切口之上。画有阴影交叉线的区域是标记在 Wise 模板之下，除直接切除之外需要用吸脂器吸除的区域。B，闭合后的外观。切除实质的量为每侧 410g，用吸脂器沿乳房下皱襞、腋前线区以及外侧壁吸除 500ml 的脂肪。皱褶是许多外科医生考虑的问题，实际上，在乳房固定后它会陷入，这个过程仅需几个星期。注意不要用聚合的缝线将垂直闭合距离缩短，该聚合物最终会向外延伸并且会阻碍血液供应以致延迟愈合。对于该病例，最终闭合仅缩短了 1cm，即右胸部为 9cm，左胸部为 10cm。

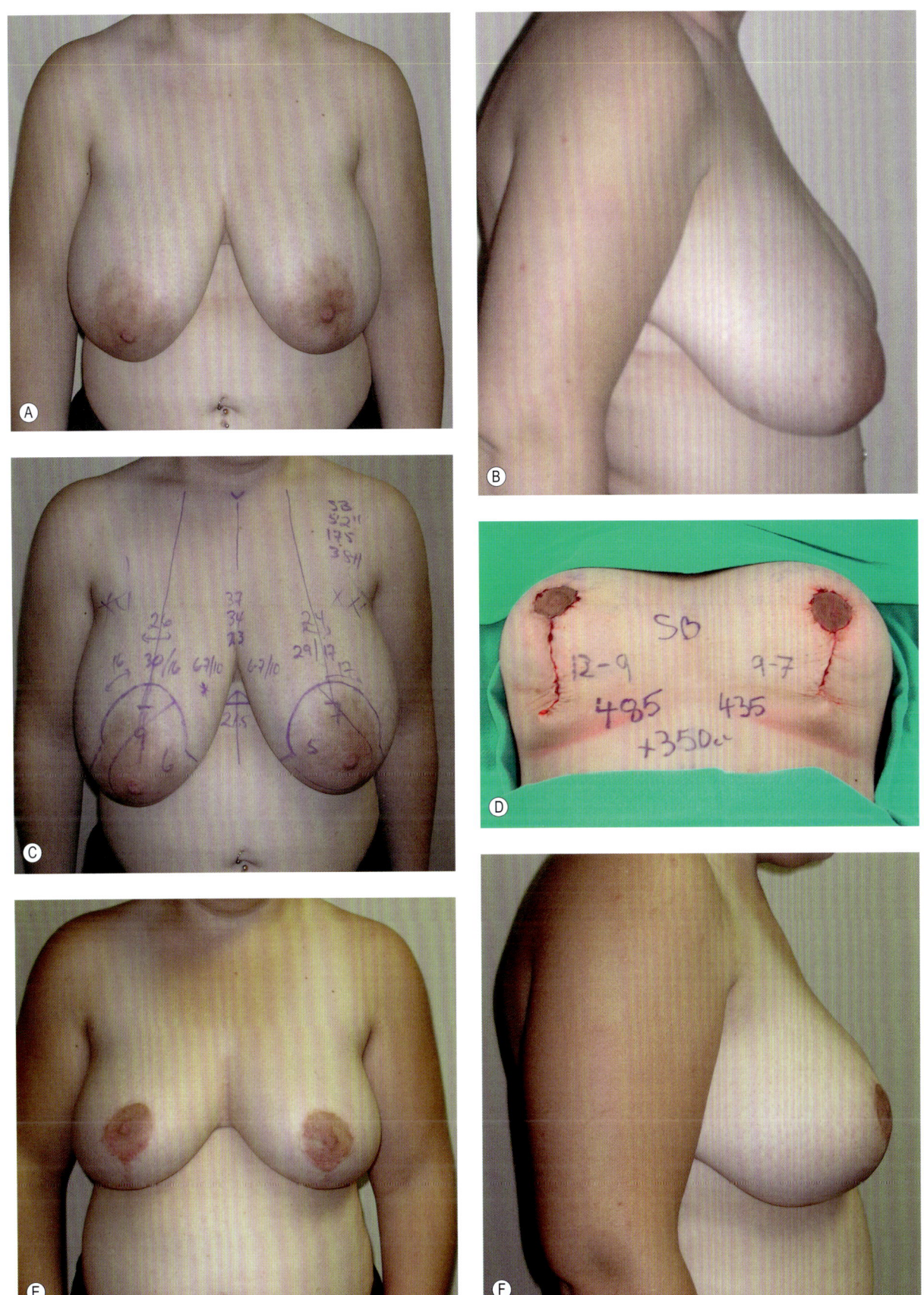

图 50.7　A~F，患者，20 岁，佩戴 38H 的胸罩，体重为 175 磅（1 磅＝0.454 千克），身高为 5.2 英寸（1 英寸＝2.54 厘米）。对她实施了垂直内侧双蒂乳房缩小成形术，右侧乳房切除 485g，左侧切除 435g，吸除脂肪 350ml。术后照片拍摄于术后 2 年。患者主诉乳头感觉功能完全恢复。

扰血供。真皮的闭和需要外科医生在可视化条件下使用 Wise 模板并且决定对哪些地方实施吸脂术。没有必要将真皮缝于乳房组织之上，将皮肤的下端与胸壁缝合只会延迟肿块的消退，术后几周之后它会很快地陷入。

6. **吸脂修整**。大多数实质已直接被切除。任何有纤维结构的乳腺组织（尤其是外侧和部分下侧部）也需要直接被切除。吸脂术不是用于减少总量而是用于修整剩余的部分组织。通常在乳房下修整使得乳房下皱襞在内侧、外侧胸壁以及腋前区域呈曲线上升。皱褶通常是由皮下组织残留过多而没有多余的皮肤而造成的。切除 Wise 模板之外所有的组织固然重要，但是应在剩余皮肤的底面留一些脂肪以预防瘢痕挛缩。

7. **皮肤缝合**（图 50.6B）。在真皮深层间断缝合乳晕后实施表皮下缝合。如果乳晕不是完整的圆形，则须在缝合前以多余的皮肤使之成为圆形。皮下缝合垂直面的皮肤，注意不要拉得过紧，过多的深结会影响血运。折叠或缝合垂直切口不仅是没必要的，而且会通过限制血运导致延迟愈合以及影响最终效果。如果缝合垂直切口，纵向长度还会缩短。

术后护理

很少使用引流。引流并不能预防血肿，血清肿无须治疗即可自愈。将纸带置于切口并留置 3～4 周。术后 1 天可让患者洗澡，只需保持纸带干燥。使用胸罩可固定绷带的位置，也可使患者有支撑感。患者可以穿着任何样式的服装，不用限制活动，术后 2～3 周即可重返工作岗位。1 年后才可以评价手术的最终结果。在垂直内侧双蒂乳房缩小成形术 1 年以后，手术效果的变化就不太明显了（图 50.7）。

并发症

最常见的并发症是在切口下缘的皱褶。该皱褶会在术后出现但通常会在术后几周内即消失。有时约 5% 的病例需在局麻下修整。一些医生在术中将其旋转产生一个小的"T"形，但是这种方法并不能降低修整率[12]。

如果在张力下缝合皮肤，伤口的愈合问题就很常见了，该过程并不依赖皮肤而形成天然胸罩，胸部的塑形依赖于实质切除的状况。伤口愈合问题也出现于使用过多的缝线，同时过深、过紧的缝合使皮肤边缘卷缩。围手术期抗生素的应用可预防伤口愈合问题，过紧的缝合可能会引起的并发症。

血肿也可能会发生，但是良好的止血以及不使用引流能有效防止血肿。血清肿也会发生，但其可自愈，可以不予治疗。

任何乳房缩小术式都有可能导致乳头坏死。如果明确乳头存在张力或受到挤压，则应在 24 h 内拆除缝线。之后最好不对坏死组织进行清创，因为在不干预的情况下结果很好。通过留下 Wise 模板内的组织并直接切除或用吸脂器吸除外部的组织可提升乳房的美观程度。在无张力下缝合实质和皮肤可避免伤口愈合方面的问题。

手术心得及教训

心得

- 确定患者是"高位胸"还是"低位胸"是非常重要的。
- 新乳头位置的确定最好以上乳房边界作为参照。
- 实质切口为垂直的楔形切口而不是水平的。
- Wise 模板能很好地设计实质（而不是皮肤）需切除的部分。
- 吸脂器用于修整 Wise 模板之外的部分组织。
- 不应将垂直皮肤与乳房组织和胸壁缝合在一起。

教训

- 对皮肤和柱状切口的缝合不应当有张力。
- 皮肤切口不应当向下延伸至乳房下皱襞，否则乳房会遗留瘢痕。
- 不能将组织上推至乳房上极。
- 下部切除不足会导致底部突出。
- 皱褶不能在乳房壁缝合。
- 在皮肤切口做一"T"形是没有必要的。

手术步骤小结

1. 确定新乳房位置并行乳晕切开：标记的关键是确定乳房上边界和在乳房下皱襞处的乳房垂直基底径。在新乳头位置上约2cm处标记乳晕的顶部。
2. 皮肤切除模板：对于垂直设计，Wise模板和钥形模板的垂直支是相同的。
3. 蒂的设计：我们可以设计内侧或上内侧蒂。
4. 浸润：用含肾上腺素的利多卡因浸润下列将要进行吸脂治疗的区域（乳房下部、腋前部和乳房外侧壁）。乳房本身无须浸润。
5. 蒂的创建：去除蒂的表皮，在乳晕周围留出一套囊的真皮，将其制成一完整厚度的蒂。
6. 实质切除：通过去除蒂周围组织将实质整块切除。
7. 闭合柱状切口：最简单的方法是开始以可吸收的3-0号线闭合乳晕切口的基底，然后可以将蒂插入基底，内侧蒂于是变成了内侧柱状切口。
8. 闭合真皮深层：用3-0号线间断缝合真皮深层，需要足够的缝线以闭合真皮层。
9. 吸脂修整：大多数实质已直接被切除。任何含纤维结构的乳腺组织（尤其是外侧和部分下侧部）也需要直接被切除。吸脂术不是用于减少脂肪总量而是用于修整切除后剩余的部分组织。
10. 皮肤缝合：在真皮深层间断缝合乳晕后行皮下缝合。

（陈敏亮　颜彤彤　译）

参考文献

1. Courtiss EH, Goldwyn RM. Reduction mammaplasty by the inferior pedicle technique. An alternative to free nipple and areola grafting for severe macromastia or extreme ptosis. Plast Reconstr Surg 1977;59:500.
2. Arie G. Una nueva tecnica de mastoplastia. Rev Iber Latino Am Cir Plast 1957;3:28.
3. Peixoto G. Reduction mammaplasty: A personal technique. Plast Reconstr Surg 1980;65:217.
4. Lassus C. A technique for breast reduction. Int Surg 1970;53:69.
5. Marchac D, de Olarte G. Reduction mammaplasty and correction of ptosis with a short inframammary scar. Plast Reconstr Surg 1982;69:45–55.
6. Lejour M, Abboud M, Declety A, Kertesz P. Reduction des cicatrices de plastie mammaire: De l'ancre courte a la verticale. Ann Chir Plast Esthet 1990;35:369.
7. Hall-Findlay EJ. A simplified vertical reduction mammaplasty: Shortening the learning curve. Plast Reconstr Surg 1999; 104:748.
8. Wise RJ. A preliminary report on a method of planning the mammaplasty. Plast Reconstr Surg 1956;17:367.
9. Wuringer E, Mader N, Posch E, Holle J. Nerve and vessel supplying ligamentous suspension of the mammary gland. Plast Reconstr Surg 1998;101:1486.
10. Palmer JH, Taylor GI. The vascular territories of the anterior chest wall. Br J Plast Surg 1986;39:287–299.
11. Schlenz I, Kuzbari R, Gruber H, Holle J. The sensitivity of the nipple-areola complex: An anatomic study. Plast Reconstr Surg 2000;105:905–909.
12. Berthe J-V, Massaut J, Greuse M, Coessens B, De Mey A. The vertical mammaplasty: A reappraisal of the technique and its complications. Plast Reconstr Surg 2003;111:2192–2199.

第51章

乳晕外周Benelli乳房固定和缩小成形术："环形闭合"

Louis C. Benelli

历史

乳晕外周术式使得我们能够实施很多乳房手术，从乳房固定术到缩小或增大成形术，以及乳房病灶的切除术。

"环形闭合"术将乳晕外周术式扩展到很多类型的乳房手术中，通过在乳晕皮肤周围延长切口使得接触所有乳腺区域变得简单。

实施乳房固定术最主要的目标是获得持久而满意的胸部塑形，遗留最浅的瘢痕。将最短的瘢痕限制在乳晕缘内，避免垂直和水平状的乳腺下瘢痕。

然而，乳晕外周整形手术的指征已经受到限制[1-6]。由于考虑到乳晕牵拉会有扩大和扭曲的危险，仅有轻微的乳房下垂曾采用过乳晕外周固定术。环形闭合技术有助于消除并发症，使得通过乳晕外周固定术治疗乳房下垂和肥大成为可能[7,8]。

我们技术的主要内容之一是通过一闭合环状的真皮缝线以荷包缝合法治疗乳房下垂和肥大。环形闭合构成一环扎，固定于乳晕周围一坚实的环状表皮瘢痕区。（图51.1和图51.2）。

乳晕外围环形闭合技术同传统的倒"T"形及垂直技术完全不同，传统技术对瘢痕的牵拉会使乳房呈圆锥形。

此外，在乳晕外周环形闭合技术中，要避免对乳晕外周皮肤的牵拉，因为乳房的形状不是由表皮的牵拉造成而是通过内部与皮肤分离的腺体进行塑形的，或者必要时是通过植入的假体。

为了获得满意的乳房外形，须将腺体（制成圆锥形）与皮肤（将乳晕周围过多的皮肤切除）分开处理。在无张力状态下以皮肤覆盖新的圆锥形区域，皮肤张力过大会使乳房形状变得扁平并引起愈合不良的问题。

环形闭合的目的不是造成对乳晕外周皮肤的牵拉，而是用来提升在乳晕外环无张力覆盖乳房圆锥形腺体的均匀分布的皮肤。

为了获得乳房前部的完美凸度，在乳腺部实施纵横交错的倒"T"形技术，这样能够在不切除皮肤的情况下提供良好的锥度和支撑。

瘢痕对于年长的女性来说不太重要，但对于年轻女性可能会有负面影响，因为她们的瘢痕有时会比较肥厚。

在实施乳房整形术时，应尽量将瘢痕限制在乳晕外环，因为乳晕外周愈合时通常瘢痕不太明显，尽管在乳房下皱襞周围，尤其是在胸骨旁区的皮肤更有可能形成肥厚性瘢痕。

对自身技术的评价

1983年，我们开始采用乳晕的真皮环扎荷包缝合技术实施乳晕外周固定术，目的是预防术后乳晕和瘢痕扩大。考虑到此过程的成效，我们扩展了其应用，称其为"环形闭合"是因为环扎加强了表皮环状的瘢痕区域，它用不可吸收缝线以荷包缝合法穿过乳晕外周的真皮边缘。通过使用环形闭合，我们首先缩短了水平瘢痕的长度，之后，从倒"T"形技术到水平术，完全消除了水平瘢痕[7,8]。最终，乳晕外周技术很可能消除垂直的瘢痕。

该过程使我们能够治疗更多的乳房下垂患者，因此，扩展了乳晕外周固定术的指征，由于术后会有扩大乳晕和乳晕外周瘢痕的危险，所以该术式在过去只能用于轻度乳房下垂或肥大的治疗。

我们谨慎地将该技术进行了推广。起初，我们使用环形闭合乳晕外周固定术治疗由乳房发育不良导致的下垂，获得了很好的效果，然后我们植入乳房假体以确保其形状和前部的凸度。

在治疗乳房下垂和肥大时，为了获得乳房的锥度，

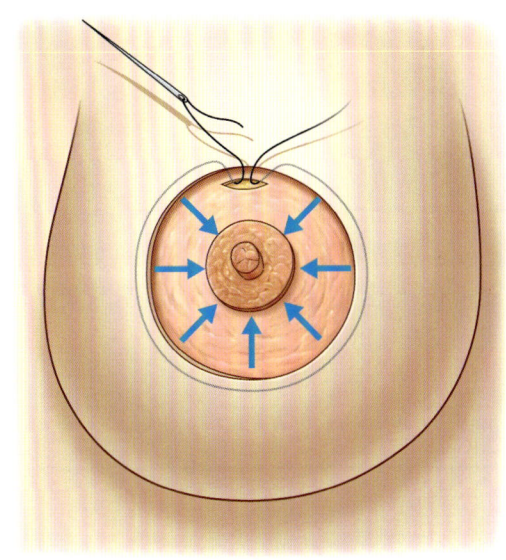

图 51.1 一长直针穿 2-0 号线，以环形的闭合环扎，用荷包缝合法缝合。缝线穿过表皮边缘外真皮深层 5mm 处的规则平面。环形环扎简化了对乳晕和瘢痕的控制，可用于很多肿瘤美化和乳晕外周再造术。

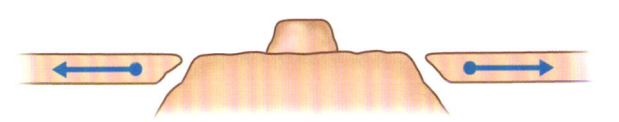

图 51.2 截面图显示环扎缝线没有对乳晕和瘢痕造成牵拉。

简单的折叠术和乳房基底内陷治疗小乳房可获得满意的效果，但对于较大的乳房，效果则并不理想，会导致一些长期的形状扁平化和乳房下垂的复发。

因此，我们传统上将该技术应用于倒"T"形乳房缩小成形术，但仅是针对乳腺而没有切除皮肤。在无张力情况下再次悬吊乳晕周围皮肤，在皮肤口径处使用一环形阻断，然后，在内部以倒"T"形法缩小并重新对乳房塑形。

能获得最大程度的锥度和持久支撑的倒"T"形法是以相互穿越和覆盖的两个皮瓣（外侧和内侧）为特点的，它们确保了乳晕前部最大程度的凸度 [9, 10]。

对于乳腺本身，我们的目标是尽最大可能限制其分离以增加乳腺皮瓣的活力并确保乳房的锥形。对于皮肤，我们的目标是限制乳晕外围去表皮椭圆区域的切除，以预防术后并发症，如对乳晕过多的牵拉所致的明显瘢痕和胸部扁平。

表 51.1 临床病例（1983年1月～2007年12月）

乳房缩小成形术	43%	227
乳房固定术	22%	116
乳房固定和增大成形术	23%	122
肿瘤和乳房再造术	12%	63
总病例	100%	528

材料和方法

从 1983 年 1 月到 2007 年 12 月，我们用该种方法对 528 位患者进行了乳房美容、肿瘤及再造手术（表 51.1）。我们逐渐将该技术应用于重度乳房下垂和肥大。行乳房缩小术时限定平均每个乳房切除 180g（最多 1200g）。

该手术的原则是在内部实施倒"T"形乳房固定术，用一较大的以上部为基底的垂直真皮腺皮瓣支撑乳晕，通过"环形闭合"，在无张力情况下悬吊乳晕周围皮肤，就像戴手套一样。术后几周，一旦水肿消失，新乳房锥体旁的皮肤自然会回缩。乳房皮肤有很强的回缩力，本质上是为了适应孕期和哺乳期乳房体积的较大变化，在这期间乳晕很容易适应其直径的各种改变。

解剖

对于乳房，我们要区分薄层，即有弹性的乳晕外周皮肤，其作用是可适应乳房体积的变化，通常产生的瘢痕并不明显且很容易被腺体、乳房基底及下皱襞的皮肤拉伸，这些厚层皮肤的作用是支撑乳房，它们产生的瘢痕会很大。

对于乳房的支撑，乳晕外围技术可用于移除乳晕外周薄的、有弹性并可延伸的皮肤，这些皮肤没有任何支撑作用，须保留乳房基底和下皱襞处厚的皮肤。

对乳晕和乳腺的血管和神经支配的处理方法与倒"T"形技术相同，用一垂直的真皮腺皮瓣的上蒂支撑乳晕。该蒂会更大，因为它占据了整个椭圆区域的宽度，然而在乳房整形的倒"T"形设计中该蒂较窄，它穿过乳晕的边缘，并与临近组织分离以提升乳房。因此，乳晕的活力、哺乳功能和乳房的神经支配似乎可以通过环形闭合术式更好地被保留。

做皮肤切口时将剪刀紧贴腺体以保留真皮下血管。在去表皮的椭圆区域内做真皮切口时，我们保留约 1cm 的真皮条以保护椭圆皮肤边缘的血管，特别是在其下部（见图51.5）。

这样，整个手术保留了乳房的血液供应和神经支配。这种优势加强了对瘢痕的控制和对重塑乳房组织活力的把握。

体格检查

乳晕外周乳房固定术的指征和术前注意事项

术前必须询问患者，了解患者的期望，这些期望往往会超出手术的可能性。须告知患者手术的效果取决于组织的解剖质量。因此，患者的选择和术前准备须谨慎进行。

在制订手术方案时，我们须考虑到三个因素，即心理因素，解剖条件和我们自身的经验。

心理因素

这是一个很重要的方面。患者须愿意接受一个有利于减少瘢痕但并不太完美的形状。医生应考虑到术后可能出现的问题并画出现实的图片以测试她们对于限制瘢痕的需求。

应让患者了解乳房固定术后通常可能带来的不便，尤其是乳晕外围固定术，如乳晕周围皮肤的皱缩可能会持续数周甚至数月，可能需要修整难看的瘢痕，表皮的不规则可能会持续存在，在完全失败的情况下，有可能需要再实施一次倒"T"形乳房固定术。

患者对这些提醒的反映有助于我们发现那些不能承受术后并发症的患者。通常要排除"心急的患者"，她们有着不切实际的期望或相当自恋。要求使用短瘢痕技术的患者通常希望获得一种自然的外观，通常会对术后效果满意，能够接受术后的形状和散在的瘢痕。

解剖条件

该手术的最佳适应证是年轻患者，轻度乳房下垂或肥大。这些患者皮肤有很好的回缩力，乳房组织也较坚韧，这一点很重要，因为年轻女性的皮肤瘢痕更容易变得肥大，所以我们要限制瘢痕的范围。

另外，禁忌证包括巨乳房或有很多多余皮肤的乳房。医生应注意患者是否超重、年老或吸烟。

胸部和乳房的形态也很重要：筒状乳房是很好的手术适应证，基底很宽的乳房则很难治疗。

对该技术的经验

对于不熟悉该技术的医生，最好先对乳房轻度下垂的患者实施手术，针对这些患者设计的乳晕外周椭圆区域的垂直径不应超过10cm。在获得一些经验之后，医生就可以选择做一些更严重的乳房下垂或肥大手术了。手术的难度大多取决于下垂的程度。在腺体组织瓣的远侧实施切除术，以倒"T"形法像乳房缩小成形术那样切除，但不要切除皮肤。

因此，如果心理状态和解剖条件都良好，我们就更有可能对一位年轻患者，甚至是重度乳房肥大患者实施该技术。

手术步骤

步骤1：设计并标记

我们没有标准的模板，对于每位患者，标准都是不同的。开始标记时患者取站立位，然后取仰卧位，最后回到站立位。

站立位做标记

标记乳房中线以确保对称。乳房中线标记起自锁骨，距前正中线约6cm。我们所说的中线不是下垂乳房的中线，而是乳房重塑后的中线。新的中线没有必要经过下垂的乳头，因为下垂的乳房由于胸壁的凸度变化通常会发生偏移（图51.3）。

新的乳房中线更偏向内侧。乳房中线的下部不要在站立位而应在仰卧位时标记。

新乳晕的垂直位置　乳晕上缘（A点）以Pitanguy法标记在乳房中线上，比乳房下皱襞的前突高2cm。重塑乳房时，医生要确定A点的位置已正确标明，通过测量与胸骨切迹的距离来标记对侧的A点。

对称性　为了更精确的评估，医生应在患者处于解剖位时观察，面对患者，距其3～6英寸（1英寸=2.54厘米）。医生在此次检查中须同时检查有无其他不对称的情况。

为了防止体积的不对称，站立位时的术前评估对于从一边到另一边削减样本重量时可能出现的变化非常重要。

仰卧位做标记

乳房下部要在患者处于仰卧位时做标记，同时双臂要对称放置于身体两侧。

标记乳房下皱襞和限制的腺体　S点是乳房中线穿过下皱襞时的点，距前正中线约10cm。

B点是新乳晕的前缘，标记于乳房中线上，它的

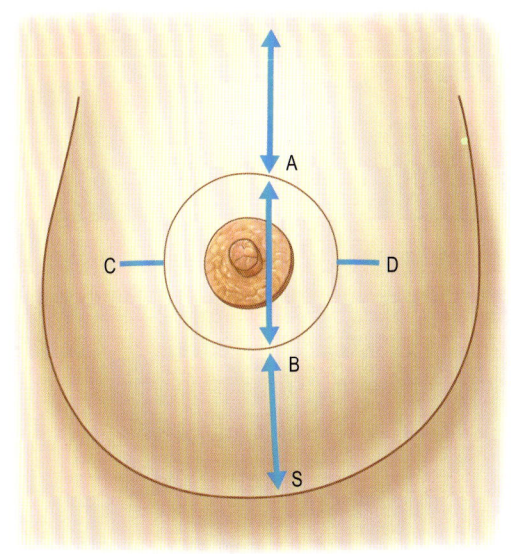

图 51.3 皮肤标记。选择 4 个主要的点将椭圆区域减到最小。要覆盖乳腺锥形切口创面需要大量的皮肤，术后皮肤还会回缩，任何皮肤的过度切除都会引起严重的并发症。所以，乳房中线要越过乳房下皱襞。

位置由最终的乳房体积和乳房皮肤回缩的潜力决定。B 点与 S 点的距离（BS）为 5～12cm。

留下充足的 BS 距离有两大好处 在无张力情况下覆盖皮肤锥形切口创面能够预防乳房形状的扁平化，从而使皮肤更加自然地回缩，根据内部腺体的形状适应新锥形切口创面的高度。减少皮肤的切除，更有利于皮肤在乳晕皮肤缝合时适应新乳晕的大小。

C 点和 D 点分别是椭圆区域外侧和内侧的限制点，对称标记这两点，以乳房中线为指引，旨在将椭圆区域控制到最小范围，因为需要足够的皮肤来无张力覆盖新的锥形切口创面。因此，椭圆区域的外侧限制点 C 点通常位于乳晕的外侧缘（图 51.3）。

椭圆区域的内侧限制点（D 点）与 C 点对称，以乳房中线为指引，因胸壁宽度、假体和乳房大小不同而距前正中线 8～12cm。对侧椭圆区域的内侧缘与该点以前正中线作为对称轴。

通过将 A、B、C、D 4 个点捏在一起来检查所做的标记，确保剩余的皮肤足够无张力覆盖锥形切口创面。最后，用连接 A、B、C、D 四点的虚线标记椭圆区域。当患者仰卧时椭圆区域应几乎是圆的。

患者站立时，对标记进行最后的检查。重力作用使椭圆区域呈垂直状。检查乳房的对称性并照相。

步骤 2：准备

患者取直立坐位，用胶带将双臂紧贴身体两侧并固定于大腿上。以稀释的生理盐水（1000ml）、肾上腺素（0.50mg）及 2% 利多卡因（40ml）渗透该区域。皮下浸润所有将要分离的区域，避免浸润椭圆区域及其周围 3cm 的范围，以保留皮肤边缘的血液供应，前胸腺体切除区域也须浸润。

步骤 3：切口和切开

通过牵拉同心圆表皮瓣剥去乳晕外周椭圆表皮（图 51.4）。在绷紧的皮肤上用 1 支试管标记直径为 1.5cm 的乳晕，该直径要比理想的直径大，以补偿之后的伸展和回缩。通常切开 5.5cm，闭合 4cm。

从 2 点到 10 点处做去表皮的真皮切口，在皮肤边缘 1cm 内，以提高表皮边缘真皮下血液供应。

皮下剥离时要考虑到皮肤的血供，切口从椭圆区域向乳房下皱襞延伸（图 51.5）。

在这个阶段医生切割腺体以构成支撑乳晕的皮脂腺皮瓣。不要将该切口延伸至真皮的边缘，因为它通常离乳晕尤其是其外侧面很近。

在距乳晕下边缘 3cm 处做半圆形的腺体切口以保留乳晕的神经支配和血液供应。该切口有利于前胸空间的开放状态，我们只能在无血管的中央区域解剖前胸空间以保留周围的血液供应，乳房在此处更贴近胸膜，将穿孔器置于此，用两个夹子将腺体组织瓣抬高，沿乳房中线向上至筋膜垂直切除。

分离后，将产生 4 个组织瓣（图 51.6）：
1. 上部的真皮腺皮瓣支撑乳晕。
2. 内侧腺体组织瓣。
3. 外侧腺体组织瓣。
4. 相连的皮肤皮瓣。

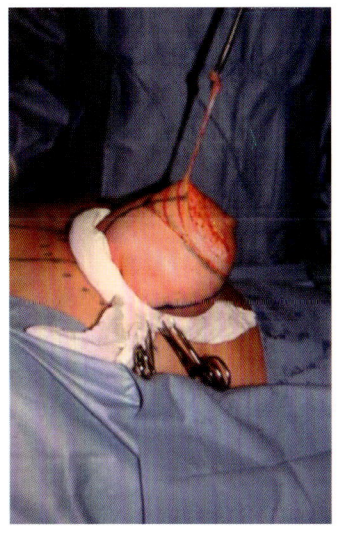

图 51.4 剥离表皮。通过简单牵引同心圆表皮皮瓣可以很容易地剥去表皮。

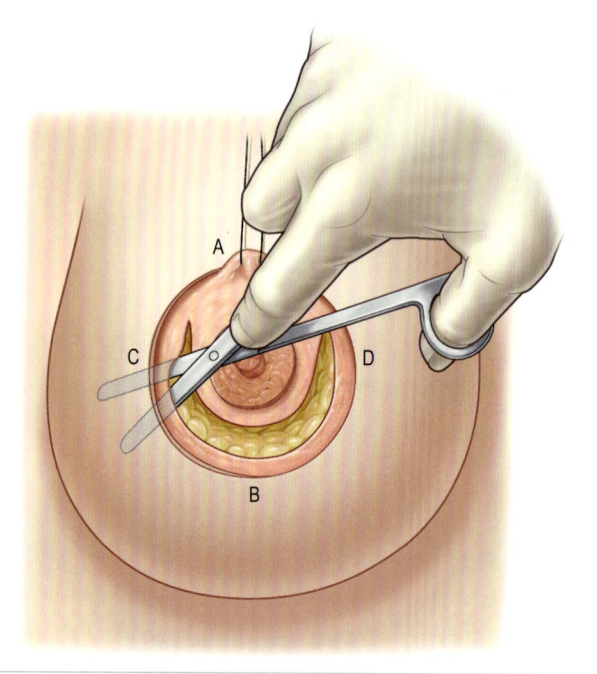

图 51.5 最小限度地分离皮肤和腺体有利于在新的锥形腺体上使皮肤平顺地分布。

对腺体组织瓣的修整有利于体积的削减，必要时可通过将组织瓣固定于新的位置来重塑乳房，在环形闭合的皮肤处形成锥形切口创面。

步骤4：根据Wise模板法切除腺体

针对不同的病例，可对不同的腺体组织瓣实施切除。Pitanguy龙骨状切除术用于减少上极组织（图51.6）。根据Wise模板采用倒"T"形技术对外侧组织瓣实施切除，可用以减少外侧下极（图51.6）。如果外侧组织瓣太厚，可将延伸至前胸空间的组织瓣后部以获得理想的厚度。

为缩小内下极，可将切除范围延续至组织瓣的深面，以获得理想厚度。

将内侧组织瓣的远端切除可缩减内侧组织瓣下极。如果需要缩减的体积很大，可以采用倒"T"形技术。对于其他病例，内侧皮瓣的缩减并不向内侧延伸，因为需要留出必要的体积以充填乳房内侧。

步骤5：腺体塑形

根据每位患者的解剖结构，最小限度地分离腺体组织瓣以获得理想的塑形并预防脂肪坏死。

将腺体组织瓣聚合，以减小乳房的基底径，使之呈圆锥形并获得最好的长期支撑。纵横交错固定往往能很好地实现这些目标。

采用折叠方法缩减乳房上基底径，缝合龙骨状切口。

通过穿越两个下部腺体组织瓣（外侧和内侧）缩减乳房的下基底径。与其他组织瓣交叉的组织瓣迁移的幅度最大。由于下垂不仅是乳房的下垂，通常还伴有乳房的偏斜，我们将外侧组织瓣跨越内侧组织瓣以使乳房形状内收。对于极少数乳房需外展的病例，我们则将内侧组织瓣跨越外侧组织瓣。

在大多数情况下，我们通过在乳晕下旋转并折叠内侧皮瓣，使用U点将其远端固定于胸大肌以实施纵横交错乳房固定术（图51.7）。通过附加的U点穿过外侧组织瓣并将其固定于内侧组织瓣（图51.8）。缝合腺体时不要挤压腺体组织，以避免腺体细胞和脂肪坏死。移动皮瓣以缩减乳房的基底径并在乳晕处创建锥形切口。

步骤6：乳晕固定的真皮窗

通过在真皮表面做一长1cm的切口形成真皮窗以帮助固定乳晕与椭圆区域上极（图51.9），该切口距离边缘5mm。通过该窗口，我们创建一小的腺体内隙袋，将上乳晕真皮提起与真皮深层缝合，可在皮肤边缘无张力支撑乳晕。

步骤7：全乳房叉丝缝合

理想情况下，乳房锥形结构会塑形良好，乳晕在锥形结构的顶部，组织的质量可决定这种效果是否可以长期维持。为获得最好的支撑，最好使用2-0号编织涤纶Mersilene缝线和长直针行全乳房叉丝缝合（图51.10）。这种类型的叉丝缝合对质量欠佳的腺体组织非常有用，尤其是伴有脂肪退化的患者。

倒置的缝线创建出叉丝，伴有合适的张力穿越乳房全层以维持腺体组织瓣的交叉。叉丝的前部也穿过了乳晕真皮腺体组织瓣。这一段能够控制乳头乳晕复合体的前部凸度并防止任何组织突出。要确保在无张力情况下使用全乳房叉丝缝合以避免腺体绞窄及脂肪坏死。全乳房叉丝缝合的作用是通过对腺体塑形的浅缝线获得的锥体形状提供被动支撑（步骤5）。

步骤8：环形闭合环扎缝合

在锥形切口创面上重新悬挂分离的皮肤，互补分支可释放一些皮肤，获得简单的抬高，甚至需要重新分布乳晕旁的皮肤。

环形闭合环扎缝针可有两种放置方法：在椭圆区域外侧或在内侧。

椭圆区域外的环形闭合

用环扎缝针以荷包缝合法在椭圆区域边缘外真皮深层5mm处缝合（图51.11）。缝合从固定于乳晕上

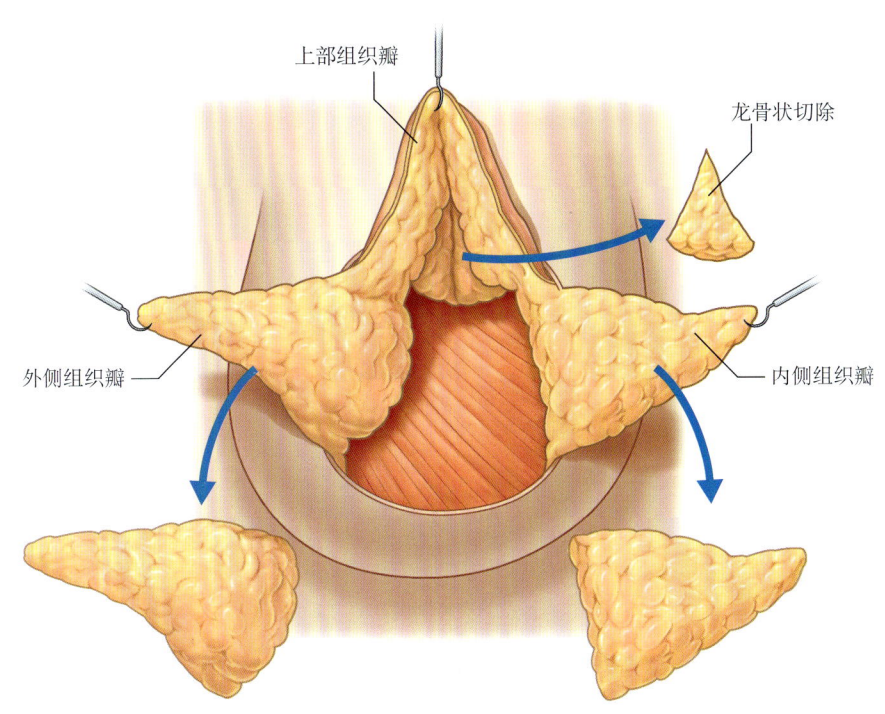

图 51.6　腺体组织瓣的切除，如有必要，同倒"T"形技术一样：垂直的真皮腺体组织瓣上部支撑乳头乳晕复合体，外侧和内侧腺体组织瓣以及皮肤皮瓣。

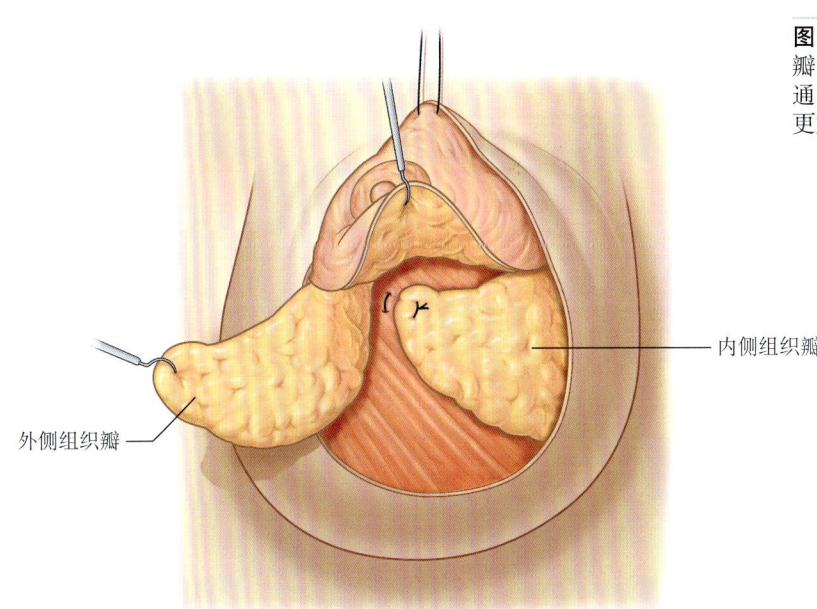

图 51.7　使用胸部的 U 点旋转，折叠并固定内侧组织瓣。根据每位患者的解剖结构评估在胸部的固定位置。通常，在乳晕下缝合内侧组织瓣可使乳晕的前凸度获得更好的支撑。

的真皮窗口开始，沿真皮深层的规则平面缝合，在起始点处结束（图 51.11），使用 2-0 号 Mersilene 缝线和 7cm 长直针，遵循真皮层的规则平面。

椭圆区域内的环形闭合

同样用 2-0 号 Mersilene 缝线和弯针以荷包缝合法在距椭圆内去表皮区域边缘 2 mm 处的真皮层向内或向外实施环形闭合环扎缝合（图 51.12）。

提拉缝线抬高所有乳晕周围分离的皮肤，在缝线处滑动皮肤平均分布皱褶。以乳晕直径为基准对称闭合，用尺子测量直径，或者用一直径合适的管插入并缝合固定（图 51.13），通过真皮窗将结埋藏于皮下。我们更愿意选用像 2-0 号 Mersilene 缝线一样的编织涤纶缝线，因为瘢痕会穿透缝线的纤维，避免移动乳房时缝线上皮肤的滑落。皮肤闭合前，改善乳晕周围皱褶的分布，避免某一区域皱褶的堆积，我们试图将更多的表浅皱褶分布于整个乳晕周围，这是对过多皮肤的压缩而不是折叠。环形闭合允许皮肤皮瓣在新的乳腺

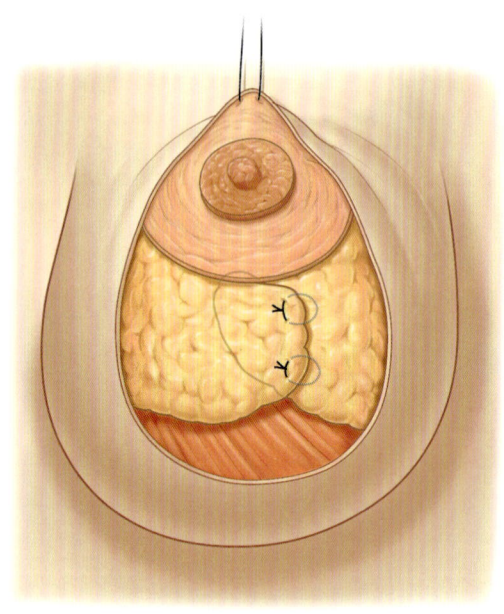

图 51.8　将外侧组织瓣穿越内侧组织瓣，在一些浅表的 U 点处缝合穿越线，抓握 Cooper 韧带以防止任何组织瓣和血管的收缩，在全乳房叉丝缝合后，新的圆锥体形乳房会获得强有力的支撑（步骤 7）。

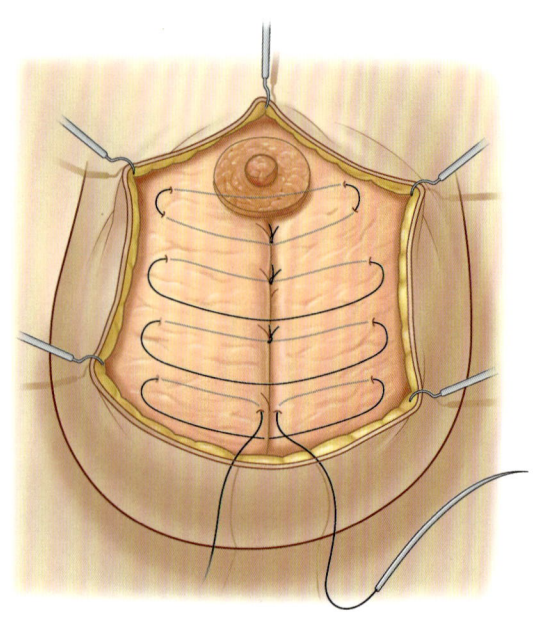

图 51.10　使用长的、稍弯曲的针头，通过使用 2-0 号 Mersilene 倒置缝线，全乳房叉丝缝合强有力地支撑乳房锥体结构。第一针控制乳头乳晕复合体的前部凸度，其余缝针穿越乳房全层度。在无张力情况下将所有缝线系紧。

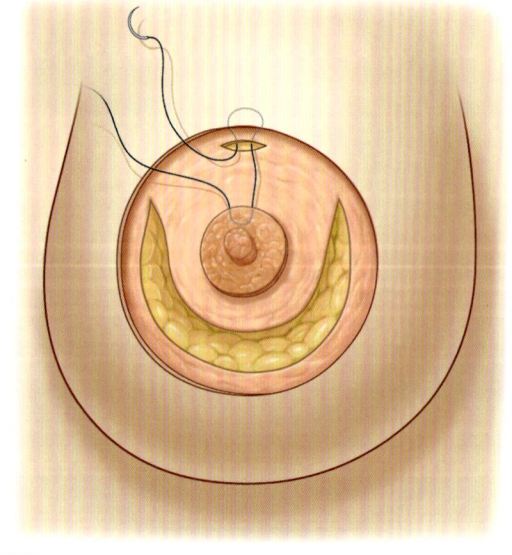

图 51.9　真皮窗通过对乳晕上部强有力的固定可预防瘢痕的扩大并允许外科医生埋藏圆环扎结。

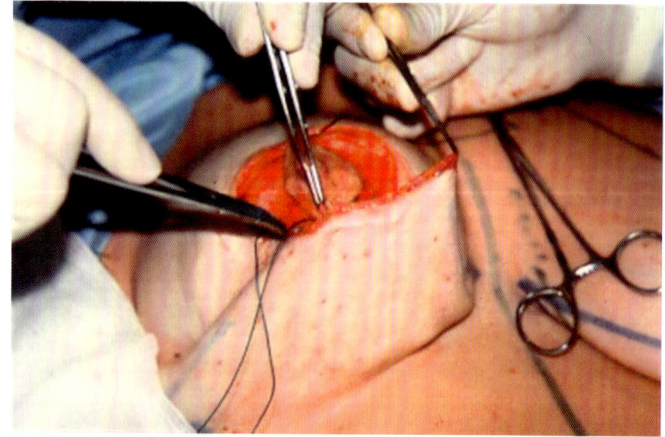

图 51.11　长直针在椭圆区域边缘外真皮深层 5 mm 处沿规则平面缝合。环扎缝线埋藏于全层皮下，不会暴露在瘢痕下。

锥形结构上提升甚至重新分布（图 51.14）。

步骤9：再次对表皮乳晕实施环形闭合获取乳晕后组织

再次对表皮乳晕实施环形闭合（图 51.15）有助于对乳晕外周多余皮肤进行平均分布，皮肤以 8 个点固定于乳晕之上，有 4 个主要的点，另外 4 个点间插于它们中间。

在弯针上穿用 4-0 号尼龙单丝线实施二次环形闭合。该过程开始于乳晕下组织的 6 个点，然后在皮肤边缘内缝合的椭圆区域内 3mm 处获取真皮皱褶的嵴部，在接近 8 个乳晕点处再次获取乳晕下组织。

二次环形闭合要达到如下目标：
- 通过平均分布乳晕旁皱褶帮助皮肤最终补偿缝合。
- 埋藏乳晕和第一次环形闭合间的真皮和突出的脂肪。
- 控制乳头乳晕复合体的前部凸度，避免乳晕从第一次环形闭合中露出。

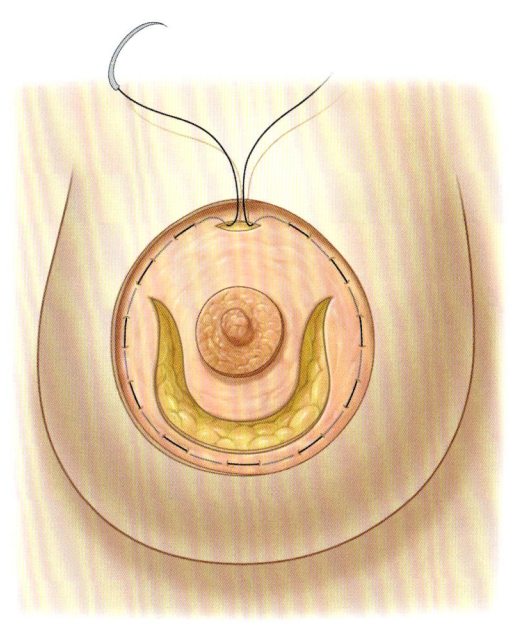

图51.12 椭圆中的圆形区域以2-0号Mersilene缝线和弯针在椭圆形去表皮区域边缘内约2mm处做荷包缝合。

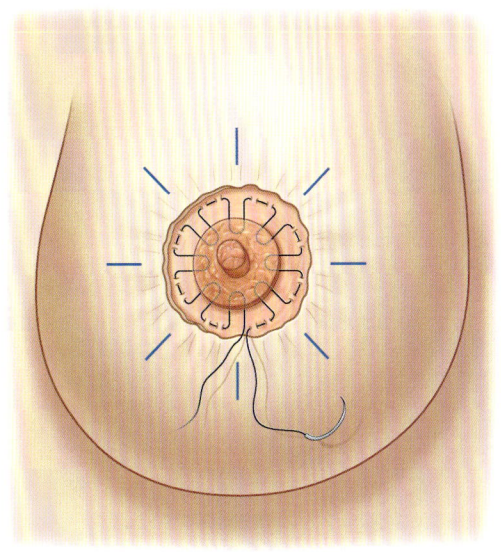

图51.15 第一次环形闭合后对表皮乳晕实施再次环形闭合有助于对乳晕外围多余皮肤进行平均分布，这些皮肤以8个点固定于乳晕上，其中有4个主要的点，另外4个点间插于它们中间。

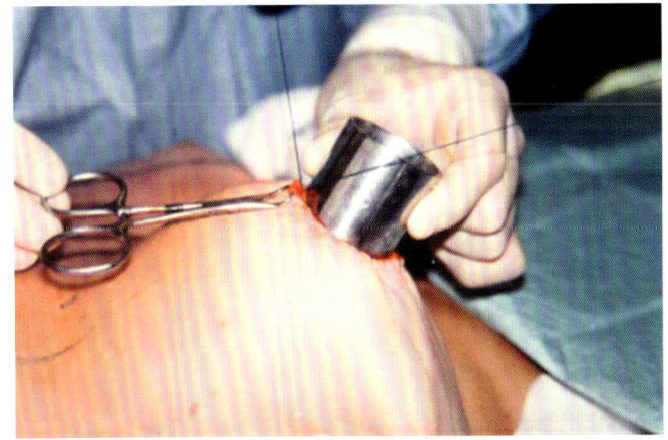

图51.13 提拉环形闭合环扎缝线并将其系于管上，有利于精确测量乳晕直径并保持其对称。

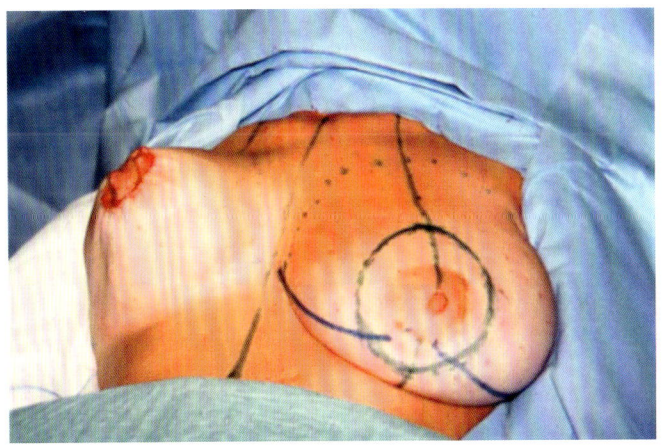

图51.14 圆形阻断允许外科医生在新塑形的锥形腺体上有序地提升并悬吊分离的皮肤，对多余的皮肤进行平均分布。

- 闭合创面，在最终皮肤补偿缝合前开放引流。

步骤10：乳晕凸度的调整

乳腺圆锥体结构使得乳头乳晕复合体具有很强的前部凸度，有时会使其突出。

我们实施一些特定的缝合以控制乳头乳晕复合体的前部凸度：

- 在腺体塑形（步骤7）后实施的全乳房交错固定术的第一针（图51.10）是对乳头乳晕复合体前部凸度的首次控制。
- 乳晕皮肤的内翻缝合对乳晕的厚度有很大的垂直抓力并对真皮椭圆区域边缘有很强的水平抓力，这些缝针的定位对多余皮肤的平均分配也非常重要（如主要的缝针）（图51.16）。
- 用直针穿2-0号编织涤纶缝线经乳晕相对的U点缝合。为覆盖结扎点，将缝线的起点和终点埋藏于乳晕下（图51.17）。U点对于保持乳晕圆形非常有用，一些患者的乳晕常呈椭圆形。该相对U点处于椭圆乳晕直径最长处，对缝针施加些许张力可使椭圆呈圆形。

在步骤9中描述的再次经乳晕行环形闭合缝合对控制乳头乳晕复合体的凸度也非常有帮助。

所有这些缝针和缝合的类型对乳头乳晕复合体的大小、形状和凸度可起到控制作用。

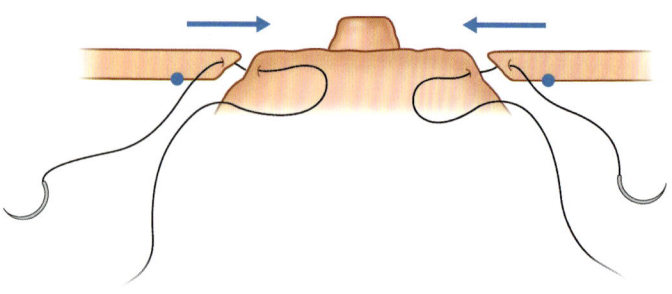

图 51.16　对乳晕皮肤的内翻缝合简化了通过环形闭合环扎对乳晕突出部分的调整,并像主要缝针一样对乳晕周围皱褶进行了平均分布。

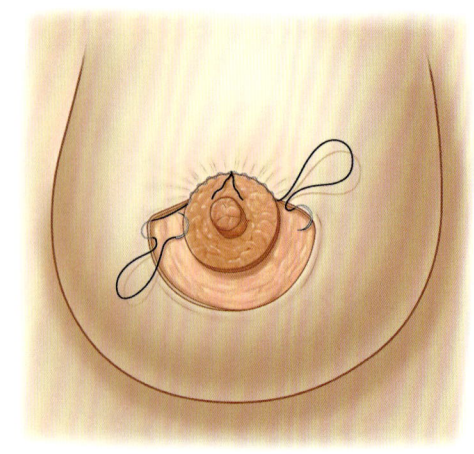

图 51.18　使用 4-0 号单晶线在乳晕顶部行连续皮内缝合,在椭圆区域边缘做一垂直缝合,在乳晕边缘做一水平缝合。

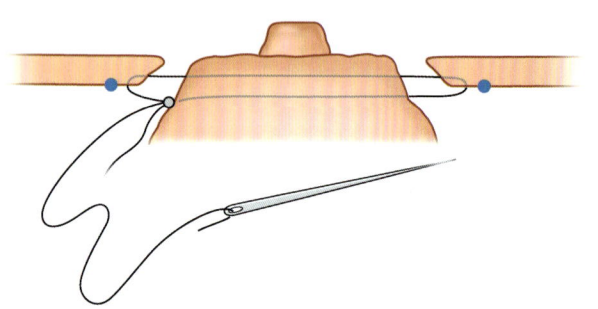

图 51.17　经乳晕的相对 U 点构成了屏障,阻止了乳晕的突出,并在乳晕的形状向卵圆形发展时使之呈圆形。

步骤11:皮肤缝合

调节大的椭圆使其与小的乳晕相适应,需要补偿缝合(图 51.18):

- 使用 4-0 号单晶线在乳晕顶部行连续皮内缝合,在椭圆边缘做一垂直缝合,在乳晕边缘做一水平缝合。实施该缝合不是为避免皱褶过深而是用于维持表面皱褶的平均分配。完全在皮内进行缝合,埋藏开始和结束时的结扎点,不要在皮肤上留下任何痕迹,所有的缝线会自行吸收。
- 通过分离点的补偿缝合,可在乳晕 U 点产生小的抓力,在椭圆边缘支撑结扎点和产生大的皮内抓力。使用分离点的补偿缝合有利于乳晕旁多余皮肤的平均分布,但会在乳晕皮肤上遗留下结点的痕迹。

步骤12:敷料和术后护理

第一层敷料是对乳晕的湿敷和对分离皮肤的干敷。用黏性绷带维持合适的压力以防止血肿形成,在腋下放置真空引流管。

术后 1 天或 2 天根据引流量拔除真空引流管后,患者即可离开诊所。1 周后,在诊所拆除所有的敷料,用消毒液清洗皮肤,然后用乙醚清洗,便于黏性垫的粘贴,这是一个无菌、超薄且具有高度适应性的聚酯泡沫胶黏垫。该敷料可覆盖乳晕和瘢痕并维持分离的皮肤。患者离开诊所时要穿戴简单的胸罩以支撑乳房和黏性垫。

黏性聚酯泡沫垫有很多优点:
- 可防止对瘢痕的牵拉。
- 可吸收渗出物。
- 可保护创面免受外伤和细菌的侵害。
- 在肿胀阶段控制乳头乳晕复合体的前部凸度。
- 允许患者在淋浴后不用更换敷料。
- 极大地方便了患者,他们不用揭除敷料,只需每周做 1 次例行检查并更换黏性垫。

患者须早晚穿戴胸罩,持续 2 个月。

并发症

很显然,与传统的乳房成形术有相同的术后并发症(表 51.2)。皮脂腺分离有可能造成皮肤坏死和腺体、脂肪坏死。为避免这些并发症,须实施一些预防措施。

良好的皮肤血管形成须做到:
- 尽可能少切除皮肤以避免产生过大张力。
- 不要浸润去表皮椭圆区域的边缘部分。

表 51.2　528个病例的术后并发症

血肿	9	1.7%
血清肿	4	0.8%
感染	3	0.6%
脂肪坏死和囊肿	10	1.9%
乳晕坏死	0	—
乳晕敏感性消失	0	—
皮肤皮瓣部分坏死	6	1.1%
瘢痕肥大	2	0.4%

- 皮下剥离时，保留真皮下血管。
- 限制皮下分离到最小程度。
- 对皮瓣的操作要谨慎，要只捏去表皮和真皮的边缘。

良好的腺体血管形成须做到：

- 不要浸润腺体组织瓣基底。
- 将皮下和前胸分离限制到最小程度，允许必要的腺体活动，减少并重塑乳房组织。
- 将组织瓣的远端缩减以限制其长度。

纵横交错乳房固定术的第一针位置应当表浅以避免组织瓣绞窄。全乳房叉丝缝针在重塑乳房锥形结构的全层无张力穿插。

术后感染的病例之一是一位患有胸部痤疮的16岁女孩。她戴着敷料用热水洗澡并使其处于湿润状态，术后1周仍没有更换。结果导致湿敷料下面的痤疮突然恶化，双侧乳房因金黄色葡萄球菌感染而引起蜂窝织炎，须手术清除感染组织。自愈后，对她再次实施手术，这次采用倒"T"形技术，取得了良好的效果。

其他两个感染病例涉及严重的多囊乳腺病和腺体组织瓣的脂肪坏死，分别是由于对腺体的缝合过紧和脂肪退化导致的。在该两例病例中，愈合延迟但结果最终还是令人满意的。在局部麻醉下对瘢痕进行了修整，但乳晕外周仍有瘢痕。

长期问题

- 通过最小程度的乳晕外周皮肤切除，正确使用环形闭合环扎缝针（步骤8）以及通过真皮窗固定乳晕（步骤6），可防止瘢痕和乳晕的扩大。
- 通过良好的纵横交错乳房固定术或靠全乳房叉丝缝合维持腺体折叠内陷（步骤5和步骤7），可预防乳房形状扁平化和下垂复发。
- 通过在真皮深层实施规则平面圆形环扎缝合，平均分布乳晕周围多余皮肤，使皮肤滑过圆形环扎缝合处（步骤8），并通过实施最终皮内补偿缝合（步骤10），避免持续的皱褶。
- 通过不同的缝合技术预防乳晕的突出，这些技术可以联合使用也可分开使用：
  - 经乳晕实施全乳房叉丝缝合的第一针（图51.10）。
  - 再次对乳晕皮肤实施环形闭合（图51.15）。
  - 乳晕皮肤内翻缝合（图51.16）。
  - 经过乳晕直径上的U点（图51.17）。

将环形闭合技术用于乳房固定和增大成形术

在乳房增大术和乳晕外围固定术同时进行时，植入体能够提供合适的乳房形状并有助于长久地维持良好的乳房前部凸度。我们主要使用于后胸部位。松解胸肌下附件，允许肌肉上部收缩以抬高与之连接的乳房实质[11]。

去表皮椭圆区域切口的定位取决于很多因素，即椭圆区域为乳晕上部、下部或外侧切口提供的空间大小。这就为良好的视觉效果和大型腔隙分离创造了可能性。

植入体的形状通常只允许最小程度的腺体塑形，应尽量避免植入体下部的薄弱覆盖，因为此处没有胸肌。

在植入了假体的乳房中行环形闭合之后，内部的压力通常会压迫假体从环形闭合中露出。为控制其露出，步骤10中讲述的缝合技术无论是联合还是分开使用，都非常有用。

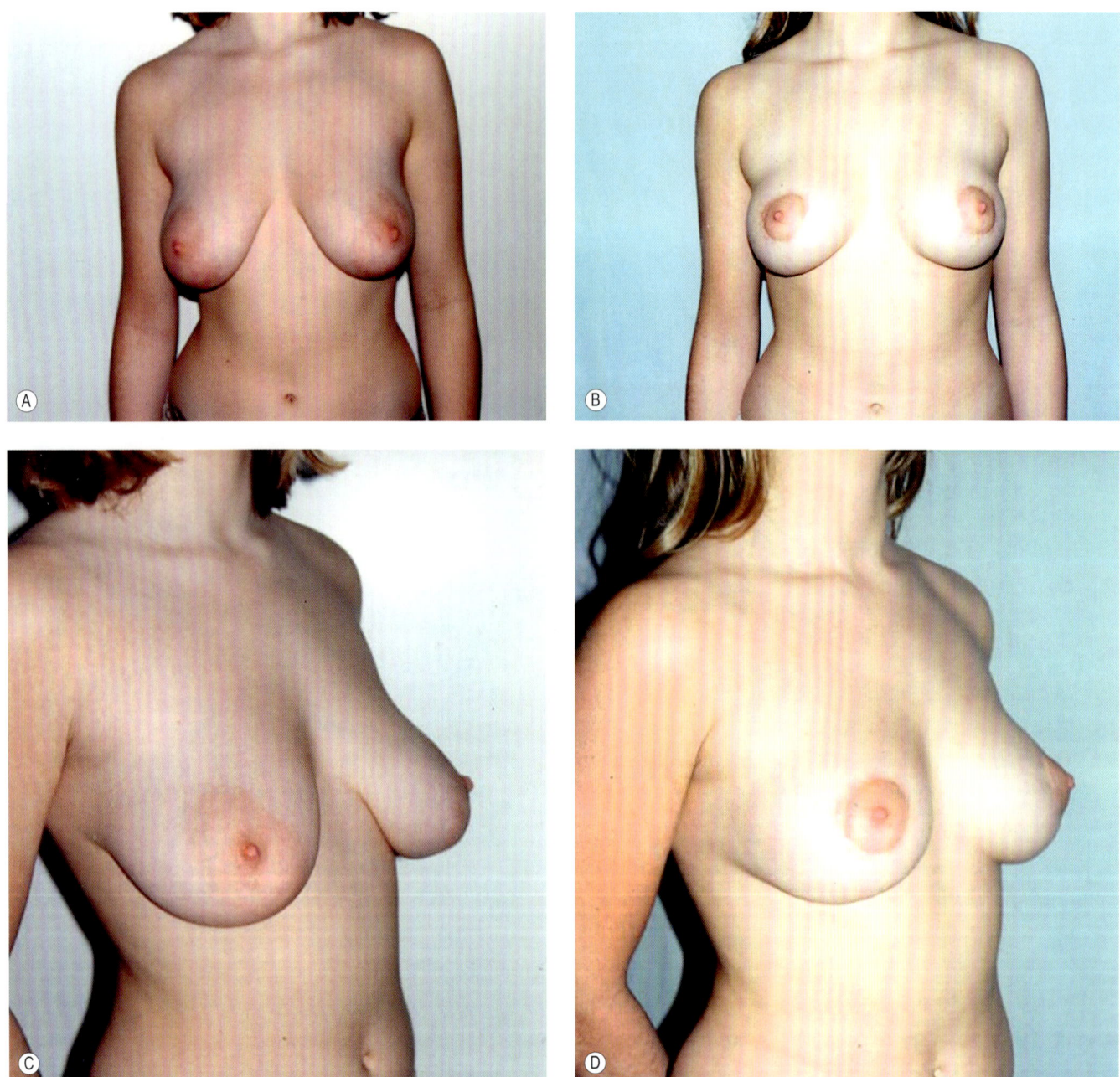

图 51.C1　1 号患者：A，这位 20 岁患者乳房肥大、下垂。B，术后 1 年，乳房重量减轻了 120g。C 和 D，术前和术后 1 年。

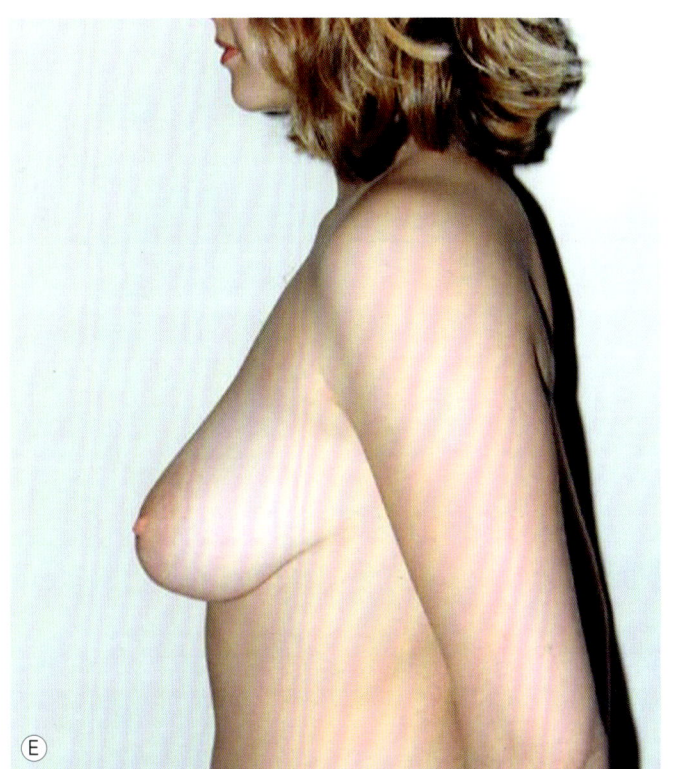
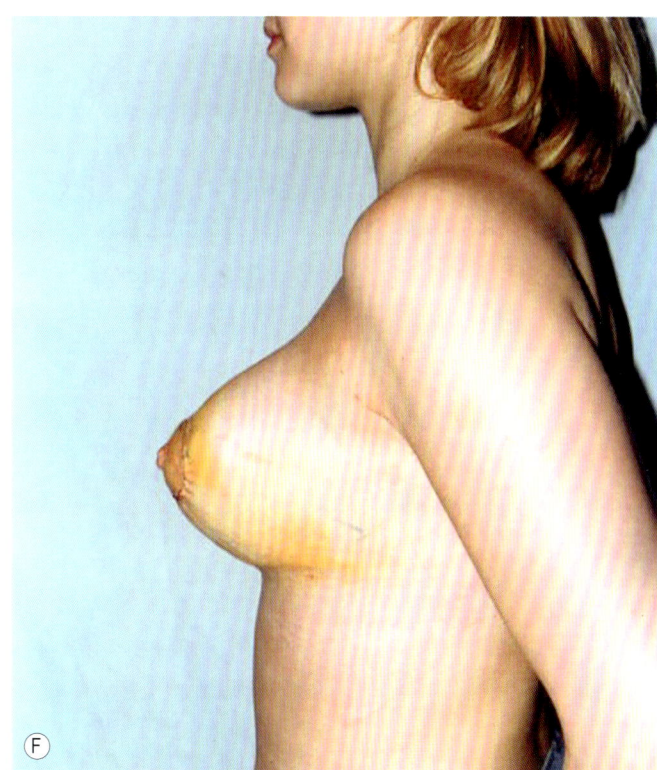
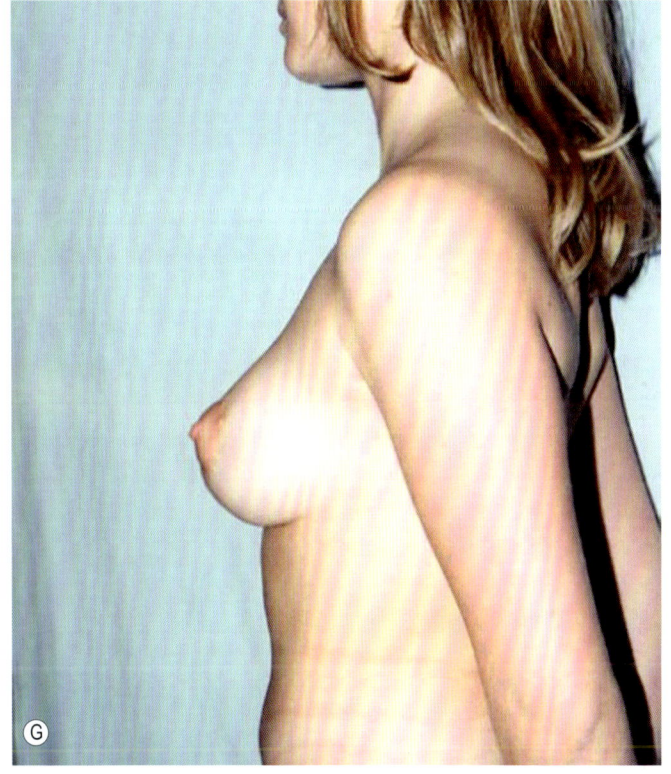

图 51.C1 续 E 和 F, 术前及术后 1 周侧面观。通过纵横交错乳房固定术获得明显凸度。G, 术后 1 年的侧面观; 乳房叉丝为乳腺锥形结构提供了良好的定位, 并通过 Mersilene 缝合永久地固定于胸大肌。

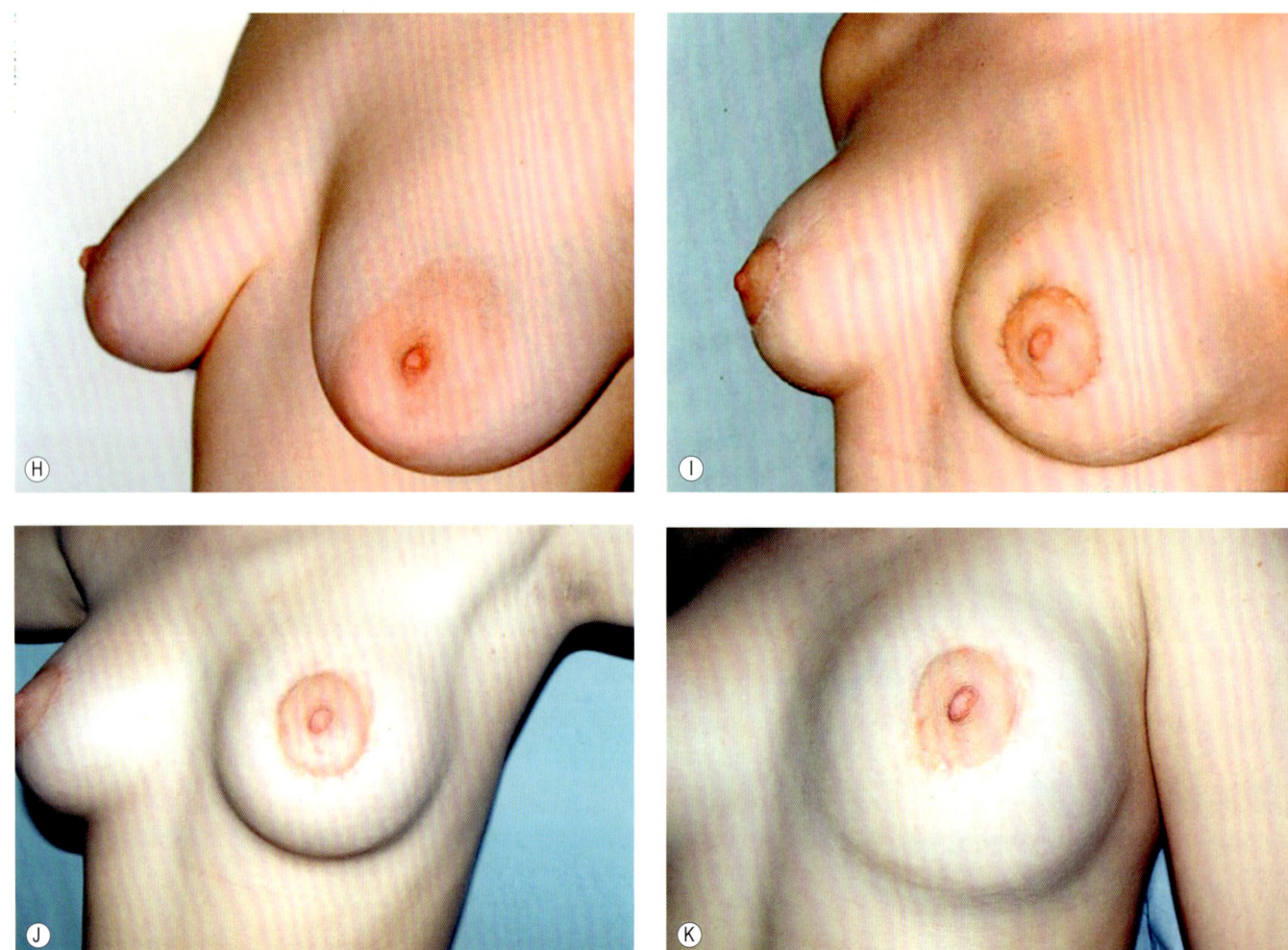

图51.C1 续　H，术前的乳晕。I，术后1周的乳晕；通过环形闭合对多余的皮肤进行了平均分配，避免了深部皱褶。J，术后1年的乳晕，环形闭合避免了乳晕和瘢痕的扩大。K，术后1年的乳晕，仰卧位观，皱褶消失，通过解剖保留了原始乳房下皱襞的自然部分。

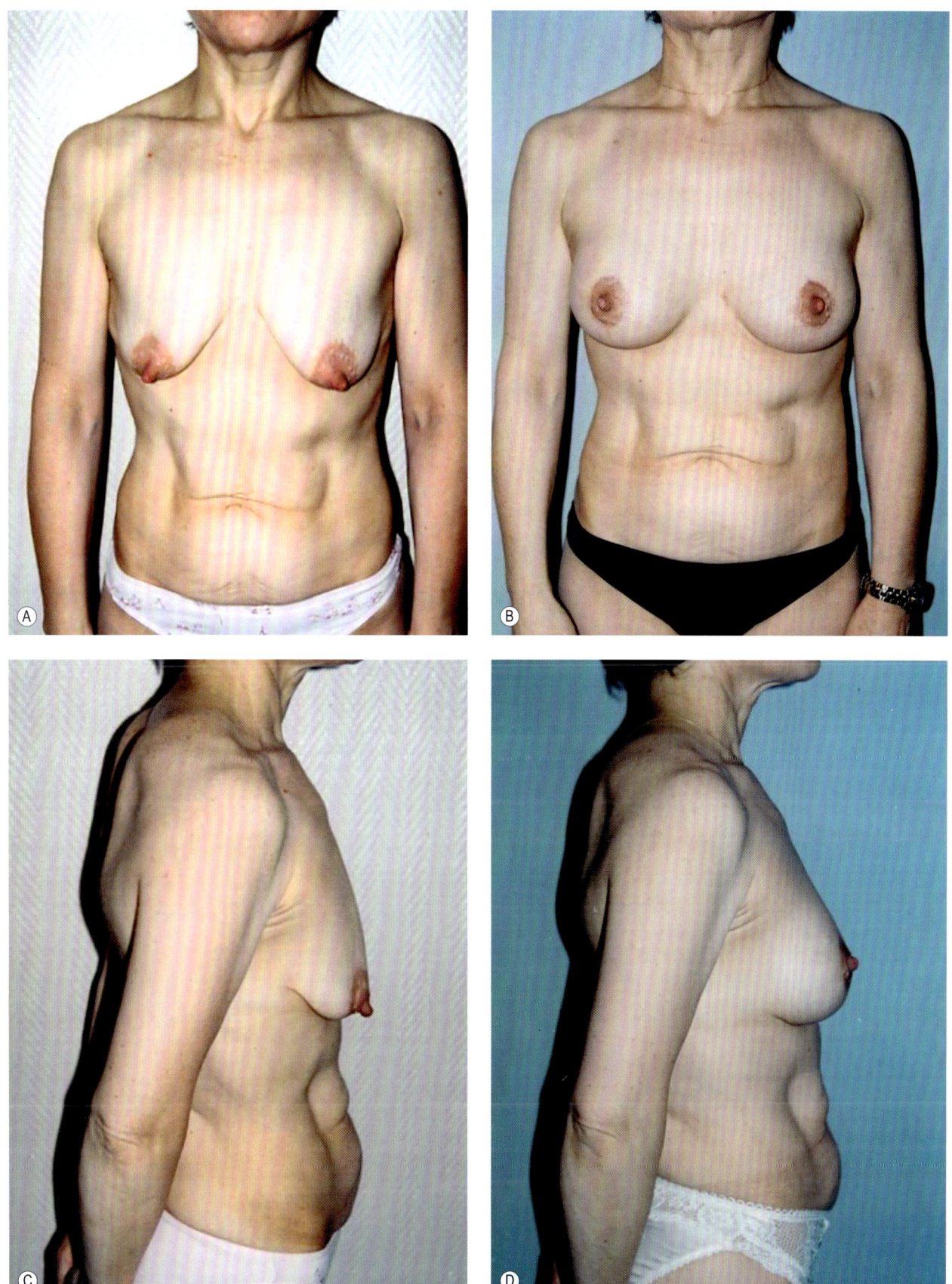

图 51.C2 2号患者：A，该患者45岁，乳房空洞并下垂。B，环形闭合乳房固定术及胸部假体植入180ml，术后1年。C和D，术前及术后1年侧面观。

手术心得及教训

心得

- 环形闭合技术的起初是用真皮深层乳晕外周荷包缝合法环扎缝合以治疗乳房固定和肥大，该技术只产生简单的乳晕外周瘢痕，不会导致乳晕和瘢痕自身的扩大。
- 对结果进行辨析有利于我们对每一个遇到的问题一步步地制订一整套详细的解决方案。通过改进和对患者的慎重选择，环形闭合技术使我们阶段性地获得了令人满意的结果，包括个别的瘢痕和满意的乳房塑形，以及较低的并发症发生率。
- 医生应对乳房下垂和肥大程度较轻，解剖条件较好的患者应用该技术。
- 为了获得良好的效果，手术的每个细节（从术前标记到皮下缝合）都需要精细地考虑。
- 环形闭合技术在肿瘤术后再造和美容方面都有很大的应用价值，希望通过医生的不断改进，能够真正减少患者的术后瘢痕等后遗症。

教训

- 患者须接受为减少瘢痕而做得不太完美的乳房形状。
- 应该告知患者乳房固定术后可能带来的不便，尤其是乳晕外周固定术后，如乳晕外周皮肤的皱缩可能会持续数周或数月，须2个月内昼夜穿戴胸罩，瘢痕愈合不佳时有重新修整的可能性，皮肤不规则的情况可能会持续存在，当完全失败时，需要再进行一次倒"T"形乳房固定术。
- 禁忌证包括潜在的肥胖或有大量多余的皮肤。对于超重、年老或吸烟者，医生应格外注意。
- 乳房基底较宽者更难治愈。

手术步骤小结

1. 设计并标记。
2. 准备。
3. 切口和切开。
4. 根据Wise模板切除腺体。
5. 腺体塑形。
6. 乳晕固定的真皮窗。
7. 全乳房叉丝缝合。
8. 环形闭合环扎缝合。
9. 再次对表皮乳晕实施环形闭合获取乳晕下组织。
10. 乳晕凸度的调整。
11. 皮肤缝合。
12. 敷料和术后护理。

（陈敏亮　颜彤彤 译）

参考文献

1. Dartigues L. Etat actuel de la chirurgie esthétique mammaire. Monde Med 1928;38:75.
2. Erol O, Spira M. Mastopexy technique for mild to moderate ptosis. Plast Reconstr Surg 1980;65:603.
3. Faivre J, Carissimo A, Faivre JM. La voie péri-aréolaire dans le traitement des petites ptoses mammaires. In: Chirurgie esthétique. Paris: Maloine, 1984.
4. Gruber RP, Jones HW Jr. The "donut" mastopexy: indications and complications. Plast Reconstr Surg 1980;65:34.
5. Hinderer U. Plastia mammaria modelante de dermopexia superficial y retromammaria. Rev Esp Cirurg Plast 1972;5:521.
6. Kausch W. Die Operationen der Mammahypertrophie. Zentralbl F Chir 1916;43:713.
7. Benelli L. Technique de plastie mammaire le "round block". Rev Fr Chir Esth 1988;13:7–11.
8. Benelli L. A new periareolar mammaplasty: round block technique. Aesth Plast Surg 1990;14:99.
9. Vinas J. The double breasted breast. Rev Soc Argentina Cirurg Estet 1974;1:25.
10. Vogt T. Mammaplasty: The Vogt technique. In: Georgiade NG, ed. Aesthetic surgery of the breast. Philadelphia: WB Saunders, 1990.
11. Tebbets JB. Dual plane breast augmentation: optimizing implant–soft-tissue relationships in a wide range of breast types. Plast Reconstr Surg 2001; 107.

第11部分：乳　房

第 52 章

乳房假体：背景，安全性及注意事项

Douglas S. Steinbrech 和 Oren Z. Lerman

引言

乳房增大成形术已变成美国最普遍的美容整形外科手术。在 2006 年，实施了 329 000 例乳房增大成形术，比 2000 年增加了 55%，超过了隆鼻术和吸脂术。从 1962 年引入第一个硅凝胶乳房假体开始，经过几代人对假体的演变，我们看到了许多假体在设计上的改进。这种演变导致了如今各种各样的凝胶和生理盐水充注假体的产生。

对于硅凝胶乳房假体和其最近再次涌入市场的广泛争论表明，医生在给患者提建议时，很有必要对隆胸术相关的当前和历史数据有一个全面的了解，对相关信息熟知的患者对手术通常抱有很现实的期望，她们更可能获得良好的效果，尽管需要面对并发症及再次修复的可能性。

本章旨在为外科医生提供必要的背景信息以告知想要接受隆胸手术的患者。由于该学科历史的复杂性，正在进行的临床评估以及现有产品和技术的多样性，对患者进行会诊时很容易忽视其中某个方面。我们希望这一章以言简意赅的方式将对患者进行初次会诊的相关细节呈现出来。

历史（假体的发展）

假体历史时间表

1. 1962 年：Cronin 和 Gerow 首次介绍了由 Dow Corning 生产的硅凝胶假体。
2. 1965 年：Anon 首次介绍了由法国 Simiplast 公司生产的充气生理盐水假体，但由于其扩散率高达 75% 而被撤出市场。
3. 1968 年：美国 Heyer–Schulte 公司 (后来被 Mentor 收购) 生产了更耐用的充气生理盐水假体 (即 Mentor 1800)。
4. 1974 年：McGhan 医药公司成立，为整形和重塑手术制造硅产品。
5. 1976 年：美国 FDA 医疗器械修订案针对食品、药品和化妆品颁布了条例。FDA 目前有权评论和推荐新的医疗器械。硅凝胶乳房假体已在市场上存在了 15 年之久，生产商需要提供安全性和有效性的数据。
6. 1977 年：Houston attorney 首次起诉 Dow Corning，结果胜诉。
7. 1977 年：Minnesota Mining 和 Manufacturing 公司 (3M) 收购了 McGhan 医药公司，1984 年，McGhan 医药公司解散。
8. 1984 年：在旧金山，Stern 迎战 Dow Corning。Dan Bolton 律师发现了 Dow Corning 的内部资料。硅可引起并发症的观点首次被提出。
9. 1984 年：Mentor 收购了 Heyer-Schulte 和其乳房假体生产线。
10. 1986 年：McGhan 将其改名为 Inamed。
11. 1988 年：美国 FDA 将假体列为第三类植入体。在投入市场前，硅凝胶乳房假体生产商必须提交申请。PMA 须证明它是安全有效的器械才能投入市场。
12. 1991 年 11 月：美国 FDA 召开普通和整形外科设备小组审查 PMA 公司提供的所有安全数据。小组的审查结论是该公司提供的数据不足，但建议在临床试验结论公布前仍可使用其产品。
13. 1992 年 1 月：FDA 委员会拒绝了小组的建议并要求在公布新的有效数据之前停止使用乳房硅凝胶假体，生产商同意了。
14. 1992 年 4 月：调查小组再次开会并总结了自身免疫性疾病与乳房硅凝胶假体无因果关系。重建术中假体的进一步使用受到限制，接受假体植入的女性须签署科学协议书。

15. 1992 年 3 月：Dow Corning, Bristol-Myers Squibb 和 Bioplasty 停止生产硅凝胶乳房假体。McGhan 和 Mentor 仍然在生产。
16. 1994 年 3 月：由制造商发起集体诉讼，Dow Corning 是最大的参与者，其他的还有 Baxter, Bristol-Myers Squibb 和 3M，他们要求不再证明假体是导致患者不适的原因。
17. 1994 年 6 月：在新英格兰医学杂志上发表的 Mayo Clinic 流行病学研究发现接受硅凝胶假体植入的女性患结缔组织病的风险并没有增加。
18. 1995 年 5 月：Dow Corning 申请破产。
19. 1997 年 9 月：美国国家癌症研究所杂志发表了大量医学研究调查并得出结论，即乳房假体不会引起乳腺癌。
20. 1998 年 7 月：原告同意 Dow Corning 公司为解决数以万计的硅凝胶乳房植入物的伤害提供索赔。该协议将让 Dow Corning 公司摆脱破产法律程序。
21. 1998 年 6 月：FDA 同意 Inamed 对硅凝胶乳房假体的 IDE 研究（如核心研究），这是 P020056 核心研究。
22. 1999 年 6 月：美国医学研究院发布了 400 页的报告，得出的结论为硅凝胶乳房假体不会导致任何系统性疾病，如结缔组织病。
23. 2000 年 8 月：FDA 同意了 Mentor 对硅凝胶假体的 IDE 研究（如核心研究），这是 P0300053 核心研究。
24. 2001 年 12 月：Inamed 公司重新提交硅凝胶假体投入市场使用的申请。
25. 2003 年 10 月：FDA 的专家咨询小组审查了 PMA 的申请，没有发现任何证据支持硅凝胶假体会引发疾病这一假设。
26. 2004 年 1 月：FDA 委员会再次驳回小组的建议并要求制造商提供更多长期的数据。
27. 2005 年 4 月：提交给 FDA 调查小组的补充数据支持 Mentor 和 Inamed PMA。
28. 2006 年 3 月：Allergan 收购了 Inamed 公司。
29. 2006 年 11 月 17 日：美国食品和药物管理局批准了 Mentor 和 Allergan 对硅凝胶充填假体投入市场使用的申请。
30. 2006 年：Mentor 开始以 "Memory Gel" 商标销售其硅凝胶充填假体。
31. 2007 年 6 月：Allergan 公司开始以 Natrelle 作为商品名销售由 Inamed 公司生产的假体。

假体类型

见表 52.1。

假体的发展

自从 1962 年有报道介绍了最初的硅凝胶假体后，其技术和生产方面均有很大改进。尽管每一代假体的分类标准一直在变化，人们仍普遍认为最新的假体要比 1993 年前的第一代和第二代假体有更显著的优势，当今假体有较厚的多层外壳、阻隔层，有机硅凝胶更具凝聚力，并有更多种纹理和形状。很多因并发症而引起的假体生产危机和停产都是由早期设计的假体导致的。

尽管硅凝胶假体在美国暂停使用，但在其他国家仍可使用，其设计和制造的优势一直延续到今天。当代的假体有其突出的先进性。一些作者只描述三代假体，他们将目前的假体归为第三代。1993 年后，随着假体制造业的发展，对外壳的厚度及凝胶的凝聚性有了更严格的规定，这成为第四代假体的特征。

假体的一个新类别或者说是第五代假体包括目前用于研究的具有高度凝聚力和稳定性的硅凝胶假体。这些所谓的"黏性熊"假体利用硅分子的高度交叉连接增强了硅凝胶乳房假体的黏附性，这种外形稳定的凝胶有利于维持假体的形状，包括 Allergan 公司的 410 型假体和 Mentor 公司的 300 系列 CPG 假体。目前，这些乳房假体仅用于 Mentor 和 Allergan 公司进行临床研究。（表 52.2，图 52.1 ~ 图 52.3）

安全性和有效性

乳房假体破裂，结缔组织病和乳腺癌

硅凝胶乳房假体备受争议的本质和与之相关的疾病，如结缔组织病和乳腺癌，使得美国政府没有采纳 FDA 专家小组的意见，于 1992 年 1 月提出暂停使用硅胶乳房假体。由于这一争议的巨大影响力，乳房假体已成为接受评估最多的医疗器械装置。许多大型的流行病学研究表明接受过以硅凝胶假体为充填材料的隆胸手术或乳房美容术的女性结缔组织病的患病率并未增高。

一则关于该问题的文献记录了 20 世纪 80 ~ 90 年代的无数传闻和临床报告均假设硅暴露会引起免疫反应。然而，最近由 Holmich 等发表了针对该观点的综

表52.1A　Mentor 生理盐水充注假体，光面和毛面(Siltex®)

光面圆形中等凸度						光面圆形高凸度					
正常充注			最大量充注			正常充注			最大量充注		
容积	直径	凸度	容积	直径	凸度	容积	直径	凸度	容积	直径	凸度
125 ml	9.5 cm	3.0 cm	150 ml	9.1 cm	3.4 cm	170 ml	9.0 cm	4.0 cm	200 ml	8.8 cm	4.9 cm
150 ml	10.0 cm	3.1 cm	175 ml	9.6 cm	3.7 cm	190 ml	9.3 cm	4.1 cm	225 ml	9.1 cm	5.1 cm
175 ml	10.6 cm	3.3 cm	200 ml	10.0 cm	3.9 cm	210 ml	9.6 cm	4.2 cm	250 ml	9.5 cm	5.3 cm
200 ml	11.0 cm	3.4 cm	225 ml	10.4 cm	3.9 cm	230 ml	10.0 cm	4.3 cm	275 ml	9.8 cm	5.5 cm
225 ml	11.5 cm	3.5 cm	250 ml	10.9 cm	4.0 cm	250 ml	10.2 cm	4.5 cm	300 ml	10.0 cm	5.6 cm
250 ml	11.9 cm	3.6 cm	275 ml	11.2 cm	4.1 cm	270 ml	10.4 cm	4.6 cm	325 ml	10.2 cm	5.8 cm
275 ml	12.3 cm	3.7 cm	300 ml	11.7 cm	4.2 cm	290 ml	10.8 cm	4.7 cm	350 ml	10.5 cm	5.9 cm
300 ml	12.6 cm	3.7 cm	325 ml	12.1 cm	4.3 cm	310 ml	11.0 cm	4.8 cm	375 ml	10.7 cm	6.0 cm
325 ml	13.0 cm	3.8 cm	375 ml	12.3 cm	4.5 cm	330 ml	11.3 cm	4.8 cm	400 ml	11.0 cm	6.2 cm
350 ml	13.3 cm	3.9 cm	400 ml	12.6 cm	4.7 cm	380 ml	11.7 cm	5.2 cm	450 ml	11.4 cm	6.4 cm
375 ml	13.6 cm	4.0 cm	425 ml	12.8 cm	4.8 cm	420 ml	12.0 cm	5.4 cm	500 ml	11.7 cm	6.7 cm
425 ml	14.2 cm	4.1 cm	475 ml	13.5 cm	4.9 cm	460 ml	12.4 cm	5.5 cm	550 ml	12.1 cm	6.9 cm
475 ml	15.0 cm	4.2 cm	525 ml	14.2 cm	4.9 cm	500 ml	12.8 cm	5.6 cm	600 ml	12.4 cm	7.1 cm
525 ml	15.0 cm	4.2 cm	575 ml	14.5 cm	5.1 cm	560 ml	13.4 cm	5.7 cm	675 ml	13.1 cm	7.3 cm
575 ml	15.0 cm	4.5 cm	625 ml	14.8 cm	5.1 cm	630 ml	13.8 cm	5.9 cm	750 ml	13.4 cm	7.4 cm
625 ml	15.2 cm	4.6 cm	700 ml	14.9 cm	5.6 cm						
700 ml	15.6 cm	4.9 cm	775 ml	14.9 cm	5.8 cm						

光面圆形中等偏上凸度						Siltex® 圆形中等凸度		
正常充注			最大量充注			容积	直径	凸度
容积	直径	凸度	容积	直径	凸度	125 + 25 ml	9.5 cm	3.0 cm
175 ml	9.5 cm	3.5 cm	210 ml	9.3 cm	4.2 cm	150 + 25 ml	10.0 cm	3.1 cm
200 ml	10.0 cm	3.7 cm	240 ml	9.7 cm	4.4 cm	175 + 25 ml	10.6 cm	3.3 cm
225 ml	10.4 cm	3.8 cm	270 ml	10.1 cm	4.6 cm	200 + 25 ml	11.0 cm	3.4 cm
250 ml	10.8 cm	4.0 cm	300 ml	10.5 cm	4.7 cm	225 + 25 ml	11.5 cm	3.5 cm
275 ml	11.0 cm	4.1 cm	330 ml	10.8 cm	4.9 cm	250 + 25 ml	11.9 cm	3.6 cm
300 ml	11.5 cm	4.3 cm	360 ml	11.2 cm	5.0 cm	275 + 25 ml	12.3 cm	3.7 cm
325 ml	11.9 cm	4.4 cm	390 ml	11.5 cm	5.2 cm	300 + 25 ml	12.6 cm	3.7 cm
350 ml	12.1 cm	4.5 cm	420 ml	11.7 cm	5.3 cm	325 + 50 ml	13.0 cm	3.8 cm
375 ml	12.3 cm	4.6 cm	450 ml	12.0 cm	5.4 cm	350 + 50 ml	13.3 cm	3.9 cm
400 ml	12.6 cm	4.7 cm	480 ml	12.3 cm	5.5 cm	375 + 50 ml	13.6 cm	4.0 cm
425 ml	12.9 cm	4.8 cm	510 ml	12.5 cm	5.6 cm	425 + 50 ml	14.2 cm	4.1 cm
450 ml	13.0 cm	4.9 cm	540 ml	12.8 cm	5.7 cm	475 + 50 ml	14.8 cm	4.2 cm
475 ml	13.3 cm	5.0 cm	570 ml	13.0 cm	5.8 cm			
500 ml	13.6 cm	5.1 cm	600 ml	13.2 cm	5.9 cm			
550 ml	14.0 cm	5.3 cm	660 ml	13.7 cm	6.1 cm			
600 ml	14.5 cm	5.5 cm	720 ml	14.1 cm	6.1 cm			
650 ml	14.8 cm	5.6 cm	780 ml	14.4 cm	6.5 cm			
700 ml	15.2 cm	5.8 cm	840 ml	14.8 cm	6.6 cm			
750 ml	15.6 cm	5.9 cm	900 ml	15.1 cm	6.8 cm			
800 ml	16.1 cm	6.0 cm	960 ml	15.5 cm	7.0 cm			

表 52.1A 续

Siltex® contour profile® 中等凸度				Siltex® contour profile® 高凸度			
容积	宽度	高度	凸度	容积	宽度	高度	凸度
175 + 25 ml	10.2 cm	8.5 cm	4.3 cm	275 + 25 ml	11.5 cm	9.5 cm	5.1 cm
225 + 25 ml	11.2 cm	9.4 cm	4.5 cm	350 + 50 ml	12.3 cm	10.5 cm	5.3 cm
275 + 25 ml	12.2 cm	10.3 cm	4.5 cm	450 + 50 ml	13.2 cm	11.0 cm	6.1 cm
350 + 50 ml	13.1 cm	11.0 cm	4.7 cm	550 + 50 ml	14.0 cm	11.9 cm	6.4 cm
425 + 50 ml	13.8 cm	11.6 cm	5.2 cm	650 + 75 ml	15.0 cm	12.7 cm	6.6 cm
525 + 50 ml	14.9 cm	12.5 cm	5.6 cm				

表 52.1B　Mentor硅凝胶假体 (MemoryGel™), 光面和毛面 (Siltex®)

光面圆形低凸度, 内聚 I™			光面圆形中等凸度, 内聚 I™		
容积	直径	凸度	容积	直径	凸度
100 ml	9.4 cm	1.9 cm	100 ml	9.3 cm	2.1 cm
125 ml	10.1 cm	2.0 cm	125 ml	10.0 cm	2.2 cm
150 ml	10.7 cm	2.2 cm	150 ml	10.3 cm	2.3 cm
175 ml	11.3 cm	2.3 cm	175 ml	11.2 cm	2.4 cm
200 ml	11.7 cm	2.4 cm	200 ml	11.7 cm	2.5 cm
225 ml	12.3 cm	2.5 cm	225 ml	12.2 cm	2.6 cm
250 ml	12.7 cm	2.6 cm	250 ml	12.3 cm	2.8 cm
275 ml	13.1 cm	2.7 cm	275 ml	13.2 cm	2.9 cm
300 ml	13.5 cm	2.7 cm	300 ml	13.5 cm	3.0 cm
325 ml	13.9 cm	2.8 cm	325 ml	13.9 cm	3.0 cm
350 ml	14.2 cm	2.9 cm	350 ml	14.2 cm	3.1 cm
375 ml	14.5 cm	2.9 cm	375 ml	14.4 cm	3.2 cm
400 ml	14.8 cm	3.0 cm	400 ml	14.5 cm	3.2 cm
450 ml	15.4 cm	3.1 cm	450 ml	14.9 cm	3.4 cm
500 ml	16.0 cm	3.3 cm	500 ml	15.2 cm	3.6 cm
550 ml	16.5 cm	3.4 cm	550 ml	15.9 cm	3.6 cm
600 ml	17.0 cm	3.5 cm	600 ml	16.5 cm	3.7 cm
			700 ml	17.4 cm	3.9 cm
			800 ml	18.2 cm	4.1 cm

表 52.1B 续

光面圆形中等偏上凸度, 内聚 I™		
容积	直径	凸度
100 ml	8.2 cm	2.7 cm
125 ml	8.9 cm	2.8 cm
150 ml	9.5 cm	2.9 cm
175 ml	10.0 cm	3.1 cm
200 ml	10.5 cm	3.2 cm
225 ml	10.9 cm	3.3 cm
250 ml	11.3 cm	3.4 cm
275 ml	11.7 cm	3.5 cm
300 ml	12.0 cm	3.6 cm
325 ml	12.3 cm	3.7 cm
350 ml	12.5 cm	3.9 cm
375 ml	12.8 cm	4.0 cm
400 ml	13.1 cm	4.0 cm
450 ml	13.6 cm	4.2 cm
500 ml	14.1 cm	4.3 cm
550 ml	14.6 cm	4.5 cm
600 ml	15.0 cm	4.6 cm
700 ml	15.8 cm	4.9 cm
800 ml	16.5 cm	5.1 cm

Siltex® 圆形中等凸度, 内聚 I™		
容积	直径	凸度
100 ml	8.8 cm	2.5 cm
125 ml	9.3 cm	2.8 cm
150 ml	10.2 cm	2.7 cm
175 ml	10.7 cm	2.8 cm
200 ml	11.2 cm	2.8 cm
225 ml	11.4 cm	3.0 cm
250 ml	11.5 cm	3.3 cm
275 ml	12.4 cm	3.4 cm
300 ml	12.6 cm	3.5 cm
325 ml	12.9 cm	3.6 cm
350 ml	13.4 cm	3.7 cm
375 ml	13.4 cm	3.8 cm
400 ml	13.5 cm	3.9 cm
450 ml	13.9 cm	4.1 cm
500 ml	14.2 cm	4.3 cm
550 ml	14.8 cm	4.4 cm
600 ml	15.4 cm	4.5 cm
700 ml	16.8 cm	4.3 cm
800 ml	17.2 cm	4.6 cm

光面圆形中等偏上凸度, 内聚 I™		
容积	直径	凸度
125 ml	8.3 cm	3.5 cm
150 ml	8.8 cm	3.7 cm
175 ml	9.3 cm	3.9 cm
200 ml	9.7 cm	4.0 cm
225 ml	10.1 cm	4.2 cm
250 ml	10.5 cm	4.3 cm
275 ml	10.8 cm	4.4 cm
300 ml	11.1 cm	4.5 cm
325 ml	11.4 cm	4.6 cm
350 ml	11.7 cm	4.8 cm
375 ml	12.0 cm	4.8 cm
400 ml	12.2 cm	5.0 cm
425 ml	12.5 cm	5.0 cm
450 ml	12.8 cm	5.1 cm
500 ml	13.2 cm	5.3 cm
550 ml	13.6 cm	5.5 cm
600 ml	14.0 cm	5.6 cm
650 ml	14.4 cm	5.7 cm
700 ml	14.8 cm	5.8 cm
800 ml	15.5 cm	6.0 cm

Siltex® 圆形中等偏上凸度, 内聚 I™		
容积	直径	凸度
100 ml	8.1 cm	2.7 cm
125 ml	8.8 cm	2.9 cm
150 ml	9.4 cm	3.0 cm
175 ml	10.0 cm	3.2 cm
200 ml	10.5 cm	3.3 cm
225 ml	10.9 cm	3.5 cm
250 ml	11.3 cm	3.6 cm
275 ml	11.7 cm	3.7 cm
300 ml	12.0 cm	3.7 cm
325 ml	12.3 cm	3.8 cm
350 ml	12.6 cm	3.8 cm
375 ml	12.9 cm	3.9 cm
400 ml	13.2 cm	4.0 cm
450 ml	13.7 cm	4.1 cm
500 ml	14.1 cm	4.2 cm
550 ml	14.4 cm	4.4 cm
600 ml	14.7 cm	4.5 cm
700 ml	15.7 cm	4.8 cm
800 ml	16.6 cm	5.0 cm

表 52.1B 续

Siltex® 圆形高凸度，内聚 I™		
容积	直径	凸度
125 ml	8.4 cm	3.6 cm
150 ml	8.9 cm	3.8 cm
175 ml	9.4 cm	4.0 cm
200 ml	9.9 cm	4.1 cm
225 ml	10.2 cm	4.3 cm
250 ml	10.5 cm	4.5 cm
275 ml	10.9 cm	4.6 cm
300 ml	11.1 cm	4.7 cm
325 ml	11.5 cm	4.8 cm
350 ml	11.7 cm	4.9 cm
375 ml	12.0 cm	5.0 cm
400 ml	12.3 cm	5.1 cm
425 ml	12.5 cm	5.2 cm
450 ml	12.7 cm	5.2 cm
500 ml	13.2 cm	5.4 cm
550 ml	13.5 cm	5.6 cm
600 ml	14.0 cm	5.7 cm
650 ml	14.3 cm	5.8 cm
700 ml	14.7 cm	6.0 cm
800 ml	15.4 cm	6.3 cm

Siltex® 圆形超高凸度，内聚 I™		
容积	直径	凸度
135 ml	8.0 cm	4.3 cm
160 ml	8.4 cm	4.5 cm
185 ml	8.6 cm	4.6 cm
215 ml	8.9 cm	4.7 cm
240 ml	9.2 cm	4.9 cm
270 ml	9.5 cm	5.0 cm
295 ml	9.9 cm	5.2 cm
320 ml	10.0 cm	5.3 cm
350 ml	10.3 cm	5.4 cm
375 ml	10.5 cm	5.5 cm
400 ml	10.8 cm	5.6 cm
430 ml	11.1 cm	5.8 cm
455 ml	11.3 cm	5.9 cm
480 ml	11.6 cm	6.0 cm
535 ml	12.1 cm	6.3 cm
590 ml	12.6 cm	6.5 cm
640 ml	13.1 cm	6.8 cm
695 ml	13.6 cm	7.0 cm

述，大量流行病学研究和 meta 分析均得出相似的结论，即硅凝胶假体与特定的结缔组织病或非典型病及未定义的结缔组织综合征并无关系。

关于乳腺癌与假体的相关性也于近几年被提出，一些报道认为两者之间可能有联系。不能早期发现乳腺疾病和降低乳腺癌患者的生存率是接受隆胸手术的女性共同关心的问题。Deapen（2007 年）记录了 21 例病例对照研究，研究对象为 9 组来自世界各地的不同人群，包括美国的不同地区以及丹麦、瑞典、芬兰、加拿大、澳大利亚和苏格兰，数据始终没有显示癌症风险的增高。相反，实际上很多研究表明风险是降低的。此外，并没有任何一致性的数据表明接受隆胸手术的患者存在不能早期发现乳腺疾病和预后较差的风险。

必须指出，有报告显示植入硅或生理盐水充注假体的患者在进行乳房造影筛查时会略微受影响，因为可视的组织很少，所以假阴性率较高。植入乳房假体的女性需要特殊的位移技术（如 Eklin 协议）以提高检查的有效性，同时须进行进一步的检查（如超声或 MRI），以确定有无可疑发现。然而，乳房 X 线检查仍然是这些女性首选的诊断方法。虽然筛选乳房增大成形术患者的难度增加，但许多研究表明隆胸患者的肿瘤大小、分期、疾病复发率和生存率是相等的。

1999 年，美国国会立法委托美国国家科学院医学研究所研究硅凝胶乳房假体的安全性，研究所的研究发现是可靠的。一份由该研究所 13 位科学家组成的独立委员会出示的 400 页的报告证明硅凝胶假体与全身性疾病并无因果关系。同样，他们不认为假体是任何结缔组织病或癌症的致病原因。然而，他们也得出了乳房假体会导致局部问题的结论，例如纤维包膜挛缩。

许多关于乳房假体安全性的论著已经发表，如美国医学研究所的报告。包括世界卫生组织加拿大卫生部和欧洲整形外科委员会发表的文章对硅凝胶乳房假体的安全性和有效性均得出了相似的结论。

应当认真对待患者对这些器械安全性的关注和关于乳房增大成形术的任何咨询。很多患者不会轻信证明硅胶假体安全的证据，她们也不会被说服，而是更

表 52.1C　Allergan 生理盐水充注假体 (Natrelle™ Collection), 光面圆形: 68型；毛面 (Biocell®): 168 型、468 型、163 型和 363 型

68型低凸度前隔膜瓣

容积	最小容积尺寸		最大容积尺寸	
	A 直径	B 凸度	A 直径	B 凸度
125~145 ml	9.5 cm	2.6 cm	9.3 cm	3.2 cm
150~170 ml	10.0 cm	2.7 cm	9.9 cm	3.2 cm
175~195 ml	10.6 cm	2.8 cm	10.4 cm	3.3 cm
200~220 ml	11.0 cm	3.0 cm	10.9 cm	3.4 cm
225~245 ml	11.4 cm	3.1 cm	11.3 cm	3.4 cm
250~270 ml	11.9 cm	3.2 cm	11.7 cm	3.5 cm
275~295 ml	12.2 cm	3.3 cm	12.1 cm	3.6 cm
300~320 ml	12.5 cm	3.4 cm	12.4 cm	3.7 cm
325~345 ml	12.9 cm	3.5 cm	12.7 cm	3.8 cm
350~370 ml	13.3 cm	3.6 cm	13.2 cm	3.8 cm
400~420 ml	13.5 cm	3.8 cm	13.4 cm	4.2 cm
420~440 ml	13.9 cm	3.9 cm	13.8 cm	4.1 cm
440~460 ml	14.2 cm	3.9 cm	14.1 cm	4.1 cm
480~500 ml	14.5 cm	4.0 cm	14.4 cm	4.3 cm
525~545 ml	14.8 cm	4.2 cm	14.7 cm	4.5 cm
550~570 ml	15.1 cm	4.3 cm	15.0 cm	4.5 cm
600~620 ml	15.4 cm	4.4 cm	15.3 cm	4.6 cm
640~660 ml	15.8 cm	4.5 cm	15.7 cm	4.7 cm
680~700 ml	16.2 cm	4.5 cm	16.1 cm	4.7 cm

68型中等凸度前隔膜瓣

容积	最小容积尺寸	
	A 直径	B 凸度
120~150 ml	9.0 cm	3.0 cm
150~180 ml	9.6 cm	3.3 cm
180~210 ml	10.2 cm	3.4 cm
210~240 ml	10.6 cm	3.7 cm
240~270 ml	11.1 cm	3.8 cm
270~300 ml	11.6 cm	3.9 cm
300~330 ml	11.9 cm	4.1 cm
330~360 ml	12.3 cm	4.2 cm
360~390 ml	12.7 cm	4.2 cm
390~420 ml	13.0 cm	4.5 cm
420~450 ml	13.4 cm	4.5 cm
450~480 ml	13.7 cm	4.6 cm
480~510 ml	14.1 cm	4.6 cm
510~540 ml	14.4 cm	4.6 cm
550~600 ml	14.6 cm	4.9 cm
600~650 ml	15.0 cm	5.0 cm
650~700 ml	15.2 cm	5.3 cm
700~750 ml	15.6 cm	5.4 cm
750~800 ml	15.9 cm	5.6 cm
800~850 ml	16.4 cm	5.6 cm

愿意选择生理盐水充注假体。硅凝胶假体植入术的优点能够显著地提升对盐水充注假体感兴趣的患者的满意度，但是其安全性无法得到保证。外科医生须通过总结过去的争论和目前的科学证据以支持其安全性，使这些患者肯定自己的选择。

并发症

关于乳房假体技术的一系列争论有利于我们利用大量的数据来掌握其安全性和有效性。乳房假体已成为研究最广泛的医用假体。尽管这些数据表明硅凝胶植入术似乎并不会引起系统性疾病，但局部并发症的发生率一直很高。

Inamed 公司和 Mentor Core 公司的上市前认证研究旨在说明这些仪器相关并发症的问题。最近美国市场上硅凝胶假体的再次引入是基于长达 10 年的研究数据。Inamed 公司近 6 年来和 Mentor 公司近 3 年来收集的数据大多数是可以使用的。这些数据是关于当代的硅凝胶假体导致的最新并发症发生率的。与生理盐水充注假体相关的数据在将来一段时间也可以使用。

大多数并发乳房假体纤维包膜挛缩的患者也许需要进行二次整形手术。假体破裂是很严重的并发症，但较少见。Inamed 公司近 6 年来的研究表明在初次接受乳房增大成形术的患者中，Ⅲ度或Ⅲ度挛缩的概率约为 15%，而 Mentor 公司 3 年的研究数据表明此概率为 8%。

除局部并发症外，在评估乳房假体的有效性时，再次手术率也是一项标准。Inamed 公司前 6 年的研究表明，28% 的女性需要进行乳房重新修复，修复的主要原因是纤维包膜挛缩，其次是患者的选择，以及患者需要改变大小和更换假体。尽管存在并发症率，Inamed 公司收集近 6 年的数据仍然表明患者满意率约为 95%（表 52.3 和表 52.4）。

表 52.1C 续

68型高凸度前隔膜瓣

容积	最小容积尺寸		最大容积尺寸	
	A 直径	B 凸度	A 直径	B 凸度
160~175 ml	9.0 cm	3.9 cm	8.8 cm	4.3 cm
200~220 ml	9.6 cm	4.2 cm	9.5 cm	4.6 cm
240~260 ml	10.2 cm	4.4 cm	10.0 cm	5.0 cm
280~300 ml	10.6 cm	4.7 cm	10.5 cm	5.2 cm
320~340 ml	11.1 cm	4.9 cm	11.0 cm	5.3 cm
350~380 ml	11.6 cm	4.9 cm	11.4 cm	5.5 cm
400~430 ml	11.9 cm	5.0 cm	11.7 cm	5.9 cm
425~455 ml	12.3 cm	5.3 cm	12.1 cm	5.9 cm
465~505 ml	12.6 cm	5.6 cm	12.5 cm	6.1 cm
500~540 ml	13.0 cm	5.7 cm	12.8 cm	6.3 cm
550~590 ml	13.3 cm	5.8 cm	13.1 cm	6.4 cm
600~640 ml	13.7 cm	6.0 cm	13.5 cm	6.6 cm
650~700 ml	14.0 cm	6.1 cm	13.8 cm	6.9 cm
700~750 ml	14.4 cm	6.2 cm	14.1 cm	7.1 cm
750~800 ml	14.6 cm	6.5 cm	14.4 cm	7.2 cm
800~850 ml	15.0 cm	6.7 cm	14.7 cm	7.2 cm

468型全高度前隔膜瓣

容积	A 宽度	B 高度	C 凸度
195~205 ml	10.0 cm	10.5 cm	4.0 cm
230~240 ml	10.5 cm	11.0 cm	4.2 cm
270~285 ml	11.0 cm	11.5 cm	4.3 cm
300~315 ml	11.5 cm	12.0 cm	4.6 cm
350~370 ml	12.0 cm	12.5 cm	4.8 cm
380~400 ml	12.5 cm	13.0 cm	4.9 cm
450~475 ml	13.0 cm	13.5 cm	5.3 cm
495~520 ml	13.5 cm	14.0 cm	5.5 cm
560~590 ml	14.0 cm	14.5 cm	5.7 cm
620~650 ml	14.5 cm	15.0 cm	5.9 cm

163型全高度后隔膜瓣

容积	A 宽度	B 高度	C 凸度
360~380 ml	12.0 cm	12.8 cm	4.9 cm
440~460 ml	12.8 cm	13.6 cm	5.2 cm
530~555 ml	13.5 cm	14.6 cm	5.5 cm
655~690 ml	14.6 cm	15.6 cm	5.8 cm
780~820 ml	15.5 cm	16.5 cm	6.1 cm

168型圆形中等凸度前隔膜瓣

容积	A 直径	B 凸度
120~150 ml	9.0 cm	3.0 cm
150~180 ml	9.6 cm	3.3 cm
180~210 ml	10.2 cm	3.4 cm
210~240 ml	10.6 cm	3.7 cm
240~270 ml	11.1 cm	3.8 cm
270~300 ml	11.6 cm	3.9 cm
300~330 ml	11.9 cm	4.1 cm
330~360 ml	12.3 cm	4.2 cm
360~390 ml	12.7 cm	4.2 cm
390~420 ml	13.0 cm	4.5 cm
450~480 ml	13.7 cm	4.6 cm
480~510 ml	14.1 cm	4.6 cm
510~540 ml	14.4 cm	4.6 cm
550~600 ml	14.6 cm	4.9 cm
600~650 ml	15.0 cm	5.0 cm
650~700 ml	15.2 cm	5.3 cm
700~750 ml	15.6 cm	5.4 cm
750~800 ml	15.9 cm	5.6 cm
800~850 ml	16.4 cm	5.6 cm

363型低度全凸度前隔膜瓣

容积	A 宽度	B 高度	C 凸度
170~180 ml	10.4 cm	8.6 cm	4.2 cm
200~210 ml	10.8 cm	9.0 cm	4.5 cm
230~240 ml	11.2 cm	9.4 cm	4.7 cm
260~275 ml	11.8 cm	9.8 cm	4.9 cm
300~315 ml	12.2 cm	10.2 cm	5.1 cm
330~350 ml	12.6 cm	10.6 cm	5.3 cm
370~390 ml	13.0 cm	11.0 cm	5.5 cm
410~430 ml	13.6 cm	11.4 cm	5.6 cm
450~475 ml	14.0 cm	11.8 cm	5.8 cm
510~535 ml	14.4 cm	12.2 cm	6.1 cm
560~585 ml	15.0 cm	12.6 cm	6.2 cm
620~645 ml	15.4 cm	13.0 cm	6.5 cm
690~720 ml	15.8 cm	13.4 cm	6.8 cm

表52.1D　Allergan 生理盐水充注假体 (Natrelle™ Collection)，光面圆形: 10型~45型。毛面 (Biocell®):110型~120型。

10型中等凸度

容积	A 直径	B 凸度
120 ml	9.4 cm	2.5 cm
150 ml	10.1 cm	2.7 cm
180 ml	10.7 cm	2.9 cm
210 ml	11.5 cm	3.0 cm
240 ml	11.7 cm	3.2 cm
270 ml	12.2 cm	3.3 cm
300 ml	12.6 cm	3.5 cm
330 ml	13.0 cm	3.6 cm
360 ml	13.4 cm	3.7 cm
390 ml	13.6 cm	3.8 cm
420 ml	14.0 cm	3.8 cm
450 ml	14.4 cm	3.9 cm
480 ml	14.8 cm	3.9 cm
510 ml	15.1 cm	4.0 cm
550 ml	15.4 cm	4.0 cm
600 ml	15.8 cm	4.3 cm
650 ml	16.0 cm	4.5 cm
700 ml	16.4 cm	4.6 cm
750 ml	16.8 cm	4.8 cm
800 ml	17.2 cm	4.9 cm

20型高凸度

容积	A 直径	B 凸度
120 ml	9.0 cm	2.7 cm
140 ml	9.1 cm	3.3 cm
160 ml	9.4 cm	3.5 cm
180 ml	9.6 cm	3.8 cm
200 ml	9.7 cm	4.0 cm
230 ml	10.0 cm	4.2 cm
260 ml	10.4 cm	4.3 cm
280 ml	10.6 cm	4.5 cm
300 ml	10.9 cm	4.5 cm
325 ml	11.2 cm	4.6 cm
350 ml	11.4 cm	4.9 cm
375 ml	11.7 cm	4.9 cm
400 ml	11.9 cm	5.0 cm
425 ml	12.0 cm	5.2 cm
450 ml	12.4 cm	5.2 cm
475 ml	12.6 cm	5.5 cm
500 ml	13.0 cm	5.2 cm
550 ml	13.5 cm	5.6 cm
600 ml	13.8 cm	5.7 cm
650 ml	14.2 cm	5.9 cm
700 ml	14.5 cm	6.2 cm
750 ml	15.0 cm	6.0 cm
800 ml	15.3 cm	6.1 cm

15型中等凸度

容积	A 直径	B 凸度
158 ml	9.5 cm	3.2 cm
176 ml	9.9 cm	3.3 cm
194 ml	10.3 cm	3.4 cm
213 ml	10.6 cm	3.5 cm
234 ml	10.9 cm	3.6 cm
265 ml	11.4 cm	3.7 cm
286 ml	11.7 cm	3.8 cm
304 ml	11.9 cm	4.0 cm
339 ml	12.4 cm	4.0 cm
397 ml	13.1 cm	4.2 cm
421 ml	13.3 cm	4.3 cm
457 ml	13.7 cm	4.5 cm
492 ml	14.0 cm	4.6 cm
533 ml	14.4 cm	4.7 cm
575 ml	14.8 cm	4.8 cm
616 ml	15.2 cm	4.9 cm
659 ml	15.4 cm	5.0 cm
700 ml	15.8 cm	5.1 cm
752 ml	16.2 cm	5.2 cm

40型中等凸度

容积	A 直径	B 凸度
80 ml	8.8 cm	1.7 cm
100 ml	8.9 cm	2.2 cm
120 ml	9.1 cm	2.5 cm
140 ml	9.4 cm	2.7 cm
160 ml	9.7 cm	3.1 cm
180 ml	10.0 cm	3.3 cm
200 ml	10.2 cm	3.5 cm
220 ml	10.5 cm	3.6 cm
240 ml	10.9 cm	3.7 cm
260 ml	11.2 cm	3.8 cm
280 ml	11.4 cm	3.8 cm
300 ml	11.7 cm	3.9 cm
320 ml	12.0 cm	3.9 cm
340 ml	12.3 cm	4.0 cm
360 ml	12.5 cm	4.1 cm
400 ml	12.7 cm	4.2 cm
460 ml	13.8 cm	4.2 cm
500 ml	14.2 cm	4.3 cm
560 ml	14.7 cm	4.6 cm

表52.1D 续

45型全凸度

容积	A 直径	B 凸度
120 ml	7.4 cm	3.6 cm
160 ml	8.2 cm	3.8 cm
200 ml	9.0 cm	4.1 cm
240 ml	9.6 cm	4.3 cm
280 ml	10.0 cm	4.6 cm
320 ml	10.4 cm	4.8 cm
360 ml	10.8 cm	5.1 cm
400 ml	11.2 cm	5.1 cm
460 ml	11.4 cm	5.9 cm
500 ml	11.9 cm	5.7 cm
550 ml	12.4 cm	6.0 cm
600 ml	12.8 cm	6.1 cm
650 ml	13.2 cm	6.2 cm
700 ml	13.5 cm	6.4 cm
800 ml	14.2 cm	6.7 cm

110型中等凸度

容积	A 直径	B 凸度
90 ml	8.7 cm	2.0 cm
120 ml	9.0 cm	2.4 cm
150 ml	9.7 cm	2.5 cm
180 ml	10.3 cm	2.7 cm
210 ml	11.1 cm	2.8 cm
240 ml	11.7 cm	2.9 cm
270 ml	12.3 cm	3.0 cm
300 ml	12.6 cm	3.1 cm
330 ml	12.8 cm	3.1 cm
360 ml	13.5 cm	3.2 cm
390 ml	13.7 cm	3.2 cm
420 ml	13.9 cm	3.3 cm
450 ml	14.3 cm	3.3 cm
480 ml	15.1 cm	3.3 cm
510 ml	15.5 cm	3.4 cm

115型中等凸度

容积	A 直径	B 凸度
150 ml	9.7 cm	3.1 cm
167 ml	10.0 cm	3.2 cm
185 ml	10.4 cm	3.3 cm
203 ml	10.7 cm	3.3 cm
222 ml	11.0 cm	3.5 cm
253 ml	11.6 cm	3.6 cm
272 ml	11.8 cm	3.7 cm
290 ml	12.0 cm	3.8 cm
322 ml	12.5 cm	3.9 cm
354 ml	13.0 cm	4.0 cm
378 ml	13.2 cm	4.1 cm
401 ml	13.4 cm	4.2 cm
435 ml	13.8 cm	4.3 cm
469 ml	14.1 cm	4.4 cm
507 ml	14.5 cm	4.5 cm
547 ml	14.9 cm	4.5 cm
586 ml	15.3 cm	4.6 cm
627 ml	15.6 cm	4.8 cm
666 ml	16.0 cm	4.9 cm
716 ml	16.4 cm	5.0 cm

120型高凸度

容积	A 直径	B 凸度
180 ml	9.4 cm	3.3 cm
220 ml	9.9 cm	3.7 cm
260 ml	10.6 cm	4.0 cm
300 ml	11.0 cm	4.2 cm
340 ml	11.5 cm	4.3 cm
400 ml	12.1 cm	4.5 cm
440 ml	12.7 cm	4.6 cm
500 ml	13.5 cm	4.7 cm
550 ml	13.9 cm	4.8 cm
600 ml	14.5 cm	4.9 cm
650 ml	15.5 cm	5.0 cm

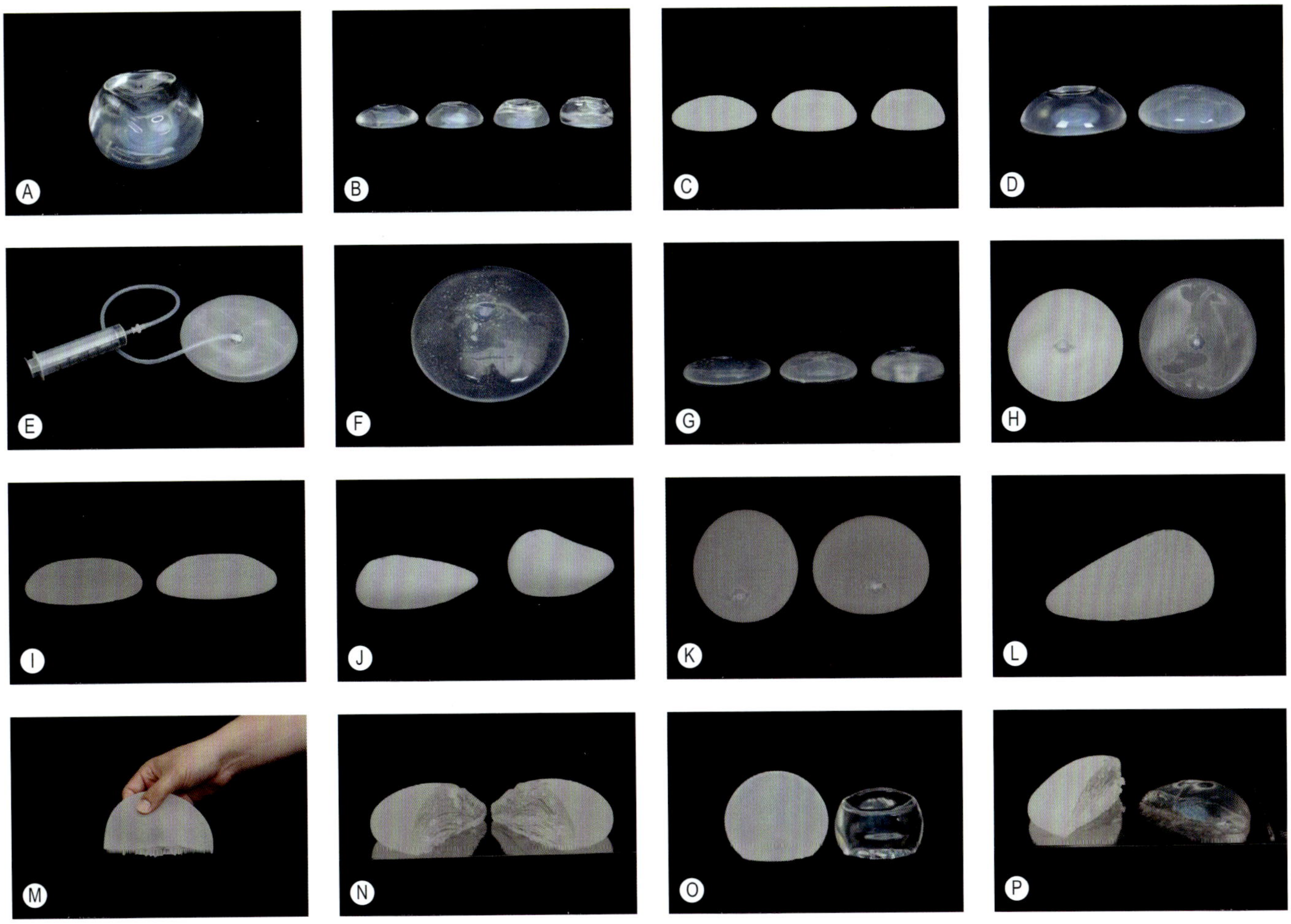

图 52.1 由 Mentor 和 Inamed 公司生产的生理盐水和硅充注乳房假体，它们以不同的尺寸、形状和质地被广泛应用。A，Allergan 光面圆形硅凝胶假体。B，Allergan 10 型、15 型、20 型和 40 型硅凝胶假体。C，BioCell 毛面硅凝胶假体 110 型、115 型和 120 型。D，硅凝胶和生理盐水充注假体。E，空生理盐水假体外壳，充填管和注射器。F，带瓣的生理盐水假体。G，Allergan 68 型生理盐水充注假体，低～高凸度。H，毛面和光面生理盐水充注外壳。I，Mentor Siltex 和 Allergan BioCell 毛面硅凝胶假体。J 和 K，Allergan BioCell 毛面硅凝胶假体。L～N，Allergan 公司的 410 型高凝聚性硅凝胶假体被切成两半，即使假体被切断后高聚凝胶也不会露出。O，Allergan 公司的 410 型和 15 型硅凝胶假体。由高交联有机硅组成的具有高凝聚性和稳定性的硅凝胶假体，在直立时仍然能保持其上极丰满的解剖形状。P，410 型和 15 型假体分别被切成两半。第四代和第五代凝胶假体凝聚性的增高限制了硅从破裂的假体中泄漏。

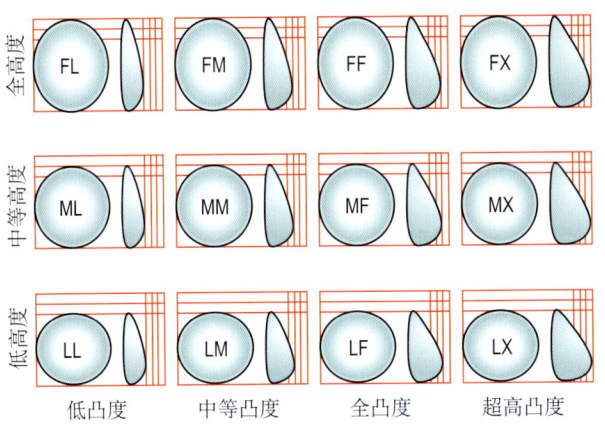

图 52.2 Allergan 公司的 410 型凝胶假体是第一个具有高凝聚性和稳定性的假体。410 型产品包括 12 种不同的形状，可用于任何给定的容积，这 12 种形状组成了所谓的"410 矩阵"。

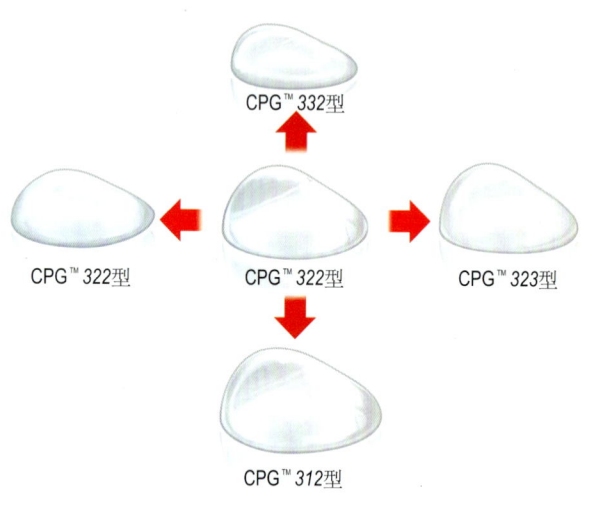

CPG™ 各型号命名原则

凝胶水平	假体高度	假体凸度
Ⅲ 3	高 3	高 3
Ⅱ 2	中等 2	中等 2
Ⅰ 1	低 1	低 1

注：数字1＝凝胶水平
    数字2＝假体高度
    数字3＝假体凸度

图52.3 由 Mentor 公司生产的 CPG 凝胶假体具有较高的黏附性和稳定性，其设计与 Allergan 公司生产的 410 型假体相当。起初，CPG 假体只有单一的尺寸，如今它有各种类型的高度和凸度。与 410 型假体相比，CPG 假体材质更柔软，但在美国的使用仍然受到限制。

硅凝胶乳房假体破裂诊断

尽管目前的数据表明最新一代的硅凝胶假体破裂的概率很低（0.5%～3.5%），过去的研究对早期假体进行了总结，其破裂概率为 0～69%。新一代的假体破裂概率在 Heden 等研究的范围之内其研究表明了 410 例 Inamed 公司的硅凝胶假体中存在 1% 的破裂概率。正确诊断假体的破裂对外科管理很关键，并可让患者放心。此外，硅凝胶假体再次进入美国市场，FDA 随之制订了具体准则以监视和跟踪这些假体的使用情况。须告知所有的患者，FDA 建议在手术3年后每两年进行一次 MRI 监测。

乳腺的磁共振成像对检测假体破裂具有很高的灵敏度和特异性，是首选的诊断方法。然而，其他的检查方法如 CT、超声和乳房 X 线检查，在大多数情况下

表 52.2 假体的发展

假体的设计在不断更新，而每一次更新都为假体划分出一个时代。当今假体有较厚的多层外壳、阻隔层，其有机硅凝胶更具凝聚力，并有更多种纹理和形状。

假体演变	时间段	特点
第一代	20世纪60年代	外壳厚 凝胶 光滑，解剖结构 纤维包膜挛缩概率高
第二代	20世纪70年代	外壳较薄 光滑，圆形 凝胶黏度低 硅可扩散至周围组织 假体可能会破裂
第三代	20世纪80年代	较厚的多层外壳 阻隔层 凝胶黏性更高 出血和假体破裂风险降低
第四代	1993年至今	与第三代假体相似；但对外壳和凝胶凝聚性方面的设计要求更高
第五代	1993年至今	凝胶假体的黏附性和稳定性更高

表 52.3 Mentor 和 Allergan 硅凝胶假体核心研究

该图表和下一个图表列出了乳房假体最常见的并发症及其发生率。这些关于生理盐水和硅凝胶充注假体的数据是由假体制造商提供的。硅凝胶假体的核心研究代表PMA厂商根据其数据于最近发表的报告。这些研究正在进行中，因此，并发症发生率可能会随着假体应用时间的延长而有所增高。

并发症	Mentor 硅凝胶 (3 年)	Inamed 硅凝胶 (6 年)
再次手术	15.4%	28%
Ⅲ度和（或）Ⅳ度纤维包膜挛缩	8.1%	14.8%
移除并更换	2.8%	10.0%
移除不更换	2.3%	2.8%
乳房疼痛	1.7%	9.6%
破裂	0.5%	3.5%

表52.4 Mentor 和 Inamed (Allergan A95型) 生理盐水充注假体研究

并发症	Mentor 生理盐水充注假体 (5 年)	Inamed 生理盐水充注假体 (5 年)
	n = 1264 例患者	n = 901 例患者
再次手术	20%	26%
Ⅲ度和（或）Ⅳ度纤维包膜挛缩	10%	11%
假体移除	14%	12%
假体缩小	10%	7%
乳房疼痛	7%	17%

均适用。

早期的假体比现在的硅凝胶假体有更高的破裂概率，在诊断这些破裂问题时各种放射性的发现都很经典。从破裂的硅胶假体露出的硅可能留在囊内或从纤维囊内脱离而成为囊外物。在所有破裂的硅凝胶假体中，80%～90%为囊内破裂，硅凝胶不会扩散到周围的软组织。破裂物可能会携带破裂的假体外壳，软壳在第二代假体中很普遍，就是在 MRI 或 CT 中所见到的"系带"。超声诊断技术更成熟且更常用，但对于该病例也可出现经典的"梯子"现象。非粉碎性的假体破裂可能会出现硅凝胶在假体皱褶内流动，随之会出现经典的"倒泪珠"现象，但是不会出现"系带"观，因为没有假体外壳在硅凝胶中流动。这种现象会多见于后期的假体，因为后期的假体凝胶都更有聚合性。

MRI 有很多限制条件和禁忌证，如植入的金属材料、重量限制和花费。CT 检查是一个更好的替代方法，但患者会受辐射伤害。在目前 FDA 为排除假体破裂而建议的一系列影像学检查方法中，CT 检查导致的累积辐射越来越引起人们的关注。超声因成本较低而较常用，但由于会被囊外破裂干扰而受到限制。最后，乳房 X 线检查能很好地诊断囊外破裂和泄漏，但对囊内破裂的诊断则很局限。MRI 目前仍是首选，其特异性和敏感性高于 90%。

体格检查

评估患者和假体尺寸

适当评估患者所需的假体尺寸，关键要权衡患者的期望及其体质。期望最终通常被医生和患者简化为罩杯的尺寸或体积，应该避免这种情况。如果试图达到任意罩杯的尺寸而最终却没有实现，则可能会使患者失望。此外，在不考虑患者乳房组织特性的情况下急于达到理想的罩杯尺寸或容积还可能会导致不自然的效果。

术前对患者的正确评估包括记录主要的测量数据和标记。医生应当评估并告知患者术前任何不对称的情况，尤其是乳房大小、形状，以及乳头、乳晕的位置。这些不对称很普遍，但患者很可能在被告知前并没有察觉。如果没有照片记录并在术前告知患者，她们可能会在术后发现不对称的情况，并认为是由手术导致的。

应当记录主要的标记和测量数据以帮助确定假体的大小以及是否需要实施乳房固定术。包括测量胸骨切迹至乳头乳晕复合体的距离（SN:NAC）、乳头至乳房下皱襞的距离（N:IMF），以及乳房宽度或基底直径（BW）。

总之，这些测量可允许医生将患者的特征与合适的假体相配，获得最好的视觉效果。乳房宽度就是其中一项，宽度要与患者期望的凸度相结合，可以转化为假体直径和凸度，让医生来选择大小合适的假体。将假体和乳房的尺寸作为参考标准会得到更自然的效果。

确定假体的尺寸有多种方法。最终，假体的尺寸由患者乳房和胸壁的特征来决定，其他因素包括乳房被膜的厚度和顺应性。Tebbetts 的 TEPID 系统、BioDimensional® 术前设计系统和近期的 High Five 术前评估系统包括鉴定乳房被膜厚度和顺应性，以及乳腺质地的测量方法等。

最终，任何确定假体尺寸的术前测量系统都必须基于组织特性。目前使用的假体有不同的基底宽度，形状及低、中、高凸度，以适应患者情况的多样化。由于乳腺组织会对与之大小和尺寸都不匹配的假体产生反应，因此，无视这些变化将会导致不良的效果并增加长期并发症的发生率。

（假体）植入位置

当选择合适的假体植入位置时，须考虑一些因素。大部分假体都需要良好的软组织覆盖，植入位置的选择包括腺体下（后）、胸肌下（后）或者双平面（双层次）（图 52.4）。早期的隆乳术大部分将假体植入腺体下层次，这种术式的优点包括：符合解剖层次，不会受到胸肌收缩的影响；在某些情况下可获得更自然的外观。其缺点为假体表面的软组织覆盖较差，特别是在乳房上部，以及容易出现皱褶。

目前，胸肌下或双平面植入假体的术式更为常用。将假体植入胸肌下层次，假体更不容易被触及，不易

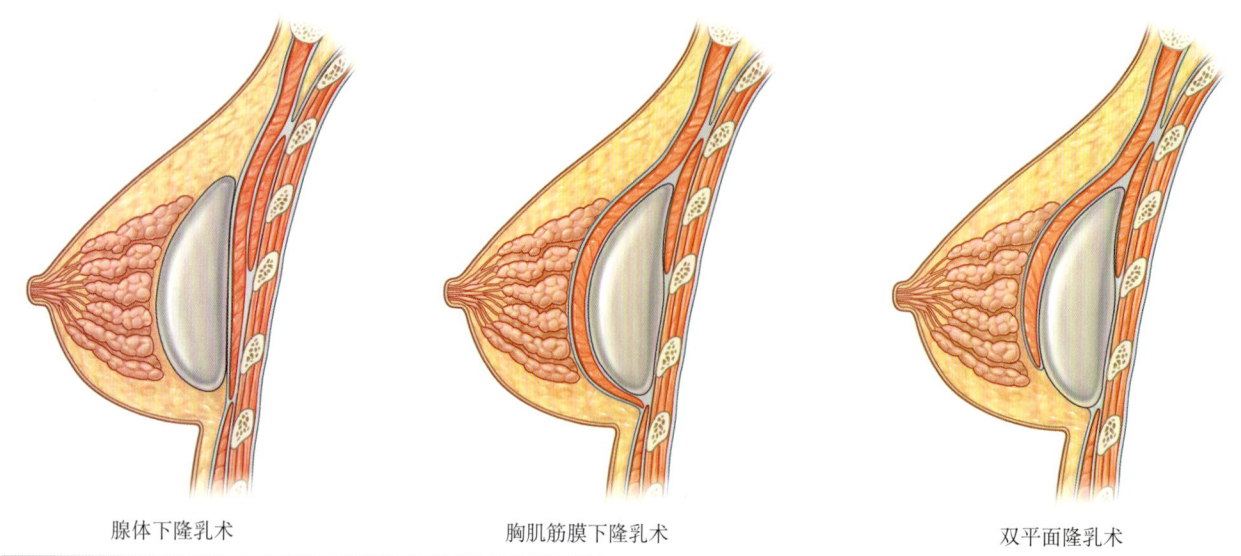

| 腺体下隆乳术 | 胸肌筋膜下隆乳术 | 双平面隆乳术 |

图52.4 假体植入的位置包括腺体下、胸肌下和双平面（双层次）。双平面术式兼备胸肌下和腺体下植入的优点，是最常用的假体植入术式，完全的肌肉覆盖并不常用。

出现皱褶，而且出现包囊挛缩的可能性更小。在双平面术式中，假体在腺体最多的乳房下部并没有完全被肌肉覆盖，这样在得到更自然的外观的同时保留了上述胸肌下术式的优点。

手术入路切口

乳房增大成形术的手术入路切口有四种，最常用的三种为乳房下皱襞切口、环乳晕切口和腋窝切口。经脐部切口不太常用，这种术式不能直视且不能直接剥离植入腔隙。

采用上述三种切口均可进行腺体下、胸肌下和双平面假体植入。应避免钝性剥离，代之以直视下的锐性剥离，以减少出血并可形成精确的植入腔隙。这样可以减少出血后继发的组织炎性反应并在理论上减少包膜挛缩发生率，而且可使植入假体的位置更精确。

切口的选择主要取决于患者的要求和医生的偏好，某些体征也起一定作用，例如，如果乳头乳晕复合体很小，通过乳晕周边切口难以植入较大的硅胶假体，则可考虑采用乳房下皱襞切口；相反，如果乳头乳晕复合体较大，则采用乳晕周边切口，此切口易于愈合且不明显。采用乳房下皱襞切口时，如乳房下皱襞将要降低（这种情况多见于乳房较小且没有明显下垂的女性），则位于胸壁上的切口应低于乳房下皱襞约1cm，手术瘢痕即可被隐藏在新的乳房下皱襞内或略高。不能接受胸部有任何瘢痕或者特别介意乳头感觉功能丧失的患者适合采用经腋窝切口。虽然经腋窝入路术式是一个经过检验的术式，但很多神经和血管结构在剥离、牵拉、出血和体位不正确时仍存在损伤的风险。

总之，通过上述任何切口都可以获得良好的美容效果，但在选择手术切口时，便于术中操作和充分暴露术野是应首先考虑的因素。

手术心得及教训

心得

- 假体的选择和手术方法的确定需基于患者的组织特征。当假体大小合适、植入位置适当时，可有效地减少并发症并获得长期的美容效果。
- 无论在术前采用何种方法，最重要的是要坚持。这样，医生可以不断提升自己的技术并更有能力获得良好的手术效果。仔细进行体格检查，测量报告和记录有助于保护医生。
- 须告知患者并征得其同意，即乳房假体可能不会永久存在。在患者的一生中很有可能需要再次手术。
- 每一个外科医生的目标是要降低再次手术概率。做到这一点的方法显而易见：手术过程严格消毒，注意减少挛缩的发生，切实完善测量技术，确保一次就达到良好的效果，最重要的是，要做全面的术后检查和心理辅导。
- 在阶段性检查和测量时要确保有助手陪同，哪怕是患者家属。助手应记录测量数据，不要让患者感觉你是在盯着她看。
- 尝试告诉患者生理盐水充注假体和硅凝胶充注假体的优点和缺点，但最终须由患者和其家属决定选用假体的类型。如果患者或其家属强烈质疑假体的安全性，应对其进行适当引导。
- 行乳腺假体植入术的患者要常规进行乳房X线检查以筛检乳腺癌。尝试以积极的方式让患者认识到这是一次对乳腺疾病提高警惕的机会，目的是尽量早发现可能存在的问题。
- 利用科室里准确记录隆乳术并发症发生概率的材料。保证外科医生知情并使患者了解存在的风险。让患者熟知并发症发生概率应当是外科医生日常工作的一部分。
- 每半年进行一次复查，包括测量、估计、检查所植入的假体，并结合短期和长期的影像学资料进行分析，这有助于医生对自身技术做出改进。

教训

- 复查患者的术前照片并指出其任何不对称的情况非常重要。告诉每一位患者，"乳房像雪花一样，就算是同一个体，双侧也不会完全相同"。
- 一些乳房尺寸和容积的细微不对称可以通过不同的生理盐水充注或不同的假体进行改善。然而，很多不对称，尤其是在乳头乳晕复合体处，可能在隆乳术后会变得更加明显，患者须在术前了解这种情况。
- 要格外注意乳房下皱襞切口，使其同乳房假体处于相同的平面或略微低于假体水平，但如果切口太低的话，假体可能会很快下垂。
- 如果硅凝胶假体破裂，患者可能没有任何症状且不知道它已经破裂。磁共振成像是首选的诊断方法。
- 避免医生的难题：确保是否实施乳房固定术，如果需要的话，要征得患者的同意。患者有可能会拒绝医生的选择，尽管已进行了大量的术前辅导，但经常会发生这样的情况，这些患者的家属或朋友可能会对手术效果并不满意，最终患者才会要求实施医生原本就打算实施的乳房固定术。

手术步骤小结

- 虽然隆乳术可能是医生和患者可采用的最有效的手术方法之一,但是我们不能低估或忽视这种手术的复杂性及其并发症。在术前与患者商议时,须保证患者完全知情并同意对其进行的一切操作。
- 经验丰富的外科医生会讨论患者的相关资料和病史,正确评估患者的乳房组织和身体特征,确保制订最好的手术方案和选择最合适的假体。
- 考虑到乳房假体在医疗、法律、政治历史、技术演变和正在进行的科学评估方面的复杂性,患者很难完全了解假体的选择、手术方法和潜在的并发症。获取可用信息并完全告知患者是医生的职责,建立良好的医患关系可帮助患者做出最好的选择,获得最佳的美容效果。
- 硅凝胶充注假体再次投入市场以及隆胸术的普遍应用在该领域再次掀起一阵浪潮。然而,我们不应忘记过去乳房假体危机带给我们的教训。尽管大量证据否定了过去认为的硅凝胶假体与全身系统性疾病有因果联系的观点,局部并发症发生率和再次手术率仍然很高。如果我们不利用大量的数据适当地告知患者并精心制订最佳的手术方案,我们就有可能由于较高的局部并发症发生率而再次进入新的乳房假体危机时代。
- 提高对隆乳术后患者的护理水平与降低再次手术率的最终目标息息相关。这要求做到:绝对无菌操作,采用更有效的方法评估和预测术后乳腺组织和皮肤活性,尽量降低纤维包膜挛缩的发生率,以及告知患者对手术结果应抱有实际的期望。

(陈敏亮　颜彤彤　译)

拓展阅读

American Society of Plastic Surgeons, Procedural statistics press kit. 2007. www.plasticsurgery.org/media/press_kits/procedural_statistics.html

Brown MH, Shenker R, Silver SA. Cohesive silicone gel breast implants in aesthetic and reconstructive breast surgery. Plast Reconstr Surg 2005;116(3):768–779.

Deapen D. Breast implants and breast cancer: a review of incidence, detection, mortality, and survival. Plast Reconstr Surg 2007;120(7 Suppl 1).

FDA, Saline Implant PMA. www.fda.gov/cdrh/ode/guidance/1239.html.

Gorczyca DP, Gorczyca SM, Gorczyca KL. The diagnosis of silicone breast implant rupture. Plast Reconstr Surg 2007;120(7 Suppl 1).

Holmich LR, et al. Breast implant rupture and connective tissue disease: a review of the literature. Plast Reconstr Surg 2007;120(7 Suppl 1).

Maxwell GP, Baker MB. Augmentation mammaplasty: general considerations. In: Spear SL, ed. Surgery of the breast, principles and art. Philadelphia, PA: Lippincott Williams & Wilkins, 2006, pp. 1237–1260.

Institute of Medicine. Safety of silicone breast implants. Washington, DC: National Academy Press, 1999.

PBS, Breast Implants on Trial, in Frontline, PBS. www.pbs.org/wgbh/pages/frontline/implants.

Release FP. FDA Moratorium, FDA, Editor, 1992

Sanchez-Guerrero J. Silicone breast implants and the risk of connective-tissue diseases and symptoms. N Engl J Med 1995; 332(25):1666–1670.

Tebbetts JB, Adams WP. Five critical decisions in breast augmentation using five measurements in 5 minutes: the high five decision support process [reprint in Plast Reconstr Surg 2006;118(7 Suppl):35S–45S; PMID: 17099482]. Plast Reconstr Surg 2005; 116(7):2005–2016.

Tebbetts JB. A system for breast implant selection based on patient tissue characteristics and implant–soft tissue dynamics [see comment]. Plast Reconstr Surg 2002;109(4):1396–1409.

Tebbetts JB. Patient evaluation, operative planning, and surgical techniques to increase control and reduce morbidity and reoperations in breast augmentation. Clin Plast Surg 2001; 28(3):501–521.

American Society of Plastic Surgeons. Procedural statistics press kit. www.plasticsurgery.org/Media/Press_Kits/Procedural_Statistics.html. Accessed Feb 2009.

第53章

隆乳术

见DVD

Jennifer L. Walden

历史

1889年，最早的隆乳术之一是由澳大利亚外科医生Gersuny实施的，他将液状石蜡注入乳房以增加乳房的体积和饱满度。从此，出现了大量的应用外科技术扩大乳房体积的尝试，但结果总是很不理想。

1962年，Gronin和Gerow开始进行临床试验。1963年，Dow Corning生产出第一批硅凝胶充注假体。尽管后来在技术方面有很多改进，但硅凝胶假体确实明显降低了由早期隆乳术导致的严重并发症发生率。具有讽刺意义的是，由于公众认为硅凝胶假体与自体免疫病及其他一些健康问题可能有关联，因此FDA在1992年宣布暂停使用硅凝胶假体。这使生理盐水假体隆乳术成为美国假体隆乳手术唯一的选择。直到1998年，硅凝胶假体才重新进入临床试验。然而，直到2006年仍没有任何数据支持硅凝胶假体与系统性疾病有关联的观点。随后，这种材料又一次成为全世界隆乳术首选的乳房假体材料。

体格检查

对于整形外科医生，最关键的可能是树立患者的审美理念，同时确保恰当的交流、手术安全和尊重患者的身体。患者对隆乳效果的期望受文化、社会和心理因素的影响。因此，医生和患者交流不充分很容易导致术后效果欠佳，以及术后乳房外形与患者体型不相称。关于乳房形态和大小的交流非常重要，这主要通过照片、实际假体比对和对手术过程进行充分讨论来完成。为了达成共识，下列评估是选择合适假体及制订适合患者的手术方案的关键因素。

- 当前的乳房体积和形态。
- 理想的体积和形态。
- 双侧乳房的基底直径。
- 乳房的组织松弛度。
- 对称性。
- 下垂分级（Regnault分级）。
- 骨骼的异常情况。
- 测量胸骨切迹至乳头的距离。
- 测量前正中线至乳头的距离。
- 测量乳头至乳房下皱襞的距离。
- 手术入路切口定位。

解剖

乳房由胚胎早期的前胸壁外胚层发育而来，至青春期发育成熟，它包括腺体、结缔组织和脂肪组织。在深筋膜和真皮之间由Cooper韧带连接，将乳腺实质分隔成小叶。在胸大肌筋膜上有一层脂肪垫，可形成腺体下腔隙。脂肪垫上是乳腺，由分泌腺体的乳腺小叶和输乳管构成。

乳房由胸外侧动脉和胸内侧动脉及肋间穿支供血。这些血管聚合成密集的真皮下血管网，向皮肤供血。乳头和乳晕由第四肋间神经支配，同时还受第三和第五肋间神经前外侧和前内侧皮支的支配。

胸大肌起自锁骨下内侧区域，附着于胸骨柄和第2至第6肋软骨内侧，插入肱骨上端，与胸小肌一起覆盖肋弓，由疏松结缔组织固定。胸大肌可通过钝性分离从深部组织被掀起，形成胸肌下腔隙。

手术步骤

假体类型

设计隆乳术时首先要考虑是采用硅凝胶还是生理

盐水假体。两种方式效果都不错，又各有优缺点。

硅凝胶假体和乳腺组织非常相似，外观和手感更自然。患者是通常的首选，并且在 FDA 再次通过后，硅凝胶假体的使用数量越来越多。然而，由于假体是事先充注的，手术时需要更大的切口。通常根据假体大小会将切口扩大 1～2cm。另外，很多妇女仍然担心与硅凝胶假体相关的潜在健康问题。尽管已证实在自体免疫方面的安全性，假体破裂时游离的硅凝胶仍可引起局部炎症反应，这对术者仍是一个挑战。当然，随着近年来第三代硅凝胶假体应用更多的防护层及黏性更强的交联硅凝胶，这个问题已得到很大改善。

从 1992 年到 2006 年，生理盐水假体成为美国除临床试验外唯一可用的乳房假体，操作技术也因此得到提高。在硅凝胶假体禁用期间，经腋窝切口应用内镜技术得到很大发展，受过腹腔镜操作训练的医师数量大大增加对此也有促进作用。假体可通过相对较小的切口植入，术者还可在术中调整假体容量及对称性。与硅凝胶假体相比，生理盐水假体更便宜，并且活动时显得更自然。然而，生理盐水假体容易溢出而自然变小。不管使用什么假体类型，医师和患者都应共同选择合适的假体。乳房体积评估包括测量最小处的乳房基底直径、组织夹捏厚度、乳头至乳房下皱襞的距离，这将在另一章中讨论。

植入位置

假体的植入腔隙可在乳腺下及胸肌下形成（图 53.1）。对于有一定组织或轻度下垂的乳房，可采用腺体下腔隙，这种方法可以提供较大的凸度。对于热衷体育锻炼的妇女来说，更倾向于选择腺体下腔隙，因为某些情况导致胸肌收缩时，胸大肌下植入的假体会发生移位或扭曲。而腺体下植入技术也更容易增大包膜挛缩、皱褶形成及可触及假体的风险。

对于缺乏乳腺组织和乳房几乎无下垂的患者，我们认为胸肌下腔隙技术可产生理想的效果。胸大肌覆盖假体内上部，使界限柔和，使之更符合解剖形态（图 53.2）。这种方法可获得自然的外观，特别是应用盐水假体时，胸肌下腔隙血管较少，对乳头乳晕复合体的感觉功能影响较小。而且，纤维包膜挛缩发生率比腺体下腔隙明显减少。除了较好的美容效果外，胸肌下腔隙技术对于哺乳及癌症检查也有其优势。

手术入路

尽管文献报道有多种方式，隆乳术仍主要采用三种切口：下皱襞切口、乳晕缘切口及腋下切口（图 53.3），可在任何平面切开，应用或不应用内镜。

下皱襞切口（图 53.4）瘢痕隐蔽性好，适用于各种假体，并且在调整下皱襞方面效果良好（图 53.5）。这种切口可以更好地显露胸大肌和腺体，使医生可以精确剥离。缺点是缝合时会增大医源性假体破裂的风险，术后由于假体作用于切口而致假体外漏。此外，切口须仔细设计以免瘢痕移向胸壁或乳房下部。

不须调整下皱襞的患者，切口可做在下皱襞上，长 2.5～3cm，从乳头下向外延伸直达胸大肌外缘。作者在行胸肌下剥离时，更倾向于通过蚊式钳和电刀分

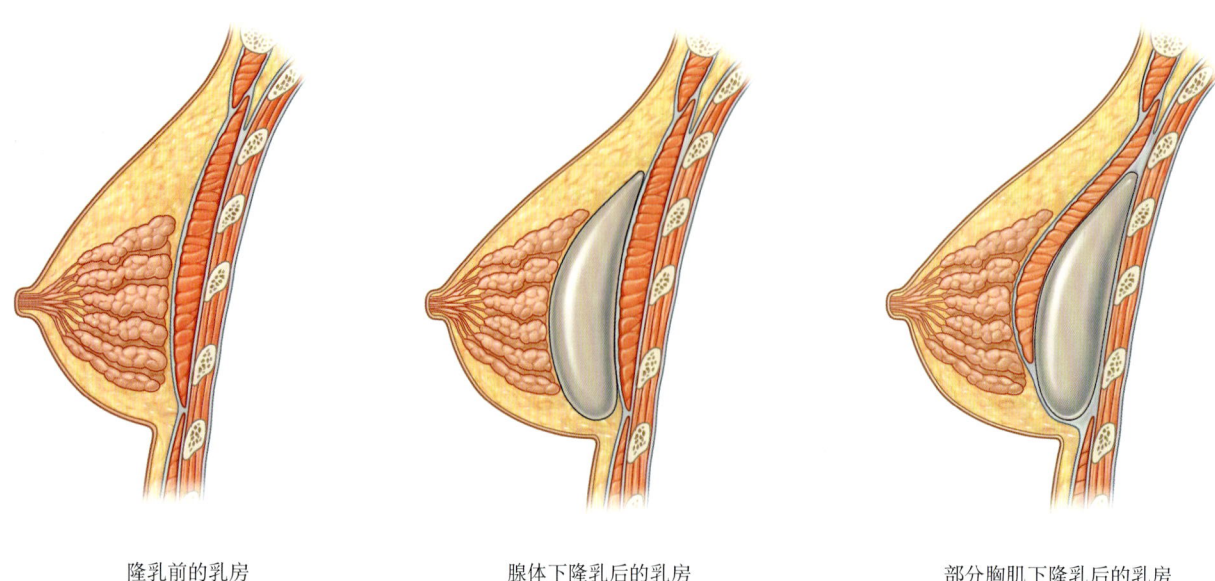

隆乳前的乳房　　　　　　　　腺体下隆乳后的乳房　　　　　　　部分胸肌下隆乳后的乳房

图 53.1　腺体下与胸肌下。图示为腺体下和胸肌下植入假体的对比。注意假体下 1/3 被乳腺和筋膜覆盖，上 2/3 被胸大肌覆盖。

离下部的肌肉附着。胸大肌可用手指或Agris–Dingman剥离器从胸壁钝性剥离,然后用拉钩暴露、止血,用电刀横断残余的肌肉条索,内侧仅需横断异常的肌纤维,或仅需松解下方肌纤维。对于下垂的乳房及筒状乳房畸形,Tebbetts应用了双平面技术,使乳腺组织重新覆盖在假体上。

术中可先在腔隙中放置假体测量器以辅助假体选择,并可用其来做术中组织扩张及利用它的填塞效果促进止血。放置假体前,可先用抗生素溶液浸泡及灌洗腔隙。假体植入后,嘱患者取坐位以评估假体形态及对称性。做好最后的调整,嘱患者取仰卧位,用3-0或4-0 Monocryl缝线(Ethicon, Somerville, NJ)关闭切口。皮下可用3-0 Prolene缝线(Ethicon, Somerville, NJ)连续缝合,术后可拆除,不会有后遗症。

乳晕缘切口(图53.6)需要更高的手术技巧,但可从中央部位向四周呈放射状剥离。这种切口适用于下皱襞位置不佳、乳腺组织较少或乳头乳晕复合体需要整形的患者,可保守切除部分多余的下极皮肤。为使瘢痕隐蔽,患者必须有足够大的乳头乳晕复合体便于假体植入,乳晕边缘以明显的色素沉着作为分界(图53.7和图53.8)。这种切口通常仅适用于较小的硅凝胶假体,而生理盐水假体受限相对较小。由于距输乳管较近,对于将来有哺乳要求的患者不宜选择。另外,发生乳头感觉迟钝的概率会增大。

切口位于乳晕下缘,从3点到9点位置,长3.0~4.0 cm。切口长度可根据个人解剖情况适当调整,但一般不应超过乳晕周长的一半。切开后,剥离乳腺实质至胸大肌筋膜,再向下剥离至乳腺基底。如在胸肌下腔隙植入假体,则将肌肉沿下缘仔细剥离,掀起胸大肌,形成假体腔隙。

用拉钩暴露,用电刀沿下胸壁分离肌肉并止血。腔隙充分剥离后,用抗生素溶液冲洗,植入假体。嘱患者取坐位,评估美容效果,在关闭切口前做精细调整。用3-0或4-0 Monocryl缝线缝合皮下组织,用5-0尼龙缝线连续缝合皮肤。

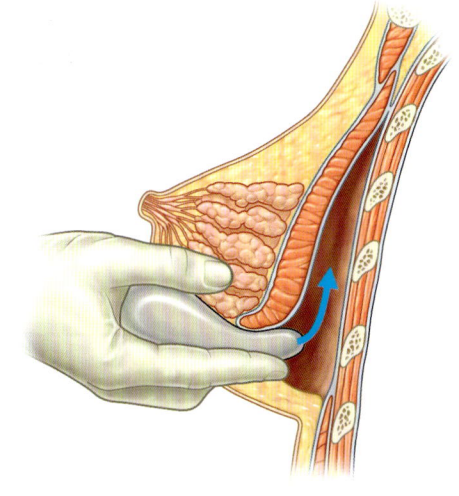

图53.2 胸肌下植入假体。为获得更美观的乳房外形、使假体不易摸到、减少包膜挛缩率以及更有利于乳房X线检查,作者更倾向于在胸肌下植入假体。经乳晕缘切口植入假体,本章有图示及详细描述。

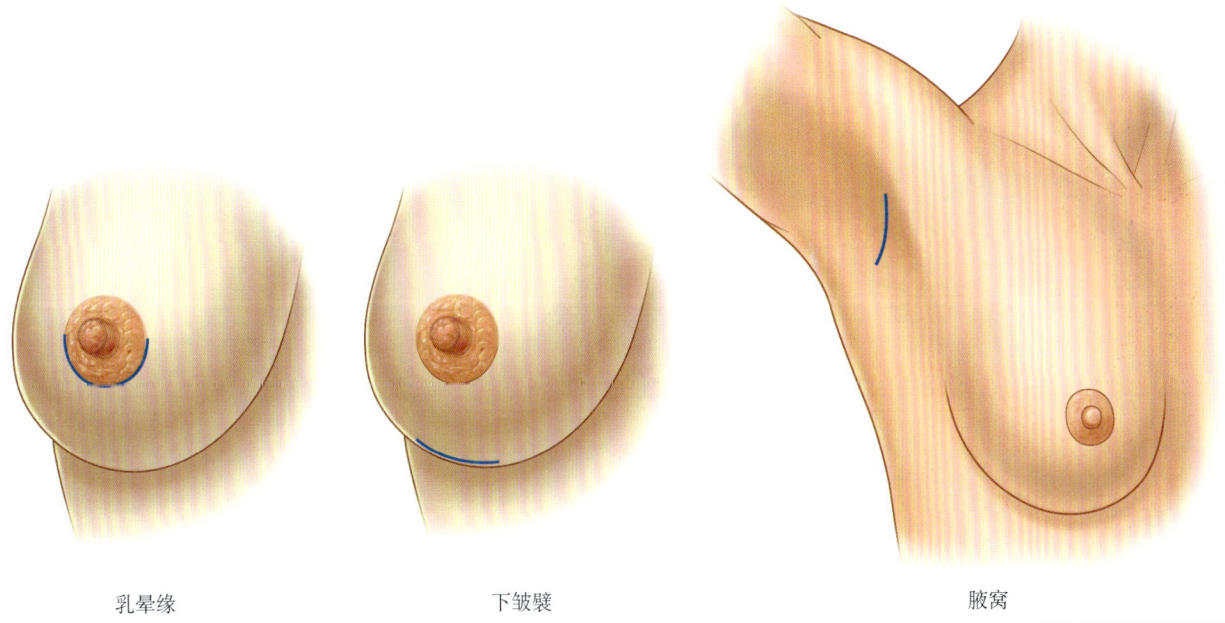

乳晕缘　　　　　下皱襞　　　　　腋窝

图53.3 切口的位置:乳晕缘、下皱襞和腋窝。根据患者乳房情况不同和患者的意愿选择不同的切口(此图示包含图53.3、图53.7和图53.10的内容)。

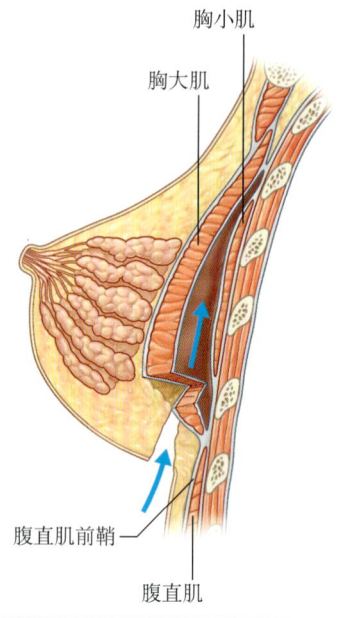

图 53.4 下皱襞入路。

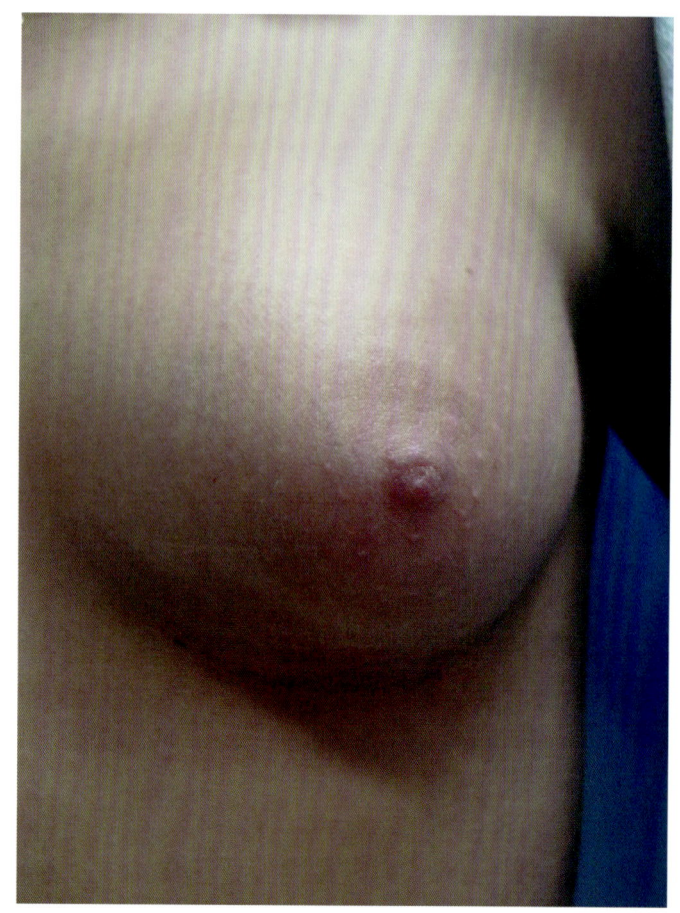

图 53.5 下皱襞切口。

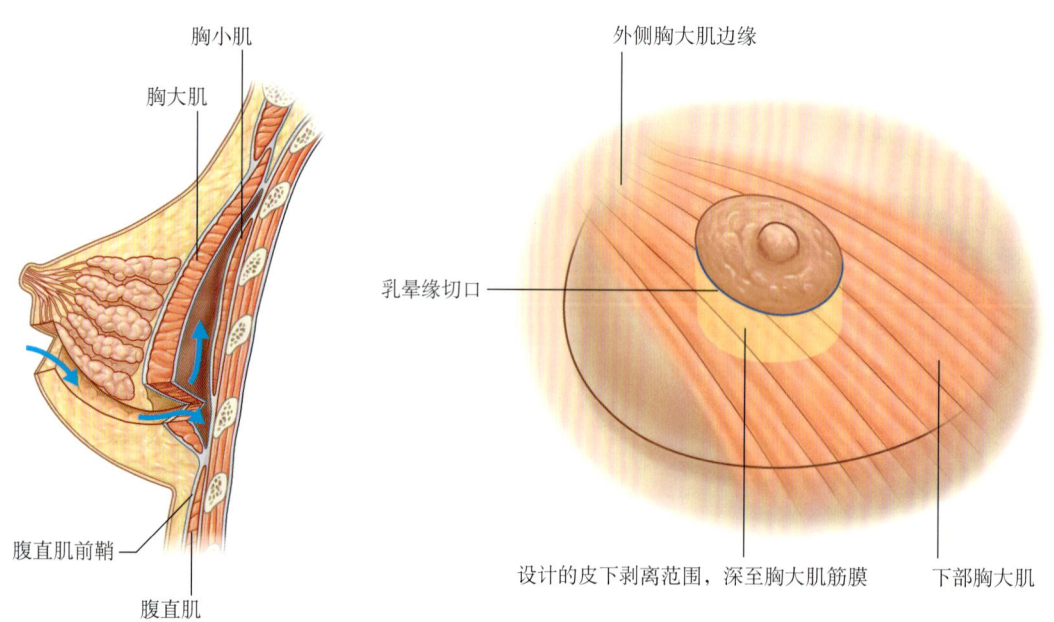

图 53.6 乳晕缘入路。

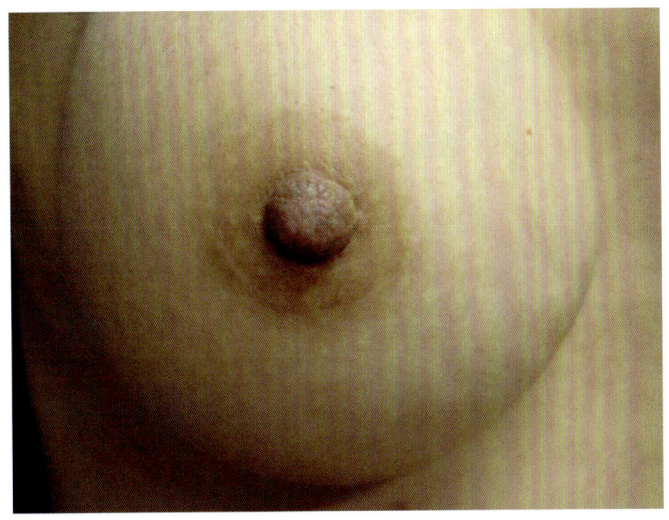

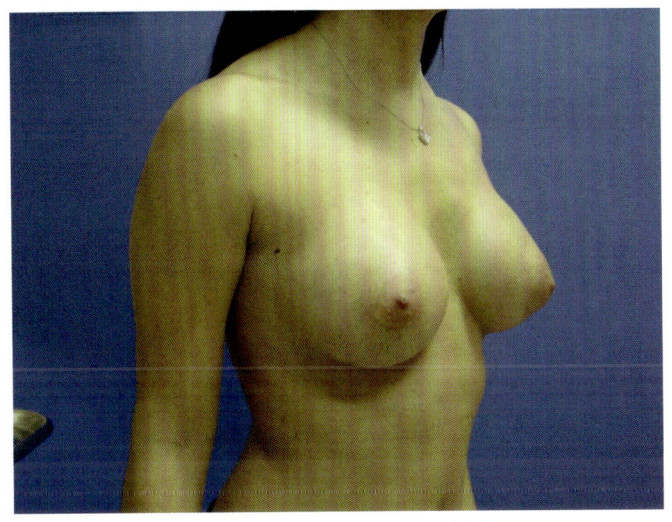

图53.7 和图 53.8　乳晕缘切口。

腋窝入路内镜技术（图 53.9）适用于腺体组织少、几乎没有下垂和下皱襞位置不佳的患者。这种切口最适合于植入后再充注生理盐水的假体，若使用硅凝胶假体则须将切口扩大约 4cm。这种技术的主要优势是乳房不留瘢痕（图 53.10）。然而，由于分离的腔隙距切口较远，精确调整下皱襞和矫正不对称就相对较困难了。肌肉分离不充分可导致假体位置较高。这种方式不适于筒状乳房畸形的患者，并且不适于腺体下腔隙。另外，修复手术时如需做大的调整，则可能需要做对口切开。

在腋窝顶点沿腋皱襞的皮肤纹理从腋前襞到腋后壁做 2.5～3.0cm 的横行切口，然后从切口到胸大肌筋膜外侧在皮下做钝性剥离。剥离应在皮下进行，以避免损伤横跨此区域的肋间臂丛神经。剥离到胸大肌外侧缘后，可用手指尽量剥离胸大肌下腔隙，然后以 Agris–Dingman 剥离器继续剥离。剥离应仔细，以免撕脱内侧穿支血管和进入胸膜腔。如果可以使用内镜，在此处可精确剥离下皱襞肌肉。

内镜技术需要应用成角拉钩，包括一个 10mm 长的 30°内镜标准的乳房内镜组件，Snowden Pencer 为我们提供了内镜技术最有效的器械。为达到最佳效果，应在假体植入前行双侧腔隙剥离。用抗生素冲洗腔隙和植入假体后，嘱患者取坐位评估美容效果和对称性，做最终调整，关闭切口。用 3-0 或 4-0 Monocryl 缝线缝合皮下组织，5-0 尼龙缝线连续缝合皮肤。

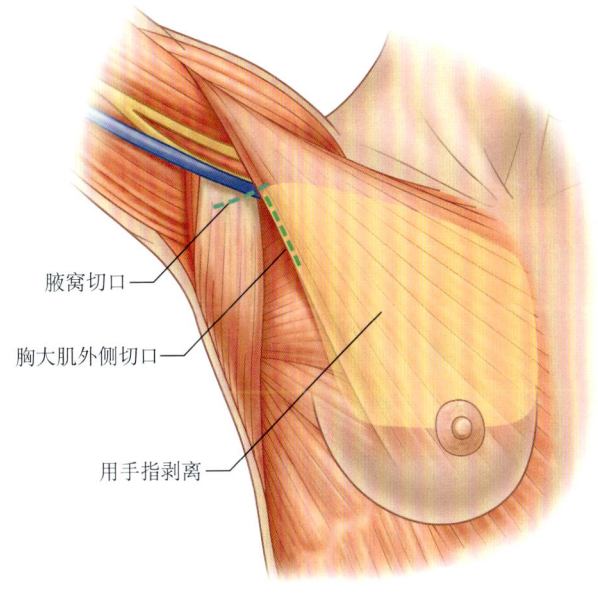

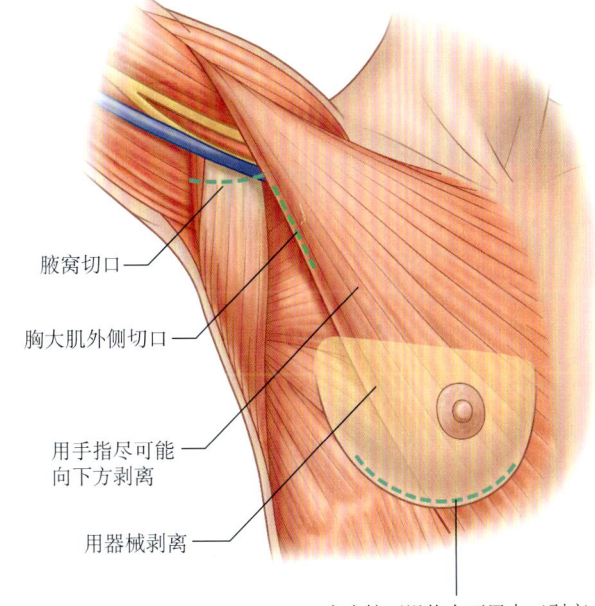

图 53.9　腋窝入路。

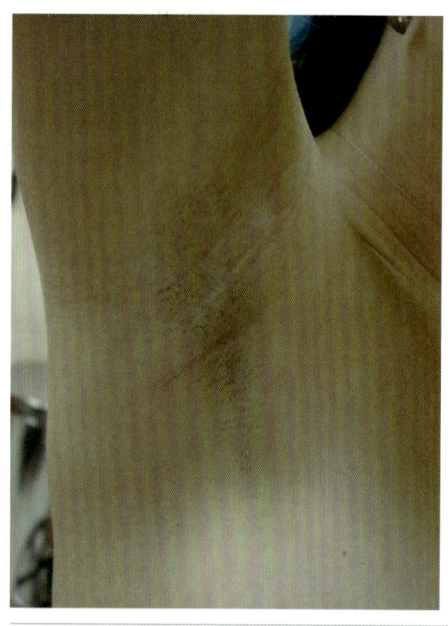

图 53.10 腋窝切口（术后 3 个月）。

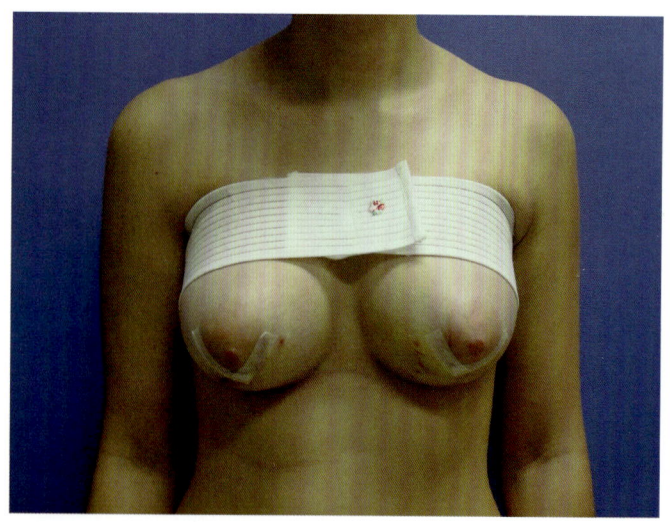

图 53.11 可调弹力绷带。术后 1～2 周为固定胸肌下的假体，让患者使用可调节松紧的弹力带（由 Veronique, Richmond, CA 设计）。

术后护理

缝合切口后，用胶布 (3M, St Paul, MN) 粘贴伤口，用 6 英寸（1 英寸 = 2.54 厘米）弹力绷带缠绕上胸部及乳房上部。使用弹力带绷紧可防止假体移位，减轻水肿和瘀斑。术后应用抗革兰阳性菌抗生素，并应用麻醉性镇痛药物止痛和地西泮减轻患者焦虑，使肌肉松弛。术后第一次换药，可去除敷料，根据手术方式更换胸罩或合适的弹力绷带（图 53.11）。植入光面假体的患者，术后 3 周开始每天按摩促进纤维囊腔软化。建议患者术后 2 周内避免锻炼或提重物。

并发症

见表 53.1。

尽管不常见，但隆乳术后仍有约 0.5% 的血肿发生

表53.1 隆乳术后的潜在并发症

并发症	发生率	注 释	文献出处
血肿	0.5%～3%	大部分血肿发生在术后即刻。情况严重时须再次手术。可能会出现包膜挛缩	Baker (1998年) Williams (1972年)
感染	0.09%～2.2%	如抗生素治疗无法控制，则须去除假体。可能会出现包膜挛缩	Baker (1998年) Courtiss (1979年)
乳房感觉功能改变	15%	包括乳房各处的改变。如术后1年不能恢复则视为永久性	Goldwyn (1976年)
乳溢	<1%	术后立即用抗生素可预防。如长时间存在应检查内分泌系统	Rothkopf (1990年)
气胸	极少	很少有报道	Clinics in PS (2001年)
包囊挛缩	3%～30%	文献报道因假体质量、假体表面类型和是否放置引流等方面不同而有很大差异	Mentor公司3年的累计发生率调查和 SPS研究(PMA 数据) (2006年11月)
假体破裂	0.5%～3.3%	文献报道的情况不同，最近PMA资料表明与先前的报道相比，硅凝胶和生理盐水假体的发生率更低	Mentor公司 PMA 数据 (2006年11月)
皱褶	<1%～20.8%	硅凝胶假体发生率低于（<1%）生理盐水假体（20.8%）	Mentor公司 PMA 数据 (2005年1月)

PMA, 投入市场前批准。

率（Baker，1998年）。如出现单侧乳房疼痛伴进行性体积增大及瘀斑，常提示有血肿。术中彻底止血、控制血压、术后避免过度活动可降低此风险。感染也是潜在的并发症，特别是常驻菌群引起的感染，术中应用抗生素灌洗囊腔及静脉滴注抗生素可预防感染。术后可发生乳头乳晕复合体感觉过敏或感觉迟钝，通常是暂时性的，可逐渐恢复。包膜挛缩的发生仍有争议，通常认为与残余血液和亚临床细菌感染相关。另外，术中应注意止血，三联抗生素灌洗囊腔，静脉滴注抗生素，术后有规律按摩乳房有助于减少包膜挛缩。据文献报道，在腺体下腔隙植入假体时，应用毛面假体有利于防止包膜挛缩。毛面假体的缺点是外壳较厚，可使乳房组织薄弱的患者触及假体的风险增大。

手术心得及教训

心得

- 为确保双侧乳房对称，手术时固定两臂挡板的位置和角度应相同，将其置于与手术台成90°的位置。
- 手术铺单应便于调整假体。
- 美国使用的硅凝胶假体都是充注不足的假体，要充注相同的体积，硅凝胶假体需要比生理盐水假体更大的容量。
- 患者站立时进行标记，术中调整坐位，精确设计切口和假体植入位置。
- 应用内镜技术时，将吸引管和电凝器置于相对的位置可减少吸引器的堵塞。

教训

- 隆乳术需要医师和患者详细交流关于手术风险、效果、切口选择和假体选择的利弊。
- 对胸壁较长或乳房位置较低的患者，考虑是否用其他切口替换腋窝切口。
- 避免选择比乳房基底宽的假体，否则可能导致外观不自然及术后可触及假体边缘。
- 在最初的剥离后，将胸大肌从下胸壁连接处剥离时，确保沿肋骨剥离，以免进入胸膜腔。
- 生理盐水假体应避免充注不足，否则会增加形成皱褶及假体外壳早期破裂的风险。

手术步骤小结

1. 在征得患者同意后，嘱患者取直立位进行标记。至少应标出胸骨切迹下前正中线位置、下皱襞、剥离腔和切口。
2. 术前建立静脉通路，应用抗生素。
3. 患者仰卧，全麻插管或应用面罩。作者倾向于选择全麻，这样可使肌肉完全放松，剥离更加精确。
4. 手臂外展90°，与肩同高，肩关节垫高。
5. 切口及下皱襞注入约50ml 0.5%利多卡因和1/200 000肾上腺素溶液。
6. 术区消毒，使手臂上、下均可操作。
7. 切开。
8. 切至胸肌筋膜，在胸大肌下或乳腺下剥离腔隙，注意止血。作者倾向于部分胸大肌下或双平面技术。
9. 对于有中度或重度乳房不对称的患者，或应用硅凝胶假体不对称患者，先在囊腔中置入假体测量器以测量假体大小（过度充注生理盐水扩张、填塞、止血）。
10. 同法操作对侧乳房。
11. 选好假体后，取出假体测量器。
12. 抗生素溶液灌洗囊腔，止血。可选用杆菌肽、头孢唑啉、庆大霉素三联抗生素。
13. 将假体浸在抗生素溶液中备用。
14. 放置好假体后，嘱患者取坐位，评估乳房形态及对称性，进行最后的调整。评估肩部和锁骨的位置，确保对称。
15. 然后，将患者置于仰卧位，逐层缝合切口。
16. 以无菌敷料包扎切口，用宽6英寸的弹力绷带固定，送患者进恢复室。

病例分析：1号患者

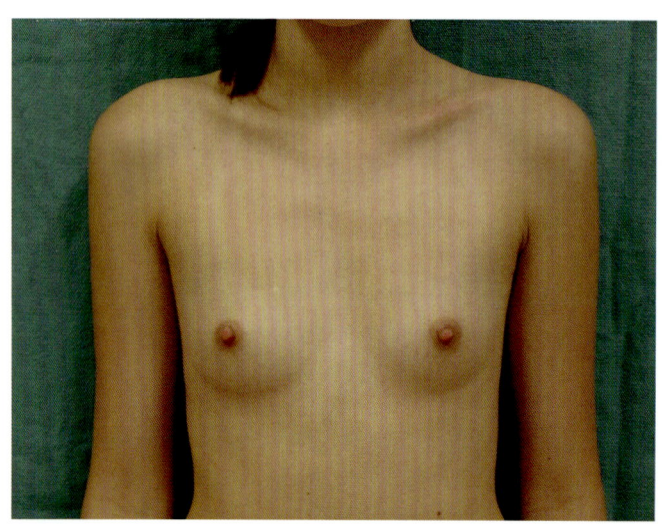

图 53.12

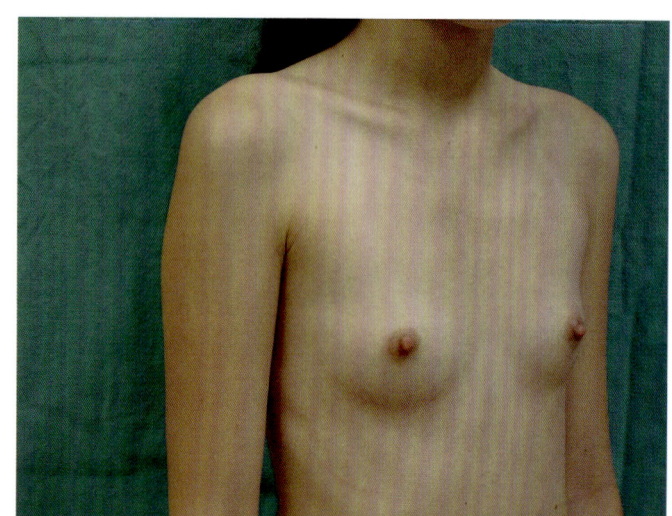

图 53.13

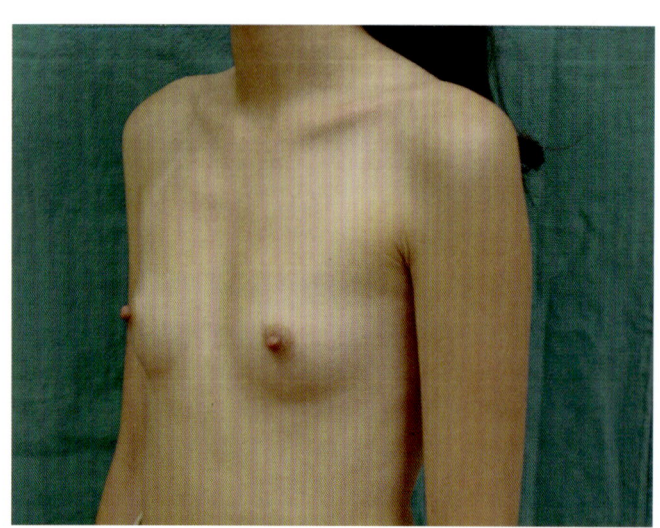

图 53.14

图 53.12、图 53.13 和图 53.14 （术前）1号患者：这是一位24岁的女性患者，乳房过小，身高为 5 英尺（1 英尺 = 0.3048 米）5 英寸，体重为 110 磅（1 磅 = 0.454 千克），乳房基底直径为 10.5cm，双侧乳房下皱襞对称。在美国 FDA 再次批准使用硅凝胶假体前，她选用了 250ml 光面圆形中凸度的生理盐水假体。假体经下皱襞切口植入胸肌下腔隙，形成了自然、丰满的乳房，下皱襞更加对称。

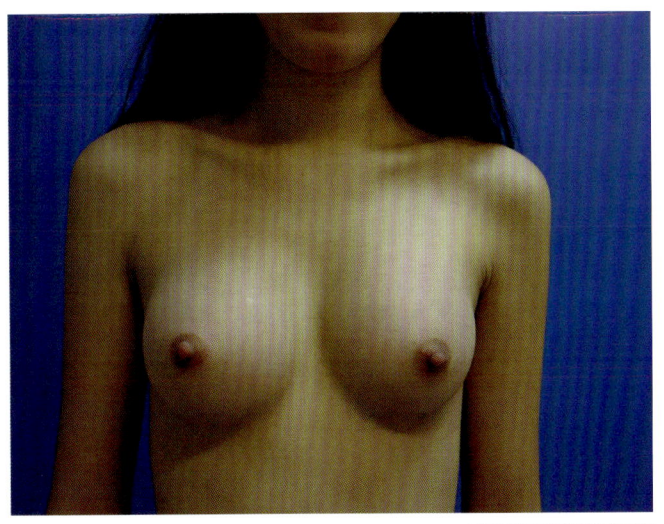

图 53.15

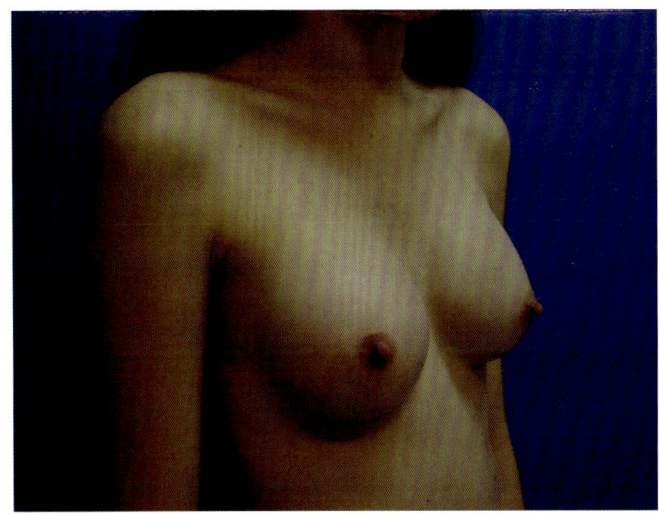

图 53.16

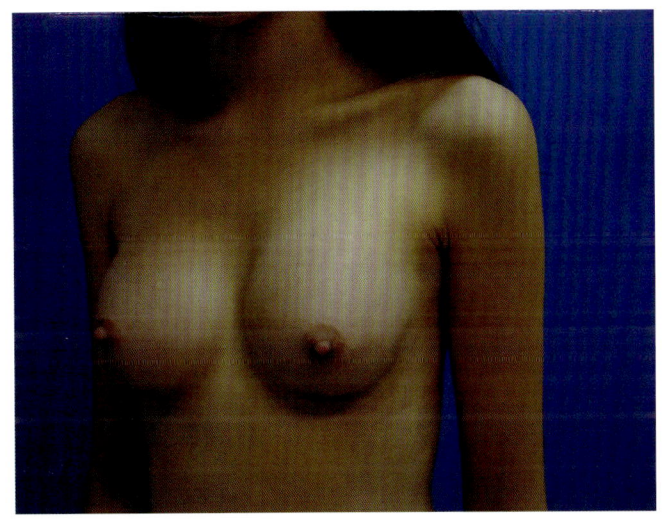

图 53.17

图 53.15、图 53.16 和图 53.17 （术后）1号患者：这是一位24岁的女性患者，乳房过小，身高为5英尺5英寸，体重为110磅，乳房基底直径为10.5cm，双侧乳房下皱襞对称。在美国FDA再次批准使用硅凝胶假体前，她选用了250ml光面圆形中凸度的生理盐水假体。假体经下皱襞切口植入胸肌下腔隙，形成了自然、丰满的乳房，下皱襞更加对称。

病例分析：2号患者

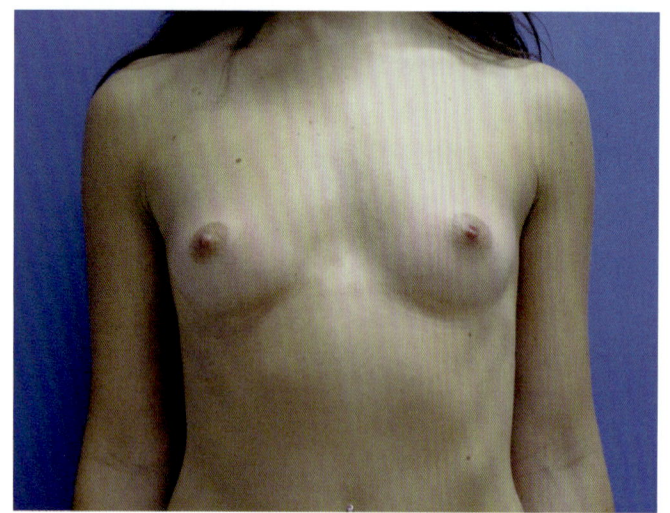

图 53.18

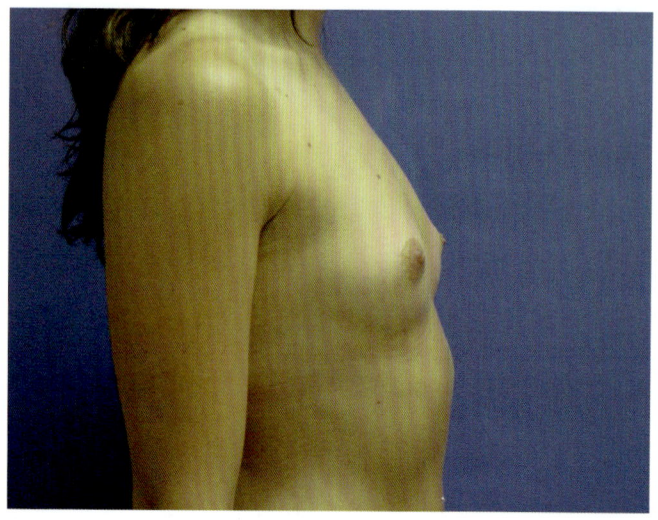

图 53.19

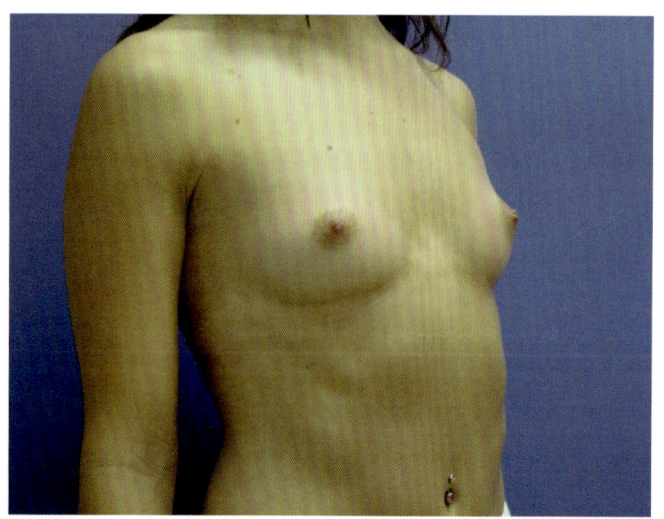

图 53.20

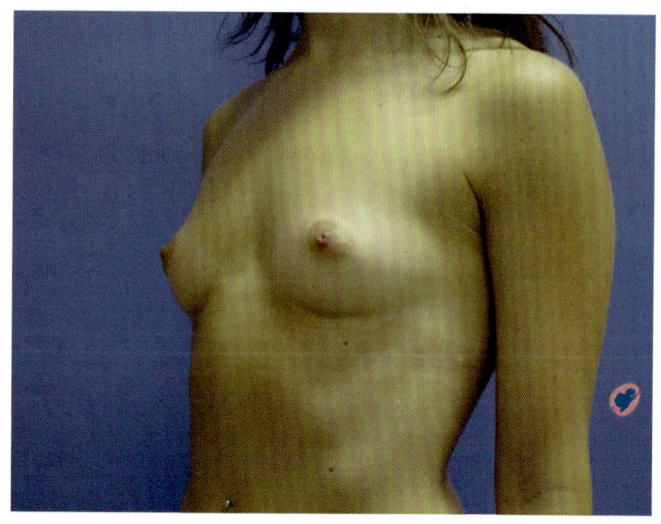

图 53.21

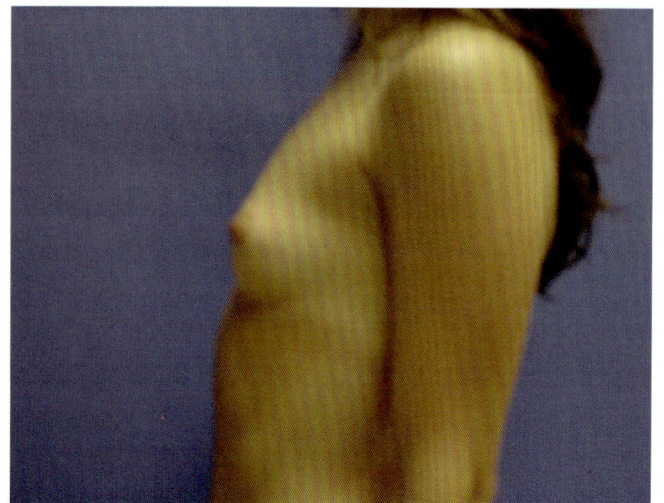

图 53.22

图 53.18~图 53.22 （术前）2号患者：这是一位23岁女性，身高为5英尺3英寸，体重为109磅，乳房基底直径为12cm，乳房在垂直径较短，基底较高，右侧乳房下皱襞较左侧略高。她希望将乳房增至"C罩杯"，选用286ml中凸度硅凝胶假体，经下皱襞切口植入胸肌下腔隙。术后照片显示乳房下极扩张良好、外形美观、下皱襞高度对称。

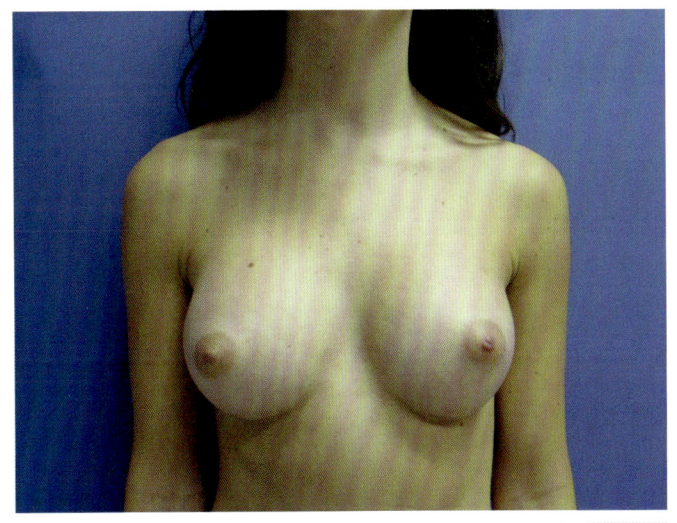

图 53.23

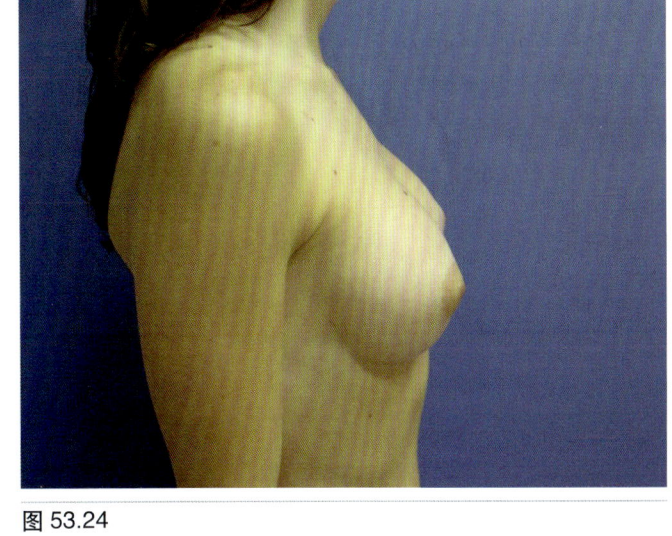

图 53.24

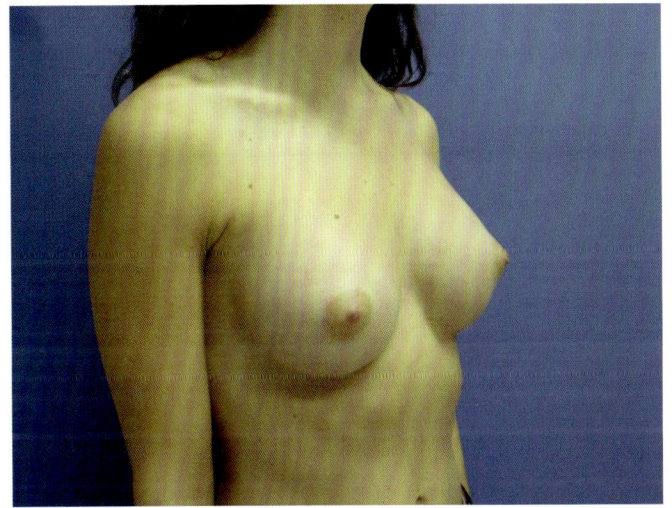

图 53.25

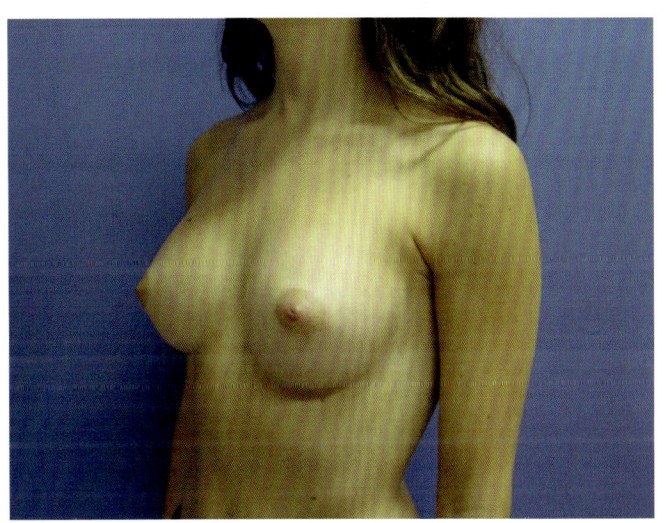

图 53.26

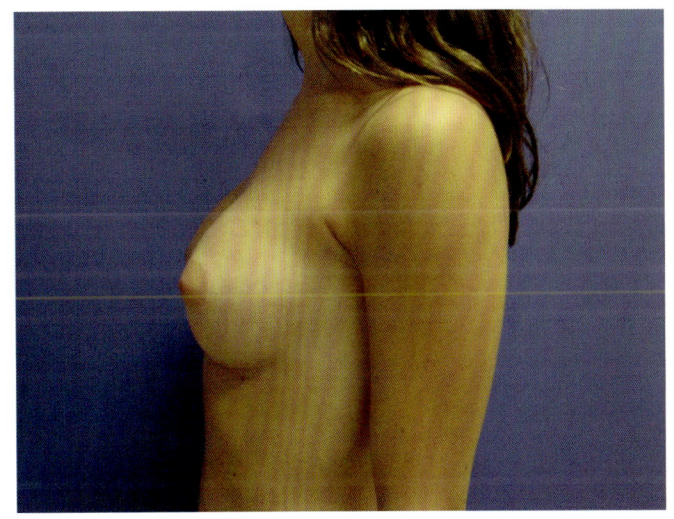

图 53.27

图 53.23~图 53.27 （术后）2 号患者：这是一位 23 岁女性，身高为 5 英尺 3 英寸，体重为 109 磅，乳房基底直径为 12cm，乳房在垂直径较短，基底较高，右侧乳房下皱襞较左侧略高。她希望将乳房增至"C 罩杯"，选用 286ml 中凸度硅凝胶假体，经下皱襞切口植入胸肌下腔隙。术后照片显示乳房下极扩张良好、外形美观、下皱襞高度对称。

致谢

非常感谢 Walter Lampeter 对本章编写工作的支持。

(谢祥　邵文辉　译)

拓展阅读

Adams WP Jr, Rios JL, Smith SJ. Enhancing patient outcomes in aesthetic and reconstructive breast surgery using triple antibiotic breast irrigation: Six year prospective clinical study. Plast Reconstr Surg Adv Breast Augment 2006;118: (7S) Suppl46S-52S.

Baker JL Jr. Chapter 63. In: Spear SL, ed. Augmentation mammaplasty, surgery of the breast principles and art. Philadelphia: Lippincott-Raven, 1998, pp. 845–854.

Bostwick J III. Plastic and reconstructive breast surgery, 2nd edn. St Louis, MO: Quality Medical Publishing, 2000, pp. 79–96, 193 & 228.

Burkhardt BR, Demas CP. The effect of siltex texturing and povidone-iodine irrigation on capsular contracture around saline-inflatable breast implants. Plast Reconstr Surg 1994;93(1):123–130.

FDA approves silicone gel-filled breast implants after in-depth evaluation news release (16 November 2006). Available at: http://www.fda.gov/bbs/topics/NEWS/2006/NEW01512.html FDA. Accessed 21st July 2007.

Hidalgo DA. Breast augmentation: Choosing the optimal incision, implant, and pocket plane. Plast Reconstr Surg 2000; 105(6):2202–2216.

Muzaffar AR, Rohrich RJ. The silicone gel-filled breast implant controversy: An update. Plast Reconstr Surg 2004; 109(2):742–748.

Netter FH. Atlas of human anatomy. Basle: Ciba-Geigy Corporation, 1989, plates 167, 168 & 175.

Takayanagi S, Chisato N, Sugimoto Y. Augmentation mammaplasty: Where should the implant be placed? Aesthet Plast Surg 2004;28:83–88.

Tebbetts JB. Dual plane breast augmentation: Optimizing implant–soft tissue relationships in a wide range of breast types. Plast Reconstr Surg 2001;107(5):1255–1272.

第11部分：乳　　房

第 54 章

双平面隆乳术

Steven Teitelbaum

历史

乳房假体植入腔隙的选择对隆乳术后的外观有很大影响，和手术方法本身的选择一样是最重要的术前决策。这种选择所产生的结果仅是近些年才表现出来的，因为植入假体对软组织的影响是逐渐产生的，一旦发生就不可逆了。

最常见的植入腔隙：（1）完全在肌肉下（前锯肌下和胸肌下）；（2）部分胸肌下（在起自肋骨的胸肌下）；（3）胸肌筋膜下（在胸肌筋膜和胸肌之间）；（4）乳腺下或腺体下（在乳腺和胸肌筋膜之间）。

采用完全肌肉下腔隙的修复重建技术常用于外科手术，但因术后疼痛且剥离时易出血而较少用于隆乳术。应用这种技术使假体有上移的趋势，而且很难预料是否会形成较深的、外形良好的乳房下皱襞。胸肌筋膜下腔隙还没有被广泛应用，因为缺乏满意的剥离层次控制和长期的随访资料。胸肌筋膜下腔隙比经典的腺体下腔隙仅多0.5～1mm厚的覆盖，这一技术只是腺体下腔隙的微小变化，并不是独特的类型。

部分胸肌下和部分腺体下腔隙是最常用的方法。各种技术的提倡者能指出他们所用方法的优点和其他方法的缺点，并且这些解释经常是合理的。

但这些解释并不适用于所有情况。当然，针对某种类型的乳房，应综合某种剥离腔隙的优、缺点进行恰当选择，但所选方法的一些缺点仍然是存在争议的。

John Tebbetts 于2001年首先提出的双平面隆乳术是一种完美的折中方法。这种方法使需要覆盖的假体部分在胸肌下，同时使直接支撑乳房的假体部分在乳腺下。该方法几乎拥有两种方法的优点，免去了在两者之间进行选择，做两个腔隙，使其发挥各自的优点。

乳腺下和部分胸肌下是两个极端，双平面则将两种方法结合起来。手术开始先剥离部分胸肌下腔隙，沿乳房下皱襞小心分离胸肌起点，使胸肌的断端稍向上滑动，形成小的乳腺下腔隙和大的胸肌下腔隙，这就是双平面。分离肌肉和其上覆盖的腺体，肌肉会逐渐上升，胸肌下腔隙的比例缩小，乳腺下腔隙的比例增大。部分胸肌下腔隙的优点是沿胸骨缘肌肉覆盖假体上缘，双平面保留了这些优点；乳腺下腔隙的优点是假体直接对乳房下极产生压力，双平面也保留了这些优点。

理想腔隙的标准

针对特定情况选择理想的腔隙依赖于我们制订手术方案时遵循的标准，主观决定会使一些因素被过分强调而忽略其他因素，试图量化所有相关问题并度量每个解决问题的办法是很重要的。

在过去的几十年中，尽管应用不同的假体，但PMA研究中报道的再次手术率并没有变化，3年内始终保持在20%。在一项对乳房假体的研究中，只有一位医生的3年再次手术率为0，而其他医生的再次手术率则平均为13.9%。综合这两项研究，结果表明隆乳术的效果受乳房假体类型的影响小于其他因素。

对术后结果最具决定性的评价是再次手术率，因为这是无可争辩的终点。类似"满意的或高兴的"的患者的评价是模糊的，也是不可量化的。因为我们都既见过效果良好而患者却不高兴，也看到过虽有诸多问题但患者仍很满意，她们不能全面地评估手术的质量。

再次手术率仅说明部分问题，须考虑问题的严重性，一些问题很小或使人厌烦，而其他问题也许是不正常甚至不正确的。因此这些问题不足以被认为是并发症，但也须考虑其严重性。

双平面的资料客观地显示该技术成功地保留了两个腔隙的优点，并且消除了只能选择单一腔隙的顾虑。

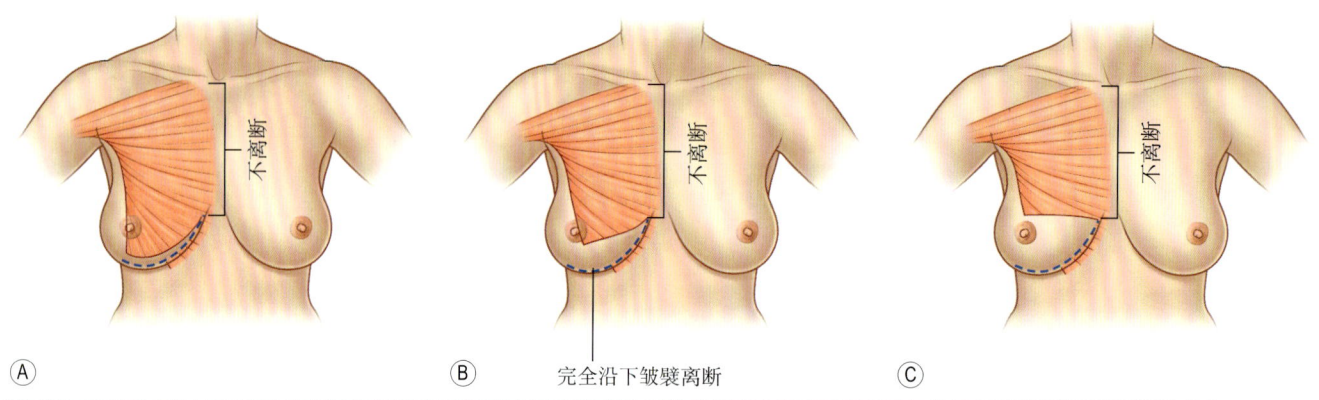

图 54.1　三种类型的双平面隆乳术。A，Ⅰ型双平面。B，Ⅱ型双平面。C，Ⅲ型双平面。

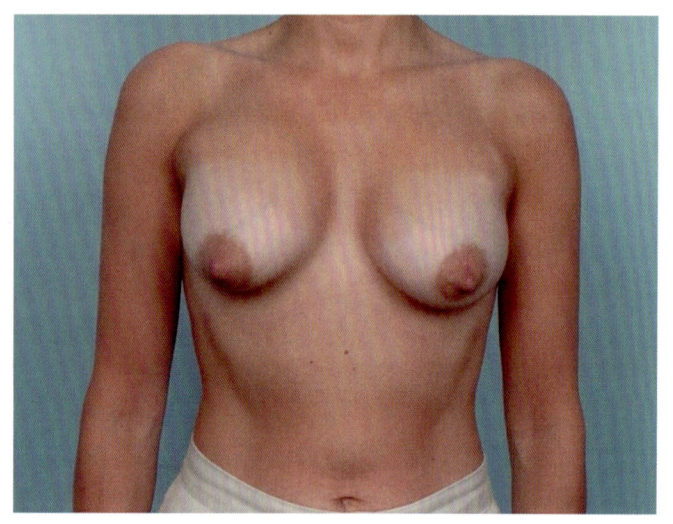

图 54.2　胸肌下腔隙经常因可导致假体上移而遭到质疑。这位患者是经腋窝切口盲视下钝性剥离的腔隙进行乳房增大成形术的。左侧是沿下皱襞离断了肌肉，右侧则不是，这不是该技术本身的缺点，而是对这个特殊病例进行这种操作。

当发生不满意的结果时仍有可选择的补救方法是很重要的。在采用平面 B 之后还可选择平面 A，但是在采用平面 A 后就不能再用平面 B 了。因此，开始时应采用平面 B。

最后，需要在术后间隔较长时间评估手术效果。隆乳术数年后乳房会逐渐发生持久的难以逆转的变化，有时会是完全不可逆的改变。须判断在术后长时间内假体的覆盖组织是否足够，可能要考虑到数十年后的情况。这种长期的资料非常少，但因为一生中乳房的变化是重要的，所以可以根据短期观察结果进行推测（图 54.3；表 54.1）。

疼痛和恢复

腺体下入路所致疼痛一般较轻。肌肉下入路可使敏感的肋骨受到创伤，使肌肉受到牵拉。大量关于术后疼痛的资料显示双平面入路术后 24h 可常规不应用麻醉药或止痛药。暴露清晰的术野以及避免对肋骨造成创伤，可防止胸肌下入路患者出现疼痛。在无血的视野下精细、轻柔地掀起被麻醉的胸大肌，可使肌肉的损伤程度降到最低。

作者多年来常规使用上述技巧，仅使用布洛芬治疗各种隆乳术后患者（包括双平面法）出现的疼痛。应用双平面法的患者在手术当晚就可以外出吃饭、淋浴、梳理头发。她们描述的感觉仅为"紧"、"压迫感"、"酸痛"、"像是外出工作的劳累"。

当同样的技术用于腺体下入路时，患者的僵硬感和疼痛感要轻于双平面法的患者，但两组患者都能在 24h 内恢复。两者间的任何差别均较小，且仅持续一两天，由于相对获得了更多的肌肉覆盖，差别就更微乎其微了。

组织覆盖和延伸

软组织覆盖对评价隆乳术后短期和长期的效果是一个最重要的影响因素。如果有足够的软组织覆盖，假体的边缘就不易被看出，乳房看上去更加自然，不像做过隆乳术，假体外壳的皱褶和不规则可被掩盖。同时，假体也不易被触及。如果覆盖的软组织少，假体的边缘容易被看出，乳房看上去像做过隆乳术，也容易触及假体（图 54.4）。

长此以往，这些变化会更明显。假体可对乳房产生压力，导致乳腺实质逐渐萎缩。假体可拉伸皮肤，使其变薄。各种位置的假体都会引起这些现象。没有一项研究将植入假体类型和大小相似的患者进行随机分组，并通过长期随访得出科学的结论，但大量的临床观察和推论可为我们提供一些参考资料（见图 54.3 和图 54.5）。

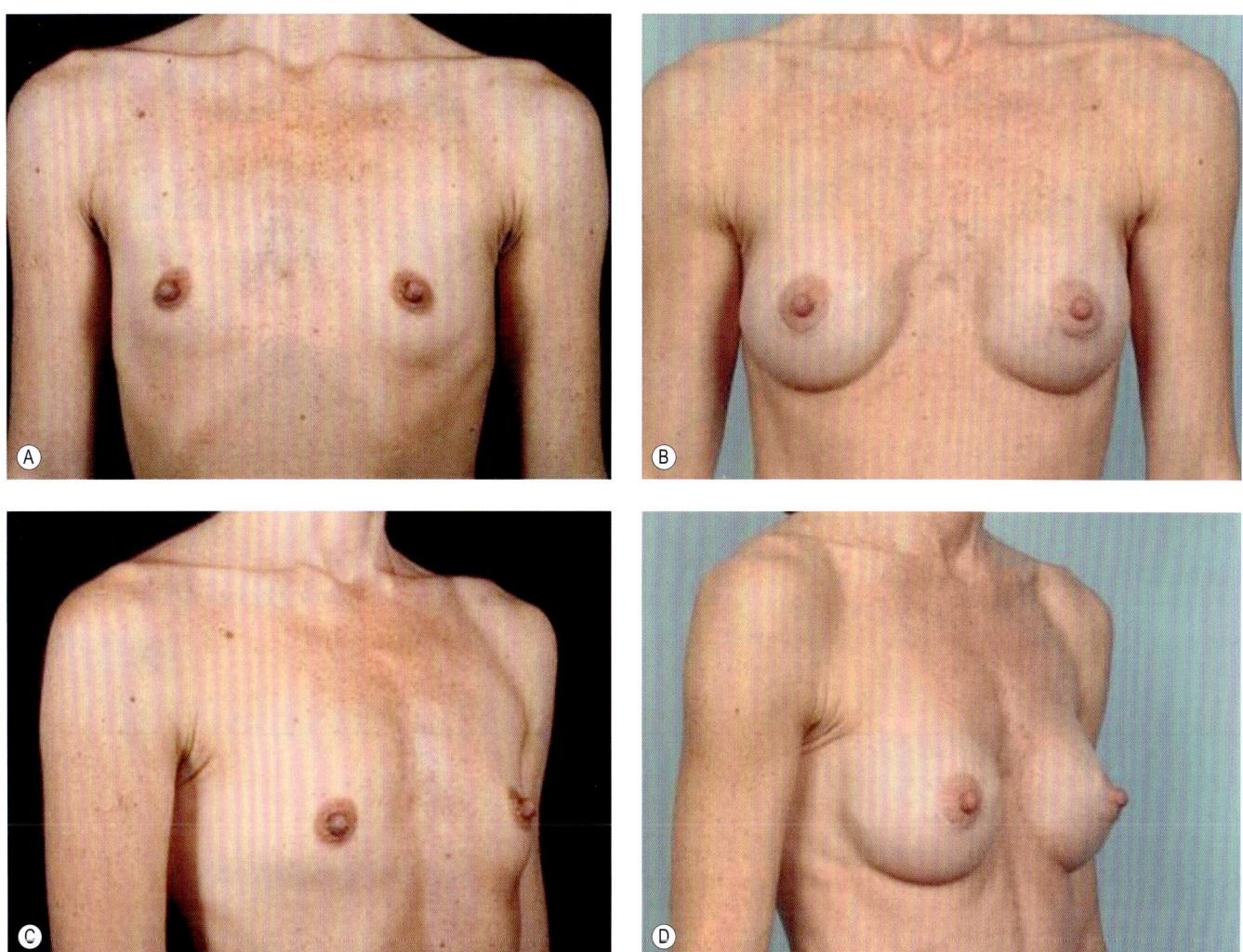

图54.3 A和C，术前。B和D，术后。逸闻趣事通常是不可信的，但有时这是我们所拥有的最好的结果。如果有人怀疑肌肉覆盖的重要性，就应该向他们展示一些组织薄弱的患者植入假体后的样子。这位患者植入生理盐水假体后11年，无包膜挛缩，无可见的假体边缘和皱褶。大量的病例中很少有假体植入腺体下或筋膜下腔隙的患者手术效果看上去这么好。

有大量乳腺下腔隙隆乳患者出现严重的腺体实质萎缩，而胸肌下腔隙隆乳患者却很少出现类似情况。若胸肌下腔隙隆乳患者出现腺体萎缩，一般都是所谓的假体放在胸肌下，而二次手术时常能证实肌肉在乳房下皱襞和胸骨处被撕裂，因此失去了我们所说的关键的软组织覆盖（图54.6）。

这些问题有时在术后一两年就能被注意到，但通常是数年后才被发现的。我们须注意这些问题，以提醒自己努力研究出一种好的方法，不是仅将手术效果维持几年，而是要维持几十年。作为一个看到过许多继发问题的人，我可以肯定地说，腺体下腔隙隆乳与胸肌下腔隙和双平面隆乳患者相比，存在更多、更严重、更难以处理的问题。

组织薄弱的腺体下腔隙隆乳患者的问题很难矫正，经常需要将假体位置改成部分胸肌下腔隙或双平面。但是一旦腺体下腔隙形成，胸肌下腔隙的覆盖组织就被损害了。虽然能通过缝合使肌肉重新回到乳腺后方，但是肌肉下端却无法恢复原有的状态，因此损害了下方的覆盖。虽然有人提出将肌肉缝至原处，但是也不能回到肌肉和腺体从未分离开过的状态（图54.7）。

乳房组织薄弱的患者，皮肤会逐渐被拉伸，有时不得不行乳房固定术。即使将来其不可避免须行部分胸肌下或双平面隆乳术，这些患者仍可出现软组织变薄、包膜挛缩和皮肤拉伸。这时须在行乳房固定术的同时更换腔隙，甚至还需要切除包膜。二次修复手术常须进行这些操作，所以要在第一次手术时谨慎操作，避免上述情况的发生（图54.8和图54.5）。

如果有足够的覆盖组织，那么如何放置假体，包膜挛缩可能都不明显，稍差的假体形状可能也不会有问题。假体皱褶也很难被注意到，这些就是选择部分

表54.1 剥离腔隙对比

问题	部分胸肌下的优点	腺体下的优点	双平面法
疼痛轻		X	迄今为止最好的
更好的组织覆盖	X		与腺体下相比有巨大优势；依据肌肉松解向上移位程度的不同，与部分胸肌下有所不同
接近乳腺下极		X	是
扩张紧缩的乳房		X	是
充填下垂的乳房		X	是
避免肌肉受到刺激		X	临床上不明显
减少假体上移的趋势		X	是
减少假体侧移的趋势		X	是
恢复快		X	迄今为止最好的
减少包膜挛缩	X		迄今为止最好的
有利于乳房X线检查	X		看起来是
减少腺体实质萎缩	X		迄今为止最好的
减少拉伸和畸形			迄今为止最好的
乳沟狭窄		X	否，但腺体下是以牺牲组织覆盖来达到这种效果的

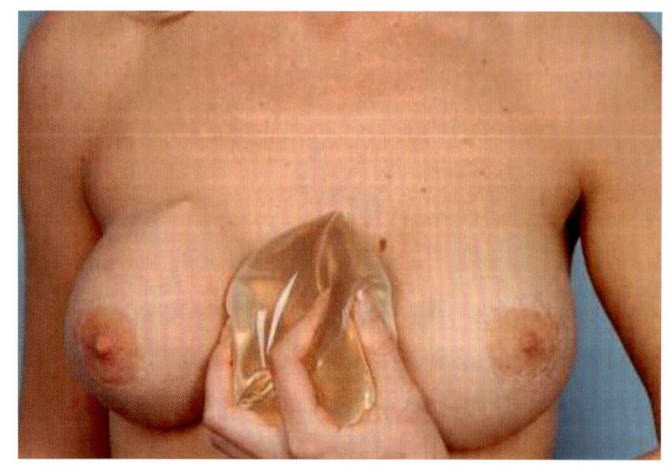

图54.4 软组织覆盖是应优先考虑的。手中的假体模拟了在它乳房内的状态。如果有肌肉覆盖在假体上极，这种畸形发生的概率就会减小。

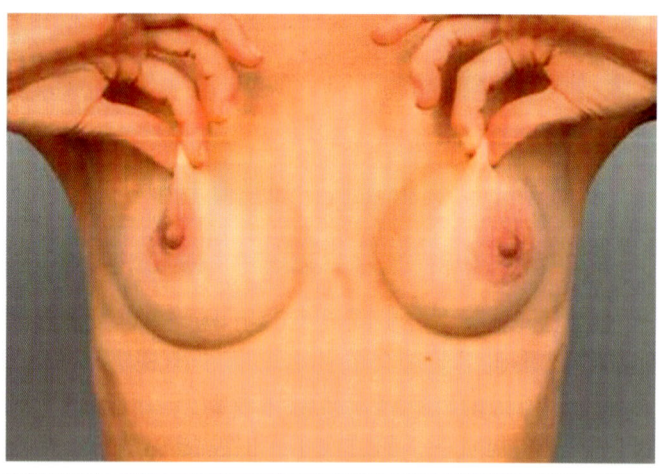

图54.5 这不是包膜挛缩。该患者采用乳腺下腔隙植入假体，乳房柔软。患者选择这个方法是因为医生的强烈建议，而医生是为了避免假体移位而导致畸形。即使在患者平卧时，仍存在显著的畸形。没有什么能替代软组织覆盖。

胸肌下腔隙最主要的原因。

但是如何处理乳房下垂或缩窄的乳房下极和组织薄弱呢？部分胸肌下腔隙有较厚的组织覆盖，乳腺下腔隙可更好地扩张乳房下极。双平面腔隙使假体的上部和内侧有肌肉覆盖，同时使乳房下部得到扩张，解决了这个两难问题。

足够的组织覆盖不是最终要达到的目标，最大程度的组织覆盖才是我们的目标。当软组织充足时，几乎没有不可解决的长远问题；当软组织不足时，问题则很难完全得到解决。

与部分胸肌下相比，双平面会牺牲一些覆盖组织，如果双平面牺牲覆盖组织的代价超过了它的好处，那

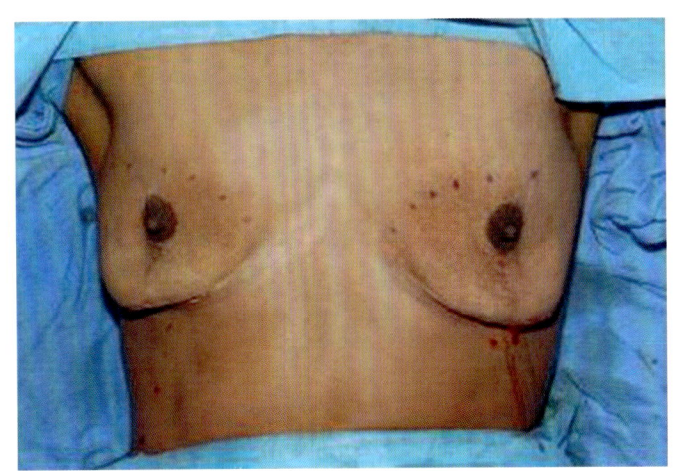

图 54.6　该患者取出了胸肌下的假体。虚线标注的是胸大肌下界。虽然是胸肌下腔隙，但肌肉的位置很高，仅覆盖了一小部分假体，肌肉的压力把假体推向一边。虽然肌肉仍与胸骨相连，但已脱离了上方的腺体，肌肉的位置比双平面Ⅲ型高出许多。

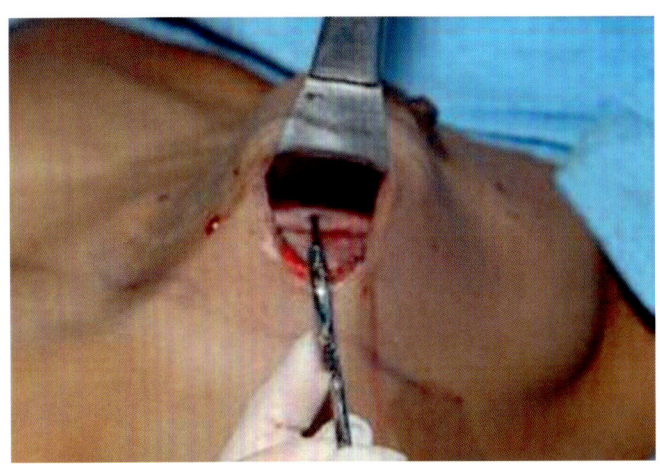

图 54.7　该患者做了乳腺下包膜切除，然后做了胸肌下腔隙剥离。图示说明了双平面入路的基本原则，与腺体失去附着的肌肉明显向上移位。在双平面入路中保持肌肉和乳腺之间的附着很重要，它能保持肌肉在下方起到覆盖作用。如果需要，可将其逐渐松解，允许肌肉垂直向上，暴露乳腺下部。

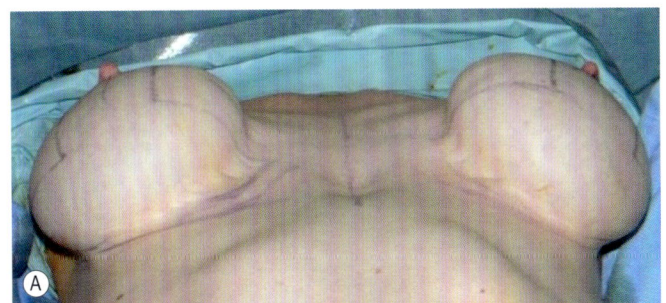

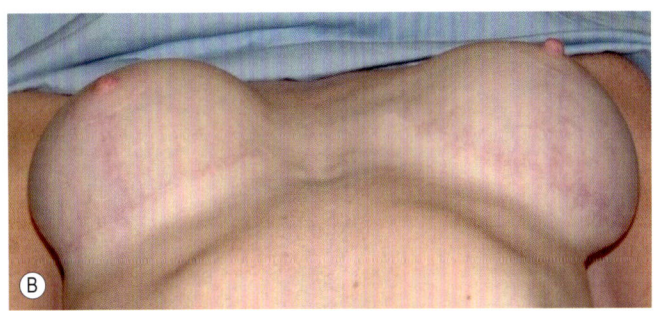

图 54.8　对腺体下腔隙植入最常见的争论是如何处理那些因担心术后瘢痕而不愿做乳房固定术的产后乳房松弛、下垂的患者。然而，这类患者软组织很薄，易于被拉伸而变得更薄。A，隆乳术后仅 2 年即出现明显的腺体萎缩和皮肤变薄。B，图示更换为双平面腔隙后 2 年，乳房外形得到改善。

么，就建议患者选择部分胸肌下腔隙。通常双平面覆盖组织的减少比部分胸肌下腔隙更具可控性。

组织覆盖

乳腺下相对于部分胸肌下的最大优势是假体能直接对腺体产生压力。这可使乳房看上去更饱满，假体对乳腺的压力能更好地扩张紧张的乳房下极。如果假体在肌肉下方，肌肉可保持乳房下极原有的形状，防碍假体将乳房充填起来。胸肌和乳腺之间存在的微弱纤维连接允许乳腺在肌肉上滑动，植入的假体支撑乳腺，可减少下方乳腺组织的移动。而胸肌下植入假体仍允许下方的腺体组织相对于胸肌滑动（图 54.9 和图 54.10）。

依据松解程度的不同，双平面方法具有腺体下腔隙的全部或部分优点，这种方法保留了上部和内侧的肌肉覆盖，而这也是最需要覆盖的部位。

包膜挛缩

在 PMA 研究中包膜挛缩仍是导致再次手术的主要因素，然而一些应用抗生素冲洗和双平面腔隙的文献报道了迄今为止最低的包膜挛缩率。是否由于双平面本身或是其他如引流等原因，仍不十分明确，但是可以肯定，最低的包膜挛缩率报道的是双平面腔隙，没有文献提及部分胸肌下腔隙比双平面有更多的优势。双平面仍是理想的选择。

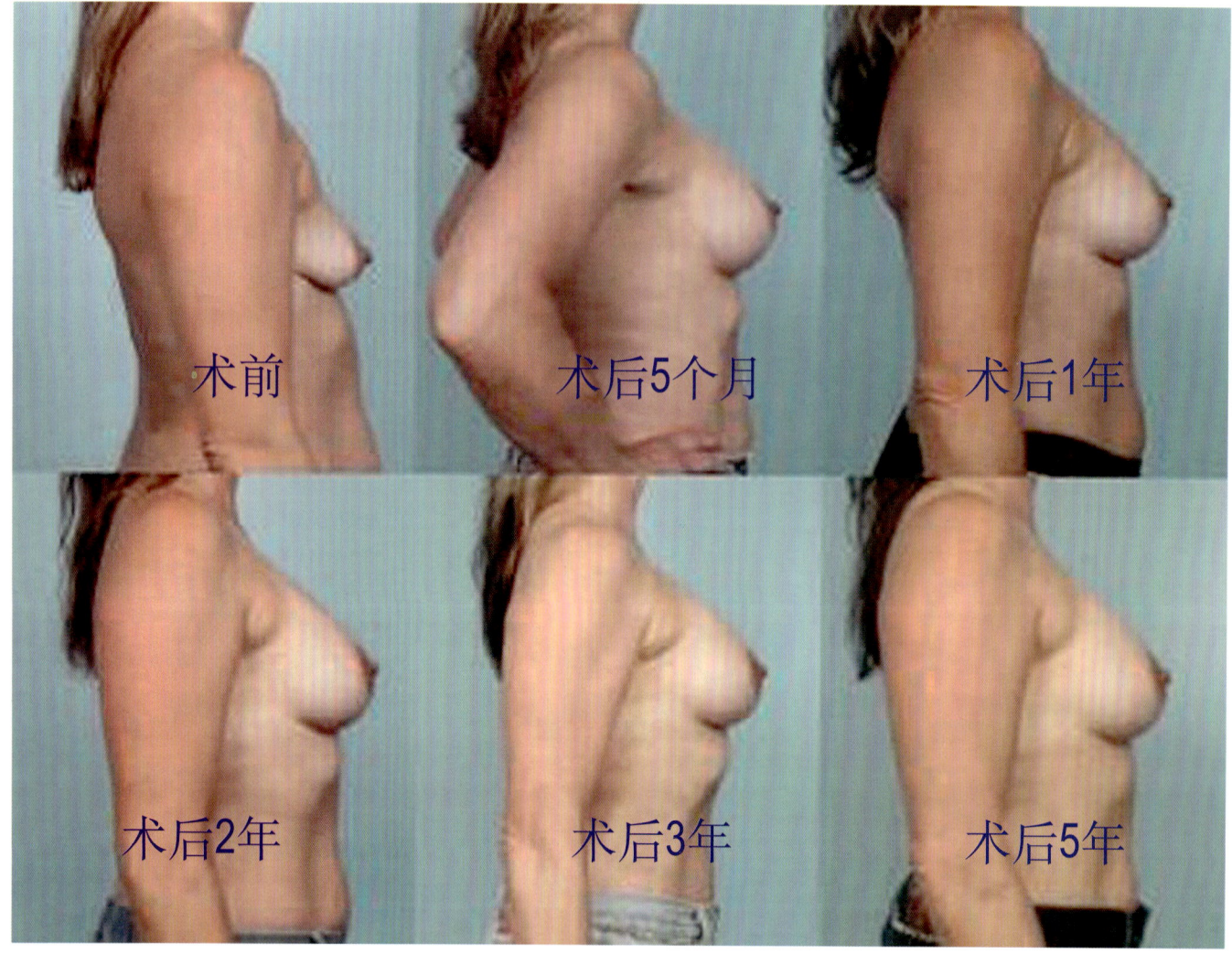

图 54.9 这位产后出现乳房萎缩、下垂的患者,在双平面植入假体后具有长期稳定的术后效果。这表明适当大小的假体和组织覆盖极具价值。

乳房X线检查

鉴于乳腺有发生癌变的可能,早期查出癌变仍是须优先考虑的问题。许多学者提出胸肌下腔隙的一个优势就是能解决这个问题,但是这一优势是因为假体位于肌肉下的解剖位置,还是因为在肌肉下方有较低的包膜挛缩率,仍不明确。假体较硬、假体周围有大量组织与乳腺相连,或其他任何限制乳房前拉的因素,都会导致乳房不能从假体表面拉起而放在乳房X线检查夹板上,影响乳房X线检查。还没有研究比较过各种方法对乳房X线检查灵敏性的远期影响。双平面具有较低的包膜挛缩率和广泛的肌肉覆盖,因此对乳房X线检查的灵敏性没有影响。磁共振成像在乳腺癌筛查中的作用越来越大,甚至对于没有植入假体的女性也是如此。因为这项检查的灵敏性不会受到假体的影响,所以适用于乳房假体植入的患者。

与肌肉运动相关的问题

与部分胸肌下腔隙(双平面)假体植入术相比,乳腺下腔隙假体植入术的一个显著优点是在胸肌收缩时假体不会发生明显移动和变形;但是我们也必须了解,接受乳腺下腔隙假体植入术的患者其假体明显,易被发觉,即使在静止状态下也是如此。对于较瘦的患者,如果在腺体下腔隙植入假体,则其胸壁放松时的乳房畸形比部分胸肌下腔隙(双平面)植入假体患者胸肌处于最大程度收缩状态时更严重。

采用双平面术式,沿乳房下皱襞松解胸大肌,可减小甚至完全消除迫使假体向上的力量。尽管附着于胸骨的内侧起点在胸大肌强力收缩时会将假体向外侧轻度推挤,但这很少导致明显的畸形(图 54.11)。

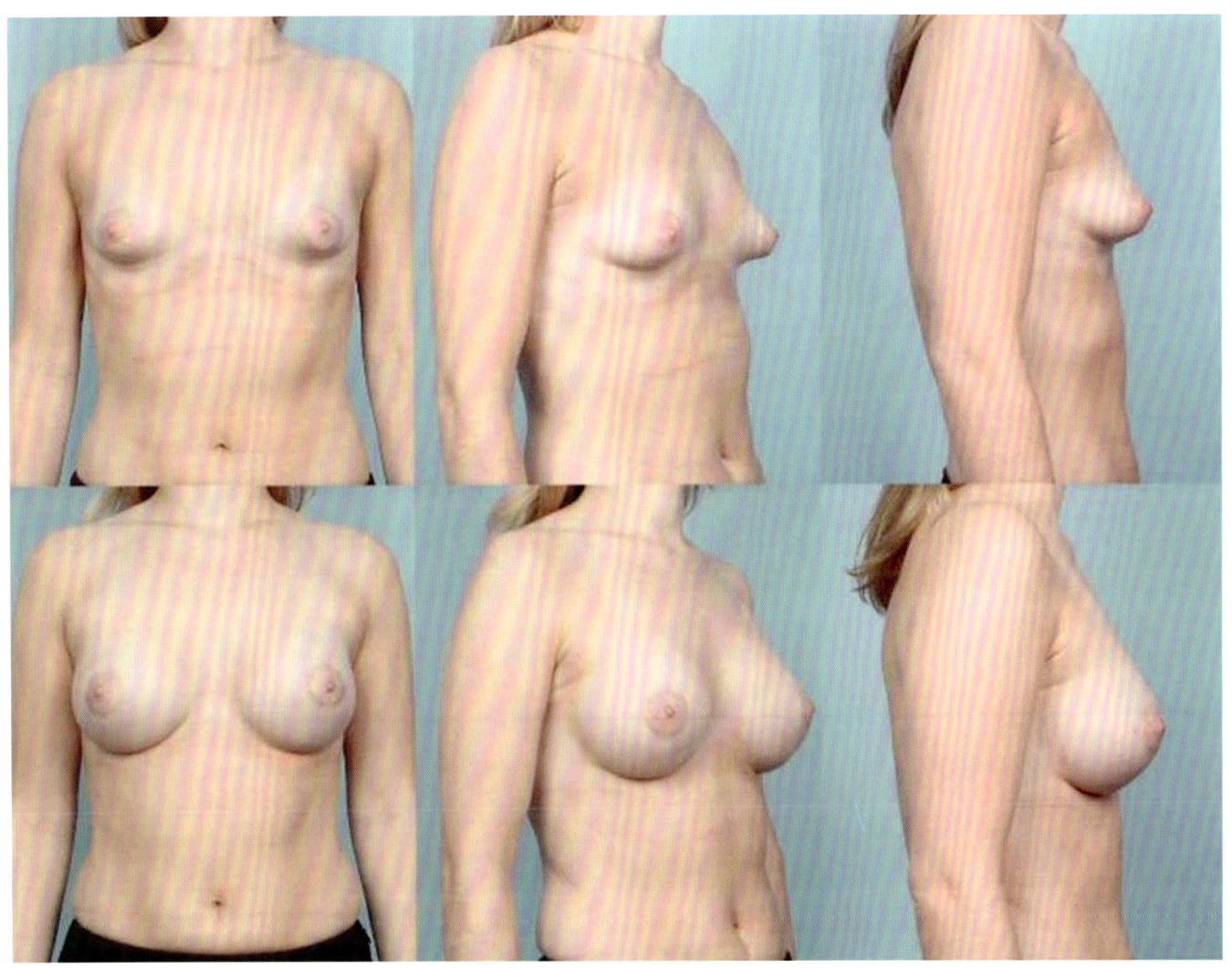

图 54.10 缩窄的乳房下极常是选择乳腺下腔隙的理由。图示患者术后 5 年，应用 II 型双平面腔隙，将肌肉提升至乳晕下缘，整个乳房下极的腺体都暴露于假体前方，允许像乳腺下腔隙一样的塑形，但假体的上部和内侧仍有肌肉覆盖，可使假体的边缘不易被触及。

当然，采用双平面术式的患者也会存在一定程度的假体移位，但是在 Tebbetts 的报道中，没有出现由此导致的修复手术。根据笔者的经验，偶有患者有此抱怨而且讨论过修复问题，但是笔者并没有因此转为采用乳腺下腔隙术式（图 54.12）。

通常，出现上述问题的患者都很瘦，不适合采用乳腺下腔隙。使双平面腔隙假体移位范围减到最小的方法是沿下皱襞均匀、准确地离断肌肉，双侧都在乳房下皱襞与胸骨交界处停止，注意不要沿胸骨松解。如果下皱襞是水平的，与胸骨有一些离散的相交点，那么移位情况通常不明显。如果下皱襞弧行向上且不与胸骨相交，甚至至乳头水平继续向上，那么情况往往会很严重。这些患者通常很瘦，他们是特殊的挑战，实际上没有办法避免一些畸形出现。

无论选择哪种植入腔隙，都应充分与患者沟通并让其参与剥离腔隙的选择。这样，如果在术后出现移位畸形或假体畸形，患者会想起相对于其他腔隙的风险，她更愿意接受现在的问题。如果患者术前没有参与选择，那么术后的不满和要求修复通常是不可避免的。

乳沟狭窄

部分胸肌下和双平面法都是把胸大肌内侧边界作为限制假体向内的因素。乳腺下腔隙可使假体更趋向内侧，但其代价是：没有足够软组织覆盖的患者，如果将假体向内移至胸肌内侧缘，会出现不对称或可看到假体边缘。试图将假体过度向内侧放置来建立乳沟是不明智的，因为内侧紧张的皮肤会把假体推向外侧，内侧菲薄的皮肤也会使假体边缘清晰可见。因此，乳腺下腔隙有使假体向内侧靠近的潜力，并不算是优点。

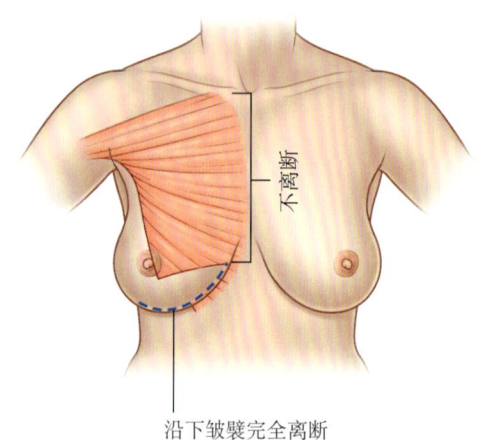

图 54.11　Ⅰ、Ⅱ、Ⅲ型双平面隆乳术的一个关键步骤是沿乳房下皱襞完全离断胸大肌，到胸骨停止，注意不沿胸骨离断。如果不沿下皱襞离断胸大肌会导致假体向上移位，或出现圆钝的下皱襞。如果覆盖组织薄（小于 5mm），就不应离断，因为保证一定厚度的组织覆盖是须优先考虑的因素，此时若沿胸骨离断胸大肌，可导致假体边缘清晰可见和难以矫正的畸形。

体格检查

除了很有经验的医生，大部分外科医生认为手术本身是手术当天的过程。实际上，患者做手术的驱动因素经常会对术后效果产生长远影响。隆乳术就是这样，患者的意愿、患者的解剖情况和医生对覆盖组织的判断都会影响隆乳术的效果，这比剥离腔隙的选择或隆乳术的其他问题都重要。下面是关于这方面问题最重要的几点：

患者教育

须告知患者其组织缺陷，这样她的期望就可以被满足。她必须能够预料关于组织覆盖、假体移位、矫正下垂等所有问题。如果患者参与了这些相关问题的选择并最终决定，再次手术修复的概率就会减小，患者的满意度就会提升。

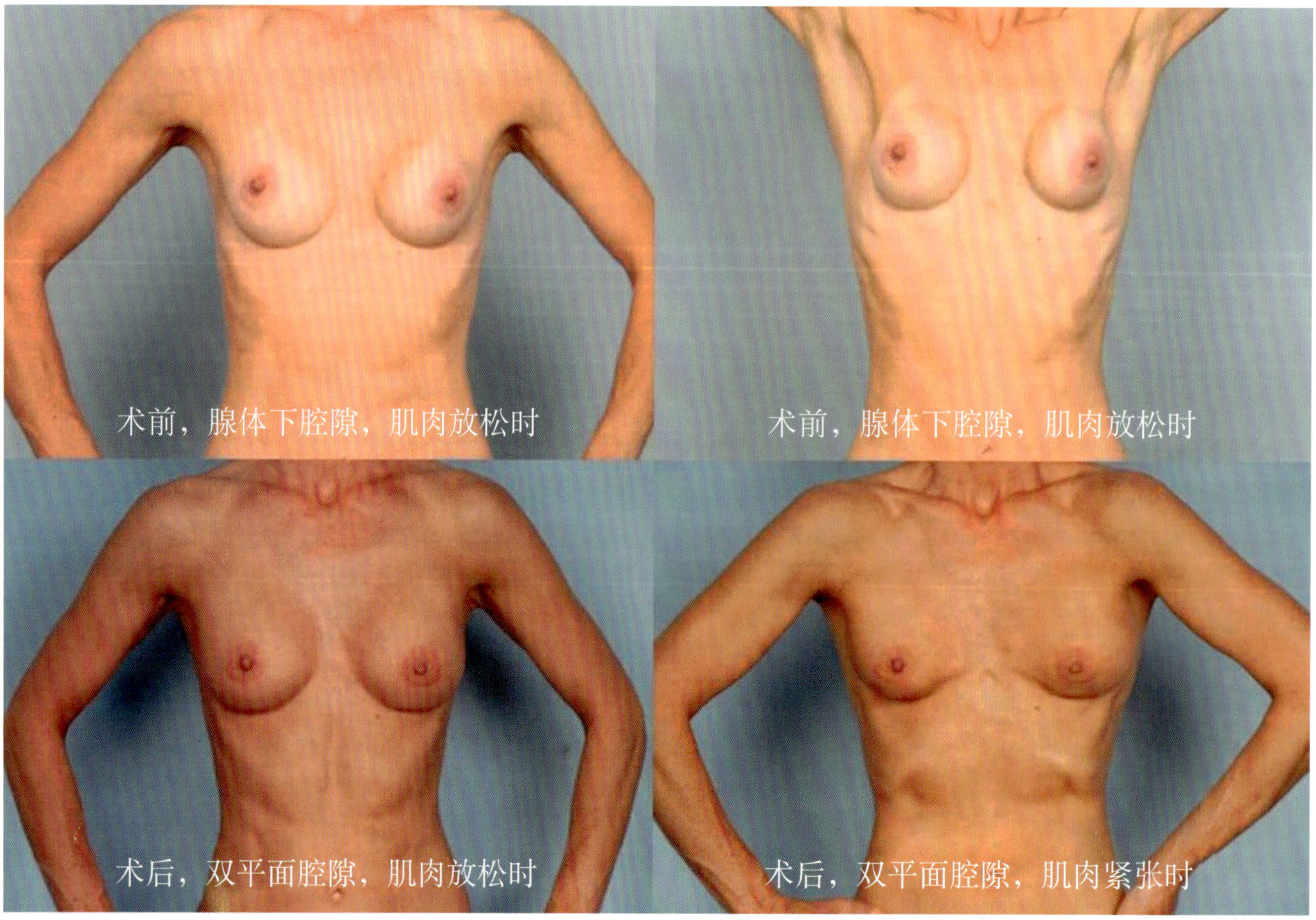

图 54.12　虽然双平面和所有胸肌下腔隙都因为假体移位而受到批评，但也需要考虑患者静息状态的效果。上面 2 张照片是一位乳腺下隆乳患者放松状态的两个姿势。虽然没有移位畸形，但也没有美感。下方左侧照片是她做了双平面腔隙隆乳术后放松时的照片，更加美观、自然。下方右侧照片，显示肌肉收缩时乳房变形。显然，即便显现出最大程度的乳房变形，也没有术前静息状态时那么难看。

决定理想的假体尺寸

要让患者决定她是想要植入合适尺寸的假体，还是尽管术后短期内会有外观不自然且持续时间过长会导致局部组织改变，仍然想勉强植入一个更大的假体。充分了解相关情况的患者会选择后者。根据基底宽度、皮肤延展情况和覆盖组织的多少，可选理想的假体尺寸。更大的假体会显得上部凸度大、丰满，但显得有些假。小些的假体会显得上部凹陷，看上去有些空虚。

决定是否需要组织覆盖和肌肉松解

双平面保留了组织覆盖并且可在需要的地方给予覆盖。对所有患者都需要对这两个特点进行评估。

覆盖

保留尽可能多的覆盖组织是我们的目标，只有在必要时才会牺牲覆盖组织。在充分告知后，除了不愿接受双平面的患者，应向其他所有患者建议采用双平面法。如果乳房上极组织夹捏厚度小于2cm，就不建议采用乳腺下腔隙。如果下皱襞组织夹捏厚度小于5mm，就要强烈建议不应离断肌肉建立双平面，而是采用部分胸肌下腔隙。这种情况下，保留最大程度组织覆盖的长远益处优于假体移位畸形、乳房内侧距离增大和下皱襞位置的不可预测性。

肌肉剥离

检查乳房下极紧张或腺体下垂，则可能需要从腺体上剥离肌肉。当患者术前决定采用Ⅱ型或Ⅲ型双平面，医生在术中应先按Ⅰ型剥离，检查并感觉乳房的情况，有必要的话须再进一步松解。

乳房固定术的必要性

许多想做隆乳术的患者都是哺乳后或是体重下降后的女性。对于部分患者，行乳房固定术是合适的。一些患者不想要瘢痕，便接受了假体植入，但结果要么是乳房比想象的大，要么是植入的假体合适但充填效果却不好。这些患者，尤其是使用较大假体的患者，乳房皮肤本来就已延伸，植入较大假体后更加被拉伸，最终结果是不理想的。我曾见过许多这样的患者行乳腺下腔隙隆乳术，也对自己的患者这样做过，经过一段时间，结果经常是不满意的。对于这些患者，双平面法也不是有效的办法。如果乳头低于下皱襞、乳头距下皱襞的延展距离大于9.5cm，或有大量乳腺实质位于下皱襞的外侧，就须考虑行乳房固定术，不要再试图行隆乳术，或仅对那些能够接受术后不良情况的患者施行隆乳术（图54.8）。

解剖

胸大肌起自锁骨、胸骨和与下皱襞走行一致的第四至第六肋骨，止于肱骨，使肱骨屈曲、内旋。有研究显示沿下皱襞离断胸大肌不会损害其肌力和协调性。

与双平面密切相关的是在胸壁上识别胸大肌的深面。胸大肌像弹簧床一样被固定在三条边上，即肱骨、锁骨和肋骨。如果有一条边被离断，肌肉会像弹簧床一样向相反的方向剧烈收缩。

只有从肌肉表面发出的Cooper韧带将肌肉与乳腺深面紧紧地连在一起，这些连接组织使肌肉固定在乳房下部，保证下极的组织覆盖。

沿下皱襞小心离断肌肉后，医生会观察到肌肉像拉窗帘一样向上滑动1~2cm。如果不慎分离了肌肉表面，切断了肌肉与腺体之间的纤维，肌肉会上移过多，从而减少下极的组织覆盖。

这一点是在切除乳腺下包囊行胸肌下腔隙隆乳术时须着重强调的。甚至当胸大肌在下皱襞附着完好无损时，肌肉的外侧边界都会向上滑动很高。如果起点被离断，肌肉会滑动很高以致根本不能覆盖假体。理解这种动态变化对于双平面法的应用很关键。

手术步骤

见表54.2和图54.1。

可以从各种切口进行双平面的剥离，下皱襞切口手术视野良好，能很好地控制剥离平面，特别是能保留肌肉与腺体之间的连接，因此如果需要分离，能够很好地进行。从乳晕周围切口向下至下皱襞或预定的肌肉断面的过程中常会因操作不慎而导致肌肉从腺体上分离，因此会出现肌肉向上升高的结果，把原本想做的Ⅰ型双平面变成Ⅱ型或Ⅲ型双平面。在做乳晕周围切口隆乳术时，手术步骤被描述成"部分胸肌下"或沿下皱襞离断肌肉，然而肌肉的断端常在高于乳晕的水平找到，甚至高于Ⅲ型双平面，这是因为沿胸骨离断了肌肉，但更常见的原因是将切口剥离至下皱襞的过程中从肌肉表面离断了与腺体的连接。除非做Ⅱ型或Ⅲ型双平面，否则医生应从下皱襞切口进行双平面腔隙的剥离，直至获得丰富的经验。

沿下皱襞离断肌肉常被描述为"半上-半下"，甚至是"部分胸肌下"，确切地说，应描述为Ⅰ型双平面。

表54.2 手术步骤

	描述	适应证	目标
部分胸肌下	胸肌附着于胸骨和下皱襞	下皱襞夹捏厚度 < 5mm	保留最大程度的组织覆盖
Ⅰ型双平面	沿下皱襞完全离断胸大肌	所有腺体组织在下皱襞上方；腺体附着于肌肉，乳晕至下皱襞最大延伸距离为4～6cm	牺牲少量覆盖组织，增加下皱襞的准确性；减少移位畸形；使假体位于腔隙的底部
Ⅱ型双平面	从腺体上方松剥离胸大肌，允许其滑向乳晕下缘	大部分腺体组织在下皱襞上方；腺体较松地附着于肌肉，一些腺体能在肌肉上滑动；下极皮肤延展；乳晕至下皱襞最大延伸距离为5.5～6.5cm	牺牲较多下极肌肉覆盖，以减少腺体组织在肌肉上滑动，以便更好地充填松弛的覆盖组织
Ⅲ型双平面	从腺体上更充分地剥离肌肉，允许滑向乳晕上缘	患者站立时有1/3或更多的腺体组织下垂，位于预计的下皱襞下方；大量腺体可在肌肉上滑动，下极皮肤能可进一步延展；乳晕至下皱襞最大延伸距离为7～8cm，或乳房下极缩窄	牺牲大部分下极肌肉覆盖，允许假体与腺体最大程度地接触；可重塑腺体外形

无论怎样描述，医生都应该知道，除非极为小心地剥离，否则乳晕周围切口入路有损失组织覆盖的风险。

经腋窝切口也能做Ⅰ型双平面，即沿下皱襞剥离胸大肌。与经腋窝切口盲视下钝性剥离可能出现肌肉剥离不均匀及下皱襞水平不精确的情况不同，真正的经腋窝切口做Ⅰ型双平面应在不出血的情况下应用内镜技术操作。然而，经腋窝切口做Ⅱ型和Ⅲ型双平面需要逆行剥离，这项技术很难，术者应该有大量经下皱襞切口做双平面及经腋窝切口采用内镜技术行部分胸肌下腔隙隆乳术的经验。

乳房下皱襞入路

见图54.13。

第一步是确定理想的下皱襞位置。以乳头为起点，下方皮肤最大延展距离为7cm（相应的基底宽度为11cm）、8cm（相应的基底宽度为12cm），或9cm（相应的基底宽度为13cm）。如果下皱襞已经位于这个高度，就不必更改了。

在新的下皱襞做切口。用电刀向深处剥离至胸肌筋膜，注意不要向下方剥离。切开组织的边缘有向下拉的自然趋势，因此剥离角度要向上，以免无意中降低了已经确定的下皱襞水平。

用电刀小心切开筋膜，直至看到肌肉。放入双头拉钩，尖端朝向乳晕内侧缘。由于没有水平方向的剥离，很少有组织被拉钩拉起，因此尺侧手指将组织拉到拉钩上，向上拉，只能将胸大肌拉起。如果在此处不能拉起胸大肌，可能是由于肌肉紧张，或拉的不是胸大肌。为了确定是胸大肌，而不是前锯肌、腹直肌或肋间肌，可用电刀接触，会使胸大肌的上部收缩。如果仍不明确，沿肌肉表面向头侧剥离几毫米，这里有重要的维持肌肉位置的纤维需要保留，因此为了明确解剖结构仅进行必要的剥离，此时可以看到肌纤维，也能用拉钩拉起一些组织，从而拉起胸大肌。

推进拉钩到肌肉边缘，将拉钩指向乳晕内侧，向上提起乳房，因为胸大肌的深面是疏松的，所以也会拉起胸大肌。术者的手放在患者腹部，这样电刀是水平的，可以轻轻划开眼前垂直的胸大肌纤维。用手动转换的单极钳配合适度按压可精确地止血，也可用电凝器进行这项操作。

只要是能被拉起的就是胸大肌。只要电刀是水平的、与胸壁平行，胸廓就是安全的。每划开一下，就向前推进拉钩，并上提一下。随着电刀不断切开和拉钩不断移动，肌肉被拉得更高，穿过肌肉的平面就会变得更明显。

若操作正确，则可很快穿过肌肉看到胸大肌下间隙。分离切口下可见的疏松组织，将拉钩转向内侧，沿下皱襞朝向胸骨。依靠外面的手指控制拉钩的张力，用电刀切开新的下皱襞上方1cm的肌肉，这会形成一个"架子"支撑假体，也可防止下皱襞过低。穿过肌肉至筋膜时，应该是术野清晰、出血很少的。

事实上，因与解剖结构吻合，所以这个剥离过程易于操作，术者除了可以看到组织层次，同时可以预测并能直视血管穿支的走行。

不要沿胸骨剥离，如果你剥离时不清楚哪里是胸骨，术前在两侧胸骨皮肤做"X"标记。

继续向外上方剥离，然后向下，这有助于找到胸

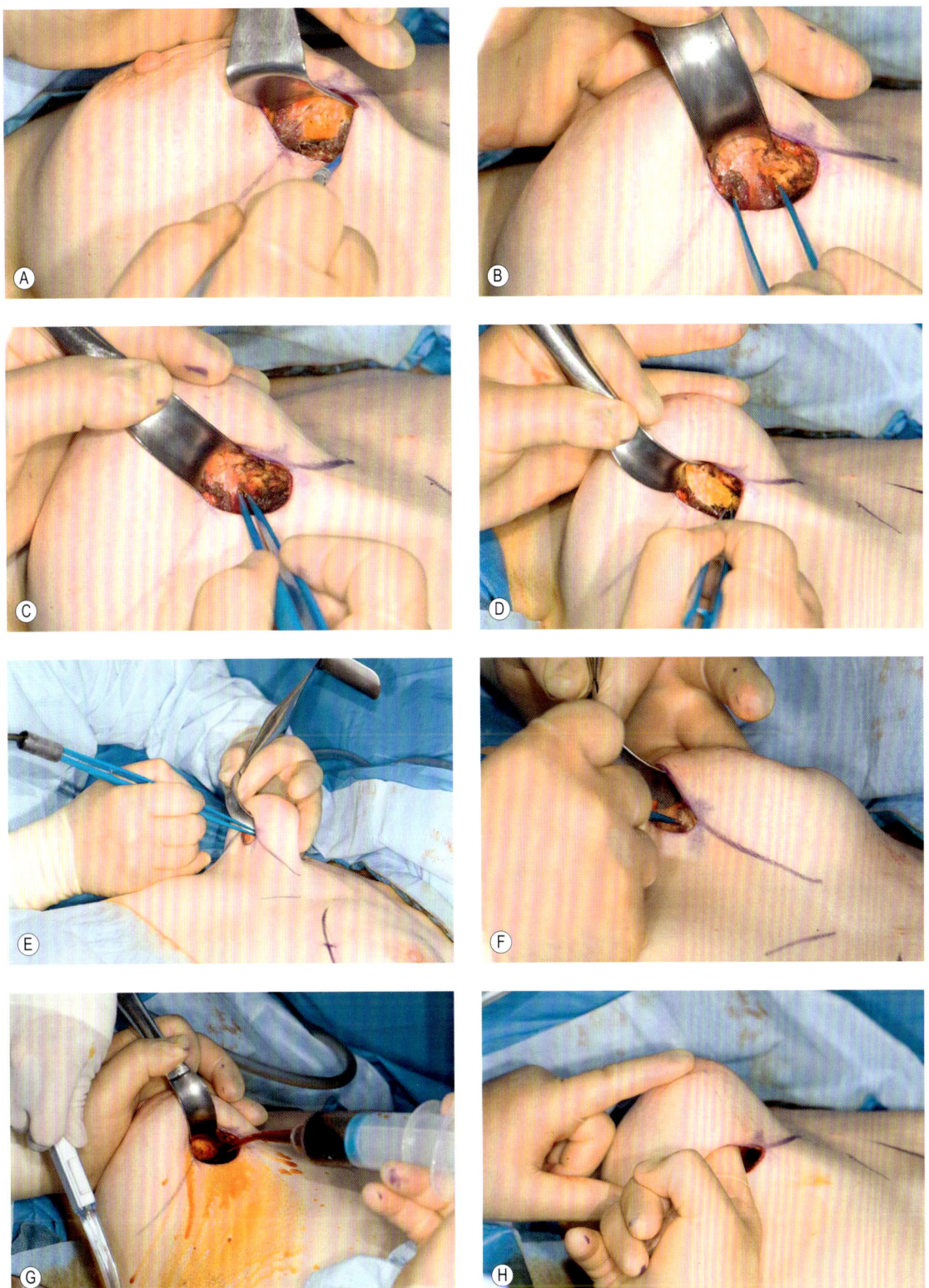

图 54.13 A 和 B，胸肌下腔隙剥离后，沿下皱襞上方 1cm 离断胸大肌。以尺侧手指顶住拉钩，压迫肌肉产生张力，使肌肉在被切断时完全分离，即可看到切开的肌肉上、下缘。当切至胸骨时Ⅰ型双平面腔隙就完成了。根据组织张力不同，肌肉会向上滑动 1~2cm。该患者的肌肉大约比下皱襞高半个拉钩的宽度。C，Ⅰ、Ⅱ、Ⅲ型双平面的肌肉与腺体之间的纤维连接必须保留，哪怕是稍微用电刀烧灼几下都足以使肌肉明显向上移位。D，仅轻微分离了肌肉和腺体，肌肉即向上移动了。对比上一张照片，黄色的脂肪表明了肌肉的移动，再次证明用尺侧手指顶住拉钩可使肌肉与腺体的边界产生张力，使分离更加精确且容易。E，显示手和拉钩使肌肉和腺体连接处产生张力。F，此处剥离更靠外侧。必要时可对双侧乳房进行调整。G，术中用大量"Adams"溶液（500ml 生理盐水中加入 50ml 聚维酮碘、80mg 庆大霉素和 1g 头孢唑啉）进行冲洗，可见拉钩上方黄色的脂肪和肌肉被切断的边缘。H，该患者肌肉离断后到达乳晕下缘，即所谓的Ⅱ型双平面。当肌肉离断后到达乳晕上缘，就是Ⅲ型双平面。

大肌和胸小肌之间的平面。如果先向下而不是向外上剥离，在这一区域就容易出现问题。

用抗生素溶液冲洗并检查腔隙。注意肌肉向内下侧剥离后形成的狭长的"V"形沟槽。检查肌肉切缘与切口的关系，前者有时高于后者几毫米，有时会像窗帘一样向上移动几厘米。这取决于你如何穿过肌肉，以及该患者的胸大肌与乳腺组织的连接是否紧密。

将手指伸进切口，感觉切开肌肉的下边缘并将其提起，通过手指在里面的位置能从皮肤面看到肌肉的位置。这个检查过程对于患者不重要，但还是要重复做，它能让医生积累肌肉和软组织动态变化的宝贵经验。

如果想做Ⅰ型双平面，肌肉离断后双平面的剥离就完成了。然后植入假体，关闭切口。

如果想做Ⅱ型或Ⅲ型双平面，剥离范围是逐渐增大的，但不能过度，胸大肌远端位置的不同仅取决于几毫米剥离范围的差别。许多医生问为什么在肌肉切开前不能分离肌肉和腺体，原因是很小的分离即可导致肌肉明显移动，在剥离腔隙和分离下皱襞之前，无法预测肌肉会停留在什么位置。

将双弯头拉钩放入切口，紧贴肌肉远端边缘，但只拉住乳腺组织，将乳腺组织推入拉钩，使肌肉和上方的腺体之间产生张力。

用电刀逐步切开肌肉和腺体之间的筋膜连接，可看到肌肉快速地离开拉钩而向上移动，像这样每剥离毫米就向内、向上移动拉钩，重复这一动作直至感受到肌肉的限制。

不是在一个区域重复这一动作，而是要不断变换位置，这将很好地控制肌肉最后的位置。

Ⅰ、Ⅱ、Ⅲ型双平面是不同的类型，这样设计分类是为了指导临床实践。但是对于任何一位患者，肌肉的位置不须也不可能准确地位于乳晕下缘（Ⅱ型双平面）或乳晕上缘（Ⅲ型双平面）。剥离肌肉的程度是恰好让假体暴露在乳腺下方。

最重要的是不要过分强调这些分类。可以离断得多一些，但是一旦肌肉被离断就不可能再拉回来了。在进行此操作前，先把手指伸进去，感觉肌肉的位置，然后再离断你认为有必要的地方。

如果感觉到乳房内有条索限制扩张，如在下极有限制，或当下皱襞必须降低而形成一个较紧的下皱襞时，需要像做乳腺下腔隙一样来处理乳房下极。

再次用抗生素溶液冲洗，检查有无出血，植入选择好的假体，关闭切口。

术后护理

如果是精确地可视下剥离腔隙，不须特殊胸罩或绷带维持假体在腔隙内的位置，仅需用胶条包扎伤口。

如果是出血极少的剥离，不须使用特殊的绷带加压包扎。早期活动是不允许的，患者可在恢复室活动，逐渐抬起胳膊超过头部。她们可回家稍微休息，醒后每小时按照要求活动1次，然后可洗澡、外出吃饭。通常在术后2~4天，患者感觉活动不受限制后即可开车。鼓励患者做日常生活中的所有事情，但不包括用力活动，如开、关车门，系安全带，抱小孩，清空刷碗机或做饭。她们可以在术后3周返回健身房，也有医生主张2周。

如果剥离轻柔、准确、无出血，在恢复室仅需给予麻醉剂，其余超过95%的时间患者可以在家用布洛芬止痛。

并发症

相对于乳腺下腔隙和部分胸肌下腔隙，还没有关于双平面腔隙并发症的详细描述。双平面腔隙手术没有新的并发症，但患者和医生都了解其缺陷。只要她们在术前了解相关的并发症，术后就能容易接受。

例如，如果乳房在胸壁上活动度极大，双平面隆乳术后组织仍会向下滑动。在我的印象中，乳房松弛的患者用双平面腔隙比乳腺下腔隙更容易出现这种情况，但是这很难进行量化，因为即使采用乳腺下入路也不能完全避免这个问题。

虽然双平面腔隙限制肌肉活动的程度比部分胸肌下腔隙严重，但与乳腺下腔隙相当，患者应该知道这一点，然后选择她们更喜欢的腔隙。

手术心得及教训

心得

- 在隆乳术中通常须优先考虑组织覆盖问题，这可使乳房在短期内更加自然，也可减小后期出现问题时的矫正难度。
- 术前指出患者存在的可能影响术后效果的解剖异常问题，可促使其同意你建议的最佳手术方案，也能让其做好接受术后效果不佳的心理准备。
- 做双平面腔隙时，首先剥离部分胸肌下腔隙。你越是直接进入肌肉下方，越能减少肌肉离断后向上移位。
- 不要强迫自己做术前预定好的双平面类型，这些类型是同一种手术方法，没有本质的差别。剥离过程中你应该感觉乳房的形态，根据需要进行调整。
- 须轻柔剥离，尽量减少出血，这样患者会很快恢复。

教训

- 双平面腔隙并不是完美的，虽然它拥有乳腺下腔隙和部分胸肌下腔隙的大部分优点，而且避免了这两种方法的大部分缺点，但无论是医生还是患者都不应认为它是完美的。
- 很容易过度分离肌肉和腺体之间的连接，在沿下皱襞离断胸大肌前，避免在这一层次上剥离过多，剥离程度要逐渐增大。
- 不要沿胸骨离断胸大肌，这将造成难以矫正的畸形。

手术步骤小结

1. 部分胸肌下腔隙：胸大肌起自胸骨和下皱襞。
2. Ⅰ型双平面：胸大肌起自胸骨和下皱襞，沿下皱襞离断胸大肌。
3. Ⅱ型双平面：与上述操作相同，另外剥离部分胸大肌与乳腺之间的连接，使肌肉上移至乳晕下缘。
4. Ⅲ型双平面：与上述操作相同，另外剥离更多胸大肌与乳腺之间的连接，使肌肉上移至乳晕上缘。

(谢祥 译)

拓展阅读

Adams WP Jr. The process of breast augmentation: Four sequential steps for optimizing outcomes for patients. Plast Reconstr Surg 2008;122(6):1892–1900.

Adams WP Jr, Rios JL, Smith SJ. Enhancing patient outcomes in aesthetic and reconstructive breast surgery using triple antibiotic breast irrigation: Six-year prospective clinical study. Plast Reconstr Surg 2006;118(7S):46S–52S.

Spear SL, Carter ME, Ganz JC. The correction of capsular contracture by conversion to "dual-plane" positioning: Technique and outcomes. Plast Reconstr Surg 2006;118(7S):103S–113S.

Tebbetts JB, Adams WP. Five critical decisions in breast augmentation using five measurements in 5 minutes: The high five decision support process. Plast Reconstr Surg 2006;118(7S):35S–45S.

Tebbetts JB. Achieving a zero percent reoperation rate at 3 years in a 50-consecutive-case augmentation mammaplasty premarket approval study. Plast Reconstr Surg 2006; 118(6):1453–1457.

Teitelbaum S. The Inframammary approach to breast augmentation. Clin Plast Surg 2009; 36(1): 33-43

第11部分：乳　　房

第 55 章

凝胶假体隆乳术

见DVD

William P. Adams Jr.

历史

目前，凝胶填充物在美国只有通过FDA售前临床试验才能应用，然而在国际上从1993年起就已被使用。对于到底什么是凝胶填充剂一直存在认识误区。虽然所有的填充剂在物理性状上（生理盐水或凝胶）都具有黏性，但凝胶填充剂在习惯上特指形状固定的装置（如Inamed 410型、Mentor CPG），这主要强调填充剂形状的稳定性对假体形状稳定的重要性。因此，外科医生和患者必须明白黏性和凝胶填充剂之间的重要差别[1-3]。

凝胶填充剂在国际上的应用已超过12年，其在乳房整形与重建外科领域具有显著的市场份额，这些假体在美国在2009年被批准采用，如果应用得当，将会带来更好的疗效。对于美国整形外科医生来说，须由应用光面圆形生理盐水假体转换为采用更综合的方法。

体格检查

这些更先进的植入体的成功应用需要大多数整形外科医生对乳房整形与重建外科进行重新定义。

须注意的是，隆乳手术成功的关键并不仅仅在于假体本身，而是与手术技术息息相关，尽管第五代假体有助于优化手术效果，事实上只要技术得当，即使应用其他假体，也可取得令人满意的疗效。

隆乳手术过程中须注意以下要素：
1. 患者宣传教育及知情同意。
2. 基于患者个体情况的临床设计。
3. 精确、系统的外科技术。
4. 有效的术后处理。

这四个要素对隆乳术的顺利进行和取得满意的疗效缺一不可，其目标是取得最佳的手术疗效和（或）提高手术质量，减小再次手术率。

这已被相关的论文、同行评议及国家级学术会议报告证实[4-9]，与过去15年PMA研究提及的15%～20%的标准相比，再次手术率仅有3%，甚至更小。

- 患者宣传教育是其中最重要的部分，应该通过书面材料和谈话的方式，使患者有足够的时间来确定她们的期望到底是什么。
- 接下来是医生会诊，根据患者的自身情况确定假体的选择，并与患者的期望值进行比较，综合考虑二者之间的差异，使患者能够确定最终的选择。
- 通过"五个重要步骤"进行基于患者组织特点的临床设计[10]，这是对既往临床设计方案的改进，可以让医生专注于决定隆乳术效果的五个重要决策。
  1. 腔隙平面——优化远期软组织覆盖的决定因素。虽然包括腺体下及筋膜下平面等也经常被采用，但双平面技术已经被用于98%的凝胶假体初次隆乳术。
  2. 在假体的容积确定过程中，最重要的是测量乳房宽度（图55.1），其次是评判乳腺组织的特征，包括皮肤延展性以及当前的体积，从而确定最终推荐的假体容积。
  3. 接下来需确定假体的尺寸和类型。
  4. 根据已选择的假体及患者乳腺组织特征设计乳房下皱襞位置。
  5. 选择手术切口。凝胶假体可通过三个经典的切口被植入，然而，绝大多数病例是通过乳房下皱襞入路的，此切口有助于更好地控制腔隙的剥离和假体的植入，通过精心设计，该切口的美容效果极佳。
- 术前会诊的目标是在进入手术室前完成所有关键决策。

手术步骤

在术前准备区对患者进行标记（图55.1）。在胸壁皮肤上标记所用假体的设计宽度和高度，可使手术时切开和剥离更为方便。应用有短效肌松作用的全身麻醉药，诱导完成后，切口采用含肾上腺素的1%利多卡因2～3ml浸润，以减少出血。常规消毒、铺单后，用一小块无菌、透气胶膜覆盖乳头乳晕复合体。直视时，腔隙剥离解剖的范式及原则可实现由粗糙生硬、出血多的钝性分离转变为有计划性、精细、无损伤的分离。相关器械包括：

1. 质量好的头灯。
2. 双头拉钩。
3. 无齿光导拉钩。
4. 假体腔隙剥离铲。
5. 手动开关的电凝器。

以下描述双平面凝胶假体腔隙平面。根据术前测量数据确定手术切口应位于术后的乳房下皱襞处，其长度取决于所用假体的大小。需要强调的是，应当避免通过一个过小的切口强行植入凝胶假体，这样会导致假体损坏或凝胶断裂。通常一个容积为200ml的假体可通过一个4.0cm长的切口植入，假体容积每增加50ml，切口长度须加长0.5cm。了解每种型号的凝胶假体外壳和胶体的相互作用等特征很重要，这有助于假体的顺利植入。

逐层切开皮肤的表皮及中下层真皮，然后用电切方式进行分离。牵引乳房下极，防止乳房下皱襞因乳房下极的牵拉而导致过度剥离，这点非常重要。然后用电凝器，经乳晕内缘向头侧方向继续剥离，这种手法对于防止乳房下皱襞消失非常重要。

然后，放置双头拉钩小头端，拉钩持续变换位置以便更好地维持张力并暴露组织，剥离应朝向胸大肌，不必刻意去辨认胸大肌的侧缘，但须注意不要将胸大肌与前锯肌、胸小肌及肋间肌相混淆，使用拉钩即可区分出胸大肌的纵行肌纤维走向。分离胸大肌，进入胸大肌下平面。双头拉钩在肌肉下持续变换位置，剩余腔隙的解剖剥离改为应用手动开关的电凝器完成。谨记在直视下先止血再剥离，以减少出血和创伤。

接下来解剖分为四步：

第一步：对胸大肌下边缘进行剥离，1、2、3型双平面技术可用于大多数患者。解剖的第一步包括剥离胸大肌下界至胸骨旁，注意彻底止血，并避免腔隙的过度剥离和胸大肌内侧缘的离断，防止出现某些不可逆的畸形，包括触觉异常、皱褶、牵引皱褶、结节、二乳合一及软组织损伤。

第二步：外侧剥离，关键是从腔隙中上1/3开始，便于术者区分胸大肌和胸小肌之间的平面，一旦剥离好这一平面，根据术前的侧标记线，外侧的腔隙就能很好地剥离了。腔隙的宽度对于凝胶假体植入后的外观非常重要，宁窄勿宽，这样当假体植入时可再进行适当剥离，使腔隙与假体很好地贴合。

第三步：上极剥离，这同样取决于假体的高度。对于全高度或圆形假体，上极的剥离应高于术前在皮肤上标记的假体高度。对于高度缩小的定形凝胶假体，注意不要过度剥离上极，此处的剥离同侧向剥离一样受到假体高度的限制。在上极剥离过程中，应用无齿中型照明拉钩有助于暴露上方腔隙，不须使用头灯照明的光导纤维，根据拉钩的长度进行剥离即可。

第四步：内侧剥离。前述步骤完成后，腔隙已经暴露，可直视胸大肌的内侧缘，其中部分以白色肌腱附着于肋间，它们可以被离断，利用手控电凝器对穿支血管进行止血，这样胸大肌的主要部分得以保留，可最大程度保持假体表面内侧的软组织覆盖。

同法剥离对侧乳房腔隙，全部剥离工作可以在手术床的一侧完成，可以将手术床转向术者，使对侧乳房腔隙的剥离更为容易。

腔隙剥离完成后，用生理盐水和三联抗生素溶液冲洗，并擦洗切口周围皮肤组织，牵引器械也须用三联抗生素溶液浸洗。注意在接触假体前须更换手套。将凝胶假体置于术野，自假体的6点位置逆时针旋转90°将假体推转植入腔隙（对于惯用右手的术者而言）。再次强调植入时不能强行通过太小的切口。

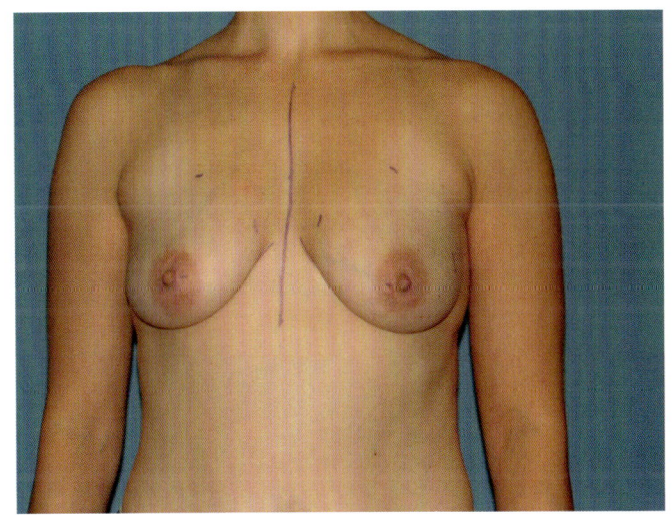

图55.1 术前准备区对患者进行标记。前正中线、乳房下皱襞、腔隙的宽度及高度。

前文已述及切口长度的设计原则，如果假体不能相对容易地通过切口，则应停止植入，将切口延长 2 ~ 3mm，以防止凝胶断裂和其他意外。90°的旋转可将假体转进腔隙内，软组织重新覆盖在假体上方，注意保持凝胶假体在腔隙内没有弯曲或折叠，可用手指触诊判定，同时要确认假体下极恰好处于设计的乳房下皱襞的位置。

同法植入对侧假体，将患者改为坐位以检查双侧乳房是否对称。如果感觉有任意方向的腔隙过窄，可在直视下利用电凝器进行侧方的轻微扩大剥离以增大腔隙的宽度。

采用逐层缝合的方法关闭伤口，用 3-0 Vicryl 缝线连续缝合乳房皮下浅筋膜，用 4-0 PDS 或 3-0 Monocryl 缝线间断缝合真皮深层，4-0 Monocryl 缝线行皮内缝合。对于乳房下皱襞位置已经改变或极易产生下极异常的患者，还须预先对乳房下皱襞区域进行深部缝合。推荐采用创可贴等条形胶带进行伤口包扎，这样使伤口防水，易于护理。

术后护理

凝胶假体隆乳术的术后处理与其他类型的隆乳术相似，包括对患者术后 5 天内细致的术后指导。由于是精确的无创分离，患者有可能在 24h 内通过恢复轻度日常活动而快速康复。麻醉清醒后，嘱患者休息 2h，然后指导她们淋浴并开始轻柔地上抬上肢以防止僵硬。关于术后药物治疗，我们的经验是术后应用布洛芬镇痛可取得良好效果，避免使用麻醉药及其他辅助用品，如止痛泵、胸罩、肩带以及引流管等。

并发症

规范化的隆乳术包括患者宣传教育、个性化的术前设计、有利于快速康复的精细手术操作及细致的术后护理，初次隆乳术的并发症发生情况优于上一代生理盐水或硅凝胶假体隆乳术。172 例凝胶假体隆乳术患者平均 2.3 年的（1 ~ 6 年）随访资料表明，再次手术率为 2.9%（生理盐水假体为 4.7%）（表 55.1 和表 55.2）。

表55.1 定型凝胶假体所致并发症

并发症	凝胶假体 (n)	n=172 (%)	CPG (n)	n=135 (%)	410型 (n)	n=37 (%)
皱褶和（或）触觉异常	15	8.77	14	10.45	1	2.70
皮肤牵拉	1	0.58	1	0.75	0	0.00
超敏反应和（或）神经性疼痛	6	3.51	6	4.48	0	0.00
色素沉着	3	1.75	3	2.24	0	0.00
包膜挛缩	1	0.58	1	0.75	0	0.00
感染	1	0.58	1	0.75	0	0.00
旋转	1	0.58	0	0.00	1	2.70
肥厚性瘢痕	2	1.17	2	1.49	0	0.00
血肿	1	0.58	1	0.75	0	0.00
破裂	0	0.00	0	0.00	0	0.00
牵拉痕	0	0.00	0	0.00	0	0.00
不对称	0	0.00	0	0.00	0	0.00
伤口愈合延迟	0	0.00	0	0.00	0	0.00
下极畸形	1	0.58	0	0.00	1	2.70
平均随访时间	2.3 年		2.5 年		1.7 年	
再次手术率	2.90%		3.70%		0.00%	

表55.2 定型凝胶假体隆乳术后再次手术情况

再次手术的原因	凝胶假体 (n)	n=172 (%)	CPG (n)	n=135 (%)	410型 (n)	n=37 (%)
包膜挛缩	0	0.00	0	0	0	0.00
迟发血肿（术后5周）	1	20.00	1	20.00	0	0.00
隐性血肿	1	20.00	1	20.00	0	0.00
感染和（或）血清肿	1	20.00	1	20.00	0	0.00
更换假体尺寸	0	0.00	0	0.00	0	0.00
患者要求取出	1	20.00	1	20.00	0	0.00
破裂	0	0.00	0	0.00	0	0.00
旋转						
皮肤牵拉	1	20.00	1	20.00	0	0.00
总计	5	100.00	5	100.00	0	

同行学术评论和国际学术会议报道的资料表明[11,12]，3年内再次手术率低于3%，并发症发生率较低，但大多数并发症出现在术后第1年内，因此应在第1年内进行多次随访以确保患者的顺利康复。

典型病例

定型假体比普通假体具有更好的乳房塑形作用，图55.2显示的是一例经乳房下皱襞切口行双平面隆乳术患者术前和术后1年的情况，使用的假体为Allergan 410型FM，310g的假体。

对于杯状乳的治疗，定型假体可以很好地扩展乳房下极，获得满意的外观。图55.3显示的是采用Mentor CPG 321型280ml假体治疗下极挛缩的杯状乳术后2年的随访情况。

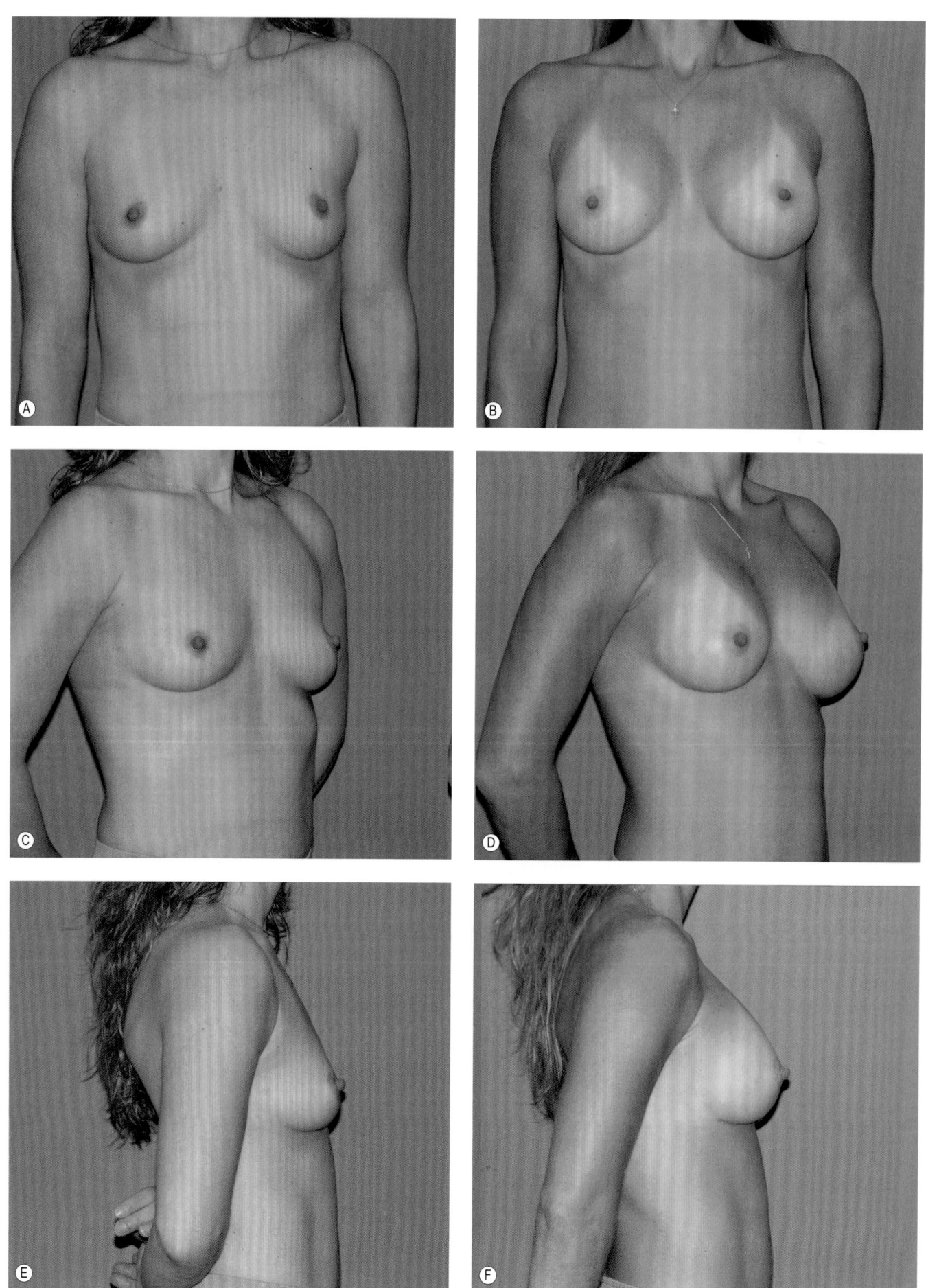

图 55.2　A～F，经乳房下皱襞切口行双平面隆乳术（假体规格：Allergan 410 型 FM，310g），右侧为术后 1 年的乳房。

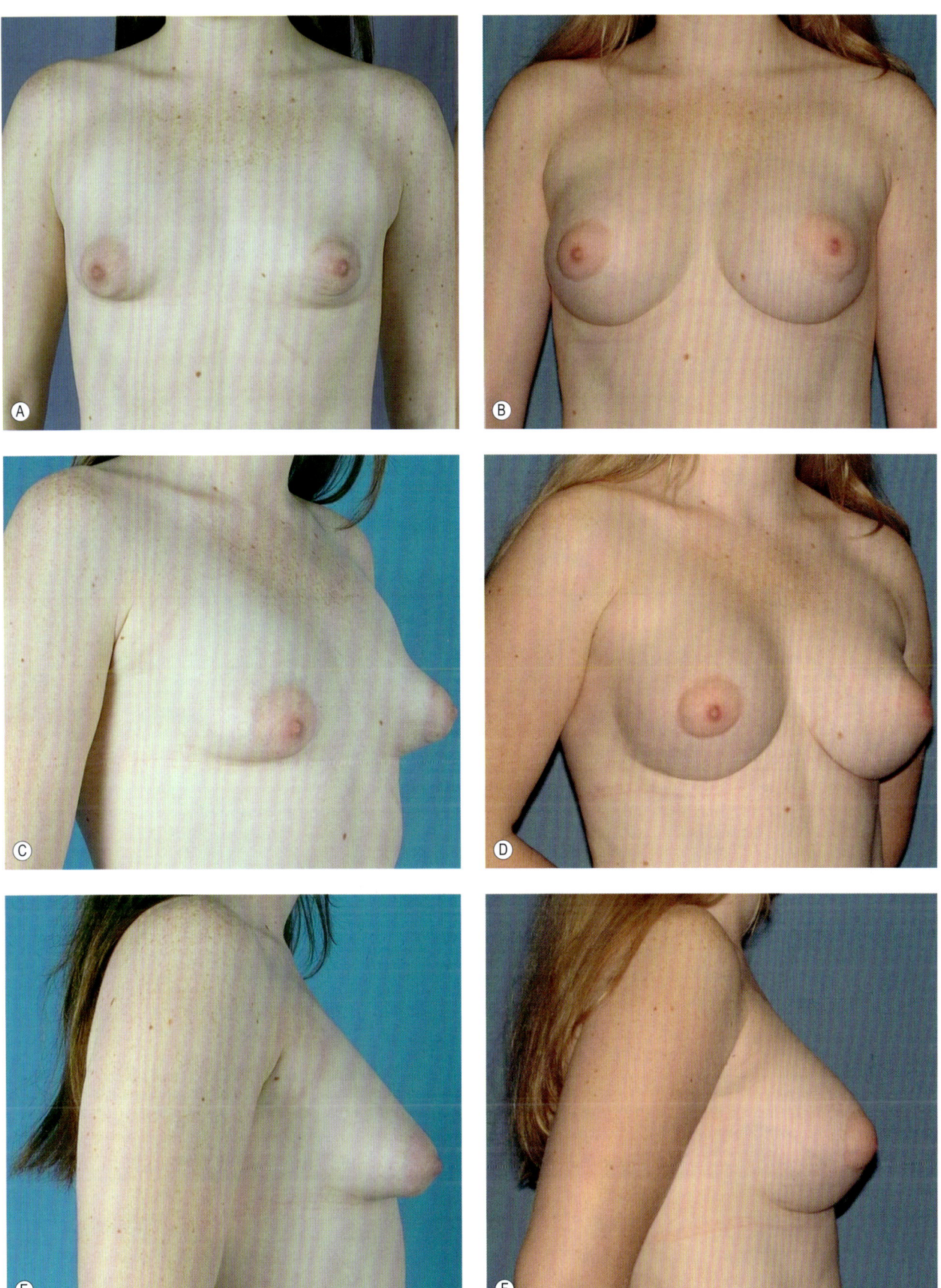

图 55.3 A~F，Mentor CPG 321 型 280ml 假体治疗下极挛缩的杯状乳患者术后 2 年的随访情况。

手术心得及教训

心得
- 定型凝胶假体的乳房塑形效果是目前最好的。
- 必须进行个体化的术前设计。
- 在直视下进行精细的腔隙剥离,以获得适于假体宽度的精确腔隙空间。
- 假体下极必须准确地置于乳房下皱襞水平。
- 定型凝胶假体是矫正乳房下极挛缩的理想选择。

教训
- 不适于假体过大的隆乳术。
- 修整手术或者组织明显松弛患者慎用。
- 避免钝性剥离。
- 不要经较小切口强行植入假体。
- 避免进行导致假体移位的活动。

步骤小结

1. 术前标记,将拟植入假体的宽度及高度标记于胸壁皮肤,有助于术中精确剥离及切口设计。
2. 通过术前测量及设计,使乳房下皱襞切口位于术后乳房下皱襞水平。
3. 牵引乳房下极,然后用电凝器经乳晕内侧缘向头侧方向继续剥离。
4. 剥离的第一步是胸大肌下缘的离断,直至胸骨旁区,但要避免沿胸骨离断胸大肌主体。
5. 剥离的第二步是外侧剥离。
6. 剥离的第三步是上极剥离。
7. 剥离的第四步是内侧剥离。
8. 对侧乳房腔隙剥离完成后,用生理盐水和三联抗生素溶液冲洗腔隙。
9. 假体以 90° 旋转的方式轻柔通过切口,避免假体折叠,然后使软组织重新覆盖,假体的下缘应位于乳房下皱襞水平。
10. 逐层关闭切口。

(宋慧锋 刘成胜 译)

参考文献

1. Tebbetts JB, Carlise D. Personal communication, 2004.
2. Adams WP Jr, Potter JK. Breast implants: materials and manufacturing past, present and future. In: Spear S, Willey SC, Robb, GL, Hammond DC, Nahabedian, MY, eds. Surgery of the breast: Principles and art. 2nd edn. Baltimore, MD: Lippincott Williams & Wilkins, 2005.
3. Heden P. Prevalence of rupture in Inamed silicone gel breast implants. Plast Reconstr Surg 2006;118:303–308.
4. Tebbetts JB. Breast implant selection based on patient tissue characteristics and dynamics: The TEPID approach. Plast Reconstr Surg 2002;190(4):1396–1409.
5. Tebbetts JB. Dual plane (DP) breast augmentation: Optimizing implant–soft tissue relationships in a wide range of breast types. Plast Reconstr Surg 2001;107:1255.
6. Tebbetts JB. Achieving a predictable 24-hour return to normal activities after breast augmentation. Part II: Patient preparation, refined surgical techniques and instrumentation. Plast Reconstr Surg 2002;109:293–305.
7. Adams WP Jr, Rios JL, Smith SJ. Enhancing patient outcomes in aesthetic and reconstructive breast surgery using triple antibiotic breast irrigation: six-year prospective clinical study. Plast Reconstr Surg 2006;117:30–36.
8. Bengtson B. Experience with 410 cohesive gel implants. Presented at American Society of Aesthetic Plastic Surgery Annual Meeting, New Orleans, 2005.
9. Jewell M. S8 Breast Educational Course. Presented at American Society of Aesthetic Plastic Surgery Annual Meeting, New Orleans, 2005.
10. Tebbetts, JB, Adams Jr WP. Five critical decisions in breast augmentation. Using five measurements in 5 minutes: The high five decision support process. Plast Reconstr Surg 2005; 116:2005–2016.
11. Tebbetts JB. Achieving a zero percent reoperation rate at 3 years in a 50-consecutive-case augmentation mammaplasty premarket approval study. Plast Reconstr Surg 2006;118(6):1453–1457.
12. Adams WP Jr. The process of breast augmentation; Four sequential steps to optimizing outcomes for patients. Plast Reconstr Surg 2008;122(6): 1892–1900.

第11部分：乳　　房

第56章

疑难隆乳术

Nolan Karp

历史

在隆乳患者的术前评估过程中，须了解某些机体的畸形会对疗效产生影响。2003年Rohrich报道，约有88%隆乳患者存在双侧胸壁、乳腺组织、乳房下皱襞及乳房下垂程度的不对称，他特别强调对这些患者须在术前和术中进行详细分析，以达到隆乳的最佳效果。有时畸形极为严重，须采用特殊的方法来处理，以获得良好的隆乳效果，其中三个最常见的畸形是筒状乳房畸形、前胸发育不良以及Poland综合征。

筒状乳房畸形

筒状乳房畸形最初由Rees和Aston于1976年报道，此后众多学者对其进行了分类。

解剖

畸形包括：
- 乳房直径缩小。
- 乳房下皱襞升高。
- 乳房发育不全主要位于乳房下极，可围绕整个乳房。
- 经乳晕的乳腺腺体疝。
- 乳房周围的挛缩条索。
- 偶发乳房下极皮肤缺损。

乳房由筋膜包绕，浅表层覆盖乳腺，深层是覆盖于胸大肌及前锯肌上的乳房下筋膜，乳晕区域没有筋膜组织。乳房边缘的挛缩环来自浅筋膜，可影响乳房下部的发育。随着乳腺的发育，乳腺被挤压并通过乳晕形成疝。

Grolleau详细描述了这种畸形：
- Ⅰ型：乳房下内侧发育不良。
- Ⅱ型：乳房下极完全发育不良。
- Ⅲ型：全乳房发育不良。

体格检查

体格检查的关键部分包括：
- 乳房直径。
- 乳房垂直高度。
- 乳晕直径。
- 乳房边缘是否存在挛缩条索。
- 测量乳晕底部至乳房下皱襞的距离。
- 估计乳房体积，若条件允许可用3D成像测量。

手术步骤

矫正筒状乳房包括以下术式：
- 大多数患者须行经乳晕缘切口的乳房固定术。
- 乳腺软组织重塑术，改善乳房外观。
- 隆乳术，常为不对称型。
- 乳房下皱襞降低术。
- 乳房下极的乳房下极皮瓣成形术。
- 植入组织扩张器。

在任何治疗筒状乳房的方法中，经乳晕缘切口的乳房固定术通常都会用到。经乳晕缘切口剥离乳房下部皮瓣，直至胸壁，继续向上剥离，使整个乳房下部游离，通过切口释放出来。通常于乳房6点位置切开，形成内侧和外侧两部分，离断纤维条索，可在纤维条索附加离断切口，将释放的组织瓣缝合在一起以形成较正常的圆形乳房下极（图56.1）。如感觉乳房下极的皮肤量不足，可行组织扩张器植入，这点须在术前与患者沟通。多数病例不需要组织扩张器，行隆乳术即可。通常形成一个胸肌下或双平面腔隙，选择并植入合适的假体，然后以永久性的荷包缝合关闭乳晕切口（图56.2）。

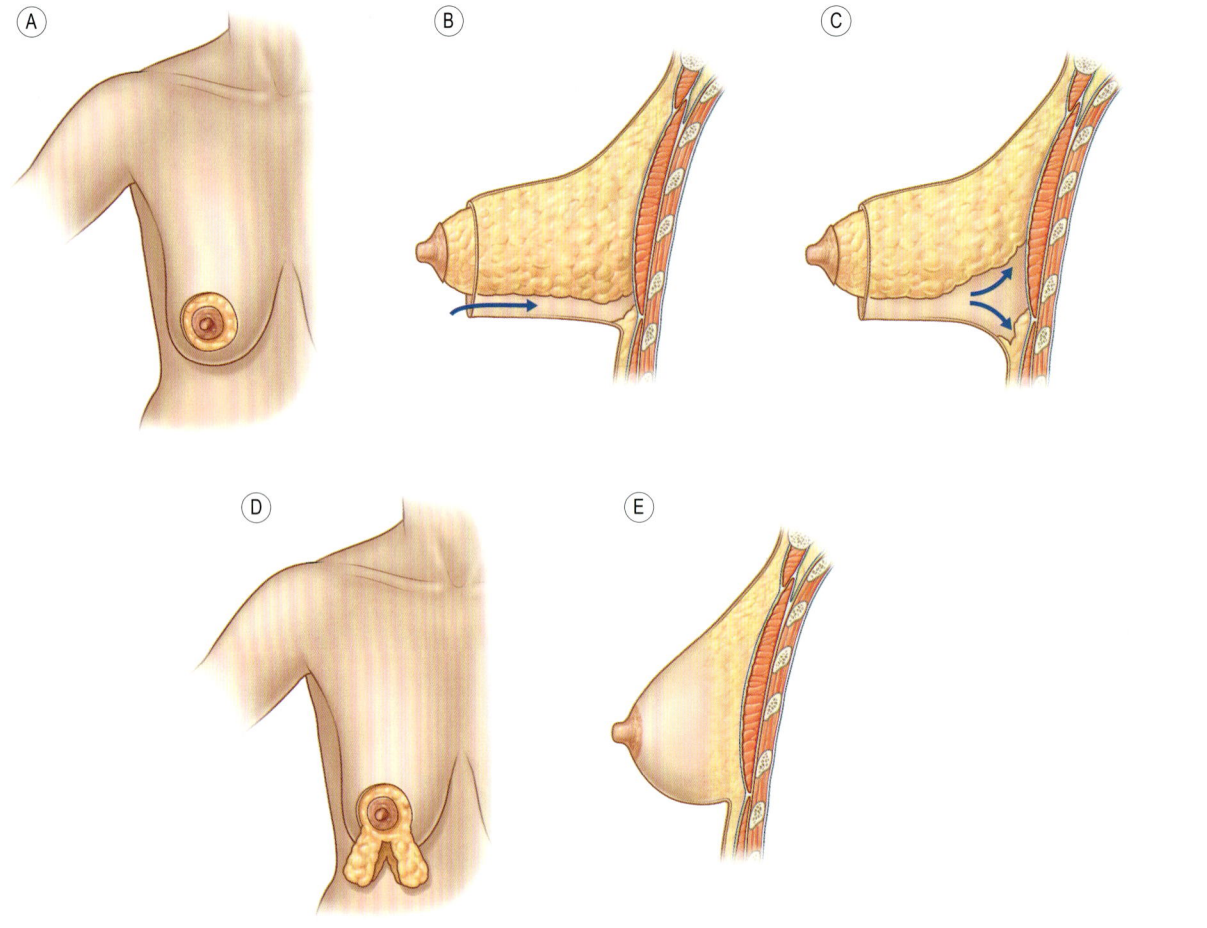

图 56.1 筒状乳房畸形手术示意图。

术后护理

术后患者穿戴外科胸罩，1个月内避免上半身的过度运动。

并发症

筒状乳房手术最常见的并发症主要是由于忽视畸形或对畸形认识不足，而仅植入乳房假体，这将导致畸形看上去更糟糕。如果不对实质进行重塑，则不太可能获得令人满意的疗效。未在乳晕周围应用永久性缝合可导致乳晕扩大。如果乳房下皱襞过低或下极皮肤组织量不足，可导致双球畸形。

前胸发育不良

先天性胸壁畸形最初是由 Froriep 于 1839 年提出的，后来 Poland 于 1841 年也对其进行了描述。胸壁畸形可累及肋骨、胸骨、肌肉、乳房及其他软组织。

解剖及体格检查

在对隆乳术患者的体格检查中，对胸壁不对称的检查非常重要，应对患者胸部进行一系列测量，包括：
乳房宽度。
胸骨上切迹至乳头的距离。
乳晕直径。
乳头至乳房下皱襞的距离。

这些数据的不对称可提示存在细微的畸形，应在术前向患者予以解释。在术前设计中，尽可能矫正不对称或至少对某些畸形进行弥补。体格检查还应包括对前胸、后背以及上肢的全面评估。

前胸发育不良包括：
肋骨位置后移。
乳房发育不良。
高位乳头乳晕复合体。

不涉及胸大肌及上肢的畸形，这有助于与 Poland 综合征相鉴别，后者常包括胸大肌畸形。

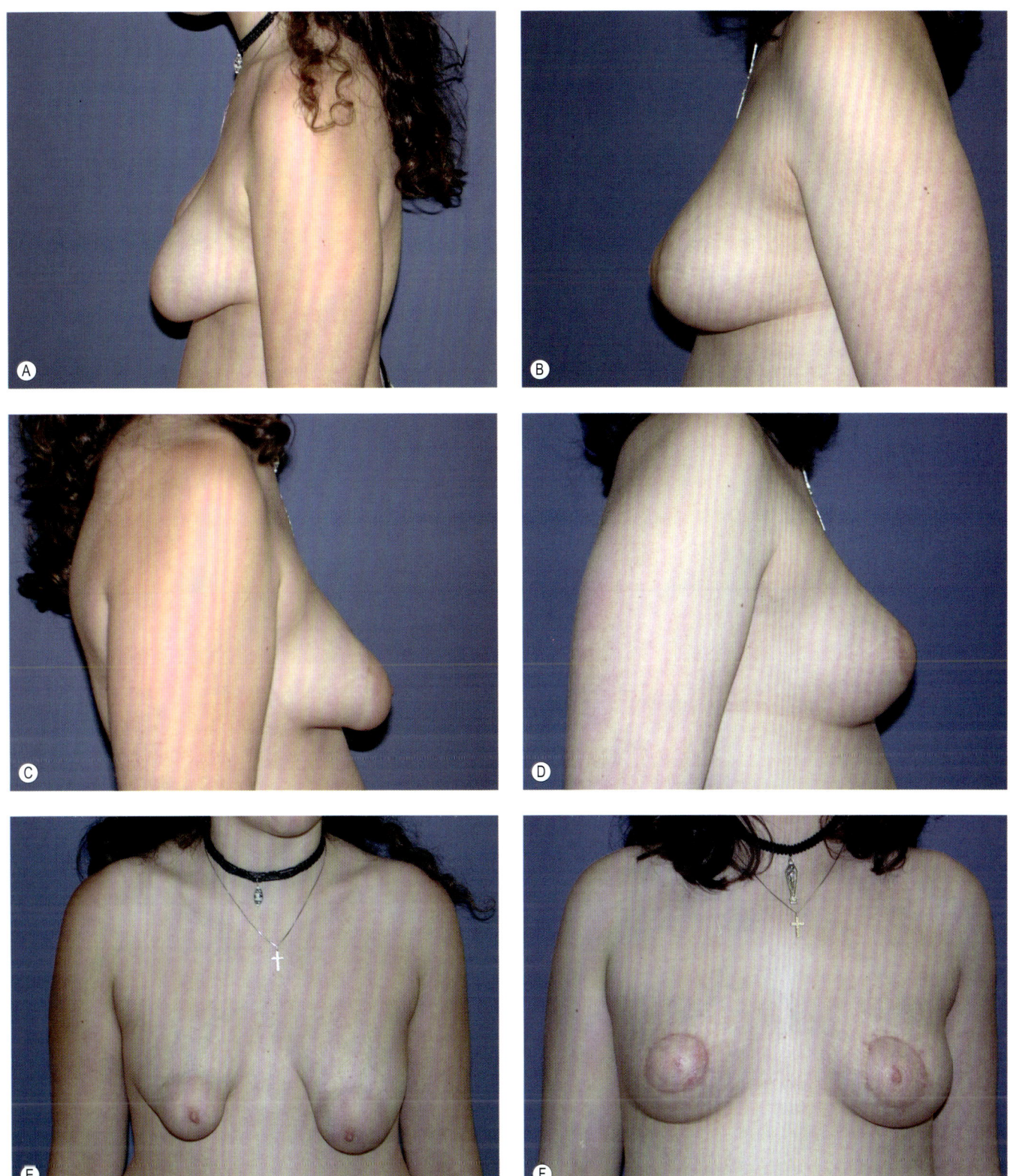

图 56.2 A～F，16 岁筒状乳房畸形患者，接受经乳晕缘切口的乳房固定术、乳房内组织重塑及隆乳术。

如进行乳房三维体表扫描,则可利用计算机处理相关数据以确定乳房体积。大多数患者不能进行三维体表扫描而采用CT扫描,后者可测量并显示胸壁凹陷的程度,通过三维重建可确定双侧乳房体积的差异。

手术步骤

在完成对患者的评估后,通常采用隆乳术来矫正胸壁凹陷以及乳房大小。应首先决定正常乳房需做什么手术(如果需要的话),然后以此为参照,对患侧乳房进行矫正。大多数患者要求对双侧乳房都进行增大手术。假体的选择应在体格检查和影像学数据分析测量的基础上,对照假体制造商提供的假体目录来确定,先选择健侧乳房假体,再选择患侧乳房假体。手术过程中,也是先进行健侧乳房手术,然后应用测量器进一步确定患侧乳房需植入假体的大小和形状,综合考虑轮廓、形状和大小等因素,以争取最好的效果。用改良的双平面技术将假体植入肌肉下腔隙通常可达到更自然的外观效果。对某些患者,建议应用术后可调控的生理盐水假体。在许多病例中,无法对高位乳头乳晕复合体进行矫正,需要在术前向患者解释清楚。

在某些病例中,胸壁凹陷非常严重,单纯行隆乳术并不能达到满意的效果,可先采用订制的硅凝胶假体或自体组织进行胸壁凹陷的修复,然后再植入乳房假体,以获得满意的效果。

Poland 综合征

Poland 综合征患者与前胸发育不良患者最显著的区别在于前者通常存在胸大肌的发育异常,畸形可累及乳房、单侧胸壁及上肢。Poland 综合征为偶发,以右侧为多见。

Hartrampf 对 Poland 综合征进行了分型(表 56.1),其中 II 型及 III 型患者须行乳房再造术,不在本章讨论范围内。I 型患者应用的重建技术类似于前胸发育不良。在 I 型患者中,通常不需对胸肌发育不良单独进行重建。由于很多 Poland 综合征患者的症状在青少年时期即表现出来,乳房并未发育完全,重建的第一阶段包括植入组织扩张器或一个可调节的假体;当发育成熟后,假体或组织扩张器被永久假体取代,最大可能地调整患侧,使其与健侧相匹配(图 56.3)。

表56.1 Poland综合征分型

	乳房	乳头乳晕复合体	胸大肌	胸廓骨骼
I 型	发育不良且不对称	小且升高	发育不良但存在	无异常
II 型	发育不良或缺失	发育不良或缺失	胸锁部缺失	轻度异常
III 型	发育不良或缺失	发育不良或缺失	胸锁部缺失	明显的肋骨及胸骨异常

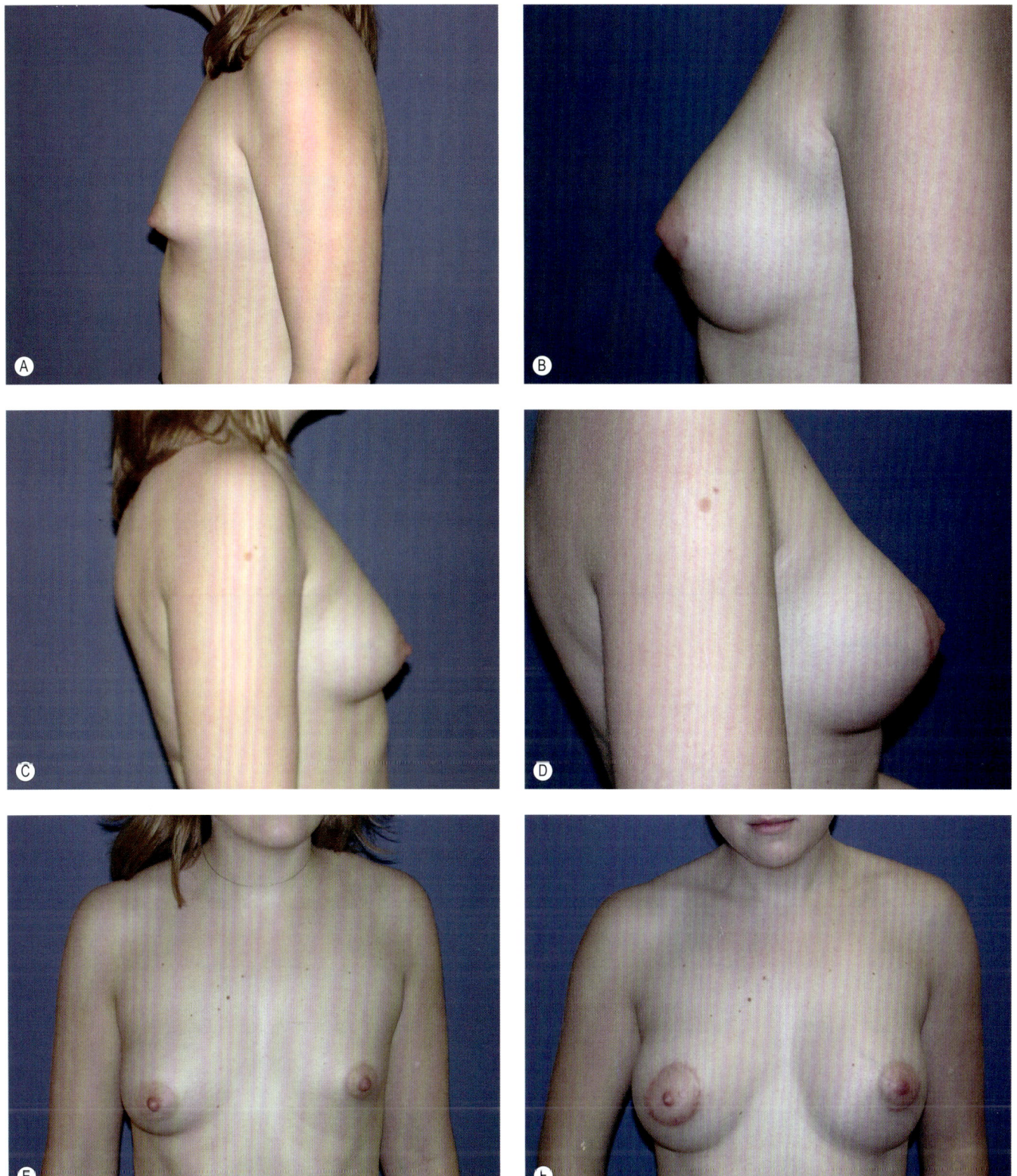

图 56.3 A～F，患者 20 岁，左侧 Poland 综合征，单纯行左侧隆乳术治疗。

手术心得及教训

心得

- 更严重的畸形须经特殊处理才能通过隆乳术达到良好效果。
- 筒状乳房可表现为乳房下内侧发育不全、乳房下部完全发育不全或全乳房发育不全。
- 胸壁畸形可包括肋骨、胸骨、肌肉、乳房和其他软组织的畸形。
- 在对隆乳术患者进行评估时,确认有无胸壁不对称非常重要。
- Poland 综合征常累及胸大肌。

教训

- 筒状乳房手术最常见的并发症通常与对畸形的忽视或认识不足而仅植入乳房假体有关。
- 在很多病例中,无法对高位乳头乳晕复合体进行矫正,需要在术前向患者解释清楚。
- 对于筒状乳房畸形、Poland 综合征或前胸发育不良患者,应当明确的是,当她们经历人生的不同阶段(怀孕、哺乳、年老)时,健侧与患侧乳房会以不同的方式发生变化,以致需要手术修复,在进行任何手术操作前须认真、详细地告知患者这一点。

手术步骤小结

筒状乳房畸形

1. 大多数患者行经乳晕缘切口的乳房固定术。
2. 进行软组织实质重建以重塑现有的乳房组织。
3. 隆乳术,通常为不对称的。
4. 重塑并降低乳房下皱襞。
5. 在乳房下极剥离乳房下部皮瓣。
6. 可能需要植入组织扩张器。

前胸发育不良

1. 常通过隆乳术矫正胸壁凹陷及乳房大小。

2. 如果胸壁凹陷十分严重,单纯行隆乳术并不能达到满意的效果,可先采用定制的硅凝胶假体或自体组织进行胸壁凹陷的修复。

Poland 综合征

1. 第 Ⅱ 型及第 Ⅲ 型患者须应用乳房再造术。
2. 第 Ⅰ 型患者应用类似于前胸发育不良的再造术。

(宋慧锋 译)

拓展阅读

Grolleau JL, Lanfrey E, Lavigne B. Breast base anomalies: Treatment strategy for tuberous breasts, minor deformities, and asymmetry. Plast Reconstr Surg 1999;104:2040-2048.

Hodgkinson DJ. The management of Anterior chest wall deformity in patients presenting for breast augmentation. Plast Reconstr Surg 2002;109:1714-1723.

Mandrekas AD, Zambacos GJ, Anastasopoulos A, et al. Aesthetic reconstruction of the tuberous breast deformity. Plast Reconstr Surg 2003;112:1099-1108.

Rees TD, Aston SJ. The tuberous breast. Clin Plast Surg 1976;3:339-347.

Rohrich RJ, Hartley W, Brown S. Incidence of breast and chest wall asymmetry in breast augmentation: A retrospective analysis of 100 patients. Plast Reconstr Surg 2003;111:1513-1519.

Sadove AM, van Aalst JA. Congenital and acquired pediatric breast anomalies: A review of 20 years experience. Plast Reconstr Surg 2005;115:1039-1050.

Spear SL, Pelletiere CV, Lee E. Anterior thoracic hypoplasia: A separate entity from Poland's syndrome. Plast Reconstr Surg 2004;13:69-77.

第57章

乳房再造术

G. Patrick Maxwell，Allen Gabriel

历史

20世纪，乳房再造术经历了从少见的外科冒险到成为一种常规手术的变化，并成为乳房全切除术或部分切除术后康复过程中的一个重要部分。从不规则的乳房团块到接近于正常乳房形态，技术进步使再造术美容效果不断提高，曾被认为是不可能的和很难达到的对称性，现在则是我们力求达到的目标。

现代乳房再造术始于20世纪60年代，起初是在延期再造术中使用硅凝胶假体，在接下来的10年中，组织扩张技术被广泛用于严重软组织缺陷的胸壁再造中，背阔肌肌皮瓣由Maxwell、Bostwick和Vasconez提出并将该技术发展成熟。在20世纪80年代早期，Hartrampf提出了横行腹直肌肌皮瓣（transverse rectus abdominis musculotaneous，TRAM），后来经不断改良，包括双蒂TRAM、延迟TRAM、穿支TRAM以及游离TRAM，以改善微弱的血供。在20世纪90年代早期，Allen首先采用显微外科技术进行穿支皮瓣乳房再造术，包括DIEP、S-GAP、I-GAP以及SIEA。

乳房再造术的进展为整形外科医生提供了多种乳房肿块切除术后缺损甚至最严重的乳房根治术后缺损的重建方法。虽然放射治疗后的胸壁治疗依然存在困难，但总体治疗水平已经得到提高。所有即将进行或已经做过乳房切除术的妇女都被告知是乳房再造术的潜在候选治疗对象，然而并不是所有妇女都选择接受这个手术，因此不能勉强推行。可能没有哪种重建手术比乳房再造术更注重患者的个体化治疗。

进入21世纪以后，乳腺癌的治疗呈现出微创治疗的发展趋势。乳房切除术是治疗局部乳腺癌的最常用方法，但术后患者感觉畸形且身体残缺，因此保乳治疗被提倡用于部分患者。然而，完整的保乳治疗包括放射治疗及其所致的并发症，而放射治疗所致改变及乳房肿块切除术所致畸形在很多时候比未经放疗的乳房切除术所致缺损更难重建。

体格检查

- 癌变分期、现状及计划进行的辅助治疗。
- 功能状况（活动情况、体重、体重指数）。
- 既往史：特殊情况（糖尿病、血管疾病、吸烟）及其他并存疾病。
- 残余组织量及质量（松弛度、厚度、胸大肌、前锯肌的情况）。
- 躯干及乳房形态（乳房的三维分析）。
- 对侧乳房大小和（或）对侧乳房设计（预防性乳房切除术）。
- 可用的皮瓣供区（评估瘢痕，如腋窝）。
- 允许的恢复时间以及生存期。

解剖

乳房由脂肪组织和分泌乳汁的腺体组成，随年龄增长，脂肪组织量逐渐增加，而腺体量逐渐减少。软组织靠Cooper韧带支撑，后者起源于深筋膜，与真皮相连接，被称为乳房悬韧带。乳房的基础血供来自乳房内动脉的穿支，所有二级血供均来自胸外侧动脉、胸肌支及胸廓内动脉。另外，外侧支构成第3、4、5肋间后动脉。乳房的感觉神经支配主要来自胸部肋间神经T3～T5的前内侧支及前外侧支，颈丛低位神经纤维发出的锁骨上神经也对乳房上部及外侧提供神经支配，神经的交叉重叠支配使乳房外上象限成为最敏感的部位，T4的外侧皮支是乳头最主要的支配神经。乳房位于覆盖胸壁的肌肉组织上，所涉及的肌肉包括胸大肌、前锯肌、腹外斜肌及腹直肌筋膜，这些肌肉组织在乳房美容及乳房再造术中具有十分重要的作用，它们提供了额外的软组织覆盖。

胸大肌

胸大肌起自锁骨内侧和胸骨外侧，止于肱骨大结节（图 57.1），主要血供是胸肩峰动脉，还有肋间穿支。内、外侧胸前神经支配胸大肌。胸大肌的功能是均匀地屈曲、内收以及旋转上肢。当乳房美容或再造术需要植入假体时，该肌肉对提供额外的软组织覆盖十分重要。

前锯肌

前锯肌走行于胸壁前外侧，起自第 1 至第 8 肋骨上缘的外表面，止于肩胛骨深面（图 57.1）。其营养血管起自胸外侧动脉及胸背动脉的分支。胸长神经支配前锯肌，功能是旋转肩胛骨、耸肩及牵拉肩胛骨向前靠近躯干。在乳房再造术中，为了使肌肉完整覆盖假体，通常须通过锐性剥离来抬高前锯肌以获得必要的覆盖。

背阔肌

背阔肌是胸大肌的镜像，起自下部胸椎、腰部及骶骨的椎骨棘突和髂嵴，其宽大、扁平的肌腹聚合成一条扁平的腱膜，止于肱骨小结节。胸背动脉为肌瓣的主要血供（图 57.2）。肩胛下动脉起自腋动脉，发出旋肩胛动脉，止于胸背动脉。胸背动脉位于腋窝后方，在进入背阔肌前下方前发出一个或两个前锯肌分支。胸背动脉与胸背神经及静脉伴行，在强力进行腋窝部剥离时可损伤该结构，因此对患者进行术前设计时确定蒂部位置是十分重要的。

腹直肌

成对的腹直肌起自第 6、7、8 肋软骨，止于耻骨结节与耻骨嵴（图 57.3）。上方血供来源于腹壁上动脉，下方血供来源于腹壁下动脉深支（图 57.4）。在

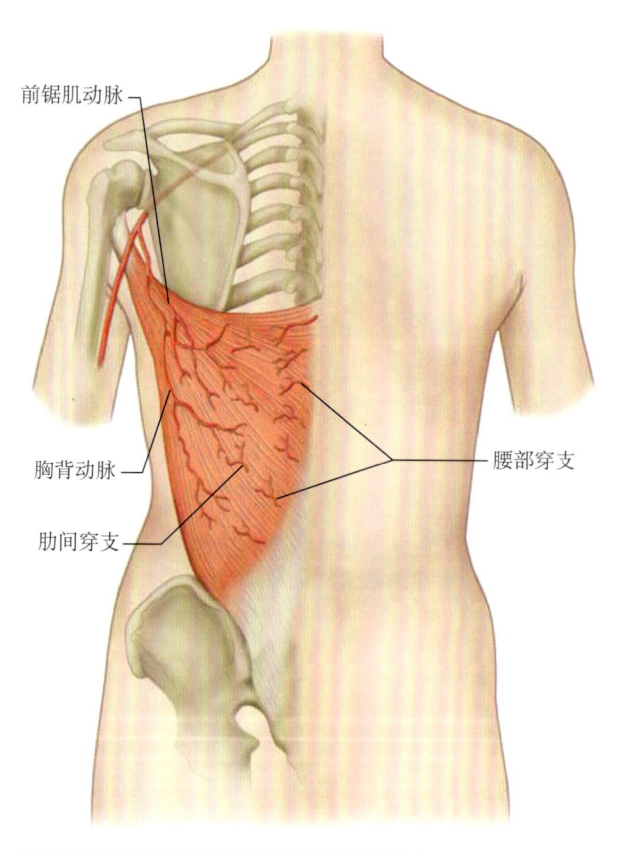

图 57.2 背阔肌血供。

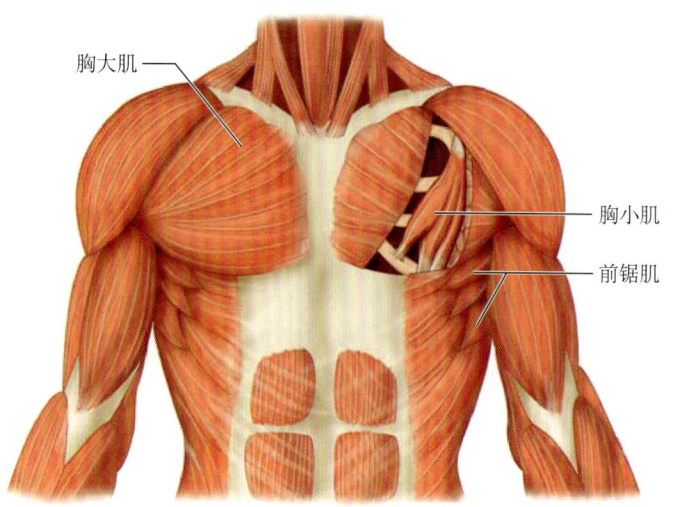

图 57.1 胸壁肌肉组织解剖。

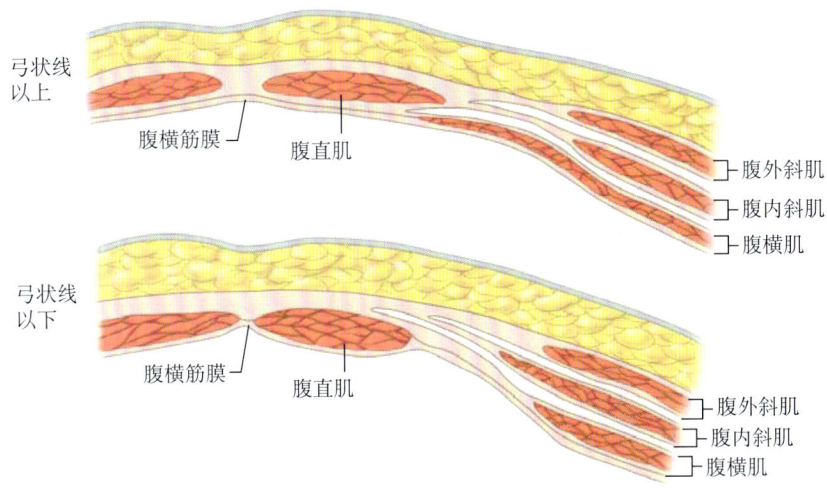

图 57.3 腹直肌鞘在弓状线上方及下方的解剖。

正常生理状态下,腹直肌内部的这些主要血管之间可能并没有直接的吻合。虽然深部腹壁下系统是这片皮肤最主要的血管蒂,但腹壁上动、静脉也能为下腹壁软组织供血,并构成横行腹直肌皮瓣的基础血管(图57.5)。额外的血供来源于与第 8~12 感觉和运动神经伴行的后壁穿支血管,供养皮瓣的肌皮穿支聚合于脐周,从腹直肌中段穿出,供养肌肉上的真皮下血管网(图 57.6)。患者的选择对手术非常重要,肥胖、腹膜下垂、糖尿病及吸烟患者有较高的皮瓣坏死风险。

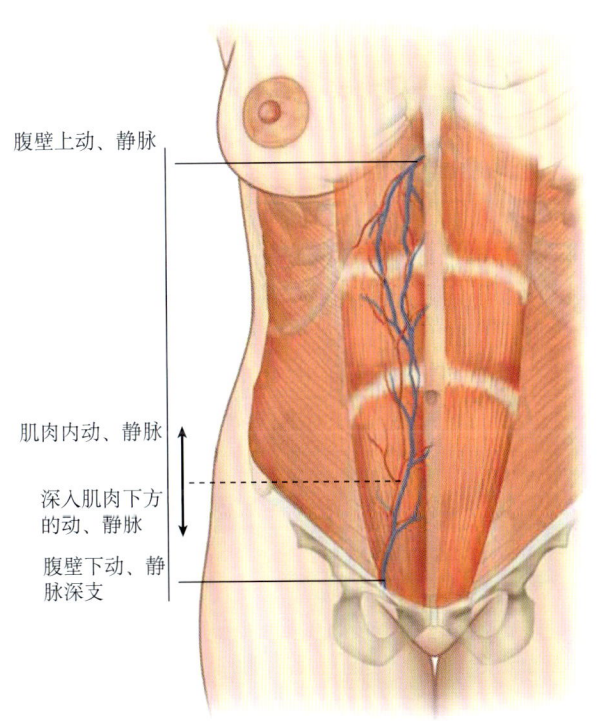

图 57.4 皮岛下腹壁上动脉与腹壁下动脉深支及其伴行静脉的血管解剖。

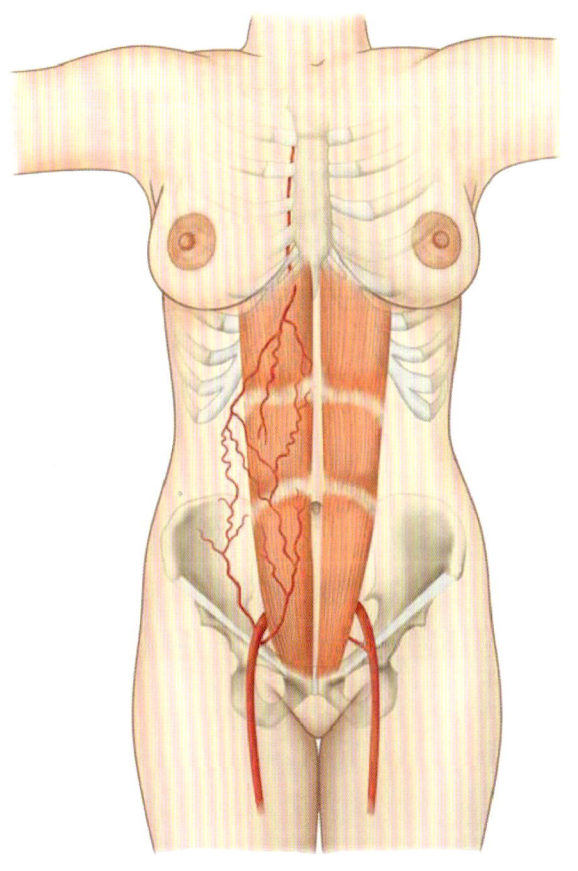

图 57.5 深部腹壁系统的血管解剖。

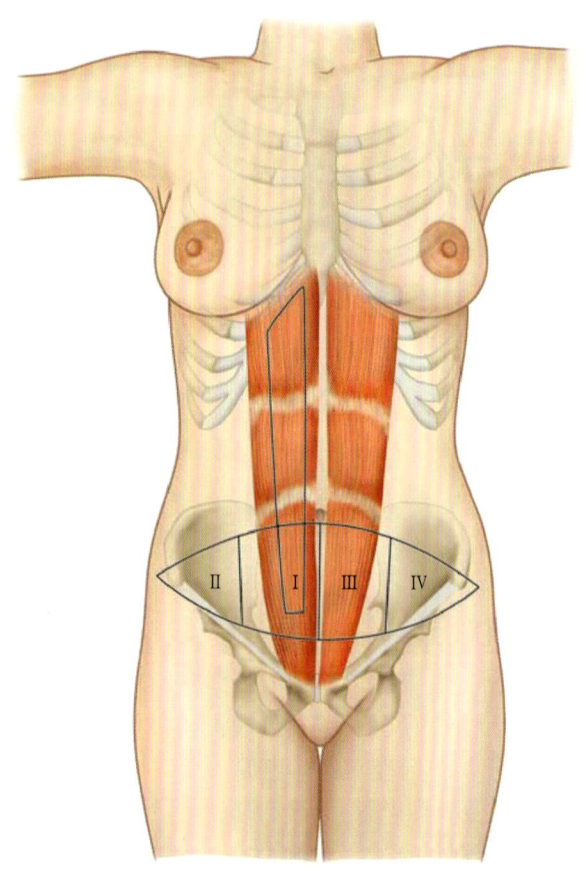

图 57.6 TRAM 的血液循环区域。

手术步骤

由于对不同的乳房再造手术方法有了越来越多的临床经验，同时发现乳房再造术对患者的心理有积极作用，乳房再造术的适应证范围已被放宽。接受再造术最常见的原因包括：（1）不愿使用外置的乳房假体；（2）希望穿各种类型的服装；（3）重新获得女性特征；（4）重新体验身体完整。患者不接受再造术的主要原因是对并发症的担忧以及认为自己年龄太大。接受再造术的主要是年轻患者，显然，年龄及相关知识的缺乏可能是不愿接受乳房再造术的主要原因。作者强调应加强对患者进行风险教育及乳房切除术后进行再造术的益处的教育。

乳房切除术和（或）乳房肿块切除术后的外科治疗包括两种常见方法：（1）扩张器和（或）假体再造术；（2）自体组织再造术。选择即刻再造术还是择期再造术，需在与肿瘤外科医生及患者共同讨论并理解其内涵的基础上确定，根据术中所见及前哨淋巴结的情况，即刻再造术可能变为择期再造术。无论选择何种方法进行再造手术，绝对不能干扰原发肿瘤的治疗，因为患者的生存在很大程度上依赖于早期对疾病的控制。

当前可选择的治疗乳房切除术后和（或）乳房肿瘤切除术后的外科方法有以下几种：
- 临时植入皮肤扩张器，以后更换为永久假体。
- 仅去除阀门的永久扩张器。
- 永久假体再造术。
- 背阔肌肌皮瓣及假体或扩张器。
- 自体背阔肌肌皮瓣。
- 横行腹直肌肌皮瓣。
- 游离组织移植（包括穿支皮瓣）。

无论行扩张器和（或）假体再造术，还是行自体组织再造术，大多数术者均力图保留具有美容效果的解剖学标志，即乳房下皱襞。一项对乳房切除术的组织学研究证实切除的乳房下皱襞为阴性，可减轻对皱襞处局部复发的担忧。作者认为保留乳房下皱襞仅遗留少量乳房组织，对乳房切除术的完整性不会造成影响。乳房再造方法的选择基于术前对患者的评估，目的是尽可能减少供区损伤的同时优化美容效果。

扩张器和（或）假体再造术

对于拥有小到中等大小乳房的妇女来说，单纯在胸壁软组织下放置假体可改善乳房形状和体积。通过在胸壁肌肉下植入假体，在假体与乳房切除术的皮瓣之间保留一层附加的正常组织，有利于软化再造乳房的轮廓并降低并发症的发生率。设计肌肉下的再造术时，标记对侧乳房下皱襞，并将此标记翻转至需行造术的一侧。第二个标记位于第一个标记下约 2cm，这是腔隙剥离的最低边界。如果肌肉下腔隙最初没有被剥离得较低，则最后假体通常会太高。理想的肌肉下腔隙深面剥离应到达胸大肌及前锯肌下方，侧面达腋前线水平及腹直肌筋膜（图 57.7）。

当不能利用肌肉全部覆盖假体时，应用异体同种组织补充可避免自体组织覆盖带来的问题，并可起到掩饰的作用，以减轻皱纹，加固、扩张囊腔并增加软组织衬垫（图 57.8）。

整形医生对乳房再造术中应用脱细胞真皮（ADM）具有特殊的兴趣，特别是对乳房切除术后并发症风险高的患者，需求的增加导致 ADM 供应量明显增加。有关即刻乳房再造术中 ADM 的应用及效能的研究报道不断增多，但与市场的激增尚有一定差距，其中 ADM 的特性和适应证对打算选择应用 ADM 的外科医生的决策过程产生了一定影响。从自身经验来看，将 ADM 应用于乳房再造术有很多优点，如可减少由

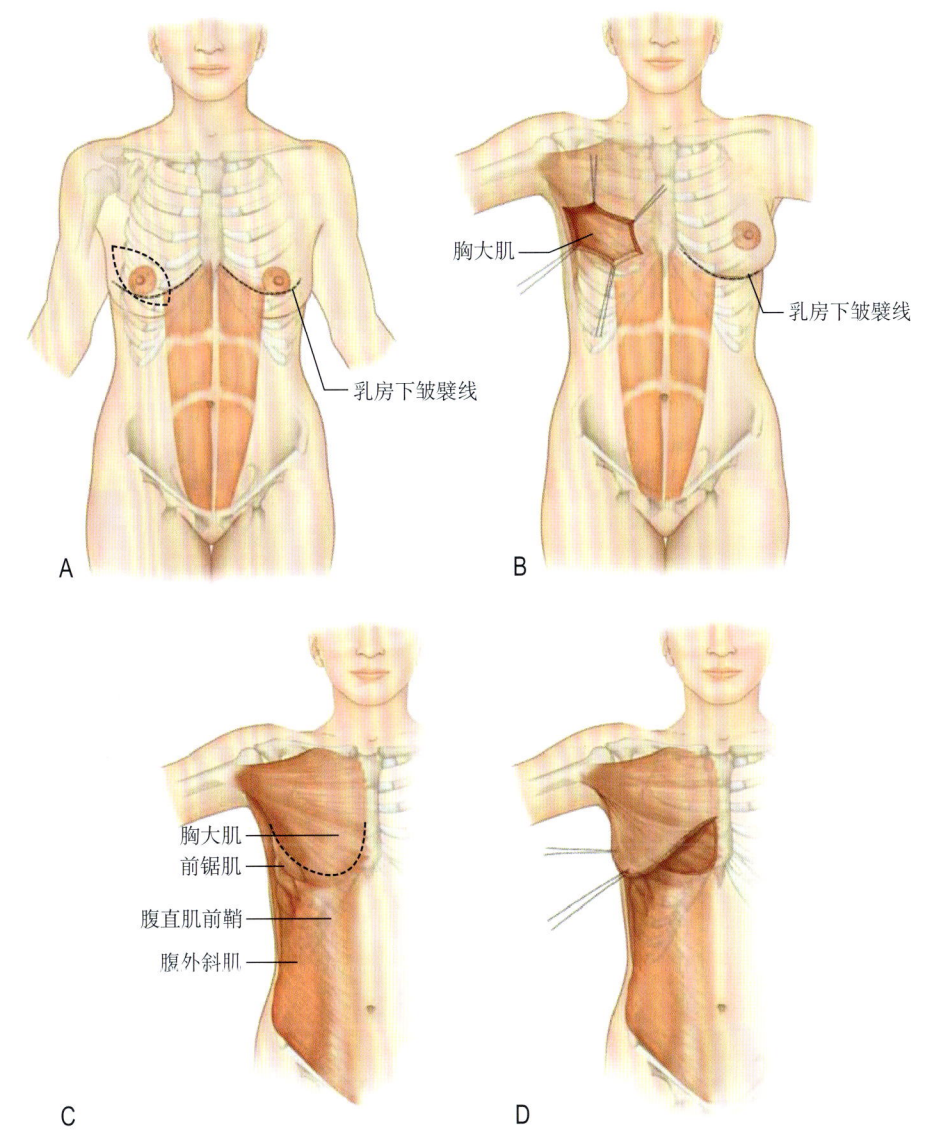

图 57.7 扩张器和（或）假体再造术。A，标记。在乳房切除术时或在延迟再造术中根据对侧乳房下皱襞位置确定乳房下皱襞水平。B，暴露胸大肌浅层。C，从乳房下皱襞处或第6肋间剥离胸大肌起始部，并沿胸骨剥离至第4~6肋间。D，剥离出适当的胸大肌下腔隙，横向旋转胸大肌至腋前线。

较多软组织覆盖引起的皱纹，可塑造一个完整且可控的腔隙，能完全控制乳房下皱襞的位置。我们的乳房矫正手术数据也提示ADM在抑制包膜挛缩中可发挥重要作用，而改变假体接触面环境是改善包膜挛缩的关键点之一。

应用ADM或自体组织完全覆盖扩张器后，术区内的空间足够展平扩张器基底，排除任何折叠，一般会留有余地，不会对皮瓣或切口产生过大压力。采用等渗盐溶液注射扩张（图57.9），在术后1~2周或伤口愈合后即可开始经皮扩张，根据组织情况和患者承受能力，每周均可进行扩张，每次注入量不同，每次平均注入50~100ml，扩张器通常可装入比承载量多

10%~30%的溶液，扩张时间通常为2~6个月。近期我们开始利用肉毒杆菌毒素麻痹胸大肌以减轻疼痛，更有利于扩张，这项研究目前仍在进行，我们已经看到早期令人鼓舞的结果，患者复诊率降低，应用麻醉药更少，并将扩张时间缩短至4~8周。

自从扩张技术引入后，扩张装置技术已有显著改进，与圆形假体相比，解剖型扩张器可形成更具解剖特点的乳房丘面，并在某种程度上减少扩张期间上胸部的畸形。组织扩张器上的硅凝胶纹理可防止扩张期间两个最严重的问题：扩张器周围包膜挛缩导致扩张器移位及需要重塑乳房下皱襞。包膜挛缩的形成可引起疼痛并限制扩张程度，取出扩张器并切除挛缩的包

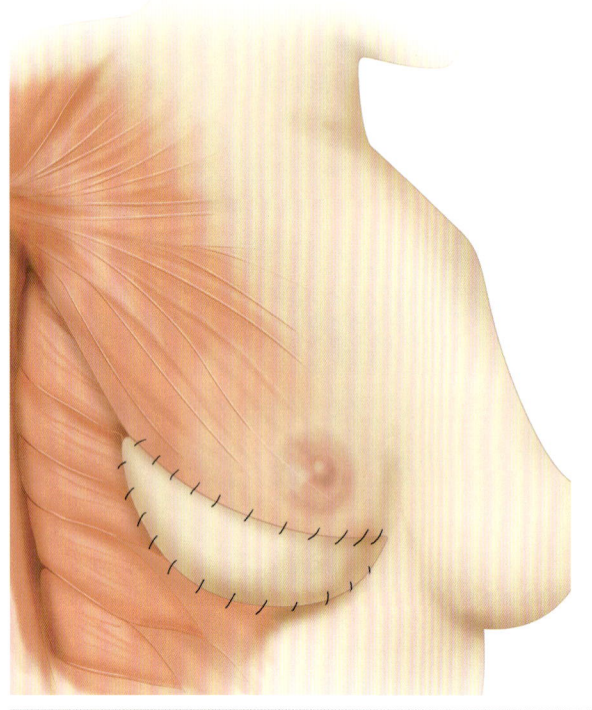

图 57.8　应用胸大肌及脱细胞真皮（ADM）制作的完整的覆盖装置。

膜会引起胸壁凹陷。扩张器容量与患者胸廓大小和对侧乳房大小有关，应根据胸壁宽度选择扩张器而不是根据扩张器容量进行选择。

外科医生在行乳房再造术时对假体的偏好是不同的，可供选择的有硅凝胶假体、生理盐水假体及光面和毛面假体。最近因设计改进而研制出具有解剖学形态的毛面假体，它对全乳形态的塑造具有显著的改善。生理盐水或低黏度硅凝胶充注假体通过变形植入腔隙内，若上极折叠，则会丧失塑造解剖学外形的优点并且很可能引起上极皱褶。定形的高凝硅凝胶假体可在向上的方向保持其形状。在美国以外的国家使用凝胶假体对再造术产生了巨大影响。1993 年，一种新的假体被首次引入欧洲，适用于不同胸围及乳房形状。基于 Tebbetts 和 Maxwell 关于乳房手术个体化原则的前期研究，3×3 凝胶基质于 1997 年被引进，该基质经改进后，目前已被 FDA 审核引入美国。凝胶假体可塑造自然的乳房形态、降低术后皱褶形成的风险，并在假体丧失完整性时提供更高的安全性，我们相信这种假体会在整形外科医生的医疗设备中成为一个新的选项，在再造术和美容术中获得自然而具有美感的乳房形态。

自体组织再造术

这类再造术在过去的 20 年中由于应用 Allen 报道的穿支皮瓣而变得精细，显微外科乳房再造术作为更难或非正常状态的备选方案，然而由于有了穿支皮瓣技术，外科医生开始将其作为最基本的方法。每种方法的技术要点不在本章讨论范围之内，推荐参考显微外科书。

理论上，带蒂和游离 TRAM 在塑造自体组织形成的乳房形态方面具有很大优势，不需植入假体，需要在供区进行腹部脂肪切除术（图 57.10）。其缺点是手术范围较大，术后恢复时间比其他术式更长。

手术开始时取仰卧位，测量组织缺损和所需皮瓣尺寸是有帮助的。做下腹壁切口至腹直肌筋膜水平，切开腹直肌前鞘（在皮瓣侧），探及腹壁下血管并于起始部结扎（以备将其变为游离皮瓣或有加压作用）。选择对侧皮瓣还是同侧皮瓣由术者的喜好及患者既往手术史决定。做横行皮岛的上方切口，在肋软骨上方掀起上腹壁筋膜（图 57.11），皮瓣动脉侧穿过腹直肌前筋膜，在中途将其掀起，通过筋膜切口辨认此肌肉并进行剥离，注意保证腹壁下血管的长度，此时应用灭菌多普勒沿腹直肌深面测定腹壁上血管的位置，腹直肌及筋膜外侧 40% 或更多的组织与脐部内侧部分可被保留，侧面肌肉断端可保留神经支配。切开脐周组织后，剩余的腹直肌内侧部分及其筋膜从腹直肌鞘上剥离使皮瓣脱离腹壁上动脉的血供，一些医生愿意去除全部肌肉。掀起胸部皮瓣，在胸骨远端剥离腹壁，形成充足的腔隙和一条宽大、贯通的隧道，小心地将皮瓣穿过隧道并转移到胸壁（图 57.12），注意避免过度牵拉或扭转血管蒂。腹壁重建可通过将剩余的前内侧腹直肌和筋膜与剩余的外侧肌肉与筋膜初步缝合而完成，其他腹壁重建方法可用聚乙烯网、脲氨酸网或脱细胞异体真皮，选择覆盖还是嵌入取决于筋膜情况及是否需要额外的加强。手术床需弯曲，其余步骤同腹部脂肪切除术。

背阔肌肌皮瓣是乳房再造术一贯可靠的方法，其主要优点是可在一次手术中为乳房丘面提供额外的有血供的肌肉和皮肤。其缺点包括形成新的胸部瘢痕及背部供区瘢痕，从背部转移自体组织不能减少对假体的需求。通常即使有充足的背阔肌皮瓣，也需要植入假体以达到最终的对称。我们认为该皮瓣的优点主要是通过改变腔隙的整体功能而巩固各种类型假体再造术的疗效（包括治疗放射性损伤、手术创伤和组织量不足的假体再造术），这为改良再造术提供了许多有血

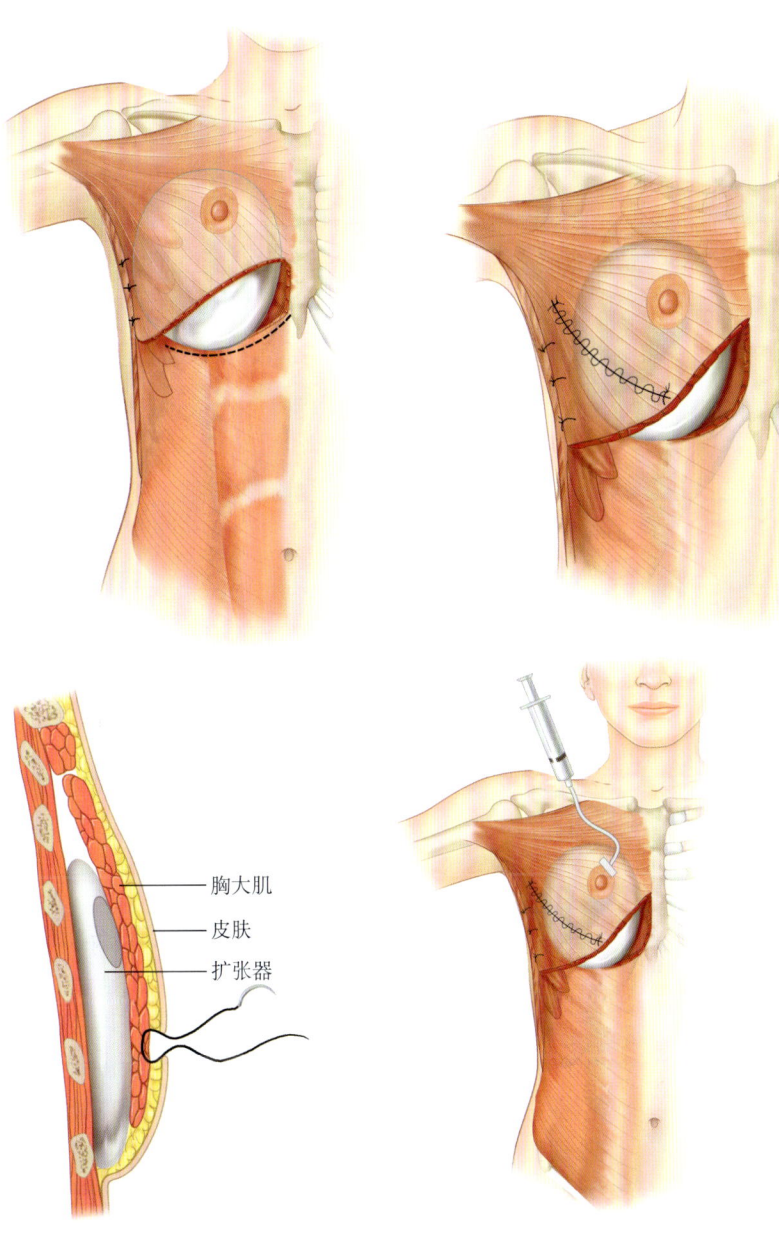

图 57.9 A，在胸大肌皮瓣下植入扩张器，扩张器下缘位于乳房下皱襞水平。于腋前线缝合胸大肌皮瓣外侧缘。B，通常在植入前将 50～100ml 生理盐水注入扩张器。经外侧胸壁切口插入一条封闭的引流管。注意该操作并未提供全部的肌肉覆盖。中下部的皮肤包膜可直接覆盖扩张器。如果皮肤活性欠佳，则不要剥离下方胸肌或增加腹直肌-腹外斜肌部分皮瓣。C，侧面观显示扩张器的位置与乳房下皱襞线的关系。D，缝合皮肤后检查扩张器阀门的通畅性以确保阀门可触及且处于开放状态。

供的组织。通常，我们不认为背阔肌肌皮瓣（扩大的）是自体组织再造术的首选，因为如果患者有足够的软组织可用于再造术，则意味其体重指数（RMI）较高，这类患者发生供区并发症的可能性也就相对较大。

术前嘱患者取直立位进行标记，手术开始时患者取侧卧位，将皮瓣从远端向近端掀起，背阔肌止于肱骨的腱性部分可保留或切断（图 57.13），经腋窝顶部制作隧道使皮瓣从背后向胸前穿过，背部置引流管。缝合供区后，患者取仰卧位，然后剥离胸肌下腔隙，皮瓣悬于合适位置，将背阔肌上方肌肉与胸大肌下方肌肉缝合（图 57.14）。仔细调整皮岛并在合适位置缝合以形成乳房下皱襞（图 57.15）。选择一个形状合适的假体或扩张器-假体或扩张器，将其植入肌肉下腔隙，然后放置引流管。

在近年来众多的保守性外科治疗中，即刻自体组织再造术的数量呈现出增加趋势。对乳房下垂的患者，可在行乳房肿瘤切除术同时缩小皮肤覆盖，皮瓣用倒"T"形缝合关闭切口。了解不同的乳房缩小成形术式是有帮助的，因为根据实质组织位置设计合适的蒂部可保留乳头乳晕复合体。

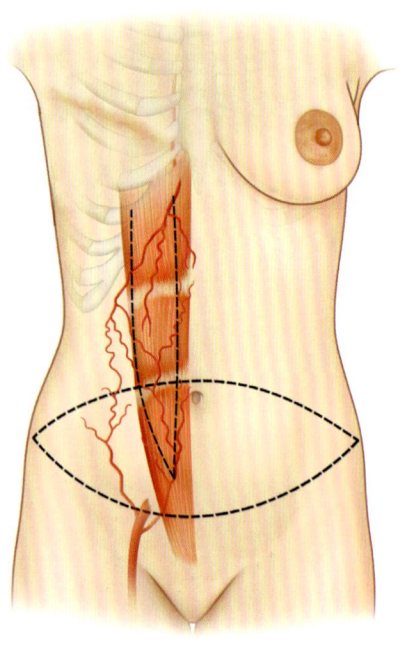

图 57.10　标准的单蒂 TRAM，利用对侧肌肉修补乳房切除术后的缺损。仅有图示标注的那部分肌肉随皮瓣被掀起。

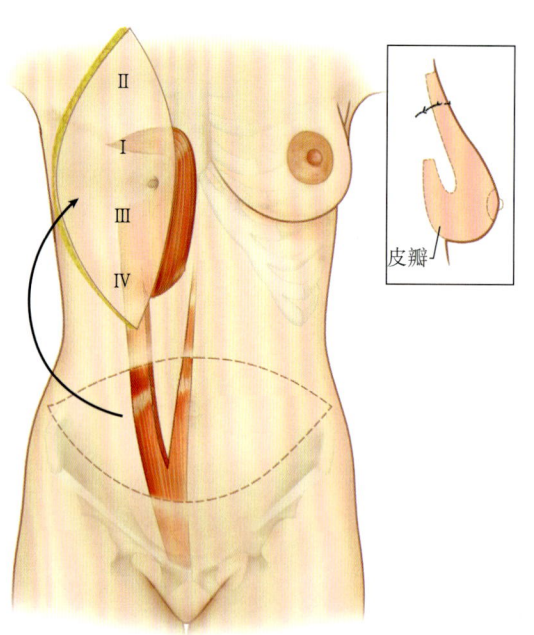

图 57.12　应用单蒂 TRAM 通过对侧肌肉行乳房丘面的垂直定位：适用于单蒂或双蒂皮瓣。

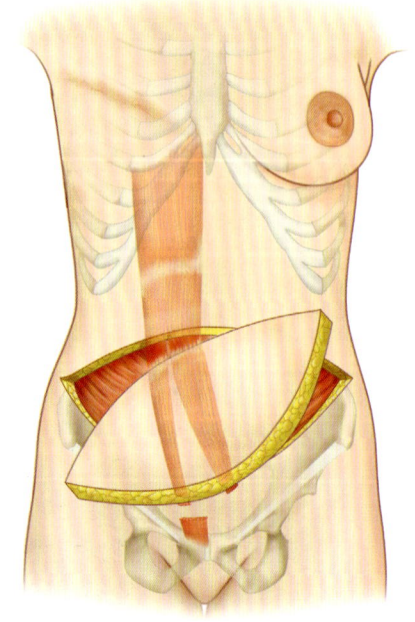

图 57.11　纵向切开腹直肌，仅有携带内侧及外侧穿支的肌肉被划进 TRAM。

术后护理

所有患者术后常规护理，包括下床活动，穿防血栓紧身裤，后期穿长筒袜，每 8h 皮下注射肝素 5000 单位/毫升以防止深静脉血栓形成。重要的是记住这些患者由于癌症病史而处于高凝状态，所有处置都应确保其安全。应用诱导性肺量器以防止肺不张同样重要，因为这些患者长时间处于全麻状态，术后呼吸功能可能会有所减退，在所有的 TRAM、背阔肌皮瓣及游离皮瓣再造术中都是如此，因为患者可能卧床 1 天或几天。所有患者常规应用抗生素治疗 5 天，因为她们植入假体或有引流管，或两种情况都有，这些对于患者来说，都属于异物，所以应接受预防性治疗。通常在 24h 引流量少于 30ml 时拔除引流管。根据患者及组织情况可于术后 1 周开始扩张，每周扩张 1 次直至达到理想填充量。

应用 TRAM 行乳房再造术的患者，无论是带蒂皮瓣还是游离皮瓣均应绑腹带 6～8 周。

并发症

关于扩张器和（或）假体再造术，最常报道的并发症是感染、包膜挛缩、缺乏明显的乳房下皱襞及假

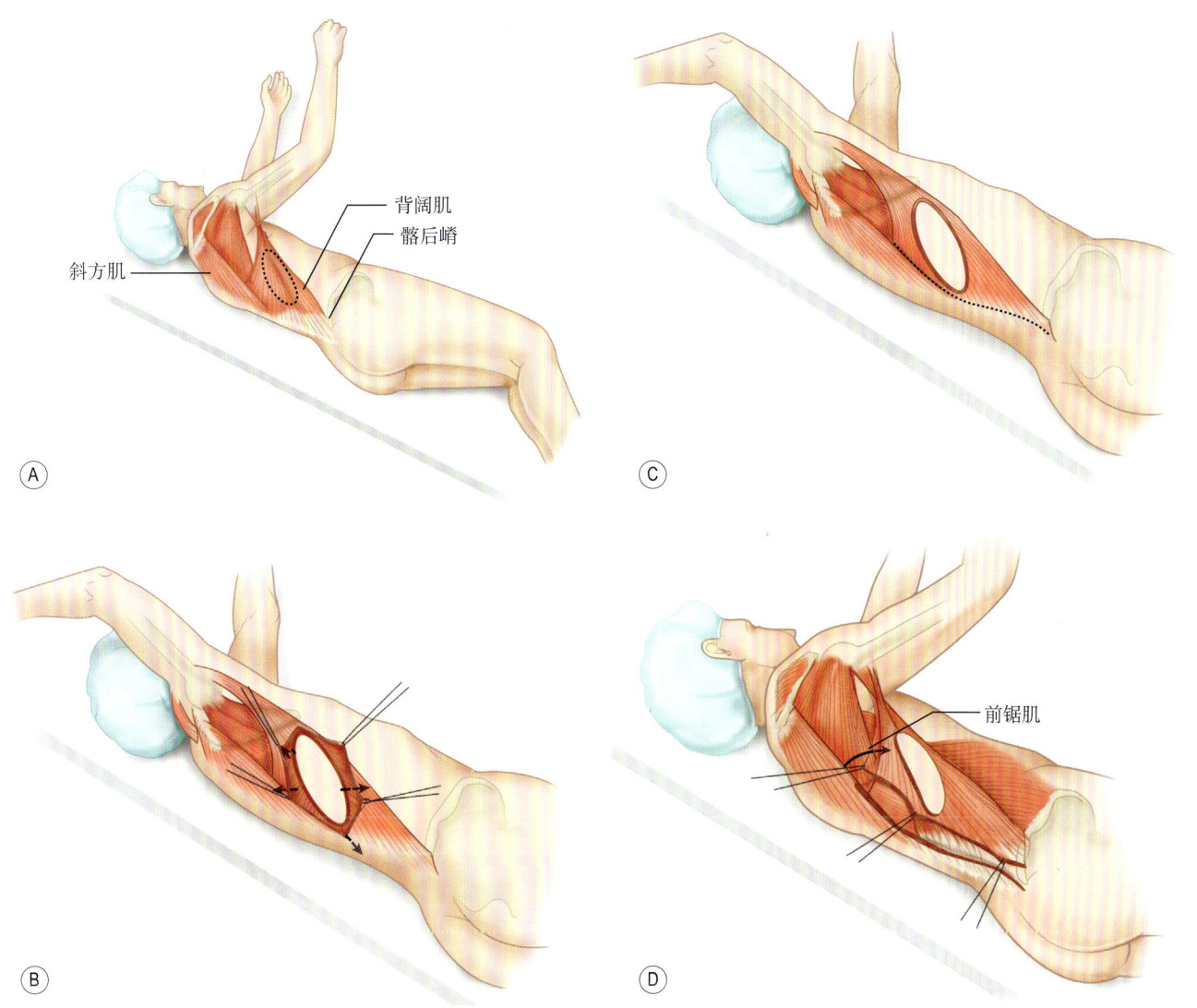

图 57.13 背阔肌肌皮瓣技术。A，抬高背阔肌皮瓣。患者取侧卧位。后背（皮瓣供区）及前胸（乳房丘面再造部位）在术区范围内。B，环行切开皮岛以剥离并暴露背阔肌前面。C，切开起自腰骶筋膜及椎体的背阔肌纤维。D，暴露肌肉深面。注意防止因皮瓣剥离过深而伤及前锯肌。背阔肌与深面前锯肌的剥离，剥离应从后方开始，那里的肌肉层次较容易辨认。

体移位继发不对称。另一方面，背阔肌皮瓣极少发生皮瓣并发症，但如果皮瓣被过度拉伸则有可能发生。背阔肌失去神经支配、腋窝经放射治疗、过度剥离损伤或扭转前锯肌分支等综合因素均可导致过度拉伸。血肿、感染、早期假体滑动、包膜挛缩及供区皮下积液均有报道。转移背阔肌可引起屈曲。肩部及上肢供区的发生概率很小但仍存在，因为背部供区存在凹陷。对 TRAM 再造术没有经验、临床技能较弱及不注重手术细节，会发生更多的术后并发症。另外，谨慎选择患者可能是减少并发症唯一最重要的因素，潜在的并发症包括由于患者术后不活动而导致浅表或深部静脉血栓形成，可通过穿弹力紧身裤锻炼腓肠肌和早期活动来预防。皮瓣坏死或随后的脂肪液化、坏死可通过谨慎选择患者及应用双蒂皮瓣予以避免。腹部皮瓣结痂、腹壁薄弱或形成疝者，则须谨慎地操作来避免。腹部或背部皮下积液偶有发生。对于有经验的外科医生，并发症的发生常与乳房切除术后皮瓣的缺血性坏死有关。

第11部分：乳　房
美容整形外科学

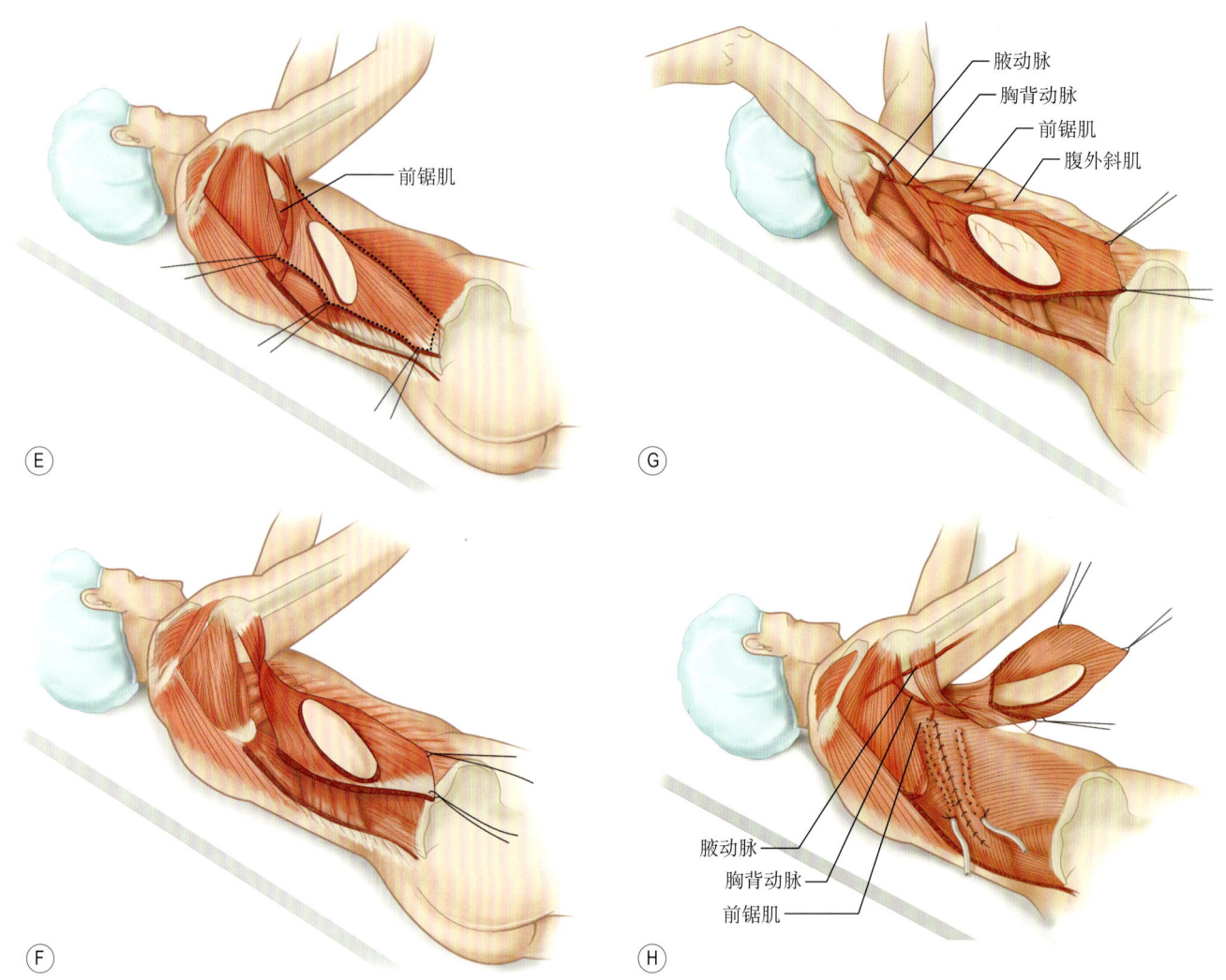

图57.13 续　E，于腋前线将背阔肌与临近肌肉组织的先天性粘连剥离以达到完全游离。F，背阔肌近端附着的剥离要求辨认并保护胸背动、静脉及神经。当剥离肌肉附着部位时可轻度牵拉，使蒂部暴露良好。G，完全提起背阔肌及皮岛。发至前锯肌的胸背分支通常可被完整保留。H，靠近乳房下皱襞线做切口，同时提起剩余的覆盖皮肤及胸大肌。于上腋部做隧道，将皮瓣从下方转移至前胸。缝合供区皮肤，患者准备将体位调整至仰卧位进行皮瓣植入。

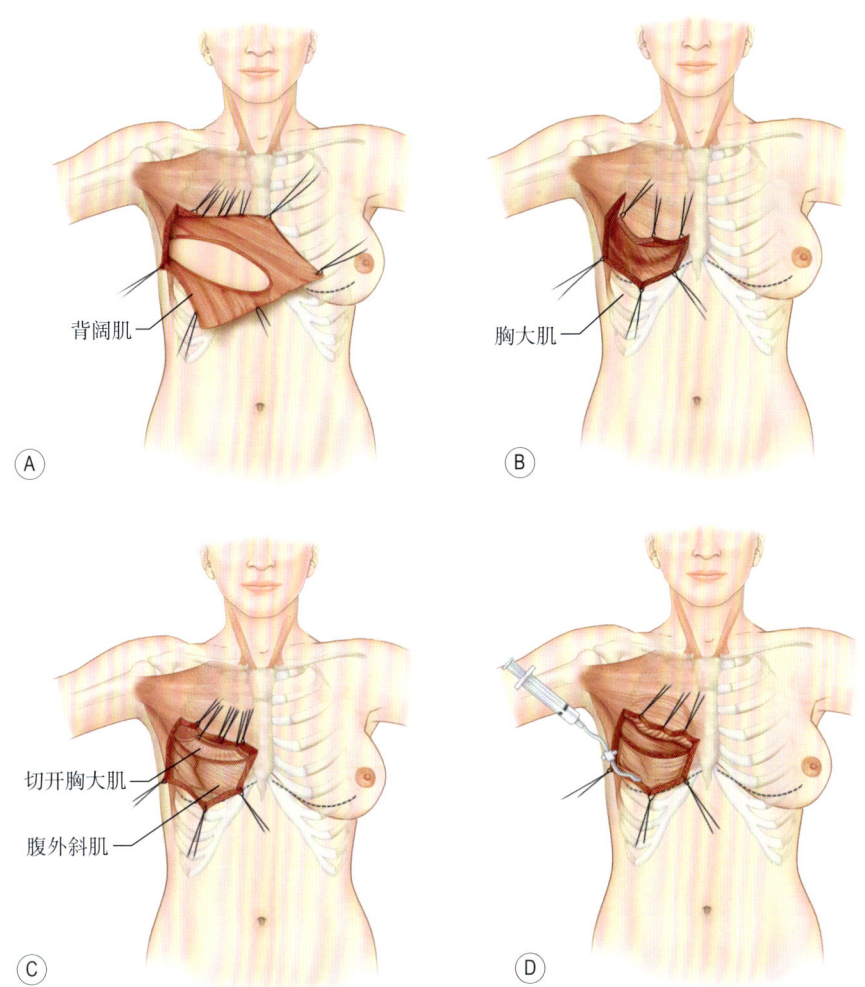

图 57.14 应用背阔肌肌皮瓣移植的延迟乳房再造术。A，患者重新准备并取仰卧位。皮瓣位于腋窝，受区已备好。B，背阔肌肌皮瓣移植的延迟乳房再造术。提起皮肤覆盖及其下的胸大肌。注意保护皮肤覆盖与胸大肌之间的血管连接。如果胸大肌缺失（乳房根治术），则从肋骨及肋间肌上剥离并提起皮瓣。C，在胸大肌与胸壁之间形成腔隙。将胸大肌起始处的纤维组织沿乳房下皱襞线进行剥离，在胸骨侧于第4～6肋间进行分离。D，将背阔肌皮岛置于缺损处。患者取坐位以确定皮瓣最终的植入部位并选择大小合适的假体。将假体测量器植入背阔肌下方及胸大肌上方之间。

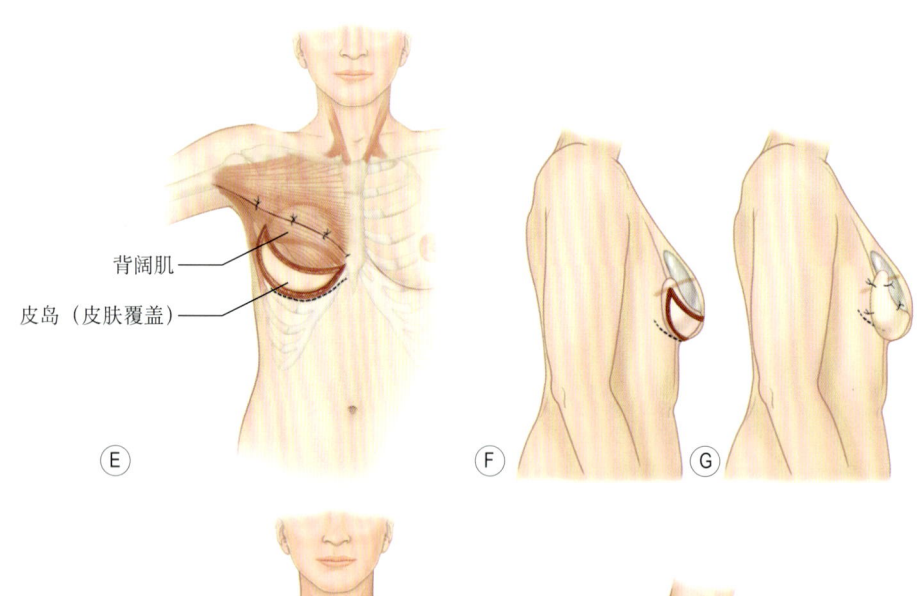

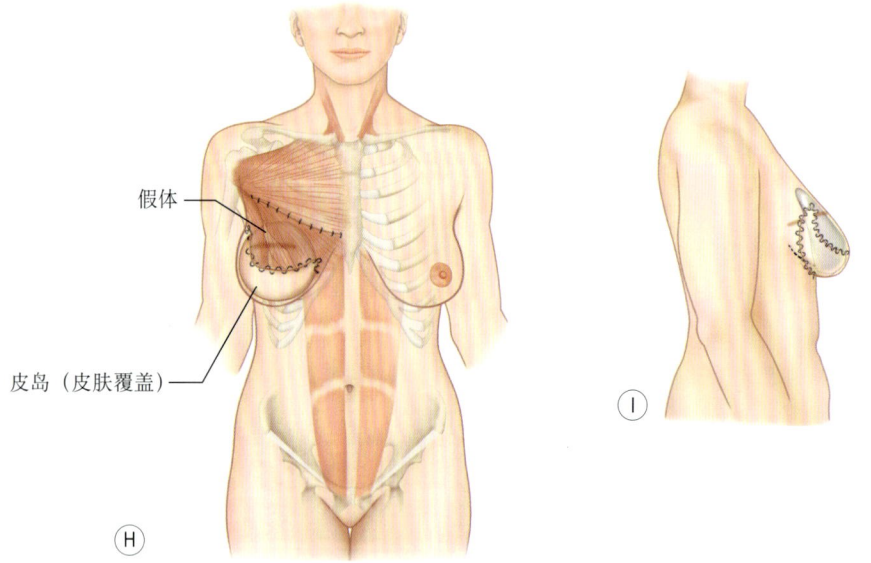

图 57.14 续 E，松解外侧乳房切除术后瘢痕，植入皮岛以提供前方的皮肤覆盖。根据假体测量器选择永久假体并将其植入胸大肌与背阔肌之间。F，松解外侧乳房切除术后瘢痕会使皮肤覆盖呈悬吊状态并表现为轻度下垂。G，松解乳房切除术后瘢痕，然后植入皮岛。若背阔肌皮岛具有充足的皮肤覆盖，则可切除位于乳房切除术后瘢痕下方尾端的皮肤。H，将永久假体植入背阔肌及胸大肌下方，然后缝合背阔肌上缘与胸大肌边缘。I，永久假体的型号应与对侧乳房相对称。如果植入背阔肌皮岛后皮肤覆盖仍不够，则应选择组织扩张器以扩张这一区域。

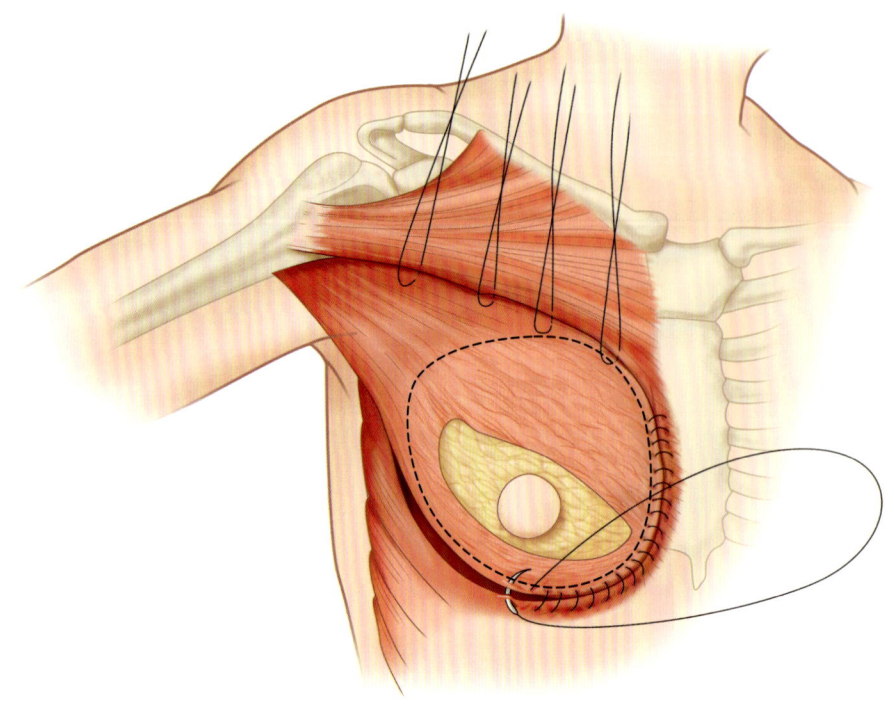

图 57.15 转移皮瓣。通过缝合并固定背阔肌皮瓣以将其制成扩张器囊腔。

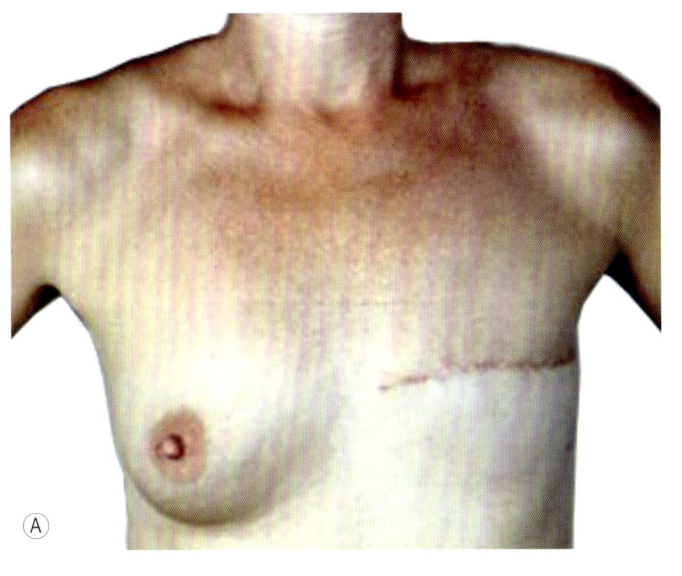
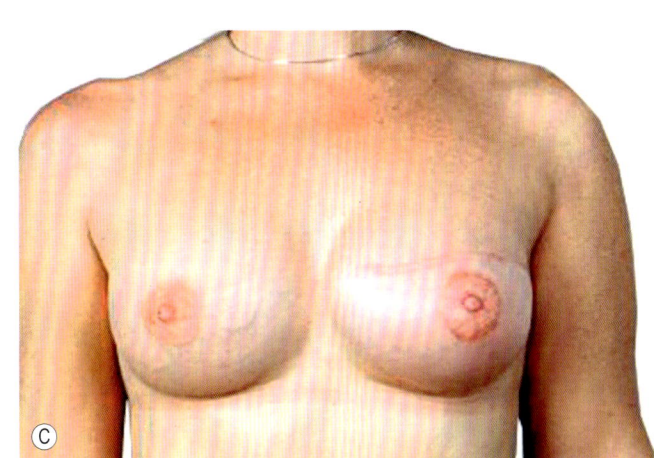
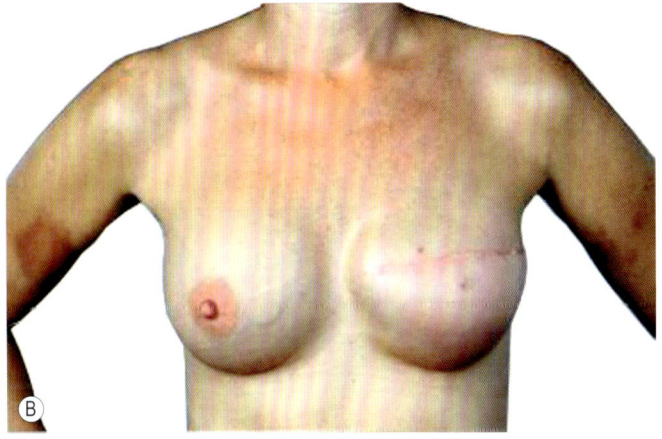

图 57.16 乳头乳晕复合体再造术。A，36 岁女性患者，术前观，她接受了乳房改良根治术。B，术后观，用扩张器及在随后的扩张过程中进行的左侧乳房再造术。C，最终术后观，接受了左侧硅凝胶假体植入和乳头乳晕复合体再造术以及右侧硅凝胶假体降乳术。

手术心得及教训

心得
- 术前进行个体化设计。
- 术前全面评估所有的乳房切除术后皮瓣。
- 制作恰当的胸肌下腔隙以合适地植入扩张器。
- 对所有经过放射治疗的患者应用带血管蒂的皮瓣。
- 了解术后肿瘤治疗计划。

教训
- 没有对放射部位应用带血管蒂的皮瓣。
- 缺乏肿瘤治疗计划的相关知识。
- 过度扩张组织。
- 对较小的胸壁应用较大的扩张器。
- 胸肌下腔隙过大,产生扩张器移动。

手术步骤小结

1. 术前个体化设计:
   a. 分析当前的胸部(乳房)形状。
   b. 了解软组织包裹情况。
   c. 设计期望的乳房形状(参照对侧乳房)。
   d. 选择方法(扩张器)。

2. 选择以下方法进行即刻或延迟再造术:
   a. 用异体真皮基质联合扩张器植入,在扩张完成后行永久假体植入。
   b. 背阔肌肌皮瓣联合假体或扩张器。
   c. 无假体的背阔肌肌皮瓣。
   d. 转移腹直肌皮瓣。
   e. 游离组织移植(包括穿支皮瓣)。

(宋慧锋 译)

拓展阅读

Allen RJ, Treece P. Deep inferior epigastric perforator flap for breast reconstruction. Ann Plast Surg 1994;32(1):32–38.

Bindingnavele V, Gaon M, Ota KS, Kulber DA, Lee DJ. Use of acellular cadaveric dermis and tissue expansion in postmastectomy breast reconstruction. J Plast Reconstr Aesthet Surg 2007;60:1214–1218.

Bostwick J 3rd, Nahai F, Wallace JG, Vasconez LO. Sixty latissimus dorsi flaps. Plast Reconstr Surg 1979;63(1):31–41.

Bradley P, Bengtson BW, Van Natta DK, Murphy AS, Maxwell GP. Style 410 highly cohesive silicone breast implant. Core study results at 3 years. Plast Reconstr Surg 2007;7:405–485.

Brown MH, Shenker R, Silver SA. Cohesive silicone gel breast implants in aesthetic and reconstructive breast surgery. Plast Reconstr Surg 2005;116(3):768–779; discussion 780–781.

Gamboa-Bobadilla GM. Implant breast reconstruction using acellular dermal matrix. Ann Plast Surg 2006;56(1):22–25.

Hartrampf CR, Scheflan M, Black PW. Breast reconstruction with a transverse abdominal island flap. Plast Reconstr Surg 1982;69(2):216–225.

Holmström H. The free abdominoplasty flap and its use in breast reconstruction. An experimental study and clinical case report. Scand J Plast Reconstr Surg 1979;13(3):423–427.

Maxwell GP, Falcone PA. Eighty-four consecutive breast reconstructions using a textured silicone tissue expander. Plast Reconstr Surg 1992;89(6):1022–1034; discussion 1035–1036.

Radovan C. Breast reconstruction after mastectomy using the temporary expander. Plast Reconstr Surg 1982;69(2):195–208.

第11部分：乳　　房

第58章

乳头乳晕再造术

G. Patrick Maxwell 和 Allen Gabriel

历史

乳头乳晕再造术是乳房再造术的最后一个阶段，术后患者的胸部成形与对侧相比，可接近真实的乳房。基本上所有乳房切除术后患者都饱受由乳腺癌带来的痛苦与不幸，她们忍受着严重的形体改变以及由此产生的不良心理后果。乳头乳晕再造术在某种意义上是乳房再造术的一个重要组成部分，它在外观上把胸部变成乳房。乳头突起，乳晕颜色和形态对称性的共同作用使重建的乳房具有任何乳房再造术所能达到的真实感。乳头再造术的发展使我们能够更接近真实性这个目标。

对乳头再造皮瓣的设计在很多文献中有详细描述。首选技术的不断更新有几个原因，值得注意的包括外科医生关注的供区操作的简化、易行及减小损伤。因此，一些技术已经被完全弃用。乳头保留（保留原本的乳头以便随后再造）是一个完全不恰当的乳头再造方法，因为已有关于癌细胞可转移到再造乳房的报道。一直以来，笔者主张复合组织瓣的自体分离移植（如耳廓），可以在更长时间内更好地保持乳头的突起。然而，当用其他更简单的乳头再造术替代现有术式时，供区的发病和陡峭的学习曲线似乎可说明盲目使用这种方法所付出的代价。过去也将远位供区移植的复合组织用于乳头再造术，但是几乎不成功。

所有再造的乳头失去应有高度是因为伤口愈合过程中的固有收缩。术后护理是获得理想结果的基础，包括避免敷料直接压迫乳头。许多研究表明，这种乳头突起高度的损失是相当大的，因此一种常用做法就是预测乳头突起的长期缩减，相对于对侧乳头突起的高度更高地建立再造的乳头。

根据缺损范围、患者需求及外科医生的建议选择术式，多种技术的使用，促进了乳房丘面再造术的发展。乳头乳晕再造术在多种手术方案的选择方面也有明显进步。1944年Adams描述了用乳头乳晕移植物进行乳头乳晕复合体（NAC）再造术，如今随着供区及局部皮瓣移植的逐渐多样化，乳头乳晕复合体的再造技术已经得到改进，最盛行的技术包括靴形皮瓣和星形皮瓣。随着技术的改进，乳头乳晕再造术在过去的20年中越来越受亲睐，因为许多患者认为一个没有乳头乳晕复合体的再造乳房是不会令其满意的。

体格检查

- 单侧再造，解剖对称性（对侧乳头的位置和大小，对侧乳头乳晕复合体的纹理、颜色和大小），需要行二期对侧手术。
- 乳房隆起的稳定性。
- 先前乳房的瘢痕（由乳房切除术、活检、再造术所致）。
- 乳房的血供和高度。
- 放疗史。
- 再造乳房的大小。
- 是否存在明显的下皱襞。
- 期望的最终乳房外观。
- 病史：特别是糖尿病、血管疾病、吸烟和其他并存疾病。
- 身体和乳房的形态（乳房三维分析）。
- 对侧乳房大小、对侧乳房方案（预防性乳房切除术）。
- 供区的发病率和生活负担。

解剖

乳头乳晕复合体的大小、纹理和颜色在不同种族人群和个体中的差异显著。哪怕在同一位患者身上，两侧的乳头乳晕复合体通常也存在着肉眼可见的差异。在乳房中心色素沉着区域存在的升高结构通常代表乳头，但是复合体正常尺寸范围的界定有很大的变异性。通常，一个符合美学标准的 B～C 罩杯乳房的乳晕直径为 4.2～5cm，乳头的直径和突起（或高度）等于乳晕直径的 1/4～1/3。

乳头柱的中心位置在乳晕上也有显著变异，偏离范围为乳晕半径的 1/4～1/2。

乳头突起由乳头复合体中央部乳腺导管的起始处形成，这样的排列产生了一个比柔软、易变形的外周乳晕更富含纤维组织的固有结构。乳晕的收缩特性对乳头突起受直接刺激或神经刺激而产生的逐步改变也有影响。

乳头乳晕复合体应位于乳房最凸出的点或乳房下皱襞投影水平上方。乳头的平均高度约为 5mm。乳晕轻微突出，其平均直径为 35～45mm，其质地光滑或粗糙（Montgomery 结节处）。乳头乳晕复合体的颜色、形状、大小和凸度因人种、衰老、激素水平的变化（妊娠和更年期）和体重的不同而有很大差异。

手术步骤

这一最后阶段的再造目标是通过再造把乳房丘面转变成一个有吸引力的、自然的、令人赏心悦目的乳房。在单侧乳房再造术中，这是一项尤为复杂的任务，因为对侧乳房是柔软、可移动和有垂感的。要使所有患者了解为达到双侧对称还须做进一步修整，同时，对称只能接近而不能完全达到。患者的最终满意度和接受度与患者参与手术和其对手术做出的决定直接相关，因此，在作决定的过程中，术者与患者应共同确认拟定的乳头乳晕复合体的位置和大小。

通常，作者倾向于延迟乳头乳晕再造术，因为太多的可变因素会影响最佳的手术效果。乳头再造术应在皮瓣或植入物及对侧乳房的调整完成之后，作为最后阶段来进行。通常在最终乳房形状完成 2～3 个月后行乳头再造术。如果随后的外科手术是计划进行对侧乳房与再造乳房的对称性修复手术，那么最好将乳头再造术推迟到对侧乳房手术完成后再进行。一些医生倾向于同时进行乳头再造术和对侧乳房的对称性修复手术，这可能是因乳房缩小成形术或乳房固定术引起多变性并发症而需要行匹配修复治疗。当对侧乳房恢复其最终形状时，其乳头乳晕复合体可能比再造的位置低；因此应先行对侧乳房手术，然后行乳头乳晕复合体再造术，这可使外科医生有机会再次修复对侧乳房，以达到对称。

当患者同意进行乳头乳晕再造术后，患者和整形外科医生须确定其最佳位置。特殊的辨识标记有助于确定体表及立体的乳头乳晕复合体的恰当位置，包括乳头乳晕复合体的水平，由胸骨切迹、脐和乳头乳晕复合体位置相对于双侧乳房和乳房下皱襞而构成的三角形（图 58.1）。

患者取站立位，肩部放松无外展，确定乳头乳晕复合体的体表位置。除测量外，乳头乳晕复合体看起来是位于乳房中心部最凸出的点，与对侧乳头乳晕复合体是对称的。不推荐对侧手术同时进行的原因是对侧乳房的最终形状和乳头乳晕复合体的位置会再次改变。

另外，在双侧再造术中，乳头乳晕复合体应位于乳房中线上，该线起自锁骨中点并延至乳房下皱襞距前正中线约 11cm 处。嘱患者取坐位，双臂置于两侧进行测量；胸部测量包括确定乳头和乳晕分别至乳房下极、胸骨切迹、锁骨中线、第 4 肋间水平中线的距离。再次强调乳头乳晕复合体应位于乳房丘面最凸出的点，

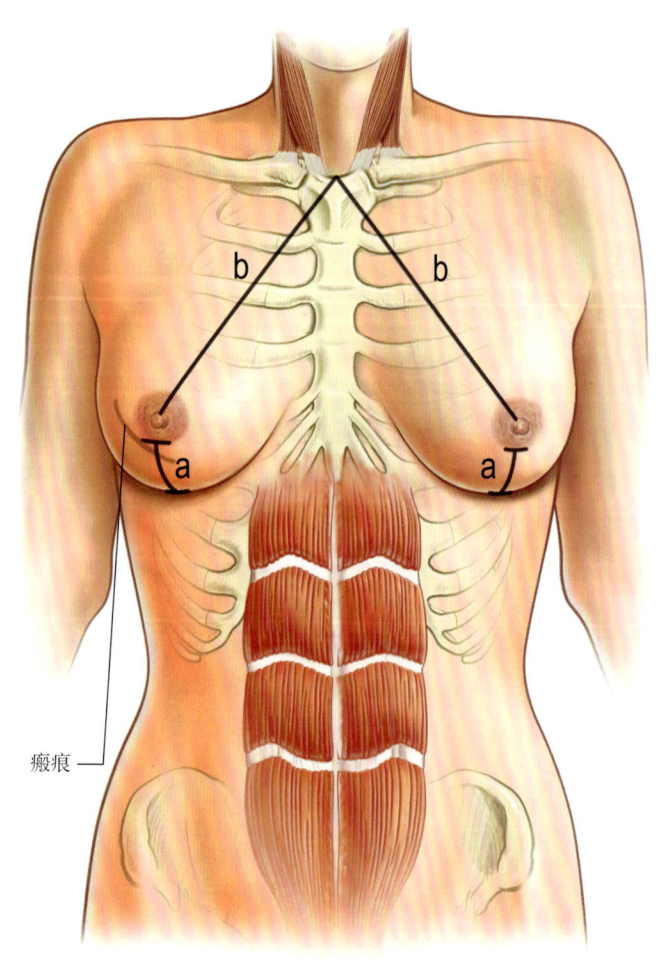

图 58.1　确定乳头和乳晕的适当位置时使用可辨识的标记。a，乳头乳晕复合体至乳房下皱襞的距离。b，胸骨切迹 - 乳头乳晕复合体连线的测量距离和几何形状。

距胸骨切迹 21～23cm，距乳房下皱襞 5～7cm。这些尺寸仅为指导和平均值，对每位患者应个体化测量并根据其乳房大小进行调整。最终位置应在体表确定，且不总是与测量值一致。

患者照镜子并同意选定的位置，可在外科手术前使其有机会选择和确定想要的目标位置。也有人建议应照一张数码相片，展示给患者。

通常将乳头乳晕再造术作为一个延迟手术，可局部或全身麻醉，并在门诊时进行。一些手术方案可用于乳头乳晕再造术，这些方法的选择取决于对侧乳头乳晕复合体的大小和颜色，再造侧乳房丘面的类型及患者和外科医生的选择（表58.1）。

乳头再造术

当对侧乳头大小足够（预计高度大于乳晕的直径）且患者能够接受时，可从对侧乳头切取一个复合移植体（图58.2）。根据形态，再造的乳头来自乳头的下半部分或顶端的一半。这个移植体被缝合到去表皮乳晕的中央部，一般效果较好。大多数患者不适合共享乳头的再造，并且很多患者担心供区问题，包括供体乳头突起的缩小，有敏感性降低及潜在恶性乳腺导管组织转移的风险。其他复合移植供区已有报道，如耳廓小叶和趾腹组织的移植，但效果都不理想。

当对侧乳头缺损、突起不足，或患者不接受此过程时，移植、皮瓣、文身是主要的再造选择。可靠的局部皮瓣技术已表明它可提供一个具有适当凸度的乳头。因此，目前大多数患者进行局部皮瓣的乳头再造术，在皮瓣愈合后进行真皮内文身，许多皮瓣和修复在建造乳头乳晕复合体时是有效的，每一项技术既有优势，也有不足，这与供体的血供和组织质量（皮瓣与保留的乳房皮肤被膜）、乳头大小和突起的保持，以及潜在并发症相关。

大多数技术（对位的双突皮瓣是例外）成功的关键是设计基底远离乳房切除术切口的皮瓣。通过皮瓣进行乳房再造术的患者，皮瓣应有充足的体积为乳头

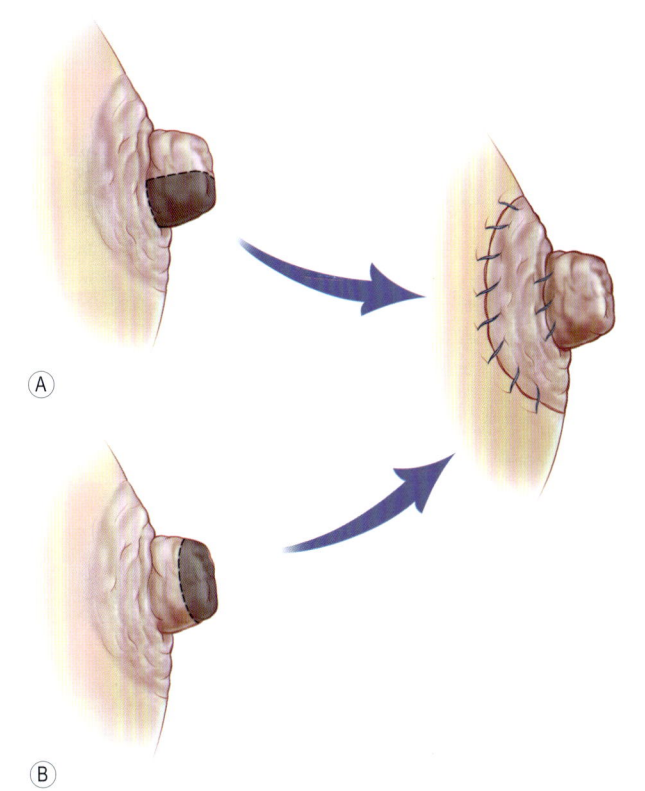

图58.2　乳头再造术的复合移植体可从供体乳头的下界（A）或乳头顶端（B）获取。

隆起提供足够的高度。在选定部位表面，健康全层组织皮瓣将用于乳头乳晕再造术。通过直接植入或扩张器植入进行乳房再造术的患者皮肤被膜薄，随着时间的推移组合皮瓣更易萎缩和失去突起，对这类患者，建议行对侧全层乳头移植、软骨移植及二期乳头增大术。然而随着科技的进步和填充物的增多，目前微创手术可优化二期乳头增大术，真皮填充物在面部美容再次得到普及，这可直接用于再造乳头的二期增大术。更持久的填充物如Arcticoll在将来首选治疗中的应用可能会更广泛。

另一种乳头再造术使用局部皮瓣，其中最普遍的是多重修复滑行皮瓣技术（图58.3），此皮瓣是根据一个基底中心发散的线性结构设计的，每侧各有一大翼。基底要远离乳房切除术后瘢痕，而且可为横向或垂直方向，皮瓣方向与基底垂直并延伸至预计的乳晕位置。通常，该基底为横向且位于乳晕中轴线的上方或下方。基底画线的中间 1/3 代表皮瓣的实际基底，通常宽约1.5cm，两翼（约1cm长）在真皮深层水平被掀起，（中间）画线部分包括深层脂肪。皮瓣与皮肤表面呈 90° 角立起，被两翼包裹。整个皮瓣的设计应在乳晕的计划范围内以避免乳晕着色后在乳晕

表58.1　乳头乳晕再造术的目标

- 位置
- 对称性
- 色素沉着
- 颜色
- 质地
- 大小
- 凸度

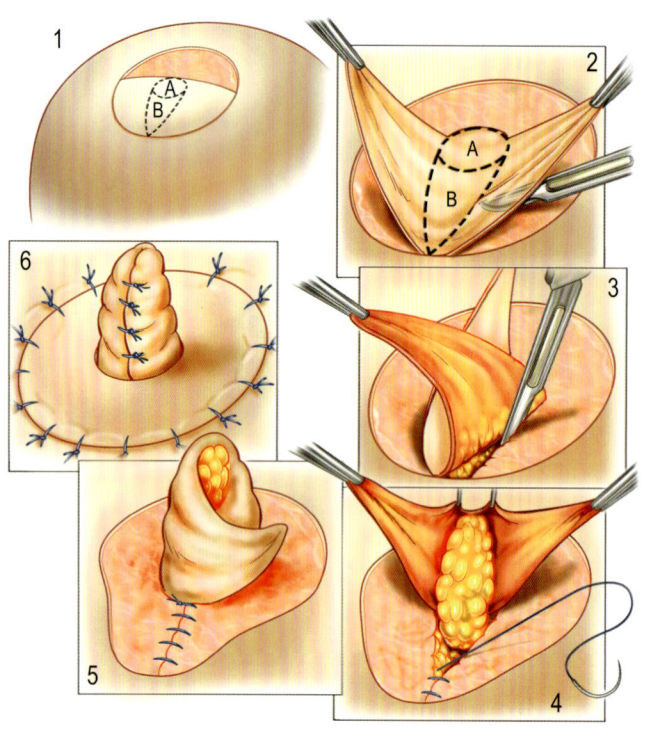

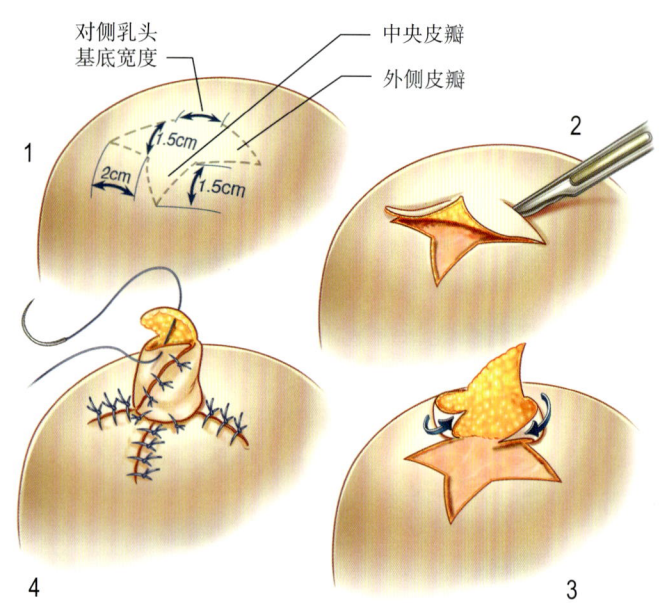

图58.4 1~4表示改良的星形皮瓣的设计、掀起、组合及供区闭合。(From Shestak KC, Gabriel A, Landecker A, et al. Assessment of long-term projection: a comparison of three techniques. Plast Reconstr Surg 2002;110:780.)

图58.3 应用滑行皮瓣的乳头再造术。A：1.将乳头圆盘A的切线外区域剥离；从乳头圆盘的3点和9点位置到乳晕的6点位置画线，形成滑行体的轮廓。2.以中厚皮片的厚度掀起皮瓣两翼直达滑行体。3.从水平位到垂直位进行剥离，切开真皮和脂肪形成复合体。4.切开并掀起体部中央；深的凹陷被留在真皮层。B：5.乳晕基底闭合。乳晕形态歪曲，滑行两翼相向包绕体部。6.形成乳头圆锥体。调整乳晕形态，乳晕圆环移植填补。(From Little JW. Nipple-areola reconstruction. In: Habal MB, et al. (eds) Advances in Plastic and Reconstructive Surgery Vol III, Year Book Medical Publishers: Chicago 1987 p 43.)

区域外形成明显的瘢痕。当滑行皮瓣设计在皮瓣皮肤上时，须减少脂肪，因为真皮层较厚（特别是背阔肌岛状皮瓣的皮肤）。当滑行皮瓣设计在一个保留的乳房皮肤被膜上时，真皮往往较薄，因此被膜下的脂肪（如果是应用假体的再造术）应确保乳头大小足够的内径被提起。皮瓣的两翼旋转90°达到围绕皮瓣基底中点相对的位置，将这些皮瓣末端缝合在一起直到半圆的中点。将两翼的供区直接缝合。两翼即形成一个乳头管，该管的末端需要进行猫耳修复，相对于一个点状的乳头尖端建立一个平面。将两翼基底缝合即完成乳头再造术。

其他类型的滑行皮瓣已被描述，原则相似，包括颈面颊部皮瓣（C-V）、改良的星形皮瓣（图58.4）、Tennessee皮瓣（图58.5）、乳头的滑行皮瓣荷包缝合法和其他技术。这些皮瓣的优点是全层皮瓣移植或皮肤移植不需闭合，皮瓣的体积取决于基底层组织的体积，其缺点是不适用于皮下组织薄的患者或放疗后患者。

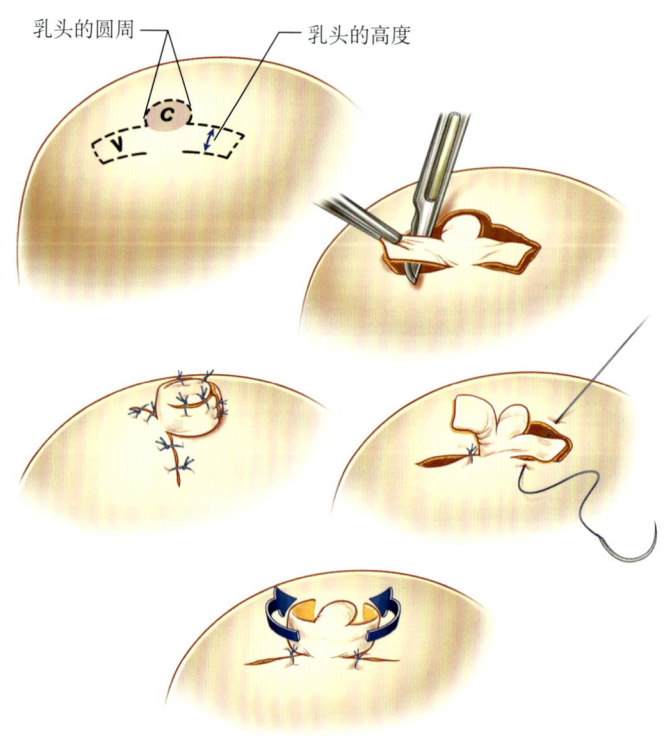

图58.5 Tennessee皮瓣的设计、掀起、组合及供区闭合。

铃形（图58.6）皮瓣为一个可拉出的皮瓣，可在应用环乳晕荷包缝合法进行皮瓣供区原位缝合时自行提升和折叠。双反向皮瓣是由Kroll在20世纪80年

当处理较薄弱的组织时，这会受一些并发症的干扰，如材料暴露。显然，异体材料在二期再造术中应被考虑为是维持乳头凸度的补救方案。随着真皮填充物的发展，其可成为减少局部移植方案相关疾病的主要补救措施。

乳晕再造术

再造乳晕的方法包括了从简单的文身法到复杂的移植技术，后者在乳头再造术后2~3个月进行。技术的选择取决于患者的生活方式和喜好（图58.7）。有些患者希望选择最快的、无痛的再造术，因此，当考虑到其生活负担时，患者的个性化需求也很重要。

乳晕大小和色素沉着通过移植、文身即可实现，或通过这些技术联合完成，用于移植的组织纹理最好可提供一个更自然、不规则的表面。

文身是最简单的方法，已逐渐被普及。通过传统文身方法进行真皮内着色且用相应设备可以使乳头着色，用于以前植入的移植体着色和乳晕调整，或不使用游离移植技术直接在乳房丘面上形成乳晕。单纯使用文身方法的缺点是即使获得可接受的配色，乳晕纹理和乳头凸度通常也是不足的。最初的文身颜色须深于最终理想的颜色，因为随着时间的推移会有褪色的可能。这种现象与巨噬细胞吞噬色素过程中重吸收的血液量相关。术后一些患者可出现充血，伴持续数小时的水肿和瘙痒感。褪色是很常见的，在大约3个月时可进行进行修补润色。

比较复杂的乳晕再造术是建立在移植技术上的。在乳头移植位置，留有痕迹的整个圆形区域是去表皮的，只有圆圈内去表皮的剩余区域用于皮瓣移植技术。乳晕移植供区根据与对侧乳晕相配的颜色来选取，除非文身是主要技术的一部分。当需要棕褐色的乳晕（对于白种人女性而言）时，大腿内上侧部位是最常选用的供区，它能直接缝合而将形成的瘢痕隐藏于会阴部皱褶的瘢痕中，也可向后从臀部内侧皱褶取一个近似棕褐色的移植物。这些供区组织是最好的自体移植物，有与自然乳晕相似的色素和质地。经过10年的时间着色会变淡，将来可能需要再次文身。

腋窝褶皱、腹部的多余皮肤或任何其他易使用的区域，无论肤色如何均可使用，因为被切除的是自体组织。主要缺点是皮肤无颜色且须进行皮肤内文身，即使愈合的皮肤移植最初可能看上去呈粉红色，经过2个月颜色就会褪去。在所有这些情况下，移植物须去脂肪，然后缝合到乳房丘面的去表皮区域，中心形成一个小孔，通过这个小孔牵拉乳头。在移植部位加压

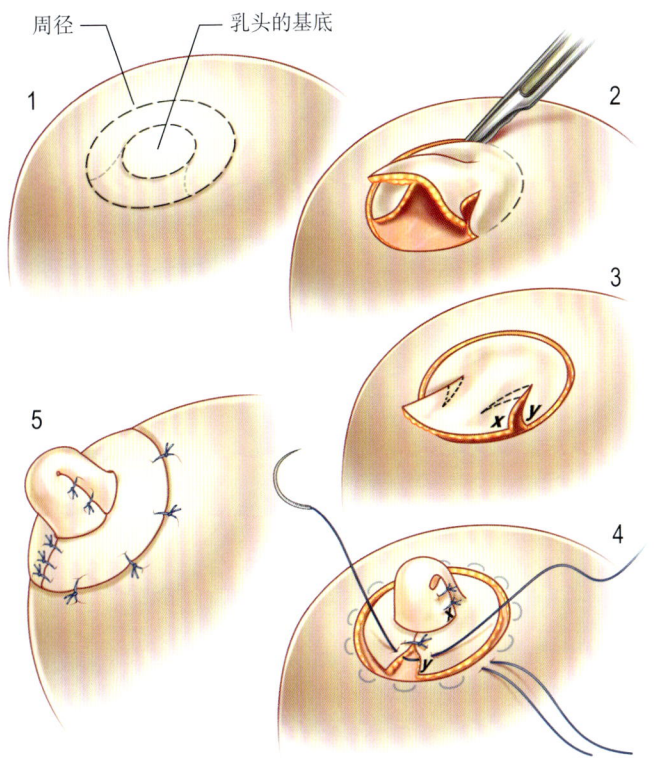

图58.6　1~5，铃形皮瓣的设计，掀起，组合和供区闭合。（From Shestak KC, Gabriel A, Landecker A, et al. Assessment of long-term projection: a comparison of three techniques. Plast Reconstr Surg 2002;110:780.）

代末期设计的，它类似于铃形皮瓣技术，组成一个S形结构以形成圆柱形状。所有这些皮瓣的设计目标是保持长期凸度，因此设计的乳头高度应高于对侧乳头50%~75%。研究表明，最大程度的收缩发生在前3~6个月，6个月时即达到或接近最终的高度。在由Shestak等人（2002年）进行的分析铃形皮瓣、滑行皮瓣和星形皮瓣的一项研究中，铃形皮瓣提供了最小的长期凸度，而滑行皮瓣及其变形瓣被认为在提供长期凸度方面效果更好。

乳头突起部分的高度很难达到和维持，但使用自体组织和异体材料的几种技术已经发展至能达到这一目标。如果局部组织不能提供足够的乳头凸度或乳头皮瓣愈合后逐渐失去凸度，植入体可被用来修补或重建乳头凸度，如定制外部硅酮的外修补物，聚氨酯涂层硅凝胶植入物。然而，自体组织是保持长期凸度的首选方法。

最常见的技术是使用肋软骨与局部皮瓣联合增加乳头凸度，使用人造骨骼和脂肪移植已有一些成功的报道。最近，脱细胞真皮的使用表明其可改善乳头的长期凸度。异体材料是优化再造术的一种选择，然而，

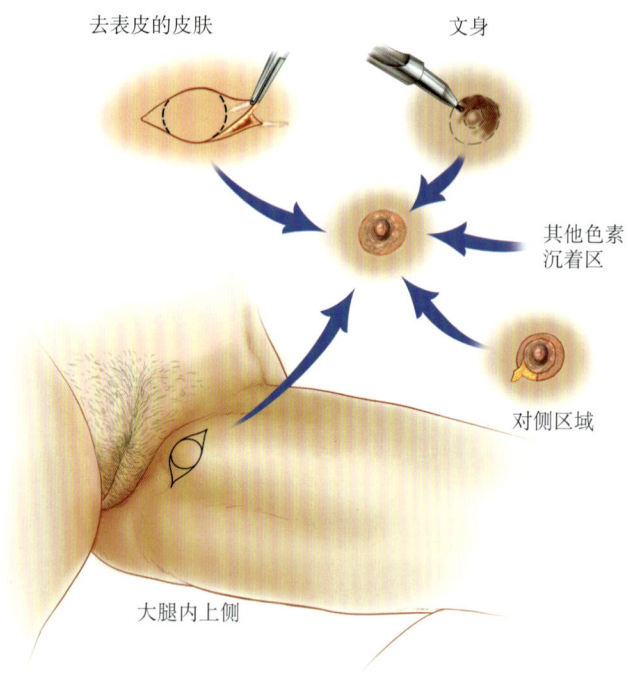

图 58.7　乳晕再造术的供区来源。

包扎 5 天。

使用对侧乳晕进行乳晕再造术已有报道，但外科医生须考虑到同时进行乳房缩小成形术或乳房固定术的必要性。

术后护理

术后，在乳头处涂抹药膏，以 2cm×2cm 方形纱布逐层覆盖在乳房上，纱布中央留有一个与新造乳头直径大小相同的孔洞。使用药杯加压包扎以避免压迫新造的乳头，包扎应保持 5~7 天，在第 5~7 天时观察，更换敷料和拆线。用新的敷料在原位包扎，保留约 7 天。

6 周内应避免对再造乳头的挤压，并建议使用不压迫乳房的合适的胸罩。

对于皮肤移植物，移植皮片上应覆盖敷料，进行加压包扎，并避免在受区的移动。加压包扎应在原位保持至少 5 天，7 天左右拆线。拆线后，应于新生伤口处使用双联抗生素软膏或杆菌肽软膏约 14 天。

文身术后，在文身处会有色素过度沉着，可用湿纱布去除。用涂有双联抗生素或杆菌肽软膏的敷料包扎并覆盖纱布。纱布应保持 48h，局部使用抗生素软膏治疗 14 天。

并发症

最常见的并发症是乳头回缩，凸度通常会在前 3 个月明显减小，6 个月左右形成稳定的高度。那时，外科医生就会知道再造是否成功或是否需要二期手术。二期手术应推迟 6~9 个月，使组织恢复顺应性，便于外科医生的临床判断。

其他并发症包括表皮松解、部分或完全坏死，开放性伤口是由皮瓣缺血、组织处理中剪切力导致的组织分离，或由对维持皮瓣血供的必需软组织量的错误估计所致。为避免这些问题，戒烟和对糖尿病患者血糖的良好控制是至关重要的，如果对糖尿病控制不佳，患者血糖低至 150mg/dl 时，会对伤口愈合有影响。

感染不是常见并发症，通常与使用合成材料形成再造乳头有关。6 周内避免对乳头的直接压迫，坚持术后饮食疗法对最佳效果的维持也很重要。

第58章 乳头乳晕再造术

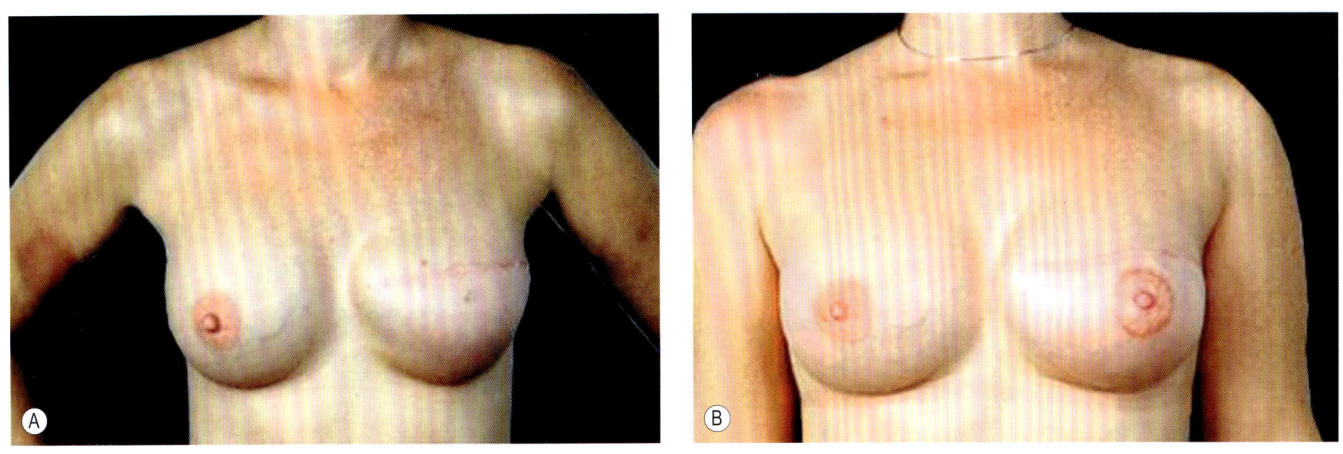

图 58.C1　病例 1。A，术前照片。B，使用 Tennessee 皮瓣进行乳头再造术和通过文身法再造乳晕，术后观。

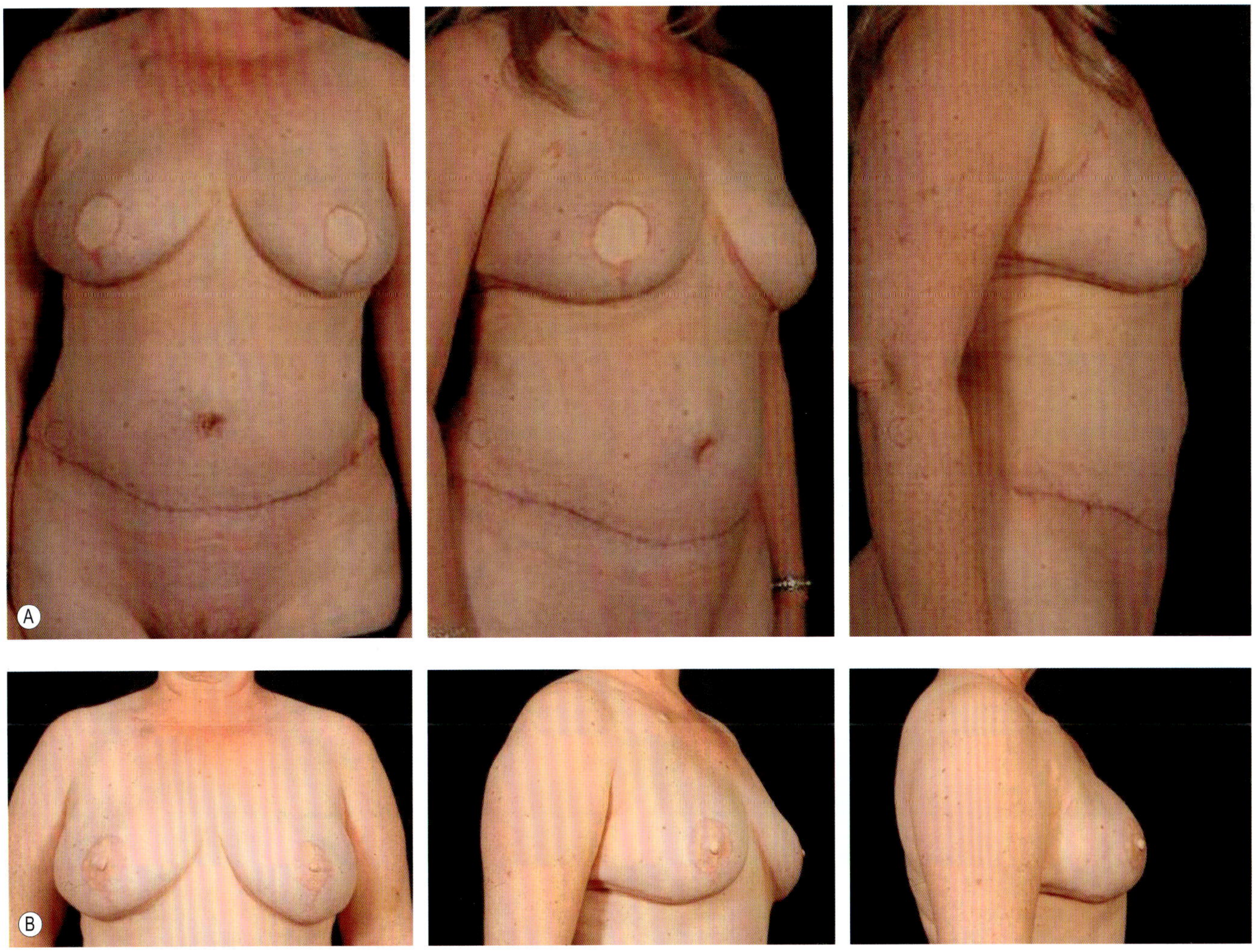

图 58.C2　病例 2。A，术前照片。B，使用 Tennessee 皮瓣进行乳头再造术和通过大腿内侧移植再造乳晕，术后观。

手术心得及教训

心得
- 术前评估皮瓣厚度。
- 在塑造乳头时设计乳晕的直径。
- 再造乳头的高度应高于对侧 50%。
- 让患者参与乳头乳晕复合体定位的术前标记。
- 了解术后肿瘤治疗方案。

教训
- 塑造的乳头高度不足。
- 缺乏肿瘤治疗方案的相关知识。
- 对薄弱的或被辐射损伤的组织使用异体组织来增大乳头凸度。
- 错误定位乳头乳晕复合体。
- 乳头乳晕复合体的颜色不匹配。

手术步骤小结

1. 确定乳头乳晕复合体在体表的定位时,嘱患者取站立位,肩部放松、无外展。
2. 乳头乳晕再造术通常作为一个延迟手术进行,可在局麻或全麻下进行,并在门诊的基础上开展。
3. 乳头再造术:当对侧乳头大小充足时,可从对侧乳头切取一个复合移植体。根据其形态取乳头的下半部或顶端进行移植。将移植物缝合到去表皮乳晕的中央部位,通常生长较好。
4. 当对侧乳头缺失、高度不足,或患者不愿意进行手术时,移植、皮瓣和文身是主要的再造选择。
5. 最普遍的局部皮瓣是滑行皮瓣技术,伴有多种修补。
6. 植入体可用于加强或重建乳头凸度。
7. 乳晕再造术:重塑乳晕的方法包括从简单的文身到更复杂的移植技术,需要在乳头再造术 2~3 个月后进行。

(闫爱萍 邵文辉 译)

拓展阅读

Anton M, Eskenazi L, Hartrampf CR. Nipple reconstruction with local flaps: star and wrap flaps. Perspect Plast Surg 1991;5:67.

Broadbent TR, Woolf RM, Metz PS. Restoring the mammary areola by a skin graft from the upper inner thigh. Br J Plast Surg 1977;30:220.

Eng JS. Bell flap nipple reconstruction: a new wrinkle. Ann Plast Surg 1996;36:485.

Gruber RP. Nipple-areola reconstruction: a review of techniques. Clin Plast Surg 1979;6:71.

Hallock GG. Polyurethane nipple prosthesis. Ann Plast Surg 1990;24:80.

Hartrampf CR. Nipple-areola reconstruction. In: Hartrampf CR, ed. Breast reconstruction with living tissue. Norfolk, VA: Hampton Press, 1991, pp. 32-45.

Jones G, Bostwick J III. Nipple-areola reconstruction. Operative Techniques Plast Reconstr Surg 1994;1:35.

Kroll SS. Nipple reconstruction with the double-opposing-tab flap. Plast Surg Forum 1987;10:219.

Masser MR, Di Meo L, Hobby JA. Tattooing in reconstruction of the nipple and areola: a new method. Plast Reconstr Surg 1989;84:677.

Shestak KC, Gabriel A, Landecker A, et al. Assessment of long-term projection: a comparison of three techniques. Plast Reconstr Surg 2002;110:780.

Spear SL, Little JW, Convit R. Intradermal tattoo as an adjunct to nipple-areola reconstruction. Plast Reconstr Surg 1989;83:907.

Ullmann Y, Pelled LJ, Laufer D, Blumenfeld L. Nipple-areola reconstruction with a custom-made silicone ectoprosthesis. Ann Plast Surg 1992;28:485.

第 12 部分
体形塑造/大面积减肥

第12部分：体形塑造/大面积减肥

第 59 章

单纯吸脂成形术

见DVD

Gerald H. Pitman 和 David A. Stoker

历史

吸脂术第一次引进欧洲是在18世纪70年代中期，其引进者为罗马的Fischer和巴黎的Illouz。1981年，Teimourian成为描述其吸脂手术经验的第一个美国人。当时的吸脂术是与干燥技术联合使用的，那时还没有肾上腺素稀释溶液或利多卡因皮下局部浸润麻醉技术。应用干燥技术时术中失血量很大，而且只有少量脂肪可以被安全地吸引出来。1987年，Klein描述了肿胀技术，在皮下组织中注射大量利多卡因和肾上腺素，而后再进行负压吸脂。利多卡因使用之后即可在局麻下行吸脂术。肾上腺素具有收缩血管的药理作用，不仅可以加快吸脂速度，而且可有效控制出血量。超声吸脂术在20世纪90年代中期被引进，这一技术促进皮下脂肪的液化并加速大块脂肪的去除，包括纤维化程度较高的脂肪也可以被吸收。在20世纪90年代末期，电吸脂术开始发展起来。此技术与超声吸脂术优点相似，但由低电流所引起的副作用更小、并发症更少。激光吸脂术在2005年发展起来，而且可以用于紧肤治疗。关于激光吸脂的相关结论仍然需要更多证据加以支持。

在1990年后，进行吸脂术的患者数量剧增，该术式也成为美国最为普遍的整形手术。但是当时对于该手术操作的生理学基础的理解并不透彻，手术例数及术中吸脂量的增加导致了吸脂术的早期死亡率和术后并发症发生率的增高。美国整形医师学会患者安全委员会针对此问题发布了2004年吸脂手术操作指南。随着我们对于吸脂术相关的生理学和安全性理解的加深，吸脂术成为各项大型整形手术中并发症发生率最低的术式。吸脂术常与腹壁成形术和隆乳术联合施行，而且由于肿胀技术的出现大大增加了联合手术的安全性。

体格检查

- 仔细询问病史，包括体重变化，怀孕史和饮食紊乱情况。
- 评估骨骼肌肉系统，判断其体态、脊柱有无侧突、整个身体线条、体型。注意身体有无不对称之处，若存在不对称，需要向患者指出来。
- 判断脂肪堆积最为严重和脂肪分布不均之处。局部脂肪过度堆积以及分布不均匀可增加吸脂效果的显著性。相反，无论患者肥胖与否，只要出现脂肪分布过于弥散的情况，就很难达到理想效果。
- 评估皮肤张力及弹性，检查有无皮肤松弛、皮肤细纹及凹陷、脂肪球以及皮肤皱褶。在所有可能接受治疗的区域评估脂肪厚度，使用的方法是指捏法，患者可以有意识绷紧测试区下方的肌肉，也可以在肌肉松弛状态下进行。
- 评估治疗区域的吸脂量。
- 计算确保手术安全以及术后稳定恢复的吸脂量。
- 嘱患者取立位及水平位，评估患者腹部肌肉是否存在薄弱处，是否存在腹壁疝。
- 评估患者的期望值。目标是改善体型而不是使体型完美无缺。需要告知患者：吸脂术是改变身体比例的较为理想的塑形技术，但不能有效地减轻体重，也不能代替健康饮食和健康生活方式。

解剖

皮下脂肪可分为浅层和深层组织，如髂嵴等组织附着区，可将脂肪组织分为脂肪球。当肿胀技术应用到吸脂术中时，将液体灌注到皮下间隙，在皮肤和肌肉组织之间创造了一个吸脂术的安全操作空间。皮下间隙内不连续负压吸引可以吸出附着较松散的脂肪，

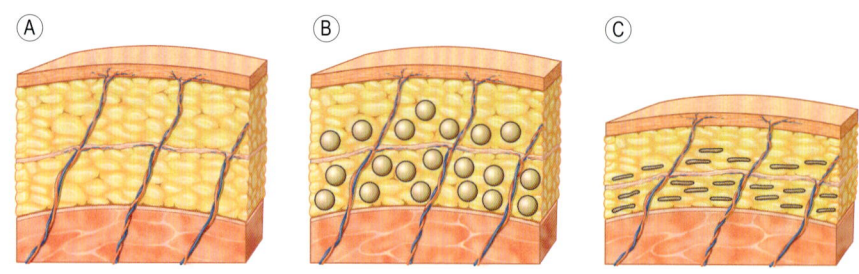

图 59.1 A~C,皮下脂肪的艺术性表现。A,皮下浅表和深层的脂肪被包含血管神经束的索条贯穿。B,吸管抽吸部分脂肪后的皮下空隙。注意管道的形成和血管神经束的保留。C,愈合后空隙塌陷,外形缩小。(Redrawn with permission from Pitman GH. Liposuction and aesthetic surgery. St. Louis: Quality Medical Publishing, 1993, p. 60.)

只留下细小的神经血管束及皮肤筋膜与肌肉的连接。真皮的弹性及真皮下筋膜的连接性决定了重塑皮下组织形态后皮肤的紧致程度。没有证据能够显示皮肤的紧致程度与某种特定的塑形吸脂方法有关(单纯吸引式吸脂术,超声吸脂术或激光吸脂术)。手术效果取决于术者的手术技巧及患者的组织弹性,而非技术本身。

为了获得满意的手术效果,需要研究身体美学的解剖学,这点至关重要。性别不同,解剖结构也大不一样。年轻女性呈现沙漏式曲线,臀肩比例均称,腰围小于臀围,双大腿内侧分别有可见略微凸起的曲线,两大腿之间的接触面很小。双大腿外侧也有一曲线,并与臀部的曲线相延续。而年轻男性的最小腰围也小于臀围,但其臀腰差小于女性。

手术步骤

设备器械

吸脂术的核心就是真空负压吸引脂肪。吸脂术利用脂肪组织的相对低密度这一特点,在真空吸引时脂肪先被吸走,而韧性度高的纤维基质(包括神经血管束)则完好无损。神经血管束的网状结构可以继续为上层皮肤及相关的皮肤附属物供血、供氧。

单纯吸脂术主要依靠术者手臂做活塞式运动,使空心管在皮下脂肪内穿梭。空心管与消毒的活动管相连,进一步与吸引装置相接。脂肪组织经空心管近管头处的开孔而被吸走。而空心管本身的穿梭活动也对脂肪组织进行剥离,经真空吸脂管将组织吸入收集容器中。

抽吸器

抽吸器要提供 29mmHg 的负压。这种程度的负压足以将水汽化为水蒸气。水蒸气的流动速度比液态水快,能够加快有效吸脂的速度。收集容器应该配有刻度,以测量每个部位的吸脂量。

电动手柄

我们习惯使用电动吸脂的模式(MicroAire Surgical 手术器械公司,LLC; www.microaire.com),但是用其他吸脂模式也可以达到相同的效果。电动吸脂是以电动机或气动机给吸脂管提供振动。吸脂管管头以 3000 次/分的频率往复振动,其振幅为 2~3mm。这一低能耗系统是无具损伤性的,可以加速吸脂管穿过组织,其阻力更小、准确性更高。该系统的缺点是它比传统仪器笨拙,操作过程中产生的振动和噪声可能会比较烦人。

我们已经开始使用高能超声系统和高能激光系统对脂肪细胞进行处理,然后再进行吸脂。但是我们发现这些仪器并没有什么显著优点,反而延长了操作时间,并增加了手术风险。

吸脂管

现有多种吸脂管管头配置。我们使用的是钝式三孔管(Mercedes),单排或双排配置。管腔直径为 2.4~5mm,分别用于躯干和四肢的吸脂。管腔直径越大,造成皮肤外形轮廓畸形的可能性就越小,但是吸脂的时间会加长,反而会造成更大的组织创伤。一般管的长度为 15~30cm。长度越短,越容易操作,可控性越好,吸引速度也越快,而且在弯曲度较大的区域也能更好地避免误入深层组织(如软骨),避免管头损伤皮肤的内表面。长管适合于长直区域的吸脂,如手臂及大腿前侧。由于长管的可控制性较差,术者一定要时刻感觉或看到管头的位置。

对于面部和颈部,需要使用小号套管将外形轮廓畸形的可能性将至最低。常使用直径为 1.8~2.4mm,长度为 12~15cm 的套管。

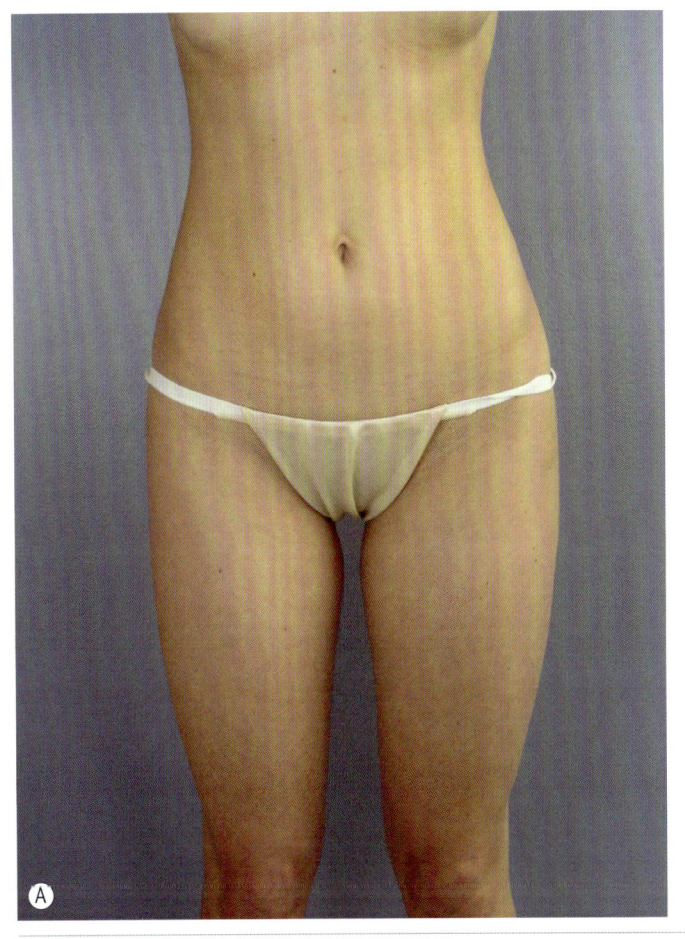
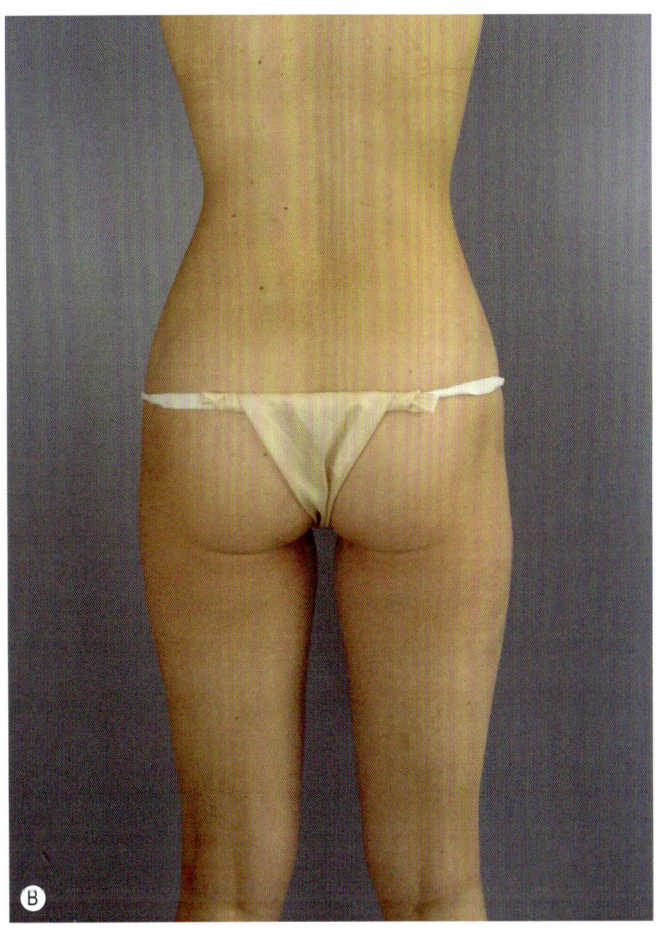

图 59.2　A 和 B，健康、年轻女性的恰当比例。A，正面观，注意腰部曲线明显并逐渐光滑地过渡到上至肋骨，下至髂骨的隆起处。B，后面观，大腿中上部丰满而不相触，臀下皱襞止于中外大腿边缘。一条短的臀下皱襞是年轻、健康的重要标准。

术前标记

术者应在患者皮肤上做好表面标记，笔迹应持续较长时间，勾画出脂肪团块的位置和范围。在皮肤上画出吸脂量，这直接利于术中操作。在位置不显著的区域还要标记出切口的位置：或位于身体自然纹理线内，或为朗格线，或一般为衣服遮挡的区域。为了获得曲线平缓的自然塑形效果，切口宜位于吸脂区域的边缘，而非该区域之内。

保持体温正常，防止深静脉血栓

术中检测中心体温，维持在 36.0 ℃ (96.8 ℉)。手术开始时，手术室温度宜偏高，以减少患者热量损耗。身体上下的发热毯 (Bair Hugger, www.bairhugger.com) 可以保持患者体温正常。深静脉血栓的高危人群宜术前给予预防措施。

麻醉

局麻或全麻均可。著者的习惯是，对于小面积吸脂的患者采用局麻，同时要求患者能够清醒地耐受手术室环境。对于紧张或大面积吸脂的患者，还是推荐使用全麻。

消毒和铺单

对于多治疗区的患者，使用聚维酮碘进行圆形消毒 1 次，面积要达到所有治疗区。单次消毒比术中多次调整体位、多次消毒、多次铺单的方法要高效。依术者习惯，可以从下述两种圆周消毒方法中选择其一。

圆周消毒法1 (GHP)

以消毒单覆盖手术台，将患者带至手术室。手术台足端再放置一消毒单，将患者的双脚裹起来。患者清醒时，嘱其站在手术台旁，并用聚维酮碘进行消毒，方式为圆周形。之后助患者平躺于手术台上。以无菌单盖在患者之上。双脚及小腿均用无菌巾包裹。之后准备行麻醉。

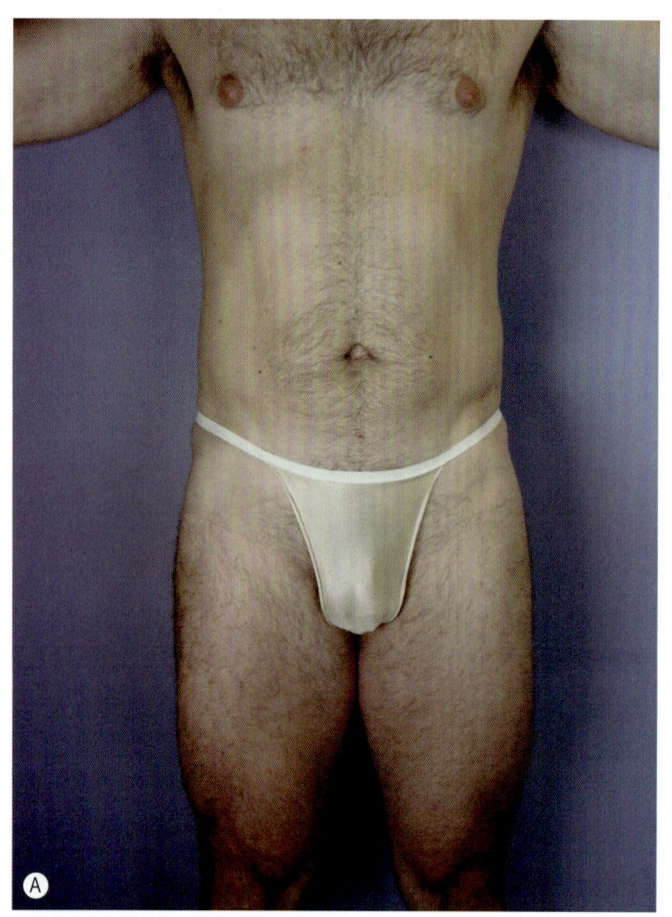
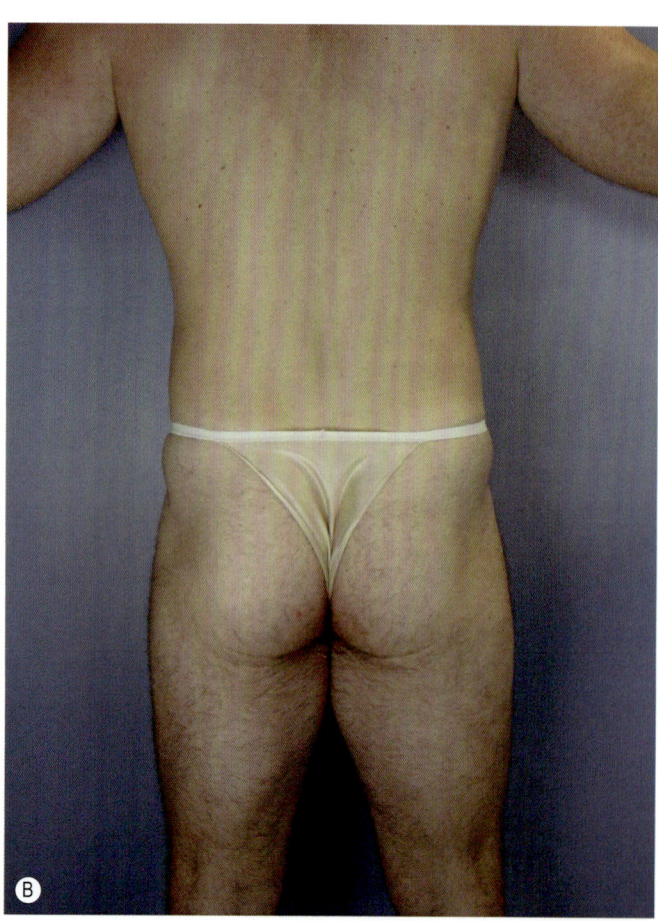

图 59.3　A 和 B，健康、年轻男性举重运动员的恰当比例。A，正面观，腹直肌可透过薄薄的皮下脂肪看出来。大片肌肉附着于髂嵴使得这一区域很丰满。腰部凹陷存在，但没有女性明显。B，后面观，上半身相对更大些，主要是因为背阔肌发达，骨盆相对女性较小。臀部脂肪较女性少。

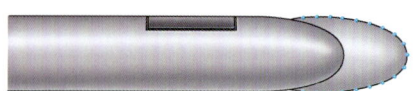

图 59.4　往复式动力吸脂管的头部（振动频率为 3000 次 / 分，幅度 2～3mm）。

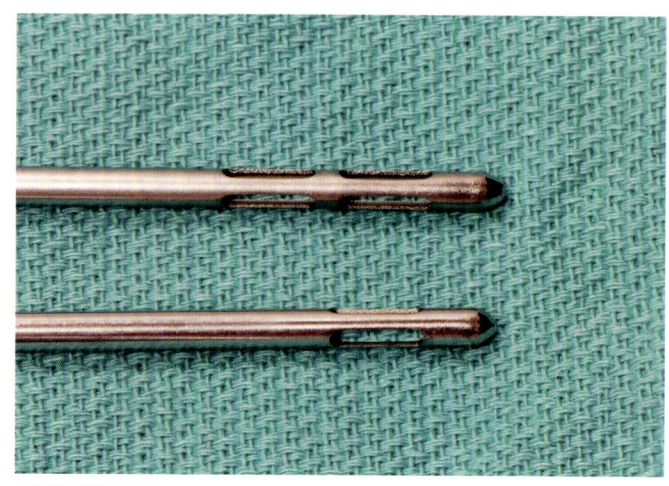

图 59.5　单、双"Mercedes"吸管头。每个吸管上周径上每旋转 120° 就有一个空隙。

第59章 单纯吸脂成形术

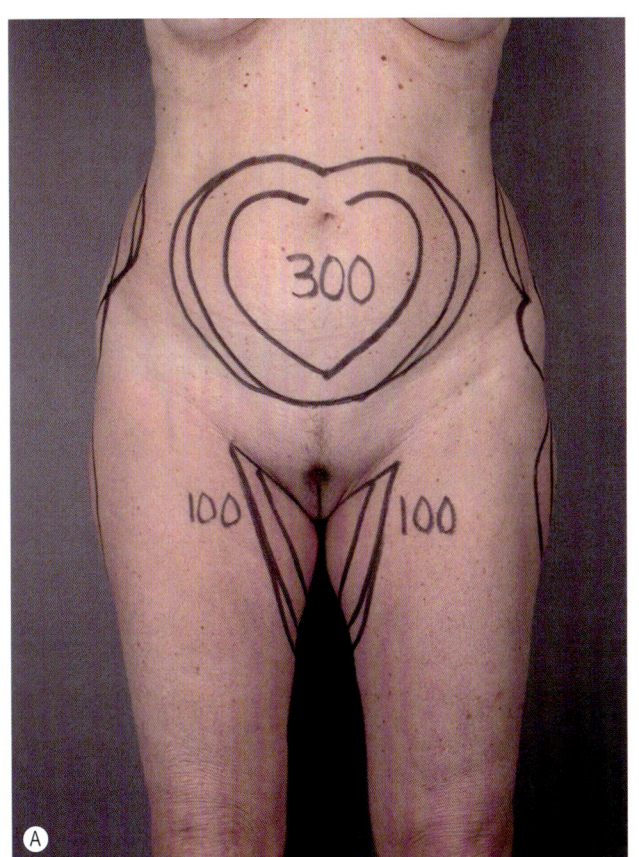
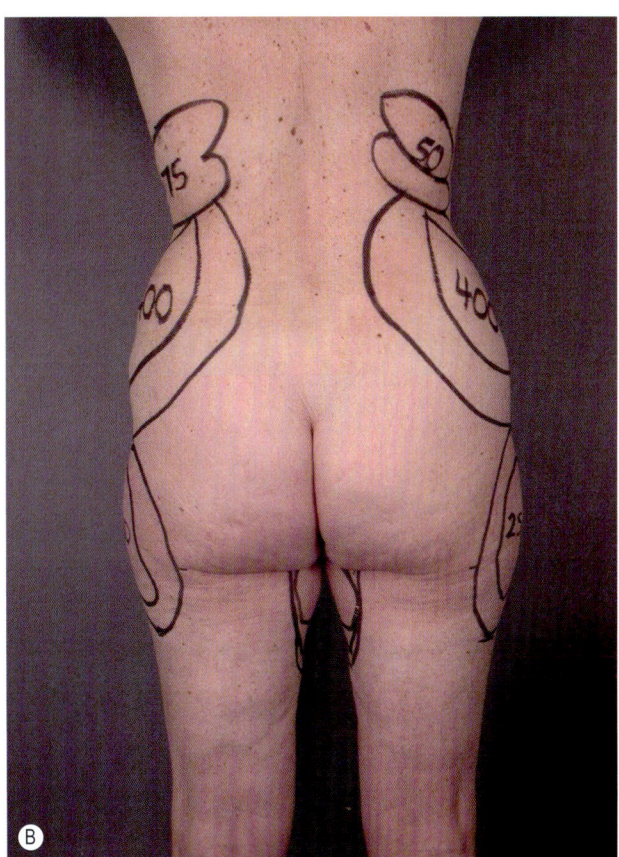
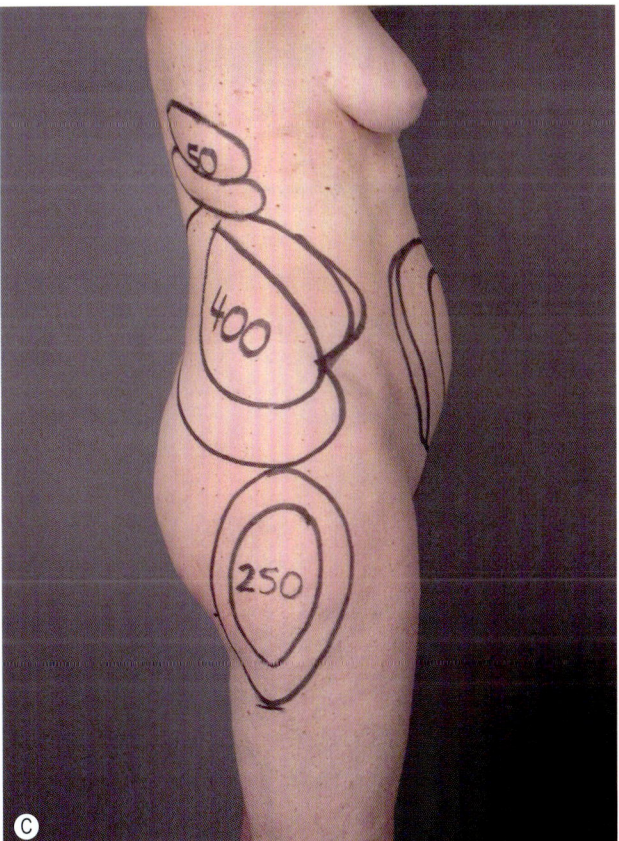

图59.6 A~C，等高线标记躯干下部，大腿内、外侧。躯干后外侧的设计标记是为了去除臀部多余脂肪后，可以突出腰部凹陷。数字表示每个区域的估计吸脂量。

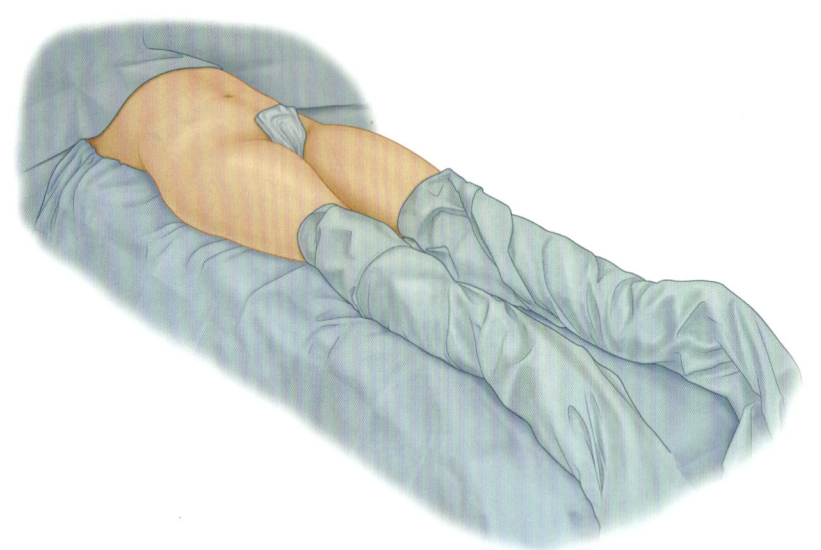

图 59.7 患者在手术台上,环周准备后。小腿的间歇压力靴(ICB)被套在无菌单内,ICB 管也被包在无菌单内并垂下手术台。

圆周消毒法2(DAS)

消毒并铺单,患者麻醉后还要将患者翻身,将身体另一面进行对应的消毒。

为了防止深静脉血栓形成,可穿弹力袜或气压靴。但消毒时应将下肢和靴、袜一并进行包裹防止其污染无菌区。

肿胀组织扩张和补液治疗

资深作者(GHP)使用的局麻下肿胀液包括:

2%利多卡因	20ml
1:1000肾上腺素	1ml
乳酸林格液	1000ml
0.04%利多卡因溶液和1:1 000 000 肾上腺素	1026ml

这个配置的液体每升含有 400mg 利多卡因。将溶液加热至体温,再进行注射,以保证患者体温正常。

对于进行全麻下吸脂术的患者,0.04% 利多卡因在术前都有很强的镇痛作用。术后全身麻醉药的浓度会逐渐降低,术后给麻醉药的必要性也会减少。清醒患者局麻时只给予 0.04% 利多卡因是不够的。利多卡因的浓度需要更高,达到 0.05%~0.08%,才能给清醒患者提供足够的麻醉效果。最高浓度的利多卡因用于瘢痕区或纤维结缔组织区域。注射完成后再等 20min,这样能保证最好的麻醉及血管收缩效果。

组织肿胀扩张时所使用的利多卡因的最高安全浓度为 35mg/kg。这个推荐值可信的前提是肾上腺素与其共存。尽管其可靠性已被大量的临床实践证明,但仍未经正式批准。医药制造商的说明中依然强调高的安全使用浓度为 7mg/kg。低浓度利多卡因适用于全麻及大面积吸脂的情况。

吸脂术所用的肿胀液一般为 2~4L。对于小面积吸脂术,注入液与吸出液之比约为 2:1。对于大面积吸脂术(吸出 3L 以上),肿胀液会深入治疗区域周围,所以注入液与吸出液之比接近 1:1。

一般不给术中静脉补液治疗,除非需要全身给药或者血流动力不稳定。患者术中补液一般不超过 500ml 盐溶液。n.p.o. 超过 12h 或联合其他手术者,可能需要在麻醉师和医师的指导下给予额外补液。大多患者无需补液抢救治疗。术后 2~10h 一般可恢复排尿。

患者体位

设计患者体位时要达到的目的是要充分暴露手术区域,有利于术中对塑形区域的操作。资深作者(GHP)采用右侧或左侧卧位以及平卧位来充分暴露各个手术区。位于患者身体之下的无菌 Mayo 垫料可以用来使患者翻身。为防止颈部以及上肢的损伤,翻身过程应该有麻醉师参与。对于过于肥胖或者急需治疗身体背侧的患者,取俯卧位或仰卧位更易操作。

年轻作者(DAS)使用的是以下的技术。患者取水平仰卧位,助手将要做手术的臀部和膝部屈曲 90°。患者将身体同侧骨盆抬离手术台并将其旋转约 60°以暴露侧腹部和背部。助手抬患者臀部,这样术中患者才可完成骨盆位置的变化。尽量不要对膝部施加压力,以避免坐骨神经损伤或臀部各个关节的损害。伴有骨创伤的患者,要在清醒时变动体位,并确保患者取舒适的体位。

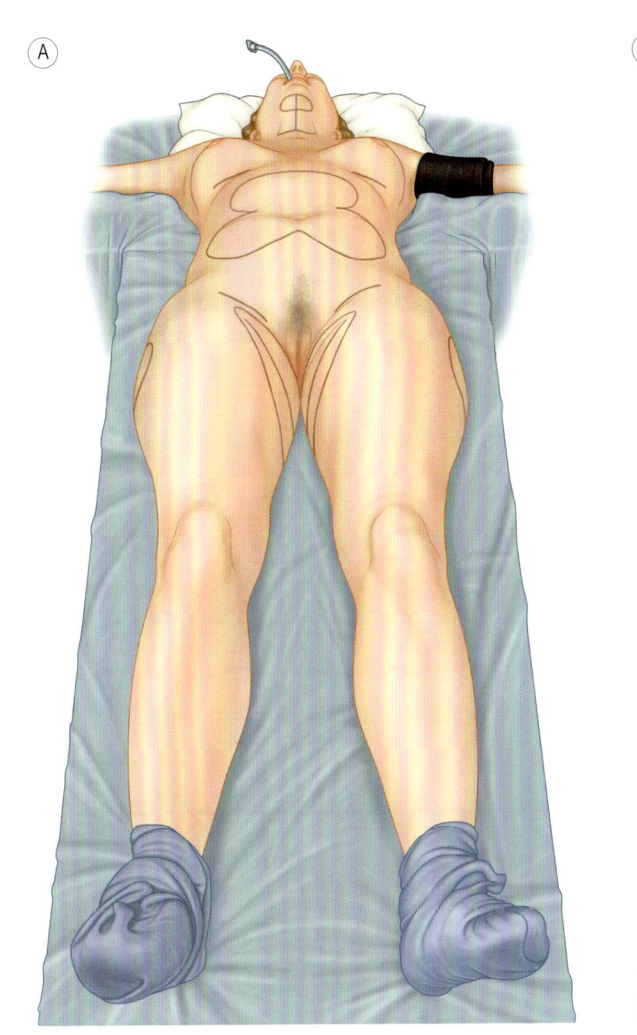 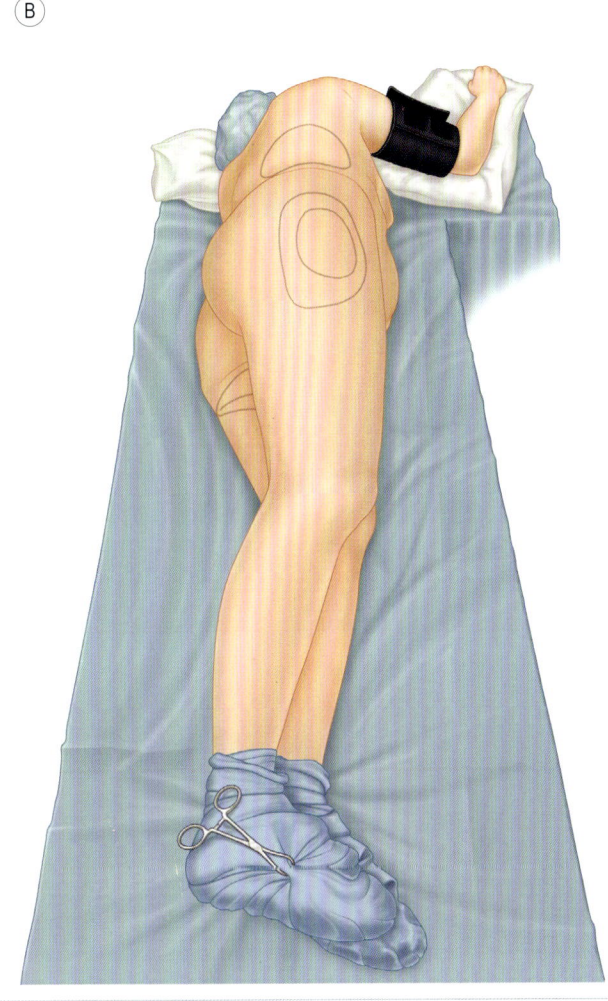

图 59.8　A，患者取仰卧位，注意患者身下的无菌单；B，患者取侧卧位，治疗侧腰和（或）臀部。

吸脂管的位置和操作方向

大多脂肪宜从浅筋膜的深层开始去除。若术者希望在浅层操作，则只能用直径较小的管。将吸脂区域边缘修薄可以得到过渡区更自然的效果。术者操作吸脂管的幅度要小，动作要轻柔，以活塞活动的方式进行，先拔管再更换吸脂管方向。为避免切口凹陷，术者应尽可能不让吸脂管管头碰到切口附近区域。在曲度较大的区域，抬起吸脂管手柄并向前穿入组织，抬起的目的是使管头在预设的深层平面内，避免皮肤内表面受到管头损伤。

做切口

按照操作惯例，切口的长度为吸脂管直径的1.5倍。尽管切口越小越好，但是如果切口与吸脂管贴附太紧，吸脂管的来回穿梭也会造成严重的摩擦创伤。这种摩擦创伤最终可致组织坏死和切口凹陷，以及色素沉着性瘢痕的形成。必要时可以做辅助切口，以便整个吸脂区域的操作都具有安全性和可控性。

确定吸脂终点

应同时运用若干技术方法来确定每个治疗区域的最佳吸脂量。术者应通过术前检查来对每个区域的吸脂量进行初步估计。吸脂系统本身带有刻度，故可以将吸脂过程量化，增加吸脂的可控性。当吸脂量达到估计值的一半时，术者应目测并指捏检测吸脂终点。如果吸出来的组织为血性，则应换到其他吸脂区。吸脂量宁缺勿过，否则手术治疗性的凹陷很难再通过治疗矫正。

术后护理

吸脂结束后，用5-0尼龙缝线缝合切口，以无菌可

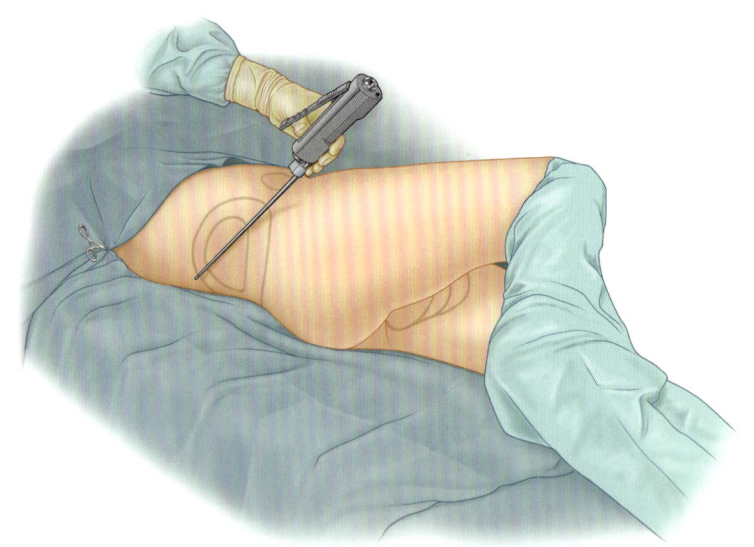

图 59.9 患者仰卧并旋转骨盆以治疗侧腰和（或）臀部。如果需要更多的旋转，助手可站在术者对面，左手放在患者右膝，右手放在患者背部中间，并轻柔地转动患者身体下部以暴露后部区域。麻醉师也可将患者右臂放在胸前以避免造成右侧臂丛牵拉伤。

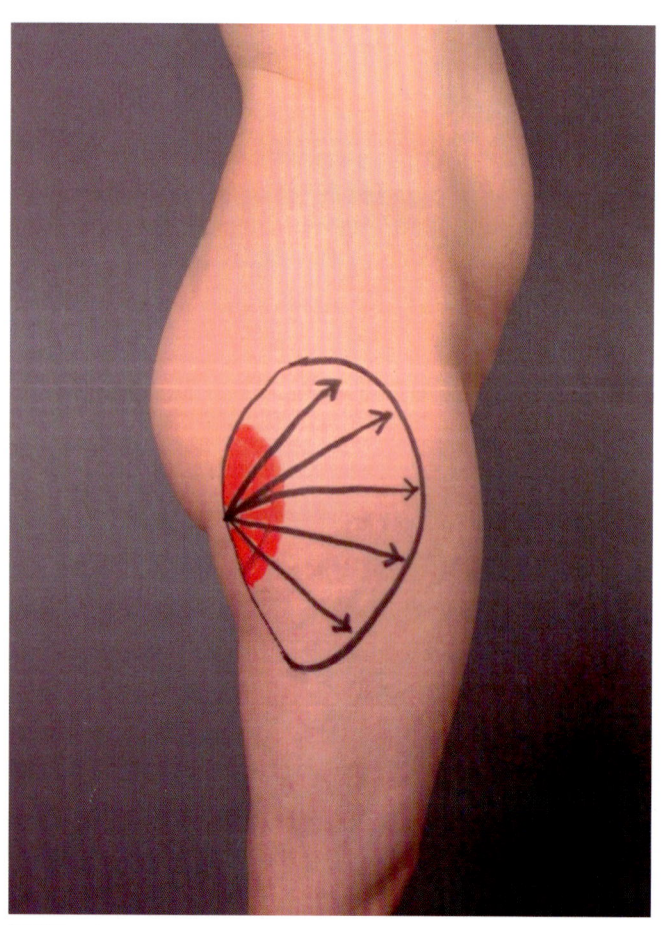

图 59.10 外侧大腿标记，相邻区域以红色标记切口入路。有箭头的线表示吸管的走行路径形成的隧道。隧道密度会在切口区域（红色）增大，术者应减少吸管头经过这一区域的次数，以避免接近切口的区域吸脂过度。

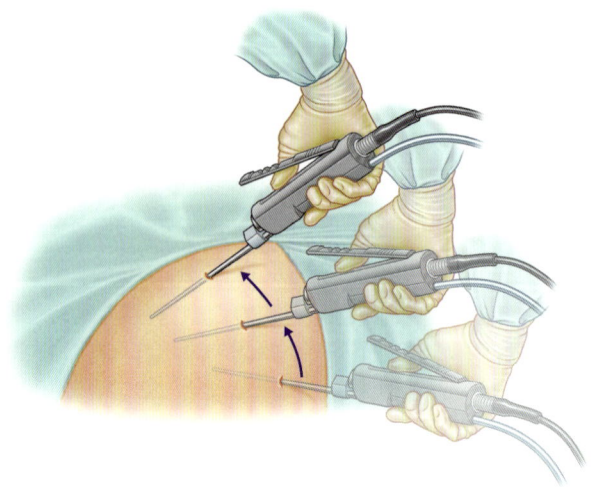

图 59.11 当在隆起部位吸脂时，术者在前行时应抬高手柄以避免太深而穿通肌肉或太浅而碰到皮肤。（Redrawn with permission from Pitman GH,. Liposuction & Aethetic Surgery. Quality Medical Publishing. St Louis, MO. 1993:60–62.）

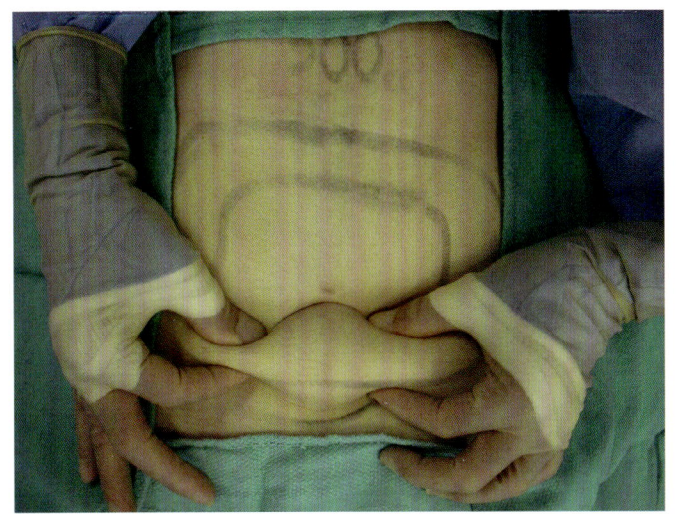

图 59.12　下腹部的夹捏试验。患者左侧比右侧吸脂量更多些。

吸收棉覆盖。患者着紧身衣。术后 1h，搀扶患者轻轻行走。术后 5 天拆线，术后 3 周恢复运动。嘱患者在术后恢复期低能量饮食。为减轻水肿，建议低盐饮食，每日钠摄入量为 500～1000mg，从术前开始，坚持 1 个月。

并发症

并发症分为整形效果欠佳以及医疗和（或）手术并发症。

整形效果欠佳

整形效果欠佳表现最为常见的是脂肪抽吸过度，进一步导致皮肤凹陷和（或）皮肤形态不规则。针对这个问题，有以下预防措施：

- 使用直径较小的吸脂管。
- 吸脂量宁可偏少。
- 时刻通过视、触、体积估测法来确定吸脂终点。

皮肤表面轮廓不规则可能是由于皮肤弹性差、吸脂层面较浅、脂肪切除过度导致的。

医疗和（或）手术并发症

按照上述的"肿胀组织扩张和补液治疗"章节中关于补液的现行标准进行操作后，发生补液过量的几率已大大降低。术后即刻发生低血压的情况并不多见，如果发生则提示补液不足或出血量过大。这种情况需要仔细检查低血压原因并积极治疗。

局部水肿及瘀斑提示可能有血肿。大块血肿虽然不常见，一旦发现则要切开并充分引流。持续的活动性出血以及出血量较大时，需要探查伤口并控制出血。

术后感染表现为术后 3～4 天组织红、肿，抗生素治疗有效。除红、肿外，伴随剧痛者提示坏死性筋膜炎，需要早期积极清创处理。

过度吸脂，尤其是在皮肤浅层，可导致局部皮肤坏死。增加对局部解剖结构的认识、仔细设计切口以及手术操作轻柔等，都可以避免深部器官穿孔或神经、血管结构的破坏。

利多卡因有轻度毒性作用（其血清浓度为 3～5g/ml），起初表现为焦急、眩晕、疲倦以及皮肤感觉异常。利多卡因血清浓度较高时（5～8g/ml），患者可有视物模糊、恶心、呕吐、耳鸣、震颤；血清浓度高于 8g/ml 后可有抽搐、呼吸困难、心律失常及低血压等表现。治疗包括增氧气通气量、静脉给予地西泮、保持血容量、血管收缩药以及正性肌力药，视患者的情况而定。

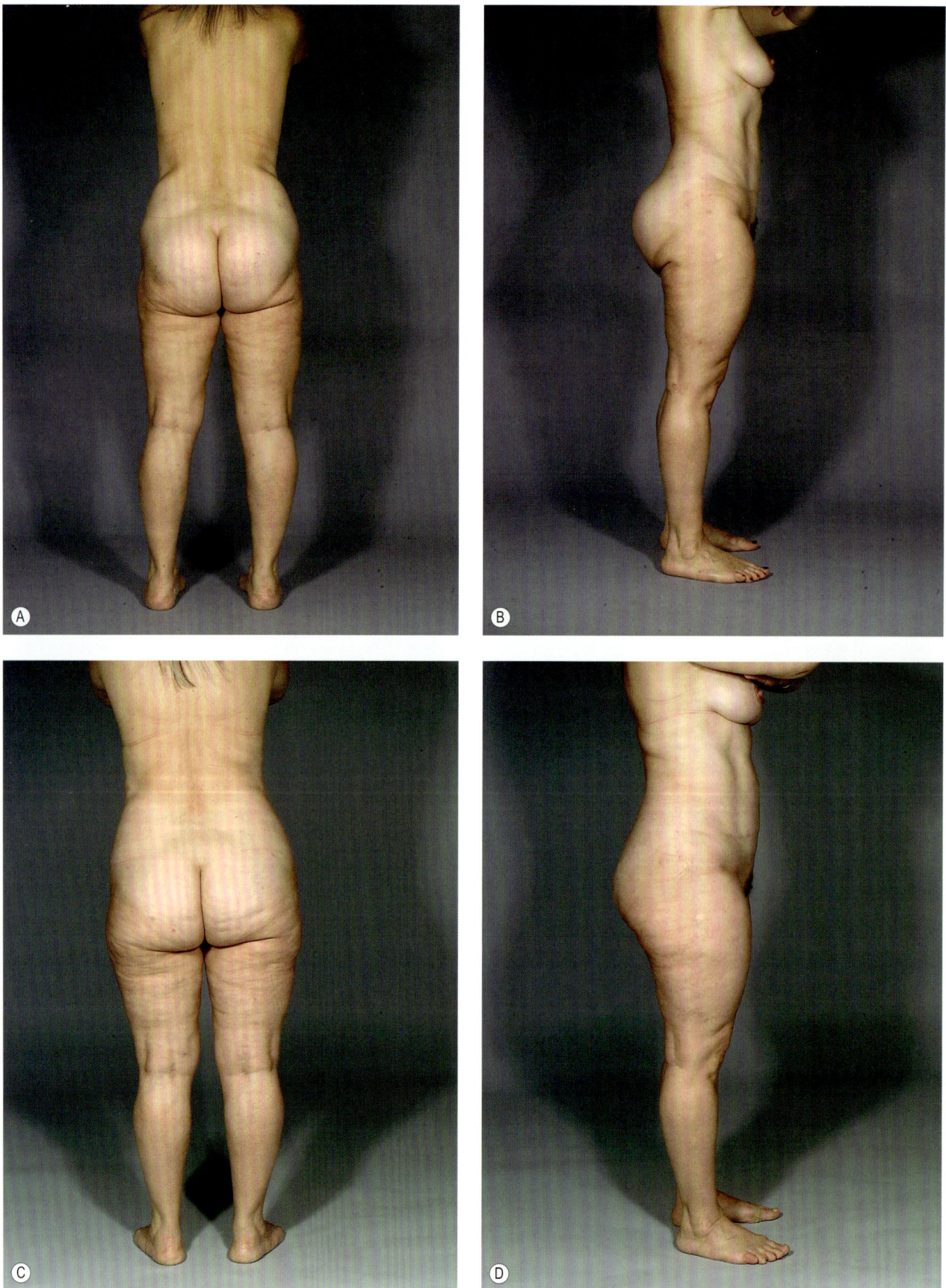

图 59.13 A～D，55 岁女性，经过吸脂并遗留大腿和臀部侧面凹陷。显示双侧上臀部、腹部和侧腹吸脂术及外侧大腿、外侧下臀部脂肪移植术之前（A，B）和之后（C，D）。3 年经 3 次手术共移植 1100ml 脂肪。图中显示的是她最后一次移植手术后 6 个月。臀部已被移植物提高，虽然小些。臀下皱襞向外侧的扩展范围减小。

第59章 单纯吸脂成形术

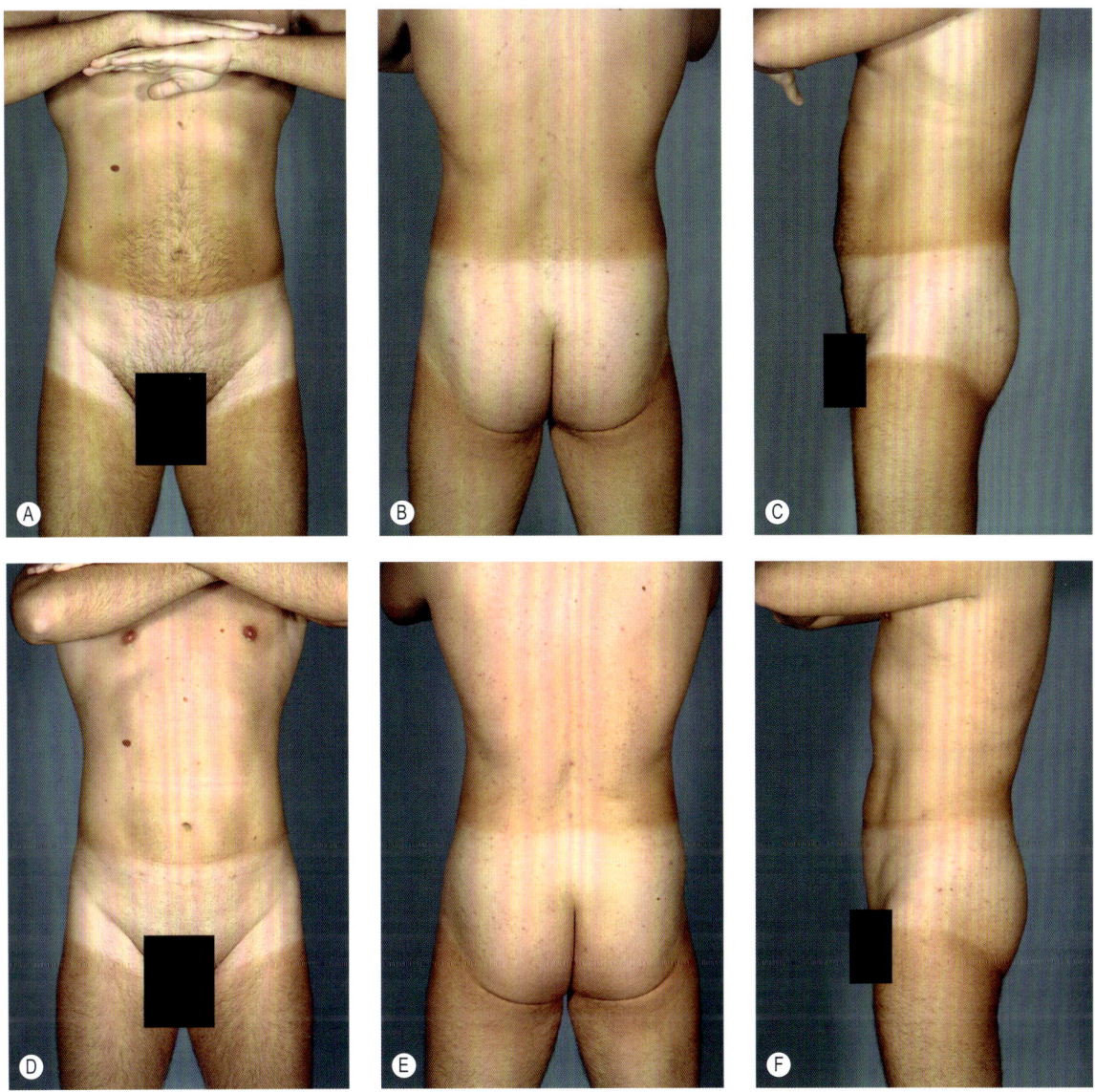

图 59.14 腹部（吸出 1100ml）和侧腹部（每侧吸出 625ml）吸脂术之前（A ~ C）和 6 个月后（D ~ F）。术后照相时患者体重较术前重了 3 磅。

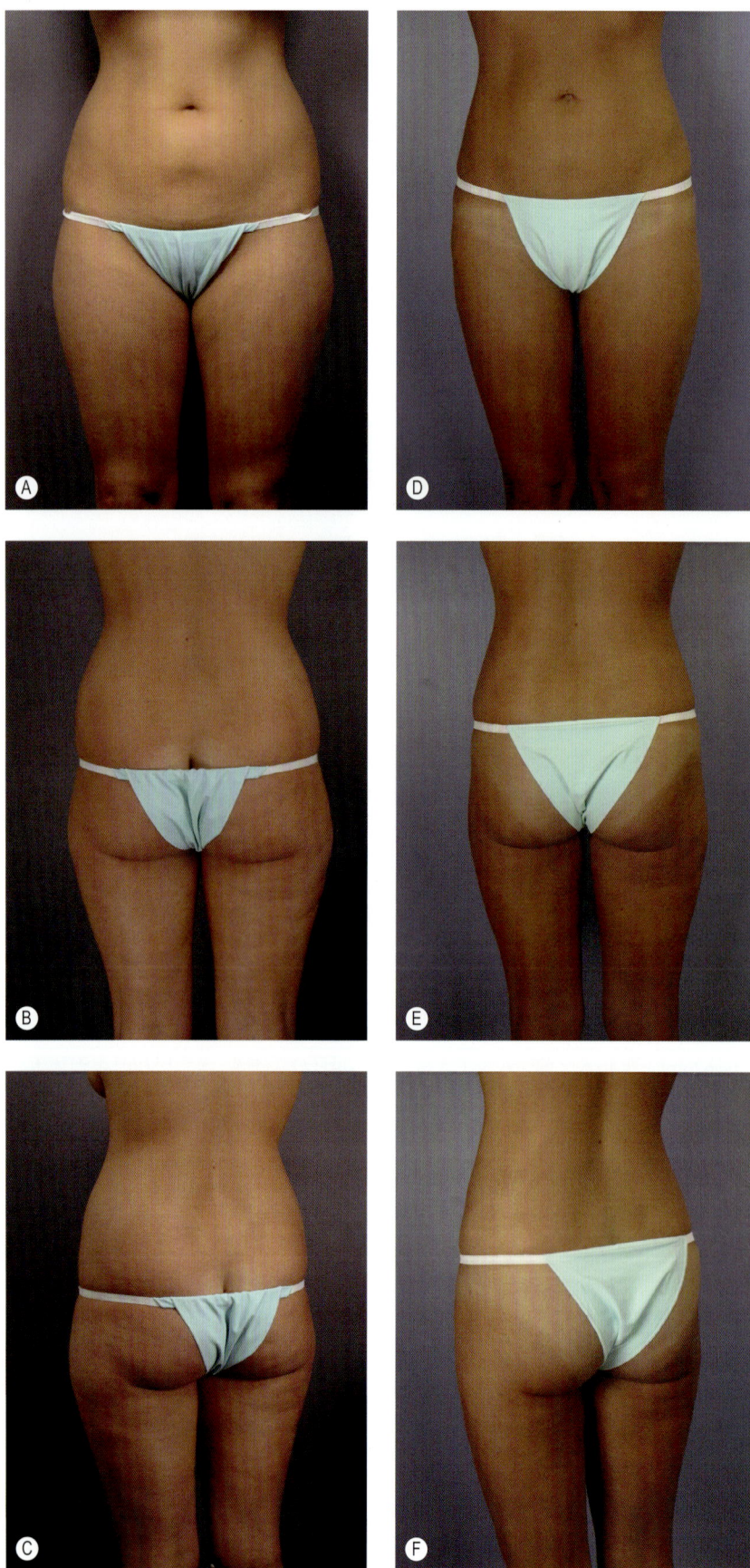

图 59.15 吸脂术前（A～C）和术后 7 个月（D～F）（腹部吸出 150ml，侧腹和臀部每侧吸出 500ml，大腿外侧每侧吸出 200ml，大腿上内侧每侧吸出 100ml）。

手术心得及教训

心得

- 光照条件下照患者术前及术后相，以对比术前、术后的体态变化。
- 大面积吸脂的患者，先处理脂肪突出的地方，而不是脂肪分布均匀、弥散的部位，目的是在总体吸脂量较少的情况下可以获得更为显著的效果。
- 测患者术前及术后体重，需要向过度肥胖的患者强调：术后依靠节食才能获得更为显著的减重效果。
- 术前向患者说明：手术可以提升效果，但是不会获得完美身材；许多患者可能需要二期吸脂手术才能进一步提升效果，但需要修复性手术的患者并不常见。
- 对于过度肥胖患者，应在局麻下进行手术且在各个手术区分阶段进行吸脂。局麻下手术的安全性更高，而且局部肥胖区域的变化可能会激励他（她）们进行全身减重。

教训

- 避免不切实的目标，如通过吸脂达到紧致皮肤的目的。如腹部吸脂后可能有做腹壁成形术的指征，颈部吸脂术后可能就有做颈部皮肤提升术的指征。
- 需要大量吸脂时，将其降低至5L以下，以能更好地控制效果。
- 避免过度吸脂。脂肪取出来容易，但通过脂肪移植来填充脂肪就难了。
- 避免在下臀部及大腿后上方吸脂，以防止臀部下垂的发生。

尽量在深层皮下组织进行操作，尽量使用管径小的吸脂管，以防止皮下凹凸不平的吸脂效果。

手术步骤小结

1. 吸脂手术的核心是真空吸脂。操作吸脂管的同时可以破坏脂肪组织的结构，吸引器则将脂肪组织吸到收集容器中。
2. 术前标记。术者宜标记出患者脂肪团块的位置和范围。
3. 为了获得曲线平缓、自然的塑形效果，切口宜位于吸脂区域的边缘，而非该区域之内。
4. 术中检测中心体温，使之维持在36.0℃（96.8 °F）水平。深静脉血栓的高危患者宜给予适当的预防措施。
5. 局麻、全麻均可行。
6. 消毒与铺单。对于多治疗区的患者，使用聚维酮碘进行圆形消毒1次，面积要达到整个治疗区。依术者的习惯在圆周消毒法中选择其一。
7. 局麻下肿胀扩张溶液包括利多卡因、肾上腺素以及乳酸林格液。其中每升溶液含有400mg利多卡因。大多患者无需静脉补液。
8. 患者摆体位时重点是充分暴露于术区域，并保证术中的塑形区易于操作。
9. 吸脂管的位置以及操作方向：大多脂肪应该从浅筋膜的深层向浅层吸除。
10. 作为常规操作，一般切口的长度要达到吸脂管直径的1.5倍。
11. 决定每个区域的最佳治疗吸脂量，可以同时用到若干种技术方法。术者应在术前检查时对吸脂量进行初步估计。
12. 吸脂结束时，用5-0尼龙缝线进行切口缝合，用无菌可吸收棉加以覆盖包扎。嘱患者着紧身衣。

（王历　马菲妍　闫保程　译）

拓展阅读

Brown SA, Lipschitz AH, Kenkel JM, et al. Pharmacokinetics and safety of epinephrine use in liposuction. Plast Reconstr Surg 2004;114(3):756-763.

Commons GW, Halperin B, Chang CC. Large-volume liposuction: A review of 631 consecutive cases over 12 years. Plast Reconstr Surg 2001;108(6):1753-1763.

Grazer FM, de Jong RH. Fatal outcomes from liposuction: Census survey of cosmetic surgeons. Plast Reconstr Surg 2000; 105(1):436-446.

Iverson RE, Lynch DJ. American Society of Plastic Surgeons Committee on Patient Safety. Practice advisory on liposuction. Plast Reconstr Surg 2004;113(5):1478-1490.

Kenkel JM, Lipschitz AH, Shepherd G, et al. Pharmacokinetics and safety of lidocaine and monoethylglycinexylidide in liposuction: A microdialysis study. Plast Reconstr Surg 2004; 114(2):516-524.

Klein JA. Tumescent technique for local anesthesia improves safety in large volume liposuction. Plast Reconstr Surg 1993;92:1085.

Pitman GH. Liposuction and aesthetic surgery. St. Louis: Quality Medical Publishing, 1993.

Pitman GH. Liposuction in the outpatient setting. Aesthet Surg J 1999;19(2):167.

Pitman GH. Discussion. Large volume liposuction: A review of 631 consecutive cases over 12 years. Plast Reconstr Surg 2001; 108:1764-1765.

Rohrich RJ, Leedy JE, Swamy R, Brown SA, Coleman J. Fluid resuscitation in liposuction: A retrospective review of 89 consecutive patients. Plast Reconstr Surg 2006;117(2):431-435.

Stevens WG, Cohen R, Vath SD, Stoker DA, Hirsch EM. Does lipoplasty really add morbidity to abdominoplasty? Revisiting the controversy with a series of 406 cases. Aesthet Surg J 2005; 25:353-358.

第12部分：体形塑造/大面积减肥

第 60 章

脂肪成形术的并发症及其处理措施

Ewaldo Bolivar de Souza Pinto, Rodrigo Federico 和 Andrey van Ass Malheiros

引言

脂肪成形术或吸脂术是一个重塑体形的手术。这是一个择期手术，主要针对的是希望改善体形的健康人。吸脂术是全世界范围内整形医生做得最多的手术之一，而且目前安全性已很高。但还是有其特定的手术风险和并发症，比如其死亡率可达到 1/5000[1]。训练有素的整形医生以及手术团队可以将手术风险大大降低，甚至于完全避免。

历史

自 20 世纪初开始，很多整形医生都开始探索身体塑形的方法来塑造出符合时代审美的俏佳人。历史上脂肪成形术中有很多方法都着眼于消除脂肪堆积。但很多方法都是有很多并发症的。

Dujarrier 是尝试用子宫刮匙来去除皮下脂肪的先驱，但最终还是有严重的并发症，以至于发展到组织坏死以及截肢。其原因可能是血管损伤或感染[2]。这是第一次关于脂肪成形术相关并发症的具体阐述。

直到 1982 年才有了技术革新，领军人物是 Joseph Schrudde，他使用了精细刮匙来矫正脂肪代谢不良所致的脂肪堆积，这一技术大大减少了失血量[3]。

本章的作者是腹壁浅层脂肪处理的先行者之一，浅层脂肪是腹部很多外形问题的原因，而先前的腹壁深层脂肪手术后经常遗留这样的问题。作者还在背部和其他部位进行了浅层脂肪的处理，观察到术后明显的皮肤收缩和轮廓改善。作者还观察到，当存在瘢痕或凹陷时，如果不对浅层脂肪进行处理，则很难获得良好效果[4]。Gasparotti 将这个技术命名为"浅层脂肪抽吸术"[5]，并在国际上进行推广。手术新技术的发展、新型的吸脂管、更好的麻醉方法、对医生更好地训练确保了这项手术的安全和疗效。

并发症

见表 60.1。

脂肪成形术的并发症包括局部并发症（局麻所致并发症）和全身并发症（危及生命的并发症）。

局部并发症包括皮肤凹凸不平、皮肤凹陷、血清肿、血肿、皮肤颜色或感觉改变、感染、皮肤赘余、皮肤坏死以及瘀斑。全身并发症包括深静脉血栓、肺栓塞、脂肪栓子、低容量血症、水肿、药物毒性或相互作用、脏器穿孔、败血症，或者其他与手术相关的并发症。

吸脂效果不太理想主要是由于矫正不足、吸脂不对称或者是医患双方未进行有效充分的沟通所致。

吸脂术是极为普遍的手术，而且皮肤科医生、妇科医生和其他科的医生也都在做这个手术。在没有相应医疗配备的条件下，未经过专业培训的医生做此手术很有可能发生术后致命性并发症。

深静脉血栓和肺栓塞

这是吸脂成形术并发死亡的主要原因。在仔细进行患者筛选以及术前给予 DVT 预防用药后，发生吸脂术后深静脉血栓的概率已经很低。

因此，术前必须对栓塞形成的高危因素加以评估，必要时可同时辅以弹力袜、间歇充气加压装置、充分补液以及尽早下肢活动，这些辅助措施都足以防止健康人形成深静脉血栓。

临床操作中，一般术后 6～8h 后就要求患者下地活动；术后 1 天常采用着紧身衣、淋巴引流以及下肢按摩的方法。这些工作是由物理疗法专家所担任的，它们已经大大降低了深静脉血栓的产生概率。

表 60.1　增大脂肪成形手术风险的因素
1. 扩张液灌注或局麻药注射过量
2. 脂肪去除过多
3. 同一手术区域操作过多、过频繁
4. 没有手术指征而误行手术
5. 观察及检测不足

*Grazer FM, de jong RH. Fatal Outcomes from liposuction: census survey of cosmetic surgeons. Plast Reconstr Surg 2000;105:436–446.

低体温

中度低体温(33～36℃)在吸脂手术中较为常见，主要是由麻醉药物、机体体温调节、外界室温偏低以及低温灌注液扩散到机体等共同造成的。全麻可导致血管扩张，进一步导致皮肤散失更多的热量而产热却降低，以及机体热量从中心扩散到周围组织的分布变化。体温轻度降低足以引起凝血因子发生改变，增加出血和伤口感染的可能性，延长愈合时间，带来更大的凝血功能障碍的可能。

可以采取防止低体温的预防措施。术前患者应处于温暖室温环境中，以最大程度减少麻醉初期的热量损耗。热气毯是目前最为有效的非创伤性保暖技术。只要用加压气泵罩住患者上肢和头部就足以保持中心体温的正常水平，避免代谢降低和血液成分的改变。还有一些方法也可以避免低体温的发生，如静脉补液前液体加温，提高手术室室温，提高扩张液温度等。

利多卡因和肾上腺素的毒性

FDA规定了局麻时若利多卡因与肾上腺素联用时利多卡因最大安全剂量为7mg/kg，单用时其最大安全剂量为5mg/kg。有文章报道吸脂术中利多卡因可用到33～35mg/kg[1]，但常与肾上腺素联用，并且为低浓度(0.1%)，将其溶于大量扩张液中。由于皮下组织区域可残留利多卡因，所以只能注射于扩张区域，也只有当分子数量达到一定程度时(1g组织中含有1mg利多卡因)其代谢才符合药物动力学规律。肝功能是影响利多卡因浓度的重要因素。有些药物在肝细胞色素中可与利多卡因发生相互作用，如抗抑郁药。这类药物可以提高利多卡因的血清浓度，进而导致利多卡因的中枢神经毒性和心脏毒性作用。利多卡因和肾上腺素的肝代谢作用在注射后3h内达到最大速率，12h之后到达血清正常浓度[6]。

利多卡因灌注过度可以产生毒性作用、心脏毒性反应、抽搐、惊厥、药物相互作用以及药物过量效应。

心搏、呼吸骤停

到目前为止，吸脂术所导致的死亡病例大多诱因不明。并发心搏、呼吸骤停的比例虽然低，但却是致命性的。及时、足量的补液，复苏，调节电解质平衡，以及选择健康、能耐受手术的患者是吸脂手术计划的重要组成部分。

败血症

局部感染可表现为局部充血、渗液、局部疼痛，而且无好转征象，此时应仔细探查感染灶并积极处理。最可怕的是坏死性筋膜炎。全身感染与无菌技术不严格有关，如吸脂管内部污染等。现在也已报道了不明脏器穿孔以及肠内容物污染腹腔的并发症的发生，所以即使吸脂范围很小也应该谨慎避免这种情况。

脂肪栓子

依据Fourme和其同事报道，单纯做吸脂术并发脂肪栓塞综合症的概率很小[7]。因此有些作者认为应对这一并发症的概率数值加以修正，因为诊断并不容易，而且临床表现及特征并不具有特异性。

此并发症在术后2天内出现，包括呼吸困难、神经功能障碍、皮肤斑疹，处理方法为激素冲击疗法。

腹壁穿通和脏器穿孔

即使有经验的医生也可能发生这种情况，但更多是无心理准备的术者。一旦发生，需要行腹腔镜探查术甚至腹腔探查手术。可能需要在不同区域做若干切口以提高操作的安全性并降低难度。对于下背背弓较高者，推荐术者在上腹部进行操作，切口在乳房下皱襞内。要进行仔细的体格检查以排除腹壁疝的可能性，或检查是否存在瘢痕区，防止吸脂管通过此区误入腹腔。

局部并发症

皮肤凹凸不平和凹陷

此类并发症是吸脂术效果不理想的并发症之一。其原因为未按照操作的基本规律进行。身体有些区域皮肤收缩的可能性小或不便操作。我们需要记住脂肪细胞的排列布局及其特征，脂肪球间隔膜的致密程度。正如De Souza Pinto所描述的[4, 8]，人身体不同部位其浅筋膜与深筋膜之间的脂肪组织所含有的胶原成分结构也是不同的。

手术操作的目的是去除"储存"脂肪。正是这些脂肪使得体重迟迟无法降下来、体形无法达到理想状态。所以吸脂术并不能从根本上减轻体重。吸脂量一般要限制在体重的6%~8%。

对于脂肪去除量不足或者矫正不足的患者(图60.1),应该在谨慎操作的前提下进行积极地吸脂治疗,使用细管(2~3mm)(图60.2),目的是避免皮下组织的突然损伤,以及进一步提高局部皮肤收缩紧致程度(图60.3)。

治疗术后皮肤形状不规则以及凹陷,需要用圆环管(图60.4)来分离已经发生粘连的纤维组织,然后进行局部脂肪注射以改善皮肤外观(图60.5)。

紧身衣的皱褶也能导致皮肤凹凸不平,推荐绷带下使用海绵,并保持恰当的体位固定。

我们临床操作中使用VASER®和脂肪肌肉整复术,主要是要循肌肉的解剖走行、肌纤维的方向来操作吸脂管(图60.6)。这项技术更能达到较好的整形效果,尤其是使皮肤的紧致度更高。这两项操作联合使用可以大大降低皮肤凹凸不平的可能性,使手术效果更佳。

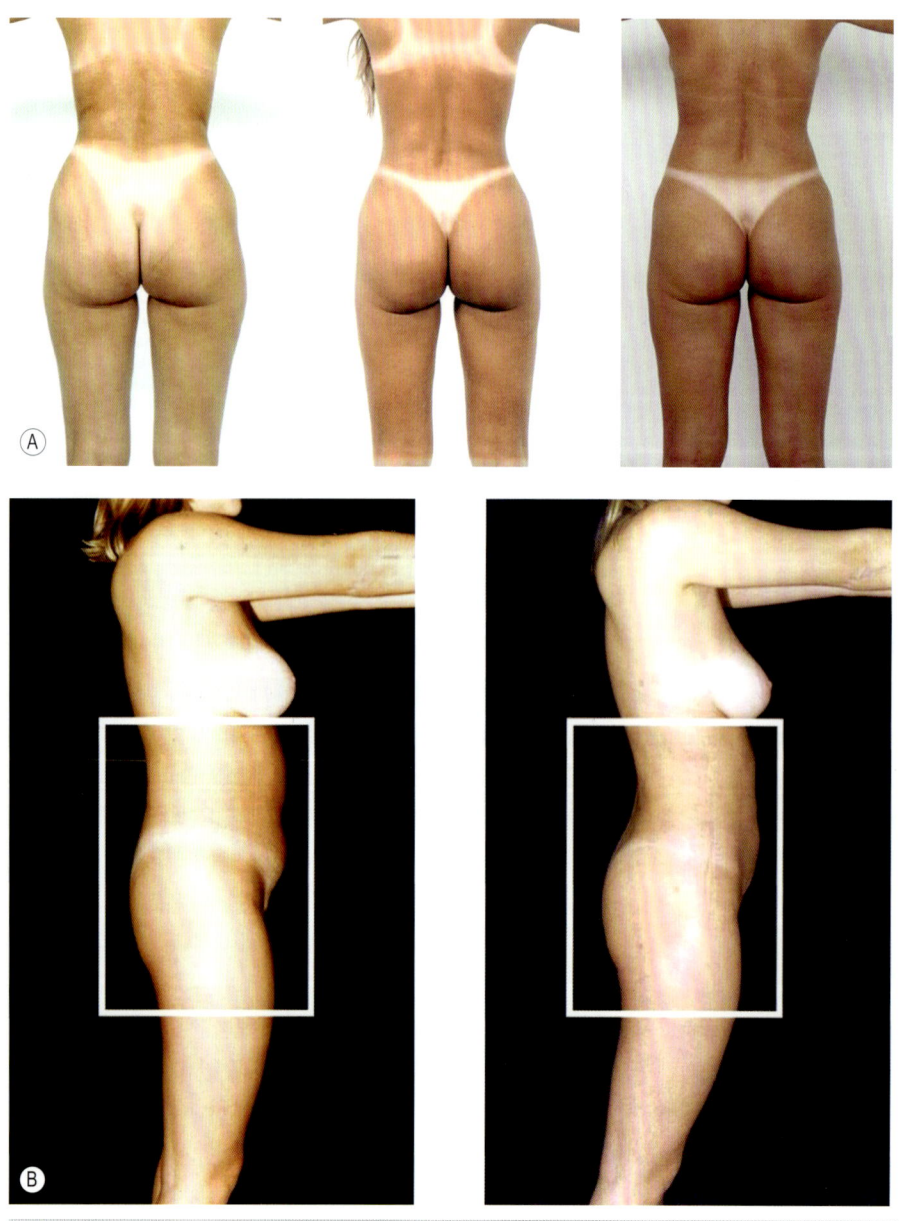

图60.1　A,脂肪去除量不足(矫正不足)的进一步治疗处理。B,二次脂肪整形术的术前、术后对比。

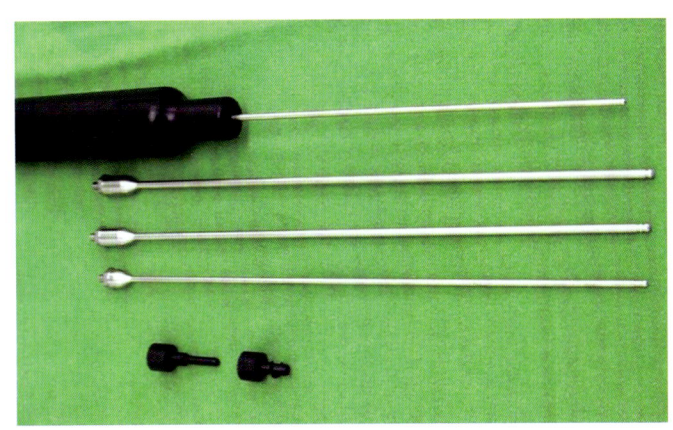

图 60.2　细探头 (VASER)。

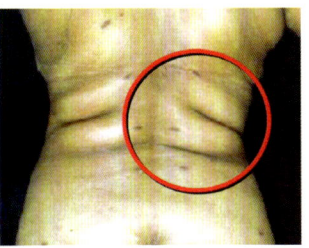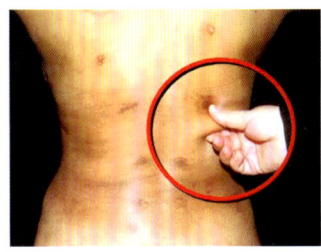

图 60.3　二次脂肪整形术后的皮肤紧致。

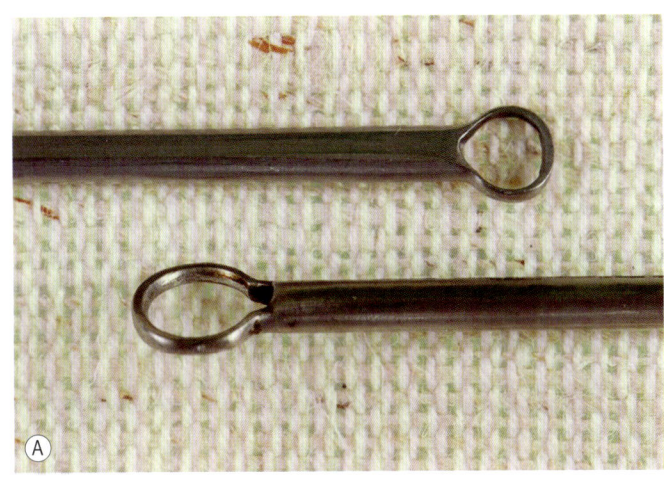

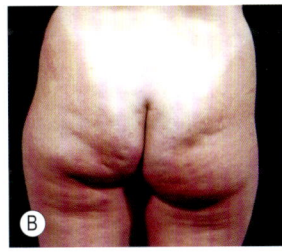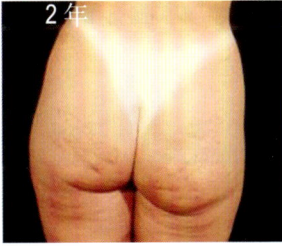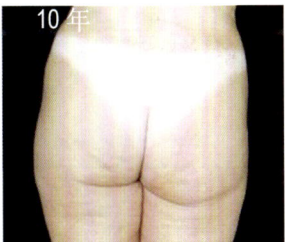

图 60.4　A，圆环管矫正皮肤形状不规则。B，皮肤不规则矫正术的术前及术后效果对比照片。

皮肤赘余

应该客观评价吸脂术中宜去除的脂肪量以及可经术后皮肤自身回缩达到紧致的皮肤赘余的最高限。评价的依据为患者的查体情况以及术者的自身经验（图60.7）。若患者的皮肤赘余过度，我们选择手术切除法来处理。

影响美观的瘢痕

与其他手术一样，吸脂手术切口可以导致患者的形态变得极为不美观。这些切口可表现为色素脱失、扩大、裂开、增生、肥大，甚至形成瘢痕组织。

切口的设计应该位于较为隐蔽、操作方便、利于吸脂管通过的位置。切口过小会增加吸脂管进出摩擦切口的次数，进而导致瘢痕的形成。

为避免此类并发症，推荐用生理盐水或其他溶液将切口边缘进行润滑。我们的手术操作中所使用的是硫酸新霉素联合枯草杆菌 (Nebacetin®) 来进行切口周边的润滑。

除上述预防措施外，我们还可以用塑料贴膜或特定硬性保护壳来保护皮肤 (Tegaderm®)。贴膜需要用微孔胶带直接固定于皮肤上。

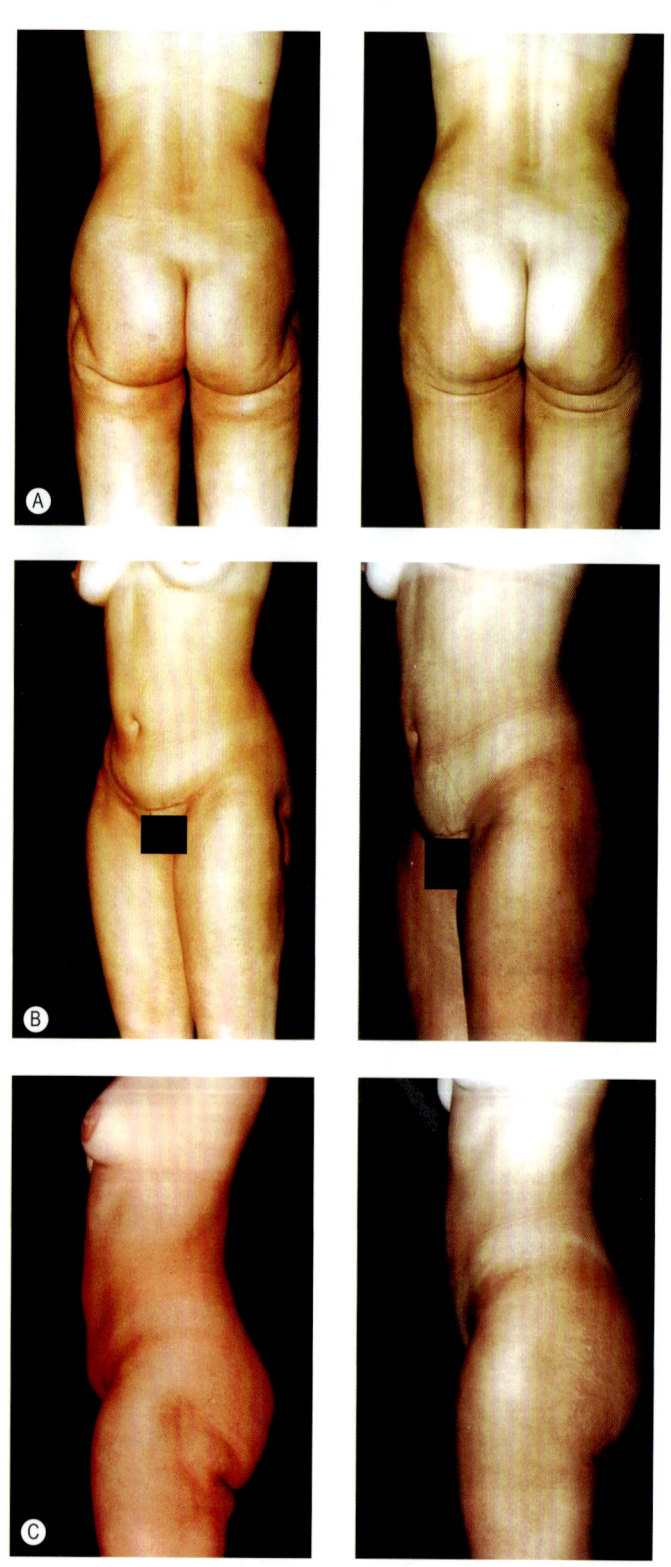

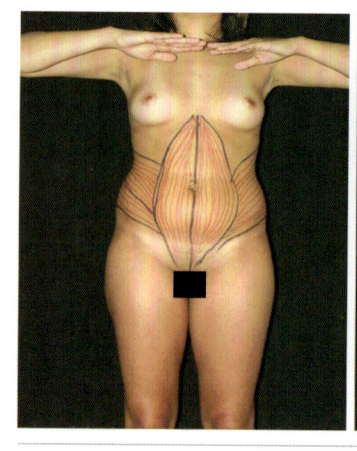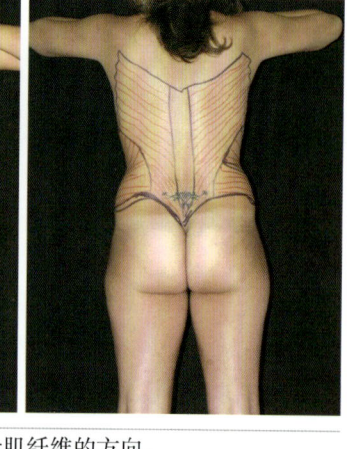

图 60.6　脂肪肌肉整复术－沿肌纤维的方向。

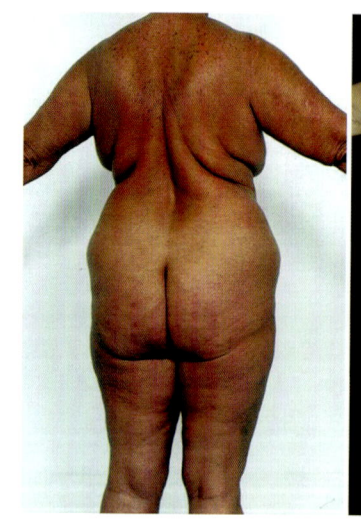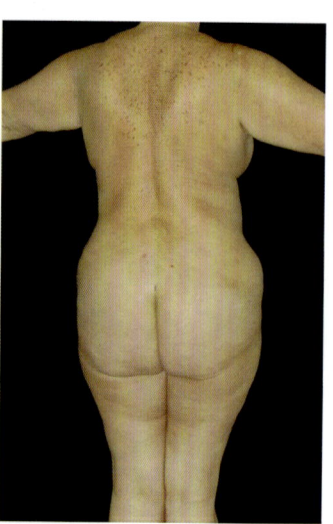

图 60.7　皮肤赘余。

图 60.5　A，皮肤凹陷矫正术的术前及术后对比照片（背面观）。B，皮肤凹陷矫正术的术前及术后对比照片（斜面观）。C，皮肤凹陷矫正术的术前及术后对比照片（侧面观）。

血清肿

吸脂术所去除脂肪组织的部位可产生潜在的组织间隙，并且在创伤、灌注液渗出、局部组织渗出以及淤血的刺激下形成一个真正的腔隙。

血清肿发生在术后第 1 天，平均在 24h 内，表现最为明显。我们用皮下组织引流法将血清肿的发生率将至最低，还可以用人工淋巴引流的方式。术后立即着紧身衣（其稳定压力值略小于中心静脉压）可防止血清肿的发生，还可通过减少所有吸脂区域的相对活动度而减少疼痛和不适。

皮肤色素沉着

色素沉着往往发生于吸脂区域,其原因是含铁血黄素的沉积和紫外线的固化作用。含铁血黄素是表层出血后血红蛋白分解的产物。而出血往往是由吸脂管道的机械损伤导致血管损害,进而导致皮屑脱落过多。

这个并发症可以通过减少吸脂区的阳光暴露而避免,直至皮下出血吸收。使用 Vaser (UAL) 可以大大减小皮下出血的概率,进而使发生色素沉着的概率也降低。

感染

一旦感染,问题将会非常严重。因为术中组织剥离后,感染将会沿着剥离间隙迅速而无阻碍地扩张,最为严重的是坏死性筋膜炎,它是由化脓性链球菌感染引起的,可能同时伴有厌氧菌的协同作用。需要尽快诊断,一旦确诊立即使用广谱抗生素治疗,直到感染的敏感菌确定后再针对性用药。只有清创术才能保证坏死性筋膜炎患者的存活。我们建议:充分的抗菌措施(尤其是吸脂管的消毒)、围手术期护理以及预防性抗生素治疗 7 天以上。

坏死

坏死可能是由浅层吸脂术时皮下血管丛及皮肤创伤所导致的。在 Vaser 仪器中,吸脂管管头可导致皮肤灼伤,所以在吸脂管入口处要加以适当保护。紧身衣也可能导致坏死,其机制是过度紧身可至局部组织缺血,尤其是衣服的皱褶处。

感觉麻木,感觉过敏,感觉迟钝

这些是吸脂术的少见并发症。这些临床表现可能与感觉神经的表浅皮支损伤或脱髓鞘作用有关(在超声吸脂术中更常见)。

灼烧痛和深部痛可能越治疗症状反而越重,这是最为常见的表浅神经损伤的症状,通常为自限性,在 3 个月内即可自愈。

皮肤紫斑

许多著者认为吸脂管在真皮深部进行大面积操作可能是引起局部皮下血管神经丛损伤的主要原因,进一步形成紫斑状皮肤,其发生率低。皮肤表现包括皮肤紫斑伴其他白斑,主要是在手术区。斑点可能持续到术后 1 年。

为了避免这种发生率很低的并发症,在浅层吸脂时要在真皮层下留出 1~2cm 厚的皮肤层,目的是要保护皮肤动脉血管丛。这样可以避免出现大理石样花纹皮肤现象(图 60.8 和图 60.9)。

文献中多个报道都提及了长期血管收缩现象。这些病例报告描述了皮肤颜色从紫绀的蓝紫色(手足发绀)到紫斑,而且以近乎网状、树枝状或大理石花纹状的顺序排列,分别称为"网状"、"蔓状"和"大理石样"皮肤花斑。但是各作者在皮肤斑描述方面没有达成共识和统一的标准。

结论

脂肪成形术最初的并发症主要是局部并发症,因为手术操作主要是在一定的局部区域进行的,由于手术器械的危险性,主要是吸脂管的管径很大,故而容易导致术后皮肤凹凸不平。手术器械的革新及吸脂术新方法的产生已经大大减少了手术并发症,使皮肤表浅层的吸脂术成为身体塑形的理想方法。(图 60.10)。

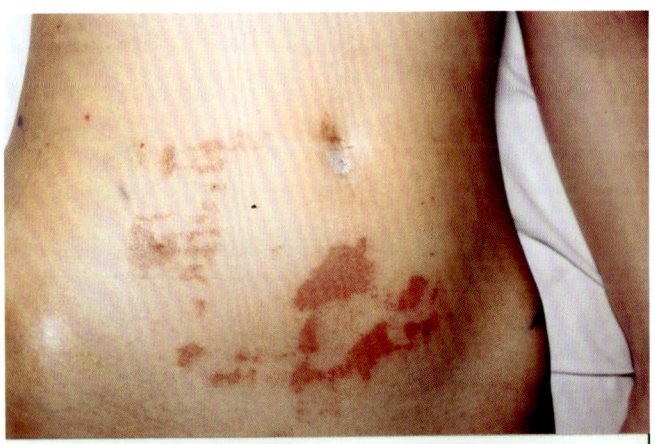

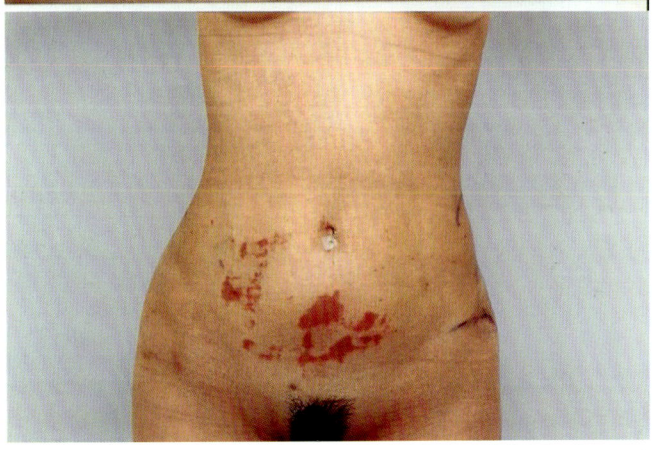

图 60.8 吸脂术后 1 周,皮肤紫斑。

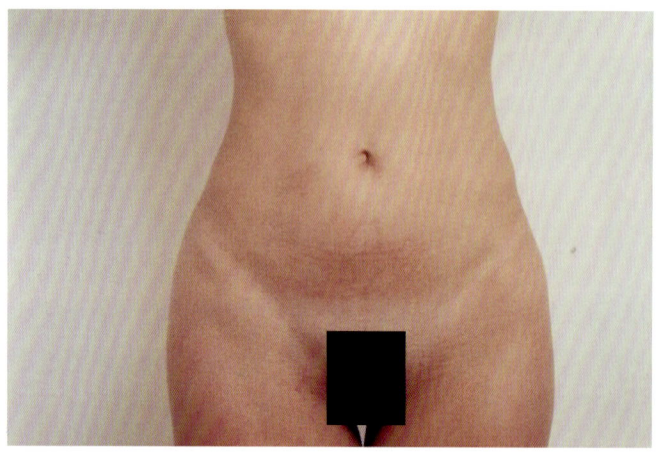

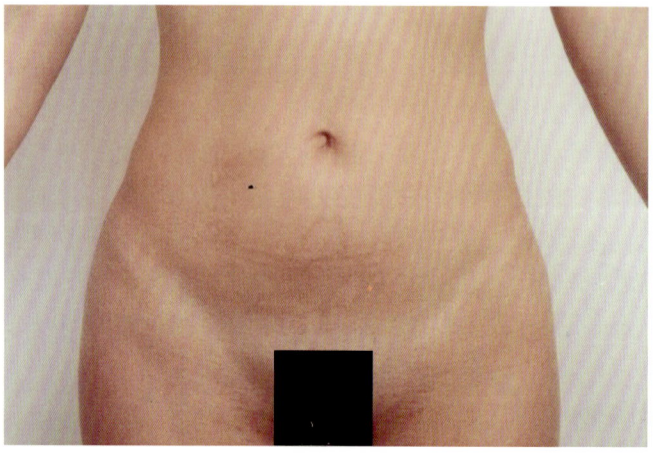

图60.9 吸脂术后1年，皮肤紫斑。

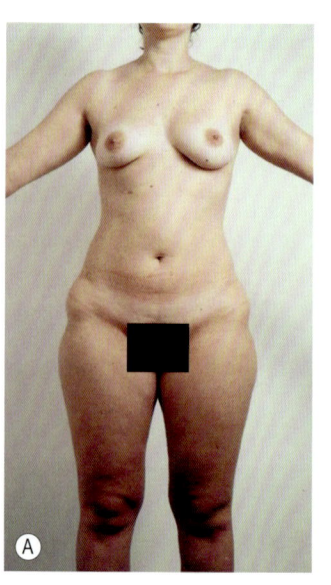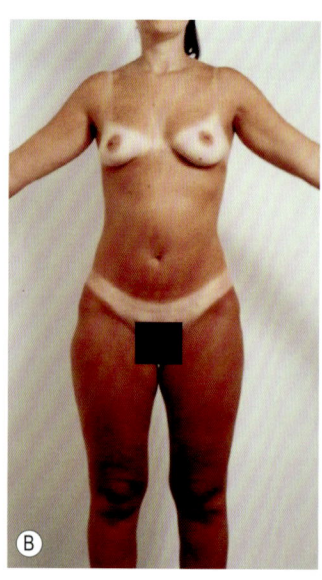

图60.10 A，吸脂术前。B，术后90天照片。

（马菲妍　王历　译）

参考文献

1. Mélega JC, Kawasaki MC, Castagnetta F, Santos MS. Lipoaspiração – Problemas e Soluções. Cirurgia Plástica – Fundamentos e Arte. Medsi Rio de Janeiro 2003;639–650.
2. Avelar J, Illouz YG. Lipoaspiração. São Paulo: Editora Hipáciates, 1986.
3. Schrudde J. Suction curettage for body contouring. Plast Reconstr Surg 1982;69:903–904.
4. De Souza Pinto EB. Lipoaspiração superficial. Rio de Janeiro: Revinter, 1999.
5. Gasparotti M. Superficial liposuction: A new application of the technique for aged and flaccid Skin. Aesth Plast Surg 1992; 16:141–153.
6. Grazer FM, de Jong. Perioperative management of cosmetic liposuction. Plast Reconst Surg 2001;107:1039–1044.
7. Fourme J, Vieillard-Baron A, Loubiéres Y, et al. Early fat embolism after liposuction. Anesthesiology 1998;89:782–784.
8. De Souza Pinto BB, da Rocha RP, Filhjo WQ, et al. Morphohistological analysis of abdominal skin as related to liposuction. Aesthetic Plast Surg 1997; 21:153–158.

拓展阅读

Da Rocha RP, da Rocha ELP, de Souza Pinto EB, Sementilli A, Nakanishi CP. Cutis marmorata resemblance after liposuction. Aesth Plast Surg 2005;29:310–312.

De Souza Pinto EB, Saldanha OR, da Rocha RP, et al. Metodologia experimental para testar cânulas de lipoaspiração. Revist Soc Bras Cir Plast 2005;20:30–35.

Samdal F, Amland PF, Bugge IF. Blood loss during liposuction using the tumescent technique. Aesth Plast Surg 1994; 18(2):157–160.

Toledo LS, Mauad R. Complications of body sculpture: Prevention and treatment. Clin Plast Surg 2006;33:1–11.

第12部分：体形塑造/大面积减肥

第 **61** 章

脂肪移植术的新概念

Ewaldo Bolivar de Souza Pinto, Paulo R. Carneiro, Leonora d'Ascensão Mansur 和 Rodrigo Federico

历史

20世纪80年代，身体塑形手术领域的重大进步促进了吸脂术的诞生。正如我们前一章节所提及的，它的技术基础是大口径的吸脂管的发明和负压吸引技术。这项技术开始并不受欢迎，甚至还受到了排斥，其原因是医学界不能肯定此技术的效果，而且担心其侵入性过强，会损伤临近组织。但是此项技术的发展催生了多种仪器的产生，尤其是各种型号的吸脂管。现在已经有了各种口径的吸脂管以及不同管头的配备。

现今已知的有两种吸脂术：干性技术，无需使用注射扩张液，其目的是使脂肪组织的分离更加容易；另一种是湿性技术，需要灌注生理盐水或乳酸林格液，并加入其他一些药物，其目的是制造肿胀组织并减少失血量。

这两种吸脂术可同时并存是基于存在着两种不同组织学形态的脂肪层：(1) 深层吸脂术，主要涉及致密脂肪层；(2) 浅层吸脂术，涉及致密和疏松脂肪层，可导致皮肤收缩紧致，有助最终效果的提升。

脂肪移植术是目前最为流行的手术操作之一，它已经随着吸脂术的发展发生了很大变化。Neuber 于1893年首次发表文章描述了脂肪移植术。1956年，Pier 又为此技术做出了巨大贡献，他报道高达50%溶液扩张的脂肪没有被吸出。

我们是从1985年开始做脂肪移植术的，之后发展出很多获取脂肪以及处理脂肪组织的方法。

脂肪细胞的组织学

脂肪细胞又称储脂细胞。若某一组织几乎全部是由脂肪细胞组成，并且以小叶的形式排列，那么就可以称为脂肪组织。

脂肪细胞小叶依靠"墙"而彼此分离，所谓"墙"，指的是支撑性结缔组织的延续部分。我们还在脂肪组织内部观察到了血管和神经组织。

脂肪小叶内、脂肪细胞之间是依靠细胞外基质进行支持和连接的。基质主要包括胶原蛋白和网状纤维，它们以网状的形态相互交联。

手术步骤

获取脂肪的方法

很多身体部位可作为获取脂肪的来源，但是对于少量脂肪的移植，我们推荐使用膝部内侧脂肪作为取材之处，一般获取5～10ml脂肪。如果脂肪需要量大，则选择腹部脂肪、大腿外侧脂肪（saddlebag）和其他含脂量高的区域作为脂肪获取的地方。

获取脂肪的方法是浅层吸脂术，可以到达致密组织和疏松结缔组织。获取脂肪及脂肪组织制备处理的序贯方法如下。

第一步，消毒后，可局麻或全麻，注射生理盐水，并加入如下成分：
- 500ml 乳酸林格液或生理盐水。
- 20ml 2% 利多卡因。
- 1ml 1:1000 肾上腺素。
- 3ml 8.4% 碳酸钠溶液。

用3～6mm 口径的管进行吸脂，在370mmHg 压力下抽取所获取的脂肪，其目的是保护脂肪细胞。有研究显示压力再高的话就会损害脂肪细胞（图61.1）。

我们观察了不同压力对细胞存活率的影响。评估了五种压力值分别对于五个标本的影响。（压力值为370～590mmHg）：

1. 获取脂肪，不进行特殊处理。

2. 向脂肪组织中加入生理盐水，过滤。
3. 用筛子过滤脂肪（图61.2）。
4. 将脂肪置于筛子内，用40mm×12mm针头注射。
5. 用脂肪移植管进行脂肪注射（图61.3）。

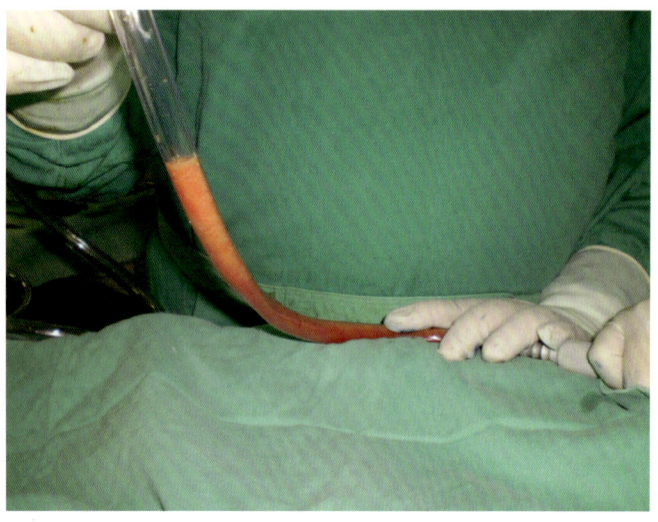

图61.1 获取脂肪组织。

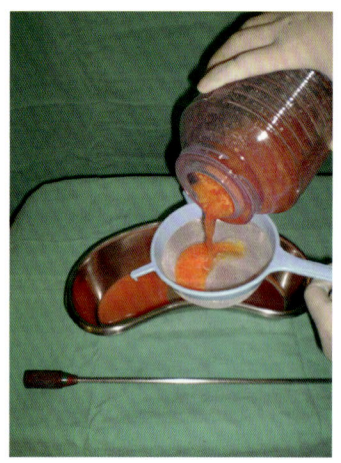

图61.2 筛子过滤脂肪。

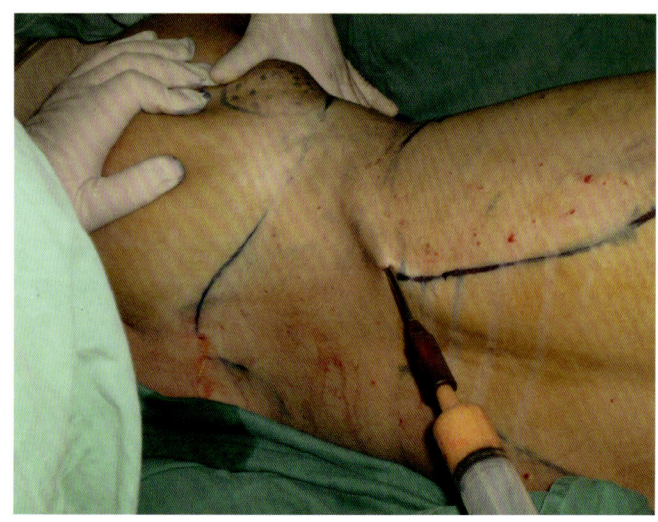

图61.3 用脂肪移植管将脂肪注入。

组织学评估

获取的脂肪要保存在10%甲醛溶液中，取3~4ml脂肪即可。用显微镜分析样品。细胞存活的标准是细胞核和细胞膜完好无损。我们的观察结果如下：

- 500mBar压力：
  - 非水洗标本：细胞存活率为50%~60%；细胞中央区破裂。
  - 水洗标本：细胞存活率为60%~70%，几乎没有细胞破裂（图61.4）。
  - 经过筛子过滤标本：细胞存活率为10%~15%；只有外周少量细胞能保持完整。
  - 针吸获取的标本：细胞存活率为30%~40%（图61.5）。
- 800mBar压力：
  - 非水洗标本：细胞存活率为40%~50%。

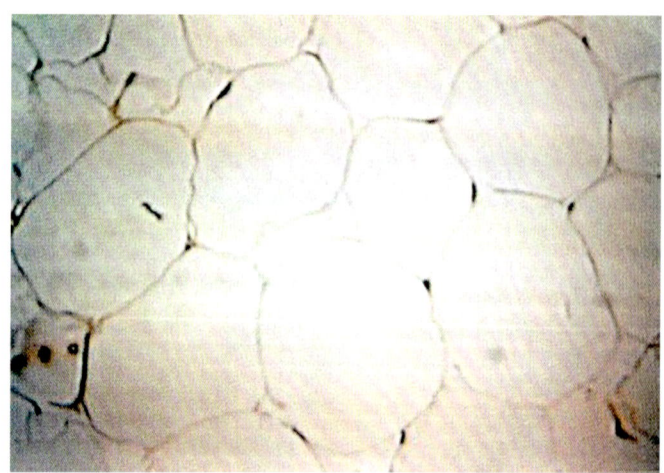

图61.4 500mBar压力，水洗，细胞存活率为60%~70%。

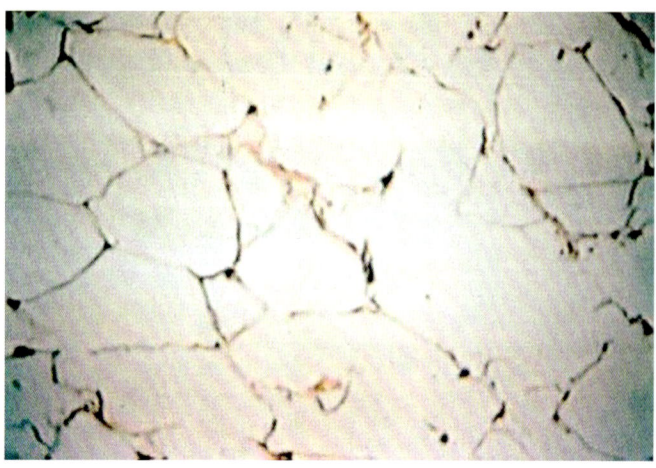

图61.5 500mBar压力，针吸获取脂肪，细胞存活率为30%~40%。

- 水洗标本：细胞存活率为50%～60%（图61.6）。
- 经过筛子过滤的标本：细胞存活率为10%～15%。
- 注射器针吸的标本：细胞存活率为25%～30%（图61.7）。

经过40mm×12mm针头进一步获取脂肪，在500～800mBar压力下，脂肪细胞的受损率约为50%，其原因是针头内部的高压。

依据脂肪获取后置放标本的时间与细胞完整性的关系我们做了进一步评估，其压力恒定为500mBar。

5个测量点：获取脂肪后即刻、30min后、60min后、90min后和120min后，分别用水洗和非水洗细胞进行观察。结果如下：

- 0～60min：脂肪细胞保存形态良好，细胞核清晰可见。
- 60min后：脂肪细胞损伤30%～70%，组织形态发生巨大变化。

依据这些发现，我们建议暴露脂肪组织的时间不超过60min，这个时间段的脂肪细胞移植效果最好，尤其是细胞用生理盐水滤洗后。

我们观察到60min后脂肪细胞发生巨大变化，从外形轮廓的轻度改变到整个细胞损毁都有。

现在我们要列出一些病例来证明手术效果，并向大家展示用40mm×12mm针头和注射管进行脂肪组织移植的手术操作过程（图61.8）。

结论

- 我们进行了显微实验，并得到一些结论和规则，有助于临床操作，包括(1) 370mmHg的恒定压力。(2)脂肪制备时间为60min。
- 关于管的直径，我们发现用直径为3～6mm的管可以获取质地更均匀、存活率更高的脂肪细胞。
- 我们还建立了一些操作标准，即脂肪细胞需要用生理盐水进行滤过、清洗，其目的就是要去除存活性较低的细胞，即要提前去除在吸脂过程中不易存活的脂肪细胞。这些脂肪细胞经如上述方法制备和过滤后，将会更均质。使用这种操作标准方法，我们从获取脂肪到注射脂肪平均只需60min。
- 经过组织学评估后我们发现，脂肪细胞的损害程度是随着时间的延长而加深的，120min后脂肪细胞的形态就已经发生了很大的变化并足以影响脂肪移植手术操作的成败。
- 脂肪移植术的目的是对受体区域充注脂肪组织，而且不伴随有些文章中提及的纤维化反应。我们习惯使用本文所描述的方法来保证移植脂肪的细胞存活率（图61.9～图61.15）。

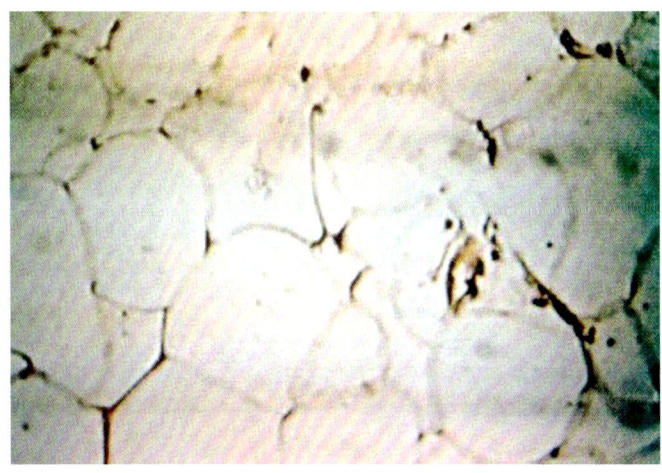

图61.6 800mBar压力，水洗，细胞存活率为50%～60%。

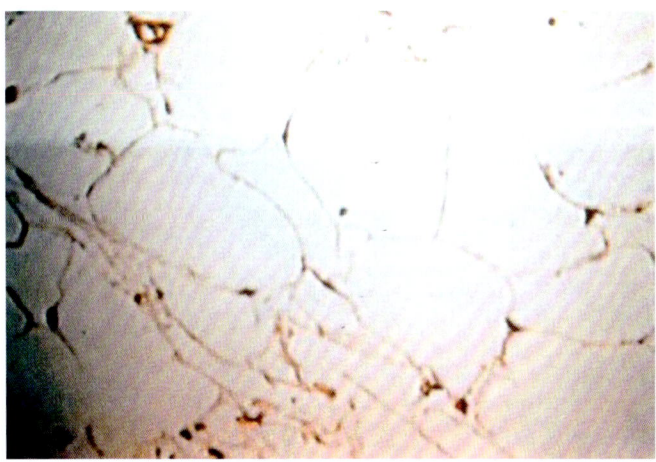

图61.7 800mBar压力，针吸，细胞存活率为25%～30%。

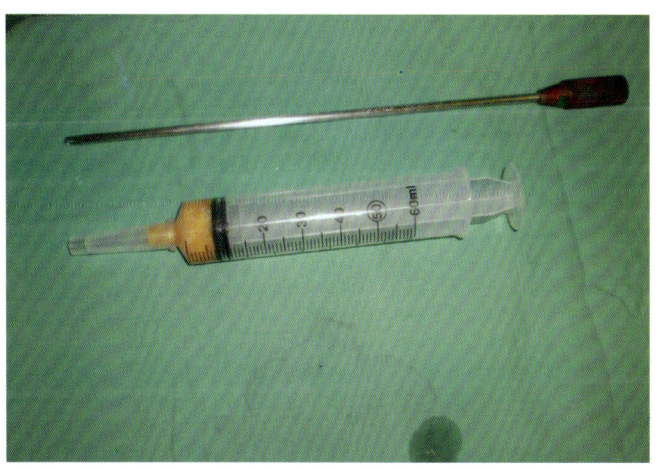

图61.8 注射器和移植管。

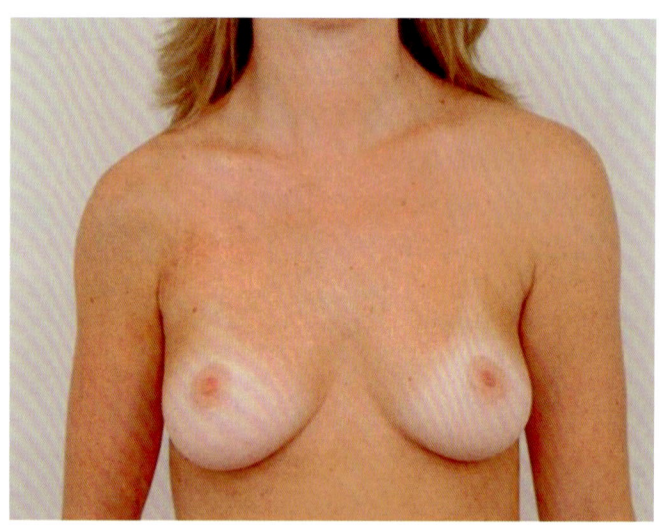

图 61.9　肩部脂肪移植术后 2 年。

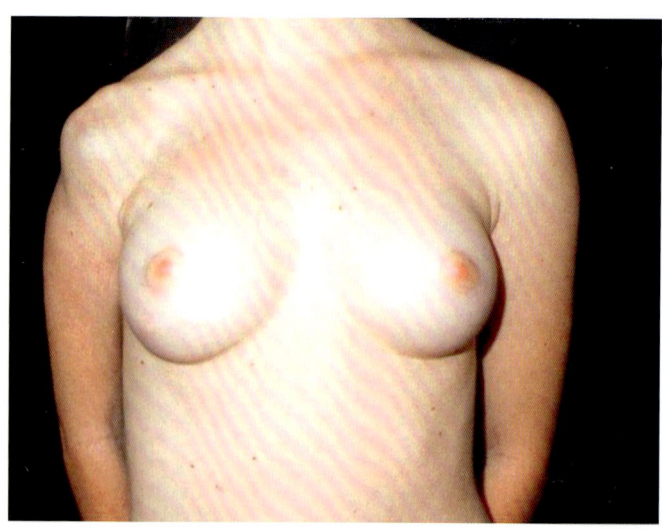

图 61.10　肩部脂肪移植术，术前照。

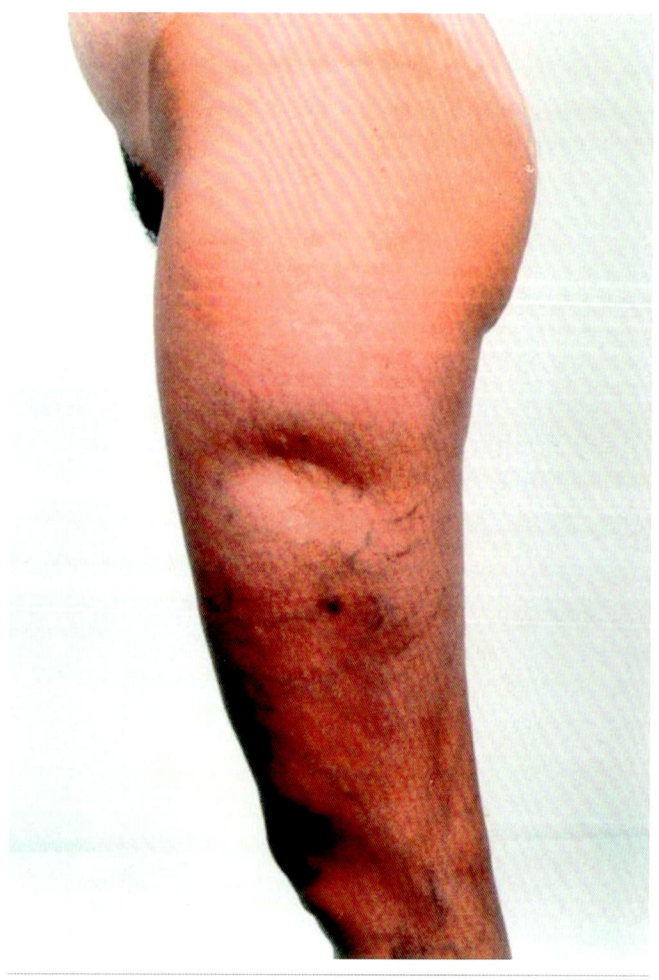

图 61.11　大腿外侧脂肪马鞍形凹陷，术前照。

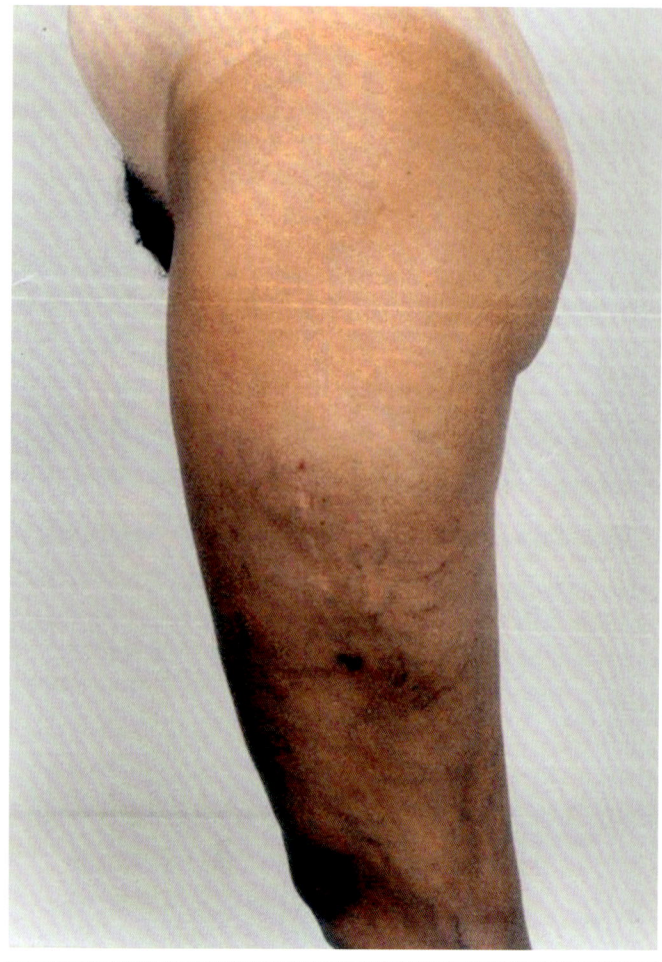

图 61.12　大腿外侧脂肪马鞍形凹陷，术后 3 年照。

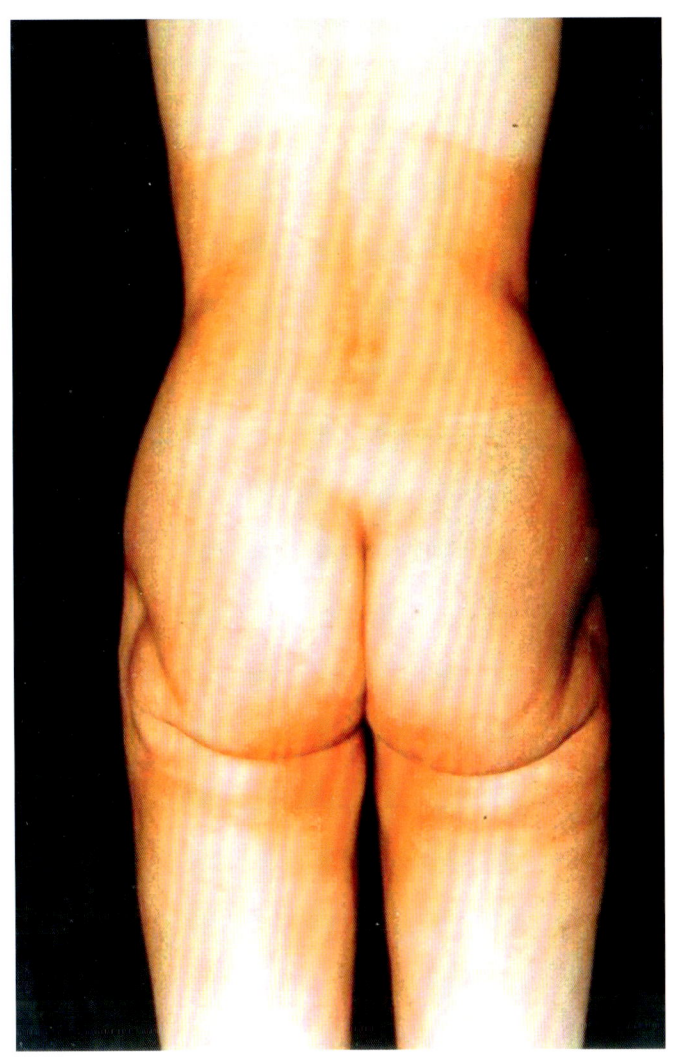

图 61.13 臀部矫正术前照片。

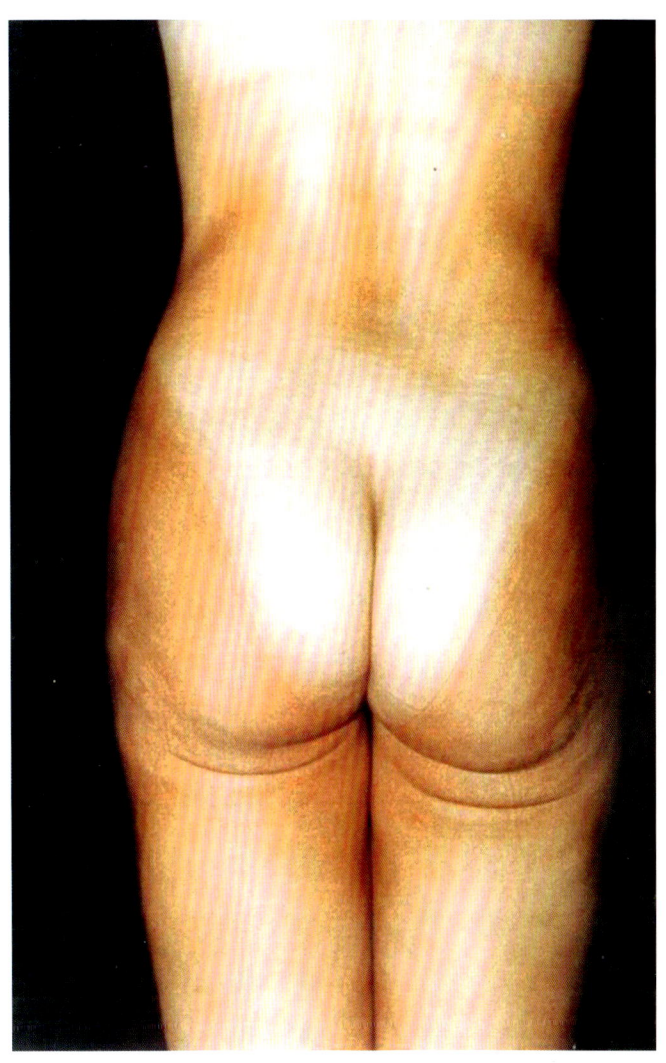

图 61.14 臀部矫正术，术后 4 年。

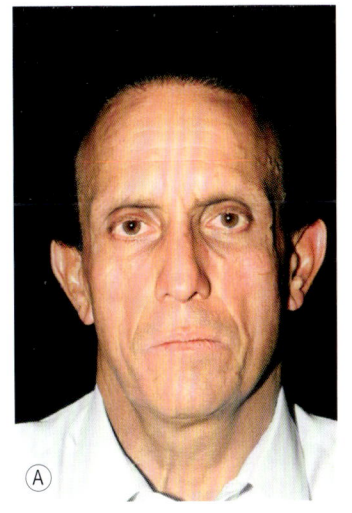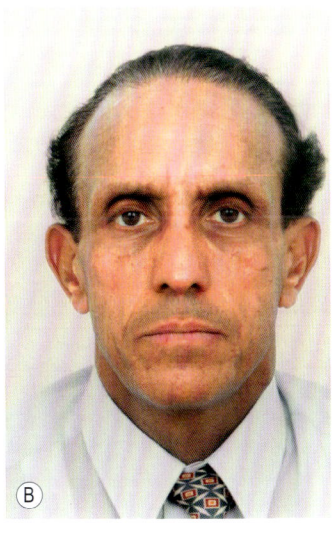

图 61.15 A 和 B，注射式鼻唇沟脂肪移植术，术前、术后照。

（王历　马菲妍 译）

拓展阅读

Aboudib Júnior JH, De Castro CC, Gradel J. Hand rejuvenescence by fat filling. Ann Plast Surg 1992;28(6):559–564.

Carpaneda CA, Ribeiro MT. Study of the histologic alterations and viability of the adipose graft in humans. Aesthet Plast Surg 1993;17(1):43–47.

Collins PC, Field LM, Narins RS. Liposuction surgery and fat transplantation. Clin Dermatol 1992;10(3):365–372.

Curi M, Singer MJ, Iaconelli LM, et al. Transplante autógeno de gordura em ratos. Ver Paul Med 1991;109(1):24–26.

Eppley BL, Sadove AM. A physicochemical to improving free fat graft survival: Preliminary observations. Aesthet Plast Surg 1991; 15(3):215–258.

Eppley BL, Synders RV Jr, Winkelman T, Delfino JJ. Autologous facial fat transplantation: Improve graft maintenance by microbead bioactivation. J Oral Maxillofac Surg 1992;50(5):477–482; discussion 482–483.

Guerrerosantos J, Flores M, De-Leon O. Free fat autografting for cervico-facial augmentation: A 5-year study. Plastic Surgery Forum 1988;11:216.

Ham AW, Cormack DH. Histologia, 8th edn. Amsterdam: G. Koogan, 1983, pp. 222–228.

Illiouz YG. Present results of fat injection. Aesthet Plast Surg 1988;12:175.

Lam A, Moy R. The potential for fat transplantation. J Dermatol Surg Oncol 1992;18(5):432–434.

Lewis, CM. The correction of deep gluteal depression by autologous fat grafting. Aesthet Plast Surg 1992; 16(3):247–250.

Loeb R. Nasolabial fold undermining and fat grafting based on histological study. Aesthet Plast Surg 1991;15(1):61–66.

Neuber G. Asepsis und kunstiche Bluteere. Verhandl d Deutsch Gesellsch F Chir, Berlin, 1910;22:159.

Peer LA. The neglected "free fat graft," its behavior and clinical use. Am J Surg 1956;92:40.

Queiroz Filho W, De Souza Pinto EB. Estudo comparativo da lipoaspiração ultra-sônica e lipoaspiração superficial. Revista Catarinense. Jornada Sul Brasileira de Cirurgia Plástica, 1993.

Smahel J. Adipose tissue in plastic surgery. Ann Plast Surg 1986;16:444.

Wertheimer E, Shapiro B. The physiology of adipose tissue. Physiol Rev 1948;28:451.

Souza Pinto EBS. Superficial liposuction and fat graft. Cellulitis. RAPS International. The VI Annual Meeting; Beverly Hills, CA, July 20–21, 1991.

De Souza Pinto EB. Lipoaspiração dos membros inferiores. Anais do XII Congresso Brasileiro de Cirurgia Plástica; 10 a 14 de novembro de 1985; Gramado RS, pp. 640–641.

第12部分：体形塑造/大面积减肥

第62章

吸脂腹壁成形术：Saldanha 技术

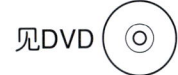见DVD

Osvaldo Saldanha, Rodrigo Federico 和 Maurício Doi

历史

由于肥胖、体重减轻、怀孕或其他原因导致体型美感及功能产生先天或后天缺陷时，腹部是受影响最严重的部位之一。腹部可能会出现皮肤松弛、局部脂肪堆积及腹直肌分离，这些现象将使人感到抑郁，并丧失自信心。

传统的腹部整形手术，由于被切割的穿支血管所在的皮瓣需要进行大规模的切除，因此发病率较高。根据已公布的证据，这些穿支血管提供了腹壁80%的血液供应。其余皮瓣的血管由位于背部及侧腹部的肋间穿支、肋下穿支及腰动脉穿支供应。腹壁成形术与吸脂术相结合时所出现的缺血性情况，伴组织坏死和缝合处开裂已有所描述。

自1980年Illouz发明吸脂术以来，尤其是最近10年来，腹壁成形术的发展激励着整形医师寻找创新方法，以降低手术并发症的发病率，从而使身体恢复得更快，体型更完美，并降低并发症发病率以及减少坏死情况的发生。

根据当前记录，吸脂腹壁成形术产生于2000年，于2001年作为矫正腹部美感和功能缺陷的安全选择第一次被公布。这对于整形医师来讲，使用简单技术便可获得更佳的美感效果。该手术包括两种传统技术：腹壁成形术和吸脂术。其新颖又保守的观念是以保留腹部穿支血管（皮下蒂）为基础的，这些穿支血管是深腹壁血管的分支。与传统腹壁成形术相比，该方法保留了约80%的腹部皮瓣血液供应。另外，淋巴结和神经也得以保留，可维持皮瓣对表层痛觉及表面触感的皮肤敏感性，改进了传统的腹壁成形术。其中，表层痛觉和表面触感可通过温度、振动和压力产生。

方法

我们将步骤标准化，将传统的腹壁成形术与整个腹部及肋骨下部位的吸脂术安全结合。使用选择性底切，可至少保留80%的腹壁血液供应，几乎不会造成神经损伤，保留了大部分的淋巴管。与传统的腹壁成形术相比，此种手术并发症很少，包括经肥胖治疗后的患者在内。

体格检查

- 若腹部出现任何形式的皮肤松弛、脂肪肥胖及腹直肌分离，该技术的原理均可适用。
- 该技术主要用于皮肤松弛及过胖的患者。
- 由于整形医师需分别进行腹壁成形术和吸脂术，因此有个较短的学习曲线。
- 观察腹部、腰部和（或）股部出现疝的可能性，术前需要对腹壁进行系统地超声检查。
- 注意以前是否接受过吸脂术。
- 注意以前是否有过瘢痕史和内镜检查史。
- 在模棱两可的情况下，从较高的耻骨上切开点开始。
- 有脏器突出时不得进行该手术。

解剖

吸脂腹壁成形术的目的是再造和美观。为了使下腹部的腹壁完全再造，我们保留所有下腹部部位（脐到耻骨之间）的Scarpa筋膜和局部深层脂肪层。若上方皮瓣到达耻骨处，即为成功（图62.1）。

上腹部的底切应根据腹直肌分离区域，完全在腹直肌内部边界线之间进行，保留约80%的穿动脉、静脉、淋巴及神经。Alexandre Munhoz等人在术前及术后比较基因定位的评价研究中对此有所描述。

Munhoz 在术后的多普勒超声研究中表明，保留了 81.21% 的术前已定位的穿支血管，验证了此项技术能减少因皮瓣缺血而引起的并发症这一猜测。

腹直肌和皮肤的神经系统由沿腹部穿支血管运行的第 6 根至第 12 根肋间神经的前支所支配。许多研究表明传统的腹壁成形术引起的敏感性损失极为明显。

手术步骤

标记

耻骨上部的水平线为 12cm，距阴唇 6 ~ 7cm（图 62.2）。沿髂骨方向画出两条各 8cm 的斜线，完成切线（图 62.3）。所有的吸脂区域均进行标记，若有必要，还包括背侧区。为了底切开始时更好地定位，应先标记腹直肌分离区域。

浸润

使用肿胀技术，用 1 : 500 000 肾上腺素生理盐水浸润腹部，平均使用量为 1 ~ 1.5L。

上腹部吸脂

为了安全地进行吸脂，患者在手术台上应采取仰卧位。用 1 根 3 ~ 4mm 的插管，从脐上部位开始吸脂，去除深层及浅层脂肪，延伸至侧腹，到达乳房下皱襞（图 62.4）。由 Souza de Pinto 引进的浅层吸脂是吸脂腹壁成形术的重要原理之一，由于它能使腹部皮瓣更灵活，从而使皮瓣较易滑动，可到达耻骨上区域。和传统吸脂术一样，脂肪厚度应维持在 2.5cm 左右，避免血管损伤和体型变形。

下腹部

Scarpa 筋膜是腹部重要的解剖结构，因此，在吸脂腹壁成形术中应保留。为了方便观察和保护筋膜，应使用 6mm 插管吸出下腹部的所有浅层脂肪和分深层脂肪（图 62.5）。评估皮瓣下降之后，继续隔离脐部，并完全切除脐下皮肤，与传统腹壁成形术一样。若有

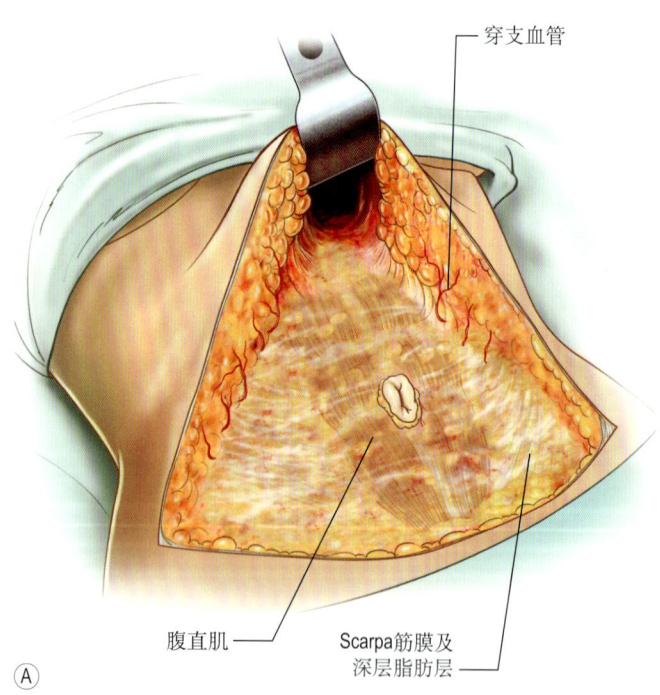

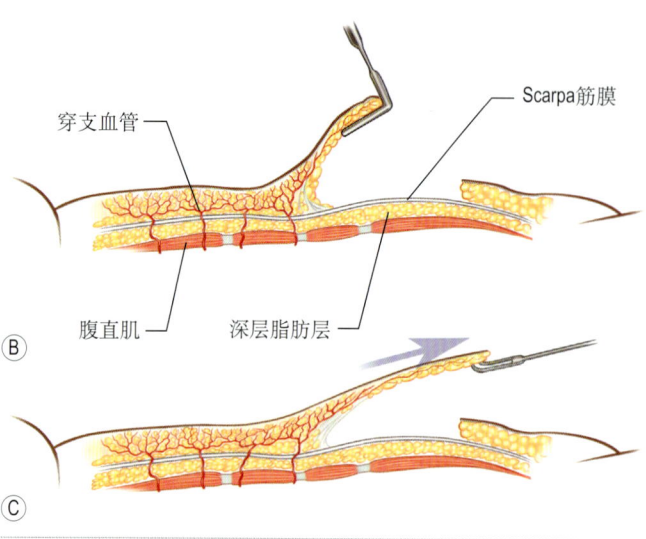

图 62.1　A，吸脂腹壁成形术分析；B，保留 Scarpa 筋膜和部分筋膜；C，上方皮瓣延伸到耻骨处。

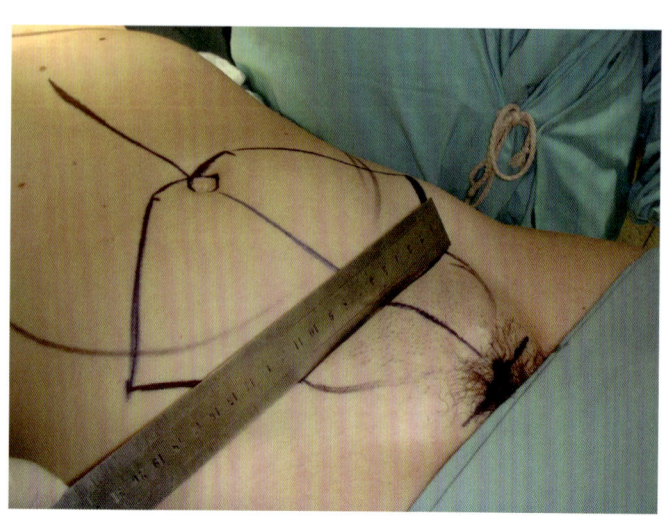

图 62.2　水平线（12cm）。

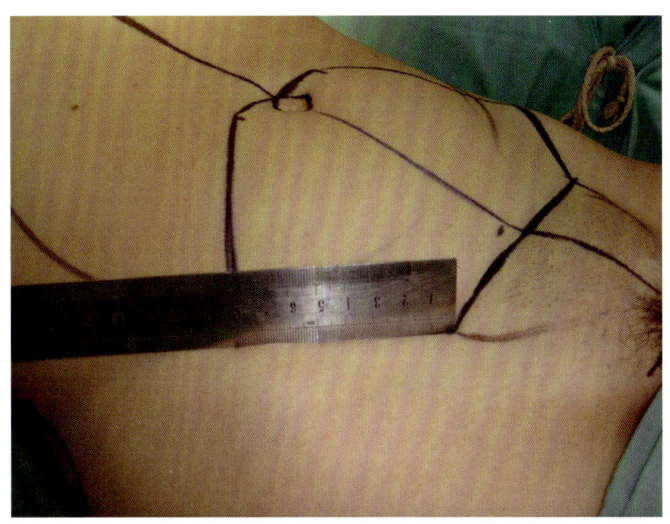

图 62.3　斜线（8cm）。

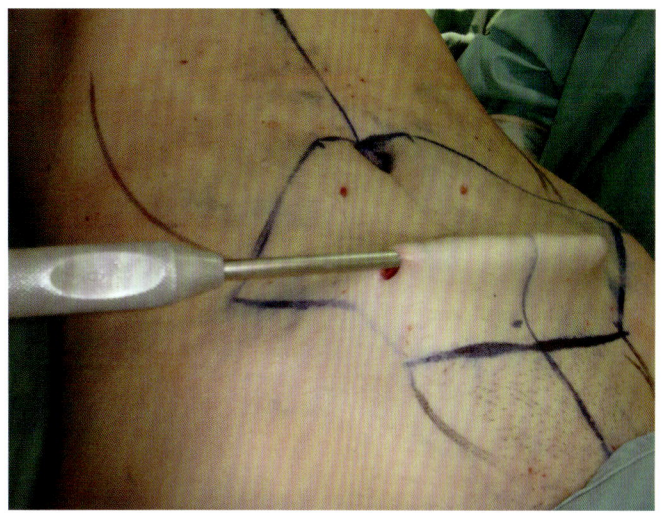

图 62.5　下腹部吸脂。

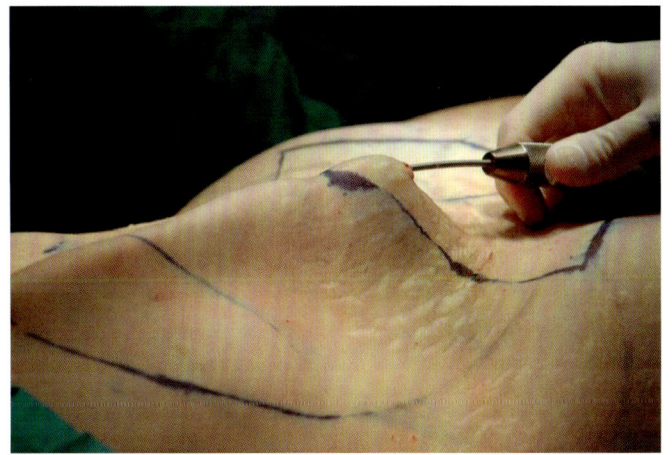

图 62.4　上腹部吸脂。

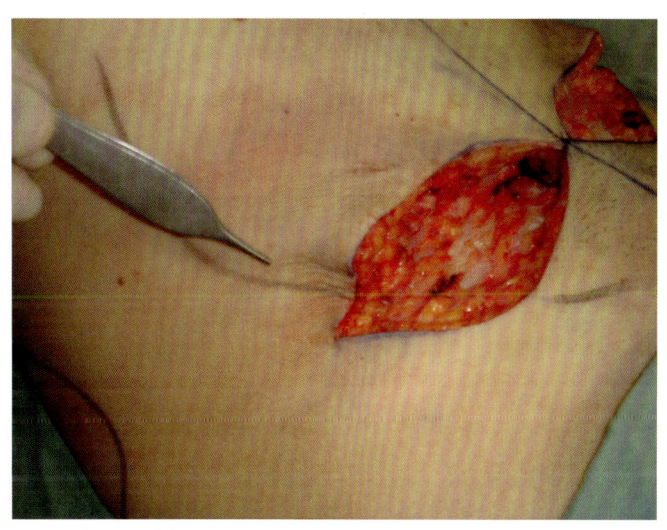

图 62.6　减少横向瘢痕。

必要，可进行补充开放型吸脂，去除 Scarpa 筋膜上部及下部的脂肪，形成均匀表面支撑上部皮瓣，此皮瓣在下降过程中变薄。

保留Scarpa筋膜

保留 Scarpa 筋膜极为重要，原因是多方面的。保留下部穿支血管，能减少出血。可对上部皮瓣起均匀支撑作用，此皮瓣在下降过程中变薄，能减少横向瘢痕，使皮瓣和深层更好地黏附（图 62.6）。

选择性剥离

吸脂腹壁成形术的第二个原理是在整个过程中保留腹部穿支血管及神经。

在上腹部中线处，腹直肌内侧界之间进行选择性剥离（图 62.7 和图 62.8）。注意不得越过这些内侧界，因为此处可能会切断腹壁穿支血管。腹直肌分离区越宽，剥离越大，因为穿支血管是按照肌肉分离而定的。因吸脂插管导致的错位有助于皮瓣下降。

为了更好地看清解剖结构并方便进行折叠术，可使用 Saldanha 牵拉器扩大手术区，防止皮瓣边缘受创（图 62.9）。

切除脐下融合部

在脐下中线上，含有 Scarpa 筋膜和脂肪组织的垂直融合部应去除，从而暴露腹直肌的内部边缘，并从剑突至耻骨处进行折叠缝合（图 62.10）。

多余皮肤的切除

确定皮瓣下降至耻骨联合处以后，应切除下腹部多余皮肤。

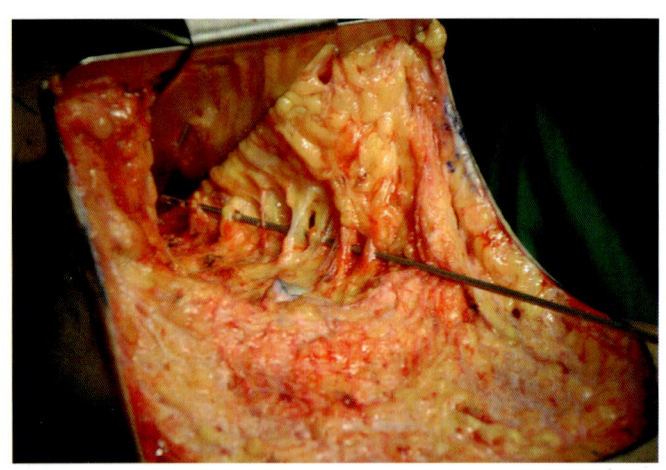

图 62.7　穿支血管。

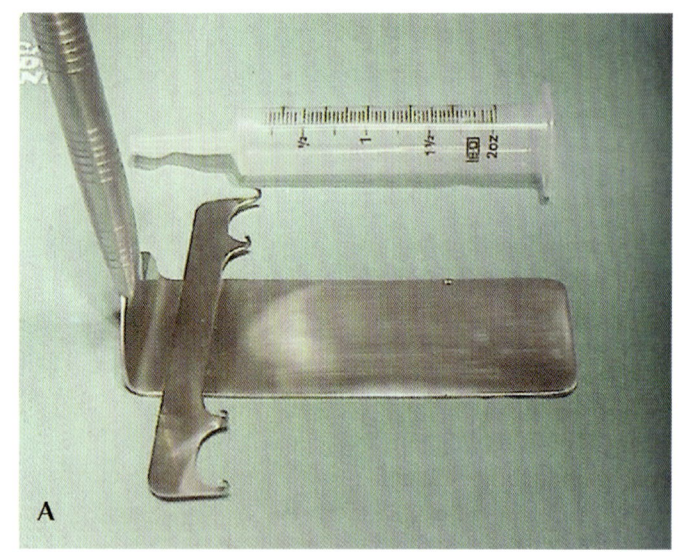

图 62.9　Saldanha 牵拉器。

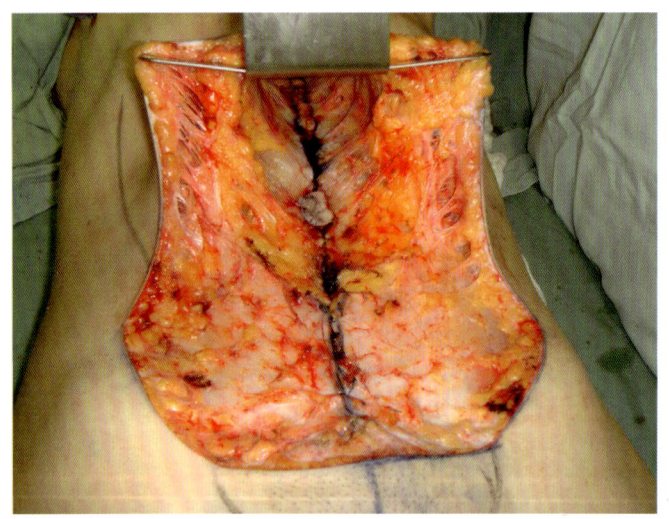

图 62.8　折叠术。

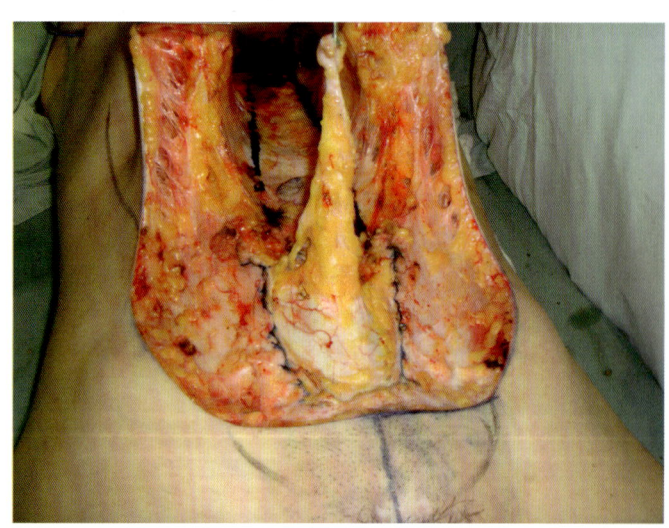

图 62.10　切除脐下融合部。

脐成形术

"星形脐成形术"标于腹壁上，并在脐蒂上形成菱形。根据腹壁十字形切口上的点，缝合脐蒂上的方位基点。瘢痕导致连续的 Z 字成形术，从而使收缩的可能性很小（图 62.11A 和 B）。

逐层缝合

术区分两层缝合，3-0 吸收性缝合线缝合深层，4-0 吸收性缝合线缝合皮下，皮肤用 5-0 吸收性缝合线间断缝合。在本步骤中，可安全切除一个椭圆形（1~2cm）的组织，瘢痕会较小，不会损伤皮瓣或过度紧绷（图 62.12A 和 B）。

术区应放置连续负压引流管 1~2 天。

包扎

伤口使用微孔材料覆盖，患者离开手术台前穿上衣服。

术后护理

术后第 3 天和第 8 天，在拆线时应进行换药，但脐部应在术后第 12 天拆线。进行吸脂腹壁成形术的患者需用的恢复时间处于腹壁成形术和吸脂术之间，因其造成的创伤小，很少会造成血管和神经损伤。综合这些因素，吸脂腹壁成形术可降低并发症的发生率，患者可尽快恢复其社会和职业活动。

并发症

认真系统地遵照以上所述的手术步骤，可很大程度上减少并发症，尤其是难以治疗的情况。这些并发症会严重损害医生和患者之间的关系，特别是当发生皮瓣损伤及皮肤坏死的时候。图62.13显示了我们用选择性底切进行吸脂腹壁成形术8年的成果，将其并发症发生率与传统腹壁成形术的发生率进行了比较。表62.1显示了吸脂腹壁成形术中需行修补手术的比例。根据之前接受过减肥手术并出现大幅度肌肉松弛的患者情况，反映了2002年、2003年、2004年、2005年、2006年及2007年出现的接受辅助吸脂和术后肌肉松弛病例数。

术前及术后示例如图62.14 ~ 图62.18 所示。

结论

随着对该腹壁成形术的逐步适应，通过在腹部及肋骨部位进行吸脂，可能获得完美体型，且恢复较快，效果显著。

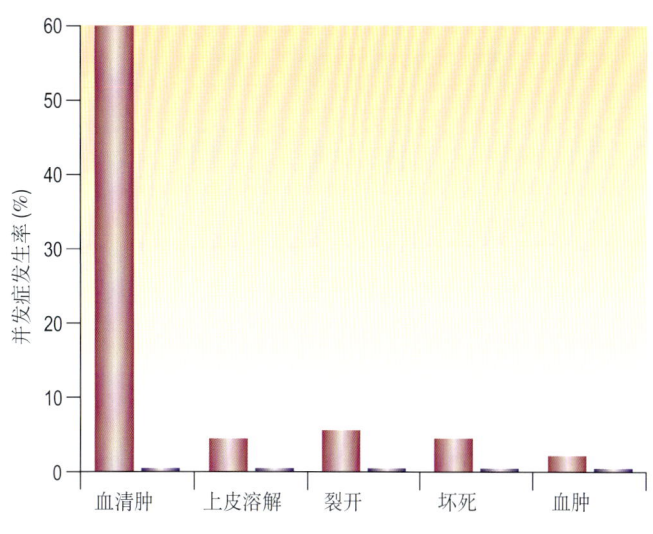

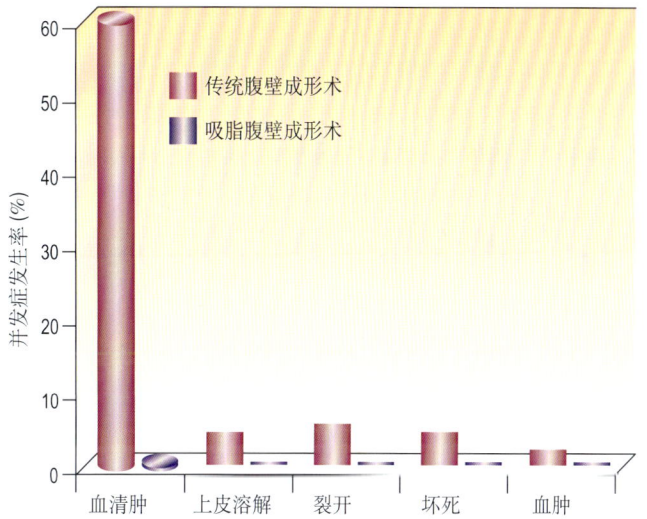

图 62.13 吸脂腹壁成形术与传统腹壁成形术之间的并发症比较。

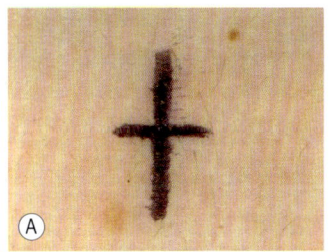 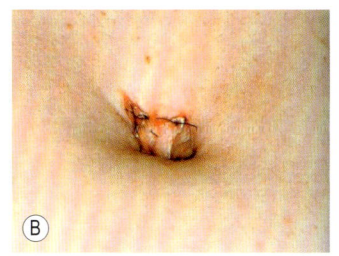

图 62.11 A，脐成形术的标记；B，脐部的最后情况。

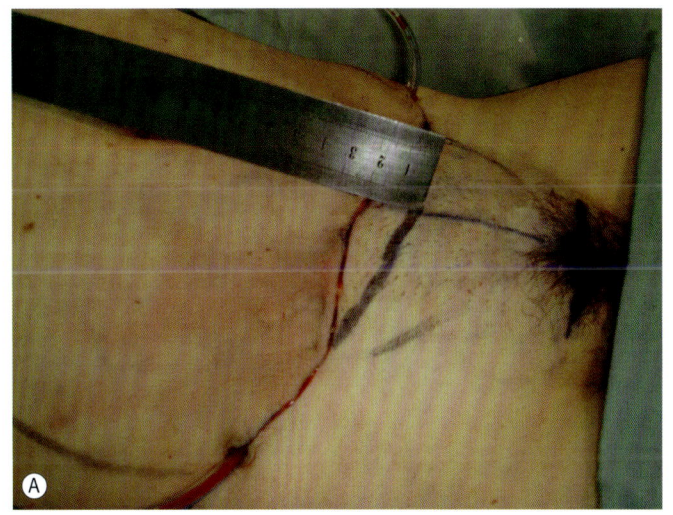 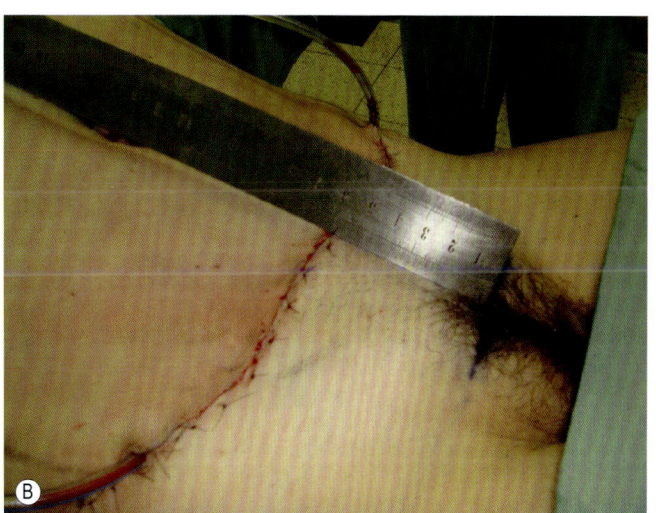

图 62.12 A，逐层缝合，缩小瘢痕；B，瘢痕距阴唇6cm。

表62.1　吸脂腹壁成形术：修补手术

修补术	2000年	2001年	2002年	2003年	2004年	2005年	2006年	2007年
1. 瘢痕	03	05	04	03	04	03	03	02
2. 吸脂不足	–	–	01	02	02	01	01	02
3. 吸脂过多	–	–	–	–	–	–	–	–
4. 脂肪移植	–	–	–	–	–	–	–	–
5. 皮肤松弛	–	–	01	02	01	01	01	02
6. 感染	–	–	–	–	–	–	–	–
7. 其他原因	–	–	–	–	01	–	–	–
合计	03	05	06	07	08	05	05	06
百分比(%)	20	11	11	11	13	12	10	11

总案例：558例

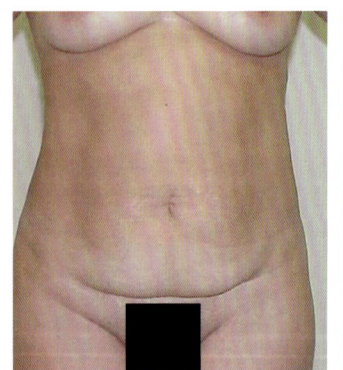 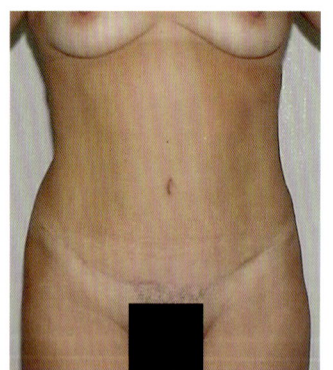

图 62.14　患者术前和术后正视图。

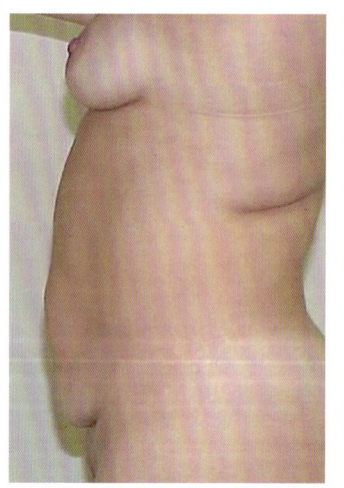 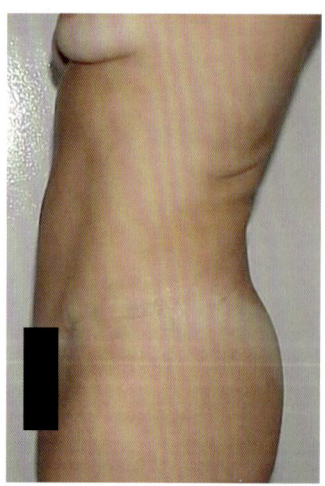

图 62.16　患者术前和术后侧视图。

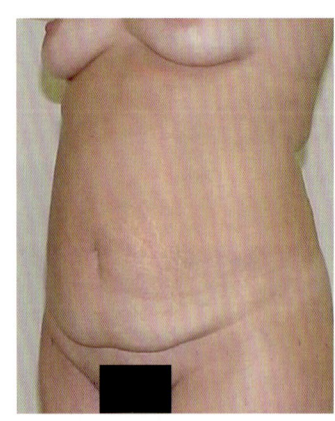 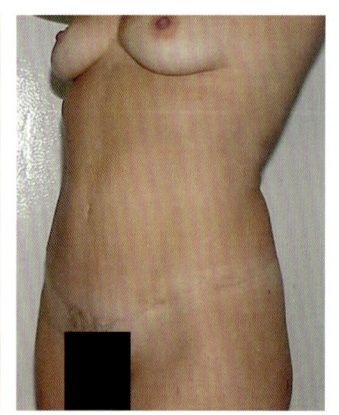

图 62.15　患者术前和术后斜视图。

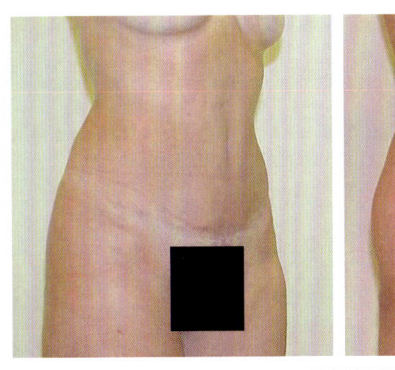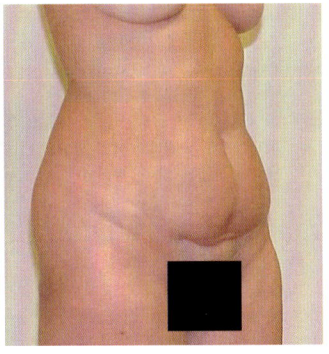 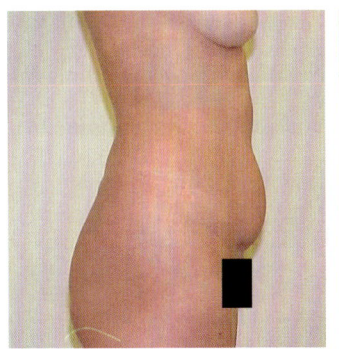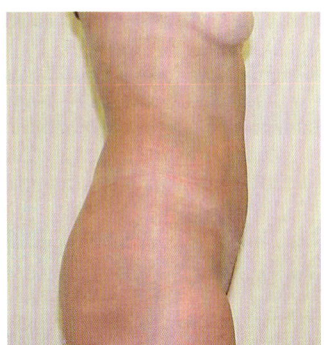

图 62.17　患者术前和术后斜视图。　　　　　　　图 62.18　患者术前和术后侧视图。

手术心得及教训

心得

- 体型更完美，因为吸脂能缩小腹围。
- 由于保留了穿支血管，所以并发症发生率较低。
- 并发症发生率低。
- 易于操作，因为所有的外科医生都可进行吸脂术和腹壁成形术。
- 全面改善腹部线条，使其更自然、匀称。
- 保留耻骨上部的敏感度。
- 术后恢复快，瘢痕小。
- 可与聚能吸脂或超声吸脂相结合。
- 对吸烟者和经肥胖治疗后的患者更安全。

教训

- 具有较大疝或腹腔脏器突出的患者不得进行该手术。
- 需要不断学习、吸收该新型手术过程。

手术步骤小结

1. 标记。
2. 浸润。
3. 上腹部吸脂。
4. 下腹部吸脂。
5. 保留 Scarpa 筋膜。
6. 选择性底切。
7. 切除脐下椭圆形。
8. 脐成形术。
9. 逐层缝合。
10. 包扎。

（王历　马菲妍 译）

拓展阅读

Baroudi R, Ferreira CAA. Seroma how to avoid it and how to treat it. Aesth Surg 1988;18:439.

Callia WEP. Dermolipectomia abdominal. São Paulo: Carlo Erb, 1963.

Castro CC, Salema R, Atias P, et al. The abdominoplasty to remove multiple scars from the abdomen. Ann Plast Surg 1984; 12:369.

De Souza Pinto EB. Our experience in liposuction. Ann Cong Bras Plast Surg 1983;9.

Dillerud E. Abdominoplasty combined with suction lipoplasty: A study of complication, revisions, and risk factors in 487 cases. Ann Plast Surg 1990;25(5):333–338.

El-Mrakby HH, Milner RH. The vascular anatomy of the lower anterior abdominal wall: A microdissection study on the deep inferior epigastric vessels and the perforators branches. Plast Reconstr Surg 2002;109:1539–1547.

Fodor PB. Defining wetting solutions in lipoplasty. Plast Reconstr Surg 1999;103(1):519–520.

Hakme F. Technical details in the lipoaspiration associate with liposuction. Rev Bras Cir 1985;5:331–337.

Illouz YG. A new safe and aesthetic approach to suction abdominoplasty. Aesth Plast Surg 1992; 16:237–245.

Illouz YG. Une nouvelle technique pour les lipodystrophies localisées. Rev Chir Esth Franc 1980;6.

Lockwood T. Fegli-lateral-tension abdominoplasty with superficial fascial system suspension. Plast Reconstr Surg 1995; 9:603–608.

Matarasso A. Liposuction as an adjunct to full abdominoplasty. Plast Reconstr Surg 1995;95:829–836.

Pitanguy I. Abdominoplasty: Classification and surgical techniques. Rev Bras Cir 1995;85:23–44.

Saldanha OR, et al. Lipoabdominoplasty without undermining. Aesth Surg 2001;21:518–526.

Saldanha OR. Lipoabdominoplastia, 1st edn. Rio de Janeiro: Di-Livros, 2004.

Saldanha OR. Lipoabdominoplasty with selective and safe undermining. Aesth Plast Surg 2003; 22(4):322–327.

Saldanha OR. Lipoabdominoplasty, 1st edn. Rio de Janeiro: Di-Livros, 2006.

Taylor GI, Watterson PA, Zelt RG. The vascular anatomy of the anterior abdominal wall: The basis for flap design. Perspec Plast Surg 1991; S. 1.

第 63 章

腹部抽脂成形术：先进的技术

Mark Jewell

引言

"腹部抽脂成形术"，就是将抽脂术与外科技术结合起来切除松弛的皮肤从而让腹壁形态紧致，这个概念一直没有得到重视。直到最近，很多国家才开始重视此项技术，南美洲除外。本方法不仅代表了身体塑形术的演变，而且把减少局部审美单位内的脂肪堆积和身体切除塑形安全、成功地结合起来。

传统的或"经典"腹部成形术取决于将腹部皮肤和相邻层（薄层）与深部腹壁筋膜（腹直肌）分层，目的是最大限度地紧致松弛的组织。对于大多数患者来说，在可接受的延迟愈合和产生瘢痕的风险范围内，这个方法是很安全的。对于经历过大量减重的患者来说，传统的腹壁成形术是必要的（图 63.1）。

以类似的方式，在接受本技术在纤维组织区域（上腹部和协腹区）存在局限性的基础上，我们在传统的抽吸辅助式抽脂术上取得了较好的成绩。对于合理的准确性和灵巧度，需要对传统吸脂术进行重新设计。通过能源类技术的协助（超声辅助抽脂术、VASER®-辅助抽脂术或动力辅助抽脂术），似乎可以改善仅仅使用套管技术的效果。

作为整形外科医生，整合了这些技术后，我们在手术效果上取得了一些进展。通常可以归纳为利用我们外科手术方法的优势做解剖以去除体内薄膜层而不产生过多层离。腹部抽脂成形术及其衍生技术的创新情况象征着此类创新所发生的领域。通过将层流解剖学技术与知识相结合，患者能够安全、有效地进行局部身体塑形手术。

抽脂术与切除手术相结合的安全问题

多年来，抽脂术与经典切除式腹部成形术相结合的联合术受到了人们的质疑和对其安全性的忧虑，担心先经过吸脂创伤，再掀起失血供的腹壁皮瓣的联合效果。Matarasso 于 1989 年、1991 年和 2000 年[1-3]所写的文章里表格中的"危险区"极大地引起了我们对传统的抽脂术与经典腹部抽脂成形术相结合时引起中间腹部皮肤坏死可能性的思考（图 63.2）。

腹部抽脂成形术的创新

当皮瓣拉力横向地用来促进腰部塑形时，如何提高腹部成形术效果的问题取得了进展[4]。20 世纪 90 年代初期，Ted Lockwood 认识到腹部浅筋膜（Scarpa 筋膜）在皮肤缝合去除拉力时的重要性[4, 5]。当 Avelar 于 1989 年描述腹壁、皮肤、皮下脂肪、浅筋膜-脂肪基质与更深脂肪层的层流方法时，此概念得到了进一步改善[6]（图 63.3）。

其他对腹部塑形这一先进概念做出贡献的还包括 Saldanha (2001 年)、Shestak (1999 年) 和 Illouz (1992 年)[7-10]。为了提高整体腹部的美感，有关安全结合抽脂术与切除术的概念被论证。巴西的外科医生们似乎对"腹部抽脂成形术"进行了创新，尽管很难把这一创新归功于某位具体的创造者，因为好几位外科医生各自汇报了其在此方法中所做的变动。Matos 和 Ribeiro 最近发表了对腹部抽脂成形术及其衍生技术的精彩评论与编目[11]。其他外科医生，包括 Cardenas-Camarena 和 Brauman，是美国整形外科史上第一批记录腹部抽脂成形术的医生[12, 13]。

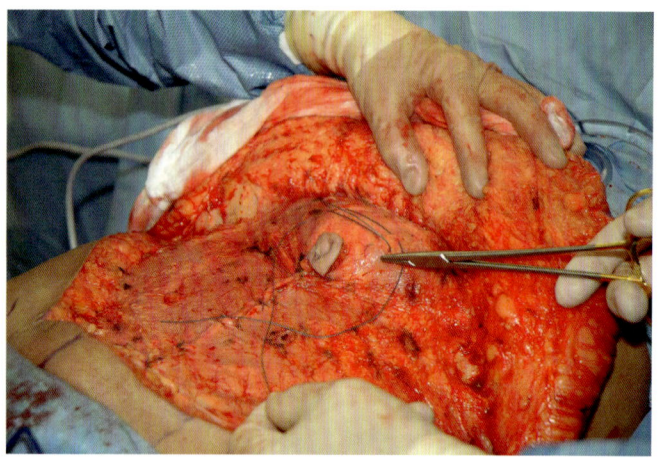

图 63.1　"经典"腹部成形术。

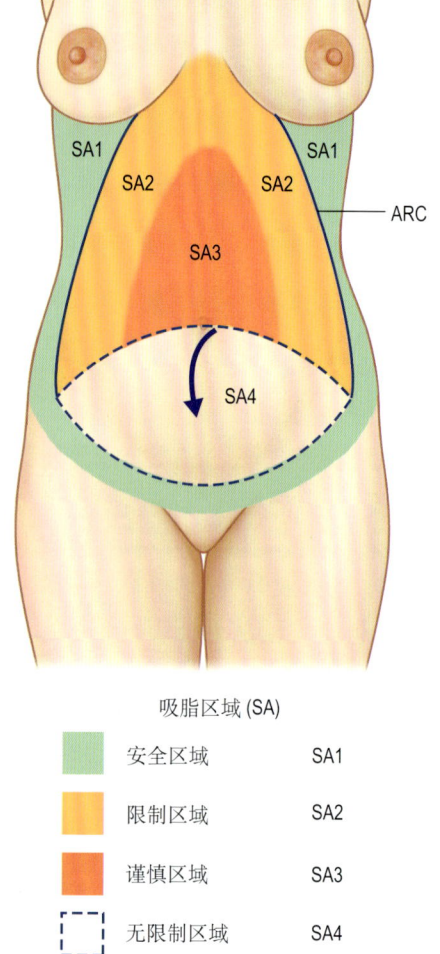

吸脂区域 (SA)

🟩	安全区域	SA1
🟨	限制区域	SA2
🟧	谨慎区域	SA3
⬜	无限制区域	SA4

图 63.2　Matarasso 腹部成形危险区。

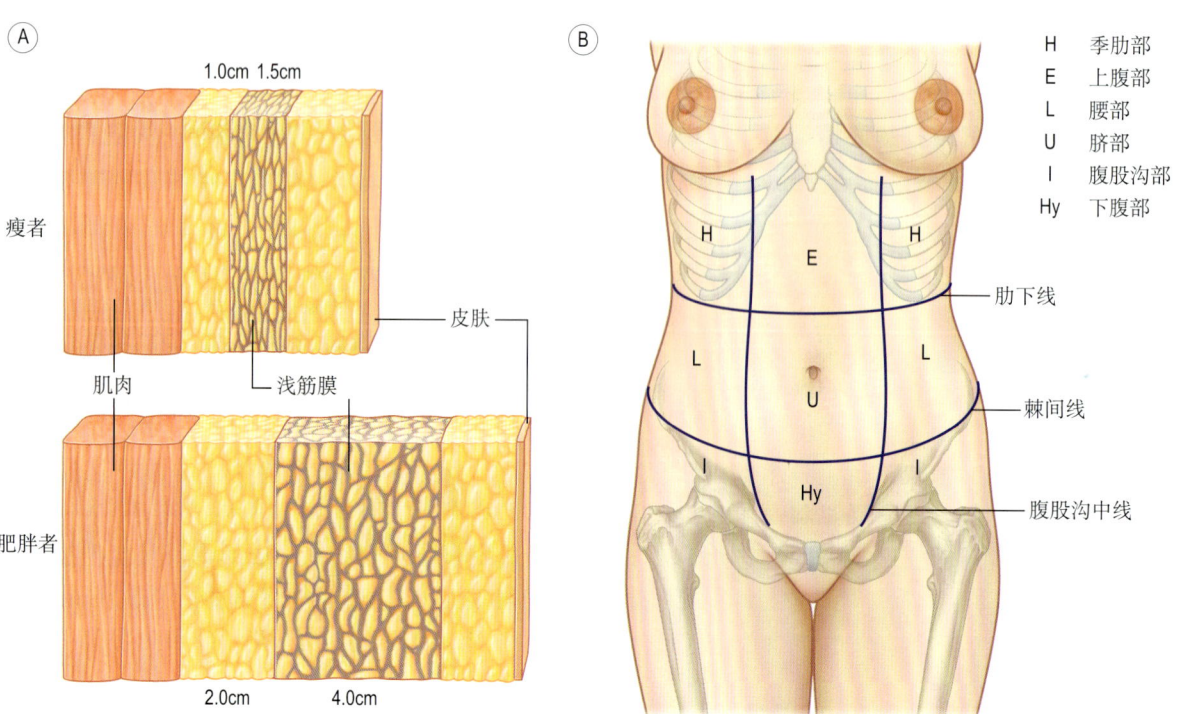

H　季肋部
E　上腹部
L　腰部
U　脐部
I　腹股沟部
Hy　下腹部

图 63.3　Avelar 腹部层流方法。

VASER®超声抽脂术与切除术的结合

2002年，当笔者与Fodor和Souza Pinto医生在写VASER论文原稿的时候，就注意到VASER®技术能够带来安全、有效及精确的效果，但迄今为止，其还不能应用于"传统"抽脂术或第二代超声抽脂设备。VASER®能够安全地治疗区域内所有的组织层，如腹部，并且似乎不会对皮肤、血管、淋巴管或感觉神经造成间接损害。如果有简单的临床指导，那么在组织基质中去除脂肪就可能具有选择性，而且能使支持结构完好无损。超声抽脂术的使用最初由Abramson报道[14, 15]（图63.4～图63.6）。

认识到VASER®超声辅助抽脂术对底层组织基质损伤小，且发生烧伤、浆液性肿块和感觉迟钝的风险较小后，它就成为了切除手术强有力的辅助手段。与传统的皮肤和脂肪整切相比，用于治疗纤维组织（例如上腹部、阴阜与胁腹区）的VASER®特有技术可同时达到改善局部形体的效果。不再需要大面积的底切，浅筋膜可以完整地保存下来，甚至深层脂肪都可能变薄，而这些都是传统抽脂术所达不到的。

该VASER®超声抽脂术对腹部薄层的效果似乎远远超过了减容的效果。通过收紧富含胶原蛋白的中间薄层对上覆组织产生"收缩性薄膜"的效果。使用射频能量、红外或机械滚轴的竞争性表面技术对这一深层组织没有实质性效果。根据Prado[16]所做的一项前瞻性随机研究，相比于激光能量传导到组织的辅助效果，传统抽脂术没有实质性的优点。

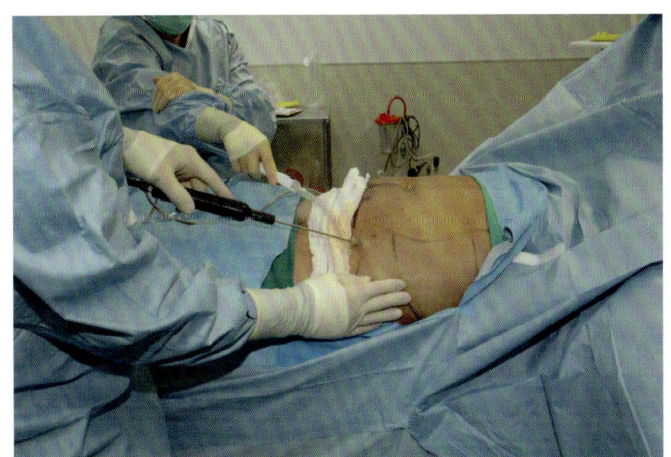

图63.4　VASER®腹部吸脂术。

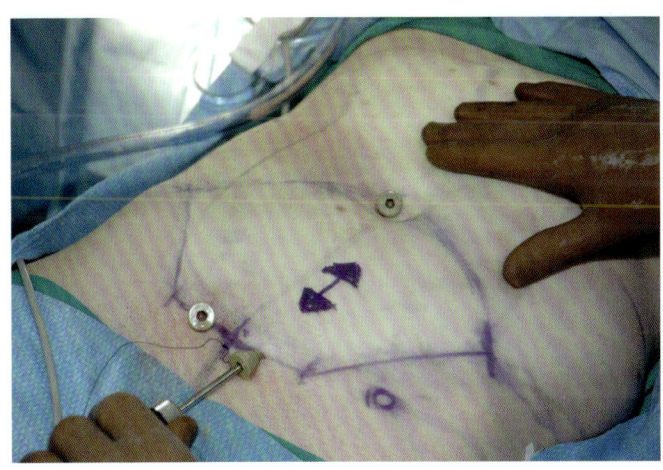

图63.5　粉碎后吸出术照片。

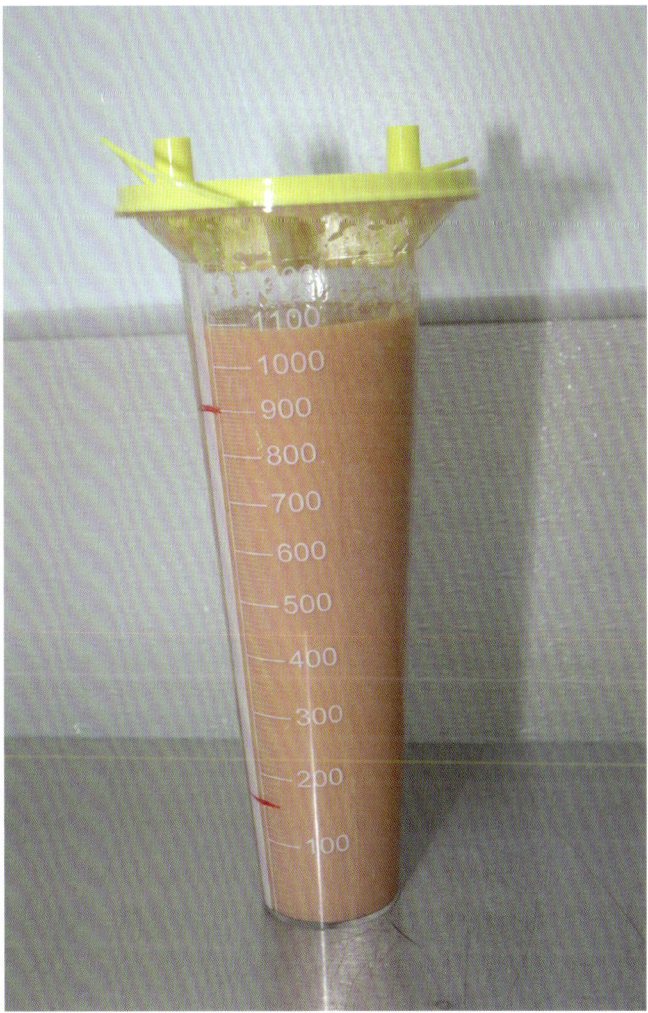

图63.6　VASER®超声固体探测器吸脂术。

超声切割设备

Richter[17] 在减少对预定切除组织上的血管与淋巴组织干扰的基础上，在如何实施浅筋膜上部切割术方面做出了创新。浅筋膜到直肌筋膜的缝合固定被证实可以稳固阴阜和腹股沟区。Jewell[18] 报道对此方法进行了变动，通过切除下腹部中线的一条浅筋膜到达深筋膜可起到紧致效果。一旦深层紧致完成，就利用 PDS 缝合线闭合浅筋膜（Ethicon Inc., Somerville, NJ USA）。不管是需要变动脐部的手术还是只需切除下腹部局部组织的手术，此方法效果都很好。

Jewell[19] 和 Richter[17] 利用美国 Ethicon 内镜外科公司的超声刀研制出了皮肤组织电切术的替代法，并创造了用于拉紧上直肌分离的中枢管（图 63.7）。本设备可在吸脂术后对浅筋膜层以上进行精确、快速地切割（图 63.8 ~ 图 63.10）。

通过光纤牵开器提供向上的牵引力，切割上腹部以暴露出腹直肌分离。本设备可用于止血，可以不借助电外科手术而实施腹部抽脂成形术（图 63.11 和图 63.12）。

适用于各种腹部抽脂成形术的外科原则具体包括：利用吸脂术（传统的与 VASER® 辅助的）对皮下深层和浅层进行切除和重塑、选择性底切与腹直肌鞘前层折叠术、穿支血管的保留、Scarpa 筋膜与深层脂肪的保留、皮肤切除术以及脐移位术。成功的腹部重塑不仅仅是对皮肤和脂肪进行整切。

在腹部塑形领域，未来可能采取两种途径：（1）小面积校正采用外部高强度聚焦超声法；（2）超声外科设备（VASER® 和 Ethicon EndoSurgery Synergy® ultrasonic scalpel）与其他腹部抽脂成形衍生术相结合的方法。

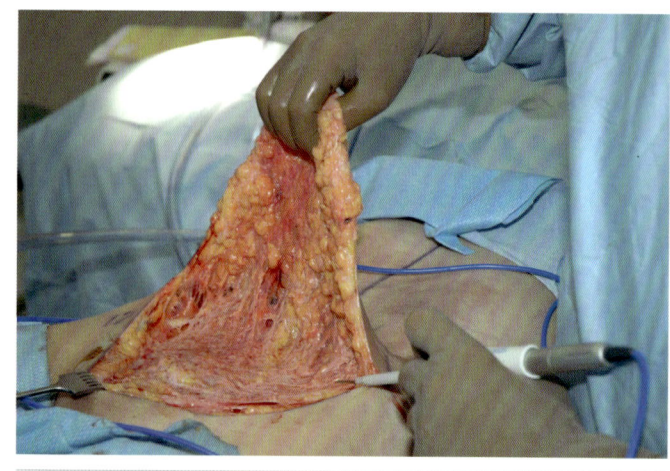

图 63.8　Scarpa 筋膜以上切除。

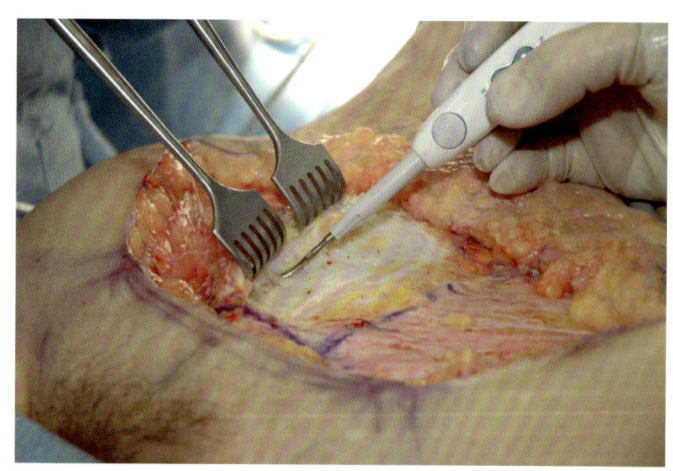

图 63.9　浅筋膜片切除。

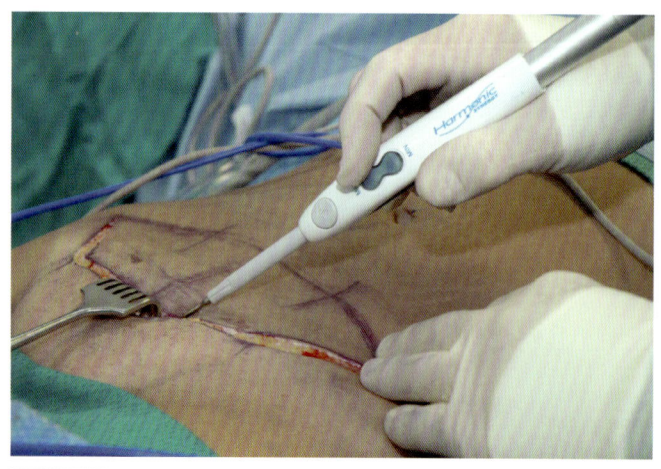

图 63.7　Synergy® 超声手术刀。

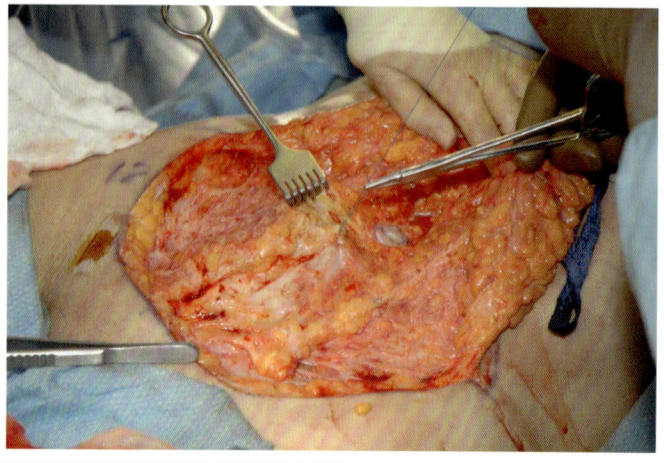

图 63.10　紧致下腹壁。

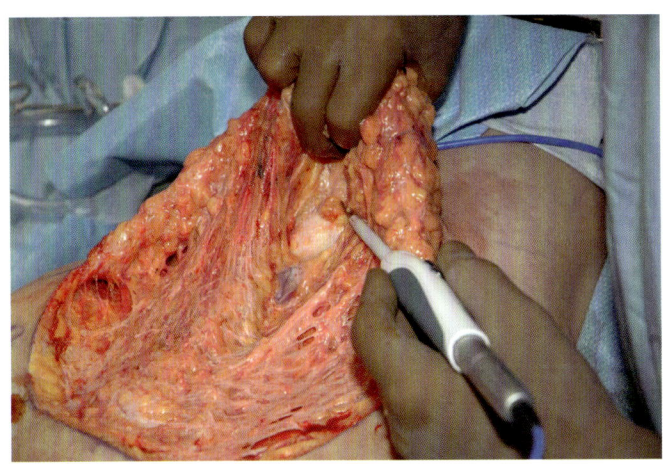

图 63.11 制造中枢管。

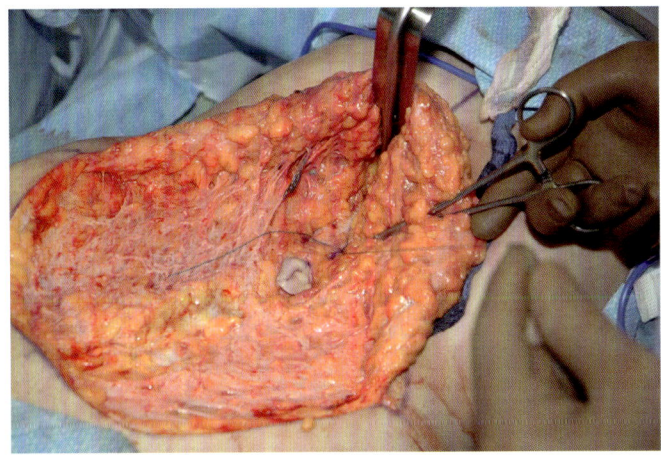

图 63.12 紧致上腹部。

Ethicon 内镜外科超声刀应用于腹部抽脂成形术中的技术考虑

将超声切割设备纳入腹部抽脂成形术的学习过程很简单:

1. 皮肤组织注射脂肪溶剂后,超声切割设备能够以最佳状态运行。
2. 使用传统的手术刀切割皮肤,因为超声切割设备不能有效地切割皮肤。
3. 当伤口处有很好的双轴外科牵引时超声刀才能实现最佳切割。使用耙或钩来提供牵引或对抗牵引。
4. 超声刀有效(切割)部分位于顶端。当伤口被扫描时才能实现切割。
5. 可以用超声刀止血,但需要时间。需要提前在完好的血管上采用凝血模式。对于被切割且回缩至腹直肌鞘的穿孔血管,很难用电外科设备或超声设备进行闭合。
6. 超声刀工作时不允许接触其他外科器械,否则刀片会产生裂纹。

腹部抽脂整形术的步骤

患者的选择

腹部抽脂成形术的理想患者应具备下列条件:

1. 体质指数小于 30。
2. 腹壁张力下降。
3. 腹部肤色变淡。
4. 腰部、上或下腹部、阴阜有局部脂肪堆积。
5. 除脐以外,无其他疝。
6. 不吸烟,远离尼古丁 3 个月。
7. 切实的期望。
8. 有家人足够的支持帮助康复。
9. 无同时接受其他外科手术的打算,例如子宫切除术。

患者准备

1. 知情同意。
2. 血象;血清 HCG,排除怀孕的可能。
3. 术前摄像。
4. 术后疼痛或使用抗生素。
5. 停用可引起出血的药物。
6. 停用口服避孕药(术前使用其他避孕方法)及雌激素补充剂。
7. 使用 GoLytely® 做肠道准备,预防术后便秘。

患者术前标记

拟行抽脂术的患者应保持站立姿势,将需要通过抽脂术使脂肪堆积部位变薄的区域做全面的标记。包括上或下腹部、阴阜和腰部。从隆凸到剑状软骨标记中线,大阴唇前端向上 6cm 处为下腹部切口。

腹部抽脂成形术的步骤

1. 房间需较暖和。
2. 患者躺在铺有一次性枕套的无菌手术台上。
3. 全身麻醉。
4. 用脚踏泵预防深静脉血栓形成。
5. 直达上肢或胸部的保暖毯(或暖气流)。
6. 膀胱中插入 Foley 导尿管。
7. Hibiclens 手术准备或一次性床单。

8. 静脉注射抗生素。

抽脂术的构成

1. 记录注入的湿润溶液剂量、VASER® 时间以及各解剖区所抽取的脂肪数量。
2. 注入含有 1：500 000 肾上腺素的脂肪溶剂。
   a. 皮肤切口
   b. 上腹部预计注入 500ml。
   c. 每个侧腹部预计注入 300ml。
   d. 下腹部或隆凸预计注入 800～1000ml。
3. 出现肾上腺素收缩血管需等待 10 分钟。
4. 用 3.7mmVASER® 探针以 90% 振幅粉碎各区域：
   a. 每注射 100ml 湿润溶液停留 1 分钟 VASER 时间。
   b. 在抽脂管上使用 Yankauer 吸头抽吸从皮肤切口流出的脂肪乳。
5. 用 3.7mm（推荐）或 4.6mmVENTX® 插管抽吸：
   a. 处理所有的脂肪层，包括浅层脂肪、中层脂肪和深层脂肪。
   b. 提起插管观察脂肪去除及腹部组织变薄是否足够。
   c. 观察临床指标，防止抽吸血液。

组织切除术

1. 用 10 号手术刀通过标准腹部整形术或局部方法切除下腹部皮肤。
2. 利用美国 Ethicon 内镜外科公司的超声刀将皮瓣提高至浅筋膜 (Scarpa 筋膜) 水平以上，达到止血的目的。
3. 使用耙做双向轴牵引，超声刀可以进行完美切割。并用超声刀进行扫描切除。
4. 持续剥离直达脐平面。
5. 标出脐，并允许其回缩（标准腹部整形术）；如果采用局部手术并且想紧致上腹部，可在脐蒂周围手术或横切脐蒂。
6. 用光纤式牵引器创造直至剑状软骨表面的上腹部通道。保持穿孔血管完好无损。
7. 皮瓣切除前检查各区域的止血情况。

皮瓣切除或紧致腹壁

1. 按照通常的技术切除下腹部皮肤。尽量不要过分弯曲骨板。若需紧致腹壁，相对于辅助提升皮肤而言，切除下腹部组织使紧致更容易。
2. 用 2-0 Ethibond 以 "8 字缝合法" 修复上腹直肌分离 (Ethicon Inc. Somerville, NJ, USA)。
3. 用超声刀从脐中线至下切口缘切除 5cm 宽的浅筋膜条，暴露深筋膜。使用耙或夹具做牵引。
4. 用 2-0 Ethibond 以 "8 字缝合法"（双间断缝合）紧致下腹部筋膜。
5. 用 2-0 PDS 修复浅筋膜。
6. 用 2-0 PDS 固定隆凸至深筋膜，防止移动。
7. 通过隆凸皮肤插入一个或两个 15cm 穿孔导管。

伤口缝合

1. 使用布巾钳缝合伤口边缘。
2. 伤口侧面部分用高拉力的 2-0 PDS 或 3-0 Monocryl 缝线 (Ethicon) 双层缝合。
3. 在皮肤上标记脐的位置。
4. 用 4-0 PDS 外置并固定脐。
5. 用 Dermabond® (Ethicon) 完成缝合。
6. 通过导管注射 0.25% bupivicaine 50ml 或 1：200 000 肾上腺素溶液，用于术后控制疼痛。
7. 导管包扎。
8. 抽脂术用硅酮背衬海绵或腹带。
9. 停用 Foley 导尿管。
10. 转移患者至恢复床，提高床头，弯曲膝盖。
11. 如需使用分裂肝素，应在术后 6 小时开始。

讨论

腹部成形术的技术、物理现象、过程等多种因素都有待改进以提高手术的效果。这些因素包括精确度、精细度、安全性及技术性。成功地实施现代腹部整形术涉及以下几方面：

- 患者的满意度
  - 提高患者的手术经历质量。
  - 通过治疗解剖区域来修饰体形不仅仅是一块组织的切除。
- 患者的安全性
  - 减少并发症的发生率＝减少专业责任问题。
  - 过度底切＝减少血液供应、中断淋巴管和形成血肿
- 精确度
  - 测量的作用（电子表格与数据记录表），精确的技术，用于测量抽脂量的精确仪器，以及临床疗效观察和质量改善。
- 技术
  - 避免组织基质发生超声辅助抽脂术或 VASER® 辅

助抽脂术相关的并发症。

– 高效牢固的超声波探头 (VASER®) 排放插管能使组织基质损伤最小化（VENTX®, Sound Surgical Technologies, Lafayette, CO USA）。

– 工具与技术方法胜于外科医生。

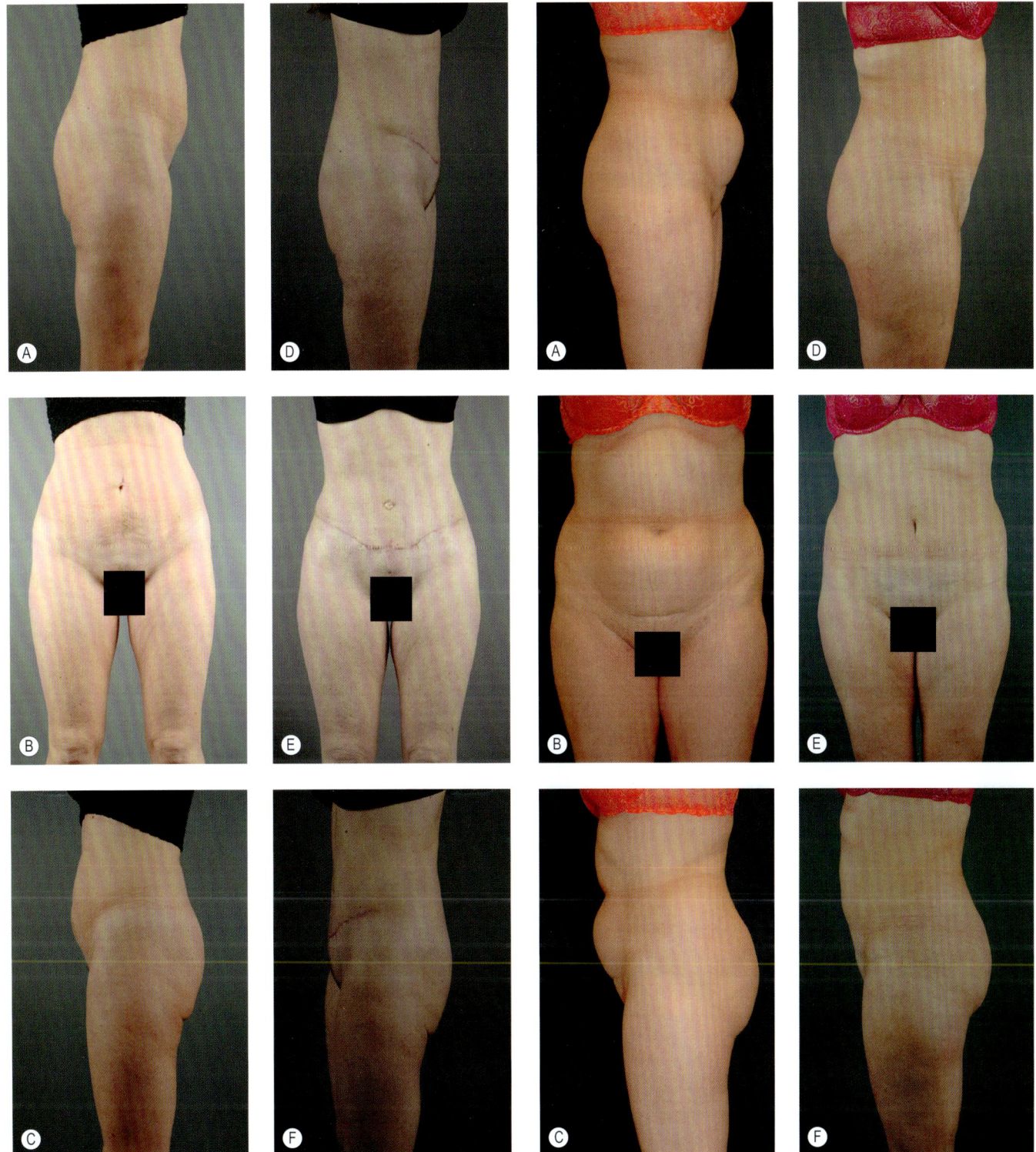

图 63.C1　A～F，标准腹部抽脂整形术前、后；

图 63.C2　A～F，局部腹部抽脂整形术前、后；

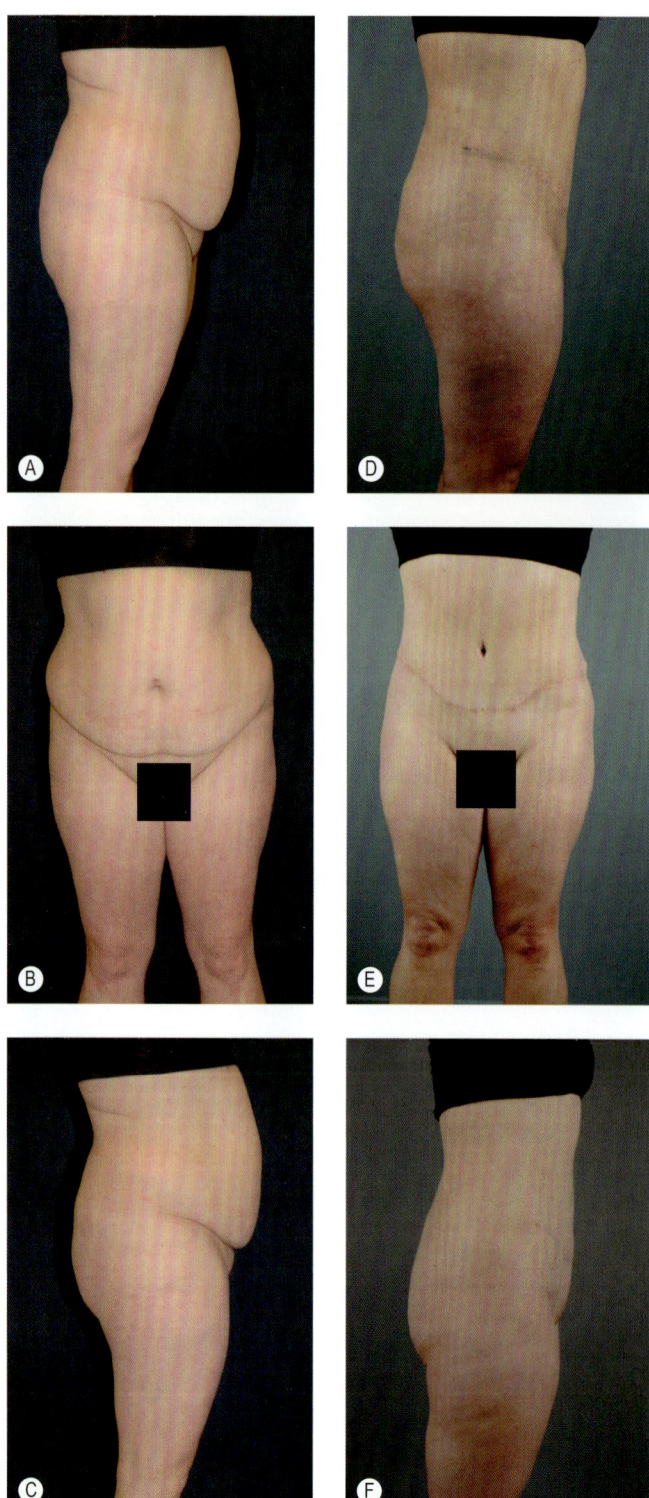

图63.C3 A～F,标准腹部抽脂成形术。

参考文献

1. Matarasso A. Abdominolipoplasty. Clin Plast Surg 1989; 16(2):289–303.
2. Matarasso A. Abdominolipoplasty: a system of classification and treatment for combined abdominoplasty and suction-assisted lipectomy. Aesthet Plast Surg 1991;15(2):111–121.
3. Matarasso A. Liposuction as an adjunct to a full abdominoplasty revisited. Plast Reconstr Surg 2000;106(5):1197–1202.
4. Lockwood T. Superficial fascial system (SFS) of the trunk and extremities: A new concept. Plast Reconstr Surg 1991; 87(6):1009–1018.
5. Lockwood T. High-lateral-tension abdominoplasty with superficial fascial system suspension. Plast Reconstr Surg 1995; 1996(3):603–615.
6. Avelar J. Regional distribution and behavior of the subcutaneous tissue concerning selection and indication for liposuction. Aesthet Plast Surg 1989; 13(3):155–165.
7. Shestak KC. Marriage abdominoplasty expands the miniabdominoplasty concept. Plast Reconstr Surg 1999; 103(3):1020–1031.
8. Illouz YG. A new safe and aesthetic approach to suction abdominoplasty. Aesthet Plast Surg 1992;16(3):237–245.
9. Saldanha OR, De Souza Pinto EB, et al. Lipoabdominoplasty with selective and safe undermining. Aesthet Plast Surg 2003;27(4):322–327.
10. Saldanha OR, de Souza Pinto EB, Matos WN, Lucon RL, Magalhães F, Lopez Bello ÉM. Lipoabdominoplasty without undermining. Aesthet Surg J 2001;21(6):518–526.
11. Matos WN, Ribeiro RC, Marujo RA, da Rocha RP, da Silva Ribeiro SM, Carrillo Jiminez FV. Classification for indications of lipoabdominoplasty and its variations. Aesthet Surg J 2006; 26(4):417–431.
12. Cardenas-Camarena L, Gonzalez L. Large-volume liposuction and extensive abdominoplasty: A feasible alternative for improving body shape. Plast Reconstr Surg 1998; 102(5):1698–1707.
13. Brauman D. Liposuction abdominoplasty: An evolving concept. Plast Reconstr Surg 2003;112(1):299–301.
14. Abramson D. Ultrasound-assisted abdominoplasty: Combining modalities in a safe and effective technique. Plast Reconstr Surg 2003;112(3):898–902.
15. Rohrich RJ, Janis JE. Discussion, Ultrasound-assisted abdominoplasty: Combining modalities in a safe and effective technique. Plast Reconstr Surg 2003; 112(3):903–904.
16. Prado A, Andrades P, Danilla S, Leniz P, Castillo P, Gaete F. A prospective, randomized, double-blind, controlled clinical trial comparing laser-assisted lipoplasty with suction-assisted lipoplasty. Plast Reconstr Surg 2006; 118(4):1032–1045.
17. Richter D. Body contouring with ultrasonic scalpel, advantages and disadvantages. ASPS-PSEF Santa Fe Breast and Body Contouring Symposium, 2007.
18. Jewell M. Lipoabdominoplasty with Vaser ultrasonic lipoplasty and Harmonic scalpel. ISAPS Satellite Symposium, Melbourne, Australia, February 2008.
19. Jewell M. Precision in abdominal contouring: Achieving new contours. ASPS-PSEF Santa Fe Breast and Body Contouring Symposium 2007.

第12部分：体形塑造/大面积减肥

第64章

非手术超声吸脂术

Peter Fodor

历史

自1942年以来，高强度聚焦超声（HIFU）就已经被用于各种研究和医疗领域。由于其精确聚焦的独特性能，这项技术在定位被非目标组织围绕的特定目标的确切位置时很有效。20世纪60年代，Kelman引入了一种理念：将超声用于外科手术，并亲自在白内障手术中采用了晶状体超声乳化术。自20世纪70年代以来，一种叫做Cavitron超声吸引刀（CUSA）的器械被成功用于神经外科、妇科、普通外科及其他专科领域，例如，进行肿瘤消融和组织切除。

最近，研究人员将HIFU在美容医学领域的应用潜力转化为现实。历史上，意大利的Nicolo Scuderi博士最早于1987年引入一种技术：将超声与吸脂术结合使用。这一技术是将细超声发射器插入小的切口内，乳化脂肪组织，然后再将其吸出。超声辅助吸脂术（UAL）已经发展成为塑形外科手术中一种有效、实用的方法。过去数年的研究证明，在皮肤表面放置一个发射器，能量可以被精确地导入皮下脂肪层，以无创方式破坏脂肪细胞，不会损伤皮肤、介入组织或底切组织和器官。这一原理推动了无创超声塑身LipoSonix®（Bothell, WA）仪器的研发。

体格检查

- 此技术安全性非常高，血液分析无异常发现，极少出现副作用或并发症，且均不明显。
- 此技术极其精准。产品的设计使能量仅传导至目标组织，对皮肤或不接受治疗的周围组织或器官没有影响。
- 此技术无需手术，并能最终实现减少目标脂肪层的目的，风险较低，如有的话，可能会出现感染。
- 此技术的速度和效率很高。器械操作的学习曲线很短。一小时内即可完成治疗。
- 患者对该技术的耐受性很好。一般无需麻醉。极少有术后不适感，患者基本上不需停止工作。
- 临床效果相当不错，观察操作前、后的临床照片可以发现早期效果十分明显。
- 患者满意度高，大多数患者在穿着自身衣服方面都会经历明显的差别，并表示他们会向其他人推荐这项技术。

解剖

皮肤及皮下脂肪组织的结构很明确。表皮层厚度约为1mm，表皮下方是真皮，不同的身体部位其厚度也不相同。不同的经受者和身体部位，其皮下脂肪组织深度在几毫米至几厘米。通常，覆盖肌肉层的筋膜在脂肪组织下方。

脂肪组织的主要作用是高效地储存能量。脂肪组织是结缔组织的一种，结缔组织由细纤维间隔围绕的脂肪细胞疏松连接构成。胶原蛋白基质约占维持结构的脂肪组织的20%，不同的身体部位分布着广泛的胶原蛋白网络。这就形成了更坚韧的皮下脂肪。脂肪组织还含有基质-血管细胞、巨噬细胞、白细胞和未分化的前脂肪细胞。

每个脂肪细胞都含有一层很薄的细胞质边缘，细胞质边缘包括一个平细胞核、少量的细胞质，一般还有一个大的脂滴。细胞体积的75%由脂质或三酰甘油构成。脂肪细胞的剩余重量由蛋白质和水构成。每个三酰甘油滴包括一个甘油和三个脂肪酸分子。脂肪酸成分的变化取决于年龄、饮食和锻炼等因素。

脂肪含量少的脂肪组织含有大量的血管，但是，脂肪细胞通常被其储存的脂质大幅扩大，从而使毛细血管占整个细胞团的比例很小。每个脂肪细胞至少与一个毛细血管接触。通过脂肪组织的神经纤维也很稀少，而且不同身体部位的神经纤维的数量也大不相同。通常情况下，脂肪组织内的神经分布少于其他大多数组织。

人体内脂肪的储量与脂肪细胞数量和脂肪细胞群相关。成年时期增生性增长很罕见，即细胞数量的增加。大多数脂肪储量的增加都来自肥厚性增长，即脂肪细胞体积的增加。一般来讲，一旦将这些细胞破坏，它们将被永久性地从指定身体部位清除。

技术步骤

LipoSonix® 技术从选择患者开始。理想的候选患者与接受吸脂术的患者情况相似，即不肥胖，但有局部多余脂肪，一般为健康、肤色好或至少肤色合适的患者。LipoSonix® 仪器治疗部位的脂肪组织厚度至少应为 2.5cm，该厚度可通过拧挤测试、卡尺或超声测量。预计产品的发展会实现更灵活的治疗厚度的选择。目标治疗部位标记有手术记号，标记方式与吸脂术相似。然后在治疗部位使用标记网格模板，为 LipoSonix® 治疗头的使用提供记号指南。根据患者的不适阈限，可以在治疗前口服止痛药和（或）镇静剂。

这项操作本身很简单。与许多商用美容激光产品相似，用脚踏开关启动仪器时，治疗头在治疗部位移动。图 64.1 显示了该仪器，图 64.2 用图例说明了将治疗头放在患者腹部的使用。正常情况下，LipoSonix® 操作可以在一小时内完成。操作结束后，患者通常不需卧床，可在当天恢复正常活动。

该技术的工作原理是：通过将 HIFU 能量精确聚焦在目标脂肪组织部位，有控制地破碎局部细胞。超声发射器置入治疗头内，以相对低的强度通过皮肤表面传输能量，因此，该治疗不会损伤表皮。发射器的特定结构和发射器定位方式使超声能量能够聚焦在皮下 10～20mm 深处。这一光束聚焦产生精确的高强度能量并传输至脂肪组织内的目标部位。图 64.3 表述了这一概念。

有一些作用机理有助于使用 HIFU 破碎脂肪细胞。第一个机理是，纯粹的热效应——目标组织内的温升仅次于超声能量的吸收。这一吸收与超声频率直接相关，即频率越高，能量吸收越多，产生的热效应也就越大。骤然的温升会直接导致脂肪细胞的破坏。其他破碎机理包括流动和剪力等力学过程，同时也有他们固有的热效应。这些破碎机理是发生器发射的压力波的直接作用结果。在不损害患者安全性的情况下，

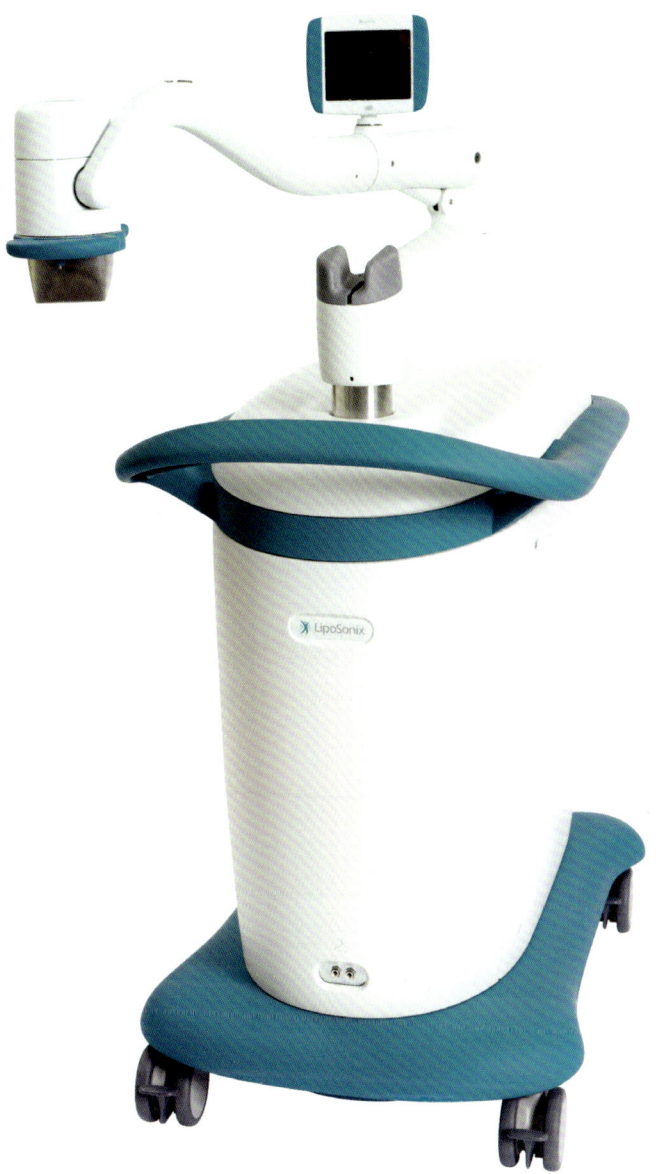

图 64.1　LipoSonix® 仪器。

LipoSonix® 技术运用热效应与机械效应的平衡点获得一个较高的临床疗效。

一旦脂肪细胞被破碎，巨噬细胞将通过趋化信号被吸引，从而吞噬脂质和细胞碎片。图 64.4 显示了用 Masson 三色染色法制作的治疗部位的典型组织切片（术后两周）。含有脂滴的巨噬细胞清晰可见。巨噬细胞移动至淋巴结，进入肝，脂质在此被身体的正常生化途径处理。我们的研究表明，大多数接受治疗的组织在 8～12 周的时间内被再次吸收。由此引起的脂肪组织量的减少带来了明显的外观效果，定量测量和临床照相证明了这一点。

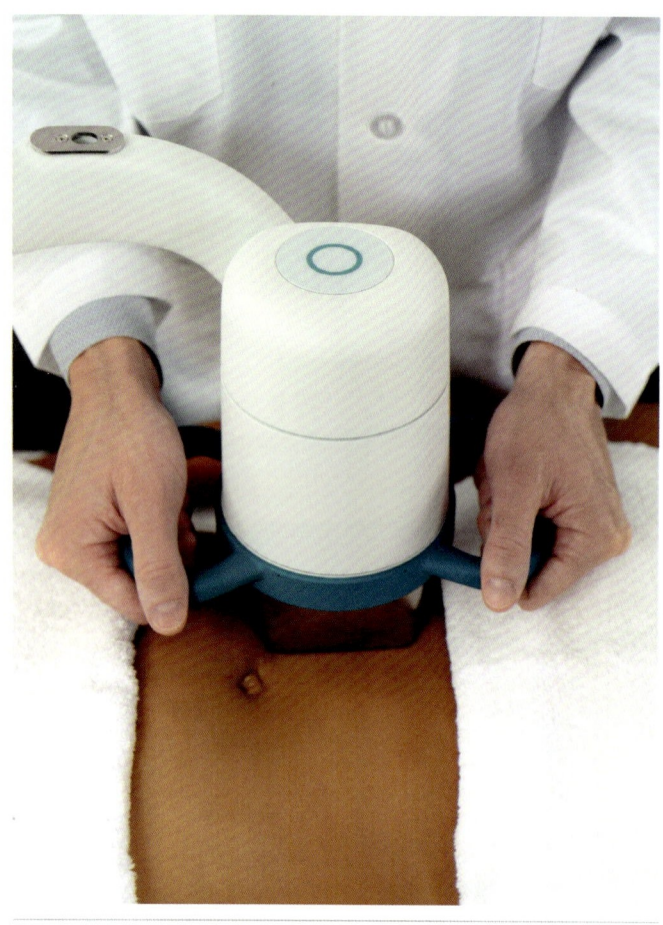

图 64.2 在患者腹部使用治疗头。

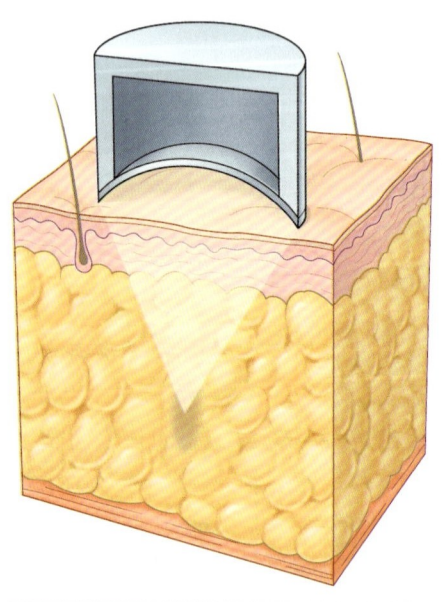

图 64.3 超声能量聚焦在皮下脂肪层。

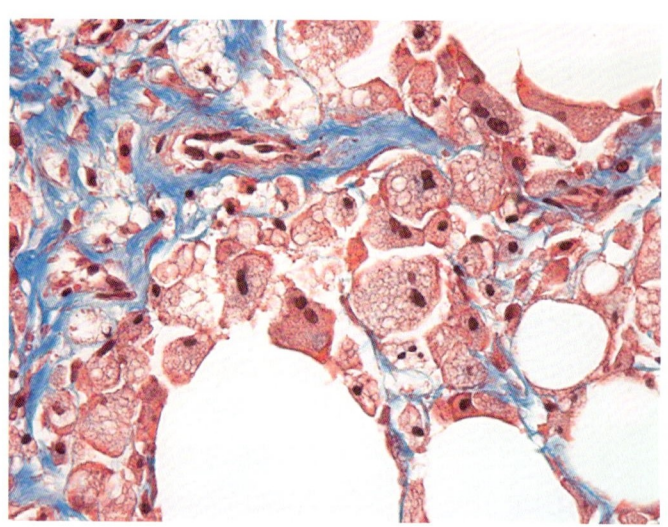

图 64.4 用 Masson 三色染色法制作的治疗部位的典型组织切片（术后 2 周），含有脂滴的巨噬细胞清晰可见。

术后护理

LipoSonix® 技术的优势之一是，术后护理极少。患者不需要止痛药或加压服，在手术当天即可返回工作岗位。

并发症

与 LipoSonix® 技术相关的副作用和（或）并发症极少。大多数患者有轻微的水肿和瘀斑，2~4 周内可消退。一些患者出现了轻微的触觉迟钝，通常在 1~2 周内消退。其他患者出现症状轻微的红斑，数小时内即可消散。没有出现过血肿、钙化、肺栓塞或任何类型的感染。术后各个时间点的血液分析与术前数值相比未发现显著的临床变化。

外观效果

图 64.5 和图 64.6 分别显示了一名女性和一名男性患者术前和术后 3 个月具有代表性的外观照片。一般情况下，患者在术后 8~12 周可看到最明显的曲线变化和环围测量尺寸减少。

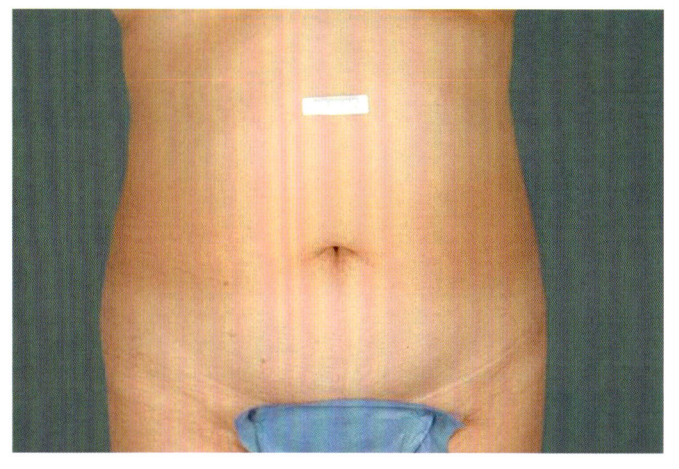
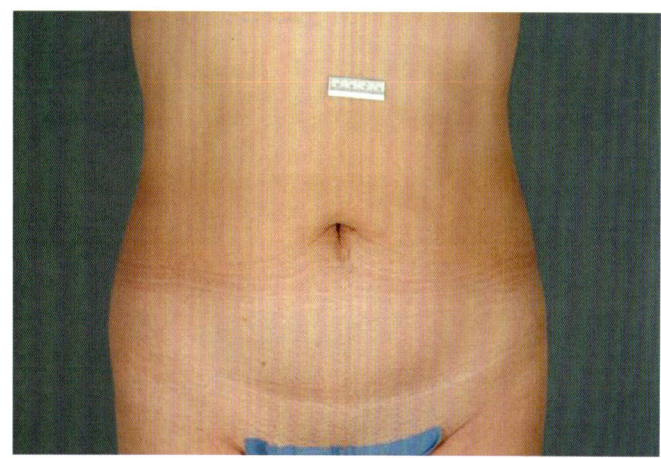
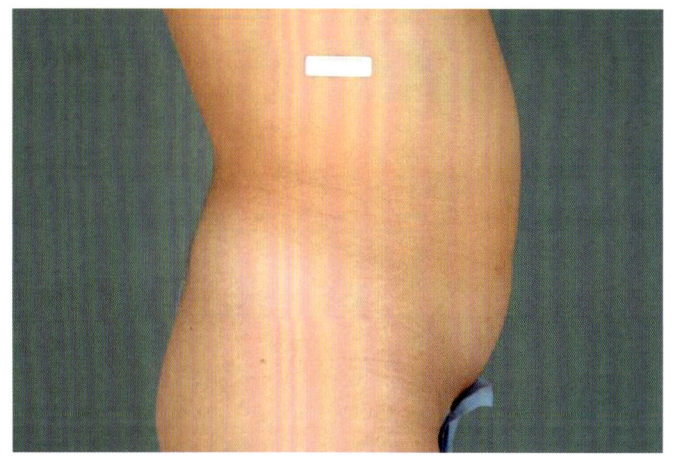
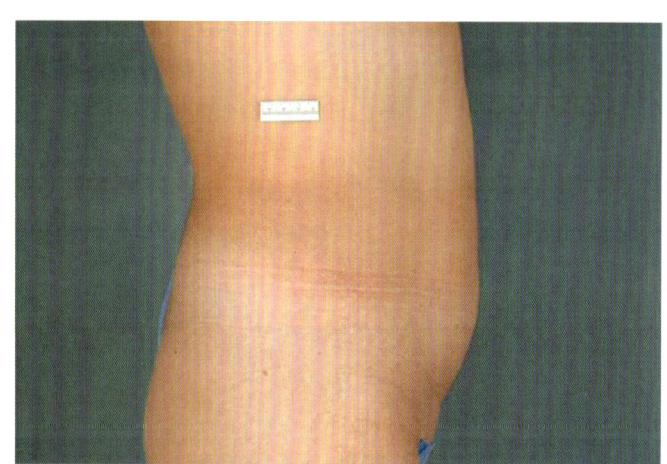

图64.5 一名女性患者术前和术后3个月具有代表性的外观照片。

手术心得及误区

心得

- 在进行吸脂术时，选择患者很关键。这不是治疗肥胖的方法。理想的操作对象应该身体健康、皮肤弹性好、并在特定部位有脂肪堆积，这种堆积即使节食和锻炼也很难消除。
- 一定要妥善应对患者的预期，即效果不会马上显现，也不如侵袭性大的吸脂术的效果好。
- 在方案策划阶段多花些时间，准确布置好治疗网格图。这样可以节约实际治疗时间。
- 优化患者位置和LipoSonix®仪器的放置位置，使手术人员在器械使用过程中的姿势合理，符合人体工程学。这样会使治疗过程更舒服。

误区

- 不要在脂肪组织厚度小于2.5cm的部位进行治疗。这种大意疏忽的做法会将能量作用于脂肪层以下的肌肉层。
- 不要过度用力按压治疗头，这样会压到更靠下的脂肪层。应轻柔、均匀地施压。
- 在操作过程中，使用足量的偶合液，使患者感到舒适，同时也可避免损坏治疗头。
- 避免作用于骨骼、脐或瘢痕部位。
- 尽可能保持治疗头平行于皮肤，确保能量均匀地传输。

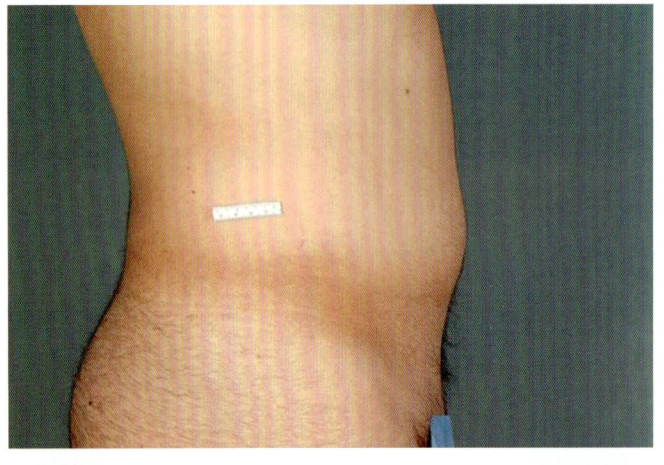
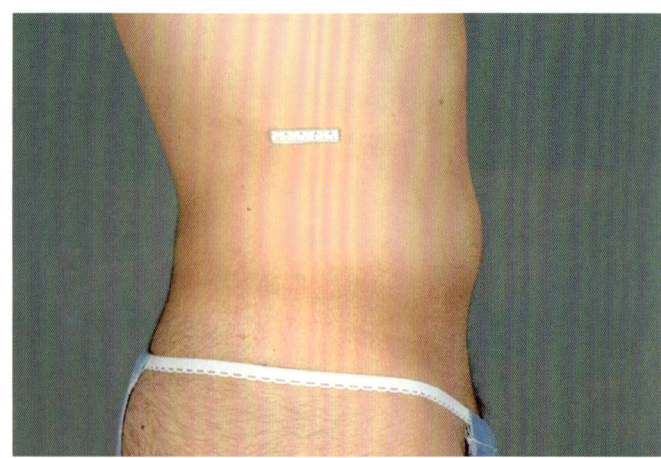
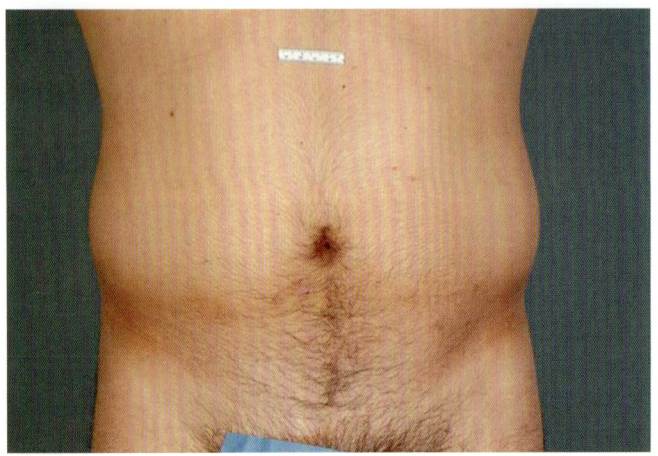
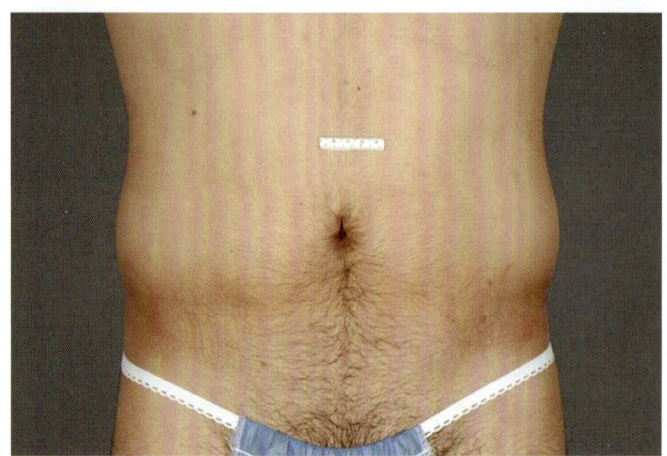

图 64.6 一名男性患者术前和术后 3 个月具有代表性的外观照片。

（王历　马菲妍　译）

拓展阅读

Adams WM, Higgins PD, Siegfried L, et al. Chronic response of normal porcine fat and muscle to focused ultrasound hyperthermia. Radiat Res 1985; 104:140–152.

Fodor PB, Hedrick MH. Discussion: Comparative lipoplasty analysis of in vivo-treated adipose tissue. Plast Reconstr Surg 2000; 105:2159–2160.

Fodor PB, Watson J. Personal experience with ultrasound-assisted lipoplasty: A pilot study comparing ultrasound-assisted lipoplasty with traditional lipoplasty. Plast Reconstr Surg 1998; 101:1103–1116; discussion 1117–1119.

Garcia-Murray E, Adan Rivas OE, Stecco KA, et al. Evaluation of the acute and chronic systemic and metabolic effects from the use of high intensity focused ultrasound for adipose tissue removal and non-invasive body sculpting. Plast Reconstr Surg 2005; 116(3):151–152.

Garcia-Murray E, Adan Rivas OE, Stecco KA, et al. The use and mechanism of action of high intensity focused ultrasound for adipose tissue removal and non-invasive body sculpting. Plast Reconstr Surg 2005;116(3):222–223.

Kenkel JM, Robinson JB Jr, Beran SJ, et al. The tissue effects of ultrasound-assisted lipoplasty. Plast Reconstr Surg 1998; 102(1): 213–220.

Linke CA, Carstensen EL, Frizzell LA, Elbadawi A, Fridd CW. Localized tissue destruction by high-intensity focused ultrasound. Arch Surg 1973;107(6):887–891.

Lynn J, Zwemer R, Chick A, et al. A new method for generation and use of focused ultrasound in experimental biology. J Gen Physiol 1942;26:179–193.

Rohrich RJ, Morales DE, Krueger JE, et al. Comparative lipoplasty analysis of in vivo-treated adipose tissue. Plast Reconstr Surg 2000;105(6):2152–2158.

Scuderi N, DeVita R, d'Andrea F, Vonella, M. Nuove prospective nella liposuzione: La lipoemulsificazione. Giorn Chir Plast Riconstr Estet 1987;2:1.

ter Haar G, Sinnett D, Rivens I. High intensity focused ultrasound – a surgical technique for the treatment of discrete liver tumours. Phys Med Biol 1989;34(11):1743–1750.

第12部分：体形塑造/大面积减肥

第 65 章

超声辅助吸脂术

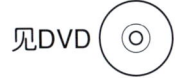见DVD

Mary K. Gingrass 和 Allen Gabriel

在美国，吸脂术已成为获得认证的整形外科医生实施的最流行的手术。尽管吸脂术在技术方面并不难，但它需要周全的方案和审美鉴赏力以获得富有美感的术后效果。吸脂术外科医生的目的是除去"目标"脂肪，留下理想的身体曲线，并实现吸脂部位与未吸脂部位之间的平缓过渡。认真选择患者及合适的外科手术技术将有助于避免出现轮廓曲线的不规则，为患者提供悉心的手术期护理对避免术后并发症很有帮助。

历史

在 20 世纪 80 年代，传统的抽吸去脂术（SAL）就已经流行开来。这项手术尽管最初遭到了质疑，但最终被人们接受，并很快成为吸脂术的黄金标准法。Jeffrey Klein 引入肿胀技术后，通过减少流体和电解质平衡偏离进一步提高了手术的安全性和有效性，从而在减少大量失血的情况下除去更多脂肪。将超声能量应用于脂肪组织这一概念最先由意大利的 Zocchi 在 20 世纪 80 年代提出。超声辅助吸脂术（UAL）涉及将超声能量应用于脂肪组织，通过细胞分裂有效"液化"脂肪，使细胞内容物释放到细胞间隙中。由三酰甘油、正常的细胞间液及注入的肿胀液组成的组合形成了稳定的脂肪乳液，可以通过低真空抽吸将其从皮下间隙抽出。超声波对脂肪等低密度组织的专一性使其可以对脂肪细胞进行选择性定位，而对介入结缔组织和神经血管结构造成的影响很小。超声医疗设备已经用于其他各种各样的医疗领域（神经外科、普通外科、眼科和泌尿科），并被证明极其有效且安全。如今，市场上有多种超声辅助吸脂术器械，但各种器械间的差别本章将不予讨论。

多年来，随着技术的不断发展，我们已经使用过很多种超声波发生器。早期使用的第一代超声波发生装置是通过固体钝头探针传送连续超声波，探头可以在除脂前有效地碎脂。第二代超声辅助吸脂术器械使用直径为 5cm 的中空导管，可以同时碎脂和抽吸。已报道的使用第二代超声波抽脂器械所发生的并发症被认为与超声能量用于脂肪组织的量和时长有关。因此，第三代器械的开发加入了超声振动的"脉动传送"，加强了对超声能量的控制。

体格检查

吸脂术咨询应从询问患者开始，他们希望自己的身体有什么改变？
- 您目前的体重是多少？
- 您保持这个体重有多长时间了？
- 您曾出现过明显的体重增加或减少情况吗？
- 您目前的饮食和锻炼计划是什么？
- 这个计划您维持了多久？
- 您有没有通过服用减肥药帮助减肥？
- 您以前做过吸脂术吗？
- 您能接受的恢复时间是多长？

解剖

评估患者是否可以接受吸脂术时要考虑的最重要因素之一是患者的肤色或皮肤质量。拧挤和触按皮肤评估松弛度和真皮厚度（图 65.1）是很重要的。年轻、厚实的未损伤真皮在接受吸脂术后更容易收缩，从而更容易获得理想的结果。薄且被拉伸过、带有条纹的皮肤在吸脂术后很难收缩，而且可能会更难看。如果已经确定皮肤质量不适宜接受吸脂术，那么可能需要皮肤切除术等替代手术方案。吸脂术不能改善脂肪团，因此，不能就该效果做出承诺。

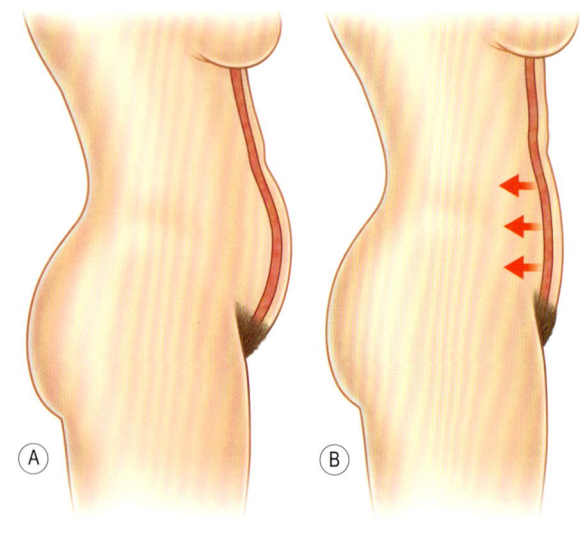

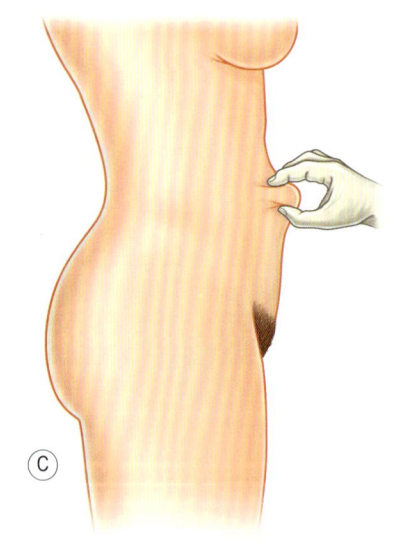

图 65.1 腹部隆起但缺少皮下脂肪的患者。A，由于肌肉松弛和姿势不良引起的腹部隆起；B，当要求患者"吸气收紧"肌肉时，凸出部分变小；C，拧挤厚度较小。

还应评估脂肪的质量，因为它也会对效果产生影响。一般来讲，结实、坚韧的脂肪比柔软松弛的脂肪恢复余地更大。较软的脂肪含有大量小叶，带有纤细的介入纤维结缔组织。这一类型的脂肪很容易被除去，也很容易被过多地切除，通常情况下，覆盖的皮肤较薄。纤维型脂肪在紧密交织的介入纤维结缔组织之间被紧密压实。这一类型脂肪不易被除去。覆盖的皮肤较厚，预计收缩效果不错。考虑到纤维结缔组织和真皮本身的收缩性能，理论上收缩效果会比较好。

皮下脂肪组织的结构在身体不同部位各不相同。一些身体部位既有深层的脂肪室也有浅层脂肪室，它们之间由独立的浅筋膜隔开。躯干和大腿的浅层脂肪由较小的小叶组成，紧密排列在竖向的细纤维间隔内，但男女的附着区域存在差别（图 65.2）。深层脂肪由较大的小叶组成，小叶较松散地分布在深层、不规则的间隔中。在这些部位，吸脂术的目标是深层脂肪。覆盖的浅层脂肪相对较薄，常作为隐藏微小轮廓变形的保护层，对于经验丰富的吸脂术外科医生来说，尤其如此。相反，吸脂的其他常见部位（手臂、小腿）只有一层脂肪，用较小的导管在这些部位吸脂有助于避免轮廓曲线出现不规则。

手术步骤

做标记和确定标记位置提供了必要的"地形图"，使外科医生能够看清目标凸起部位，避开凹陷部位，并在患者平躺在手术台上时解决不对称性。手术前，应使患者保持站立姿势完成标记（图 65.3）。建议使用耐久的记号笔，这样在对患者进行擦洗消毒时不至于洗掉标记。应认真标记不对称部位，并引起患者注意。用不同颜色的记号笔标记凹陷和凹痕，这样就可以避开这些部位，或计划自体脂肪移植。

大部分身体部位都可以在俯卧位进行抽脂，但是，一些外科医生偏好在侧卧位对髋部和大腿外侧进行抽脂。

大而软的髋部卷轴放在略微弯曲的髋部下方可以使后背、髋部后侧、侧面、臀部和大腿内侧很明显地暴露（图 65.4 和图 65.5）。腹部、胸部、手臂、大腿前部和内侧、膝盖、小腿和踝部均可以在仰卧位得到最好的处理（图 65.4、图 65.6 和图 65.7）。用聚维酮碘（碘伏™）为患者擦洗消毒三分钟，之后涂抹聚维酮碘。建议在未暴露的身体部位盖上 Bair Hugger™ 保暖毯。如果计划抽吸 5L 以上的脂肪或进行多项手术时，应放置 Foley 导管。当吸脂术与开放手术结合进行或进行大量抽脂时，建议使用加压软管，之后使用加压靴，预防深静脉血栓形成。

UAL 技术可以分解为三个不同阶段：渗入、能量应用及排空。

肿胀液的渗入：UAL 使用标准的润湿溶液配方。如果计划除去大量脂肪，则应减少利多卡因的量，以免超出 35mg/kg 这个推荐使用的最大皮下剂量。我们的经验和研究支持使用室内常温的肿胀液，在维持稳定的核心体温的同时将超声波引起的皮下组织升温风险最小化。作者建议以 1∶1 的比例渗入润湿溶液，即超湿技术。建议准确记录渗入每个部位的溶液量。

超声能量的应用：超声能量通过固体探头或中空

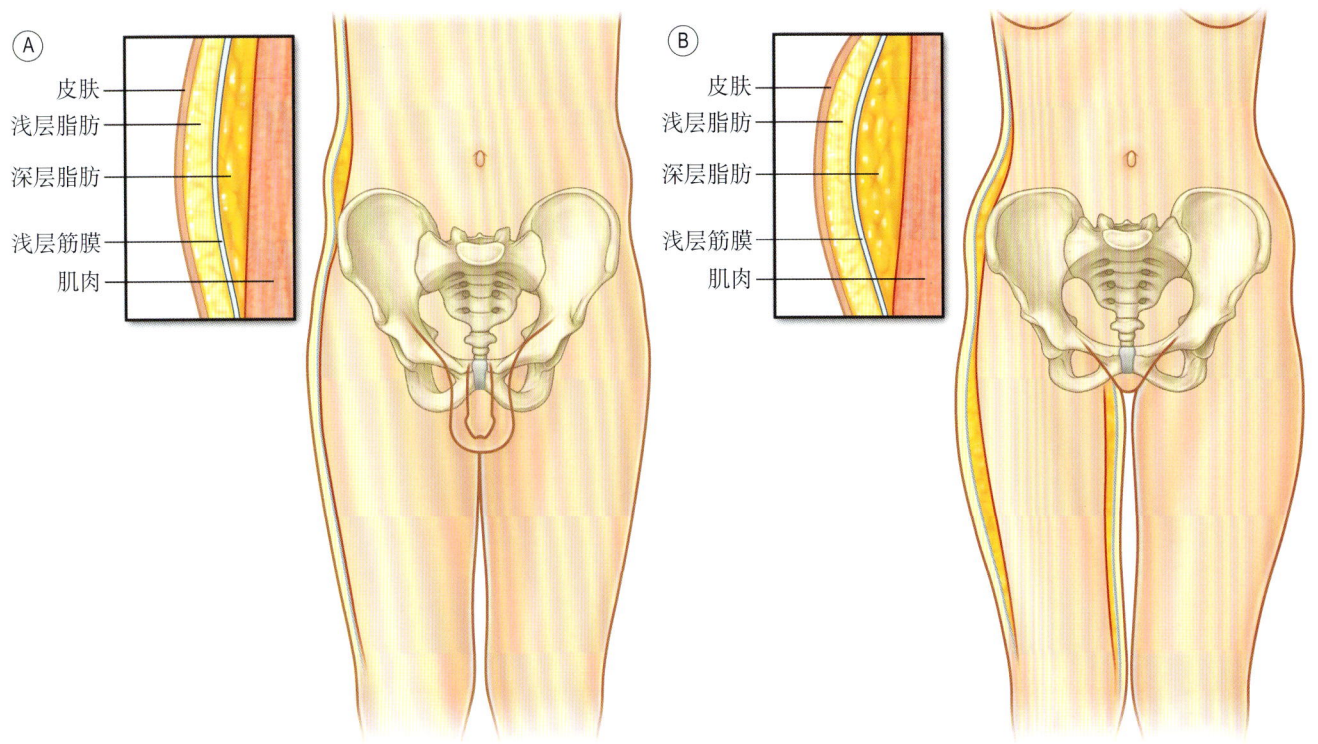

图 65.2 男性（左）与女性（右）浅层筋膜系统解剖结构差别示意图。男性的浅层筋膜系统附着在髂嵴，对女性而言，附着区域在髂嵴下几厘米处。（From Lockwood T. Superficial fascial system (SFS) of the trunk and extremities: a new concept. Plast Reconstr Surg 1991;87:1011.）

导管作用于皮下组织。固体探头技术的优势是可以更有效地传输超声能量，因此，理论上减少了组织损伤，但其劣势是不能同步排空脂肪。中空导管的优势是可以同步排空脂肪，但代价是降低了实际液化过程的效率。在以上任意一种情况下，操作手握住机头，而另一只手放在覆盖的皮肤上"感觉"或监视表皮下的进展。超声探头或导管一般以略慢于传统 SAL 的速度穿入和穿出皮肤切口。要求手术助手在应用超声能量时在切口处滴入水或生理盐水，以免对切口处造成摩擦损伤。作者已不再使用前述皮肤保护装置。

在适量的脂肪被液化前可以一直应用超声能量，这样，一旦液化脂肪被排出，患者就会拥有最终的理想曲线。因此，当适量的脂肪被液化时即可视为已实现"最终目标"。超声探头通道阻力逐渐减小，说明脂肪已经被乳化。实现对称所需的附加目标标准是能量应用于组织的时间和抽出的脂肪量。

排空阶段：即使中空超声导管用于超声能量的施用，也仍会有一些脂肪乳液残留在皮下间隙。（标准 5mm 中空钛制导管的内径为 1.8mm）。排空阶段所使用的传统吸脂术导管由外科医生选择。使用固体探头时，在排空阶段除去全部脂肪和流体。使用中空导管时，一般在施用能量时除去总量的 50%～60%，而剩余的 40%～50% 在排空阶段排出。同时，认真记录从每个部位除去的脂肪量很重要。一旦排出所有脂肪乳液，必须首先根据轮廓曲线评估手术的充分性。此时，以传统的 SAL 技术用小直径导管完成最终塑形。一旦完成最终塑形，立即关闭切口。建议在男性胸部及在腹部抽脂量大于 2L 的情况下使用导液管。患者穿上覆盖抽脂部位的加压服。作者赞成在衣服下使用加压泡沫（TopiFoam™），这样似乎可以降低术后早期阶段的淤血和肿胀。

吸脂术外科医生的目标是除去明确定位的脂肪，塑造流畅的身体曲线，而不引起深层或浅层轮廓不规则，并在抽脂和未抽脂部位之间形成平缓的过渡。拧挤测试有助于评估某部位是否接近目标，还可以帮助外科医生找到遗漏的脂肪囊块或不平整的切除部位。如果在术前进行拧挤测试，了解脂肪层的初始厚度，则该测试具有极其重要的意义。使用生理盐水湿润皮肤，并用手在表面滑动触摸，有助于发现微小的轮廓不规则。在进行最终塑形时，要谨记一句古话"过犹不及"。在追求微小不规则轮廓的完美处理时，很容易发生过多切除的情况。

第12部分：体形塑造/大面积减肥
美容整形外科学

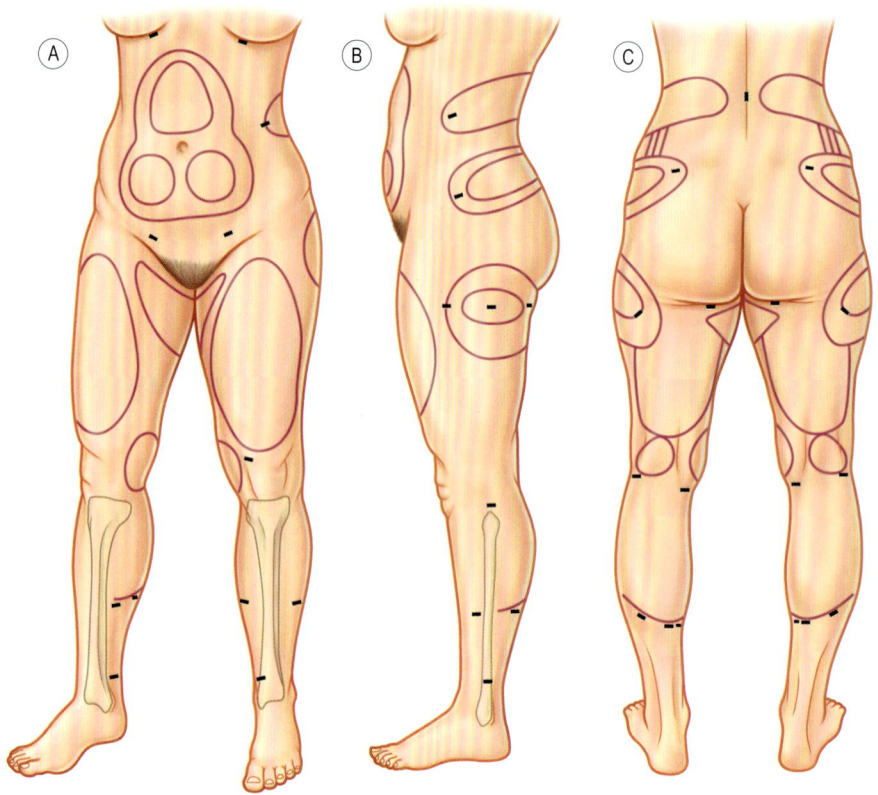

图 65.3 标记示意图。A，正视图；B，侧视图；C，后视图。

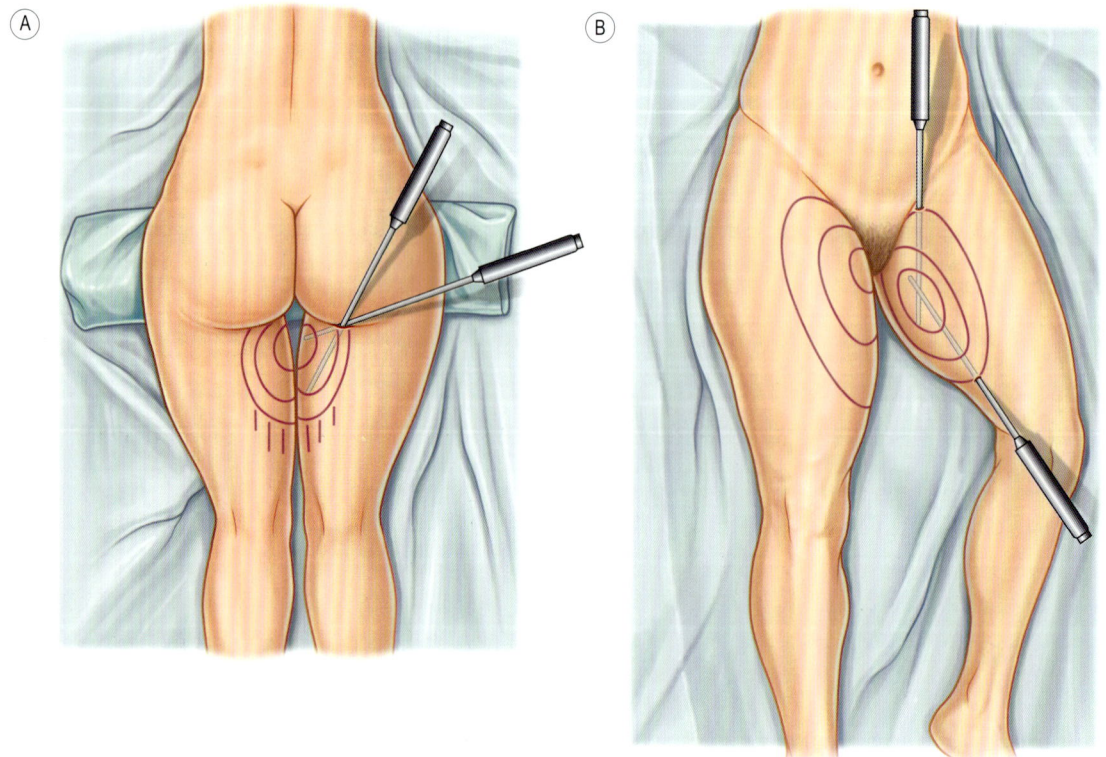

图 65.4 A，对大腿内侧进行抽脂时，第一个进入切口处于腹股沟褶皱的靠上部位。患者的腿部应做一些准备，这样就可以外展，并向外侧旋转。通常包括如图所示的圆周准备。另一个切口在大腿内侧末端 2/3 处，画出平行线圈，接近臀部脂肪。B，从仰卧位通过近臀部褶皱切口也可进入大腿的中后部。

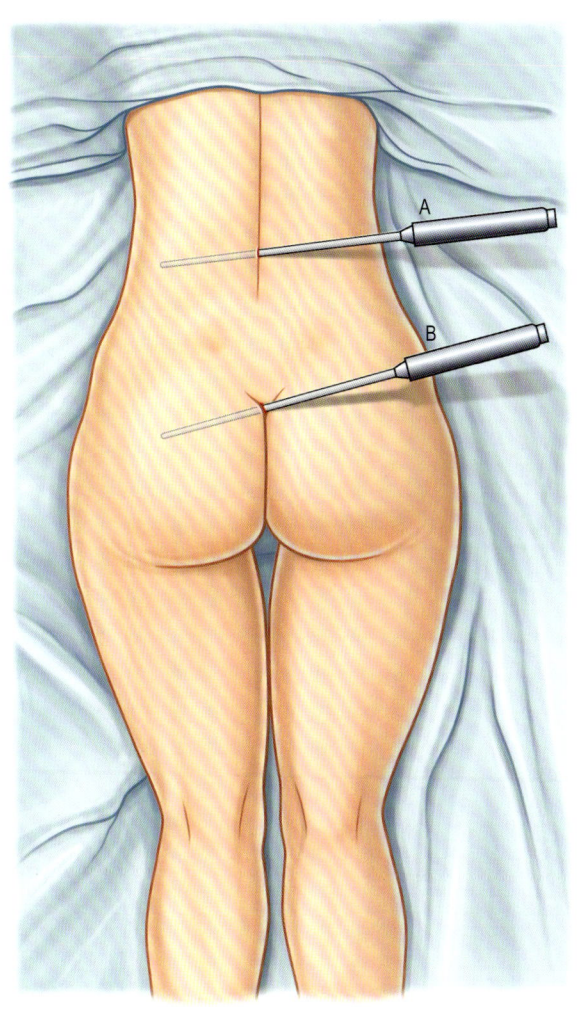

图 65.5 A 和 B，背部吸脂术。注意通过中线和臀部褶皱处切口抽脂。

术后护理

应告知患者，在术后 24～36 小时内，会有红色、血性浆液排出物从切口处排出。第一次脱下加压服时，患者出现血管迷走神经反射并非少见，因此，应警示患者在首次脱去加压服时，需有人陪伴！患者可以在术后 48 小时后淋浴，并指导他们更换抽脂部位的加压泡沫。根据抽脂量的不同，一般在术后 3～5 天拆下 Topifoam™，建议术后 4～6 周脱下加压服。指导患者在术后 2 周左右开始对抽脂部位进行淋巴按摩。这样可以减少水肿，有助于减少微小的不规则轮廓。

患者应在手术当天就开始走动。建议食用口服液和高蛋白食物。术后第一周应减少身体活动，第二周慢慢增多，这取决于抽脂量。在第一周或第二周结束时（取决于抽脂量），应鼓励患者使用跑步机或外出散步（穿着加压服）。也可以开始上半身调节。在术后 4～6 周，若水肿和淤血已适当消除，患者应提前进行全面活动。这些指南是概括性的，必须为每位患者量身制定适用的指南。

重返工作岗位取决于很多因素：患者的职业、抽脂量、整体健康状况、身体和情绪恢复状况及患者对重返工作的渴望。一般中等量吸脂术（2～4L）后，大多数患者在一周内开始工作。他们可能感觉疲劳酸痛，但可以正常工作。对于大抽脂量吸脂术（大于 5L），一般情况下，患者应至少休息一周。许多患者希望在周五下午接受手术，计划在周一继续上班。对于各方面条件合适的患者来说，这可以实现。但有趣的是，那些未安排任何"恢复时间"的患者似乎会出现大量早期肿胀，而最终他们的休息时间往往被延长。

UAL 的支持者坚信，UAL 是一种安全的塑形法，相对于传统吸脂术具备许多优势。除了对外科医生的体力要求较低外，据报告称，每位患者的抽脂量增多，而失血量减少，能对表面轮廓进行更好的控制。大多数 UAL 长期用户同意这项手术并没有取代传统的 SAL 技术，而是针对身体某些部位采用的辅助手段。作者认为，UAL 对男性胸部、背部、髋部后侧（胁腹）和大腿侧面尤其有效，原因在于这些部位的脂肪更结实、更坚韧（见解剖结构），而且 UAL 具有减少外科医生疲劳度，更好地控制表面轮廓的优势。在腹部、手臂和大腿前部等部位，UAL 的主要优势在于能够更好地控制表面轮廓，因为这些部位的脂肪柔软、疏松。作者不建议在大腿内侧、膝盖、小腿、踝部和颈部实施 UAL。因为，UAL 在这些部位较 SAL 优势不明显，而且还可能增加风险或出现劣势（如超声探头不能弯曲，这在小腿和踝部就成为一种劣势）。

并发症

UAL 术后可能出现的大多数并发症也可能出现在 SAL 术后。两者固有的风险和可能并发症包括但不限于淤血、感染、不对称、轮廓曲线不规则、血清肿、异色症和触觉迟钝。可能性较低的并发症包括体液失衡、主要器官或血管破裂、利多卡因中毒、深静脉血栓形成（DVT）、肺栓塞和脂肪栓塞。由于热量是超声能量的潜在副产物，因此，UAL 还有热损伤的风险。温度升高会发生在皮下间隙和切口处。由于钛制探头以超声波频率移入和移出，移动的探头柄与静止不动的皮肤之间接触时间延长会造成摩擦损伤。为此，必须在切口处（或者可以使用皮肤保护装置）滴水或生理盐水，防止皮肤与振动的探头柄接触。亦推荐在切口附近使用湿润的手术巾保护皮肤与移动的探头柄接触。吸脂术之父 Michael Zocchi 称，进行 UAL 时防止热损伤的两个最重要规则是：1. 只在潮湿的环境中使用超声能量；2. 始终保持超声探头移动。正确使用 UAL 技术可以完全避免热损伤！

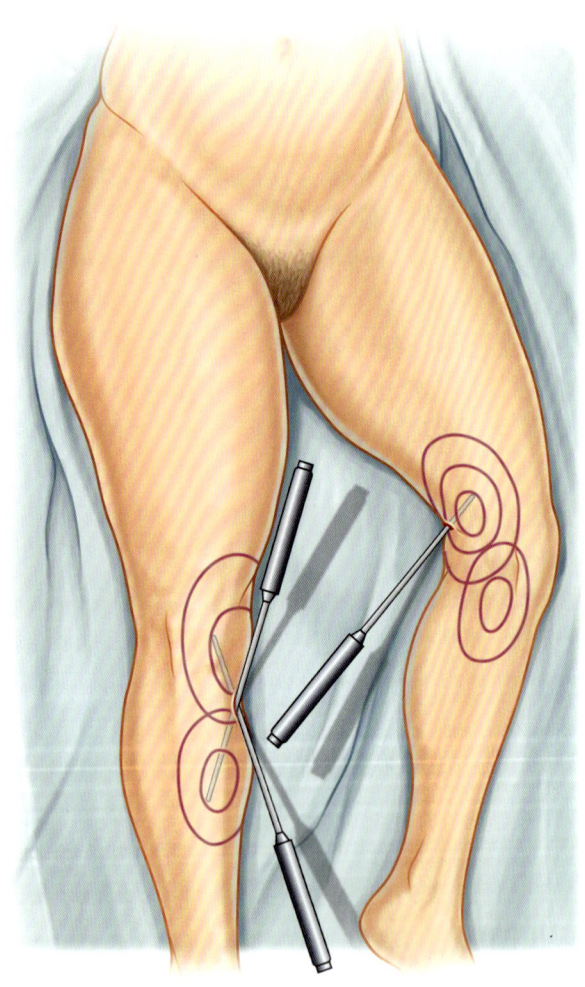

图 65.6　可以在膝盖后内侧或前内侧做微小的刺入切口，如图所示。通过这些切口，可以对膝盖内侧和髌下内侧部位进行抽脂。在髌下部位抽脂可以大大改善小腿的美感。

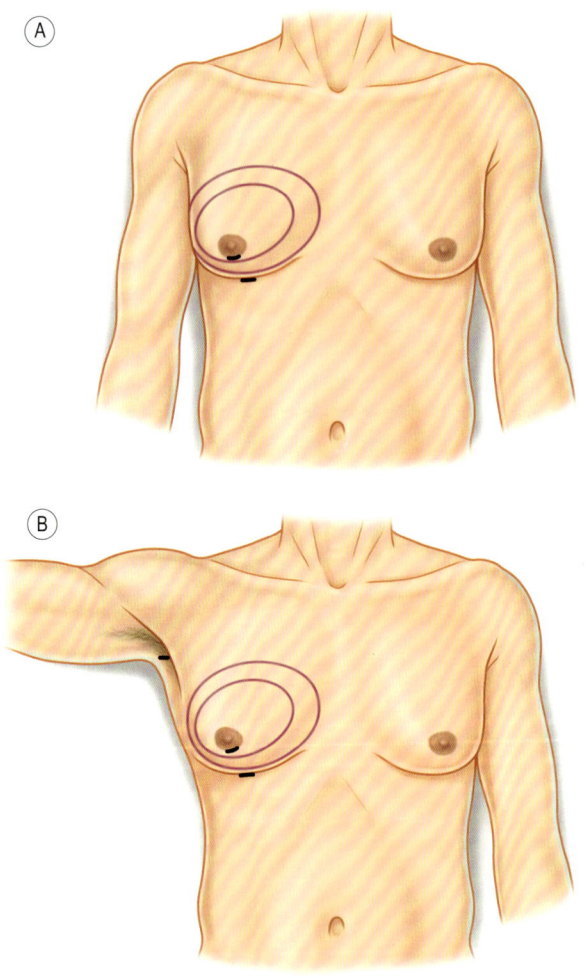

图 65.7　A，男子女性型乳房标记。在乳房下皱襞处做切口的方法仅用于胸毛过多的患者。B，在腋毛处做切口。

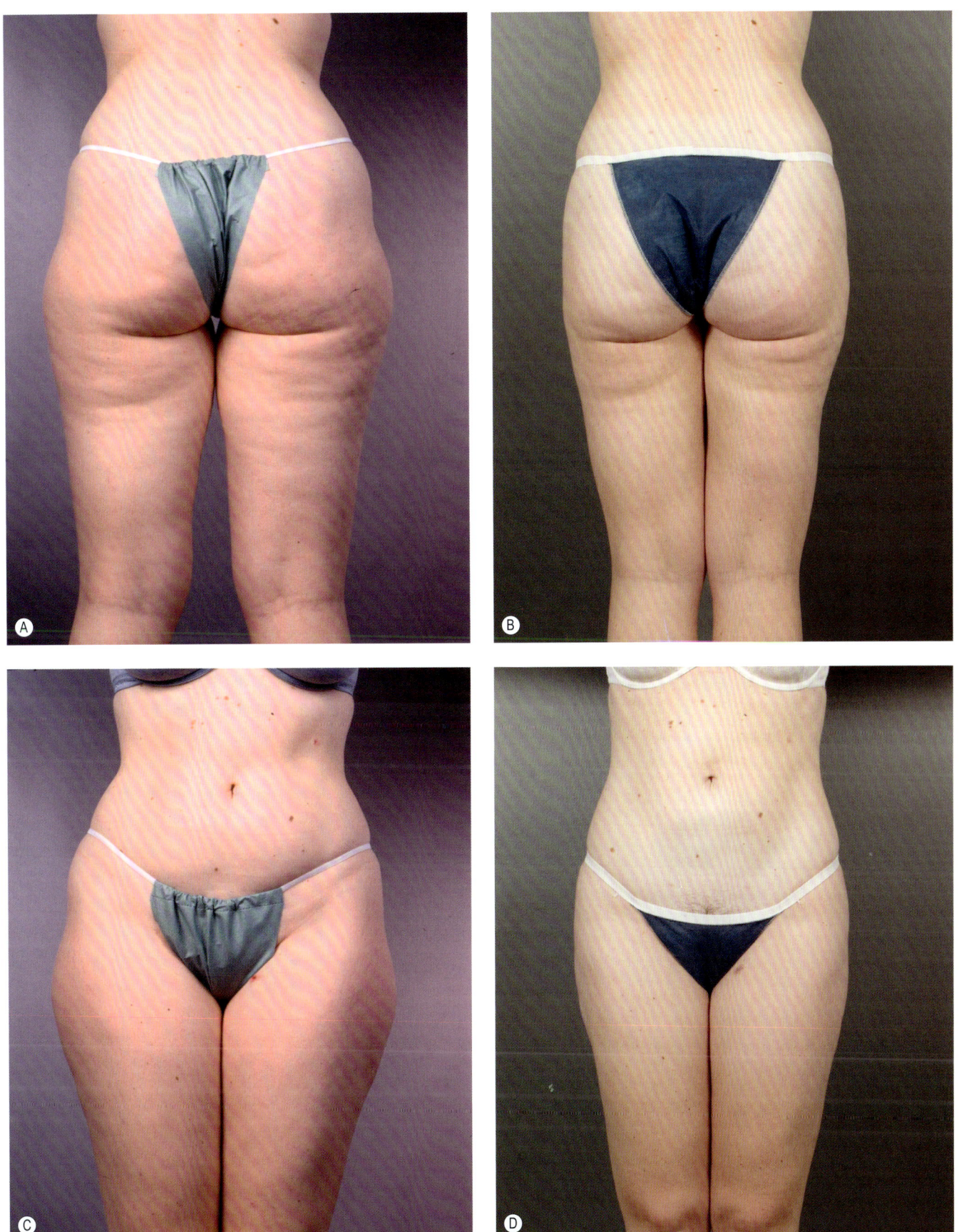

图65C.1 A和C，38岁女性的术前照片，具有一次妊娠史。B和D，腹部、髋部、胁腹和大腿周围接受UAL和SAL一年后的照片。

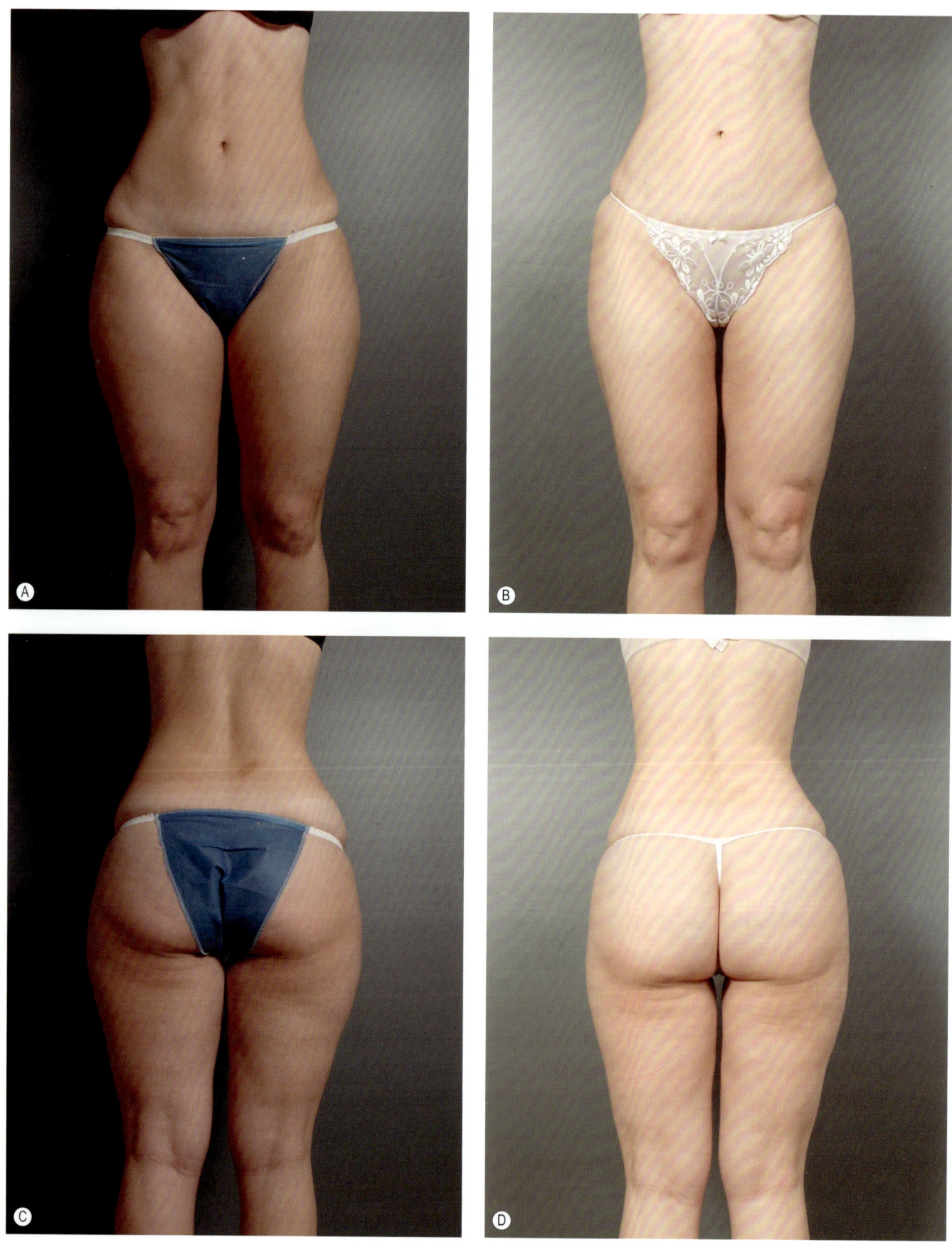

图65C.2　A和C，42岁女性的术前照片，具有体重波动史。B和D，腹部、髋部、胁腹和大腿周围接受UAL和SAL一年后的照片。

手术心得及教训

心得

- 术前识别并标记不对称部位。
- 准确记录术中注入量和抽吸量数据。
- 只在潮湿环境下使用超声能量，并始终保持超声探头移动。
- 关键不在于你所取出的，而在于你所留下的。
- 在开始时、术中及术后，进行拧挤测试。

教训

- 避免利多卡因中毒（不超过 35mg/kg）。
- 避免肿胀液注入不均匀。
- 避免造成热损伤。
- 避免轮廓曲线不规则。
- 避免术后加压不足。

手术步骤小结

1. 手术前，应使患者保持站立姿势完成标记。
2. 应在患者进入手术室前确定位置，位置确定取决于待吸脂的部位。
3. 术前，用聚维酮碘（碘伏）为患者擦洗消毒三分钟，之后涂抹聚维酮碘。
4. 计划抽吸量大于 5L 时，应放置 Foley 导管。
5. 浸入肿胀液。
6. 通过连续手动操作使用能量。
7. 用导管进行排空并最终塑形。
8. 达到最佳轮廓曲线时即完成目标。
9. 穿上术后衣服。

（王历　马菲妍　译）

拓展阅读

Ablaza VJ, Gingrass MK, Perry LC, et al. Tissue temperatures during ultrasound-assisted lipoplasty. Plast Reconstr Surg 1998; 102:534.

Commons G, Halperin B. Ultrasound-assisted lipoplasty: a clinical study of 250 consecutive patients [discussion]. Plast Reconstr Surg 1998;101:203.

Gamboa-Bobadilla GM. Implant breast reconstruction using acellular dermal matrix. Ann Plast Surg 2006; 56(1):22–25.

Gingrass MK, Kenkel JM. Comparing ultrasound-assisted lipoplasty with suction-assisted lipoplasty. Clin Plastic Surg 1999;26(2):283–288; ix.

Gingrass MK, Kenkel JM. Comparing ultrasound-assisted lipoplasty with suction-assisted lipoplasty. Clin Plastic Surg 1999; 26(2):283–288.

Goes JC. The use of UAL in breast surgery. In: Inaugural meeting of the International Society of Ultrasonic Surgery, Algarve, Portugal, 1995.

Manual Lymphatic Drainage (MLD). www.drvodderschool.com.

Rohrich RJ, Beran SJ, Kenkel JM. Ultrasound-assisted liposuction. St. Louis: Quality Medical Publishing, 1998, p. 80.

Zocchi M. Ultrasonic liposculpturing. Aesthet Plast Surg 1992; 16(4):287–298.

Zocchi ML. Basic physics for ultrasound-assisted lipoplasty. Clin Plastic Surg 1999;26(2):209–220; vii.

Zocchi ML. Ultrasonic assisted lipoplasty. Technical refinements and clinical evaluations. Clin Plastic Surg 1996;23(4):575–598.

第12部分：体形塑造/大面积减肥

第 66 章

腹壁成形术

见DVD

Ronaldo Pontes 和 Narayana Pauline Serpa

历史

本章描述一项技术的分类。该技术出现于20世纪60年代早期，1964年开始实施，1971年正式发展形成。

腹部成形术的原始版本具有低切口、皮瓣颅底切除、肌腱膜处理、尾侧收缩、切除术、脐移位和伤口闭合等特点。然而，由于皮瓣的无规律收缩，这种方法经常会在腹壁上留下不对称的瘢痕。对于脂肪较多的腹部来说，在切除过程中，由于支撑极重的皮瓣难度较大，导致这个问题变得更加严重。对于这些病例，我们强调对先前标定的皮瓣进行整块切除，并且侧面切开，便于手术的进行。除了可以缩短手术时间外，还可以很好的控制切口出血。

由于我们已了解到组织切除术在大型腹壁成形中使用的安全性与舒适性，因此，开始将这项技术作为优选方法应用在所有的实际病例中。

此项技术除了便于手术等优点外，还允许腹壁成形术与其他手术同时进行，如面部提升术、乳房提升术和大腿成形术。乳房再造术使用的是腹直肌，代表了令人满意的整块切除技术，尽管其与我们的技术没有关联。据采用本方法进行手术的外科医生确认，术后结果通常令人满意。

体格检查

该体格检查假定选择各种不同整块切除术中的一种。技术 I 显而易见，很少产生疑问。另一种手术方法则要求谨慎考虑，术前应该与患者就疗效方面、瘢痕面积及其他后果进行讨论。还有一个因素为腹部是原发问题还是继发问题。

- 仔细听取患者的意见，感知患者对手术的期望程度，对于大多数女性患者，应为其提供适当的关于手术面积、手术相关方面及结果等信息。
- 在体格检查时，非常重要的一点是要提醒患者瘢痕的存在，以及瘢痕的位置和面积。为了使患者产生更客观的印象，可以在患者的腹部画出假定的瘢痕来加深印象。
- 患者应采取站立姿势并暴露腹部便于查体。为了对腹部有更清晰的了解，应增加坐位查体。处于这个姿势时，患者不容易收缩腹肌，从而可以充分体现出腹部的真实状况，便于真实地了解腹部形状。
- 查体后，需要彻底地讨论腹壁成形术可能涉及的所有方面：年龄、肥胖度、恢复时间、恢复到他或她正常的活动、住院时间、麻醉类型、伤口包扎、引流及手术相关的风险。
- 必须指出最常见的并发症，即下肢深静脉血栓形成，并且应讨论患者可能出现这种情况的因素。也应及时指导患者预防深静脉血栓形成所用的必要方法，尽管其可能看似过早。
- 将腹部超声与基础查体结合起来应用非常重要，可以发现任何可能造成手术不当的病理学因素。
- 应提醒育龄妇女，将来怀孕产生的腹部拉伸可能影响术后腹部质量。
- 对于显著不平整和存在疝的继发问题腹部，也适合使用磁共振进行治疗。
- 对于腹胀较严重或有多个切口疝的患者，术前穿大约一个月的紧身衣进行腹部控制是非常必要的。这样，可以使其逐渐适应术后的腹壁调节，因为术后伴随的隔膜升高可能会导致呼吸功能紊乱。
- 知晓所有的日常药物是极其重要的，强调应在术前两三周停止使用可能影响凝血的药物。
- 吸烟者极有可能导致皮瓣损伤。即使那些确定已经及时戒烟的患者（至少术前1个月）也应视为吸烟者，应谨慎对待这种情况。

腹壁解剖

腹部是寻求整形手术的患者描述的重点。由于其处于明显的部位，通常会产生不好的形状及体积变化而改变形体美观。腹部隆起可由不同的因素引起，例如肥胖、皮肤和肌肉松弛、疝、腹内体积增加或这些因素的综合作用。

前腹壁呈线形，常用做解剖结构的参考。腹内侧前正中线即腹白线是皮下层递减位置，通常情况下，瘦弱的患者几乎不具有该线。腹白线在腹部手术期间，可以为切口的正确定位提供参考，由中线腹直肌的腱膜连接形成，并从剑突延伸至耻骨联合，上部较宽，随着腹内体积的增加而改变，如怀孕、腹水和肥胖。腹直肌鞘弓状线标示了腹直肌侧边，腱交叉则形成了横褶皱，平均为三个。

性别不同，脂肪分布方式也不同。我们知道，对于女性来说，脂肪趋向于在小块地区形成，并且主要出现在腹部脐下部位，对于男性而言，脂肪分布区域则较广。

腹壁肌肉

腹壁肌肉复合体由两个肌肉群组成：一个由三个脂肪侧肌（外斜肌、内斜肌和横肌）组成，另一个则由腹直肌和锥状肌组成。

腹直肌平滑，呈纵向，从肋角及肋软骨延伸至耻骨联合。每个肌肉构成一个暗带，被其鞘前层的腱膜指状突中断。

腹直肌被腱膜包绕，由连接在腹白线的横肌腱膜形成鞘。前腱膜比后腱膜的力度大，是腹壁褶皱的坚实基础。

从连接方面而言，肌肉组织具有增加腹内压的功能；另外，它们在运动期间，可以移动脊柱，稳定骨盆。

神经支配

前腹壁受T7～T11肋间和肋下神经的支配。

腹壁前外侧下部受由髂下腹和髂腹股沟神经组成的第一腰神经的支配。前皮支T7～T9供应脐上方皮肤，脐区由T10神经支配，T11、T12和L1则支配脐下区域。

腹壁血管

血液供应由两个基本的动脉丛构成：一个表皮皮下系统和一个深层腱膜肌肉系统。

小动脉血液源于第10和第11肋间隙的肋间后动脉前支和旁支及肋下动脉的前支，为前侧区肌肉供应血液。它们与腹壁上动脉、腰上动脉及其自身之间交织成网状。

腹壁前侧的主动脉是腹壁下动脉和旋髂深动脉，髂外动脉的分支与腹壁上动脉连接，该腹壁上动脉也是胸廓内动脉终末分支。

腹壁浅静脉和胸外侧静脉相互交织，由此连接成人体上半部和下半部静脉。三条腹股沟浅静脉止于下肢大隐静脉。上腹部的上、下血管一起运行在腹直肌后部鞘内。

淋巴排毒通过两个系统进行，一个浅层系统和一个深层系统。上腹壁至脐部的浅淋巴管一直延续至腋淋巴结，下部的引流到腹股沟淋巴结。肌肉组织淋巴液也会流动到腰和髂深淋巴结。

由于切断了向腹股沟淋巴结引流的导管，腹壁成形术后即刻淋巴液必然会向腋淋巴结引流。随着时间的变化，系统会逐渐复原。

手术步骤

不同类型的整块腹壁成形术

不同类型的手术方法都是原始整块技术的分支，而原始整块技术是整个过程的开始，因此称其为类型Ⅰ。

分别通过下面的图例，详细阐述不同类型的手术方法：

- 类型Ⅰ：在脐上方标出粗略的椭圆头盖形标记。
- 类型Ⅱ：在脐和耻骨之间的大约下1/3处，做出同样的标记。
- 类型Ⅲ：脐和耻骨间一半处，脐下方不嵌入。
- 类型Ⅳ：通常用于二次腹壁成形术。皮瓣下移的同时闭合脐的原始位置。

其他应用有腹部垂直及高位水平成形和大腿成形。

无论何种类型的手术方法，手术前在比基尼上做标记都是非常必要的，患者以站立姿势进行标记，且最好在手术前夜进行。就这种方法而言，标记时，患者必须穿上她们将来准备穿的带有宽带的比基尼（图66.1），这种标记将确保预期切除术能够达到较完美的对称性，还可以确保将来瘢痕的位置能够被这种类型的服装掩盖。

类型 I

类型 I 是一个椭圆图样，该图中的头盖形弧线通常经过脐的上部边缘，平滑的向两边下降，直至比基尼边界的侧部中央。较低的弧线包括三段，其中两段头盖形凹面的侧边，从上部弧线的侧边尖上开始，直至与耻骨弓上的弧线会合，该弧线具有小的尾部凹面，面积比耻骨凹面小。该边界构成一个平滑的弧线，并与较长或较短的比基尼侧带相接，这取决于患部面积的大小。

两个较低的侧弧线，弧度必须保持一致，弧线方向必须与上部弧线的方向相反（图 66.2A），从而在手术后可以产生极小的具有上部凹面弧形的瘢痕。骨盆耻骨段的尺寸必须比耻骨尺寸小，这样可使最终的瘢痕符合较窄的比基尼形状（图 66.2B）。此段全部被整块切除，是该技术的基本原理（图 66.2C）。需强调的是，为避免耻骨的过度升高，闭合时应使用张力较大的侧面缝合术。

手术结果

术前和术后视图，参见图 66.3。

手术要求患者平卧在手术台上，并依照比基尼的边界开始进行（图 66.4A）。从半球状标记开始手术，侧角位于比基尼投影内，低侧弧线与高侧弧线交汇，耻骨标记尺寸小于解剖边界（图 66.4B）。再将分界线从一边转移到另一边，使用圆规进行检查，从而确保尺寸正确。

完成分界线标记后（图 66.4C），使用 2% 利多卡因溶液 20ml，肾上腺素 1 针剂 1∶1000，0.75% 罗哌卡

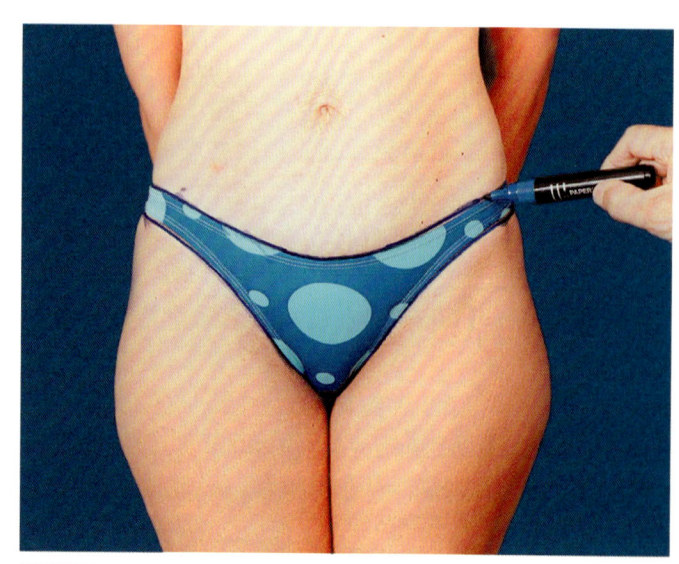

图 66.1 术前进行比基尼标记。

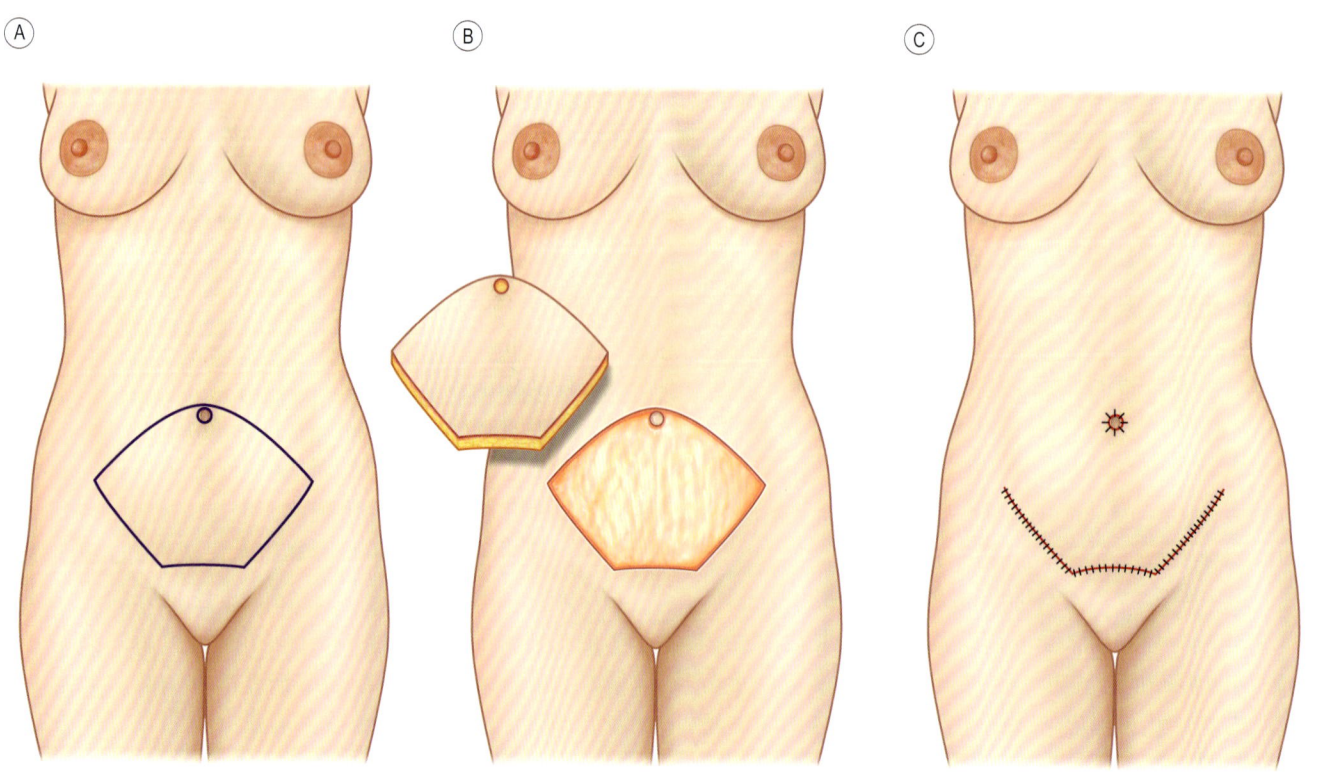

图 66.2 类型 I 整块切除术的典型方案。

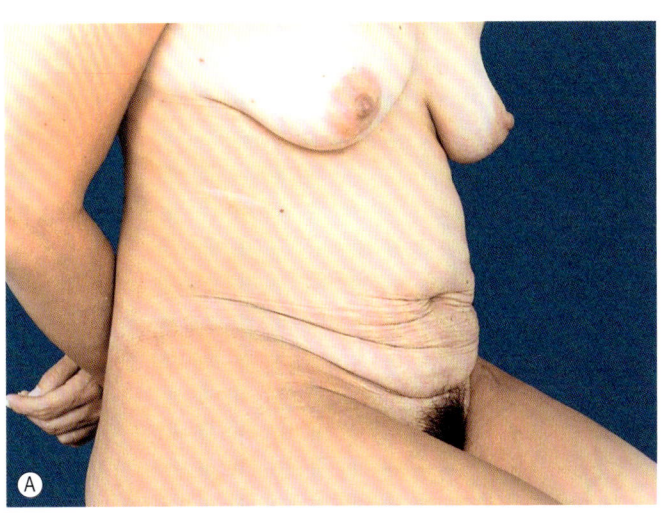
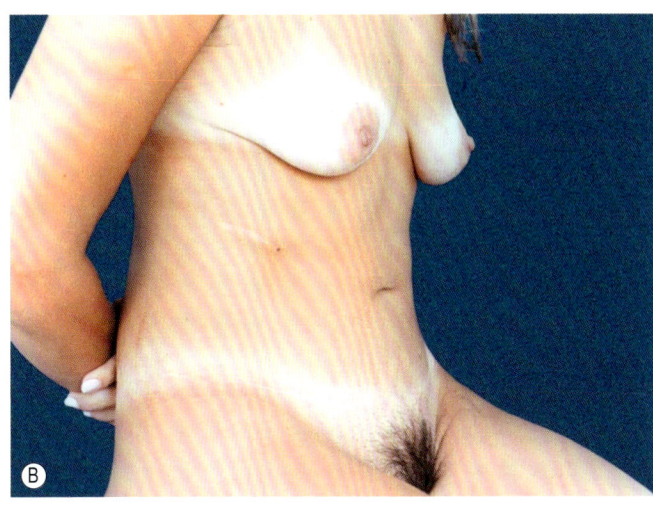

图66.3 A，术前视图可见腹部松弛，有大量的条沟，腹部膨胀非常明显。这体现了坐位查体和摄影记录的重要性。B，腹部术后视图，参看颜色较浅区域。从图中可以看出，比基尼可以完全遮盖瘢痕。

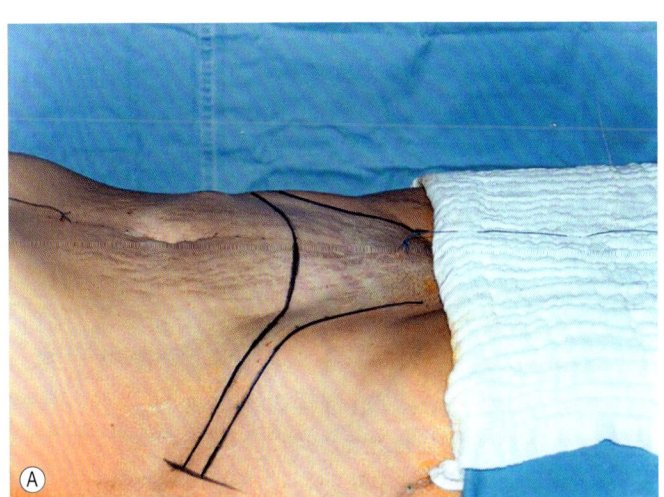
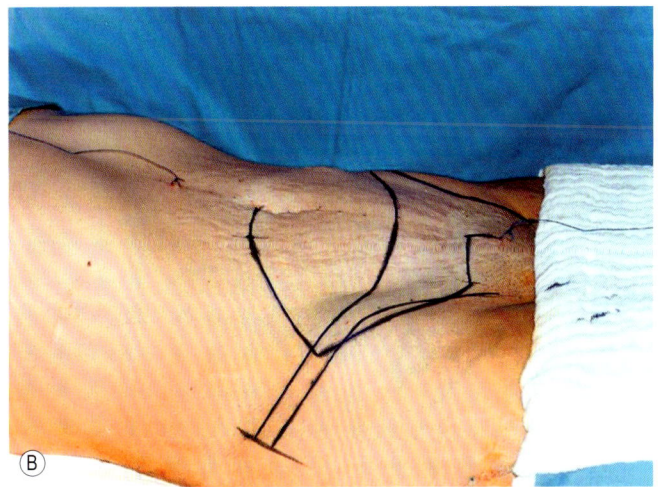
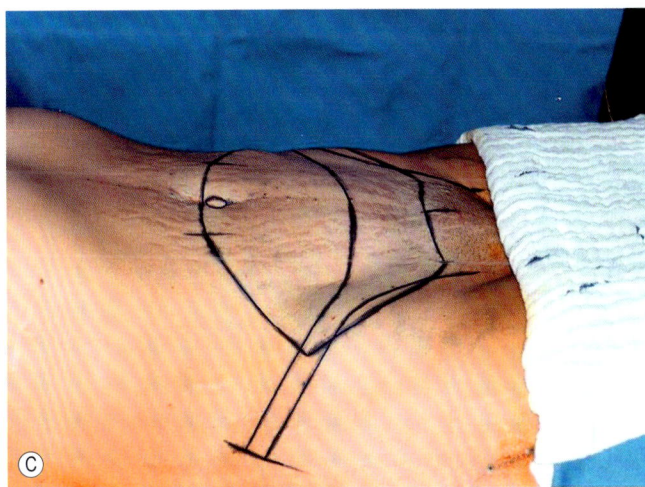

图66.4 A，带有比基尼分界线的患者平卧于手术台上。B，半球形标记，比基尼投影中的侧角标记，低侧弧线与高侧弧线交汇，耻骨标记尺寸小于解剖边界。C，分界线标记完成。

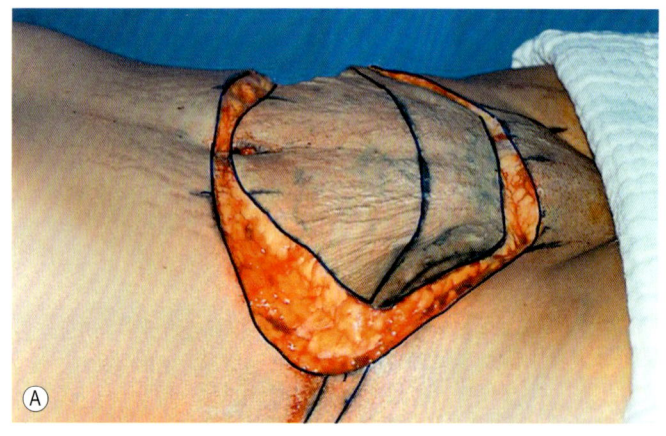
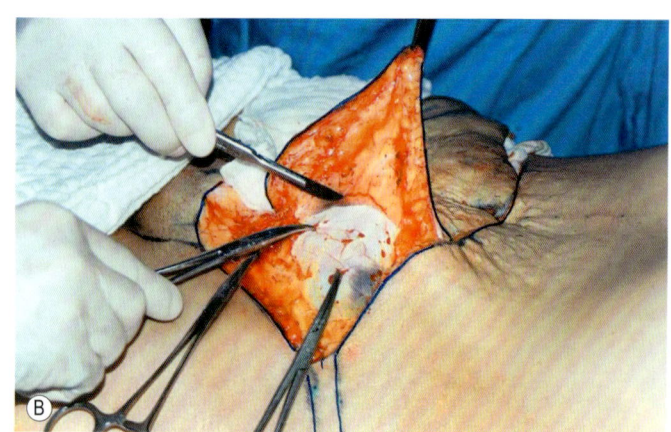
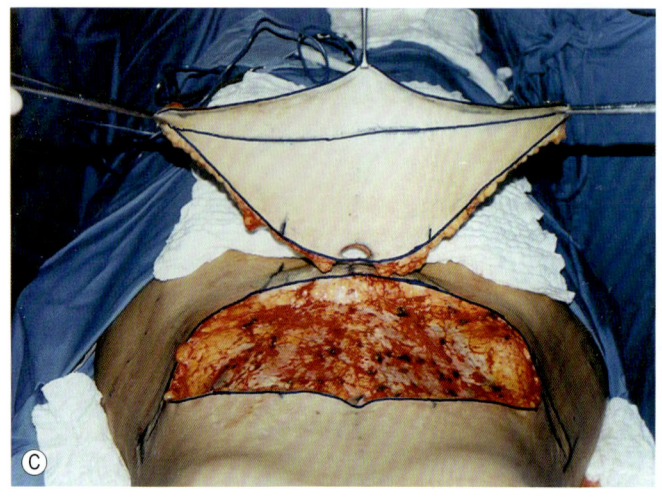

图 66.5 A，皮瓣被整块切开。B，从侧角开始直至中间部位移走皮瓣。此方法不仅简化了手术步骤，还可以提前止血，从而减少出血。C，皮瓣被全部切除。

因溶液 20ml 和生理血清 500ml 对所有需切除区域的整块皮瓣进行麻醉。

划痕标记基本部位，避免手术开始后标记被擦除。手术从切开并游离脐部标记开始进行。然后，从侧角开始，直至中间部位将皮瓣整块切除后移走（图 66.5A 和 B）。此方法不仅简化了手术步骤，还可以提前止血，从而减少出血。

皮瓣被完全切除后（图 66.5C），开始将皮瓣的头盖形游离缘烧灼分离，直至剑突。潜行剥离的范围，在侧方与上方一样，取决于不同的患者。

下一步该做的是对褶皱区域划界（图 66.6A），在不同的部位使用 Mersilene3.0 处理褶皱（图 66.6B），做这项工作的时候必须考虑腹壁整体再调整和腰部再界定的问题。

接着进行的工作是对脐部残余部分进行三角测量，然后将其固定在腱膜上。身体和腿部处于半蹲位置时，皮瓣收缩至尾部，因此脐部将处于新的位置。使用 vicryl 缝线 2.0 和 Baroudi 针进行缝合前，要切开皮肤对脐部残余部分的锥形通道进行减脂处理，这样可以使切开的皮肤固定在腱膜上，从而降低血清肿的发生率。

通过连接标记部位进行伤口缝合（图 66.6C）。然后将缝线置于脐部残余部位内。有效引流后，手术结束（图 66.6D），并应用低分子肝素预防深静脉血栓形成。

类型 II

类型 II 也称为迷你腹部成形术，其图样与类型 I 相同，只是较小，在该类型中，标记只出现在脐部和耻骨间的下 1/3 处（图 66.7A～C），存在不嵌入脐部的可能，也或者没有这种可能性。适用于耻骨上方脐部高且松弛的患者。虽然切口小，但腹直肌的褶皱仍然可以被切除，由于进入脐上区域比较困难，所以存在一定的难度。必须高度注意类型 II（迷你腹部成形术）的缺陷，由于瘢痕较小，导致患者经常抱怨上腹部松弛，尤其是坐位时更明显。我们已经对自己的患者或其他患者进行了再手术，来克服这个缺陷。这样的话，可使类型 II 的适用范围极广，但若上腹部区域极度松

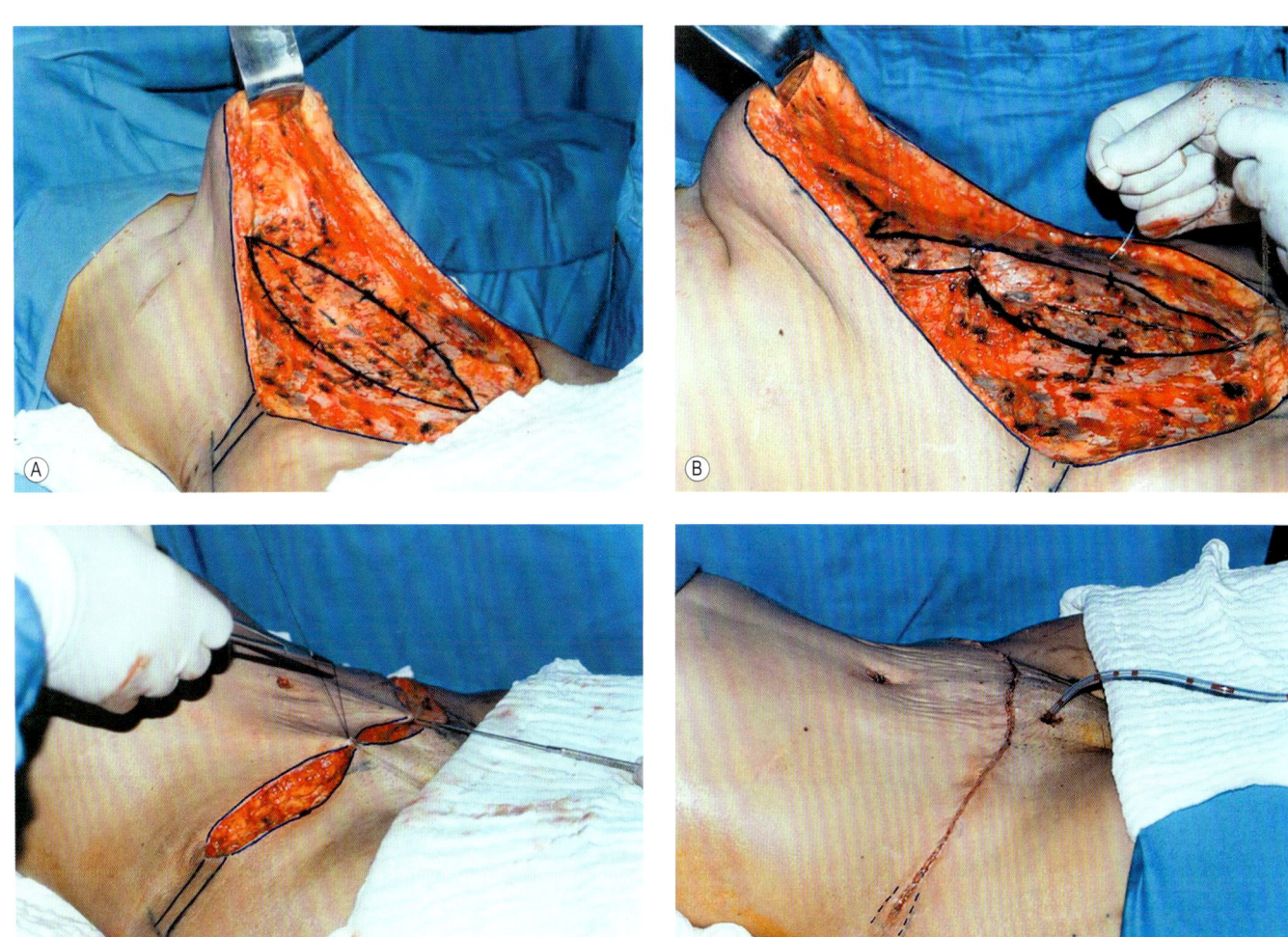

图 66.6 A，对褶皱区域划界；B，使用 Mersilene 3.0 对不同区域的褶皱进行处理；C，开始连接伤口，进行缝合；D，有效引流后，手术结束。

弛，则不应采用这种手术方式。

类型Ⅲ

类型Ⅲ是专门针对脐部高的患者（图 66.8 和图 66.9）。

Type Ⅳ 类型Ⅳ

类型Ⅳ针对的是脐部高的患者，并且没有其他术式的指征。通常，这种手术在二次腹壁成形术中应用。标记与类型Ⅲ中的标记类似，尽管应用这种方式脐被切开，且将纵向缝合其原始痕迹。

皮瓣通常情况下会下降，脐部会变位，类似于典型的腹壁成形术（图 66.10A 和 B）。

术后护理

不同类型的整块切除术，其术后护理是不同的。当然，常规护理对所有不同类型的手术都适用。对于存在适度皮瓣紧绷的患者，在手术台上时保持大腿弯曲是非常重要的，便于手术切口缝合，使用轮床转运时患者姿势应保持不变。在病床上时，除了使患者腿部姿势保持不变外，还应将床头摇至倾斜使患者上身抬高，这样比较舒服。卧床期间，为预防深静脉血栓形成，应主动和被动地刺激下肢运动。出于相同的目的，在术后 15～20 小时内，我们经常对患者使用充气裹腿装置。

伤口包扎后应穿上腰带，术后当天，患者就可以走动。

由于我们通常会使用 7 天左右的依诺肝素预防深静脉血栓形成，因此引流效果比平常好，引流可长达一周。

术后 10～12 天拆除缝线，采用逐步拆除还是其他方式，取决于每个患者的复原情况，目前，应用外科胶可以起到保护和促进瘢痕复原的作用。

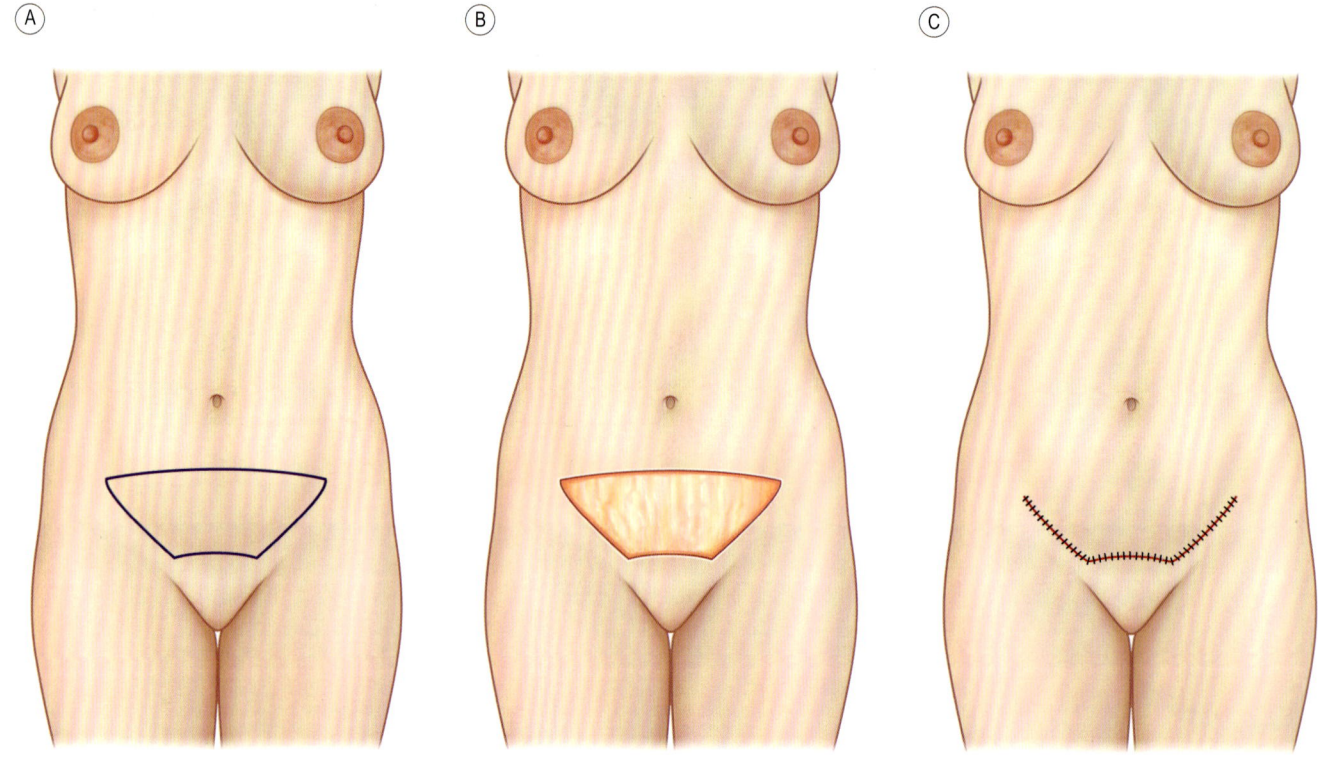

图 66.7　A～C，类型Ⅱ整块切除术的典型方案。

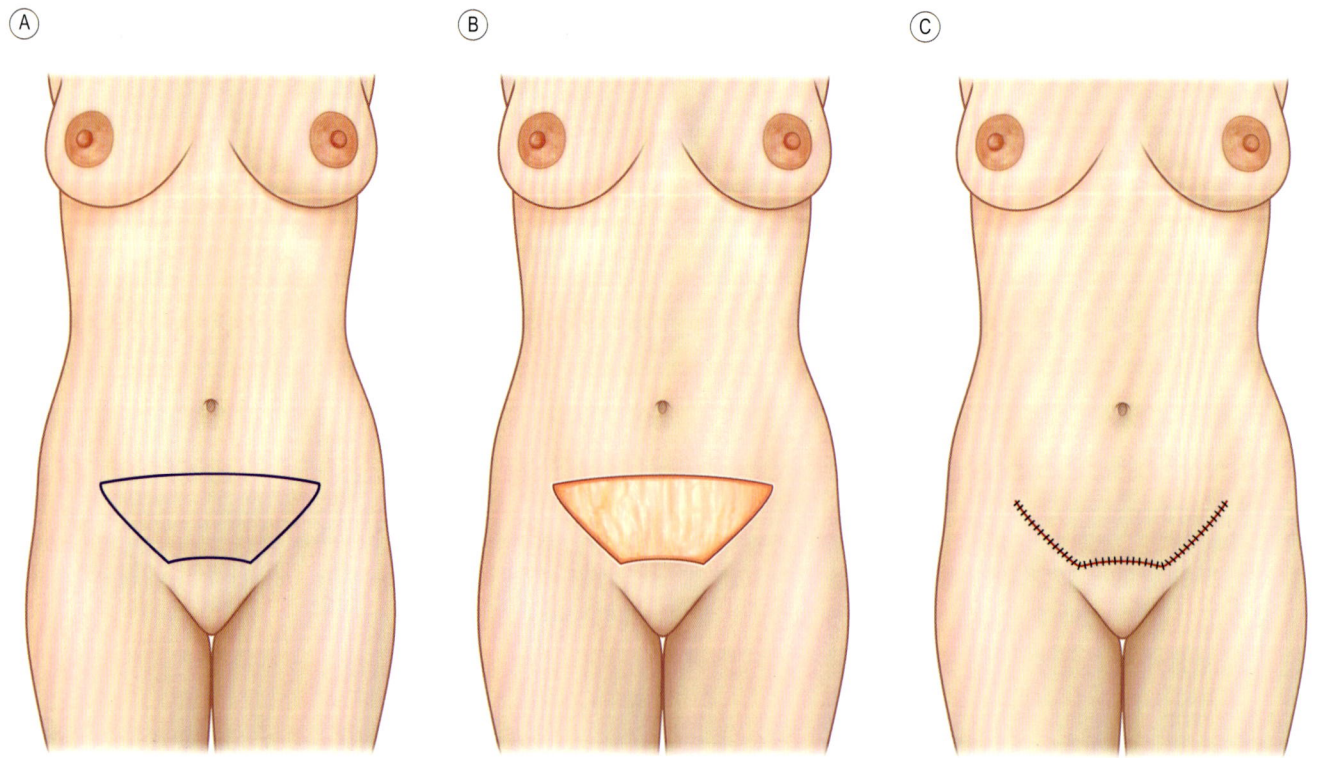

图 66.8　A～C，类型Ⅲ整块切除术的典型方案。图样与类型Ⅰ的图样相同，不同之处是切除位置居于类型Ⅰ和Ⅱ之间。

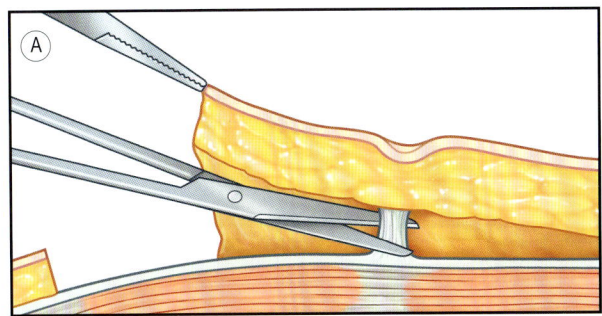
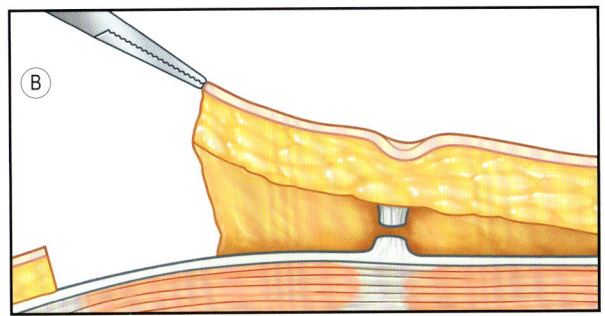
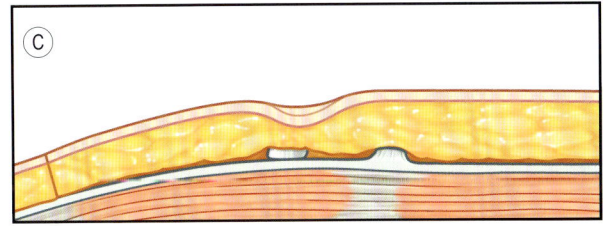

图 66.9 A～C，脐部痕迹在其原来的位置，腹直肌头盖形切开、去除褶皱后，其位置处于原始部位的下方。

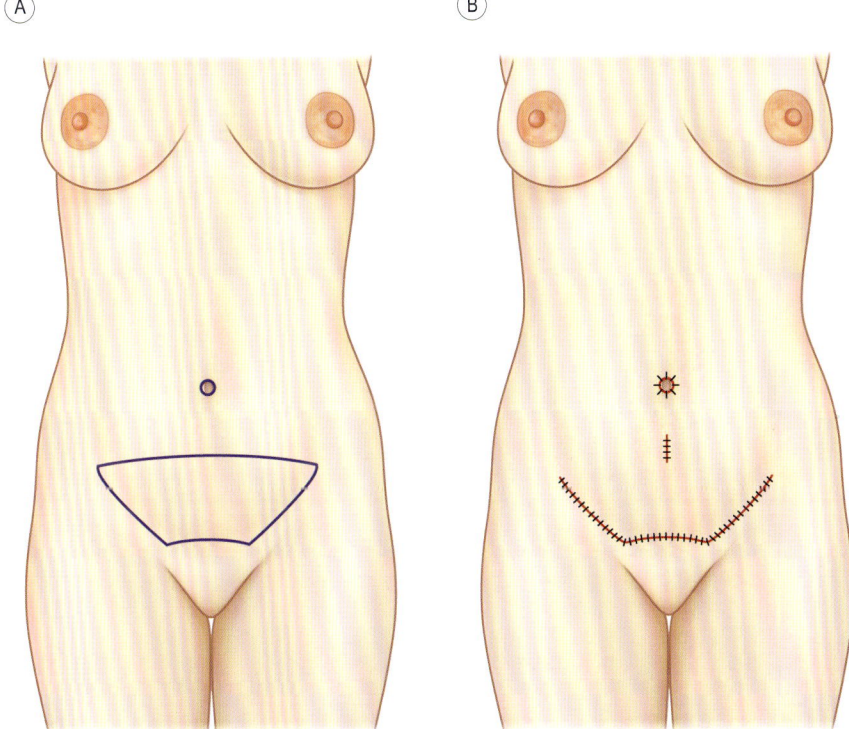

图 66.10 A 和 B，类型Ⅳ整块切除术划界及完成示意图。

术后 40 天左右，伤口仍用微孔胶布或胶带填塞，此时必须穿腰带。

瘢痕修复至少需要 2~3 个月，这是非常重要的，此段时间内任何类型的改变都可以被发现并给予处理。一般使用硅胶带或乳霜来提高瘢痕质量。

并发症

与任何外科手术一样，腹部整形手术也会产生很多类型的并发症，可能是局部的，也可能是全身的。局部并发症包括：整块技术进行的位置不明或腹部整形手术的位置不明、坏死、瘢痕恶化、血肿和血清肿、腹壁不规则、脐出现问题、感染和出血。患者对手术结果感到失望是整形手术中常会存在的问题，甚至比设想的情况更为严重。

呼吸受制和深静脉血栓形成是严重的全身并发症，后者发生更频繁且极为严重。

尽管该现象并不常见，但有些患者在术后，可能会立刻出现呼吸困难。常须鉴别由腹直肌鞘折叠术导致的呼吸受限。治疗就是休息、吸氧和物理治疗。

深静脉血栓形成及其严重后果（肺栓塞），是腹壁成形术可能发生的并发症中最可怕的。

手术心得及教训

心得

腹壁成形术 - 整块切除术：
- 手术简便。
- 能够更好的控制出血。
- 缩短准备时间。
- 允许腹壁成形术与其他手术同时进行，如整容、乳房成形术。
- 术后瘢痕对称。

教训

- 取决于外科医生的常识。
- 取决于外科医生了解和执行此项技术的经验。
- 存在一些如其他外科手术可能产生的并发症。

手术步骤小结

1. 患者穿上比基尼进行划界。
2. 使用利多卡因溶液、肾上腺素和生理血清对整块皮瓣的所有需要切除区域进行渗透麻醉。
3. 手术从切开和游离脐开始进行。然后从侧角开始到中间部位整块切除皮瓣后移走。
4. 皮瓣被完全切除后，将皮瓣的头盖形游离缘烧灼分离，直至剑突。潜行剥离的范围，在侧方与上方一样，取决于不同的患者。
5. 接下来该做的是对褶皱区域划界。
6. 然后对脐残余部分进行三角测量，并将其固定在腱膜上。
7. 连接标记部位，开始缝合伤口。
8. 将缝线置于脐残余部分内。
9. 有效引流后，手术结束，并应用低分子肝素预防深静脉血栓形成。
10. 上述步骤应用于原始整块腹壁成形术（类型Ⅰ）。不同的衍生类型与类型Ⅰ有着微小的不同，类型Ⅱ（迷你型：脐部和耻骨间的下 1/3 处）；类型Ⅲ（脐部和耻骨间的中部，并且不在脐下方嵌入）；类型Ⅳ（在次级腹部进行；随着脐原始位置的闭合，皮瓣下降）。

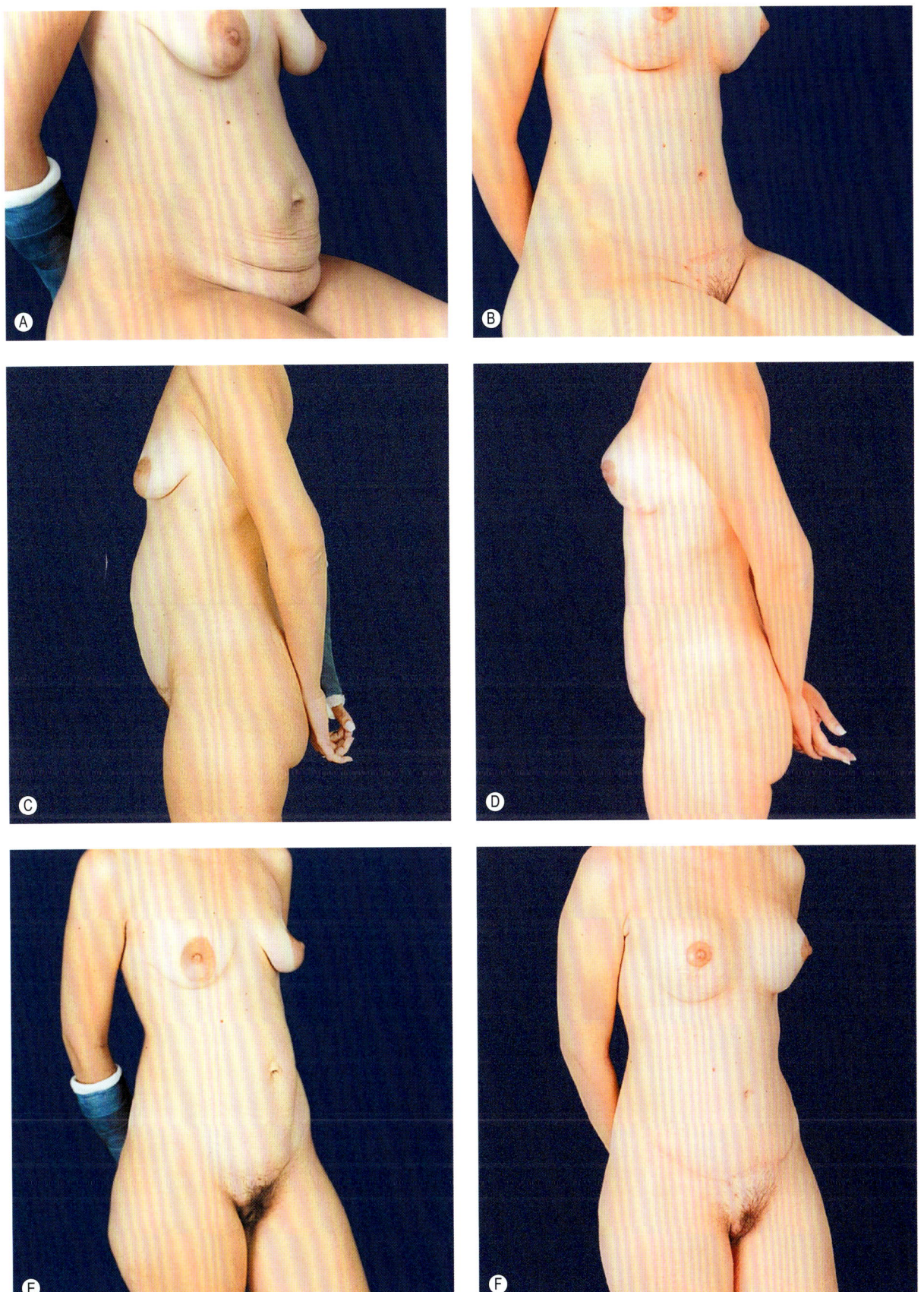

图 66.C1 病例 1 A 和 B，患者术前和术后坐姿比较；C 和 D，患者术前和术后侧面像；E 和 F，患者 3/4 视图姿势。

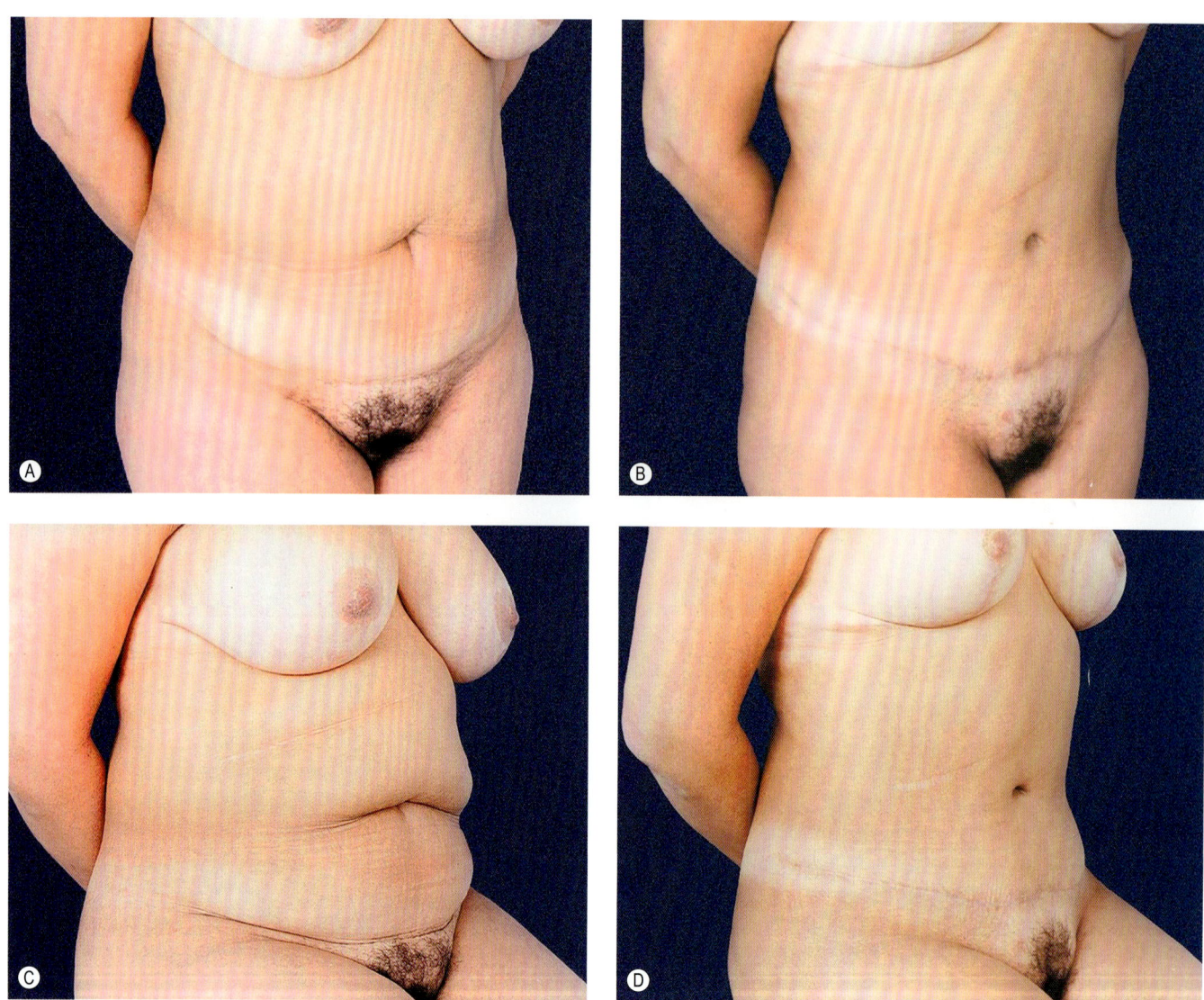

图 66.C2　病例 2 A 和 B，患者术前和术后的 3/4 视图。按比基尼做标记后的瘢痕。C 和 D，患者坐姿，展示了通过整块切除术均匀切除皮瓣和抽脂后可以产生的腹部效果。

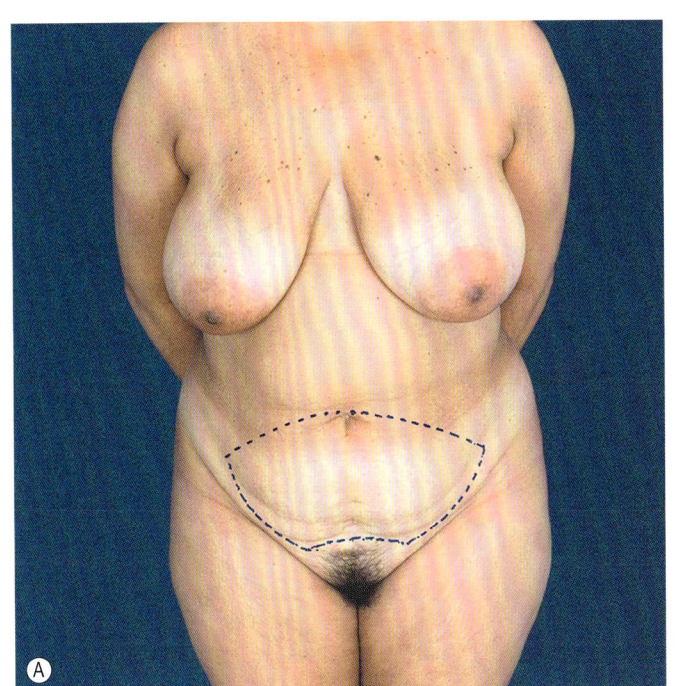 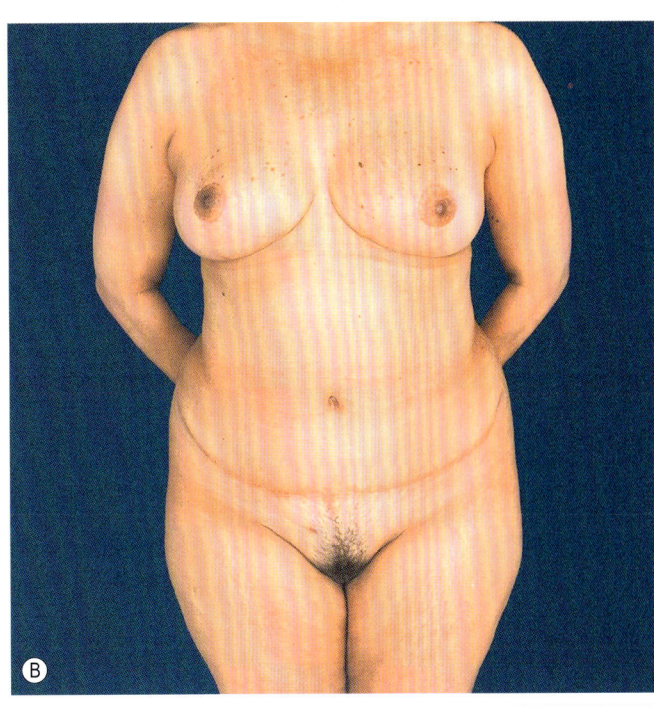

图66.C3　病例3 A，躯干短、脂肪组织堆积、脐居中偏低、乳房肥大的患者。打破了整块切除术不同类型间的分界线。B，抽脂后的乳房和腹壁成形术后。注意，具有大量过剩脂肪的患者，很可能需要矫正脐，因为其与原始图样中的弧线不符。

（王历　马菲妍 译）

拓展阅读

Abramo AC, Viola JC, Marques A. The H approach to abdominal muscle aponeurosis for the improvement of body contour. Plast Reconstr Surg 1990;86(5):1008–1013.

Abs R. Thromboembolism in plastic surgery: review of the literature and proposal of a prophylaxis algorithm. Ann Chir Plast Esthet 2000;45(6):604–609.

Achauer BM, Eriksson E, Guyuron B, Coleman JJ III, Russell RC, Vander Kolk CA. Abdominoplasty. In: Guyuron B, ed. Plastic surgery: Indications, operations and outcomes. St. Louis, MO: Mosby, 2000, pp. 2783–2821.

Akoz T, Akon M, Yilalirim S. If you continue to smoke, we may have a problem: Smoking's effects on plastic surgery. Aesthet Plastic Surg 2002;26(6):477–482.

Baroudi R, Ferreira CAA. Seroma: How to avoid it and how to treat it. Aesthet Surg J 1998;18:439–441.

Cardoso de Castro C, Daher M. Simultaneous reduction mammaplasty and abdominoplasty. Plast Reconstr Surg 1974;61:36.

Floros C, Davis PKB. Complications and long term results following abdominoplasty: A retrospective study. Br J Plast Surg 1991; 44:190–194.

Hester TR, Baird W, Bostwick J III, et al. Abdominoplasty combined with other major surgical procedures: Safe or sorry? Plast Reconstr Surg 1989; 8:997.

Matarasso A. Awareness and avoidance of abdominoplasty complications. Aesthet Plast Surg 1997; 17(4):256–261.

Matarasso A. Minimal-access variations in abdominoplasty. Ann Plast Surg 1995;34(3):255–263.

Moore KL. Do abdome, Anatomia Orientada para a Clinica, 2nd edn. Rio de Janeiro: Editora Guanabara, 1990, pp. 105–119.

Nahas FX. Pregnancy after abdominoplasty. Aesthet Plast Surg 2002;26(4):284–286.

Savage CR. Abdominoplasty combined with other surgical procedures. Plast Reconstr Surg 1982;70:437.

Sinder R. Cirurgia Plastica do Abdome. Editado pelo autor 1979.

Tercan M, Bekerecioglu M, Dikensoy O, Kocoglu H. Effects of abdominoplasty on respiratory functions a prospective study. Ann Plast Surg 2002;49(6):617–620.

Van Uchelen JH, Werker PM, Kon M. Complications of abdominoplasty in 86 patients. Plast Reconstr Surg 2001; 107(7):1869–1873.

第12部分：体形塑造/大面积减肥

第67章

手臂成形术

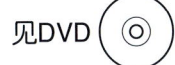

Dennis Hurwitz 和 Tim Neavin

历史

1954年，Correa-Iturraspe 和 Fernandez 提出了手臂内侧纵向成形术。20年后，Pitanguy 证明只有侧胸部位上臂脂肪代谢障碍症的患者手臂和侧胸才会有明显的瘢痕。Baroudi，一位巴西同胞，描述了典型的上臂臂沟方向有瘢痕的皮肤脂肪切除术。Juri 于1979年提出用下蒂型长四边形皮瓣转至腋窝处，并且用 T 型缝合避免增生性瘢痕和狗耳。同年，Guerrero-Santos 在切除腋窝皮下组织后使用了"Z"形成形术。Regnault 也使用了腋窝重塑术，包括一个鱼尾形切除术。她提倡修正变形部位的切除范围，对需要减去大量体重的患者实施胸廓成形术。1994年，Lockwood 描述了一例腋下"T"形切除术，对手臂皮瓣到腋筋膜用缝线进行永久锚定。

尝试减小手臂瘢痕长度是由 Teimourian 从1997年开始的。他建议在圆周抽脂术后对手臂内上1/2处进行皮肤切除。然后钱袋式缝合口就沿内侧沟产生一个较短的"T"形瘢痕。选择性短瘢痕技术由 Richards 和 Abramson 相继于2002年和2004年发表，其中包括吸脂术、宽松腋窝和上臂皮肤切除术、悬吊上臂皮肤至腋窝上部筋膜。由于皮肤弹性差，短瘢痕技术对于减脂量大的患者作用有限。

2004年，Strauch 设计使两块正弦皮瓣沿内缘相互交错，然后实施腋窝切除术及"Z"形成形术口。Pascal 赞成腋窝"Z"形成形术口，但他建议对皮肤进行积极的全切除吸脂术以保护淋巴，从而避免引起偶发的淋巴囊肿和不常见的皮肤水肿。2006年，Hurwitz 表示，对于严重的手臂、腋窝和胸部变形者，"L"型手臂成形术效果明显。

体格检查

- 检查肥胖程度，以及手臂、腋窝和侧胸部位的多余皮肤组织。
- 估算从腋窝、肘部到最下垂部位的上臂锥形下垂程度。
- 找到腋后褶（PAF）的下脱位。下垂的腋后褶扩大了手臂至胸部的面积，所以使这部分看起来就像是一个翅膀。松弛悬垂的腋后褶与紧密附着的深腋窝圆顶和细长的腋前褶形成对比。
- 分析变深、变大的腋窝，可能比正常的大两倍多，我们称之为超大腋窝。
- 确定腋前褶（AAF）是平而且细长的。下垂的乳房突出了腋前褶的变形。
- 需考虑到侧胸部位皮肤松弛会导致中腰部分横向滚动。
- 手术的最佳人选是皮肤下垂比预期的上臂宽度多一倍及以上的患者。
- 应鉴定过大的肥胖手臂并用抽脂术治疗。然后继续用手臂提升术。

手术步骤

患者取坐位，手臂和前臂外展90°，手掌向前。在肱二头肌内侧沟后的手臂中点部做轻微的点标记。一条腋前线沿此点从肘内侧通过腋窝画到三角胸肌间沟（图67.1）。初始标记后，汇拢收紧多余的皮肤和脂肪，决定上臂切除宽度并在后缘附近标记第二个点（图67.2）。从第二个点画一条直线，然后和第一条线的手肘内侧终止端汇合（图67.3）。通过向腋窝上部收紧后臂皮肤，沿臂内下缘挑选出关键点并做标记，这样可以接近腋前线近端终止部位的三角胸肌间沟（图

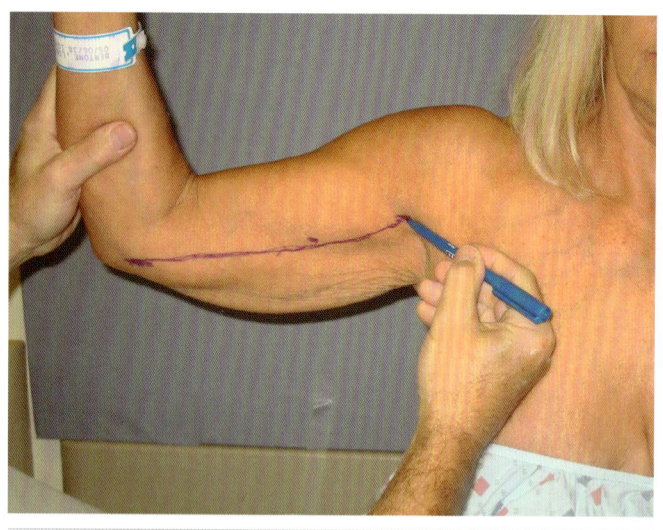

图 67.1　一条腋前线沿此点从肘内侧通过腋窝画到三角胸肌间沟。

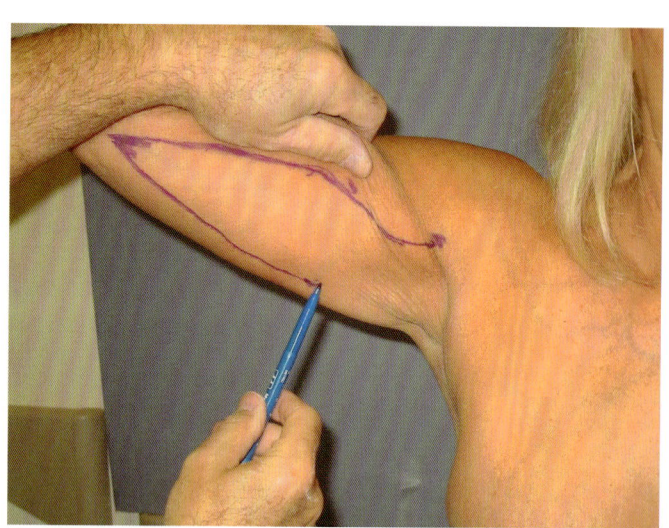

图 67.3　从第二个点画一条直线，然后和第一条线的手肘内侧终止端汇合。

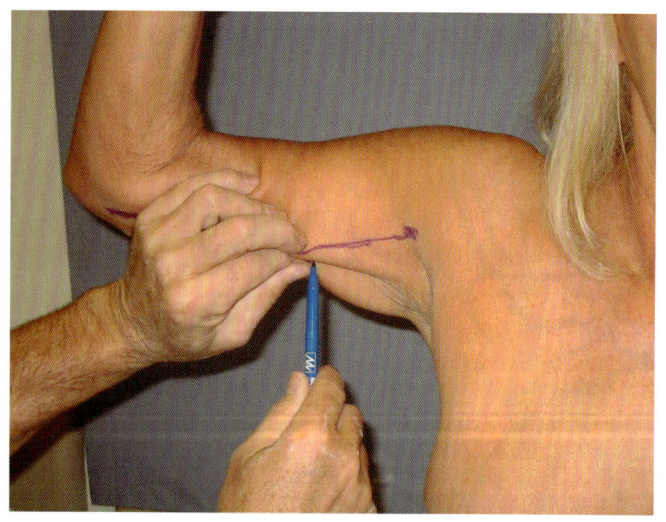

图 67.2　初始标记后，通过汇拢收紧多余的皮肤和脂肪决定上臂切除宽度。在后缘附近标记第二个点。

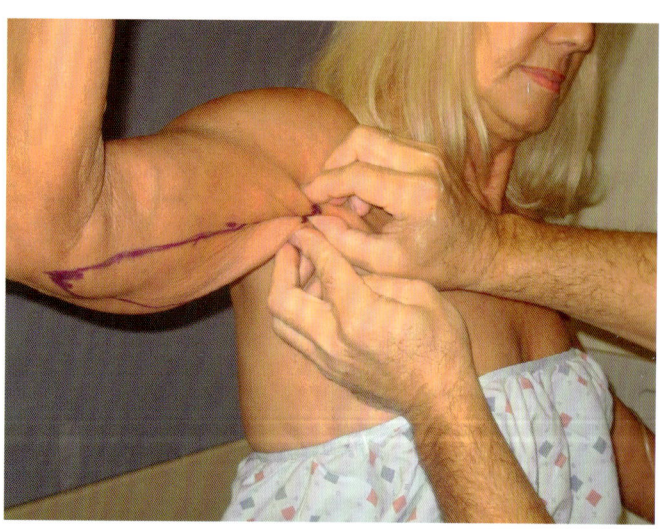

图 67.4　通过向腋窝上部收紧后臂皮肤，沿臂内下缘挑选出关键点并做标记，这样可以接近腋前线近端终止部位的三角胸肌间沟。

67.4）。这些点的近似值可以提升后腋窝褶，并且可以使腋前线和腋后线的长短相同。然后，通过腋窝准确地向下画线，避开后腋窝褶（图 67.5）。通过腋窝从三角胸肌间沟引出一条平行线（图 67.6）。最后这两条线的间距去除了腋窝和侧胸部位多余的皮肤。

手臂完全抬起后，确定上臂的前切口线和后切口线的等长，然后再以"Z"形继续穿过腋窝。当手臂下部切口与垂直的腋窝椭圆汇合后，在近端后上臂形成蒂在下部的三角皮瓣。本质上，手臂的半椭圆是用一个"V"形切除术通过腋窝和侧胸部的垂直椭圆连起来的。然后画出剖面准线。

手术

患者取仰卧位，手臂外展约 80°。置于臂托板上，避免手臂静脉注射。再次核对切除宽度。注入每升含 1mg 肾上腺素和 20ml 1% 利多卡因的盐水 100ml。

从皮肤至浅筋膜做弓状后臂切口，然后剥离 1cm。前手臂直线切口用同样的方式完成。接下来，切开相对较短的腋窝-胸部椭圆轮廓。在胸部位置，切口通过脂肪延伸至锯齿状筋膜。若要实施"螺旋瓣"乳房重塑，则在乳房固定术或丰胸术后才能切开椭圆形的后臂。

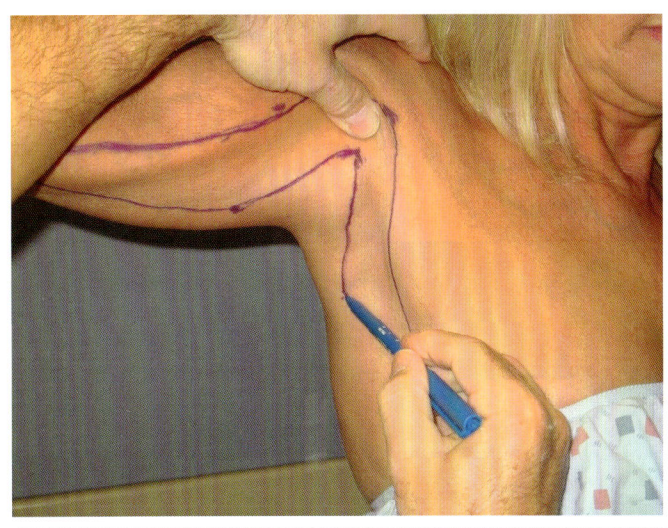

图 67.5 这些点的近似值可以提升后腋窝褶，并且可以使腋前线和腋后线的长短相同。然后，通过腋窝准确地向下画线，避开后腋窝褶。

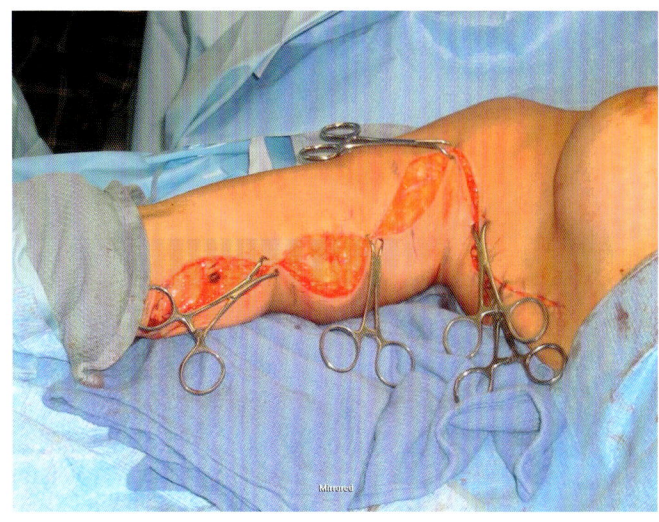

图 67.7 前臂和后臂切口及胸部切口根据标示与巾镊对齐。

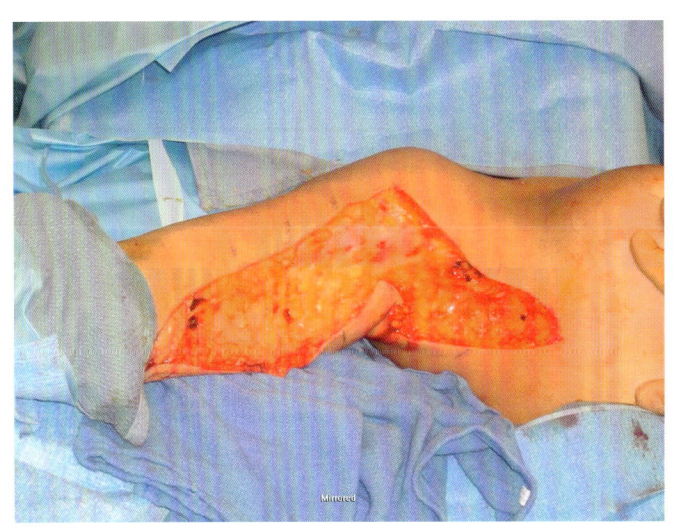

图 67.6 通过腋窝从三角胸肌间沟引出一条平行线。

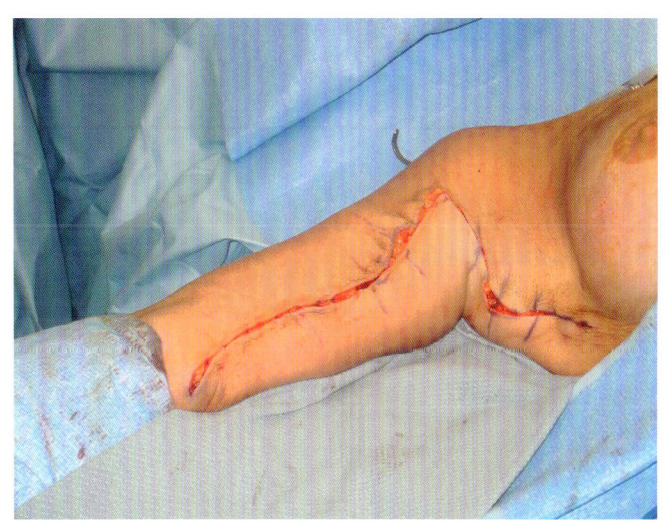

图 67.8 用 2-0 可吸收外科缝线连续水平缝合至浅筋膜。

切除沿腋窝皮下方向前进，在侧胸部位的肌筋膜处完成。可以看见腋窝的锁胸筋膜但不嵌入。去除皮肤和下面的表层脂肪，但须保留一层深层皮下脂肪。

一个深缝合可把腋后褶三角瓣推向三角胸肌间沟。然后将前臂、后臂和胸部切口根据标示通过巾镊对齐（图 67.7）。只需将切口尺寸做一个小调整，如果切口不合适，可以去除更多的皮肤。用 2-0 可吸收外科缝线连续水平缝合至浅筋膜（图 67.8）。接下来，用较小口径针继续第二次单丝皮内缝合。再用皮胶填塞切口并引流，手术即完成。完成两个手臂所需的手术时间大约为 90 分钟。最后，用纱布和绷带包扎手臂。

最近的 20 个患者，通过超声辅助抽脂术在手臂半圆切除术前后去除大部分脂肪。皮肤在有凹陷之后才被切除，吸引套管在皮下显现出来。局部抽脂术也可用于其他部位（图 67.9）。手臂内部皮肤就像一块含有类似结缔组织和血管网络黏着网的复合植皮一样被锋利地切除掉（图 67.10）。出血量较小。

一旦皮肤组织被切除，就可以看见伴有血管和感觉神经的浅筋膜网络（图 67.11）。当吸脂术操作精确时，余下的皮下组织边缘在缝合后保持不变。

以下六幅图是一位 59 岁女性的术前、术后对比照，该患者身高 1.70m，在接受胃分流术后体重减少 150 磅（1 磅 =0.454 千克）。两年前接受了 wise 缩胸术。并做了包括两侧手臂整形术的全身提升术（Fleur-

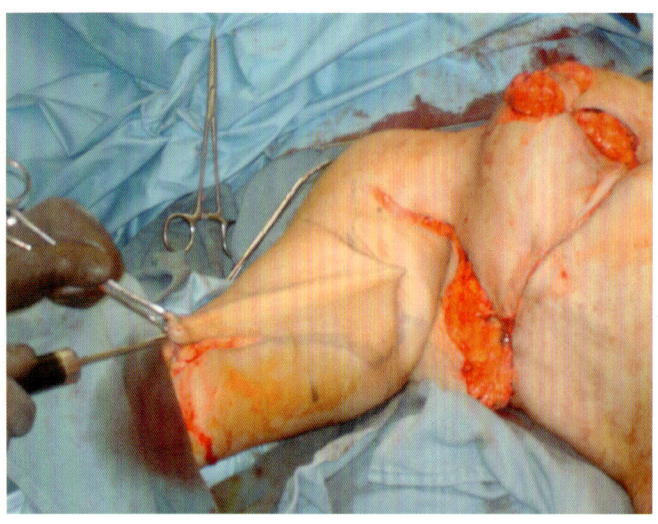

图 67.9　皮肤在有凹陷之后才被切除，吸引套管在皮下显现出来。局部抽脂术也可用于其他部位。

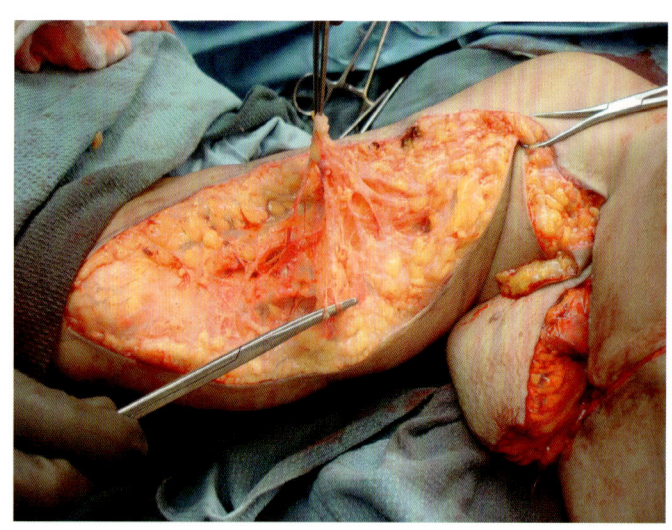

图 67.11　一旦皮肤组织被切除，就可以看见伴有血管和感觉神经的浅筋膜网络。

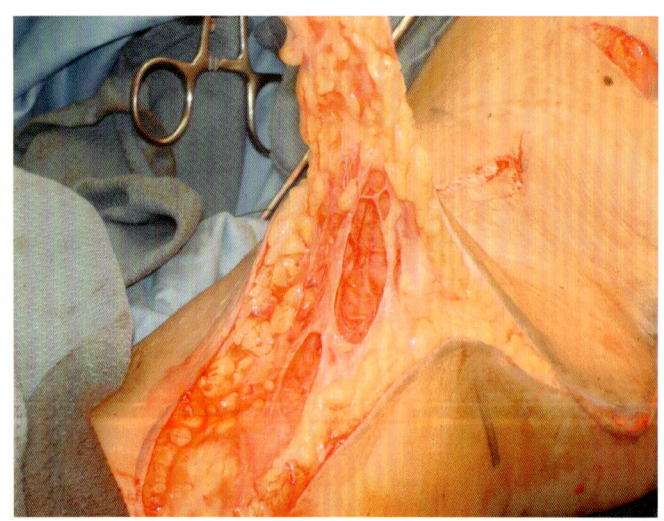

图 67.10　手臂内部皮肤就像一块含有类似结缔组织和血管网络黏着网的复合植皮一样被锋利地切除掉。

de-lis 腹壁成形术、腰腹部提升术和大腿内侧提升吸脂术）（图 67.12）。通过一个小型矫正术使胸壁周围的线条更加清晰。自始至终大量使用了 VASER® 超声辅助吸脂术，每个手臂各去除了 250ml 脂肪，手臂成形术后的图片见图 67.10～图 67.12。10 周后可以看出效果，所有皮肤缝合口均愈合，手臂尺寸与身体相协调了。手臂、腋窝和侧胸部位没有了多余的皮肤，我们可以看到她的手臂和身体的轮廓变得正常而且令人愉悦。

术后护理

手臂切口使用纱布盖住，然后用 6 英寸（1 英寸 =2.54 厘米）的绷带包绕手臂，注意穿过三角形前徙瓣后不要束紧。手臂抬高至枕部。若末梢肿胀严重，应去掉弹性绷带，或 3 天后把绷带替换成弹力套。前徙瓣处的缺血性改变延迟了弹力套的更换。根据需要，弹力套可穿戴 6 周或更长时间。

并发症

此类手术大约 20% 患者会发生"V"形前徙瓣末梢坏死，腋窝部位会留下一个很小的伤口，需要二期愈合。原因可能是由于其接近三角胸肌间沟而产生的张力过强。弹力套或弹性绷带造成的压力也可能会导致末梢坏死。实施清创术后，二期愈合可能发展成更大的收缩瘢痕。可以通过保持前徙瓣长度和避开收缩压力避免此并发症发生。

其中有三名患者需行腋窝清创术和二期闭合术。另一名患者由于腋窝和臀部伤口愈合延迟而需行皮肤移植。还有两位患者在术后一年实施了进一步的局部皮肤去除术。

一名肥胖患者由于对压力治疗过敏而导致了慢性、轻微的手臂肿胀。大约 20% 患者的臂内末梢会有 3～5cm 复发性淋巴囊肿。反复抽吸和局部施压对所有的淋巴囊肿都有效。少数患者出现核桃大小的肿块。最近 20 例术前接受超声辅助吸脂术的患者手臂未出现淋巴囊肿。

瘢痕完全复原常需两年以上的时间，所以应鼓励患者等待瘢痕消退。

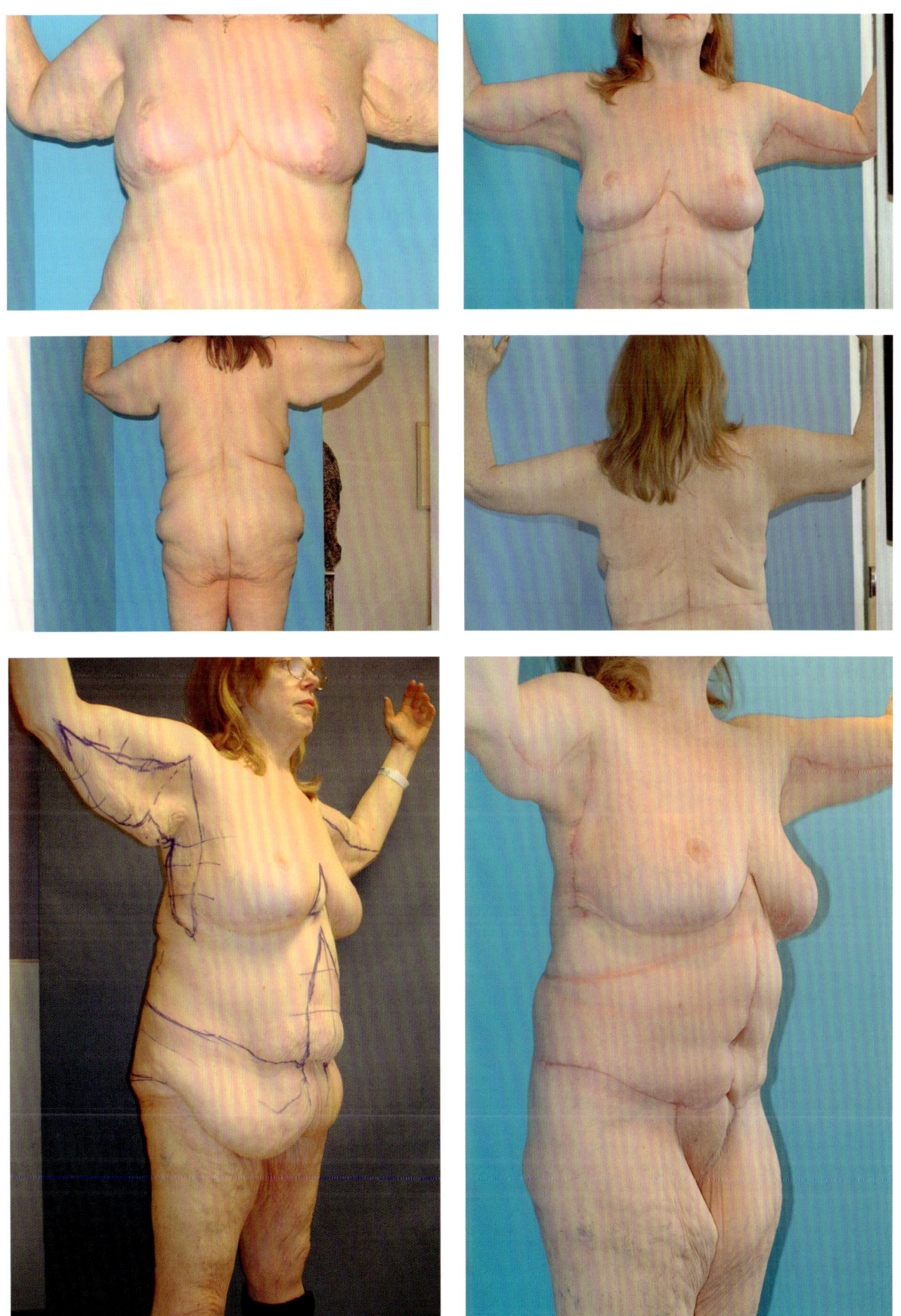

图 67.12 一位 59 岁女性的术前、术后对比照，该患者身高 1.70m，在接受胃分流术后体重减少 150 磅。两年前接受了 Wise 缩胸术。并做了包括两侧手臂整形术的全身提升术（Fleur-de-lis 腹壁成形术、腰腹部提升术和大腿内侧提升吸脂术）。

手术心得及教训

心得
- 最佳手术人选的皮肤下垂应比预期的上臂宽度多一倍以上。
- 应鉴定过大的肥胖手臂并用抽脂术治疗。然后继续行手臂提升术。
- 最近的 20 例患者，通过超声辅助抽脂术在手臂半圆切除术前后去除了大部分脂肪。

教训
- 由于在吸脂术中要切除大范围的皮肤，所以要根据手术前的标记确定皮肤切除的宽度。因此，在切除宽度上应小心谨慎，并且要考虑到进一步的边缘切除或避免彻底吸脂。由于彻底吸脂可减少对淋巴的伤害，所以避开这一步会增加淋巴囊肿和淋巴水肿的风险。
- "V"形前徙瓣容易发生末梢坏死，而末梢坏死会延迟伤口愈合并导致瘢痕变大和收缩。
- 对于较小的腋窝，或存在愈合延迟的情况，腋窝处的倒 V 缝合可能不会影响瘢痕，但会导致挛缩和手臂活动受限。第二次"Z"形成形术可以解决这一问题。
- 一个明显的瘢痕可能会沿着手臂内侧扩大，且在手臂处于多种姿势时都可见。我更倾向于使瘢痕靠后的姿势，这种瘢痕一般过度增大，即使没有这种情况，也会给人一种紧绷且收缩的感觉。靠后的瘢痕易于抚平沿手臂中部靠后的尖细面。

手术步骤小结

1. 确定吸脂术的作用，以及手臂成形术与预期的上半身体形的关系。
2. 做手术标记时，使用合适的解剖标志以收紧皮肤组织并更好地提升后腋窝褶。
3. 长的半椭圆位于手臂内侧下部，侧胸部位的半圆应垂直并位于腋窝下部。
4. 两个椭圆由经过腋窝的 V 字形连接起来。
5. 外科手术时，L 标记应准确。
6. 在拟切除部位下方做彻底抽脂可以留下理想的结缔组织和脉管系统。
7. 切除标记周围的多余皮肤，并去除多余的皮下组织。
8. 顺着有后腋窝褶的三角瓣前进，用一条可吸收缝线缝至上腋窝筋膜。
9. 根据提前画好的手术标记用巾钳校准手术口。
10. 使用 2-0 可吸收编织缝线水平缝合皮下层。
11. 使用 3-0 可吸收单丝缝线水平缝合真皮组织。
12. 手术结束后使用皮胶。

（王历　马菲妍　译）

拓展阅读

Abramson DL. Minibrachioplasty: Minimizing scars while maximizing results. Plast Reconstr Surg 2004;114:1631–1634.

Baroudi R. Dermolipectomy of the upper arm. Clin Plast Surg 1975;2:485–491.

Hurwitz DJ, Agha-Mohammadi S. Post bariatric surgery breast reshaping: The spiral flap. Ann Plast Surg 2006;56:481–486.

Hurwitz DJ, Holland SW. The L brachioplasty: An innovative approach to correct excess tissue of the upper arm, axilla and lateral chest. Plast Reconstr Surg 2006;117:403–411.

Juri J, Juri C, Elias J. Arm dermolipectomy with a quadrangular flap and "T" closure. Plast Reconstr Surg 1979;64(4):521–525.

Lockwood T. Brachioplasty with superficial fascial system suspension. Plast Reconstr Surg 1995;96:912–920.

Pascal JF. Brachioplasty. Aesthet Plast Surg 2005;29:423–429.

Pitanguy I. Correction of lipodystrophy of the lateral thoracic aspect and inner side of the arm and elbow. Clin Plast Surg 1975; 2:477–483.

Regnault P. Brachioplasty, axilloplasty, and pre-axilloplasty. Presented at VII International Congress of the Confederation of Plastic and Reconstructive Surgery, Rio de Janiero May 20–25, 1979. Abstract in Transaction of the Seventh International Congress of Plastic and Reconstructive Surgery, São Paulo. Cartgraft, 1979, p. 639.

Richards ME. Minimal-incision brachioplasty: A first-choice option in arm reduction surgery. Aesthet Surg J 2001;21:301–310.

Strauch B. A technique of brachioplasty. Plast Reconstr Surg 2004; 113;1044–1052.

Temourian B. Rejuvenation of the upper arm. Plast Reconstr Surg 1998;102:545–552.

第12部分：体形塑造/大面积减肥

第68章

腹部脂肪切除术：下部躯干提升术

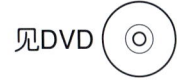

Carlos G.L. Neves, Albert E. Cram 和 Al S. Aly

历史

Demars 和 Mars 于 1890 年进行了第一个腹壁成形术治疗腹部肥胖，应用"橘瓣样"横向切除脐以下的腹部皮肤和脂肪。腹部整形操作具有多样化的发展历史。Kelly 曾报道切除的腹部脂肪重达 7500g。腹壁成形术随着新技术的发展不断得到提高。1957 年，Vemon 描述了脐转位术。1973 年，Grazer 进行了腹直肌前鞘正中折叠术。1988 年，Toranto 描述了广泛腹直肌折叠术（WRAP），1991 年，Lockwood 研究并描述了皮下浅筋膜系统。

1940 年，Somalo 进行了第一个下部躯干的环周吸脂术。Gonzales-Ulloa 首创"腹壁脂肪切除术"，他通过两个环绕身体的水平切口将下部躯干环周多余的脂肪（包括脐下和脐上的脂肪）切除。但直到减肥手术成为全世界尤其是美国解决流行性肥胖问题的主要方法时，环周脂肪切除术在使用时都仍然是受到明显限制。随着下部躯干环周脂肪的去除，体重显著减轻的患者开始转向整形外科医生，寻求专为解决他们身体线条缺陷的技术。2001 年，Aly 和 Cram 首次出版了一系列关于接受环周腹部脂肪切除术患者的书，着重描述了体重显著减轻的患者。从那时起，越来越多的关于此方面的书陆续出版，为整形外科医生积累了大量经验。

体格检查

要求环周塑形的大多数都是体重显著减轻的患者。但也还有另外两组可以获益的患者，一组包括一些体重超重 20～30 磅（1 磅 =0.454 千克）且很难减肥的女性（图 68.1），另一组是体重正常但要求她们下部躯干整体体型得到显著改善的女性（图 68.2）。我们所描述的绝大多数都是体重显著减轻的患者，她们占据了我们进行腹壁脂肪切除术患者数的 90%。

采集完整的病史和体格检查，重点包括：

- 减肥史包括可行的减肥手术。
- 决定行身体整形术前至少 3～6 个月体重保持稳定。
- 记录最高的和目前的体质指数（BMI），公式为体重（kg）/身高（m）的平方。
- 排除生理或心理活动性病变并通过手术的心理关。
- 检查腹内容物的减少程度是否允许进行腹壁折叠术以拉平腹部。
- 通过挤捏躯干组织，评价组织移动的程度，确定距离拟切除区多远时效果可能发生转变，我们将这一过程称为"平移牵拉"（图 68.3）。
- 针对减肥手术后营养缺乏的整套实验室检查，包括铁、总蛋白、白蛋白和钙等。
- 深入讨论手术的风险及并发症。

解剖

为了理解组织在体重显著减轻后的压力下如何运动，很重要的就是理解"黏附区"。这些区域就好像悬吊着组织的钩。它们的力量随着位于胸骨、背部正中线和大腿或腹股沟区强黏附力的变化而变化，这一区域位于髋部和大腿外侧脂肪堆积区之间。另一个黏附区位于耻骨弓上。

关于体重显著减轻患者的介绍是多样化的，依赖于患者的 BMI、脂肪堆积模式和皮脂膜的质量。腹部或背部可能存在多个卷、单个卷或没有卷，下垂的阴阜通常在水平和垂直方位都有多余的脂肪。在几乎所有体重显著减轻的患者中，整个下部躯干均呈现倒锥形外观（图 68.4）。通常两侧臀部轮廓不清并下垂，有时缩小，有时过大。

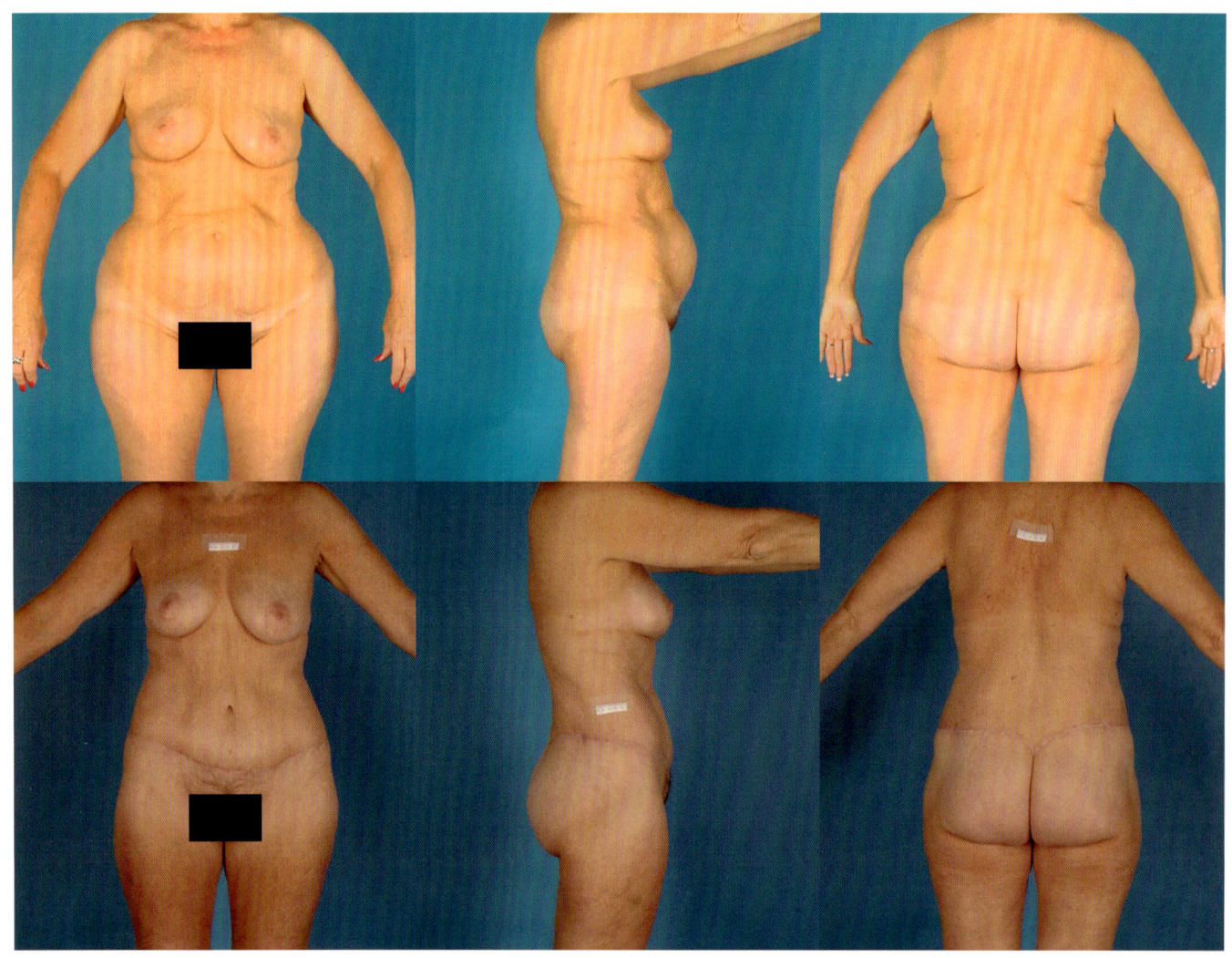

图 68.1　一位 61 岁女性，成年后体重一直超重 30~40 磅，术前（上图），腹壁脂肪切除术后 8 个月（下图）。注意她下部躯干整体轮廓的显著改善，此种改善是小范围外科手术所达不到的。

了解躯干血管的局部解剖对于腹壁脂肪切除术来讲是基础。上腹部的上、下血管通过横穿皮下脂肪的小孔为腹直肌上的皮肤供给营养。在腹部皮瓣抬起时，这些小孔通常是相连的。腹直肌外侧和髂前上棘（ASIS）上方的皮肤由走行在 Scarpa 筋膜之上的肋间、肋下和腰部血管供应营养。在前腹壁脂肪切除术中皮瓣抬起后这些小孔仍然供应腹直肌上的皮肤。

腹直肌外侧和髂前上棘下方的皮肤接受上腹部表浅血管和深部旋血管分支的血液供应。躯干后部皮肤由腰部小孔和背阔肌、臀大肌皮肤区的分支血管供应。

手术步骤

标记

首先标记前部正中线，将阴阜抬高至满意的外表高度，在耻骨上方做 1~2cm 的水平标记，从带毛发的皮肤一端到另一端。从此边缘到髂前上棘做另一标记，便于腹部组织均匀地向上抬起，模拟关闭切口时的张力并确定瘢痕的最终位置。两侧都要测量，彼此对称。挤捏技术可以确定上部切口的位置。须注意避免前侧上方标记突然成角，因为腹部皮瓣可能会出现血管性避让。总之，前部瘢痕位置由下部标记的位置决定。

其次，标记垂直正中线，中线切口的下界大致平行于臀间沟的上端，但也要根据患者的实际情况做调整。患者弯腰时沿正中线捏起组织，模拟患者在前部脂肪切除后的姿势，标记上方位置。患者弯腰做标记是防止裂开的关键。在光滑的后背皮肤和凹形的臀部皮肤交界处，将下部后侧的标记做成"S"形。上部的后外侧标记由提起下面的标记到较高的水平来确定，同时评估臀部和大腿外侧的轮廓。正中线上方的标记呈"V"字形。总之，后外侧脂肪切除术后瘢痕的最

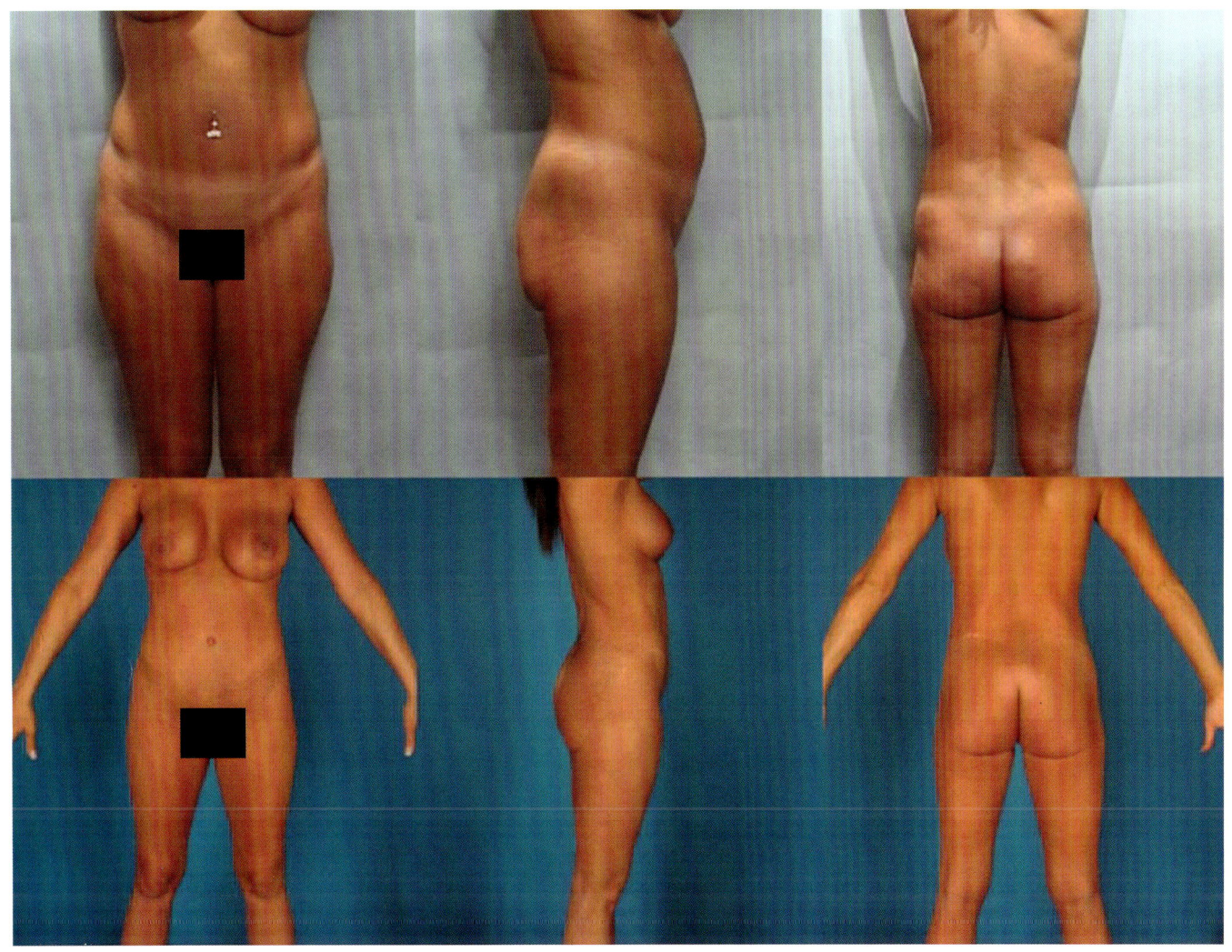

图68.2 一位体重正常的33岁女性,要求改善下部躯干的外形,术前(上图),腹壁脂肪切除术后2年9个月(下图)。这种类型的改善,尤其体现在臀部和大腿外侧部分,是小范围外科手术所达不到的。

终位置由上部标记的位置决定,在标记位置下方2.5cm左右。图68.5显示一个患者的标准标记。

外科步骤

手术前给患者放置硬膜外导管以控制术后疼痛并可能减少深静脉血栓形成;插入导尿管;放置连续压缩罩并在全麻前打开。患者取仰卧位,手术即开始。做环周切口和钝性分离来切除筋膜下的蒂。先做腹部下方的切口至Scarpa筋膜,腹部皮瓣向上抬起后调整脐的位置(图68.6)。脐上切口的范围取决于腹膜是否足够厚,对于需行吸脂术的患者,切口要尽量窄,仅允许进行腹壁折叠术即可。若患者腹膜较薄便不需要做吸脂术,切口可以扩大至适合皮瓣抬起。腹壁折叠术在两个垂直面进行,第一层用0号永久缝线间断缝合,第二层用1号永久单丝线连续缝合。如果患者腹壁持续下垂、松弛,就需要做水平折叠。必要时需

仰卧位行大腿前部吸脂术。患者腰部弯曲,腹部皮瓣向下拉并裁剪。通过分离创口放置两个引流管,通常由外侧向耻骨侧。脐的新位置:通过在脐上做1.5~2.0cm垂直的正中切口,制作一个不切除脂肪的脐的通路。脐的缝合在3点、6点和9点位,用3-0单乔缝线做3点固定缝合,方向是从腹部筋膜周围通过脐下至腹部皮瓣下。脐的标志再次固定,用3-0单乔缝线皮下反向间断缝合。关腹要分层进行。深层并入浅表筋膜系统(Scarpa筋膜前部),向上至皮下,用持久的0号单丝缝线,通常选择间断缝合。第二层皮内缝合,用2-0或和3-0单乔缝线反向间断缝合。皮肤胶应用于所有伤口,包括脐。

将患者转至侧卧位,保持腰部弯曲。在膝盖间垫4~5个枕头,使侧面髋关节屈曲,从而使侧方切口可以扩大。为患者重新做术前准备,铺单,大腿外侧用克莱因溶液浸润,做好吸脂术准备。后部上方标

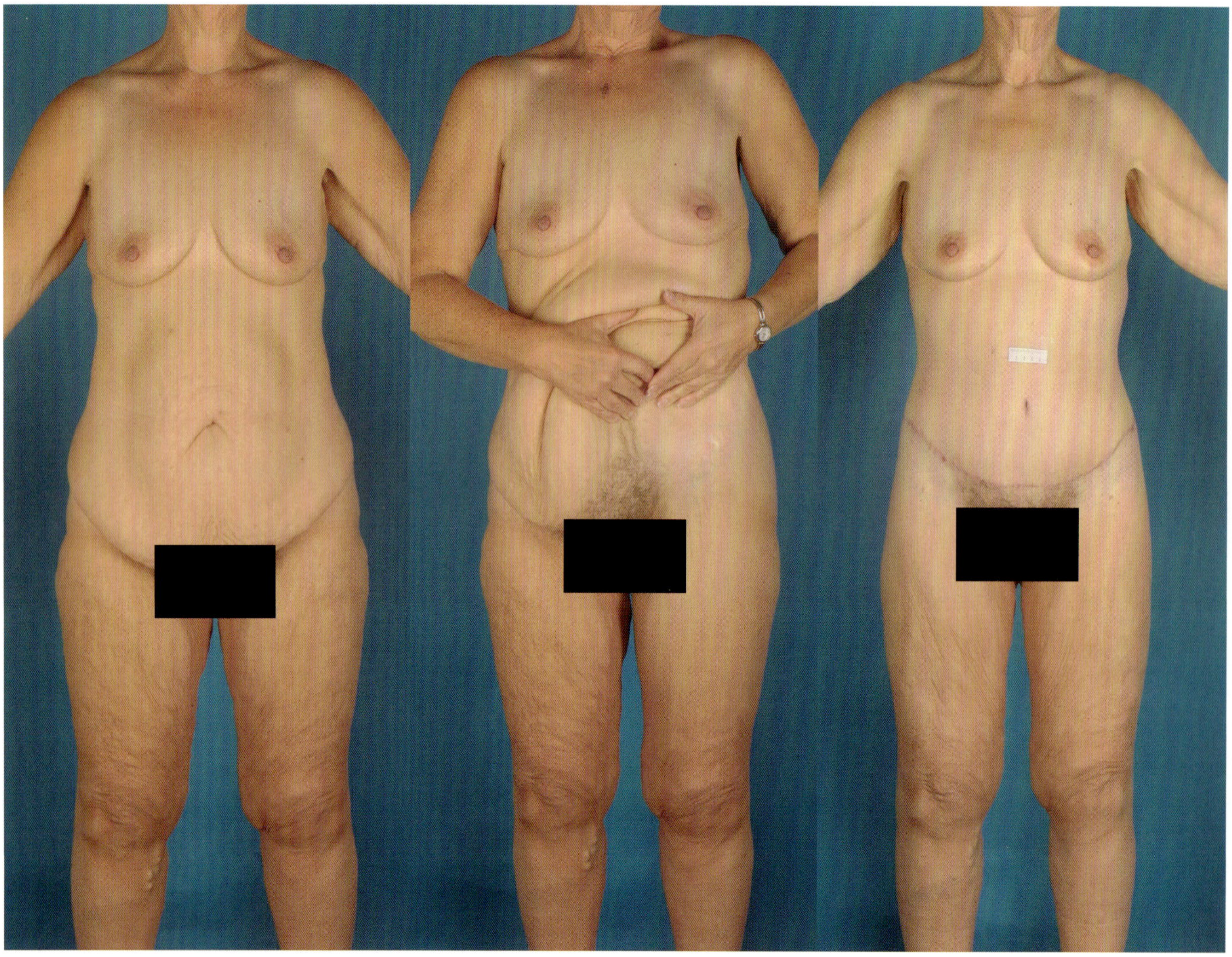

图 68.3　一位患者术前演示"平移牵拉"（左图和中图），腹壁脂肪切除术后大腿末端得到很好地改善（右图）。

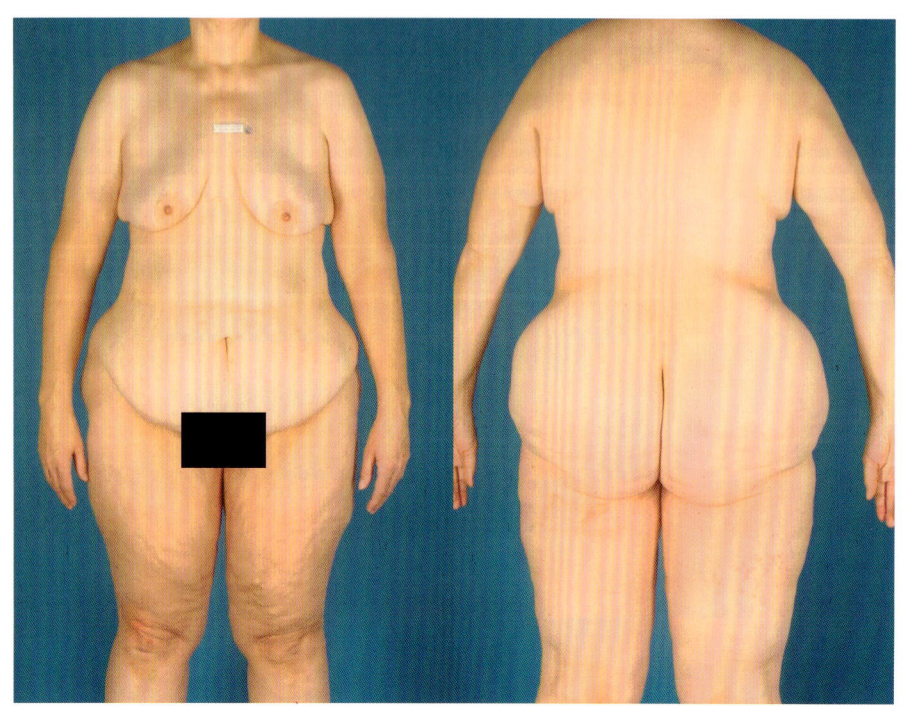

图 68.4　下部躯干的"倒锥形"外观。

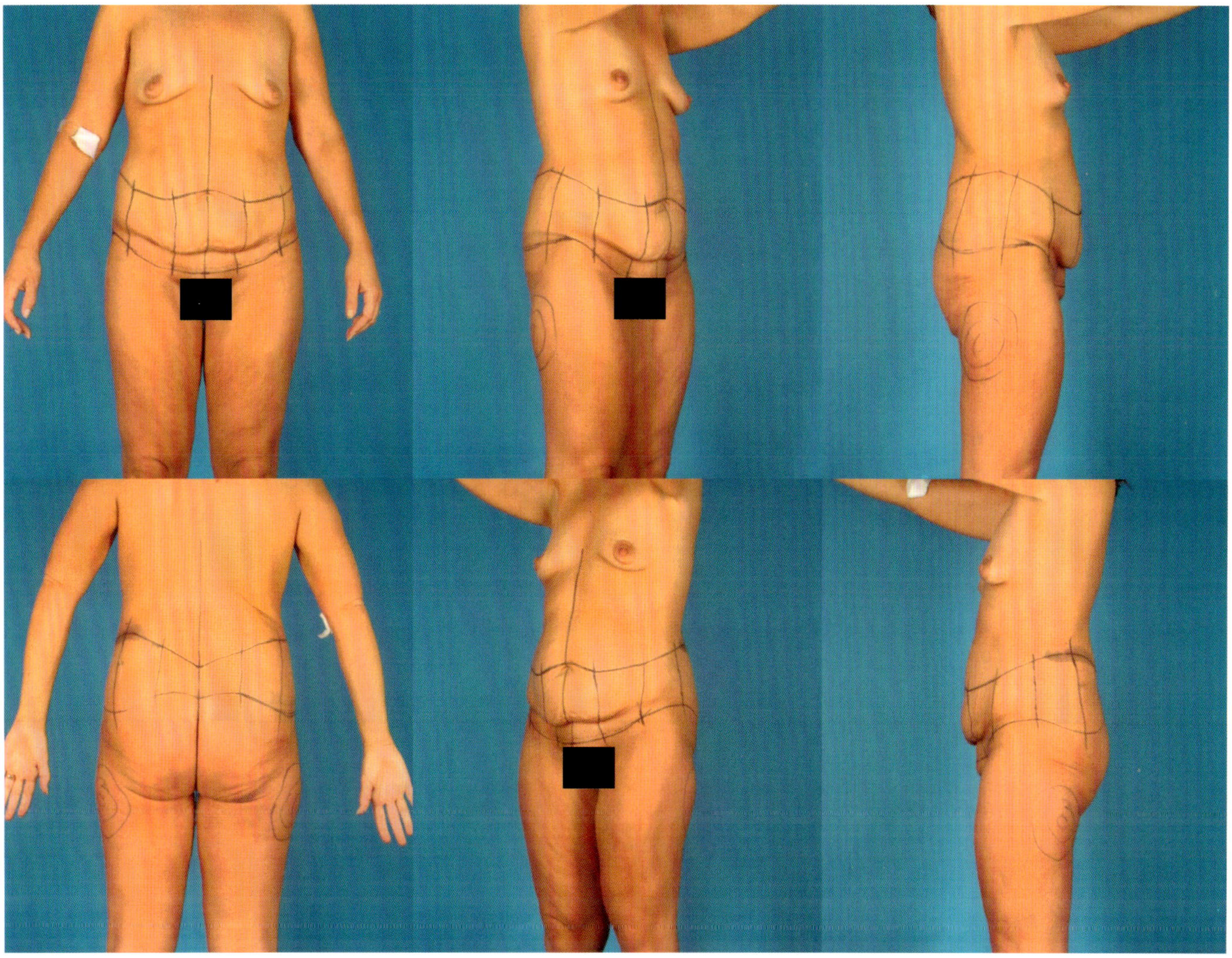

图 68.5　低 BMI 患者的典型标记。

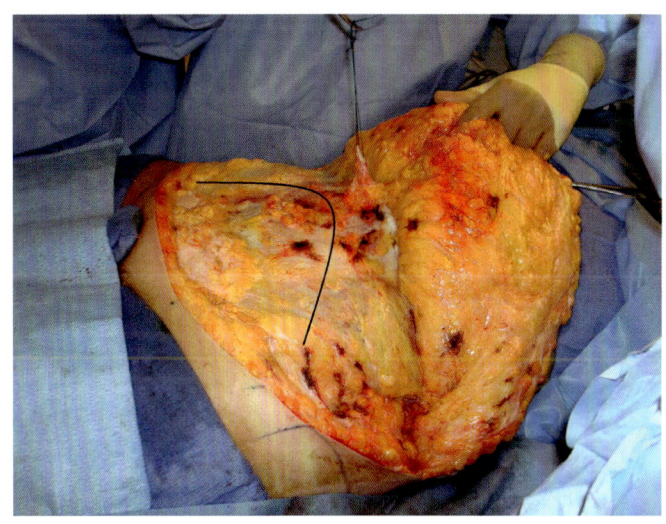

图 68.6　腹部皮瓣的抬升，从切口下方向上至脐（从下到黑线处），在 Scarpa 筋膜层操作。

记从侧方狗耳到背部正中线切开，对于臀部过凸的患者，切除只在肌膜层进行。臀部较扁的患者，切口在浅筋膜系统，然后在下方的标记线下进行切除，行大腿外侧吸脂术，必要时可间断使用大的吸脂管或"Lockwood 机"。下方基底的皮瓣向上翻起至上方切口位置。接着关闭切口，通过分离伤口，插入闭式引流导管，用相似的方法进行前部关闭。再将患者转向相反的侧卧位，在另一侧行上述操作。术毕，患者由外科医生转移至可折叠、弯曲的病床。

术后护理

患者应在医院至少观察 2 天。硬膜外注药应由一定级别的麻醉科医生操作，控制疼痛但不能妨碍患者的感觉和运动功能。患者在手术当天就应在别人帮助下走动。术后 36 小时硬膜外持续注药，并常规给予止痛药。停止输液后，给予患者口服止痛药。硬膜外注药停止后 4～6 小时，应拔出导尿管，因为在没有导尿管协助时输液会抑制大部分患者的排尿。术后移动很困难，术前应做好练习。不建议在站立前采用直坐位，因为这样可能会引起裂伤。因此，一旦患者完全清醒，有警惕性和张力感觉时，应在他们自己的引导下离床。术后被迅速置于半卧位的患者，应保持此姿势一周左右，一周的最后几天，患者可以逐渐将身体直起。弹力压缩服应在引流管拔出后穿上，只要患者能够坚持，就应该一直穿戴。引流管拔出的指征是引流量为 30～40ml/d，没有并发症的患者 4～6 周就可以恢复日常生活。引流管未拔除时，应经常到医院检查，6 个月随访一次，坚持一年。但这并不表示一年后病情就不会发展，有些患者 2 年后病情还会有所改变。

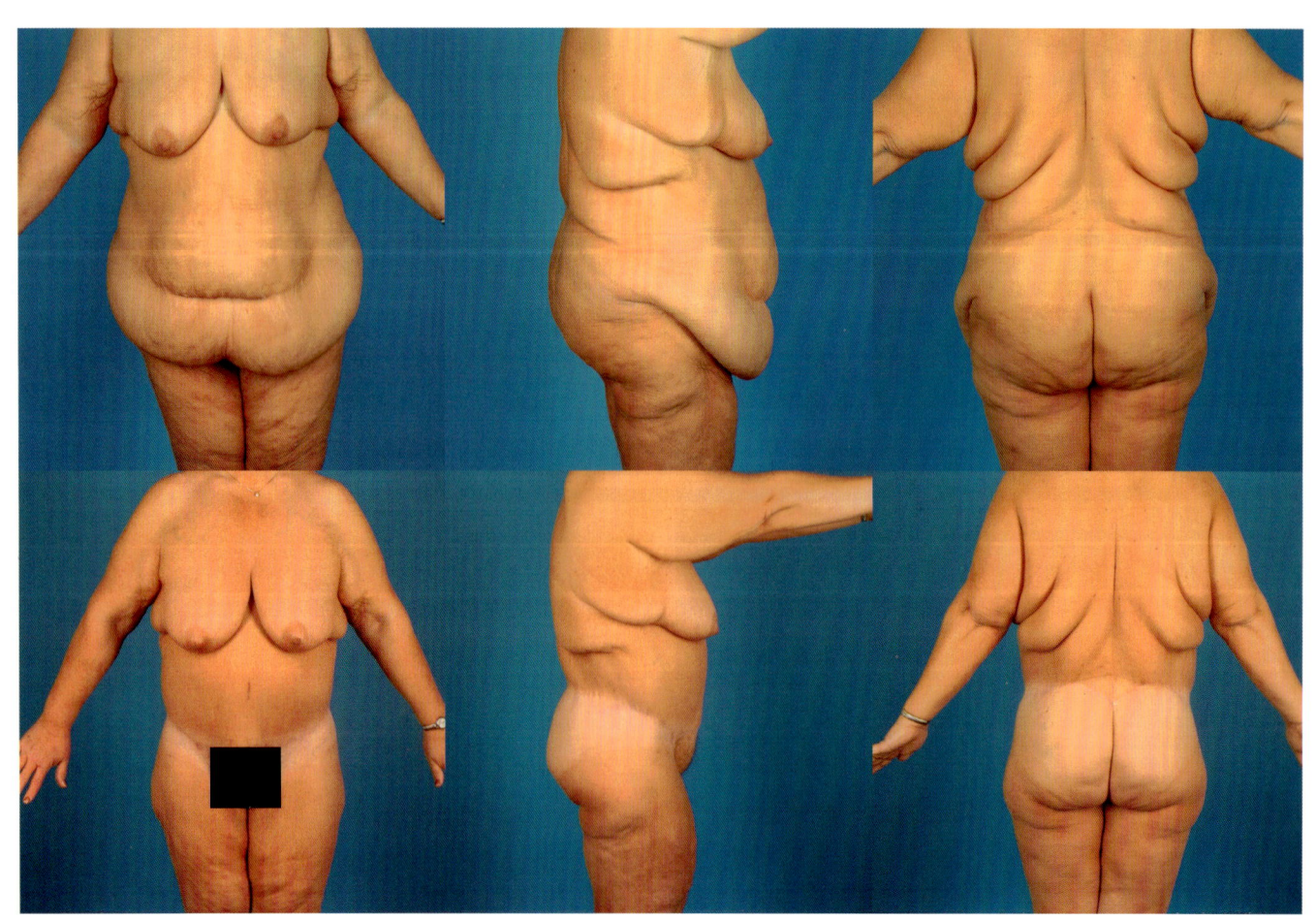

图 68.7　一位 BMI 大于 35 的患者，术前（上图），腹壁脂肪切除术后（下图）。在这一体重范围的患者通常达不到最佳效果。注意身体其他部位例如上背部、手臂及大腿，仍然没有变平，影响手术整体效果。

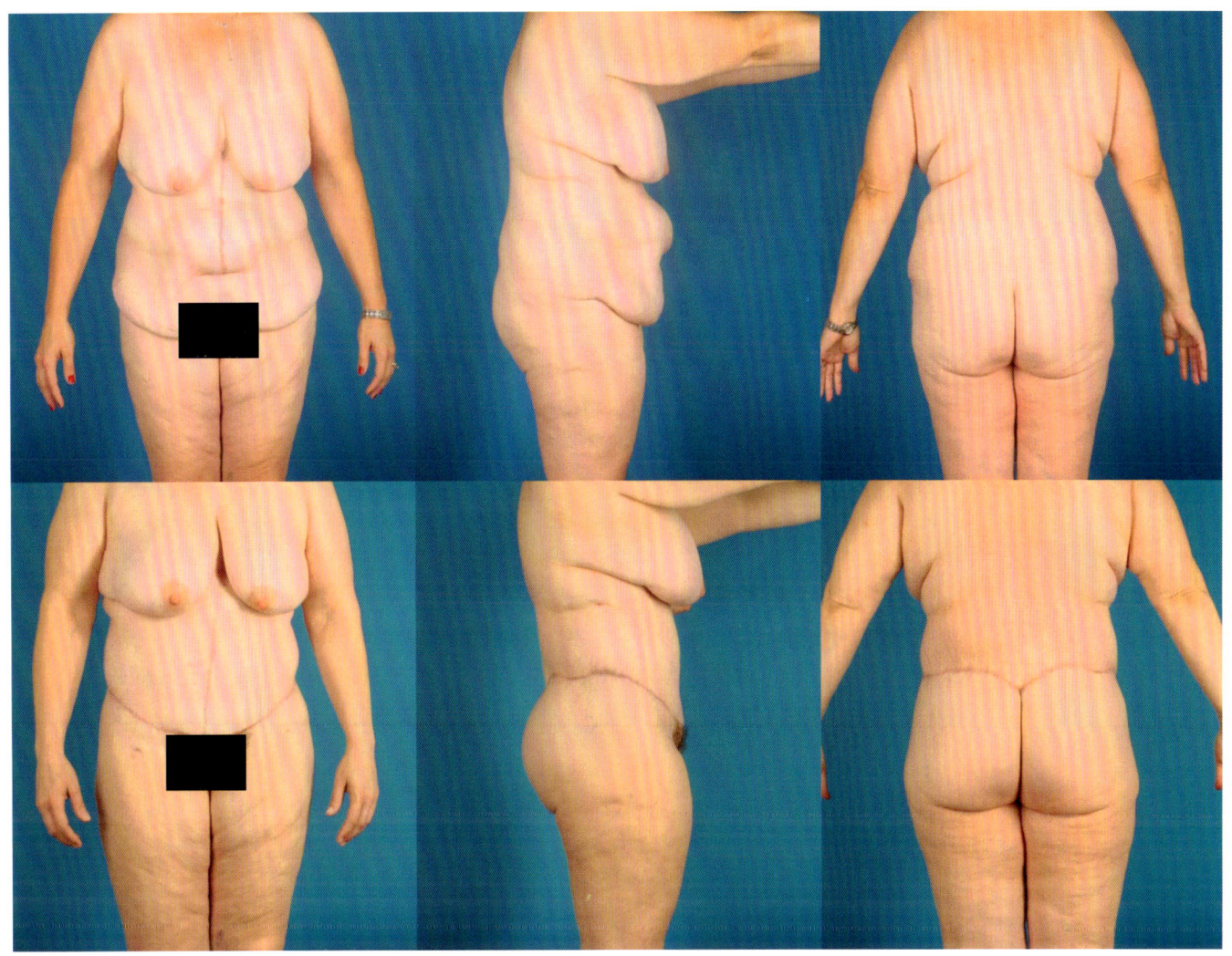

图 68.8 BMI 指数处于 30~35 的患者，术前（上图），腹壁脂肪切除术后（下图）。患者曾患巨大腹壁疝，累及脐，被放弃治疗。处于这个体重范围的患者，可获得介于高 BMI 患者（图 68.7）和低 BMI 患者（图 68.9）之间的手术效果。

并发症

腹壁脂肪切除术的并发症是非常常见的。在我们早期连续观察的 70 个患者中，56% 有至少一个并发症，7% 多于一个并发症，44% 没有并发症。BMI 大于 35 的患者并发症的发生率是 100%。在这一系列的并发症里各自的发生率为：血清肿（30%）、伤口分离（20%）、精神障碍（8.6%）、感染（4.3%）、组织坏死（4.3%）、肺栓塞（2.8%）、深静脉血栓形成（1.4%）。肺栓塞和深静脉血栓形成发生在硬膜外麻醉应用前，仅有一例肺栓塞是经影像学证实的，由于此并发症的严重性，所有患者都被假定性的治疗了。自从我们开始使用硬膜外麻醉，还没有发生一例肺栓塞或深静脉血栓形成。在此研究中我们也发现，患者的 BMI 越高，并发症的发生率就越高。总之，患者和医生都需要对这类手术的并发症提高警惕，不容忽视。

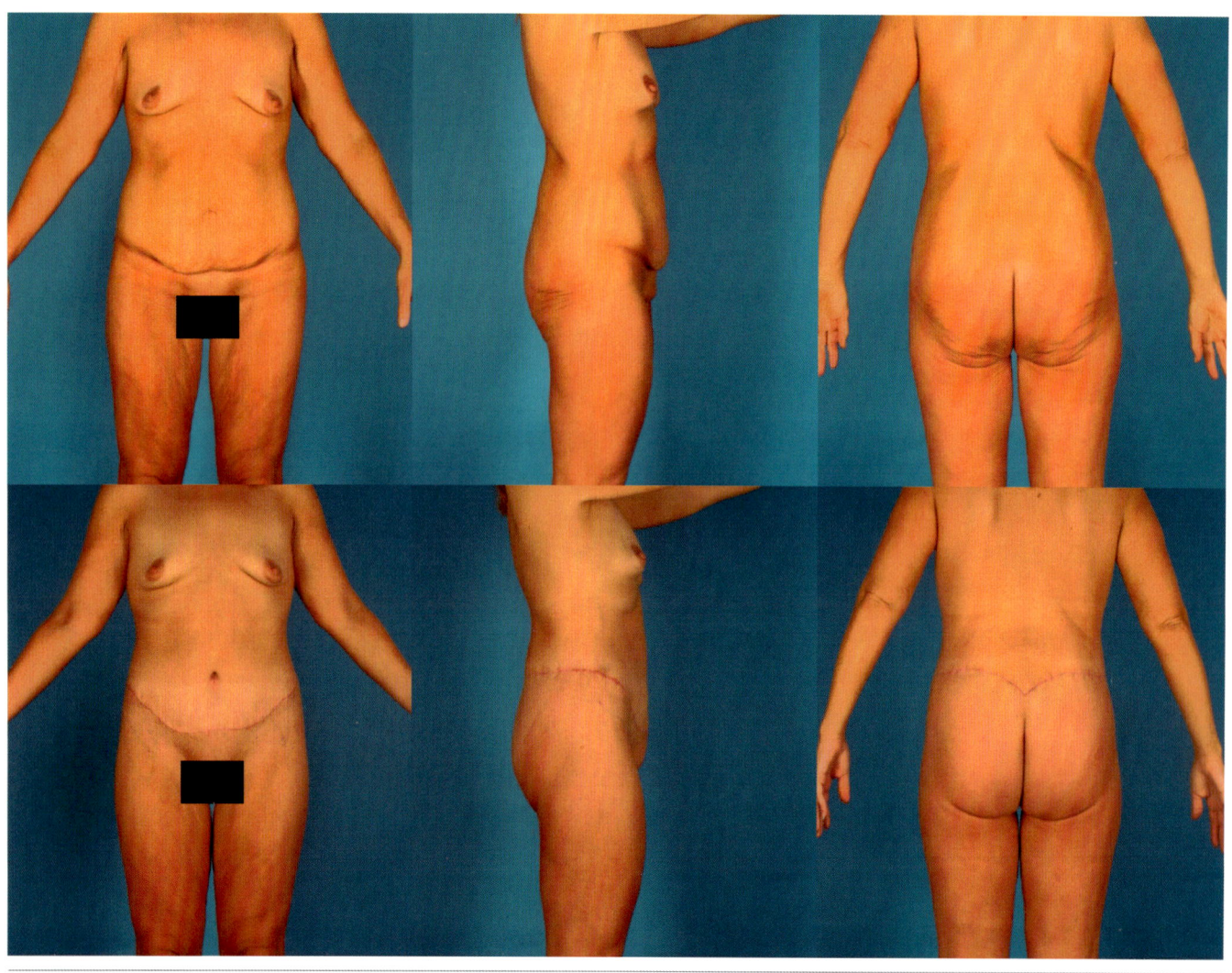

图 68.9 低 BMI 患者，BMI 在 25～30，术前（上图）和腹壁脂肪切除术后（下图）。BMI 在此范围的患者可能获得比高 BMI 患者更满意的效果（图 68.7 和图 68.8）。注意这是图 68.5 的同一个患者。

手术心得及教训

心得

- 患者应做好充分的生理和心理准备，因为腹壁脂肪切除术是人生中的一个大事件。
- 了解黏附区的位置和发生情况有助于医生控制瘢痕的位置。
- 瘢痕的最终位置由前腹部的下方切口和躯干侧方及后部的上方切口确定。
- 做标记是手术的基础。
- 在关闭深层切口时结合浅筋膜系统是很重要的。
- 效果依赖于 BMI 水平、脂肪堆积模式和皮脂膜的质量。
- 并发症并不是不常见，血清肿是最常见的并发症。
- 一个跨学科的小组对随访患者很重要（理疗医师、减肥医师、营养师、全科医师、心理学家、精神科医师、整形外科医师和护士）。

教训

- 腹壁脂肪切除术的后部切除不应影响前部或侧面的外形："钱在肚子里"。
- 避免精神上剧烈波动的患者，确保他们的精神护理人员愿意帮助他们解决术后可能出现的问题。
- 明确清晰地了解腹部皮瓣的血供对前腹壁脂肪切除时选择恰当的手术方法很重要，尤其是对上腹壁有胆囊切除瘢痕的患者。
- 避免进行太多的手术和过长的手术时间。患者在一次手术中最想要的莫过于安全，医生应告知患者哪些手术步骤是安全的，哪些是不安全的。

手术步骤小结

1. 首先标记前部正中线。
2. 用挤捏技术决定拟切口上方标记的位置。
3. 标记后部垂直正中线，正中线的下界切口由此决定。
4. 患者弯腰时做上方标记对预防伤口裂开是十分必要的。
5. 然后进行后侧方标记。
6. 做环周切口和钝性分离来切除筋膜下的蒂。
7. 腹壁折叠术在两个垂直的层面内进行。
8. 缝合。
9. 将患者置于侧卧位，保持腰部弯曲。
10. 后部上方标记从侧方狗耳朵至背部正中线，对于臀部过凸的患者切除只在肌膜层进行。
11. 进行大腿外侧吸脂术，必要时可间断使用大的吸脂管或"Lockwood 机"。
12. 关闭伤口。
13. 将患者置于相反的侧卧位，在另一侧行上述操作。

（王历　马菲妍　译）

拓展阅读

Aly AS, Cram AE. Belt lipectomy. In: Aly AS, ed. Body contouring after massive weight loss. St Louis: Quality Medical Publishing, 2006, pp. 71–145.

Aly, A Cram AE, Chao BS, et al. Belt lipectomy for circumferential truncal excess: The University of Iowa Experience. Plast Reconstr Surg 2003;111:398.

Capella JF, Oliak DA,. Nemerofsky RB. Body lift: an account of 200 consecutive cases in the massive weight loss patient. Plast Reconstr Surg 2006;117:414.

Rohrich, R Kenkel, J, et al. Body contouring surgery after massive weight loss supplement. Plast Reconstr Surg 2006;117(1):1 (Suppl.).

第12部分：体形塑造/大面积减肥

第69章

腰区紧致性腹壁成形术

见DVD

Steven Teitelbaum

历史

腰区紧致性腹壁成形术 (HLT) 的发展与腹壁成形术并不同步，而与下肢提升术并驾齐驱。毫无疑问，正如 HLT 创始者 Ted Lockwood 所主张的那样，HLT 是一种提升下肢的有效手段。

1993 年，Lockwood 发表了具有创新意义的关于下肢提升术的文章。尽管这个手术设计之初仅仅是为了塑造臀部和大腿的形态。但它在塑造腹部形态方面所产生的效果远远优于当时的腹壁成形术。Lockwood 之后取消了背部切口以及沿大腿做组织分离这一操作。这一改变创造了患者在手术体位就能完成肢体提升术的新时代。因此 HLT 成为下肢提升术的简化版本，无需做背部切口，但保留了前部切口，也正是前部切口使得身体前部的塑形效果不亚于下肢提升术。

Lockwood 在发表下肢提升术 2 年后，又发表了里程碑式的关于 HLT 的文章。总结了 HLT 的四大特征：（1）无需为了暴露腹直肌重叠术手术视野而进行过多的组织分离，除了切除区域外，其他地方也同样无需做组织分离。（2）提倡在组织潜行分离区域行安全性较高的吸脂术。（3）提倡使用永久缝线缝合浅筋膜系统 (SFS)。（4）张力最大的区域位于腹壁外侧区而非中腹部。这是 HLT 必备因素之一，却也是最难理解之处。由于张力只能在术中被术者感知，所以很难用示意图解释何为 HLT。为了做好 HLT 手术，大家应对 HLT 原理有深入的理解，并在每个手术病例中加以体会。

HLT 不仅是简单的腹壁成形术，还是一种有效的下肢提升术，其效果不仅惠及腹部，而且还能改善阴阜、大腿近端及臀部的形态。甚至体形也可以发生巨大改观 (图 69.1 和图 69.2)。

体格检查

任何一种腹壁成形术都可以针对三个独立的解剖学结构做出形态重塑：皮肤、脂肪和肌肉。对于每个解剖结构都要单独进行评价，才能进行手术方案的设计，并且依据最终可能的效果给予切合实际的期望值。

- **皮肤垂直向松弛**：HLT 腹壁成形术的特点是将张力最高处设计在切口的外侧区，因此，在外侧 1/3 切口缝合后，中 1/3 的张力几乎已复位。这往往意味着脐所在部位不必切除，仅仅在其缝合处留下一个垂直瘢痕。尽管伤口愈合往往良好，但接受 HLT 手术时，在心理上接受瘢痕较为明显这一事实是不得不跨越的障碍，也就是说，如果心理上无法接受瘢痕的存在，就称不上是 HLT 的践行先驱。瘢痕的愈合并不是完美无缺，因此许多患者和术者都希望尽量避免这个问题。有时术者在术前不能确定原手术区是否适于切除，切除后会不会产生皮肤高张力，所以术前若存在任何问题，术者应提前向患者提出三个选择方案：行经典 HLT 术时，为了达到合适的皮肤张力，要让患者知情并理解术中做垂直切口的必要性以及相应的垂直瘢痕形成的可能性。或者将整个切口位置做得更靠上，露出原脐部的位置。第三个选择就是不做 HLT，仅仅在中央区域切除组织，切除量要达到去除脐的程度，尽管这样做可能带来阴阜的形态扭曲甚至导致其位置的上移。
- **皮肤松弛的程度**：现在很多患者都要求行手术操作范围小的腹壁成形术，水平切口的宽度越窄越好，最好能窄至 C 形切除的瘢痕大小。如果只在腹部正中区存在皮肤松弛的问题，那么只需要在中腹部做一个短小的切口就能解决整个腹部松弛的问题，并且达到腹部平滑的塑形效果，但实际

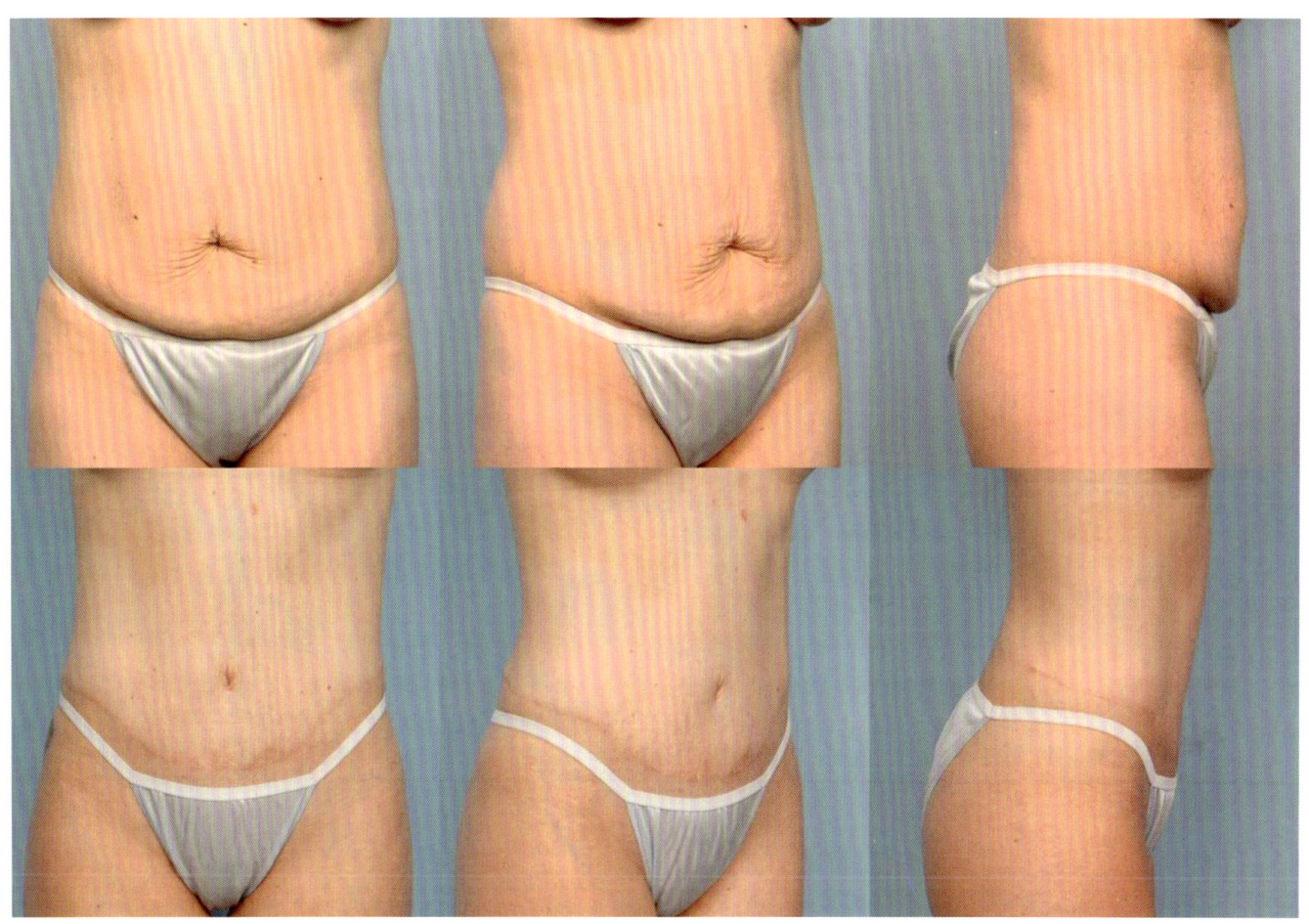

图 69.1 用 HLT 法可以看到其切口外侧偏高，使大腿变得更修长。请注意大腿和腹股沟区皮肤肤质的改善。腹部平坦紧致，缝合腹部的切口线随着时间而拓宽。

上这种患者少之又少。宜在患者坐位时评估腹部皮肤松弛在侧方的范围和程度。坐位时才能让患者明白：宽达腋中线的腹部皮肤松弛仅仅靠 C 形切除是不能达到效果的。与标准的腹壁成形术相比，HLT 需拓宽切口。因为经典腹壁成形术本质上就是脐切除术。切口的宽度由一个因素决定，即切除多少才能去除纵向脂肪赘肉而不产生"猫耳"样皮肤皱褶。但 HLT 需要切除腹壁外侧的多余脂肪，也是最重要的脂肪切除区域。将上腹部组织向下、向外拉紧比仅仅垂直向下拉紧更能达到使上腹部扁平的效果。这一点可以用下述方法向患者予以说明：在脐两侧和阴阜上施加压力使上腹部产生一定的张力可以看到一种效果，而同时再加上施加于侧腹部的压力，可以产生另一种对比强烈的效果，其压力方向为向外、向下。产后或减肥后患者胸腹部皮肤最松弛之处也是在外侧区，所以这个区域最需要切除。

- **皮肤质地**：与乳房固定术相同的是，皮肤切除后，收到牵拉和损害的皮肤位于切除区的后部。手术的最终效果和外观将直接取决于患者自身的皮肤肤质，而这点我们是无法控制和决定的。皮肤的评估很重要，因为需要根据其可能的手术效果给予患者切合实际的期望值。拓展标记线会不会在可能的切除线上保留下来以保证皮肤不会被切除过多，抑或是拓展线全部被切除？皮肤会不会变薄、容易被太阳灼伤？会不会再次松弛或再生出明显的皱纹？术前应与患者进行充分的交流，让患者有切实的期望值。进而让患者充分意识到无论何种术前检查都无法准确预测术后皮肤能否保持原来的弹性和肤质，外科医生所能做到的最多也只是提供其依据经验所做出的推断和猜想而已。对于手术之前就已经存在瘢痕者，要加以评估，因为瘢痕影响皮肤血供可能足以使 HLT 方案加以修改，或者影响到皮肤下的组织分离。有时瘢痕可能与下方的腹壁相粘连，此时需要分析分离瘢痕粘连究竟更能使皮肤紧致张力得以继续向瘢痕

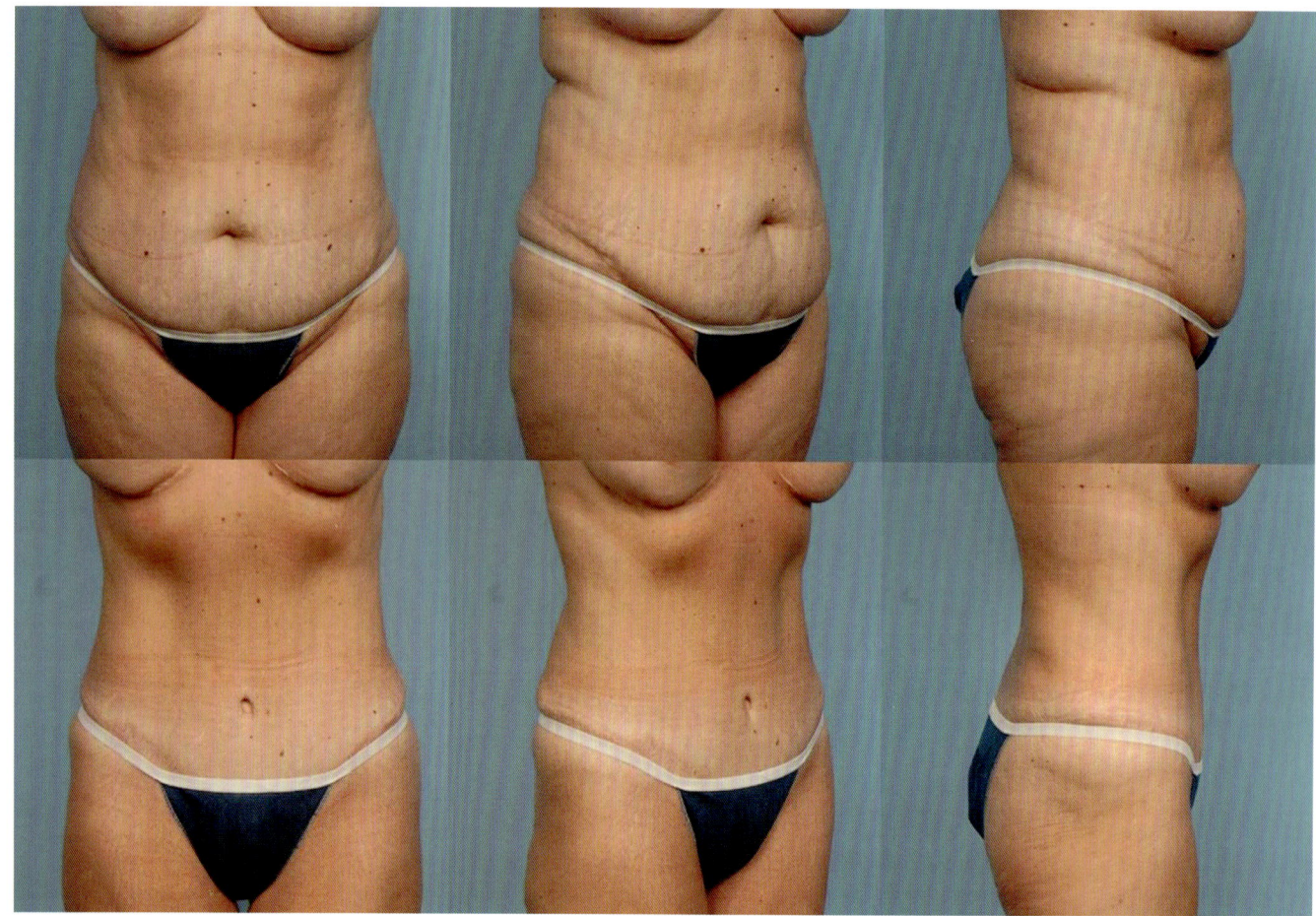

图 69.2　可以看到整个躯干部和近端大腿显著年轻化的效果变化，包括腹股沟区和大腿的近端。还可以看到 Lockwood 所描述的年轻化的骨盆倾斜度。

远端传导，还是更容易损伤血供？有时组织粘连呈横向条带状，其位置往往在脐、剑突之间和前正中线、腋前线之间，这种瘢痕组织粘连阻碍了腹壁成形术后瘢痕头侧牵拉力的传导。需要进行大量的组织分离才能松解瘢痕的附着粘连，但与此同时皮瓣的血供可能会大大受损。这些问题应在术前告知患者。

- **皮瓣中脂肪层过厚**：HLT 技术的使用可以增加腹壁成形术中皮瓣吸脂操作的安全性。我们不仅要评估皮瓣的皮下脂肪的情况，还要评估此脂肪占整个身体肥胖情况的百分比。最为重要的就是注意皮瓣横截面与将它向下缝合所需连接的组织层之间的比例。而通常情况下缝合面上方的皮瓣较厚，此时需考虑将皮瓣进行吸脂处理，从而使缝合面足够光滑、平整。我自己只在个别情况下才使用腹壁成形术联合皮瓣吸脂术。我所接触到的大多患者皮瓣都偏薄而无须行吸脂处理。尽管做皮瓣吸脂术的安全性较高，但其弊端也比较明显，即血清肿的发生率较高、恢复时间也更长。

- **相邻区域的脂肪过多**：面对一个腹部皮瓣脂肪堆积的患者时，通常可以发现其耻骨区或髂后上嵴区域的脂肪更加丰满。针对腹壁皮瓣的吸脂操作可能有点过多，常常并没有去除足够的脂肪以看出明显变化。一般而言，臀部所含脂肪多于腹部。如果腹部有大量脂肪需要去除，那么臀部或大腿则更需要去脂。应该重视这些区域并给予治疗，以免术后身体比例不协调。当腹壁成形术达到腹部扁平的效果后，臀部过于丰满而导致的体态宽大的问题就凸显出来。事实上，腹壁紧致后，臀部的宽度在视觉上增大了（图 69.3）。通过对臀部脂肪行吸脂术可以明显改善腹部的整体形态。同样，阴阜区的脂肪过多问题在术前往往被众多术者忽视。其原因要么是腹部过于突出而掩盖了这个问题，要么是腰部有过多下垂的脂肪组织而混淆了这个现象。一旦腹部平坦、光滑后，阴阜区的问题在着装后就凸显出来而使患者难堪不已。

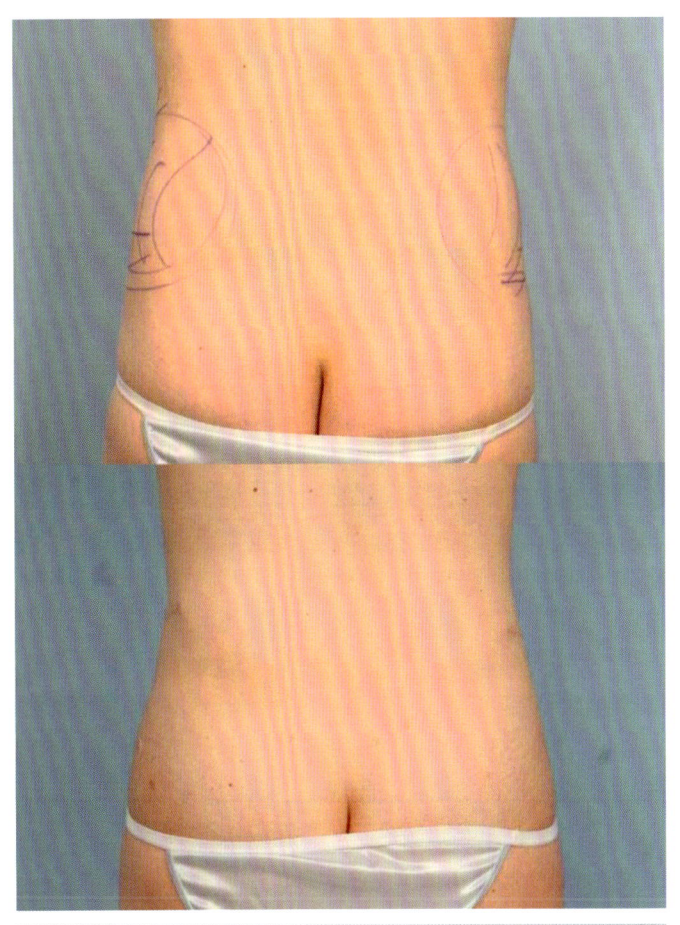

图 69.3 即使有轻度的臀部脂肪堆积也应使用吸脂术来矫形，以免在行 HLT 后腰部呈现出筒形。需注意到瘢痕的宽度较大，以至于术后后正位面可以看见。

此问题应在术前向患者阐明，并在腹部整形的同时给予抽脂治疗。

- **腹直肌松弛或疝**：分别在患者站立位、坐位、半躺位时（如同做半仰卧起坐的动作）进行查体。这是一个排查有无腹直肌松弛的好方法。从这些体位，我们可以让患者用自己的手去感触自身肌肉之间的缝隙。有些患者认为只要加强腹部运动即可，但须告知患者，锻炼仅仅能增加肌肉力量，只有手术方法才能使肌肉更加紧致。我常与患者探讨一个问题，即是否需要对松弛肌肉行折叠术。折叠术可以显著提高手术效果，但增加术后恢复时间，增加患者的不适感。脐部筋膜要加以评估，若存在筋膜缺损则需要单独或一并在腹壁成形术中修复。还应嘱患者将双臂举过头顶，放松腹部肌肉。在肌肉重叠术中，术者会尽力使耻骨至剑突的组织紧致，但更重要的一点是评估患者的皮肤松弛度，并预先设计腹部哪个区域最需要做紧致手术才能达到最佳的塑形效果。

- **腹腔内脂肪**：腹腔内压力，包括腹腔内脂肪所产生的压力，将在腹直肌重叠术的肌肉修复处产生直接压力。尽管任何一种情况都存在肌肉松弛复发的可能，但对腹腔脂肪过多的患者而言，这种可能性远高于正常患者。所以我们需要权衡一下肌肉重叠术的利弊（弊端指的是增加恢复时间）。同时应告知患者肌肉修复处随时间延长会有再次松弛和再次拉伸的可能。

解剖

血供

整形手术一旦涉及组织分离做皮瓣，就会产生美丽与血供之间的冲突。但此手术所需的皮瓣很少须达到组织分离的程度，这与腹壁成形术的皮瓣不同。虽然分离动作大，但幸运的是腹壁血供充足，而且按照 Lockwood HLT 文章所描述的，我们还可以行局限性组织分离，其效果最终较好且没有继发血管损伤、供血不足所导致的愈合不良等问题。

术前，腹壁的血管致密，从腹壁上动脉、肋下动脉及腰动脉分支分出的血管向上、向内走行。它们与腹壁深、浅动脉向下走行的分支相吻合。

腹壁成形术显然会破坏这些吻合血管，使得皮瓣的血供只剩下来源于上方的下行血管。切口下缘的血供未受到影响，而且即使缝合时组织张力高，也不会出现无血管化的血供缺乏的现象。

切口上缘腹壁完全依赖于这些向下走行的血管。尽管皮瓣的生命力很顽强，但如果为了满足组织切除和肌肉重叠术的要求剥离超出必需的暴露范围，几乎就不能产生什么美形效果了。手术台上所见的不平整术后可逐渐平复。

皮肤或脂肪层

需行腹壁成形术的患者往往都是典型的皮肤受损人群，要么是产后要么是大量减肥后或者二者兼具。这些永久性的皮肤改变会影响最终的手术效果。要注意皮肤条纹的范围、颜色和严重程度。皮肤纹呈红色预示着最终瘢痕颜色偏红的可能。在切口之上的皮肤纹术后依然存在。

仅仅评估腹部皮肤是不够的。HLT 实际上是身体提升术，可以使阴阜、腹股沟区和大腿近端得到显著的紧致化和年轻化。这些区域的皮肤松弛性和可能的改善效果也应加以预测。

还需注意到，存在横向和纵向的皮肤或皮下脂肪堆积。腹壁成形术的水平瘢痕可以显著减少纵向脂肪堆积，但横向脂肪堆积该如何处理呢？腹壁成形术下切口比上切口略宽，所以进行缝合时可以显著消除横向脂肪堆积。但从胸骨剑突至脐水平的宽度并没有显著变化，而事实上整个身体还是变得细长了。这表示，接受经典的腹壁成形术后组织从上腹部向中腹部移动，上腹部更容易形成横向脂肪堆积的现象，原因是切口的方向与地面基本平行，而组织所受到的最大牵拉力是垂直向下的。但在 HLT 手术中，由于最终缝合口的外侧支是向上外方向倾斜的，所以在重力的作用下其张力是最大的，组织也最不容易发生再次脂肪堆积。因此，这种手术更易去除上腹部的横向脂肪堆积，从而可以平复上腹部肥胖现象，提升腹部整形的整体效果。

应评估腹部皮肤松弛度及脂肪堆积的情况，这样术者才能确定切口所需要设计的宽度。皮肤的最大松弛度将会直接决定 HLT 切口外侧支的角度和方向，因为与此角度垂直方向上的张力是最大的。Lockwood 已经证明皮肤赘余最大的部位是腹壁外侧而不是中腹部。中央区高张可以使阴阜变形，腰部高张反而可以平复腹股沟区域和大腿近端的轮廓，而且上腹部平整效果远远优于中央高张法。

肌肉筋膜层

腹壁由四大主要肌肉群组成：腹横肌、腹外斜肌、腹内斜肌及腹直肌。理想情况下，包绕腹直肌的腹直肌鞘位于前正中线，是一个狭长而结实的腹壁结构，每块肌肉之间的间隔仅有几毫米。但随着怀孕及体重减轻等因素，腹直肌白线可能会变薄，使肌肉之间的距离加大。患者做仰卧起坐时最易检查。当患者处于直立位，腹内压直接作用在放松状态（没有收缩）的腹壁上时，腹直肌的间隙将会扩大。腹直肌的扩张实际上只是出现一个间隙，与疝并不是同一个概念。真正的腹壁正中线疝很少见，除非患者有正中线切口的开腹手术史。但较为常见的是脐疝，每个拟行腹壁成形术的患者在术前查体时都需排除脐疝存在的可能。若存在脐疝，则在查体时，可以在脐蒂深处触到筋膜的缺陷。脐疝会随着时间延长而逐渐加重，一旦查体发现，则应在患者咨询时向其指出。若患者最终不接受腹壁成形术，则可建议其到普外科行疝修补术。

手术步骤

见图 69.4。

术前应摄像，摄像角度要全面并且连续。所有患者都应有自己从肩部到膝部各个整形区的术前照。若照片过于局部化，那么很多患者的术后整体效果可能不太容易显现，所以患者整体照也必不可少。应拍摄前正中、后正中、双侧位以及四个侧向位的照片。拍照时患者应处于坐位，尤其是脂肪层较薄、站立位时皮肤赘余不明显的患者（图 69.5~图 69.7）。实际上，坐位时腹部形态更糟糕，而我们大部分时间都处于这个姿势，坐位时所看到的腹部赘余皮肤的夸张状态应纳入我们的手术考虑范围。照片不仅是让术者把注意力放在手术相关的事项上，也不仅是与患者进行术前交流的基础，更是一个向患者解释瘢痕的宽度和手术效果及基本整形原理的说明书。标准化的术前照片可以消除患者的疑虑和焦虑。由于术后恢复时间长，所以患者常对自己选择做手术的决定有所质疑，怀疑做手术是否值得，但术后让他们看自己的术前照片则大有裨益。若最终的瘢痕较宽或瘢痕组织层很厚，那么术前照片会让患者意识到瘢痕只是个小问题，而术前的皮肤松弛才是真正的大问题。

手术最重要的环节就是确定切口位置。要时刻记住一对相互抗衡的力量：术者为了达到最好的塑形效果而需要做的切口与患者所希望的瘢痕所在位置。

尽管可能不是患者所期望的，有时术者不得不将 HLT 的切口外侧斜向上提升。我的患者群从未向我抱怨过术后腹壁不"完美"，如 Lockwood 所认为的，这点正是 HLT 的优势。但我的患者中有人抱怨在穿低腰牛仔裤或比基尼时外侧切口会暴露出来。需让患者明白正是由于瘢痕外侧的向上翘使得中腹部更加扁平，整体塑形效果才优于纯横向瘢痕。尽管我认为弯曲的瘢痕可以产生赏心悦目的效果，但我却越来越愿意做趋于横向的切口以满足不同患者的需求。尽管没有患者向我要求做出更加美观的躯干整体效果（这也是 HLT 的目标），我自己却反感超过低腰牛仔裤的瘢痕。

患者穿比基尼短裤或习惯穿的内裤。一般患者穿的内裤上缘是相对水平的，所以不太允许做一个边缘向上、向外倾斜的切口。即使这个切口的目的是为了达到更好的上腹部平复效果。所以内裤的形状不得不要求术者在能达到一定塑形效果的前提下将切口设计的越近水平越好。有两个方法能处理这对矛盾。首先，可以向患者充分解释外侧斜向上的切口可以达到更好的腹部塑形效果，这也是患者最关心的问题。当然，

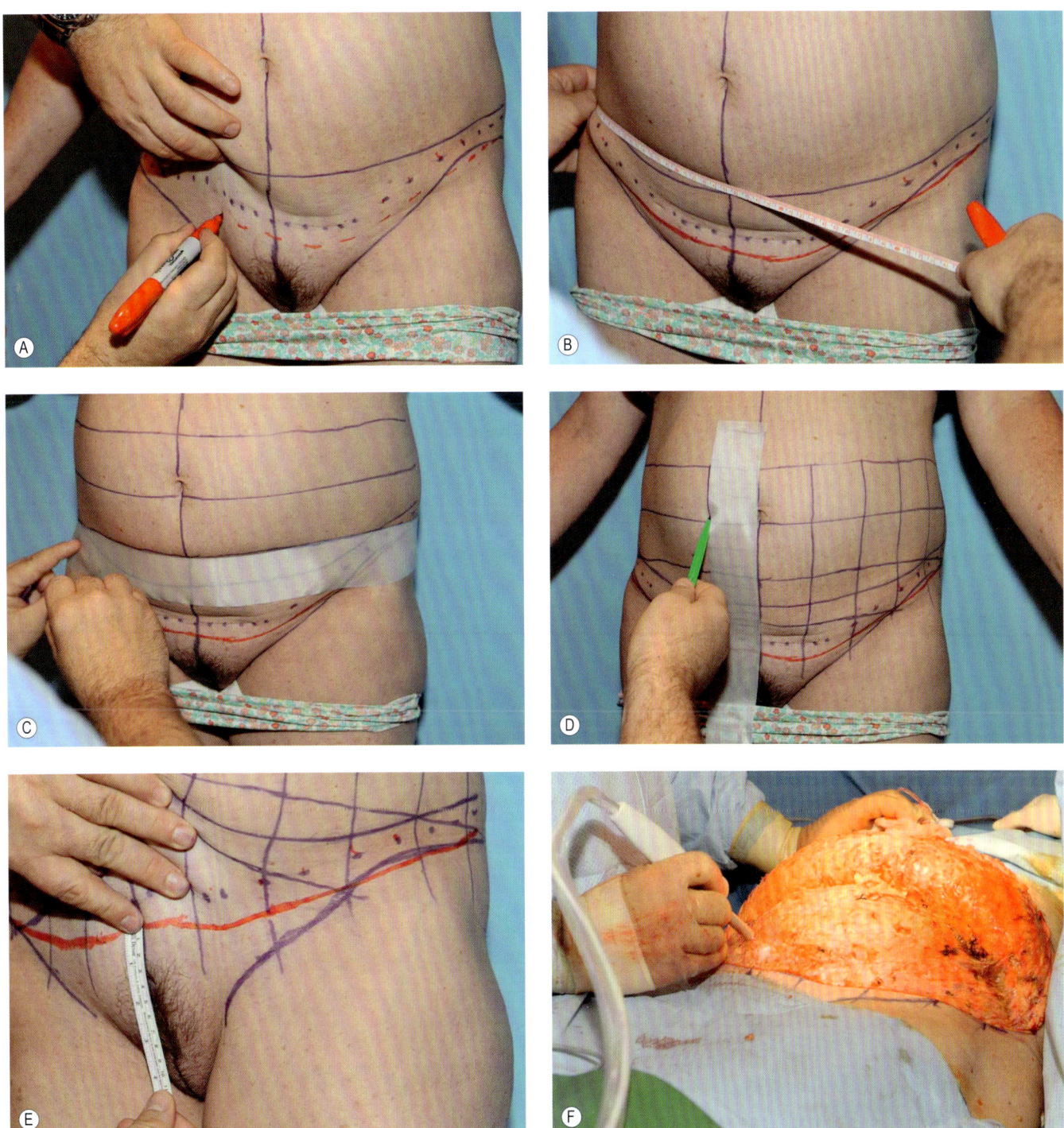

图69.4 A，画出典型的短裤轮廓。并画出预计瘢痕的可能位置（图中蓝点状线）。将笔置于与此线相同的水平位，并将皮肤向上推，推至理想的腹部紧致状态和合适的缝合口张力大小，推起皮肤的目的是确定最初切口的位置以及最终点状蓝线的缝合位置。B，做标记线、测量、反复检查患者身体的对称性。C，我发现，将卷尺平贴于患者身体上时很难做出笔直的标记线；使用2英寸（1英寸=2.54厘米）宽的卷尺便于做直线。D，用宽带子在腹部画出棋盘样网格线，便于术中切除线的确定以及最终缝合准确性的提高。E，在阴唇前联合上要保留7cm左右的阴毛区。F，整个创面使用PlasmaJet电凝，可减少出血并阻断淋巴管、减少引流时间、降低血清肿的发生率。

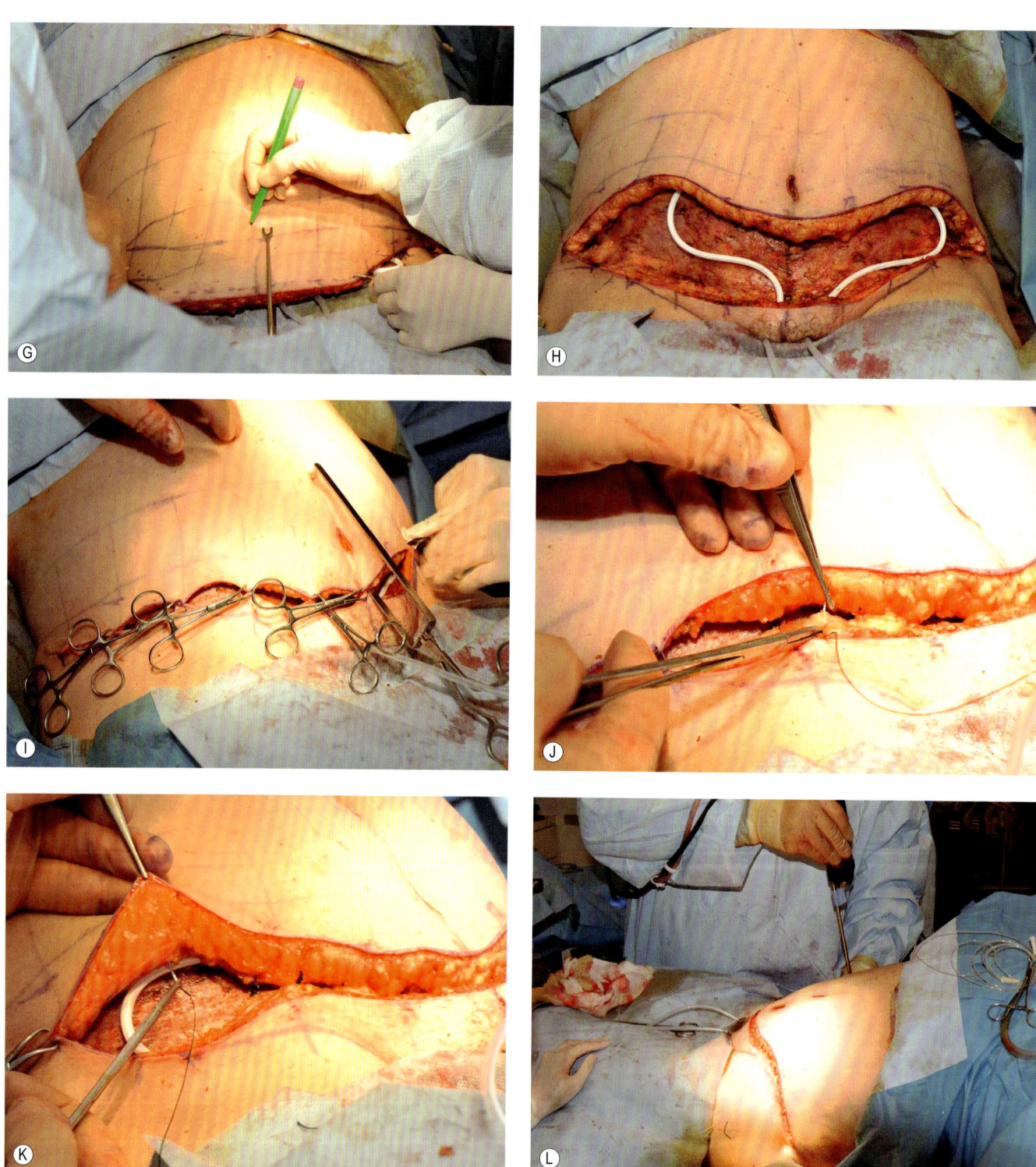

图 69.4 续　G，用 Lockwood D'assumpco 钳夹持组织切除的范围。非常重要的一步，就是要用足够的力度沿术者需行皮瓣缝合的方向牵拉。所谓足够的力度是指术者预计在相应皮瓣上产生恰当张力时所施加的牵拉力。腹壁中间区域的张力须偏小，否则阴阜将变形，外侧的张力偏大。做粗略标记线后将手术台抬高 30°左右，患者平卧位，做最后的切除线，用检查板衡量患者的身体对称性。H，最终切除线的确定。请读者注意，腹壁侧部的切除多于中腹部，但多余量实在是有限。（从术前标记的水平线与切除线之间的距离就可以看出来）。还要注意最高的标记线似乎在中腹部下移而在侧腹部上提了。这是 HLT 技术最为迷惑的地方。尽管实际上侧腹部去除的组织多于中腹部，但仅仅多一点，这一点不足以造成切除线在中腹部和侧腹部的偏移。我们所看到的偏移，并不是由去除组织量之间的差别所造成的，而是由于中腹部与深层组织连接更紧密而没有得到与外侧相同的提升高度。I，垂直线的作用就是有助于准确、迅速而平整的缝合伤口。注意脐部标记钳，深部钳腿夹在脐处，而另一只钳腿可用于标记脐所对应的表皮的准确位置。J，缝合伤口时，着重将浅表肌肉筋膜系统的粗糙切割口埋在缝合口内。切口下缘的各层组织比切口上缘的各层组织更结实。腹部切口中 1/3 收缩的程度很大，术者要加以注意。K，在上方皮瓣中浅表肌肉筋膜系统是突出于其他组织的，虽然其突出度不及下方皮瓣。在碘伏中浸泡处理的尼龙线可用于深部缝合，并把皮肤上所有的张力都分担到此缝合线上。L，除纤瘦患者外，其他患者切口末端都需要用吸脂法去除少量组织，以减少猫耳及缝合末端的组织隆起。如果外侧张力过大，则需要延长切口，但即使这种方法也不能避免腰部的组织块隆起，除非在此区域予以吸脂手段去除多余脂肪。

第69章 腰区紧致性腹壁成形术

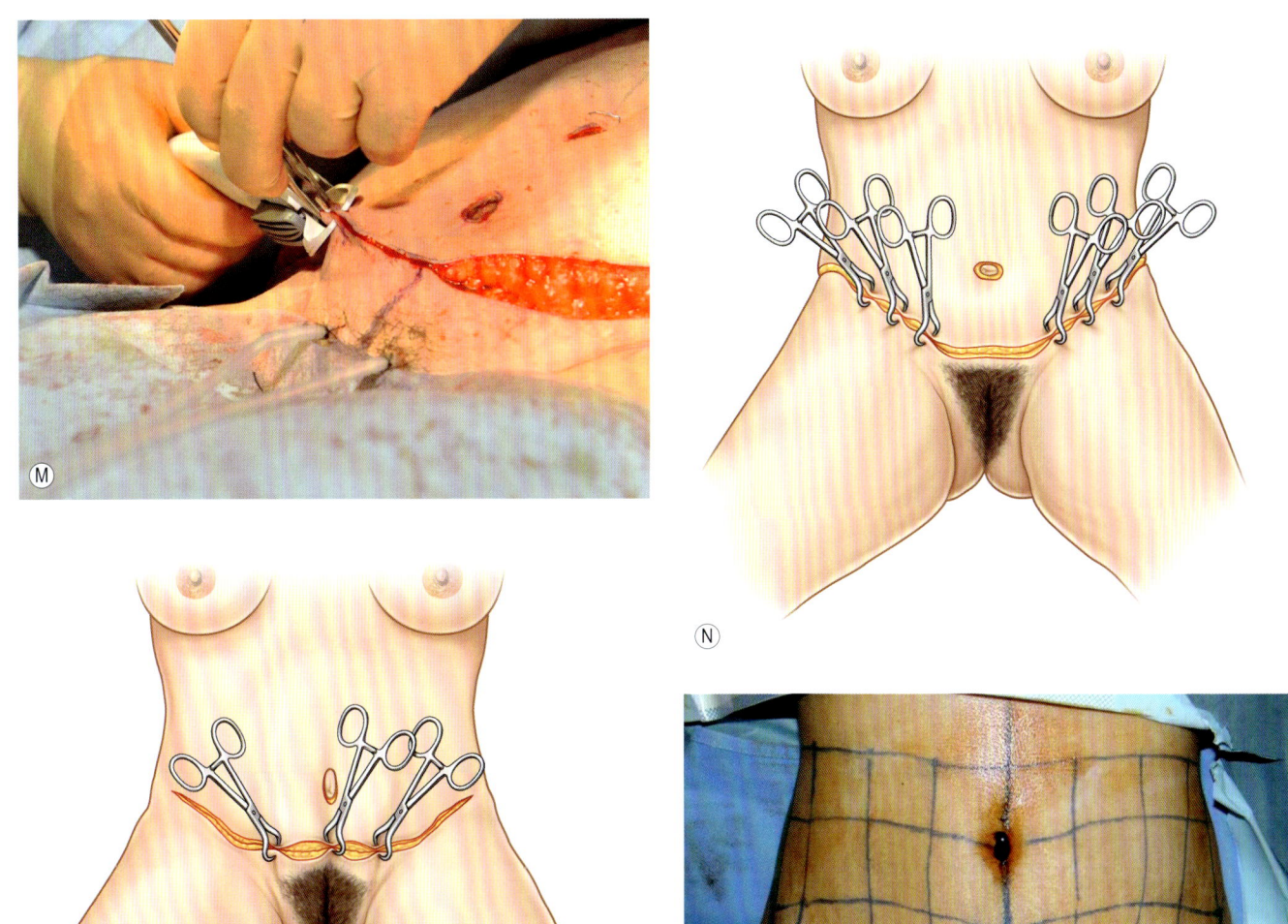

图69.4 续 M，用Insorb皮下组织钉在很大程度上缩短了缝合时间，也使切口边缘的缝合更加平整。使用Adson钳之后有助于我们重新调整不同长度的皮瓣之间的缝合匹配比例，以达到更加平滑、均匀的对合。缩短手术时间不仅可以减少深静脉血栓形成和肺栓塞发生的风险，而且用皮钉和用缝线所产生的瘢痕相差无几，故我们建议缩短手术时间。N，在HLT中，张力最大处位于侧腹部。缝合时，耻骨上区的切口几乎不需要血管钳就可以自然对合。在上腹部有一个来自双上臂的斜向上的张力，这样可以最大程度的将大腿和上腹部年轻化。在侧腹部，切口上翘的角度要大于标准的腹壁成形术，而且切口的宽度也宽至胁腹区，其目的就是避免外侧切除过多后产生过大的张力，并避免"猫耳朵"样缝合口的形成。O，经典的腹壁成形术缝合后其张力主要位于正中区。此手术唯一改善的就是中间垂直牵拉力的作用在中腹部产生的塑形效果，但不具有HLT中所特有的牵拉大腿和中腹部的斜向张力，故没有相应的提升效果。P，此患者处于平卧位。用激光平直的标记水平线，但有时在前正中线上这条标记线还是略偏上，一旦皮瓣沿下切口松弛，其偏上的程度就更明显，这就加深了对外侧张力程度的认知。事实上，HLT术式（蓝色标记线）中腹壁外侧区切除的组织仅略多于中间区。在传统的腹壁成形术经典术式中，术者的注意力几乎只在使原来的脐位置复原，切口的长度也只是为了达到无皮肤赘余时的缝合（绿线）。所以经典术式的切口宽度不及HLT。尽管此患者可以行HLT切除术（蓝线所画出的切口和范围），但HLT通常不做脐切除术。只要腹部外侧的张力足够大，就不会出现中腹部的皮肤松弛和脂肪赘余。术者须谨记，为了使侧张力足够大，应尽量做长切口。

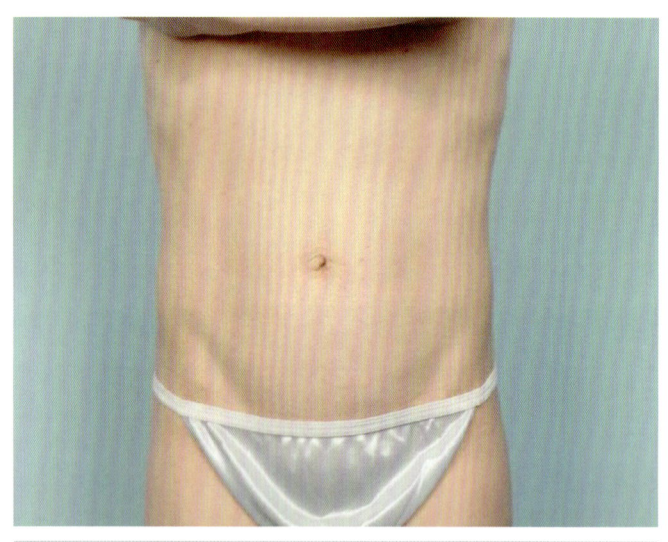

图 69.5 腹壁肌肉松弛、皮肤多余、脂肪堆积等都要加以评估和记录。

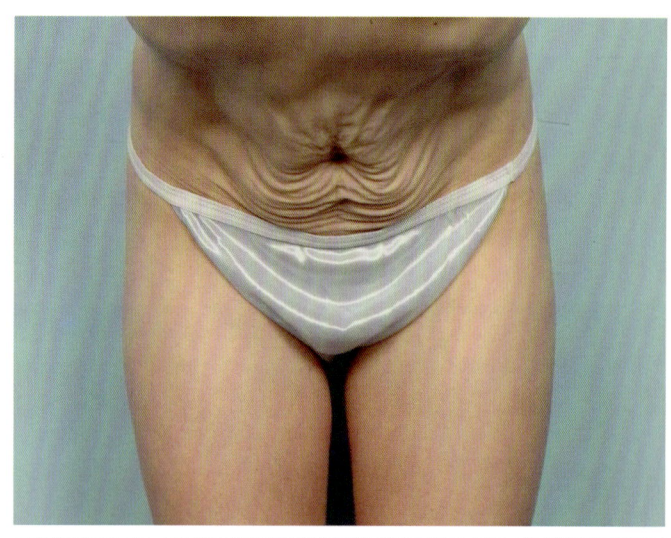

图 69.6 同一个患者轻度前倾,单纯站立位不足以进行全面的查体。站位可用于评估脂肪堆积情况,平卧位及仰卧起坐位更适于评估肌肉情况,坐位及前倾位对于评估皮肤松弛情况尤为重要。

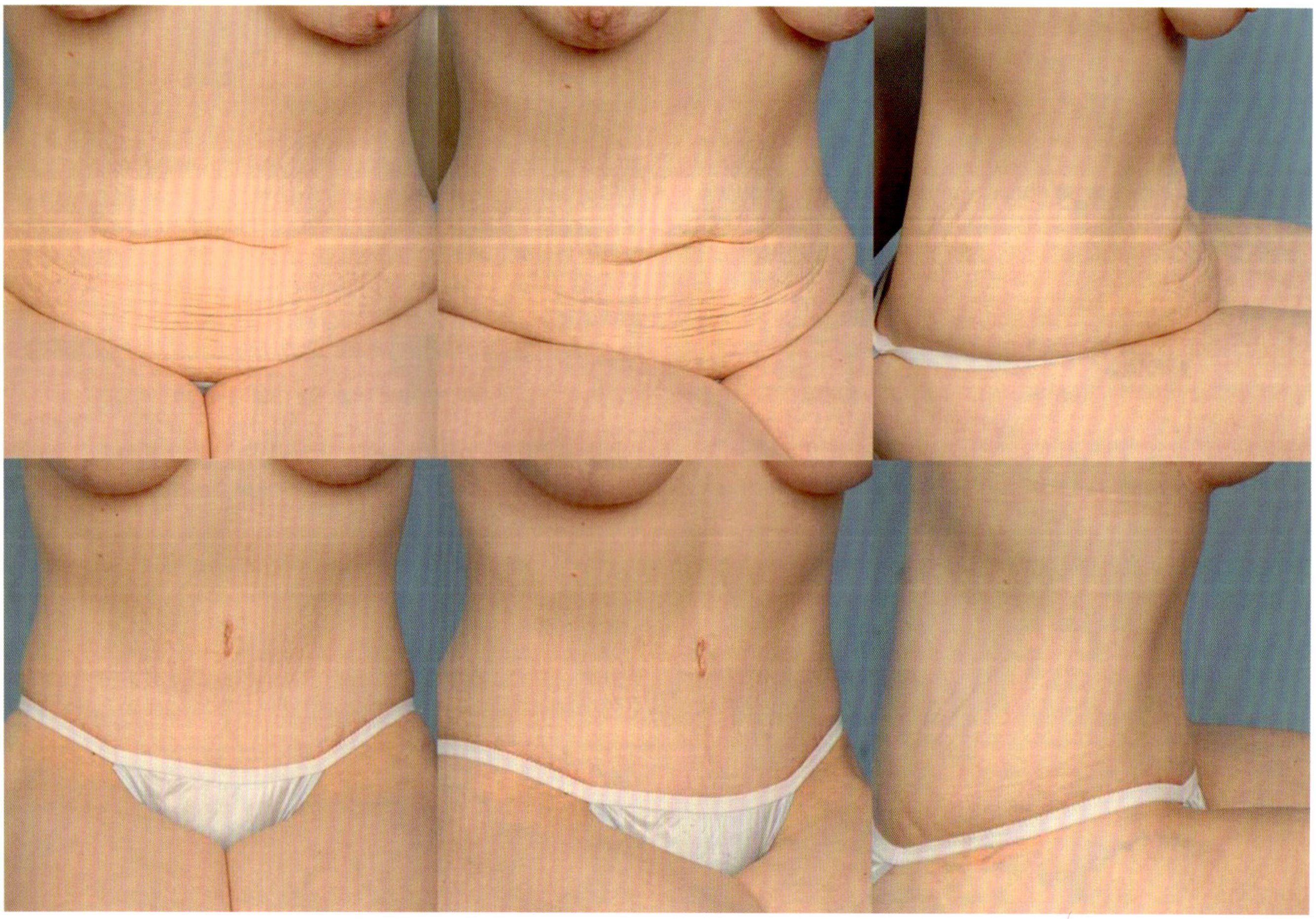

图 69.7 腹壁成形术往往都会有明显的瘢痕形成,嘱患者坐位,寻找一个使腹壁缺陷最为显著的姿势,并让患者自己看到。请注意,垂直的切口瘢痕仍有个小狭缝,这个凹陷狭缝在术后一年或多年后可慢慢扩散而近似圆形。

衣服样式会发生改变，泳衣或内衣早晚都将会降低其遮挡的位置而退回到臀部以上，这意味着即使是位置偏低的瘢痕早晚也会在衣服外甚至于连衣裙外可见。而 HLT 虽然瘢痕位置高，但总能被衣服所遮挡，只有低胸的连衣裙可见其形。最后，还要让患者对瘢痕有个比较现实的期望值。另一个处理方法就是将瘢痕设计的位置低至阴阜上缘，这就为瘢痕的外侧斜线向上倾斜留了很大的空间。但术者需注意，不要在耻骨区去除过多带阴毛的皮肤，一般在阴唇前联合至阴毛上缘应至少保留 6.5~7cm 的区域。对于这个降低中部切口高度的方法还有一个问题，就是很可能无法切除原脐部周围的组织，而且在闭合脐部时做的短小垂直切口瘢痕将永久性的留在脐下或耻骨上区。大多数面部提升术可以从近乎相似的耳前切口入手，只是最后的皮肤切除部分不一样而已。相比之下，腹壁成形术没有一个固定的如同面部提升术中的耳朵一样的钻石级解剖标志物，根据患者不同的腹部形态和结构及患者自身的期望值，术者只能因人而异，将手术进行个体化设计。

标记正中线，从剑突跨越脐直至阴唇前联合。这样做标记的方法确实让人很窘迫，但由于现在很多女性的阴毛修理的参差不齐，若将线划至阴毛的正中位置，将使皮瓣嵌入时不整齐。后来我划出若干平行于正中线的垂直标记线，一直做到切口的外缘（图 69.8），并做若干额外的横线，使腹部的标记呈现棋盘状。这种做法不仅在标记时有用处，而且加快了最终切除位置的确定，并减少了不整齐切除的可能性，也有助于插入皮瓣与缝合口之间的对合。

划出你设计的最终瘢痕宜处的位置。患者自己要查看一下所画的标记线，若有异议要提出并加以讨论，最终达成医患的术前共识。注意：这条线并不是切口的位置！由于在整个切口上的张力并不一致，如果某点所受到的来自于最终缝合口的牵拉力大于其他地方，那么这段切口可能偏高。所以术者需水平地持笔，与预设最终瘢痕的位置相平，将腹壁向上推起，所使用的力度为预设缝合口的最终张力大小（用推力模拟术后张力的效果）。这将在切口下方产生一系列的小点。他们相互并列以检查是否处于同一水平线上。我使用激光笔确保切口两端的连线与地面平行（图 69.9）。还

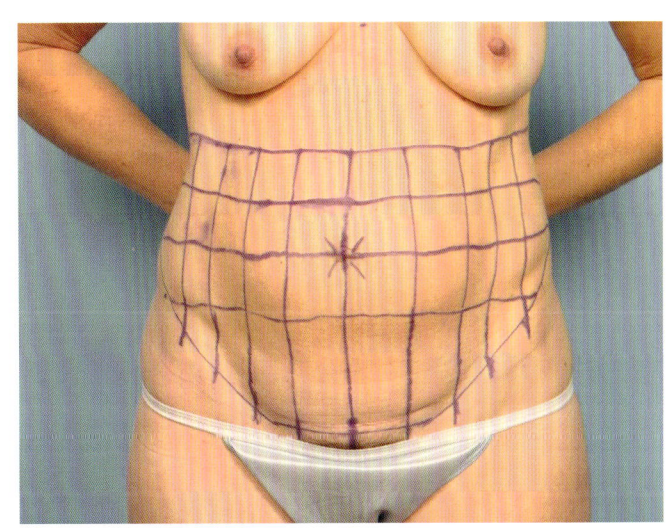

图 69.8　图 69.9 中的患者做切除前的图片。

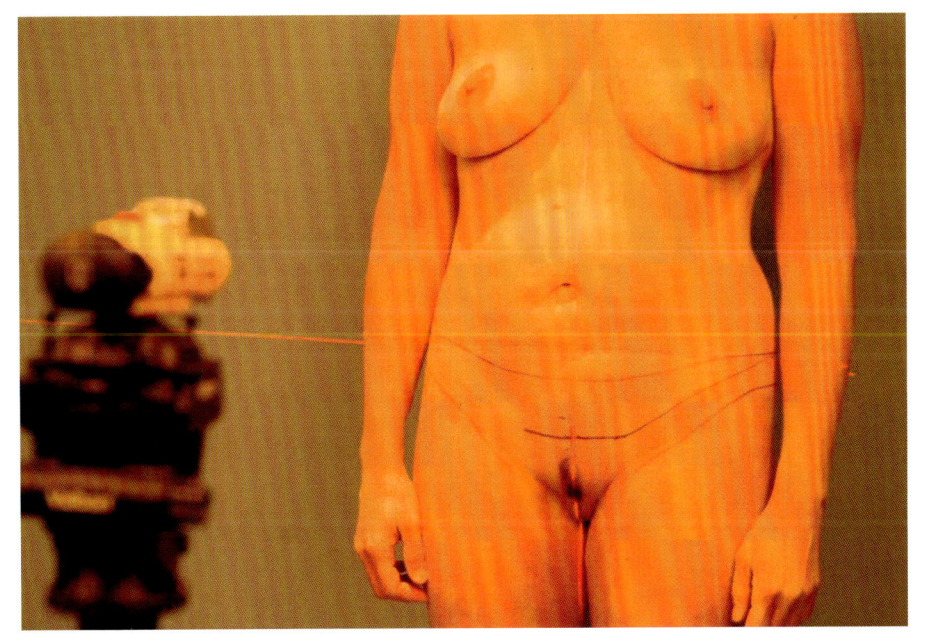

图 69.9　用激光确定水平线和垂直线。这些标记线要与患者自身的解剖学标志相对照。患者很少有绝对对称的，其不对称性不仅要注意更要记录，还要设计出处理这些不对称性的方法和选择。

需检查切口对应的内部结构是否为髂骨。如果身体的水平线与地面水平线不一致，须让患者知情，与患者讨论并记录在病历中。最终的切口瘢痕很少有绝对对称的。在腹壁成形术的手术知情同意书中须让患者理解一点，即"伤口愈合瘢痕不会绝对对称"。将切口的标记线适当延长，避免切口末端形成"猫耳朵"样缝合。切记：有些患者可能随时决定同时做下肢后部提升术，所以，上述切口的止点应位于下肢提升术切口瘢痕以内。分别在脐的12、3、6和9点这四个点位做标记，目的是便于识别这个区域，并将脐无扭转复位。按常规方法标记需吸脂的部位。标记完成后给患者拍照，照片打印出来，贴在手术室里，作为术中参考。

给予患者全身麻醉。膝关节下垫一个枕头以增加静脉回流、减少腹部紧张度。双腿向两侧外旋，使之呈蛙腿状，以进一步降低切口外侧的张力。术前最重要的一点是预防深静脉血栓形成。给予所有患者紧腿靴，必要时考虑药物预防。参考抗生素应用指南给药，因为推荐药物可能发生变化。可以先给予一次术前抗生素预防感染。

做切口，用电凝装置进行组织分离，找出腹壁浅动脉并结扎，向脐部方向上行分离组织。做环脐切口，向脐部之下、脐部周围分离组织，直至脐根部。如果脐位置可不切除，术者要将其周围组织尽量清除，防止原脐部位形成一个深凹陷。

如果术中发现有切除脐的指征，则应将皮瓣一分为二，以利于向剑突方向进行组织分离。分离范围无需过大，只要利于完成肌肉重叠术即可。

将丁哌卡因加肾上腺素的混合溶液注射到腹直肌腱鞘中。用巾钳标记缝合口使两边对齐。浸湿碘伏的1号尼龙线间断缝合用于第一层缝合。也可用"8字缝合法"。"8字缝合法"可缩短腹直肌的长度，由于每个缝线入针点和出针点可以压缩组织，各个点累积起来就可达到此效果。尽管两种缝合方法不易对比，但"8字缝合法"似乎术后疼痛更剧烈，而且患者需要更长的恢复时间才能完全站直，其原因还是归结于上述的缩短肌肉作用。不可使缝线处于绝对垂直平面上。尽管绝对垂直看上去漂亮，但是一旦产生一个小豁口，则很容易演变成较大的豁口。出于这种考虑，缝合线的入针点要轻度交错，这样即使筋膜出现了一个豁口，也不至于向整个组织修复区延伸。如果患者对腹部形态不满意，那一定是上腹部突出而不可能是下腹部突出。因此，腹直肌重叠术要从剑突开始向下操作。如果从下方开始，那么勒紧的下腹部会将腹内容物向上推，进而导致上腹部在操作时腹内压较高，重叠的程

度偏小。所以从上到下的这一重要操作细节是为了避免上腹部突出的问题。在单纯缝合后，用0号聚丙烯线做始于脐止于脐的连续缝合。在剑突位置，做脐一侧的环绕线而后向下再继续缝合。张力的设定不应依据术者力所能及的最大值，由于手术目的是改善体形，所以应参考术前照片中外侧区形态设计腹直肌重叠术。

冲洗皮瓣，去除组织碎屑，充分止血。我一直在使用 PlasmaJet 以达到止血和封闭淋巴管的目的，这样可以减少术后血清肿的发生率，进而提高术后早期效果。

患者半坐位，约为25°或30°。如果超过这个角度则很容易将中央区切除过多，虽然我们强调侧腹部的切除较多，但不能切除过度。先确定中腹部的切除量。在经典腹壁成形术中，术者的注意力集中在切除脐。但在 HLT 中，即使不切除脐也没有关系，反而效果更好。不要把阴阜完全遮住，因为切除量是依据阴阜是否变形而确定的。不能容许阴阜即使一点点的变形，术者还应在术中仔细观察阴毛有无向头部牵拉的现象，因为在脐和阴毛上缘之间要保留一定的皮肤。此步完成后，皮瓣在此一分为二，并将其置于设定位。Lockwood 皮瓣记号笔可用于剩余皮瓣的标记，注明外侧张力应大于中央区。标记完成后，松开中央血管钳，将患者放平。按照预设切口做标记线，要保证对称性。

用皮刀做切口，再用电凝，竖直向上提起去除的皮瓣以保证切割方向与腹壁横切口垂直。Lockwood 认为应缩减皮瓣大小，并通过缝合肌肉筋膜系统创造皮

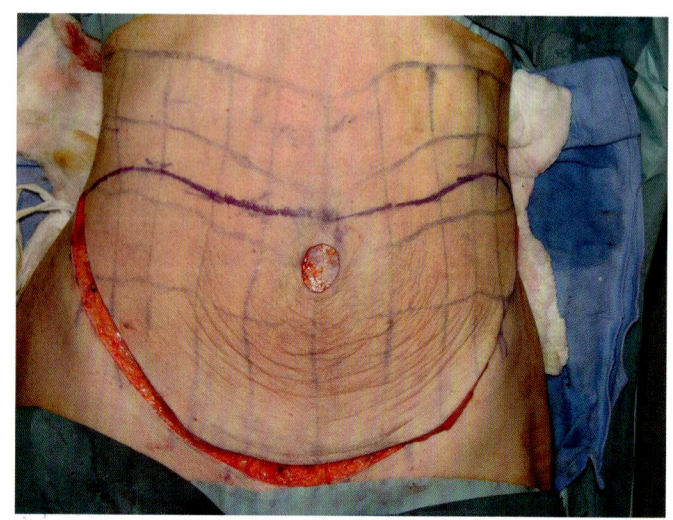

图69.10 做最后切除的轮廓线（另一例患者）。术前所做的水平线现已提升到缝合口的高度。尽管预设的切除看起来侧方偏高，但通过原来所标记的网格线可发现，它本来就不是绝对水平的。所以，尽管侧腹部的张力更高，但实际上中部的切除量与侧腹部相比有过之而无不及。

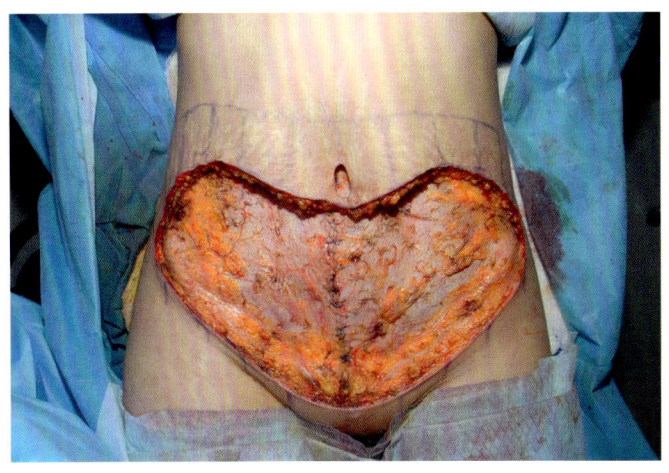

图 69.11 最后的切除步骤完成后,可以注意到侧腹部的切除范围更大,此患者中约有 1.5 英寸。此切除范围取决于皮瓣的张力,有时可能与正中切口位置持平。但即使是持平的,侧腹部的张力也大于中腹部。

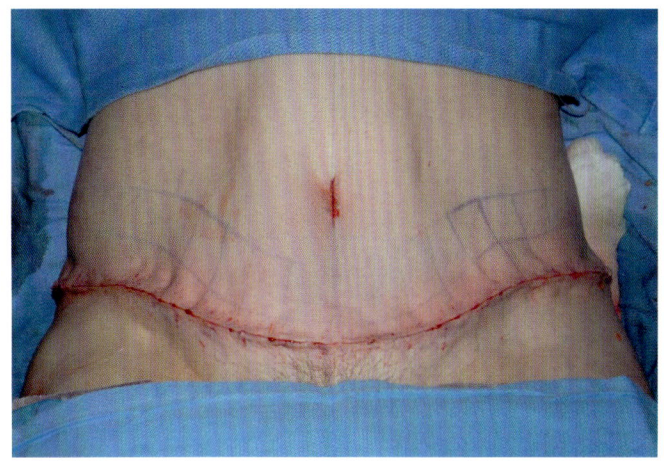

图 69.12 患者站立位时其腹部蓝色标记线是水平的。切除脂肪后侧腹部切线位置上移,而中腹部相对下移。尽管侧腹部高张力,但本图中患者侧腹部脂肪去除量似乎反而低于中腹部。还应注意到腹股沟褶皱处组织分离程度是有限的,所以给人以水肿、突兀之感。术后最初几周内这个水肿区就会变平坦。所以不必为了得到平坦的效果而过分分离组织从而减少这个区域的血供。

肤部分性多余,我只在个别情况下将皮肤边缘去血管化,所以进行此操作时要小心谨慎。

放置引流管,必要时应用止痛泵。患者半坐位,处理脐,缝合切口。Lockwood 认为宜做一个纵向缝合口但不做组织切除。必要时可以将腹壁成形术切口的外侧部分做成斜向的,有张缝合此斜向切口可使上述切口拉开。术者设计脐整形术时应小心,因为在腹外侧高张的作用下可能将脐扩大。

单纯 0 号尼龙线在碘伏浸泡后行浅筋膜系统的埋线缝合。缝合时须解除缝合口的所有张力,用 Insorb 可吸收皮下缝线加固切口。相对于间断缝合而言,这种方式可以节省大量手术时间,而减少手术时间是减少深静脉血栓形成和肺栓塞发生率的有效措施,是所有术者应追求的目标之一。它还能将两片厚薄不一的皮瓣缝合到同一平面使过渡区更光滑,同时还可以解决两个皮瓣长短不一所造成的连接困难,需使用两个 Adson 钳,可以"欺骗"偏长的皮瓣平整地与短皮瓣对合。最后用 4-0 可吸收缝线缝合皮肤,贴上 Steri-Strips 手术贴。

术后护理

手术结束时移去导尿管,以保证患者手术当天晚上可以行走。由于不能保证患者在康复病房或医院就能够恢复行走,所以术后应给患者穿上紧腿靴。预防性给予药物防止深静脉血栓形成,还可考虑给予抗生素药物治疗。可以使用止痛泵,但其药效还未得到可靠的数据支持。皮瓣未成活的最主要原因是衣着过紧,

手术前一天晚上衣服要消毒,患者回到康复病房后也要消毒,术后每日要消毒若干次。可加用腹带,但应向护理人员强调,在术后几天之内腹带的作用仅仅是固定伤口敷贴和引流管,只有病情稳定后才能缩紧腹带用于加压。腹带对于大多女性患者来说偏大,睡觉时常常会摩擦其乳房,摩擦感当然很不舒服。对于同时做了乳房固定术和巨乳缩小术的患者,由于在乳房下做了切口,所以腹带的摩擦就不仅是感觉不舒服的问题了。随着患者的组织肿胀及睡觉的体位改变,看起来松垮的伤口敷贴会变得越来越紧。避免此问题最好的方法就是不使用大块敷贴,若不得不使用大块时,则可以将大块敷贴剪成多个小块,然后沿伤口走行的方向逐个进行粘贴,这样可以避免横向地收缩紧致的敷贴带。根据患者术后的去向,有时要继续给予静脉补液以防止皮瓣缺水、缺血。若患者选择术后在康复病房或医院中进行术后恢复,则应穿上紧腿靴。

并发症

肺栓塞仍然是腹壁成形术最严重的并发症。若同时行其他手术则并发肺栓塞的概率更高。服用激素替代性药物及近期乘过航班的患者此发生率也偏高。我们推荐使用紧腿靴和预防性药物治疗。目前对于腹直肌折叠术是否增加肺栓塞的风险还不清楚。如果腹直肌折叠术对患者手术效果的提升不显著,则不推荐行此手术,否则可能弊大于利。还有其他降低此并

发症的手段，包括减少手术时间，保证补液量充足，以及早期下床活动。有资格认定的执业医师和工作人员以及患者自身都要提前熟悉深静脉血栓形成和肺栓塞的相关知识。

复发性血清肿是严重性偏小的并发症之一。彻底而充分的止血以及 PlasmaJet 的使用均可降低其发生率。若伴随吸脂术则其发生率可增高。

手术心得及教训

心得

- 须接受这一点：切除脐并不是手术操作的目的。
- 须意识到这一点：将上腹部的皮肤向下、向外侧牵拉至腹股沟区可达到上腹部年轻化的最佳效果，而且可以避免经典腹壁成形术易导致的阴阜变形问题。
- 须提前告知患者这一点：HLT 手术瘢痕比经典腹壁成形术的长，原因在于侧腹部有一定量的皮肤切除，同时，切口外侧有个斜向上腹部的倾角。术前患者应对切口的情况有所了解并接受。
- 须认识到这一点：最终的瘢痕位置与最初的切口位置不是同一个位置，最终瘢痕位置可随着切除组织后所产生的张力而发生向上的移动。

教训

- 术前须告知患者切口的瘢痕长度，还应告知他们，即使使用了最好的 HLT 技术，缝合口依然会随着时间而增宽。很多患者常常把 C 型切除瘢痕与 HLT 瘢痕相类比，虽然有时候二者看上去极为相似，但 C 型伤口的愈合是在皮肤松弛的小张力或无张力下进行的，而 HLT 伤口是在高张力下愈合的，所以后者增宽的程度要大于前者。
- 有时切除脐看似简单，但如果可能使阴阜变形或增加阴毛的整体高度使之几乎达到脐位置时，建议术者手下留情，不要切除脐及其周围组织。
- 有时，腹壁外侧区高张力切口至未受牵拉的皮肤区为过渡区，可能会形成"猫耳"样皮肤隆起。经典的腹壁成形术中张力最大的地方在中腹部，所以切口有足够的长度用于张力的递减。为减少不同切口张力之间的差值，常需延长切口和（或）做积极地吸脂处理使过渡区扁平化。
- 肺栓塞、肺栓塞、肺栓塞！这绝不是夸张之词。每个患者都有可能发生肺栓塞，要将现在最为推荐的预防措施牢记在心。这是一个非常现实甚至不可避免的并发症。应时刻保持清醒避免其发生，迅速识别早期症状和体征可减少肺栓塞的发生率并减轻其所造成的后果。

手术步骤小结

1. 术前摄像。
2. 患者身着比基尼或习惯穿着的内衣。
3. 做正中线，从剑突至脐并延伸至阴唇联合。向腹壁外侧方向做若干垂直标记线，与正中线平行，至切口的外侧缘，腹部做额外的水平线，最终标记线形成棋盘样网格。
4. 在预期的最终瘢痕所在区域用标记线描画。
5. 给予患者全身麻醉。
6. 做切口，用电凝做组织分离。
7. 如果脐需要切除，宜将皮瓣分开以利于向胸骨剑突进行组织分离。
8. 将丁哌卡因与肾上腺素混合液沿腹直肌鞘注射，缝合伤口。
9. 灌洗皮瓣，冲洗组织碎屑，充分止血。
10. 患者保持 25° 或 30° 半坐位，确定中腹部需要切除的组织量。仔细画出预定切除的范围，保证切除的对称性。
11. 切割皮肤，先用皮刀，再用电凝，向上牵拉需要切除的皮瓣以保证切割口的方向与皮肤横向切口垂直。
12. 放置引流管，必要时可使用止痛泵。用 0 号尼龙线行肌肉筋膜的埋线缝合，尼龙线预先浸泡在碘伏中，皮肤用 4-0 可吸收线进行缝合，再贴上 Steri-Strips 敷贴。

（王历　马菲妍　译）

拓展阅读

Lockwood TE. High-lateral-tension abdominoplasty with superficial fascial system suspension. Plast Reconstr Surg 1995; 96(3):603–615.

Lockwood TE. Is the standard abdominoplasty obsolete? In: Jurkiewicz MJ, Culbertson JH, eds. Operative techniques in plastic and reconstructive surgery: Abdominoplasty. Philadelphia, PA: WB Saunders, 1996, pp. 77–81.

Lockwood TE. Lower body lift with superficial fascial system suspension. Plast Reconstr Surg 1993;92(6):1112–1122.

Lockwood TE. Lower-body lift. Aesthet Surg J 2001; 21(4):355–370.

Lockwood TE. Maximizing aesthetics in lateral-tension abdominoplasty and body lifts. Clin Plast Surg 2004; 31(4):523–537.

Lockwood TE. Superficial fascial system (SFS) of the trunk and extremities: a new concept. Plast Reconstr Surg 1991; 87(6):1009–1018.

Lockwood TE. The role of excisional lifting in body contour surgery. Clin Plast Surg 1996;23(4):695–712.

Matarasso A. Abdominolipoplasty: A system of classification and treatment for combined abdominoplasty and suction-assisted lipectomy. Aesthet Plast Surg 1991;15(2):111–121.

Matarasso A. Liposuction as an adjunct to a full abdominoplasty revisited. Plast Reconstr Surg 2000;106(5):1197–1202.

Matarasso A. Liposuction as an adjunct to a full abdominoplasty. Plast Reconstr Surg 1995;95(5):829–836.

Shestak KC. Marriage abdominoplasty expands the mini-abdominoplasty concept. Plast Reconstr Surg 1999; 103(3):1020–1031.

Teitelbaum S. Demystifying high-lateral-tension abdominoplasty. Aesthet Surg J 2006;26(3):325–329.

第70章

隆臀术

见DVD

Michèle Tardif 和 José Abel de la Peña

历史

几个世纪以来，尤其是在过去的10～15年，人们对于臀部美的标准的看法已经发生了变化。文艺复兴时期丰满的曲线美已经不能被如今的女性所接受。当代女性追求臀部轮廓分明、体型健美。美的标准包括翘臀和均匀的线条，即从侧面观形成的一条由腰到膝的自然曲线[1]。

从19世纪60年代，人们对于提升臀部线条的要求就不断增长，即使那时并没有手术技术方面的描写。最开始的方法是使用圆形的乳房硅胶植入物来填充臀部，但是与臀部使用（乳房硅胶植入物）相关的问题促进了专业臀部成形术的发展[2]。外科手术的不断发展也提升了手术效果。Gonzalez-Ulloa是首位进行臀部重建的外科医生，通过提升下垂的臀部或放置皮下植入物以达到丰臀的目的[3]。其方法需要区别筋膜的扩张是来自臀肌腱膜还是真皮。在此之后，皮肤松弛及移植物的移位导致了术后效果不佳。第二代移植物包括背部聚酯纤维块，目的就是将移植物固定在囊内。然而，这些聚酯纤维块并不足以维持移植物的位置。从那时起，臀部整形术的发展经历了解剖学的三个阶段：肌肉下、肌肉内和筋膜下（图70.1）。

1984年，Robles描述了肌肉下植入的操作方法[4]。这一方法保留了固定臀部皮肤的腱膜系统。然而，它也带来了一个新问题，即有损伤坐骨神经的潜在风险。肌肉内植入的方法是通过破坏臀肌纤维实现的[5, 6]。目的是为了留出附着在腱膜上约3～4mm臀大肌的厚度。实际上，很难估测上部肌肉的数量，因为没有解剖标志的指导，都是盲目的进行解剖。而且，损伤坐骨神经的可能性没有完全消除，血清肿和并发症的发生率都大于30%。为解决其他技术面临的问题，我们试图确定一种可以牢固地固定臀部植入物的新的解剖学平面。于是对臀部筋膜进行了大量的解剖分析。我们的筋膜下植入技术就是基于此产生的[7-10]。

体格检查

- 候选者：臀部扁平及渴望改善臀部外形的患者。
- 理想候选者：苗条的运动员体形，臀部很少或没有下垂，这样的患者可以获得满意的效果。
- 超重的患者或许会从这项技术中获益，但通常要求在手术中做大范围的吸脂。
- 事先了解、准确测量筋膜下的空间及患者的预期有利于我们决定植入假体的大小。
- 手术前利用模型可以选择大小最合适的植入物。
- 脂肪营养不良可通过吸除临近区域的脂肪得到改善。
- 臀部的美学比例，其中腰围/臀围为±1:1.6。
- 臀间沟必须在臀大肌的中1/3处，大小与腰骶-臀间沟的间隔相等。

手术步骤

手术前14天，建议患者停用阿司匹林、维生素E或其他促进术中出血的药物。手术前3天，指导他们进食低纤维食物。术前一天，给患者灌肠并使用抗生素预防感染。

患者站立位，用一个特别定制的模板进行皮肤标记。（图70.2）这一模板必须完美地与臀部相称，并在臀下沟之上留出5cm，骶骨外缘旁留出2cm。骶部三角必须保留，它是这区域一个重要的美学标志。植入假体不能放在骶骨的上方。从侧面看，模板会延伸至臀部外缘，所以从外侧至少保留2cm（大腿髂胫束的延续）（图70.3和图70.4）。

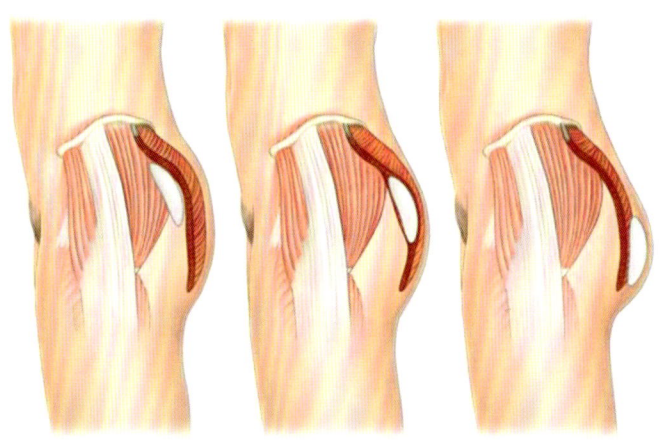

图70.1　臀部成形术的三个解剖学阶段：肌肉下，肌肉内和筋膜下。

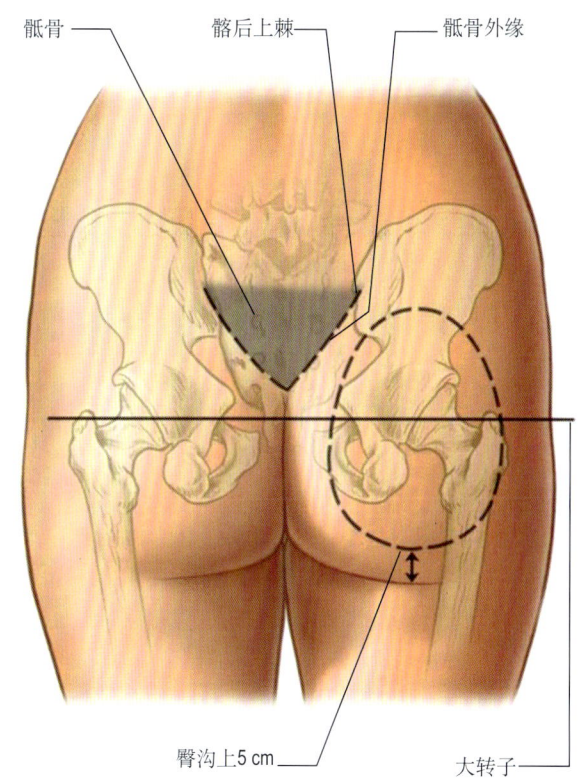

图70.3　用模板标记臀部皮肤，标记时必须遵循臀部的解剖学外形。

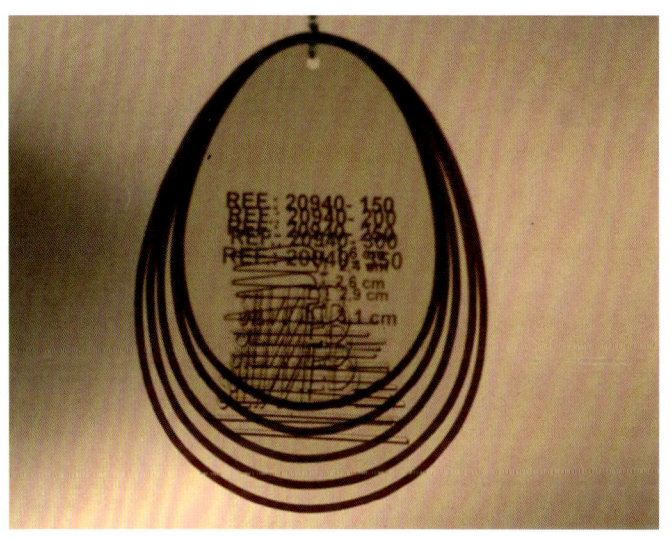

图70.2　为术前评估假体大小而设计的模板。（de la Peña JA, Rubio OV, Cano JP, Cedillo MC, Garcés MT. Subfascial technique for gluteal augmentation. Aesthetic Surg J 2004; 24:265–273.）

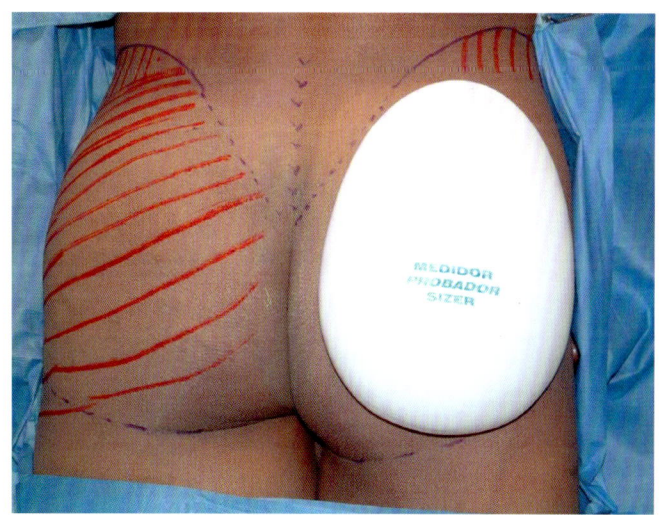

图70.4　皮肤标记。骶骨三角和臀下沟均保留。红线部分表示腱膜的走行。

手术通常选用全身麻醉或硬膜外麻醉。如果使用硬膜外麻醉，应放置导尿管以减轻术后疼痛。弹力塑形袜和连续压缩泵用于预防深静脉血栓形成。患者俯卧于手术台上。必须采取特殊护理，如加垫缓冲面部、受压的髂骨脊和胸部。做好术前准备及铺单后，将一个4cm×4cm大小的聚维酮碘纱布放置在肛门及肛周区域，其上铺盖消毒无菌巾。

然后标记切口。于正中线（臀间沟）左右1cm处分别切开，留出完整的臀间沟。这些切口始于肛门上4cm，对应尾骨远端水平处，并向头部延伸6~7cm。从骶前筋膜之上切开，经皮肤、皮下组织（不损伤骶骨）向外至骶骨的外侧缘。然后，在臀肌腱膜内，平行于骶骨侧缘做一个8~10cm的切口，到达肌间筋膜下。注意不要损伤肌纤维。在腱膜下浸润克莱因溶液。这有助于识别深筋膜下无血管区，此区包括从臀肌腱膜后部发出的三角区（图70.5）。这些扩张的腱膜不易分开，但利用肿胀的浸润液可以用锐器分离筋膜下三角区。对此扩张区进行精确的划分在标记模板上形成了完整的皮肌膜皮瓣。

锐器分离时，为确保安全的回缩，必须使用较长

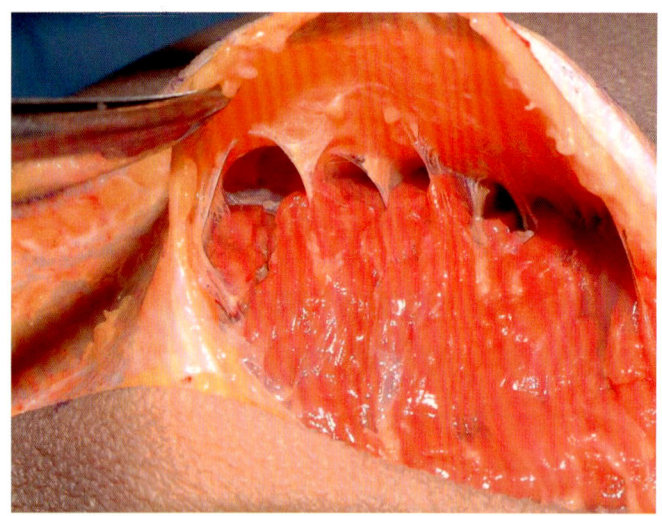

图 70.5 腱膜扩张横跨臀大肌的最上层。锐器分离扩张的腱膜对形成植入袋十分必要。（de la Peña JA, Rubio OV, Cano JP, Cedillo MC, Garcés MT. Subfascial technique for gluteal augmentation. Aesthetic Surg J 2004; 24:265–273.）

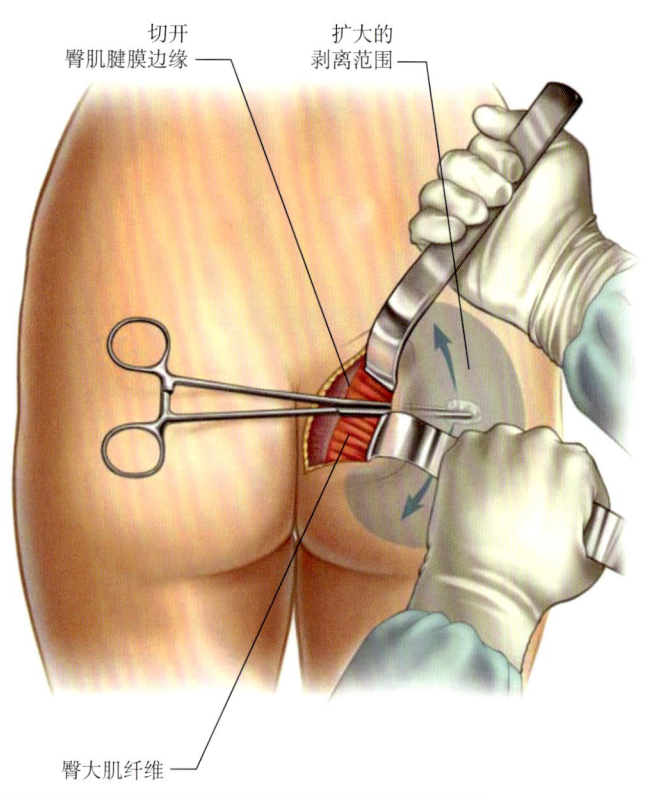

图 70.6 囊袋切开采取从中间向两边，从头部向尾部的顺序。长拉钩用于保持较好的手术视野。（de la Peña JA, Rubio OV, Cano JP, Cedillo MC, Garcés MT. Subfascial technique for gluteal augmentation. Aesthetic Surg J 2004; 24:265–273.）

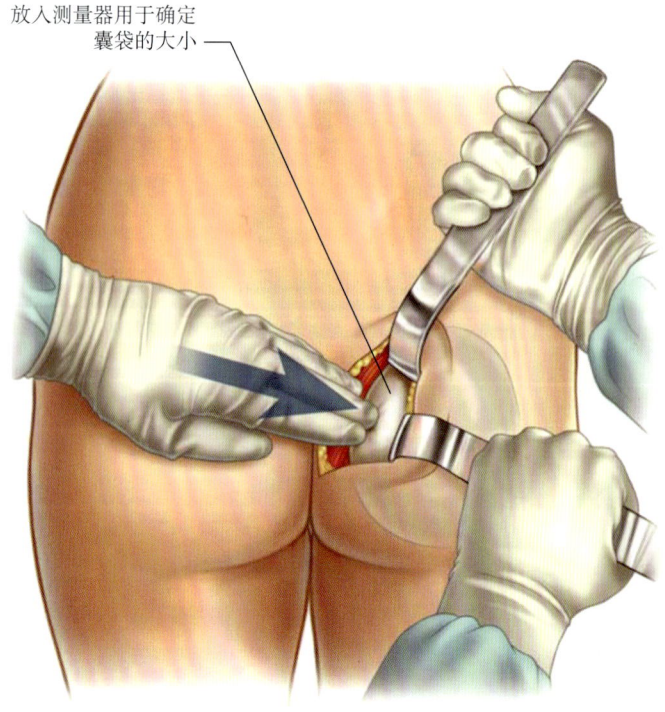

图 70.7 测量器用于评估囊袋的大小，假体的空间应松紧适度。（de la Peña JA, Rubio OV, Cano JP, Cedillo MC, Garcés MT. Subfascial technique for gluteal augmentation. Aesthetic Surg J 2004; 24:265–273.）

的带照明设备的牵引器和长拉钩，而切开和止血是为了确保肌肉上扩张的筋膜被分离。如果切开与止血都能同时做得很仔细，那么出血就会很少。识别臀上动脉和臀下动脉并结扎。为了更好的操作，建议采取从中间向两边，从头部向尾部的顺序，同时保持手术区的宽视野，避免越过皮肤标记区（图 70.6）。

一旦囊袋形成，就可使用假体测量器确定最终植入假体的大小，并决定是否需要扩大切口（图 70.7）。即使这些不能确定最合适的假体，也还可以用同样的非接触的方法测量。假体一直浸泡在抗生素盐溶液中，直至手术结束。最好在两边囊袋都形成后再植入假体，避免植入假体的臀部影响到对侧臀部囊袋的切开。

一旦选定最合适的假体，复查止血和闭式引流有助于假体与软组织的黏附。利用非接触的方法放入最佳假体，确保假体的长轴排列在位。假体在囊袋里应松紧适度，并且在关闭腱膜时不应有任何张力。重新排列组织使其较为合适的覆盖在假体上。应使用为此手术设计的解剖学假体，这些假体大小与容积均相同，但有三种不同的形式（图 70.8）：

- 高黏性胶填充的有表面结构的假体。
- 高黏性胶填充的表面覆盖聚氨基甲酸酯的假体。
- 弹性固体假体。

最后，由重新插入不带张力的腱膜开始关闭囊袋，需使用一根 2-0 可吸收缝线。置入缝线关闭伤口但不打结，确保不要缝住植入物。在骶前筋膜的两侧，表浅组织与皮下深筋膜分别用 4-0 缝线缝合。最后，每个皮肤切口分开缝合，保持臀间沟在正中位（图 70.9）。组织胶用于保持切口的闭合与干燥。为避免感染,水密关闭在任何情况下都非常关键。

为预防术后早期的疼痛,应使用长效局麻药。局麻药(大多使用7.5%雷洛昔芬)在局部停留30分钟后,再放置抽吸引流装置。

多数情况下,臀部植入术的同时进行臀部(包括下背部、大腿后部和大腿外侧)吸脂术,通过与这些手术联合,臀部整形术也在不断向前发展。但操作过程中需注意,不要将吸脂区与植入区连起来,避免脂肪从吸脂区排入植入区。对于身材苗条的人来说,可以同时进行小腿假体的植入以加强小腿的线条,平衡丰臀的效果。

术后护理

手术后,使用弹力塑形衣1个月。导尿管放置12小时。将患者带入恢复室,仰卧位,臀上、臀下各垫一个枕头。尽早活动大腿和足部。可采取侧卧、仰卧或俯卧位。第二天清晨就可以开始下地活动,站立、行走、卧床或直立屈膝,但术后前2周坐便是受限制的。连续真空引流管需放置7~10天,引流量少于每天30ml时就可以拔管了。伤口不需特殊处理,但是随后的随访,患者可能会要求使用皮肤黏合剂(Dermabond)以保持切口的水密。2周后,患者可以恢复日常活动,锻炼和久坐除外。术后3周内,只能淋浴。2个月后允许锻炼,但要避免对臀部产生压力或拉伸伤口的活动,例如骑自行车或骑马,因为这样可能导致伤口的裂开。在接下来的3个月里,应注意瘢痕的情况。

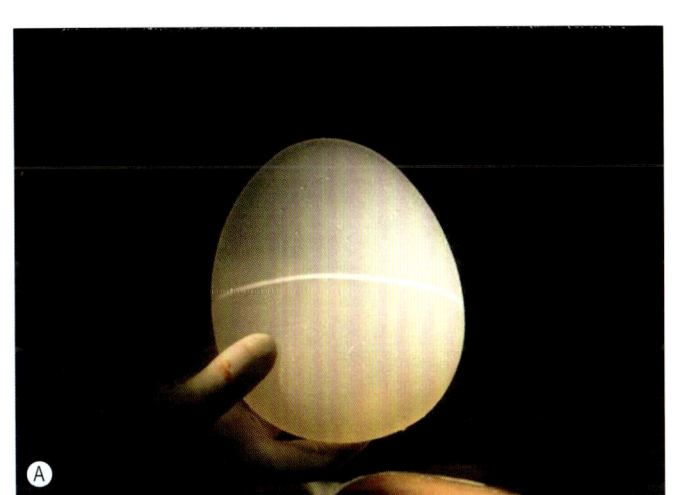

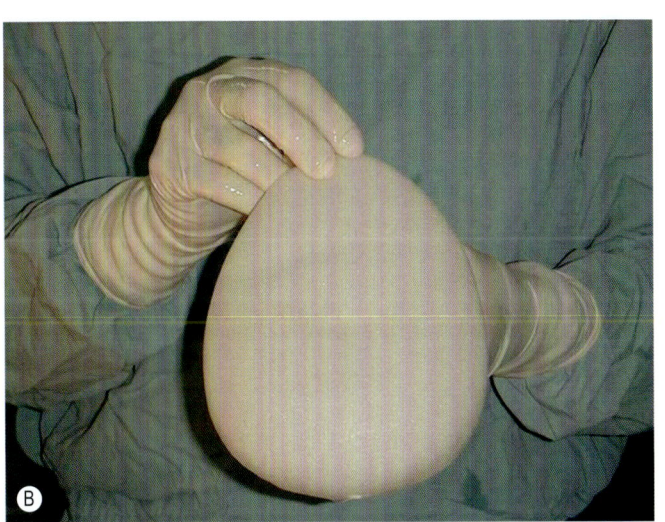

图70.8 为隆臀术设计的解剖学假体。A,高黏性胶填充有表面结构的假体。B,高黏性胶填充的表面覆盖聚氨基甲酸酯的假体。

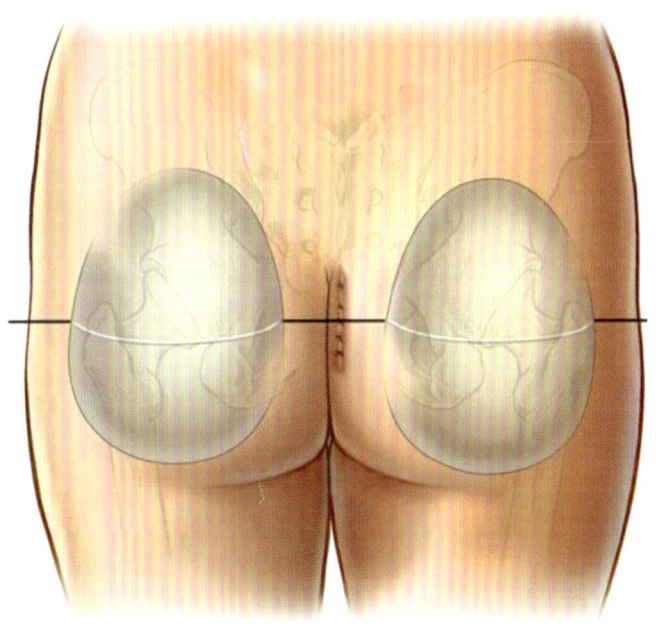

图70.9 植入物与骶骨、臀沟和横线位置正确。植入物上的横线保证了对合位置的准确。(de la Peña JA, Rubio OV, Cano JP, Cedillo MC, Garcés MT. Subfascial technique for gluteal augmentation. Aesthetic Surg J 2004; 24:265–273.)

并发症

感染和需要临时移除假体的发生率小于1%。精细的外科技术通常可以预防血肿和血清肿的发生，一旦发生，应注意排空。诊断的最好方法是超声。伤口裂开和假体突出大多是缝合筋膜时操作失误或张力过大导致的。如果皮肤与骶前筋膜分离或愈合过程中伤口裂开，瘢痕就会很明显。在最初6周里臀部会失去知觉，完全恢复知觉需4个月。患者必须注意这种手术的副作用，因为任何区域的损伤，例如烧伤或刺伤，都有可能因自己不注意而发生并发症。

手术心得及教训

心得

- 理想的候选人：身材苗条，体形健美，有轻微或没有下垂症的患者，他们可以获得满意的效果。
- 超重的患者或许会从中受益，但通常要求在手术中加上广泛的吸脂术。
- 这种解剖学方法可塑造自然、可靠的体形，为达到真正意义上的臀部美容整形提供了最佳选择。（图70.10，图70.11，图70.12）。

教训

- 与此项技术相关的批评很少。最重要的是如描述的那样准确标记，以及囊袋的分离要始终在标记区内。否则，假体的位置就会不对，效果就会打折扣。使用黏性硅胶假体的患者舒适度最佳，但一些国家禁止使用这种黏性硅胶。

手术步骤小结

1. 正确选择臀部成形术的合适人群。
2. 确定患者的预期，用模型评估植入假体的大小。
3. 术前14天，停服促进出血的药物。
4. 术前1天，进行灌肠并使用抗生素预防感染。
5. 患者站立位作标记。
6. 让患者俯卧在手术台上。
7. 从两侧向中线做皮肤切口。
8. 骶区皮下分离应最轻微，中线的皮肤和组织应保持完整。
9. 从骶骨侧缘开始进行筋膜下分离和筋膜瓣的掀起，由此进入筋膜下空间。
10. 从中间向两边、头部向尾部解剖，应注意在标记区内。
11. 应用假体测量器确定最终植入假体的大小以及是否需要扩大切口。
12. 在最终假体植入前，两个囊袋均应制作好。
13. 特别设计的用于臀部整形的解剖学假体在筋膜下应松紧适度。
14. 每个植入袋均应放置密闭的引流装置。
15. 所有伤口均应做到水密。
16. 如果同时进行吸脂术，应注意不要让吸脂区与植入区相连。
17. 由高级专家为臀部成形术设计的解剖学系统包括：
    - 皮肤标记的模型。
    - 筋膜下解剖学空间。
    - 应用假体测量器对植入物进行评估。
    - 解剖学假体。

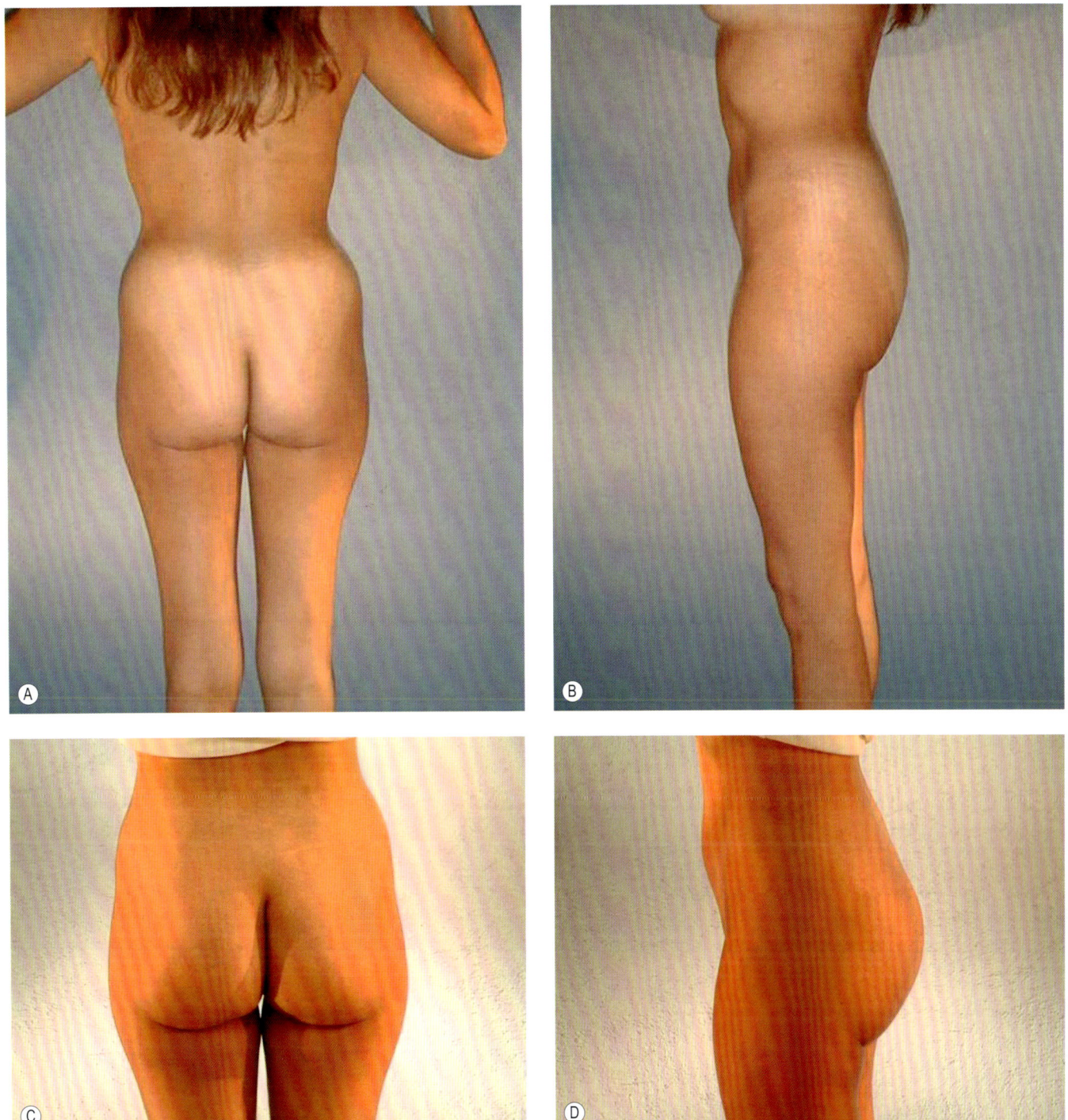

图 70.10 A 和 B，一位 34 岁女性患者，术前。C 和 D，吸脂术与筋膜下植入 385ml 高黏度硅胶假体的臀部整形术后 1 年。（de la Peña JA, Rubio OV, Cano JP, Cedillo MC, Garcés MT. Subfascial technique for gluteal augmentation. Aesthetic Surg J 2004; 24:265–273.）

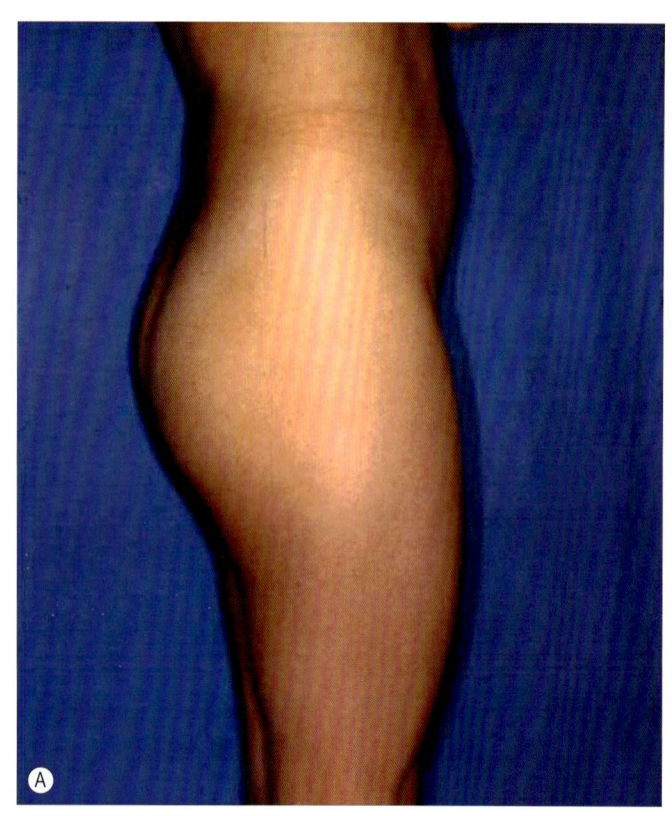
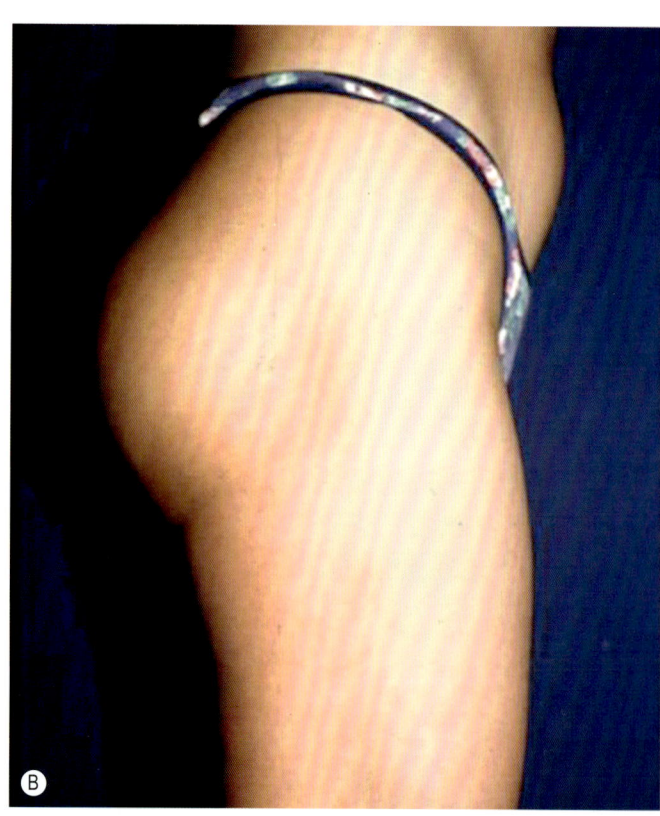

图 70.11　A，一位 28 岁女性患者，术前侧面观；B，解剖学假体植入（385ml 容积）术后。

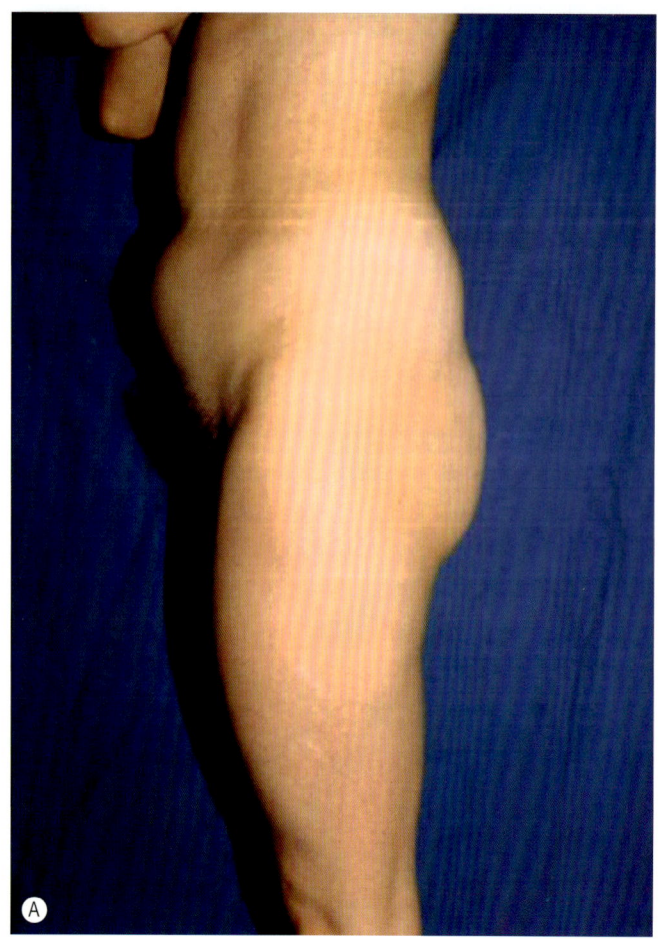
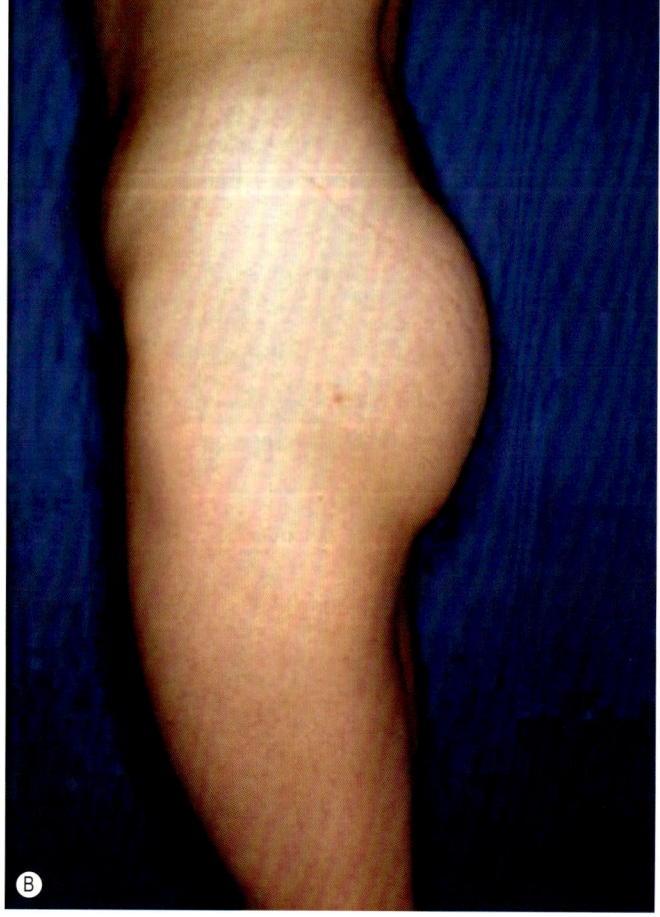

图 70.12　A，一位 31 岁女性患者，术前；B，腹部吸脂术与植入 455ml 黏性硅胶假体的臀部整形术后 2 年。

（王历　马菲妍　译）

参考文献

1. De la Pena JA, Rubio OV, Cano JP, Cedillo MC, Garcés MT. History of gluteal augmentation. Clin Plastic Surg 33:2006; 307–319.
2. Bartels RJ, Ó'Malley JE, Douglas WM, et al. An unusual use of the Cronin breast prosthesis. Case report. Plast Reconstr Surg 1969;44:500.
3. Gonzalez-Ulloa M. Gluteoplasty: A ten-year report. Aesthet Plast Surg 1991;15:85–91.
4. Robles JM, Tagliapietra JC, Grandi MA. Gluteoplastia de augmento: implante submuscular. Cirplast Ibero Latinoam 1984; 10:365–369.
5. Vergara R, Marcos M. Intramuscular gluteal implants. Aesthet Plast Surg 1996;20:259–262.
6. Mendieta CG. Gluteoplasty. Aesthet Surg J 2003;23:441–455.
7. De la Pena JA, López HM, Gamboa LF. Augmentation gluteoplasty: anatomical and clinical considerations. Key Issues Plast Cosmetic Surg 2000;17:1–12.
8. De la Pena JA. Subfascial technique for gluteal augmentation. Aesthet Surg J 2004;24:265–273.
9. De la Pena JA, Rubio OV, Cano JP, Cedillo MC, Garcés MT. Subfascial gluteal augmentation. Clin Plastic Surg 2006; 33:405–422.
10. Nahai F. The art of aesthetic surgery: Principles of techniques. St Louis, MO: Quality Medical Publishing, 2005, pp. 2461–2481.

第 **13** 部分

皮肤和面部舒平

第13部分：皮肤和面部舒平

第 71 章

肉毒杆菌素用于面、颈和额部

见DVD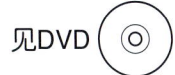

Fredric S. Brandt 和 Alex Cazzaniga

历史

面部衰老的最主要表现就是皮肤外观的改变。多种内、外因素均可导致皮肤老化，即皮肤质地改变、骨吸收、脂肪组织的丢失以及由于面部肌肉不断运动所产生的皱纹。注射美容用肉毒杆菌素是治疗动力性皱纹的良方。

1896年 Emile van Ermengem 首次发现并分离出肉毒杆菌。1944年 Edward Schantz 成功培养了肉毒杆菌并分离出其烈性毒素。1949年 Burgen 所在小组发现肉毒杆菌素阻滞神经肌传导，C 型肉毒杆菌可产生 A,B,C1,C2,D,E,F 和 G 八种不同类型的肉毒杆菌素。A 型在人体中毒性最强。20 世纪 50 年代，Vemon Brooks 医生开始做实验将肉毒杆菌素应用于医学。20 世纪 70 年代 Alan Scottcheng 医生的成果远远超越了 Brooks。1977年肉毒杆菌素首次应用于人体。1979年 FDA 批准 BTX-A 用于治疗斜视，1985年批准其用于治疗眼睑痉挛，Botox A (Allergan Inc., Irvine, CA USA) 在 1989年获准用于治疗斜视、眼睑痉挛及偏侧面肌痉挛。1987年 Drs. Jean 和 Alastair Carruthers 在治疗一位眼睑痉挛的患者时发现肉毒杆菌素对眉间皱纹具有美容效果，随后做了大量临床试验，2002年4月15日 FDA 批准肉毒杆菌素用于治疗中度至重度的眉间皱纹[1]。

作为独一无二的市场可售药物，肉毒杆菌素越来越受欢迎，除了用于起初被批准的除皱范围，还广泛用于面部其他皱纹的处理及治疗[2]。自从人们发现它的除皱作用，在美国，注射肉毒杆菌素就成为男性和女性首选的微创美容疗法，仅 2007 年就有 460 多万例，相比 2000 年增加了 488%[3]。

肉毒杆菌素通过抑制横纹肌纤维神经肌接头的乙酰胆碱递质释放而发挥作用。这种具有选择性的可逆性化学神经阻断可导致肌肉活动暂时性消失。肉毒杆菌素并不损害神经也不会影响乙酰胆碱的产生[4]。注射肉毒杆菌素大约 2～4 天后肌肉活动减弱，7～10 天肌肉神经阻滞达最高峰。终端神经末梢会随时间恢复，所以这种效应是暂时的。

在肌肉中注射适量的肉毒杆菌素之后，能暂时解决面部皮肤衰老问题。根据本文作者的经验，反复治疗会导致某种程度的肌肉萎缩。因此，后续治疗可能要求间隔长、毒素少。但是，在治疗神经系统疾病的患者身上注射 100～200U[5] 剂量会产生抵抗力，所以目前的担忧是进行重复美容的患者体内可能产生中和性抗体。

临床医生关于面部解剖学的专业知识及患者恰当的选择是注射肉毒杆菌素达到美容效果的最重要因素。在最初的咨询中，医生必须意识到，患者对于肉毒杆菌素治疗所能达到的效果应抱有现实期望。一些先前在眉间和上面部治疗成功的患者，常愿意在面部的其他部位，尤其是下面部及颈部注射肉毒杆菌素。肉毒杆菌素的临床效果与其剂量息息相关，治疗需根据患者的不同情况进行调整。在拟定关于面部高动力性皱纹的肉毒杆菌素治疗方案时，最初评估应考虑到以上几点。

体格检查

- 获取一份完整的病史。
- 获取一份完整的用药史。
- 获取（患者的）知情同意。
- 评估肌肉障碍的病史。
- 评估皮肤感染或炎症的迹象。
- 评估影响眼睛的疾病。
- 评估眉毛下垂。
- 评估眼睑下垂。

- 测算不同的眉高度。
- 测算不对称的笑容。
- 获取整容史，包括填充物，以及肉毒杆菌素使用史。
- 对孕妇、哺乳期或计划怀孕的患者禁止进行肉毒杆菌素治疗。

概括来说，面部可分为上、中、下三部分。医生必须清楚注射的是肌肉而非皱纹。因此，对于临床医生来说，开始肉毒杆菌素治疗之前，必须具备完整的功能性肌肉解剖学知识。采用这种方法，通过美容用肉毒杆菌素、相关解剖学知识及可能的并发症来探讨面部每一区域的具体治疗方案。

手术步骤

上面部的治疗

美容用肉毒杆菌素已证实是一种安全、有效的去除上面部皱纹的疗法。在这一领域已进行了大量肉毒杆菌素美容实验。眉间皱纹、抬头纹、鱼尾纹都是上面部最常见的老化表现。随着肉毒杆菌素在上面部的成功运用，外科医生已经开始将这一疗法拓展到面部的其他区域[6]。但是美国食品药物管理局只批准肉毒杆菌素用于眉间皱纹的治疗。

眉间皱纹（川字纹）

皮下的降眉间肌、皱眉肌及抑皱眉肌的活动都是产生眉间皱纹的原因。这些肌肉的过度活动产生了不受欢迎的面部外观，即衰老、疲惫和沮丧。降眉间肌是一种薄、窄的额部降肌。一经收缩，将拉动眉毛内侧向下移动，在鼻梁上方形成横纹。注射此处时应靠近中心线，且稍靠近鼻根处。皱眉肌的收缩向内、向下牵拉眼眉，使眼眉向下、向中间移动。皱眉肌重复性收缩产生眉间垂直皱褶。皱眉肌有两种完全不同的形式，一种是短锥状，位于眼眶边缘（图71.1A），另一种则成长窄状，从眼眶延伸至眉心甚至超过此处（图71.1B）。肉毒杆菌素治疗皱眉肌应遵循肌肉各自的解剖学特点。抑皱眉肌是一种额降肌，并认为是眼轮匝肌的一部分。明白这些部位的特点之后才能使肉毒杆菌素准确注射并使肌肉失活。治疗开始前应注意眉间复合体的一些因素。男、女性的一些生理特征如眉弓、眼眉的不对称性、眉降度及眉间肌肉质量都有所不同。男性的肌肉质量较好，所以想要达到预期的效果就要使用更高剂量的肉毒杆菌素，即60～80U。而对于女性，通常30～40U的剂量就足够产生令人满意的效果。注射技术因医生而异。作者所在的医院运用了如下技巧：

- 消毒后，患者颏部向下且头部略低于医生的头部，于两眉连线的中点下方给降眉间肌注射5～10U肉毒杆菌素。
- 接下来，在内眦的肉阜处给皱眉肌注射5U肉毒杆菌素，注意，注射点在眼眶之上。建议将非惯用手置于眼眶边缘，避免注入眼眶内。
- 最后，在前注射点之上1cm处注射5U，在眶上切迹连线与瞳孔线交点上方1cm注射3～5U。在对侧重复上述操作以达到平衡的效果（图71.2）。

抬头纹

额肌的主要功能是抬起眉毛。在临床功能上有两种模式。最常见的形状是一个连续的宽带状（图71.3A）。长期的皱眉就产生了连续的横向皱纹。第二种模式在临床上并不十分常见，中间的隔断将其分为两条宽带，额肌抬起眉毛时形成侧前额皱纹（图71.3B）。治疗抬头纹时需小心谨慎，而且只有在眉间复

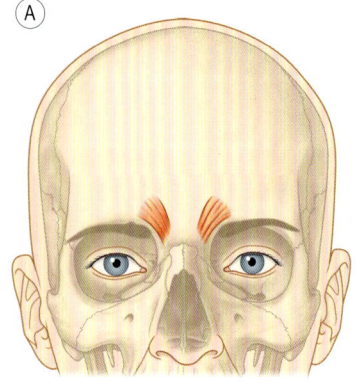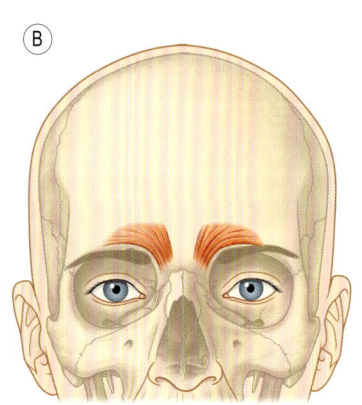

图71.1　A，短方皱眉肌形状。B，宽平皱眉肌形状。（From Carruthers A, Carruthers J, eds. Procedures in cosmetic dermatology, 2nd edn. Botulinum toxin. London: Saunders Elsevier, 2008.）

合体成功治疗后且没有因为额肌活动过度而出现代偿反应即前额下垂症时才能实施。额肌过度衰弱会恶化前额下垂症而且会导致额头降低，从而使额头在正常位置的患者出现愤怒或好斗的表情，这是不希望出现的。在对应的降肌给予适当治疗，这种情况就可以避免。对额头高度进行仔细评估后必须用保守方法轻微地减弱额肌的运动，即以 1.5cm 间隔平均分布 5 个点小剂量注射 2~3 U。而注射点必须保持在额头上（图71.4）。额头较低或上睑下垂的患者很难对前额皱纹进行治疗，因为如果额肌接受治疗他们的眼睑将下降到妨碍视线的程度。相反，对这些患者进行额降肌注射却非常有效。

抬高额头

额头的形状、高度和位置由降肌和升肌之间微妙的相互作用所决定。不同患者的额头构成也有所不同。负责额头运动的肌肉包括额肌（额升肌）、降眉间肌、眼轮匝肌和皱眉肌（额降肌）。如果注射适当，肉毒杆菌素能够抬高额头。对于女性患者它可用于构建漂亮的眉毛并治疗额头不对称问题。许多临床医师观察到，单纯治疗眉间复合体（如上所述）也对抬高额头有一定的作用。有人认为，这是由于 A 型肉毒杆菌素注射到额肌纤维后导致额肌部分失活，并增加肌肉的静息张力所致[7]。此外，肉毒杆菌素可以在眼轮匝肌具体点注射以提高额侧面，使眼睛变大，看起来更年轻[8]。这就需要在眉尾眼眶上方约 1.5cm 处注射 1~2 U 肉毒杆菌毒素（图 71.5）。

鱼尾纹

我们称在外眦部显露出来的呈扇形分布的皱纹为鱼尾纹。这些皱纹是由眼轮匝肌，对于个别患者是由颧大肌，经常性收缩所引起的。由于某些患者的鱼尾纹在外眦部是上下平均分布的，因此，仔细检查患者的鱼尾纹应先于全面治疗。对于某些患者，鱼尾纹主要出现在外眦以下。对于轻至中度深层鱼尾纹患者，注射肉毒杆菌素可以显著减少此纹，主要是通过短暂地削弱外侧眼轮匝肌的活性。一般而言，当患者大笑时，在眶外侧缘可确定 3 个注射部位，每个部位注

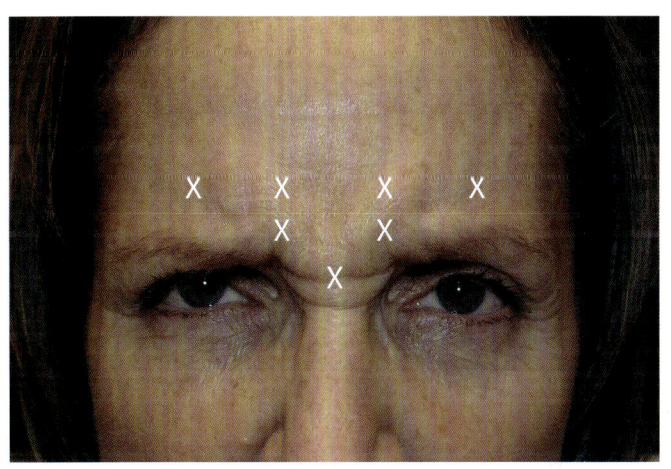

图 71.2 眉间皱纹注射部位

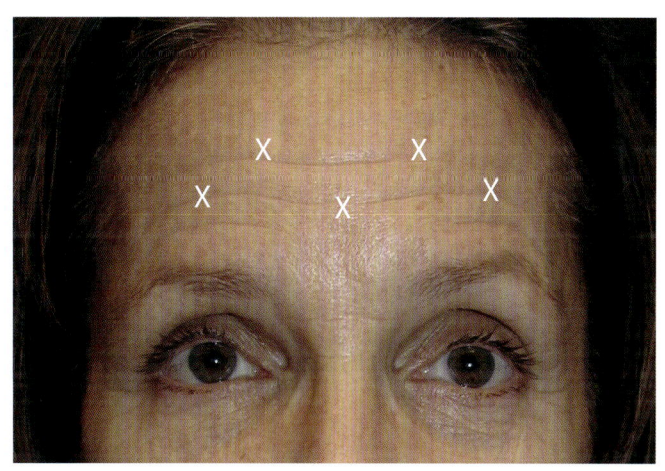

图 71.4 抬头纹注射部位。

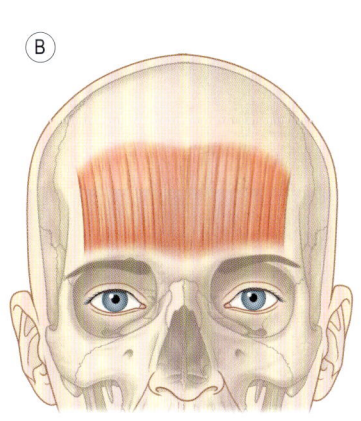

图 71.3 A，具有两腹的额肌。B，最常见额肌：单一宽带状（选自同图 71.1）。

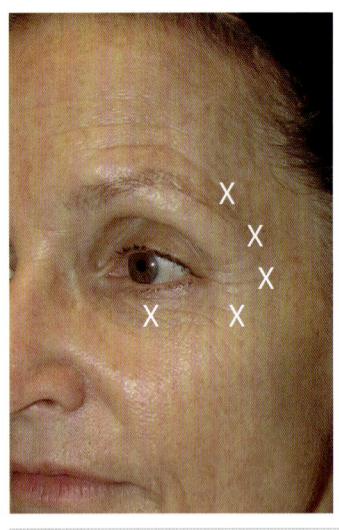

图 71.5　鱼尾纹及眉尾纹的注射部位。

射 2～5U 肉毒杆菌素。重要的一点是要在患者不笑时注射，因为微笑会使毒素传播到身体同侧的颧肌而引起上唇下垂。一定要在颧弓以上注射。首次注射应在皱纹最密集处的正中央。第二、第三个注射点应分别在第一个注射点上、下约 1～1.5cm 处。除了这三个注射点外，还应在瞳孔中轴以下的眼轮匝肌处注射 2～4U 肉毒杆菌素用于增大眼睛（图 71.5）。尤其要记住的是：在给患者眼睑下方注射肉毒杆菌素之前应做一项快速检测，目的是检测皮肤的收缩性。因为对于有下眼睑迟发反应的患者，当毒素使眼部肌肉活性变差时，其注射侧眼睛会发生眼睑外翻。治疗这一区域时经常会出现瘀斑，因而建议在治疗每侧眼睛后均使用冰敷。

中面部和下面部的治疗

对普通医生来说，中面部复杂的肌肉组织是解剖学领域的一大挑战。只有经验丰富的医生才可以用肉毒杆菌素对这些区域进行治疗。肉毒杆菌素可以作用于治疗唇部皱纹、非对称笑容、唇歪、露龈笑等病症。中面部肌肉是由颧大肌、颧小肌、上唇举肌、提上唇鼻翼肌、提口角肌、笑肌、鼻肌和降鼻中隔肌组成的。只有在因面部的神经功能紊乱或偏侧面肌痉挛而使面部表现出不对称时才使用颧大肌治疗法。如果治疗过度，可能会发生严重的口角下垂。用肉毒杆菌素治疗提上唇肌可以拉平鼻唇沟并且防止微笑时上嘴唇提高。这种肌肉治疗法仅针对面部不对称。对提上唇鼻翼肌的去神经操作极具挑战性，这块肌肉的功能是通过大幅度收缩产生斜线（通常被称做"bunny line"）。另外，对于一些患者，这块肌肉可产生夸张的龈笑或"露龈笑"。注射药物之前，当患者微笑时，可以感觉到这块肌肉在收缩。每块提上唇鼻翼肌注射 2～4U 肉毒杆菌素，可以对这些状况进行改善。但切记，不要将药物注射到周围的其他肌肉上，以防止产生不对称的笑容。除此之外，如果肉毒杆菌素转移到口轮匝肌，将使患者无法缩拢唇部。

为减少口周细小皱纹，可在唇红边缘上方 2～3mm 处的口轮匝肌表面纤维内注入肉毒杆菌素，注入量为 0.5～1U，注射点位有 6 个。下嘴唇的处理方法同上，但只有 4 个注射点（图 71.6）。在降口角肌的最低处，即鼻两侧鼻唇沟的假想沿线分别注入 2～4U 肉毒杆菌素用于提升嘴角。通常在鼻唇沟延长线和下颌角的交点上方 1cm 处操作（图 71.7）。很多患者意识到他们的颏部皮肤纹理随着表情的不同而改变。在颏中部下方注入 5～10U 肉毒菌毒素有助于使凹陷的地方变平滑（图 71.8）。但操作时应小心，避免将药物注射到降下唇肌[9]。

颈部的治疗

全面了解面部下方复杂的解剖学知识是产生有效治疗结果的一个必要因素。这一过程是为经验丰富的医生所写的。他们熟悉面部下方和颈部的主缩肌、拮抗肌及其收缩力。医生必须清楚 A 型肉毒杆菌素在颈部的给药剂量不同于面部上方，也必须明白定位和注射技术对于安全性和最佳结果是非常重要的。

与胸锁乳突肌重叠的颈阔肌是一块平坦宽阔的表浅肌肉，人们通常认为它是浅表肌肉腱膜系统中相对不重要的部分。两片源自上胸部相对独立的颈阔肌与覆盖在三角肌和胸大肌上的筋膜相连接。该肌肉较靠近前正中线，最终通过纤维与咬肌、降鼻翼肌、颏肌、笑肌和轮匝肌相交叉。正中的颈阔肌纤维结构和厚度都有所不同，并且导致颈部衰老。颈阔肌的主要变化

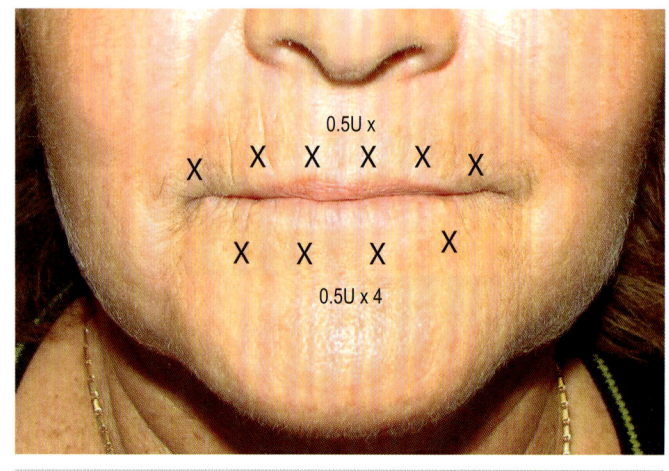

图 71.6　口周纹注射部位。

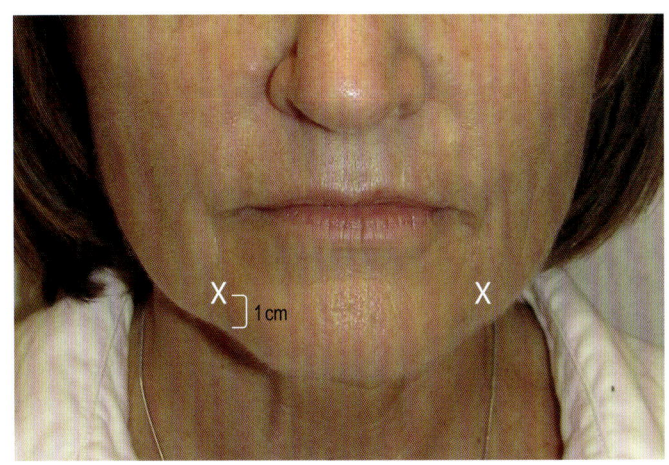

图 71.7　提高口角注射部位。

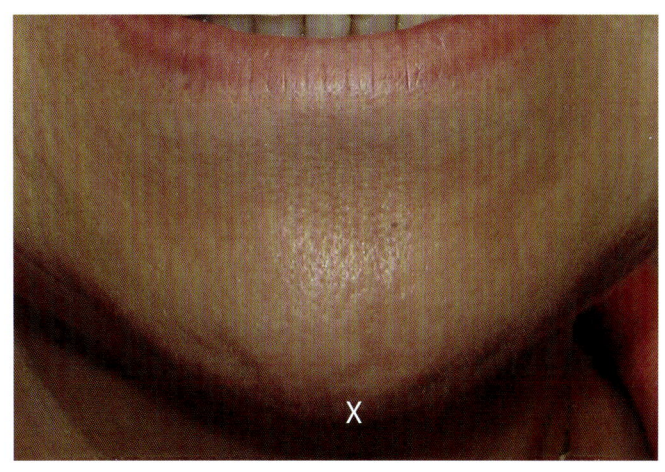

图 71.8　颏肌单一注射位点。

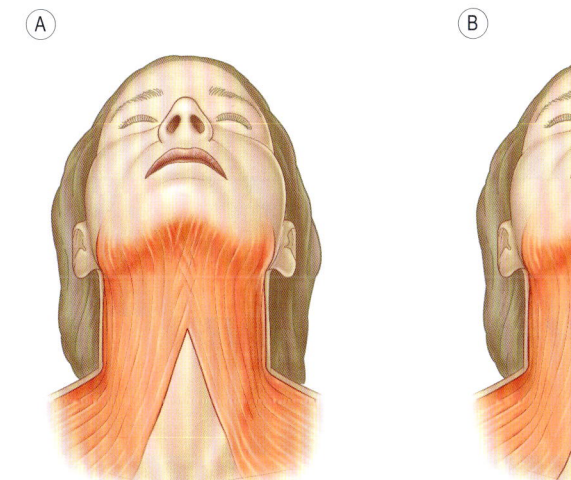

图 71.9　解剖分型 A，正中纤维在舌骨上区分开，在颏下与对侧纤维重叠（75% 患者属于此类）；B，正中纤维在甲状软骨水平处交叉，颏下区呈单一肌层覆盖状（15% 患者属于此类）；C，纤维并不交叉，各自伸向颏部（10% 患者属于此类）（选自同图 71.1）。

分为Ⅰ、Ⅱ、Ⅲ三类（图 71.9）。约 75% 患者为Ⅰ类变化，即肌肉中间纤维在颏下区约 1～2cm 处分离。15% 患者呈现Ⅱ类变化，即全部颏区被颈阔肌覆盖，并且肌肉交叉点与甲状软骨在同一水平上。不到 10% 患者为Ⅲ类变化，即颈阔肌没有交叉而导致两块肌肉独立工作。

肉毒杆菌素也可以有效治疗颈阔肌束带机能亢进。这个过程不需要麻醉。为了更好地观察颈阔肌束带，要求患者通过强有力的咬齿和降低嘴角来收缩颈前部。这种表情会加重颈阔肌束带。临床医生用另一只手的拇指和食指夹住束带（图 71.10）。间隔 1～1.5cm 给每根束带注射，从颏部到下颈部分 3～4 次，每次注射 3～10U（图 71.11）。较细束带所需总剂量为 15～20U，而较粗束带所需要的剂量则高达 30U。为颈阔肌注射 150U 也是非常普遍的。但须明白剂量越大，副作用就越多，如胸锁乳突肌无力和吞咽困难会随之增加。有经验的医生会识别注射时颈阔肌束带的阻力并选择合适的剂量。颈部横向皱纹，通常称为项链线，可通过皮内注射有效改善，间隔为 1cm，剂量为 1～2U。

术后护理

对于肉毒杆菌素注射一般无须特殊的术后护理。术后至少 3～4 小时不要动注射部位。揉捏注射部位可能会使肉毒杆菌素转移到其他无须注射的部位。建议在治疗结束后 4～6 小时内反复不间断地收缩治疗部位。已经发现这样能促进靶肌肉更好地吸收毒素。

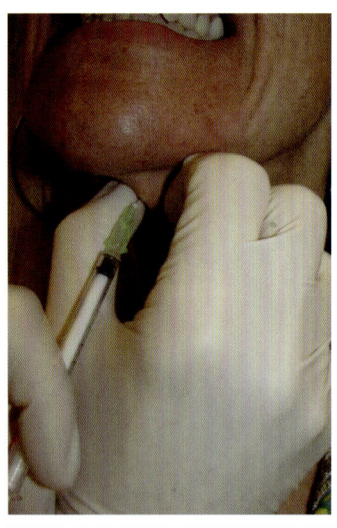

图 71.10　颈部注射肉毒杆菌素美容方法。

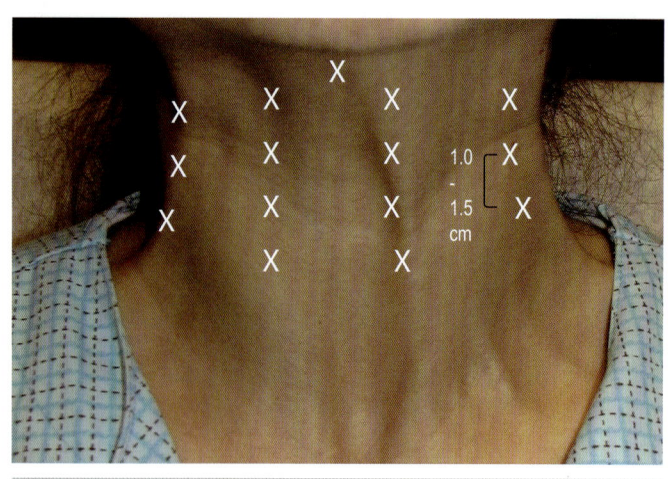

图 71.11　提升颈部肌肤的注射位点。

并发症

大多数注射肉毒杆菌素的并发症是暂时的，几周后会自然消退。主要不良反应包括擦伤、疼痛、敏感、轻微红斑、肿胀及炎症，这些都是由注射时穿刺皮肤所引起的。建议使用冰敷以减少注射中的疼痛和擦伤。很有必要告知患者这些轻微的并发症并不是由注射毒素所引起的。全身性并发症非常罕见。目前，还没有关于使用美容性肉毒杆菌素治疗面部衰老的严重全身性不良反应的报道。上面部最常见的局部并发症是额头下垂或不对称、苦笑面容、眼睑下垂及面部无表情。可能在眼周出现的最常见的不良反应有下眼睑萎缩、瘀斑、眼睛干涩、复视、眼睑下垂、味觉障碍和眉毛下垂。正确的注射技术可以避免这些。可使用 0.5% 安可乐定 (Lopidine, Alcon Labs Fort Worth, TX)、奈甲唑啉和 2.5% 脱氧肾上腺素来避免眼睑下垂[10]。

只有对经验丰富的临床医生才推荐使用肉毒杆菌素对中、下面部进行治疗。嘴唇或口角下垂及不对称性笑容是短暂的不良反应，通常出现在某部位大量注射这种毒素时。口周部位必须表层注射以防止出现嘴唇内翻和（或）外翻、嘴唇下垂、垂涎及口部闭锁不全（可能影响发音）。下面部最常见的并发症是由注射剂量不足或注射到错误的肌肉上所引起的，因此，了解下面部复杂的肌肉组织结构至关重要。除注射颈阔肌所引起的常见不适外，其他的不良反应还有颈部无力、颈部不适感、肌肉疼痛、卧位时抬头困难及轻度头痛。大多数报道过的严重副作用与技术有关，例如注射剂量过大、位置过深或压力过大，最终导致声音嘶哑和吞咽困难[11,12]。只有经验丰富的专业人士才能进行下面部的治疗。

手术心得及教训

心得

- 决定剂量时要评估肌肉肥大的程度。
- 每小瓶稀释液保持在 1~4ml。
- 不要过度修复额肌。
- 治疗前要评估眼眶下区域。
- 治疗颈部时剂量要小。

教训

- 在眼眶下注射。
- 在肌肉下注射。
- 过度治疗额肌。
- 如果液体聚集在眼眶下区域或出现外翻，应停止继续注射。
- 在颧骨上注射。

小结

肉毒杆菌素注射已成为治疗老化问题时微创手术中的金标准。尽管被认为是安全的,但对于没有经验的临床医生,仍有可能出现并发症。医生只有非常熟悉面部的复杂肌肉组织,认识到合适的注射技术及本疗法的缺陷时,才可能将不利事件的发生率降至最低。

(李晓东 谷廷敏 译)

参考文献

1. Carruthers A, Carruthers J. The cosmetic use of botulinum neurotoxin, 1st edn. Marcel New York: Dekker, 2001.
2. Fagien S, Brandt FS. Primary and adjunctive use of botulinum toxin type A (Botox) in facial aesthetic surgery: beyond the glabella. Clin Plast Surg 2001;28(1):127–148. Review.
3. American Society of Plastic Surgeons. 2008 Report of the 2007 statistics. National Clearinghouse of Plastic Surgery Statistics. www.plasticsurgery.org (Accessed 30 May 2008).
4. Lowe NJ. Overview of botulinum neurotoxins. J Cosmet Laser Ther 2007;9(suppl 1):11–16.
5. Dressler D, Hallett M. Immunological aspects of Botox, Dysport and Myobloc/Neurobloc. Eur J Neurol 2006;13(suppl 1):11–15.
6. Flynn TC. Update on botulinum toxin. Semin Cutan Med Surg 2007;26(4):196–202.
7. CarruthersA, Garruthers J. Eyebrow height after botulinum toxin type A to the glabella. Dermatol Surg 2007;33(1):S26–31.
8. Flynn TC, Carruthers J, Carruthers A. Botulinum A toxin treatment of the lower eyelid improves infraorbital rhytids and widens the eye. Dermatol Surg 2001;27:703–708.
9. Finn JC and Cos SE. Practical Botulinum toxin anatomy. In: Carruthers A, Carruthers J, eds. Procedures in cosmetic dermatology, 2nd edn. Chapter 3, Botulinum toxin. London: Saunders Elsevier, 2008.
10. Vartanian AJ, Dayan SH. Complications of botulinum toxin A use in facial rejuvenation. Facial Plast Surg Clin N Am 2005;13:1–10.
11. Brandt F, Boker A, Moody BR, Cazzaniga A. Neck treatment. In: Carruthers A, Carruthers J, eds. Procedures in cosmetic dermatology, 2nd edn. Chapter 3, Botulinum toxin. London: Saunders Elsevier, 2008, pp. 65–72.
12. Brandt FS, Cazzaniga A. complications of Botulinum toxin. In: Keyvan N, ed. Complications in dermatologic surgery. Philadelphia, PA: Mosby, 2008, pp. 257–265.

第13部分：皮肤和面部舒平

第72章

丰唇

Arnold W. Klein 和 Bruce W. Ayers

历史

纵观历史，男性和女性都同样被丰硕饱满而又微翘的嘴唇所吸引。饱满的嘴唇代表着年轻，所以几百年来，人们一直在寻找丰唇的方法。近年来，许多外科手术技术的发展使得外科医生能够实施此项手术。相比之下，有些方法比较受欢迎，有些效果不太好，另外还有一些则导致了灾难性后果。在所有文化中，嘴唇都被视为面部下方的审美中心，在女性中被认为是美的标志，在男性中是一种生理上的吸引。丰满而轮廓分明的嘴唇透露出年轻、健康、美丽和性感。与其他面部特征一样，随着嘴唇老化，它的吸引力也随之减弱，而嘴唇丰润程度的降低正是其老化的明显标志。随之，嘴唇将变得瘦薄而平坦，失去原有的形状。由于反复运动造成了唇部永久性的变化，嘴角开始内旋，使嘴变小，造成这一变化的部分原因是面部下方失去了支撑性的组织结构。人一生中，随着吃饭、拔牙和年龄增加所带来的下颌骨骨质疏松及流失，下颌骨会逐渐变薄，嘴唇与颏之间的距离明显缩短。当我们掉牙后失去齿骨的支撑时，面部会变形，因为嘴唇的两端往往会下垂，导致颏和下唇之间出现褶皱。随着整个面部整容的风靡，人们开始倾向于做微创、短时和少痛的门诊治疗，并且这个观念似乎已经成为了面部整容的一个指导性原则。

1984年，随着牛胶原蛋白被批准用于注射，简单地去除动态纹和因老化、日晒及吸烟所产生的皱纹这一目标已向着修正体积损失的方向展开，人们想要的不再是二维平面的外观，而是三维立体的自然外观。医生开始提升唇弓，增加下唇的长度，提高上下唇的突出程度。牛胶原蛋白作为注射剂安全、方便并且可预测，使得医生们能够实现稳定再生性丰唇，看上去不仅自然，而且更漂亮。遗憾的是，皮肤科和整形外科的文献基本没有提供关于唇部审美特点的指导。尽管很多女性杂志展现出模特艳丽、饱满的嘴唇，很多名人也因为她们漂亮的嘴唇而受到倾慕，但在整容界却没有可帮助医生实施整容的标准指南。由于缺乏一般资料，常出现不当和令人不愉快的整容结果。我们经常见到这样一些女性，嘴唇失去了自然比例，过分饱满，以致显得不匀称、不自然。我们相信，精细修复可以逃过常人的眼睛，得到一个令人满意且自然的效果。1984年，Arnold W. Klein帮助开创了丰唇的先河，他开始集中于增加唇的体积和赏心悦目的外观，而非简单地根除皱纹。该技术对如何丰唇有了更深入的了解。尤其是绝对不能让普通眼睛识别出来。嘴唇需要丰满，但更重要的是它的形状、平衡度及对称性。事实上，唇弓及人中立柱区只能稍作修改，因为过度修复此区可能会过分强调丰唇而出现不自然和扭曲的效果。

2004年，FDA批准将透明质酸作为制剂制作成软组织填充物，这为新一代注射用皮肤填充物打开了大门。事实证明，透明质酸产品是一种激动人心的材料，在软组织增厚上起到了极佳的效果。透明质酸是存在于真皮中的天然多糖，通过交联的过程在组织中停留时间较长。随着注射者技术的提高以及生产商在交联材料和技术方面的改良，这些制剂证明比牛胶原蛋白效果更好。凭借尖端的技术和优秀的医生，我们例行地获得了持续近一年和在某些情况下超过一年的效果。

体格检查

在评估丰唇时，选择患者并不太重要，因为随着年龄增加我们都会经历面下1/3失去结构支撑及唇部不再丰满的状况。然而，在对患者做丰唇评估时有一些重要的因素需要考虑：

- 评估患者的健康状况和医疗状况。
- 术前和术后拍照用于对比。
- 测量唇的大小。
- 评估患者曾经是否做过丰唇，如果做过，明确用的是哪种填充物。因为这对一个良好的结果至关重要。
- 与患者探讨他或她希望通过手术得到怎样的效果，因为许多患者对丰唇有着不切实际的期望导致他们对治疗效果不是很满意。
- 检查患者支撑结构、骨流失情况及唇体积的丢失情况。这些将帮助你决定需要多少填充物来恢复面下 1/3 处的支撑结构。
- 向患者说明手术计划、建议及可能的结果。我们要向患者解释清楚，不宜在唇部注入大量填充物，这与他们所听到或看到的不同，因为这种方法不会达到使唇美观的效果。我们必须向患者说明，丰唇不只是注入大量填充物，还必须重建唇的支架结构。
- 疼痛对于患者来讲往往是一个不可避免的忧虑。而且丰唇若处理不当，将成为一个痛苦的过程。需要花时间向患者解释我们将采取一定的措施并说明具体措施，以确保他们不会感到疼痛。
- 当然还要和患者从多方面分析术后情况，比如冰敷的效果、止痛药的使用、淤血的可能性、由于肿胀所引起的暂时性变形等。绝大多数患者都希望手术一完成便立竿见影，确实有许多病例是这样的，但向患者讲述清楚其他情况也十分必要。

唇部的解剖结构

实施丰唇手术是否还有一些具体注意事项？关于衰老的唇部，有两个重要因素需考虑，一是唇部的外形，另一个是牙齿和面下 1/3 的骨骼构造，所有这些特征不仅依赖于唇部的注射量，也依赖于面下 1/3 的结构修复。唇部应该丰满且轮廓分明。注射时不应把上唇的朱红色唇线变钝，否则，将使上唇呈现出一种平坦的类人猿特征。注射人员必须注重口角的复原，同时，为了修复口角的高度及面下 1/3，也要注意口角支撑物的构建。还要修整颏 – 唇沟。虽然有关皮肤病学和审美学的刊物讲到了移植材料，但却没有提到有关丰唇的正确概念。然而，在牙科文献中，大量文章却详细讨论了牙齿修复后合适的唇度、大小及唇位。接下来，是一些用于评估在黄金比例脸颊上具有美感的嘴唇的标准。闭合、放松状态下的嘴唇长度应等于虹膜内侧之间的距离，上下嘴唇黏膜表面的比例应为 1：1.6（图 72.1）。

嘴唇放松时瞳孔连线应与口角连线平行（图 72.2）。鼻底部距上唇应为 18～20mm，而下唇至颏尖的距离为 36～40mm（图 72.3）。这些距离随着面部的衰老也会改变，因而需要修复。鼻翼中点到颏的连线（Steiner 线）应触及上唇（图 72.4），鼻唇角应介于 84°～105°（图 72.5）。丰唇时最重要的是恢复嘴唇两端，构建两端的支撑物以恢复原有高度，同时也能修正下颌较深的皱纹。重要的是，注射唇部时要保持上唇滑雪跳跃样的曲线美（G-K 点）（图 72.6）。通常，使用组合产品可以增加唇的美感。保持鼻唇沟填充和面下 1/3 填充的平衡美。嘴唇要保持自然轮廓，尽量避免上唇不自然的填充，因为这样会导致唇的边缘模糊，看起来形状怪异。考虑到面部美感，鼻唇沟的角度应在 85°～150°（图 72.3）。最后，在嘴唇从光洁皮肤到黏膜的转折点处，应有一个轻微的突起或坡度，这一点在以前的科学文献中并未正式提及，因此，它被称为 G-K 点。

手术步骤

注射前应进行适当麻醉。牙龈神经阻滞在很多医生和患者中一直很受欢迎。然而，我们认为这一方法会阻碍嘴唇和嘴部的正常运动，影响审美效果。此外，

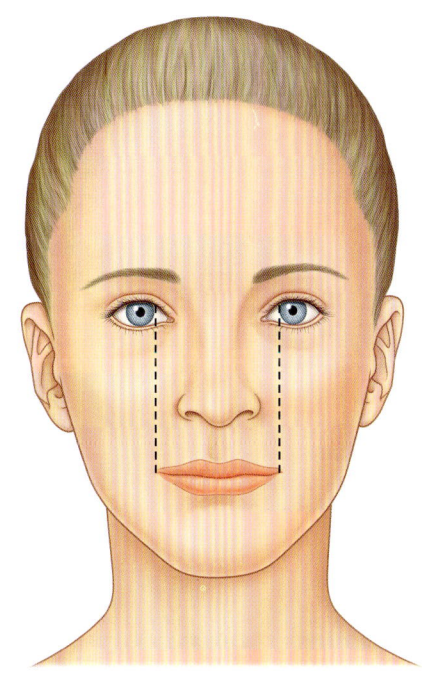

图 72.1　闭合、放松时的嘴唇长度应与虹膜内侧连线等距离。

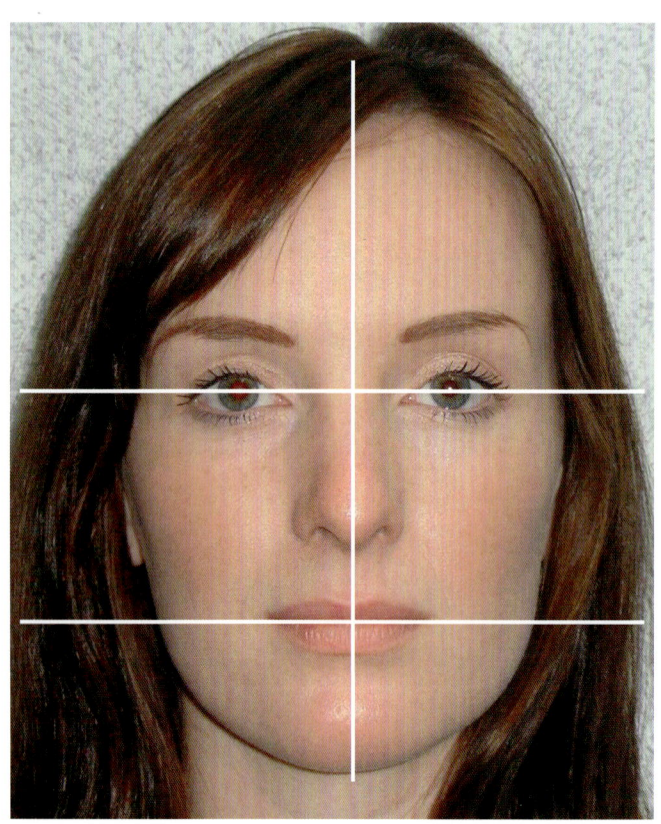

图 72.2　嘴唇放松时口角连线应与瞳孔连线平行。

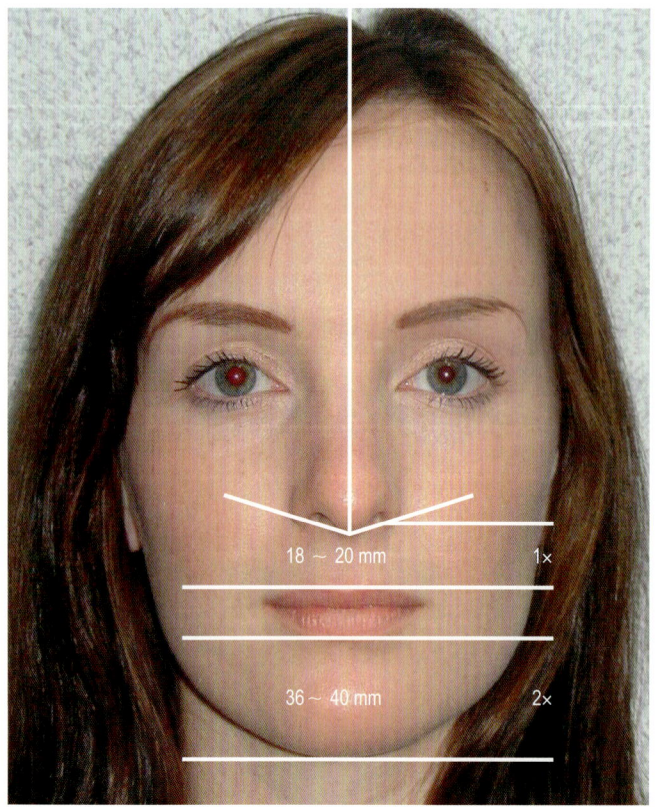

图 72.3　鼻底部至上唇的距离应为 18～20mm，而下唇至颏部的距离为 36～40mm。

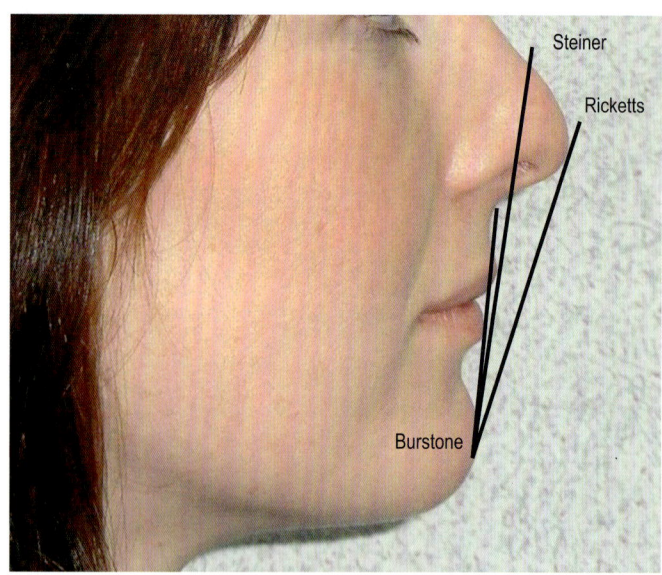

图 72.4　Steiner，鼻中部到下颌；Ricketts，鼻尖到下颌；Burstone，鼻根部到下颌。

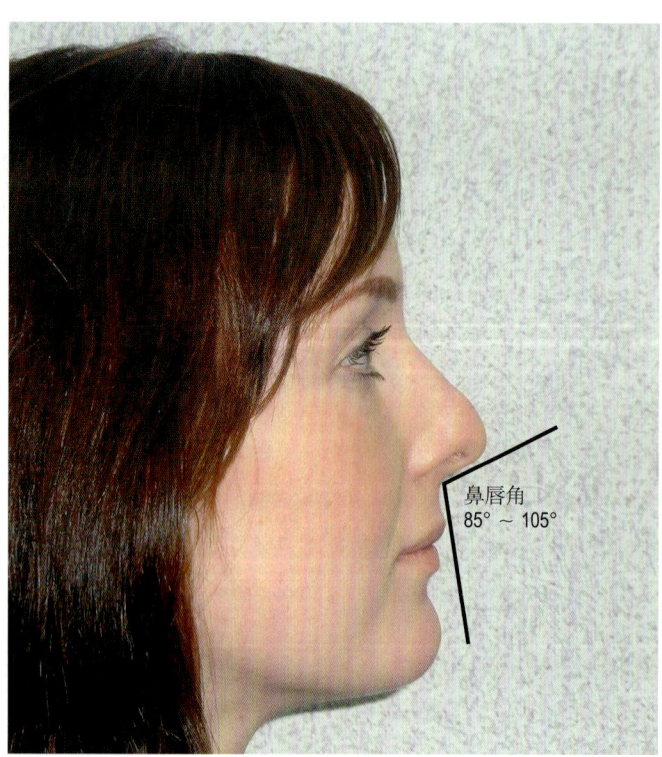

图 72.5　鼻唇角应为 85°～105°。

- G-K 点
- 上唇形状和长度
- 唇弓和鼻小柱
- 下唇大小

- 鼻至上唇及下颌至下唇的距离
  - 鼻唇角
  - 上下唇平衡

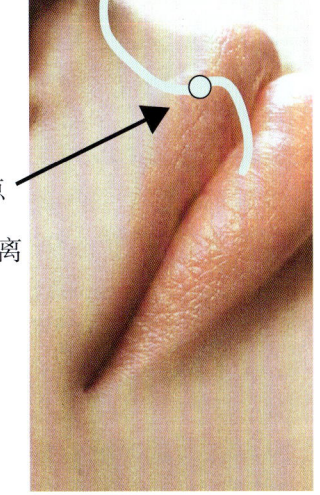

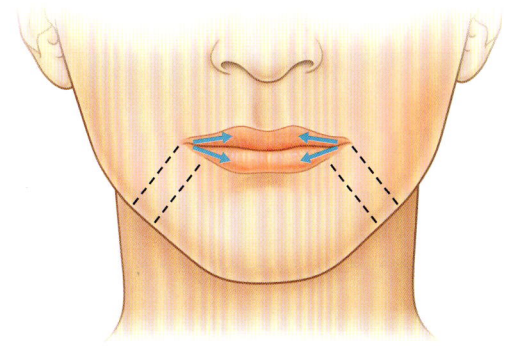

图 72.7　从右向中间然后从左向中间注射。

图 72.6　完美的唇形。

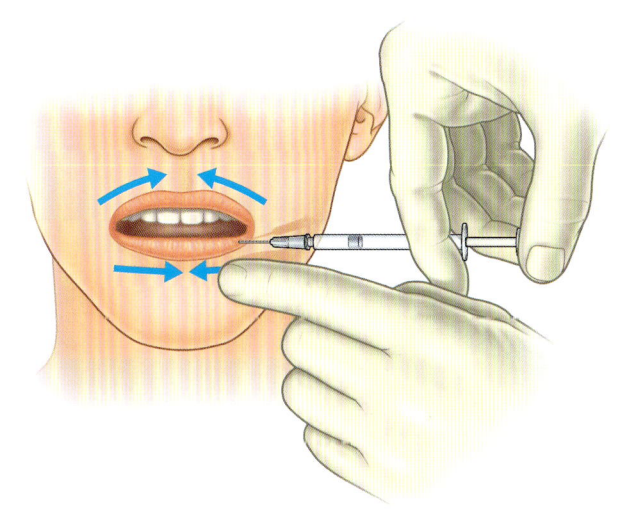

图 72.8　医生必须拉伸患者嘴唇以确保从嘴唇的一端开口，即颏唇沟的一部分。

牙龈神经阻滞常使医生更自由地进行快速而强有力的注射，但已经证明这样的注射会导致许多不良事件，如挫伤、团块形成和注射部位的扭曲。如果不用牙龈神经阻滞就需要一种非常轻柔的注射技巧。必要时，局部麻醉剂如 EMLA，由利多卡因、β-卡因和丙胺卡因组成的多种复合物可以使用，麻醉效果良好。此外，即便使用透明质酸类产品，注射用胶原亦可在使用透明质酸之前创建一个引流轨迹，也可引流麻醉制剂到指定部位。在使用局部麻醉剂之后，近期大多数情况下我们在透明质酸类产品中加入肾上腺素和 1% 利多卡因 1.0ml。这项实践需要一名调配员将透明质酸和利多卡因轻轻混匀。这就提供了一种不需要牙龈神经阻滞的无痛注射。

患者应坐在带有较强外科光线的椅子上。很多权威人士赞同手术前一周之内要避免使用阿司匹林、NSAIDS 和维生素 E。然而，擦伤和一定程度的肿胀也可能会出现。注射时越慢、越轻，疼痛感和擦伤就越小。为了减轻注射时的肿胀，术中和术后可以进行间歇性冰敷。唇疱疹史患者需预先使用抗病毒药物进行预防。最后，医生在侧面注射时，助理可以站在患者正前方评价修复的程度和对称性。

注射时，要从唇的右边到中间，再从左边到中间（图 72.7）。保留弧形唇弓非常重要，因为这是决定上唇美观的关键部位，另外，下唇不能注射成轮胎样圆滚，而是应该中间撅起。在唇部注射时，医生必须拉伸患者嘴唇以确保从嘴唇的一端开口，即从颏-唇沟的一部分开始（图 72.8）。此外，如果注射时唇部较紧致，药物的流动性会更好。

注射器针头应在朱红色区域的黏膜侧以 45 度插入。然后针尖在唇部调整为 20 度。通过拉伸嘴唇，药物流向需要的部位。注射时必须慢速以确保药物在管状组织中均一存留。再次强调，充分拉伸嘴唇是关键，因为紧致的表皮会提高药物流动的统一量，而这种流动可因药剂的高黏性而受到阻碍。手指应保持在 G-K 点以确保药物在通道里的流动。

药物超出通道范围或在通道上方，都会形成一个隆起的肿块，同样，也应尽量避免流向通道下方。如果在注射点遇到阻力，就不要继续注射，而应挪到另一注射点。这种技术是由 Klein 发明的，被称为 Klein

前流技术或连续注射技术。一旦注射越过嘴唇中部，这一部分的注射就完成了。然后处理嘴唇边缘连接上下嘴唇的部分。该技术可以提唇，并减少下颌-唇之间的深沟。这种技术可以提升唇角，究其原因，从理论上讲，是由于药物注射到了口周轴附近，这样就确实起到了提高唇角的作用。上嘴唇也以同样方式注射，要特别注意维持唇弓的形状。另外，必须注意将药物注射到确切位置，防止在嘴唇上形成肿块。完成这些后，将支撑材料连续性注射入颌骨到嘴唇的位置，用于支撑嘴唇，重构嘴唇的垂直高度。这种垂直高度在之前骨的重吸收和牙齿改变中已经消失了（图72.9）。目前，虽然存在其他丰唇技术，但我们认为这种技术的副作用更少，希望这种方法能为丰唇奠定基础。

术后护理

用可注射的填充物丰唇，是一种微创手术，几乎不需要术后休息。最典型的是在手术中开始冰敷，而且提倡在术后立刻进行间断的冰敷1~2小时。一些患者术后主诉稍有不适，而其他患者并没有什么不良反应，所以无须使用止痛药。我们经常鼓励患者在手术后立即恢复正常活动，同时发现慎重、缓慢、温和的注射能为术后提供最佳感受。

并发症

使用暂时性注射填充物丰唇继发的并发症鲜有发生。我们仅提倡使用暂时性填充物丰唇，因为关于永久性填充物所带来的严重并发症在文献中已有大量报道，而且有必要指出，目前还没有经过FDA认可的用于嘴唇的填充物。尽管不太可能要求所有外科医生都不使用永久性填充物，而且未被临床试验认可的药物的使用已不少见，我们仍强烈反对使用永久性填充物丰唇。用文章中提到的暂时性填充物，我们很少看到并发症。最常见的并发症也就是在填充过度时形成的肿块，但大部分会在几天后消退。但是，在应用透明质酸时，少量透明质酸酶对溶解因过度填充所引起的肿块效果极佳。极偶然的情况下，与抗高血压药物联合应用时，我们会见到嘴唇的血管水肿。遇到这种情况时，常使用类固醇和抗阻胺类药物解决。偶尔，注射后也会发现组织坏死。当然，这种情况大多也是由于过猛、过快或过度填充所致。唇部含有丰富的血管，当对嘴唇过猛或过快地注射，或将填充物放置过度时，常常会压迫到唇下的血管结构，导致血管阻塞进而引起组织坏死，这时组织会立即发白。如果填充物是透明质酸，可以使用少量透明质酸酶除去过多的填充物，并且发现液态硅胶屏障敷料对任何皮肤表面缺损的修复功能良好。一般来讲，小面积的组织坏死会随着时间的流逝自行溶解。粗暴的注射技术也可以导致肉芽肿的生成。永久性填充物更易引起肉芽肿形成，这是一种典型的异物反应。对此病变使用胆固醇有时可有一定的疗效。但发现异物反应性肉芽肿时，手术切除还是非常必要的。

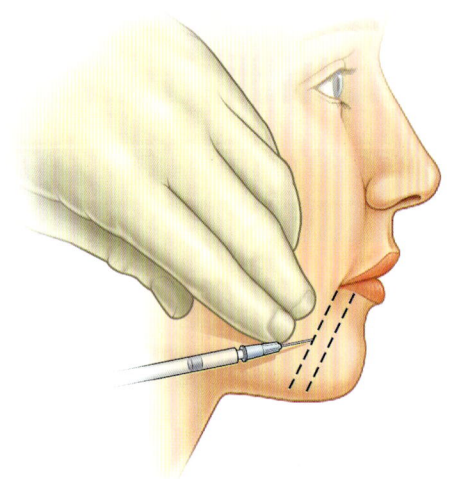

图72.9 下颌到嘴唇的支撑物连续注入以支撑唇部并重构相应的垂直高度。

手术心得及教训

心得

- 评估患者曾经是否做过丰唇术对手术的成功与否至关重要，若做过，要了解使用了哪种可注射填充物。
- 丰唇不仅是向唇部注入填充物，也必须对唇部所依托的支撑结构进行再造。
- 闭合、放松状态时的嘴唇长度应与虹膜内侧之间的距离相等。
- 上、下唇表面黏膜比例应为 1：1.6。
- 保持上唇 G-K 点的形状很重要。

教训

- 让患者做好充分准备接受实际结果。
- 花足量时间评估唇的形态及其大小。
- 缓慢、仔细、谨慎地注射。
- 小心不要丰唇过度。
- 小心保持唇的自然曲线和 G-K 点，而且为了保持嘴唇清晰的边缘，不要在唇红边缘外填充。
- 确保充足的光线。
- 增加一个观察助手。
- 慎重选取填充物。

手术步骤小结

1. 注射前要进行适当麻醉。
2. 不使用牙龈阻滞时（我们不推荐此种阻滞），需要非常温和的注射。
3. 使用局部麻醉药之后，我们将 10ml 含有 1% 利多卡因的肾上腺素加入到透明质酸中。
4. 注射时，先从右边到中间，再从左边到中间。
5. 注射速度应缓慢以确保药物均匀注入。
6. 充分拉伸嘴唇至关重要，因为紧致的表面能保证物质流动量的一致性。
7. 手指保持在 G-K 点上以确保填充物在指定渠道流动。
8. 必须小心以保证填充物在合适的渠道流动，避免在嘴上留有肿块。
9. 注射一旦超过下嘴唇的中线，这部分注射就结束了。然后处理嘴唇边缘连接上下唇的部分（Klein 空间）。
10. 以相同方式注射上嘴唇，并要注意保持上唇弓形。
11. 接下来，以连续注射法构建嘴唇和下颌之间的支撑结构，以重塑嘴唇的垂直高度。

（李晓东　谷延敏　译）

拓展阅读

Carruthers J, Klein A, Carruthers A, Glogau R, Canfield D. Safety and efficacy of non-animal stabilized hyaluronic acid for improvement of mouth and lip corners. Dermatol Surg 2005; 227–231.

Cheng JT, Perkins SW, Hamilton MM. Perioral rejuvenation. Facial Plast Surg 2000; 8(2):223–233.

Elson ML. Anesthesia for lip augmentation. Dermatol Surg 1997;23(5):405.

Etcoff N. Survival of the prettiest: The science of beauty. New York: Doubleday, 1999.

Friedman P, et al. Safety data of injectable non-animal stabilized hyaluronic acid gel for soft tissue augmentation. Dermatol Surg 2002;28:491–494.

Guerrissi JO. Surgical treatment of the senile upper lip. Plast Reconstr Surg 2000;106(4):938–940.

Klein AW, ed. Tissue augmentation in clinical practice, 2nd edn. London: Taylor and Francis, 2006.

Klein AW. In search of the perfect lip. Dermatol Surg 2005;31(11):1599–1603.

Maloney BP. Cosmetic surgery of the lips. Facial Plast Surg 1996;12(3):265–278.

Niamtu J. Cosmetic oral and maxillofacial surgery: the frame for cosmetic dentistry. Dent Today 2001;20(4):88–91.

第73章

面部和手部的结构脂肪填充

Sydney R. Coleman 和 Alesia P. Saboeiro

历史

随着人们恢复对增加面部容积使其年轻化手术的兴趣增加,脂肪移植术再次流行,自 1893 年 Neuber 首次介绍脂肪移植术以来,该技术已经被成功地应用于增加软组织的容积方面。Eugene Hollander 于 1909 年描述了使用注射器及针管移植脂肪的技术,Conrad Miller 于 1926 年表示通过中空的金属管移植脂肪比液体石蜡填充能够取得更为自然和持久的矫正效果,1986 年 Teimourian 和 Illouz 介绍了使用流产刮宫吸管进行抽吸术修复体形后,又描述了将半流体脂肪注射到吸脂后的变形部位,Chajchir 报道将抽吸的脂肪移植到面部,虽然初始有一些较好的效果[1,2],但大多效果不好[3,4]。20 世纪 80 年代,许多著名整形外科医生感到脂肪移植技术不可靠,不提倡进行此类手术。但随着技术的提升,脂肪移植的效果也得到提高,外科医生开始认识到脂肪移植可以获得持久的外形改善[5,6]。现在标准的脂肪移植技术是 Coleman 技术,该技术强调轻柔的操作手法,以获得可靠和可预测的脂肪移植效果。

评估

- 面部失去丰满后出现瘦瘪、皱纹和(或)轻度的皮肤松弛。
- 不自然或不美丽的面部比例。
- 外伤、手术和(或)先天性畸形所导致的面部不对称。
- 手背失去丰满而导致静脉或肌腱突起。
- 身体有足够的脂肪可供移植。

解剖

从解剖上看,面部有没有吸引力很大程度上取决于文化背景和个人喜好,但是年轻人的面部一般是饱满、光滑和轮廓清晰的。大多数人都认为一张有吸引力的面部不仅年轻,而且匀称、比例协调,同时没有任何异常或病变,如伤痕或肿瘤增生物。因此,理想的面部表面解剖应该具有光滑的前额和饱满的颞部;上眼睑不应该有多余的皮肤,但眉下应是丰满的,同时,睫状缘和眼睑皱褶之间应该保持较短的距离;下眼睑应该有均匀、光滑的皮肤和很小的凹陷;眼睑和面颊结合部应相对平坦并且没有被伸长;面颊应该是圆形的,但是有轻微的角度,面颊不应有明显的凹陷;有轻微的鼻唇沟衬托轮廓清晰的面颊,不应有较深的鼻唇沟或沟内有皱褶;唇应该是丰满的且形态良好,下唇比上唇略宽;下颌和颏部应该轮廓清晰且流畅光滑。

随着年龄增加,颞部开始凹陷,上、下眼睑缩小。颞部由于凹陷凸显了骨骼的轮廓,眼睑部位眶骨轮廓更加明显,皮肤明显松弛。面颊前方开始变得平坦,使鼻唇沟变得突出,唇也变得更瘦而且上下唇丰满度出现倒置。下颌前方变平,颏周围区域容积减少,使下颊变得突出。下颌骨轮廓由年轻时较明显的角度变得像波浪状不明显了。

随着面部容积减少的进一步发展,继发效应是覆盖其上的皮肤出现下垂,对照患者年轻时的照片可以提供关于其衰老过程有价值的线索和年轻化手术的目标。如果面部皮肤非常松弛,就需要对面部皮肤进行拉紧、固定或复位手术,如果皮肤松弛较轻,仅恢复下容积就可恢复皮肤的位置,改善面部的轮廓。

手术步骤

获取脂肪

关于脂肪的采集、提纯和填充在之前的文献中均有描述。在脂肪采集过程中，要进行轻柔的操作以获取完整的组织，这样的脂肪颗粒在移植和其后的生存中都可以保持活力。脂肪获取部位和移植后脂肪的存活寿命之间目前没有观察到有明显的关系，因此，可根据面部轮廓改变的情况和（或）便于获取脂肪的部位选择手术。用11号刀片做一个小切口，使用一个钝导管将含0.2%利多卡因（也可用含0.5%利多卡因）和1:200 000的肾上腺素溶液进行浸润麻醉。局部浸润技术不仅可以减轻疼痛，同时也可止血。大约每注入1ml局部浸润液，就可获取1ml脂肪。

脂肪抽取是用一个10ml注射器连接一个抽吸用的双孔Coleman钝头套管，为避免太大的负压使脂肪颗粒受到损伤，不要用大于10ml的注射器和活塞闭锁装置，因为10ml注射器形成的负压较小，套管的刮吸运动可以使脂肪进入到注射器中，这样就可以保持脂肪细胞的完整和组织物的正常结构了。

提纯

脂肪获取后，用一个Luer-Lok塞子替换套管，除去注射器内芯。注射器在离心机内以每分钟3000转离心3分钟。通过离心分离后，破裂的脂肪细胞（油层）在顶层，局部麻醉液和血液（即水层）在底层，获取的脂肪细胞在中间层，然后将油层轻轻倒出，Luer-Lok塞子用于释放分离出的底部水层。除去剩余的油滴，将获取的脂肪分别装进1ml和3ml的Luer-Lok注射器，1ml注射器用于面部和手部的脂肪移植，3ml注射器用于躯体部位的脂肪移植。

通过提纯过程得到了容积上更加一致的脂肪，临床效果更可靠。任何机械或化学损伤（牵拉、剪断、挫伤、洗涤）造成的组织损害，最终都可能导致注入的脂肪坏死。

另外，脂肪不应该储存或者冷冻以供将来使用，因为这也将导致脂肪坏死和吸收，使表面不平整。

填充

依据手术范围大小，脂肪移植可以选择全身、区域阻滞麻醉或局部麻醉，在面部、手或身体其他部位进行脂肪移植时，手术切口的位置至少应满足可以从两个以上不同方向进行脂肪填充的需要。用一种钝I型Coleman套管在脂肪填充的面部区域内注入局部麻醉液，但手部或身体其他部位仅在接近切口的位置应用局部麻醉药。应用I、II或III型Coleman套管中任何一种钝导管进行脂肪移植。由于存在注入血管内的风险，在皮下层应用锐利的注射针时要极其小心[7]。为了移植脂肪，浸润套管应连接到装满提纯脂肪的1ml Luer-Lok注射器（躯体部位是3ml注射器），当套管退回时将脂肪颗粒注射到组织的隧道进行填充。每次推入微量脂肪(0.02~0.1ml)填充，确保所有脂肪颗粒都被天然的组织包围，也可保证所有脂肪颗粒均获得血供并保证移植组织的成活。

脂肪移植应达到所期望的形状，而不是简单的堆积塑形，脂肪移植物需与被移植组织结合，简单的堆积塑形不可能成形，后期可能导致脂肪坏死和形状不规则。脂肪移植后，很多因素都可影响其外形，如组织水肿、小血肿、过度挫伤和肌肉运动等均能影响移植脂肪的形态和存活力。

脂肪填充的组织层次，包括真皮下、皮下脂肪层、肌肉层和深部的骨膜外周层。Coleman技术不提倡将脂肪移植到肌肉里，除了身体某些部位，如丰臀。需要改善骨和结构的显著不足时，通常沿骨膜层填充脂肪，并且在向表面移动时逐渐增加填充的脂肪量，在皮下层进行脂肪移植会产生更加显著的容积改善，同时皮肤质地会随时间逐渐改善（图73.1）。手部脂肪移植层次就在皮下，伸肌腱和骨间肌之上（图73.2）。

真皮内脂肪移植以前不被人接受，现在又被重新纳入考虑中了[8]。使用一个锋利的22号针头连接注射器，将少量脂肪移植到瘢痕和深皱纹的真皮下层，这种方法看起来好像没有大的套管针注射可靠，也与Carraway[1]介绍的首先在移植区剥离一个腔穴然后再进行脂肪移植不同。Coleman介绍的技术是：首先注入脂肪，随后使用一个"V"形解剖剪或锋利的针分离瘢痕下的粘连。由于可能引起脂肪移动，所以应在完成真皮内和皮下脂肪填充后再进行真皮下的脂肪填充。

学习脂肪移植时，面颊是一个好的开始部位，因为此部位注射后的及时效果与最终效果非常接近[9]。自然的面颊应有一定的突出，面颊前部脂肪移植后应产生一种轻微的"苹果"效果，面颊丰满度应延伸至外侧耳轮的基底部。上唇的脂肪移植，应使白唇显得丰满，突出中央的上唇结节和更小的外侧结节，在下唇应强调一个中心的裂开，更多的外侧结节和唇红的外翻[9, 10]。隆颏首先通过在整个下颌的前面移植脂肪来完成[9]，然后通过在两个较高的突出之间留下一个小裂隙进行细致地塑形。一个明显的、界限清楚的下颌

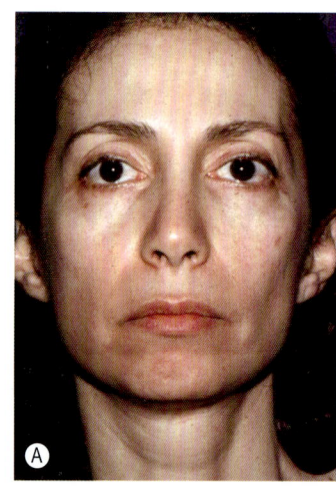
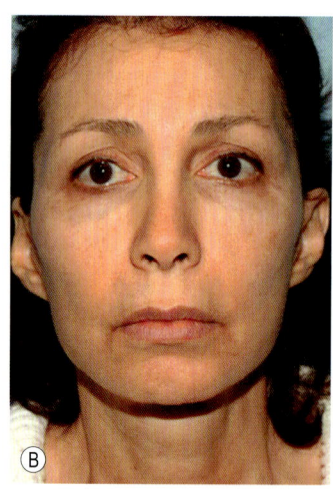

图 73.1 A 和 B，53 岁女性抱怨其瘦削的面部和疲倦的外表。A，通过一次手术和随后两次较小的润色手术，脂肪填充了前额、上下眼睑、鼻唇沟、嘴唇、下颌线和颏部。B，为最后一次手术 6 年后所见。

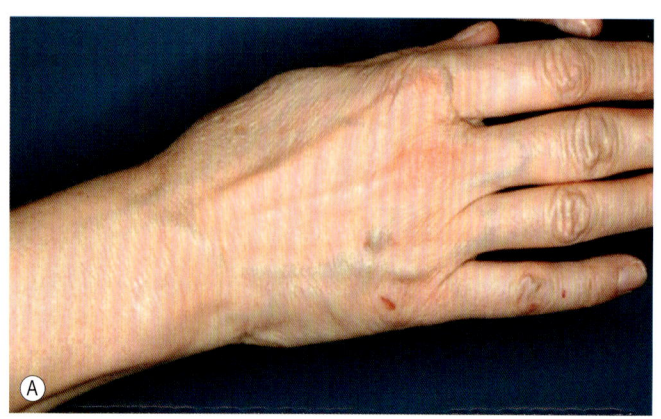
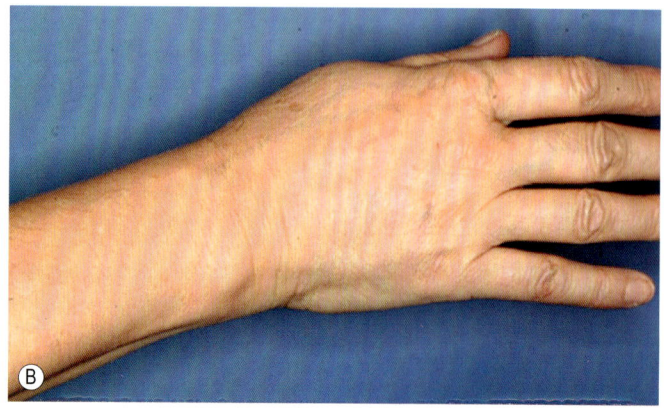

图 73.2　A，54 岁女性双手背皮肤萎缩，可见明显突出的肌腱和静脉。B，广泛脂肪移植术后两年，手明显变得平滑和丰满。

骨边界可以通过沿下颌深部骨膜及更浅层皮下的脂肪填充产生。如果下颌角不明显且不呈现出一条连续的线性结构，应从下颌角到颏部通过脂肪移植建立明确且突出的下颌角。学习脂肪移植术，下眼睑是最困难的区域之一，因为很容易透过较薄的眼睑皮肤看到不规则、突出和多余的脂肪。下眼睑填充应该更加谨慎，应在面部其他区域积累了脂肪移植的丰富经验以后再进行此区域的操作。

术后护理

应用 Coleman 技术进行结构脂肪移植后可能产生大量的青紫和组织水肿，为了尽量减少这些影响，建议手术后立即将 Tegaderm® 或 Microfoam® 绷带绑压在移植区域，并保留三四天，术后 72 小时内持续应用冷敷疗法。

轻柔按摩表面促进淋巴回流可帮助减轻肿胀，但深层按摩在最初几周内应避免，以防止脂肪被游走移位。面部、手或躯干部位的结构性脂肪移植的恢复期最少 2 周，有时可长达 6 周。

并发症

脂肪移植后急性并发症包括出血或血肿，使用钝性套管移植脂肪可以减少这种损伤。还有深部神经或肌肉的暂时性损伤，偶发的移植区域的水肿可导致肌肉活动障碍或不正常，但随着肿胀消退，患者通常可以完全恢复。最严重的并发症是血管内栓塞[7]，这是非常罕见的，幸运的是，使用钝性套管后未再报道过此类并发症。因此，锐利的针管只有进行真皮内脂肪移植时才使用，出于同样的原因，脂肪移植也不用注射枪，每次推入的脂肪量不应太多。晚期的并发症包括感染，感染将导致植入的脂肪被吸收；伴随移植区域的变化出现体重的增加或减少；填充过多或过少的脂肪也会产生轮廓的畸形和供脂肪区的凹陷。在此过程中，应该严格进行消毒，穿过口腔的黏膜套管应视为已被污染。丰唇应安排在面部其他部位脂肪移植之后。正确的评估注射量和精确的注射技术将随时间逐渐改善，所以不规则轮廓的发生率也将下降，谨慎的脂肪获取技术可避免供区的不平整，切口也可以用离心后所得的油滴来润滑，以尽量减少瘢痕，更多的潜在并发症和和不良反应在之前的出版物中已作了更详尽的说明[9]。

手术心得及教训

心得

- 获取脂肪时用一个10ml注射器轻柔地操作，以保障脂肪颗粒的完整性。
- 利用离心和倾析的方法提纯脂肪以增加结果的可预测性。
- 利用套管回撤的方法进行脂肪移植，每次注射脂肪量要小（0.02~0.1ml）。
- 不要试图将注射的脂肪进行塑形，但要确保其流畅光滑。
- 学习脂肪移植时从面部或手部容易的操作区域开始。

教训

- 矫枉过正是可以治疗的，但很困难。
- 脂肪移植不能解决显著的皮肤松弛。
- 结构脂肪移植可造成严重的青紫和组织水肿。
- 植入脂肪量的变化可以显著地改变体重。
- 脂肪移植的效果仍有些不可预知性，这依赖于外科医生的操作水平，脂肪的获取、提纯和填充时所使用的技术水平，移植接受部位的情况，以及个体差异性。

（谷延敏 邵文辉 译）

参考文献

1. Carraway JH, Mellow CG. Syringe aspiration and fat concentration: a simple technique for autologous fat injection. Ann Plast Surg 1990;24(3):293–296.
2. Lewis CM. Transplantation of autologous fat. Plast Reconstr Surg 1991;88(6):1110–1111.
3. Ellenbogen R. Invited commentary on autologous fat injection. Ann Plast Surg 1990;24:297.
4. Ersek RA. Transplantation of purified autologous fat: A 3-year follow-up is disappointing. Plast Reconstr Surg 1991;87(2):219–227.
5. Coleman SR. Long-term survival of fat transplants: Controlled demonstrations. Aesthet Plast Surg 1995;19(5):421–425.
6. Trepsat F. Periorbital rejuvenation combining fat grafting and blepharoplasties. Aesthet Plast Surg 2003;27(4):243–253.
7. Coleman SR. Avoidance of arterial occlusion from injection of soft tissue fillers. Aesthet Surg J 2002;22(6):555–557.
8. Coleman S. Facial augmentation with structural fat grafting. Clin Plast Surg 2006;33(4):567–577.
9. Coleman SR. Structural fat grafting, 1st edn. St. Louis, MO: Quality Medical Publishing, 2004.
10. Coleman SR. Lipoinfiltration of the upper lip white roll. Aesthet Surg J 1994;14(4):231–234.

第13部分：皮肤和面部舒平

第74章

注射用透明质酸填充剂

见DVD

Jennifer L. Walden 和 Walter Lampeter

历史

透明质酸（HA）是天然黏多糖类化合物，具有高度的亲水性，且在不同物种中均为一致的，无明显的差异。它是一种可溶于水的大分子多糖，是由 N-乙酰氨基葡萄糖和 D-葡萄糖醛酸的重复单位所组成的线性物质。在皮肤中 HA 作为细胞外间质的一个主要结构成分结合水分以保持皮肤的容积和弹性。

目前作为皮肤填充物可用的有两种商业类别的透明质酸，第一种透明质酸是动物来源的（如 Hylaform Gel, Genzyme Corp., Cambridge, MA），是从专门饲养的公鸡鸡冠里获取的；第二种是由链球菌发酵生物合成的，如 Restylane（Medicis, Scottsdale, AZ）和 Juvaderm（Allergan Inc., Irvine, CA）。由于物种的组织同源性，发生免疫反应的可能性很小，这点与胶原蛋白不同。因此，没有必要进行例行的皮试过敏试验。不管它是如何获得，在体内未交联的 HA 将迅速分解，其典型的半衰期为 24～48 小时。为了提供临床疗效，HA 必须是"稳定"的交联分子，以维持在皮肤内和其他组织内的持久性，而不损害其生物相容性，正是由于这种独特的交联加工过程，HA 在体内的持续时间得以延长，使其非常适合于软组织填充。

1996 年，一种商品名为 Restylane 的非动物来源的稳定的透明质酸在欧洲市场上市，由于其持续时间比胶原填充剂长而深受欢迎。2003 年在一项随机研究报告中，研究者将 Restylane 和 Zyplast（牛胶原蛋白；Inamed Aesthetics, Inc. Santa Barbara, CA）进行比较，结果表明：用皱纹严重程度量表（WSRS）分析受试者注射后 6 个月内的所有时间点，Restylane 效果均优于 Zyplast（Narins 等，2003 年）。本研究也显示了该产品的安全性，第二年 Restylane 便被美国 FDA 批准上市，根据美国美容整形外科协会的统计分析，2006 年共完成 1 593 554 例透明质酸注射，此种注射已成为第二个最流行的美容操作。目前非动物源性透明质酸和动物源性透明质酸在世界大多数地区已上市。不同的产品在颗粒大小、浓度和交联程度上有所不同，而这些产品的特性与其矫正能力、流动特性、效果的可推测性和持续时间密切关系（见表 74.1）。

体格检查

- 术前确定是否存在注射填充的禁忌证，如难以控制的出血性疾病、瘢痕史、相关过敏史等。
- 使用非甾体类抗炎药和某些草药产品可能会增加局部注射后的青紫，应尽量避免。
- 患者的目标和期望值是什么？
- 患者需要的休息时间是多少？
- 通过使用透明质酸填充剂（HA）能否实现目标？
- 由缺陷的类型和深度确定填充的位置。
- 由缺陷大小确定填充剂的量。
- 所用的麻醉方法有局部麻醉、浸润麻醉和（或）神经阻滞麻醉。

解剖

面部老化的普遍特征是皮肤和皮下组织的容积缺失，这是由面部骨组织的吸收和皮下脂肪的萎缩所致，另外，皮肤内弹力纤维和透明质酸的明显减少所致的皮肤变薄也导致了面部老化。这些因素形成了衰老面部的标志：如皮肤松弛、皱纹增加以及骨性标志和血管结构的凸起（图 74.1）。

颧脂肪垫随年龄增长而减少，皮肤和皮下组织的褶皱逐渐显露出来，在鼻唇沟处尤为明显。同样的，下面部软组织向中下部迁移形成一个相对凹陷的槽，

表 74.1　透明质酸产品——物理特性

厂商	产品	颗粒大小	HA浓度	交联度
Medicis（Scottsdale-AZ）	Restylane	~250μm	20mg/ml*	<1%
Medicis（Scottsdale-AZ）	Perlane	940~1090μm*	20mg/ml*	<1%
Allergan Inc（Irvine,CA）	Juvederm Ultra	可变	24mg/ml	6%
Allergan Inc（Irvine,CA）	Juvederm Ultra Plus	可变	24mg/ml	8%

资料数据：Medicis和Allergan公司的对比图表显示了美国市场上几个主要透明质酸注射填充剂的物理特性。据推测，透明质酸注射填充剂的浓度和交联度与其体内持久性有关。
*已按包插入。
Data on file:Medicis and Allergan, Inc

最终形成唇褶皱。眉毛下垂使额肌代偿性静止收缩，从而在额部形成了横向的皱纹。此外，皱眉肌和降眉间肌的反复运动最终形成了眉间的垂直皱纹。

鼻颧皱褶也称为泪槽，由眼轮匝肌和上唇方肌上部之间的三角形裂隙构成。这些结构结合后形成一个沿眶周的凹陷，衰老时，眶隔向眶骨缘的内下部移位导致眶下部位的凹陷逐渐加深，这种变化在先天性眶下颧骨体发育不完全时更明显，眶脂肪的移位也加重了这种皱褶或泪槽的变化。

作为面部的一个焦点，丰满、漂亮的口唇显示着年轻和性感。随着年龄的增长，面部肌肉、脂肪及上下颌骨质的吸收导致了口周结构的内缩，口角松弛增加下排牙齿的外露。这些情况正好与下唇方肌收缩口角和下唇下拉呈现的忧伤或无吸引力的表情相同。

面部这些解剖结构变化的传统治疗方法是外科手术（如皱纹切除术），我们也相信外科手术是解决皮肤松弛和老化的金标准，但近年来的发展认为：综合性治疗方法更适合解决面部皮肤的松弛、多余和局部容积的减少问题，正是在这种情况下，透明质酸（HA）才有了它的用处，这也为那些不愿意或不适合进行美容手术的患者提供了另一种治疗选择。

手术步骤

注射透明质酸有多种方法可以选择，根据注射的部位和受者的情况选取不同的方法。通常情况下应用"多点序列注射"和"线状注射"技术进行操作，特别是在治疗鼻唇沟、特殊部位或唇缘部位皱纹时。充分进针，缓慢退针，边退针边注射填充透明质酸，均匀

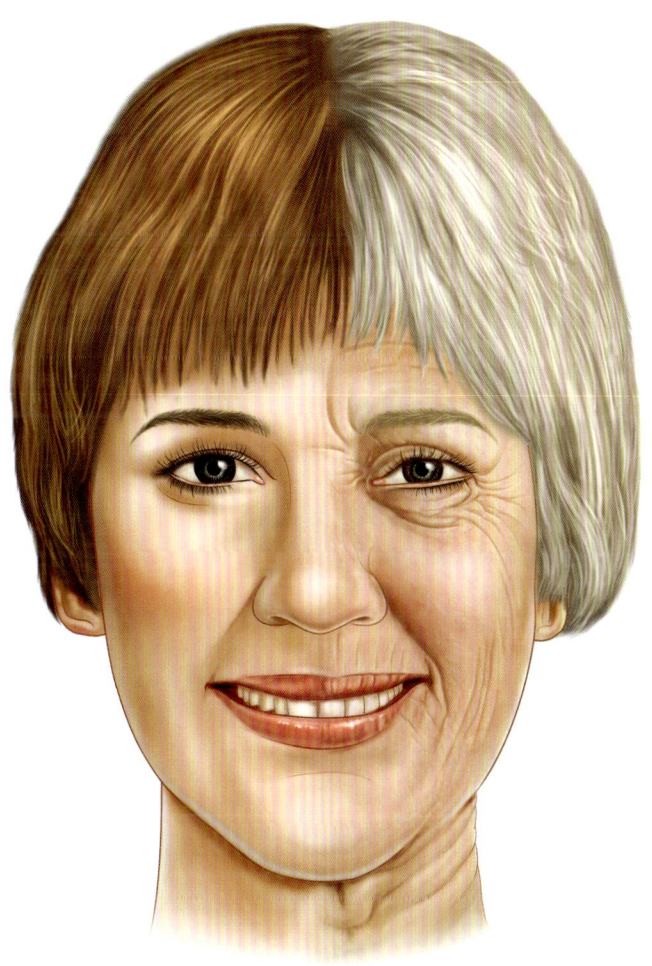

图 74.1　年轻和年老的面部对照图。

的将填充物注入,这样就可以减少皮肤的穿刺点。为了既能使填充剂精确到达指定位置又尽可能减少针刺点,我们通常联合两种方法组成"多点序列注射"法。(图74.2和图74.3)。始终保持缓慢退针,并均匀地推注,填充剂就能精确地到达指定位置。

对于面积较大的区域如突出的颧骨或面颊,扇形注射法往往能取得较好的效果。进针要充分,缓慢退针,同时均匀的推动针筒将填充物注入,在针尖退出注射部位之前,应停止退针,并改变进针轨迹,再重复注射。这与抽脂术的插管动作不同。此结构可能会覆盖90°范围,这是"十字架"技术的改进,这样进针一次就能注射更大的面积(图74.4和图74.5)。

应用透明质酸进行软组织填充最常见的部位是鼻唇沟,这也是目前唯一被FDA批准和认证的透明质酸进行软组织填充的部位。鼻唇沟也是初学者练习的理想部位,因为此位置容易产生效果而不易出现问题。根据严重程度,双侧注入1~3ml透明质酸即可完成矫正。通常,这些褶皱不对称,在设计治疗方案时必须标记出来,才能取得较好的效果,但也不应过度矫正,因为过度矫正后肌肉收缩时会产生不自然的外观。注射的关键点是将填充物注射到真皮下层,这样表面不容易被看见,注射物应轻柔地注射到皱褶的偏内侧部位以避免局部出现畸形。需要大剂量注射透明质酸时,应用扇形覆盖注射法能取得较好的效果(图74.6~图74.9)。

在对鼻唇沟部位进行注射美容时,患者一般都会要求治疗鼻唇沟皱纹。通常1~2ml透明质酸就足够修复两侧的皱纹。与之前提到的方法一样,重点是要

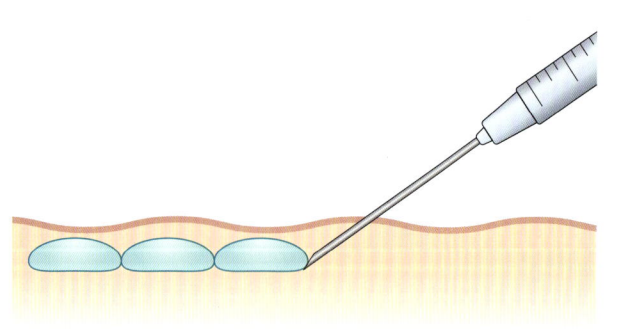

图74.2 连续穿刺注射技术。

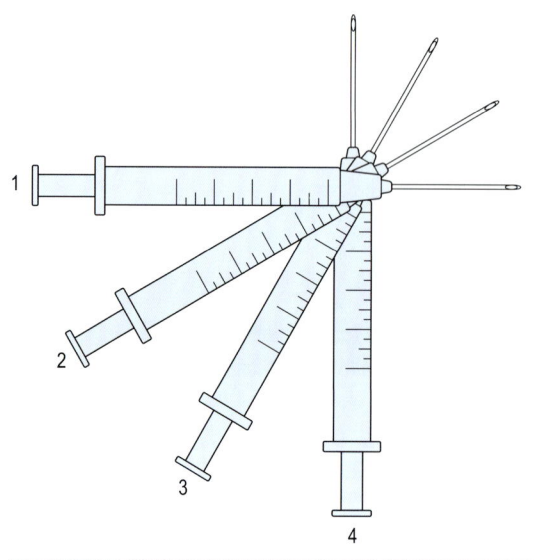

图74.4 扇形注射技术。

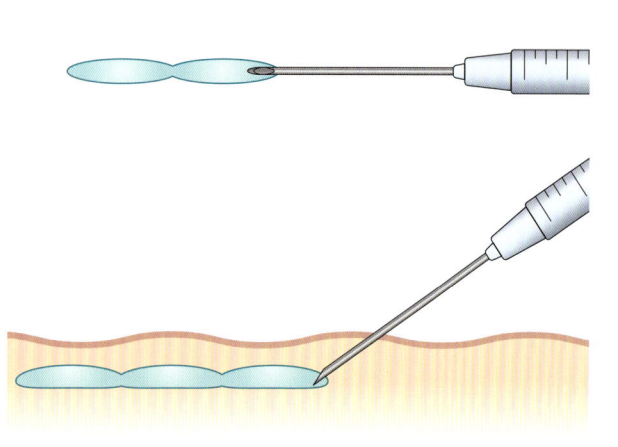

图74.3 线形注射技术。

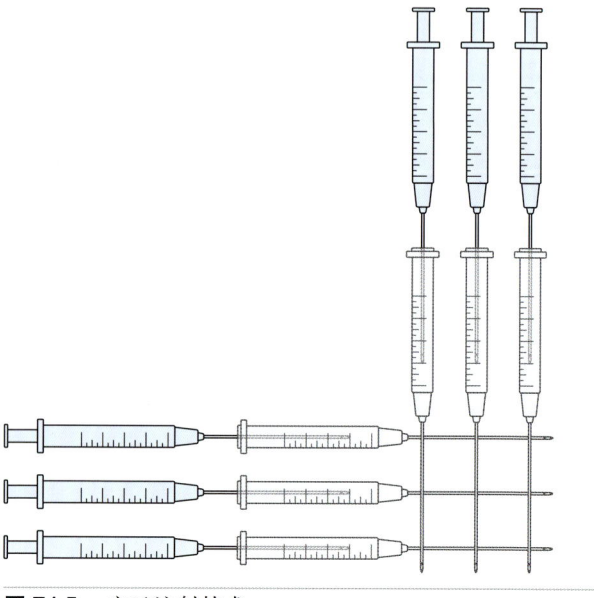

图74.5 交叉注射技术。

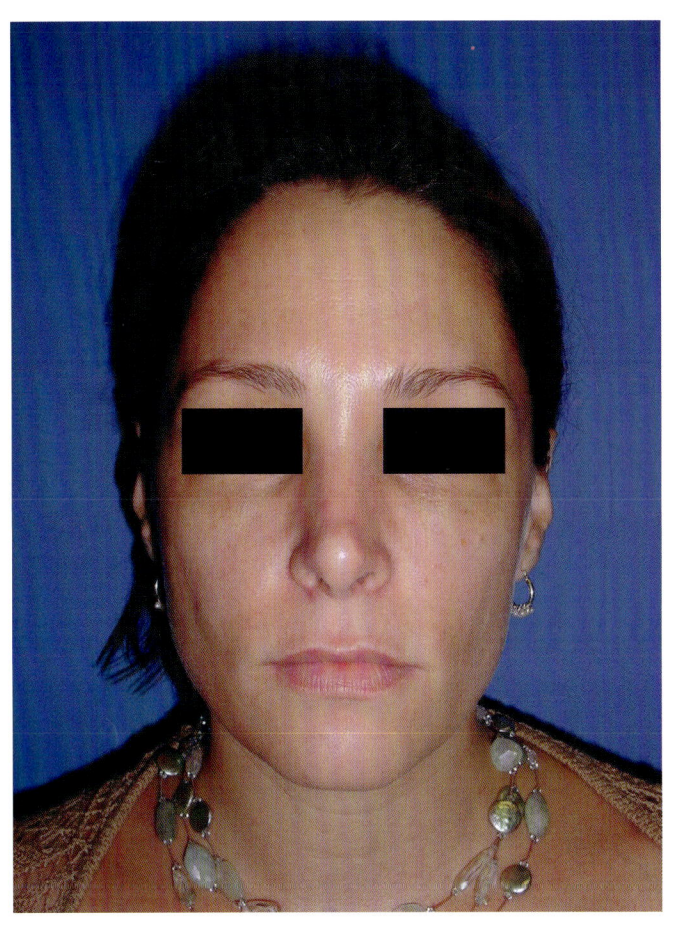 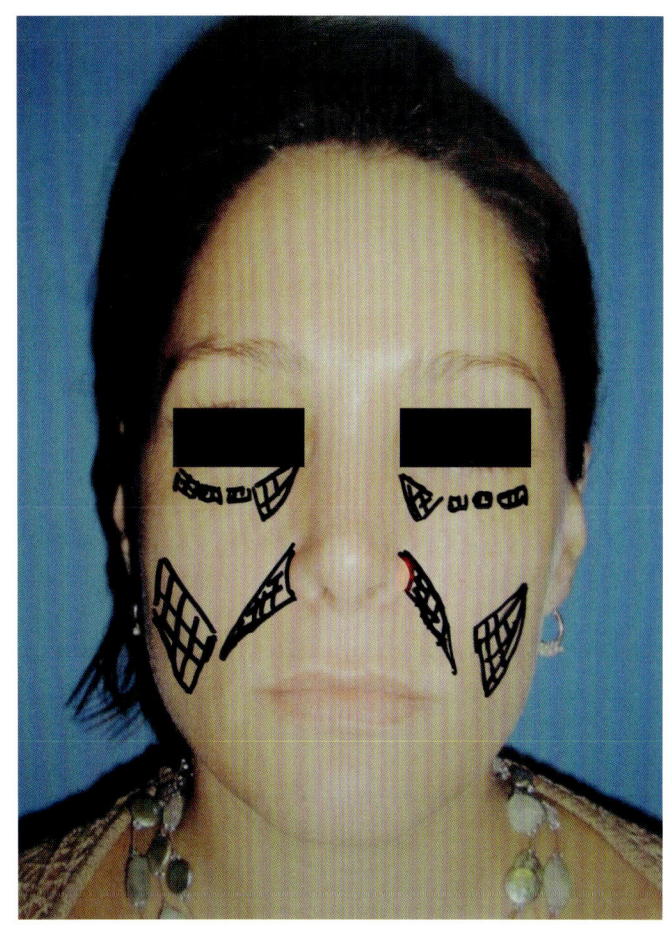

图74.6和图74.7 计划给一位自我感觉面部容积缺失的38岁女性注射填充泪槽、双侧颧下凹陷和鼻唇沟。

把药物注射到真皮深处和褶皱的内下部。将药物注射到皱纹深层，沿下颌骨到咬肌前缘进行容积恢复时可以取得更年轻的效果，对改善"双下巴"外观非常有帮助，甚至对修复某些患者的颏下皮肤松弛也有帮助。

颊唇沟的上部紧挨着口角和口唇，注射这个区域时，用扇形注射法直接注射到唇红的边缘有助于抬高口角。

为了达到治疗效果，口角下部位置可能需要大量的药物注射（双侧总共需1ml）。患者希望以注射的方式修复自己唇部丢失的容积，使唇部丰满或形成其他较时尚的形态，重塑唇部轮廓。对于这个区域的治疗，患者通常担心形成"鱼嘴"。因此，与患者沟通达成明确的治疗目的，此重要性再强调也不过分。

沿黏膜边缘注射可以很好地达到丰唇的目的，丰唇不仅可以使唇珠增大、唇形轮廓明显，而且能减少唇的垂直皱纹即通常提及的"抽烟线"，这种方法对治疗个体的垂直皱纹较适宜，唇缘是否应该用线状注射法以前也有过争论。上唇及上部结构进行软组织填充，有助于改善上颌骨发育不全所形成的畸形（图74.10

和图74.11），唇弓、人中嵴和口角通过填充变得更加突出，形成想要的形态，需要铭记的是：对于理想唇部的标准可能有不同的解释，不是完全一样的（图74.12～图74.20）。

当使用填充法恢复容积减少口周动态纹理时，应考虑使用肉毒杆菌素辅助治疗（Allergan Inc., Irvine, CA）。肉毒杆菌素能减轻口轮匝肌的收缩力度，并能单独作为填充剂治疗唇外翻和减少垂直皱纹，与透明质酸合用能减少张力，从而减少填充剂的移位，并能延长作用时间。使用肉毒杆菌素注射这一区域时，关键是要防止出现口腔的松弛，一般沿唇珠边界注入，上唇的每个唇峰各注射两个单位，一个单位直接注射到梨状孔外侧下缘，这样就足以达到补充透明质酸的治疗效果。

额头的皱纹、眉间纹和鱼尾纹同样与肌肉收缩有关，因此，对化学去神经法很敏感。一旦注意到肌肉动态活动问题，任何皮肤细小的皱褶都可用填充材料解决。重要的是要记住，如果没有肉毒杆菌素减少肌肉收缩，只靠注射填充物到眉间皱纹就不会取得较好

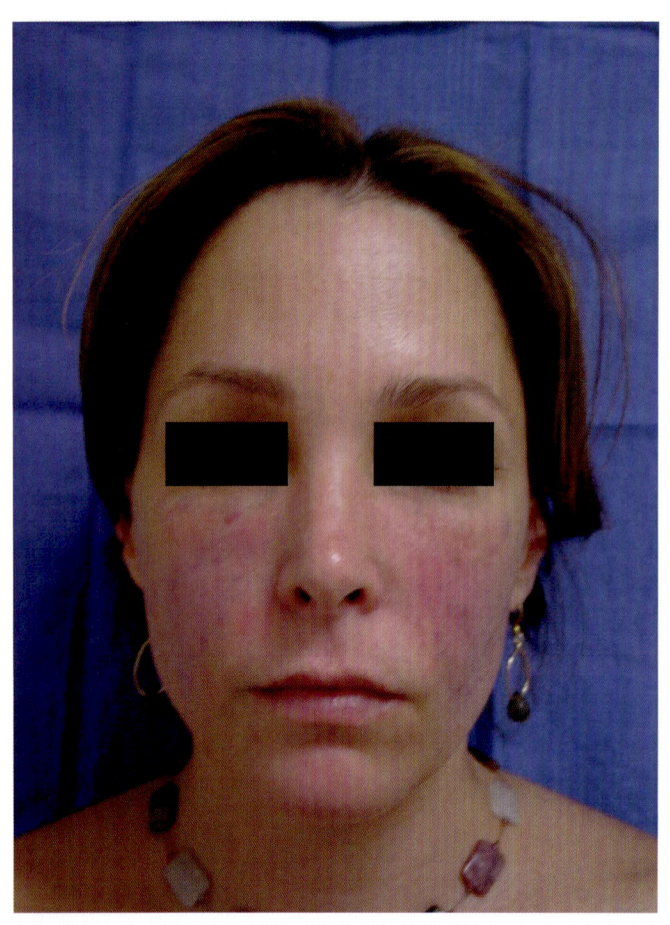

图 74.8 双侧鼻唇沟注射填充 1.0ml Restylane（每侧鼻唇沟 0.5ml），每侧颧下凹陷注射 1.5ml 和每侧泪槽注射 0.6ml。

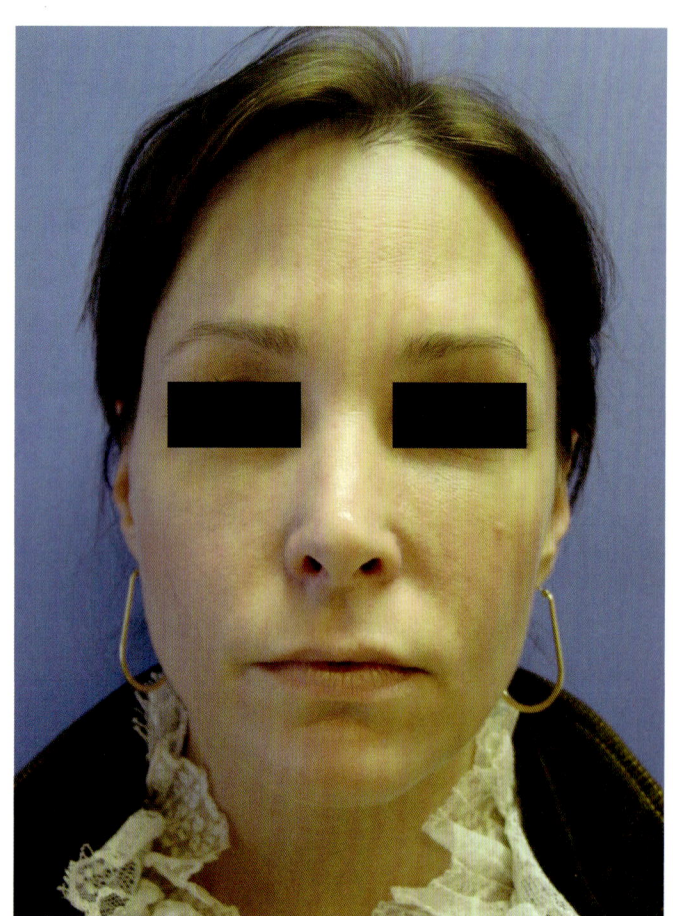

图 74.9 术后 3 个月。

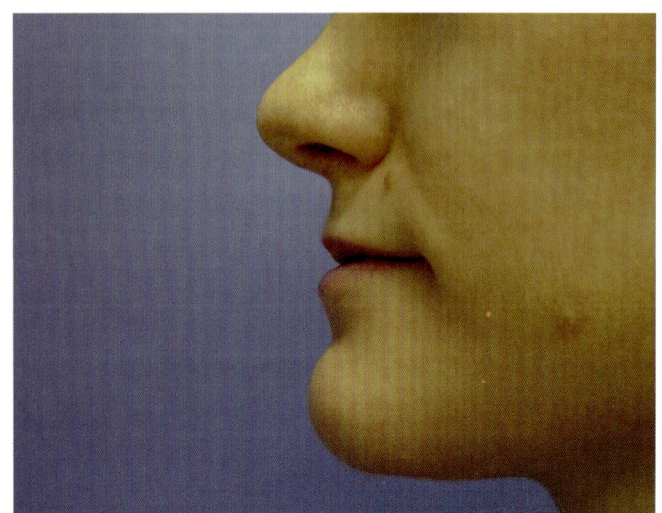

图 74.10 一位 25 岁女性的侧面观，薄嘴唇和水平位颧骨发育不足。

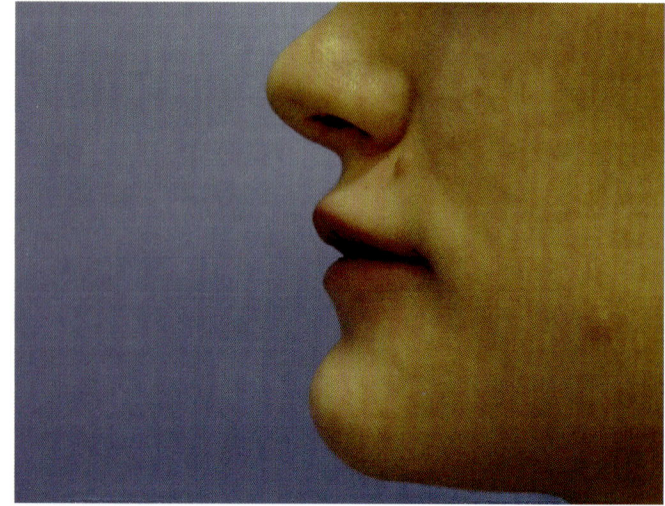

图 74.11 应用少量透明质酸（0.7ml）填充到上唇，矫正上颌骨发育不足的患者（填充后当时情况）。

第74章 注射用透明质酸填充剂

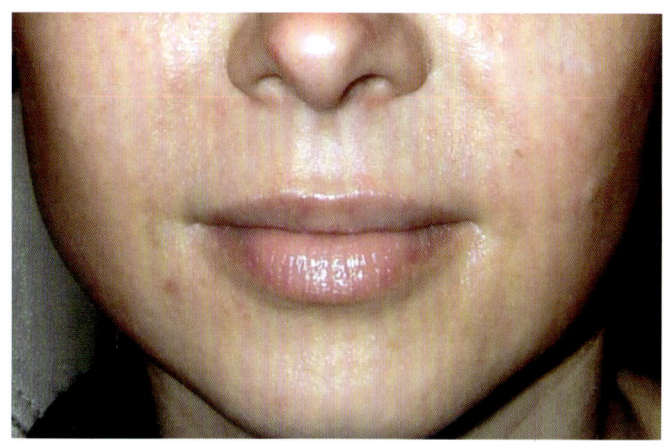

图74.12 术前照片上显示的上下唇比例不恰当，上唇缺陷。

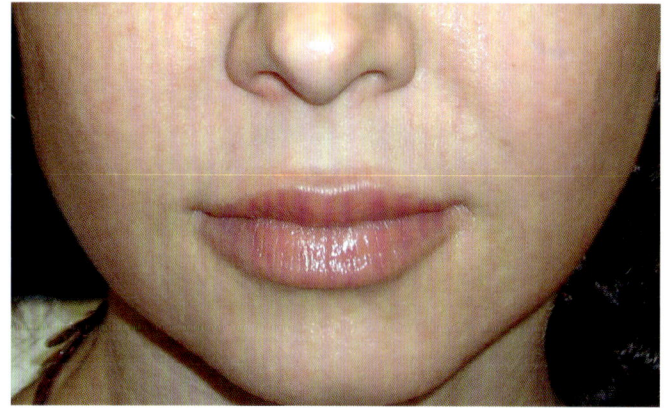

图74.13 1.0ml Restylane注射填充上唇、下唇侧面及嘴角5周后。

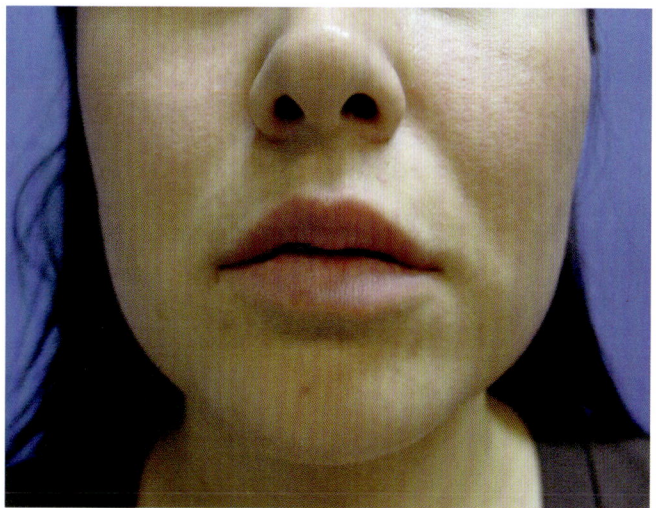

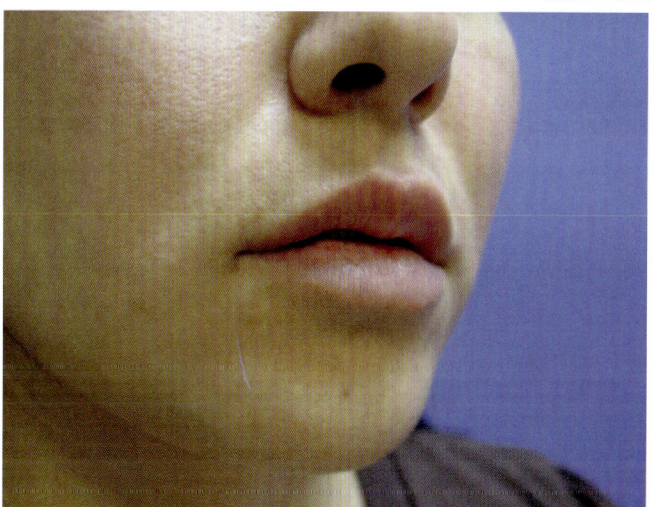

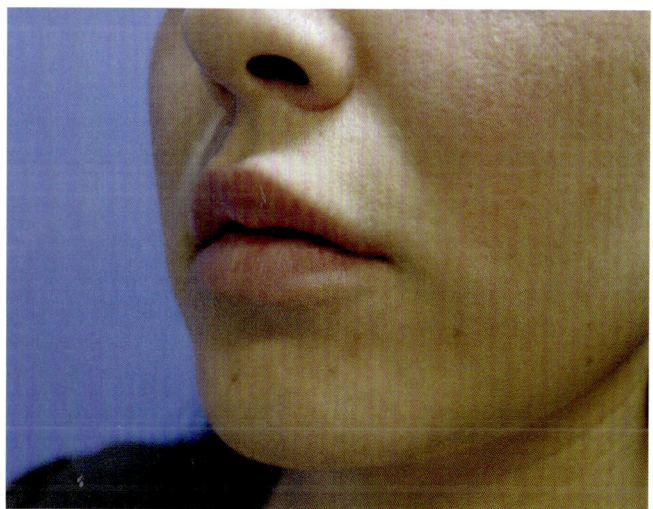

图74.14、图74.15和图74.16 有既往注射史的一位女性要求丰唇的术前照片。

809

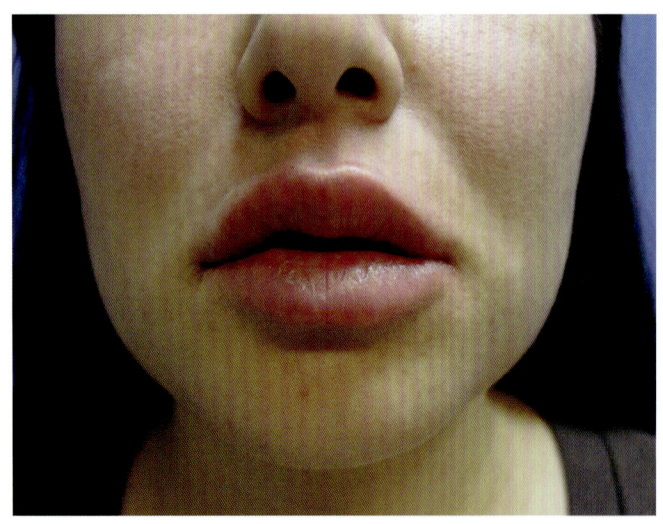

图 74.17 注射 1.0ml Restylane（每侧唇 0.5ml）后的即刻照片。

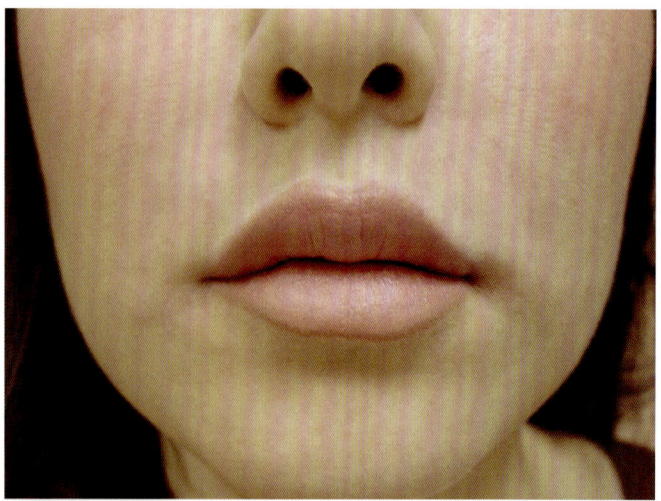
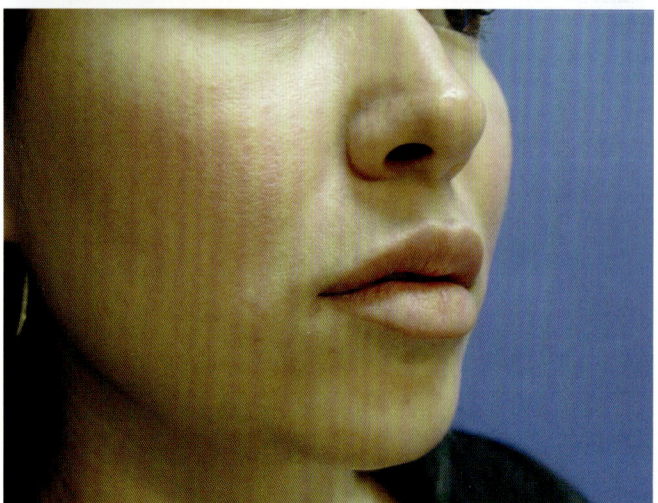
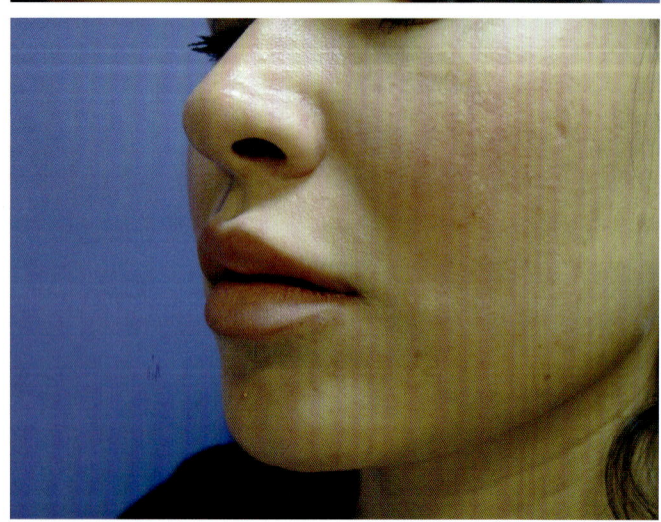

图 74.18、图 74.19 和图 74.20 丰唇四周后，双侧鼻唇沟注射 1.0ml Radiesse 1 周后。

的美容效果。

注射透明质酸最具挑战性的区域之一可能是鼻颧沟或泪槽处。如前所述，衰老导致解剖学结构的改变，眼眶凹陷随年龄增长而加深。年轻患者拥有更结实的组织，在修复时只需少量填充剂。年龄较大的患者，由于缺损横向延伸，通常需要较多量的填充材料，以达到他们的美容目标，由于组织疏松，轻微的缺陷都容易显露出来。

要记住一个概念，在治疗这一区域时强烈推荐深部注射。话虽如此，一些有经验的医生曾报道成功通过多种途径使药物注射得更表浅，使用 32 号针头机械性减少颗粒的大小。浅表注射透明质酸填充剂，特别是在薄的透明的皮肤上，会出现不规则的形态和 Tyndall 现象，由于透明质酸凝胶的光学特性会使皮肤出现淡蓝色改变。为了尽量减少这些风险，填充物要以小颗粒形状注射到眼眶骨膜浅层水平或至少深至眼轮匝肌水平，应用顺行注射技术可以推开血管，避免它们的干扰（图 74.21～图 74.24）。单靠表面麻醉大多数患者都不能忍受这一手术过程，应用肾上腺素结合眶下神经阻滞麻醉可使患者感觉舒适并能减少瘀斑，而瘀斑在眼周一般持续时间较长。

透明质酸产品在修复细微皱纹时特别有优势，分解的片段可形成很自然的外观，如在鼻尖区域和鼻整形术后鼻尖不规则的形态修复方面。另外，还发现透明质酸物质可以成功地用于治疗痤疮凹陷性瘢痕。对大多数瘢痕凹陷首先应用注射器潜在剥离分开皮下的黏着组织，使用 22 号针头弯曲 90°，将针尖置于凹陷的底部，通过旋转运动推动注射器使透明质酸填入形

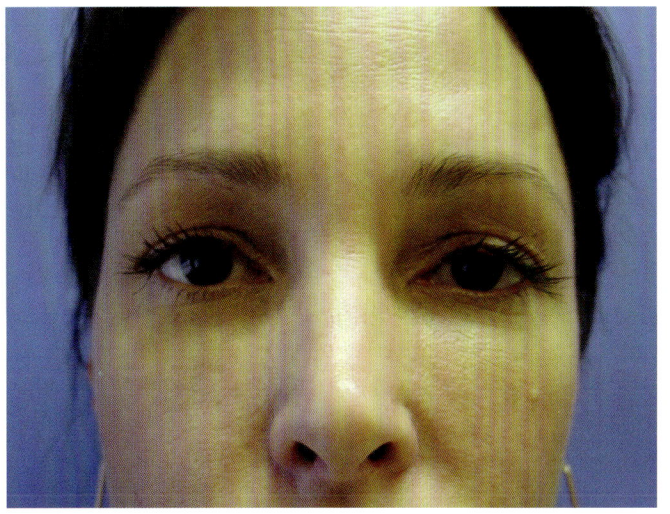
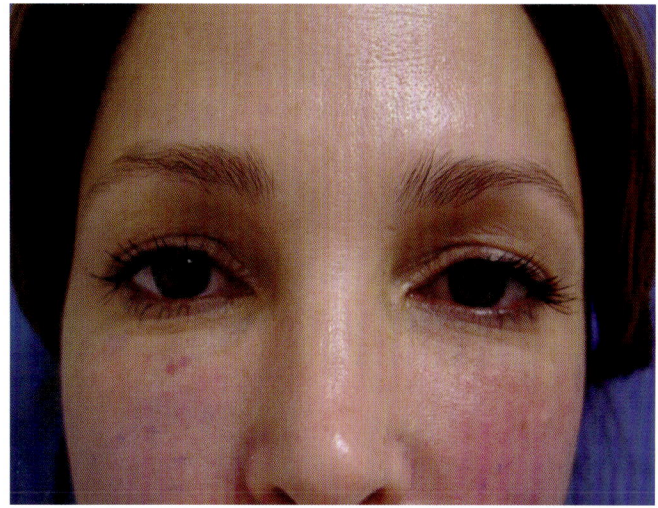
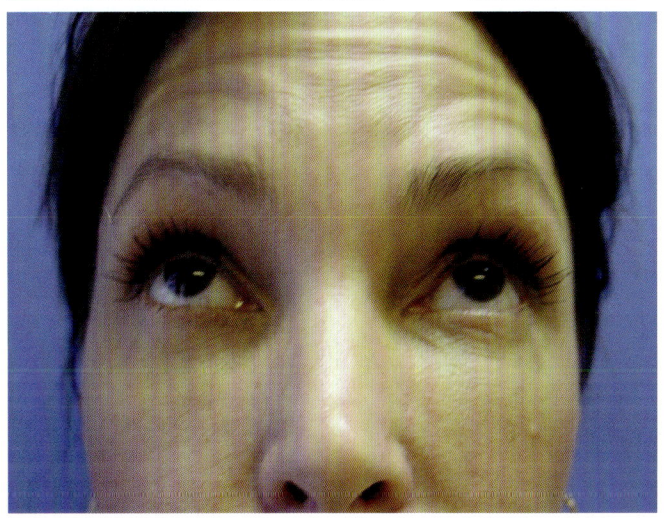
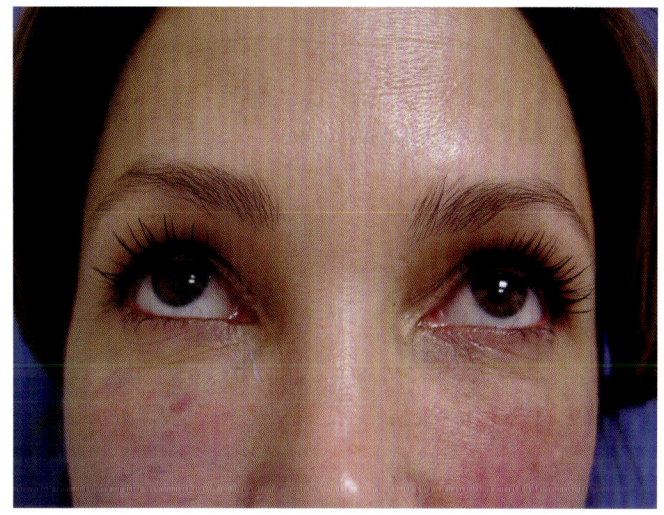

图 74.21 和图 74.22　拟柔化泪槽的女性患者的术前照片。

图 74.23 和图 74.24　注射 1.2ml Restylane（每侧泪槽 0.6ml）后的即刻照片。

成圆形地堆起，瘢痕就能与下面的组织分离抬高，这样就能矫正痤疮凹陷性瘢痕，取得良好的效果。

除了这些常见的治疗领域，一些创新型医务人员已报道了运用透明质酸填充剂治疗大面积面部皮下脂肪萎缩。透明质酸填充剂运用于四肢在文献中也有报道。虽然对这些用途的详细讨论超出了本章的范围，须注意的是，当用大剂量注射剂治疗比较大的区域时，频繁注射和效果维持相对较短而花费较高会影响患者坚持进行。这是因为当产品被放置到皮下时，产品的新陈代谢速度会加快。基于这个原因，在技术改进生产出更长效的透明质酸前，可以在注射透明质酸的同时应用自体脂肪移植或结合其他持续时间较长的填充剂一起注射使效果维持得更长。

术后护理

注射后通过轻柔按摩注射区域，可以发现不规则的地方并通过轻压按摩使其变规则，这种操作不会减少或改变注射物质，但能更好的修正轮廓。注射后可以立刻用冰袋冷敷注射区域，最大限度地减轻肿胀和可能引起的淤伤。指导患者经常进行间歇性冷敷，术后 6 小时内不要触动注射区域，不能从事重体力活动，避免饮酒，以减少血管扩张。通常情况下，红斑、水肿 7 天内就会消退，在此期间避免暴露在高温和日光照射环境下。一般随访 2 周，评估疗效并决定是否需要指压按摩进一步修整。若患者有任何问题或疑虑，可在下一个预约时间之前直接找医生复诊。

并发症

置入透明质酸最常见的不良反应是红斑、水肿和不适，这些症状通常数天内会自行消退。透明质酸凝胶剂止血功能较差，容易导致瘀斑（图 74.25），这点与传统的胶原填充剂不同。术后使用冰袋湿敷对减少瘀斑有益处。与其他美容整形手术一样，患者的满意度与合适患者的选择、适当的预期值密切相关。让患者了解填充的风险和优点，并自己选择透明质酸产品是非常重要的，还要让患者自愿接受必需的休息期及潜在的并发症。术前必须照相作为法律凭证和随访时观察疗效的依据。

不恰当的注射透明质酸达不到好的美学效果。按摩会导致过度矫正或形成肿块，一些患者需用 18 号针或 11 号刀片将填充剂取出。一些医生通过注射透明质酸酶制剂如 Vitrase（ISTA Pharmaceuticals, Irvine, CA）溶解过剩的透明质酸物质，据报道注射 10～30U 的透明质酸酶制剂能取得良好的效果（Matarasso 等，2006 年）。请记住，产品标签上注明是从羊身上提取的透明质酸物质，使用前需做皮试。一般而言，这些填充剂持续时间较短，患者的问题容易处理。

细菌感染非常罕见，但如果注射部位感染疱疹病毒就会出现疱疹，须抗病毒治疗。但必须提前注意，避免出现严重的并发症。许多医生对有冷疮病史的患者预防性用药，以减少注射后暴发的风险。用泛昔洛韦 500mg 口服，每日 2 次，通常是注射开始前一天开始服药，疗程 5～7 天。

最后要提到的是，皮肤注射填充的一个少见但却具有很大破坏性的并发症是血栓形成。当用针尖注射这些产品时，很可能因填充剂沉积到动脉阻塞血流，在严重病例会导致皮肤全层坏死而形成皮肤缺损。另外，有报道因动脉栓塞引起脑瘫和失明（Coleman, 2006 年）（图 74.26）。危险的是，在事先未做预防治疗的清况下，进行面部注射时，这种风险不能完全排除。注射时保持针尖持续移动将减少大的团块物质沉积到血管内的风险。此外，建议注射器在注射前回抽，检查是否回血以判断是否注入了血管内，尤其是在眼眶周围注射时更应这样做。如果计划注射到皮下组织，应用钝插管对避免刺破真皮下血管丛非常有帮助。

目前，关于皮内注射透明质酸物质的远期后遗症尚未完全清楚。交联透明质酸引起的持续性炎症反应虽然不常见，但也曾被报道过，引起一些人质疑它们是否缺乏免疫原性。此外，透明质酸的稳定性靠不断产生新的交联方法维持，随着时间的推移，不能确保这种分子是否仍具有此种特性。因此，我们必须继续致力于数据收集和研究，在未来提高患者的安全感和满意度。

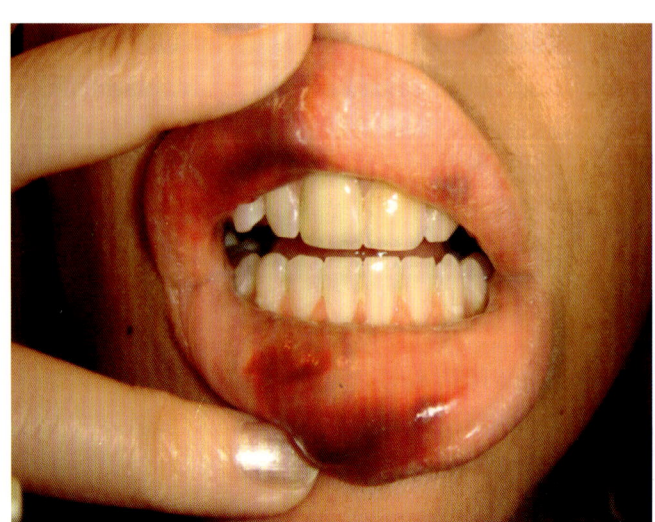

图 74.25 透明质酸填充后由于试图使填充材料"平滑"而过度按摩后出现的血肿。

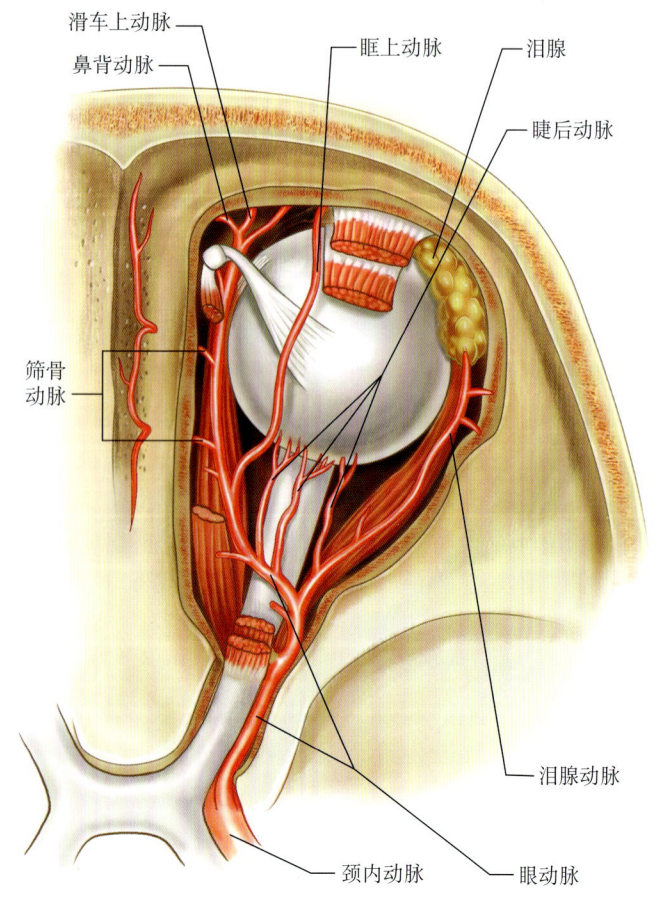

图 74.26 无意中将一些填充物注入眶上或滑车上动脉，随后注射物可能移位而阻断眼动脉或颈内动脉。

手术心得及教训

心得

- 采用"线形注射"技术填充下方的鼻唇沟、丰唇或修饰个别结构,如唇红缘、唇珠和人中嵴。
- 在大的注射区域采用"扇形"或"交叉"注射技术,如唇颏褶皱、上方鼻唇沟或面颊区。
- 注射鼻唇沟时,一定要将材料注入真皮深层,直接进入褶痕和褶皱中下方,避免加重畸形。
- 注射唇颏褶皱上方时,直接采用"扇形"注射技术,并且朝向唇红边缘,有助于提升口角。
- 请记住治疗区域应矫正完全,并轻轻按摩,但不建议矫枉过正。

教训

- 避免矫枉过正。患者往往十分关心这个潜在的问题。如果需要的话,在以后有机会注入更多的剂量。
- 避免使用 HA 治疗主要由肌肉运动产生的动态性皱纹。这些问题最好通过去神经化(如肉毒素)治疗,必要时可使用辅助填充剂。
- 注射针从皮肤回撤时,注意不要将 HA 产品形成堆积。这样做可能导致结节或产生 Tyndall 效应。
- 患者皮肤较薄时,不要将 HA 产品注入泪槽区浅层,因为这样可能会产生不规则性变形。
- 患者有活跃性疱疹或注射区域有任何其他感染时应避免注射。注射填充前病变应完全愈合,医生可能希望对有疱疹史患者注射前预防性抗病毒治疗。

手术步骤小结

1. 询问患者的既往病史,进行细致的体格检查,排除注射禁忌证后再进行操作。
2. 与患者讨论注射的风险、优点和供选方案。探讨可能的所有问题,签署知情同意书。
3. 术前摄像。
4. 建立治疗方案。必要时,直立位时使用外科记号笔进行术前设计。
5. 麻醉管理。神经阻滞使用 1% 利多卡因、1:100 000 肾上腺素和 10:1 碳酸氢钠缓冲液的混合液,采用 30Ga 1 英寸(1 英寸 = 2.54 厘米)注射针操作。经口腔黏膜麻醉时,外用苯佐卡因凝胶对黏膜麻醉颇有帮助。
6. 使用上述讨论过的注射方法进行 HA 注射填充。
7. 医生轻轻按压治疗区域,评估其对称度、平整度和密度情况。
8. 治疗后使用冰袋进行冷敷。
9. 告知患者:术后 6 小时进行间断冷敷。在此期间,不要做任何剧烈运动或对治疗部位进行按摩等操作。
10. 对最终效果进行评估。告知患者:存在任何问题或疑虑时咨询医生。
11. 患者需随访 2 周左右。

(杨杰 谷延敏 闫保程 译)

拓展阅读

American Society for Aesthetic Plastic Surgery. Cosmetic Surgery National Data Bank Statistics, 2006. 9/25/07 www.surgery.org.

Coleman SR, and the Plastic Surgery Educational Foundation DATA Committee. Hyaluronic acid fillers. Plast Reconstr Surg 2006;117(2):661–665.

Facial Contouring with Restylane (Brochure). Medicis Aesthetics, 2005; pp. 3–55.

Matarasso SL, Carruthers JD, Jewell ML, the Restylane Consensus Group. Consensus Recommendations for soft-tissue augmentation with nonanimal stabilized hyaluronic acid (Restylane). Plast Reconstr Surg 2006;117:(3) Suppl: 3–34, March.

Narins RS, Brandt F, Leyden J, et al. A randomized, double blind, multicenter comparison of the efficacy and tolerability of Restylane versus Zyplast for the correction of nasolabial folds. Dermatol Surg 2003;29:588.

Netter FH. Atlas of human anatomy. Basel: Ciba-Geigy Corporation, 1989, plates 20, 76 & 80.

Rohrich RJ, Rios JL, Fagien S. Role of new fillers in facial rejuvenation: A cautious outlook. Plast Reconstr Surg 2003;112(7): 1899–1902.

Spinelli HM. Atlas of aesthetic eyelid and periocular surgery. Philadelphia: Saunders, 2004, pp. 34, 120, 136–137.

第13部分：皮肤和面部舒平

第75章

非透明质酸类面部填充材料

Douglas S. Steinbrech 和 Oren M. Tepper

历史

软组织填充这一概念可以追溯到19世纪，当时Nueber描述了使用自体脂肪进行组织修补。不久，永久性人工合成填充物开始应用于美容界。例如，20世纪初石蜡用于面部注射，但由于容易形成肉芽肿，成功率较低。其他永久性注射物如硅酮未得到临床实验认可便用于改进美容术，所以在临床上引起了不少争议。

考虑到永久性注射物引起的不可逆性并发症，医学界一直在试图研制非永久性软组织填充物。第一种暂时性软组织填充物胶原在1977年上市，但大量其他填充物也相继出现。如今，暂时性填充物用于软组织修补已成为医学界最流行的方法。

软组织填充物通过解决组织萎缩问题或修补让人显得漂亮的部位可以使人显得更年轻。软组织填充物一般用于治疗鼻唇沟、眉间纹、颏-唇沟、口周纹及嘴唇。但其他和年龄相关的面部改变如皮肤质量变差或下垂无法通过软组织填充得到解决。由于患者在不断寻求创伤性最小的方法解决年龄所带来的老化问题，软组织填充可能会继续发挥其重要作用。

填充物的分类

目前有各种各样的注射物用于恢复年轻美貌。天然组织合成物可视为生物类，并且可按来源分类：人类来源（同源类）和动物来源（异源类）。合成物，也称为异质类，代表用于修补面部使人永葆青春的人类合成物。最后，取自身体其他部位用于组织修补的同基因组织可以看做同基因产品。表75.1综述了分类情况。以下章节重点叙述异源、同源和异质类软组织填充物。

异源胶原蛋白
牛胶原蛋白和猪胶原蛋白

胶原蛋白的使用可以追溯到4000年前的古埃及时代。"胶原蛋白"一词源于表示"胶"的希腊语"kolla"。"胶原蛋白"或"胶原"，是指将动物的皮和肌腱煮沸后获取胶这一过程。1981年，可注射性猪胶原蛋白上市，并成为第一个获得FDA认可的商业用软组织修补填充物。如今，胶原蛋白已成为最常用的注射制剂之一，估计每年注射量达200 000次。

Zyderm代表了第一种研制成功的牛类胶原。新一代牛胶原产物也已出现，其中包括Zyplast和Zyderm II（Inamed, Santa Barbara, CA）。Zyplast包括交联纤维，而Zyderm II是更加黏稠的牛胶原。Zyderm主要用于真皮浅层注射，用于修复鱼尾纹、嘴唇和颏-唇沟。Zyplast注射在真皮中间层，因此用于修复如鼻唇沟这样的缺损。猪胶原蛋白包括Permacol（Tissue Science Labs, UK）、Fibroquel（Aspid, Mexico）和Evolence（ColBar LifeScience, Israel）。

据估计3%～5%的人对胶原蛋白存在过敏反应，所以使用前2～4周必须做皮肤测试。若患者1年前做过胶原蛋白注射，且没有出现并发症，仍然建议做单剂量测试。

同源胶原蛋白
人类胶原蛋白

随着动物胶原蛋白越来越获得认可，科学家计划研制人源性胶原产品，以减少过敏问题。第一种上市的人胶原蛋白包括Dermolagen（Collagen Matrix Technologies, Boca Raton, FL）和Autologen（Autogenesis Technologies, Acton, MA）。Autologen的获取需要收集自体皮肤和从脱细胞的人体真皮中抽取。相比之下，

表75.1 真皮层填充物分类表。

异源类(牛/猪)	同源类(人)	跨物种类	异质类	同基因类
Zyderm Ⅰ and Ⅱ	Cosmoderm	透明质酸	Radiesse	脂肪移植
Zyplast	Cosmoplast	Captique	Sculptra	自体胶原蛋白
	Cymetra（微粒化人工真皮）	Hyaloform	Artecoll	
	Fascian（尸体筋膜）	Juvederm	Silicone droplet	
		Restylane		

表75.2 软组织填充物的副作用。

早期副作用		晚期副作用	
技术方面	产品方面	技术方面	产品方面
不对称	局部炎症	轮廓模糊	肥厚型瘢痕
肿块或结节	红疹	结节	肉芽肿或囊肿
血管内注射	水肿性疼痛	小疱	延迟炎性应答
失明	过敏（胶原类）		脂肪萎缩
皮肤坏死	感染		毛细血管扩张
瘀斑	疱疹（唇疱疹）		
变色			
矫正不足			
矫正过度			

Dermolagen 的优势是从尸体的皮肤中获取胶原。

2003 年，Cosmoderm 系列产品（Inamed, Santa Barbara, CA）进入市场并获得 FDA 的许可。Cosmoderm Ⅰ（胶原蛋白浓度为 3.5%）和 Cosmoderm Ⅱ（胶原蛋白浓度为 6.5%）目前用于治疗轻度至中度皱纹。Cosmoplast 是一种更有效的产品，可用于去除深层皱纹和皱褶。这些人源性产品的优势之一就是无须进行皮肤过敏测试。其他可用的人类胶原蛋白包括源于尸体的产品：Fascian（Fascia Biosystems, Beverly Hills, CA）和 Cymetra（LifeCell Corp, Branchburg, NJ）。

跨物种胶原蛋白

本话题在第 74 章透明质酸填充物中有更多详细地叙述。

异质类胶原蛋白

羟基磷灰石（Radiesse）

最近上市的人工合成物羟基磷灰石钙是一种独特的软组织填充物。最著名的产品是 Radiesse，正式名称叫 Radiance FN（Bioform Medical, San Mateo, CA），包括羟基磷灰石钙（30%）和载水冻胶（70%）。目前，Radiesse 最先获得 FDA 的认可用于填补口腔颌面的缺损、软组织斑纹和喉部修复。2006 年，FDA 又批准其用于治疗鼻唇沟和脂肪萎缩。

许多临床医生相信 Radiesse 能比其他暂时性填充物让皮肤保持更长时间的靓丽，时间可长达 12～18 个月。这可能是因为机制有所不同。注射 Radiesse 后，载体凝胶会慢慢被吸收，而新的胶原会在羟基磷灰石钙的微球体周围形成。目前的研究表明羟基磷灰石钙不会引起排斥反应而且是非抗原性的，因此没必要做过敏测试。

聚左旋乳酸（Sculptra）

Sculptra（Sanofi-Aventis, Bridgewater, NJ）含有左旋乳酸（PLLA），2004 年获得 FDA 的批准用于治疗由于使用艾滋病治疗药物所产生的面部脂肪萎缩。同时，Sculptra 在世界范围内用于美容。Sculptra 主要用于填补深沟或严重的萎缩，因此应该在真皮深层或皮下注射。副作用包括以后可能会出现皮下肿块，但有人认为如果稀释的浓度较低这一风险可以大大降低。

爱贝芙

爱贝芙（Artes Medical, SanDiego,CA）注射剂由聚甲基丙烯酸甲酯（PMMA）微球体构成，包有一层牛胶原蛋白，比例为 1：3。多年来，爱贝芙在欧洲用于治疗眉间、鼻唇和口周的凹沟。从组织生理学角度讲，爱贝芙中的胶原蛋白大约在 4 周内可以被吸收，但 PMMA 颗粒会继续存在从而刺激周边结缔组织生长。因此，爱贝芙可以看做半永久性软组织填充物。2006 年，FDA 批准爱贝芙用于治疗鼻唇沟。本产品应该主要在真皮深层或皮下注射，尤其考虑到容易形成肉芽肿时。另外，建议注射前做皮肤测试，因为其中含有牛胶原蛋白。

硅酮

历史上，液态硅酮注射剂的使用一直存在大量的争议。严重的副作用如肉芽肿、结节、皮肤坏死和肺炎等使许多医生反对将它用做永久性注射剂。另一方面，硅酮的拥护者相信它是一种极好而且安全的眉间、鼻唇、鼻唇沟及痤疮瘢痕的填充物。目前可用的液态硅酮是 AdatoSil 或硅酮 1000，两者黏度不一样。此两种物质都得到了 FDA 的批准用于治疗视网膜剥离，但在美容方面的使用仍没有得到临床实验的认可。考虑到对硅酮的争议和它的不可逆转性，建议医生对这种产品要特别谨慎。

同基因胶原蛋白

最近，自体脂肪作为软组织填充物因其潜在的应用价值激发了大家极大的兴趣。另外，其他同基因产品也可以用于治疗面部萎缩。Isolagen（Isolagen Technologies, Houston, TX）这种胶原蛋白来自患者自身的成纤维细胞，但受培养或增值时间的限制。自体胶原作为一种可注射用胶原蛋白来自患者自体皮肤，但同样需要供体位点和培养时间。然而，这些产品可能会吸引那些为了其他手术已经决定行皮肤切除术的患者。

体格检查

患者特征

与其他美容手术一样，术前的详细检查都是必不可少的，只有这样才能成功制订治疗计划并使潜在的并发症降至最低。重点是获得即将接受治疗的患者的详细医疗或手术史资料。需要解决的关键问题包括面部填充物史、面部手术史、唇疱疹史、自身免疫性疾病史、过敏反应及怀孕或哺乳情况。另外，应获取完整的用药清单，包括顺势治疗药物。若所用药物会抑制血小板功能或增加出血风险，治疗前应避免使用。另外还需注意的是检查患者所用的化妆品。

医生应考虑患者的主诉，然后决定哪些解剖部位需要修补。经常用到软组织填充物的面部区域包括抬头纹、眉间沟、鱼尾纹、泪槽、鼻唇沟、口周纹及唇部（图 75.1）。

技术因素

填充过程中安慰患者非常重要。彻底了解当地的美容方法会极大地提高患者的满意率和整体治疗成功率。软组织填充注射时，建议做神经阻滞，并且无须严重扭曲解剖部位就能够阻滞成功。以下详细描述了麻醉不同区域的八种神经阻滞方法（图 75.2）。

注射方法对填充物修补软组织至关重要。需要考虑的因素包括注射深度（皮内或皮下）、方法（连续注射、线形注射、扇形注射和平行交叉注射）。医生应熟悉各种注射方法。连续注射需要沿着皱纹连续进行，这样能够补平深沟。线形注射对细小皱纹、眉间沟或人中嵴的修补效果较好。这一方法需要把针头直接插入皱纹中间，然后再沿着整条皱纹进行注射。注射方向可以向前也可以后退。扇形注射需要按顺时针（或逆时针）方向进行多条线形注射，这一方法多用于深沟的修补。平行交叉注射需要一系列的线形注射构成网格状，对相对较大的治疗区域如口周部更有利（图 75.3）。

手术步骤

1. 向患者介绍各种可以使用的填充物，并介绍哪种最能达到美容效果。
2. 详细讨论创伤最小的方法所存在的风险、益处及可替代方法。包括并发症，但不要局限于这一部分。风险方面应重点强调哪些解剖部位会受累。
3. 获取患者的知情同意。
4. 清除所有化妆品，治疗区用酒精棉签擦拭。
5. 患者处于直立位时，用可擦除的记号笔标注修补区域。这应在麻醉之前完成以避免使组织扭曲。
6. 患者平躺于躺椅上，处于仰卧半屈膝位。
7. 神经阻滞或注射之前，应用局部麻醉膏或面部冷却大约 15～30 分钟。

第75章 非透明质酸类面部填充材料

图 75.1 可注射填充的常用解剖部位。

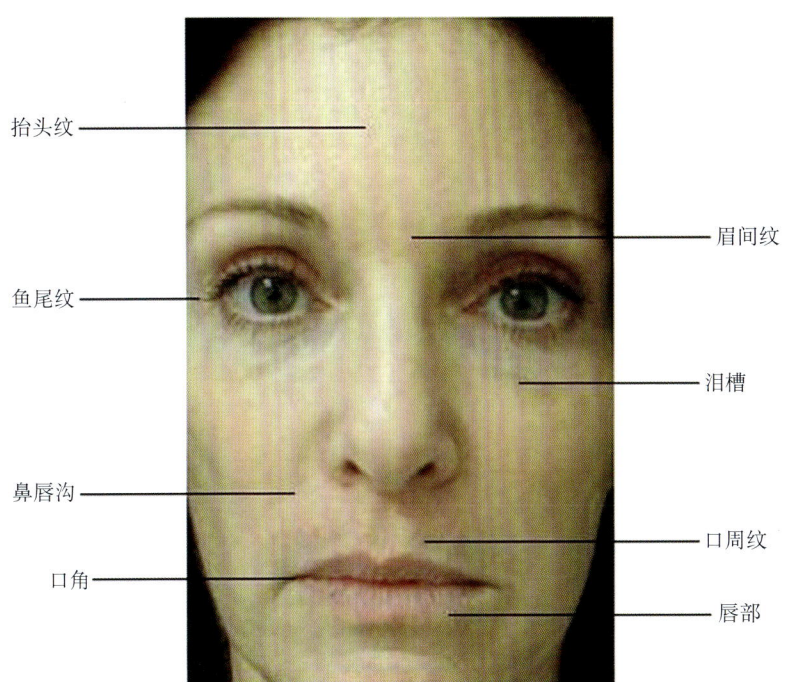

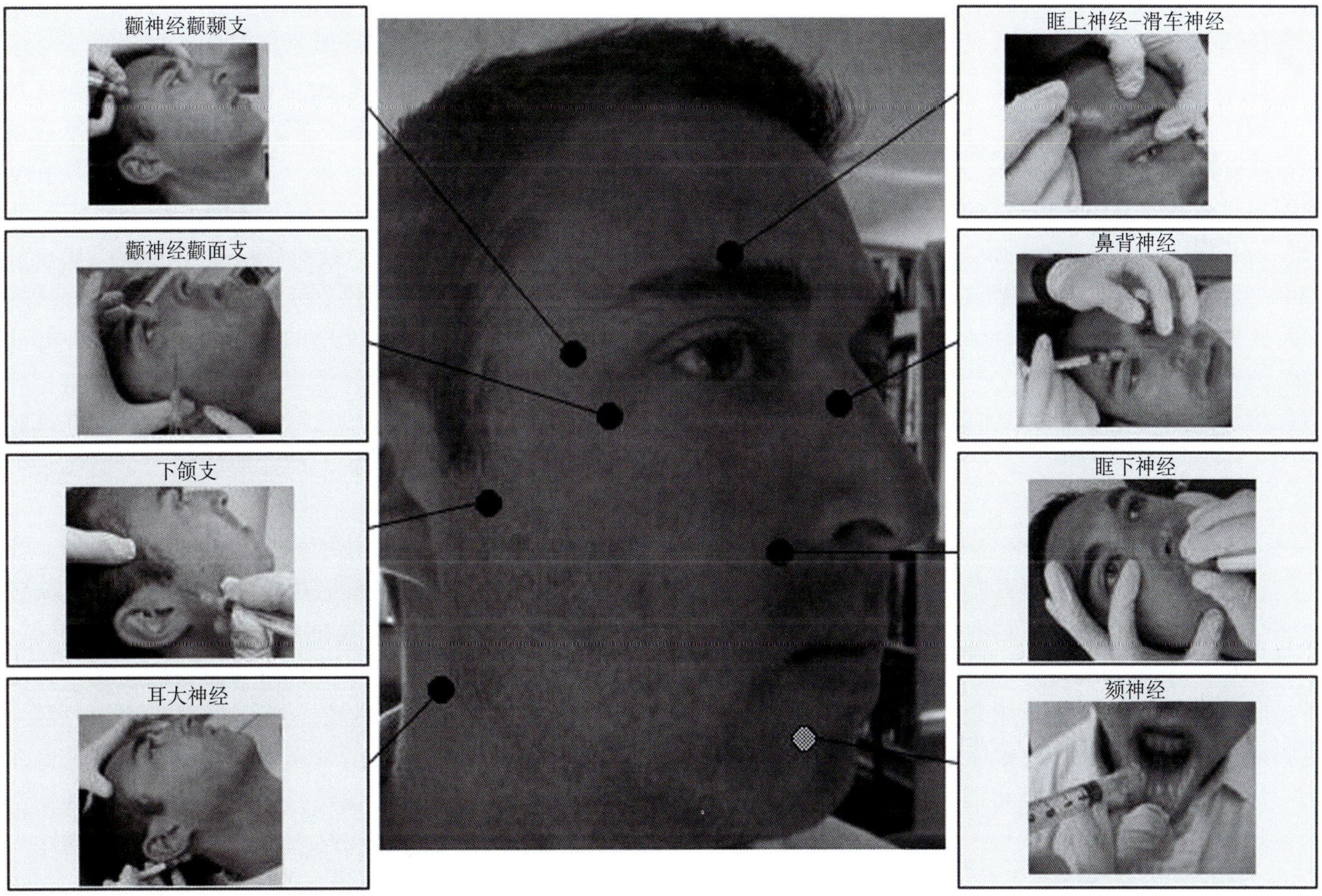

抬头纹
眉间纹
鱼尾纹
泪槽
鼻唇沟
口周纹
口角
唇部

颧神经颧颞支
眶上神经-滑车神经
颧神经颧面支
鼻背神经
下颌支
眶下神经
耳大神经
颏神经

图 75.2 常用面部神经阻滞。（Adapted from Zide BM, Swift R. How to block and tackle the face. Plast Reconstr Surg 1998;101:840–851.）

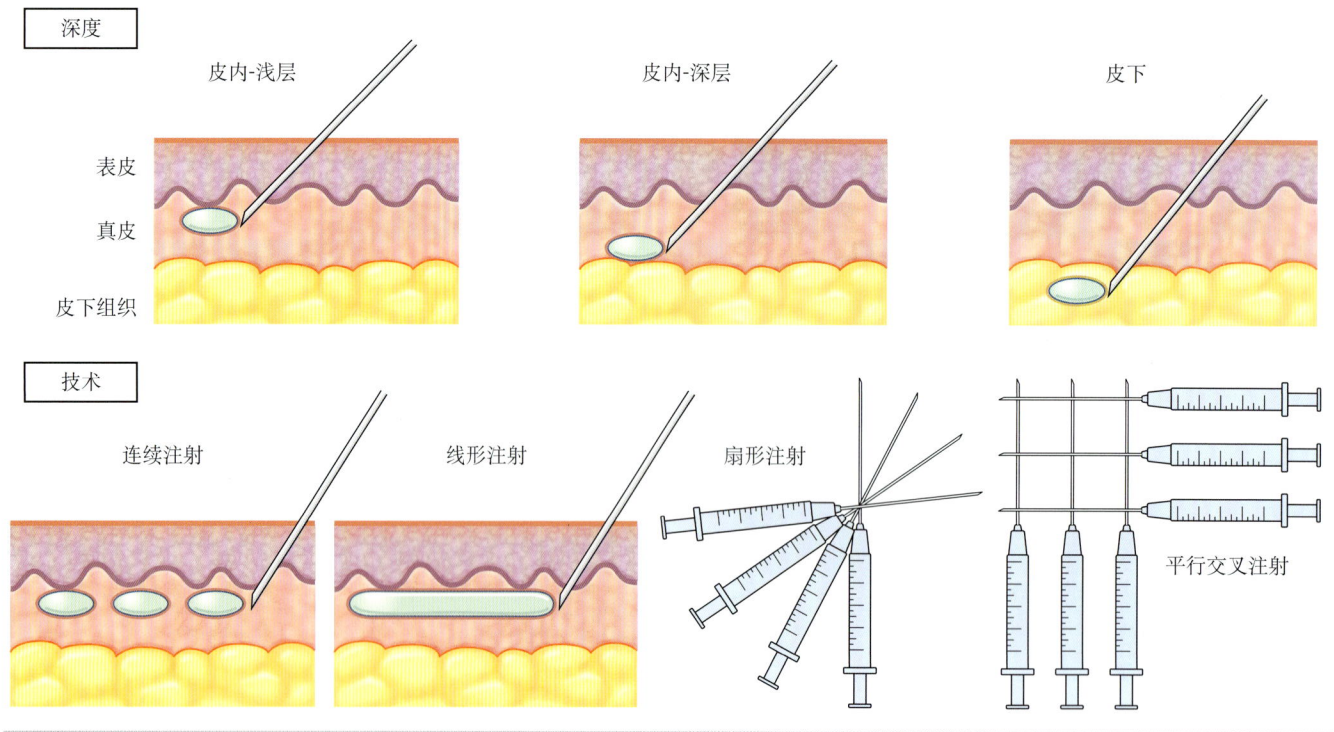

图 75.3 注射方法。

8. 实施解剖定位的局部神经阻滞。
9. 应用合适解剖学的方法注射产品：滴状或线状，依部位和缺损而定。
10. 注意产品的亲水性，预测多大量会导致过度矫正或矫正不足。
11. 清除矫正部位的所有标记。
12. 患者处于直立位做最后评价。
13. 矫正需要调整的细小部位。
14. 患者处于坐位，医生或助理做最后按摩并清洗干净。
15. 注射部位使用冰敷以降低瘀斑和肿块的形成风险。
16. 评价患者的活动能力。
17. 治疗区的相邻部位可以使用化妆品。

术后护理

软组织填充修补后患者可以恢复正常活动。可以正常使用化妆品，但应注意不要过度使用。患者应意识到存在过度矫正的可能，但水肿消退后，可恢复正常。肿胀和擦伤往往会持续 2～3 天，也可能会持续更长时间。患者极少出现极度不适，另外，在术后初期应注意避免使用非甾体类消炎药。注射 1～2 周后患者应随访。

并发症

行软组织注射填充的医生应意识到注射的潜在不良反应，并且要与患者交流此事。虽然有些不良反应可能只与某种填充物有关，但一定数量的不良反应可能与各种软组织填充物有关。表 75.3 总结了早期和晚期的不良反应。

治疗后早期阶段（1～7 天），患者可能会出现局部炎症反应，症状为疼痛、红斑和水肿。炎症程度取决于多种因素，包括填充物的量、修补部位、皮肤质量和共患病情况。进行软组织填充物注射的患者，单纯性疱疹病毒可能会比较活跃。因此，建议存在口腔单纯性疱疹感染史的患者，治疗前使用伐昔洛韦或阿昔洛韦。

其他并发症可能由技术失误导致，值得思考。注射填充物的位置太浅会导致可见或可以触及的皮肤包块。失明这一可怕的并发症可能与各种注射剂有关，尽管很罕见，但也可能发生，因为血管内注射涉及滑车上动脉。注射中不断改变位置，可以减少这种风险，因其可避免停顿的针头所带来的血管内注射，其他人建议注射时压缩滑车上血管。皮肤坏死可能会继发于皮下神经丛的阻断，但同样可以通过不断地移动针头得以预防。

对牛胶原蛋白过敏的发生率约 3%～5%，因此，

第75章 非透明质酸类面部填充材料

表75.3 异源类、同源类和异质类软组织填充物

填充物名称	包含物质	种类	注射深度	主要用途	皮肤过敏测试	生物可降解性	持续时间	FDA批准用于
Zyderm I 和 II	牛胶原	异源类	真皮浅层	细小和中度皱纹	做	可以	4个月	1981, 1983 皱纹
Zyplast	牛胶原	异源类	真皮中层	深度皱纹	做	可以	4个月	1985 皱纹
Cosmoderm I 和 II	人类胶原	同源类	真皮浅层	细小和中度皱纹	不用做	可以	4~6个月	2003, 2005 皱纹 粉刺瘢痕
Cosmoplast	人类胶原	同源类	真皮中层到深层	深度皱纹	不用做	可以	4~6个月	2003 皱纹 粉刺瘢痕
Radiesse	羟基磷灰石钙	异质类	真皮深层	深度皱纹 丰唇	不用做	可以	12~18个月	2002 口腔颌面缺损 喉部修复 2006 鼻唇沟 脂肪萎缩
Sculptra	聚L乳酸	异质类	真皮深层或皮下	深度皱纹 脂肪萎缩	不用做	可以	12个月	2004 脂肪萎缩
Artecoll	聚甲基丙烯酸甲酯玻璃粉和牛胶原	人工合成	真皮深层或皮下	深度皱纹	做	不可以	半永久性（2~3年）	2006 鼻唇沟
Adatosil和Silicon 1000	液态硅胶	人工合成	真皮深层或皮下	深度皱纹	不用做	不可以	永久性	1994, 1997 视网膜剥离

使用前必须做过敏测试。尽管其他注射制剂的急性过敏反应发生率较低，但某些物质如透明质酸也有发生急性过敏反应（0.1%）。面部过敏反应表现为红肿、发热、发红（往往30分钟），应使用全身性类固醇进行治疗。

其他并发症可能在注射后期出现或持续存在。浅表注射可能会出现肥厚性瘢痕，因此，对于有肥厚性瘢痕史的患者在术前考虑到这点至关重要。真皮注射后6～24个月可能会出现肉芽肿，但在伤口内使用类固醇后会好转。脂肪萎缩也是软组织填充的副作用，但其发生率极低且病因不明。

手术心得及教训

心得

- 用冰覆盖肉毒杆菌素注射区，合理阻滞神经。在神经阻滞有效期内注射肉毒杆菌素到所需区域。
- 向经验丰富的医生学习如何注射，再在自己的患者身上"实验"。
- 分子大小和黏结力不同的产品分层注射可能会更有效、更持久。
- 一定要备好术前和术后的照片用以对比，同时也常常会帮助患者注意到被忽略的变化。
- 使用局部口腔内用乳剂，先使用Benzo-gel，然后用口腔内用乳剂V2和V3。

教训

- 行眼眶周围手术时，使用血管收缩剂局部麻醉以减少小动脉栓塞的发生率。为避免血管内充血，建议在填充时压迫滑车上血管。
- 注射前要回抽以预防动脉内出现栓子。
- 眉间使用较稠的填充物（如Zyplast和Cosmoplast）会导致血管损伤和皮肤腐肉形成。
- 为避免肿块形成，注射剂应控制在<0.1ml的范围内。
- 由于疏忽所导致的注射后肿块，要给予按摩。

手术步骤小结

1. 向患者介绍各种可用填充物。
2. 向患者说明手术的风险、存在的益处及备选方案。
3. 获得患者的知情同意。
4. 清除化妆品，用酒精棉签擦拭治疗部位。
5. 用可擦除的记号笔标注修补区域。
6. 应用局部麻醉膏或面部冷却系统，实施解剖定位的局部神经阻滞。
7. 注射产品到指定部位。
8. 清除所有标注记号。
9. 矫正需要调整的细小部位。
10. 按摩和清洗。
11. 冰敷注射部位。
12. 治疗区域的相邻部位可以使用化妆品。

（谷延敏　李晓东　邵文辉　译）

拓展阅读

Born TM, Airan LE, McGrath MH, Hughes CE, Nahai F. Soft tissue fillers in aesthetic facial surgery. The art of aesthetic surgery – principles and techniques. St Louis, MO: Quality Medical Publishing, 2005, pp. 223–288.

Broder KW, Cohen SR. An overview of permanent and semipermanent fillers. Plast Reconstr Surg 2006;118(3 Suppl):7S–14S.

Fagien S, Klein AW. A brief overview and history of temporary fillers: evolution, advantages, and limitations. Plast Reconstr Surg 2007;120(6 Suppl):8S–16S.

Klein AW. Filler materials. Grabb and Smith plastic surgery, 6th edn. Philadelphia: Lippincott, 2007, pp. 468–474.

Lemperle G, Rullan PP, et al. Avoiding and treating dermal filler complications. Plast Reconstr Surg 2006;118(3 Suppl): 92S–107S.

Rohrich RJ, Rios JL, et al. Role of new fillers in facial rejuvenation: a cautious outlook. Plast Reconstr Surg 2003;112(7):1899–1902.

Zide BM, Swift R. How to block and tackle the face. Plast Reconstr Surg 1998;101(3):840–851.

第13部分：皮肤和面部舒平

第76章

激光皮肤舒平术

John L. Burns 和 A. Jay Burns

历史

激光皮肤重建术尽管发展很快但其发展历史却相对较短。医生们一直将皮肤磨削术和各种深层化学剥脱剂用于皮肤重建术，直到20世纪80年代后期表皮激光重建术的出现。一些作者首先报道使用连续的二氧化碳激光进行皮肤重建。然而这项技术由于其连续波长激光引起的热损伤和副作用的高发生率从未被广泛接受。由于需要更安全、副作用更少的激光，短脉冲高能量（SPHE）和扫描式二氧化碳激光就成为了标准技术。这些激光能以极其准确的方式去除热损伤皮肤，仅残留少许热坏死表浅部分。

对更精确、副作用更少的激光的持续需求，促进了铒钇铝石榴石激光（Er:YAG）的发展。波长为2940nm 的 Er:YAG 激光吸收率是波长为10 600nm 二氧化碳激光的12～18倍。在过去的数年中，铒激光和二氧化碳激光已经被调整，有利于能量以分割方式进行并维持皮肤附属结构。这项技术作为结构式光热方式，允许能量安全地输出至真皮网状深部。这种分割式激光能够安全地应用于面部和Ⅳ、Ⅴ型 Fitzpatrick 皮肤。

体格检查

1. 评价 Fitzpatrick 皮肤类型（表76.1）。Ⅰ、Ⅱ、Ⅲ型皮肤是可以接受剥脱性皮肤重建的代表。但应慎重使用于Ⅳ、Ⅴ型皮肤。新型分割剥脱性或非剥脱性激光能够安全地使用于较高皮肤类型。
2. 既往史：
   - 肥大瘢痕倾向。
   - 近6个月内异维A酸用药史。
   - 皮肤附属器疾病（硬皮病、烧伤瘢痕、放射病）。
   - 既往表面重建史。
   - 既往手术史（下眼睑成形术）。
   - 既往感染史（疱疹疾患）或感染活跃期（痤疮）。
   - 使用激素或怀孕能导致严重的色素沉着。
3. 皮肤异色症。表现在皮肤浅表的褐色病损将对激光发生反应，而对于深部皮肤病变，这种反应将会持续存在。红色皮肤异色症如酒渣性痤疮在铒激光治疗中可能导致大量出血。
4. 皱纹定位和严重程度（表76.2）。区分并证实静态和动态皱纹。
5. 皮肤疾病如癌、脂溢性或日光性角化病、日光性着色斑。
6. 皮肤颜色、质地和毛孔。
7. 充足的术前皮肤护理包括防晒霜、脱色剂（氢醌）和皮肤保湿护理。

解剖

激光皮肤重建术需具备准确的皮肤组织学知识（图76.1）。表皮约占皮肤厚度的5%，表皮包括五层结构：角质层、透明层、颗粒层、棘层和基底层。角质层主要由无活性细胞组成，这些细胞频繁转变并被下一层前体细胞所代替。非剥脱重建技术保留这一层，但剥脱性重建技术将去除这一层。

真皮分为乳头层和网状层。大部分剥脱性技术将去掉乳头层和网状层表浅部分。真皮乳头层开始于基底膜，由高特异性Ⅲ型胶原组成。真皮乳头层相对较薄，厚度约100μm。

网状层是真皮的主要部分，厚度为2000～2500μm。主要包括胶原束和粗大胶原组成的Ⅰ型胶原，粗大、成熟和束状弹性胶原扩展到胶原束之间。弹性纤维和胶

表76.1 Fitzpatrick皮肤分类系统

类型	描述
I	非常完美皮肤，易灼伤，不易晒黑
II	完美皮肤，易灼伤，有时易晒黑
III	中等皮肤，有时易灼伤，易晒黑
IV	橄榄色皮肤，很少灼伤，易晒黑
V	中等黑色素性古铜色皮肤，不会灼伤，易晒黑
VI	明显的黑色素性黑皮肤，不会灼伤，易晒黑

表76.2 Glogau 皱纹或光老化分级方案

Glogau分级	年龄	描述
轻度	28~35岁	皱纹很少，没有皮肤角化，需要少许或不需要化妆遮盖
中度	35~50岁	早期皱纹，早期光化性角化病的浅黄色皮肤，需要少许化妆
中重度	50~60岁	持续性皱纹，毛细血管扩张和光化性角化病的色素改变，总是需要化妆
重度	65~70岁	重度皱纹，光老化，由于重力和动力因素影响皮肤，光化性角化病伴或不伴有肿瘤，需要较浓的化妆

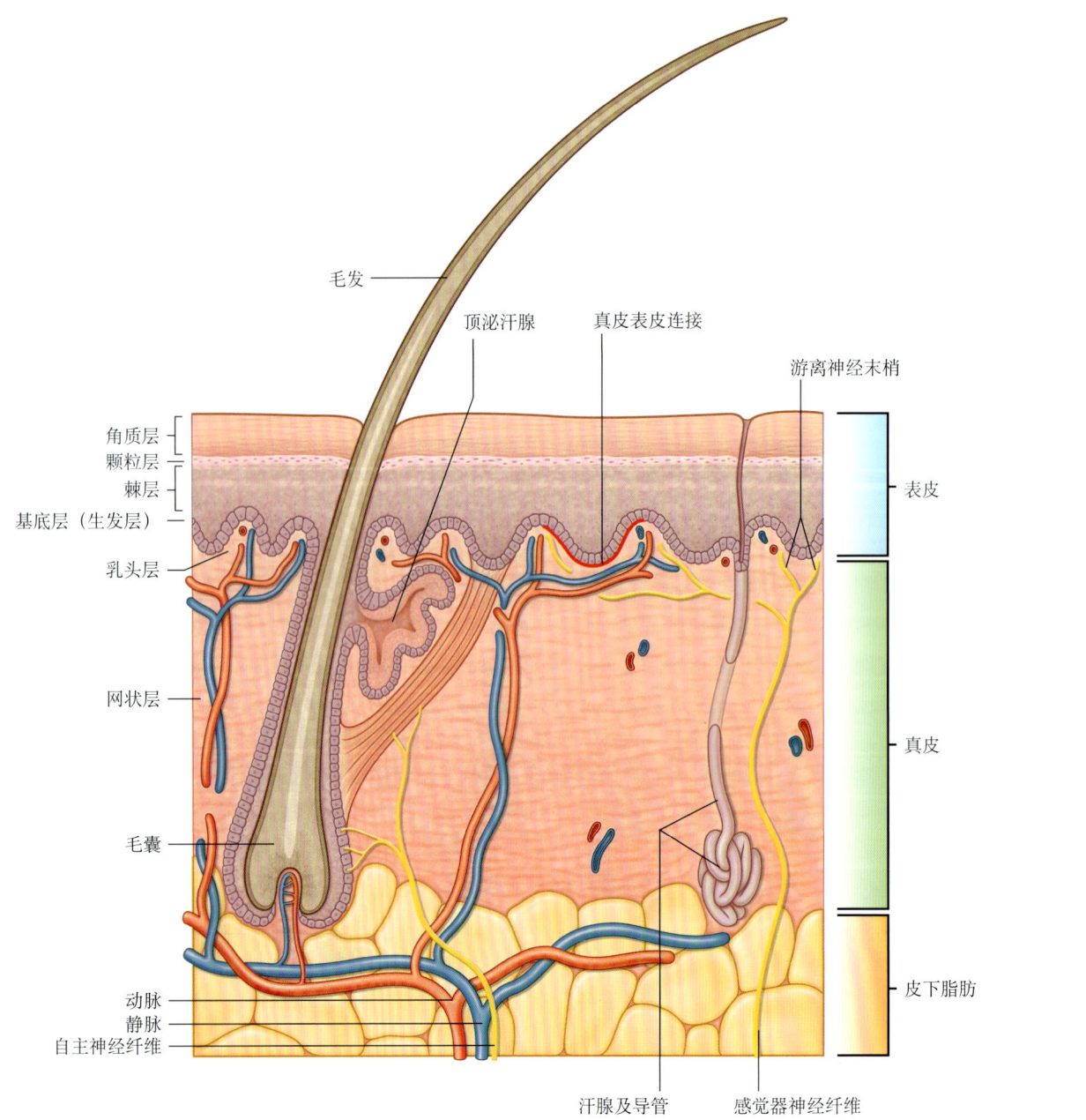

图 76.1 皮肤层次

原纤维在皮下组织的体积逐渐增大。深部网状真皮的特点是层状或碎片状，这也是铒激光面部重建术的可靠终点。

手术步骤

在进行任何激光治疗之前，应严格执行合适、安全的预防措施（表76.3）。合适波长的护目镜应该提供给所有手术人员，同时为患者提供眼罩。

所有患者都应在术前2天接受预防性抗病毒治疗，并持续至创面再生后。是否预防性使用抗生素或抗真菌药物存在争议，不建议常规使用。存在术后色素沉着风险的患者应预防性使用氢醌霜。患者术前应使用抗菌性肥皂洁面，面部应预防性使用双三氯酚清洁剂和无菌盐水冲洗并晾干。激光视野应由湿无菌毛巾覆盖，气管插管应用湿无菌毛巾包绕。牙齿应用无菌棉套保护。

作者建议使用剥脱性激光皮肤重建，采用双模式Er:YAG激光（Sciton Contour™）。Er:YAG激光汽化阈值设定为（0.5~1.5）J/cm^2。因此，在最小间接热作用下每J/cm^2将汽化2~4μm组织。在推荐的50%重叠下，高至100 J/cm^2的能量可以应用于强力汽化组织。使用直接接触式屏幕面板，术者可以进行微米级剥脱并诱生微米级热损伤。为避免过度热损伤，我们推荐一个实际中完整剥脱并保留皮肤收紧区域凝固的方案，如下眼睑等部位。精细观察临床治疗终点是非常必要的，因为没有如使用二氧化碳激光所具有的"羊皮"样颜色的热坏死。

要理解每位患者都是独特的，并设置各自的参数，标准指南见表76.4。面部使用扫描模式非凝固性剥脱100μm激光共进行3遍独立的治疗。这样将导致剥脱组织300μm深度的剥脱。这种激光校准后易于使用，手具应始终与治疗皮肤保持垂直，并维持一定的距离。应用单一模式下发射能量时要特别小心，避免跳过治疗区域或过度重叠。每一遍治疗后应使用无菌湿纱布去除裸露的表皮，应用下列临床治疗终点评价治疗深度：皱纹消融，点状出血呈网状图案，花边状或分散的中部网状真皮外观。在下颌骨尾部边缘斜向穿透200μm，然后颈部穿透100μm。使用4mm光斑，并以快速30微脉冲治疗深部皱纹，要注意皱纹剥脱目的的临床治疗终点。为了使激光治疗区域与非治疗区域的皮肤融合，使用30μm剥脱光斑治疗过渡区域。当需要收紧皮肤时，术者应该在治疗第3遍时选择增加25μm凝固，同时也应该了解这样将会导致术后红斑的时间延长，作者对于用这种方法治疗下眼睑持保留态度。在所有治疗中第一助手要完全排出烟尘。

激光外科初学者应在治疗前练习使用手柄，这样可以保持一个陡峭的学习曲线。建议最初使用较小的扫描模式，以避免跳过或重叠治疗区域。光斑治疗时，建议初步使用慢脉冲（每秒三个脉冲），以避免重叠和过度治疗。激光外科医生还应该注意，使用单纯烧蚀方式若没有很好的凝血功能会导致出血，这在数遍治疗之间去除裸露的皮肤后更加明显。再次，应该密切关注临床终点以避免过度治疗。

点阵剥脱式激光

使用二氧化碳波长（10 600nm），点阵能量传递到皮肤的微小区域称为微热区。点阵重建术的优势包括愈合快、副作用少、治疗面部皮肤的功能及可以更安

表76.3　激光安全指南

术前
1. 设置"激光使用"标志。窗帘遮住窗户，门上装玻璃。
2. 水或盐用于防火，灭火器置于醒目位置。
3. 将护目镜或特异波长保护装置提供给治疗者和患者。
4. 激光设定和检查（患者进入手术室之前）。
5. 排烟设备设定和检查。
6. 患者所有的安全装备应放置于指定位置（眼镜或眼罩、气管插管、湿毛巾等）。

术中
1. 室内所有人均使用激光护目镜。
2. 激光及其设备消毒和（或）遮盖。
3. 合理排放激光烟雾。
4. 湿毛巾和遮盖物应放置于激光设备旁。
5. 不要激光时要使激光处于准备状态。
6. 激光处于激活状态时要随时检查。

术后
1. 关闭激光，正确放置。
2. 激光及其设备的清洁和消毒。
3. 完成激光日志，并放入激光日志书中。
4. 将激光钥匙放入钥匙柜中。

表76.4　Er:YAG激光基于皮肤厚度的皮肤重建指南

遍数	临床指南
100剥脱/0凝固	厚皮肤——300μm
30剥脱/0凝固	正常皮肤——250μm
50剥脱/25凝固	厚眼睑
30剥脱光斑治疗	边缘和深部平滑的皱纹

注意：痤疮瘢痕可以选择100μm剥脱治疗，再使用光斑治疗火山口样瘢痕。

全地应用于皮肤类型 Fitzpatrick Ⅳ型和Ⅴ型。对于点阵重建的激光，我们建议使用 Fraxel® 修复系统。这种激光具有独特的传导系统，采用动态滚动机头，可以更快、更均匀地传导能量。虽然许多患者可以接受一个办公室环境下的治疗和局部麻醉剂，进行全面部和颈部治疗时我们建议选择静脉镇静。Fraxel 修复系统的激光具有较高的灵活度，采用了触摸屏，使得能量（流量）和密度可以被编程。Fraxel 修复系统能量参数范围为 5～70mJ，可穿透皮肤厚度为 296～1579μm，密度参数范围为 15%～75% 的覆盖率。采用四道技术，建议两纵两横和有 10% 的重叠。对于一般皮肤厚度的患者，平均治疗参数设置为 30mJ（859μm），35% 的覆盖率。

点阵非剥脱式激光

点阵非剥脱式激光是一种在面部年轻化术中发挥重要作用的医疗设备。Fraxel 修复系统使用的是铒玻璃激光器（1550 nm）。这种激光可以使训练有素的医生进行延伸性治疗，并且可以有效改善皮肤色素不均、肤色、毛孔和质地。这种激光对于重力引起的面部老化的作用很有限。而这些老化皮肤更适合使用剥脱式或点阵剥脱式激光系统。

术后护理

虽然医生对于闭合式和非闭合式伤口护理的有效性存在争议，但有一个共识是必须维护一个潮湿的伤口环境。由于闭合式敷料已显示出可以加快表皮重建率并减少术后疼痛，我们主张使用闭合式伤口护理方案。手术后立即使用足够大的 Flexan® 精确覆盖治疗区域的皮肤伤口。Flexan 是无菌性、超薄、高舒适性、半闭合的聚氨酯泡胶，既可以保护伤口，又可以保持湿润的愈合环境。Flexan 敷料保持在原位，在暴露的皮肤和轻微覆盖敷料的皮肤处每四小时交替使用杆菌肽软膏和 Aquaphor 油膏。可以根据需要冲洗眼睛，头部严格抬高以减轻肿胀，连续预防性使用抗病毒药物直到术后第七天。术后第三天，患者可以出现在办公

图 76.2　Flexan 封闭术后伤口护理敷料。

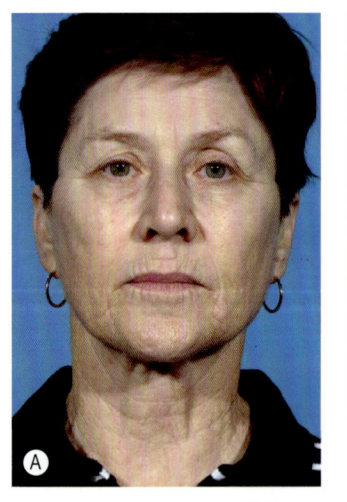
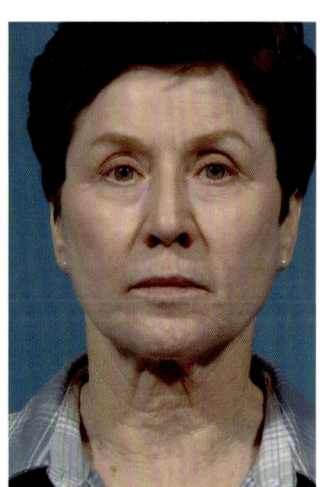
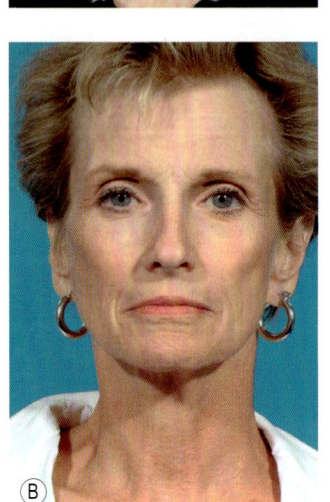
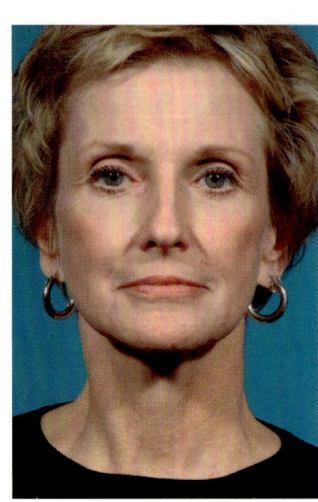

图 76.3　A 和 B，使用双模式 Er：YAG 激光进行剥脱式激光重建的病例。A，术前和术后 12 个月。B，术前和术后 6 个月。

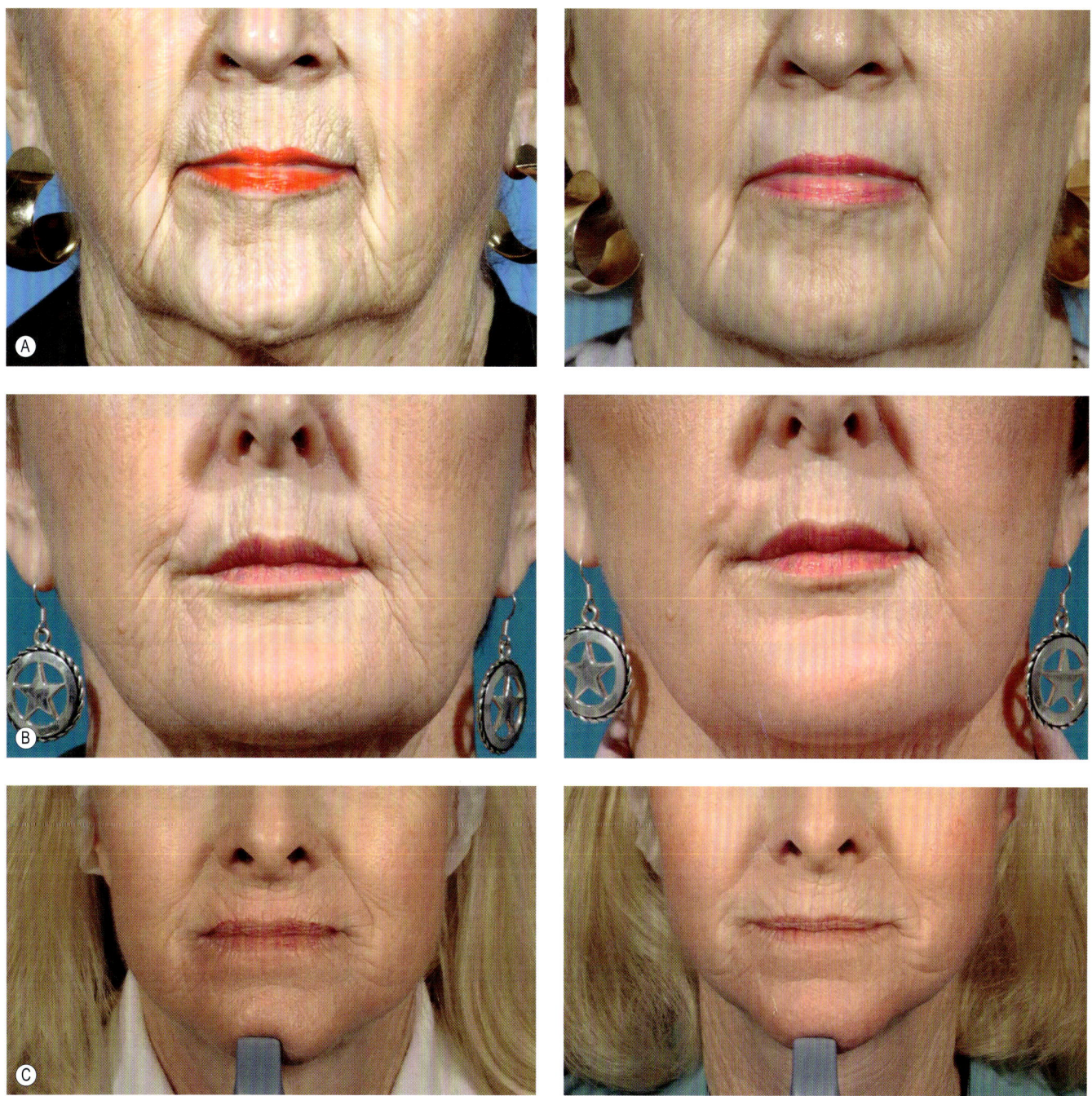

图 76.4 口周激光重建术：以下为结果比较。A，Er：YAG 剥脱激光；B，二氧化碳激光点阵剥脱（Fraxel 修复系统）；C，非剥脱点阵铒玻璃激光（Fraxel 还原系统）。

窄，去除 Flexan 辅料并更换新辅料。面部使用柔和的醋浸泡，轻柔地清除非活性组织。更换原先的 Flexan 敷料，仍然使用杆菌肽软膏和 Aquaphor 油膏，方法同前。术后第六天，去除 Flexan 敷料，面部使用柔和的醋浸泡，轻柔地清创。开放性伤口技术可以应用到第十天，进行如下步骤：使用 Cetaphil® 清洁面部，应用 Aquaphor 油膏每天四次，并使用合适的防晒剂。到第十天，皮肤会重新长出表皮，患者就可以开始使用术后化妆。在未来数月内应严格避免阳光暴晒，术前的皮肤护理方案可以慢慢过渡为保持皮肤湿润。

并发症

激光剥脱重建术后要经常评估患者，这一点非常重要，可以优化临床效果和防止并发症。激光皮肤重建术可能出现的但发生率很低的不良事件包括暂时性水肿、红斑、疼痛和瘙痒。轻度并发症包括皮炎、寻常型痤疮暴发和粟丘疹。中度并发症包括细菌、病毒或真菌感染，红斑期延长，色素改变包括暂时性炎症后色素沉着和延迟性色素减退。更严重的并发症包括瘢痕形成、纤维化、播散性感染和畸形，如下睑外翻。

人们普遍接受 Er：YAG 激光是由于这个激光具有与水相似的吸光系数，与等量的二氧化碳激光系统相比，可缩短再上皮化时间和红斑持续时间。这种精确的组织消融和小区域的残余热损伤可以改善副反应。

手术心得及教训

心得

- 临床使用 Er:YAG 激光剥脱的治疗终点是：皱纹消融，点状出血呈网状图案，花边状或分散的中部网状真皮外观。
- 剥脱和点阵式激光治疗应强制性使用适当的预防性抗病毒治疗。
- 术后严格避免阳光暴晒，必须使用防晒霜以避免术后色素沉着。
- 使用闭合性（Flexan 敷料）伤口护理有助于保持湿润的愈合环境，并减少疼痛。

教训

- 下颌骨边界的远端是剥脱式激光重建的禁忌。
- Fitzpatrick 激光剥脱应用于皮肤类型第Ⅳ型和第Ⅴ型时应极为谨慎，而这些患者术前应给予适当的皮肤预处理（对苯二酚）。
- 激光剥脱术后应使用湿性伤口护理，这些伤口变干可能会导致延迟愈合并形成瘢痕。
- 术后阳光照射可导致明显的色素沉着。
- 若不严格执行特异性激光安全准则可能会对患者和手术室内人员造成损害。
- 点阵激光治疗可能的候选者：Fitzpatrick 类型第Ⅳ和第Ⅴ型皮肤、附属器结构贫乏的面部区域、需要快速愈合和被破坏的皮肤区域（面部重建过程）。

手术步骤小结

1. 应将适当的护目镜提供给手术室人员，患者应使用眼罩。
2. 术前两天患者应接受预防性抗病毒治疗，直到术后伤口表皮重建后。
3. 患者术前应使用抗菌肥皂和 Phisohex® 进行面部清洁，用无菌生理盐水清洗并晾干。
4. 作者推荐剥脱激光重建的首选方法是使用双模 Er：YAG 激光（Sciton Contour™）。
5. Er：YAG 激光汽化阈值在 $0.5 \sim 1.5 J/cm^2$。
6. 采用触摸屏面板，医生可以将剥脱微米值、凝固性热损伤的微米值编程。
7. 面部首次治疗使用独立的 3 遍法，使用扫描格局剥脱治疗 $100\mu m$，无凝结。
8. 每遍治疗后，用湿纱布去除裸露的皮肤并评估深度。
9. 对于点阵二氧化碳激光重建术，我们推荐使用 Fraxel® 修复系统。
10. 对于非剥脱性皮肤修复，使用铒玻璃激光器（1550nm）的 Fraxel 修复系统。

（樊昕 谷延敏 译）

拓展阅读

Alster TS. Cutaneous resurfacing with CO_2 and erbium: YAG lasers: preoperative, intraoperative, and postoperative considerations. Plast Reconstr Surg 1999;103(2):619–632; discussion 633–634.

Alster TS. Cutaneous resurfacing with Er:YAG lasers. Dermatol Surg 2000;26(1):73–75.

Geronemus RG. Fractional photothermolysis: current and future applications. Lasers Surg Med 2006;38(3):169–176.

Goldberg DJ, Cutler KB. The use of the erbium:YAG laser for the treatment of class Ⅲ rhytids. Dermatol Surg 1999;25(9):713–715.

Hughes PS. Skin contraction following erbium:YAG laser resurfacing. Dermatol Surg 1998;24(1):109–111.

Kim YJ, Lee HS, Son SW, et al. Analysis of hyperpigmentation and hypopigmentation after Er:YAG laser skin resurfacing. Lasers Surg Med 2005;36:47–51.

Laubach HJ, Tannous Z, Anderson R, et al. Skin responses to fractional photothermolysis. Lasers Surg Med 2006;38(2):142–149.

Tanzi EL, Alster TS. Single-pass carbon dioxide versus multiple-pass Er:YAG laser skin resurfacing: a comparison of postoperative wound healing and side-effect rates. Dermatol Surg 2003;29:80–84.

Tanzi EL, Alster TS. Side effects and complications of variable-pulsed erbium:yttrium-aluminum-garnet laser skin resurfacing: extended experience with 50 patients. Plast Reconstr Surg 2003;111:1524–1529.

Zachary CB. Modulating the Er:YAG laser. Lasers Surg Med 2000;26(2):223–226.

第13部分：皮肤和面部舒平

第77章

点阵激光皮肤舒平术

Sean A. Sukal 和 Roy G. Geronemus

历史

激光换肤是侵入性最小、效率和安全性最高的面部重建术的代表之一。自1964年CO_2激光首次引用以来，传统剥脱式皮肤重建术早期很快被接受。剥脱式皮肤重建术（二氧化碳或Er：YAG激光），特异性靶组织是基于选择性光热作用的皮肤细胞间水分子。CO_2激光加热的靶细胞瞬间温度超过100℃，导致皮肤表层组织汽化，影响细胞的坏死性凝固和下一层细胞外的蛋白质变性，最终导致皮肤深层细胞非致死性损伤。激光剥脱除去100%表皮和不同厚度的真皮层，这样，临床上出现一个平滑的皮肤，并出现因热效应引起胶原蛋白收缩后的皮肤紧致的结果。虽然激光剥脱一直是治疗光老化的金标准，但其适用性受到潜在副作用、恢复周期过长和患者回归日常生活前休息期的限制。通常情况下，患者术后可能出现红斑、水肿、烧灼感和结痂。红斑可能平均持续4.5个月，色斑变化、痤疮发作、疱疹病毒感染或再发、瘢痕形成、粟丘疹和皮炎等也可能发生。单脉冲二氧化碳激光重建术可以减少这些严重的副作用。

非剥脱性点阵光热效应随着1550nm铒纤导激光的应用于2005年首次被引用（Reliant Technologies, Mountain View, CA.）。最初的激光被批准用于凝固软组织，其早期的研究主要是基于前臂组织。2005年，Khan等报道首次使用点阵激光皮肤重建术，其使用1550 nm铒纤导激光系统，用治疗手具以高达8厘米/秒的速度扫描皮肤组织，在完整组织周围产生热损伤微观列阵。这些微小的治疗区（MTZs）直径为70～100μm，深度为250～800μm，并改变聚焦光束深入深度。在这些凝结区的组织不是汽化，表皮和角质层保持完整，皮肤出现红肿、水肿，但没有损伤。该设备被FDA核准用于治疗眶周皱纹、色素改变、黄褐斑、皮肤重建和手术瘢痕。

点阵激光的手柄可使激光直接接触皮肤的表面，并使用了智能光跟踪系统提供一个MTZs阵列。这些是组织凝固柱，表明没有丧失覆盖角质层的完整性（图77.1）。刚开始的伤口级联和炎症愈合反应中的热休克蛋白70发挥重要作用，将启动一系列尚不完全了解的事件，从而增加胶原蛋白的合成和重组。同时愈合也涉及表皮受损部分挤压，称为微表皮坏死碎片（MEND），在临床上可观察到一个浅表剥脱下的治疗，产生一种粗糙的砂纸样皮肤，在治疗区域可以看到温和的古铜色皮肤。临床上对这种改变主要在光损伤中观察到改进，包括软化皱纹、收紧毛孔开口、改善皮肤色素和总体纹理平滑的皮肤。

尽管非光热剥脱广为接受，其有效的范围扩大到如光老化、眶周皱纹、中重度痤疮瘢痕、黄褐斑、色

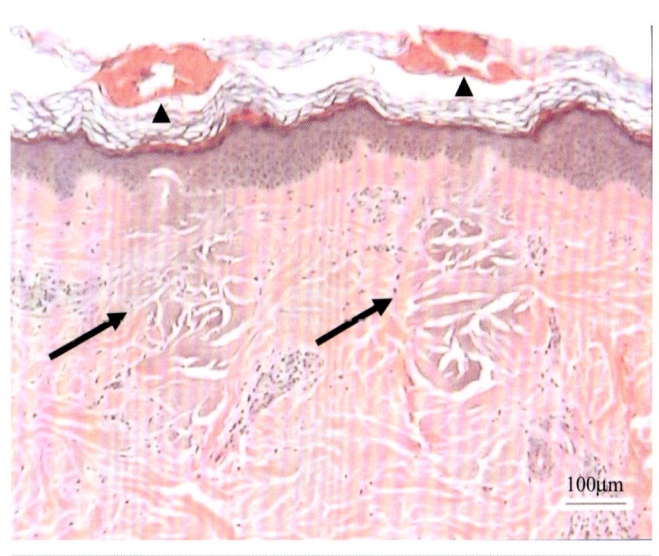

图77.1 皮肤重建后第一天的H&E染色表现，显示微观治疗区（大箭头）和MENDS（箭头）。

素类疾病及Civatte皮肤异色症患者，这类患者通常需要多种治疗手段，以达到明显的疗效。但即使应用多种治疗，应用非剥脱的能量对于严重的痤疮瘢痕也只有很小的改善。此外，与剥脱CO_2激光重建术相比，重度光损伤的治疗结果是不大的。近来，点阵光热剥脱得以开发并能实现更好的疗效，比非光热剥脱所需的治疗更少，且误工时间较短，同时比剥脱性激光重建术能更明显地改善副作用。

2008年初，剥脱点阵光热效应引入一种新型剥脱性30W的CO_2激光（Reliant Technologies, Inc., Mountain View, CA）。剥脱点阵光热效应是与非剥脱点阵光热效应类似的技术，其以特异方式微量剥脱损伤周围的健康皮肤组织，这种方式与非剥脱点阵光热效应十分类似。与非剥脱点阵光热效应相比，剥脱点阵光热效应在安全的基础上可以明显提高疗效并降低误工时间。由于剥脱点阵激光重建术方面的文献尚处于起步阶段，在本章的准备时间中迅速发展，这里着重讨论非剥脱点阵光热效应，我们建议读者参考近期（Chapas等，2008年）和未来关于这个专题的出版物。

体格检查

在美容咨询时要对患者的期望进行评估。在进行一系列非剥脱点阵激光重建术时，需要将切实的预期效果明确地指出。患者应该了解到，只有在一系列早期轻微的结果为日后改善发挥着重要作用，这些改善将观察到一系列的治疗进展。光子嫩肤的最佳适应证是轻度至中度光损伤。严重的光损伤可以通过点阵激光重建术得以改善，其临床治疗终点的改善，预计只有中度水平。

美容咨询应着眼于如下各项：
- 完整的既往史，包括医疗和外科手术史及术后并发症。
- 肥厚性瘢痕和（或）瘢痕疙瘩史。虽然面部点阵剥脱激光重建术形成瘢痕的风险较低，肥厚性瘢痕和（或）瘢痕疙瘩史是一个损伤反应的标记，需谨慎治疗这类患者。应采取更紧密的后续步骤，并尽可能减少初始治疗，直至可以评估患者对疗效的反应。
- 唇疱疹和（或）其他部位的单纯疱疹病毒感染史，抗病毒药物和抗生素药物使用史，以及对这些药物的过敏史很重要。患者有活跃细菌和病毒感染应推迟点阵激光重建术，直到上述问题得到很好地解决。常规预防性使用抗病毒药物，治疗开始后建议使用三天。
- 近6个月有异维A酸使用史的患者不能接受治疗，因为理论上会增加瘢痕形成的风险。
- 吸烟史。一般吸烟患者的疗效欠佳。
- 在避免紫外线照射前应进行紫外线规量计划，治疗结束即刻和愈合过程中必须避免紫外线照射。
- 彻底的体格检查，应关注瘢痕、皮肤色素变化、皱纹和皮肤类型，这些是特定治疗方案设置时考虑的重要因素。
- 摄像既是患者的反馈，也是医疗记录，以供日后参考。

解剖

与剥脱系统用于嫩肤不同，点阵光热效应可以安全地用于面部和非面部。而最常见的应用是面部光子嫩肤，在颈部、胸部和上臂末端进行光损伤治疗也是次常见的应用。腹部妊娠纹，背部、头皮瘢痕和四肢都被视为可以安全进行点阵激光重建术的部位。与面部治疗类似，点阵光热效应在治疗非面部区域时也不会有皮肤伤口。治疗后出现瘢痕非常罕见。

与面部皮肤相比，非面部红斑的恢复时间较长。因此，治疗密度和治疗能量可能需要调整，使不同的患者有相同的愈合时间。

包括上、下眼睑也可以安全地进行治疗，以实现全面部嫩肤的效果，在某些病例中可以使松弛的眼睑收紧。该方法涉及眶上和眶下缘皮肤的紧缩，在这些区域要限制治疗。治疗这些区域时应使用眼罩，尤其是超出边缘延伸到睑板缘时，以避免角膜受损。使用这种方法显示了一系列明显的收紧眼睑和改善眼孔径的疗效。

手术步骤

点阵激光重建术的准备包括彻底地清洁皮肤，再用70%乙醇溶液对准备区域进一步脱脂，然后应用表面麻醉。我们倾向于使用一种含有30%利多卡因的凝胶，在治疗前1小时使用。尽管绝大多数患者都可以耐受手术过程中的疼痛，部分患者仍需止痛药，可以应用局部麻醉和（或）神经阻滞。

治疗前，局部麻醉剂被清除。我们注意到，所有的麻醉药膏治疗前必须完全清除，以免残留物遮蔽滚动机头而降低光束的保真度。每一个滚动机头"轨道"很容易观察到，因为每遍治疗后遗留的皮肤印记可以确定后续治疗轨迹的合理设定。

该激光装置的机头可以直接接触皮肤，沿直线滚动治疗。治疗能量和密度可根据实际情况调整。治疗密度可以通过增加治疗通路和（或）将激光与前次激光重叠而增加。通常情况下，每个治疗的方向是上、下交替和左、右水平移动。治疗过程中应持续使用强制冷空气，联合点阵激光重建术缓解患者的不适感，同时保护表皮防止皮肤过热。如果治疗能量过大且没有制冷的表皮保护，就会产生过多的热量。

操作者应关注传到面部某个区域的总能量，从而实现均衡地治疗双侧面部。一般情况下我们将面部划分为几个美容亚单位。完成一个特定亚单位一侧的治疗后再进入到另一个亚单位，这样可使能量均衡地给予任何亚单位的两侧。同样重要的是保证给予面部每一侧相同数量的MTZ密度。

手具设备的速度有一个上限，超过此上限，传递MTZ的密度即下降。最大速度与选定的治疗能量和MTZ密度负相关。例如，治疗能量为每秒40mJ和密度为264MTZs/cm^{2}的最大速度为5.5cm/s，治疗能量为每秒70mJ和密度为258MTZs/cm^{2}的最大速度为3.2cm/s或者治疗能量为每秒40mJ和密度为162MTZs/cm^{2}的最大速度为8.0cm/s。因此，保持恒定的亚阈值手具速度对于为患者面部两侧提供相同的能量和密度是非常重要的。

大致的参数选择指导用书已经出版，医生应该考虑到患者现在正在进行的治疗、患者的皮肤光照类型以及社会背景下的个体化治疗参数的选择。对于改善瘢痕的治疗，我们倾向于使用密度较低而能量较高的方案。对于改进纹理和其他光老化的治疗，应选择密度较高而能量较低的方案。色斑治疗应选择穿透较表浅的激光，同时应选择治疗能量较低而密度较高的方案。

肤色较深的类型，有效治疗应减少能量总密度，同时维持特定的治疗能量。尽管点阵光热效应对于所有皮肤类型的副作用均比较少，但对于颜色较深的类型皮肤，有经验的医生在实际应用中仍应谨慎地操作。即使与点阵光热效应相关的误工时间微不足道，但对于工作繁忙的患者，其工作和（或）社会责任需要患者绝对没有红斑的皮肤表现。因此，选择任何一个治疗参数时都要考虑患者的社会背景。在相同治疗能量下以较低的密度治疗就能大大改善愈合时间，并可以保证工作繁忙的患者很少或根本没有红斑表现，同时保证一定的治疗效果。对于额外的治疗，应与患者提前讨论并妥善安排。

对于光子嫩肤，通常3~5次治疗就可以达到最佳的改善。瘢痕和色素改变，包括黄褐斑，可通过额外的治疗进一步改善。

术后护理

治疗后，皮肤会出现红斑和轻度水肿，尽管有浅表线性愈合后不留瘢痕的糜烂的报道，一般看不到明显的伤口。在随后的几天愈合过程患者应使用清洁剂和高度保湿剂（如Aquaphor Healing Ointment®）。当红斑逐渐减弱，浅表表皮剥脱后，会呈现一种粗糙的角质，具有砂纸般的质感，而后治疗区可能会出现瘙痒的感觉。这一治疗区域保持湿润会加速皮肤去角质和恢复正常，出现健康的皮肤表面。

我们经常在治疗前三天预防性使用口服抗病毒药物，以防止治疗区域感染疱疹病毒。即使没有疱疹感染史的患者也应预防性使用抗病毒药物，因为存在一定比例的无症状性单纯疱疹病毒感染。外用和口服抗生素通常是不必要的，除非治疗后出现严重的痤疮样皮疹暴发。治疗后痤疮样皮疹暴发最好的处理是局部使用抗菌粉和（或）口服四环素，取决于表皮剥脱的严重程度。短期口服类固醇激素已经用于减少治疗后水肿。有人认为类固醇可能会影响伤口愈合而限制治疗的疗效。因此，使用类固醇激素应在个案基础上选择，针对每个患者的个体化需求。短期中低效能类固醇激素可用于治疗治疗过程中和愈合过程中发生的湿疹爆发。

并发症

点阵光热效应的副作用最常见的有治疗后几天内出现疼痛、红斑、水肿和皮肤干燥，较少见的有痤疮样皮疹暴发、轻微瘙痒和瘢痕。误工时间是最小的，大多数患者可在2天内恢复社会活动。Fisher和Geronemus通过对治疗后和后续治疗中的患者进行问卷调查，对14个副作用的发生频率进行了评估。他们指出，所有患者一般在3天内出现红斑消退。82%的患者出现水肿，但也会迅速消退。皮肤干燥症也普遍在治疗开始后的1~2天出现，并在皮肤保湿3~4天后消退。75%患者能够在2天内恢复社会活动。疼痛评分发现8~12mJ治疗能量、2000MTZ/cm^{2}密度时的疼痛平均为4.6级（1~10级）。

此外，在一些病例中相当常见的痤疮样皮疹暴发可能伴随整个愈合过程并持续一段时间。通过使用局部苯甲酰过氧化氢为基础的或抗生素为基础的产品可以较容易地控制典型粉刺，对于严重或持续病例，可以通过短期口服抗生素（通常是四环素）控制。湿疹暴发也可以照此治疗。短期低、中效外用类固醇激素可以很容易地控制这些皮疹暴发。

从局部麻醉开始应用，就有人一直关注利多卡因的毒性，因为在一些报道中点阵光热效应会"损害"皮肤屏障，最近发表的少数报告还有其他解释。迄今为止，我们的经验中尚未观察到上述报道中的情况。

手术心得及教训

心得

- 痤疮和其他瘢痕应尽早治疗。相对于陈旧瘢痕，我们已经在新的瘢痕反应中看到了改善。手术瘢痕可以早在术后一个月就开始安全治疗，并可以顺利恢复（图77.2～图77.4）。
- 眼睑可以通过安全、快速地回缩眼睑皮肤至眼眶边缘，已经回缩的眼睑部分要限制治疗，在某些病例中要使用眼罩来保护眼睑边缘部分。在某些病例中嫩肤和紧肤都是可以实现的（图77.5～图77.7）。
- 在治疗瘢痕时，患者应被告知，更多次的治疗就会有更好的临床效果。但应明确说明瘢痕不能被消除。
- 与剥脱性激光相比，点阵激光重建术是安全、高效的，瘢痕形成的风险可以忽略不计。
- 色素沉着和色素减退都可以经点阵激光重建术获得改善。这一难题已经被逐渐深入探讨（图77.8，图77.9）。

教训

- 表皮冷却保护不充足和太多的重复治疗会导致表皮产生大量的热蓄积，更深层的皮肤将会出现水疱、损伤和瘢痕形成。
- 任何激光重建术都可能使带状疱疹病毒和单纯疱疹病毒被再次激活，包括点阵激光重建术。作为一般患者群中重要的部分是感染无症状表现的单纯疱疹病毒患者，当务之急是预防性口服抗病毒药物来应对病毒复发。如果不这样做可能就是一个严重的缺陷。
- 积极治疗黄褐斑，特别是在肤色较深的患者中可能导致色素变化的加重。对于这类患者最推荐的处理方案就是，在一个"测试"区域予以较轻的治疗来衡量特定患者对治疗的反应。
- 不切实际的期望可能会导致患者在获得完整的疗效前对治疗过程认识不清。应该在最初咨询中让患者建立现实的期望值，并采取措施避免"过度推销"治疗效果。向患者全面解释，完全说明潜在疗效、风险、期望和限制性治疗对避免这一缺陷非常重要。
- 严重的光损伤患者不是点阵激光重建术的最佳人选，预计疗效是中等的。为了患者的最佳疗效和避免治疗终点时患者感到失望，最好提供其他嫩肤方法，包括手术方法和适当的调整治疗安排。

手术步骤小结

1. 清洁皮肤、脱脂和局部麻醉。
2. 该激光装置的机头直接接触皮肤，并以直线方式滚动进行。
3. 治疗能量和治疗密度根据不同的临床应用而改变。
4. 将面部划分为不同的美容亚单位。完成相应治疗亚单位后再进行其他亚单位的治疗，然后再进入到对侧亚单位。
5. 最大速度与选择的治疗能量和 MTZ 密度是负相关的。
6. 对于瘢痕的治疗，我们倾向于使用较高能量、较低密度的方案。
7. 对于色素变化的治疗应该是穿透越表浅的激光越好，因此，较低能量、较高密度的方案是我们的选择。
8. 对于皱纹质地的改善和其他光老化问题，应选择中等能量、较高密度的方案。
9. 对于光子嫩肤，通常建议3～5次治疗以达到最佳的改善。
10. 我们的做法是治疗前予以为期三天的预防性口服药物抗病毒治疗，防止疱疹复发。

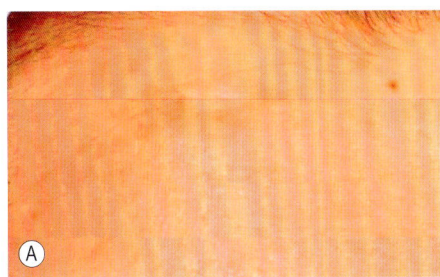 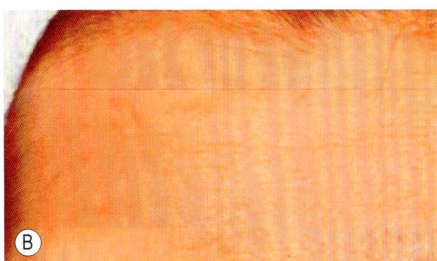

图77.2 前额手术后的瘢痕经过系列点阵光热治疗术的患者治疗前（A）和治疗后（B）的照片。瘢痕的色素和凹凸感有所改善。

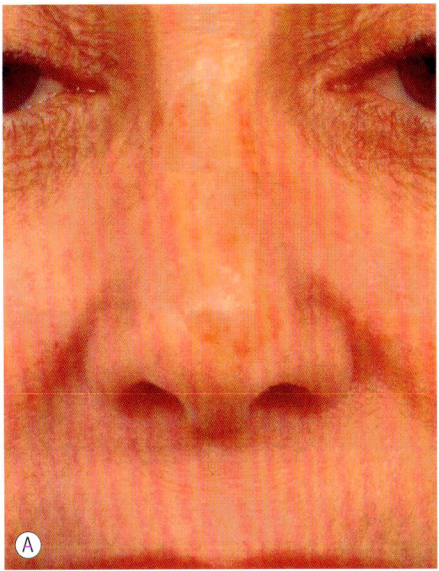 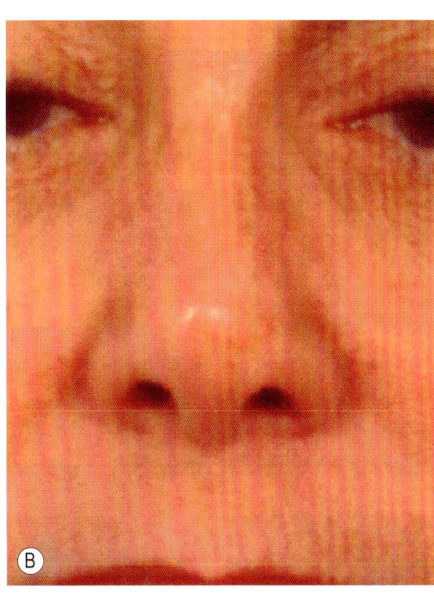

图77.3 Mohs修补术后鼻部移植瘢痕经过系列点阵光热治疗术的患者治疗前（A）和治疗后（B）的照片。瘢痕的色素和质地有所改善。

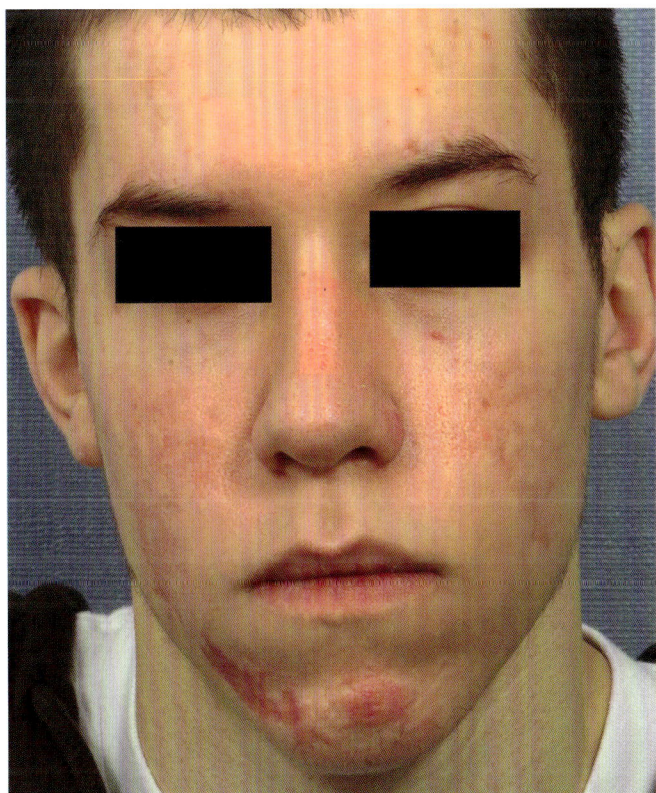 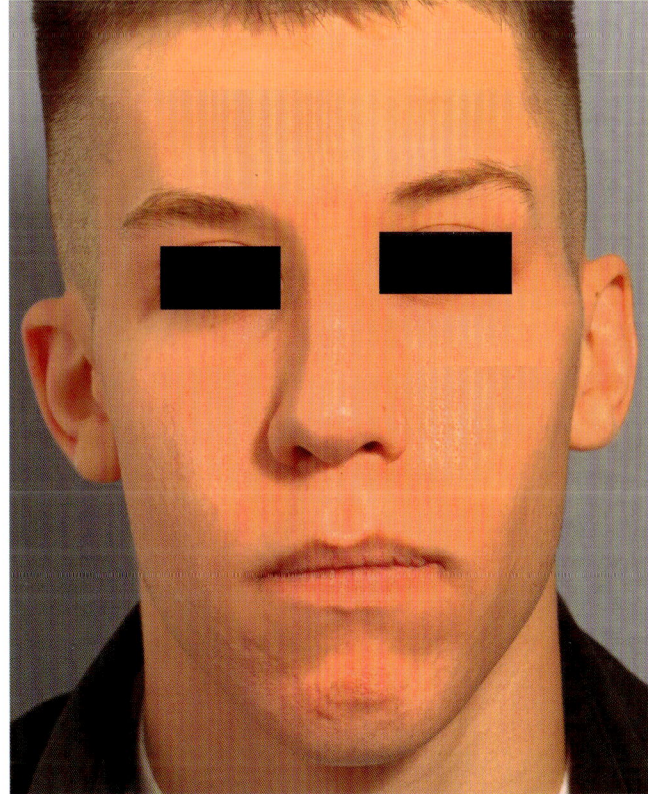

图77.4 经过系列点阵光热治疗术后明显改善的痤疮瘢痕。（Adapted from Geronemus RG.Fractional photothermolysis: current and future applications. Lasers Surg Med 2006;38:169–176. Reprinted with permission of John Wiley & Sons, Inc.）

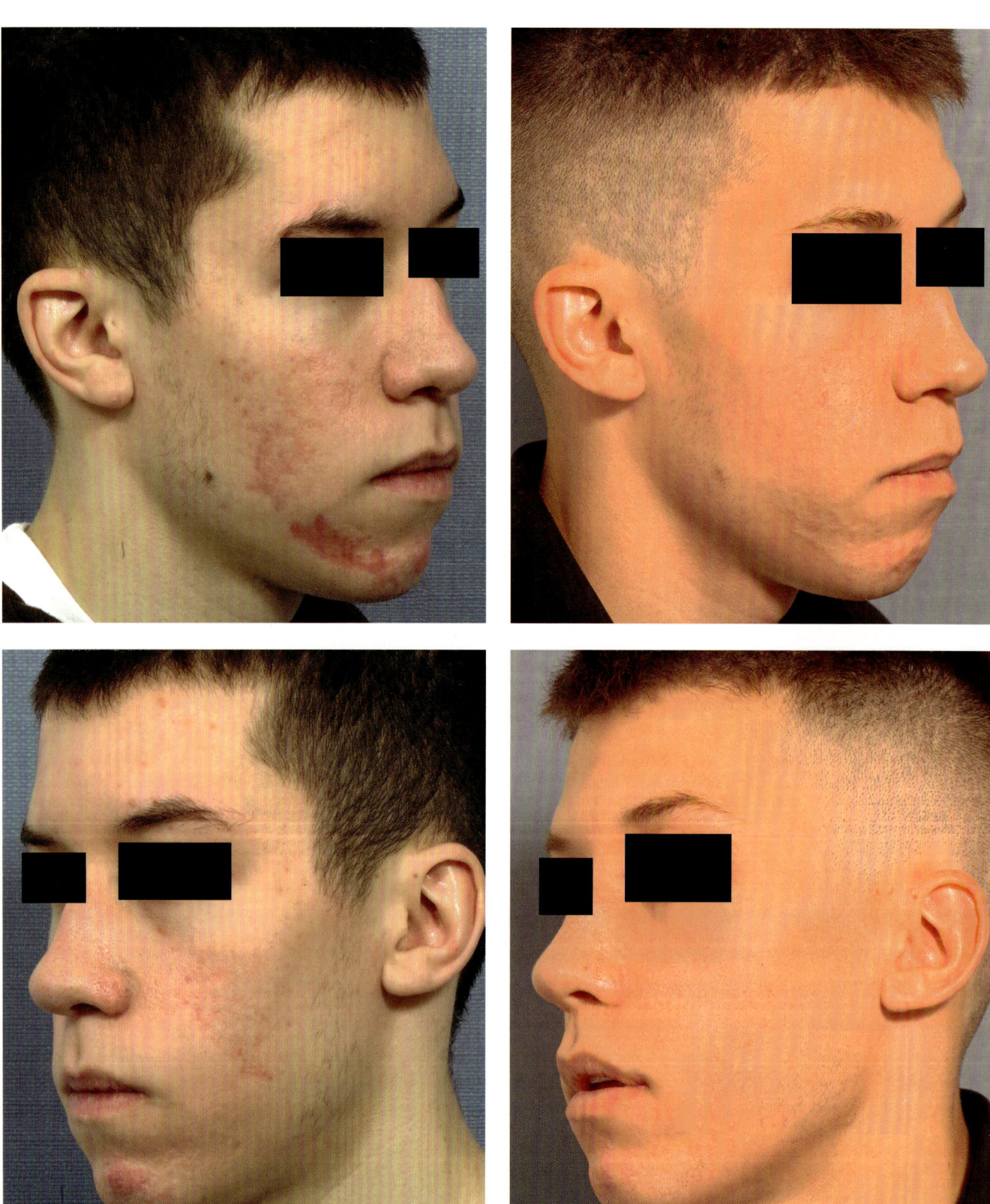

图 77.4 续

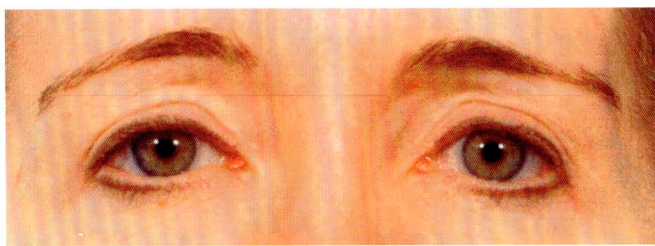
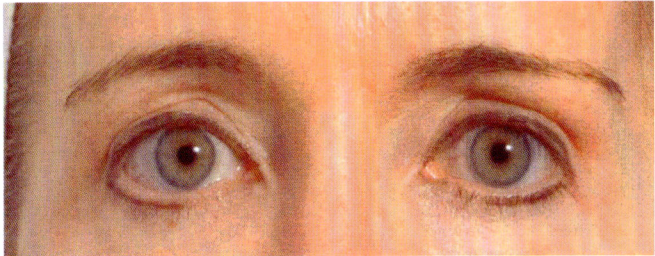
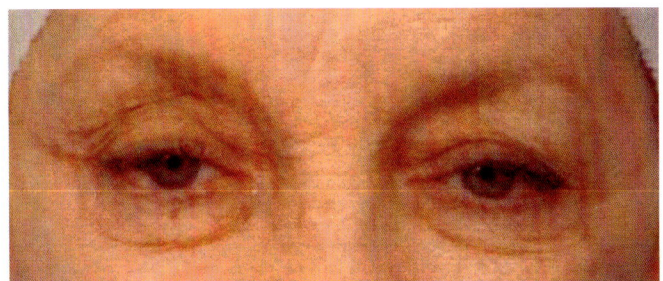
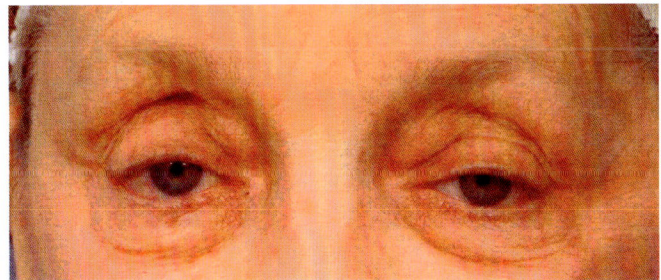
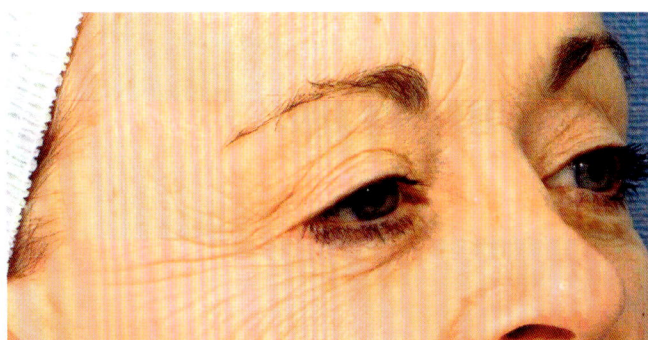
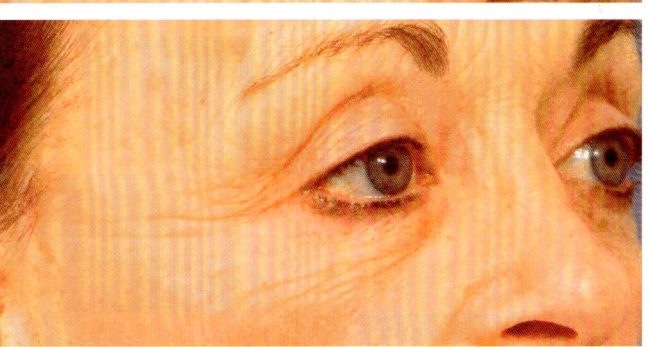

图77.5、图77.6 和图77.7　这些患者经过系列点阵光热治疗术后可以看到上眼睑收紧和眼睑皱纹改善。（图77.7 Adapted from Geronemus RG.Fractional photothermolysis: current and future applications. Lasers Surg Med 2006;38:169 – 176. Reprinted with permission of John Wiley & Sons, Inc. ）。

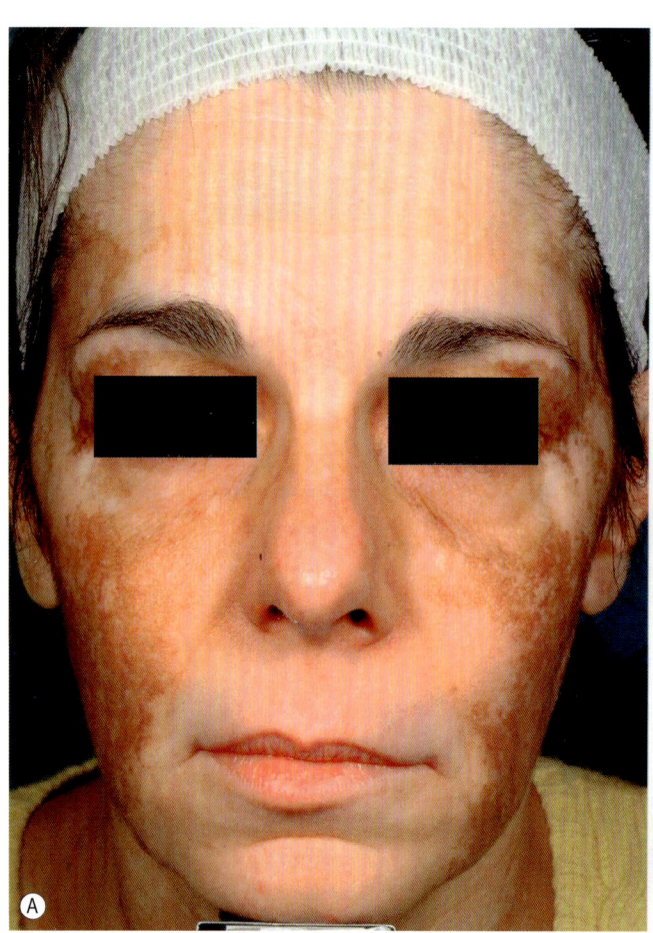 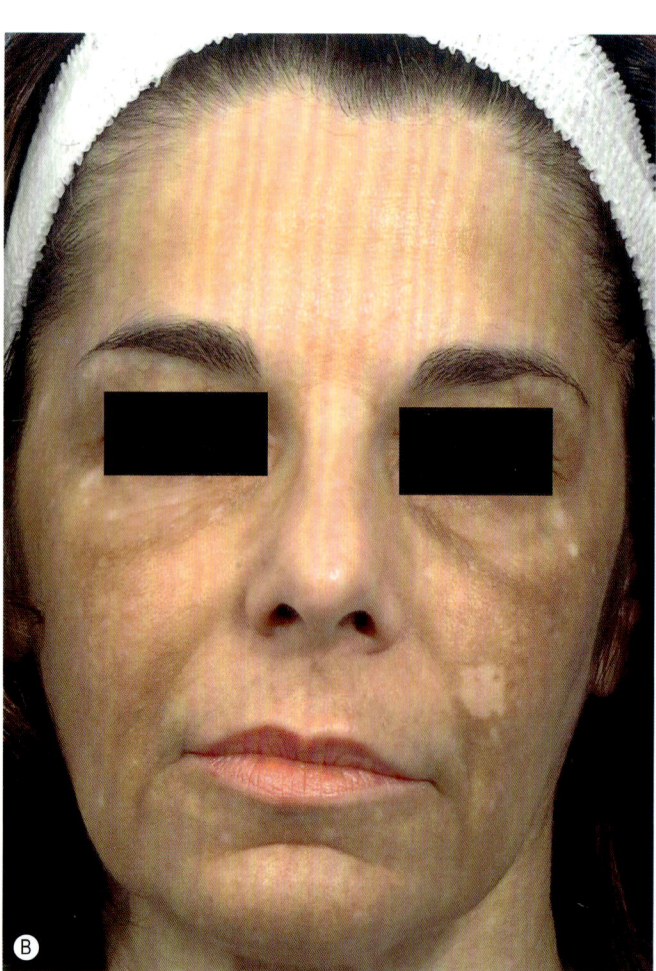

图 77.8 经过点阵激光重建术治疗黄褐斑患者的治疗前（A）和治疗后（B）的照片。可以看到黄褐斑和色素减退的改善。
（Adapted from Geronemus RG. Fractional photothermolysis: current and future applications. Lasers Surg Med 2006;38:169 – 176. Reprinted with permission of John Wiley & Sons, Inc.）。

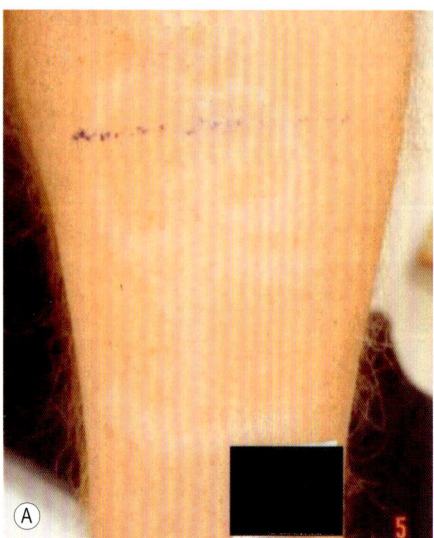 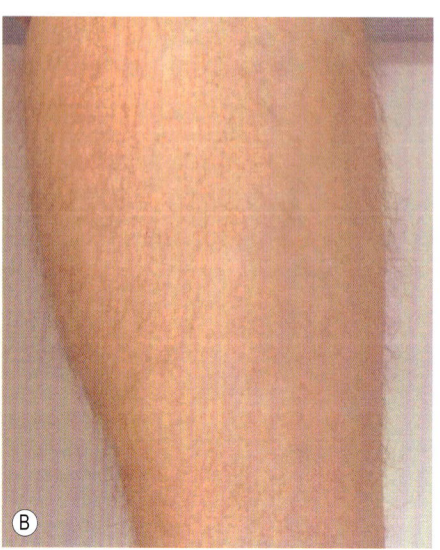

图 77.9 经过点阵激光重建术治疗炎症后色素减退患者的治疗前（A）和治疗后（B）的照片。皮肤颜色的改善已很明显。

（谷延敏 罗东升 译）

拓展阅读

Alster TS, Tanzi EL, Lazarus M. The use of fractional laser photothermolysis for the treatment of atrophic scars. Dermatol Surg 2007;33:295-299.

Anderson RR, Parrish JA. Selective photothermolysis: precise microsurgery by selective absorption of pulsed radiation. Science 1983;220:524-527.

Chapas AM, Brightman L, Sukal S, et al. Successful treatment of acneiform scarring with CO_2 ablative fractional resurfacing. Lasers Surg Med 2008;40(6):381-386.

Fisher GH, Geronemus RG. Short term side effects of fractional photothermolysis. Dermatol Surg 2005;31:1245-1249.

Fitzpatrick RE, Goldman MP, Satur NM, Tope WD. Pulsed carbon dioxide laser resurfacing of photo-aged facial skin. Arch Dermatol 1996;132:395-402.

Geronemus RG. Fractional photothermolysis: current and future applications. Lasers Surg Med 2006;38:169-176.

Glaich AS, Rahman Z, Goldberg LH, Friedman PM. Fractional resurfacing for the treatment of hypopigmented scars: a pilot study. Dermatol Surg 2007;33:289-294.

Khan MH, Sink RK, Manstein D, et al. Intradermally focused infrared laser pulses: thermal effects at defined tissue depths. Lasers Surg Med 2005;36:270-280.

Khatri KA, Ross V, Grevelink JM, Magro CM, Anderson RR. Comparison of erbium:YAG and carbon dioxide lasers in resurfacing of facial rhytides. Arch Dermatol 1999;135:391-397.

Manstein D, Herron GC, Sink RK, et al. Fractional photothermolysis: a new concept for cutaneous remodeling using microscopic patterns of thermal injury. Lasers Surg Med 2004;34:426-438.

Marra DE, Yip D, Fincher EF, Moy RL. Systemic toxicity from topically applied lidocaine in conjunction with fractional photothermolysis. Arch Dermatol 2006;142:1024-1026.

Wanner M, Tanzi EL, Alster TS. Fractional photothermolysis: Treatment of facial and nonfacial cutaneous photodamage with a 1550-nm erbium-doped fiber laser. Dermatol Surg 2007;33:23-28.

第13部分：皮肤和面部舒平

第78章

相容性材料全颜面填充术

见DVD

Michael C. Edwards 和 Edward O. Terino

历史

近年来，男性和女性对面部美容手术的需求和预期都明显的增加了，这对医生和科学家来说是个挑战，需开发更多天然、效果持久、安全可靠、符合伦理、具有科学道理的填充产品。今天的填充技术，远胜于20世纪70年代狂热流行的硅胶注射技术，当时用硅胶注射法使"颧骨"和面部轮廓丰满，由于技术不过关导致了一些严重的并发症。

其中第一个成功使用的材料是非活性金属，如不锈钢和Vitallium（钴铬合金的商品名）。过去40年来，在固相合成、材料科学和面部轮廓美学方面的科研产生了一个新的应用临床学科，该学科已具有一些可产生重复使用的手术技术的工具装备。

近年来的历史见证了多种异体填充材料的产生：它们是硅橡胶、脯氨酸塑料Ⅰ和Ⅱ、硅酸钙、聚四氟乙烯、涤纶、聚四氟乙烯和丙烯酸树脂、甲基丙烯酸甲酯、聚乙烯和羟基磷灰石等。本章将详细描述面部结构概念和南加利福尼亚州整形外科研究所 Drs E.O. Terino医师与M.C. Edwards医师所应用的手术方法：应用异体材料填充进行面部轮廓美容手术。

Drs E.O. Terino医师的技术是举世公认的，由于他在面部年轻化方面对异体材料植入技术所作出的独特而大胆的贡献，使填充材料可重复使用且在解剖效果上更精确漂亮（Terino，1992年）。而在这段时间里，整形外科界因受到来自颅面部重建技术先驱 Paul Tessier(Tessier, 1971年)的影响，仅仅开展自体组织材料进行颅面部重建，对使用异体人工材料有很大的偏见。

20世纪末，因需要对先天性面部轮廓畸形（如面裂畸形）或后天外伤所致面部畸形（如现代战争、车祸等）做整形修复，因此，寻求更安全和更持久的异体材料变得更加迫切。

更令人惊讶的是，在用于美容和成形外科前，人工异体材料已经被应用了许多世纪。对人工材料学渊源的研究发现，早在古埃及和古希腊的草纸本文件中已经对此有了描述。公元1000年之前的一些古老的轶事中就有报道包括使用贝壳类物质铸到下颌骨上代替牙齿的缺失（也就是牙植入体的应用）。

在20世纪，应用异体材料进行下颌填充于1948年第一次被描述记载（Rubin and Walden, 1955年），Gonzalez-Ulloa是最早描述应用异体材料进行颧骨填充的外科医生(Gonzales-Ulloa, 1957年)，60年代中期，Ulrich Hinderer进行了硅胶假体填充颧骨手术（Hinderer, 1975年）。

我们正处在一个新的时代，由于不断有新的填充物质出现，面部填充领域正在出现一个令人振奋和充满希望的未来。标准组织移植产品的产生和各种注射填充物质的出现及各种异体材料植入体间的精美结合，预示着未来10年面部美容外科手术的进一步发展，基于对细胞生物学和干细胞的深入了解和应用，最终将达到组织工程学真正实现的目的。

评估

对需进行面部假体填充的患者术前评估包括以下内容：
- 患者需要医生解决的问题是什么？
- 获取患者所认为的面部改观"理想状态"的口头或文字说明。
- 患者的家庭作业：让患者将杂志照片带来，根据照片描述具体解剖部位所应做的改变，"做什么和不做什么"。
- 让年老的患者多带些年轻时的个人照片。

- 将患者照片输入电脑（面部不同角度的5张照片），在电脑上应用成像修改技术与患者进行磋商。
- 根据面部解剖区域模型和面部类型进行分析。
- 排除手术本身的风险后，使用外科医生提供的个人轮廓测试，客观地预测患者的满意度，是一个极为重要的考虑步骤。

异体材料面部填充的应用解剖

面部骨骼改变的效果

观察一个人时，注意力不可避免地会集中到他或她的眼睛、嘴唇、眉毛和头发上，然而这些部位都仅仅是面部基本框架的外在装饰，决定一个人面部吸引力的关键在于其深层骨骼结构所形成的独一无二的容积轮廓。

皮肤是"面部的画布"，当其分布在一个具有光滑和漂亮轮廓的面部结构上时，就会呈现出青春和美丽。随着时光的流逝，这个画布变得粗糙，并出现褶皱，其下的软组织和一些部位的骨骼也开始萎缩。这就是基因所决定的细胞老化过程，面部也就呈现出了老化的特征。

当外科医生富有战略性地填充了老龄化面部深部的骨结构时，一个新的、引人注目的面貌将会呈现。虽然人们的身份确定由他们的装饰特征决定，即由眼睛、嘴唇、鼻和眉毛展示个性，但一个年轻、富有吸引力的外观是可以通过有目的的改变深部骨结构的轮廓而实现的。

因此，平衡面部骨骼结构的变化可以在审美上获得最大的吸引力。

面部主要突起间的相互关系

从体积和质量上看面部有3个主要突起，以重要性为序，它们分别是鼻、两个颧突和颏部（图78.1）。眶上脊构成了第四个隆起，其重要性相对较小（不在这一章中讨论）。

通过改变这三大突起的相互关系，外科医生能够独特地创建或恢复面部的和谐、平衡关系，创造美感。通过数学定律，缩减或增强其中任意一个突起，都将直接或间接影响其他部位在审美上的重要性。实现面部三个突起的平衡关系造就了作为一门艺术和科学的面部美学，而医生完成这种平衡的一个重要方法就是通过使用异体材料假体进行植入（图78.2）。应用最新

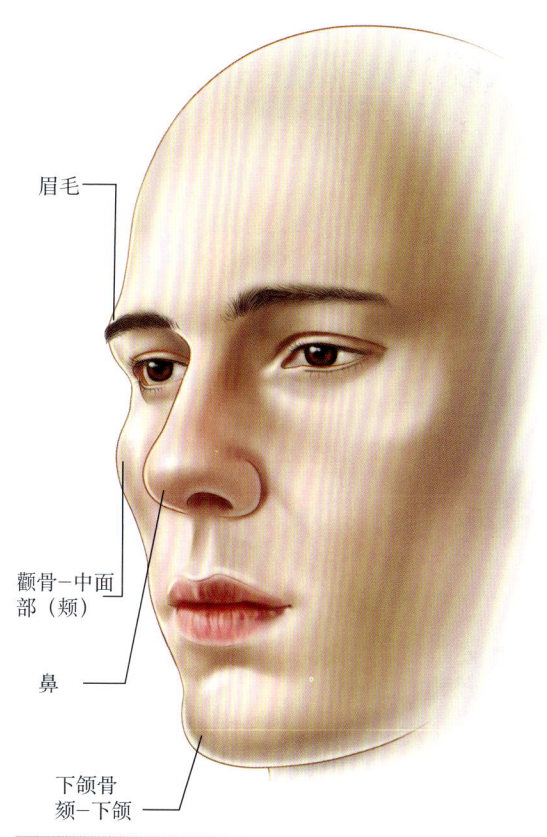

图78.1 艺术家们绘制的面部结构图说明了体积和质量上最主要的3个隆突：鼻、颧骨、颏部。

进展的异体填充材料的技术，外科医生可以很容易地、可预见性地改变面部的突起关系，使面部产生微妙或明显的变化。

在过去的几十年里，美容手术发生了显著的变化，手术方法从简单的皮肤收紧、去除或增加皮下脂肪发展到提升或折叠浅表肌肉筋膜系统（SMAS）、眉毛和中面部的悬吊固定，以及最近发展起来的应用包括自体脂肪在内的多种注射填充物进行布阵注射填充。

所有这些层次的结构重建仍然有很多限制。具有大量的皮下脂肪、圆形、饱满、肉感丰富的面部轮廓不符合当代的审美标准。相反，容貌瘦削为特征的人有较长的面部轮廓，颧骨或下颌骨区域不足或两者均有。这两种类型的极端面容及无数不同解剖部位容积不足的组合体，都可以通过有的放矢的异体材料填充技术显著地重新平衡面部各区域的骨骼突起。此外，面部骨骼整形手术也应辅以其他多种协调面部的手术操作（图78.3）。

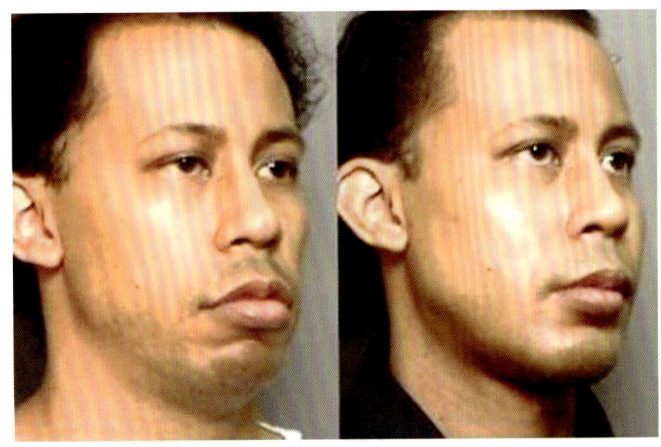

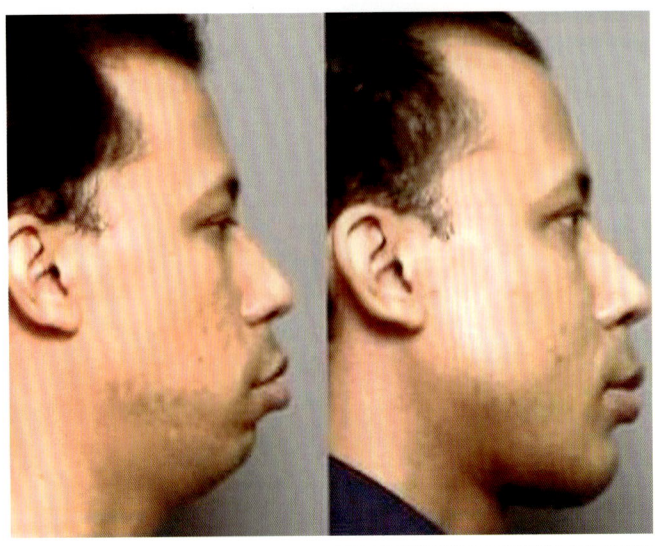

图78.2 一位36岁男性，颧骨中面部到下颌线间在美学上比例失调且不平衡。填充颏部、下颌角和颧骨后面部比例变得和谐、美观。

颧骨和颧骨前区域的解剖

适当增大面部骨骼时，所产生的中面部轮廓美容的变化，可称为"颧骨、中面部区域"。为了确定该空间最佳的美容填充，有必要将中面部区域划分为五个不同的解剖区（Terino，1992年）（图78.4）。了解这五个区域及其相互关系后，外科医生可以通过改变脸颊和（或）中面部的形态适应每个患者的要求。

区域的概述

1区 面积最大，包括大部分的颧骨和颧弓的前1/3。增大这个区域产生了脸颊最大容积的填充，也最大限度地隆起了上颌骨的突起（图78.5）。

2区 第二个最重要场所，覆盖于颧弓的中间1/3。增强本区及1区就增强了颧骨外侧轮廓，使上1/3面部更加宽阔，营造出一个高的拱形外观。这种轮廓的变化，对改善上面部狭窄和面部较长的患者更有用。但是，当1区和2区填充过度时会形成颧骨的过度凸出，形成凶悍的外观，使面部缺乏吸引力（图78.6）。

3区 是鼻旁区，位于眶下神经孔的内侧。绘制一条垂线通过眶下孔，标志着颧骨内侧通常所增大的程度，此线也代表了3区外侧缘。当第3区进行鼻旁增大时，通常在上鼻唇沟区，面内侧显得丰满而没有吸引力，也可能产生"花栗鼠面颊"的效果。皮肤和皮下组织在该区较薄弱。因此，置于该区的任何植入体都必须经过认真雕刻并变薄。填充3区一般用于对某些创伤或遗传缺陷形成的畸形进行重建修复（图78.7）。

4区 位于颧弓的后1/3，此区不需要填充，否则将产生不自然的外观。解剖此区很危险，因为很可能损伤面神经的颧、颞支或支配眼轮匝肌的分支，甚至损伤颞下颌关节囊。尽管罕见，但这个部位的手术也可能产生畸形。

5区 即颧下区或"颧下三角"，其后界是咬肌腱表面，前界是上颌尖牙窝区。5区的上界是颧骨下缘，即两颧弓下缘的前2/3，该区域内侧在鼻唇沟区域突起的外侧缘。中面部内下部分位于该区前界，包含覆盖面部的皮肤、皮下脂肪和肌肉的中面部区域，其下界由医生根据自然剥离平面和患者对面部丰满程度的要求决定，相当于隆胸时形成的乳下界限。

为了达到异体填充的美容效果，就要理解面部的类型。第1类面部缺陷包括颧骨或中面部的上颧骨区域缺陷，这种特殊的轮廓弱点包括1区和2区。填充1区可以使上部面颊丰满，形成好看的骨骼轮廓。当应用一个大的植入体同时增加1区和2区时，会使整个中面部增宽，从而使狭长的面部改观。

上颧骨或中面部的颧骨横径从眶下孔到颧弓后1/3为4.5～6.5cm，纵向从外侧眼角到颧骨下缘的距离平均为3.0～4.0cm。过度增大1区会使女性外观变成男性化的角度分明、尖锐的骨骼外观。

典型的第2类面部缺陷主要是中面部下部软组织凹陷，即面部第5区：颧下区或"颧下三角"（SM5）。这种缺陷包括位于颧骨和颧弓下缘的咬肌肌腱和犬齿窝下的软组织凹陷。应用一个大的颧骨植入体在1区并延伸至颧骨下方可形成一个圆形外观，也就是女性的"苹果脸型"。

由基因决定的覆盖在中面部、颧骨骨架上的软组织凹陷，3mm或4mm厚的植入体就可以显著改变这种凹陷并使面部年轻化。

增大颧下三角区使中面部软组织丰满、年轻化，同时使颧骨区域增大，这一点尤其适用于面部萎缩的

第78章 相容性材料全颜面填充术

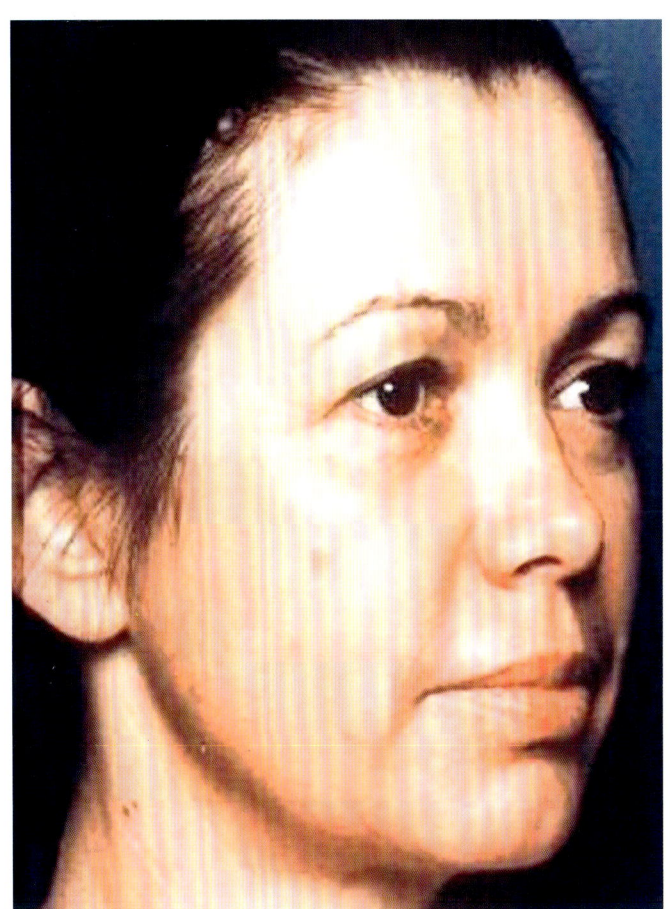
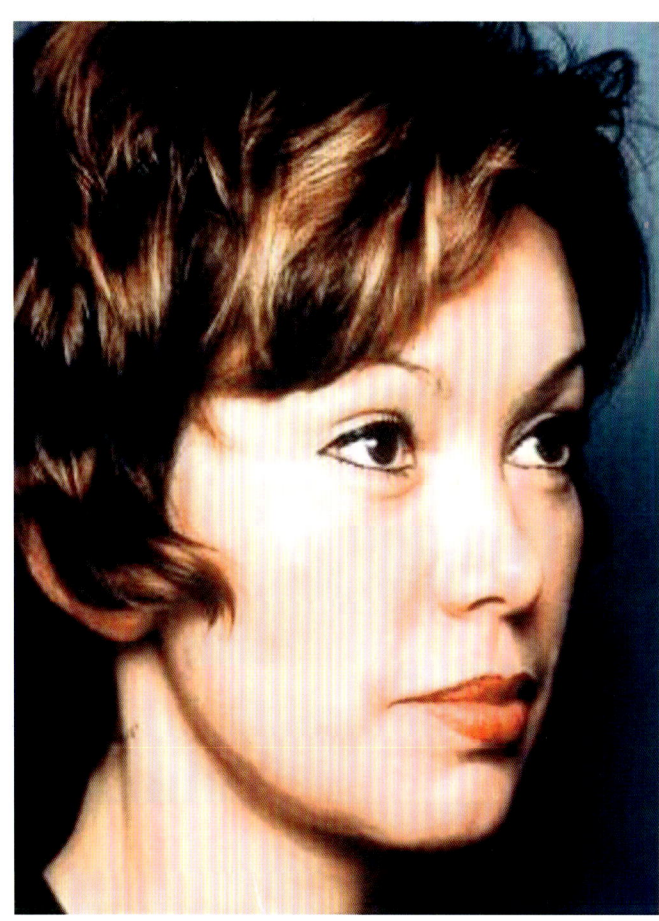

图 78.3 一名 56 岁女性,中面部上部的悬吊提升,颧骨、颊部填充和除皱手术的前、后比较。

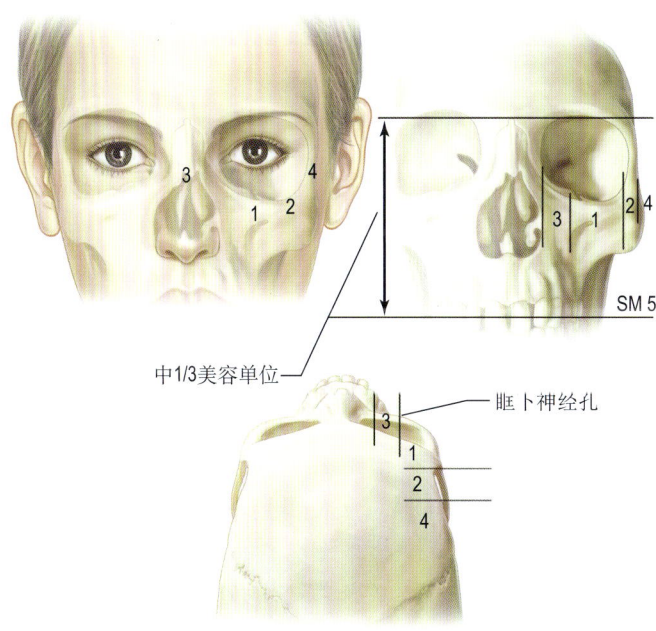

图 78.4 中面部区域解剖。

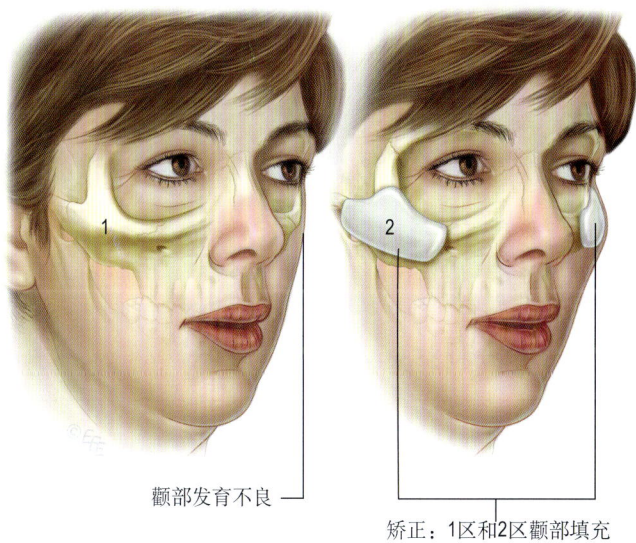

图 78.5 颧骨发育不良和颧骨 1 区和 2 区容积增大后颧部和中面部轮廓的变化。

839

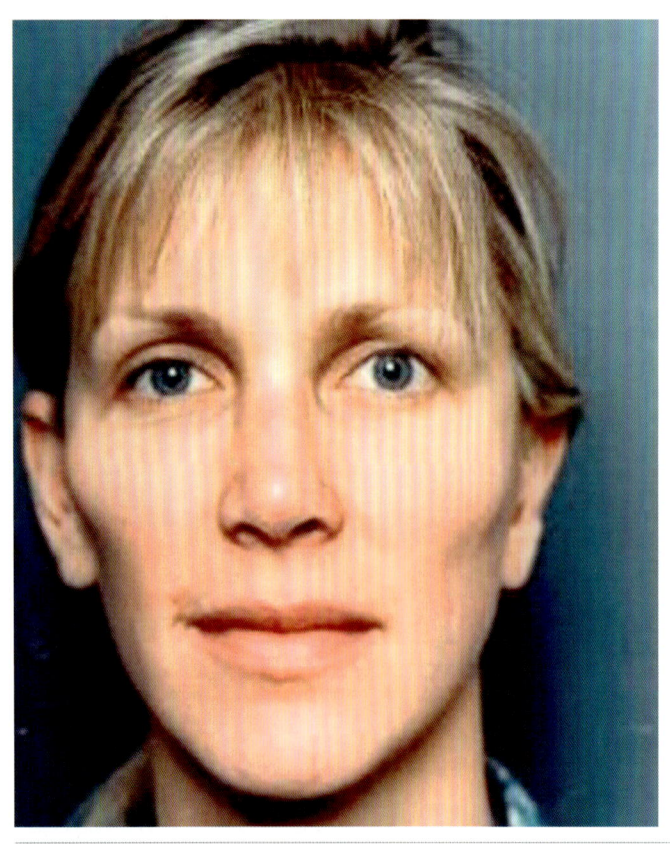
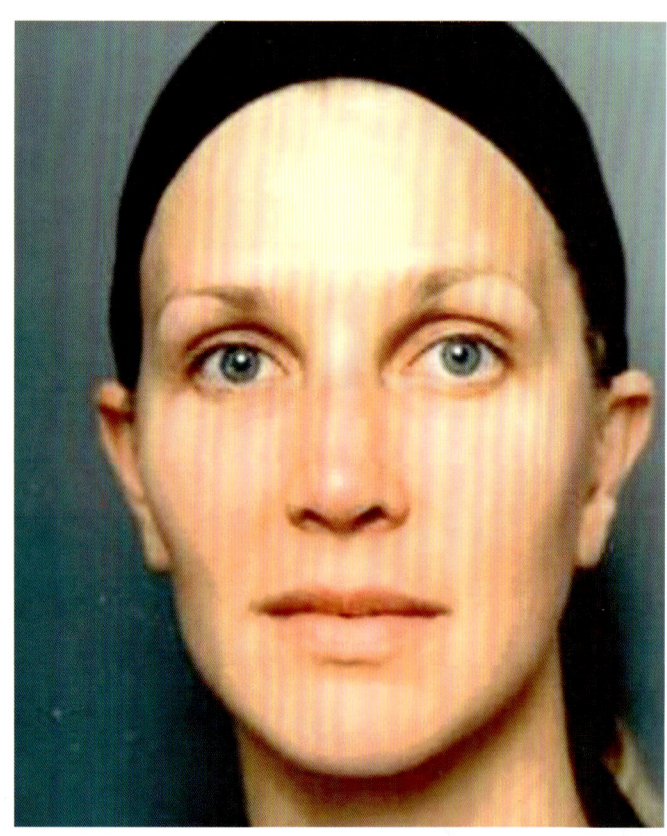

图 78.6　由于假体填充位置、形状和大小不合适导致术后外观骨骼突出，缺乏美感。通过再次于1区、颊部和5区填充较大的颧骨假体后面部外观得到显著地改善。

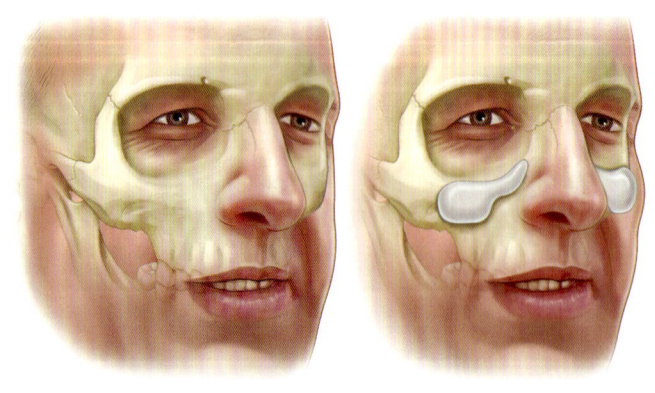

图 78.7　眶下区容量不足和泪槽部位的填充。

老年患者和中面部软组织下垂的患者，其明显突出的鼻唇沟可以得到改善。颧下区的下界通过对顶部软组织（颊肌、颧肌和面部肌肉筋膜）从咬肌肌腱的剥离进行改变，这类似于隆胸时形成的乳下界。随着SM5空间的分割和向下延伸，一个更大的圆形面颊轮廓就产生了，如同骨骼及软组织的丰满增大。这种类型的中面部轮廓很像现在的演员 Bo Derek 和 Linda Evans，还有 Renee Zellweger 和 Angelina Jolie。

根据定义，对整个颧骨和中面部的广泛填充，可能需要最大横径为5.5 cm和纵径为4.5 cm的植入体。第2类面部缺陷虽有足够的颧骨突出，但在颧下软组织量不足，这就形成了一个平坦、老化的中面部轮廓，且往往发生在男性和女性衰老的面部。一个颧骨突出的年轻人，如果颧下中面部软组织有凹陷，那么颧下填充可产生审美上的柔和感，形成丰满、充满朝气的面容。有人强烈地感受到通过颧下部填充可以明显提升鼻唇沟，让面部收紧，这将推迟对除皱手术的需要。作者赞成通过中面部填充矫正鼻唇沟，形成丰满的外观，纠正中面部软组织量的不足。

第3类面部缺陷包括一个非常凸起的颧骨上部结构和一个颧下非常塌陷的下部结构。通常，这种菲薄的皮肤和皮下支持结构，需要植入一个宽大且较厚的颧下假体（5～8mm），这种类型的面容缺陷源于衰老和遗传因素（图78.8），其外观是一个消瘦、下垂、憔悴、甚至生病的面容，这也可能是软组织疾病所致，如Romberg半侧萎缩和艾滋病脂肪代谢障碍。无论何种病因所致，其治疗办法都是相同的：一个宽大的颧下5区（SM5）的假体填充（图78.9）。

第4类面部缺陷包括双侧1区、2区及颧下5区

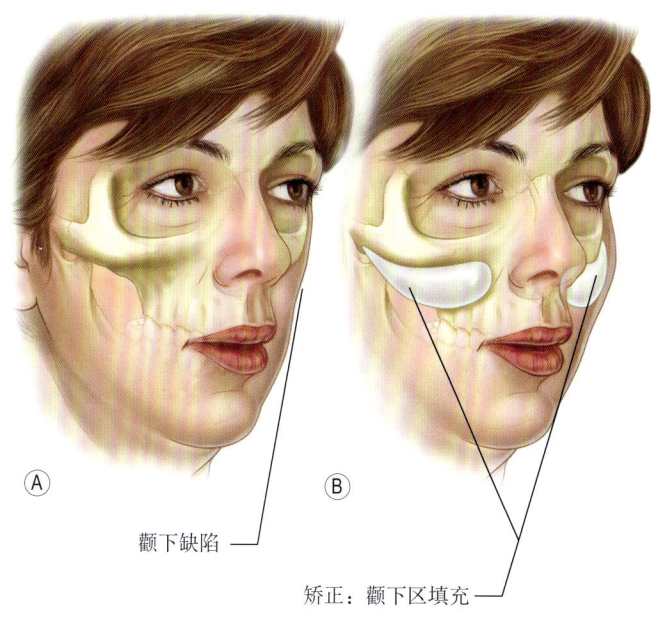

图 78.8 颧下 5 区在解剖学上是低于颧骨下缘的，它的容量不足可能是由遗传缺陷或老化萎缩所致。一个适当的颧下植入体的填充提供了良好的美观改善。

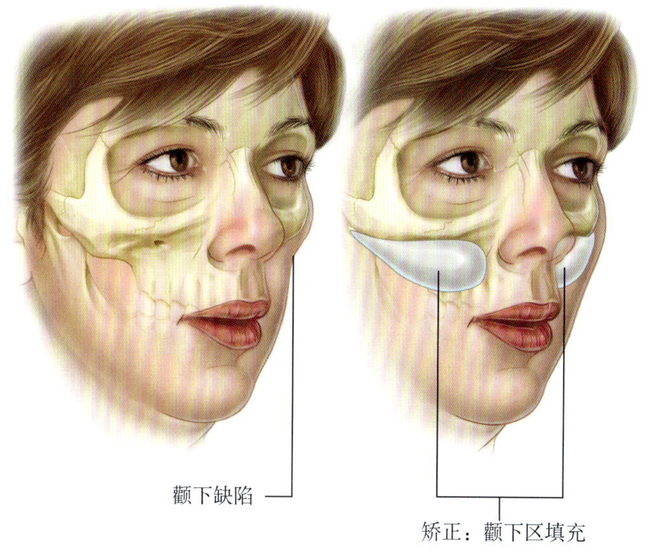

图 78.9 脂肪萎缩在老化过程中普遍发生。可能会呈现出消沉、疲倦、衰老的面容。当 2 类或 3 类面部有足够的颧骨突起时，将一个较大的颧骨假体置于颧下区（SM5）有助于恢复年轻和丰满的面部外观。

（SM5）容量的明显不足，也可能包括眶下和鼻旁 3 区的不足，男性多于女性，这是一个典型的"扁平脸"外观，也称为"北极熊"外观，因为眶下缺乏骨骼支撑，眼球显得突出和膨胀，下眼睑下垂，可能会导致巩膜外露。

广泛的假体植入填充泪槽内侧、眶下缘、上部颧骨区可以明显改善这种美学上的不平衡，为这些患者植入一个大的假体填补颧骨 1 区和 2 区及颧 5 区是必要的，理论上假体可增加下睑的支撑，将眼睑提升到一个更具吸引力的理想位置。但这类患者可能需要进行外眦固定术。

第 5 类面部缺陷是眶下"泪槽"区薄弱，作为一种面部支撑结构，眶下薄弱将使眼部显得疲倦和眼周显得"空虚"，尤其是在下眶区。也可能因为眶骨"凹陷"，使眼球显得更为突出（图 78.10）。

这些部位容量的不足在女性更显得缺乏吸引力。设计独特的泪槽移植体，从内侧眼角延伸到外侧眶颧骨边缘，极大地改善了这方面的不足。沿眶下缘进行脂肪移植对一些人是有益的，但对多数人是有风险的。作者的经验是，在这一区域进行所有的自体软组织移植由于会产生难以预料的收缩和不规则的形态，与增加的风险相比，其改善可能显得微不足道。

当这种容量不足伴随颧弓发育不全时，推荐使用一种新的眶下泪槽颧骨移植体（SOTTM）（图 78.11）。自体组织移植，包括脂肪、肌肉和颞筋膜，仅有部分获得成功，主要原因是自体移植物由于不可预知的细胞死亡出现了收缩和不规则的轮廓。效果与并发症并存，其应用仍在争论中。最近的"SOOF"技术，从眶下分离、释放并提升眶下面颊和颧骨眶缘下方的软组织结构及眶内脂肪的移位，能更成功地纠正这一缺陷。但对局部现有的组织量有较强的依赖性。

有关假体放置的位置，无论"深平面"、"FAME"、"SOMME"还是"骨膜下"都需要评估其持久性和可重复性。异体材料填充颧骨或眶下需保证其结合的持久和组织的重新定位，以达到最佳的审美外观和可重复性的手术结果。

最后要讲的是第 6 类面部缺陷，即上颌骨前段发育不良。一个真正的上颌骨前段先天畸形伴有不正常的牙齿咬合问题和下颌骨牙齿关系异常，鼻旁和鼻翼周围形成明显的"下陷"外观。上鼻唇沟及毗邻鼻孔的软组织或骨的不足形成了后缩和没有吸引力的鼻翼外观。当伴有较大的下颌骨或颧骨区或两者并存时，这种上面部中央区域的薄弱和凹陷就显得更加明显了。

第 6 类面部缺陷在所有人种里都非常普遍，并且经常被外科医生忽视。轻度至中度的前颌骨后移可以通过假体植入得到明显地改善，有几种方法可以做到这一点：硅橡胶假体经过特别设计以适应梨状孔周围的凹陷情况，通过口腔或鼻腔内切口很容易进行填充，放置到合适的位置后可以产生自然、漂亮的形态和轮

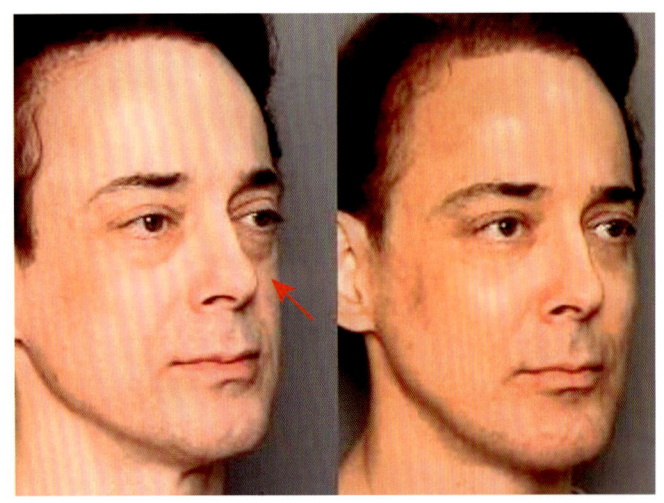

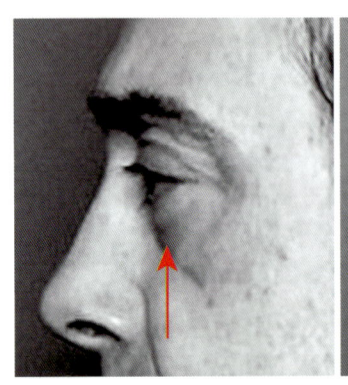 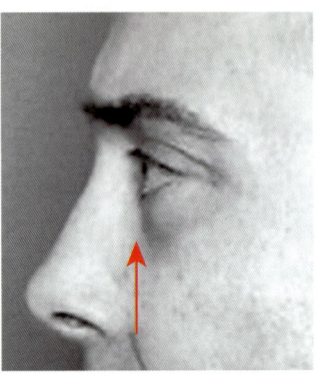

图 78.10 第 4 类面部缺陷患者术前和术后的照片显示，使用了广泛的泪槽 - 颧骨假体对面部容量不足进行填充后，改善了整个上颌骨和眶下骨边缘的凹陷。矫正了"扁平或碟形面"的外观。

轮廓（图 78.15 和图 78.16），这体现了"延伸的解剖轮廓"的设计原则，由前辈 E.O.T. 所创。为了最大程度地提高美观，应增强下颌骨中外侧区域，甚至延伸至更后部的下颌骨，这似乎缩短了面部，但增强了下颌中后部并突出了下颌轮廓线。前下颌骨区域的后外侧段位于水平支后半部分，延伸至斜线和下颌角及升支，增大该部位可强化后部的下颌轮廓线。

最后的第四区域位于下颌骨下缘的下方，也称为下颌骨颌下区（图 78.17）。传统的下颌植入物不能在垂直方向延长下颌骨。新的移植体，设计为环绕下颌骨，增加了下唇至颏的垂直距离，从而增强了颌下区（图 78.18）。

颏神经上方的前下颌骨韧带限制了"鼻唇沟"或前下面颊部位在衰老过程中向下和向前松垂，因此，形成了局部堆起。

面部异体材料填充的手术步骤

选择理想的面部植入物

植入物的解剖形状是形成面部轮廓美观的关键因素，在实践中，合适的植入物其潜在的移动和错位是很小的。理想的假体应该是容易植入、植入后不可触及、必要时易更换、可塑性强、舒适性好、组织相容性好、不易被感染及外科医生容易塑形的假体。

平滑的硅胶假体置放在骨面上后将迅速被纤维囊膜固定并形成安全的包围。由于这将形成一个界限清楚的空间，他们可以随时被取出，必要时可更换。另一方面，多孔植入物允许组织长入，高密度多孔聚乙烯如 Medpor、有孔植入物和聚酯材料包裹的植入物存在发生率较低，但具有持续性、临床上可预测的感染（Carboni、Gasparini 等，2002 年）。由于死骨形成及其与局部组织的相互影响，更换或修改它们也变得更加困难。对此可能最恰当的认识是，当被覆组织薄弱时，高密度多孔聚乙烯（Medpor）更容易被排除。（Sevin, Askar 等，2000 年）。

通过对比发现，硅胶植入物能够抵抗炎症，即便是严重化脓也不必取出，而多孔植入物一旦出现感染则必须取出。

近年来，解剖型面部移植假体的成功研制在很大程度上是由于其适应面部骨骼形态。生产出来的假体背面精确的塑形适合面部骨骼形状，假体形状的演变适应了面部尺寸，有效地减少了术后假体的移动和错位。

廓（图 78.12）。

下颌骨前段的区域解剖

隆颏技术通过在颏中间部位放置假体可以改变颏的大小和形状，以提供更多的侧面和后面观的颏部轮廓形态。传统的椭圆形颏部植入体通常被置于颏孔之间，这种置入往往使颏部呈圆形、中央突起而缺乏魅力（图 78.13）。此外，由于传统隆颏手术中颏肌的位移可能导致上覆软组织和肌肉组织向下移位，从而产生难看的"巫婆下巴"或"下垂下巴"。邻近颏部组织的堆积和下垂，形成了假体外侧面颊的"皱褶"或下颌前部位的软组织沟回。

因此，要实现颏部的自然隆起，必须考虑"前下颌骨区域"，这个区域可以分为 4 个解剖功能区（Terino，2002 年）（图 78.14）。

扩展前下颌骨区域至下颌水平支的中部，该区的斜线便于外科医生确定下颌骨中外侧区域（ML），增强该区域的同时隆起颏部中央，形成一个自然的颏 - 颌线

第78章 相容性材料全颜面填充术

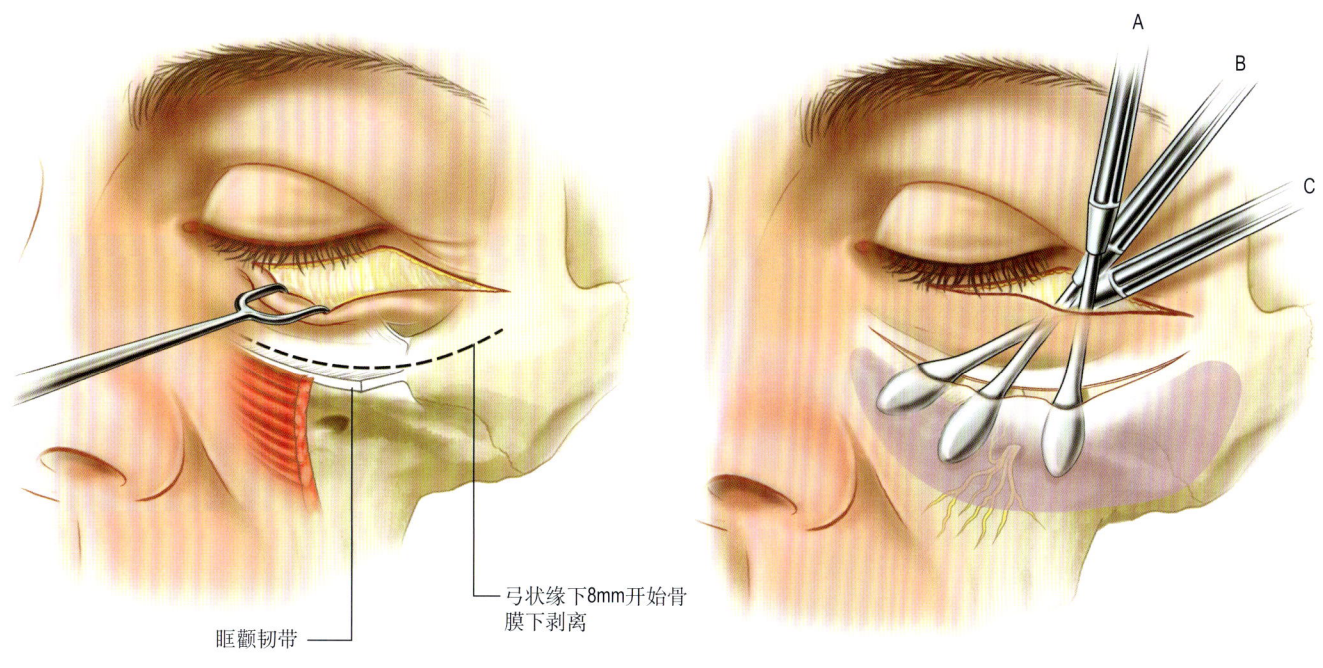

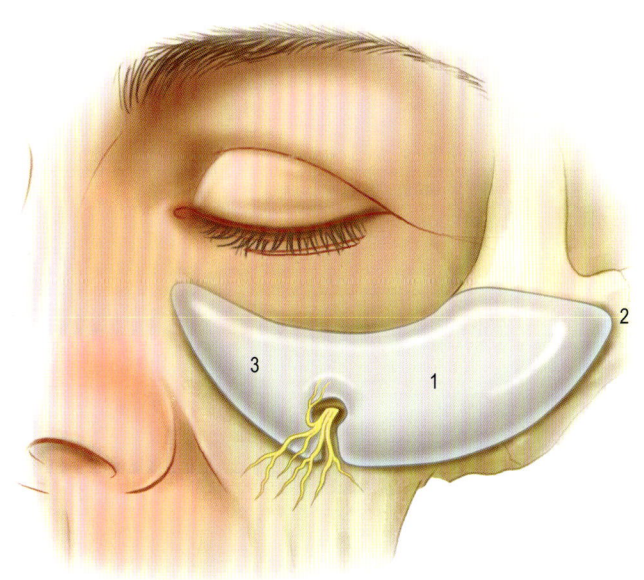

眶颧韧带
弓状缘下8mm开始骨膜下剥离

图 78.11 新的眶下泪槽 - 颧种植体及嵌入眶下神经周围的技术。

解剖型面部假体的第二个优势是增加了可塑性和弹性，可插入到更小的腔穴。随着较大假体的广泛使用，这两个特点显得更加重要，如果颧骨或下颌骨需要增大，通常需要 10～20cm² 的假体。

将硅胶假体修饰为大小合适、光滑连续的形状后手术操作就可以轻松地完成。术中遇到组织阻挡，不易操作时，外科医生可利用硅胶假体的可塑性和弹性完成手术，因为硅胶假体可通过挤压或改变形态而适应狭小的空间，这样既不用剥离更大的面积而损伤神经，假体的轮廓也不会改变。

术前计划

术前的手术计划是所有整形外科成功实施的极为重要的一步。对于美容手术，这种计划必须包括准确地与患者沟通，完全了解他们的看法和期望。传统的年轻化手术，与患者的沟通相对简单些。他们希望尽可能恢复年轻的轮廓和面貌。因为随着岁月的流逝，衰老在面部的软组织轮廓上逐渐显现，通过传统的面

843

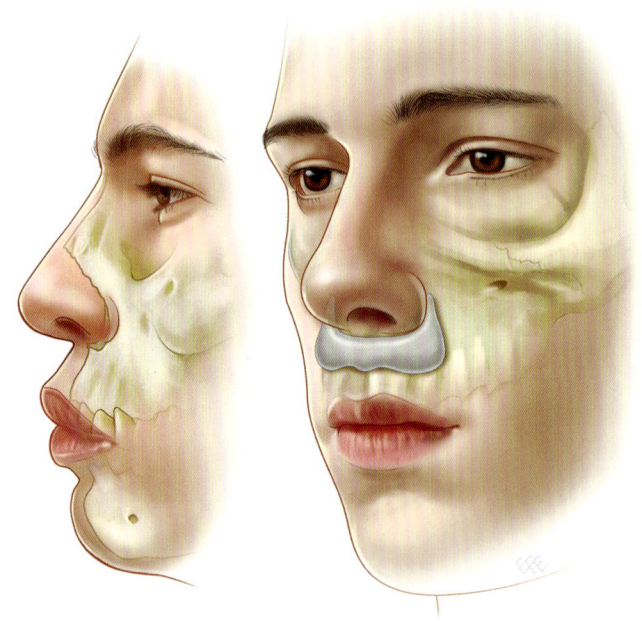

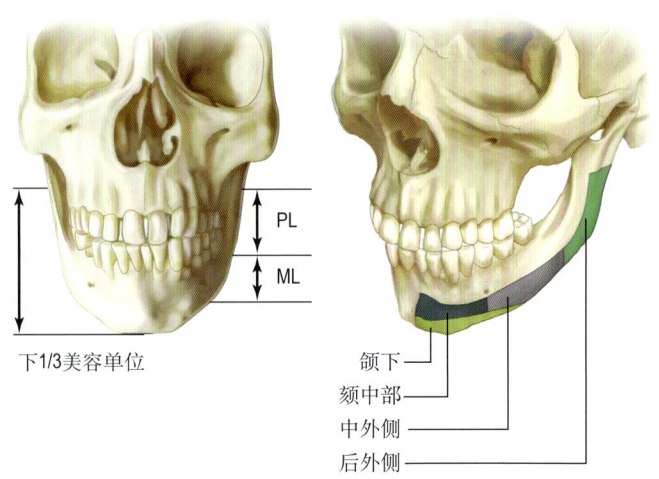

图 78.12　显示经过设计后适应梨状孔周围植入的假体，矫正患者上颌骨前段后移畸形的两例患者。

PL
ML
下1/3美容单位
颌下
颏中部
中外侧
后外侧

图 78.14　前下颌骨区域有 4 个特定解剖区需要隆起，以改善下颌面部的轮廓。

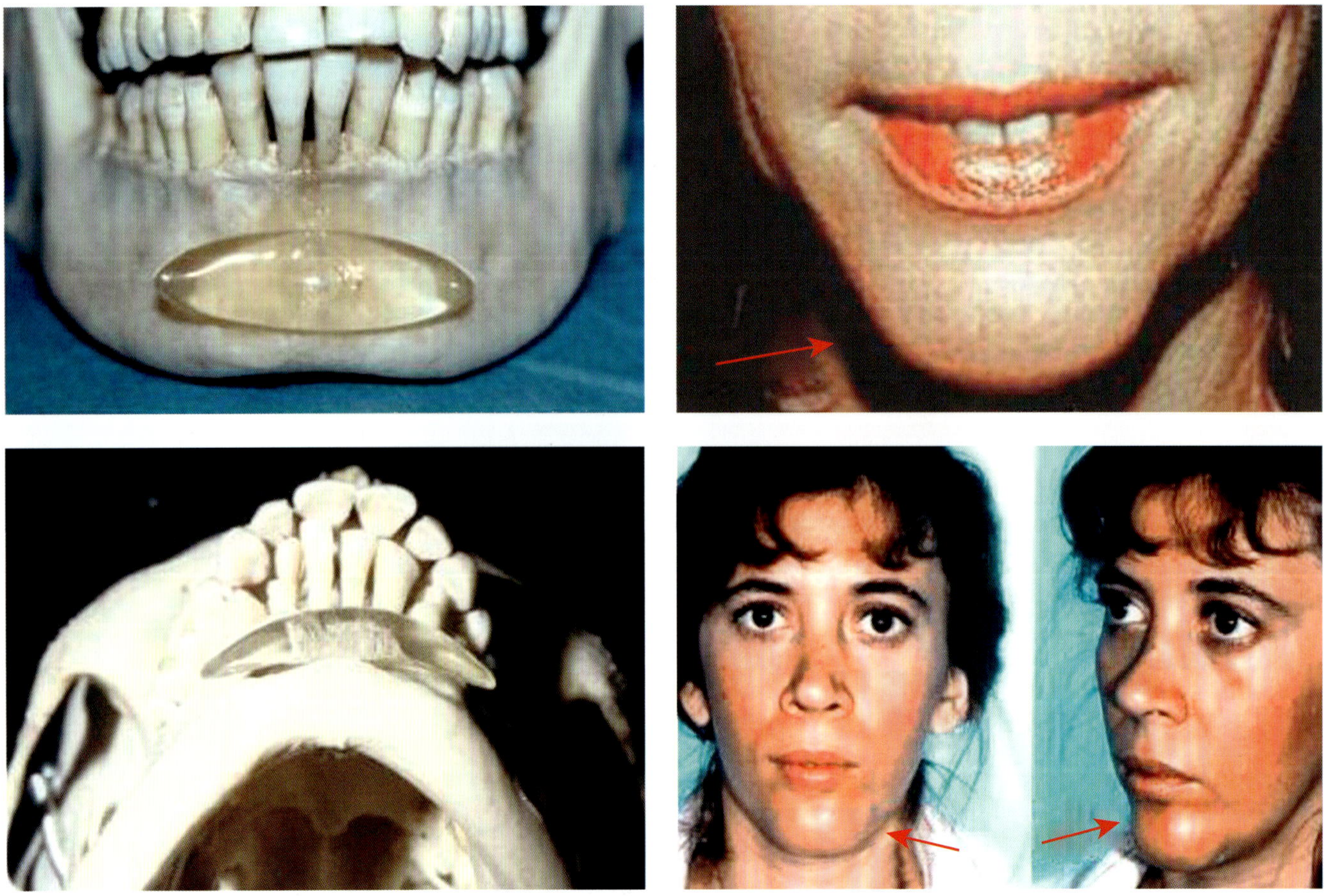

图 78.13　在下颌中央、颏孔之间植入假体的传统技术，往往会产生异常的，缺乏吸引力的中央圆形突起。

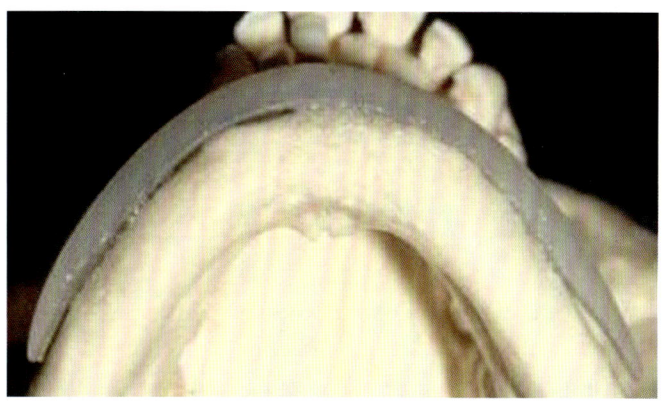 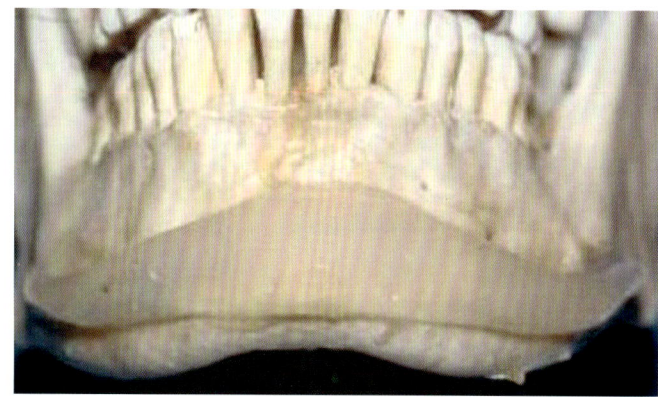

图 78.15　按照解剖轮廓设计的移植体像手套一样适合其后方的下颌骨表面。

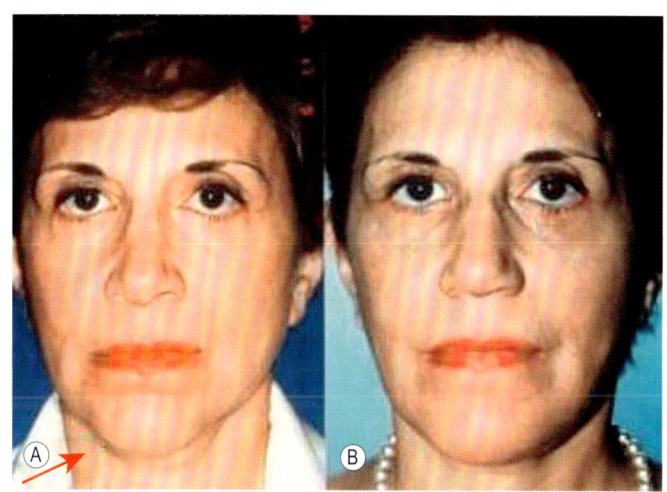 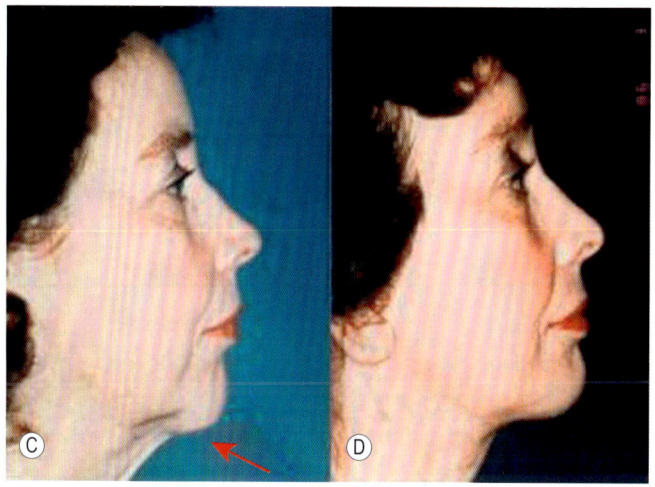

图 78.16　传统的颏部中央假体植入形成的轮廓异常可通过作者设计的扩展型解剖假体植入进行矫正。

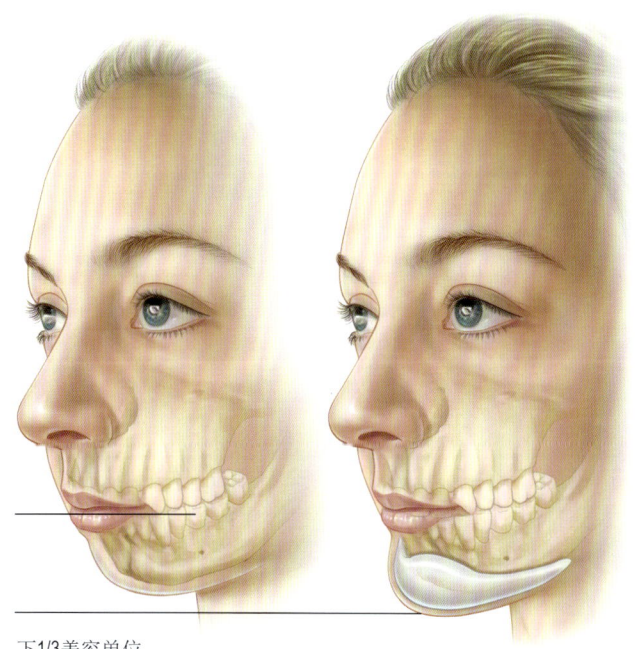

下1/3美容单位

图 78.17　下颌下移植体将面部垂直延长了 4 mm，前后径也增加了 4 mm。

部美容技术，进行他们可接受的组织重新定位和收紧后，确实能够产生可见的年轻化效果。

已出现的改变面部轮廓和面部隆起的手术是一个超常规的技术，必要时可以改变患者的遗传学解剖结构特点。通过面部假体植入手术，患者的视觉和感知形象可以得到很大的改观，获得持久的轮廓变化。

虽然目前从审美角度不断建立测量的骨骼参数，但即使对最有经验的医生来说，形成精确的面部轮廓仍然是一个很大的挑战。因此，当外科医生试图应用异体材料改变面部轮廓时，最重要的是知道患者所期望的面部形态，医生可以让患者用自己的照片进行修改，或提供包括从时尚杂志或其他来源找到他们所喜欢的面部轮廓的例子，这些例子与他们的面部轮廓类似，但却在相关的骨骼部位更具有吸引力（图 78.19）。虽然这点可能与标准的教科书不一致，但却为理解患者的期望提供了宝贵的见解并能在视觉形态上展开讨论。大多数患者对他们所希望得到的面部轮廓有非常清晰的想法。如果患者不能清晰地提出所希望得到的

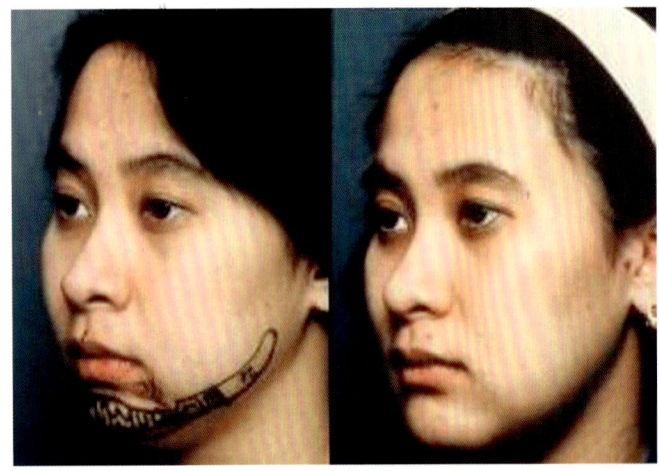

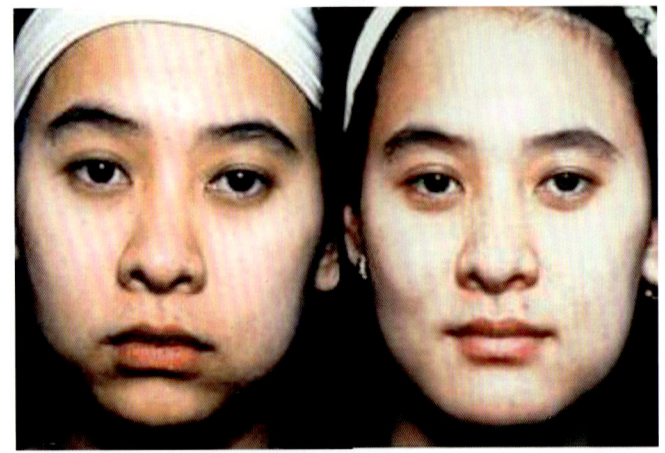

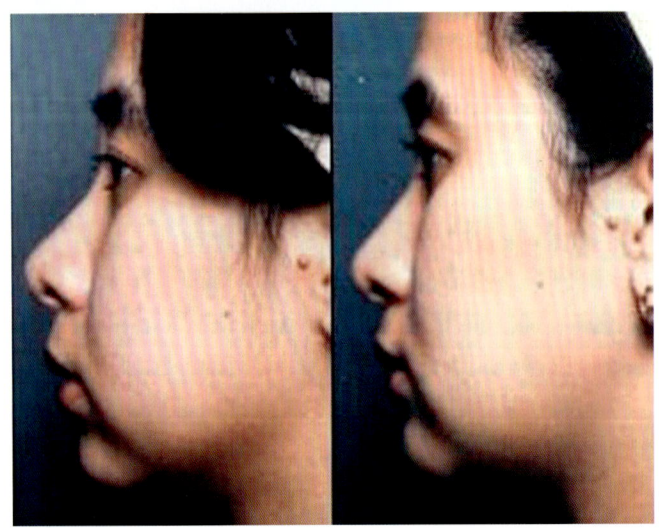

图78.18 一个21岁亚洲女性术前和术后的照片，通过植入下颌下假体改善了其面部下1/3的短小，达到了美容的效果。

表78.1 手术治疗方案。前下颌骨增大：区域（节段性）容量不足

区域	移植体*（取决于面部的大小）
中央颏部（CM）	解剖或样式Ⅰ和Ⅱ 4～9mm
后外侧（PL）	下颌骨 角植入物 8～12mm 侧向突出
侧面中央（ML）	假体侧条 4～6mm 扩大侧下颚线
下颌骨下（SM）	垂直延伸植入物 4mm植入物 前下延伸

* IMPLANTECH 公司 - Ventura, California.

对患者的术后外观至关重要。与患者反复沟通的目的就是确定术后最终的理想的形态效果。手术当天早晨，对手术部位进行充分地标记并进行面部测量，再次与患者讨论手术细节。最后，术前标记出患者面部相关区域的解剖和结构后，就为手术解剖和假体植入提供了精确的指导（图78.20）。

技术操作的注意点

关于手术技术，笔者提出以下建议：

1. 将假体直接放置于骨骼及骨膜上，这样，假体与骨骼贴合形成一个稳固、可靠地附着，不会出现面部解剖型假体发生包膜挛缩的情况。
2. 轻柔地从颧骨或前下颌骨区分离软组织，操作须小心。当局部麻醉剂充分渗透，形成了较易分离的组织平面时就无需用力操作，以免造成组织创伤，过度的创伤可能会产生颏神经损伤，其症状或短暂或较长，但很少呈永久性损伤。颧肌、眼轮匝肌甚至额肌轻度瘫痪或瘫痪也有可能出现。作者超过3500例下颌植入手术从未发生过永久性颏神经损伤。
3. 在颧骨或前下颌区分离要形成足够的空间，使所选择的假体能够保持适度的贴合。骨骼周围软组织的分离要应用钝性分离，操作越轻柔越好，避免造成损伤。解剖型假体的轮廓和大小与骨骼表面贴合合适，术后假体底部很快固定在骨表面，因此植入后很少发生假体错位或移位。
4. 全身麻醉联合局部麻醉可以减少术区出血，干净

面部轮廓时，手术效果通常不容易使其满意。对于选择性手术，目标不清楚时外科医生不能进行手术，尤其是当患者对自己的要求模糊不清时。总体而言，作者认为：计算机成像技术在面部轮廓成形手术的术前计划和与患者的沟通方面是不可缺少的。

通过与患者沟通，确定所需填充的解剖区域，这

第78章 相容性材料全颜面填充术

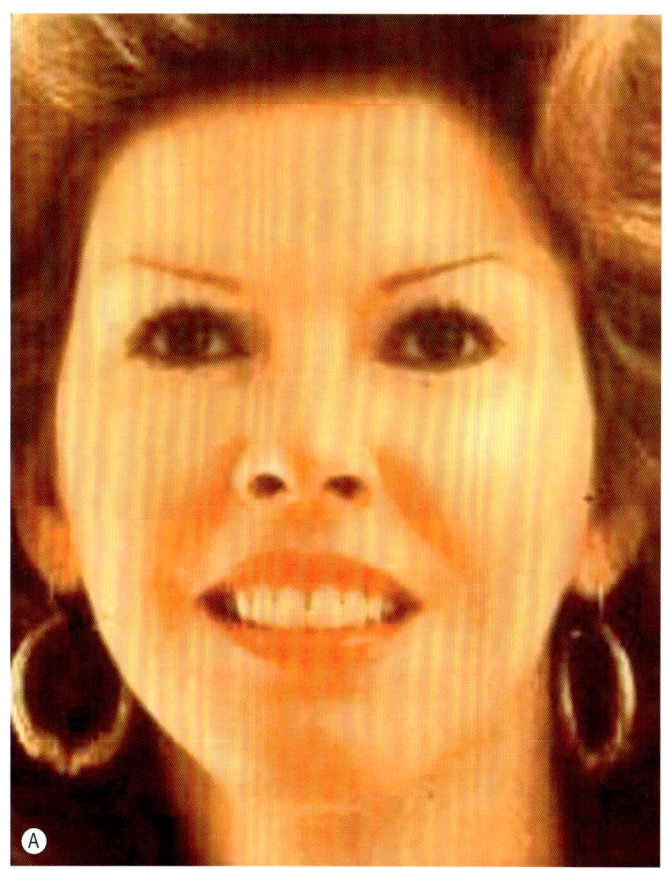

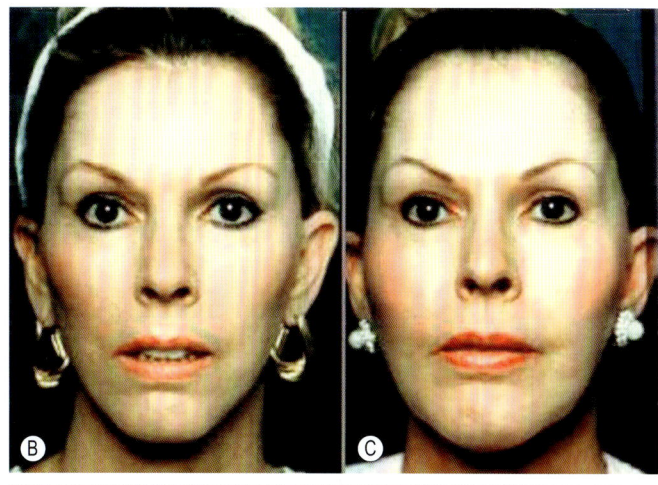

图78.19 所有患者都希望恢复他们年轻时丰满的面部形态，这些可以通过异体材料全面部填充实现。我们要求患者带来自己更多的年轻时的照片，尽量恢复其年轻时的"理想形态"。

的术野对于清楚地暴露、精确地分离和可靠地放置假体非常重要。而这三点对于避免出现潜在的血肿、血清肿、感染、假体不准确放置和神经损伤情况亦至关重要。局部麻醉应用含1:800 000肾上腺素的0.2%利多卡因稀释溶液。收缩压维持在90～110mmHg，术前口服0.2mg可乐定，也有助于稳定患者血压和脉搏等血流动力学变化，减少出血情况。

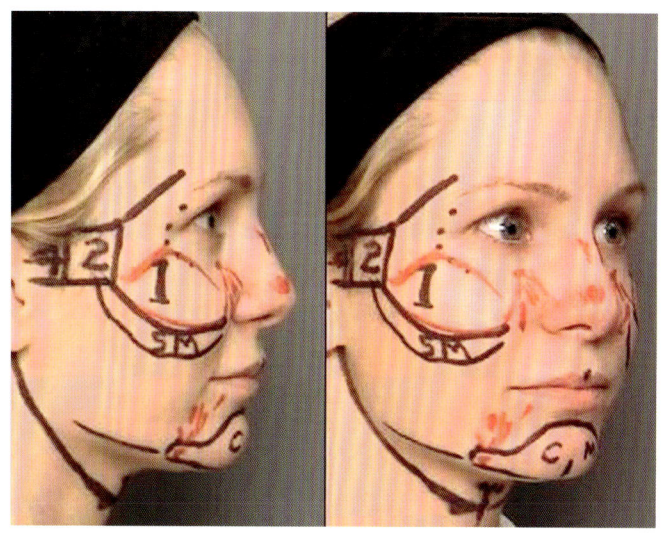

图78.20 手术当天早晨标记出患者面部所有解剖分区和骨骼结构。

表78.2 麻醉相关情况

异体材料填充面部轮廓的理想麻醉方案如下：
1. 全身麻醉
   A. 维持收缩压在90～100mmHg
   B. 术前口服0.2mg可乐定
2. 局部麻醉
   A. 0.2%利多卡因溶液
   B. 1:800 000肾上腺素
   C. 颧骨或前下颌骨空间大量的组织浸润（每侧20～30mg）

技术要点

进入颧骨、颧下区域的手术路径有如下几种：（1）口内入路；（2）经下眼睑成形术（睑缘下）入路；（3）经面部除皱切口入路；（4）颧颞部入路；（5）经头皮冠状切口入路；（6）经眼结膜切口入路。口内路径一直是传统的和最常用的手术入路，适用于填充中面部和上颌骨颧骨。作者使用的是L型切口，有1cm的拐脚，仅切开黏膜，沿垂直倾斜的方向，切口位于上颌骨前壁，略高于尖牙并位于腮腺导管孔内侧约2.5cm。

应用一个1cm宽的铲形剥离器，直接在骨膜下和口轮匝肌下，于颊龈沟上端上颌骨前壁向上垂直进行剥离。剥离器保持在骨面，斜向上指向颧骨隆突，剥离覆盖其上的软组织。剥离器应始终沿着隆起的颧骨和颧弓下界骨缘进行剥离（图78.21）。

用手触摸颧骨皮肤处作好标记的带状区域，同时用剥离器将组织与骨剥离。当剥离器剥离该区域骨膜下空间时用手触摸眶缘和颧骨上下缘（图78.22）。

通过轻质的Aufricht光纤拉钩证实解剖分离腔隙。

847

一旦剥离达到骨的边缘部位，就要应用圆钝的铲状剥离器，进一步扩展剥离空间，不要用锐性剥离器用力剥离以免损伤软组织。

不要直接剥离进入眶下神经区域，侧向进入眶下孔以下区域，小心刮除并进行骨膜下分离，直到直视下神经在眶下孔处可见为止，这对眶下区泪槽处放置假体非常重要。使用抗生素溶液反复冲洗（杆菌肽，50 000U/L 或头孢唑啉生理盐水溶液 1g/L）。

一旦组织被剥离，用长弯齿状血管钳横夹假体上端，将假体植入颧骨部位的隧道中，采用两个 10 英寸（1 英寸 = 2.54 厘米）的缝针和 2-0 聚丙烯缝线在颞部由里向外进行缝合，然后将缝线固定在软组织上。如果假体出现压曲，可用俄罗斯钳联合铲状骨膜剥离器调整假体位置，操作中可以采用光纤牵引器或其他光

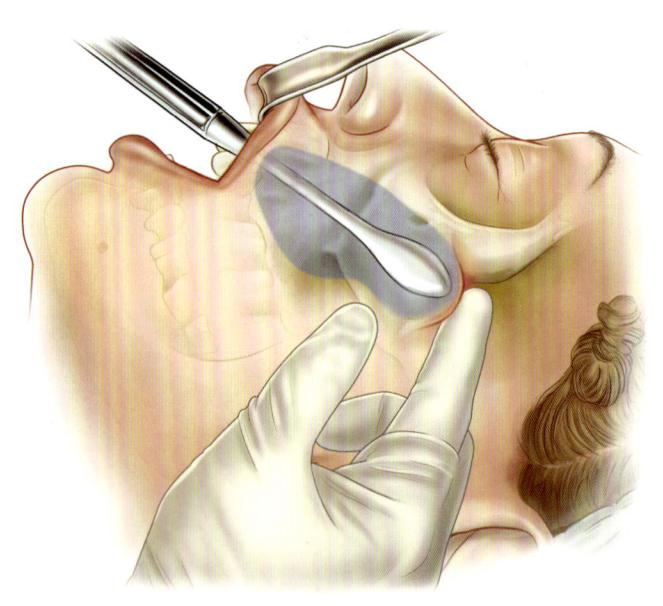

图 78.22　插图显示以手作为指引，在之前标记的颧骨解剖区进行剥离，形成一个精确的骨膜下颧骨假体放置空间。

学仪器探明内部解剖，确认假体植入位置是否正确。

在颧骨下区域，软组织在下侧和外侧逐渐变成了白色、光滑、发亮的咬肌筋膜，根据所希望的填充后的颊部形态和相关的假体大小，通过口内切口切开颧骨下 1～2cm 后完成颊部假体的植入。好的麻醉技术可以使局部骨骼和肌肉暴露良好。通过暴露可以使假体准确植入区域 1、2、5(SM5)，有利于外科医生用铲状剥离器上下夹住假体以确保假体边缘或假体的颧骨延伸部没有卷曲，虽然实施此操作时无须眶下神经直视，但必要时直视眶下神经也是相对容易的。当眶下植入假体时需要直视眶下神经，以免造成局部损伤。

下眼睑手术路径

标准的下眼睑路径，是在下眼睑睫毛下 3mm 处行横向的切口，并横向延伸至外眦处，避免外眦处有明显的瘢痕，这种方法可单独使用或与传统的眼睑成形术联合使用进行颧骨假体的植入。单独使用进行假体植入时，切口应限制为 10～15mm，切口设计在下眼睑中央至外侧区的 2/3 位置（图 78.23），但要向下方剥离，为假体提供一个可靠的放置位置。

泪槽假体植入可以选择经外部下眼睑切口，或经联合切口，或经口内切口放置。泪槽假体需切除一部分使其能够包围眶下神经主干。必要时，可以缝合 1～2 针，将假体固定到眼轮匝肌的中央或眶下缘。

选择下眼睑手术入路的最大好处是提供了正确的定位机会，因为外科医生能够直接观察假体与眶下缘

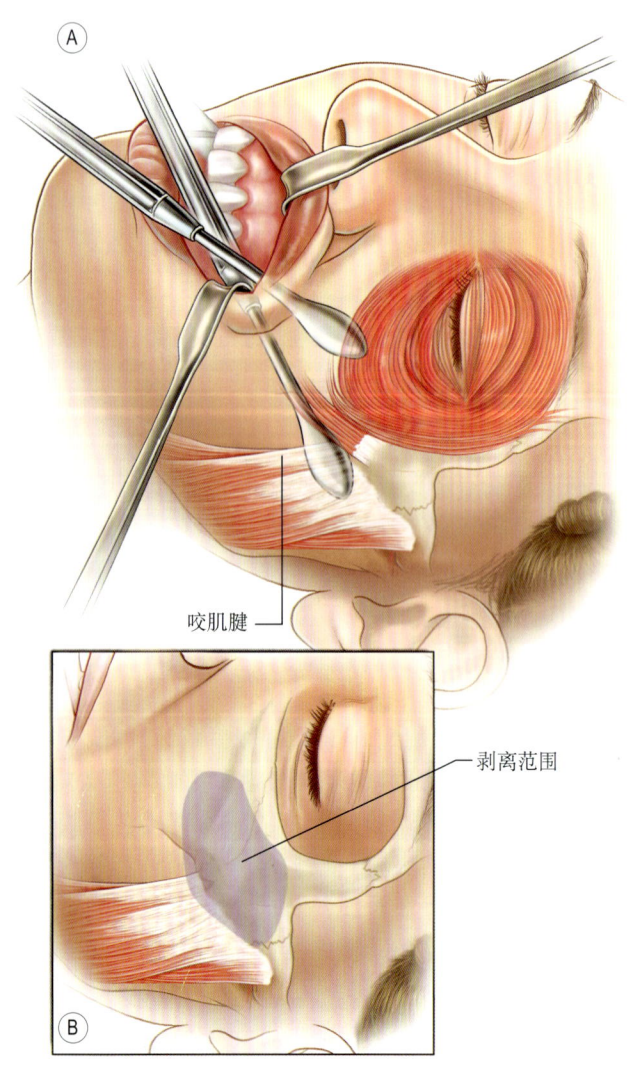

图 78.21　沿口内路径进行颧骨填充，切开一个斜向和水平的 1.5 cm 切口，在上颌骨前壁仅切开黏膜，通过切口下缘在肌肉下向上，始终在骨面和骨膜下剥离。

第78章 相容性材料全颜面填充术

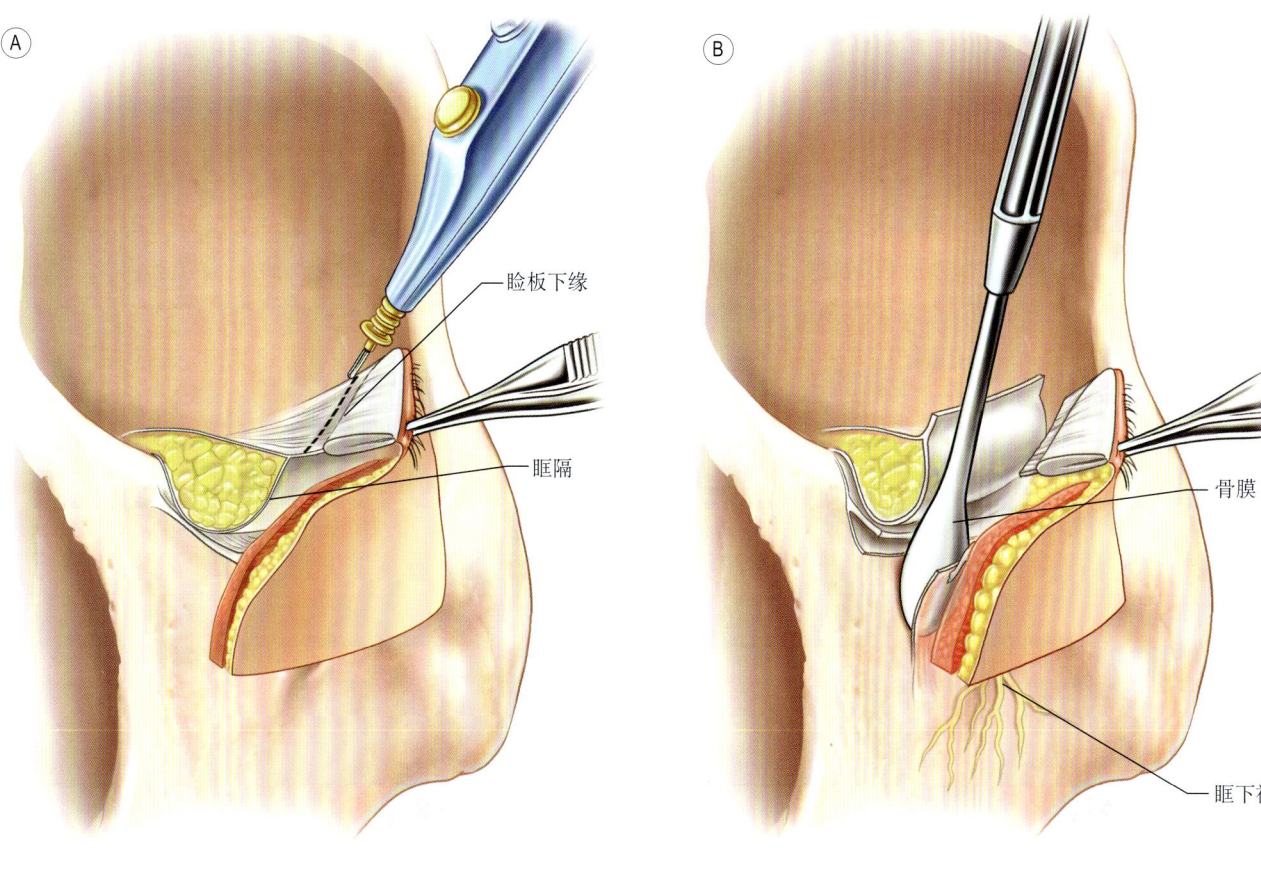

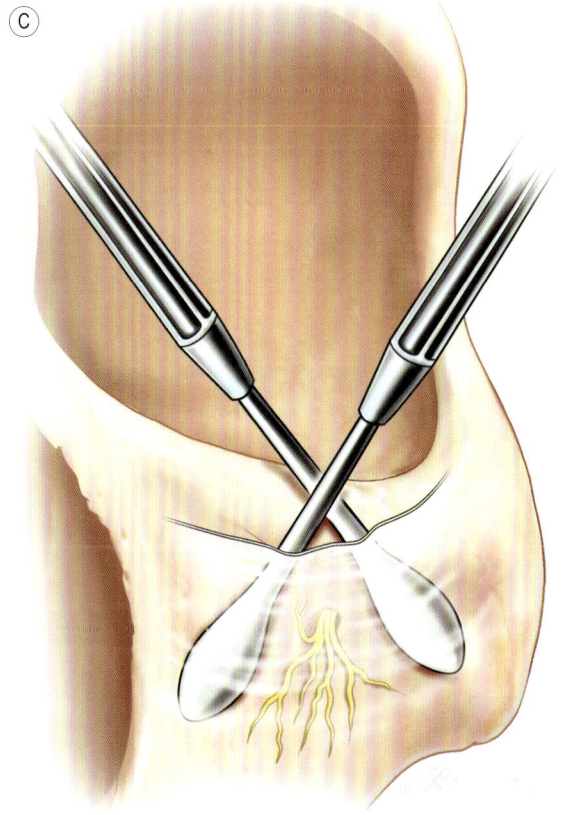

图 78.23 下眼睑切口通过皮肤肌瓣剥离到下眶骨边缘，切透骨膜向下分离，将 SOOF 假体放置至眶骨缘以下 4mm 的位置。

的关系。

除皱术路径

颧骨1区是切开浅表肌肉腱膜系统（SMAS）进入颧区，该区域没有知名的面神经分支，一旦除皱区域皮瓣超过1区和2区，在颧骨位置上使用一个小而锐利的剥离器就可穿透SMAS，直接进入颧骨空间的顶部。此操作在颧肌的内侧或外侧穿过即可完成。面神经通向额肌的分支走行更靠近颧弓中1/3的上方，而且支配眼轮匝肌的分支更为表浅。通过平行于面神经纤维的横向孔径进行切开，神经损伤的风险就会减小。重要的是要沿颧弓向后方进行剥离形成足够大的空腔，使颧假体能舒适、准确地放置，没有压曲的尾端。

除皱切口放置颧骨假体有两个优点：（1）这种切口无菌，便于进入颧骨腔隙；（2）提供直观的观察，便于触摸以准确放置假体。但我们通常并不使用这种手术入路。

下颌骨前部填充技术

如果将中央放置的假体延伸到侧面中央和后外侧区，需要沿下颌骨下缘边界剥离进入颏神经后侧的"安全区"。颏孔周围有一个显著的缢痕和粘连在骨上的组织，即所谓的下颌韧带。一旦这些被释放，分离后外侧区就会很容易。

尽管通过填充下颌骨中央区进行美容的手术已经进行了50年（(Millard，1954年)，整形外科医生对手术改善鼻与下颏侧面的关系也有了一定的了解。但直到近30年，该技术才被发展成用设计的解剖型假体来增强整个前下颌骨区，隆起中央颏的同时扩大延伸至更广泛的下颌骨表面区域。这些技术也使人们有可能改变中央侧面和下颌骨后部外观的形状和大小，甚至延长下颌骨下段的垂线距离。

经标准口内路径或颏下路径均可进入前下颌骨空间（图78.24）。经口腔外颏下路径时，医生通常需要在颏下及下颌下部进行额外的手术操作，如吸脂和收紧颈阔肌轮廓。

两种方法均采用横向的2cm切口。口内横切口仅切开黏膜，然后通过中线垂直分离颏肌，避免损伤肌腹，避免从骨骼起源处全部分离（图78.25）。该切口向下直达骨平面，与传统的横断肌肉的方法比较，可避免术后发生肌肉弱化。

坚持骨膜下分离的原则，将肌肉附着点沿下颌骨下缘分离，该区域不会影响颏神经。面神经（VII）下颌分支在下颌骨的中外份之间由前穿过下颌骨。因此，应避免损伤被覆在下颌骨前段上的软组织。颏神经和颏孔在数量和位置上可发生变化，所报道的解剖变异包括在少数个体下颌骨中线上有多个1.5～4.5cm的孔，颏孔的骨性形态引导颏神经向上穿入下唇。因此，在颏孔以下沿着下颌骨下缘解剖，可将神经损伤降至最低。

在一次手术中，一名资深医生无意中将前下颌骨假体植入了高于双侧颏神经的位置。其直接结果是颏神经压迫导致下唇麻痹，由于同时进行了除皱术及睑成形术，掩盖了下唇麻痹症状，直到肿胀消退后才发现此症状，术后第九天再次手术将假体重新植入到颏神经以下的位置，解除了神经压迫症状。术后10～14

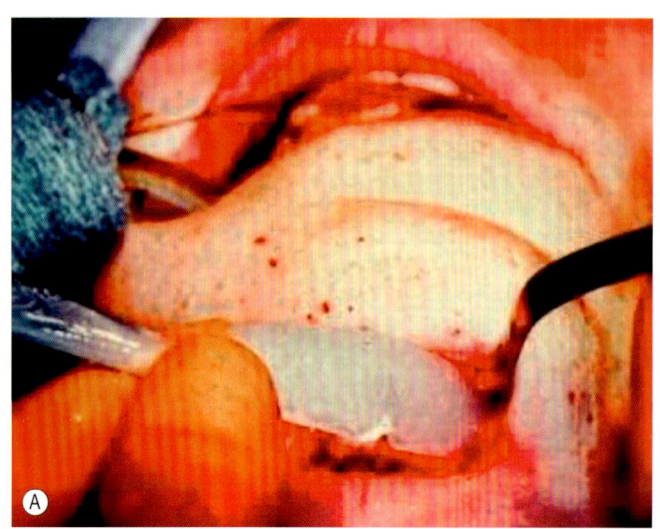 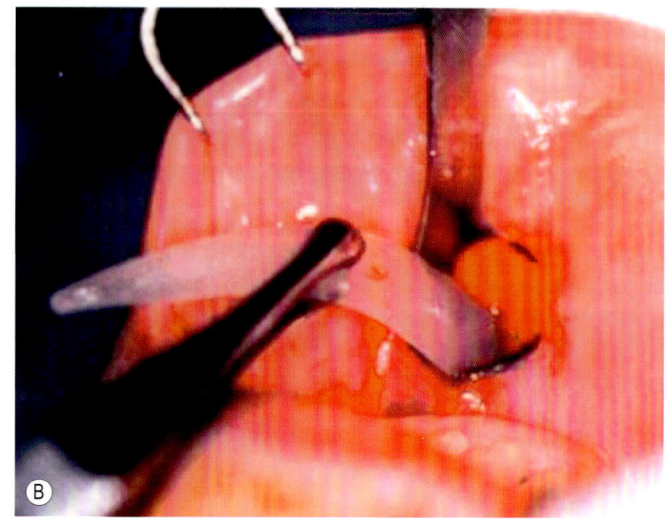

图78.24　手术经颏下路径（A）和口内路径（B）放置延长的解剖型颏部假体的示意图。

部隆起颏正中区域和下颌支中部后侧区域。

许多作者表示，通过应用光导纤维技术可确保颏神经的完整性并易于调整其下方假体的位置。一种窄的、有韧性的牵拉器被用于分开软组织，便于将假体通过分离的软组织隧道进行放置。为了在颏部放置一个加长的下颌假体，必须剥离一条比假体长的组织空间或隧道，之后将假体从颏部正中切口插入到一侧隧道内，并在其中进行折叠后再将假体的另一端顺利插入隧道的另一侧。仔细触摸假体的正面和侧面位置，细心观察假体的中央标志，确保将此标志置于颏部中间的突起，以准确放置假体。

通过后外侧切口放置后外侧假体，后外侧切口是横向的，邻近下颌角，位于下颌角前约 1.5～2cm 处。直接剥离咬肌下的骨膜，形成放置假体的适当空间（图78.26），应用弯剥离器于下颌角区的升支后面进行剥离，通过这种方式，保证假体与下颌角的角度相适应，才能确保假体的准确放置（图 78.27 和图 78.28）。对于所有的面部假体植入切口，要分别关闭肌肉和黏膜两层组织。

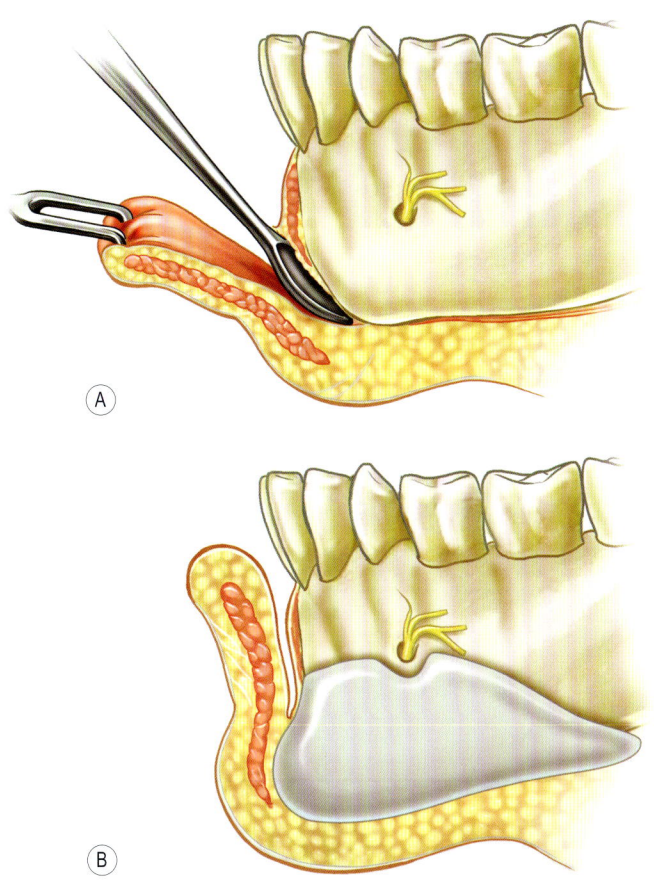

图 78.25 显示了在两侧颏神经之间进行骨膜下剥离，直到下颌骨中央的下缘，以及位于颏神经下方扩大的解剖型假体所植入的位置。

天时易于将假体重新放置。根据伤口愈合理论，伤口愈合加快、张力增强在手术后 14～21 天，在此之前较易重新进入前下颌骨或颧骨空间，更换或重新植入假体。

假体隆颏或应用假体填充整个下颌骨后，颏神经分布区域内小范围或大范围的感觉迟钝和感觉异常并不常见，这种症状往往是暂时的，一般持续 4～6 周左右。

临床上，压迫颏神经症状的出现与外科医生植入假体过程中出现的困难似乎存在必然的联系，但与假体的大小和形状却并无关系。伸长的特殊形状的解剖型假体由于在设计上存在沟槽以防止压迫颏神经，颏孔的正常位置在距下颌下缘上方 8～10mm 的位置，这些假体也考虑到了颏孔的正常变异而进行了相应的调整，因此很安全。

在颏神经后做额外切口可准确放置延长至下颌支中区或后区的假体。在第一磨牙前方颊黏膜处作 3cm 水平切口直接穿过肌肉至下颌骨，使下方的区域易于剥离暴露。这一切口有助于准确放置下颌角假体，同时还有助于定位其他假体的后缘，该假体可同时从前

术后护理

面部假体植入术后的护理非常简单。围术期口服抗生素。截至目前，首选头孢菌素。术前 1g 头孢唑啉，由麻醉医师静脉注入。术中静脉给予 10mg 地卡特隆以减轻术后水肿。术后口服美卓乐 5 天，量递减。术后第一个 12 小时，中面部和前下颌骨手术区间歇性冷敷。不用绷带，不需要拆除口内及口外皮内缝线。术后 10 天进软食。强烈建议患者 45°半卧位至少 1 周。4 周内禁止剧烈运动，4 周后方可自由活动。

并发症

使用异体材料假体的缺点主要为以下几种：

1. 可能的严重感染。尤其对于多孔材料，当有纤维组织渗入或有死骨片时增加了取出的难度。
2. 形态不良：如假体形状不好、尺寸或位置不对时会影响容貌。
3. 在置入或取出假体时，由于操作不当可能造成面部神经和肌肉的损伤。
4. 经口内入路的并发症包括损伤眶下神经引起的感觉迟钝或口轮匝肌损伤引起的运动功能障碍，神经症状可能是由切开时唇部神经小分支被离断或直接损伤主要神经束或压迫神经所致，但这些并

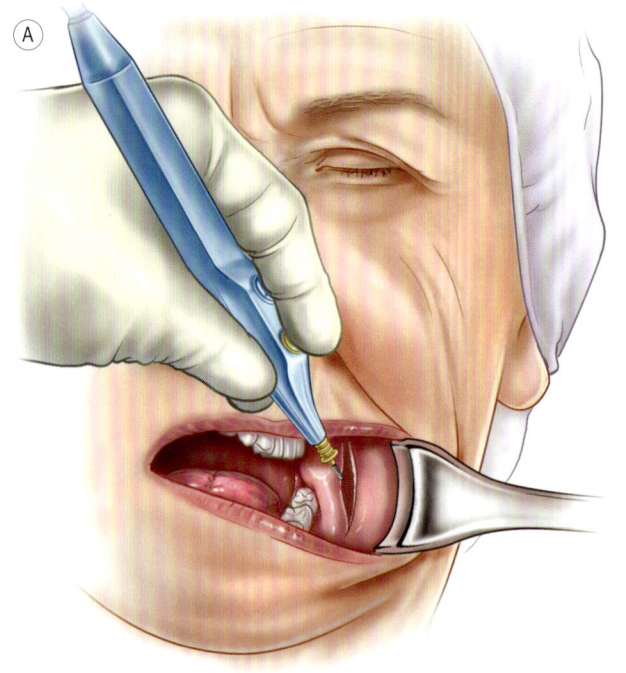

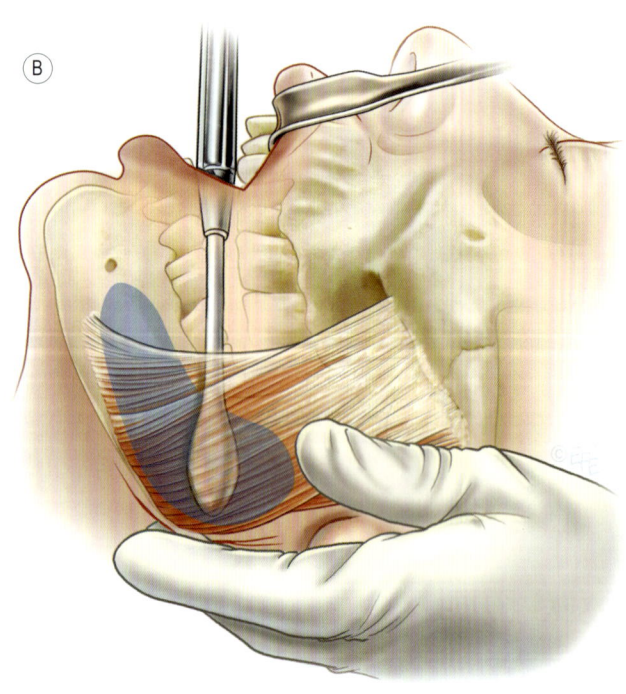

图 78.26 显示位于磨牙后方 3 cm 内的切口，在骨膜下形成一个空腔，将咬肌腱从下颌角、下颌骨后缘和前方的水平边缘及下颌升支一起剥离。

响唇的抬高。

6. 在下眼睑剥离时，要注意避免损伤眶下神经，可在眶下缘的骨膜沿眶下缘向外侧做一个 3～4mm 的切口进行骨膜下分离，以避免发生粘连导致下睑外翻和挛缩。不要仅使用皮瓣分离，因为此项操作常发生皮肤皱缩，易使眼睑回缩和外翻。也可采用肌皮瓣，但不能损伤眼轮匝肌。

7. 过度肌肉损伤及血液进入眼睑组织可刺激下眼睑中层纤维化和挛缩而产生外翻。标准的外眦固定术可减少该并发症发生的可能性。皮肤和肌瓣切除时应保守，即进行最小量的切除或不切除，因为颧部软组织下假体植入产生的容积扩张所造成的额外牵张力也易导致睑外翻。

8. 切开时若离断了肌纤维不仅使伤口闭合困难，还可能造成肌肉薄弱点和颏肌松弛，从而引起颏下垂。颏肌群及颏软组织下垂，是文献中异体材料植入的最大争议点。事实上，中央下垂和"巫婆颏"畸形确实可能发生。这些问题若按前述的垂直入路、关闭时注意闭合颏肌都是可以避免的，颏肌很容易被拉伸以容纳扩展的解剖型假体。

9. 除了形成大的方形颏外，颏部中央型假体常常会形成颏部中间的局部隆起，使隆起侧后方面颊部出现"前下颊沟"或"扭曲颏"或"颏部过分下垂"的畸形外观。

发症比较罕见，如果术中完全遵循上文中的操作规范可以完全避免这些并发症。

5. 传统的横断颧肌的横切口可造成提上唇肌的创伤性离断，导致暂时或永久性肌肉功能损害，可影

第78章 相容性材料全颜面填充术

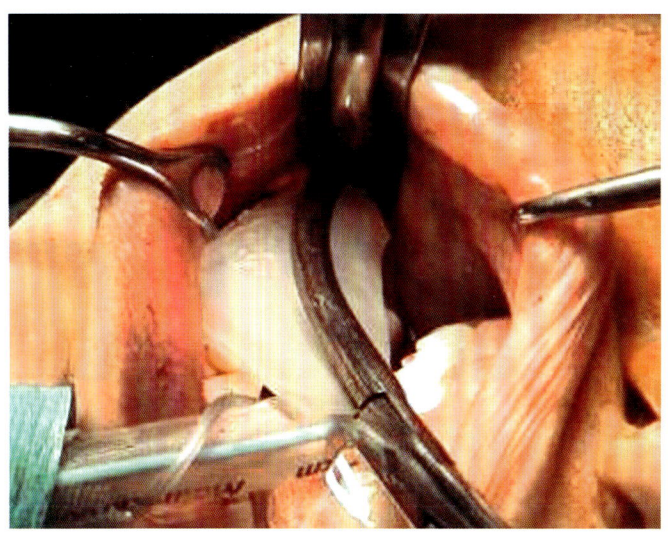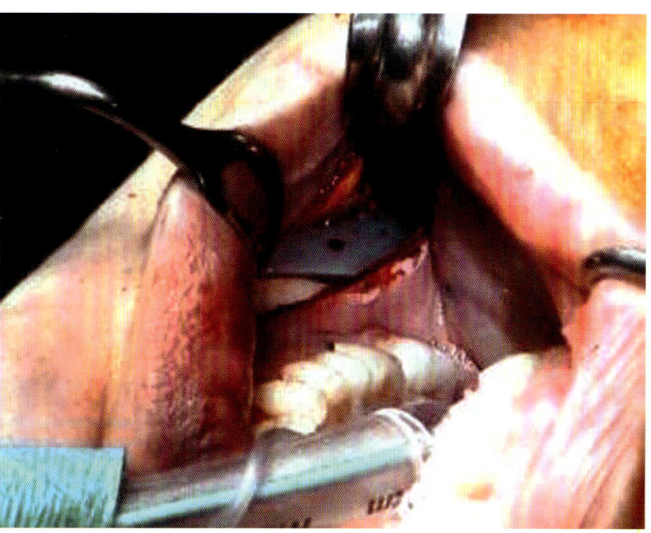

图 78.27　照片显示：用弯钳进行下颌角假体植入，假体被放置于下颌角和下颌骨升支的后上方。

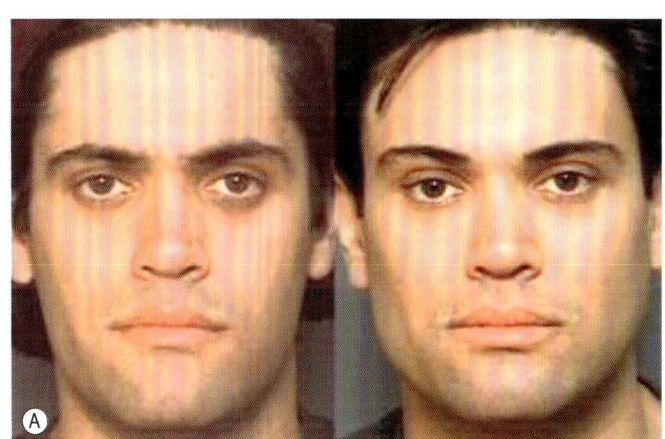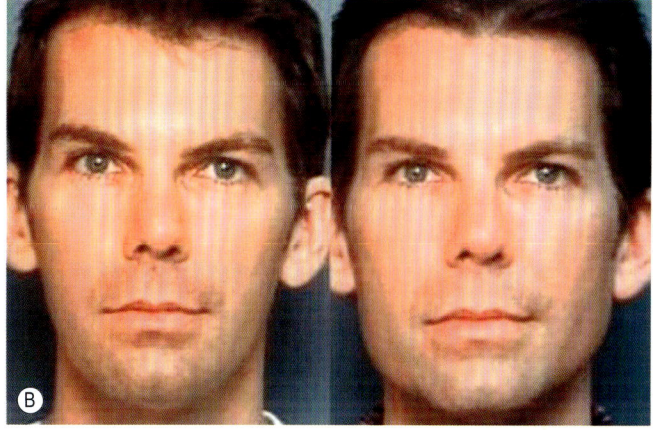

图 78.28　假体隆起下颌骨的案例。左侧患者为术前和隆下颌术后 6 个月的照片。右图为患者术前和隆下颌角术后 1 年的照片。

手术心得及教训

心得

- 由硅胶所致的感染和蜂窝织炎常可通过抗生素或必要时进行引流得以解决。
- 硅胶植入物植入后表面形成光滑的囊腔使其容易固定。再次更换时易于取出、插入或更换。
- 植入物直接放置于骨膜下或咬肌上，可能固定或移动，非骨膜下移植易于移动。
- 所有移植材料都可引起一定程度的骨重建或骨溶解，就50多年的经验来看，迄今没有报道假体引起牙齿损害的事件，只有因为假体植入位置过高引起牙根压迫的问题。
- 几乎所有的神经损伤都可随时间延长而逐渐恢复，完全离断和严重损伤除外。

教训

- 不与患者分析和讨论其既往存在的不对称性，不告知患者不可能完全矫正畸形的事实。
- 首次术后的17天至1年若进行再次手术、改进或矫正，会引起瘢痕收缩和（或）瘢痕增生从而诱发神经损伤。
- 术后6个月至1年各种肿胀基本消退前，认为植入物太大或偏离理想位置。
- 在骨膜下剥离的空间太大或太小。
- 在特殊部位进行剥离时粗暴用力。如在颏神经或眶下神经周围进行剥离，尤其是在颧骨下、中面部和颧骨区域、面神经主干及分支所在的区域剥离时用力过猛，试图向外侧或后部剥离更大的腔穴时都容易损伤神经。

（罗东升　谷延敏　译）

拓展阅读

Carboni A, Gasparini G, et al. Evaluation of homologous bone graft versus biomaterials in the aesthetic restoration of the middle third of the face. Minerva Chir 2002;57(3):283–287.

Gonzales-Ulloa M. [Selective regional plastic restoration by means of esthetic unities]. Rev Bras Cir 1957;33(6):527–533.

Guerrero-Santos J. The role of the platysma muscle in rhytidoplasty. Clin Plast Surg 1978;5(1):29–49.

Hinderer UT. Malar implants for improvement of the facial appearance. Plast Reconstr Surg 1975;56(2):157–165.

Millard DR, Jr. Chin implants. Plast Reconstr Surg 1954;13(1):70–74.

Rubin LR, Walden RH. A seven year evaluation of polyethylene in facial reconstructive surgery. Plast Reconstr Surg 1955;16(5):392–407.

Sevin K, Askar I, et al. Exposure of high-density porous polyethylene (Medpor) used for contour restoration and treatment. Br J Oral Maxillofac Surg 2000;38(1): 44–49.

Terino EO. Alloplastic facial contouring: surgery of the fourth plane. Aesthet Plast Surg 1992;16(3):195–212.

Terino EO. Three-dimensional facial contouring: alloplastic augmentation of the lateral mandible. Facial Plast Surg Clin North Am 2002;10(3):249–264.

Tessier P. The definitive plastic surgical treatment of the severe facial deformities of craniofacial dysostosis. Crouzon's and Apert's diseases. Plast Reconstr Surg 1971;48(5):419–442.

第13部分：皮肤和面部舒平

第79章

化学剥脱术和磨削术

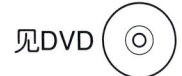见DVD

John A. Perrotti 和 Thomas J. Baker

历史

化学剥脱术最初在20世纪40年代末由非专业医生进行，磨削术发展于20世纪50年代。整形外科和皮肤科均有关于这些技术的早期文献报道。权威作者首先于1961年发表了此方面的文章。

表皮置换治疗皮肤表面的不规则，包括光化性损害、色素异常变化和老化相关的问题，如皱纹的变化。化学和机械方法都被用于皮肤重建术。基于损伤特点将治疗方法分为浅表、中度和深度。皮肤重建术产生可控性损伤，这种损伤必须有适当的深度，以治疗目的病变并实现预期的效果。不同的皮肤重建术产生类似的损伤和美容效果，适合不同类型的患者，可能会产生不同的并发症。皮肤重建术一直处于美容整形外科和新技术的尖端，并在持续发展中。

体格检查

- 皮肤类型是最重要的因素。基于日光暴露反应的 Fitzpatrick 分类（表79.1）将皮肤类型分为6型，较低的 Fitzpatrick 皮肤类型黑色素较少。一般来讲，肤色较深的患者治疗后色素沉着可能性大，而肤色较浅的患者治疗后色素减退的可能性大。
- 肤色（色素沉着的程度）取决于皮肤抵抗环境损伤的能力。
- 皮肤的厚度、毛孔和皮脂腺分泌物会影响预处理和治疗安全保证。
- 光化学损伤（光损伤）的程度和水平会影响治疗。
- 皱纹的深度和位置及重力改变必须加以考虑。
- 头发和眼睛颜色有助于评价皮肤重建术的患者。
- 痤疮瘢痕病史。
- 疱疹、伤口愈合不良、过敏和色素病史。

表79.1 Fitzpatrick皮肤分型

类型	颜色	日光暴露反应
I	白色	总是会灼伤、不会晒黑
II	白色	总是会灼伤、很难晒黑
III	白色	中等灼伤、中等晒黑
IV	中等棕色	很少灼伤、易晒黑
V	黑棕色	非常少灼伤、较易晒黑
VI	黑色	从不灼伤、较易晒黑

Data from Fitzpatrick TB. The validity and practicality of sunreactive skin types I through VI. Arch Dermatol 1988;124:869.

- 患者的生活方式和可接受的误工时间必须加以考虑。

解剖

皮肤分为三层：表皮、真皮和皮下脂肪组织。皮肤附属器结构包括毛囊、皮脂腺、外分泌汗腺和大汗腺，损伤至深部时这些腺体是伤口愈合所必需的。治愈的有效性和再生上皮化与附属器结构的数量相关，这些附属器的数量随着损伤深度的增加而减少。

最表层的皮肤部分是角质层，由未分层的角质细胞组成，主要作为一种保护屏障。此结构因为老化和光损伤会变得杂乱无章和松散。其余的各层表皮由新生细胞从表皮底部不断地向表面迁移。

真皮层较厚，由浅部的乳头层和深部的网状层组成。真皮位于表皮下，包含一个血管网、毛囊球、皮脂腺、大汗腺和外分泌汗腺。皮下组织位于真皮的深层。

皮肤的老化会影响表皮和真皮，并随日光的伤害而加重。表皮老化导致表皮增生、萎缩和不典型增生，表皮萎缩变平。真皮结缔组织随着网状真皮的减少进一步缩减。胶原纤维退化并变硬。胶原蛋白的数量减少会导致皮肤变薄。光受损皮肤的真皮弹性组织变性、硬化、弹性纤维退化。从表皮分离出的日光性弹性材料是一个薄带，主要由真皮的胶原蛋白组成，就是所谓的 Grenz 区。此外，老化造成真皮 - 表皮黑色素细胞乳头和黑色素减少。这些病理变化与临床表现相吻合，包括皱纹、松弛和色素的变化。皮肤重建术的目的就是扭转这些变化。

手术步骤

预处理有助于减少或避免不利的色素沉着。预处理包括对肤色较深的患者使用 0.05% 维 A 酸 2～6 周，每天 1 次，局部应用 4% 氢醌，每天 2 次，可以减少黑色素形成和色素沉着。α - 羟基酸联合维 A 酸可以帮助改善皮肤质地，提高皮肤重建的效果。必须重视常规皮肤护理，包括清洁剂、保湿剂和防晒霜的使用。

浅表剥脱剂如 Jessner 溶液、Unna 剥脱剂、水杨酸和 α - 羟基酸可以渗透到表皮 - 真皮交界处。三氯乙酸（35%）是中等深度的剥脱剂，可以穿透表皮 - 真皮交界处。苯酚 - 巴豆油剥脱剂和磨削术可以渗透至真皮网状层上中部。一般来讲，美容的改善、副作用的发生率及愈合时间直接与损伤的深度相关。

三氯乙酸（TCA）

见图 79.1。

三氯乙酸（TCA）是乙酸衍生物，自 20 世纪 60 年代初期以来就用于治疗皮肤老化。常用的三氯乙酸主要是浓度为 35% 的，该浓度为中等深度剥脱，可穿透至真皮乳头层和网状真皮层上部。当浓度高于 40% 时，三氯乙酸可以穿透网状真皮层到达更深层，但是会增加副作用的发生率和瘢痕形成的风险。TCA 不是全身性吸收。TCA 是多用途的，可以用于多种类型的皮肤，对于色素沉着症、皮肤发育不良、光老化型皮肤和皱纹有一定作用。三氯乙酸可以通过影响胶原的形成改善面部皱纹，但它仅限于治疗面部深皱纹，尤其是口周区。

对三氯乙酸剥脱行预处理可以提高其渗透力，并提供更加一致的疗效。在三氯乙酸剥脱之前，皮肤脱脂主要用丙酮和（或）酒精除去皮肤表面的油脂，可减少吸收并造成不均衡的剥脱。应用 35% 三氯乙酸时表面麻醉通常是不必要的。应用刷状笔触及面部单位以了解治疗区域的情况。充足的渗透通常需要 1～2 分钟。三氯乙酸可以使角质凝固和霜化，这是判断剥脱深度的关键。初始霜化是粉红色或白色，随着渗透至真皮乳头层会出现更多的白色。当皮肤呈现灰色外观时表明已经渗透到真皮层和网状真皮，这可能会导致不正常愈合。一旦到达所需的霜化程度时，用清水洗净酸性物质。水会抵消部分产生的热量，但由于三氯乙酸是一种水溶液，不能被分解只能被稀释。若霜化没有达到预期深度，须适当修整这些治疗区域。在整个剥脱过程中，风扇可以为患者带来舒适感。

化学剥脱是一种技术相关的过程。相关的治疗深度与三氯乙酸的浓度有关，但是各种变量如皮肤类型和厚度、皮脂腺浓度、预处理、皮肤脱脂和酸性物质的应用都必须慎重考虑。更厚的皮肤患者将承受较高浓度的三氯乙酸或多次治疗，当渗透率增加时必须注意患者的皮肤干燥和萎缩。三氯乙酸具有广阔的应用前景，但其学习时间可能会延长。

苯酚

见图 79.2。

苯酚，也称为石炭酸，是一种蛋白质沉淀剂，可以使表面角质迅速变性和凝固。它提供了一个比较深的可预测性损伤至真皮层，渗透到网状真皮上部。相对于其他皮肤重建方法它已成为一个标准。可以用来治疗粗、细皱纹和不规则色素沉着。

苯酚在肝解毒后被肾排出体外。苯酚中毒剂量可损害肝和肾，并可抑制呼吸和心肌。迅速吸收苯酚后可以看到心房性心律失常和其他心律失常。

苯酚 - 巴豆油的化学剥脱可用于改善日光所造成的皮肤损伤和中度皮肤皱纹。

Baker-Gordon 公式是标准的苯酚计算公式。美国药典中其组成是 3ml 液相苯酚、2ml 自来水、8 滴液体肥皂和 3 滴巴豆油（图 79.2）。肥皂降低混合物的表面张力，巴豆油一直被认为是发泡剂，增加局部炎症和苯酚的渗透性。用水制备浓度为 50% 的苯酚溶液。据组织学研究显示 Baker-Gordon 渗透的比纯苯酚更深（Stegman，1980 年）。

如果进行全面部剥脱，建议准备心脏监测仪、脉搏血氧仪和可使用的复苏设备。清洁皮肤用三氯乙酸剥脱中所讨论的方式。苯酚溶液加装一个接触头，避免喷头滴漏。应避免错过点。苯酚治疗后，皮肤霜化呈现灰白色和烧灼感。小亚基面积的剥脱需要 15～20 分钟，全面部剥脱约需 1～2 小时。闭合式敷料应用于治疗部位防止蒸发并提高剥脱渗透深度。以胶带或油膏为基础的药膏敷料有闭合功能，尽管前者可能会给患者造成更多的痛苦和病态。

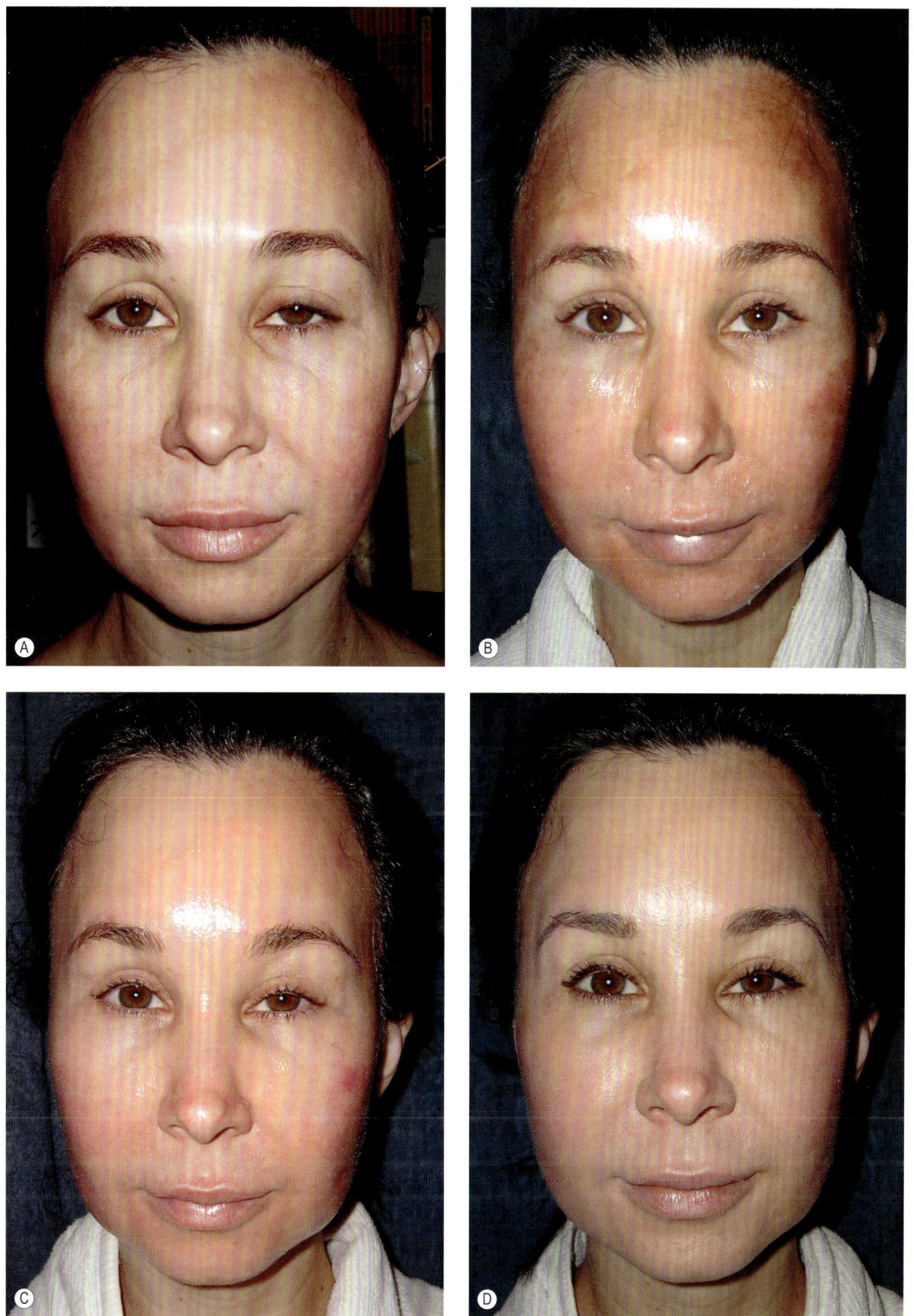

图 79.1　三氯乙酸剥脱。A，治疗前；B，治疗后两天；C，治疗后四天；D，治疗后六天。

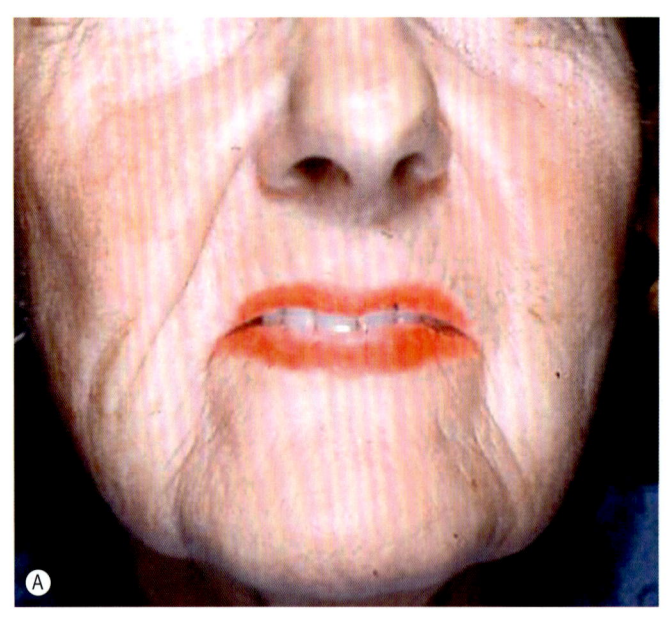 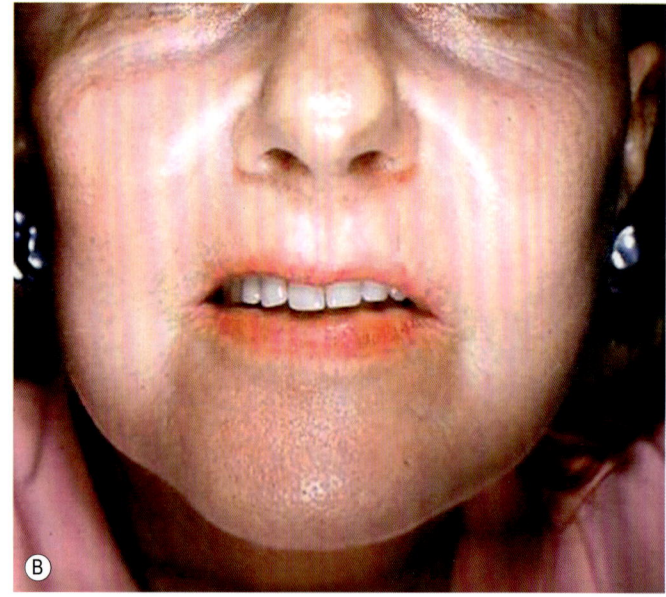

图 79.2　苯酚剥脱。A，治疗前，B，治疗后。

苯酚的浓度与苯酚的治疗深度不相关。低浓度不一定适合浅表剥脱，高浓度可能由于表皮中角蛋白凝固而剥脱减少。

Hetter（2000 年）应用不同浓度的巴豆油表明，穿透深度的控制因素是巴豆油浓度而不是苯酚的浓度。他宣称，苯酚仅仅是传递介质。巴豆油浓度的细微变化会严重影响剥脱的效果。不同的比例依据剥脱部位的深度和需要，这点总结在 Hetter 的"异端苯酚公式"中。鉴于这项工作的成果，苯酚剥脱更正确的名称可能是"苯酚 - 巴豆油"剥脱。

磨削术

磨削术具体见图 79.3。

磨削术开始于 20 世纪 50 年代，机械性磨削表皮和真皮的上部，具有技术依赖性，可精确控制深度。表皮可以完全被去除，真皮层可以部分被去除，经历不完整型皮肤再生。可以应用磨削术治疗粗、细皱纹。皱纹可减轻并变得机械性平滑。皮肤重建术中磨削术对口周线最有效，尤其是上唇。Baker（1998 年）描述了当前的磨削技术并回顾了各种附属物、仪器、适应证、禁忌证和并发症。

磨削术前患者可接受前驱治疗和（或）区域神经阻滞。手持式磨削器是电机驱动，运行率为 12 000 ~ 15 000 转 / 分。有一系列的钻石尖钻头，具备不同的形状、大小和粗糙度。必须采取雾化防护措施。皱纹治疗前必须标明。根据解剖单位进行浸润麻醉。应保持

表79.2　Baker-Gordon公式

3ml液相苯酚
2ml自来水
8滴液体肥皂
3滴巴豆油

Data from Baker, TJ, Stuzin, JM, Baker TM. Facial skin resurfacing. St. Louis:Quality Medical Publishing, 1998 .

机头移动，轻轻施加压力。治疗区边缘打磨使之与未治疗区域融合。提供适当的治疗深度是很重要的。表皮去除后要面对粉红色表皮 - 真皮交界处的问题。随着治疗的继续，点状出血表明到达真皮乳头的水平。在乳头状 - 网状交界处，出血增加，表面变得粗糙，这是大多数患者的治疗终点。治疗后要将整个面部用肾上腺素和利多卡因浸泡过的纱布覆盖，进行麻醉和止血。一旦出血停止，要使用药膏处理治疗区域，并用油膏或三溴苯酚铋纱布覆盖，或不覆盖。磨削术后会产生新生胶原。

术后护理

三氯乙酸剥脱术后，皮肤会感到紧致并变暗。24 小时后，患者应每天数次用水和（或）稀释的过氧化氢溶液清洗皮肤，然后应用如 A 和 D 或 Aquafor 软膏加快上皮再生。经过数天的保湿后可用药膏取代。中等深度换肤产生的红斑和脱屑可持续 5 ~ 7 天。一旦

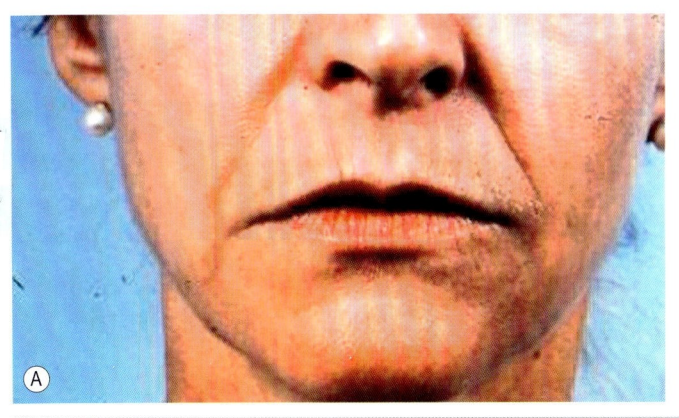 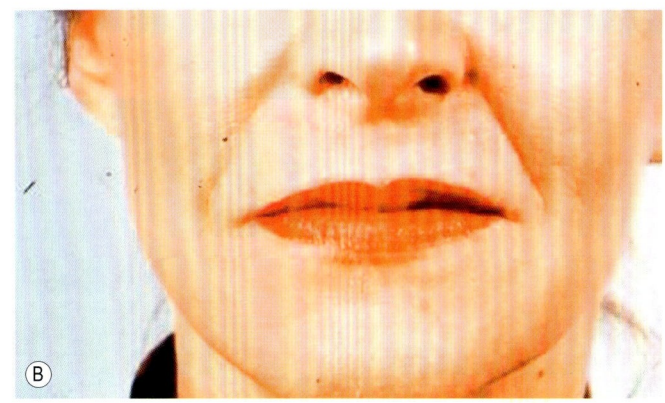

图 79.3　磨削术。A，治疗前。B，治疗后。

脱屑完成后，可化妆。剥脱术可定期重复操作以维持皮肤年轻化。

苯酚剥脱需要较长的恢复期并增加并发症的发生率。绷带或油膏为基础的药膏敷料可提供闭合性环境。软膏使患者更感舒适，同时亦便于观察伤口。若使用胶带，应在 48 小时之内轻轻取出，允许冲洗。皮肤保持湿润的药膏可以加快上皮再生，通常需要 10~14 天。然而红斑会持续数月。漂白剂有利于治疗色素沉着。

磨削术后患者可以清洗治疗区域并根据需要涂抹软膏。上皮再生通常 7~10 天完成。

所有皮肤重建术后，都应避免暴露于日光中，应用广谱防晒霜防止紫外线 A 和 B 非常重要。经过 7~10 天后就可以恢复护肤疗程，包括使用广谱防晒霜。红斑可能持续数月。

并发症

化学剥脱术的目标是形成并发症少的特定厚度的伤口。色素问题一直是最常见的并发症。色素减退被认为是剥脱剂破坏整个表皮所造成的。如果位于真皮-表皮交界处的生成色素的黑素细胞被破坏，有可能发生永久性色素减退，且没有有效的治疗方法。苯酚剥脱术的色素减退更常见。

色素沉着是炎症导致的自然结果，常由创伤致黑素细胞被过度刺激所致。一般来讲，肤色较深的患者发生治疗后色素沉着的可能性更大，而肤色浅的患者发生色素减退的可能性大。肤色较深的患者术前给予维 A 酸和氢醌预处理可获益，剥脱术后可能需要漂白剂治疗色素沉着。色素沉着可因过早暴露于阳光而加重。

磨削术后可能发生伤口感染，其中大部分是金黄色葡萄球菌和链球菌感染，但也包括酵母（念珠菌）、假单胞菌或疱疹病毒。有疱疹病毒感染史的患者，剥脱术可能由于化学损害皮肤而导致疱疹暴发。这些患者应给予预防性抗病毒药物治疗，如阿昔洛韦或伐昔洛韦。

剥脱术和磨削术最严重但很少发生的并发症是瘢痕形成。一般情况下，深层剥脱具有较高的瘢痕形成风险。瘢痕形成风险的增加与网状真皮层深层损伤有关，最常出现在口周和下颌区。全层皮肤损伤无法通过表皮再生愈合而形成不可避免的永久性瘢痕。此外，异维 A 酸（维 A 酸）使用史可能导致肥厚性瘢痕。瘢痕通常发生在持续性红斑之前，可以局部应用皮质类固醇治疗，皮质类固醇可以逆转这一过程并防止瘢痕形成。局部注射皮质类固醇和（或）使用硅压力敷料，严重时，再次手术治疗可能也是必要的。

总体来说，化学剥脱术和磨削术是经过时间考验的、安全的、高效的治疗皮肤老化的方法。

理想的皮肤重建术应该可以长期改善皱纹，具有可预测性、准确控制深度、低发病率并发症少、患者普遍接受和花费较低的特点。

手术心得及教训

心得

- 不同的皮肤重建术可产生类似的损伤和类似的结果。
- 愈合效果和上皮再生与附属器结构数量有关,而附属器数量随损伤深度的增加而减少。
- 美容效果及并发症发生率与损伤深度有直接关系。
- 治疗方法的选择是多方面的。
- 预处理是必要的。
- 任何皮肤重建术的治疗目标都是清除异常组织,刺激新生胶原蛋白和弹性蛋白产生,形成新生表皮,使全面部皮肤年轻化。

教训

- 没有完美的皮肤重建术。
- 化学剥脱术和磨削术具有技术依耐性。
- 影响渗透和损伤深度的因素众多。
- 化学剥脱术和磨削术可产生不同的结果。
- 长期红斑或色素减退与皮肤重建的深度成正比。
- 可能会延长愈合时间并形成瘢痕。
- 强制性避光和保护性措施。

手术步骤小结

1. 预处理方案,尽量减少负面的色素沉着变化。
2. 治疗前,用丙酮和(或)乙醇对皮肤进行脱脂。

三氯乙酸(TCA)

3. 使用35%的三氯乙酸时通常不需要麻醉。
4. 用刷状笔将三氯乙酸溶液作用于面部区域的每个单元。
5. 霜化是判断剥脱深度的关键。
6. 一旦达到霜化的期望程度,即用清水洗净三氯乙酸。
7. 如果霜化深度不够,可以适当的修整治疗区域。
8. 在整个剥脱过程中,风扇可用于提高患者的舒适度。

苯酚

9. Baker-Gordon 公式是标准的苯酚公式。
10. 使用苯酚溶液时用一个接触头涂药。
11. 皮肤霜化会呈现灰白色并产生烧灼感。
12. 小亚基面积去除需 15 ~ 20 分钟。
13. 胶带或油膏可应用于治疗区域。

磨削术

14. 术前用药和(或)区域性神经阻滞。
15. 浸润麻醉前皱纹应显著标记。
16. 应根据解剖亚单位治疗。
17. 机头保持移动,轻轻施加压力。
18. 治疗区域边缘要处理,并与未治疗区域融合。
19. 出血增加是治疗终点的指示。
20. 治疗区域要覆盖浸泡了肾上腺素和利多卡因的纱布。
21. 一旦出血停止,应使用带或不带油纱布的软膏。
22. 皮肤重建术后,恢复日常的皮肤护理,包括使用清洁剂、保湿剂和防晒霜。

(樊昕 谷延敏 译)

拓展阅读

Baker T, Stuzin JM, Baker TM. Facial skin resurfacing. St. Louis: Quality Medical Publishing, 1998.

Baker TJ, Gordon HL. The ablation of rhytides by chemical means: A preliminary report. J Fla Med Assoc 1961;47:451.

Baker TJ, Gordon HL. Chemical face peeling and dermabrasion. Surg Clin North Am 1971;51:387.

Fitzpatrick RE. Resurfacing procedures: how do you choose? Arch Dermatol 2000;136:783–784.

Hetter GP. An examination of the phenol-croton oil peel: Parts I–IV. Plast Reconstr Surg 2000;105:227–248, 752–763, 1061–1083.

Kligman AM, Baker TJ, Gordon HL. Long-term histologic follow-up of phenol face peels. Plast. Reconstr Surg 1985;75:652.

Perrotti JA. Cutaneous resurfacing: chemical peeling, dermabrasion and laser resurfacing: Grabb and Smith's plastic surgery. Philadelphia: Lippincott Williams & Wilkins, 2007.

Stegman SJ. A study of dermabrasion and chemical peels in an animal model. J Dermatol Surg Oncol 1980;6:490.